PODRĘCZNY

SŁOWNIK
MEDYCZNY

ANGIELSKO-POLSKI
I
POLSKO-ANGIELSKI

PRZEMYSŁAW SŁOMSKI
PIOTR SŁOMSKI

CONCISE

MEDICAL
DICTIONARY

ENGLISH-POLISH
AND
POLISH-ENGLISH

WARSAW
POLISH MEDICAL PUBLISHERS

PRZEMYSŁAW SŁOMSKI
PIOTR SŁOMSKI

PODRĘCZNY
SŁOWNIK
MEDYCZNY

ANGIELSKO-POLSKI
I
POLSKO-ANGIELSKI

WARSZAWA
WYDAWNICTWO LEKARSKIE
PZWL

Redaktor mgr *Irena Brzeska*
Redaktor techniczny *Krzysztof Nalepa*
Korektor mgr *Irena Brzeska*

Projekt okładki *Anna Dłużewska*

ISBN 83-200-1969-9

Wydawnictwo Lekarskie PZWL
Warszawa
Wydanie I
Drukarnia Naukowo-Techniczna
ul. Mińska 65, Warszawa

PREFACE

This dictionary is based on the greater one compiled by one of us which had already two editions. Many entries were removed, much less new ones were included. A perusal of the great American and English medical dictionaries gives the impression that many (or most) entries in them are unnecessary, outdated, derived from times when physicians knew Greek and Latin, and we have received them as a legacy. On the other hand, the new terms, arriving at a stupendous rate with new advances in medicine, are mostly highly technical, taken from vernacular language, sometimes even from fictions.

To make the dictionary concise we had to leave out the terminology used in branches of medicine not needed in everyday practice, e.g. enzymology, teratology etc. Besides, in the great dictionary the author included, mainly for convenience of translators and those who have to prepare papers in English, additional forms of words, e.g.entries as nouns and verbs and adjectives, this was abandoned. Synonyms are abundant in the English language medical literature but scarce in the Polish medicine, this is the cause that the Polish-English part of the dictionary is less extensive. Eponyms are out of place in this type of dictionary.

Hoping that the users will find the dictionary helpful the authors will be grateful for well-founded critical remarks.

Przemysław Słomski
Warszawa 1995   *Piotr Słomski*

PRZEDMOWA

„Podręczny słownik medyczny" oparty jest na poprzednim, dużym słowniku, który miał dwa wydania. Wiele haseł zostało z niego usuniętych, zaś nowe włączono. Przegląd wielkich słowników medycznych amerykańskich i angielskich sprawia wrażenie, że dużo (może nawet większość) z zawartych tam haseł jest zbędnych, często są one przestarzałe, pochodzą z czasów, kiedy lekarze znali grekę i łacinę, a terminy te przejęto w spadku. Z drugiej strony, nowe terminy fachowe przybywają w zawrotnym tempie wraz z postępami w różnych gałęziach medycyny, przy czym są to wyrażenia ściśle techniczne, brane z potocznego języka, niekiedy z literatury niemedycznej.

Przy opracowywaniu obecnej, skróconej wersji poprzedniego słownika zrezygnowano z tych haseł z dziedziny medycyny, które są niepotrzebne Czytelnikowi w codziennej praktyce, np. enzymologii, teratologii itp. W poprzednim słowniku obok rzeczownika podawano odnośny czasownik angielski i jego formy, w tym słowniku zrezygnowano z tego. W angielskim języku medycznym synonimy występują stosunkowo często, natomiast w polskim są one rzadko używane; powoduje to, że część polsko-angielska słownika jest mniej obszerna. Eponimów w słowniku nie uwzględniono.

Mamy nadzieję, że słownik ten będzie dużą pomocą dla wielu użytkowników. Chętnie będziemy przyjmować wszelkie krytyczne uwagi, gdyż wierzymy, że przyczynią się one do ulepszenia następnych wydań książki.

Przemysław Słomski
Piotr Słomski

Warszawa 1995

ABBREVIATIONS USED IN THE DICTIONARY
SKRÓTY STOSOWANE W SŁOWNIKU

am. amerykański, American
anat. anatomia, anatomy
anest., anesth. anestezjologia, anaesthesiology
bakt., bact. bakteriologia, bacteriology
bal. balneologia, balneology
biochem. biochemia, biochemistry
biol. biologia, biology
bot. botanika, botany
chem. chemia, chemistry
chir., surg. chirurgia, surgery
chir. stom. chirurgia stomatologiczna, oral surgery
cytol. cytologia, cytology
derm. dermatologia, dermatology
diet. dietetyka, dietetics
elektr. elektryczność, electricity
embr. embriologia, embryology
epid. epidemiologia, epidemiology
farm., pharm. farmacja, pharmacy
farmakol., pharmacol. farmakologia, pharmacology
fiz., phys. fizyka, physics
fizjol., physiol. fizjologia, physiology
fot., phot. fotografia, photographics
gen. genetyka, genetics
geom. geometria, geometry
gin., gyn. ginekologia, gynecology
hist. histologia, histology
immun. immunologia, immunology
kardiol., cardiol. kardiologia
laryng. laryngologia, laryngology
mat., math. matematyka, mathematics
med. nukl., nucl. med. medycyna nuklearna, nuclear medicine
miner. mineralogia, mineralogy
neur. neurologia, neurology
neurochir., neurosurg. neurochirurgia, neurosurgery

okul., ophth. okulistyka, ophthalmology
opt. optyka, optics
ortop., orthop. ortopedia, orthopaedics
otol. otologia, otology
p. patrz
parazyt., parasit. parazytologia, parasitology
poł., obstetr. położnictwo, obstetrics
pot., coll. potoczny, colloquial
przest., obs. przestarzały, obsolete
psych. psychiatria, psychiatrics
psychol. psychologia, psychology
psychoter., psychother. psychoterapia, psychotherapy
radiol. radiologia, radiology
radioter., radiother. radioterapia, radiotherapy
recept. receptura, prescription
rtg rentgenologia, roentgenology
scyntygr., scintigr. scyntygrafia, scintigraphy
seks., sex. seksuologia, sexuology
stat. statystyka, statistics
stom. stomatologia, stomatology
techn. technika, technics
terap., therap. terapia, therapy
transpl. transplantologia, transplantology
wet., vet. weterynaria, veterinary medicine
wirusol., virol. wirusologia, virusology
zool. zoologia, zoology

REFERENCES
PIŚMIENNICTWO

Jabłoński L.: *Słownik mikrobiologii lekarskiej.* Wyd. II. PZWL, Warszawa 1984.
Leksykon radiologii i medycyny nuklearnej. W. Zawadowski i S. Leszczyński (red.). PZWL, Warszawa 1978.
Marcinkowski Z.: *Mianownictwo położniczo-ginekologiczne.* PZWL, Warszawa 1980.
Mianownictwo anatomiczne. M. Stelmasiak (red.). Wyd. IV. PZWL, Warszawa 1983.
Mianownictwo embriologiczne. M. Wawrzyniak (red.). Wyd. II. PZWL, Warszawa 1983.
Oktaba W.: *Słownik polsko-rosyjsko-angielski statystyki medycznej i teorii doświadczenia.* PWN, Warszawa 1969.
Polski słownik medyczny. PZWL, Warszawa 1981.
Słownik terminologii stomatologicznej. J. Krzywicki (red.). Wyd. II. PZWL, Warszawa 1981.
Szamborski J.: *Słownik terminologii nowotworów i zmian nowotworopodobnych jajnika.* Wyd. II. PZWL, Warszawa 1980.
Ślopek S.: *Ilustrowany słownik immunologiczny.* PZWL, Warszawa 1983.

ENGLISH-POLISH DICTIONARY
SŁOWNIK ANGIELSKO-POLSKI

A

abacterial [ˌəbæk'tiəriəl] bezbakteryjny
abacteriosis [ˌəbækti'riousis] bezbakteryjność
abaissement [əˌbeis'mã:ŋ] spychanie zaćmy
abapical [əb'æpikəl] leżący naprzeciw wierzchołka, szczytu
abarognosis [əˌbærɔg'nousis] abarognozja, niezdolność odróżniania masy przedmiotów trzymanych w rękach
abarthrosis [ˌæba:'θrousis] połączenie maziowe, staw z błoną maziową i jamą stawową
abarticulation [ˌæba:tikju'leitʃən] 1) połączenie maziowe; 2) zwichnięcie stawu
abasia [ə'beiziə] abazja, niemożność chodzenia
  atactic a. abazja ataktyczna wywołana bezładem ruchowym
  choreic a. abazja pląsawicza
  trembling a. abazja wywołana drżeniem nóg
abatement [ə'beitmənt] zmniejszenie się nasilenia objawów
abaxial [æb'æksiəl] pozaosiowy, oddalony od osi ciała
abbreviation [əˌbri:vieiʃən] abrewiacja (*mol., biol.*)
abdomen [ˌæb'doumən] brzuch
  acute a. zespół ostrego brzucha
  boat-shaped a. brzuch łódkowaty
  carinate a. brzuch łódkowaty
  navicular a. brzuch łódkowaty
  pendulous a. brzuch obwisły
  protuberant a. brzuch sterczący
  scaphoid a. brzuch łódkowaty
  surgical a. zespół ostrego brzucha
abdominal [æb'dɔminəl] brzuszny
abdominocentesis [æbˌdɔminɔsen'ti:sis] abdominocenteza, nakłucie jamy brzusznej
abdominohysterectomy [æbˌdɔminəhistə'rektəmi] histerektomia brzuszna, wycięcie macicy z dostępu brzusznego
abdominohysterotomy [æbˌdɔminəhistə'rɔtə-mi] otwarcie macicy po otwarciu jamy brzusznej, histerotomia brzuszna
abdominoscopy [æbˌdɔmiˌnɔskəpi] laparoskopia, wziernikowanie jamy brzusznej
abdominouterectomy [æbˌdɔminɔju:tə'rektəmi] histerektomia brzuszna, wycięcie macicy z dostępu brzusznego
abdominouterotomy [æbˌdɔminɔju:tə'rɔtəmi] histerotomia brzuszna, otworzenie macicy z dostępu brzusznego
abdominovesical [æbˌdɔminɔ'vəsikəl] brzuszno-pęcherzowy
abducent [æb'dju:sent] odwodzący
abduct [æb'dʌkt] odwodzić
abduction [æb'dʌkʃn] odwiedzenie, odwodzenie
abductor [æb'dʌktə] odwodziciel, mięsień odwodzący
aberrant [æ'berənt] 1) zbaczający; 2) odchylający się od normy
aberration [ˌəbə'reiʃən] 1) odchylenie od normy; 2) zboczenie; 3) aberracja optyczna; 4) nieznaczne zaburzenie psychiki
  angle of a. kąt aberracji
  astigmatic a. aberracja astygmatyczna
  chromatic a. aberracja chromatyczna
  chromatid a. aberracja chromatydowa
  chromosome a. aberracja chromosomowa
  dioptric a. aberracja sferyczna
  mental a. zaburzenie psychiczne
  optical a. aberracja optyczna
  post-split a. aberracja poreplikacyjna (*mol., biol.*)
  presplit a. aberracja przedreplikacyjna (*mol., biol.*)
  sexual a. zboczenie płciowe
  spherical a. aberracja sferyczna
abetalipoprotein(a)emia [ˌæbətə:'lipɔˌprotiin-'i:miə] abetalipoproteinemia
abiatrophy [ˌæbai'ætrəfi] utrata żywotności przedwczesna
abietate [ˌæbai'əteit] abietynian
abiogenesis [ˌæbiou'dʒenisis] samorództwo

abiosis [æbi'ousis] 1) abiotrofia, abioza; 2) brak życia

abiotrophy [ˌæbi'ɔtrəfi] abiotrofia, przedwczesna utrata zdolności do życia i degeneracja tkanek lub ustroju

abirritant [æb'iritənt] 1) łagodzący, uśmierzający; 2) środek łagodzący

ablactation [ˌæblæk'teiʃən] odstawienie dziecka od piersi

ablate [æb'leit] usunąć, odjąć, odciąć

ablation [æb'leiʃn] usunięcie, odcięcie, odjęcie
  placental a. odklejenie się przedwczesne łożyska
  radiotherapeutic a. radioterapeutyczne wyłączenie narządu
  retinal a. odwarstwienie siatkówki

-able [əbl] w złożeniach oznacza: nadający się do, możliwy do

able-bodied ['eibl'bɔdid] pełnosprawny fizycznie, w wojsku — zdatny do służby bez zastrzeżeń

ablepharia [ˌæblə'fɛəriə] wrodzony brak powiek

ablution [ə'blu:ʃən] obmywanie, zmywanie, ablucja

ablutomania [əˌblu:tə'meiniə] ablutomania, natręctwo polegające na częstym myciu rąk w obawie przed brudem lub zakażeniem

abnormality [ˌæbnɔ:'mæliti] nienormalność, nieprawidłowość

abocclusion [ˌæbɔ'klu:ʒən] brak właściwego zwarcia, brak styku zębów w zwarciu (*stom.*)

abolish [ə'bɔliʃ] znieść, usunąć

abolition [ˌæbɔ'liʃn] zniesienie, usunięcie

aboral [æ'bɔrəl] w kierunku od ust

abort [ə'bɔ:t] 1) poronić, ronić; 2) przerwać chorobę we wczesnym okresie; 3) przerwać wzrost lub rozwój

abortifacient [ə'bɔ:ti'feiʃənt], **abortient** [ə'bɔ-ʃənt] powodujący poronienie, środek powodujący poronienie

abortion [ə'bɔ:ʃən] 1) poronienie; 2) płód poroniony; 3) przerwanie procesu fizjologicznego lub choroby
  accidental a. poronienie wypadkowe, poronienie urazowe
  afebrile a. poronienie bezgorączkowe
  artificial a. poronienie sztuczne
  cervical a. poronienie szyjkowe
  complete a. poronienie zupełne
  embryonic a. poronienie zarodka
  febrile a. poronienie gorączkowe
  fetal a. poronienie płodu
  habitual a. poronienie nawykowe
  imminent a. poronienie zagrażające

induced a. poronienie wywołane
inevitable a. poronienie w toku, poronienie nieuchronne
infectious a. poronienie zakaźne (*wet.*)
justifiable a. poronienie usprawiedliwione ze wskazań lekarskich lub innych
lawful a. poronienie usprawiedliwione
missed a. poronienie chybione, poronienie zatrzymane ze śmiercią płodu w macicy
ovular a. poronienie jaja
psychiatric a. poronienie ze wskazań psychiatrycznych
septic a. poronienie zakażone, poronienie septyczne
spontaneous a. poronienie samoistne
therapeutic a. poronienie terapeutyczne ze wskazań lekarskich
tubal a. poronienie jajowodowe

abortionist [ə'bɔ:ʃənist] osoba wykonująca poronienia

abortive [ə'bɔ:tiv] 1) poronny, powodujący poronienie; 2) poronny, początkowy, niekompletny; 3) przerywający chorobę lub atak

abortus [ə'bɔ:təs] płód poroniony

aboulia [ə'bu:liə] = **abulia**

abrachia [ə'breikiə] wrodzony brak ramion, abrachia

abrachiocephalia [əˌbreikiɔse'fæliə] wrodzony brak ramion i głowy

abradant [æb'rədənt] ścierniwo

abrasion [ə'breiʒn] abrazja, starcie, otarcie, ekskoriacja
  brush burn a. starcie naskórka przez szybko przesuwający się przedmiot (linę itp.)
  dental a. starcie zębów
  gingival a. nadżerki dziąsła
  mechanical a. mechaniczne ścieranie naskórka w kosmetyce
  tooth a. starcie się zębów

abrasive [ə'breisiv] 1) ścierny; 2) ścierniwo
  a. cone stożkowy kamień ścierny (*stom.*)
  a. wheel okrągły kamień ścierny

abrasor [ə'breizə] raspator, skrobaczka (*chir.*)

abreaction [æbri'ækʃn] odreagowanie, wyładowanie emocjonalne na wspomnienie urazu psychicznego

abruption [ə'brʌpʃən] oderwanie (się)

abscess ['æbsis] ropień
  alveolar a. ropień zębodołowy
  am(o)ebic a. ropień pełzakowy
  anorectal a. ropień okołoodbytniczy
  apical a. 1) ropień okołowierzchołkowy (*stom.*); 2) ropień szczytu płuca
  appendiceal a., appendicular a. ropień okołowyrostkowy

bicameral a. ropień dwukomorowy
blind a. ropień ślepy
branchial cleft cyst a. zropienie torbieli skrzelopochodnej
bursal a. ropień kaletki maziowej
canalicular a. ropień kanalikowy sutka
caseous a. ropień serowaty, ropień zimny
a. cavity jama ropnia
a. chamber jama ropnia
cheesy a. ropień serowaty
circumscribed a. ropień ograniczony
circumtonsillar a. ropień okołomigdałkowy
collar-button a. dwukomorowy ropień na grzbiecie ręki lub stopy z drugą komorą na dłoni lub podeszwie
crypts a.'s ropnie krypt jelitowych (Lieberkühna) we wrzodziejącym zapaleniu okrężnicy
dental a. ropień zębowy, ropień okołozębowy
dentoalveolar a. ropień zębodołowy
Douglas' a. ropień zatoki Douglasa
dry a. ropień suchy po wycieku ropy
embolic a. ropień zatorowy
emphysematous a. ropień gazowy
encysted a. ropień otorbiony
entam(o)ebic a. ropień pełzakowy
epidural a. ropień nadtwardówkowy
epiploic a. ropień sieci
fixation a. ropień fiksacyjny sztucznie wytworzony
follicular a. ropień mieszkowy
gangrenous a. ropień zgorzelinowy
gas a. ropień gazowy zawierający gaz i ropę
a. gathers head ropień zbiera się
gravitation a. ropień opadowy
gummatous a. zropiały kilak
h(a)ematogenous a. ropień krwiopochodny
hot a. ropień gorący
hypostatic a. ropień opadowy
a. incision nacięcie ropnia
interintestinal a. ropień międzyjelitowy
intradural a. ropień śródtwardówkowy
ischiorectal a. ropień kulszowo-odbytniczy
lacunar a. ropień zatok cewki moczowej
lateral alveolar a. ropień okołozębowy
marginal a. ropień okołoodbytniczy
mastoid a. ropień wyrostka sutkowatego
metastatic a. ropień przerzutowy
miliary a. ropień prosówkowy
milk a. ropień sutka kanalikowy w czasie laktacji
mother a. ropień pierwotny dający przerzuty
mural a. ropień śródścienny
omental a. ropień sieci

pancreatic a. ropień trzustki
parafrenal a. ropień przywędzidełkowy prącia
parametric a. ropień przymacicza
paranephric a. ropień okołonerkowy zewnętrznie od powięzi nerki
periapical a. ropień okołowierzchołkowy zęba
periappendicular a. ropień okołowyrostkowy
periarticular a. ropień okołostawowy
pericemental a. ropień okołozębowy
pericoronal a. ropień okołokoronowy przy wyrzynaniu się zęba
perinephric a. ropień okołonerkowy pod powięzią nerki
periodontal a. ropień okołozębowy
perirectal a. ropień okołoodbytniczy
peritonsillar a. ropień okołomigdałkowy
periureteral a. ropień okołomoczowodowy
periurethral a. ropień okołocewkowy
perivaginal a. ropień okołopochwowy
phlegmonous a. ropowica
pilonidal cyst a. zropiała torbiel włosowa
premammary a. ropień sutka podskórny
pulp a. ropień miazgi zęba
py(a)emic a. ropień krwiopochodny w przebiegu posocznicy
residual a. ropień nawracający wskutek niepełnej ewakuacji ropy
retrobulbar a. ropień pozagałkowy
retroc(a)ecal a. ropień pozakątniczy
retroperitoneal a. ropień zaotrzewnowy
retropharyngeal a. ropień pozagardłowy
retrotonsillar a. ropień pozamigdałkowy
ring a. ropień pierścieniowy rogówki
root a. ropień okołowierzchołkowy, ziarniniak okołowierzchołkowy
satellite a. ropień towarzyszący
scrofulous a. ropień gruźliczy
septic(a)emic a. ropień przerzutowy w posocznicy
serous a. torbiel surowicza
shirt-stud a. ropień dwukomorowy ręki lub stopy z komorami na grzbiecie dłoni lub podeszwie
stercoral a. ropień kałowy
stitch a. ropień w miejscu szwu
subcranial a. ropień nadtwardówkowy
subdiaphragmatic a. ropień podprzeponowy
subepidermal a. ropień podnaskórkowy
subgaleal a. ropień podczepcowy, pod czepcem ścięgnistym
subungual a. ropień podpaznokciowy
sudoriparous a. ropień gruczołu potowego
syphilitic a. zropiały kilak
thecal a. ropień pochewki ścięgnistej

thymic a. ropień Dubois, ropień grasicy
traumatic a. ropień pourazowy
tropical a. ropień pełzakowy
tuberculous a. ropień gruźliczy, ropień zimny
tubo-ovarian a. ropień jajowodowo-jajnikowy
two-chamber a. ropień dwukomorowy
tympanitic a. ropień gazowy
urinous a. ropień moczowy
verminous a. ropień wywołany przez robaki
wandering a. ropień wędrujący
worm a. ropień wywołany przez robaki, ropień pasożytniczy
abscessed [æb'sesd] zropiały
abscession [æb'seʃən] wytworzenie się ropnia
abscissa [æb'sisə] pl. abscissae [æb'sisi] odcięta, oś odciętych (mat.)
abscission [æb'siʃn] odcięcie
abscopal [æb'skoupəl] pozamiejscowy (odnosi się do odległego działania promieniowania jonizującego)
absence ['æbsəns] 1) nieobecność, brak; 2) postać ataku padaczkowego
certified sickness a. absencja chorobowa ze zwolnieniem lekarskim
a. of mind roztargnienie
sick a. absencja chorobowa
absent ['æbsənt] nieobecny, brakujący
a.-minded roztargniony
a.-mindedness roztargnienie
absenteeism [ˌæbsən'tiːizm] absencja (w pracy)
absorbability [əbˌsɔːbə'biliti] wchłanialność
absorbable [əb'sɔːbəbl] wchłanialny
absorbance [əb'sɔːbəns], absorbancy [əb'sɔːbensi], absorbency [əb'sɔːbensi] absorbancja, wartość absorpcji
absorbate [əb'sɔːbeit] absorbat, substancja absorbowana
absorbefacient [əb'sɔːbi'feiʃənt] powodujący wchłanianie
absorbent [əb'sɔːbənt] 1) absorbent, pochłaniacz; 2) pochłaniający
absorber [əb'sɔːbə] 1) aparat absorpcyjny; 2) amortyzator
absorbite [əb'sɔːbait] węgiel aktywowany
absorptiometer [əbsɔːpʃiˈɔˈmitə] absorpcjometr
absorption [əb'sɔːpʃən] absorpcja, pochłanianie, wchłanianie
a. coefficient współczynnik pochłaniania
cross a. absorpcja krzyżowa
cutaneous a. wchłanianie przezskórne
disjunctive a. resorpcja martwiczych tkanek oddzielających się od zdrowych

electron resonance a. pochłanianie rezonansu spinu elektronowego
fluorescence a. pochłanianie fluorescencji
interstitial a. wchłanianie śródmiąższowe
intestinal a. wchłanianie jelitowe
a. lines linie absorpcyjne Fraunhofera
parenteral a. wchłanianie pozajelitowe
a. spectrum widmo absorpcyjne
abstain [əb'stein] powstrzymać się od czegoś
abstainer [əb'steinə] abstynent, człowiek powstrzymujący się
abstinence ['æbstinəns] abstynencja
total a. abstynencja całkowita
abstinent ['æbstinənt] abstynent
abstract [æb'strækt] streszczać, robić wyciąg
a. ability zdolność myślenia abstrakcyjnego
abterminal [æb'tə'minəl] odobwodowy, biegnący od obwodu do centrum
abulia [ə'buːliə] brak lub osłabienie woli
abulomania [əˌbuːlɔ'meiniə] abulomania, zmiany psychiczne przebiegające z osłabieniem woli
abuse [ə'bjus] 1) nadużywać; 2) nadużywanie; 3) obelga
analgesic a. nadużywanie leków przeciwbólowych
child a. maltretowanie dziecka
drug a. nadużywanie leków
abut [ə'bʌt] opierać się na
abutment [ə'bʌtmənt] podpora, wspornik, filar
auxiliary a. ząb filarowy pomocniczy
intermediate a. ząb filarowy pośredni między dwoma zębami filarowymi zasadniczymi
primary a. ząb filarowy zasadniczy
a. tooth ząb filarowy
acalculia [əˌkæl'kjuːliə] akalkulia, niezdolność wykonywania działań arytmetycznych
acampsia [ə'kæmpsiə] zesztywnienie stawu
acanth(a)esthesia [əkænθis'θiziə] akantestezja, parestezja o charakterze kłucia
acantho- [ə'kænθɔ-] w założeniach oznacza kolczasty
Acanthocephala [əkænθɔ'səfələ] kolcogłowy, rodzaj robaków pasożytniczych
acanthocephaliasis [ˌəkænθɔsefəl'aiesis] zakażenie kolcogłowami
acanthocyte [ə'kænθɔsait] akantocyt, kolczasta krwinka czerwona
acanthocytosis [ə'kænθɔsai'tousis] akantocytoza, obecność kolczastych krwinek czerwonych we krwi
acantholysis [ækən'θɔlisis] akantoliza, zanik mostków międzykomórkowych w warstwie kolczastej naskórka

acanthoma [ə'kæn‚θoumə] rogowiak
inguinal a. brodawczak pachwinowy tropikalny
acanthopelvis [ə'kænθɔ'pəlvis] miednica w rozmiękaniu kości z kością krzyżową sterczącą do miednicy
acanthosis [ə'kæn‚θousis] akantoza, zgrubienie warstwy kolczystej naskórka, zrogowacenie
a. nigricans rogowacenie ciemne
a. verrucosa brodawka starcza
acapnia [ə'kæpniə] hipokapnia, obniżenie lub brak CO_2 we krwi
acarbia [ə'ka:biə] obniżenie poziomu dwuwęglanów krwi
acardia [ə'ka:diə] wrodzony brak serca, akardia
acariasis [‚ækə'raiəsis] choroba wywołana przez roztocze, akaroza
demodectic a. zakażenie nużeńcem ludzkim, *Demodex folliculorum*
psoroptic a. zakażenie roztoczami *Psoroptes*
sarcoptic a. świerzb
acaricide [ə'kærisaid] lek niszczący roztocze, lek roztoczobójczy
acarid ['ækərid] roztocz
acaridiasis [‚ækəri'daiesis] akaroza
Acarina ['ækərinə] rodzina roztoczy
acarinosis [æ‚kæri'nousis] akaroza
acarophobia [‚ækərə'foubiə] akarofobia, fobia małych pasożytów skórnych, fobia świądu
Acarus ['ækərəs] roztocz
A. folliculorum nużeniec ludzki, *Demodex folliculorum*
A. gallinae ptaszyniec, *Dermanyssus gallinae*
A. scabiei świerzbowiec
acaryote [æ'kæriout] komórka bezjądrzasta, akariota
acatalas(a)emia [æ‚kætəlæ'si:miə] akatalazemia, akatalazja, wrodzony brak katalazy w ustroju, choroba Takahary
acatalepsy [æ'kætə‚lepsi] akatalepsja, niezdolność zrozumienia faktów
acataphasia [æ‚kætə'feiziə] akatafazja, utrata zdolności prawidłowego formułowania myśli
acataposis [æ‚kætə'pousis] niezdolność przełykania płynów
acathisia [‚ækæ'θiziə] akatyzja, niepokój ruchowy w chorobie Parkinsona
acaudate [æ'kɔdeit] bezogonowy
accelerate [æk'seləreit] przyspieszać
acceleration [æk‚selə'reiʃn] przyspieszenie
angular a. przyspieszenie kątowe
gravitational a. przyspieszenie grawitacyjne

linear a. przyspieszenia linijne
radial a. przyspieszenie dośrodkowe
accelerator [æk'seləreitə] przyspieszacz, akcelerator
electron a. przyspieszacz elektronów
particle a. przyspieszacz cząstek
proserum prothrombin conversion a. prokonwertyna
serum a. czynnik VII krzepliwości
serum prothrombin conversion a. czynnik VII
acceptor [ək'septə] akceptor (*chem.*)
access ['ækses] dostęp
surgical a. dostęp chirurgiczny
accessory [æk'sesəri] dodatkowy, pomocniczy
accident ['æksidənt] wypadek
cardiac a. nagłe ciężkie zaburzenie czynności serca
cerebral vascular a. udar mózgowy
a. dose dawka przypadkowa
scene of a. miejsce wypadku
serum a. wstrząs anafilaktyczny
traffic a. wypadek uliczny komunikacyjny
a. at work, a. related to work wypadek przy pracy
accident-prone ['æksidənt-prəun] szczególnie narażony na wypadek
acclimatization [‚əklaimətai'zeiʃn] aklimatyzacja
acclimatize [ə'klaimətaiz] aklimatyzować (się)
accommodation [ə‚kɔmɔ'deiʃn] 1) akomodacja, nastawność; 2) przystosowanie się
absolute a. nastawność bezwzględna oka
amplitude of a. amplituda nastawności
histologic a. przeobrażenie rzekome, pseudometaplazja
negative a. nastawność ujemna
obstetric a. dostosowanie się części przodującej płodu
paralysis of a. porażenie nastawności
positive a. nastawność dodatnia
relative a. nastawność względna
subnormal a. nastawność niedostateczna
total a. nastawność pełna
accommodative [ə‚kɔmɔ'dətiv] akomodacyjny
accommodometer [ə‚kɔmɔdə'mitə] akodometr
accouchement [ə'ku:ʃmã:ŋ] poród
accrementition [ə‚kri:men'tiʃən] 1) narastanie; 2) rozmnażanie przez pączkowanie
accrete [ə'kri:t] narastać, przyrastać, zrastać się
accretion [ə'kri:ʃən] narośnięcie, przyrośnięcie, zrośnięcie się
acelius [ə'si:liəs] osobnik bez jamy ciała

acellular [ə'seljulə] bezkomórkowy
acen(a)esthesia [əˌsinis'θiziə] acenestezja, brak cenestezji, brak poczucia istnienia własnego ciała i czynności narządów wewnętrznych
acephalia [ə'sefəliə], acephalism [ə'sefəlizm] brak głowy
acephalobrachia [əˌsefələ'brækiə] brak wrodzony głowy i ramion
acephalocyst [əˌsefələsist] torbiel bąblowca nie zawierająca torbieli potomnych, acefalocysta
acephalorrhachia [əˌsefələ'rəkiə] wrodzony brak głowy i kręgosłupa
acephaly [ə'sefəli] wrodzony brak głowy, acefalia
acervuloma [əˌsɑːvju'loumə] piaszczak
acervulus [ə'seːvələs] piasek mózgowy
acetabular [ˌæsi'tæbjulə] panewkowy
acetabulectomy [ˌæsi'tæbjul'ektəmi] wycięcie panewki
acetabuloplasty [æsi'tæbjulə'plæsti] plastyka panewki
acetabulum [ˌæsi'tæbjuləm] panewka
acetal ['æsitəl] acetal, grupa acetalowa
acetaldehyde [ˌæsit'ældihaid] aldehyd octowy
acetamide [æsit'æmid, ˌæsit'æmaid] amid kwasu octowego
acetaminophen [æsit'æminəfən] acetaminophenol [æsit'æminəfənol] paracetamol
acetate ['æsitit] octan
  active a. acetylokoenzym A
  a. kinase acetokinaza, kinaza octanowa (EC 2.7.2.1)
  a. thiokinase acetylo-CoA, syntetaza acetylokoenzymu A
acetic [ə'sitik] octowy
acetification [əˌsetifi'keiʃən] zakwaszenie octem, fermentacja octowa
acetify [ə'sitefai] powodować fermentację octową
acetoacetyl-CoA [ˌəsitə'æsitiləkouei] acetoacetylo-CoA, połączenie kwasu acetooctowego z koenzymem A
acetoacetate [asˌətɔas'əteit] acetooctan
acetonation [ˌəsitə'neiʃən] acetonowanie, przyłączenie reszty acetonowej
acetone ['æsitoun] aceton
  a. bodies ciała acetonowe, ciała ketonowe
  a. compounds ciała acetonowe, związki acetonowe
aceton(a)emia [ˌæsitə'ni:miə] acetonemia, obecność ciał acetonowych we krwi
acetonuria [ˌæsitə'njuəriə] acetonuria, obecność ciał acetonowych w moczu, ketonuria
acetum ['æsitəm], pl aceta ['æsitə] ocet

acetyl ['æsitil] rodnik acetylowy
  a. value liczba acetylowa
acetylase [ə'setileiz] acetylaza, acetylotransferaza
acetylate ['æsitileit] acetylować, wprowadzać rodnik acetylowy
acetylation [əˌsiti'leiʃən] acetylacja
acetylcellulose [ˌæsitil'selju,lous] acetyloceluloza, octan celulozy
acetylcholine [ˌæsitil'kɔli:n] acetylocholina
acetylcholinesterase [ˌæsitil'kɔli:n'estəreis] acetylocholinoesteraza, EC 3.1.1.7.
acetylcoenzyme A [ˌæsitilkou'enzaim ei] acetylokoenzym A, aktywny octan
acetylene [ə'sitiˌli:n] acetylen
acetyltransferase [ˌæsitil'trænsfereiz] acetylotransferaza, transacetylaza
achalasia [ˌəkæ'leiziə] achalazja, utrzymujący się skurcz zwieracza, skurcz dolnej części przełyku
  pelvirectal a. skurcz odbytnicy, jedna z przyczyn zaparć
  sphincteral a. utrudnienie rozkurczu zwieracza
ache [eik] 1) ból, pobolewanie, tępy długotrwały ból; 2) boleć
acheilia [ə'kailiə] wrodzony brak warg
acheiria [æ'kairiə] wrodzony brak rąk, achiria
achillodynia [ˌəkilə'diniə] ból ścięgna piętowego (Achillesa)
achillorrhaphy [ˌəkilə'ræfi] zeszycie ścięgna piętowego (Achillesa)
achillotenotomy [əˌkiləten'ɔtəmi] przecięcie ścięgna piętowego (Achillesa)
achillotomy [əkil'ɔtəmi] przecięcie ścięgna piętowego (Achillesa)
achilous ['ækailəs] pozbawiony warg
achiria [æ'kairiə] 1) wrodzony brak rąk; 2) wrażenie braku rąk w histerii; 3) trudność oceny lateralizacji bodźca
achiropody [æˌkairə'poudi] wrodzony brak rąk i stóp
achlorhydria [ˌəklɔ:'haidriə] achlorhydria, bezkwaśność soku żołądkowego
achloropsia [əklɔ'rɔpsiə] ślepota na barwę zieloną
acholia [ə'kɔliə] brak żółci, acholia
acholic [ə'kɔlik] bezżółciowy
acholuria [ˌækɔ'ljuəriə] brak barwników żółci w moczu, acholuria
acholuric [ækɔl'juərik] odnoszący się do acholurii
achondrogenesis [əˌkondrɔ'dʒenisis] brak wytworzenia się chrząstek wzrostu kości długich z karłowatością, achondrogeneza
achondroplasia [əˌkondrɔ'pleziə] achondroplazja, chondrodystrofia płodowa

achromasia [əkrɔ'meziə] niedobór barwnika
achromate [ə'kroumeit] osobnik z całkowitą ślepotą barw
achromatic [ˌækrou'mætik] 1) bezbarwny; 2) nie barwiący się
achromatin [æˌkrou'mətin] achromatyna, słabo barwiący się składnik jądra komórkowego
achromatolysis [ˌəkroumə'tɔlisis] achromatoliza, rozpad achromatyny jądra lub komórki
achromatopsia [əˌkroumæ'tɔpsiə], achromatopsy [ə'kroumæ'tɔpsi] ślepota barw
achromatosis [ˌəkroumæ'tousis] 1) brak wrodzony barwnika; 2) niebarwliwość
achromatous [ə'kroumətəs] bezbarwny
achromocyte [ə'kroumə sait] bezbarwna krwinka czerwona
achylia [ə'kailiə] 1) bezsoczność, brak soku żołądkowego; 2) brak mleczu
  gastric a. bezsoczność żołądkowa
  pancreatic a. bezsoczność trzustkowa
achylous [ə'kailəs] bezsoczny
achymia [ə'kaimiə] brak miazgi pokarmowej
acid [ˈæsid] kwas, kwaśny
  abietic a., abietinic a. kwas abietynowy
  abric a. kwas abrynowy
  acetalacetic a. kwas acetalooctowy
  acetic a. kwas octowy
  acetoacetic a., acetylacetic a. kwas acetooctowy
  acetolactic a. kwas acetomlekowy
  acetyladenylic a. kwas acetyloadenylowy
  N-acetylhyalobiuronic a. kwas acetylohialobiuronowy
  N-acetylneuraminic a. kwas N-acetyloneuraminowy, kwas sialowy
  acetylsalicylic a. kwas acetylosalicylowy, aspiryna
  N-acetylsulphanilic a. kwas N-acetylosulfoanilinowy, kwas p-acetyloaminobenzenosulfonowy
  acetyltannic a. kwas acetylogarbnikowy
  aconitic a. kwas akonitowy
  acridic a. kwas akrydynowy
  acrylic a.'s kwasy akrylowe
  adenosine-5'-diphosphoric a. kwas adenozyno-5'-dwufosforowy, ADP
  adenosine-5'-monophosphoric a. kwas adenozyno-5'-jednofosforowy, AMP
  adenosine-5'-triphosphoric a. kwas adenozyno-5'-trójfosforowy, ATP
  adenylic a. kwas adenilowy
  adipic a. kwas adypinowy
  alpha-ketoglutaric a. kwas ketoglutarowy
  amino a. aminokwas

  amino-acetic a. kwas aminooctowy, glikokol, glicyna
  aminobutyric a. kwas aminomasłowy
  aminocaproic a. kwas aminokapronowy
  aminoisovaleric a. kwas aminoizowalerianowy
  4-amino-pteroyl-glutamic a. aminopteryna, kwas 4-amino-pteroiloglutaminowy
  amygdalic a. kwas migdałowy
  anthranilic a. kwas antranilowy
  arachidic a. kwas arachidowy, kwas eikozanowy
  arachidonic a. kwas arachidonowy, kwas 5,8,11,15-eikozatetraenowy
  argininosuccinic a. kwas argininobursztynowy
  arsenic a. kwas arsenowy
  arsenous a. kwas arsenawy, trójtlenek arsenu
  ascorbic a. kwas askorbinowy, witamina C
  asparaginic a. kwas asparaginowy
  aspartic a. kwas asparaginowy
  aspergillic a. kwas aspergilinowy
  barbituric a. kwas barbiturowy
  benzoic a. kwas benzoesowy
  beta-hydroxybutyric a. kwas β-hydroksymasłowy
  beta-hydroxyisobutyric a. kwas β-hydroksyizomasłowy
  bile a.'s kwasy żółciowe
  binary a.'s kwasy dwupierwiastkowe, np. HCl
  bismuthic a. kwas bizmutowy
  boric a. kwas borowy, kwas borny
  bromic a. kwas bromowy
  bromous a. kwas bromawy
  butyric a. kwas masłowy
  cacodylic a. kwas kakodylowy
  caffeic a. kwas kofeinowy
  capric a. kwas kaprynowy
  caproic a. kwas kapronowy
  caprylic a. kwas kaprylowy
  carbamic a. kwas karbaminowy
  carbolic a. fenol
  carbonic a. kwas węglowy
  Caro's a. (peroxymonosulphuric a.) kwas Caro (nadtlenojednosiarkowy)
  caseinic a. kwas kazeinowy
  cellulosic a. kwas celulozowy
  cerebronic a. kwas cerebronowy, kwas frenozynowy
  chaulmoogric a. kwas czoulmugrowy, kwas chaulmoogra
  chenodeoxycholic a. kwas chenodezoksycholowy
  chloric a. kwas chlorowy
  chlorosulphonic a. kwas chlorosulfonowy
  chlorous a. kwas chlorawy

cholalic a. kwas cholowy
cholanic a. kwas cholanowy
choleic a.'s kompleksy kwasów żółciowych ze sterolami
cholic a. kwas cholowy
chondroitic a. kwas chondroitynowy
chondroitin sulphuric a. kwas chondroity-nosiarkowy
chromic a. kwas chromowy
chromous a. kwas chromawy
citric a. kwas cytrynowy
cyanic a. kwas cyjanowy
decanoic a. kwas kaprynowy
dehydrocholic a. kwas dehydrocholowy
delta-aminol(a)evulinic a. kwas delta-aminolewulinowy
deoxycholic a. kwas dezoksycholowy
deoxyribonucleic a. kwas dezoksyrybonukleinowy
desoxyribonucleic a. kwas dezoksyrybonukleinowy
diacetic a. kwas dwuoctowy, kwas 2-ketomasłowy
diaminobutyric a. kwas dwuaminomasłowy
diethylbarbituric a. kwas dwuetylobarbiturowy, barbital, weronal
dithionic a. kwas dwutionowy
dithionous a. kwas dwutionawy
docosahexaenoic a. kwas dokozaheksaenowy
docosatetraenoic a. kwas dokozatetraenowy
docosenoic a. kwas dokozenowy
dodecanoic a. kwas dodekanowy, kwas laurynowy
edetic a. kwas edetowy, kwas etylenodwuaminoczterooctowy
eicosanoic a. kwas eikozanowy, kwas arachidowy
eicosapentaenoic a. kwas eikozapentaenowy
eicosatrienic a. kwas eikozatrienowy, kwas arachidonowy
erucic a. kwas erukowy
essential amino acids niezbędne aminokwasy
ethylenediamine tetra-acetic a. EDTA, kwas wersenowy, etylenodwuaminoczterooctan
eugenic a. eugenol
fatty a. kwas tłuszczowy
ferric a. kwas żelazowy
ferricyanic a. kwas żelazicyjanowy
fluoracetic a. kwas fluorooctowy
fluoric a. kwas fluorowy
folic a. kwas foliowy
folinic a. kwas folinowy

formic a. kwas mrówkowy
formiminoglutamic a. kwas formiminoglutaminowy
N-formyltetrahydropteroylglutamic a. czynnik citrovorum, calcium folinate
free fatty a. wolny kwas tłuszczowy
fumaric a. kwas fumarowy
fuming nitric a. kwas azotowy dymiący
galactonic a. kwas galaktonowy
galacturonic a. kwas galakturonowy
gallic a. kwas galusowy
gallotannic a. kwas garbnikowy, tanina
gamma-aminobutyric a. kwas γ-aminomasłowy, GABA
gentianic a. kwas gentyzynowy
gentisic a. kwas gentyzynowy
glacial acetic a. kwas octowy lodowaty
glacial a.'s kwasy lodowate
gluconic a. kwas glukonowy
glucuronic a. kwas glukuronowy
glutamic a. kwas glutaminowy
glutaric a. kwas glutarowy
glyceric a. kwas glicerynowy
glycerophosphoric a. kwas glicerofosforowy
glycocholic a. kwas glikocholowy
glycolic a. kwas glikolowy
glyconic a. kwas glikonowy
glycosuric a. kwas homogentyzynowy
hexadecanoic a. kwas palmitynowy
hippuric a. kwas hipurowy
homogentisic a. kwas homogentyzynowy
homovanillic a. kwas homowanilinowy
hyaluronic a. kwas hialuronowy
hydrochloric a. kwas solny, kwas chlorowodorowy
hydrocyanic a. kwas cyjanowodorowy, kwas pruski
hydrofluoric a. kwas fluorowodorowy
hydroxybenzoic a. kwas salicylowy
hypobromous a. kwas podbromawy
hypoiodous a. kwas podjodawy
hyponitrous a. kwas podazotawy
hypophosphoric a. kwas podfosforowy
hypophosphorous a. kwas podfosforawy
hyposulphuric a. kwas podsiarkowy, kwas ditionowy
hyposulphurous a. kwas podsiarkawy
indole-3-acetic a. kwas indolo-3-octowy
indolelactic a. kwas indolomlekowy
indolepyruvic a. kwas indolopirogronowy
inosinic a. kwas inozynowy
inositolhexaphosphoric a. kwas fitynowy
iodic a. kwas jodowy
iodoacetic a. kwas jodooctowy
iodous a. kwas jodawy
iopanoic a., iodopanoic a. kontrast używany do cholecystografii doustnej

isobutyric a. kwas izomasłowy
isocitric a. kwas izocytrynowy
isovaleric a. kwas izowalerianowy
keto a.'s kwasy ketonowe, ketokwasy
ketoglutaric a. kwas ketoglutarowy
ketonic a. kwas pirogronowy
3-keto-6-phosphogluconic a. kwas 3-keto-
-6-fosfoglukonowy
ketosuccinic a. kwas ketobursztynowy,
kwas szczawiooctowy
kynurenic a. kwas kinurenowy
lactic a. kwas mlekowy, kwas α-hydroksy-
propionowy
l(a)evulinic a. kwas lewulinowy, kwas γ-ke-
towalerianowy
linoleic a. kwas linolowy
linolenic a. kwas linolenowy
linolic a. kwas linolowy
lipoic a. kwas liponowy, kwas 6,8-ditiook-
tanowy, kwas tiooktanowy
lithocholic a. kwas litocholowy
lysergic a. kwas lizerginowy
maleic a. kwas maleinowy
malic a. kwas jabłkowy
malonic a. kwas malonowy
mandelic a. kwas migdałowy
margaric a. kwas margarynowy, kwas hep-
todekanowy
N-methylguanidinoacetic a. kreatyna
mevaldic a. kwas mewaldynowy
mevalonic a. kwas mewalonowy
molybdic a. kwas molibdenowy
monochloracetic a. kwas jednochlorooc-
towy, kwas monochlorooctowy
monohydric a. kwas jednozasadowy
monoiodoacetic a. kwas jednojodooctowy,
kwas monojodooctowy
monounsaturated a. kwas jednonienasycony
mucic a. kwas śluzowy
mucoitic a. kwas mukoitynosiarkowy
mucoitin-sulphuric a. kwas mukoitynosiarkowy
muramic a. kwas muraminowy
nalidixic a. kwas nalidyksynowy
neuraminic a. kwas neuraminowy
neurostearic a. kwas neurostearynowy
nicotinic a. kwas nikotynowy
nitric a. kwas azotowy
nitrohydrochloric a. woda królewska
nitromuriatic a. woda królewska
nitrous a. kwas azotawy
nucleic a.'s, nucleinic a.'s kwasy nukleino-
we
olefinic a. kwas olefinowy
oleic a. kwas oleinowy
orotic a. kwas orotowy
orthophosphoric a. kwas ortofosforowy

osmic a. kwas osmowy
oxalic a. kwas szczawiowy
oxaloacetic a. kwas szczawiooctowy
oxalosuccinic a. kwas szczawiobursztyno-
wy
oxybutyric a. kwas oksymasłowy
palmitic a. kwas palmitynowy
palmitoleic a. kwas palmitooleinowy
panthotenic a. kwas pantotenowy
para-aminobenzoic a. kwas paraamino-
benzoesowy
para-aminosalicylic a. kwas paraaminosa-
licylowy
parabanic a. kwas parabanowy, oksalilo-
mocznik
paraffinic a. kwas parafinowy
penicillanic a. kwas penicylanowy
penicillic a. kwas penicylinowy
penillic a. kwas penilowy
perboric a. kwas nadborowy
perchloric a. kwas nadchlorowy
periodic a. kwas nadjodowy
permanganic a. kwas nadmanganowy
persulphuric a. kwas nadsiarkowy
phenylethylbarbituric a. kwas fenyloetylo-
barbiturowy, fenobarbital, luminal
phenylic a. fenol
phosphoglyceric a. kwas fosfoglicerynowy
phosphoric a. kwas fosforowy
phosphorous a. kwas fosforawy
phosphotungstic a. kwas fosforowolframo-
wy
phthalic a. kwas ftalowy
phytanic a. kwas fitanowy
phytic a. kwas fitynowy, kwas inozytolohe-
ksafosforowy
picolinic a. kwas pikolinowy
picric a. kwas pikrynowy
polyamino a.'s kwasy poliaminowe
polyatomic a.'s kwasy wielozasadowe
polyenic a.'s kwasy polienowe, wielonien-
sycone kwasy tłuszczowe
polyunsaturated a.'s kwasy wielonienasy-
cone
prussic a. kwas pruski, kwas cyjanowodorowy
pteroyldiglutamylglutamic a. kwas pteroi-
lodwuglutamiloglutaminowy
pteroylglutamic a. kwas pteroiloglutaminowy, kwas foliowy
pteroyltriglutamic a. kwas pteroilotrój-
glutaminowy, czynnik *Lactobacillus casei*
pyracetic a. kwas octowy drzewny, ocet
drzewny
pyrogallic a. kwas pirogalusowy, pirogalol
pyroligneous a. ocet drzewny
pyrophosphoric a. kwas pirofosforowy

pyroracemic a. kwas pirogronowy
pyruvic a. kwas pirogronowy
racemic a. kwas parawinowy
resin a.'s kwasy żywiczne
rhodanic a. kwas rodanowodorowy, kwas tiocyjanowy
ribonucleic a. kwas rybonukleinowy
  genomic ribonucleic a. = messenger ribonucleic a.
  informational ribonucleic a. = messenger ribonucleic a.
  messenger ribonucleic a. kwas rybonukleinowy informacyjny, matrycowy, akceptorowy, adoptorowy
  ribosomal ribonucleic a. kwas rybonukleinowy rybosomalny
  soluble ribonucleic a. = messenger ribonucleic a.
  template ribonucleic a. = messenger ribonucleic a.
  transfer ribonucleic a. kwas rybonukleinowy transportowy
salicylacetic a. kwas salicylooctowy
salicylic a. kwas salicylowy, kwas ortohydroksybenzoesowy
sarcolactic a. prawoskrętny kwas mlekowy
saturated fatty a.'s nasycone kwasy tłuszczowe
selenic a. kwas selenowy
selenious a. kwas selenawy
sialic a. kwas sialowy
silicic a. kwas krzemowy
sorbic a. kwas sorbinowy
stannic a. kwas cynowy
stannous a. kwas cynawy
stearic a. kwas stearynowy
succinic a. kwas bursztynowy
sugar a.'s kwasy powstające w wyniku utlenienia glukozy
sulphonic a. kwas sulfonowy
sulphosalicylic a. kwas sulfosalicylowy
sulphuric a. kwas siarkowy
sulphurous a. kwas siarkawy
tannic a. kwas garbnikowy, tanina
tartaric a. kwas winowy
taurocholic a. kwas taurocholowy
ternary a.'s kwasy trójskładnikowe
tetraboric a. kwas czteroborowy
tetracosanoic a. kwas tetrakozanowy, kwas lignocerynowy
thioctic a. kwas liponowy, kwas tioktanowy
thioglycolic a. kwas tioglikolowy
thiosulphuric a. kwas tiosiarkowy
thiosulphurous a. kwas tiosiarkawy
thymic a. mieszanina hydrolizowanych DNA

tranexamic a. kwas traneksamowy, kwas traneksowy
trichloracetic a. kwas trójchlorooctowy
undecylenic a. kwas undecylenowy
unsaturated fatty a.'s nienasycone kwasy tłuszczowe
uric a. kwas moczowy
urocanic a. kwas urokanowy
uronic a.'s kwasy uronowe (np. glukuronowy)
valproic a. kwas walproinowy
vanillylmandelic a. kwas wanilinomigdałowy
vitriolic a. witriol, stężony kwas siarkowy
xanthic a.'s kwasy ksantogenowe
xanthogenic a.'s kwasy ksantogenowe
xanthurenic a. kwas ksanturenowy
acid(a)emia [ˌæsiˈdiːmiə] acydemia, podwyższone stężenie jonów wodorowych we krwi
acidaminuria [ˌæsiˌdəmiˈnjuəriə] wydalanie aminokwsów z moczem
acid anhydride [ˈæsid ənˈhaidraid] bezwodnik kwasowy
acid-base balance [[ˈæsidbeis ˈbæləns] równowaga kwasowo-zasadowa
acid carboy [ˌæsid ˈkaːboi] oplatana butla na kwas
acid-fast [ˈæsidˌfaːst] kwasooporny, dotyczy oporności na odbarwianie przez kwas
acidic [æˈsidik] kwasowy, kwasotwórczy
acidification [əˌsidifiˈkeiʃən] zakwaszenie
acidify [əˈsidifai] zakwaszać
acidimeter [ˌæsiˈdimətə] kwasomierz, acydymetr
acidimetry [ˌæsiˈdimitri] acydymetria, pomiar kwasowości
acidity [əˈsiditi] kwasota, w szczególności kwasota soku żołądkowego, kwaśność
  active a. kwasota jonowa
  ionic a. kwasota jonowa
  real a. kwasota jonowa
  titration a. kwasota miareczkowana
  total a. kwasota całkowita
  urinary a. kwasota moczu
acid number [ˈæsid nʌmbə] liczba kwasowa
acidolysis [ˌæsiˈdɔlisis] hydroliza kwaśna
acidophil [ˌæsidɔˈfil] komórka kwasochłonna, leukocyt kwasochłonny
acidosis [ˌæsiˈdousis] kwasica
  bicarbonate wastage a. kwasica z utraty dwuwęglanów
  carbon-dioxide a. kwasica oddechowa, kwasica z hiperkapnią
  classic renal tubular a. kwasica dolnokanalikowonerkowa
  compensated a. kwasica wyrównana
  congenital a. kwasica wrodzona, kanaliko-

wo-nerkowa, kwasica hipochloremiczna
decompensated a. kwasica niewyrównana
diabetic a. kwasica cukrzycowa
gaseous a. kwasica gazowa, kwasica oddechowa
hypercapnic a. kwasica oddechowa
hyperchlor(a)emic a. kwasica hiperchloremiczna, kwasica wrodzona
lactic a. kwasica mleczanowa
metabolic a. kwasica metaboliczna
proximal renal tubular a. kwasica górnokanalikowonerkowa
renal a. kwasica nerkowa
renal tubular a. kwasica kanalikowo-nerkowa, kwasica wrodzona
respiratory a. kwasica oddechowa
starvation a. kwasica głodowa
uncompensated a. kwasica niewyrównana
acid-proof [ˈæsidˏpruːf] kwasooporny, odporny na kwasy
acid radical [ˈæsid ˈrædikəl] reszta kwasowa, rodnik kwasowy
acid reduction [ˈæsid riˈdʌkʃn] redukcja w środowisku kwaśnym
acid residue [ˈæsid ˈrezidjuː] reszta kwasowa
acid-resistant [ˈæsid reˈzistənt] kwasoodporny
acidulate [əˈsidjuleit] zakwasić
aciduria [ˏæsiˈdjuəriə] acyduria, obniżenie pH moczu
acinar [ˏæsinə] groniasty, w kształcie grona
acinotubular [ˏæsinəˈtjuːbjulə] cewkowo--groniasty
acinus [ˈæsinəs], *pl* **acini** [ˈæsiˏnai] gronko, grono (*anat.*, *bot.*), 1) część gruczołu groniastego; 2) grupa pęcherzyków płucnych zaopatrywanych przez jeden oskrzelik końcowy
  liver a. gronko wątrobowe
  pulmonary a. gronko płucne
acme [ˈækmi] szczytowe nasilenie (gorączki, choroby itp.)
acm(a)esthesia [ˏækmisˈθiziə] 1) wzmożona wrażliwość na ukłucia; 2) złudzenie kłucia
acne [ˈækni] trądzik
  a. agminata tuberkulid grudkowy martwiczy
  a. albida trądzik prosakowaty
  amputation stump a. trądzik na kikucie
  apocrine a. ropne zapalenie gruczołów potowych
  artificial a. trądzik zewnątrzpochodny
  atrophic a. trądzik zanikowy
  bromide a. trądzik bromowy
  bromine a. trądzik bromowy
  chloride a. trądzik chlorowy

  chlorine a. trądzik chlorowy
  ciliary a. trądzik brzegu powiek
  common a. trądzik pospolity
  a. conglobata trądzik skupiony
  a. cornea trądzik rogowaciejący
  cystic a. trądzik torbielkowaty
  a. decalvans trądzik wyłysiający, wyłysiające zapalenie mieszków włosowych skóry owłosionej głowy
  a. disseminata trądzik rozsiany
  a. erythematosa trądzik różowaty
  halogen a. trądzik halogenowy
  halowax a. trądzik chlorowy, trądzik smołowy (wywołany kontaktem z chlorowanymi pochodnymi smoły)
  honeycomb a. *folliculitis ulerythematosa reticulata*, wrzodziejące zapalenie mieszków włosowych
  a. indurata trądzik stwardniały
  iodine a. trądzik jodowy
  juvenile a. trądzik młodzieńczy
  keloid a. trądzik bliznowcowy
  a. keratosa trądzik rogowaciejący
  lupoid a. trądzik martwiczy
  medicamentous a. trądzik lekowy
  a. mentagra figówka
  a. miliaris trądzik prosakowaty
  necrotic a. trądzik martwiczy
  a. neonatorum trądzik noworodków
  occupational a. trądzik zawodowy
  papulous a. trądzik grudkowy
  phlegmonous a. trądzik ropowiczy
  pustular a. trądzik krostkowy
  a. rodens trądzik martwiczy
  a. rosacea trądzik różowaty
  a. sebacea trądzik łojotokowy
  simple a. trądzik pospolity
  steroid a. trądzik steroidowy
  tar a. trądzik chlorowy
  a. tarsi trądzik powiek
  a. utricata trądzik pokrzywkowy
  varioliform a. trądzik martwiczy
acnemia [əkˈniːmiə] 1) brak wrodzony dolnych kończyn; 2) zanik mięśni podudzi
acomania [ækəˈmeiniə] służalczość wobec zwierzchników a tyranizowanie rodziny
acomplement(a)emia [ˏəkɔmpliməntˈimiə] brak dopełniacza lub jego niedobór
aconite [ˈækənait] suszony korzeń tojadu (*Aconitum napellus*) (*bot.*)
aconitine [əˈkɔnitiːn] akonityna
acorea [əkəˈria] wrodzony brak źrenicy
acoria [əˈkɔriə] żarłoczność, brak uczucia sytości
acou(a)esthesia [əˈkuːesˈθiːziə] wrażliwość słuchowa
acousmatagnosia [ˏəkuːzmətəgˈnousiə] głuchota korowa

acousmatamnesia [,əku:zmətə'mni:siə] amnezja dźwięków

acoustic [ə'ku:stik] akustyczny, słuchowy

a. coupler sztuczny narząd słuchu

acousticophobia [ə,ku:stikə'foubiə] fobia dźwięków

acoustics [ə'ku:stiks] akustyka

acquired [ə'kwaiəd] nabyty

a. disease choroba nabyta

acragnosis [,əkreg'nousis] brak czucia w kończynach lub kończynie

acrania [æ'kreiniə] 1) brak czaszki; 2) bezczaszkowce

acrid ['ækrid] gryzący, ostry, palący smak lub zapach

acridine ['ækridin] akrydyna

a. orange oranż akrydynowy

acriflavine [ækriflei'vi:n] trypaflawina, barwnik akrydynowy

acrilan [ə'krilən] akrylan

acroan(a)esthesia [,ækrɔ,ænis'θi:ziə] znieczulenie obwodowych części kończyn

acroasphyxia [,ækrɔəs'fiksiə] palce martwe, zblednięcie końców palców

acroblast ['ækrɔblæst] idiosom, część spermatydy

acrocentric [,ækrɔ'sentrik] akrocentryczny (chromosom)

acrocephalic [,ækrɔ'sefelik] stożkogłowy, wieżogłowy

acrocephalosyndactyly [,ækrɔ,sefelɔsin'dæktili] akrocefalosyndaktylia, zespół Aperta

acrocyanosis [,ækrɔsaiə'nousis] akrocyjanoza, sinica kończyn

acrodermatitis [,ækrɔdərme'taitis] zapalenie skóry obwodowych części kończyn

chronic atrophic a. zapalenie zanikowe skóry obwodowych części kończyn

a. continua zapalenie ciągłe krostkowe kończyn, choroba Hallopeau

a. perstans potnica

acrodynia [,ækrɔ'diniə] akrodynia, choroba Swifta, choroba Feera

acrodys(a)esthesia [,ækrɔdisis'θiziə] nieprzyjemne parestezje kończyn

acro(a)esthesia [,ækrɔis'θiziə] nadwrażliwość czuciowa kończyn

acrokinesia [,ækrɔki'niziə, ,ækrɔ'kainiziə] nadmierna ruchliwość rąk

acrolein [ə'krɔli:in] akroleina, aldehyd propylenowy

acromegaly [,ækrɔ'megəli] akromegalia

acromegalogigantism [,ækrɔ,megələ'dʒaigæntizm] gigantyzm z akromegalią

acromegaloidism [,ækrɔ'megələidizm] akromegaloidyzm

a. of pregnancy akromegaloidyzm ciążowy

a. of puberty akromegaloidyzm pokwitaniowy

acromicria [ækrɔ'mikriə] akromikria, nieprawidłowo małe kończyny i drobne rysy twarzy

acromioclavicular [ə,kroumiəklæ'vikjulə] barkowo-obojczykowy

acromiocoracoid [ə,kroumiə'kɔrəkɔid] barkowo-kruczy

acromiohumeral [ə,kroumiə'hjumərəl] barkowo-ramienny

acromion [ə'krɔmiən] wyrostek barkowy łopatki

acromioscapular [ə,kroumiə'skæpjulə] barkowo-łopatkowy

acromiothoracic [ə,kroumiəθə'ræsik] barkowo-piersiowy

acron ['ækrən] przedgębowy segment u pierścienic, akron

acro-osteolysis [,ækrɔɔstiə'lisis] zanikanie rozpływne kości obwodowych części kończyn

acropachyderma [,ækrɔpæki'də:mə] akropachydermia, zespół Uehlingera, zespół Brugscha, choroba Bamberga i Mariego

acropar(a)esthesia [,ækrɔparis'θiziə] akroparestezja, drętwienie i kłucie obwodowych części kończyn

acrophobia [ækrɔ'foubiə] fobia wysokości

acroscleroderma [,ækrɔ'skliərədɔ:mə] akroskleroderma, twardzina kończyn, sklerodaktylia

acrosome ['ækrɔsɔm] akrosom, czapeczka na główce plemnika

acrosyndesis [ækrɔ'sindæsis] akrosyndeza, niepełna koniugacja pary chromosomów w mejozie

acrotrophoneurosis [,ækrɔtrəfɔnjuə'rousis] zaburzenia troficzne i naczynioruchowe kończyny

acrylate [ə'krileit] akrylan, sól kwasu akrylowego

acrylic [ə'krilik] akrylowy

a. aldehyde akroleina

a. fibre włókno akrylowe

a. resin żywica akrylowa

acrylonitrile ['ækrilɔ,naitril] akrylonitryl, cyjanek winylu

act [ækt] 1) czyn, postępek; 2) czynić, postępować; 3) akt prawny

compulsive a. czyn przymusowy

impulsive a. czyn w afekcie

actin ['æktin] aktyna, białko mięśniowe

actinium [æk'tiniəm] aktyn

actino- [æktinɔ-] w złożeniach oznacza: odnoszący się do promieni lub promieniowców

Actinomyces mallei = *Pseudomonas mallei*

Actinomyces [ˌæktinɔ'maisi:s] promieniowiec

Actinomycetaceae [ˌæktinɔˌmaisi'təsi:i] promieniowate, rodzina bakterii Gram-dodatnich

Actinomycetales [ˌæktinɔ'maisitəlez] promieniowce, rząd bakterii

actinomycetes [ˌæktinɔ'maisitis] promieniowce

actinomycetin [ˌæktinɔmai'sitin] aktynomycetyna, bakteriolizyna ze *Streptomyces albus*

actinomycin [ˌæktinəu'maisin] aktynomycyna, sanamycyna

actinomycoma [ˌæktinɔmai'koumə] naciek guzowaty wywołany przez promieniowiec

actinomycosis [ˌæktinɔmai'kousis] promienica

actinomycotic [ˌæktinɔmai'kɔtik] promieniczy

actinophage [æk'tinɔfeidʒ] aktynofag, wirus atakujący promieniowce

action ['ækʃən] akcja, działanie, czyn, postępowanie

  ball valve a. działanie zaworu kulkowego, przerywana blokada ujścia lub przewodu

  buffer a. działanie buforujące

  calorigenic a. działanie termogenne, ciepłotwórcze

  cumulative a. działanie kumulatywne, sumujące się

  a. current prąd czynnościowy

  delayed a. działanie opóźnione

  ecbolic a. działanie przyspieszające poród

  a. potential potencjał czynnościowy

  radiomimetic a. działanie radiomimetyczne, naśladujące działanie promieni

  reflex a. działanie odruchowe

  sparing a. działanie oszczędzające

  sustained a. działanie podtrzymywane (leku)

  synergistic a. działanie synergistyczne

  thermogenic a. działanie termogenne, ciepłotwórcze

  trigger a. działanie wyzwalające, spustowe

  trophic a. działanie troficzne

activate ['æktiveit] aktywować, uczynnić

activation ['ækti'veiʃən] aktywacja, uczynnienie

  EEG a. aktywacja zapisu elektroencefalograficznego w stanie czuwania

activator [ˌækti'veitə] aktywator

  chemodifferentiation a. aktywator chemoróżnicowania

  tissue plasminogen a. tkankowy aktywator plazminogenu

active ['æktiv] aktywny, czynny

activity [æk'tiviti] aktywność, czynność

  background a. czynność podstawowa (w eeg)

  bioelectric a. czynność bioelektryczna

  cumulated a. aktywność kumulowana (*rad.*)

  exploratory a. czynność poznawcza (zwierząt w doświadczeniu)

  insulin-like a. czynność insulinopodobna

  mitotic a. aktywność mitotyczna komórek

  molar a. aktywność molarna

  optical a. aktywność optyczna, skręcanie płaszczyzny polaryzacji światła

  psychomotor a. aktywność psychoruchowa

  surface a. aktywność powierzchniowa

actomyosin [ˌæktɔ'maiousin] aktomiozyna

acuity [ə'kju:iti] ostrość

  hearing a. ostrość słuchu

  visual a. ostrość wzroku

acuminate [ə'kjuminit] ostrokończysty

acupuncture [ˌækju'pʌŋktʃə] akupunktura, nakłuwanie terapeutyczne igłami

acusection [ˌækju'sekʃən] cięcie żegadłem elektrochirurgicznym

acusis [ə'kjusis] normalne słyszenie

acute [ə'kjut] ostry

acyanopsia [ˌə,saiə'nɔpsiə] ślepota na barwę niebieską

acyanotic [əsaiə'noutik] bezsiniczy (o wadzie serca)

acyesis [ˌæsai'i:sis] 1) bezpłodność kobiety; 2) stan bez ciąży

acyl ['əsil] rodnik acylowy, acyl

acyladenylate ['əsilædənilit] acyloadenilan

acylase [ˌəsileis] acylaza

acylation [əsi'leiʃn] acylacja, dodanie grupy acylowej

acyltransferase [ˌəsiltræns'fəreis] acylotransferaza

acystia [ə'sistiə] wrodzony brak pęcherza

adactylia [ˌədæk'tiliə] wrodzony brak palców

adamantinoma [ˌædəˌmænti'noumə] szkliwiak

  cystic a. szkliwiak torbielowaty

  a. of long bones szkliwiak heterotopowy

  pituitary a. guz kieszonki Rathkego, czaszkogardlak

adamantoblast [ædə'mæntɔblæst] ameloblast, adamantoblast, komórka szkliwotwórcza

adamantoblastoma [ædəˌmæntɔblæs'toumə] szkliwiak

adamantoma [ædəmæn'toumə] szkliwiak

adaptation [ˌædəp'teiʃən] adaptacja, dostosowanie, przystosowanie

  auditory a. adaptacja słuchowa

dark a. adaptacja do ciemności
genetic a. adaptacja genetyczna
light a. adaptacja do światła
phenotypic a. adaptacja fenotypowa
retinal a. adaptacja siatkówki
scotopic a. adaptacja do ciemności
addict ['ədikt] 1) narkoman; 2) nałogowiec
dope a. narkoman
drug a. narkoman, lekoman, osobnik uzależniony od leku
addiction [ə'dikʃən] nałóg, uzależnienie, narkomania
drug a. lekomania, narkomania
opium a. narkomania opiatowa
polysurgical a. zespół Münchhausena
addition [ə'diʃən] 1) dodawanie; 2) dodatek, domieszka
additive [ə'ditiv] 1) addytywny; 2) dodatek
colour a. barwnik dodawany do pokarmów
food a. dodatek (smakowy lub inny) do żywności
additivity [ə'ditiviti] addycyjność
adduct [ə'dʌkt] przywodzić
adelomorphic [ə,dilɔ'mɔːfik], **adelomorphous** [ə,dilɔ'mɔːfəs] bezkształtny
aden- [ædin-] w złożeniach oznacza związek z gruczołem
adenectomy [,ædin'ektəmi] wycięcie gruczołu
adenine ['ædiniːn] adenina, 6-aminopuryna
a. nucleotide kwas adenilowy
adenitis [,ædi'naitis] zapalenie gruczołów lub węzłów chłonnych
phlegmonous a. ropowicze zapalenie węzłów chłonnych
adenoacanthoma [,ædinɔkæn'θoumə] gruczolakorakowiec, gruczolakokolcowiak
adenoameloblastoma [,ædinɔ,æmelɔblæs-'toumə] gruczolakoszkliwiak
adenoblast ['ædinɔblæst] adenoblast, komórka zarodkowa gruczołu
adenocarcinoma [,ædinɔ,kaːsi'noumə] gruczolakorak, rak gruczołowy
acinar a., acinic cell a., acinous a. gruczolakorak groniasty
alveolar a. gruczolakorak pęcherzykowy
anaplastic a. gruczolakorak anaplastyczny
cylindrocellular a. gruczolakorak walcowatokomórkowy
cystic a. gruczolakorak torbielowaty
muciparous a. gruczolakorak śluzotwórczy
papillary a. gruczolakorak brodawkowaty
polypoid a. gruczolakorak polipowaty
solid a. gruczolakorak lity
tubular a. gruczolakorak kanalikowy

adenochondroma [,ædinɔkɔn'droumə] gruczolakochrzęstniak, łagodny guz typu hamartoma (odpryskowiec)
adenocystoma [,ædinɔsis'toumə] gruczolak torbielowaty
adenocyte ['ædinɔsait] adenocyt, komórka gruczołowa
adenoepithelioma [,ædinɔepiθi:li'oumə] gruczolakonabłoniak
adenofibroma [,ædinɔfai'broumə] gruczolakowłókniak
intracanalicular a. gruczolakowłókniak wewnątrzkanalikowy (sutka)
mammary a. gruczolakowłókniak sutka
pericanalicular a. gruczolakowłókniak okołokanalikowy (sutka)
adenofibromyoma [,ædinɔfaibrɔmai'oumə] włókniakomięśniakogruczolak
adenofibrosis [,ædinɔfai'brousis] stardniająca zwłóknienie sutka
adenohypophysis [,ædinɔhai'pɔfizis] gruczołowa część przysadki
adenoid ['ædinɔid] 1) gruczołowy; 2) chłonny, limfatyczny; 3) wyrośl adenoidalna
adenoidectomy [,ædinɔid'ektəmi] wycięcie wyrośli adenoidalnych
adenoiditis [,ædinɔi'daitis] zapalenie migdałka gardłowego lub wyrośli adenoidalnych
adenoids ['ædinɔidz] wyrośla adenoidalne, przerost migdałka gardłowego
adenolymphoma [,ædinɔlim'foumə] torbielakogruczolak brodawkowaty z podścieliskiem limfoidalnym, guz Warthina
adenoma [,ædi'noumə] gruczolak
acidophil a. gruczolak kwasochłonny (przysadki)
adrenal a. gruczolak nadnercza
adrenal cortical a. gruczolak kory nadnercza
apocrine a. gruczolak apokrynowy (pochodzący z gruczołów apokrynowych)
basophil a., basophilic a. gruczolak zasadochłonny (przysadki)
carcinoid bronchial a. rakowiak oskrzela
cylindrocellular bronchial a. oblak oskrzela
chromophobe a. gruczolak barwnikooporny (przysadki)
clear-cell a. gruczolak jasnokomórkowy
colloid a. gruczolak koloidowy, gruczolak wielkopęcherzykowy tarczycy
cystic a. gruczolak torbielowaty
eosinophil a. gruczolak kwasochłonny (przysadki)
follicular a. gruczolak pęcherzykowy (tarczycy)
gelatinous a. gruczolak koloidowy (tarczycy)

hepatocellular a. gruczolak wątrobowokomórkowy
a. hidradenoides gruczolak z gruczołu potowego
islet cell a. wyspiak
lactotropic hypophysial a. gruczolak laktotropowy przysadki
malignant a. gruczolak złośliwy, gruczolakorak
microfollicular a. gruczolak drobnopęcherzykowy (tarczycy)
oncocytic thyroid a. gruczolak z komórek Hürthlego
papillary cystic a. gruczolak torbielkowaty brodawkujący
pleomorphic a. gruczolak wielopostaciowy
prostatic a. gruczolak stercza
renal cortical a. gruczolak kory nerki
sebaceous a. gruczolak łojowy
a. sebaceum choroba Pringle'a
serous a. gruczolakorak pęcherzykowy ślinianki
testicular ovarian a. *arrhenoblastoma*
testicular tubular a. gruczolak jądra przewodzikowy
thyroid colloid a. gruczolak koloidowy tarczycy
toxic thyroid a. gruczolak toksyczny tarczycy
trabeculated a. gruczolak beleczkowaty
tubular a. gruczolak przewodzikowy, gruczolak cewkowaty
umbilical a. ziarniniak pępkowy
villous a. gruczolak brodawkowaty jelita grubego
adenomalacia [ˌædinəmə'leiʃiə] rozmiękanie węzła chłonnego
adenomatosis [ædinəmə'tousis] gruczolakowatość
endocrine a. gruczolakowatość wewnątrzwydzielnicza rodzinna
familial polyendocrine a. rodzinna gruczolakowatość wewnątrzwydzielnicza
fibrosing a. gruczolakowatość włókniejąca sutka
multiple endocrine a. rodzinna gruczolakowatość wewnątrzwydzielnicza
pluriglandular a. gruczolakowatość wewnątrzwydzielnicza rodzinna
pulmonary a. gruczolakowatość płuc
uterine a. gruczolakowatość macicy
adenomatous [ˌædin'oumətəs] gruczolakowaty
adenomectomy [ˌædinoum'ektəmi] wycięcie gruczolaka
adenomyoma [ˌædinəmai'oumə] gruczolakomięśniak

adenomyomatosis [ˌædinəmaiəmə'tousis] gruczolakomięśniakowatość
adenomyometritis [ˌædinə'maioumet'raitis] gruczolistość mięśnia macicy
adenomyosarcoma [ˌædinə'maiousa:'koumə] guz Wilmsa
adenomyxoma [ˌædinəmik'soumə] guz liściasty, *cystosarcoma phyllodes*
adenopharyngitis [ˌædinə'farin'dʒaitis] zapalenie wyrośli adenoidalnych i gardła
adenophthalmia [ˌædinəf'θælmiə] zapalenie gruczołów tarczkowych
adenosarcoma [ˌædinəsa:'koumə] gruczolakomięsak
adenose [ˌædinous] gruczołowy
adenosinase [ædin'əsineis] adenozynaza
adenosine [æ'dinəsin] adenozyna
a. 5-'diphosphate adenozynodwufosforan, ADP
a. monophosphate adenozynomonofosforan, AMP, kwas adenilowy
a. pyrophosphate adenozynodwufosforan
a. triphosphate adenozynotrójfosforan, ATP
a. 3':5'-cyclic phosphate cykliczny adenozynomonofosforan
a. 3'-phosphate, 5'-phosphosulphate fosfoadenozynofosfosiarczan, „aktywny siarczan"
adenotomy [ˌædinə'toumi] adenotomia, wycięcie adenoidów lub gruczołu
adenovirus [ˌædinə'vairəs] adenowirus
adenyl ['ædenil] grupa adenilowa
adenylyl [ə'dinilil] grupa adenylilowa
a. pyrophosphate adenozynotrójfosforan
adhere [ed'hiə] 1) przylegać; 2) przyrastać
adherence [əd'hiərəns] 1) przyleganie, przyczepność; 2) przyrośnięcie
a. of platelets (to glass etc.) przyleganie płytek (do szkła itp.)
adhesion [əd'hi:ʒn] 1) przyleganie, przywarcie; 2) zrost, zrośnięcie się (rany)
amniotic a.'s zrosty owodniowe
attic a.'s zrosty w jamie bębenkowej
band-like cervical a.'s zrosty taśmowate szyjki macicy
a. of erythrocytes zlepność krwinek czerwonych
fibrinous a. zrost włóknikowy
fibrous a. zrost powrózkowaty
platelet a. zlepność płytek
pleural a. zrost opłucnowy
postoperative a.'s zrosty pooperacyjne
preputial a.'s zrosty napletkowe
primary a. rychłozrost, gojenie się doraźne
secondary a. zrost wtórny, gojenie się wtórne

serological a. adhezja serologiczna, adhezja immunologiczna

adhesiotomy [ədhi:zi'ɔtəmi] przecięcie zrostu

adhesive [əd'hi:siv] przylepny, lepki
a. plaster przylepiec, plaster przylepny
a. tape przylepiec taśmowy

adhesiveness [əd'hi:sivnis] przyleganie (płytek, komórek), lepkość, adhezyjność (płytek), zlepność

adiadochokinesia [æˌdaiədɔkəki'ni:zjə] adiadochokineza, niemożność szybkiego wykonywania przeciwstawnych ruchów

adiastole [ədai'æstɔli] brak lub niezauważalność rozkurczu serca

adipocere ['ædipɔˌsiə] wosk trupi, tłuszczowosk

adipogenesis [ˌædipɔ'dʒenisis] wytwarzanie się lub odkładanie się tłuszczu

adipometry ['ædi'pɔmitri] pomiar grubości fałdu skórnego z podściółką tłuszczową

adiponecrosis [ˌædipɔnek'rousis] martwica tkanki tłuszczowej
a. neonatorum martwica tkanki podskórnej noworodków

adipose ['ædipous] tłuszczowy, otłuszczony

adiposis [ˌædi'pousis] otyłość, otłuszczenie
cardiac a. otłuszczenie serca
cerebral a. otyłość pochodzenia centralnego
a. dolorosa choroba Dercuma, otyłość bolesna
a. tuberosa simplex otyłość bolesna guzowata

adiposity [ˌædi'pousiti] otyłość
pituitary a. otyłość przysadkowa

adiposuria [ˌædipɔ'sjuəriə] tłuszczomocz

adipsia [ə'dipsiə], adipsy [ə'dipsi] brak pragnienia

aditus ['əditəs] wejście (anat.)
a. pelvis otwór górny miednicy, wejście do miednicy

adjacent [ə'dʒeisənt] przyległy, sąsiadujący

adjoining [ə'dʒɔiniŋ] przylegający

adjunctive [ə'dʒʌŋktiv] 1) pomocniczy, wspomagający; 2) dodatkowy
a. treatment leczenie wspomagające
occlusal a. dopasowanie zwarciowe protezy

adjuvant ['ædʒuvənt] adiuwant, środek wspomagający

ad libitum [æd 'libitəm] dowoli, skrót: ad lib.

administer [əd'ministə] podawać, stosować lek (zwł. wewnętrzny)

administration [ədˌminis'treiʃən] 1) stosowanie leku, podawanie leku; 2) administracja, zarządzanie
intraventricular a. stosowanie do komór mózgu

admission [əd'miʃən] wpuszczenie, dopuszczenie, przyjęcie
a. room izba przyjęć w szpitalu
a. to hospital przyjęcie do szpitala

admit [əd'mit] przyjąć, dopuścić, przyznać
a. to hospital przyjąć do szpitala

admixture [əd'mikstʃə] domieszka

adnexa [æd'neksə] przydatki
a. oculi przydatki oka
skin a. przydatki skóry
uterine a. przydatki macicy

adnexal [æd'nəksəl] przydatkowy

adnexectomy [ædneks'ektəmi] wycięcie przydatków

adnexitis [ædnek'saitis] zapalenie przydatków

adnexopexy [æd'neksɔpeksi] adneksopeksja, umocowanie przydatków

adolescence [ˌædə'lesns] okres dojrzewania, wiek młodzieńczy

adolescent [ˌædə'lesnt] młodzieniec

adrenal [æd'ri:nəl] nadnerczowy

adrenalectomy [ædri:nəl'ektəmi] wycięcie nadnerczy, adrenalektomia

adrenaline [əd'renəlin] adrenalina

adrenalitis [ædˌri:nə'laitis] zapalenie nadnerczy

adrenergic [ˌædri:'nə:dʒik] adrenergiczny
a. drugs leki adrenomimetyczne
a. nerve endings adrenergiczne zakończenia nerwowe
a. receptor blockade blokada receptora adrenergicznego
a. receptor blockers leki blokujące (blokery) receptor adrenergiczny
a. receptors receptory adrenergiczne

adrenoceptor [ædˌri:nɔ'səptə] receptor adrenergiczny

adrenocortical [ædˌri:nɔ'kɔ:tikəl] korowonadnerczowy

adrenocorticotropic [ædˌri:nɔˌkɔ:tikɔ'trɔpik], adrenocorticotrophic [ædˌri:nɔˌkɔ:tikɔ'trɔfik] adrenokortykotropowy

adrenocorticotrophin [ædˌri:nɔˌkɔ:tikɔ'trɔfin], adrenocorticotropin [ædˌri:nɔˌkɔ:tikɔ'trɔpin] adrenokortykotropina, hormon adrenokortykotropowy, ACTH

adrenolytic [ædri:nɔ'litik] adrenolityczny

adrenoreceptors [ædri:nɔri'septəs] receptory adrenergiczne

adrenotrophic [ædˌri:nɔ'trɔfik], adrenotropic [ædˌri:nɔ'trɔpik] adrenokortykotropowy

adsorb [æd'sɔ:b] adsorbować

adsorbate [æd'sɔ:beit] substancja adsorbowana, adsorbat

adsorbent [æd'sɔ:bənt] adsorbent, substancja adsorbująca

adsorber [æd'sɔ:bə] aparat adsorpcyjny

adsorption [æd'sɔ:pʃən] adsorpcja
chromatographic a. adsorpcja chromatograficzna
adsorptive [æd'sɔ:ptiv] adsorbujący
adstringency [æd'striŋdʒənsi] działanie ściągające substancji
adstringent [æd'striŋdʒənt] ściągający (lek)
adult [ə'dʌlt] dorosły
adulterant [ə'dʌltərənt] środek fałszujący (żywność i in.)
adulteration [ə,dʌltə'reiʃən] fałszowanie (żywności itp.)
advance [əd'va:ns] 1) wysunąć do przodu, przesunąć do przodu zwłaszcza przyczep ścięgna; 2) postęp
  a. a hypothesis wysunąć hipotezę
  a. a tendon insertion przesunąć do przodu operacyjnie przyczep ścięgna
advanced [əd'va:nsd] zaawansowany (nowotwór, choroba)
advancement [əd'va:nsmənt] przesunięcie do przodu
  capsular a. przesunięcie chirurgiczne do przodu przedniego przyczepu pochewki gałki ocznej (torebki Tenona)
  tendon a. przesunięcie do przodu ścięgna
adventitia [,ædven'tiʃiə] przydanka naczynia
adventitial [,ædven'tiʃəl] przydankowy
adverse ['ædvə:s] niepomyślny, przeciwny
  a. effect niepomyślny efekt, szkodliwe działanie uboczne
adynamia [,ædai'nəmiə] osłabienie, bezsilność
  a. episodica hereditaria okresowa dziedziczna adynamia, zespół Gamstorp
adynamic [ædai'næmik] osłabiony, bezsilny
aegophony [i'gɔfəni] egofonia, bek kozi (objaw osłuchowy w wysiękowym zapaleniu opłucnej)
Aedes ['eidəs] nazwa rodzajowa komarów przenoszących żółtą gorączkę, dengę, miksomatozę i in.
aerate ['eiəreit] napowietrzać, nasycać gazem (płyn)
aerated ['eiəretid] nasycony gazem (płyn), napowietrzony (kość zawierająca przestrzenie powietrzne)
aeration [,eiə'reiʃən] napowietrzanie, nasycanie gazem
aerial ['ɛəriəl] powietrzny, napowietrzny, antena radiowa
aeroatelectasis [,eiərɔəti'lektəsis] przejściowa niedodma płuc u pilotów w warunkach przeciążenia grawitacyjnego
Aerobacter [,eiərə'bæktə] dawna nazwa niektórych pałeczek jelitowych — obecnie *Enterobacter*

aerobe ['eiəroub] tlenowiec (*bakt.*)
  obligate a. tlenowiec bezwzględny
  relative a. tlenowiec względny
aerobic [eiə'roubik] tlenowcowy (*bakt.*)
aerocele ['eiərɔsi:l] torbiel powietrzna
  intracerebral a. pourazowa odma mózgu
  intracranial a. pourazowa odma wewnątrzczaszkowa
aerocolpos [,eiərɔkɔlpɔs] odma pochwy
aerodontalgia [,eiərədɔnt'ældʒiə] aerodontalgia, ból zęba wywołany ciśnieniem gazu w komorze zęba lub w zatoce szczękowej
aerodromophobia [,eiərə,droumə'foubiə] fobia podróży samolotem
aeroembolism [,eiərə'embɔlizm] zator gazowy
aerogastria [,eiərə'gæstriə], **aerogastry** [,eiərə'gæstri] bębnica żołądkowa
  blocked a. bębnica żołądka z kurczem wpustu
aeromedicine [eiərə'medsin] medycyna lotnicza
aeroneurosis [,eiərənjuə'rousis] nerwica lotników, wyczerpanie lotami
aero-otitis media [,eiərə,ɔtaitis 'midiə] barotrauma uszna, zapalenie ucha środkowego wywołane zmianą ciśnienia atmosferycznego
aerophagia [,eiərə'fədʒiə], **aerophagy** [,eiə'rəfədʒi] aerofagia, łykawica
aerophobia [,eiərə'foubiə] aerofobia, fobia powietrza i przeciągów
aeroplethysmography [,eiərəplæ'θizmɔgræfi] pletyzmografia całego ciała
aerosinusitis [eiərəsainju'saitis] barotrauma zatok nosowych, zapalenie zatok nosowych wywołane nagłą zmianą ciśnienia
aerosol ['eiərə,sɔl] aerozol
aerospace ['eiərəspeis] atmosfera ziemska z przestrzenią poza nią
aerotherapy [,eiərə'θərəpi] aeroterapia, leczenie świeżym powietrzem
aeruginous [iə'rudʒinəs] grynszpanowy
(a)esculent ['i:skjulent] jadalny
(a)esculin ['i:skjulin] eskulina
(a)esthesia [i:s'θiziə] czucie, odczuwanie
(a)esthesiology [i:sθiz'iələdʒi] estezjologia, nauka o czuciu
(a)esthesiophysiology [,i:s'θiziɔfizi'ɔlədʒi] fizjologia czucia
(a)esthetic [i:s'θetik] estetyczny, kosmetyczny
  a. effect efekt kosmetyczny (operacji)
(a)estival [i:s'taivəl] letni
(a)estivation [i:sti'veiʃn] przetrwanie przez lato (odpowiednik hibernacji)
(a)estivo-autumnal [i:s'taivɔ-ɔ'tʌmnel] letnio-jesienny

afebrile [ə'fiːbrail] bezgorączkowy
affect [ə'fekt] 1) afekt, uczucie; 2) oddziaływać, wpływać; 3) atakować, nawiedzać (choroba)
  a. incontinence nietrzymanie afektu
affected [ə'fektid] dotknięty (chorobą)
affection [ə'fekʃən] 1) uczucie, miłość; 2) choroba, cierpienie
affective [ə'fektiv] uczuciowy, afektywny
  a. disorders choroby psychiczne z kręgu cyklofrenii
  a. disturbances zaburzenia psychiczne o afektywnym podłożu
afferent ['æfərənt] doprowadzający (nerw, naczynie)
affiliation [e,fili'eiʃen] przynależność (do kliniki itp.)
affinity [ə'finiti] powinowactwo (*chem.*)
afflict [ə'flikt] dotknąć (chorobą, cierpieniem)
afflicted [ə'fliktid] dotknięty (chorobą)
affliction [ə'flikʃən] choroba, cierpienie
afibrinogen(a)emia ['əfaibr,inədʒə'niːmiə] afibrynogenemia, brak fibrynogenu w osoczu
aflatoxin ['æflə,tɔksin] aflatoksyna
afterbirth ['aːftə,bəːθ] popłód, łożysko z błonami płodowymi
afterbrain ['aːftə,brein] tyłomózgowie
after-care ['aːftə,kɛə] opieka nad rekonwalescentem, opieka pooperacyjna
aftercataract ['aːftə,kætərækt] zaćma wtórna, zaćma resztkowa
after-coming ['aːftə,kʌmiŋ] w położnictwie dotyczy części płodu nie przodującej
after effect ['aːftə i'fekt] efekt następczy, następstwo (choroby)
afterimage ['aːftə,imidʒ] powidok, przedłużone odczuwanie bodźca wzrokowego
afterload ['aːftə,loud] obciążenie następcze
  ventricular a. obciążenie następcze komory
aftermath ['aːftə,mæθ] następstwo, pozostałość
after-pains ['aːftə,peins] bóle poporodowe
afterperception [,aːftəpə:'sepʃən] opóźnione odczuwanie
afterpotential [,aːftəpə'tenʃəl] potencjał następczy
aftersensation [,aːftəsen'seiʃən] przedłużone odczuwanie
aftersound ['aːftə,saund] przedłużone odczuwanie dźwięku
after-taste ['aːftə,teist] posmak, przedłużone odczuwanie smaku
after-treatment ['aːftə,tri:tmənt] leczenie pooperacyjne lub pochorobowe
agalactia [ægə'læktiə] bezmleczność

agalorrh(o)ea [æ,gələ'riə] brak lub zatrzymanie wypływu mleka
agammaglobulin(a)emia [ə'gæmə,glɔbjuli'nimiə] agammaglobulinemia
agamocytogeny [,əgəmɔsait'ɔdʒini] schizogonia, bezpłciowe rozmnażanie się pierwotniaków
aganglionic [æ,gæŋgli'ounik] bezzwojowy
aganglionosis ['ægæŋgliɔ'nousis] aganglionoza, brak zwojów autonomicznych w narządzie
  colonic a. aganglionoza okrężnicy
  duodenal a. aganglionoza dwunastnicy
  (o)esophageal a. aganglionoza przełyku
agar ['eiga:] agar
  ascitic a. agar z płynem puchlinowym
  bile a. agar z żółcią
  blood a. agar z krwią
  brilliant green bile salt a. agar z zielenią brylantową i żółcią
  egg-yolk a. agar żółtkowy
  nutrient a. agar odżywczy
  slanting a. agar skośny
agaric ['ægərik] 1) grzyb; 2) prażona huba, *Polyporus officinalis* (*bot.*)
  common poisonous a. muchomór czerwony, *Amanita muscaria* (*bot.*)
  deadly a. sromotnik, *Amanita phalloides* (*bot.*)
  fly a. muchomór czerwony
  poisonous honey a. maślanka wiązkowa, bedłka wiązkowa, *Hypholoma fasciculare* (*bot.*)
  poisonous lemon a. muchomór żółty, *Amanita citrina* (*bot.*)
  poisonous spotted a. muchomór plamisty, *Amanita pantherina* (*bot.*)
agastric [ə'gæstrik] nie mający żołądka lub przewodu pokarmowego
age [eidʒ] 1) wiek; 2) starzeć się
  achievement a. wiek sprawności umysłowej
  anatomical a. wiek anatomiczny
  bone a. wiek kostny
  childbearing a. wiek rozrodczy u kobiety
  chronologic a. wiek kalendarzowy
  coital a. wiek płodu od poczęcia
  emotional a. wiek dojrzałości emocjonalnej
  involutional a. wiek inwolucji
  mental a. wiek umysłowy
  physical a. = anatomical a.
  physiologic a. wiek fizjologiczny
  skeletal a. wiek kostny
aged ['eidʒid] w podeszłym wieku
ageing ['eidʒiŋ], **aging** ['eidʒiŋ] 1) starzejący się; 2) starzenie się
agenesia [,ædʒe'niːsiə], **agenesis** [ə'dʒenisis] agenezja, brak wytworzenia się narządu

agent ['eidʒənt] czynnik (lek), środek
adrenergic blocking a.'s środki blokujące
receptory adrenergiczne
alkylating a.'s środki alkilujące
antiarrhythmic a.'s leki antyarytmiczne
antibacterial a.'s środki przeciwbakteryjne
antidepressive a.'s leki przeciwdepresyjne
antiemetic a.'s leki przeciwwymiotne
antioxidant a.'s przeciwutleniacze
antitumo(u)r a.'s leki przeciwnowotworowe
antiviral a.'s leki przeciwwirusowe
blocking a. środek blokujący, bloker
chelating a. czynnik chelatujący
chemical warfare a. bojowy środek chemiczny
clearing a. czynnik przejaśniający (osocze)
fixing a.'s środki utrwalające
ganglion-blocking a. środek ganglioplegiczny
immunosuppressive a. środek immunosupresyjny
infectious a. = infecting a.
keratolytic a. środek keratolityczny
noxious a. czynnik szkodliwy
sclerosing a. lek obliterujący żylaki
surface-active a. czynnik aktywny powierzchniowo, surfaktant
ageusia [ə'dʒju:siə] brak smaku
agglomerate [ə'glɔməreit] skupiać, gromadzić się
agglomeration [ə‚glɔmə'reiʃən] zgromadzenie, skupienie
agglutinate [ə'glu:tineit] aglutynować, zlepiać się
agglutination [ə'glu:ti'neiʃən] 1) aglutynacja, zlepianie się; 2) zrost brzegów rany
acid a. aglutynacja kwaśna
auto-a. autoaglutynacja
bacteriogenic a. aglutynacja bakteryjna (erytrocytów)
cold a. aglutynacja zimna
cross a. aglutynacja grupowa, współzlepność
group a. aglutynacja grupowa
passive a. aglutynacja bierna
platelet a. zlepianie się płytek
spontaneous a. aglutynacja samoistna
agglutinative [ə'glu:tineitiv] aglutynujący
agglutinin [ə'glu:tinin] aglutynina, zlepnik
blood group a.'s aglutyniny grup krwi
chief a. aglutynina główna (reagująca w najwyższym rozcieńczeniu)
flagellar a. aglutynina rzęskowa, aglutynina obłoczkowa, aglutynina H
group a. aglutynina grupowa (o szerszym zakresie działania)

immune a. aglutynina odpornościowa
major a. = chief a.
minor a. = partial a.
partial a. koaglutynina
platelet a. aglutynina przeciwpłytkowa
serum a. aglutynina zlepiająca
somatic a. aglutynina grudkowa, aglutynina komórkowa, aglutynina O
aggravation [‚ægrə'veiʃən] pogorszenie
aggregate ['ægrigeit] skupiać się, gromadzić się
aggregate ['ægrigit] agregat, skupisko
platelet a. agregat płytkowy, skupienie płytek
aggregated ['ægri‚geitid] zgromadzony, skupiony
aggregation [‚ægri'geiʃən] skupisko, zgromadzenie, zbiór
aggression [ə'greʃən] agresja
auto-a. 1) autoagresja, agresja skierowana przeciw sobie (*psych.*); 2) autoimmunizacja
aggressive [ə'gresiv] agresywny, napastliwy
auto-a. 1) dokonujący samouszkodzeń (*psych.*); 2) autoimmunizacyjny
aggressiveness [ə'gresivnis] agresywność
aging ['eidʒiŋ] starzenie się
clonal a. starzenie się klonu
agitate ['ædʒi‚teit] 1) wstrząsać, poruszać; 2) pobudzać
agitated ['ædʒi‚teitid] poruszony, pobudzony, wzburzony
agitation [‚ædʒi'teiʃən] 1) wstrząsanie, poruszanie; 2) pobudzenie, wzburzenie
psychomotor a. pobudzenie psychoruchowe
aglaucopsia [‚æglɔ:'kɔpsiə] ślepota na barwę zieloną
aglossia [ə'glɔsiə] wrodzony brak języka
aglucone ['əglukən], **aglucon** ['əglukən] aglukon, aglikon
agmatophobia [‚ægmætɔ'foubiə] agmatofobia, fobia złamań
agnail ['ægneil] strzępek naskórka obok paznokcia
agnathia [æg'neiθiə] wrodzony brak żuchwy
agnosia [æ'gnousiə] agnozja, niezdolność prawidłowego rozpoznawania bodźców
apractic a. agnozja z apraksją
auditory a. agnozja słuchowa
a. of body half agnozja połowy ciała
body-image a. agnozja schematu ciała
colo(u)r a. agnozja barw
finger a. agnozja palców
gustatory a. agnozja smakowa
localization a. agnozja lokalizacji bodźca dotykowego
olfactory a. agnozja węchowa

optic a. agnozja wzrokowa
tactile a. agnozja dotykowa
visual a. for objects agnozja wzrokowa przedmiotów
visual-spatial a. niezdolność oceny przestrzennej lokalizacji przedmiotów
agonal ['ægənəl] konający
agonist ['ægənist] agonistyczny (mięsień, lek), współdziałający
agonize ['ægənaiz] męczyć się, cierpieć
agonizing ['ægənaiziŋ] dręczący, męczący (ból)
agony ['ægəni] 1) agonia; 2) męka, cierpienie
agoraphobia [,ægərə'foubiə] agorafobia, lęk pustego placu
-agra [-ægrə] przyrostek oznaczający nagły silny ból
agrammatism [ə'græmætizm] agramatyzm, utrata zdolności formułowania właściwych konstrukcji gramatycznych
agranulocyte [ə'grənjulə,sait] agranulocyt, leukocyt bez ziarnistości
agranulocytic [ə'grænjulə'sitik] agranulocytowy
agranulocytopenia [ə'grænjuləsaitə'pi:niə] = agranulocytosis
agranulocytosis [ə'grænjulə,saitousis] agranulocytoza, brak granulocytów
agraphia [ə'græfiə] agrafia, utrata zdolności wyrażania się pismem
    absolute a. agrafia zupełna
    acoustic a. agrafia słuchowa, niezdolność pisania pod dyktando
    amnemonic a. agrafia z niezdolnością pisania zdań mimo pisania liter i słów
    atactic a. = absolute a.
    jargon a. żargonografia
    motor a. agrafia motoryczna wywołana zaburzeniami koordynacji mięśniowej
    optic a. agrafia wzrokowa, niezdolność przepisywania
    verbal a. agrafia słowna, niezdolność pisania słów przy możności pisania liter
agromania [əgrə'meiniə] chorobliwa chęć życia na otwartej przestrzeni
agyria [ə'dʒiriə] brak zakrętów kory mózgowej
aichmophobia [,eikmɔ'foubiə] fobia ostrych końców (igły) lub dotknięcia palcem
aid ['eid] pomoc, przyrząd pomocniczy
    emergency a. pomoc w nagłych wypadkach
    first a. pierwsza pomoc
    hearing a. aparat słuchowy
    prosthetic speech a. obturator, zatykadło do zamknięcia otworu podniebienia
AIDS [eids] p. acquired immunodeficiency syndrome

AIDS-related complex zespół objawów AIDS bez obniżenia odporności
ail [eil] dolegać, boleć
ailment [eilmənt] choroba, schorzenie, cierpienie
air [ɛə] 1) powietrze; 2) wietrzyć; 3) powietrzny
    complemental a. powietrze uzupełniające, wdechowa pojemność zapasowa
    dead-space a. powietrze w przestrzeni martwej dróg oddechowych
    a. embolism zator powietrzny
    expired a., exhaled a. powietrze wydechowe
    functional residual a. czynnościowa objętość zalegająca
    inspired a., inhaled a. powietrze wdechowe
    reserve a. powietrze zapasowe
    residual a. powietrze zalegające
    tidal a. powietrze oddechowe
air-bed ['ɛə'bed] materac nadmuchiwany
air-blast ['ɛə,blæst] fala wybuchu
airborne ['ɛəbɔ:n] przenoszony przez powietrze, zawieszony w powietrzu
air-chamber [ɛə,tʃeimbə:] 1) powietrznia; 2) ssawka dentystyczna
air-dry ['ɛə,drai] suszyć na powietrzu
air-flow ['ɛə,flou] przepływ powietrza
air-free ['ɛə,fri:] odpowietrzony
air-hunger ['ɛə'hʌngə] duszność
airing ['ɛəriŋ] wietrzenie, przewietrzanie
air-otitis media [ɛə,ɔtaitis 'mi:diə] = aero-otitis media
air-passages ['ɛə'pæsidʒis] drogi oddechowe
air pollution ['ɛə,pə'lu:ʃən] zanieczyszczenie powietrza
air-pressure ['ɛə'preʃə] ciśnienie powietrza, ciśnienie atmosferyczne
air-proof ['ɛəpru:f] hermetyczny, gazoszczelny
airsick ['ɛəsik] cierpiący na chorobę powietrzną
air-sickness ['ɛə,siknis] choroba powietrzna, kinetoza lotnicza
air-stream ['ɛə,stri:m] prąd powietrza
air-tight ['ɛə,tait] hermetyczny
airways ['ɛəweis] drogi oddechowe
    conducting a. drogi oddechowe przewodzące
    lower a. dolne drogi oddechowe
    upper a. górne drogi oddechowe
akaryocyte [ə'kæriosait] komórka bezjądrowa
akathisia [,ækæ'θiziə] akatyzja, niepokój mięśniowy pobudzający do ruchu w chorobie Parkinsona

akinesia [əki'ni:ziə], **akinesis** [əki'ni:sis] 1) bezruch, akineza; 2) brak zdolności wykonywania ruchów; 3) niedowład nerwicowy
akinetic mutism [əki'netik mju:tizəm] mutyzm akinetyczny
ala ['eilə], *pl* **alae** ['eili] skrzydło
alactasia [ələk'teiziə] brak laktazy w jelitach
alalia [ə'leiliə] niemota wywołana uszkodzeniem aparatu artykulacji, alalia
alanine ['ælənin] alanina
albinism ['ælbinizm] albinizm, bielactwo uogólnione
　cutaneous a. bielactwo skórne
　ocular a. bielactwo oczne
　total a. bielactwo całkowite
albino [æl'bi:nou] albinos, bielak
albinoidism [,ælbino'idism] zespół bielactwa wrodzonego i dziedzicznego
albuginea [,ælbju'dʒiniə] błona biaława
albumin [æl'bju:min] albumina
　acid a. albumina denaturowana kwasem
　alkali a. albumina denaturowana ługiem
　derived a. albumina nienatywna
　egg a. owalbumina, albumina jaja kurzego
　iodinated a. albumina znakowana jodem
　native a. albumina natywna
　a. tannate tanalbina, białczan taniny
albuminate [æl'bju:mineit] albuminian
　acid a. albuminian uzyskany działaniem kwasu
　alkali a. albuminian uzyskany działaniem ługu
albuminimetry [,ælbju:mi'nimitri] albuminometria
albuminocytologic dissociation [æl,bju:minəsaitə'lədʒik di,sousi'eiʃən] rozkojarzenie białkowo-komórkowe w płynie mózgowo-rdzeniowym
albuminolysis [æl,bju:mi'nɔlisis] proteoliza
albuminometry [,ælbju:mi'nɔmitri] albuminometria
albuminosis [,ælbju:mi'nousis] albuminoza, nadmiar białka w osoczu
albuminuria [æl,bju:mi'njuəriə] białkomocz, albuminuria
　adventitious a. białkomocz nienerkopochodny
　a. of athletes białkomocz wysiłkowy
　cardiac a. białkomocz pochodzenia sercowego
　digestive a. białkomocz pokarmowy
　essential a. białkomocz samoistny, niepatologiczny
　false a. białkomocz rzekomy
　febrile a. białkomocz gorączkowy
　h(a)ematogenous a. białkomocz hematogenny, wywołany chorobami krwi

hypostatic a. białkomocz ortostatyczny
intrinsic a. białkomocz prawdziwy, nerkopochodny
lordotic a. białkomocz lordotyczny, białkomocz posturalny
orthostatic a. białkomocz ortostatyczny
palpatory a. białkomocz po palpacji nerki
prerenal a. białkomocz wywołany przyczynami poza układem moczowym
serous a. białkomocz nerkopochodny
alcohol ['ælkə,hɔl; 'ælkəhɔl] alkohol
　absolute a. alkohol absolutny
　anhydrous a. alkohol bezwodny, alkohol absolutny
　dehydrated a. alkohol absolutny
　denatured a. alkohol denaturowany, alkohol skażony
　ethyl a. alkohol etylowy, etanol
　methyl a. alkohol metylowy, metanol
　primary a. alkohol pierwszorzędowy
　rubbing a. alkohol do nacierania
　secondary a. alkohol drugorzędowy
　tertiary a. alkohol trzeciorzędowy
alcohol(a)emia [,ælkəhə'li:miə] obecność alkoholu we krwi
alcoholate ['ælkəhəleit] alkoholan
alcoholic [,ælkə'hɔlik] alkoholowy
alcoholism ['ælkə,hɔlizəm] alkoholizm
　acute a. ostre upojenie alkoholowe
　chronic a. alkoholizm przewlekły
alcoholization [,ælkəhɔlai'zeiʃən] alkoholizacja, nasycenie lub nasączenie alkoholem
　nerve a. zniszczenie nerwu wstrzyknięciem alkoholu
alcoholysis [,ælkəhə'lisis] rozbicie związku chemicznego z utworzeniem alkoholu
aldacton [æl'dæktɔn] aldakton, spironolakton
aldehyde ['ældihaid] aldehyd
　acetic a. aldehyd octowy
aldolase ['ældəleis] aldolaza, aldehydo-liaza
aldopentose [,ældə'pentous] aldopentoza
aldose ['ældous] aldoza
aldosterone [,ældə'steroun] aldosteron
aldosteronism [,ældə'sterounizm] hiperaldosteronizm, aldosteronizm
alert [ə'lə:t] czujny, uważny
alertness [ə'lə:tnis] czujność, w zapisie eeg — czynność beta
aleuk(a)emia [əlju'ki:miə] białaczka aleukemiczna
aleuk(a)emic leuk(a)emia [,əlju'kemik lju'ki:miə] białaczka aleukemiczna
aleukia [ə'lju:kiə] aleukia, brak krwinek białych we krwi
aleukocytosis [ə'lju:kɔsait'ousis] brak krwinek białych we krwi
alexia [ə'leksiə] aleksja

agnostic a. ślepota słowna, niemożność rozpoznania słów przy zachowanej zdolności rozpoznania liter
motor a. aleksja ruchowa, niezdolność czytania głośnego
sensory a. aleksja czuciowa
alg(a)esthesia [ˌəldʒis'θiziə] czucie bólu
alge- [ældʒ-], **algo-** [ælgɔ-] w złożeniach oznacza ból
algedonic [ˌældʒe'dɔnik] odnoszący się do uczucia łączącego przyjemność z bólem
algesia [æl'dʒi:ziə] nadwrażliwość bólowa
algesic [æl'dʒi:sik], **algetic** [æl'dʒetik] bolesny, nadwrażliwy bólowo
algesimetry [ˌældʒi'simetri] algezymetria, pomiar bólu
algid ['ældʒid] chłodny, zimny
algolagnia [ˌælgou'lægniə] algolagnia
active a. sadyzm
passive a. masochizm
algometry [ˌælgou'mitri] algezymetria
algospasm [ˌælgou'spæzm] bolesny skurcz
alicyclic [æli'siklik] alicykliczny
alienation [ˌeiliə'neiʃən] 1) wyobcowanie; 2) choroba umysłowa
alignment [ə'lainment] ustawienie w linii (odłamów)
aliment ['ælimənt] pożywienie
alimentary [ˌæli'mentəri] pokarmowy
a. canal przewód pokarmowy
a. tract przewód pokarmowy
alimentation [ˌælimen'teiʃən] odżywianie, karmienie
artificial a. karmienie sztuczne
forced a. karmienie przymusowe
oral a. karmienie doustne
parenteral a. karmienie pozajelitowe
rectal a. karmienie przez odbytnicę
alinement [ə'lainmənt] ustawienie zębów w łuku protezy (stom.)
aliphatic [ˌæli'fætik] alifatyczny
aliquot [ˌælikwɔt] 1) w laboratorium jednakowa objętość roztworu rozdzielana do probówek itp.; 2) podwielokrotność (mat.)
alizarin [ə'lizərin] alizaryna
a. red czerwień alizarynowa
alkal(a)emia [æl'kæli:miə] przesunięcie pH krwi w kierunku zasadowym
alkalescence [ˌælkə'lesəns] słaba zasadowość
alkali ['ælkəlai] alkalia, ług, zasada silna
caustic a. ług, zasada żrąca
fixed a. każda zasada z wyjątkiem amoniaku, zasada stała
vegetable a. alkaloid
volatile a. amoniak, zasada lotna
alkalimetry [ˌælk'limitri] alkalimetria
alkaline [ˌælkəlain] zasadowy, alkaliczny
a. reserve zasób zasad

alkalinity [ˌælkə'liniti] zasadowość, alkaliczność
alkalinization [ˌælkəlinai'zeiʃən] alkalizacja, alkalinizacja
alkalinize [ælkəlinaiz] alkalizować, alkalinizować
alkalization [ˌælkəlai'zeiʃən] alkalizacja
alkalize ['ælkəlaiz] alkalizować
alkaloid ['ælkələid] alkaloid
alkalosis [ˌælkə'lousis] zasadowica, alkaloza
acapnial a. alkaloza oddechowa
CO₂ a. alkaloza oddechowa
compensated a. alkaloza wyrównana
gaseous a. alkaloza oddechowa
metabolic a. alkaloza metaboliczna
respiratory a. alkaloza oddechowa
uncompensated a. alkaloza niewyrównana
alkalotic ['ælkələtik] odnoszący się do zasadowicy
alkapton ['ælkəptɔn] alkapton, kwas homogentyzynowy
alkaptonuria [ˌælkəptɔ'njuəriə] alkaptonuria, homogentyzynuria
alkyl ['ælkil] alkil
alkylating [ˌælki'leitiŋ] alkilujący
a. agents leki alkilujące
alkylation [ˌælki'leiʃən] alkilacja
all(a)esthesia [ˌælis'θi:ziə] alloestezja, heterotopowe odczuwanie bodźca
allantochorion [ˌæləntɔ'kɔrion] omoczniokosmówka
allantogenesis [ˌæləntɔ'dʒenisis] rozwój omoczni
allantoic [ælən'tɔik] omoczniowy
allantoid [æl'əntɔid] 1) w kształcie kiełbasy; 2) podobny do omoczni
allantois [ə'læntɔis] omocznia
allele [ə'lel] allel (gen.)
allelic [ə'lelik] allelowy, alleliczny
allelism ['əlælizm] allelizm, układ alleli
allelomorph [ə'lelomɔ:f] allel, allelomorf
allelomorphism [ˌəlelɔ'mɔ:fizm] = **allelism**
allergen ['ælədʒen] alergen
alimentary a. alergen pokarmowy
bacterial a. alergen bakteryjny
food a. alergen pokarmowy
inhalant a. alergen wziewny
pollen a. alergen pyłkowy
allergenic [ˌælə'dʒenik] wywołujący alergię, alergogenny
allergenicity [ˌælədʒə'nisiti] zdolność wywoływania alergii
allergia [ə'lɔ:dʒiə] = **allergy**
allergic [ə'lɔ:dʒik] alergiczny
allergid ['ælɔ:dʒid] alergid, zapalny alergiczny odczyn skóry
allergization [əˌlɔ:dʒai'zeiʃən] alergizacja

allergodermia [ˌələːgɔ'dəːmiə] dermatoza alergiczna

allergology [ˌələːgɔ'lədʒi] alergologia

allergosis [ˌələː'gousis] alergoza, choroba alergiczna

allergy ['ælə:dʒi] alergia
  bacterial a. alergia bakteryjna
  contact a. alergia kontaktowa, alergia stykowa
  cutaneous a. alergia skórna
  delayed a. alergia późna, nadwrażliwość typu późnego
  drug a. alergia lekowa
  immediate a. alergia wczesna, nadwrażliwość wczesna
  latent a. alergia utajona
  pollen a. alergia pyłkowa
  polyvalent a. alergia wieloczynnikowa

alleviate [ə'liːvieit] złagodzić (ból), ulżyć

alleviation [əˌliːvi'eiʃən] złagodzenie, ulga

alligation [ˌæli'geiʃən] 1) taksacja recepty (*farm.*); 2) dobór właściwych proporcji składników w miksturze (*farm.*)

alliteration [əˌlitə'reiʃən] zaburzenie mowy z częstszym używaniem słów o podobnej literze początkowej

allo- [ælɔ-, ælou-] w złożeniach oznacza odmienność

allo(a)esthesia [ˌælouis'θiːziə] aloestezja

alloarthroplasty [ˌælou'aːθrɔplæsti] aloartroplastyka, wszczepienie protezy stawu, plastyka stawu przy użyciu obcego materiału

allocentrism [ˌælou'sentrizm] alocentryzm, przeciwieństwo egocentryzmu

allochromasia [ˌælɔkrou'meisiə] zmiana barwy skóry lub włosów

allocortex [ˌɔlɔ'kɔːteks] kora mózgowa heterotypowa, kora mózgowa z wyłączeniem kory nowej

alloeroticism [ˌæləər'ɔtisizm] aloerotyzm, wg Freuda faza erotyzmu skierowanego ku innej osobie w odróżnieniu od autoerotyzmu

allogamy [əl'ɔgæmi] alogamia, zapłodnienie krzyżowe

allogeneic [ˌælɔdʒi'niːik], **allogenic** [ˌælɔdʒ'i-nik] alogeniczny, odnoszący się do przeszczepu w obrębie tego samego gatunku

allograft [ˌælɔ'graːft] aloprzeszczep, przeszczep w obrębie tego samego gatunku

alloheteroploid [ˌælɔhetɔ'roploid] aloheteroploid, szczep heteroploidalny

allokeratoplasty [ˌælɔ'kerətɔplæsti] aloplastyka rogówki

allolalia [ˌɔlɔ'læliə] zaburzenia mowy pochodzenia mózgowego

allongement [əlɔŋʒ'mãn] wydłużenie operacyjne narządu (ścięgna itp.)

allopathy [ə'lɔpəθi] alopatia, medycyna oficjalna

alloplast ['ælɔplæst] wszczep ciała obcego w ustroju

alloplasty [ˌælɔ'plæsti] aloplastyka, zastępowanie tkanek ciałami obcymi

all or none law [ɔl ɔ: nʌn lɔ:] prawo „wszystko albo nic"

allotetraploid [ˌælɔtətrɔ'plɔid] allotetraploid, diploid podwójny

allotransplantation [ˌæloutrænsplɔn'teiʃən] alotransplantacja, przeszczepienie wewnątrzgatunkowe

allotriogeustia [ˌælɔtriɔ'dʒjustiə] spaczony smak, zjadanie substancji niejadalnych

allotriophagy [ˌælɔtri'ɔfædʒi] alotriofagia, zjadanie niejadalnych substancji

allotriosmia [əˌlɔtri'ousmiə] błędne rozpoznawanie zapachów

allotropic [əˌlɔtrɔpik] alotropowy, różnopostaciowy

allotropism [ə'lɔtrɔpizm] alotropizm, różnopostaciowość (*chem.*)

alloxan [ə'lɔksən] aloksan
  a. diabetes cukrzyca aloksanowa

alloy [ə'lɔi] stop (metali)
  binary a. stop dwu metali
  chrome-cobalt a. stop chromokobaltowy (*stom.*)
  ternary a. stop trzech metali

allyl ['ælil] allil, rodnik alkilowy
  a. aldehyde akroleina

almond ['aːmənd] migdał, migdałowy

almoner ['aːmənə] w szpitalach angielskich pracownik zajmujący się sprawami socjalnymi chorych

alochia [æ'loukiə] alochia, brak odchodów połogowych

alopecia ['ælɔ'piːʃiə] łysienie, łysina
  a. areata wyłysienie plackowate
  cicatricial a. wyłysienie bliznowate
  circumscribed a. = **a. areata**
  disseminated a. wyłysienie całego ciała
  follicular a. wyłysiające zapalenie mieszków włosowych
  seborrh(o)eic a. wyłysienie łojotokowe
  toxic a. wyłysienie po ostrych chorobach zakaźnych lub zatruciach

alternant [ɔ:ltə'nənt] naprzemienny

alternate ['ɔ:ltə'neit] zmieniać naprzemian

alternately [ɔ:ltə:'nitli] naprzemian, naprzemiennie

alternating ['ɔ:ltə:neitiŋ] zmienny, naprzemienny

alternation [ˌɔ:ltə:'neiʃən] naprzemienne następstwo

altitude ['æltitjuːd] wysokość nad poziomem morza

a. sickness choroba górska
aluminosis [ˌæljumi'nousis] przewlekły nieżyt dróg oddechowych u robotników narażonych na kontakt z glinem lub ałunem
aluminium [ˌælju'minjəm], **aluminum** [æ'lu:minəm] glin, aluminium
a. acetate octan glinu
alveoalgia [ˌælviə'ældʒiə] zębodół suchy, *alveolitis sicca*
alveobronchiolitis [ˌælviə'brɔnkiə'laitis] zapalenie oskrzelików
alveolar ['ælviələ] pęcherzykowy, zębodołowy
alveoli ['ælviəlai] pęcherzyki
alveolitis ['ælviə'laitis] zapalenie zębodołu lub pęcherzyków płucnych
pulmonary a. zapalenie pęcherzyków płucnych
alveolo- [ælviələ-] w złożeniach oznacza związek z pęcherzykiem płucnym, gruczołowym lub zębodołem
alveoloclasia ['ælviələ'kleiziə] zniszczenie zębodołu
alveoloplasty [æl'viələ'plæsti] plastyka wyrostka zębodołowego
alveoloschisis [ˌælviələ'skisis] rozszczep wyrostka zębodołowego
alveolotomy [ˌælviələ'təmi] otworzenie zębodołu
alveolus ['ælviəles] 1) zębodół; 2) pęcherzyk płucny; 3) pęcherzyk gruczołowy (tarczycy i in.); 4) dołek żołądkowy w śluzówce
alveus ['ælviəs] koryto
a. hippocampi koryto hipokampa
prostatic a. łagiewka sterczowa
alymphocytosis [əˌlimfɔsai'tousis] brak limfocytów
alymphoplasia [ˌælimfɔ'pleiziə] aplazja tkanki chłonnej
thymic a. hipoplazja lub aplazja grasicy
amacrine cell ['æməkrin sel] komórka amakrynowa siatkówki
amalgam [ə'mælgəm] amalgamat, ortęcie
amalgamate [ə'mælgəmeit] amalgamować, łączyć metal z rtęcią
Amanita [ˌæmə'naitə] rodzaj grzybów
A. muscaria muchomór
A. phalloides muchomór sromotnikowy
amanitine ['æmənitin] amanityna
amanitotoxin [ˌæmənitə'tɔksin] amanitotoksyna
amantadine [ˌæmən'tədin] amantadyna
amara [əmə:rə] goryczka
amastia [ə'mæstiə] wrodzony brak sutków
amastigote [ə'mæstigout] amastygota, wewnątrzkomórkowa forma niektórych wiciowców (np. *Trypanosoma cruzi*)
amaurosis [ˌæmɔ:'rousis] ślepota

central a. ślepota ośrodkowego pochodzenia
congenital a. of Leber ślepota wrodzona Lebera
eclamptic a. ślepota rzucawkowa
a. fugax zaćmienie przejściowe wzroku
toxic a. ociemnienie toksyczne
ur(a)emic a. ociemnienie mocznicowe
amaurotic [ˌæmɔ:'rɔtik] ślepy, odnoszący się do ślepoty
ambi- [æmbi-] w złożeniach oznacza: obie strony, obustronny
ambidexter [ˌæmbi'dɛkstə] oburęczny, o jednakowo dobrej sprawności obu rąk
ambient ['æmbiənt] otaczający, obecny wokoło
a. atmosphere atmosfera otaczająca
a. temperature temperatura otoczenia
ambilateral ['æmbi'lætərəl] obustronny
ambilevous ['æmbi'ləvəs] obustronnie niezręczny (o „dwu lewych rękach")
ambisexual [ˌæmbi'səksjuəl] dwupłciowy, biseksualny
ambisexuality [ˌæmbisəksju'əliti] dwupłciowość, obojnactwo
ambivalence ['æmbi'veiləns] ambiwalencja, współistnienie dwu przeciwnych uczuć wobec tego samego obiektu czy problemu
ambivalent [æm'bivələnt] ambiwalentny
amblyopia [ˌæmbli'oupiə] niedowidzenie
alcoholic a. niedowidzenie alkoholowe
anisometropic a. niedowidzenie wywołane anizometropią
arsenic a. niedowidzenie po zatruciu arsenikiem
colo(u)r a. niedowidzenie barw
a. ex anopsia niedowidzenie z nieużywania oka
nocturnal a. niedowidzenie zmierzchowe, kurza ślepota
receptor a. niedowidzenie receptorowe wskutek uszkodzenia siatkówki
strabismic a. niedowidzenie w zezie
tobacco a. niedowidzenie palaczy tytoniu
toxic a. niedowidzenie toksyczne
ur(a)emic a. niedowidzenie mocznicowe
amblyopiatrics [ˌæmbliopiə'triks] leczenie niedowidzenia
amblyopic [ˌæmbli'oupik] niedowidzący
ambulance ['æmbjuləns] ambulans, sanitarka, karetka pomocy lekarskiej
emergency medical aid a. karetka pogotowia
a. station stacja pogotowia
ambulant ['æmbjulənt] chodzący, mogący chodzić
a. patient chory chodzący
non-a. patient chory nie chodzący

ambulatory [ˈæmbjulətəri] chodzący, mogący chodzić
a. patient chory chodzący, chory ambulatoryjny
a. treatment leczenie ambulatoryjne
amelia [əˈmiːliə] amelia, wrodzony brak kończyn
ameloblast [əˈmeloblæst] komórka szkliwotwórcza, ameloblast
ameloblastodontoma [ˌ əmeloˈblæstədonˈtoumə] zębiakoszkliwiak
ameloblastofibroma [ˌ əmeloˈblæstofaiˈbroumə] włókniak szkliwiakowy
ameloblastoma [əˈmeloblæsˈtoumə] szkliwiak
amelodentinal [əˌmeloˈdentinəl] odnoszący się do szkliwa i zębiny
amelogenesis [ˌ əmeloˈdʒenisis] tworzenie się szkliwa
hypoplastic a. aplazja szkliwa
a. imperfecta niedorozwój wrodzony szkliwa
amenorrh(o)ea [əˌmenoˈriːə] brak miesiączki
hypophysial a. brak miesiączki przysadkowego pochodzenia
a. of lactation brak miesiączki w czasie laktacji
ovarian a. brak miesiączki jajnikowego pochodzenia
a. with galactorrh(o)ea zespół braku miesiączki z mlekotokiem
americium [ˌ æməˈrisiəm] ameryk, Am
amethopterin [ˌ əməθˈotərin] metotreksat
ametropia [əˌmiːˈtroupiə] ametropia, wada refrakcji oka
axial a. wada refrakcji wywołana skróceniem lub wydłużeniem wymiaru gałki ocznej
index a. wada refrakcji wskutek zmiany współczynnika refrakcji przeziernych tkanek oka
amidase [æmideiz] amidaza, amidohydrolaza, EC 3.5.1.4
amide [ˈæmaid, æmid] amid
amido- [ˈomido-] przedrostek oznaczający amidowy charakter związku
amidohydrolase [ˌ omidoˈhaidroleiz] amidohydrolaza, dezamidaza, amidaza
amidoligase [ˌ əmidoˈligeiz] amidoligaza
amidoxime [ˈəmidoksaim] amidoksym
amimia [əˈmimiə] amimia, brak mimiki
aminate [əmiˈneit] aminować, łączyć z amoniakiem
aminate [ˈæmineit] aminian
amination [æmiˈneiʃən] aminowanie
amine [ˈəmiːn] amina
adrenergic a. amina adrenergiczna

adrenomimetic a. amina sympatomimetyczna
biogenic a. amina biogenna
a. oxidase = **monoamine oxidase**
pressor a. amina presyjna, zwiększająca ciśnienie tętnicze
quaternary a. amina czwartorzędowa
sympathetic a. amina adrenergiczna
sympathomimetic a. amina sympatomimetyczna
tertiary a. amina trzeciorzędowa
amino acid [ˈæmino æsid] aminokwas
branched a. acids aminokwasy rozgałęzione
essential a. acids aminokwasy niezbędne, aminokwasy egzogenne
non-essential a. acids = **endogenous a. acids**
aminoacid(a)emia [ˌ æminəˈsidiːmiə] zwiększone stężenie aminokwasów krwi, aminoacydemia
aminoaciduria [ˌ æminəsidˈjuəriə] wydalanie aminokwasów z moczem, aminoacyduria
aminofluorides [ˌ æminofluəˈraids] aminofluorki
aminopeptidase [ˌ æminopepˈtideiz] aminopeptydaza, EC 3.4.1.2
aminophylline [ˌ æminoˈfilin] teofilina, aminofilina
aminopterin [ˌ æminoˈptərin] aminopteryna
aminopyrine [ˌ æminoˈpairin] amidopiryna, piramidon
amino-terminal [ˌ æminoˈtəːminəl] końcowa grupa aminowa peptydu
aminotransferase [ˌ æminoˈtrənsfəreiz] aminotransferaza, transaminaza
alanine a. aminotransferaza alaninowa, transaminaza glutaminiano-pirogronowa, EC 2.6.1.2
aspartate a. aminotransferaza asparaginianowa, EC 2.6.1.1
amitosis [ˌ æmiˈtousis] amitoza, podział bezpośredni komórki
amitotic [ˌ æmiˈtotik] amitotyczny
ammon(a)emia [ˌ əmonˈiːmiə] obecność amoniaku we krwi
ammonia [əˈmouniə] amoniak
ammoniacal [əˈmouniəkəl] amoniakalny
ammoniated [əˈmouniətid] zawierający amoniak
ammonification [əˈmounifiˈkeiʃən] wytwarzanie amoniaku z białek
ammonium [əˈmounjəm] amon, grupa amonowa
a. bromide bromek amonu
a. nitrate azotan amonu
quaternary a. base czwartorzędowa zasada amonowa

ammoniuria [ˌəmouni'juəriə] obecność amoniaku w moczu
amnesia [æm'ni:ziə] amnezja, niepamięć
  anterograde a. amnezja następcza
  lacunar a. amnezja wysepkowa
  retrograde a. amnezja wsteczna
  traumatic a. amnezja pourazowa
amniocentesis [ˌæmniɔsən'ti:sis] punkcja owodni
  transabdominal a. punkcja owodni przez ścianę brzuszną
amniof(o)etography [ˌæmniɔfi:tɔ'grəfi] amniofetografia
amniography [æm'niɔgrəfi] amniografia
amnion ['æmniɔn] owodnia
amniopuncture [ˌæmniɔ'pʌŋktʃə] nakłucie owodni
amniorrhexis [ˌæmniɔ'rəksis] pęknięcie błon płodowych
amniorrh(o)ea [ˌæmniɔ'ri:ə] wyciek wód płodowych
amnioscopy [æm'niɔskoupi] amnioskopia
amniotic [æm'niɔtic] owodniowy
amniotomy [ˌæmniɔ'təmi] amniotomia, nacięcie owodni
am(o)eba [ə'mi:bə] pełzak, ameba
am(o)ebae [ə'mi:bi:] pełzaki, ameby
am(o)ebacidal [ˌəmi:bə'saidəl] pełzakobójczy, amebobójczy
am(o)ebiasis [ˌəmi:'baiəsis] pełzakowica, amebiaza
am(o)ebic [ˌəmi:bik] pełzakowy, amebowy
am(o)ebicidal [ˌəmi:bi'saidəl] pełzakobójczy
am(o)eboid [ə'mi:bɔid] emeboidalny, pełzakowy
  a. motility ruchy pełzakowe
am(o)eboma [əmi:'boumə] ziarniniak pełzakowy
amorphus [ə'mɔ:fəs] bezpostaciowy, bezkształtny
amperage ['æmpəridʒ] natężenie prądu w amperach
amper ['æmpɛə] amper
amphetamine [æm'fetəmin] amfetamina, benzedryna
amphiarthrosis [ˌæmfia:'θrousis] połączenie chrząstkowe
amphiaster ['æmfiˌæstə] stadium gwiazdy podwójnej w mitozie
amphibia [əm'fi:biə] płazy
amphicyte ['æmfisait] amficyt, komórka satelitarna zwojów rdzeniowych
amphikaryon [æm'fika:riən] jądro diploidalne, jądro zygotyczne powstałe w wyniku zapłodnienia
amphophilic [æm'fɔfilik] amfofilny, mający powinowactwo do kwaśnych i zasadowych barwników

amphoric [æm'fɔrik] amforyczny, dzbanowy (odgłos opukowy i osłuchowy)
amphoriloquy [ˌæmfɔ'rilɔkwi] dzbanowy podźwięk głosu słyszalny nad jamą w płucu
amphoriphony [ˌæmfɔ'rifouni] = **amphoriloquy**
amphoteric [ˌæmfɔ'terik] amfoteryczny, oddziaływający kwaśno i zasadowo
amphotericin [ˌæmfɔ'terisin] amfoterycyna
ampicillin ['æmpisilin] ampicylina
amplification [ˌæmpilifi'keiʃn] 1) zwiększenie, wzmocnienie; 2) amplifikacja (DNA) (*mol., biol.*)
amplified ['æmplifaid] wzmocniony, zwiększony
amplifier ['æmplifaiə] wzmacniacz
amplify ['æmplifai] wzmacniać, zwiększać
amplitude ['æmplitju:d] amplituda, zasięg wahań
  a. of accomodation amplituda akomodacji, zakres akomodacji
  a. of convergence amplituda zbieżności, zakres zbieżności
  a. of divergence amplituda rozbieżności, zakres rozbieżności
ampoule ['æmpu:l] ampułka
ampul ['æmpul], **ampule** ['æmpul] ampułka
ampulla [æm'pu:lə] bańka (*anat.*)
  a. chyli zbiornik mleczu
  duodenal a. = **hepatopancreatic a.**
  lactiferous a. zatoka mlekonośna
  membranous a. bańka błoniasta (przewodów półkolistych)
  osseous a. bańka kostna (przewodów półkolistych)
  a. of the uterine tube bańka jajowodu
ampullar [æm'pu:lə] bańkowy
amputate ['æmpjuteit] amputować, odjąć (kończynę)
amputation [ˌæmpju'teiʃən] amputacja, odjęcie
  amniotic a. amputacja wewnątrzmaciczna (wywołana zrostem owodniowym)
  aperiosteal a. amputacja podokostnowa
  bloodless a. amputacja bezkrwawa (z użyciem opaski uciskowej)
  central a. amputacja z równą długością płatów i szwem na szczycie kikuta
  cervix a. amputacja szyjki macicy
  chop a. amputacja gilotynowa
  cinematic a. amputacja kineplastyczna z przygotowaniem do protezowania
  cineplastic a. = **cinematic a.**
  circular a. amputacja cięciem okrężnym na różnych poziomach poszczególnych tkanek
  coat-sleeve a. amputacja płatowa, z jednym długim płatem do pokrycia kikuta

conservative a. amputacja oszczędzająca
a. in contiguity wyłuszczenie w stawie, dezartykulacja
a. in continuity amputacja pozastawowa
cutaneous a. amputacja z pozostawieniem tylko płatów skóry
double flap a. amputacja dwupłatowa
eccentric a. amputacja z blizną leżącą poza centrum kikuta
elliptical a. amputacja eliptyczna, amputacja okrężna skośnie do osi kończyny
flap a. amputacja płatowa, z wytworzeniem płata
flapless a. amputacja bezpłatowa
guillotine a. amputacja gilotynowa
immediate a. amputacja pierwotna
intermediate a. amputacja pośrednia (między wstrząsem a ropieniem)
interpelviabdominal a. amputacja kończyny dolnej i połowy miednicy
interscapulothoracic a. amputacja międzyłopatkowo-piersiowa
intrauterine a. amputacja wewnątrzmaciczna
major a. odjęcie kończyny powyżej nadgarstka lub stawu skokowego
mediotarsal a. amputacja Choparta, amputacja śródstępowa
minor a. amputacja stopy lub ręki lub ich części
musculocutaneous a. amputacja z pozostawieniem płata skórno-mięśniowego
osteoplastic a. amputacja osteoplastyczna
pathologic a. amputacja wykonywana z powodu choroby (np. nowotworu)
periosteoplastic a. amputacja podokostnowa
primary a. amputacja pierwotna (po ustąpieniu wstrząsu a przed wystąpieniem ropienia)
racket a. amputacja rakietowa, z podłużnym cięciem w osi kończyny
secondary a. amputacja wtórna, amputacja niebezpośrednia
subperiosteal a. amputacja podokostnowa
tarsotibial a. amputacja stopy, wyłuszczenie w stawie skokowym
tertiary a. amputacja po opanowaniu zakażenia
transverse a. amputacja gilotynowa
traumatic a. amputacja urazowa
amputee [ˈæmpjuti:] osobnik po amputacji
amyelencephalia [əˈmaiələnseˈfəliə] brak mózgu i rdzenia
amyelia [ˌæmaiˈliə] brak rdzenia kręgowego
amygdala [əˈmigdələ] 1) jądro migdałowate; 2) migdałek (podniebienny, móżdżkowy, gardłowy itp.)

amygdalase [əˈmigdəleis] amygdalaza
amygdalectomy [ˌəmigdəlekˈtəmi] wycięcie migdałka
amyl [ˈæmil] amyl, grupa amylowa
a. alcohol alkohol amylowy
a. hydrate wodzian amylu
amylaceous [ˌæmiˈleiʃəs] skrobiowy, skrobiowaty
amyl(a)emia [ˌæmiˈliːmiə] amylemia, obecność skrobi we krwi
amylase [ˈæmileis] amylaza
pancreatic a. amylopsyna, diastaza trzustkowa
salivary a. ptyalina
amylasuria [ˌæmiləˈsjuəriə] amylazuria, obecność amylazy w moczu
amylogenesis [ˌæmiləˈdʒinəsis] biosynteza skrobi
amylohydrolysis [ˌæmiləˈhaidroulisis] hydroliza skrobi
amyloid [ˈæmiləid] amyloid
amyloidosis [ˌæmiləiˈdousis] skrobiawica
cutaneous a. skrobiawica skóry
familial a. with febrile urticaria and deafness zespół Muckle-Wells
nodular a. skrobiawica guzkowa
renal a. skrobiawica nerek, nerczyca skrobiowata
amylolysis [ˌæmiləˈlisis] rozkład skrobi
amylopectin [ˌæmiləˈpəktin] amylopektyna
amylopectinosis [ˌæmiləpəktiˈnousis] amylopektynoza, glikogenoza typu IV
amylophosphorylase [ˌæmiləfəsˈfərileiz] fosforylaza glikogenu
amyloplast [ˌæmiləˈplæst] amyloplast, ciałko tworzące glikogen w komórce
amylosuria [ˌæmiləsˈjuəriə] amylozuria, obecność skrobi w moczu
amylosynthesis [ˌæmiləˈsinθisis] biosynteza skrobi
amylum [ˈæmiləm] skrobia, mąka, krochmal
amyoplasia [əˌmaiəˈpleiziə] wrodzone zaburzenie rozwoju mięśni
a. congenita = arthrogryposis multiplex congenita
amyotonia [ˌæmaiəˈtouniə] amiotonia, brak napięcia mięśniowego
amyotrophy [əˌmaiəˈtrəfi] zanik mięśni
diabetic a. zanik mięśni w cukrzycy
neuralgic a. zespół Parsonage'a i Turnera
progressive spinal a. choroba Werdniga i Hoffmanna
amyxia [əˈmiksiə] brak wydzielania śluzu
an- [æn-] przedrostek oznaczający: bez, lub nadający negatywny sens
ana- [ænə-] przedrostek oznaczający: nad, nadmierny

ana [ænə] zwrot recepturowy znaczący: po, w równych ilościach

anabiotic [ænəbai'outic] 1) silnie pobudzający lek; 2) przywracający do życia

anabolic [ənə'bɔlik] anaboliczny

anabolism [ə'næbɔlizm] anabolizm, przyswajanie

anabolite [ə'næbəlait] anabolit, produkt anabolizmu

anacathartic [ˌənəkaθa:tik] wymiotny

anacid [æn'æsid] bezkwaśny

anacidity [ˌæn'æsiditi] bezkwaśność

anacrotic [ˌænə'kroutik] anakrotyczny, odnoszący się do wstępującej części krzywej tętna

anacrotism [æ'nækrɔtizm] tętno anakrotyczne

anacusis [ˌænæ'kjusis] głuchota całkowita

an(a)emia [ə'ni:miə] niedokrwistość, anemia

  achlorhydric a. niedokrwistość w bezsoczności żołądkowej

  achrestic a. niedokrwistość achrestyczna, niedokrwistość megaloblastyczna oporna na leczenie wit. B$_{12}$

  achylic a. = **achlorhydric a.**

  acquired h(a)emolytic a. niedokrwistość hemolityczna nabyta

  acute h(a)emolytic a. niedokrwistość hemolityczna ostra

  Addison-Biermer a. niedokrwistość złośliwa

  agastric a. niedokrwistość po gastrektomii

  alimentary a. niedokrwistość niedoborowa

  aplastic a. niedokrwistość aplastyczna

  asiderotic a. niedokrwistość z niedoboru żelaza

  autoimmune a. niedokrwistość nabyta z obecnością przeciwciał przeciw krwinkom czerwonym, niedokrwistość autoimmunizacyjna

  autoimmune h(a)emolytic a. niedokrwistość hemolityczna autoimmunizacyjna

  congenital h(a)emolytic a. niedokrwistość hemolityczna wrodzona

  congenital h(a)emolytic non-spherocytic a. niedokrwistość hemolityczna wrodzona niesferocytowa

  congenital h(a)emolytic spherocytic a. niedokrwistość hemolityczna wrodzona sferocytowa, sferocytoza wrodzona

  Cooley's a. niedokrwistość śródziemnomorska

  cow's milk a. niedokrwistość u niemowląt karmionych krowim mlekiem

  crescent cell a. niedokrwistość sierpowatokrwinkowa, niedokrwistość drepanocytowa

  cytogenic a. niedokrwistość złośliwa pierwotna postępująca

  drepanocytic a. niedokrwistość drepanocytowa, niedokrwistość sierpowatokrwinkowa

  elliptocytic a. niedokrwistość owalnokrwinkowa

  erythroblastic a. niedokrwistość śródziemnomorska

  familial erythroblastic a. niedokrwistość śródziemnomorska

  familial hypoplastic a. wrodzona niedokrwistość aplastyczna

  familial microcytic a. niedokrwistość tarczowatokomórkowa

  familial splenic a. lipidoza cerebrozydowa, choroba Gauchera

  Fanconi's a. wrodzona niedokrwistość aplastyczna w zespole Fanconiego

  fish tapeworm a. niedokrwistość w zakażeniu bruzdogłowcem

  globe cell a. niedokrwistość hemolityczna sferocytowa, sferocytoza

  h(a)emolytic a. niedokrwistość hemolityczna

  h(a)emorrhagic a. niedokrwistość pokrwotoczna

  h(a)emotoxic a. niedokrwistość toksyczna

  hyperchromic a. = **hyperchromatic a.**

  hyperchromatic a. niedokrwistość nadbarwliwa

  hypochromatic a. niedokrwistość niedobarwliwa

  hypoplastic a. niedokrwistość aplastyczna

  icteroh(a)emolytic a. niedokrwistość sferocytowa wrodzona

  iron deficiency a. niedokrwistość z niedoboru żelaza

  leucoerythroblastic a. leukoerytroblastoza

  macrocytic a. niedokrwistość makrocytowa

  macrocytic achylic a. niedokrwistość złośliwa

  macrocytic a. of pregnancy niedokrwistość makrocytowa ciężarnych

  malignant a. niedokrwistość złośliwa

  Marchiafava-Micheli a. napadowa hemoglobinuria nocna

  Mediterranean a. niedokrwistość śródziemnomorska, talassemia

  megaloblastic a. niedokrwistość megaloblastyczna

  megalocytic a. niedokrwistość makrocytowa

  microcytic a. niedokrwistość mikrocytowa

  microdrepanocytic a. niedokrwistość sierpowatokomórkowo-drepanocytowa

(dwie genetycznie uwarunkowane niedokrwistości u jednego osobnika)
normoblastic a. niedokrwistość normobla-
styczna
normochromic a. niedokrwistość normobarwliwa
normocytic a. niedokrwistość normocytowa
ovalocytic a. niedokrwistość owalnokrwinkowa
pernicious a. niedokrwistość złośliwa
primary erythroblastic a. niedokrwistość
śródziemnomorska, *thalassaemia maior*
radiation exposure a. niedokrwistość popromienna
sickle cell a. niedokrwistość sierpowatokomórkowa
sideroachrestic a. niedokrwistość oporna
na wszelkie leczenia, niedokrwistość sy-
derochrestyczna
spherocytic a. niedokrwistość sferocytowa
splenic a. zespół Bantiego
splenic a. of infants niedokrwistość rzeko-
mobiałaczkowa niemowląt
target cell a. niedokrwistość tarczowatokrwinkowa, niedokrwistość śródziemnomorska, *thalassaemia minor*
an(a)emic [ə'niːmik] niedokrwisty, cierpiący
na niedokrwistość
anaerobe [ə'nɛəroub] beztlenowiec
facultative a. beztlenowiec względny
obligate a. beztlenowiec bezwzględny
obligatory a. beztlenowiec bezwzględny
anaerobic [ˌænɛə'roubik] beztlenowy, żyjący
bez tlenu
a. bacteria bakterie beztlenowe
an(a)esthesia [ˌæniːs'θiːziə] 1) znieczulica,
zniesienie czucia wskutek uszkodzenia
układu nerwowego; 2) znieczulenie farmakologiczne, narkoza
angiospastic a. znieczulica naczynioskur-
czowa
block a. znieczulenie przewodowe
bulbar a. znieczulica opuszkowa
caudal a. znieczulenie zewnątrzoponowe
ogona końskiego
cerebral a. znieczulica pochodzenia mózgowego
combined a. znieczulenie mieszane
compression a. znieczulica uciskowa wskutek ucisku nerwu
conduction a. znieczulenie przewodowe
continuous spinal a. znieczulenie rdzeniowe
ciągłe
crossed a. znieczulica skrzyżowana
deep a. 1) znieczulenie ogólne głębokie; 2)
zniesienie czucia głębokiego

dissociated a. rozszczepienie czucia głębokiego i powierzchownego
a. dolorosa znieczulica bolesna
electric a. znieczulenie ogólne elektryczne
endotracheal a. znieczulenie ogólne dotchawicze
epidural a. znieczulenie zewnątrzoponowe
ether a. znieczulenie ogólne eterowe
extradural a. znieczulenie zewnątrzoponowe
field block a. znieczulenie nasiękowe wokół
pola operacyjnego
fractional spinal a. znieczulenie ciągłe rdzeniowe
gauntlet a. znieczulica rękawiczkowa
general a. znieczulenie ogólne, narkoza
girdle a. znieczulenie miejscowe okrężne
glove a. znieczulica rękawiczkowa
gustatory a. zniesienie czucia smaku
high spinal a. wysokie znieczulenie rdzeniowe
hyperbaric spinal a. znieczulenie rdzeniowe
przy użyciu środka hiperbarycznego
hypobaric spinal a. znieczulenie rdzeniowe
przy użyciu środka hipobarycznego
hysterical a. znieczulica histeryczna
induction of a. wprowadzenie znieczulenia
ogólnego
infiltration a. znieczulenie nasiękowe
infusion a. znieczulenie dożylne
inhalation a. znieczulenie wziewne
insufflation a. znieczulenie wziewne pod
ciśnieniem
intercostal a. blokada nerwu międzyżebrowego
intra-arterial regional a. znieczulenie dotętnicze miejscowe
intranasal a. znieczulenie miejscowe nosa
intraneural a. znieczulenie donerwowe
intraosseous a. znieczulenie doszpikowe
intraspinal a. znieczulenie rdzeniowe
intratracheal a. znieczulenie ogólne dotchawicze
intravenous a. znieczulenie ogólne dożylne
intravenous local a. znieczulenie miejscowe
dożylne
level of a. stopień znieczulenia
light a. znieczulenie ogólne płytkie
local a. znieczulenie miejscowe
lumbar a. znieczulenie zewnątrzoponowe
lędźwiowe
mental a. psychogenna utrata czucia
mixed a. znieczulenie mieszane
muscular a. utrata czucia mięśniowego
nerve block a. znieczulenie przewodowe,
blokada nerwu
olfactory a. utrata węchu

paracervical block a. znieczulenie okołoszyjkowe (macicy)
parasacral a. znieczulenie przykrzyżowe
paravertebral a. znieczulenie przykręgowe
partial a. znieczulenie częściowe
pericervical a. znieczulenie okołoszyjkowe
peridural a. znieczulenie zewnątrzoponowe
peripheral a. znieczulica obwodowych części kończyn
perineural a. znieczulenie przewodowe
periodontal a. znieczulenie przyzębia
permeation a. znieczulenie powierzchniowe śluzówki
pharyngeal a. znieczulica gardła
presacral block a. blokada splotów przed-
krzyżowych
pressure a. 1) znieczulica wskutek ucisku
nerwu; 2) uciskowe znieczulenie miazgi
zęba
pudendal a. blokada nerwów sromowych
pulpar a. znieczulenie miazgi zęba
rectal a. znieczulenie doodbytnicze
refrigeration a. znieczulenie zimnem
regional a. znieczulenie miejscowe
sacral a. znieczulenie zewnątrzoponowe
krzyżowe
saddle block a. znieczulica siodłowa, znieczulica oponowa obejmująca pośladki
i okolicę odbytu
segmental a. znieczulenie odcinkowe
sexual a. oziębłość płciowa
sock a. znieczulica skarpetkowa (w kształcie skarpetki)
spinal a. znieczulenie rdzeniowe
splanchnic a. zniesienie czucia trzewnego
stocking a. znieczulica w kształcie pończo-
chy
subarachnoid a. znieczulenie podpajęczynówkowe
subperiosteal a. znieczulenie podokostnowe
surgical a. znieczulenie do operacji
tactile a. znieczulica dotykowa
terminal a. blok obwodowej części nerwu
thermal a. utrata czucia ciepła i zimna
topical a. znieczulenie miejscowe
transsacral a. znieczulenie przykrzyżowe
traumatic a. znieczulica pourazowa
unilateral a. znieczulica jednostronna,
znieczulica połowicza
venous a. znieczulenie dożylne
visceral a. zniesienie czucia trzewnego
an(a)esthesimeter [ˌæni:sθiˈsimitə] anestez-
jometr
an(a)esthesiological [ˌæni:sθisiəˈlɔdʒikəl] ane-
stezjologiczny

an(a)esthesiologist [ˌæni:sθˌisiˈələdʒist] anestezjolog
an(a)esthesiology [ˌæni:sθisiɔˈlədʒi] anestezjologia
an(a)esthetic [æni:sˈθetik] 1) znieczulający;
2) środek znieczulający
  gaseous a. gazowy środek znieczulający
  general a. ogólny środek znieczulający
  hyperbaric a. hiperbaryczny środek znieczulający do analgezji rdzeniowej o gęstości względnej (ciężarze właściwym)
  większej niż gęstość płynu mózgowo-
  -rdzeniowego
  hypobaric a. hipobaryczny środek o gęstości mniejszej niż gęstość płynu mózgowo-rdzeniowego
  inhalation a. wziewny środek znieczulający
  ogólnie
  spinal a. dokanałowy środek znieczulający
  volatile a. lotny środek znieczulający
an(a)esthetist [æˈni:sθətist] anestezjolog dający narkozę
an(a)esthetization [ˌæni:sθətaiˈzeiʃn] wywołanie znieczulenia
an(a)esthetize [æˈni:sθitaiz] znieczulać
an(a)esthetizer [æˈni:sθitaizə] narkotyzer,
dający narkozę
anagenesis [ˌænæˈdʒenisis] regeneracja tkanek
anal [ˈeinəl] odnoszący się do odbytu, analny
analar [ˈænələ] czysty do analizy
analepsis [ˈænəˈlepsis] odzyskanie przytomności po omdleniu
analeptic [ˈænəˈleptik] analeptyczny, wzmacniający
analgesia [ˌænælˈdʒi:ziə] analgezia, zniesienie czucia bólu
  a. algera znieczulica bolesna
  conduction a. znieczulenie przewodowe
  a. dolorosa znieczulica bolesna
  permeation a. znieczulenie powierzchowne
  surface a. znieczulenie powierzchniowe
analgesic [ˌænælˈdʒi:sik] 1) znoszący ból; 2)
lek przeciwbólowy
analgetic [ˌænælˈdʒi:tik] znoszący ból, analgetyczny
analgia [ænˈældʒiə] brak bólu, ustąpienie
bólu
analgic [ænˈældʒik] bezbolesny
anallergic [ˌænəˈlɔ:dʒik] niealergiczny
analphalipoprotein(a)emia [ænˌælfəlipɔprou-
tiinˈi:miə] choroba tangerska
analyse [ˈænəlaiz] analizować
analyser [ˈænəlaizə] analizator (człowiek,
przyrząd, układ analizujący w mózgu)
analysis [əˈnæləsis], *pl* **analyses** [əˈnæləˌsi:z]
analiza

adsorption a. analiza adsorpcyjna, chromatografia
bite a. ocena zgryzu
character a. analiza charakteru (w psychoanalizie)
check a. analiza sprawdzająca, analiza kontrolna
colorimetric a. analiza kolorymetryczna
combustion a. analiza przez spalanie
correlation a. analiza korelacyjna (*mat.*)
covariance a. analiza kowariancji (*mat.*)
discriminant a. analiza dyskryminacyjna (*mat.*)
ego a. analiza *ego* (w psychoanalizie)
elemental a. analiza pierwiastkowa
elementary a. = elemental a.
epidemiological a. analiza epidemiologiczna
flame photometric a. analiza płomieniowa fotometryczna
fractional gastric a. frakcjonowana analiza treści żołądkowej
gasometric a. analiza gazometryczna
multivariate a. of covariance analiza kowariancji wielu zmiennych (*mat.*)
occlusal a. analiza zgryzu
organoleptic a. ocena organoleptyczna
photometric a. analiza fotometryczna
polarographic a. analiza polarograficzna
probit a. analiza probitów (*mat.*)
qualitative a. analiza jakościowa
quantitative a. analiza ilościowa
radiochemical a. analiza przy użyciu radioizotopów
rank a. analiza rangowa (*mat.*)
regression a. analiza regresji (*mat.*)
saturation a. analiza saturacyjna
semiquantitative a. analiza półilościowa
spectral a. analiza widmowa
spectrophotometric a. analiza spektrofotometryczna
spectroscopic a. analiza spektroskopowa
stratographic a. analiza stratograficzna, chromatografia
unweighted a. of variance analiza wariancji nie ważona (*mat.*)
urine a. analiza moczu
a. of variance analiza wariancji
volumetric a. analiza wolumetryczna
weighted a. of variance analiza wariancji ważona (*mat.*)
X-ray absorption a. analiza rentgenowska absorpcyjna
X-ray diffraction a. analiza rentgenowska dyfrakcyjna
analyst ['ənælist] analizator (człowiek)
analytic [ˌænə'litik], analytical [ænə'litikəl] analityczny

analyzer ['ænəlaizə] analizator
wave a. analizator fal
anamnesis [ˌænæm'ni:sis] 1) pamiętanie; 2) wywiad chorobowy
anamnestic [ˌænæm'nistik] anamnestyczny, dotyczący wywiadu chorobowego
anamniotic [ˌænæmni'ɔtik] bezowodniowy
anancastic [ˌænæn'kæstik] anankastyczny, skłonny do stereotypów myślowych i życiowych
anangioplasia [ænˌændʒiɔ'pleiziə] niedorozwój naczyń
anaphase ['ænəfeiz] anafaza, stadium mitozy
anaphoresis [ˌænəfɔ'ri:sis] 1) brak potu; 2) ruch anionów do anody
anaphoretic [ˌænəfɔ'retik] znoszący pocenie się, przeciwpotny
anaphrodisia [ˌænæfrɔ'diziə] oziębłość płciowa
anaphrodisiac [ˌænæfrɔ'diziək] środek obniżający pobudliwość płciową
anaphylactic [ˌænəfi'læktik] anafilaktyczny
anaphylactogen [ˌænəfi'læktədʒən] anafilaktogen, antygen anafilaktyczny
anaphylactogenesis [ˌænəfi'læktəˌdʒenisis] wywołanie anafilaksji
anaphylactogenic [ˌænəfi'læktəˌdʒenik] wywołujący anafilaksję
anaphylactoid [ˌænəfi'læktɔid] rzekomoanafilaktyczny
anaphylaxis [ˌænæfil'æksis] anafilaksja
active a. anafilaksja czynna
antiserum a. anafilaksja bierna
inverse a. anafilaksja odwrotna
passive a. anafilaksja bierna
reversed a. anafilaksja odwrotna
topical a. anafilaksja miejscowa
anaplasia [ˌænə'pleiziə] anaplazja, brak różnicowania się komórek
anaplastic [ˌænə'plæstik] 1) anaplastyczny; 2) odnoszący się do chirurgii plastycznej
anaplasty ['ænəplɔsti] chirurgia plastyczna
anapophysis [ænə'ɔpoufisis] dodatkowy wyrostek kolczysty kręgu
anarrhexis [ˌænɑ:'reksis] powtórne operacyjne złamanie kości
anarthia [æ'nɑ:θiə] przestawianie lub opuszczanie zgłosek
anarthria [æ'nɑ:θriə] anartria, utrata zdolności artykulacji
anasarca [ˌænə'sɑ:kə] puchlina, obrzęk tkanki podskórnej
f(o)etoplacental a. puchlina płodu i łożyska
anasarcous [ˌænə'sɑ:kəs] puchlinowy, odnoszący się do puchliny
anascitic [ˌænəˌsitik] bez puchliny brzusznej

anastalsis [ˌænəˈstælsis] antyperystaltyka; 2) hamowanie wydzielania lub krwawienia

anastomat [ˌænæsˈtɔmæt] anastomat, przyrząd ułatwiający wykonanie zespolenia

anastomose [ˌænəstəˈmous] 1) zespalać, wykonywać zespolenie chirurgiczne; 2) łączyć się z innym naczyniem itp.

anastomosed [ˌænəstəˈmousd] zespolony, złączony z

anastomosis [ˌænəstəˈmousis], *pl* **anastomoses** [ˌænəstəˈmousiːz] zespolenie, anastomoza

antiperistaltic a. zespolenie antyperystaltyczne, przeciw normalnemu kierunkowi ruchu zawartości przeszczepionego narządu

arteriovenous a. zespolenie tętniczo-żylne

end-to-end a. zespolenie koniec do końca, zespolenie osiowe

end-to-side a. zespolenie koniec do boku, zespolenie osiowo-boczne

intestinal a. zespolenie jelitowo-jelitowe

isoperistaltic a. zespolenie izoperystaltyczne, zespolenie w kierunku normalnego ruchu treści narządu

portocaval a. zespolenie wrotno-czcze

side-to-side a. zespolenie bok do boku, zespolenie boczne

splenorenal a. zespolenie żyły śledzionowej z żyłą nerkową

transureteral a. zespolenie międzymoczowodowe

ureterotubal a. zespolenie moczowodowo--jajowodowe

ureteroureteral a. zespolenie moczowodowo-moczowodowe

anastomotic [ˌæˌnəstəˈmɔtik] anastomotyczny, zespoleniowy

anatomical [ˌænəˈtɔmikəl], **anatomic** [ˌænəˈtɔmik] anatomiczny

a. snuffbox tabakierka anatomiczna

anatomist [əˈnætəmist] anatom

anatomy [əˈnætəmi] anatomia

applied a. anatomia stosowana

artificial a. nauka anatomii na modelach

histologic a. anatomia histologiczna, anatomia mikroskopowa

microscopic a. anatomia mikroskopowa

morbid a. anatomia patologiczna

regional a. anatomia topograficzna

surface a. anatomia oceniająca zewnętrzny kształt ciała

systematic a. anatomia opisowa

systemic a. anatomia układów ustroju

topographic a. anatomia topograficzna

anatoxic [ˌænəˈtɔksik] anatoksyczny

anatoxin [ˌænəˈtɔksin] anatoksyna, toksoid, toksyna osłabiona

ancestor [ˈænsistə] przodek

ancestral [ænˈsestrəl] odziedziczony po przodkach

ancestry [ˈænsistri] przodkowie (zbiorowo)

ancillary [ænˈsiləri] pomocniczy, usługowy

anconeus [ænˈkɔniəs] mięsień łokciowy

Ancylostoma [ˌænsiləˈstɔmə] nicień z rodzaju *Ancylostomidea*

A. duodenale tęgoryjec dwunastnicy

ancylostomiasis [ˌænsilɔstəˈmaiəsis] ankilostomatoza, zakażenie tęgoryjcem

cutaneous a. ankilostomatoza skórna

andro- [ændrə-] w złożeniach oznacza męski

androgen [ˈændrɔdʒen] androgen, hormon androgenowy

adrenal a. androgen nadnerczowy

androgenic [ˌændrɔˈdʒenik] maskulinizujący, wirylizujący

androgyne [ˈændrɔdʒain] rzekomy obojniak żeński

androgynism [ænˈdrɔdʒinizm] rzekome obojnactwo żeńskie

android [ˈændrɔid] androidalny, mający cechy męskie

andrology [ænˈdrɔlədʒi] andrologia

androphobia [ˌændrɔˈfoubiə] fobia mężczyzn

androsterone [ænˈdrɔstərɔn] androsteron

anectasis [ænˈəkteisis] niedodma pierwotna u płodu

anemophobia [əˈnimɔˈfoubiə] fobia wiatru

anencephalic [ˌænenseˈfælik] bezmózgowy

anencephalus [ˌænenseˈfæləs] płód bezmózgowy

anencephaly [ˌænenˈsefəli] bezmózgowie

anephric [ænˈefrik] beznerkowy

anergic [æˈnəːdʒik] anergiczny, nie reagujący

anergy [æˈnəːdʒi] anergia, brak reaktywności

anerythropsia [ˌæneriˈθroupsiə] ślepota na barwę czerwoną

aneuploid [ˈænjuplɔid] aneuploid, komórka z nieprawidłową liczbą chromosomów

aneuploidy [ˌænjuplɔˈidi] aneuploidia

aneurine [əˈnjuərin] aneuryna, witamina B_1

aneurysm [əˈnjuərizm] tętniak

ampullary a. tętniak workowaty

anastomic a., a. by anastomosis naczyniak powierzchowny tętniący

aortic a. tętniak aorty

arteriovenous a. tętniak tętniczo-żylny

arteriovenous a. of the orbit (*exophthalmus pulsans*) tętniak tętniczo-żylny oczodołu powodujący wytrzeszcz tętniący

axial a. tętniakowate rozszerzenie całej tętnicy

bacterial a. tętniak bakteryjny zatorowy

berry a. wrodzony, mały tętniak wewnątrzczaszkowy

cardiac a. tętniak serca
cirsoid a. tętniak kędzierzasty
clipping of a. zamknięcie szyjki tętniaka klamrą, zaklipsowanie tętniaka
congenital cerebral a. wrodzony tętniak mózgu
cylindroid a. tętniakowate rozszerzenie całej tętnicy
dissecting a. tętniak rozwarstwiający
ectatic a. tętniakowe rozszerzenie tętnicy bez uszkodzenia warstw ściany
embolic a. tętniak zatorowy
embolomycotic a. tętniak zatorowy bakteryjny
erosive a. tętniak wywołany erozją ściany tętnicy
false a. tętniak rzekomy
fusiform a. tętniak wrzecionowaty
intracranial a. tętniak wewnątrzczaszkowy
lateral a. tętniak workowaty z workiem na jednej stronie tętnicy
leaking a. tętniak sączący, początek pęknięcia tętniaka
ligation a. podwiązanie tętniaka
miliary a. tętniak prosowaty
obliteration of a. obliterowanie worka tętniaka
obliteration of a. by filipuncture obliterowanie worka tętniaka po wprowadzeniu cienkiego drutu
obliteration of a. by pilojection obliterowanie worka tętniaka wstrzeliwaniem szczeciny
osteoid a. tętniakowa torbiel kostna
peripheral a. 1) tętniak jednej z małych gałęzi dużej tętnicy; 2) tętniak z boku tętnicy
retinal microaneurysms mikrotętniaki siatkówki
rupture of a. pęknięcie tętniaka
saccular a., sacculated a. tętniak workowaty
serpentine a. krętość i stwardnienie tętnicy, zwłaszcza skroniowej
surgical a. tętniak operacyjny
traction a. tętniak z pociągania przez drożny przewód tętniczy
varicose a. tętniak żylakowy, tętniak tętniczo-żylny
ventricular a. tętniak komory serca
wrapping of a. owinięcie tętniaka dla wzmocnienia jego ścian
aneurysmal [ˌænjuəˈrizməl] tętniakowy
aneurysmatic [ˌænjuəriz'mætik] tętniakowy
a. bruit szmer tętniakowy
a. diathesis wrodzona skłonność do tworzenia się tętniaków, skaza tętniakowa
a. pouch worek tętniakowy

a. sac worek tętniakowy
a. varix żylak tętniakowy
aneurysmectomy [ˌænjuəriz'məktəmi] wycięcie tętniaka
aneurysmoplasty [ænjuəˈrizmɔplæsti] operacja plastyczna tętniaka, zaszycie worka tętniaka
aneurysmorrhaphy [ˌænjuəriz'məræfi] zeszycie tętniaka
obliterative a. zeszycie tętniaka zamykające worek
reconstructive a. plastyka tętniaka
aneurysmotomy [ˌænjuəˈrizmɔtemi] nacięcie tętniaka
anger [ˈæŋgə] 1) gniew; 2) rozgniewać
angiectasia [ˌændʒiˈekteiziə], angiectasis [ˌændʒiˈekteisis] rozszerzenie naczyń
congenital dysplastic a. zespół Klippla i Trenaunaya
angiectatic [ˌændʒiˈektætik] odnoszący się do rozszerzenia naczyń
angiectomy [ændʒiˈektəmi] wycięcie naczynia
angiectopia [ændʒiˈektoupiə] przemieszczenie naczynia wrodzone
angiitis [ˌændʒaitis] = angitis
angina [ˈændʒinə, æn'dʒainə] 1) dusznica bolesna, ból dławicowy; 2) angina, ból gardła
abdominal a. angina brzuszna
agranulocytic a. angina agranulocytowa
aphthous a. pleśniawkowe zapalenie gardła
a. at rest dusznica bolesna spoczynkowa
catarrhal a. angina nieżytowa
croupous a. włóknikowe zapalenie migdałków
decubitus a. dusznica bolesna spoczynkowa nocna
diphtheritic a. błonicze zapalenie gardła
dyspeptic a. dusznica bolesna po błędach dietetycznych
a. of effort dusznica bolesna wysiłkowa
epiglottic a. zapalenie nagłośni
exudative a. angina wysiękowa, angina z nalotami
false a. dusznica bolesna naczynioruchowa
first-effort a. dusznica bolesna przy pierwszym wysiłku
follicular a. mieszkowe zapalenie migdałków
fusospiroch(a)etal a. angina Plauta i Vincenta
gangrenous a. angina zgorzelinowa
gonococcal a. angina gonokokowa
herpetic a. opryszczkowe zapalenie gardła
hypercyanotic a. dusznica bolesna przekrwienna
intestinal a. angina brzuszna

lacunar a. angina zatokowa
Ludwig's a. angina Ludwiga, ropowica
dna jamy ustnej
lymphatic a. mononukleoza zakaźna
membranous a. angina krupowa, włóknikowe zapalenie gardła
monocytic a. mononukleoza zakaźna
necrotic a. angina martwicza Henocha
neutropenic a. angina agranulocytowa
a. pectoris dusznica bolesna, dławica piersiowa
phlegmonous a. angina ropowicza
Plaut-Vincent's a. angina Plauta i Vincenta, wrzodziejąco-błoniaste zapalenie gardła, zespół krętkowo-wrzecionowcowy
reflex a. dusznica bolesna naczynioruicho-
wa
spurious a. dusznica bolesna naczynioruchowa
streptococcal a. angina paciorkowcowa
suffocating a. angina dusząca, powodująca
niedrożność dróg oddechowych
ulceromembranous a. wrzodziejąco-błoniaste zapalenie gardła, angina Plauta
i Vincenta
variant a. angina Prinzmetala, dusznica
bolesna nocna
vasomotor a. dusznica bolesna naczynioruchowa (z odruchowymi zaburzeniami
naczynioruchowymi)
anginal [æn'dʒainəl] 1) dusznicowy; 2) anginowy
anginophobia [ˌændʒinə'foubiə] anginofobia,
lęk przed dusznicą
angio- [ændʒiɔ-] w założeniach oznacza: dotyczący naczynia
angioblast ['ændʒiɔblæst] angioblast, komórka macierzysta naczyń i krwi u zarodka
angioblastoma [ˌændʒiɔ'blæstoumə] naczyniak płodowy (wewnątrzczaszkowy)
angiocardiogram [ˌændʒiɔ'kaːdiɔgræm] an-
giokardiogram
angiocardiography [ˌændʒiɔ'kaːdi'ɔgrəfi]
angiokardiografia
radionuclide a. angiokardiografia przy
użyciu radioizotopów
selective a. of the left or right heart angiokardiografia wybiórcza lewego lub prawego serca
transseptal a. angiokardiografia transseptalna
angioclast ['ændʒiɔklæst] kleszczyki hemostatyczne
angiodystrophia [ˌændʒiɔdis'troufiə] angiodystrofia
ovarian a. angiodystrofia jajnika
angioedema [ˌændʒiɔ'idi:mə] obrzęk naczynioruchowy

angiofibroma [ˌændʒiɔfai'broumə] naczyniakowłókniak
juvenile a. naczyniakowłókniak młodzieńczy
angiogenesis [ˌændʒiɔ'dʒenisis] rozwój naczyń
angioglioma [ˌændʒiɔglai'oumə] naczyniakoglejak
angiogliomatosis [ˌændʒiɔglaiəmə'tousis]
naczyniakoglejakowatość
angiogram [ˌændʒiɔgræm] angiogram
angiography [ændʒi'ɔgræfi) angiografia
carotid a. angiografia tętnicy szyjnej
cerebral a. angiografia mózgowa
digital subtraction a. angiografia cyfrowa
subtrakcyjna
radionuclide a. angiografia radioizotopowa
vertebral a. angiografia tętnicy kręgowej
angioh(a)emophilia [ˌændʒiɔ'hi:mou'filiə]
choroba v.Willebranda, krwawiączka naczyniowa
angiokeratoma [ˌændʒiɔkerə'toumə] naczyniak skóry z rogowaceniem, rogowiec
krwawy
a. corporis diffusum rogowiec naczyniakowaty rozsiany tułowia
scrotal a. rogowiec krwawy moszny
angiokeratosis [ˌændʒiɔkerə'tousis] obecność licznych rogowców naczyniakowa-
tych
angiokinetic [ˌændʒiɔki'nitik] naczynioruchowy
angiology [ˌændʒi'ɔlədʒi] angiologia
angiolymphoma [ˌændʒiɔlim'foumə] = lymphangioma
angioma [ˌændʒi'oumə] naczyniak
cavernous a. naczyniak jamisty
cutaneospinal a. naczyniakowatość skór-
no-rdzeniowa
hereditary h(a)emorrhagic a. wrodzona naczyniakowatość krwotoczna, choroba
Rendu i Oslera
lymphatic a. naczyniak limfonośny
multiple a.'s naczyniakowatość
plexiform a. naczyniak splotowaty
racemous a. naczyniak groniasty
spider a. naczyniak gwiaździsty, „pająk
naczyniowy"
stellate a. naczyniak gwiaździsty
verrucous a. naczyniak rogowaciejący
telangiectatic a. naczyniak telangiektatyczny
angiomalacia [ˌændʒiɔ'məleiʃiə] rozmiękanie naczyń
angiomatosis [ˌændʒiɔmə'tousis] naczyniakowatość
calcifying cerebral a. naczyniakowatość

mózgowa trójdzielna, zespół Sturge'a i Webera
cephalotrigeminal a. zespół Sturge'a i Webera
congenital dysplastic a. wrodzona naczyniakowatość dysplastyczna
encephalofacial a. zespół Sturge'a i Webera
encephalotrigeminal a. naczyniakowatość mózgowa trójdzielna, zespół Sturge'a i Webera
familial a. wrodzona naczyniakowatość, choroba Rendu i Oslera
osteohypertrophic a. zespół Klippla i Trenaunaya
retinal a. naczyniakowatość siatkówki, choroba Hippla i Lindaua
retinocerebellar a. choroba Hippla i Lindaua
retinocerebral a. choroba Hippla i Lindaua
angiomatous [ˌændʒiˈɔmətəs] naczyniakowaty
angiomyofibroma [ændʒiɔmaiɔfaiˈbroumə] naczyniakomięśniak gładkokomórkowy
angiomyolipoma [ˌændʒiɔˈmaiɔliˈpoumə] naczyniakomięśniakotłuszczak
angiomyoma [ˌændʒiɔmaiˈoumə] naczyniakomięśniak gładkokomórkowy
angiomyoneuroma [ændʒiɔˌmaiɔnjuəˈroumə] kłębczak, guz kłębka skórnego
angiomyxoma [ˌændʒiɔmikˈsoumə] naczyniakośluzak
angionecrosis [ˌændʒiɔnəkˈrousis] martwica naczyń
angioneuralgia [ˌændʒiɔnjuerˈældʒiə] erytromelalgia
angioneurectomy [ˌændʒiɔnjuerˈektəmi] 1) wycięcie naczynia z sąsiednim nerwem; 2) wycięcie części powrózka nasiennego
angioneur(o)edema [ˌændʒiɔnjuerˈi:dimə] obrzęk angioneurotyczny
angioneuromyoma [ˌændʒiɔnjuerɔmaiˈoumə] kłębczak
angiopathy [ˌændʒiˈɔpæθi] angiopatia
congenital dysplastic a. naczyniakowatość dysplastyczna wrodzona
angiophacomatosis [ˌændʒiɔˌfækɔməˈtousis] angiofaktomatoza, fakomatoza naczyniowa (zespół Sturge'a i Webera i choroba Hippla i Lindaua)
angioplasty [ˌɔndʒiɔˈplæsti] plastyka naczynia
balloon a. angioplastyka balonikowa
angiopressure [ˈændʒiɔpreʃə] uciśnięcie naczynia dla zahamowania krwawienia
angioreticulosis [ˌændʒiɔretikjuˈlousis] siatkowica naczyniowa płuc
angiorrhaphy [ˌændʒiˈɔrəfi] szew naczynia

angiorrhexis [ˌændʒiɔˈreksis] pęknięcie naczynia
angiosialitis [ˌɔndʒiɔsaiəˈlaitis] zapalenie przewodów ślinowych
angiospastic [ˈændʒiɔˌspæstik] naczynioskurczowy
angiostenosis [ˌændʒiɔsteˈnousis] zwężenie naczynia
angiostomy [ændʒiˈɔstəmi] wytworzenie przetoki naczyniowej
angiostrophy [ændʒiˈɔstrəfi] skręcenie naczynia dla zatamowania krwawienia
angiotelectasis [ˌændʒiɔtelˈektæsis] = **telangiectasia**
angiotensin [ˌændʒiɔˈtensin] angiotensyna
angiotensinogen [ˌændʒiɔˈtensinɔdʒen] angiotensynogen, hipertensynogen
angiotomy [ændʒiˈɔtəmi] nacięcie naczynia
angiotribe [ˈændʒiɔtraib] miażdż naczyniowy
angiotripsy [ˌændʒiɔˈtripsi] miażdżenie naczyń
angitis [ænˈdʒaitis] zapalenie naczyń
angle [ˈæŋgl] kąt
acromial a. kąt barkowy
alveolar a. kąt zębodołowy
axial a., axial line a. kąt osiowy
buccal a.'s kąty utworzone przez policzkowe powierzchnie zębów
cardiophrenic a. kąt sercowo-przeponowy
cerebellopontine a. kąt móżdżkowo-mostowy
a. of convergence kąt zbieżności
costophrenic a. kąt przeponowo-żebrowy
costovertebral a. kąt żebrowo-kręgowy
a. of deviation of the electrical axis of the heart kąt odchylenia osi elektrycznej serca
duodenojejunal a. zgięcie dwunastniczo--czcze
filtration a. kąt przesączania
a. of incidence kąt padania (fiz.)
a. of inclination kąt szyjkowo-trzonowy kości udowej
infrasternal a. kąt podmostkowy
iridocorneal a. kąt tęczówkowo-rogówkowy, kąt przesączania
a. of the iris = **iridocorneal a.**
lumbosacral a. kąt nachylenia kości krzyżowej
a. of the mandible kąt żuchwowy
a. of polarization kąt polaryzacji
pontine a. = **cerebellopontine a.**
a. of reflection kąt odbicia (fiz.)
a. of refraction kąt załamania, kąt refrakcji
sphenoid a. kąt klinowy
squint a. kąt zeza
sternal a. kąt mostka

sternoclavicular a. kąt mostkowo-obojczykowy
subpubic a. kąt podłonowy
a. of torsion kąt skręcenia (kości)
angular [ˈæŋgjulə] 1) kątowy; 2) kanciasty, załamany pod kątem
anhedonia [ˌænhiˈdɔniə] brak odczuwania przyjemności
anhidrosis [ˌænhiˈdrousis], **anidrosis** [ˌæniˈdrousis] brak potu
anhidrotic [ˌænhiˈdrɔtik] 1) odnoszący się do braku potu; 2) hamujący pocenie się
anhydr(a)emia [ˌænhaiˈdri:miə] odwodnienie krwi
anhydrase [ænˈhaidreis] anhydraza
carbonic a. anhydraza węglanowa, dehydrataza węglanowa, hydroliaza węglanu, EC 4.2.1.1
anhydride [ænˈhaidraid] bezwodnik
anhydro- [ænhaidrɔ-] w złożeniach oznacza oddzielenie cząstki wody ze związku
anhydroh(a)emoglobin [ˌænˌhaidrɔˈhi:mɔgloubin] anhydrohemoglobina, Hb bez cząsteczki wody
anicteric [ˌænikterik] bezżółtaczkowy
anilism [ˌænilizm] przewlekłe zatrucie aniliną
anility [ˈænility] otępienie, demencja
animal [ˈæniməl] zwierzę
carnivorous a. zwierzę mięsożerne
a. charcoal węgiel kostny
cold-blooded a. zwierzę zimnokrwiste, zwierzę zmiennocieplne
control a. zwierzę kontrolne (w doświadczeniach)
experimental a. zwierzę doświadczalne
a. farm farma zwierząt (laboratoryjnych)
graminivorous a. zwierzę trawożerne
homoiothermal a. zwierzę stałocieplne
homothermal a. zwierzę stałocieplne
a. husbandry hodowla zwierząt
laboratory a. zwierzę laboratoryjne
omnivorous a. zwierzę wszystkożerne
poikilothermal a. zwierzę zmiennocieplne
a. quarters zwierzętarnia
spinal a. zwierzę rdzeniowe, preparat fizjologiczny z wysoko przeciętym rdzeniem
thermolabile a. zwierzę zmiennocieplne
thermostable a., thermostabile a. zwierzę stałocieplne
warm-blooded a. zwierzę ciepłokrwiste, zwierzę stałocieplne
animate [ˈænimeit] ożywiać, pobudzać
animated [ˈænimeitid] ożywiony, ruchliwy
animation [ˌæniˈmeiʃən] ożywienie, pobudzenie umysłowe
suspended a. pozorna śmierć

anion [ˌæniən] anion
a. -exchange wymiana anionów
a. -exchanger wymiennik anionów
anionic [ˌænˈiɔnik] anionowy
aniridia [ˌæniˈridiə] brak tęczówki
aniseikonia [ˌænaisəiˈkouniə] różnowzroczność, nierówność obrazów wzrokowych
anismus [ænˈismɔs] skurcz zwieracza odbytu przy parciu
aniso- [ænaisɔ-] w założeniach oznacza niesymetryczność
anisochromasia [ˌænaisɔkrouˈmeiziə] nierówność rozkładu hemoglobiny w krwinkach
anisochromatic [ˌænaisɔkrəˈmætik] nierównobarwliwy
anisocoria [ˌænaisɔˈkɔ:riə] nierówność źrenic, anizokoria
anisocyte [ˈænaisɔsait] anizocyt, krwinka różnej wielkości
anisocytosis [ˌænaisɔsaiˈtousis] anizocytoza, różna wielkość krwinek
anisodactyly [ˌænaisɔˈdæktili] nierówność symetrycznych palców
anisogametes [ˌænaisɔˈgæmitɔs] anizogamety, gamety różnej wielkości i kształtu
anisogamy [ænˈaisɔgæmi] anizogamia, zapłodnienie z połączeniem anizogamet
anisognathy [ænˈaisɔgnæθi] anizognacja, różna szerokość żuchwy i szczęki
anisomastia [ˌænaisɔˈmæstiə] asymetria sutków
anisomelia [ˌænaisɔˈmi:liə] asymetria kończyn
anisometropia [ˌænaisɔmitˈroupiə] anizometropia, nierówność refrakcji oczu
anisometropic [ˌænaisɔmitˈrɔpik] mający nierówną refrakcję oczu
anisonormocytosis [ˌænaisɔˈnɔ:mɔsaiˈtousis] nieprawidłowy skład normalnej liczby krwinek białych
anisophoria [ˌænaisɔˈfouriə] nierówność ustawienia gałek ocznych przy patrzeniu wprost, anizoforia
anisotropic [ˌænaisɔˈtroupik] anizotropowy, dwułomny
ankle [ˈæŋkl] kostka, staw skokowy
a. clonus stopotrząs
a. jerk odruch skokowy
ankyloblepharon [ˌæŋkilɔˈblefərɔn] zrośnięcie powiek
ankylocolpos [ˌæŋkilɔˈkɔlpɔs] zarośnięcie pochwy
ankylodactyly [ˌæŋkilɔˈdæktili] zrośnięcie palców
ankyloglossia [ˌæŋkilɔˈglɔsiə] przyrośnięcie języka

ankyloproctia [ˌæŋkilɔ'proukʃiə] zarośnięcie odbytu
ankylosed ['æŋkilɔsid] usztywniony, zesztywniały, zarośnięty
ankylosis [ˌæŋki'lousis] usztywnienie stawu, zesztywnienie stawu
artificial a. artrodeza
bony a. kościozrost
extracapsular a. zesztywnienie stawu zewnątrztorebkowe
false a. zesztywnienie stawu włókniste
fibrous a. zesztywnienie stawu włókniste
intracapsular a. zesztywnienie stawu wewnątrztorebkowe
spurious a. zesztywnienie stawu zewnątrztorebkowe
true a. kościozrost
ankylostoma [ˌæŋkilou'stoumə] 1) tęgoryjec; 2) szczękościsk
Ankylostoma duodenale [ˌæŋkilou'stoumə dju:ou'denələ] tęgoryjec dwunastnicy
ankylostomiasis [ˌæŋkiloustou'maiesis] ankilostomatoza
ankylotia [ˌæŋki'lɔʃiə] zarośnięcie zewnętrznego przewodu słuchowego
ankylotic [ˌæŋki'lɔtik] zesztywniały, zarośnięty
ankylotomy [ˌæŋki'lɔtoumi] nacięcie zesztywniałego stawu
ankylourethria [ˌæŋkilɔjuə'riθriə] zarośnięcie cewki moczowej
anlage ['ænləgə] zaczątek, zawiązek, primordium
anneal ['ə'ni:l] wyżarzać metal (stom.)
Annelida [ənəlidə] pierścienice
annihilation [əˌnaiə'leiʃən] zniszczenie, anihilacja
annular ['ænjulə] pierścieniowy, obrączkowy
a. shadow cień obrączkowaty
annulocyte [ˌænjulɔ'sait] anulocyt, erytrocyt pierścieniowaty
annulocytosis [ˌænjulɔ'saiˌtousis] anulocytoza
annuloplasty ['ænjulɔplæsti] anuloplastyka, plastyka pierścienia zastawki
annulorrhaphy [ænjulɔ'ræfi] zaszycie wrót przepukliny
anochromasia [ˌænɔkrou'meiziə] 1) nieprawidłowe barwienie się komórki; 2) hemoglobina nagromadzona na obwodzie komórki
anococcygeal [ˌænɔkɔk'si:dʒiəl] odbytowo--guziczny
anodal [æ'nɔdəl] anodowy
anode ['ænoud] anoda
anodic [æ'noudik] anodowy
anodontia [ˌænɔ'dɔnʃiə] bezzębie

anodyne ['ænɔdain] anodyna, lek uśmierzający ból
anodynia ['ænɔdi:niə] stan uśmierzania bólu
an(o)estrous [æn'i:strɔ:s] odnoszący się do braku rui
an(o)estrus [æn'i:strɔs] brak cyklu rujowego
anogenital [ˌænɔ'dʒenitəl] odbytowo--płciowy
anomalopia [ˌænɔmæl'oupiə] częściowa ślepota barw
anomaloscope [æ'nɔmælɔskoup] anomaloskop, instrument do wykrywania anomalopii
anomaloscopy [æ'nɔmælɔ'skoupi] anomaloskopia
anomaly [ə'nɔməli] anomalia, odchylenie, nieprawidłowość
developmental a. anomalia rozwojowa
anomalous [ə'nɔmələs] anormalny
anomia [ə'noumiə] afazja wzrokowa, niezdolność nazywania przedmiotów
anonychia [ˌænɔ'nikiə], anonychosis [ˌænɔnik'ousis] brak paznokci
anoperineal [ˌænɔperi'niəl] odbytowo--kroczowy
Anopheles [ə'nɔfili:z] komar widliszek
anophelicide [ən'ɔfilisaid] środek komarobójczy
anophelifuge [ən'ɔfilifjudʒ] środek odpędzający komary
anophthalmia [ˌænɔf'θælmiə] wrodzony brak oczu
anophthalmus [ˌænɔf'θælməs] 1) wrodzony brak oczu; 2) osobnik z wrodzonym brakiem oczu
anopia [ə'noupiə] 1) wrodzony brak oczu; 2) hiperforia
anoplasty ['ɔnɔplæsti] plastyka odbytu
anopsia [ən'oupsiə] anopsja, niedowidzenie z nieużywania oka
anorchidism [æn'ɔ:kidism] wrodzony brak jąder, anorchia
anorectal [ˌænɔ'rəktəl] odbytniczo-odbytowy
anoretic [ænɔ'retik] znoszący łaknienie
anorexia [ˌænɔ'reksiə] brak łaknienia
a. nervosa jadłowstręt psychiczny
anorexigenic [ˌænɔrəksi'dʒenik] znoszący łaknienie
anorganic [æn'ɔ:gænik] nieorganiczny
anorgasmy [ˌænɔ:'gæsmi] anorgazmia, brak orgazmu
anosmia [æ'nɔsmiə] brak węchu
anosognosia [æˌnɔsɔ'gnousiə] anozognozja, brak poczucia choroby
anotia [æn'ouʃiə] wrodzony brak uszu
anovaria [æn'ɔværiə] wrodzony brak jajników

anovesical [ˌænɔ'vesikəl] odbytowo-pęcherzowy

anovular [æn'ɔvjulə] nie jajeczkujący

anovulatory [ˌænɔv'julətəri] = **anovular**

anovulation [ˌænɔvju'leiʃən] brak jajeczkowania, anowulacja

anox(a)emia [ˌænɔk'si:miə] anoksemia, niedotlenienie krwi

anoxia [æ'nɔksiə] anoksja, niedotlenienie tkanek
  altitude a. anoksja wysokościowa
  anoxic a. anoksja anoksemiczna
  intrauterine a. anoksja wewnątrzmaciczna
  neonatal a. anoksja noworodków
  stagnant a. anoksja zastoinowa

anoxiate [æn'ɔksieit] wywoływać niedotlenienie

anoxic [æ'nɔksik] niedotleniony

ansa [ˌænsə] pętla (*anat.*)
  hypoglossal a. pętla szyjna
  peduncular a. pętla konarowa
  subclavian a. pętla podobojczykowa

anserine ['ænsərin] 1) anseryna; 2) podobny do gęsi

antacid [ˌænt'æsid] związek zobojętniający kwas
  a. action działanie neutralizujące kwas

antagonism [æn'tægənism] antagonizm, działanie przeciwstawne

antagonist [æn'tægənist] antagonista (mięsień, lek itp.)
  competitive a. antymetabolit, lek o kompetytywnym działaniu antagonistycznym
  enzyme a. inhibitor enzymu

antaphrodisiac [ˌæntæfrou'diziæk] lek zmniejszający pobudliwość płciową

ante- [ænti-] w złożeniach oznacza: przed

antebrachial [ˌænti'breikiəl] przedramienny

antecedent [ˌænti'si:dənt] poprzedzający

antecubital [ˌænti'kjubitəl] przedłokciowy
  a. vein jedna z żył zgięcia łokciowego

antecurvature [ˌænti'kəvətʃə] przodozgięcie

anteflexion [ˌænti'flekʃən] przodozgięcie (macicy)

antelocation [ˌænti'lɔkeiʃən] przemieszczenie do przodu

antemetic [ˌænti'metik] przeciwwymiotny

ante mortem [ˌænti 'mɔ:təm] przedśmiertny, przed śmiercią

antenatal [ˌænti'neitl] przedurodzeniowy, przed urodzeniem
  a. clinic przychodnia przedporodowa

antepartum [ˌænti'pa:təm] przed porodem, przedporodowy

anteposition [ˌænti'pə'ziʃən] przodoustawienie (macicy)

antepyretic [ˌænti'pairetik] przedgorączkowy

anterior [ˌæn'tiəriə] przedni, poprzedni

antero- [ˌæntərɔ-] w założeniach oznacza: przedni

anterocclusion [ˌæntərɔ'klu:ʒən] przodozgryz (obecnie **mesiocclusion**)

anterograde ['æntərɔgreid] poruszający się do przodu

antetorsion [ˌænti'tɔ:ʃən] przodoskręcenie

anteversion [ˌænti'və:ʃən] przodopochylenie (macicy)

anteverted [ˌænti'və:tid] przodopochylony

anthelix [æn'θi:liks] grobelka (*anat.*)

anthelminthic [ˌænθel'minθik], **anthelmintic** [ˌænθel'mintik] przeciwrobaczy, lek przeciw robakom

anthelotic [ˌænθi:lɔtik] lek przeciw odciskom

anthrac(a)emia [ˌænθrə'si:miə] posocznica wąglikowa

anthracic ['ænθrəsik] wąglikowy

anthracin ['ænθrəsin] antracyna, toksyna wąglika

anthracoid ['ænθrəkɔid] podobny do wąglika

anthracosilicosis [ˌænθrəkɔsili'kousis] pylica węglowo-krzemowa

anthracosis [ˌænθrə'kousis] pylica węglowa

anthracotic [ˌænθrə'kɔtik] odnoszący się do pylicy węglowej
  a. pigment złogi ziarenek węgla w płucach

anthracycline [ˌænθrə'saiklin] antracyklina

anthrax ['ænθræks] wąglik
  cerebral a. wąglik mózgowy
  cutaneous a. postać skórna wąglika, czarna krosta
  intestinal a. wąglik jelitowy
  malignant a. wąglik
  pulmonary a. wąglik płucny

anthropo- ['ænθrəpɔ-] w założeniach oznacza: ludzki, odnoszący się do człowieka

anthropobiology [ˌænθrɔpɔbai'ɔlədʒi] biologia człowieka

anthropology [ˌænθrə'pɔlədʒi] antropologia
  criminal a. antropologia kryminalna
  psychological a. antropologia psychologiczna
  serological a. antropologia serologiczna

anthropometry [ˌænθrə'pɔmitri] antropometria

anthropomorphism [ˌænθrəpɔ'mɔ:fism] antropomorfizm

anthroponosis [ˌænθrəpɔ'nousis] antroponoza, choroba zakaźna występująca tylko u ludzi

anthropophilic [ˌænθrəpɔ'filik] szukający człowieka (o pasożytniczych owadach atakujących człowieka) anthropophobia [ˌænθrəpɔ'foubiə] fobia ludzi

anthropozoonosis [ˌænθrəpɔ'zounəsis] antropozoonoza, choroba zakaźna ludzi i zwierząt

anti- [ænti-, æntai-] w założeniach znaczy: przeciw

antiallergic [ˌæntiæl'ə:dʒik] przeciwalergiczny

antian(a)emic [ˌæntiə'ni:mik] przeciwanemiczny

antiandrogen [ˌænti'ændrɔdʒən] antyandrogen, środek blokujący działanie androgenów

antiantibody [ˌænti'æntibɔdi] antyprzeciwciało

antiarrhythmic [ˌæntiə'riθmik] lek znoszący arytmię serca

antiarthritic [ˌæntia:θritik] przeciwartretyczny

antiasthmatic [ˌæntiæs'mætik] przeciwastmatyczny

antibacterial [ˌæntibæk'tiəriəl] przeciwbakteryjny

antibiogram [ˌænti'baiɔgræm] antybiotykogram, antybiogram

antibiont [ˌænti'baiɔnt] drobnoustrój wytwarzający antybiotyki

antibiosis [ˌænti'baiousis] antybioza, amensalizm, niszczenie ustroju przez metabolity innego ustroju

antibiotic [ˌænti'baiɔtik] antybiotyk
　broad-spectrum a. antybiotyk o szerokim zakresie działania
　extended-spectrum a. antybiotyk o rozszerzonym działaniu
　a. -resistant oporny na antybiotyk
　a. -sensitive wrażliwy na antybiotyk

antibody [ˌænti'bɔdi] przeciwciało
　agglutinating a. aglutynina
　anaphylatic a. przeciwciało anafilaktyczne
　antinuclear a. przeciwciało przeciwjądrowe
　blocking a. przeciwciało blokujące
　blood group a.'s przeciwciała przeciw antygenom krwinek
　complement-fixing a. przeciwciało wiążące dopełniacz
　immobilizing a. przeciwciało unieruchamiające krętki
　immune a. przeciwciało odpornościowe (wywołane uodpornieniem)
　inhibiting a. przeciwciało blokujące
　natural a. przeciwciało naturalne
　neutralizing a. przeciwciało neutralizujące wirusy lub bakterie
　reaginic a. przeciwciało reaginowe

treponema-immobilizing a. przeciwciało unieruchamiające krętki

treponemal a. przeciwciało przeciwkrętkowe

antibrachial [ˌænti'breikiəl] przedramienny

antibromic [ˌænti'brɔmik] dezodorujący

anticalculous [ˌænti'kælkjuləs] przeciwkamiczy

anticarious [ˌænti'kɛəriəs] przeciwpróchniczy

anticephalalgic [ˌæntisefəl'ældʒik] przeciw bólowi głowy

anticholagogue [ˌænti'kɔləgɔg] hamujący wydzielanie żółci

anticholinergic [ˌæntikɔlin'ə:dʒik] przeciwcholinergiczny

anticholinesterase [ˌæntikɔlines'tereis] antycholinoesteraza

anticipated [æn'tisipeitid] spodziewany

anticipation [ænˌtisi'peiʃən] 1) występowanie periodycznie powracającego zjawiska przed terminem; 2) coraz wcześniejsze występowanie w kolejnych pokoleniach choroby dziedzicznej

anticoagulant [ˌæntikou'ægjulənt] antykoagulant, środek przeciwkrzepliwy

anticoagulation [ˌæntikou'ægjuleiʃen] antykoagulacja

anticoagulative [ˌæntikou'ægjuleitiv] przeciwkrzepliwy

anticodon [ˌænti'koudən] antykodon, tryplet komplementarny do kodonu

anticomplement [ˌænti'kɔmplimənt] antykomplement, przeciwdopełniacz

anticontagious [ˌæntikən'teidʒəs] przeciwzakaźny

anticonvulsant [ˌæntikən'vʌlsənt] przeciwdrgawkowy (lek)

anticytotoxin [ˌæntiˌsaitɔ'tɔksin] przeciwciało niszczące cytotoksynę

antidepressant [ˌæntidi'presənt] przeciwdepresyjny (lek)

antidiabetic [ˌæntidaiə'betik] przeciwcukrzycowy

antidiarrh(o)eal [ˌæntidaiə'riəl] przeciwbiegunkowy

antidiuresis [ˌæntidaijuə'ri:sis] antydiureza, zmniejszenie objętości moczu

antidiuretic [ˌæntidaijuə'ritik] antydiuretyczny, zmniejszający objętość moczu

antidotal [ˌænti'doutəl] antydotowy, neutralizujący truciznę

antidote [ˌæntidout] antidotum
　chemical a. antidotum chemiczne

antidromic [ˌænti'droumik] antydromowy, przeciwny normalnemu przebiegowi bodźca w nerwie

antidysenteric [ˌæntidisen'terik] przeciw-
czerwonkowy
antidysuric [ˌæntidis'juərik] łagodzący dyzu-
rię
antiemetic [ˌæntii'metik] przeciwwymiotny
antiendotoxin [ˌæntiendou'tɔksin] przeciwciało przeciw endotoksynie
antienzyme [ˌænti'ɔnzaim] antyenzym, antyferment
antiepileptic [ˌæntiepi'leptik] przeciwpadaczkowy
antifebrile [ˌænti'fiːbrail] przeciwgorączkowy
antiferment ['antiˌfəːmənt] antyferment, antyenzym
antifibrinolysin [ˌæntifaibri'nɔlisin] antyplazmina
antifolic [ˌænti'fɔlik] hamujący działanie
kwasu foliowego
antifungal [ˌænti'fʌŋgəl] przeciwgrzybiczy
antigalactagogue [ˌæntigælək'təgɔg] hamujący wydzielanie mleka
antigalactic [ˌæntigæ'læktik] = antigalactagogue
antigen ['æntidʒen] antygen
ABO a.'s antygeny układu ABO
acetone-insoluble a. kardiolipina
autogenous a. autoantygen, antygen autogeniczny
capsular a. antygen torebkowy, antygen
otoczkowy
carcinoembryonic a. antygen rakowo-pło-
dowy
complete a. antygen kompletny, antygen
pełnowartościowy
core a. antygen rdzeniowy
cross-reacting a. antygen krzyżowo reagujący
flagellar a. antygen rzęskowy
heart a. antygen sercowy, kardiolipina
hepatitis B core a. antygen rdzeniowy
wirusa zapalenia wątroby B
hepatitis B surface a. antygen powierzchniowy wirusa zapalenia wątroby B
heterogenetic a. antygen heterogenetyczny
heterophilic a. = heterogenetic a.
high-frequency blood group a. antygen publiczny, antygen częsty
histocompatibility a. antygen zgodności
tkankowej, antygen układu HLA
incomplete a. antygen resztkowy, antygen
niepełnowartościowy
label(l)ed a. antygen znakowany
low-frequency blood group a. antygen rzadki, antygen indywidualny
organ-specific a. antygen narządowoswois-
ty
partial a. antygen niepełnowartościowy

pollen a. antygen pyłkowy
private a. antygen indywidualny, antygen
rzadki
protective a. antygen ochronny
public a. antygen częsty, antygen publiczny
shock a. antygen wstrząsorodny
somatic a. antygen somatyczny (bakterii)
tissue-specific a. antygen tkankowoswoisty
transplantation a. antygen transplantacyj-
ny, antygen zgodności tkankowej
xenogenous a. antygen ksenogeniczny
antigenic [ˌænti'dʒenik] antygenowy
a. properties właściwości antygenowe
antigenicity [ˌæntidʒe'nisiti] antygenowość
antigonorrh(o)eic [ˌæntigɔnə'riik] przeciwrzeżączkowy
antihelix [ˌænti'hiːliks] grobelka (anat.)
antih(a)emagglutinin [ˌæntihiːmə'glutinin]
antyhemaglutynina
antih(a)emolysin [ˌæntihiːmɔ'lisin] antyhe-
molizyna
antih(a)emolytic [ˌæntihiːmɔ'litik] antyhemolityczny
antih(a)emorrhagic [ˌæntihəmɔ'rædʒik]
przeciwkrwotoczny
antihallucinatory [ˌæntihə'luːsiˌnətəri] przeciwomamowy (lek)
antihelminthic [ˌæntihel'minθik] przeciw robakom
antihidrotic [ˌæntihid'rɔtik] hamujący pocenie się
antihistamines [ˌænti'histəminis] leki prze-
ciwhistaminowe
antihistaminic [ˌæntihistəm'inik] przeciwhistaminowy
antihormone [ænti'hɔːmoun] antyhormon
antihyaluronidase [ˌæntihaieljuə'rɔnideis] inhibitor hialuronidazy
antihydropic [ˌæntihaid'rɔpik] przeciwpuch-
linowy
antihypertensive [ˌæntihaiper'tənsiv] przeciwnadciśnieniowy (lek)
antihypnotic [ˌænti'hipnɔtik] znoszący senność
antihysteric [ˌæntihis'terik] przeciwhistery-
czny (lek)
anti-icteric [ˌænti'ikterik] przeciwżółtaczko-
wy
anti-immune [ˌænti'imjun] przeciwodporno-
ściowy
anti-infectious [ˌæntiin'fekʃəs] przeciwzakaźny
anti-inflammatory [ˌæntiin'flæmətəri] przeciwzapalny
antiketogenesis [ˌæntikiːtɔ'dʒenisis] antyke-
togeneza, hamowanie ketogenezy
antiketogenic [ˌæntikiːtɔ'dʒenik] hamujący
ketogenezę

antilactase [ˌænti'lækteis) antyenzym hamujący laktazę

antilipotropic [ˌæntilipɔ'trɔpik] antylipotropowy, hamujący syntezę choliny

antilithic [ˌæntili'θik] przeciwkamiczy

antilobium [ˌænti'loubiəm] skrawek ucha

antiluetic [ˌæntilu'etik] przeciwkiłowy

antiluteogenic [ˌæntilutiɔ'dʒenik] hamujący rozwój ciałka żółtego

antilysin [ˌænti'laisin] antylizyna, przeciwciało hamujące cytolizę

antilysis [ˌænti'laisis] hamowanie cytolizy

antimalarial [ˌæntimə'lɛəriəl] przeciwmalaryczny, przeciwzimniczy

antimere [ˌæntimiə] antymer, symetryczna część ciała ludzkiego

antimesenteric [ˌænti'mesenterik] przeciwległy do krezki (brzeg jelita)

antimetabolite [ˌæntimætə'bɔlait] antymetabolit

antimetropia [ˌæntimit'roupiə] różnorodność wad refrakcji obu oczu, np. krótkowzroczności i dalekowzroczności

antimicrobial [ˌæntimai'kroubiəl] przeciwbakteryjny

antimitotic [ˌæntimi'tɔtik] antymitotyczny, hamujący podział komórek

antimonial [ˌænti'mouniəl] antymonowy, odnoszący się do antymonu

antimonic [ˌænti'mounik] antymonowy, odnoszący się do pięciowartościowego antymonu
  a. oxide pięciotlenek antymonu

antimonous [ˌæntimounəs] antymonawy
  a. sulphide czarny antymon

antimony [ˌæntiməni] antymon
  a. potassium tartrate winian potasowo-antymonowy
  a. sodium tartrate winian sodowo-antymonowy
  tartrated a. winian potasowo-antymonowy

antimuscarinic [ˌæntimʌskæ'rinik] przeciwmuskarynowy

antimycotic [ˌæntimai'kɔtik] przeciwgrzybiczy

antinauseant [ˌæntinɔː'siənt] zapobiegający mdłościom

antineoplastic [ˌæntini:ɔ'plæstik] przeciwnowotworowy

antinephritic [ˌæntinefri'tik] hamujący zapalenie nerek

antineuralgic [ˌæntinjuə'rældʒik] przeciwneuralgiczny

antineuritic [ˌæntinjuə'ritik] hamujący zapalenie nerwów

antinuclear [ˌæntinjuk'liə] przeciwjądrowy

antiocular [ˌænti'ɔkjulə] przeciw antygenom gałki ocznej

antioxidant [ˌænti'ɔksidənt] przeciwutleniacz

antioxidation [ˌæntiɔksi'deiʃən] przeciwutlenianie

antipaludian [ˌæntipælu'diæn] przeciwzimniczy

antiparalytic [ˌæntipæræ'litik) przeciwporażenny

antiparasitic [ˌæntipærə'sitik] przeciwpasożytniczy

antipathy [ˌæntipəθi] antypatia

antipedicular [ˌæntipe'dikjulə] przeciwwszawiczy

antiperistalsis [ˌænti,peri'stælsis] antyperystaltyka

antiperistaltic [ˌænti,peri'stæltik] antyperystaltyczny

antiperspirant [ˌænti'pəːspirənt] hamujący pocenie się

antiphagocytic [ˌæntifægə'sitik] hamujący fagocytozę

antiphlogistic [ˌæntiflɔ'dʒistik] przeciwzapalny

antiphobic [ˌænti'foubik] hamujący fobię

antiphthisical [ˌænti'θaizikəl] przeciwgruźliczy

antiplasmin [ˌænti'plæzmin] antyfibrynolizyna

antiplatelet [ˌænti'pleitlit] przeciwpłytkowy
  a. action działanie przeciwpłytkowe
  a. drugs leki hamujące działanie płytek

antipneumococcic [ˌæntinjumɔ'kɔksik] przeciwpneumokokowy

antipodagric [ˌæntipɔ'dægrik] przeciwdnawy

antiprecipitin [ˌæntipri'sipitin] antyprecypityna

antiprogestin [ˌænti'proudʒestin] lek hamujący progestageny

antiprotease [ˌæntiprou'tieis] antyproteaza

antiprothrombin [ˌæntiprɔ'θrɔmbin] antyprotrombina

antipruritic [ˌænti'prue'ritik] przeciwświądowy

antiputrefactive [ˌæntipjuːtri'fæktiv] przeciwgnilny

antipyogenic [ˌæntipaiɔ'dʒenik] przeciwropny

antipyresis [ˌæntipai'risis] leczenie przeciwgorączkowe

antipyretic [ˌæntipai'retik] przeciwgorączkowy

antipyrotic [ˌæntipai'rɔtik] przeciwoparzeniowy

antirabic [ˌænti'ræbik] lek przeciw wściekliźnie

antirachitic [ˌæntirə'kitik] przeciwkrzywiczy

4*

antiradiation [ˌænti͵reidi'eiʃən] przeciwra-
diacyjny
antirennet [ˌænti'renit] antychymozyna
antirennin [ˌænti'renin] = **antirennet**
antirheumatic [ˌæntiru:'mætik] przeciwreumatyczny
antiruminant [ˌænti'ru:minənt] 1) zapobiegający odbijaniu się; 2) przerywający upor-
czywe myśli
antiscabious [ˌænti'skeibiəs] przeciwświerzbowy
antiscorbutic [ˌæntiskɔ:bjutik] przeciwgnilcowy
antiseborrh(o)eic [ˌæntisəbɔ'ri:ik] przeciwłojotokowy
antisecretory [ˌæntisi:k'ritəri] przeciwwy-
dzielniczy
antisepsis [ˌænti'sepsis] antyseptyka, zwalczanie zakażenia
antiseptic [ˌænti'septik] antyseptyczny
antiserum [ˌænti'siərəm] *pl* **antisera** [ˌænti-
'siərə] surowica odpornościowa
　blood group antisera surowice do okreś-
　lania grup krwi
antisialagogue [ˌæntisai'æləgɔg] środek hamujący wydzielanie śliny
antisialic [ˌæntisai'ælik] hamujący odpływ
śliny
antisideric [ˌænti'siderik] hamujący działanie żalaza
antisocial [ˌænti'souʃəl] antyspołeczny
antistaphylococcal [ˌæntistæfilɔ'kɔkəl] przeciwgronkowcowy
antistaphylolysin [ˌæntistæfilɔ'lisin] antysta-
filolizyna
antistreptococcic [ˌæntistreptɔ'kɔksik] przeciwpaciorkowcowy
antistreptokinase [ˌæntistreptɔ'kaineis] anty-
streptokinaza
antistreptolysin [ˌæntistrep'tɔlisin] anty-
streptolizyna
antisudoral [ˌænti'sju:dɔrəl] przeciwpotny
antisudorific [ˌæntisju:dɔ'rifik] przeciwpotny
antisyphilitic [ˌæntisifi'litik] przeciwkiłowy
antitetanic [ˌæntite'tənik] znoszący skurcz
tężcowy
antithenar [ænti'θənə] kłębik, kłąb V palca
antithermic [ˌænti'θə:mik] przeciwgorączkowy
antithrombin [ˌænti'θrɔmbin] antytrombina
antithyroid [ˌænti'θairɔid] przeciwtarczycowy
antitonic [ˌænti'tɔnik] znoszący napięcie
antitoxin [ˌænti'tɔksin] antytoksyna, przeciwciało przeciw toksynie
　botulinum a. surowica przeciw jadowi kieł-
　basianemu

diphtheria a. surowica przeciwbłonicza
tetanus a. surowica przeciwtężcowa
antitoxinogen [ˌæntitɔ'ksinɔdʒən] związek
pobudzający tworzenie się antytoksyn
w ustroju, np. toksoid, anatoksyna
antitragus [ˌænti'treigəs] przeciwskrawek (*a-
nat.*)
antitreponemal [ˌæntitrepɔ'ni:məl] przeciwkrętkowy
antitrismus [ˌænti'trisməs] skurcz mięśni
uniemożliwiający zamknięcie ust
antitrypsin [ˌænti'tripsin] antytrypsyna
antitryptic [ˌænti'triptik] antytrypsynowy
antituberculous [ˌæntitju:'bə:kjuləs] przeciwgruźliczy
antitussive [ˌænti'tʌsiv] przeciwkaszlowy
antityphoid [ˌænti'taifɔid] przeciwdurowy
antiuratic [ˌænti'juərətik] hamujący tworzenie się moczanów
antivenene [ˌænti'veni:n] antytoksyna przeciw jadowi węży
antivenereal [ˌæntivi'niəriəl] przeciwweneryczny
antivenin [ænti'venin] antytoksyna przeciw
jadowi węży
antivenomous [ˌænti'venəməs] przeciwjadowy
antiviral [ˌænti'vaiərəl] przeciwwirusowy
antivitamin [ˌænti'vitæmin] antywitamina
antixerophthalmic [ˌænti͵zi:rɔf'θəlmik] zapobiegający zeskórzeniu spojówki
antixerotic [ˌæntizi:'routik] zapobiegający
wysychaniu spojówek i skóry
antizymotic [ˌæntizai'mɔtik] hamujący fermentację
antral [ˌæntrəl] jamowy, zatokowy
antrectomy [ænt'rəktəmi] 1) wycięcie ścian
jamy (zwł. sutkowej) lub zatoki; 2) wycięcie
jamy odźwiernikowej żołądka
antro- [æntrɔ-] w złożeniach oznacza: odnoszący się do jamy
antroatticotomy [ˌæntrɔ͵ætikɔ'təmi] antroat-
tykotomia, otwarcie jamy bębenkowej
i sutkowej
antrocele [ˌæntrɔsi:l] nagromadzenie śluzu
w zatoce szczękowej
antroduodenectomy [ˌæntrɔdjuɔdin'əktəmi]
wycięcie dwunastnicy z jamą odźwierniko-
wą
antroneurolysis [ˌæntrɔnjuə'rɔlisis] usunięcie
śluzówki zatoki z nerwami
antropyloric [æntrɔpai'lɔrik] odnoszący się
do jamy odźwiernika
antrostomy [æn'trɔstəmi] antrostomia, wytworzenie przetoki zatoki
antrotomy [ˌæntrɔtəmi] antrotomia, nacięcie
zatoki, jamy

antrotympanic [ˌæntrɔtim'pænik] jamowo-
-bębenkowy
antrum [ˌæntrəm], pl antra [ˌæntrə] jama,
zatoka
mastoid a. jama sutkowa
pyloric a. jama odźwiernikowa
tympanic a. = mastoid a.
anuresis [ə,njuə'risis] nieoddawanie moczu
anuretic [ə,njuə'ritik] odnoszący się do anuresis
anuria [ə'njuəriə] bezmocz, brak wytwarzania moczu
anuric [ə'njuərik] bezmoczowy
anus ['einəs] odbyt
artificial a. odbyt sztuczny
imperforate a. atrezja odbytu, odbyt niedrożny
perineal a. odbyt kroczowy
preternatural a. odbyt sztuczny
vesical a. odbyt pęcherzowy
vestibular a. odbyt przedsionkowy
vulvovaginal a. odbyt przedsionkowy
anvil ['ænvil] kowadełko
anxiety [æŋ'ksaieti] lęk, niepokój
anxious ['æŋkʃəs] niespokojny, bojaźliwy
aorta [ei'ɔ:tə] aorta, tętnica główna
ascending a. aorta wstępująca
buckled a. rzekome zwężenie cieśni aorty
coarctation of the a. zwężenie cieśni aorty
descending a. aorta zstępująca
dynamic a. aorta tętniąca w obrazie rtg
kinked a. = buckled a.
overriding a. aorta jeździec w tetralogii
Fallota
thoracic a. aorta piersiowa
aortal [ei:ɔ:tel] aortalny
aortalgia [ˌeiɔ:'təldʒiə] ból aorty
aortarctia [ˌeiɔ:'ta:kʃiə] zwężenie aorty
aortectasia [ˌeiɔ:'tək'teiziə], aortectasis
[eiɔ:tək'teisis] rozszerzenie aorty
aortectomy [eiɔ:'təktəmi] wycięcie aorty
aortic [ei'ɔtik] aortalny
a. coarctation zwężenie cieśni aorty
a. murmur szmer aortalny
a. opening ujście aorty
a. regurgitation cofanie się krwi z aorty do
komory
a. rupture pęknięcie aorty
a. stenosis zwężenie aorty
subvalvular a. stenosis zwężenie aorty podzastawkowe
supravalvular a. stenosis zwężenie aorty
nadzastawkowe
a. valve zastawka aorty
valvular a. stenosis zwężenie zastawki aorty
a. wall dissection rozwarstwienie ściany
aorty

aorticorenal [ei,ɔ:tikə'ri:nəl] aortalno-ner-
kowy
aortitis [eiɔ:'taitis] zapalenie aorty
giant cell a. zapalenie aorty olbrzymiokomórkowe
gigantocellular a. = giant cell a.
obliterative a. zapalenie aorty zarostowe
syphilitic a. zapalenie aorty kiłowe
aortography [ˌeiɔ:'təgrəfi] aortografia
abdominal a. aortografia brzuszna
aortic arch a. aortografia łuku aorty
ascending a. aortografia wstępująca
descending a. aortografia zstępująca
retrograde a. aortografia wsteczna
thoracic a. aortografia piersiowa
translumbar a. aortografia przezlędźwio-
wa
aortomalacia [ˌei'ɔ:təmə'leiʃiə] rozmiękanie
ściany aorty
aortorrhaphy [eiɔ:'tɔrəfi] zeszycie aorty
aortosclerosis [ei'ɔ:təskliə'rousis] stwardnienie aorty
aortostenosis [ei,ɔ:təste'nousis] zwężenie aorty
aortotomy [eiɔ:tə'təmi] nacięcie aorty
aparathyroidism [ə,pærə'θairɔidizm] brak
przytarczyc
apareunia [ˌəpa:rə'uniə] niezdolność do stosunków płciowych
apathetic [ˌæpə'θetik], apathic [æ'pəθik]
apatyczny
apathy ['æpəθi] apatia
apectomy [ə'pektəmi] amputacja wierzchołka korzenia zęba
aperient [ə'piəriənt] przeczyszczający
aperistalsis [ə,peri'stælsis] zniesienie pery-
staltyki
aperitive [ə'peritiv] pobudzający apetyt
apertognathia [ə,pertə'neiθiə] zgryz otwarty
aperture ['æpətjuə] 1) otwór; 2) apertura
angular a. apertura kątowa
numerical a. apertura numeryczna
apex ['eipeks] szczyt, wierzchołek, koniuszek
a. beat uderzenie koniuszkowe serca
a. of the dental root wierzchołek korzenia
zęba
a. murmur szmer na koniuszku
orbital a. wierzchołek oczodołu
apexcardiogram [ˌeipeks'ka:diɔgræm] apeksokardiogram
apexcardiography [ˌeipeks'ka:diɔgrəfi] apeksokardiografia
aphagia [æ'feidʒiə] niemożność połykania,
afagia
a. algera afagia z powodu bólu
aphakia [æ'feikiə] afakia, bezsoczewkowość
aphakial [æ'feikiəl] bezsoczewkowy

aphakic [æ'feikik) = aphakial
aphasia [æ'feiziə] afazja, centralnego pochodzenia utrata zdolności używania mowy
i pisma lub rozumienia
acoustic a. afazja słuchowa, głuchota słowna
amnestic a., amnesic a. afazja pamięciowa
anomic a. afazja nominatywna
associative a. afazja insularna
ataxic a. afazja ruchowa
auditory a. afazja słuchowa
conduction a. afazja insularna
cortical a. afazja korowa
expressive a. afazja ruchowa
expressive-receptive a. afazja mieszana
functional a. afazja czynnościowa, histeryczna
global a. afazja całkowita
graphic a. agrafia, utrata zdolności pisania
graphomotor a. agrafia
impressive a. afazja czuciowa
jargon a. afazja agramatyczna, żargonofa-
zja
mixed a. afazja mieszana, afazja czuciowo-
-ruchowa
motor a. afazja ruchowa, afazja motoryczna
nominal a. afazja nominatywna
optic a. afazja nominatywna
psychosensory a. afazja czuciowa
receptive a. afazja czuciowa
semantic a. afazja semantyczna
sensorimotor a. afazja czuciowo-ruchowa,
afazja mieszana
sensory a. afazja czuciowa
subcortical a. afazja podkorowa
syntactial a., syntatic a. afazja syntaktyczna
total a. afazja całkowita
verbal a. afazja słowna
visual a. 1) afazja wzrokowa, afazja nominatywna; 2) ślepota słowna
Wernicke's a. afazja czuciowa Wernickego
aphasiac [ə'feiziək], aphasic [ə'feizik] afatyczny, odnoszący się do afazji
aphephobia [ˌəfi'foubiə] fobia dotknięcia innych osób
aphilopony [ˌæfiloupəni] lęk przed pracą,
afiloponia
aphonia [ə'founi], aphony [ˌæfəni] bezgłos
hysterical a. bezgłos histeryczny
paralytic a. bezgłos porażenny
spastic a. bezgłos skurczowy
aphonic [ə'founik], aphonous [ə'founəs] odnoszący się do bezgłosu
aphrasia [ə'freiziə] niemota jakiegokolwiek
pochodzenia

aphrodisia [ˌæfrou'diziə] podniecenie seksualne
aphrodisiac [ˌæfrou'di:ziək] afrodyzjak, środek pobudzający płciowo
aphrodisiomania [ˌæfrouˌdiziɔ'meiniə] nadmierne zainteresowanie płciowe
aphtha ['æfθə] afta
aphthae ['æfθi:] afty
aphthoid ['æfθɔid] podobny do aft
aphthosis [ˌæf'θousis] aftoza, aftowe zapalenie jamy ustnej
habitual a. nawrotowe afty jamy ustnej
aphthous ['æfθəs] aftowy
apical ['æpikəl] szczytowy, wierzchołkowy
apicectomy [ˌæpi'sektəmi] resekcja wierz-
chołkowa korzenia zęba
apices ['æpisi:s] wierzchołki, szczyty
apicitis [æpi'saitis] zapalenie szczytu (zwł.
płuca)
apico- ['æpikɔ-] w złożeniach oznacza szczytowy
apicoectomy [ˌæpikɔ'ektəmi] amputacja
szczytu korzenia zęba, apektomia
apicolysis [ˌæpi'kɔlisis] apikoliza, wywołanie
zapadnięcia się szczytu płuca
apicostomy [ˌæpikɔ'stəmi] apikostomia,
przebicie blaszki zębodołu dla dotarcia
apikostomem do korzenia
apicotomy [æpi'kɔtəmi] amputacja szczytu
(zwł. korzenia zęba)
apicurettage [æpi'kjuəreˌta:ʒ] łyżeczkowanie
kanału korzenia zęba
apiphobia [ˌæpi'foubia) fobia pszczół
apitoxin [ˌæpitɔksin] apitoksyna
aplacental [ˌæplə'sentəl] bezłożyskowy
aplasia [ə'pleiziə] 1) wrodzony brak narządu;
2) w hematologii zahamowanie czynności
szpiku
bone marrow a. aplazja szpiku
germinal a. dysgenezja kanalików nasieniotwórczych
gonadal a. dysgenezja gonad
aplastic [ə'plæstik] aplastyczny, odnoszący
się do zaburzeń regeneracji (szpiku itp.)
apneumatosis [ˌæpnjumə'tousis] niedodma
wrodzona
apn(o)ea ['æpni:ə] bezdech
chemoreceptor a. bezdech chemoreceptorowy (przy podawaniu tlenu choremu
z upośledzoną wrażliwością ośrodka
oddechowego)
deglutition a. bezdech w czasie połykania
induced a. bezdech wywołany (w czasie
znieczulenia ogólnego)
sleep a. bezdech periodyczny we śnie
vagal a. bezdech wagalny (przy podrażnieniu nerwu błędnego w czasie operacji)

apn(o)eic [æ'pniik] bezdechowy
  a. attacks, a. spells napady bezdechu
u dzieci
apocamnosis = apokamnosis
apocrine ['æpɔkrain] apokrynowy (gruczoł)
apodia [ˌæpoudiə] brak stóp wrodzony
apoenzyme [ˌæpɔ'enzaim] apoenzym, białkowa część enzymu
apoferritin [ˌæpɔ'fɔːitin] apoferrytyna
apogamia [æpɔ'gəmiə] dzieworództwo, partenogeneza
apokamnosis [ˌæpoukæm'nousis] apokamnoza, wzmożona męczliwość
apolar ['əpoulə] bezbiegunowy, apolarny
apolipoprotein [ˌæpɔlipɔ'proutiin] apolipo-
proteina
apomorphine [ˌæpou'mɔːfin] apomorfina
aponeurectomy [ˌæpounjuə'rektəmi] wycięcie rozcięgna
aponeurology [ˌæpounjuə'rɔlədʒi] nauka
o rozcięgnach
aponeurorrhaphy [ˌæpounjuə'rəræfi] zeszycie
rozcięgna
aponeurosis [ˌæpounjuə'rousis] rozcięgno
  epicranial a. rozcięgno naczaszne, czepiec
ścięgnisty
  extensor a. rozcięgno prostowników palców
  a. of insertion rozcięgno przyczepu mięśni
płaszczyznowych
  a. of investment powięź obejmująca grupę
mięśni
  a. of origin = a. of insertion
  palatine a. rozcięgno podniebienia
  palmar a. rozcięgno dłoniowe
  pharyngeal a. powięź gardła
  plantar a. rozcięgno podeszwowe
  temporal a. powięź skroniowa
aponeurositis [ˌæpɔnjuə'saitis] zapalenie
rozcięgna
aponeurotic [ˌæpɔnjuə'rɔtik] rozcięgnowy
aponeurotomy [ˌæpɔnjuə'rɔtəmi] nacięcie
rozcięgna
apophyseal [ˌəpɔ'fiziəl] odrostkowy, dotyczący odrostka
apophysial [ˌəpɔ'fiziəl] odrostkowy
apophysis [ə'pɔfisis] odrostek (*anat.*), wyrostek
  basilar a. część podstawna kości potylicznej
  lenticular a. wyrostek soczewkowaty kowadełka
  temporal a. wyrostek sutkowaty
apophysitis [ˌæpɔfi'saitis] 1) zapalenie odrostka; 2) zapalenie wyrostka robaczkowego
apoplectic [ˌæpɔ'plektik] udarowy, apoplektyczny

apoplectiform [ˌæpɔ'plɔktifɔːm] podobny do
udaru
apoplexy ['æpɔpleksi] 1) udar mózgowy; 2)
krwotok do narządu
  abdominal a. krwotok, zakrzep lub zator
tętnic krezkowych
  adrenal a. krwotok do nadnercza lub zakrzep żyły nadnerczowej
  bulbar a. udar opuszkowy
  capillary a. krwotok pochodzenia włoś-
niczkowego
  cerebral a. udar mózgowy
  embolic a. udar zatorowy
  functional a. udar rzekomy pochodzenia
histerycznego
  heat a. udar cieplny
  ingravescent a. stopniowo narastający
udar
  meningeal a. krwotok oponowy
  neonatal a. krwotok wewnątrzczaszkowy
u noworodka
  ovarian a. krwotok do jajnika
  pituitary a. krwotok do przysadki
  pontile a. udar mostowy
  pulmonary a. zawał płuca
  spasmodic a. udar mózgowy wywołany
skurczem naczyń
  spinal a. udar rdzeniowy
  thrombotic a. udar zakrzepowy
  uteroplacental a. udar maciczno-łożysko-
wy, zespół Couvelaire'a
  uterine a. krwotoczna martwica śluzówki
macicy
aposthia [ə'pɔsθiə] wrodzony brak napletka
apostilb ['æpɔstilb] apostilb, jednostka jasności, 0,1 mililamberta
apothecary [ə'pɔθikəri] aptekarz
apoxesis [æpɔ'ksisis] łyżeczkowanie poddziąsłowe
apparatus [ˌæpə'reitəs] aparat
  achromatic a. niebarwliwa gwiazda i włó-
kienka wrzeciona w mitozie
  acid-base-cart a. aparat ABC do określania parametrów równowagi kwaso-
wo-zasadowej
  attachment a. aparat zawieszeniowy zęba
  central a. centrosom z centrosferą
  chromatic a. barwiące się chromosomy
w dzielącej się komórce
  chromidial a. siateczka endoplazmatyczna
  dental a. układ stomatognatyczny
  douche-massage a. aparat do masażu wodnego
  electrodental a. elektryczna wiertarka dentystyczna
  Golgi a. aparat Golgiego, aparat siateczkowy wewnątrzkomórkowy

juxtaglomerular a. aparat przykłębuszkowy

lacrimal a. narząd łzowy

masticatory a. narząd żucia

X-ray a. aparat rentgenowski

X-ray a. for radiotherapy aparat rentgenowski do terapii

apparent [ə'pærənt] 1) widoczny, jawny; 2) pozorny

apparently [ə'pærəntli] 1) widocznie, jawnie; 2) pozornie

appear [ə'piə:] ukazywać się, wyglądać

appearance [ə'piərəns] 1) wygląd; 2) pojawienie się

appease [ə'pi:z] złagodzić, uciszyć (wzburzenie, ból)

appendage [ə'pendidʒ] przydatek, dodatek, przyczepek

  auricular a. uszko przedsionka serca

  epiploic a. przyczepek sieciowy

  a.'s of the eye przydatki oka

  a.s' of the fetus błony płodowe i pępowina, przydatki płodowe

  a.'s of the skin przydatki skóry

  uterine a.'s przydatki maciczne

  vermiform a. wyrostek robaczkowy

appendectomy [ˌæpen'dektəmi] wycięcie wyrostka robaczkowego

  auricular a. wycięcie uszka przedsionka serca

appendical [ə'pendikəl] odnoszący się do wyrostka robaczkowego

appendicectasis [əˌpendiˌsektæsis] rozdęcie wyrostka robaczkowego

appendicectomy [ˌæpendi'səktəmi] = **appendectomy**

appendicism [ə'pendisism] przewlekłe objawy zapalenia wyrostka robaczkowego

appendicitis [əˌpendi'saitis] zapalenie wyrostka robaczkowego

  actinomycotic a. zapalenie wyrostka robaczkowego promienicze

  catarrhal a. zapalenie wyrostka robaczkowego nieżytowe

  gangrenous a. zapalenie wyrostka robaczkowego zgorzelinowe

  lumbar a. zapalenie wyrostka robaczkowego położonego za kątnicą

  phlegmonous a. zapalenie wyrostka robaczkowego ropowicze

  stercoral a. zapalenie wyrostka robaczkowego kałowe

  subperitoneal a. zapalenie wyrostka robaczkowego podotrzewnowe

  suppurative a. zapalenie wyrostka robaczkowego ropne

  verminous a. zapalenie wyrostka robaczkowego wywołane przez robaki jelitowe

appendicolysis [əˌpendi'kɔlisis] uwolnienie wyrostka robaczkowego ze zrostów

appendicostomy [ˌæpendi'kɔstəmi] wytworzenie przetoki wyrostka robaczkowego

appendicular [ə'pendi'kjulə] wyrostkowy, 1) odnosi się do wszelkich przydatków i wyrostka robaczkowego; 2) odnoszący się do kończyn

appendix [ə'pendiks] przydatek, przyczepek, wyrostek robaczkowy

  auricular a. uszko przedsionka serca

  epididymal a. przyczepek najądrza

  epiploic a. przyczepek sieciowy

  fibrous a. of the liver przyczepek włóknisty wątroby

  testicular a. przyczepek jądra

  vermiform a. wyrostek robaczkowy

  vesicular a. przyczepek pęcherzykowaty jajowodu

apperception [ˌæpə:'sepʃn] postrzeganie, świadoma percepcja

apperceptive [æpə'septiv] apercepcyjny

appersonation [ˌæpə:sɔ'neiʃn], **appersonification** [ˌæpə:sɔ'nifikeiʃən] urojenie przybrania obcej osobowości

appetite ['æpitait] łaknienie, apetyt

  excessive a. łaknienie wzmożone, nadmierne, *bulimia*

  perverted a. łaknienie opaczne, *plica*

appetizer ['æpitaizə] środek pobudzający łaknienie

apple [æpl] jabłko

  thorn a. bieluń dziędzierzawa, *Datura stramonium* (*bot.*)

appliance [ə'plaiəns] 1) przyrząd, urządzenie; 2) przyłożenie (maści)

  safety a. urządzenie zabezpieczające

applicability [ˌæplikə'biliti] przydatność, zastosowalność

application [ˌæpli'keiʃn] 1) zastosowanie; 2) przyłożenie (maści lub innych leków zewnętrznych)

applicator ['æplikeitə] aplikator, pałeczka do donosowego lub innego stosowania leków na waciku

  radium a. aplikator radowy

  radium surface a. aplikator powierzchniowy radu

  vaginal radium a. aplikator pochwowy radu

applied [ə'plaid] 1) przyłożony; 2) stosowany

  a. biology biologia stosowana

  a. chemistry chemia stosowana

apply [ə'plai] 1) przyłożyć; 2) zastosować

  a. ointment przyłożyć maść

apposition [ˌæpə'ziʃən] przyłożenie

  bring into a. zestawić (odłamy złamanej kości itp.)

apprehension [ˌæpriˈhenʃən] 1) zrozumienie, percepcja; 2) obawa
approach [əˈproutʃ] 1) zbliżać się, podchodzić; 2) dostęp (operacyjny)
approximate [əˈprɔksimit] 1) przybliżony, zbliżony; 2) przybliżyć (brzegi rany itp.) do siebie
approximation [əˌprɔksiˈmeiʃən] 1) przybliżenie, zaokrąglenie liczb; 2) zbliżenie do siebie (brzegów rany, zębów itp.)
apraxia [æˈpræksiə] apraksja, zaburzenie wykonywania celowych ruchów i czynności
  a. algera apraksja histeryczna z niemożnością wykonywania czynności wskutek bólu głowy, który te czynności wywołują
  cortical a. apraksja ruchowa, apraksja korowa
  ideational a., ideatory a. apraksja ideatoryjna, apraksja wyobrażeniowa
  ideokinetic a. apraksja ideomotoryczna, apraksja wyobrażeniowo-ruchowa
  ideomotor a. apraksja ideomotoryczna, apraksja wyobrażeniowo-ruchowa
  innervation a. apraksja ruchowa, apraksja inerwacyjna
  limb-kinetic a. apraksja członkowo-ruchowa, apraksja ruchowa
  motor a. apraksja ruchowa, apraksja motoryczna
  transcortical a. apraksja ideomotoryczna
apraxic [əˈpræksik], **apractic** [əˈpræktik] odnoszący się do apraksji
apron [ˈeiprən] fartuch
  lead rubber a. fartuch ochronny gumowy rentgenologów
  protective a. fartuch ochronny
aptitude [ˈæptitjuːd] zdolność, zręczność
aptyalia [ˌæptaiˈeiliə], **aptyalism** [æpˈtaiəlizm] brak śliny
apyretic [ˌæpaiˈretik] bezgorączkowy
apyrexia [ˌæpaiˈreksiə] brak gorączki
apyrexial [ˌæpaiˈreksiəl] bezgorączkowy
apyrogenetic [əˈpairɔdʒiˈnetik], **apyrogenic** [əˌpairɔˈdʒenik] nie wywołujący gorączki, apirogenny
aqua [ˈækwə] woda
  a. regia woda królewska
aquaphobia [ˌækwəˈfoubiə] fobia wody
aquapuncture [ˌækwəˈpʌŋktʃə] akwapunktura, wstrzykiwanie śródskórne wody dla wywołania bólu
aquatic [əˈkwætik] wodny (rośliny, zwierzęta)
aqueduct [ˈækwidʌkt] wodociąg
  cerebral a. wodociąg mózgu
  cochlear a. wodociąg ślimaka

  a. of the midbrain wodociąg mózgu
  Sylvian a. wodociąg przedsionka
aqueous [ˈeikwiəs] 1) wodny, wodnisty; 2) ciecz wodnista
  a. chamber komora przednia oka
  a. humor ciecz wodnista
  a. solution roztwór wodny
arabic gum [ˈærəbik gʌm] guma arabska
arabinose [ˈærəbinous] arabinoza
arabinoside [ˌærəbinəˈsaid] arabinozyd
arabinosis [ˌærəbiˈnousis] zaburzenia przemian arabinozy
arabinosuria [əˌrabinəˈsjuəriə] arabinozuria, wydalanie arabinozy z moczem
arachidate [ˌærəˈkideit] arachidan
arachidic [ˌærəˈkidik] arachidowy
arachidonate [ˌærəkiˈdɔneit] arachidonian
arachidonic [ˌærəkiˈdounik] arachidonowy
arachnidism [əˈræknidizm] zatrucie jadem pająka
arachnitis [əˌrækˈnaitis] zapalenie pajęczynówki
arachnodactyly [əˌræknɔˈdæktili] arachnodaktylia, długopalczystość
arachnoid [əˈræknɔid] pajęczynówkowy
arachnoidal [ˌærækˈnɔidəl] = **arachnoid**
arachnoidea [ˌærækˈnɔidiːə] pajęczynówka
arachnoiditis [əˌræknɔiˈdaitis] zapalenie pajęczynówki
  adhesive a. zapalenie pajęczynówki zarostowe
  circumscribed cystic a. zarostowe torbielowate zapalenie ograniczone pajęczynówki
  perichiasmatic a. zapalenie pajęczynówki wokół skrzyżowania nerwów wzrokowych
  spinal a. zapalenie pajęczynówki rdzenia
arachnophobia [ˌæræknɔˈfoubiə] fobia pająków
araphia [əˈreifiə] *holorachischisis*, rozszczepienie całego kręgosłupa
arbitrary [ˈaːbitrəri] dowolny, arbitralny
  a. scale dowolna skala
  a. scoring system dowolnie wybrany system oceny punktowej
arborization [ˌaːbəraiˈzeiʃən] rozgałęzienie
  a. block blok rozgałęzienia
arbovirus [ˌaːbəˈwairəs] arbowirus
arc [aːk] łuk
  a. de cercle łuk histeryczny
  reflex a. łuk odruchowy
arcade [aːˈkeid] arkada (*anat.*)
arch [aːtʃ] łuk (*anat.*)
  abdominothoracic a. łuk brzuszno-piersiowy, linia żeber
  alveolar mandibular a. łuk zębodołowy żuchwy

alveolar maxillary a. łuk zębodołowy szczęki
anterior a. of the atlas łuk przedni kręgu szczytowego
aortic a. łuk aorty
arterial a.'s of the colon, ileum, jejunum łuki tętnicze krezki do okrężnicy, jelita biodrowego i czczego
branchial a.'s łuki skrzelowe
costal a. łuk żebrowy
crural a. więzadło pachwinowe
dental a., inferior łuk zębowy dolny
dental a., superior łuk zębowy górny
fallen a. of foot łuk obniżony stopy
femoral a. więzadło pachwinowe
glossopalatine a. łuk podniebienno-językowy
hyoid a. łuk gnykowy
longitudinal a. of the foot łuk podłużny stopy
neural a. łuk kręgowy
palatine a., anterior = glossopalatine a.
palatine a., posterior = palatopharyngeal a.
palatoglossal a. = glossopalatine a.
palatopharyngeal a. łuk podniebienno-gardłowy
palmar a., deep łuk dłoniowy głęboki tętniczy
palmar a., superficial łuk dłoniowy powierzchowny tętniczy
palpebral a. łuk powiekowy tętniczy
plantar a. łuk podeszwowy tętniczy
plantar venous a. łuk podeszwowy żylny
posterior a. of the atlas łuk tylny kręgu szczytowego
superciliary a. łuk brwiowy
a. support wkładka do buta w płaskostopiu
transverse a. of the foot łuk poprzeczny stopy
vertebral a. łuk kręgowy
visceral a.'s łuki skrzelowe
wire a. szyna druciana nazębna
zygomatic a. łuk jarzmowy
archetype ['a:kitaip] archetyp, pierwowzór
archi- [a:ki-] w złożeniach oznacza: dawny, pierwotny
archinephron [‚a:ki'nefrɔn] pranercze
arching ['a:tʃiŋ] łukowy, wypukły
archipallium [‚a:ki'pæliəm] = archicortex
archives ['a:kaivz] archiwum (zwł. periodyk)
archo- [a:kɔ-] w złożeniach oznacza: dawny, pierwotny
archoptosia [‚a:kɔ'tousiə], archoptosis [‚a:kɔ'touzis] wypadanie odbytnicy
archorrhagia [‚a:kɔ'reidʒiə] krwawienie z odbytu
archorrh(o)ea [‚a:kɔ'riə] ropotok z odbytu

archostenosis [‚a:kɔste'nousis] zwężenie odbytu lub odbytnicy
archosyrinx [‚a:kɔ'siriŋks] przetoka odbytu
arctation [a:k'teiʃn] zwężenie przewodu
arcuate ['a:kjuit] łukowaty
arcuation ['a:kju'eiʃən] wygięcie, łukowatość
arcus ['a:kəs] łuk
a. adiposus obwódka starcza rogówki
a. juvenilis obwódka młodzieńcza rogówki
a. lipoides obwódka starcza
a. senilis obwódka starcza
area ['ɛəriə] pole, strefa, powierzchnia
acoustic a. pole słuchowe na dnie komory IV
aortic a. pole aortalne na klatce piersiowej nad zastawką aortalną
apical a. pole szczytowe wokół korzenia zęba
association a.'s pola asocjacyjne kory mózgowej
auditory a. pole słuchowe kory mózgowej
auditosensory a. pole słuchowo-czuciowe
bare a. of the liver pole wątroby nie pokryte otrzewną
basal seat a. pole protetyczne
a. of cardiac dullness pole stłumienia odgłosu opukowego nad sercem
denture-bearing a. powierzchnia podparcia protezy (stom.)
denture-foundation a. = denture-bearing a.
denture-supporting a. = denture-bearing a.
excitable a. strefa pobudliwa kory mózgowej
germinal a. pole zarodkowe blastodermy
hysterogenic a.'s pola histerogenne, punkty, których ucisk powoduje atak histeryczny
motor a. pole ruchowe kory mózgowej
operative a. pole operacyjne
postcentral a. pole pozaśrodkowe kory mózgowej
precentral a. pole przedśrodkowe kory mózgu
prefrontal a. = fronto-orbital a.
premotor a. pole przedruchowe kory mózgowej
pressure a. pole ucisku (protezy itp.)
projection a.'s pola projekcyjne kory mózgowej odbierające bodźce
relief a. pole odciążenia podłoża protetycznego
sensory a. pole czuciowe kory mózgowej
sensorimotor a. pole czuciowo-ruchowe kory mózgowej (pole przedśrodkowe i pole pozaśrodkowe)

silent a.'s pola nieme kory, których drażnienie nie powoduje wrażeń czuciowych ani efektu ruchowego
striate a. pole wzrokowe pierwszorzędowe
tissue-bearing a. = **denture foundation a.**
trigger a. pole wyzwalające (bodziec działający na pole wyzwalające powoduje reakcję)
a. under the curve pole pod krzywą wykresu funkcji (*stat.*)
visual a., primary, secondary pole wzrokowe pierwszorzędowe, drugorzędowe kory mózgowej
areal [ˈɛəriəl] powierzchniowy
a. density gęstość powierzchniowa
areflexia [ˌæriˈfleksiə] arefleksja, brak odruchów
arenaviruses [ˌærinəˈvairəsiz] arenawirusy
areola [əˈriələ] 1) otoczka, obwódka; 2) oczko w siateczce
a. of the nipple otoczka brodawki sutkowej
areolar [əˈrioulə] 1) siateczkowaty; 2) otoczkowy
areolitis [ˈəriɔˈlaitis] zapalenie otoczki brodawki sutkowej
areometer [ˌæriˈɔmitə] areometr, przyrząd do mierzenia gęstości i gęstości względnej (ciężaru właściwego) cieczy
argentaffin, argentaffine [aːˈdʒentəfin] srebrochłonny (komórka)
argentaffinocyte [ˌaːdʒentəfinɔˈsait] komórka srebrochłonna
gastric a. komórka srebrochłonna żołądka
intestinal a. komórka srebrochłonna jelitowa
argentaffinoma [aːˈdʒentəfiˈnoumə] rakowiak
argentation [ˌaːdʒenˈteiʃən] srebrzenie, impregnacja srebrem (*hist.*)
argentophil [ˈaːdʒentɔfil] srebrochłonny
argentous [aːˈdʒentəs] odnoszący się do srebra jednowartościowego
argentum [aːˈdʒentəm] srebro (nazwa chemiczna)
arginine [ˈaːdʒinin] arginina
a. oxytocin oksytocyna argininowa (z argininą w pozycji 8)
a. vasopressin wazopresyna argininowa (z argininą w pozycji 8)
a. vasotocin wazotocyna argininowa (z argininą w pozycji 8)
argininosuccinate [ˌaːdʒinainɔˈsʌksineit] argininobursztynian
argon [ˈaːgɔn] argon, Ar
argyrophil, argyrophile [aːˈdʒirɔfil] srebrochłonny
argyrosis [ˌaːdʒiˈrousis] srebrzyca

arhinencephalia [əˌrinensəˈfəliə] brak węchomózgowia
arhinia [əˈriniə] brak nosa
ariboflavinosis [əˌraibɔflæviˈnousis] niedobór ryboflawiny
arithmomania [əˈriθməˈmeiniə] arytmomania, mania liczenia
arm [aːm] ramię
bar clasp a. ramię klamry
bird a. ramię z zanikiem mięśni (*pot.*)
brawny a. ramię obrzękłe w obrzęku limfatycznym
circumferential clasp a. ramię pętelkowe klamry (*stom.*)
clasp a. ramię klamry (*stom.*)
cross a. ramię poziome klamry (*stom.*)
overgingival clasp a. ramię naddziąsłowe klamry (*stom.*)
reciprocal clasp a. ramię powrotne klamry (*stom.*)
rectilinear clasp a. ramię proste klamry (*stom.*)
retentive clasp a. ramię retencyjne klamry (*stom.*)
returning clasp a. ramię powrotne klamry (*stom.*)
armamentarium [ˌaːməmənˈtɛəriəm] arsenał lekarski (leki i narzędzia)
armpit [ˈaːmpit] dół pachowy
aroma [əˈroume] aromat
aromatic [ˈærəˈmætik] aromatyczny
arouse [əˈraus] rozbudzać
arousal [əˈrausəl] rozbudzenie, w eeg desynchronizacja zapisu po przebudzeniu
a. effect w eeg efekt rozbudzenia
arrachment [əræfˈmän] wyrwanie, wydarcie
arrange [əˈreindʒ] ustawiać, układać, porządkować
arrangement [əˈreindʒmənt] układ, ułożenie
arrest [əˈrest] zatrzymanie, zahamowanie
cardiac a. zatrzymanie serca
circulatory a. zatrzymanie krążenia
epiphysial a. zatrzymanie wzrostu wskutek skostnienia chrząstek nasadowych
maturation a. zatrzymanie dojrzewania komórek, zwł. plemników
arrhenoblastoma [æˌrinɔblæsˈtoumə] jądrzak, arenoblastoma
arrhenomimetic [æˌrinɔˈmimetik] andromimetyczny, naśladujący działanie androgenów, maskulinizujący
arrhinencephaly [əˌrinensəˈfəli] brak węchomózgowia
arrhinia [əːˈriniə] brak wrodzony nosa
arrhythmia [əˈriθmiə] niemiarowość, arytmia
competitive a. niemiarowość kompetytywna

complete a. niemiarowość zupełna
continuous a. niemiarowość stała
echo-type a. niemiarowość wywołana nawrotnymi pobudzeniami
extrasystolic a. niemiarowość ekstrasystoliczna
fatal a. niemiarowość prowadząca do śmierci
irregular a. niemiarowość bezładna
juvenile a. niemiarowość zatokowa
nodal a. niemiarowość węzłowa
non-phasic sinus a. niemiarowość zatokowa nieoddechowa
perpetual a. niemiarowość stała
phasic sinus a. niemiarowość zatokowa oddechowa
re-entry a. = **echo-type a.**
respiratory a. niemiarowość zatokowa oddechowa
sinus a. niemiarowość zatokowa
arrosion [æ′rouʒn] nadżarcie, przeżarcie, rozsysanie (tkanek)
arsenate [′a:sinit] arsenian
arseniasis [‚a:sə′naiəsis] przewlekłe zatrucie arsenem
arsenic [a:′senik] arsen
  a. trioxide arszenik, trójtlenek arsenu
  white a. arszenik
arsenical [a:′senikəl] arsenowy
arsenide [′a:senaid] arsenek
arsenous [′a:si:nəs] arsenawy
arsine [′a:sin] arsyna
artefact [′a:tifækt] artefakt
arterectomy [‚a:tiə′rektəmi], **arteriectomy** [‚a:tiəri′ektəmi] wycięcie tętnicy
arteriactia [a:tiəri′ækʃiə] zwężenie tętnicy
arterial [a:′tiəriəl] tętniczy
arterialization [a:‚tiəriəlai′zeiʃn] 1) arterializacja (krwi); 2) unaczynienie tętnicze
arteriectasia [′a:tiəriek′teiziə] rozszerzenie tętnicy
arteriography [‚a:tiəri′ɔgrəfi] arteriografia
  cerebral a. arteriografia tętnic mózgowych
  selective a. arteriografia wybiórcza
  vertebral a. arteriografia tętnicy kręgowej
arteriolar [a:ti′riɔla:] tętniczkowy
arteriole [a:′tiərioul] tętniczka
  precapillary a. tętniczka przedwłośniczkowa
arteriolith [a:′tiəriɔliθ] arteriolit, kamień tętniczy
arteriolitis [‚a:tiəriɔ′laitis] zapalenie tętniczek
  allergic a. zapalenie tętniczek alergiczne
  necrotizing a. zapalenie tętniczek zmartwiające
arteriolonecrosis [a:tiəri‚ɔlɔnə′krousis] zmartwiające zapalenie tętniczek

arteriolosclerosis [a:tiəri‚ɔlɔskliə′rousis] stwardnienie tętniczek
arteriomalacia [a:tiəriɔmæ′leiʃiə] rozmiękanie tętnicy
arterionephrosclerosis [a:′tiəriɔ‚nəfrosksliə′rousis] stwardnienie tętnic nerkowych
arterioplasty [a:‚tiəriɔ′plæsti] operacja plastyczna tętnicy
arteriorrhaphy [a:‚tiəri′ɔrəfi] szew tętnicy
arteriorrhexis [a:‚tiəriɔ′reksis] pęknięcie tętnicy
arteriosclerosis [a:‚tiəriɔskliə′rousis] stwardnienie tętnic
  medial a. stwardnienie i zwapnienie mięśniówki tętnic kończyn dolnych, zwyrodnienie Mönckeberga
  obliterative a. stwardnienie tętnic zarostowe
arteriosclerotic [a:′tiəriɔskliə′routik] odnoszący się do stwardnienia tętnic
arteriospasm [a:′tiəriɔspæzm] skurcz tętnic
arteriostenosis [a:′tiəriɔ′stenousis] zwężenie tętnicy
arteriotomy [a:‚tiəri′ɔtəmi] nacięcie tętnicy
arteriovenous [a:‚tiəriɔ′vi:nəs] tętniczo-żylny
  a. communication połączenie tętniczo-żylne
  a. nicking ucisk żyły przez tętnicę w siatkówce w nadciśnieniu
arteritis [‚a:tə′raitis] zapalenie tętnicy
  giant cell a. zapalenie tętnicy skroniowej olbrzymiokomórkowe
  a. nodosa zapalenie tętnicy guzkowe
  obliterating a. zapalenie tętnicy zarostowe
  temporal a. zapalenie tętnicy skroniowej
artery [′a:təri] tętnica
  aberrant a. tętnica o nieprawidłowym przebiegu
  anterior cerebral a. tętnica mózgu przednia
  axillary a. tętnica pachowa
  basilar a. tętnica podstawna
  brachial a. tętnica ramienna
  bronchial a.'s tętnice oskrzelowe
  carotid a. tętnica szyjna
  central retinal a. tętnica środkowa siatkówki
  cerebellar a. (inferior, anterior) tętnica móżdżku (dolna) przednia
  cerebellar a. (inferior, posterior) tętnica móżdżku (dolna) tylna
  cerebellar a. superior tętnica móżdżku górna
  ciliary a. (anterior, posterior) tętnica rzęskowa (przednia, tylna)
  ciliary a. (long, short) tętnica rzęskowa (długa, krótka)
  c(o)eliac a. pień trzewny
  collateral a. tętnica poboczna

common carotid a. tętnica szyjna wspólna
common iliac a. tętnica biodrowa wspólna
communicating a. (anterior, posterior) tętnica łącząca (przednia, tylna)
coronary a. (right, left) tętnica wieńcowa (prawa, lewa)
dorsal a. of foot tętnica grzbietowa stopy
elastic a. tętnica typu sprężystego
end a. tętnica końcowa
external carotid a. tętnica szyjna zewnętrzna
helicine a.'s tętnice ślimakowate
humeral a. tętnica ramienna
iliac a. tętnica biodrowa
innominate a. pień ramienno-głowowy
internal carotid a. tętnica szyjna wewnętrzna
internal iliac a. tętnica biodrowa wewnętrzna
meningeal a. (anterior, middle, posterior) tętnica oponowa (przednia, środkowa, tylna)
mesenteric a. (inferior, superior) tętnica krezkowa (dolna, górna)
middle cerebral a. tętnica mózgu środkowa
nutrient a. tętnica odżywcza
posterior cerebral a. tętnica mózgu tylna
pulmonary a. (left, right) tętnica płucna (lewa, prawa)
renal a. tętnica nerkowa
subclavian a. tętnica podobojczykowa
temporal a. (deep, medial, superficial) tętnica skroniowa (głęboka, przyśrodkowa, powierzchowna)
terminal a.'s tętnice końcowe
umbilical a. tętnica pępkowa
vertebral a. tętnica kręgowa
arthr- (a:θr-), **arthro-** (a:θrɔ-) w złożeniach oznacza związek ze stawem
arthral ['a:θræl] stawowy
arthralgia [a:'θrældʒiə] ból stawu
 intermittent a. zespół nawrotowych bólów stawów z obrzękiem, często rodzinny
 periodic a. = **intermittent a.**
 a. saturnina ołowicze bóle stawów
arthralgic ['a:θrældʒik] odnoszący się do bólu stawów
arthrectomy [a:'θrektəmi] resekcja stawu
arthritic [a:'θritik] odnoszący się do zapalenia stawu
arthritis [a:'θraitis] zapalenie stawu lub stawów
 acute rheumatic a. zapalenie stawów ostre gośćcowe
 ankylosing a. zapalenie stawu zesztywniające

atrophic a. artropatia neurogenna
chronic rheumatic a. zapalenie stawów reumatoidalne
dysenteric a. zapalenie stawu czerwonkowe
erosive a. zapalenie stawów z nadżerkami (geodami)
gonorrh(o)eal a. = **gonococcal a.**
gouty a. zapalenie stawów dnawe
h(a)emophilic a. artropatia krwawiączkowa
hypertrophic a. zwyrodnieniowy gościec stawowy, choroba zwyrodnieniowa stawów
infectious a. zapalenie stawu zakaźne
juvenile rheumatoid arthritis zapalenie stawów młodzieńcze reumatoidalne, choroba Stilla
ochronotic a. zapalenie stawów w ochronozie
psoriatic a. artropatia łuszczycowa
purulent a. zapalenie stawu ropne
rheumatoid a. zapalenie stawów reumatoidalne
uratic a. zapalenie stawów dnawe
arthro- [a:θrɔ-], **arth-** [a:θ-] w złożeniach oznacza: odnoszący się do stawu
arthrocentesis [ˌa:θrɔsen'tisis] nakłucie stawu, punkcja stawu
arthrodesis [a:'θrɔdisis] operacyjne usztywnienie stawu, artrodeza
 extra-articular a. artrodeza zewnątrzstawowa
 intra-articular a. artrodeza wewnątrzstawowa
arthrogenous [a:'θrɔdʒinəs] pochodzący ze stawu
arthrography [a:'θrəgrəfi] artrografia, radiografia kontrastowa stawu
arthrogryposis [a:'θrɔgripousis] artrogrypoza, utrwalony przykurcz stawu
 a. multiplex congenita sztywność wrodzona stawów
arthrolysis [a:'θrɔlisis] uwolnienie zesztywniałego stawu, artroliza
arthroplasty ['a:θrɔplæsti] plastyka stawu, operacja rekonstrukcyjna stawu
arthropneumoradiography [ˌa:θrɔ'njumɔreidiɔgræfi] pneumoartrografia
arthropod ['a:θrɔpɔd] stawonóg
arthroscopy ['a:θrɔskoupi] artroskopia, wziernikowanie stawu
arthrosis [a:'θrousis] choroba zwyrodnieniowa stawu lub stawów
 temporomandibular a. choroba zwyrodnieniowa stawu żuchwowego
arthrosynovitis [a:'θrɔsinɔ'vaitis] zapalenie błony maziowej stawu

arthrotomy [a:'θrɔtəmi] artrotomia, nacięcie stawu
articular [a:'tikjulə] stawowy
articulate [a:'tikjuleit] 1) wymawiać wyraźnie, mówić płynnie i spójnie; 2) łączyć przegubowo lub stawowo; 3) połączony stawem; 4) wyraźny (o mowie), artykułowany (mowa); 5) ustawić zęby w protezie
articulated [a:'tikjuleitid] 1) wyraźnie wypowiedziany; 2) połączony stawem
articulation [a: tikju'leiʃn] 1) staw; 2) połączenie przegubowe; 3) artykulacja, wymowa wyraźna; 4) ustawienie zębów w protezie; 5) zwarcie, zgryz
atlantoaxial a., **lateral**, **median** staw szczytowo-obrotowy boczny, pośrodkowy
balanced a. zgryz zrównoważony, wyrównany
ball-and-socket a. staw panewkowy
carpal a. staw promienno-nadgarstkowy
compound a. staw złożony
condylar a. staw kłykciowy
confluent a. wymowa z tendencją do łączenia zgłosek
cricoarytenoid a. staw pierścienno-nalewkowy
cricothyroid a. staw pierścienno-tarczowy
cubital a. staw łokciowy
dental a. zwarcie (*p. też* occlusion)
femoral a. staw biodrowy
humeral a. staw ramienny
humeroradial a. staw ramienno-promieniowy
humero-ulnar a. staw ramienno-łokciowy
sacroiliac a. staw krzyżowo-biodrowy
saddle a. staw siodełkowy
sellar a. staw siodełkowy
spheroid a. staw kulisty
temporomandibular a. staw żuchwowy, staw skroniowo-żuchwowy
articulator ['a:tikjuleitə] zgryzadło, artykulator
a. articulation użycie zgryzadła do oceny artykulacji
articulatory [a:'tikjuləitəri] artykułowany (o mowie)
artifact ['a:tifækt] artefakt
artificial [,a:ti'fiʃəl] sztuczny, udany
aryepiglottic [,æri,epi'glɔtik] nalewkowato--nagłośniowy
aryl [æril] aryl, rodnik aromatyczny
arytenoepiglottic [æri,ti:nɔ,epiglɔtik] nalewkowato-nagłośniowy
arytenoid [,æri'ti:nɔid] nalewkowaty
arytenoidectomy [,æriti:nɔid'ektəmi] wycięcie chrząstki nalewkowatej
arytenoiditis [æri'ti:nɔi'daitis] zapalenie chrząstki nalewkowatej

arytenoidopexy [,æriti:'nɔidɔpeksi] chirurgiczne umocowanie chrząstki lub mięśnia nalewkowatego
asbestosis [,æzbes'tousis] pylica azbestowa, azbestoza
ascariasis [,æskə'riəsis] glistnica
ascaricide [æs'kærisaid] lek glistobójczy
Ascaridia ['æskæridiə] glisty
ascaridiasis [,æskəri'daiəsis] glistnica
ascaris ['æska:ris], **ascarides** ['æska:ridi:s] glista, glisty
A. lumbricoides glista ludzka
ascertainment [,æsə'teinmənt] ustalenie, w genetyce metoda ustalania osobników dotkniętych chorobą dziedziczną
complete a. ustalenie zupełne (pozwalające na wykrycie wszystkich dotkniętych chorobą osobników w populacji)
incomplete a. ustalenie niezupełne
single a. ustalenie pojedynczych osobników dotkniętych chorobą
truncate a. = **incomplete a.**
ascites [ə'saiti:z] wodobrzusze, puchlina brzuszna
chyliform a. puchlina brzuszna mleczna
chylous a. puchlina brzuszna mleczowa
fatty a. = **chylous a.**
gelatinous a. śluzak rzekomy otrzewnej
h(a)emorrhagic a. puchlina brzuszna krwista
milky a. = **chylous a.**
ascitic [ə'sitik] puchlinowy, odnoszący się do puchliny
ascorbate [əs'kɔ:beit] askorbinian
asepsis [æ'sepsis] aseptyka, przestrzeganie jałowości
aseptic [æ'septik] aseptyczny
asepticize [æ'septisaiz] wyjaławiać
ash [æʃ] popiół, pozostałość po spopieleniu
bone a. popiół kostny, pozostałość mineralna po spaleniu kości
asialia [,əsai'æliə] brak wydzielania śliny
asialism [ə'saiəlizm] = **asialia**
asiderosis [ə,sidə'rousis] niedobór żelaza w ustroju
asleep [ə'sli:p] śpiący
asomatognosia [ə,sɔmətɔ'gnouziə] brak poczucia schematu ciała
asparaginase [,əspærə'dʒineis] asparaginaza, EC 3.5.1.1
asparagine [,əspærə'dʒin] asparagina
aspartate [əs'pa:teit] asparaginian
a. transaminase = **a. aminotransferase**
aspergilloma [,æspədʒi'loumə] grzybniak kropidlakowy
aspergillomycosis [,æspədʒilou'maikousis] grzybica kropidlakowa

aspergillosis [ˌæspədʒi'lousis] grzybica kropidlakowa
Aspergillus [ˌæspədʒiləs], *pl* **Aspergilli** [ˌæspə'dʒilai] rodzaj grzybów, kropidlaki
A. flavus kropidlak żółty
A. fumigatus kropidlak popielaty
aspermatism [æs'pəmætizm] = **aspermia**
aspermatogenic [ˌæspəmætɔ'dʒenik] nie wytwarzający plemników
aspermia [əs'pe:miə] brak wydzielania lub wyrzucania nasienia
asphygmia [əs'figmiə] brak tętna na obwodzie
asphytic [əs'fitik] zamartwiczy
asphyxia [əs'fiksiə] zamartwica, asfiksja, utrata przytomności z powodu braku tlenu
blue a. zamartwica niebieska bez wady serca u noworodków
cyanotic a. rozległe wybroczyny podskórne i spojówkowe po zgnieceniu klatki piersiowej lub powieszeniu
local a. miejscowe zatrzymanie krążenia w chorobie Raynauda
neonatal a. zamartwica noworodków
a. pallida zamartwica noworodków ciężka, zamartwica biała
asphyxial [æs'fiksiəl] zamartwiczy, asfiktyczny
asphyxiant [æs'fiksiənt] duszący, powodujący asfiksję (środek)
asphyxiate [æs'fiksieit] dusić, powodować asfiksję
asphyxiation [æsˌfiksi'eiʃən] asfiksja, zaduszenie się
aspirate ['æspireit] 1) aspirować, zasysać; 2) aspirat
aspiration [ˌæspə'reiʃən] 1) aspirowanie, wciąganie przez ssanie; 2) aspiracja ciała obcego do dróg oddechowych
a. biopsy biopsja aspiracyjna
a. pneumonia zapalenie płuc wskutek aspiracji
aspirin ['æspərin] aspiryna
asplenia ['æspli:niə] wrodzony brak śledziony
assay [æ'sei] 1) test, próba, analiza; 2) testować, analizować
biologic a., bioassay test biologiczny
enzyme-linked immunosorbent a. (ELISA) test immunoabsorpcji enzymozależnej
radioimmunoassay test radioimmunologiczny
assess [ə'ses] oceniać, oszacować
assimilable [ə'similəbl] przyswajalny
assimilate [ə'simileit] przyswajać
assimilation [ə'simi'leiʃən] przyswajanie, asymilacja

assist [ə'sist] pomagać
assistance [ə'sistəns] pomoc, asysta, współpraca
manual a. pomoc ręczna przy porodzie
assistant [ə'sistənt] asystent, pomocnik
a. professor docent
senior a. starszy asystent
technical a. technik, asystent techniczny
association [əˌsousi'eiʃən] 1) związek, skojarzenie; 2) asocjacja myślowa; 3) asocjacja genetyczna
achiasmatic a. asocjacja terminalna (*gen.*)
clang a. asocjacja myślowa dźwięków
dream a. asocjacja senna, emocje odczuwane przy przypominaniu sobie snu
free a. test swobodnych asocjacji
nuclear a. asocjacja jądrowa (*gen.*)
terminal a. asocjacja terminalna chromosomów (*gen.*)
astasia [əs'teiziə] astazja, niemożność stania wskutek zaburzeń koordynacji mięśniowej
astasia-abasia [əs'teiziə e'beiziə] astazja-abazja, niemożność stania i chodzenia
astatic [ə'stætik] odnoszący się do astazji
astatinum [ə'steitinəm] astat, At, pierwiastek sztuczny
asteatosis [əˌsti:ə'tousis] niedotłuszczenie skóry
aster ['æstə] astrosfera, promienistość biegunowa
astereognosis [æˌstiəriɔg'nousis] astereognozja, agnozja dotykowa, niemożność rozpoznawania dotykiem przedmiotów
asterixis [ˌəstə'riksis] grubofalisty trzepoczący tremor rąk zwykle przed śpiączką wątrobową
asternia [ə'stə:niə] wrodzony brak mostka
asthenia [æs'θiniə] astenia, osłabienie, niemoc
asthenopia [ˌæsθi'noupiə] astenopia, niedomoga widzenia
accomodative a. astenopia akomodacyjna (zmęczenie mięśnia rzęskowego)
muscular a. astenopia mięśniowa (zmęczenie mięśni gałkoruchowych)
nervous a. astenopia nerwowa w chorobach neurologicznych
asthenospermia [ˌæsθinɔ'spə:miə] astenospermia, obecność niepełnowartościowych plemników w nasieniu
asthma ['æsmə] dychawica, astma
allergic a. astma alergiczna
atopic a. astma atopowa, astma zewnątrzpochodna
bacterial a. astma infekcyjna
bronchial a. astma oskrzelowa, dychawica oskrzelowa
bronchitic a. spastyczny nieżyt oskrzeli

cardiac a. astma sercowa
catarrhal a. spastyczny nieżyt oskrzeli
exercise-increased a. astma prowokowana przez wysiłek
grinder's a. astma u chorych na pylicę
hay a. gorączka sienna z atakami astmy
asthmatic [æs'mætik] astmatyczny, dychawiczy
astigmatic [ˌæstig'mætik] astygmatyczny, niezborny
astigmatism [æs'tigmətizm] astygmatyzm, niezborność
  a. against the rule astygmatyzm odwrotny
  a. with the rule astygmatyzm prosty
  compound hyperopic a. astygmatyzm złożony nadwzroczny
  compound myopic a. astygmatyzm złożony krótkowzroczny
  irregular a. astygmatyzm nieprawidłowy (z nierównomierną krzywizną południka)
  regular a. astygmatyzm prawidłowy (z równomierną krzywizną południka)
  reversed a. astygmatyzm odwrotny
  simple hyperopic a. astygmatyzm nadwzroczny prosty (z jednym południkiem nadwzrocznym)
  simple myopic a. astygmatyzm krótkowzroczny prosty
astigmometer [ˌæstig'məmitə] astygmometr
astomia [æs'toumiə] wrodzony brak ust
astragalectomy [ˌæstrægəl'əktəmi] wycięcie kości skokowej
astragalus [æs'trægələs] kość skokowa
astrapophobia [ˌæstrəpo'foubiə] fobia błyskawic
astriction [æs'trikʃən] 1) działanie ściągające; 2) zaparcie; 3) ucisk dla zahamowania krwawienia
astringe [æ'strindʒ] wywierać działanie ściągające
astringent [æs'trindʒənt] ściągający
astroblastoma [ˌæstroblæ'stoumə] gwiaździak zarodkowy
astrocyte ['æstrɔˌsait] astrocyt
  am(o)eboid a. astrocyt ameboidalny, pobudzony astrocyt protoplazmatyczny, gemistocyt
  fibrillary a., fibrous a. astrocyt włóknisty
  fibroplasmatic a. astrocyt włóknisto-plazmatyczny
  protoplasmic a. astrocyt protoplazmatyczny
  reactive a. = **ameboid a.**
astrocytoma [ˌæstrɔsai'toumə] gwiaździak
  fibrillary a. gwiaździak włóknisty
  gemistocytic a. gwiaździak gemistocytowy, gemistocytoma

malignant a. gwiaździak złośliwy
protoplasmic a. gwiaździak protoplazmatyczny
astrocytosis [ˌæstrɔsai'tousis] astrocytoza
astroglia [æs'trɔgliə] astroglej
astrosphere ['æstrɔsfiə] astrosfera, promienistość biegunowa
asylum [ə'sailəm] 1) szpital psychiatryczny; 2) przytułek dla umysłowo chorych
asymbolia [ˌəsim'bouliə] asymbolia, brak rozumienia symboli
asymptomatic [əˌsimptɔ'mætik] bezobjawowy
asynapsis [ˌæsin'əpsis] asynaptyczność, brak koniugacji chromosomów (gen.)
asynchronous [ei'siŋkrənəs] asynchroniczny
asynclitism [ə'sinklitizm] asynklityzm, nieosiowość, skośne ustawienie płodu
asynergic [ə'sinədʒik] asynergiczny
asynergy [ə'sinədʒi] asynergia
asystole [ə'sistɔli], **asystolia** [ˌæsis'touliə] asystolia, zatrzymanie serca
asystolic [ə'sistɔlik] asystoliczny
atactic [ə'tæktik] ataktyczny
ataraxia [ˌeitə'ræksiə] ataraksja, stan spokoju i zobojętnienia
ataxia [ə'tæksiə] ataksja, bezład
  cerebellar a. ataksja móżdżkowa
  hereditary cerebellar a. ataksja móżdżkowa dziedziczna, choroba Marie'a
  hereditary spinal a. ataksja rdzeniowa dziedziczna, choroba Friedreicha
  locomotor a. 1) ataksja ruchowa; 2) wiąd rdzenia
  motor a. ataksja ruchowa
  spinal a. ataksja rdzeniowa
  static a. ataksja statyczna, ataksja w pozycji stojącej
  a. telangiectasia ataksja teleangiektazja, choroba Louis-Bar
ataxiadynamia [əˌtæksiədi'næmiə] zespół ataksji z osłabieniem siły mięśni
ataxic [ə'tæksik] ataktyczny
atelectasis [ˌæti'lektəsis] niedodma
atelectatic [ˌætilek'tætik] niedodmowy
atelo- [ətilɔ-] w złożeniach oznacza: niepełny, niedoskonały
atelocardia [ˌætilɔ'ka:diə] niedorozwój serca
athelia ['əθiliə] brak brodawek sutkowych
athermic [ə'θə:mik] bezgorączkowy
athero- [æθərɔ-] w złożeniach oznacza: obecność kaszakowatych mas
atheroembolism [ˌæθərɔ'embəlizm] zator masami miażdżycowymi
atherogenesis [ˌæθərɔ'dʒenisis] aterogeneza, powstawanie miażdżycy
atherogenic [ˌæθərɔ'dʒenik] aterogenny, miażdżycorodny

atheroma [ˌæθəˈroumə] 1) kaszak; 2) ognisko miażdżycowe
atheromatosis [ˌæθərəməˈtousis] miażdżyca, obecność ognisk miażdżycowych w tętnicach
atheromatous [ˈæθərəˈmətəs] miażdżycowy
atherosclerosis [ˌæθərəˌskliəˈrousis] miażdżyca tętnic
atherosclerotic [ˌæθərəˈskliərətik] miażdżycowy
athetoid [ˈæθətɔid] atetoidalny
athetosic [ˈæθətɔsik], athetotic [ˈæθətɔtik] atetotyczny
athetosis [ˌæθəˈtousis] atetoza, powolne ruchy palców
athlete [ˈæθliːt] sportowiec lekkoatleta, atleta
  a.'s foot grzybica międzypalcowa u sportowców
  a.'s heart serce sportowca
athletism, myxoedematous [ˈæθlitism, miks-ˈiːdimətəs] zespół Debrégo i Semelaigne'a
athrepsia [əˈθrepsiə] charłactwo, wyniszczenie
athyroidism [əˈθairɔidizm] brak tarczycy lub jej czynności
atlantal [ætˈlæntəl] atlasowy, odnoszący się do kręgu szczytowego
atlantoaxial [ætˈlæntɔˈæksiəl] szczytowo-obrotnikowy
atlantoepistrophic [ætˈlæntɔəpiˈstrofik] szczytowo-obrotnikowy
atlas [ˈætləs] kręg szczytowy
atmo- [ætmɔ-] w złożeniach oznacza związek z parą, powietrzem itp.
atmosphere [ˈætməsfiə] atmosfera
  ambient a. atmosfera otaczająca
atmospheric [ˌætməsˈferik] atmosferyczny
  a. pollution skażenie atmosfery
  a. pressure ciśnienie atmosferyczne
atmotherapy [ˌætməˈθerəpi] leczenie inhalacjami pary
atocia [əˈtousiə] bezpłodność kobiety
atom [ˈætəm] atom
atomic [əˈtɔmik] atomowy
  a. energy energia atomowa
  a. number liczba atomowa
  a. weight masa atomowa
atomicity [ˌætəˈmisiti] wartościowość chemiczna atomu
atomization [ˌætəmaiˈzeiʃən] rozpylanie płynu
atomize [ˈætəmaiz] rozpylać
atomizer [ˈætəmaizə] rozpylacz aerosolu
atonic [əˈtɔnik] atoniczny, bez napięcia
atony [ˈætəni] atonia
atopic [əˈtɔpik] 1) przemieszczony; 2) atopowy

atopognosia [ˌætɔpəˈgnouziə] atopognozja, niemożność lokalizacji bodźca
atopy [ˈætəpi] atopia, nadwrażliwość wczesna o dziedzicznym podłożu
atraumatic [əˌtrɔːˈmætik] atraumatyczny, nieurazowy
  a. needle igła atraumatyczna (z wtopioną nitką)
atrepsy [ˈæˈtriːpsi] atrepsja, odporność na wszczepienie zarazka wskutek braku odpowiednich substancji odżywczych dla zarazka
atresia [əˈtriːziə] atrezja, zarośnięcie otworu wrodzone
  anal a. atrezja odbytu
  cervical a. atrezja szyjki macicy
  choanal a. atrezja nozdrzy tylnych
  oesophageal a. atrezja przełyku
atresic [əˈtriːzik], atretic [əˈtriːtik] zarośnięty
atreto- [ətriːtɔ-] w złożeniach oznacza związek z zarośnięciem
atria [ˈeitriə] przedsionki
atrial [ˈeitriəl] przedsionkowy
atrialization [ˌeitriəlaiˈzeiʃən] atrializacja, włączenie do przedsionka części prawej komory w anomalii Ebsteina
atrichia [æˈtrikiə] brak włosów
atrichous [æˈtrikəs] 1) bezwłosy; 2) bezrzęskowy (bakt.)
atriocommissuropexy [ˌeitriɔˈkɔmisjuərɔpəksi] atriokomisuropeksja, przyszycie ściany przedsionka do spoidła ujścia przedsionkowo-komorowego
atriopeptidase [eiˌtriɔˈpəptidejz] atriopeptydaza
atriopeptin [ˌeitriɔˈpəptin] atriopeptyna, przedsionkowy czynnik natriuretyczny
atrioseptostomy [ˌeitriɔseptɔˈstəmi] wytworzenie otworu w przegrodzie międzyprzedsionkowej
  balloon a. atrioseptostomia balonikowa Rashkinda
atriotomy [ˌeitriɔˈtəmi] atriotomia, nacięcie przedsionka
atrioventricular [ˌeitriɔventˈrikjulə] przedsionkowo-komorowy
atrium [ˈeitriəm] przedsionek
  accessory a. dodatkowy przedsionek serca
  common a. przedsionek wspólny
atrophia [æˈtrɔfiə] zanik, atrofia
atrophic [æˈtrɔfik] zanikowy
atrophied [ˈætrɔfaid] zanikły
atrophoderma [ˌætrɔfɔˈdɔːmə] zanik skóry
  macular a. zanik skóry plamisty
  pigmentary a. skóra pergaminowata barwnikowa
atrophy [ˈætrɔfi] zanik, atrofia

acute yellow a. of the liver zanik wątroby ostry żółty

brown a. zanik brunatny (serca, wątroby)

compensatory a. zanik kompensacyjny (gruczołów hormonalnych przy podawaniu egzogennych hormonów)

cortical a. zanik kory (mózgu itp.)

cyanotic a. zanik narządu wskutek przewlekłego zastoju żylnego

disuse a. zanik z bezczynności

eccentric a. zanik odśrodkowy

facioscapulohumeral a. dystrofia mięśniowa twarzowo-łopatkowo-ramienna, choroba Landouzy'ego i Déjerine'a

familial spinal muscular a. zanik mięśni rdzeniowy rodzinny dziecięcy, choroba Werdniga i Hoffmanna

fatty a. zwyrodnienie tłuszczowe, stłuszczenie

fibrous a. zanik włóknisty

functional a. zanik czynnościowy (z nadczynności lub bezczynności)

granular a. zanik ziarnisty

gray a. zanik tarczy nerwu wzrokowego z szarym lub niebieskawym zabarwieniem

a. gyrata of the choroid and retina zanik kolisty naczyniówki i siatkówki

hereditary optic a. choroba Lebera, zanik dziedziczny nerwu wzrokowego

idiopathic muscular a. postępująca dystrofia mięśniowa

infantile muscular a. = familial spinal muscular a.

isch(a)emic muscular a. przykurcz Volkmanna

juvenile muscular a. choroba Kugelberga i Welander

Leber's optic a. choroba Lebera

linear a. rozstępy skórne

olivopontocerebellar a. zanik oliwkowo--mostowo-móżdżkowy

optic a. zanik nerwu wzrokowego

parodontal a. zanik przyzębia

peridontal a. zanik przyzębia

peroneal muscular a. zanik strzałkowy mięśni, choroba Charcota, Marie'a i Tootha

pigmentary a. zanik barwnikowy

progressive choroidal a. zanik postępujący naczyniówki

progressive muscular a. zanik postępujący mięśni, choroba Arana i Duchenne'a

pseudohypertrophic muscular a. rzekomoprzerostowa postać dystrofii mięśniowej postępującej

scapulohumeral a. dystrofia mięśniowa łopatkowo-ramienna

spinal a. wiąd rdzenia

striate a. of the skin rozstępy skóry

traction a. rozstępy skóry

atropine ['ætrɔpin] atropina

atropinism ['ætrɔpinism] zatrucie atropiną

atropinization [ˌætrɔpinai'zeiʃən] atropinizacja

attachment [ə'tætʃmənt] 1) przyczep, przymocowanie; 2) przystawka

muscle a. przyczep mięśnia

retinal a. przymocowanie odwarstwionej siatkówki

tendon a. przyczep ścięgna

attack [ə'tæk] 1) napad, atak choroby; 2) atakować

adversive epileptic a. napad padaczkowy adwersyjny

atonic epileptic a. napad padaczkowy atoniczny

bilious a. napad kolki żółciowej

cataplectic a. napad katapleksji

clonic epileptic a. napad padaczkowy kloniczny

epileptic a. napad padaczkowy

febrile epileptic a. napad padaczkowy w czasie gorączki

focal epileptic a. napad padaczkowy ogniskowy

generalized epileptic a. napad padaczkowy uogólniony

grand mal a. napad padaczkowy duży

heart a. atak serca, zawał i in.

jacksonian a. napad padaczkowy Jacksona

malarial a. atak malarii

myoclonic epileptic a. napad padaczkowy miokloniczny

petit mal a. napad padaczkowy mały

photogenic epileptic a. napad padaczkowy fotogenny

tonic epileptic a. napad padaczkowy toniczny

tonic-clonic epileptic a. napad padaczkowy toniczno-kloniczny

transient isch(a)emic a. przejściowy atak niedokrwienia mózgu w zwężeniu jednej z tętnic szyjnych

uncinate epileptic a. napad padaczkowy hakowy

vagal a. omdlenie pochodzenia wagalnego

vasovagal a. = vagal a.

attend [ə'tend] 1) służyć, obsługiwać; 2) uczęszczać; 3) doglądać, opiekować się

attendance [ə'tendəns] 1) doglądanie; 2) uczęszczanie

a. rate częstość wizyt u lekarza, częstość zgłaszania się do badania itp.

attending [ə'tendiŋ] opiekujący się, doglądający; 2) uczęszczający

a. physician lekarz leczący

attenuant [ə'tenjuənt] rozcieńczalnik; 2) czynnik zmniejszający wirulencję zarazka
attenuate [ə'tenjueit] 1) osłabiać działanie; 2) rozcieńczać; 3) osłabiać wirulencję zarazka, atenuować
  a. a bacterial strain atenuować szczep bakterii
attenuated [ə'tenjueitid] 1) osłabiony; 2) atenuowany
  a. vaccine szczepionka zawierająca atenuowany zarazek
  a. virus wirus atenuowany
attenuation [ə'tenju'eiʃən] 1) osłabienie; 2) atenuacja; 3) rozcieńczenie
  low-a. area obszar hipodensyjny w tomogramie komputerowym
  a. of an artery ścieńczenie tętnicy
  a. of effect osłabienie efektu
attic ['ætik] zachyłek nadbębenkowy, przestrzeń nadbębenkowa
  tympanic a. = attic
atticoantrotomy [,ætikoænt'rɔtəmi] attykoantrotomia, otwarcie i połączenie przestrzeni nadbębenkowej i jamy sutkowej
atticomastoid [,ætikɔ'mæstɔid] odnoszący się do zachyłka nadbębenkowego i jamy sutkowej
atticotomy [æti'kɔtəmi] attykotomia, otwarcie zachyłka nadbębenkowego
attitude ['ætitju:d] postawa
  emotional a. postawa emocjonalna
  passional a. postawa emocjonalna
attraction [ə'trækʃən] przyciąganie (fiz.)
  capillary a. efekt włoskowatości
  chemical a. przyciąganie chemiczne
  gravitational a. przyciąganie grawitacyjne, siła ciężkości
  magnetic a. przyciąganie magnetyczne
  neurotropic a. przyciąganie odrastającego aksonu przez płytkę nerwowo-mięśniową
attrition [ə'triʃən] 1) ścieranie się (zębów itp.); 2) zużywanie się
atypia [ə'tipiə] atypia
  cellular a. atypia komórkowa
atypical [æ'tipikəl] atypowy
atypism [æ'tipism] atypia
audibility [,ɔ:di'biliti] słyszalność
audible ['ɔ:dəbl] słyszalny
audiogram ['ɔ:diɔgræm] audiogram
  pure tone a. audiogram tonalny
audiology [ɔ:di'ɔlədʒi] audiologia
audiometer [,ɔ:di'ɔmitə] audiometr
audiometric test [,ɔ:diɔ'metrik test] test audiometryczny
  discrimination a. test test audiometryczny odróżniania

loudness balance a. test test audiometryczny zrównoważenia głośności
masking a. test test audiometryczny zagłuszania
threshold tone decay a. test test audiometryczny zanikania progu
audiometry [,ɔ:di'ɔmitri] audiometria
  evoked response a. audiometria odpowiedzi wywołanych
  peep-show a. audiometria obrazkowa
  pure tone a. audiometria totalna
  speech a. audiometria mowy
  suprathreshold a. audiometria nadprogowa
  threshold a. audiometria progowa
audition [ɔ:'diʃən] słuch, słyszenie
  chromatic a. słyszenie barwne, wrażenie barwy wywoływane przez dźwięk, postać synestezji
  gustatory a. słyszenie smakowe, postać synestezji
auditive ['ɔ:ditiv] słuchowy
auditory ['ɔ:ditəri] słuchowy
aura ['ɔ:rə] aura, odczucie zapowiadające
  epigastric a. aura brzuszna (uczucie niepokoju w nadbrzuszu przed atakiem padaczki)
  intellectual a. aura w postaci myśli lub wspomnień
  migrainous a. aura migrenowa
auricle ['ɔ:rikl] 1) małżowina uszna; 2) przedsionek serca
auricular [ɔ:'rikjulə] uszny
aurochromoderma [,ɔ:rɔ:,kroumɔ'də:mə] chrysoderma, zabarwienie skóry w czasie leczenia solami złota
auscult [ɔ:s'kʌlt] osłuchiwać, auskultować
auscultate ['ɔ:skʌlteit] = auscult
auscultation [,ɔ:skʌl'teiʃən] osłuchiwanie, auskultacja
  direct a. osłuchiwanie bezpośrednie
  immediate a. osłuchiwanie bezpośrednie (uchem przyłożonym do skóry)
  mediate a. osłuchiwanie pośrednie (słuchawką)
  obstetric a. osłuchiwanie płodu przez ścianę brzucha
auscultatory [ɔ,:s'kʌltə'teri] osłuchowy
autism ['ɔ:tizm] autyzm
  infantile a. zespół Kannera, autyzm wczesnodziecięcy
autistic [ɔ:'tistik] autystyczny
autoactivation [,ɔ:tɔækti'veiʃən] autoaktywacja, reakcja, w której jej produkt działa na nią katalizująco
autoagglutination [,ɔ:tɔæggluti'neiʃən] autoaglutynacja, zlepianie się krwinek czerwonych w obecności własnej surowicy

5*

autoagglutinin [ˌɔ:tæg'lutinin] autoagglutynina

autoaggression [ˌɔ:tɔ'ægrəʃən] 1) autoagresja, reaktywność immunologiczna przeciw własnym antygenom; 2) autoagresja, samouszkodzenie

autoantibody [ˌɔ:tɔ'æntibɔdi] autoprzeciwciało

cold a. autoprzeciwciało zimne, działające w niskiej temperaturze

h(a)emagglutinating a. autoprzeciwciało powodujące aglutynację własnych krwinek

warm a. autoprzeciwciało ciepłe

autoclave ['ɔ:tɔkleiv] autoklaw, sterylizator parowy pod ciśnieniem

autocrine [ɔ:tɔ'krain] autowydzielniczy, odnoszący się do pobudzania czynności komórki przez jej wydzielinę

autodigestion [ˌɔ:tɔdi'dʒəsʃən] autoliza, samostrawienie

autoecholalia [ˌɔ:tɔəkou'læliə] autoecholalia, powtarzanie się w opowiadaniu

autofluorescent [ˌɔ:tɔfluə'resnt] fluoryzujący samoistnie

autogenesis [ˌɔ:tɔ'dʒenisis] samorództwo

autograft ['ɔ:tɔgra:ft] przeszczep autoplastyczny

autografting [ˌɔ:tə'gra:ftiŋ] przeszczepianie tkanki w obrębie tego samego ustroju

autoh(a)emagglutination [ˌɔ:tɔ'hi:məglutiˈneiʃən] aglutynacja własnych krwinek czerwonych, autohemoaglutynacja

autoh(a)emolysin [ˌɔ:tɔhi'mɔlisin] autohemolizyna

autoh(a)emolysis [ˌɔ:tɔhi:'mɔlisis] autohemoliza

autoh(a)emotherapy [ˌɔ:tɔhi:mɔ'θərəpi] autohemoterapia

autoh(a)emotransfusion [ˌɔ:tɔ'hi:mɔtrænsˈfjuʒn] autohemotransfuzja, przetoczenie własnej krwi choremu

autoimmunity [ˌɔ:tɔi'mjuniti] wytwarzanie przeciwciał przeciw własnym antygenom, autoimmunizacja

autoimmunization [ˌɔtɔ'imjunai'zeiʃən] autoimmunizacja, autoalergia

autoimmunologic [ˌɔtɔi'mjunɔlədʒik] autoimmunologiczny

autoinfection [ˌɔtɔin'fekʃn] autoinfekcja, zakażenie się powtórne własnymi pasożytami lub zarazkami

autoinoculation [ˌɔ:tɔin'ɔkju'leiʃn] wtórne zakażenie z ogniska już istniejącego w ustroju (np. uogólnienie się odczynu na krowiankę)

autointoxication [ɔ:tɔinˌtɔksi'keiʃn] autointoksykacja

autokeratoplasty [ɔ:tɔˌkərətɔ'plæsti] autokeratoplastyka, przeszczepienie rogówki jednego oka na drugie

autolitholysis [ˌɔ:tɔ'liθɔlisis] samoistne rozpuszczenie się kamienia

autologous [ɔ:'tɔlɔgəs] autologiczny, 1) naturalnie występujący; 2) w transplantologii: pochodzący z tego samego ustroju

autolysate [ɔ:'tɔliseit] autolizat

autolysin [ɔ:'tɔlisin] autolizyna

autolysis [ɔ:'tɔlisis] autoliza, samostrawienie

autolytic [ɔ:'tɔlitik] autolityczny

autolyse, autolyze [ɔ:tɔ'laiz] ulegać samostrawieniu

automatism [ɔ:'tɔmætism] automatyzm

ambulatory a. automatyzm chodzenia (padaczkowy)

epileptic a. automatyzm padaczkowy

verbal a. automatyzm słowny (padaczkowy)

autonomic [ˌɔ:tɔ'nəmik] autonomiczny

a. nervous system układ nerwowy wegetatywny (autonomiczny)

autonomous [ɔ:'tɔnəməs] autonomiczny

autophagic [ɔ:tɔ'fədʒik] samożerny

autoplasty [ɔ:tɔ'plæsti] autotransplantacja

autopolymer [ɔ:tɔ'pɔlimə] masa samopolimeryzująca się

autopolymerization [ɔ:tɔ'pɔliməraizeiʃn] autopolimeryzacja

autopsia [ɔ:'tɔpsiə], **autopsy** ['ɔ:tɔpsi] autopsja, sekcja zwłok

autoradiography [ɔ:tɔˌreidi'ɔgrəfi] autoradiografia (radiografia narządu po podaniu radioizotopu)

autoregulation [ɔ:tɔˌregju'leiʃən] autoregulacja, samoregulacja

autorrhaphy [ɔ:'tɔrəfi] zamknięcie rany własną tkanką chorego

autosomatic [ɔ:tɔ'sɔmætik] autosomalny

autosomatognosis [ɔ:tɔˌsɔmætə'gnousis] wrażenie istnienia amputowanej kończyny

autosome ['ɔ:tɔsoum] chromosom autosomalny

autosterilization [ɔ:tɔstəri'laizeiʃn] autosterylizacja

autosuggestion [ɔ:tɔsə'dʒestʃən] autosugestia

autosynthesis [ɔ:tɔ'sinθəsis] autosynteza

autotherapy [ɔ:tɔ'θərəpi] samoleczenie, autoterapia

autotopagnosia [ɔ:tɔˌtoup'əgnousiə] autotopagnozja, niezdolność rozpoznania własnych części ciała

autotoxicosis [ˌɔ:tɔtɔksi'kousis] samozatrucie

autotoxin [ɔ:tɔ'tɔksin] autotoksyna

autotransfusion [,ɔ:tɔtræns'fjuʒn] autotransfuzja, przetoczenie własnej krwi chorego
autotransplant [ɔ:tɔ'trænspla:nt] = autograft
autotransplantation [,ɔ:tɔtrænspla:n'teiʃən] autotransplantacja
autovaccination [,ɔ:tɔ'væksi'neiʃən] leczenie autoszczepionką
autovaccine [,ɔ:tɔ'væksin] autoszczepionka
auxiliary [ɔ:g'ziljəri] pomocniczy, wspomagający
auxin ['ɔ:ksin] auksyna
auxology [ɔ:gz'ɔlədʒi] auksologia
availability [əveilə'biliti] dostępność (leków, usług itp.)
available [ə'veiləbl] dostępny
avalvular [ə'vəlvjulə] bezzastawkowy
avascular [ə'væskjulə] beznaczyniowy
avascularization [ə'væskjulərai'zeiʃn] przesunięcie krwi z części ciała uciskiem opaską
aversion [ə'və:ʃn] awersja, niechęć
avian ['eiviən] ptasi
avirulent [ə'virulent] pozbawiony zjadliwości, niezjadliwy
avitaminosis [ə'vitəmi'nousis] awitaminoza
avivement [aviv'mãŋ] odświeżenie brzegów rany
avulsion [æ'vʌlʃən] wyrwanie, oderwanie
scalp a. oskalpowanie urazowe
axanthopsia [,əgzænθ'oupsiə] ślepota na barwę żółtą
axial ['æksiəl] osiowy
axilla [æk'silə] pacha
axillary [æk'siləri] pachowy
axis ['æksis], pl axes ['æksi:z] 1) oś, osie; 2) kręg obrotowy, obrotnik; 3) ząb obrotnika; 4) ośrodkowy układ nerwowy
cephalocaudal a. oś pionowa ciała, oś długa ciała
c(o)eliac a. pień trzewny (tętniczy)
condylar a. linia międzykłykciowa żuchwy
conjugate a. sprzężna przekątna
electrical a. oś elektryczna serca
hinge a. oś żuchwy między kłykciami

mandibular a. oś żuchwy między kłykciami
a. of abscissa oś odciętych
a. of ordinates oś rzędnych
visual a. oś widzenia, oś wzrokowa
axodendrite [,æksɔdən'drait] bezrdzenna gałązka aksonu
axolemma ['æksɔ'ləmə] aksolema, otoczka plazmatyczna aksonu
axolysis [,æksɔlisis] rozpad aksonu
axon ['æksɔn], axone ['æksɔn] akson, włókno osiowe nerwu
medullated a. = myelinated a.
myelinated a. włókno osiowe rdzenne (mielinowane)
non-myelinated a. włókno osiowe bezrdzenne (bez mieliny)
axonal ['æksɔnəl] aksonalny, aksonowy
axonography [,æksɔ'nɔgrəfi] aksonoelektrografia
axonotmesis [,æksɔ'nɔtmesis] aksonotmeza, przerwanie ciągłości aksonu bez naruszenia ciągłości jego osłonek łącznotkankowych
axopetal [ə'ksɔpitl] doaksonowy, w kierunku aksonu
axoplasm ['æksɔplæzm] aksoplazma, plazma włókna osiowego
azathioprine [əzə'θaiɔprin] azatiopryna, Imuran
azide ['æzid, 'eizaid] azydek
azo- [æzou-] grupa azowa
azo compounds [æzɔ kɔmpaunds] związki azowe
azo dyes [æzɔ dais] barwniki azowe
azoospermia [ə'zouə'spə:miə] azoospermia, brak plemników w nasieniu
obstructive a. azoospermia z niedrożności
azot(a)emia [əzɔ'ti:miə] azotemia, obecność związków azotu we krwi
azoturia [ə'zɔtjuəriə] azoturia, zwiększone wydalanie azotu w moczu
azurophil [ə'zuərɔfil], azurophilic [ə'zuərɔfilik] azurochłonny
azygos ['æzigɔs], azygous ['æzigəs] nieparzysty

B

babbit metal [ˈbæbit ˈmetl] babit, stop cyny z miedzią i antymonem (*stom.*)
Babesia [bæˈbisiə] babeszja, rodzaj pierwotniaków z grupy *Piroplasmoidea*
babesiosis [bəbiˈsaiousis] babeszjoza
baby [ˈbeibi] noworodek, niemowlę
 blue b. dziecko z chorobą błękitną
 collodion b. noworodek z wrodzoną rybią łuską
babyhood [ˈbeibihud] niemowlęctwo
bachelor [ˈbætʃələ] 1) kawaler, nieżonaty mężczyzna; 2) najniższy stopień naukowy nadawany przez wyższe szkoły w W. Brytanii i innych krajach anglosaskich lub anglofońskich, bakałarz
bacill(a)emia [ˌbæsilˈiːmiə] bacylemia, bakteriemia wywołana przez laseczki lub prątki
bacillus [bəˈsiləs] prątek, laseczka
 B. anthracis laseczka wąglika
 gas b. laseczka zgorzeli gazowej, *Clostridium perfringens*
 hay b. laseczka sienna
 influenza b. pałeczka grypy, *Haemophilus influenzae*
 leprosy b. prątek trądu
 paradysentery b. pałeczka czerwonki Flexnera
 paratyphoid b. pałeczka paraduru, duru rzekomego
 plague b. pałeczka dżumy, *Pasteurella pestis, Yersinia pestis*
 tubercle b. prątek gruźlicy
 typhoid b. pałeczka duru brzusznego
back [bæk] plecy, grzbiet
 bent b. plecy pochylone
 humped b. grzbiet zgarbiony, garb
 hunch b. garb
 poker b. grzbiet usztywniony w zesztywniającym zapaleniu stawów kręgosłupa
 static b. ból grzbietu w wyniku obciążenia statycznego
backache [ˈbækeik] ból grzbietu

backbleeding [bækˈbliːdiŋ] krwawienie powyżej miejsca podwiązania naczynia
backbone [ˈbækboun] kręgosłup
backflow [ˈbækflou] odpływ wsteczny
 pyelolymphatic b. zaciekanie kontrastu z miedniczki nerkowej do naczyń limfatycznych (*radiol.*)
 pyelorenal b. odpływ wsteczny kontrastu z miedniczki do okołonerkowej tkanki tłuszczowej
 pyelotubular b. odpływ wsteczny kontrastu z miedniczki do kanalików nerkowych
 pyelovenous b. odpływ kontrastu z miedniczki do naczyń żylnych
background [ˈbækɡraund] tło
 b. activity czynność podstawowa (w eeg)
back-scatter [ˈbækˈskætə] rozproszenie wsteczne (*radiol.*)
bacter(a)emia [bækˌtərˈimiə], **bacteri(a)emia** [bækˌtiəriˈiːmiə] bakteriemia, obecność bakterii we krwi
bacteria [bækˈtiəriə] bakterie
 acid-fast b. bakterie kwasooporne
 acidophilic b. bakterie kwasolubne
 aerobic b. bakterie tlenowe, tlenowce
 anaerobic b. bakterie beztlenowe, beztlenowce
 commensal b. bakterie komensalne
 facultative anaerobic b. beztlenowce względne
 fusiform b. bakterie wrzecionowate
 Gram-negative b. bakterie Gram-ujemne
 Gram-positive b. bakterie Gram-dodatnie
 lactic b. bakterie mlekowe
 mycolytic b. bakterie mikolityczne, bakterie grzybobójcze
 nitrifying b. bakterie nitryfikujące
 non-spore-forming b. bakterie nie zarodnikujące, bakterie nie przetrwalnikujące
 non-sporing b. bakterie nie zarodnikujące, bakterie nie przetrwalnikujące
 obligate (obligatory) anaerobic b. beztlenowce bezwzględne

peritrichous b. bakterie wokołorzęse
proteolytic b. bakterie proteolityczne
putrefactive b. bakterie gnilne
pyogenic b. bakterie ropotwórcze
pyrogenic b. bakterie gorączkotwórcze
saprophytic b. bakterie saprofityczne
spore-forming b. bakterie zarodnikujące,
bakterie przetrwalnikujące
sporing b. bakterie zarodnikujące, bakterie
przetrwalnikujące
typhoid b. pałeczki duru brzusznego
bacterial [bæk'tiəriəl] bakteryjny
bactericidal [bæk'tiəri͵saidəl] bakteriobójczy
bactericide [bæk'tiərisaid] środek bakteriobójczy
bacterioagglutinin [bæk'tiəriəə'glu:tinin] bakterioaglutynina
bacteriocins [bæk'tiəriɔsins] bakteriocyny
bacteriofluorescein [bæk͵tiəriɔfluɔ'risii:n]
bakterio-fluoresceina
bacterioh(a)emolysin [bæk'tiəriəhi:'mɔlisin]
hemolizyna bakteryjna
bacteriologist [bæk͵tiəri'ɔlədʒist] bakteriolog
bacteriology [bæk͵tiəri'ɔlədʒi] bakteriologia
bacteriolysin [bæk͵tiəri'ɔlisin] bakteriolizyna
bacteriolysis [bæk͵tiəriɔ'lisis] bakterioliza,
rozpad bakterii
bacteriophage [bæk'tiəriəfeidʒ] bakteriofag
defective b., bakteriofag defektywny
helper b. bakteriofag pomocnik
lysogenic b. bakteriofag lizogenny
mature b. bakteriofag dojrzały
temperate b. bakteriofag umiarkowany
typhoid b. bakteriofag niszczący pałeczki
duru
vegetative b. bakteriofag wegetatywny
virulent b. bakteriofag zjadliwy
bacteriophagia [bæk͵tiəriə'feidʒiə] bakteriofagia
bacteriopsonin [bæktiəri'ɔpsɔnin] opsonina
działająca na bakterie
bacterioscopy [bæk͵tiəri'ɔskəpi] bakterio-
skopia, oglądanie bezpośrednie bakterii
bacteriostatic [bæk͵tiəriɔ'stætik] bakteriostatyczny
bacteriotropic [bæk͵tiəriɔ'troupik] bakterio-
tropowy
bacteriotropin [bæk͵tiəriɔ'troupin] bakterio-
tropina (np. przeciwciało)
bacteriuria [bæktiə'rijuəriə] bakteriomocz
Bacteroides [bæktiə'rɔidəs] rodzaj Gram-ujemnych beztlenowców
bacteroidosis [͵bæktiərɔi'dousis] zakażenie
bakteriami Bacteroides
bag [bæg] 1) worek, torba; 2) wymię
colostomy b. zbiornik na kał po kolostomii
ice b. worek z lodem

ileostomy b. zbiornik na wypływającą treść
jelitową po ileostomii
micturition b. zbiornik na mocz noszony
przy nietrzymaniu moczu
b. of waters pęcherz płodowy
bagassosis [bægə'sousis] pylica płuc u robotników przerabiających trzcinę cukrową
Bahnung ['ba:nung] torowanie
bake [beik] piec, spiekać, wypalać (stom.)
biscuit b. wypalanie niskotopliwej porcela-
ny (stom.)
baker's itch ['beikez itʃ] wyprysk rąk u piekarzy
balance ['bæləns] 1) równowaga; 2) waga; 3)
bilans
acid-base b. równowaga kwasowo-zasadowa
analytical b. waga analityczna
apothecary b. waga aptekarska
chemical b. 1) waga analityczna; 2) równowaga chemiczna ustroju
decimal b. waga dziesiętna
electrolyte b. równowaga elektrolitowa,
bilans elektrolitowy
energy b. bilans energii, równowaga energetyczna
fluid b. równowaga płynowa ustroju, bilans płynowy
heat b. bilans cieplny, równowaga cieplna
ustroju
hydrostatic b. równowaga hydrostatyczna
medical b. waga lekarska
mineral b. równowaga mineralna ustroju
nitrogen b. bilans azotowy ustroju
occlusal b. równowaga zgryzowa (stom.)
water b. bilans wodny ustroju, równowaga
wodna
b. weight przeciwwaga
balanced ['bælənsd] wyrównany, zrównoważony
balaneutics [͵bælə'nju:tiks] balneologia
balanitis [͵bælənaitis] zapalenie żołędzi
b. xerotica obliterans marskość żołędzi
i napletka
balanoblennorrh(o)ea [͵bælənəblenɔ'ri:ə]
rzeżączkowe zapalenie żołędzi
balanoposthitis [͵bælənəpɔs'θaitis] zapalenie
żołędzi i napletka
balanopreputial [͵bælənəpri'pjuʃəl] żołędzio-
wo-napletkowy
balbuties [bæl'bju:tiiz] jąkanie się
bald [bɔ:ld] łysy
baldness ['bɔ:ldnis] łysina
male pattern b. łysina typu męskiego
ball [bɔ:l] kula, kulka, gałka
food b. fitobezoar
b. of the foot kłąb palucha
hair b. trichobezoar, bezoar z włosów

b. of the thumb kłąb kciuka
b. valve zawór kulkowy
ballism ['bælizm] balizm, gwałtowny ruch przymusowy kończyną górną przypominający rzucanie
ballistocardiography [ˌbælistɔˌka:di'ɔgræfi] balistokardiografia
ballistophobia [ˌbælistɔ'foubiə] balistofobia, fobia pocisków
balloon [bə'lu:n] 1) balon, balonik; 2) wypełnić jamę powietrzem w celach diagnostycznych
　(o)esophageal b. balon przełykowy Sengstakera
ballooning [bə'lu:niŋ] 1) wypełnienie powietrzem jamy; 2) nadmierne rozdęcie neuronu w zwyrodnieniu balonowatym
ballotable [bə'lɔtəbl] dający się balotować, balotujący
ballotement [bælɔt'mã:ŋ] balotowanie, podrzucanie
　abdominal b. balotowanie płodu brzuszne (przez ścianę brzucha)
　cephalic b. balotowanie główki płodu
　direct b. balotowanie pochwowe płodu
　f(o)etal b. balotowanie płodu
　indirect b. balotowanie płodu brzuszne
　renal b. balotowanie nerki ujętej oburącz
balneation ['bælni'eiʃn] balneoterapia
balneotherapy [ˌbælniɔ'θerəpi] balneoterapia
balsam ['bɔ:lsəm] 1) balsam; 2) żywiczna wydzielina niektórych roślin
　Peruvian b., b. of Peru balsam peruwiański (z *Toluifera pereirae*)
balsamic [bɔ:l'sæmik] 1) balsamiczny, wonny; 2) odnoszący się do balsamu
bamboo [bæm'bu:] bambus
　b. spine obraz radiologiczny kręgosłupa w zesztywniającym zapaleniu stawów kręgosłupa
band [bænd] taśma, opaska, wstęga, obręcz, prążek, pasmo (fal itp.)
　absorption b. prążek absorpcyjny widma światła
　amniotic b.'s postronkowate zrosty owodniowe
　b.'s of the colon taśmy okrężnicy
　compression b. opaska uciskowa
　diagonal b. of Broca zakręt mózgu
　f(o)eto-amniotic b.'s zrosty płodowo-owodniowe
　b. forms pałeczkowate postacie leukocytów
　iliotibial b. pasmo biodrowo-piszczelowe
　intrauterine constriction b.'s wewnątrzmaciczne zrosty zaciskające

b. spectrum widmo pasmowe
bandage ['bændidʒ] 1) opaska, bandaż; 2) bandażować
　adhesive b. przylepiec, bandaż przylepcowy
　capeline b. opatrunek czepcowy na głowę (czepiec Hipokratesa) lub kikut
　crucial b. opaska krzyżowa, opaska w kształcie T
　elastic b. opaska uciskowa, bandaż elastyczny
　elbow b. opatrunek żółwiowy łokcia
　Esmarch's b. opaska uciskowa Esmarcha
　gauntlet b. opatrunek rękawiczkowy
　gauze b. opaska gazowa, bandaż gazowy
　Hippocrates b. czepiec (czapka) Hipokratesa
　plaster b. opaska gipsowa
　pressure b. opaska uciskowa
　quadrangular b. chusta czworokątna
　spica b. opatrunek kłosowy
　suspensory b. suspensorium, opaska podtrzymująca
　T-bandage opatrunek w kształcie T
　triangular b. chusta trójkątna
bandy-leg ['bændi'leg] kolano szpotawe
bank [bæŋk] bank
　blood b. bank krwi
　organ b. bank narządów
　tissue b. bank tkanek
bar [ba:] 1) beleczka, belka; 2) przeszkoda; 3) łuk, część łącząca w protezie stomat.; 4) bar, jednostka ciśnienia (1 megadyna na cm²); 5) zagrodzić
　arch. b. 1) łuk protezy częściowej ruchomej; 2) część szyny zębowej biegnąca wzdłuż łuku zębów (*prot. stom.*)
　clasp b. klamra zębowa dwuramienna (*prot. stom.*)
　connector b. łuk łączący protezy częściowej (*prot. stom.*)
　labial b. łuk wargowy (*prot. stom.*)
　lingual b. łuk językowy (*prot. stom.*)
　palatal b. łuk podniebienny (*prot. stom.*)
bar(a)esthesia [ˌbæres'θi:ziə] czucie ucisku, czucie wagi
baragnosis [ˌbærəg'nousis] baragnozja, brak czucia ucisku
barber ['ba:bə] cyrulik, fryzjer
　b. surgeon felczer
barbiturate [ba:'bitjureit] barbituran, sól kwasu barbiturowego
barbotage [ba:bɔ'taʒ] barbotaż, metoda podawania leku do przestrzeni płynowej rdzenia kolejnymi porcjami z wielokrotnym aspirowaniem płynu rozcieńczającego lek
bare [bɛə] nagi, goły

bare-footed ['bɛə'futid] bosy
baric ['bærik] 1) baryczny; 2) barowy (*chem.*)
baritosis [ˌbæri'tousis] pylica barowa płuc
barium ['bæriəm] bar, Ba
  b. enema wlew cieniujący z barytu
  b. meal papka barowa podawana do połknięcia
bark [baːk] 1) kora; 2) szczekanie; 3) otarcie naskórka
barking ['baːkiŋ] szczekający (kaszel)
baroceptor ['bærɔ'septə] baroceptor, receptor czucia ucisku i masy
barognosis [ˌbærɔg'nousis] barognozja, czucie ucisku i masy
barometer ['bærɔmitə] barometr
barosinusitis [ˌbærɔsainju'saitis] zmiany w zatokach wywołane nagłą zmianą ciśnienia, *aerosinusitis*
barostat ['bærɔstæt] barostat, receptor ciśnienia w zatoce szyjnej i łuku aorty regulujący ciśnienie tętnicze
barotitis [bærɔ'taitis] zapalenie ucha środkowego wywołane nagłą zmianą ciśnienia, *aerotitis*
barotrauma [ˌbærɔ'trɔːmə] barotrauma, uraz wywołany zmianą ciśnienia powietrza
  otic b. = barotitis
  sinus b. = barosinusitis
barrel [ˌbærəl] 1) baryłka, beczka; 2) cylinder strzykawki; 3) lufa, światło narządu w kształcie rury
  b. chest klatka piersiowa beczkowata
  double-b. o dwu światłach (np. zdwojony moczowód)
  b. -shaped beczkowaty
barren ['bærən] bezpłodny, jałowy
barrier ['bæriə] bariera
  air-blood b. bariera krew-powietrze, bariera pęcherzykowo-włośniczkowa
  alveolo-capillary b. bariera pęcherzykowo--włośniczkowa
  blood-aqueous b. bariera krew-ciecz wodnista
  blood-brain b. bariera krew-mózg
  blood-cerebrospinal fluid b. bariera krew--płyn mózgowo-rdzeniowy
  placental b. bariera łożyskowa
bartholinitis [ˌbaːtɔli'naitis] zapalenie gruczołów Bartholina
baryta [bɔ'raitə] tlenek baru
barytic [bæ'ritik] barytowy
barytosis [ˌbæri'tousis] barytoza, pylica barowa płuc
basal ['beisl] podstawowy, podstawny
  b. ganglia zwoje podstawy mózgu
  b. metabolism podstawowa przemiana materii

  b. metabolic rate wskaźnik podstawowej przemiany materii
basalioma [beisə'lioumə] rak podstawnokomórkowy
basaloma [beisə'loumə] = basalioma
base [beis] 1) podstawa; 2) zasada (*chem.*); 3) podłoże leku złożonego; 4) opierać się na podstawie
  acrylic resin b. akrylowa płyta protezy (*stom.*)
  denture b. płyta protezy (*stom.*)
  hydrocarbon b. podłoże węglowodorowe (maści itp.)
  metal b. metalowa część płyty protezy (*stom.*)
  nucleinic b. zasada purynowa
  b. of ointment podłoże maści
  b. pair para zasad tworzących DNA (zasada purynowa + zasada pirymidynowa) wg koncepcji Cricka
  pressor b. zasada presyjna, zasada podnosząca ciśnienie krwi
  purine b. zasada purynowa
  pyrimidine b. zasada pirymidynowa
  quaternary ammonium b. czwartorzędowa zasada amonowa
  record b. płyta wzornika (*stom.*)
  b. reserve zasób zasad
  shellac b. płytka szelakowa do wzorników (*stom.*)
  temporary b. płyta wzornika (*stom.*)
  ternary ammonium b. trzeciorzędowa zasada amonowa
  tinted denture b. płyta protezy barwy tkanek
  tooth-borne b. płyta protezy wsparta na zębach filarowych
  trial b. płyta wzornika (*stom.*)
  water-removable b. podłoże zmywalne (maści itp.)
  water-soluble b. podłoże rozpuszczalne w wodzie
  xanthine b. zasada purynowa
baseline ['beislain] linia zerowa, linia odniesienia
basement ['bejsmənt] podstawa, podstawny
  b. membrane błona podstawowa
baseplate ['beispleit] płyta wzornika (*stom.*)
basic ['beisik] 1) podstawowy, podstawny; 2) zasadowy
  b. ion kation
  b. salt sól zasadowa
basicity [bei'sisiti] zasadowość
basilar ['bæsilə] podstawowy, podstawny
basin ['beisn] miednica, basen
  kidney b. miseczka nerkowa
basis ['beisis], *pl* bases ['beisiːz] podstawa
basket ['baːskit] koszyk

b. cell komórka koszyczkowa kory móżdżku

fibrillar b. koszyczek włókien glejowych komórki Müllera w siatkówce

basocyte [ˈbeisɔsait] komórka zasadochłonna, leukocyt zasadochłonny

basocytosis [ˌbeisɔsaiˈtousis] leukocytoza zasadochłonna

basoerythrocyte [ˈbeisɔiˈriθrɔsait] erytrocyt z ziarnistościami zasadochłonnymi

basophil(e) [ˈbeisɔfil, beisɔfail] 1) leukocyt zasadochłonny; 2) komórka zasadochłonna przysadki; 3) zasadochłonny

tissue b. komórka tuczna

basophilic [ˌbeisɔˈfilik] zasadochłonny

bastard [ˈbæstəd] mieszaniec

batch [bætʃ] seria leku, partia towaru

bath [baːθ] kąpiel, łaźnia

antipyretic b. zawijanie zimne przeciwgorączkowe

blanket b. zawijanie w koc mokry, kocowanie

brine b. kąpiel solankowa

carbonic acid b. kąpiel kwasowęglowa

douche b. kąpiel za pomocą bicza wodnego

eye b. kąpiel oczna

Finnish b. sauna

fixative b. kąpiel utrwalająca (*hist.*)

gymnocolon b. głębokie płukanie jelit

half b. nasiadówka, kąpiel połowicza

moor b. kąpiel błotna

mud b. kąpiel błotna

ocular b. kąpiel oczna

peat b. okład borowinowy, kąpiel borowinowa

radium emanation b. kąpiel radoczynna

shower b. natrysk, prysznic

bathe [beið] 1) kąpać; 2) obmywać, zmywać (ranę itp.)

bathmotropic [ˌbæθmɔˈtroupik] batmotropowy

bathmotropism [ˌbæθmɔˈtroupism] batmotropizm, wpływ na pobudliwość nerwu lub mięśnia

bathophobia [ˌbaːθɔˈfoubiə] fobia głębokości

bathroom [ˈbaːθrum] łazienka

bath-tub [baːθʌb] wanna

bathy(a)esthesia [ˌbaːθi isθiziə] czucie głębokie

bathyan(a)esthesia [ˌbaːθiˌæniːsˈθiziə] brak czucia głębokiego

batophobia [ˌbætɔˈfoubiə] fobia przechodzenia obok wysokich przedmiotów

batrachian [bɔˈtreikiən] płaz

batrachophobia [ˌbɔtreikɔˈfoubiə] fobia żab

battery [ˈbætəri] 1) bateria (*elektr.*); 2) zestaw testów

battered [ˈbætərd] maltretowany, katowany

b. child syndrome zespół katowanego (maltretowanego) dziecka

bead [biːd] paciorek

rachitic b. różaniec krzywiczy

beaded [ˈbiːdid] 1) mający szereg podobnych zgrubień; 2) w kształcie łańcuszka paciorków (o bakteriach)

beading of ribs [biːdiŋ əf ribz] różaniec krzywiczy

beaker [ˈbiːkə] zlewka z dziobkiem

beam [biːm] 1) promień; 2) strumień; 3) wiązka (promieni itp.); 4) ramię (wagi); 5) promieniować

laser b. wiązka promieni lasera

b. scales waga dźwigniowa

bean [biːn] fasola

soy b. nasiona soi

bear [ˈbɛə] 1) rodzić; 2) nosić

b. down przeć (przy porodzie, na stolec itp.)

beard [biəd] broda

bearing down [ˈbɛəriŋ ˈdaun] parcie w czasie porodu

b.d. pains bóle porodowe parte

beat [biːt] 1) uderzenie; 2) uderzać, tętnić; 3) pobudzenie serca w ekg, uderzenie serca

apex b. uderzenie koniuszkowe serca

atrial b. pobudzenie przedsionkowe

capture b. pobudzenie przechwycenia, pobudzenie przewiedzione

combination b. pobudzenie zsumowane

concealed b. pobudzenie utajone

coupled b. rytm bliźniaczy serca

dropped b. pobudzenie wypadające

echo b. = reciprocal b.

ectopic b. pobudzenie pozazatokowe dodatkowe

escape b. pobudzenie wtrącone

forced b. pobudzenie wywołane (np. stymulacją serca)

fusion b. pobudzenie zsumowane

heart b. uderzenie serca

interference b. pobudzenie przechwycenia (w bloku przedsionkowo-komorowym)

interpolated b. pobudzenie wtrącone

paired b.'s rytm bliźniaczy

premature b. pobudzenie przedwczesne

reciprocal b. pobudzenie nawrotne

retrograde b. pobudzenie wsteczne

summation b. pobudzenie zsumowane, pobudzenie złożone

bed [bed] 1) łóżko; 2) łożysko

arterial b. łożysko tętnicze

capillary b. łożysko włośniczkowe

chronic b. łóżko w szpitalu dla przewlekle chorego

fracture b. łóżko dla chorych ze złamaniami

head of the b. głowowa część łóżka

maternity b. łóżko na oddziale położniczym
nail b. łożysko paznokcia
b. occupancy rate „łóżkodzień", stopień wykorzystania łóżka szpitalnego w danym okresie
operation b. łóżko pooperacyjne
b. patient chory szpitalny
rocking b. łóżko obrotowe
turnover in b.'s = b. occupancy rate
b. usage wykorzystanie łóżek w szpitalu
b. utilization = b. usage
vascular b. łożysko naczyniowe
venous b. łożysko żylne
water b. łóżko wodne, materac wypełniony wodą
bed-bath ['bedba:θ] mycie chorego w łóżku
bed-bug [bed ͵bʌg] pluskwa
bed-cradle ['bed ͵kreidl] rusztowanie (z drutu itp.) chroniące zranioną lub oparzoną kończynę przed dotknięciem pościeli
bedding ['bediŋ] 1) pościel; 2) podkład, podściółka
bedfast ['bedfæst] 1) obłożnie chory; 2) inwalida nie ruszający się z łóżka
bedhead [͵bed'hed] głowowa część łóżka
bed-light ['bedlait] lampa przyłóżkowa
bed-linen ['bedlinin] bielizna pościelowa
bed-pan ['bedpæn] basen do oddawania kału w łóżku
bed-rest ['bedrest] podpórka pod poduszkę w łóżku
bedridden ['bed ͵ridn] przykuty do łóżka, obłożnie chory
bedside ['bedsaid] 1) łoże chorego; 2) przyłóżkowy
b. locker szafka przyłóżkowa w szpitalu
b. manners sposób podejścia lekarza do obłożnie chorego
b. procedures zabiegi wykonywane u obłożnie chorych
b. therapy leczenie obłożnie chorego
bed-sore ['bed ͵sɔ:] odleżyna
bed-wetter ['bed ͵wetə] enuretyk, moczący się do łóżka
bed-wetting ['bed ͵wetiŋ] enureza, moczenie mimowolne nocne
bed with overhead frame [bed wið 'ouvərhed 'freim] łóżko ortopedyczne z ramą nad głową
bee [bi:] pszczoła
b. glue kit pszczeli, propolis
b. sting użądlenie przez pszczołę
beeswax ['bizwæks] wosk pszczeli
beeturia [͵bi:t'juəriə] czerwone zabarwienie moczu po zjedzeniu buraków
beget [bi'get] spłodzić

begotten [bi'gɔtn] spłodzony
behavio(u)r [bi'heivjə] zachowanie się, behawior
attachment b. zachowanie się dziecka pozbawionego matki
attention-getting b. zachowanie się mające na celu zwrócenie na siebie uwagi
behavio(u)ral [bi'heiviɔrəl] odnoszący się do zachowania się
behavio(u)rism [bi'heivjerizm] behawioryzm
behavio(u)rist [bi'heivjərist] behawiorysta
bel [bel] bel, jednostka nasilenia dźwięku
belch [beltʃ] odbijać się (pot.)
belladonna [͵belə'dɔnə] belladona, pokrzyk wilcza jagoda, *Atropa belladonna* (bot.)
bellied ['belid] brzuchaty, wybrzuszony
bell-shaped ['belʃeipd] w kształcie dzwonu
bellows ['belouz] miech
b. murmur podmuch sercowy przypominający odgłos miecha
belly ['beli] brzuch, brzusiec
drum b. bębnica (pot.)
frog b. płaski, rozlany brzuch w krzywicy, „żabi brzuch"
b. of the muscle brzusiec mięśnia
bellyache ['belieik] kolka jelitowa (pot.)
belt [belt] pas, strefa
bend [bend] zginać, giąć
bends [bends] napady bólów mięśniowych w chorobie kesonowej lub innego rodzaju chorobie dekompresyjnej
beneficial [beni'fiʃəl] korzystny, dobroczynny
benign [bi'nain] łagodny, dobrotliwy (nowotwór, choroba)
bent [bent] 1) zgięty; 2) zakręt
benumb [bi'nʌm] 1) odrętwić; 2) oszołomić
benumbed [bi'nʌmd] 1) odrętwiały; 2) oszołomiony
benzene [ben'zi:n] benzen, benzol
b. bromide bromek benzylu, gaz łzawiący
b. nucleus pierścień benzenowy
b. ring pierścień benzenowy (chem.)
benzidine ['benzidin] benzydyna
benzin ['benzin] benzyna, oczyszczona lekka benzyna
benzoate ['benzɔeit] benzoesan
benzoic ['benzɔik] benzoesowy
benzol ['benzɔl] benzol, benzen
benzolism ['benzɔlizm] objawy zatrucia benzolem
benzyl ['benzil] benzyl, grupa benzylowa
b. alcohol fenmetylol, alkohol benzylowy
benzylpenicillin [͵benzilpeni'silin] penicylina benzylowa, penicylina G
beriberi ['beri'beri] choroba beri-beri, polineuropatia wywołana niedoborem witaminy B

dry b. postać polineuropatyczna choroby beri-beri

wet b. postać obrzękowa choroby beri-beri

berkelium [ˌbəːˈkiliəːm] berkel, Bk (*chem.*)

berylliosis [ˈberiliˈousis] beryloza, pylica berylowa

beryllium [bəˈriliəm] beryl, Be (*chem.*)

b. granuloma ziarniniak berylowy

bestiality [ˌbəstiˈæliti] zoofilia

betamethasone [ˌbiːtəməθeˈsoun] betametazon

bevel [ˈbevel] ukos

b. of needle skośne ścięcie ostrza igły

bias [ˈbaiəs] 1) wpływ czynnika ubocznego zmieniający losowość próbki statystycznej; 2) uprzedzenie do czegoś, nastawienie za lub przeciw, tendencja

b. in sampling tendencja w zbieraniu próbki

bibasic [baiˈbeisik] dwuzasadowy

bicameral [baiˈkæmərəl] dwukomorowy

bicapsular [baiˈkæpsjulə] dwutorebkowy

bicarbonate [baiˈkaːbənit] dwuwęglan

sodium b. dwuwęglan sodu

bicellular [baiˈseljulə] dwukomórkowy

bichloride [baiˈklɔraid] dwuchlorek

bichromate [baiˈkroumit] dwuchromian

bicilliate [baiˈsilieit] dwurzęskowy

bicipital [baiˈsipitl] 1) bicepsowy; 2) dwugłowy

biconcave [baiˈkɔnkeiv] dwuwklęsły

biconvex [baiˈkɔnvəks] dwuwypukły

bicornate [baiˈkɔːneit], **bicornuate** [baiˈkɔːnjueit] dwurogi

bicuspid [baiˈkʌspid] 1) dwupłatkowy, dwudzielny (o zastawce); 2) dwuguzkowy (o zębie)

bicuspidization [baiˈkʌspidaiˈzeiʃən] zmiana trójpłatkowej zastawki aorty na dwupłatkową przy operacji w niedomykalności tej zastawki

bifid [ˈbaifid] dwudzielny, rozszczepiony

bifocal [baiˈfoukəl] dwuogniskowy

bifurcate [ˈbaifəːkeit] rozdwajać, rozwidlać się

bifurcated [ˈbaifəːkeitid] rozwidlony, rozdwojony

bifurcation [ˌbaifəˈkeiʃən] rozdwojenie, rozwidlenie

tracheal b. rozdwojenie tchawicy

bigeminal [baiˈdʒeminəl] bliźniaczy, podwójny

bigeminy [baiˈdʒemini] rytm bliźniaczy serca

escape-capture b. rytm cwałowy

reciprocal b. rytm bliźniaczy nawrotny

bilateral [baiˈlætərəl] dwustronny, obustronny

bile [bail] żółć

A b. (from the common duct) żółć A z przewodu żółciowego wspólnego

B b. (from the gallbladder) żółć B z pęcherzyka

C b. (from the hepatic duct) żółć C z przewodu wątrobowego

b. acids kwasy żółciowe

b. ducts drogi żółciowe

b. salts sole kwasów żółciowych

white b. zawartość pęcherzyka przy niedrożności przewodu pęcherzykowego

bilharzioma [bilˈhaːsioumə] guz skóry wywołany przez przywrę

bilharziosis [bilhaːsiˈousis], **bilharziasis** [bilhaːsiˈəsis] = **schistosomiasis** przywrzyca

bili- [bili-] w złożeniach oznacza związek z żółcią

biliary [ˈbiljeri] żółciowy

b. calculus kamień żółciowy

b. colic kolka żółciowa

b. stone kamień żółciowy

bilirubin [biliˈruːbin] bilirubina

conjugated b. bilirubina związana

total b. bilirubina całkowita

unconjugated b. bilirubina nie związana

bilirubin(a)emia [biliˌruːbiˈniːmiə] bilirubinemia, obecność bilirubiny we krwi

bilirubinglobulin [biliˌruːbinˈglɔbjulin] bilirubinoglobulina

bilirubinuria [biliˌruːbinˈjuəriə] obecność bilirubiny w moczu

biliverdin [biliˈvəːdin], **biliverdine** [biliˈvəːdin] biliwerdyna

biliverdinglobin [biliˌvəːdinˈglɔbin] biliwerdynoglobina

bilobate [baiˈloubeit] dwupłatkowy, dwuzrazowy

bilobular [baiˈlɔbjulə] dwupłatkowy, dwuzrazikowy

bilocular [baiˈlɔkjulə] dwujamowy, dwuprzedziałowy

biloculate [baiˈlɔkjuleit] dwujamowy

bimanual [baiˈmænjuəl] dwuręczny, oburęczny

binary [ˈbainəri] podwójny, dwojaki, dwuskładnikowy, dwuczęściowy, dwupierwiastkowy (*chem.*)

binaural [biˈnɔːrəl] dwuuszny, obuuszny

bind [baind] 1) wiązać; 2) przewiązywać, bandażować; 3) łączyć

binder [ˌbaində] 1) szeroka opaska, zwłaszcza na brzuch; 2) czynnik wiążący (*chem.*)

obstetrical b. pas podtrzymujący brzuch po porodzie

binocular [biˈnɔkjulə] 1) dwuoczny; 2) lornetka

binomial [baiˈnoumiəl] 1) dwumian; 2) mający dwie nazwy

binovular [bi'nɔvjulə] dwujajowy
binuclear [bai'njukliə] dwujądrzasty, dwu-jądrowy
binucleate [bai'nju:klieit] dwujądrzasty
binucleolate [ˌbai'nju:kliɔleit] mający dwa jąderka
bio- [baiɔ-] w złożeniach oznacza życie, związek z życiem
bioacoustics [ˌbaiɔə'ku:stiks] bioakustyka, nauka o wpływie wibracji akustycznych na ustrój
bioactivity [ˌbaiɔək'tiviti] aktywność biologiczna
bioassay [ˌbaiɔ'əsei] test biologiczny
bioavailability [ˌbaiɔ'əveili'biliti] dostępność biologiczna
bioavailable [ˌbaiɔ'əveiləbl] biologicznie dostępny
biocatalyst [ˌbaiɔ'kætəlist] biokatalizator, enzym
biocatalyzer [ˌbaiɔ'kætəlizə] biokatalizator
biocenosis [ˌbáiɔsi'nousis] biocenoza
biochemical [ˌbaiou'kemikl] biochemiczny
biochemistry [ˌbaiou'kemistri] biochemia
biocolloid [baiɔ'kɔlɔid] koloid biologiczny
biocompatibility [ˌbaiɔkɔmpə'tibiliti] zgodność biologiczna
bioecology [ˌbaioui:'kɔlədʒi] bioekologia
bioelectric [ˌbaioui'lektrik] bioelektryczny
bioelectricity [ˌbaiouelek'trisiti] bioelektryczność
bioengineering [ˌbaiou'əndʒini:riŋ] bioinżynieria
biofeedback [ˌbaiɔ'fi:dbæk] biologiczne sprzężenie zwrotne
biogenic [ˌbaiou'dʒi:nik] biogenny
b. amines aminy biogenne
biohazard [ˌbaiɔ'hæzəd] zagrożenie dla życia ze strony organizmów żywych
biologic [ˌbaiɔ'lədʒik], **biological** [ˌbaiɔ'lə-dʒikəl] biologiczny
biologist [bai'ɔlədʒist] biolog
biology [bai'ɔlədʒi] biologia
molecular b. biologia molekularna
radiation b. biologia radiacyjna, radiobiologia
bioluminiscence [ˌbaiɔˌlu:mi'nisəns] bioluminiscencja
biomass ['baiɔmæs] biomasa
biometeorology [ˌbaiɔˌmi:teɔ'rɔlədʒi] biometeorologia, nauka o związkach między klimatem a ustrojem
biometry [bai'ɔmitri] biometria, analiza statystyczna w biologii
biomicroscope [ˌbaiɔ'maikroskoup] biomikroskop
bionics ['baiɔniks] bionika
medical b. bionika medyczna

bionosis [baiɔ'nousis] bionoza, choroba wywołana przez ustroje żywe
biophagy [bai'ɔfædʒi] pożeranie żywej materii
biopharmaceutics [ˌbaiɔfærmə'sju:tiks] nauka o wpływie leku na ustrój
biophysics [ˌbaiou'fiziks] biofizyka
biopolymer [baiou'pɔlimə] biopolimer (np. wielocukier, kwas nukleinowy)
biopsy ['baiɔpsi] biopsja, badanie tkanki wziętej z żywego ustroju
abrasive b. biopsja ścierna (zwłaszcza zęba)
aspiration b. biopsja aspiracyjna, biopsja ssąca
biochemical b. biopsja celem pobrania materiału do badań biochemicznych
bite b. biopsja chirurgiczna („odgryzająca")
endoscopic b. biopsja pobrana w czasie endoskopii, biopsja endoskopowa
exfoliative b. biopsja złuszczająca, biopsja ścierająca
fine-needle b. biopsja cienkoigłowa
guided b. biopsja celowana
open b. biopsja chirurgiczna
punch b. biopsja trepanem
b. specimen bioptat, materiał pobrany w czasie biopsji
sponge b. biopsja gąbkowa, eksfoliacyjna
sternal b. nakłucie mostka
suction b. biopsja ssąca, biopsja aspiracyjna
surface b. biopsja powierzchniowa
thin-needle b. biopsja cienkoigłowa
transcaval b. biopsja transkawalna (przez żyłę główną)
trephine b. biopsja trepanacyjna
wedge b. biopsja klinowa
biorhythm [baiou'riθm] biorytm
biosphere ['baiɔsfiə] biosfera
biostatic ['baiɔstætik] hamujący życie
biostatics ['baiɔstætiks] nauka o związkach między strukturą a czynnością ustroju
biosynthesis [baiɔ'sinθisis] biosynteza
biotin [bai'ɔtin] biotyna, witamina H, koenzym R
biotransformation [baiɔtrænsfɔ:'meiʃən] biotransformacja, metabolizm związków chemicznych
bipara ['bipərə] dwuródka
biparietal [baipə'raiətəl] odnoszący się do obu kości ciemieniowych
biparous ['bipərəs] kobieta po dwu porodach
bipartite [bai'pa:tait] dwudzielny
bipeptide [bai'peptaid] dwupeptyd
bipolar [bai'poulə] dwubiegunowy

bipotentiality [ˌbaipɔtən'ʃiəliti] zdolność różnicowania się w dwu kierunkach
birefringency [bairi'frindʒensi] dwułomność (*opt.*)
birefringent [bairi'frindʒent] dwułomny
birth [bəːθ] poród, urodzenie
  b. at term poród o czasie
  cross b. poród przy poprzecznym ułożeniu płodu
  dead b. poród martwego płodu
  b. in time poród o czasie
  multiple b. poród mnogi
  b. palsy porażenie porodowe
  post-term b. poród po czasie
  premature b. poród przedwczesny
  twin b. poród bliźniaczy
birth-certificate ['bəːθsəˌtifikit] metryka
birth-control ['bəːθkɔntrˌoul] regulacja urodzeń, zapobieganie ciąży
birth-mark ['bəːθˌmaːk] znamię wrodzone
  strawberry b. znamię naczyniowe wrodzone
birth-rate ['bəːθˌreit] współczynnik urodzeń na 1000 mieszkańców
bisect ['baisekt] rozciąć na dwie części
bisexual [bai'seksjuəl] dwupłciowy, obojnaczy
bisexualism [bai'seksjuəlizm] dwupłciowość, obojnactwo
bismuth ['bizməθ] bizmut, Bi (*chem.*)
  b. carbonate = b. subcarbonate
  milk of b. zawiesina wodorotlenku bizmutowego i węglanu bizmutowego
  b. oxychloride tlenochlorek bizmutowy
  b. subcarbonate węglan bizmutawy zasadowy
  b. subgallate galusan bizmutawy zasadowy, dermatol
  b. subnitrate azotan bizmutawy zasadowy
  b. subsalicylate salicylan bizmutawy zasadowy
  b. tribromphenate trójbromofenylan bizmutowy, kseroform
bismuthate ['bisməθeit] bizmutan
bismuthide ['bisməθaid] bizmutek
bismuthosis [ˌbisməθ'ousis] przewlekłe zatrucie bizmutem, bizmutoza
bistoury ['bisturi] skalpel
bistratal [bai'strætəl] dwuwarstwowy
bisulphate [bai'sʌlfeit] dwusiarczan
bisulphide [bai'sʌlfaid] dwusiarczek
bisulphite [bai'sʌlfait] dwusiarczyn
bitartrate [bai'taːtreit] dwuwinian
bite [bait] 1) ukąszenie; 2) zgryz, zwarcie; 3) kęs; 4) gryźć (*p. też:* occlusion)
  balanced b. zwarcie zrównoważone
  biscuit b. wycisk przeciwstawny
  check b. odcisk zębów

closed b. zgryz zamknięty
cross b. zgryz krzyżowy
deep b. zgryz głęboki
edge-to-edge b. zgryz prosty
end-to-end b. zgryz prosty
open b. zgryz otwarty
bitemporal [bai'tempərəl] dwuskroniowy
bitrochanteric [bai'trɔkən'tərik] dwukrętarzowy, odnoszący się do obu krętarzy
bitter ['bitə] gorzki
bitumen ['bitjumin] bitum, smoła ziemna
bituminosis [biˌtju:mi'nousis] pylica bitumowa
bituminous [bi'tjuminəs] bituminowy
biurate ['baijuereit] moczan kwaśny
biuret ['baijuəreit] biuret, dwumocznik, amid kwasu alofanowego
bivalent ['baiˌveilənt] 1) dwuwartościowy; 2) w cytologii symetryczny układ homologicznych chromosomów, biwalent
  heteromorphous b. biwalent heteromorficzny
  homomorphous b. biwalent homomorficzny
  precentric b. biwalent precentryczny
  ring b. biwalent pierścieniowy
bivalve ['baivælv] 1) dwuzastawkowy; 2) dwupłatkowy; 3) dwuzaworowy
bivalvular [bai'vælvjulə] 1) dwupłatkowy; 2) dwuzaworowy
biventer [bai'ventə] dwubrzuścowy (mięsień)
blackhead ['blækˌhed] zaskórnik (*comedo*)
blackout ['blækaut] 1) chwilowa utrata wzroku u pilota; 2) krótka utrata przytomności
bladder ['blædə] pęcherz
  atonic b. pęcherz atoniczny
  autonomic b., autonomous b. pęcherz autonomiczny okresowo samoistnie opróżniający się
  bilocular b. pęcherz dwukomorowy
  contracted b. pęcherz marski
  cord. b pęcherz rdzeniowy, niedowład mięśni pęcherza rdzeniowego pochodzenia
  extrophy of the b. wynicowanie pęcherza
  fasciculate b. pęcherz beleczkowaty
  gall b. pęcherzyk żółciowy
  hourglass b. pęcherz klepsydrowaty
  ileal b. pęcherz sztucznie utworzony z części krętnicy
  irritable b. pęcherz neurotyczny z częstym oddawaniem moczu bez pełnego opróżnienia pęcherza
  sclerosis of the b. neck stwardnienie szyi pęcherza
  neurogenic b. pęcherz neurogenny (przy zaburzeniach unerwienia pęcherza)

paralytic b. pęcherz u porażonych, pęcherz paralityczny
reflex b. pęcherz odruchowy (opróżniający się odruchowo)
sensory paralytic b. = **atonic b.**
stammering of the b. nieregularne przerywanie mikcji i wznawianie jej
trabecular b. pęcherz beleczkowąty
uninhibited b. pęcherz odhamowany (w rozlanym uszkodzeniu mózgu lub niedorozwoju umysłowym)
b. washouts popłuczyny pęcherzowe
blanching ['bla:ntʃiŋ] blednięcie, zbielenie
b. phenomenon objaw wygasania Schultza i Charltona (w płonicy)
bland [blænd] łagodny, obojętny, nie drażniący
b. diet dieta lekka, nie drażniąca jelit
blankness ['blæŋknis] pustka, brak wyrazu (twarzy, spojrzenia)
blast [blæst] 1) wybuch; 2) fala podmuchu eksplozji; 3) komórka blastyczna
b. cell komórka blastyczna, blastocyt
blastema [blæs'ti:mə] 1) masa komórek tworząca zaczątek narządu; 2) masa komórek rozpoczynająca regenerację narządu
blastin ['blæstin] blastyna, substancja pobudzająca wzrost komórek
blasto- [blæstɔ-] w złożeniach oznacza: zarodkowy
blastoc(o)ele ['blæstɔsi:l] blastocel, jama ciała odpowiadająca jamie blastuli
blastoc(o)elic [blæstɔ'si:lik] blastoceliczny
blastocyst ['blæstɔsist] blastocysta, pęcherzykowata blastula
  bilaminar b. blastocysta dwublaszkowa
  monolaminar b. blastocysta jednoblaszkowa
blastocyte ['blæstɔsait] blastocyt, komórka zarodkowa niezróżnicowana
blastocytoma [ˌblæstou'saitoumə] = **blastoma**
blastoderm ['blæstɔdə:m] blastoderma
  bilaminar b. blastoderma dwublaszkowa
  embryonic b. blastoderma zarodkowa
  extraembryonic b. blastoderma pozazarodkowa
blastodisc ['blæstɔdisk] tarcza zarodkowa
blastogenesis [ˌblæstɔ'dʒenisis] blastogeneza, 1) rozmnażanie przez pączkowanie; 2) rozwój zarodka do momentu rozdziału listków zarodkowych; 3) tworzenie się komórek blastycznych z limfocytów
blastoma [blæs'toumə] blastoma, nowotwór z niedojrzałych komórek
blastomere ['blæstɔmiə:] blastomer, komórka z fazy bruzdkowania

Blastomyces [ˌblæstɔ'maisis] drożdżaki, drożdżowce
Brazilian b. drożdżowiec brazylijski
B. coccidioides = **B. immitis**
B. dermatitidis drożdżowiec skórny Gilchrista i Stokesa
B. immitis grzyb powodujący kokcydioidomikozę
blastomycetes [ˌblæstɔmai'siti:z] drożdżaki, drożdżowce (pl)
blastomycin ['blæstɔmaisin] blastomycyna
blastomycosis [blæstɔ'maikousis] drożdżyca wywołana przez drożdżaki Blastomyces
Brazilian b. drożdżyca południowoamerykańska
European b. kryptokokoza, drożdżyca europejska
North American b. drożdżyca północnoamerykańska Gilchrista
South American b. drożdżyca południowoamerykańska
blastotomy [blæs'tɔtəmi] doświadczalne wycięcie blastomeru
blastula ['blæstjulə] blastula, pęcherzyk zarodkowy
bleach [bli:tʃ] bielić, wybielić, zbieleć
bleb [bleb] pęcherzyk podskórny
bleeder [bli:də] 1) krwawiec, hemofilik; 2) felczer puszczający krew
bleeding ['bli:diŋ] krwawienie
  breakthrough b. krwawienie międzymiesiączkowe, zwł. przy antykoncepcji hormonalnej
  withdrawal b. krwawienie po przerwaniu podawania tabletek antykoncepcyjnych
blenno- [blenɔ-], **blenn-** [blen-] w złożeniach oznacza: śluzowy
blennometritis [blenɔmət'raitis] śluzotok maciczny
blennophthalmia [ˌblenɔf'θəlmiə] 1) zapalenie spojówek z obfitym śluzotokiem; 2) rzeżączkowe zapalenie spojówek
blennorrhagia [ˌblenɔ'reidʒiə] śluzotok
blennorrh(o)ea [ˌblenɔ'riə] 1) śluzotok cewkowy; 2) nieswoiste zapalenie cewki; 3) rzeżączkowe zapalenie cewki
  conjunctival b. rzeżączkowe zapalenie spojówek
  inclusion b. nieswoiste zapalenie spojówek noworodków wywołane przez Chlamydia oculogenitale
blennorrh(o)eal [ˌblenə'ri:əl] śluzotokowy, rzeżączkowy
blennuria ['ble'njuəriə] śluzomocz
blephar- [blefər-] w złożeniach oznacza związek z powiekami
blepharadenitis [ˌblefərædinaitis] zapalenie gruczołów powiek

blepharectomy [ˌblefər'ektəmi] wycięcie powieki lub jej części
blepharism ['blefərism] kurcz kloniczny powieki
blepharitis [ˌblefə'raitis] zapalenie powiek
angular b. zapalenie kątów powiek
ciliary b. zapalenie brzegów powiek
marginal b. zapalenie brzegów powiek
phthiriatic b. wszawica brzegów powiek
squamous b. złuszczające zapalenie powiek
ulcerative b. wrzodziejące zapalenie brzegów powiek
blepharochalasis [ˌblefərɔ'kæləsis] zwiotczenie powiek
blepharocleisis [ˌblefərɔ'kli:sis] zrost powiek
blepharoclonus [ˌblefərɔ'klounəs] kurcz kloniczny powiek
blepharocoloboma [ˌblefərɔkɔlɔ'boumə] szczelina powieki
blepharoconjunctivitis [ˌblefərɔkəndʒʌŋkti'vaits] zapalenie powiek i spojówek
blephar(o)edema [blefər'idimə] obrzęk powiek
blepharokeratoconjuctivitis [ˌblefərɔ'kərətɔkəndʒʌŋk'tivaitis] zapalenie powiek, rogówki i spojówki
blepharophimosis [ˌblefərɔ'faimousis] zwężenie szpary powiekowej
blepharoplast ['blefərɔplæst] blefaroplast, kinetosom
blepharoplasty ['blefərɔplæsti] plastyka powieki
blepharoptosis [ˌblefərɔ'tousis] opadanie powiek
blepharopyorrh(o)ea ['blefərəpaiɔ'riə] ropne zapalenie powiek
blepharorrhaphy [ˌblefə'rɔrəfi] zeszycie powiek
blepharospasm ['blefərɔˌspæzm] kurcz powiek
blepharostat ['blefərɔstæt] powiekotrzymacz
blepharostenosis [ˌblefərɔˌste'nousis] zwężenie szpary powiekowej
blepharosymphysis [ˌblefərɔsim'fisis] zrost powiek
blepharosynechia [ˌblefərɔsi'nəkiə] zrost powiek
blepharotomy [blefə'rɔtəmi] nacięcie powieki
blind [blaind] ślepy
b. of one eye ślepy na jedno oko
the blind ślepi
become b. ślepnąć
blindness ['blaindnis] ślepota
blue b. ślepota na barwę niebieską
blue-yellow b. ślepota na barwy niebieską i żółtą
colo(u)r b. ślepota barw

complete colo(u)r b. ślepota barw całkowita
concussion b. ślepota powstrząsowa
cortical b. ślepota korowa
cortical psychic b. ślepota korowa psychogenna
dazzle b. ślepota olśnieniowa
eclamptic b. ślepota rzucawkowa
educational b. ślepota utrudniająca naukę
flash b. ślepota olśnieniowa
flight b. ślepota przeciążeniowa u lotników
functional b. ślepota histeryczna, ślepota czynnościowa
green b. ślepota na barwę zieloną
hysterical b. ślepota histeryczna, ślepota czynnościowa
lactation b. ślepota laktacyjna
letter b. ślepota liter, aleksja liter
mind b. ślepota psychiczna
music b. aleksja muzyczna
nocturnal b. ślepota nocna
note b. ślepota nut, aleksja muzyczna
object b. agnozja wzrokowa
partial colo(u)r b. ślepota barw częściowa
red b. ślepota na barwę czerwoną
sign b. ślepota znaków, asymbolia
snow b. ślepota śniegowa
solar b. ślepota słoneczna od patrzenia w słońce
spatial b. ślepota przestrzenna
syllabic b. ślepota zgłosek, agnozja zgłosek
twilight b. ślepota zmierzchowa
ur(a)emic b. ślepota mocznicowa
violet b. ślepota na barwę fioletową
word b. ślepota słowna, aleksja
yellow b. ślepota na barwę żółtą
blind-spot ['blaindspɔt] plamka ślepa w polu widzenia
blister ['blistə] 1) pęcherzyk na skórze; 2) opakowanie tabletek, kapsułek itp. leżących na podkładce z plastyku i przykrytych przezroczystym celofanem; 3) stosować wezykatorię, pryszczyć
fever b. opryszczka wargi (pot.)
b. gas gaz parzący
b. pack opakowanie listkowe, „blister"
blistering ['blistəriŋ] 1) pryszczący, powodujący pryszcze; 2) powstawanie pryszczy
bloat ['blout] nadymać, nabrzmiewać, wzdymać
bloated ['bloutid] nadęty, wzdęty
block [blɔk] 1) blok, blokada; 2) blokować
anterograde b. blok przedsionkowo-komorowy
arborization b. blok arboryzacji, blok rozkrzewienia
atrioventricular b. first degree, second degree, third degree blok przedsionkowo-

-komorowy stopnia pierwszego, drugiego, trzeciego
bifascicular b. blok dwuwiązkowy
biochemical b. blok metaboliczny
bite b. wał zwarciowy (*stom.*)
bundle-branch b. blok odnogi pęczka przedsionkowo-komorowego (Hisa)
depolarization b. blok depolaryzacyjny
entrance b. blok wejścia, blok ochronny
exit b. blok wyjścia
intermittent b. blok przerywany
intra-atrial b. blok śródprzedsionkowy
intraventricular b. blok śródkomorowy
left bundle-branch b. blok lewej odnogi pęczka przedsionkowo-komorowego (Hisa)
left hemiblock (anterior, posterior) blok połowiczy (przedni, tylny) lewej odnogi pęczka, blok wiązki (przednio-górnej, tylno-dolnej) lewej odnogi, blok gałązki (przedniej, tylnej) pęczka
metabolic b. blok metaboliczny
paraffin b., paraffin-embedded b. bloczek parafinowy tkanki (*hist.*)
retrograde b. blok wsteczny
right bundle-branch b. blok prawej odnogi pęczka przedsionkowo-komorowego (Hisa)
sinoatrial b. blok węzłowo-przedsionkowy
sinoauricular b. blok węzłowo-przedsionkowy
sinus b. blok węzłowo-przedsionkowy
stellate b. blokada zwoju gwiaździstego
tissue b. blok tkanki (*chir.*)
trifascicular b. blok trójwiązkowy
total spinal b. znieczulenie dokanałowe
unidirectional b. blok jednokierunkowy
blockade [blɔ'keid] blokada
adrenergic b. (alpha, beta) blokada adrenergiczna (alfa, beta)
cholinergic b. blokada cholinergiczna
epidural b. blokada zewnątrzoponowa
ganglionic b. blokada zwojowa
myoneural b. blokada połączeń nerwowo-mięśniowych
paravertebral b. blokada przykręgowa
preganglionic b. blokada przedzwojowa
reticuloendothelial b. blokada układu siateczkowo-śródbłonkowego
sympathetic b. blokada współczulna
virus b. interferencja wirusów
blockage ['blɔkidʒ] blokada, zatkanie przewodu
blocker ['blɔkə] bloker, czynnik blokujący receptory
beta-adrenergic b. bloker beta-adrenergiczny

bronchial b. obturator zamykający światło oskrzela
blocking ['blɔkiŋ] 1) blokowanie, zatkanie przewodu; 2) analgezja
alpha b. blokada fal alfa w eeg przy otworzeniu oczu lub emocji
field b. znieczulenie miejscowe infiltracyjne
b. of thought blokada myśli, pustka myślowa
blood [blʌd] krew
aged b. krew przedatowana
arterialized b. krew arterializowana
b. bank bank krwi
banked b. krew konserwowana
b. cell krwinka
b. cell aggregation tworzenie się agregatów krwinek
circulating b. krew krążąca
citrated b. krew cytrynianowa
b. clot skrzep krwi
b. clotting krzepnięcie krwi
b. coagulation krzepnięcie krwi
collect b. pobierać krew
b. collection pobieranie krwi od dawców
compatible b. krew zgodna antygenowo
b. concentration zagęszczenie krwi
cord b. krew pępowinowa
b. corpuscle krwinka
b. count liczenie krwinek
b. crisis przełom erytroblastyczny, nagłe pojawienie się wielkiej liczby erytroblastów we krwi obwodowej
cross-matched b. krew po próbie krzyżowej
cross-matching of b. wykonywanie próby krzyżowej krwi
defibrinated b. krew odwłókniona, krew bez włóknika
b. derivatives preparaty krwi
differential white b. cell count procentowy skład krwinek białych
diluted b. krew rozcieńczona
b. donation oddanie krwi, krwiodawstwo
b. donation service służba krwi
b. donation centre stacja krwiodawstwa
b. donor dawca krwi
dry b. krew sucha
b. dust płytki krwi, rozpadłe krwinki
b. examination badanie krwi
extravasated b. krew wynaczyniona
b. film rozmaz krwi
b. flow przepływ krwi
formed b. elements elementy morfotyczne krwi
b. group grupa krwi
b. grouping oznaczanie grup krwi
heparinized b. krew heparynizowana
laky b. krew zhemolizowana

b. **loss** utrata krwi
mismatched b. krew niezgodna antygenowo
morphotic b. elements elementy morfotyczne krwi
occult b. krew utajona
outdated b. krew przedatowana
overdue b. krew przedatowana
oxalated b. krew szczawianowa
packed b. cells koncentrat krwinek
peripheral b. krew obwodowa
placental b. krew łożyskowa
b. **plasma** osocze krwi
b. **pool** pula krwi
b. **preparatory procedures** preparatyka krwi
b. **pressure** ciśnienie krwi
b. **pressure lying** ciśnienie krwi w pozycji leżącej
b. **pressure seated** ciśnienie krwi w pozycji siedzącej
b. **pressure standing** ciśnienie krwi w pozycji stojącej
b. **puzzles** zagadki krwi, ciała obce lub reszki krwinek sprawiające trudności rozpoznawcze
b. **recipient** biorca krwi
b. **replacement** podawanie środków krwiozastępczych
b. **samples** próbki krwi
b. **sampling** pobieranie próbek krwi
Schilling's b. count wzór Schillinga
b. **sedimentation** sedymentacja krwi
b. **serum** surowica krwi
sludged b. = **b. cell aggregation**
b. **smear** rozmaz krwi
b. **stain** plama krwi
stained b. film barwiony rozmaz krwi
stored b. krew konserwowana
b. **stream** prąd krwi
b. **substitute** preparat krwiozastępczy
b. **supply** dopływ krwi
time-expired b. krew przedatowana
b. **tinged** podbarwiony krwią
total b. cell count liczenie wszystkich krwinek
b. **transfusion** przetoczenie krwi
b. **type** grupa krwi
b. **typing** oznaczanie grup krwi
umbilical cord b. krew pępowinowa
b. **unit** jednostka objętościowa krwi
venous b. krew żylna
b. **vessel** naczynie krwionośne
b. **volume** objętość krwi
whole b. krew pełna, krew całkowita
bloodless [ˈblʌdlis] bezkrwawy
b. **operation** operacja bezkrwawa
bloodletting [ˈblʌdlətiŋ] krwioupust

bloodshot [ˈblʌdʃɔt] przekrwiony, nabiegły krwią (oczy) (*pot.*)
bloodstream [ˈblʌdstriːm] krwiobieg
blotch [blɔtʃ] plama na skórze przebarwiona lub rumieniowa
blotched [ˈblɔtʃd] pokryty plamami, plamisty
blow [blou] 1) uderzenie; 2) dmuchać
blowfly [ˈblouflai] mucha mięsna
blowing respiration [ˈblouiŋ ˌrespəˈreiʃn] odgłos oddechowy oskrzelowy
blue [bluː] 1) niebieski; 2) błękit
bromthymol b. błękit bromotymolowy
methylene b. błękit metylenowy
navy b. barwa granatowa
b. **ointment** maść rtęciowa szara
b. **stone** siny kamień, siarczan miedzi
toluidine b. błękit toluidynowy
trypan b. błękit trypanowy
blues [bluːs] depresja, chandra (*pot.*)
blunt [blʌnt] 1) tępy; 2) szczery; 3) stępić
b. **abdominal trauma** tępy uraz brzucha
b. **dissection** preparowanie na tępo, rozdzielanie tkanek na tępo
b. **hook** tępy hak
b. **injury** tępy uraz
blurred [ˈbləːd] zamazany, niewyraźny
b. **speech** niewyraźna mowa
b. **structure** zatarta struktura (np. histologiczna)
b. **vision** zamglony wzrok, niewyraźne widzenie
blush [blʌʃ] 1) rumieniec; 2) rumienić się; 3) miejscowe nagromadzenie się kontrastu w fazie żylnej angiografii
board [bɔːd] 1) deska; 2) zarząd, komisja, komitet
b.**-certified** zatwierdzony przez komisję (specjalizacji itp.)
draft b. komisja poborowa
editorial b. komitet redakcyjny
examination b. komisja egzaminacyjna
b. **of health** urząd zdrowia
induction b. komisja poborowa
medical b. komisja lekarska
specialty b. komisja przyznająca specjalizację
bobbing [ˈbɔbiŋ] krótki nagły ruch, podskok
ocular b. szybki ruch gałek w dół i powolny w górę przy uszkodzeniach mostu
bodily [ˈbɔdili] cielesny, odnoszący się do ciała (np. choroba)
body [ˈbɔdi] 1) ciało; 2) trzon (*anat.*); 3) substancja
acetone b.'s ciała acetonowe
alcoholic hyaline b.'s (of Mallory) alkoholowe ciała szkliste w hepatocytach w marskości alkoholowej

amyloid **b.'s** ciała skrobiowate (stercza)
aortic b. ciałko przyzwojowe nadsercowe, kłębek aorty
Barr chromatin b. ciałko Barra, chromatyna płciowa
basal b. ciałko podstawowe, blefaroplast
carotid b. kłębek szyjny
cavernous b. ciało jamiste
central b. centrosom
chromaffin b. ciałko przyzwojowe
ciliary b. ciało rzęskowe
coccygeal b. ciałko guziczne
colloid b.'s ciałka koloidowe Civatte'a w liszaju płaskim
fat b. od the cheek ciało tłuszczowe policzka
fat b. of the ischiorectal fossa ciało tłuszczowe dołu kulszowo-odbytniczego
foreign b. ciało obce
fuchsin b.'s ciałka fuksynochłonne, 1) ciałka Russella w komórkach raka; 2) ciała szkliste
geniculate b., lateral, medial ciało kolankowate boczne, przyśrodkowe
hematoxylin b.'s ciałka hematoksylinowe (resztki jąder w układowym toczniu rumieniowatym)
human b. ciało ludzkie
hyaline b.'s ciała szkliste
hyaloid b. szklistka
inclusion b.'s ciałka wtrętowe
intercarotid b. kłębek szyjny
juxtaglomerular b. aparat przykłębuszkowy
ketone b.'s ciała ketonowe
loose intra-articular b. wolne ciało wewnątrzstawowe
mamillary b.'s ciała suteczkowate
molluscum b.'s ciałka mięczaka zakaźnego
multilamellar b.'s cytosom, ziarnistości w komórkach pęcherzyków płuc
myelin b.'s ciała mielinowe, figury mielinowe
b. of the nail ciało paznokcia
Nissl b.'s ciała Nissla, tigroid
nuclear inclusion b.'s ciałka wtrętowe jądrowe
olivary b. oliwka (*anat.*)
onion b.'s cebulowate gniazda komórek nabłonkowych, perły nabłonkowe w nowotworach
pampiniform b. nadjajnik
papillary b. ciało brodawkowate skóry właściwej
para-aortic b. ciałko przyaortowe
paranuclear b. astrosfera, promienistość biegunowa w podziale komórki
perineal b. środek ścięgnisty krocza

pineal b. szyszynka
polar b. ciałko kierunkowe
purine b.'s ciała purynowe
quadrigeminal b.'s blaszka pokrywy, blaszka czworacza
restiform b. dolny konar móżdżku, ciało powrózkowate
rice b.'s ciałka ryżowate w stawach itp.
solid b. ciało stałe
spongy b. ciało gąbczaste
striate b. prążkowie, ciało prążkowane
tigroid b.'s ciałka tigroidalne (Nissla)
trachoma b.'s ciałka jaglicze, jagły jaglicze
trapezoid b. ciało czworoboczne
tympanic b. 1) gruczoł śluzowy w jamie bębenkowej; 2) gruczoł bębenkowy leżący na nerwie Jakobsona w jamie bębenkowej
vitreous b. szklistka
Wolffian b. śródnercze
yellow b. ciałko żółte
boil [bɔil] 1) gotować (się), wrzeć; 2) czyrak
blind b. czyrak bez martwiczego rdzenia
gum b. ropień dziąsła
boiling ['bɔiliŋ] gotujący się, wrzący
b.-hot wrzący, mający temperaturę wrzenia
b. point punkt wrzenia
boloscope ['bɔləskoup] boloskop, przyrząd do wykrywania metalowych ciał obcych
bolus ['bouləs] 1) kęs połykany; 2) jedna duża dawka leku podawana szybko, zwykle pozajelitowo; 3) duża pigułka; 4) glinka
bond [bɔnd] 1) wiązanie chemiczne; 2) wiązać
atomic b. wiązanie atomowe, wiązanie kowalencyjne
covalent b. wiązanie kowalencyjne
disulphide b. wiązanie dwusiarczkowe
heteropolar b. wiązanie jonowe, wiązanie heteropolarne
high energy phosphate b. wiązanie fosforanowe bogate w energię
hydrogen b. wiązanie wodorowe, wiązanie protonowe
ionic b. wiązanie jonowe, wiązanie heteropolarne, wiązanie elektrowalencyjne
peptide b. wiązanie peptydowe
semipolar b. wiązanie semipolarne
bone [boun] kość
alveolar b. kość wyrostka zębodołowego
ankle b. kość skokowa
astragaloid b. kość skokowa
back b. kręgosłup
basal b. kość szczęki lub żuchwy bez wyrostka zębodołowego
basilar b. część podstawna kości potylicznej

basio-occipital b. część podstawna kości potylicznej
blade b. łopatka
breast b. mostek
brittle b. kość krucha, patologicznie łamliwa
calcaneal b. kość piętowa
calf b. kość strzałkowa
cancellous b. kość gąbczasta
capitate b. kość główkowata
carpal b.'s kości nadgarstka
cartilage b. kość pochodzenia chrzęstnego
chipped b. odprysk kostny
coccygeal b. kość guziczna
collar b. obojczyk
compact b. kość zbita
convoluted b. małżowina nosowa
cortical b. warstwa korowa kości
cribriform b. kość sitowa
cuboid b. kość sześcienna
cuneiform b.'s kości klinowate
dermal b. kość powstała wskutek skostnienia skóry
ear b.'s kostki słuchowe
elbow b. kość łokciowa
ethmoid b. kość sitowa
facial b.'s kość twarzoczaszki
femoral b. kość udowa
frontal b. kość czołowa
b. graft przeszczep kostny
hamate b. kość haczykowata
hooked b. kość haczykowata
humeral b. kość ramienna
hyoid b. kość gnykowa
iliac b. kość biodrowa
innominate b. kość miedniczna
intermediate b. kość księżycowata
ischial b. kość kulszowa
jaw b., lower żuchwa
jaw b., upper szczęka
jugal b. kość jarzmowa
lacrimal b. kość łzowa
lamellar b. kość blaszkowata
lentiform b. kość grochowata
lunar b. kość księżycowata
malar b. kość jarzmowa
marble b. kość marmurkowata w chorobie Albersa-Schönberga
b. marrow szpik (p. **marrow**)
mastoid b. wyrostek sutkowaty
maxillary b., lower żuchwa
maxillary b., upper szczęka
metacarpal b.'s kości śródręcza
metatarsal b.'s kości śródstopia
multangular b., large, small kość czworoboczna większa, mniejsza
nasal b. kość nosowa
navicular b. of the foot kość łódkowata

navicular b. of the hand kość łódeczkowata
occipital b. kość potyliczna
orbicular b. wyrostek soczewkowaty kowadełka
palatine b. kość podniebienna
parietal b. kość ciemieniowa
pelvic b. kość miedniczna
perichondral b. kość odochrzęstnowa
periosteal b. kość odokostnowa
peroneal b. kość strzałkowa
petrosal b. kość skalista
petrous b. kość skalista
pisiform b. kość grochowata
postulnar b. kość grochowata
pubic b. kość łonowa
radial b. kość promieniowa
replacement b. kość powstająca w chrząstce
sacral b. kość krzyżowa
scaphoid b. of the foot kość łódkowata
scaphoid b. of the hand kość łódeczkowata
scapular b. łopatka
scroll b.'s małżowiny nosowe
semilunar b. kość księżycowata
sesamoid b. trzeszczka
sieve b. kość sitowa
sphenoidal b. kość klinowa
spongy b. kość gąbczasta
supernumerary b. kość nadliczbowa
tarsal b.'s kości stępu
temporal b. kość skroniowa
thigh b. kość udowa
tibial b. kość piszczelowa
tongue b. kość gnykowa
trabecular b. kość beleczkowata, kość gąbczasta
trapezoid b. kość czworoboczna mniejsza
triangular b. kość trójgraniasta
triquetral b. kość trójgraniasta
turbinate b.'s małżowiny nosowe
unciform b. kość haczykowata
zygomatic b. kość jarzmowa
bone-setter ['bounsətə] nastawiacz kości (złamanych)
boost [bu:st] wzmóc, zwiększyć, nasilić
booster [bu:stə] = **booster dose**
borate ['bɔ:reit] boran
borax ['bɔ:ræks] boraks, czteroboran sodu
borborygmus [‚bɔ:bə'rigməs], pl **borborygmi** [‚bɔ:bə'rigmai] burczenie w brzuchu
border ['bɔ:də] 1) brzeg, granica, krawędź; 2) graniczyć
brush b. rąbek szczoteczkowy
denture b. brzeg płyty protezy (stom.)
striated b. rąbek oskórkowy, rąbek oskórkowy prążkowany, rąbek chłonny
vermillion b. czerwień wargowa

borderline [ˈbɔːdəˌlain] 1) linia graniczna; 2) graniczny
 b. case przypadek z pogranicza
Bordetella [ˌbɔːdətələ] pałeczki *Bordetella*
 B. bronchiseptica pałeczka oskrzelowa
 B. parapertussis pałeczka rzekomokrztuścowa
 B. pertussis pałeczka krztuśca
bore [bɔː] 1) kaliber; 2) borować, wiercić
boride [ˈbɔːraid] borek
boring-machine [ˈbɔːriŋmæʃiːn] wiertarka
borings [ˈbɔːriŋgs] zwierciny, okruchy wiertnicze
born [bɔːn] urodzony, zrodzony
borne [bɔːn] przenoszony, unoszony
 air b. przenoszony przez powietrze
 insect b. przenoszony przez owady
 tick b. przenoszony przez kleszcze
Borrelia [bɔˈrəliə] borelia
 B. recurrentis borelia duru powrotnego
boss [bɔs] 1) guz, guzowatość; 2) garb, szczyt garbu
bossed [ˈbɔsd] guzowaty, pokryty guzami
botanize [ˈbɔtənaiz] zajmować się botaniką
botany [ˈbɔtəni] botanika
Bothriocephalus [ˌbɔθriɔˈsefələs] bruzdogłowiec (*Diphyllobothrium*)
bothrium [ˈbɔθriəm], *pl* **bothria** [ˈbɔθriə] bruzda czepna tasiemca
bottle [bɔtl] butelka
 b.-fed karmiony butelką
 hot-water b. termofor
 wash-b. 1) pulweryzator; 2) płuczka do oczyszczania gazów
bottom [ˈbɔtəm] 1) dno; 2) pośladki (*pot.*), siedzenie
botuline [ˈbɔtjulin] toksyna jadu kiełbasianego
botulism [ˈbɔtjulizm] zatrucie jadem kiełbasianym
bougie [ˈbuːʒi] rozszerzacz, rozszerzadło, zgłębnik
 armed b. zgłębnik przyżegający
 bellied b. rozszerzadło wrzecionowate
 caustic b. zgłębnik przyżegający
 dilating b. rozszerzadło do zwężeń
 elastic b. zgłębnik elastyczny
 exploring b. zgłębnik do eksploracji
 filiform b. zgłębnik nitkowaty
 fusiform b. zgłębnik wrzecionowaty
 whip b. zgłębnik z nitkowatym końcem stopniowo rozszerzającym się
bougienage [ˌbuːʒiːˈnaːʒ] rozszerzanie zgłębnikiem
bouillon [buːˈjɔːŋ] bulion
 b. culture hodowla na bulionie
 b. medium pożywka bulionowa

bound [baund] związany
 protein-b. związany z białkiem
bourdonnement [ˌbuədɔnˈmãːŋ] huczenie, buczenie
bout [baut] atak, nawrót, rzut choroby
 drinking b. w dipsomanii napad przymusowego picia
 b. of multiple sclerosis rzut stwardnienia rozsianego
bouton [buːˈtɔŋ] 1) guzik, podobne do guzika stwardnienie skóry; 2) zakończenie nerwu; 3) czyrak
 terminal b. buławkowate zakończenie nerwu
bovine [ˈbouvain] bydlęcy, wołowy
bowel [ˈbauəl] jelito
 large b. jelito grube
 b. movement stolec, oddanie kału
 small b. jelito cienkie
bowels [ˈbauəls] jelita (*pot.*)
 move the b. wziąć na przeczyszczenie
bowleg [ˈbouleg] kolano szpotawe
bow-legged [ˈboulegd] krzywonogi, mający kolana szpotawe
box [bɔks] 1) pudełko, puszka; 2) puszkować (*stom.*)
 fracture b. szyna skrzynkowa
 b.-note odgłos opukowy pudełkowy
boxing [ˈbɔksiŋ] puszkowanie (*stom.*)
braces [ˈbresiz] 1) szelki; 2) ogólna potoczna nazwa aparatów ortodontycznych
brachial [ˈbreikiel] barkowy, ramienny
brachialgia [ˌbreikiˈældʒiə] ból ramienia
brachiocephalic [ˌbreikiɔsefˈelik] ramienno-głowowy
brachiofacial [ˌbreikiɔˈfeiʃəl] ramienno-twarzowy
brachiotomy [ˌbreikiˈɔtəmi] amputacja ramienia (płodu)
brachium [ˈbreikiəm], *pl* **brachia** [ˈbreikiə] 1) ramię; 2) konar (*anat.*)
brachy- [bræki-] w złożeniach oznacza: krótki, powolny
brachybasia [ˌbrækiˈbeisiə] chód z pociąganiem stopami w paraparezie
brachycephalic [ˌbrækiˈsefəlik] krótkogłowy
brachycephaly [ˌbrækiˈsefəli] krótkogłowie
brachydactyly [ˌbrækiˈdæktili], **brachydactylism** [ˌbrækiˈdæktilizm] krótkopalczastość
brachygnathia [ˌbrækigˈnəθiə] małożuchwie
brachymetacarpalia [ˌbrækimetəˈkaːpəliə] krótkość kości śródręcza
brachypodous [brækˈipɔdəs] krótkostopy
brady- [brædi-] w złożeniach oznacza: powolny, zwolniony

bradyarrhythmia [ˌbrædiaː'riθmiə] bradyarytmia

bradyarthria [ˌbrædi'aːθriə] spowolnienie mowy

bradycardia [ˌbrædi'kaːdiə] rzadkoskurcz, bradykardia

cardiomuscular b. bradykardia w kardiomiopatii

essential b. bradykardia samoistna, bradykardia pierwotna

nodal b. bradykardia węzłowa

postinfectious b. bradykardia po chorobach zakaźnych

sinus b. bradykardia zatokowa

ventricular b. bradykardia komorowa

bradycrotic [ˌbrædi'krɔtik] odnoszący się do powolnego tętna

bradykinesia [ˌbrædiki'niːsiə] spowolnienie ruchowe

bradykinin [ˌbrædi'kainin] bradykinina

bradylalia [ˌbrædi'læliə] spowolnienie mowy

bradylexia [ˌbrædi'leksiə] spowolnienie czytania

bradyphasia [ˌbrædi'feiziə] afazja częściowa ze spowolnieniem mowy

bradyphrenia [ˌbrædi'friːniə] spowolnienie umysłowe

bradypn(o)ea [brædip'niːə] spowolnienie oddechu

bradysphygmia [ˌbrædi'sfigmiə] zmniejszenie częstości tętna

braided ['breidid] spleciony (o nici chirurgicznej itp.)

brain [brein] mózg

b. abscess ropień mózgu

after-b. tyłomózgowie

base of b. podstawa mózgu

b. commotion = b. concussion

b. compression ucisk mózgu

b. concussion wstrząśnienie mózgu

fore-b. przodomózgowie

hind b. tyłomózgowie

minimal b. damage mikrouszkodzenie mózgu

b. (o)edema obrzęk mózgu

olfactory b. węchomózgowie

b. softening rozmięknienie mózgu

b. stem pień mózgu

b. stroke udar mózgowy

b. swelling obrzmienie mózgu

thalamic b. międzymózgowie

b. tumo(u)r guz mózgu

visceral b. układ limbiczny

b. washing pranie mózgu

brainstorm ['breinstɔːm] 1) gwałtowne zaburzenia mózgowe; 2) intensywna twórcza dyskusja

bran [bræn] otręby

branch ['braːntʃ] 1) gałąź, odnoga, odgałęzienie; 2) filia

branchia ['bræŋkiə] skrzela

branchial ['bræŋkiəl] skrzelowy

b. arches łuki skrzelowe

b. clefts szczeliny skrzelowe

b. fistula przetoka skrzelowa

b. groove bruzda skrzelowa, zewnętrzna kieszonka skrzelowa

b. pouch kieszonka skrzelowa

branching ['braːntʃiŋ] 1) rozgałęziający się; 2) rozgałęzienie

b. enzyme enzym rozgałęziający

brash [bræʃ] zgaga, kwaśne odbijania

water b. zgaga

weaning b. biegunka u niemowląt odstawianych od piersi

brass [braːs] mosiądz

b. chills gorączka giserska

break [breik] 1) złamać; 2) złamanie; 3) przerwa

breakdown ['breikdaun] 1) załamanie się; 2) rozkład

nervous b. załamanie się nerwowe (*pot.*)

breakthrough ['breikθruː] przełom

breast [brest] 1) pierś, klatka piersiowa; 2) sutek (*p. chest*)

barrel-shaped b. klatka piersiowa beczkowata

chicken b. klatka piersiowa kurza

b. feeding karmienie piersią

b. fed karmiony piersią

funnel b. klatka piersiowa lejkowata

irritable b. obrzęk i bolesność sutków bez wyraźnej przyczyny

pigeon b. klatka piersiowa kurza

pendulous b.'s obwisłe piersi

b. prosthesis proteza sutka po amputacji

shoemaker's b. klatka piersiowa szewska

breast-bone ['brestboun] mostek

breast-pump ['brestpʌmp] odciągacz pokarmu

breast-reliever [ˌbrestri'livə] = **breast pump**

breath [breθ] oddech

bad b. cuchnący oddech

out of b. bez tchu, z zadyszką

shortness of b. zadyszka

sighing b. oddech wzdychający

b. sound odgłos oddechowy

breath-holding ['breθhɔldiŋ] zatrzymanie oddechu dowolne

b.-h. spells napady bezdechu u dzieci

breathe ['briːð] oddychać

breathing ['briːðiŋ] oddychanie, oddech (*p. respiration*)

amphoric b. szmer oddechowy dzbanowy

assisted b. oddychanie wspomagane

bronchial b. szmer oddechowy oskrzelowy

intermittent positive pressure b. oddychanie z przerywanym ciśnieniem dodatnim
periodic b. oddech Cheyne-Stokesa
positive-negative pressure b. oddychanie ze zmiennym dodatnim i ujemnym ciśnieniem
positive pressure b. oddychanie z dodatnim ciśnieniem
puerile b. oddychanie dziecięce
stertorous b. oddychanie chrapliwe
tubular b. szmer oddechowy oskrzelowy
vesicular b. szmer oddechowy pęcherzykowy
breathless ['breθlis] zadyszany, bez tchu
breathlessness ['breθlisnis] brak tchu, zadyszka, duszność
breech [bri:tʃ] pośladki, tył
 b. presentation przodowanie pośladkowe (*położ.*)
breeches (bri:tʃis] spodnie do konnej jazdy, bryczesy
 b. an(a)esthesia znieczulica pośladków, krocza i wewnętrznej części ud
breed [bri:d] 1) rodzić, płodzić, rozmnażać; 2) ród
brevicollis ['brevi'kɔlis] krótkoszyjność
 dystrophia b. zespół Klippla i Feila
bridge [bridʒ] 1) most; 2) mostek; 3) grzbiet nosa
 cell b.'s mostki międzykomórkowe
 cytoplasmic b.'s mostki międzykomórkowe
 fixed b. most stały (*stom.*)
 intercellular b.'s mostki międzykomórkowe
 interim b. most tymczasowy (*stom.*)
 nasal b. grzbiet kostny nosa
 provisional b. most tymczasowy (*stom.*)
 removable b. most ruchomy (*stom.*)
 salt b. mostek elektrolityczny
 stationary b. most stały (*stom.*)
 temporary b. most tymczasowy (*stom.*)
bridgework ['bridʒ,wə:k] most (*stom.*)
bright [brait] 1) jasny, widny; 2) inteligentny
brilliant ['briliənt] 1) znakomity, świetny; 2) błyszczący
 b. green zieleń brylantowa
brine [brain] solanka, słona woda, morska woda
broach ['broutʃ] miazgociąg (*stom.*)
 barbed b. nerwociąg (*stom.*)
 b. reamer świder do rozszerzania kanału (*stom.*)
 smooth b. igła do eksploracji kanału (*stom.*)
broad-spectrum ['brɔ:d'spektrəm] o szerokim zasięgu działania
brom- [broum-], **bromo-** [broumɔ-] w złoże-

niach oznacza zwykle związek z bromem lub z przykrym zapachem
bromate ['broumeit] bromian
bromated ['broumeitid] bromowany
bromatology [,broumə'tɔlədʒi] bromatologia, nauka o żywności
bromatotherapy [,broumətə'θerəpi] leczenie dietą
bromhidrosis [,broumhid'rousis] cuchnący pot
bromic ['broumik] bromowy
bromide ['broumaid] bromek
bromidrosis [,broumi'drousis] cuchnący pot
brominate ['broumineit] bromować, łączyć lub mieszać z bromem
bromine ['broumin] brom, Br
bromism ['broumism] bromizm
bromoderma [,broumə'də:mə] bromica skóry
 tuberous b. guzowata bromica skóry
 b. vegetans brodawkująca bromica skóry
bromoform ['broumɔfɔ:m] bromoform
bromoformism [,broumə'fɔ:mism] zatrucie bromoformem
bromomania [,broumɔ'meiniə] delirium wywołane zatruciem bromem
bromosulphophthalein ['brɔmɔ,sʌlfɔ'fθæliin] bromosulfoftaleina
bronch- [brɔŋk-], **bronchi-** [brɔŋki-] w złożeniach oznacza oskrzele
bronchi ['brɔŋkai] oskrzela
bronchial ['brɔŋkiəl] oskrzelowy
 b. tree drzewo oskrzelowe
 b. tubes oskrzela dużego i średniego kalibru
bronchiectasia [,brɔŋki'ektəsiə] rozstrzenie oskrzelowe
 circumscribed b. rozstrzenie ograniczone
 cylindrical b. rozstrzenie walcowate
 fusiform b. rozstrzenie wrzecionowate
 sacculated b. rozstrzenie workowate
bronchiectasic [,brɔŋkiek'tæsik] odnoszący się do rozstrzeni oskrzelowych
bronchiectasis [,brɔŋki'ektəsis] rozstrzenie oskrzelowe
bronchiloquy [brɔŋ:kilɔkwi] bronchofonia
bronchiocrisis [,brɔŋkiə'kraisis] przełom oskrzelowy w wiądzie rdzenia (*tabes*)
bronchiolar ['brɔŋkiɔlə] oskrzelikowy
bronchiole ['brɔŋkiɔl] oskrzelik
 respiratory b. oskrzelik oddechowy
 terminal b. oskrzelik końcowy
bronchiolectasia [,brɔŋkiɔ'lektəsiə] rozstrzenie oskrzelików
bronchiolectasis [,brɔŋkiɔ'lektəsis] rozstrzenie oskrzelików
bronchioli [brɔŋ'kiɔlai] oskrzeliki

bronchiolitis [ˌbrɔŋkiɔ'laitis] zapalenie oskrzelików
exudative b. zapalenie oskrzelików wysiękowe
fibrous obliterative b. zapalenie oskrzelików zarostowe włókniste
obliterative b. zapalenie oskrzelików zarostowe
vesicular b. odoskrzelowe zapalenie płuc
bronchiolo- ['brɔŋkiɔlɔ-] odnoszący się do oskrzelików
bronchiolus ['brɔŋkiɔləs], *pl* **bronchioli** ['brɔŋkiɔlai] oskrzelik
bronchitic [brɔŋ'kitik] odnoszący się do zapalenia oskrzeli
bronchitis [brɔŋ'kaitis] zapalenie oskrzeli
asthmatic b. zapalenie oskrzeli astmatyczne
capillary b. zapalenie płuc odoskrzelowe
catarrhal b. zapalenie oskrzeli nieżytowe
chronic asthmatic b. przewlekły spastyczny nieżyt oskrzeli
fibrinous b. zapalenie oskrzeli włóknikowe
obliterative b. zapalenie oskrzeli zarostowe
putrid b. zapalenie oskrzeli gnilne
summer b. gorączka sienna
vesicular b. odoskrzelowe zapalenie płuc
broncho- [brɔŋkɔ-] w założeniach oznacza oskrzele, oskrzelowy
bronchoalveolitis [ˌbrɔŋkɔˌælviɔ'laitis] odoskrzelowe zapalenie płuc
bronchoaspiration [ˌbrɔŋkɔ'æspireiʃn] oddessanie zawartości oskrzeli
bronchocele ['brɔŋkɔsi:l] duża pojedyncza rozstrzeń oskrzela
bronchoclysis [ˌbrɔŋkə'klisis] wlewka oskrzelowa
bronchoconstriction [ˌbrɔŋkəkɔn'strikʃən] zwężenie oskrzeli
bronchoconstrictor [ˌbrɔŋkəkɔn'striktə] zwężający oskrzela (lek)
bronchodilation [ˌbrɔŋkə'daileiʃn] rozszerzenie oskrzeli
bronchodilatation [ˌbrɔŋkəˌdailæ'teiʃn] rozszerzenie oskrzeli
bronchodilator [ˌbrɔŋkə'daileitə] lek rozszerzający oskrzela
bronchoesophagoscopy [ˌbrɔŋkəisɔfægɔ'skoupi] bronchoezofagoskopia, wziernikowanie oskrzeli i przełyku
bronchography [brɔŋ'kɔgrəfi] bronchografia
broncholithiasis [ˌbrɔŋkəli'θaiesis] kamica oskrzelowa
bronchomalacia [ˌbrɔŋkɔme'leiʃiə] rozmięknienie oskrzela
bronchomycosis [ˌbrɔŋkɔmai'kousis] grzybica oskrzeli

bronchophony [brɔŋ'kɔfouni] bronchofonia, odgłos oskrzelowy mowy
whispered b. odgłos oskrzelowy szeptu
bronchoplasty [brɔŋ'kɔplæsti] plastyka oskrzela
bronchopneumonia [ˌbrɔŋkounju:'mouniə] odoskrzelowe zapalenie płuc
bronchopneumonitis [ˌbrɔŋkounju:mou'naitis] = **bronchopneumonia**
bronchopulmonary [ˌbrɔŋkə'pʌlmənəri] oskrzelowo-płucny
bronchorrhagia [ˌbrɔŋkə'rædʒiə] krwotok oskrzelowy
bronchorrhaphy [brɔŋ'kɔræfi] zeszycie oskrzela
bronchoscope ['brɔŋkouskoup] bronchoskop, wziernik oskrzelowy
bronchoscopy [brɔŋ'kɔskəpi] wziernikowanie oskrzeli, bronchoskopia
bronchospasm ['brɔŋkəspæzm] skurcz oskrzeli
bronchospirometry [ˌbrɔŋkəspaiə'rɔmitri] bronchospirometria
bronchostenosis [ˌbrɔŋkɔstə'nousis] zwężenie oskrzela
bronchostomy [brɔŋ'kɔstəmi] wytworzenie przetoki oskrzelowej
bronchotomography [ˌbrɔŋkɔtə'mɔgrəfi] tomografia oskrzeli
bronchotomy [brɔŋ'kɔtəmi] nacięcie oskrzela
bronchotracheal [ˌbrɔŋkɔ'trækiəl] oskrzelowo-tchawiczy
bronchovesicular [ˌbrɔŋkəves'ikjulə] oskrzelowo-pęcherzykowy
bronchus ['brɔŋkəs], *pl* **bronchi** ['brɔŋkai] oskrzele, oskrzela
accessory b. oskrzele dodatkowe
aparterial b. oskrzele nadtętnicze (nad tętnicą płucną)
drainage b. oskrzele drenujące jamę
hyparterial b. oskrzele podtętnicze (pod tętnicą płucną)
intermedial b. oskrzele pośrednie
left main b. oskrzele główne lewe
lingula b. oskrzele płata języczkowego
lobar b. oskrzele płatowe
main b. oskrzele główne
primary b. oskrzele główne
right main b. oskrzele główne prawe
segmental b. oskrzele segmentowe
stem b. oskrzele główne
brood [bru:d] 1) wyląg; 2) wylęgać; 3) rozmyślać z lękiem
brossage [brɔ'sa:ʒ] zeskrobanie (ziarniny lub powierzchni narządu dla wywołania zapalenia ze zrostami)

broth [brɔ:θ] rosół, bulion
b. culture hodowla bulionowa
b. medium pożywka bulionowa
brow [brau] 1) brew; 2) czoło
  b. presentation przodowanie czołowe płodu (*położ.*)
brucella [bruˈsələ] pałeczka brucelozy
  B. abortus pałeczka ronienia bydła
  B. melitensis pałeczka maltańska
  B. suis pałeczka ronienia świń
brucell(a)emia [ˌbruselˈiːmiə] obecność pałeczek brucelozy we krwi
brucellosis [ˌbruseˈlousis] bruceloza
  neurobrucellosis bruceloza z objawami nerwowymi
  osteoarticular b. bruceloza z zajęciem stawów i kości
bruise [bru:z] 1) siniak, stłuczenie; 2) siniaczyć, stłuc
bruit [bruit] szmer, ton wysłuchiwany przy auskultacji
  aneurysmal b. szmer tętniaka
  carotid b. szmer naczyniowy tętnicy szyjnej w zwężeniu
  crackling b. trzeszczenie
  friction b. szmer tarcia
  placental b. szmer łożyskowy
  purring b. mruk koci
brush [brʌʃ] 1) szczotka; 2) pędzel; 3) szczotkować
  b. border rąbek szczoteczkowy
  bristle b. szczotka do polerowania włosiana (*stom.*)
  denture b. szczotka do czyszczenia zębów sztucznych
  polishing b. szczotka do polerowania (*stom.*)
  stomach b. szczoteczka do biopsji szczoteczkowej żołądka
bruxism [ˈbruːksism] bruksizm, bruksomania
bruxomania [ˌbruːksoˈmeiniə] bruksizm
bubble [bʌbl] 1) bańka, pęcherzyk; 2) bulgotać, przepuszczać powietrze przez płyn
  b. tube bełkotka
bubbler [ˈbʌblə] bełkotka, aparat przepuszczający gaz przez płyn
bubbling rales [ˈbʌbliŋ raːlz] rzężenie wilgotne
bubo [ˈbjuːbou] dymienica, zapalny obrzęk węzłów pachwinowych
buccal [ˈbʌkəl] policzkowy
buccogingival [ˌbʌkoˈdʒindʒaivəl] policzkowo-dziąsłowy
buccolabial [ˌbʌkoˈlæbiəl] policzkowo-wargowy
buccolingual [ˌbʌkoˈliŋgwəl] policzkowo-językowy

bucket [ˈbʌkit] wiadro, kubeł
  tilt-top b. kubeł na śmiecie z odchylaną pokrywą
bud [bʌd] 1) pączek; 2) pączkować; 3) zawiązek, zaczątek
  bronchial b. zawiązek oskrzela (*embr.*)
  end b. ogonowa część zarodka
  gustatory b. kubek smakowy
  syncytial b. węzeł syncycjalny
  taste b. kubek smakowy
  tooth b. zawiązek zęba
budding [ˈbʌdiŋ] pączkowanie
buffer [ˈbʌfə] 1) bufor; 2) buforować
  b. action działanie buforujące
  borate b. bufor boranowy
  b. capacity pojemność buforowa, wskaźnik buforowy
  b. excess nadmiar zasad
  phosphate b. bufor fosforanowy
  b. salts sole buforujące
  b. solution roztwór buforowy
  b. value wartość buforowa
buffy coat [ˈbʌfi kout] „kożuszek”, górna jaśniejsza warstwa skrzepu krwi zawierająca osocze i krwinki białe
bulb [bʌlb] 1) opuszka; 2) rdzeń przedłużony; 3) kolbka; 4) bulwa
  aortic b. opuszka aorty
  arterial b. opuszka aorty
  carotid b. zatoka szyjna, zatoka tętnicy szyjnej
  b. of corpus spongiosum opuszka prącia
  duodenal b. opuszka dwunastnicy
  end b. kolbka końcowa nerwu
  b. of eye gałka oczna
  hair b. buławka włosa
  jugular b. opuszka żyły szyjnej
  olfactory b. buławka węchowa
  b. of penis opuszka prącia
  spinal b. opuszka, rdzeń przedłużony
  taste b. kubek smakowy
bulbar [ˈbʌlbə] opuszkowy
  b. palsy porażenie opuszkowe
  b. paralysis porażenie opuszkowe
bulbitis [bʌlˈbaitis] zapalenie opuszkowej części cewki
bulbocavernosus [ˌbʌlbəkævəːˈnɔsəs] opuszkowo-jamisty
bulbonuclear [ˌbʌlbəˈnjuːkliə] opuszkowo-jądrowy
bulbopontine [ˌbʌlbəˈpɔntain] opuszkowo-mostowy
bulbosacral [ˌbʌlbəˈsækrəl] opuszkowo-krzyżowy (zwoje układu przywspółczulnego)
bulbospinal [ˌbʌlbəˈspainəl] rdzeniowo-opuszkowy
bulbourethral [ˌbʌlbəjuəˈriːθrəl] opuszkowo-cewkowy, dotyczący opuszki cewki

bulge [bʌldʒ] 1) wypuklenie, wypukłość, wybrzuszenie; 2) wypuklać się, wybrzuszać

bulging ['bʌldʒiŋ] wypukły, wybrzuszony

b. eyes wypukłe oczy

bulimia [bu'limiə] wilczy głód, żarłoczność, bulimia

bulk [bʌlk] masa, przeważająca część

bulkage ['bʌlkidʒ] środek zwiększający objętość stolca

bulky ['bʌlki] masywny, o dużej objętości

b. food pokarm o dużej objętości

b. stools kał o dużej objętości

bulla ['bulə] 1) pęcherz na skórze lub w tkance; 2) komora powietrzna w kości sitowej, puszka

emphysematous b. pęcherz rozedmowy

ethmoid b. puszka sitowa

subpleural b. pęcherz podopłucnowy

bullous ['buləs] pęcherzowy

bump [bʌmp] 1) guz, guzowatość; 2) uderzyć (się)

bundle [bʌndl] pęczek, wiązka (zwł. nerwów lub włókien mięśniowych)

atrioventricular b. pęczek przedsionkowo--komorowy (Hisa)

ground b.'s pęczki własne rdzenia

muscle b. pęczek mięśniowy

papillomacular b. pęczek plamkowo-tarczowy

solitary b. pasmo samotne

superior longitudinal b. pęczek podłużny górny

tendon b. pęczek ścięgna

bunion ['bʌnjən] zapalenie kaletki stawu śródstopno-paliczkowego pierwszego

buphthalmia [buf'θælmiə] jaskra wrodzona, woloocze

bur [bə:] 1) wiertło; 2) kolczasty owoc łopianu

dental b. wiertło dentystyczne

round b. wiertło okrągłe, wiertło różyczkowe

buret [bju'ret], burette [bju'ret] biureta

burn [bə:n] 1) oparzenie ogniem lub chemiczne; 2) oparzyć ogniem lub środkiem chemicznym; 3) spalić

brush b. oparzenie skóry przez tarcie szybko przesuwającego się przedmiotu

brush b. of scalp otarcie naskórka skóry owłosionej głowy

chemical b. oparzenie chemiczne

flash b. oparzenie błyskowe (zwł. od błysku bomby atomowej)

b. grade first, second, third oparzenie stopnia I, II, III

radiation b. oparzenie radiacyjne

thermal b. oparzenie termiczne

burned ['bə:nd] oparzony

burner ['bə:nə] palnik

burning ['bə:niŋ] płonący, rozpalony, parzący

burr [bə:] = bur wiercić, borować

burr-drill [bə: dril] wiertło

burrow ['bərou] 1) nora, korytarz podziemny; 2) ryć, drążyć korytarz

epidermal b. korytarz podnaskórkowy wyryty przez świerzbowca

bursa ['bə:sə] kaletka, torba (sieciowa)

b. fabricii torebka Fabrycjusza

infracardiac b. torbiel surowicza podsercowa (embr.)

intermuscular b. kaletka międzymięśniowa

b. mucosa kaletka maziowa, kaletka śluzowa

b. omentalis torba sieciowa

synovial b. kaletka maziowa

bursacyte ['bʌrsə'sait] bursacyt, limfocyt z torebki Fabriciusa

bursal ['bə:səl] kaletkowy

bursectomy [bə:'səktəmi] wycięcie kaletki

bursitis [bə:'saitis] zapalenie kaletki

calcaneal b. zapalenie kaletki piętowej

prepatellar b. zapalenie kaletki przedrzepkowej

trochanteric b. zapalenie kaletki krętarzowej

bursotomy [bə:'sotəmi] nacięcie kaletki

burst [bərst] pęknąć, wybuchnąć, rozerwać się

bust [bʌst] biust

butane ['bjutein] butan

butt [bʌt] 1) zetknięcie dwu powierzchni, styk; 2) w stomatologii umieszczenie protezy bezpośrednio na tkankach pokrywających brzeg zębodołowy

butterfly ['bʌtəflai] 1) motyl; 2) w kształcie motyla

b. eruption wykwity w kształcie motyla

b. patch wykwity w kształcie motyla

b. rash wysypka w kształcie motyla

buttermilk ['bʌtəmilk] maślanka

butter-meal [bʌtə mi:l] mieszanka dla niemowląt z dużą zawartością masła

buttocks [bʌtɔks] pośladki

buttonhole ['bʌtnhoul] 1) dziurka od guzika; 2) mały otwór w ścianie przewodu

b. fracture przestrzał kości z pęknięciami wokół otworu

b. operation wytworzenie małego otworu w ścianie przewodu

butyl [bjutil] butyl

b. alcohol alkohol butylowy

b. chloral hydrate wodzian butylochloralu

butyrate ['bju:tireit] maślan, sól kwasu masłowego

butyric [ˈbjuːtirik] masłowy
buzzing [ˈbʌziŋ] brzęczenie, szum (w uszach)
   ear b. szum w uszach
bypass [ˈbaipəs] przepływ omijający, połączenie omijające
   aortoiliac b. przepływ omijający aortalno-
   -biodrowy

cardiopulmonary b. krążenie pozaustrojowe
coronary b. przepływ omijający wieńcowy
femoropopliteal b. przepływ omijający
   udowo-podkolanowy
byssinosis [ˌbisiˈnousis] pylica płuc bawełniana

C

cac- [kæk-], caco- [ˈkækɔ-] w złożeniach oznacza: zepsuty, zły

cachectic [kəˈkektik] charłaczy, wyniszczony, kachektyczny

cachectin [ˈkækektin] kachektyna, czynnik martwicy nowotworów

cachet [kæˈʃei] opłatek do leków

cachexia [kəˈkeksiə], cachexy [kəˈkeksi] charłactwo, wyniszczenie, kacheksja

cancerous c. wyniszczenie rakowe

hunger c. wyniszczenie głodowe

c. hypophyseopriva charłactwo po usunięciu przysadki

mercurial c. przewlekłe zatrucie rtęcią

pituitary c. charłactwo przysadkowe, choroba Simmondsa

uraemic c. charłactwo mocznicowe

cachination [ˈkækiˈneiʃən] bezprzyczynowy śmiech schizofreników

cadaver [kəˈdeivə] trup, zwłoki

cadaveric [kəˈdævərik] trupi

cadmic [ˈkædmik] kadmowy, odnoszący się do kadmu

cadmium [ˈkædmiəm] kadm

c(a)ecal [ˈsiːkəl] kątniczy

c(a)ecectomy [siːˈsektəmi] wycięcie kątnicy

c(a)ecitis [siːˈsaitis] zapalenie kątnicy

c(a)ecocele [siːˈkɔsiːl] przepuklina kątnicy

c(a)ecocolostomy [ˌsiːkɔkɔlouˈstæmi] zespolenie kątniczo-okrężnicze

c(a)ecofixation [ˌsiːkɔfiˈkseiʃn] umocowanie kątnicy

c(a)ecoileostomy [siːkɔˈiliɔstəmi] zespolenie kątniczo-krętnicze

c(a)ecopexy [ˈsiːkɔpeksi] umocowanie kątnicy przyszyciem

c(a)ecoplication [ˌsiːkɔplaiˈkeiʃən] sfałdowanie kątnicy

c(a)ecorrhaphy [siːˈkɔrəfi] zeszycie kątnicy

c(a)ecosigmoidostomy [ˌsiːkɔsigmɔˈidɔstəmi] zespolenie kątniczo-esiczne

c(a)ecostomy [siːˈkɔstəmi] sztuczny odbyt kątniczy

c(a)ecotomy [siːˈkɔtəmi] nacięcie kątnicy

c(a)ecum [ˈsiːkəm] kątnica, jelito ślepe

c. cupulare, cupular blind sac kątnica osklepkowa ślimaka

Caesarean section [siːˈzɛəriən ˈsekʃən] cięcie cesarskie

c(a)esium [ˈsiːziəm] cez

caffeine [ˈkæfiiːn] kofeina

c. and sodium benzoate kofeinobenzoesan sodowy

c. and sodium salicylate kofeinosalicylan sodowy

cage [ˈkeidʒ] klatka

metabolic c. klatka metaboliczna

thoracic c. klatka piersiowa

caisson [ˈkeisən] keson

c. disease choroba kesonowa

cake [keik] 1) bryła, kawałek (mydła); 2) placek, ciastko; 3) spiekać, zbrylać

caked [keikt] spieczony, skawalony, zbrylony

calc(a)emia [ˌkælˈsiːmiə] obecność wapnia we krwi

calcaneal [kælˈkeiniəl] piętowy

calcaneo-astragaloid [kælˈkeiniɔ-æstrəgələid] piętowo-skokowy

calcaneocuboid [kælˈkeiniəkjuˈbɔid] piętowo-sześcienny

calcaneonavicular [kælˈkeiniənæˌvikjulə] piętowo-łódkowaty

calcaneoscaphoid [kælˈkeiniəˌkæfɔid] piętowo-łódkowaty

calcaneotibial [kælˈkæniəˌtibiəl] piętowo-piszczelowy

calcaneum [kælˈkæniəm], calcaneus [kælˈkæniəs] kość piętowa

calcar [ˈkælkə] ostroga (anat.)

c. avis ostroga ptasia

c. femorale ostroga udowa

c. pedis ostroga kości piętowej

scleral c. ostroga twardówki

calcic [ˈkælsik] wapniowy, wapienny

calcicosis [ˌkælsiˈkousis] pylica wapniowa

calciferol [kæl'sifərɔl] kalcyferol, ergokalcyferol

calciferous [kæl'sifərəs] zawierający lub tworzący wapń

calcified ['kælsifaid] zwapniały

calcify ['kælsifai] wapnieć, zwapnieć

calcinate ['kælsineit] 1) prażyć; 2) wyprażyna

calcination [kælsi'neiʃŋ] prażenie, wyprażenie

calcinosis [ˌkælsi'nousis] wapnica, odkładanie się wapnia w tkance

calcipenia [ˌkælsi'pi:niə] niedobór wapnia w ustroju, kalcypenia

calcipexis [ˌkælsi'peksis] wiązanie wapnia w tkankach

calciprivic [ˌkælsi'privik] dotyczący braku wapnia w diecie

calcite ['kælsait] węglan wapniowy

calcitonin [kæl'sitənin] kalcytonina

calcitriol [ˌkælsi'traiɔl] 1,25-dwuhydroksywitamina D₃

calcium ['kælsiəm] wapń, Ca
  c. carbonate węglan wapniowy
  c. chloride chlorek wapniowy
  c. cyclamate cyklaminian wapniowy, środek słodzący
  c. deficiency niedobór wapnia
  dibasic c. phosphate ortofosforan jednowapniowy
  c. disodium edetate wersenian dwusodowo-wapniowy, komplekson, chelaton, sól wapniowo-dwusodowa kwasu etylenodiaminoczterooctowego
  c. disodium ethylenediaminetetra-acetate = c. disodium edetate
  c. gluconate glukonian wapniowy
  c. hydroxide wodorotlenek wapniowy
  tribasic c. phosphate ortofosforan trójwapniowy

calciuria [ˌkælsi'juəriə] obecność wapnia w moczu

calcodynia [ˌkælkɔ'diniə] ból pięty

calculi ['kælkjulai] kamienie, złogi

calculosis [ˌkælkju'lousis] kamica

calculous ['kælkjuləs] kamiczy

calculus ['kælkjuləs] 1) kamień; 2) rachunek
  biliary c. kamień żółciowy
  blood c. flebolit
  coral c. kamień nerkowy koralowaty
  dental c. 1) kamień nazębny; 2) kamień ślinowy
  intestinal c. kamień jelitowy, enterolit albo koprolit
  mulberry c. kamień pęcherzowy w kształcie morwy
  pulp c. kamień miazgowy, zębiniak
  renal c. kamień nerkowy

stag-horn c. kamień nerkowy w kształcie rogów jelenia

subgingival c. kamień poddziąsłowy, kamień surowiczy, kamień zapalny

urinary c. kamień moczowy

venous c. kamień żylny

vesical c. kamień pęcherzowy

calefaction [ˌkæli'fækʃən] rozgrzewanie, ogrzewanie

calf [ka:f] 1) łydka; 2) cielę
  gnome's c. łydka gnoma (w miopatii)

calf-bone ['ka:f'boun] strzałka (anat.)

calibrate ['kælibreit] kalibrować, skalować (aparat)

calibration [ˌkæli'breiʃən] kalibracja, skalowanie

calibrator ['kælibreitə] kalibrator, przyrząd do mierzenia średnicy otworu lub przewodu
  anastomosis c. kalibrator ustalający rozmiary przewodu przy zespalaniu

caliceal [ˌkæli'si:əl] kielichowy

calicectasis [kæli'sektəsis] poszerzenie kielichów nerki

calicectomy [kæli'sektəmi] wycięcie kielicha

calices [kei'lisiz] kielichy

calicotomy ['kælikɔtəmi] nacięcie kielicha

californium [ˌkæli'fɔ:niəm] kaliforn, Cf (chem.)

caliper ['kælipə], calipers ['kælipəs] cyrkiel, przyrząd do pomiaru grubości lub średnicy
  skin-fold c. cyrkiel do mierzenia grubości fałdu skóry
  ultrasonic c. miarka do mierzenia wielkości narządów w ultrasonografii

calirrhaphy [kæ'lirəfi] zeszycie kielicha

calisthenics, callisthenics [ˌkælis'θeniks] gimnastyka zdrowotna dla utrzymania zdrowia

calix, calyx ['keiliks] kielich nerkowy

call [kɔ:l] 1) wezwanie; 2) wzywać
  c. for a doctor wezwać lekarza
  c. slip kartka identyfikacyjna (znakująca niemowlę itp.)

callosal [kæ'lousəl] spoidłowy, odnoszący się do ciała modzelowatego

callosity [kæ'lɔsiti] modzel, stwardnienie skóry

callosum [kæ'ləsəm] ciało modzelowate, spoidło wielkie

callous ['kæləs] modzelowaty, zgrubiały (skóra)

callus ['kæləs] 1) modzel; 2) kostnina
  central c. kostnina przejściowa śródkostna
  definitive c. kostnina ostateczna, zrost kostny ostateczny

ensheathing c. kostnina przejściowa około-
kostna
provisional c. kostnina przejściowa
retarded c. kostnina opóźniona, zrost kostny opóźniony
temporary c. kostnina przejściowa
caloricity [ˌkæləˈrisity] kaloryczność
caloric [kəˈlɔrik] kaloryczny, cieplny
caloric value [kəˈlɔrik ˈvælju] wartość kaloryczna
calorie, calory [ˈkæləri] kaloria
gram c. kaloria mała, gramokaloria
c. heat ciepło kaloryczne
kilogram c., kilocalorie kaloria duża, kilokaloria
large c. kaloria duża, kilokaloria
mean c. kaloria średnia, $^1/_{100}$ ilości ciepła
potrzebnej do ogrzania 1 g wody od 0°
do 100°C
small c. kaloria mała, gramokaloria
calorifacient [kəˌləriˈfeiʃnt] wytwarzający
ciepło
calorific [ˌkələˈrifik] wytwarzający ciepło
calorimeter [ˌkæləˈrimitə] kalorymetr
bomb c. bomba kalorymetryczna
calvaria [kælˈvɛəriə] sklepienie czaszki
calvity [ˈkælviti] łysina
calyceal [ˌkæliˈsiəl] kielichowy
calycectasia [kæliˈsekteiziə] rozszerzenie kielicha
calycectomy [kæliˈsektəmi] wycięcie kielicha
calyx [ˈkeiliks] kielich (nerki, kwiatu)
camera [ˈkæmərə] 1) kamera; 2) aparat fotograficzny; 3) komora
gamma c. gammakamera
powder c. rentgenowska kamera dyfrakcyjna do badania proszków
X-ray c. kamera rentgenowska do badań
krystalograficznych
campimeter [kæmˈpimitə] kampimetr (okul.)
campimetry [kæmˈpimitri] kampimetria
camptocormia [ˌkæmptɔˈkɔːmiə] kamptokormia, postawa ze zgięciem tułowia (nerwica)
canal [ˈkænəl] kanał, przewód
abdominal c. kanał pachwinowy
adductor c. kanał przywodzicieli
alveolar c. kanał zębodołowy
anal c. kanał odbytniczy
auditory c. przewód słuchowy zewnętrzny
birth c. kanał porodowy
carpal c. kanał nadgarstka
central c. kanał środkowy rdzenia kręgowego
cerebrospinal c. układ komór mózgowych
i kanał rdzenia
cervical c. kanał szyjki macicy

ciliary c.'s przestrzenie kąta rogówkowo-
-tęczówkowego
cochlear c. kanał spiralny ślimaka
facial c. kanał nerwu twarzowego
Fallopian c. kanał nerwu twarzowego
femoral c. kanał udowy
Haversian c. kanał osteonu, kanał naczyniowy (Haversa)
hyaloid c. kanał ciała szklistego
inguinal c. kanał pachwinowy
lacrimal c. kanał nosowo-łzowy
mental c. kanał bródkowy
nasolacrimal c. kanał nosowo-łzowy
neurenteric c. kanał nerwowo-jelitowy
(embr.)
notochordal c. kanał struny grzbietowej
(embr.)
nutrient c. kanał odżywczy kości
optic c. kanał nerwu wzrokowego
parturient c. = birth c.
pelvic c. kanał miednicy
pterygoid c. kanał skrzydłowy
pterygopalatine c. kanał podniebienny większy
pyloric c. kanał odźwiernika
semicircular c. (anterior, lateral, posterior)
kanał półkolisty (przedni, boczny, tylny)
spinal c. kanał kręgowy
spiral c. kanał spiralny ślimaka
vertebral c. kanał kręgowy
canalicular [ˌkænəˈlikjulə] kanalikowy
canaliculi [ˌkænəˈlikjulai] kanaliki
canaliculization [kænəliˈkjulaiˈzeiʃn] kanali-
kulizacja
canaliculorhinostomy [ˌkænəlikjulɔˈrainɔstə-
mi] zespolenie kanalikowo-nosowe
canaliculus [ˌkænəˈlikjuləs] kanalik, przewodzik
biliary c. kanalik żółciowy
bone c. kanalik kostny
caroticotympanic c. kanalik szyjno-bęben-
kowy
cochlear c. kanalik ślimaka
dental c. kanalik zębowy
intercellular c. kanalik międzykomórkowy, kanalik wydzielniczy
intracellular c. kanalik śródkomórkowy
lacrimal c. kanalik łzowy
mastoid c. kanalik sutkowy
secretory c. kanalik wydzielniczy
cancellous [ˈkænsələs] gąbczasty
c. bone kość gąbczasta
c. tissue tkanka luźna
cancer [ˈkænsə] rak
breast c. rak sutka
colloid c. rak śluzowy, rak koloidowy
cystic c. rak torbielowaty
duct c. rak przewodowy

epithelial c. rak nabłonkowy
glandular c. gruczolakorak
green c. zieleniak, *chloroma*
medullary c. rak rdzeniasty
melanotic c. czerniak złośliwy
pipe-smoker's c. rak (wargi, języka) palaczy fajki
rodent c. wrzód żrący
scirrhous c. rak włóknisty
water c. zgorzelinowe zapalenie jamy ustnej (*noma*)
canceration [͵kænsə'reiʃən] zrakowacenie
cancerogenic [͵kænsərɔ'dʒenik] rakotwórczy
cancerophobia [͵kænsərɔ'foubiə] kancerofobia, fobia raka
cancerous ['kænsərəs] rakowaty, rakowy
cancroid ['kæŋkrɔid] 1) rakowiec; 2) rakowaty
candela ['kændələ] jednostka natężenia światła, kandela
candicans ['kændikəns] ciałko białawe jajnika
Candida albicans [kæn'didə ælbikəns] bielnik biały (*bact.*)
candid(a)emia [͵kændi'di:miə] obecność drożdżaków we krwi krążącej
candidiasis [͵kændi'daiəsis] kandydoza, zakażenie drożdżakowe
canine ['kænain] 1) psi; 2) kieł
　c. fossa dół nadkłowy
　c. tooth kieł
cannabinol [kæn'ebinɔl] kanabinol
cannabism ['kænəbism], **cannabinism** [kæ'nɔbinism] zatrucie alkaloidami konopi
cannibalism ['kænibəlizəm] ludożerstwo, kanibalizm
cannula ['kænjulə] kaniula, rurka
　perfusion c. kaniula do przepłukiwań (z dwoma kanałami)
　sidearm c. kaniula z odgałęzieniem bocznym
　washout c. kaniula do przepłukiwania bez wyjęcia z tętnicy
cannulate ['kænjuleit] zakładać kaniulę, wprowadzać kaniulę
cannulated ['kænjuleitid] mający założoną kaniulę
cannulation ['kænjuleiʃn] kaniulacja
canthal ['kænθəl] dotyczący kąta oka
canthectomy [kæn'θektəmi] wycięcie kąta szpary powiekowej
canthitis [kæn'θaitis] zapalenie kąta szpary powiekowej
cantholysis [kæn'θɔlisis] nacięcie kąta szpary powiekowej
canthoplasty ['kænθɔplæsti] plastyka kąta szpary powiekowej

canthorrhaphy [kæn'θɔræfi] zeszycie kąta szpary powiekowej
canthotomy [kæn'θɔtəmi] rozcięcie kąta szpary powiekowej
canthus ['kænθəs] kąt szpary powiekowej
cap [kæp] 1) czapka; 2) kapsel, nasadka; 3) kapelusz grzyba; 4) nakrywać
　acrosomal c. akrosom, czapeczka na główce plemnika
　cervical c. kapturek maciczny
　chin c. proca bródkowa (aparat ortodont.)
　cradle c. ciemieniucha, *crusta lactea*
　duodenal c. opuszka dwunastnicy w obrazie rtg
　knee c. rzepka
　pyloric c. opuszka dwunastnicy
　c. a tooth pokryć odsłoniętą miazgę zęba opatrunkiem
capacitance [kə'pæsitəns] pojemność elektryczna, reaktancja pojemnościowa
capacitation [kə͵pæsi'teiʃn] uzdatnianie plemnika, proces przygotowania plemnika do zapłodnienia jaja
capacity [kə'pæsiti] 1) pojemność; 2) zdolność do wykonania czynności itp.
　accomodative c. zdolność akomodacyjna
　breathing c. pojemność życiowa, VC
　buffer c. pojemność buforowa, wskaźnik buforowy
　cranial c. pojemność czaszki
　diffusing c. pojemność dyfuzyjna, stała dyfuzyjna płuc
　forced vital c. maksymalna pojemność życiowa, FVC
　functional residual c. czynnościowa pojemność zalegająca, FRC
　heat c. pojemność cieplna
　inspiratory c. pojemność wdechowa, IC
　maximal tubular excretory c. maksymalna zdolność wydalnicza kanalików nerkowych
　maximal tubular resorptive c. maksymalna zdolność resorpcyjna kanalików nerkowych
　maximum breathing c. maksymalna pojemność oddechowa, MBC
　residual c. objętość zalegająca, RC
　respiratory c. pojemność życiowa, VC
　thermal c. = **heat c.**
　total lung c. całkowita pojemność płuc, TLC
　vital c. pojemność życiowa, VC
capillarioscopy [͵kæpilə'riɔskəpi], **capillaroscopy** [͵kæpilæ'rɔskəpi] kapilaroskopia
capillary ['kə'piləri] włosowaty, włośniczkowaty
　arterial c. włośniczka tętnicza
　blood c. włośniczka, naczynie włosowate

fenestrated c. włośniczka okienkowata (z porami)

capistration [ˌkæpist'reiʃən] zadzierzgnięcie napletka

capitate ['kæpiteit] główkowaty, główkowy

capitonnage [ˌkɔpitɔ'na:ʒ] zamknięcie szwem jamy torbieli

capitular [kæ'pitjulə] główkowy (*anat.*)

capitulum [kə'pitjuləm] główka (*anat.*) kości itp.

capnogram ['kæpnɔgræm] kapnogram

capnograph ['kæpnɔgra:f] kapnograf, instrument do rejestracji poziomu CO_2 w powietrzu wydechowym

capnography [ˌkæpn'ɔgrəfi] kapnografia

capotement [kə'pɔtmã:ŋ] plusk żołądkowy

capping ['kæpiŋ] 1) przykrycie miazgi zęba opatrunkiem lub łuską; 2) czepkowanie pielęgniarek

caprate ['kæpreit] sól kwasu kaprynowego

caproate ['kæprɔeit] sól kwasu kapronowego

caprylate ['kæprileit] sól kwasu kaprylowego

capsid ['kæpsid] kapsyd (wirusa)

capsomer ['kæpsɔmiə] kapsomer (wirusa)

capsular ['kæpsjulə] torebkowy

capsulation [ˌkæpsju'leiʃən] 1) zamknięcie w kapsułce; 2) otorbienie

capsule ['kæpsju:l] 1) torebka; 2) kapsułka; 3) otoczka bakteryjna; 4) kapsuła kosmonautyczna

   adipose c. torebka tłuszczowa (nerki, sutka)

   bacterial c. otoczka bakteryjna

   cartilage c. torebka chrząstkowa (wokół gniazd chondrocytów)

   Crosby c. kapsułka Crosby'ego do biopsji jelita

   crystalline c. torebka soczewki

   fibrous c. torebka włóknista (nerki, wątroby itp.)

   glomerular c. torebka kłębka nerkowego

   joint c. torebka stawowa

   radiotelemetring c. kapsułka radiotelemetryczna (do badania pasażu jelitowego)

   renal c. torebka nerkowa

   space c. kapsuła kosmonautyczna

capsulectomy [ˌkæpsju:'lektəmi] wycięcie torebki

capsulitis [ˌkæpsju:'laitis] zapalenie torebki

   hepatic c. zapalenie torebki wątroby

capsuloplasty [ˌkæpsju:lɔ'plæsti] plastyka torebki

capsulorrhaphy [ˌkæpsju:'lɔrəfi] zeszycie torebki

capsulotomy [ˌkæpsju:'lɔtəmi] nacięcie torebki

capture ['kæptʃə] przechwycenie (*ekg*), wychwyt

   atrial c. przechwycenie przedsionków

   electron c. wychwyt elektronowy (*fiz.*)

   ventricular c. przechwycenie komór

caput ['kæput] głowa, struktury anatomiczne oznaczane tym terminem

   c. succedaneum przedgłowie

carbamate ['ka:bəmeit] karbaminian

carbamide ['ka:bəmaid] karbamid, mocznik

carbamoyl [ka:'bəmɔil] grupa karbamoilowa

carbamyl ['ka:bəmil] grupa karbamoilowa

carbasus ['ka:bəsəs] gaza, szarpie

carbochromen, carbocromene ['ka:bɔkroumən] karbochromen, intenkordyna

carbogen ['ka:bɔdʒən] karbogen, mieszanina tlenu (95%) z CO_2 (5%)

carboh(a)emia ['ka:bɔhi:miə] wysokie stężenie CO_2 we krwi

carboh(a)emoglobin [ˌka:bɔhi:mɔ'gloubin] karbohemoglobina

carbohydrate [ˌka:bɔ'haidreit] węglowodan

carbolic [ka:'bɔlik] fenolowy, karbolowy

carbon ['ka:bən] węgiel, C (*chem.*)

   absorbent c. węgiel absorbujący, węgiel aktywowany

   c. chain łańcuch węglowy

   c. dioxide dwutlenek węgla

   c. dioxide snow dwutlenek węgla zestalony, śnieg dwutlenkowy

   c. disulphide dwusiarczek węgla

   c. monosulphide siarczek węgla

   c. monoxide tlenek węgla, czad

carbonate ['ka:bɔnit] węglan

   calcium c. węglan wapnia

carbonated ['ka:bəneitid] zawierający węglany lub kwas węglowy

carbonic [ka:'bɔ:nik] węglowy

   c. anhydrase anhydraza węglanu

   c. anhydride bezwodnik kwasu węglowego, dwutlenek węgla

carbonization [ˌka:bənai'zeiʃən] zwęglenie, karbonizacja

carbonyl ['ka:bənil] grupa karbonylowa

carboxyh(a)emoglobin [ka:bˌɔksihi:mɔ'gloubin] hemoglobina tlenkowęglowa, karboksyhemoglobina

carboxyl [ka:b'ɔksil] grupa karboksylowa COOH

carboxylase [ka:'bɔksileis] karboksylaza

   pyruvate c. karboksylaza pirogronianowa, EC 6.4.1.1

carboxylation [ˌka:bɔksi'leiʃən] karboksylacja, dodanie CO_2 do cząsteczki dla utworzenia grupy COOH

carbuncle ['ka:bʌŋkl] karbunkuł, czyrak mnogi

carcass ['ka:kəs] 1) padlina; 2) tusza zwierzęcia rzeźnego
carcinectomy [ˌka:si'nektəmi] wycięcie raka
carcinogen ['ka:sinɔdʒən] czynnik rakotwórczy
carcinogenesis [ˌka:sinɔ'dʒenisis] powstawanie raka
carcinogenic [ˌka:sinɔ'dʒenik] rakotwórczy
carcinoid ['ka:sinɔid] 1) rakowiak; 2) rakowaty
carcinoma [ˌka:si'noumə] rak
  acinar c. gruczolakorak o budowie groniastej
  adenoid cystic c. rak gruczolakowatotorbielowaty
  adnexal c. rak przydatków skóry
  adrenal cortical c. rak kory nadnerczy
  basal cell c. rak podstawnokomórkowy
  basal squamous cell c. = **basosquamous c.**
  basaloid c. rak podstawnokomórkowy odbytu
  basosquamous c. rak mieszany podstawnopłaskokomórkowy
  bronchogenic c. rak oskrzeli, rak oskrzelopochodny
  cervical c. rak szyjki macicy
  clear cell c. of kidney gruczolakorak nerki, nadnerczak, rak jasnokomórkowy nerki
  colorectal c. rak jelita grubego
  cutaneous c. rak skóry
  cylindromatous c. oblak, gruczolakorak oblakowaty
  cystic c. rak torbielowaty
  duct c. rak przewodowy
  embryonal c. rak zarodkowy
  endometrial c. rak trzonu macicy, rak endometrialny
  epidermoid c. rak naskórkowy
  follicular c. rak pęcherzykowaty (tarczycy)
  giant cell c. rak olbrzymiokomórkowy
  glandular c. gruczolakorak, rak gruczołowy
  granular cell c. rak ziarnistokomórkowy
  hair-matrix c. rak wychodzący z mieszka włosowego
  hepatocellular c. rak wątrobowokomórkowy
  Hürthle cell c. rak onkocytarny
  c. in situ rak śródnabłonkowy
  invasive c. rak naciekający, rak inwazyjny
  latent c. rak utajony
  lobular c. rak zrazikowy (sutka)
  medullary c. rak rdzeniasty
  melanotic c. czerniak
  metastatic c. rak przerzutowy
  microcellular c. rak drobnokomórkowy
  microinvasive c. rak naciekający w początkowym okresie nacieku

  mixed-cell c. rak mieszanokomórkowy
  mucinous c. rak śluzotwórczy
  c. myxomatodes rak śluzakowaty
  oat cell c. rak owsianokomórkowy (zwykle oskrzeli)
  ovarian c. rak jajnika
  papillary c. rak brodawczakowaty
  pleomorphic c. rak wielopostaciowy
  postradiation c. rak popromienny
  preinvasive c. rak przedinwazyjny, rak *in situ*
  prostatic c. rak gruczołu krokowego, rak stercza
  scirrhous c. rak włóknisty, rak twardy
  secondary c. rak wtórny (przerzutowy)
  signet ring cell c. rak sygnetowatokomórkowy
  simple c. rak prosty, 1) rak o normalnych proporcjach zrębu i miąższu; 2) rak anaplastyczny
  solid c. rak lity
  spindle cell c. rak wrzecionowatokomórkowy
  spinocellular c. rak kolczystokomórkowy
  squamous c., squamous cell c. rak płaskokomórkowy
  thecacellular c. rak z komórek osłonki
  trabecular c. rak beleczkowaty
  transitional c. rak z nabłonka przejściowego (zwykle dróg moczowych)
  ulcerating c. rak wrzodziejący
  undifferentiated c. rak niezróżnicowany
  c. of uterine body rak trzonu macicy, rak endometrialny
  c. of uterine cervix rak szyjki macicy
  vaginal c. rak pochwy
  villous c. rak drobnobrodawkowy
  vulvar c. rak sromu
carcinomatosis [ˌka:sinɔmə'tousis] rakowatość, zrakowacenie
  milliary c. prosówka rakowa, rakowatość prosówkowa
carcinomatous [ˌka:sin'ɔmətəs] rakowy, rakowaty
carcinophobia [ˌka:sinɔ'foubiə] fobia raka
carcinosis [ˌka:si'nousis] rakowatość, zrakowacenie
carcinostatic [ˌka:sinɔ'stætik] hamujący rozwój raka
carcinous ['ka:sinəs] rakowy, rakowaty
card [ka:d] karta
  health c. zaświadczenie o stanie zdrowia wydawane imigrantom
cardia ['ka:diə] wpust, część wpustowa żołądka, ujście wpustowe
cardiac ['ka:diæk] 1) sercowy; 2) chory na serce; 3) lek nasercowy; 4) wpustowy
  c. arrest zatrzymanie akcji serca

c. chamber jedna z jam serca
c. cycle ewolucja serca
c. failure niewydolność serca
c. impulse uderzenie koniuszkowe
c. output pojemność minutowa serca
c. performance wydajność serca
c. reserve rezerwa czynnościowa serca
c. rupture pęknięcie serca
c. shock wstrząs pochodzenia sercowego
c. standstill zatrzymanie akcji serca
cardial [ˈkaːdiəl] wpustowy
cardiasthma [ˌkaːdiˈæsmə] astma sercowa
cardiectasia [ˌkaːdiˈektæsiə] rozstrzeń serca
cardiectomy [ˈkaːdiˈektəmi] 1) wycięcie wpustu; 2) wycięcie serca
cardiectopia [ˌkaːdiekˈtoupiə] ektopia serca, nieprawidłowe umiejscowienie serca
cardio- [kaːdiɔ-], **cardi-** [kaːdi-] w złożeniach oznacza związek z sercem
cardioactive [ˌkaːdiɔˈæktiv] działający na serce
cardioangiography [ˌkaːdiɔænˈdʒiɔgrəfi] kardioangiografia
cardioangiology [ˌkaːdiɔˈændʒiɔledʒi] kardioangiologia
cardioarterial [ˌkaːdiɔəːˈtiəriəl] sercowo-tętniczy
cardiocele [ˈkaːdiɔsiːl] przepuklina sercowa (przez przeponę lub otwór w klatce piersiowej)
cardiocentesis [ˌkaːdiɔsenˈtiːsis] nakłucie serca
cardiochalasia [ˌkaːdiɔkəˈleiziə] achalazja wpustu
cardiocinetic [ˌkaːdiɔsiˈnetik] kardiokinetyczny
cardiocommissurotomy [ˌkaːdiɔˈkɔmisjuərətəmi] komisurotomia sercowa
cardiodilation [ˌkaːdiɔdaiˈleiʃən] rozszerzenie wpustu
cardiogenic [ˌkaːdiɔˈdʒenik] sercowopochodny, kardiogenny
c. shock wstrząs sercowy
cardiogram [ˈkaːdiɔgræm] kardiogram, zapis akcji serca
cardiograph [ˈkaːdiɔgraf] kardiograf
cardiography [ˌkaːdiˈɔgrəfi] kardiografia
radionuclide c. kardiografia radioizotopowa
ultrasound c. echokardiografia
vector c. wektorokardiografia
cardioinhibitory [ˌkaːdiɔinˈhibitəri] hamujący akcję serca
cardiolipin [ˌkaːdiɔˈlipin] kardiolipina
cardiologist [ˌkaːdiˈɔlədʒist] kardiolog
cardiology [ˌkaːdiˈɔlədʒi] kardiologia
cardiolysis [ˌkaːdiˈɔlisis] operacja usunięcia zrostów sercowo-osierdziowych

cardiomalacia [ˌkaːdiɔməˈleiʃiə] rozmiękanie serca
cardiomegaly [ˌkaːdiɔˈmegəli] kardiomegalia, powiększenie serca
cardiomyopathy [ˌkaːdiɔmaiˈoupəθi] kardiomiopatia
alcoholic c. kardiomiopatia alkoholowa
beer-drinker's c. kardiomiopatia u piwoszów, kardiomiopatia z Quebec
congestive c. kardiomiopatia zastoinowa
dilated c. kardiomiopatia rozstrzeniowa
hypertrophic c. kardiomiopatia przerostowa
non-dilated c. kardiomiopatia zastoinowa
obstructive c. kardiomiopatia zaporowa
postpartum c. kardiomiopatia połogowa
restrictive c. kardiomiopatia restrykcyjna
cardiomyotomy [ˌkaːdiɔˈmaiətəmi] nacięcie mięśniówki wpustu
cardioneurosis [ˌkaːdiɔnjuəˈrousis] nerwica serca
cardio-omentopexy [ˌkaːdiɔɔˈmentɔpeksi] kardioomentopeksja, przyszycie sieci do serca
cardiopathy [ˌkaːdiˈɔpəθi] kardiopatia, choroba serca
cardiopericardiopexy [ˌkaːdiɔperiˈkaːdiɔpeksi] przyszycie osierdzia do serca
cardioplasty [ˌkaːdiɔˈplæsti] plastyka wpustu
cardioplegia [ˌkaːdiɔˈpliːdʒiə] kardioplegia, porażenie serca
electric c. zatrzymanie serca uderzeniem prądu
hypothermic c. zatrzymanie serca obniżeniem temperatury
pharmacological c. zatrzymanie serca za pomocą środków farmakologicznych
cardioptosis [ˌkaːdiɔpˈtousis] opuszczenie się serca
cardiopuncture [ˌkaːdiɔˈpʌŋktʃə] nakłucie serca
cardiopyloric [ˌkaːdiɔpˈailɔrik] wpustowo-odźwiernikowy
cardiorrhaphy [ˌkaːdiˈɔrəfi] zeszycie serca
cardiorrhexis [ˌkaːdiɔˈreksis] pęknięcie serca
cardioschisis [ˌkaːdiˈɔskisis] przecięcie zrostów sercowo-osierdziowych
cardioscopy [ˈkaːdiɔskəpi] kardioskopia, wziernikowanie serca
cardiospasm [ˈkaːdiɔspæzm] skurcz wpustu
cardiosurgery [ˌkaːdiɔˈsəːdʒəri] kardiochirurgia
cardiosurgical [ˌkaːdiɔˈsədʒikəl] kardiochirurgiczny
cardiothrombus [ˌkaːdiɔˈθrɔmbəs] skrzeplina sercowa
cardiothyrotoxicosis [ˌkaːdiɔˌθairɔtɔksiˈkousis] tyreotoksyczny zespół sercowy

cardiotomy [ˌka:diˈɔtəmi] otwarcie serca
cardiotonic [ˌka:diˈɔtɔnik] tonizujący serce
cardiotoxic [ˌka:diɔˈtɔksik] kardiotoksyczny
cardiotoxicity [ˌka:diɔtɔkˈsisiti] kardiotoksyczność
cardiovalvular [ˌka:diɔˈvælvjulə] odnoszący się do zastawek serca
cardiovalvulitis [ˌka:diɔˌvælvjuˈlaitis] zapalenie zastawek serca
cardiovalvulotomy [ˌka:diɔvælvjuˈlɔtəmi] rozcięcie zastawki serca
cardiovascular [ˌka:diɔˈvæskjulə] sercowo--naczyniowy
cardiovasology [ˌka:diɔvæˈsɔlədʒi] kardioangiologia
cardioversion [ˈka:diɔvəˌʃn] kardiowersja, przywrócenie rytmu zatokowego serca
  eletrical c. kardiowersja elektryczna
  pharmacological c. kardiowersja farmakologiczna
cardiovert [ka:diɔˈvə:t] wykonywać kardiowersję
cardioverter [ˈka:diɔvərtə] aparat do kardiowersji
carditis [ka:ˈdaitis] zapalenie serca
  rheumatic c. gośćcowe zapalenie serca
care [kɛə] 1) opieka, troska; 2) opiekować się
  foster c. opieka w domu zastępczych rodziców
  intensive medical c. intensywna opieka lekarska
  medical c. opieka lekarska
  nursing c. opieka pielęgniarska
  prenatal c. opieka przedporodowa
  primary medical c. podstawowa opieka lekarska
  residential c. opieka w domu opieki
  secondary medical c. opieka lekarska specjalistyczna
  social c. opieka społeczna
  terminal c. opieka nad umierającym
  tertiary c. opieka wysoce specjalistyczna
  welfare c. opieka społeczna
careful [ˈkɛəful] staranny, dokładny, ostrożny
caribi [kəˈraibi] epidemiczne zgorzelinowe zapalenie odbytu
carica [ˈka:rika] papaja
caries [ˈkɛərii:z] próchnica
  backward c. próchnica wsteczna (od jamy miazgi do szkliwa)
  circulatory c. próchnica okrężna
  dental c. próchnica zębów
  dry c. próchnica sucha
  marginal c. próchnica brzeżna
  superficial c. próchnica powierzchowna
carina [kəˈrainə] ostroga
  tracheal c. ostroga tchawicy

  urethral c. of the vagina wał cewkowy pochwy
carinate [ˈkærineit] łódkowaty, w kształcie kilu łódki
cariogenesis [ˌkɛəriɔˈdʒenisis] rozwój próchnicy
cariogenicity [ˌkɛəriɔdʒeˈnisiti] zdolność wywoływania próchnicy
carious [ˈkɛəriəs] próchniczy
  c. lesion zmiana próchnicza
carminative [ˈka:mineitiv] wiatropędny
carnification [ˌka:nifiˈkeiʃən] karnifikacja, stwardnienie mięsiste (płuc)
carnitine [ˈka:nitin] karnityna
carotene [ˈkærɔti:n] karoten
caroten(a)emia [ˌkærɔtiˈni:miə] karotenemia, duże stężenie karotenu we krwi
carotenoid [kæˈrɔti:nɔid] 1) karotenoid; 2) podobny do karotenu
carotid [kəˈrɔtid] szyjny, odnoszący się do tętnicy szyjnej
  c. body kłębek tętnicy szyjnej
  c. shudder wibracja na szczycie fali tętna w zwężeniu zastawki aortalnej
carotinosis [ˌkɛrɔtiˈnousis] karotenoza, żółte zabarwienie skóry przy nadmiarze karotenu
carpal [ˈka:pəl] nadgarstkowy
carpectomy [ˌka:pˈektəmi] wycięcie kości nadgarstka
carphology [ka:ˈfɔlədʒi] karfologia, skubanie pościeli w stanie śpiączkowym
carpitis [ka:ˈpaitis] zapalenie stawu nadgarstkowego
carpocarpal [ˌka:pɔˈka:pəl] śródnadgarstkowy, między dwoma szeregami kości nadgarstka
carpometacarpal [ˌka:pɔmetəˈka:pəl] nadgarstkowo-śródręczny
carrageen [ˈkærədʒin] mech islandzki, *Lichen carrageen (bot.)*
carrageenin [ˈkærədʒinin] karragenina
carrier [ˈkæriə] 1) nosiciel (*epid.*); 2) przenosiciel (*gen.*); 3) nośnik (*chem.*)
  active c. nosiciel czynny
  amalgam c. przenośnik amalgamatu (*stom.*)
  closed c. nosiciel niezakaźny
  convalescent c. nosiciel ozdrowieniec
  drainage tube c. chory noszący dren
  genetic c. przenosiciel genu choroby dziedzicznej
  passive c. nosiciel bierny
  periodic c. nosiciel okresowy
  c. protein białko nośne (w surowicy)
  temporary c. nosiciel przejściowy
  translocation c. nosiciel wyrównanej translokacji

typhoid c. nosiciel pałeczek duru brzusznego
carrier-state [ˈkæriəˈsteit] nosicielstwo
phage c.-s. nosicielstwo faga (przez bakterię)
carrying [ˈkæriiŋ] niosący, nośny
c. gas gaz nośny w chromatografii
car-sickness [ˈkaːˈsiknis] choroba lokomocyjna, kinetoza samochodowa
cart [kaːt] wózek
crash c. wózek z zestawem do nagłych wypadków
dressing c. wózek opatrunkowy
resuscitation c. wózek z zestawem reanimacyjnym
cartilage [ˈkaːtilidʒ] chrząstka
alar c. (greater, lesser) chrząstka skrzydłowa (większa, mniejsza)
annular c. chrząstka pierścieniowata krtani
aortic c. chrząstka drugiego prawego żebra (leżąca przed łukiem aorty)
articular c. chrząstka stawowa
arytenoid c. chrząstka nalewkowa
auricular c. chrząstka małżowiny usznej
basilar c. chrząstka wypełniająca otwór poszarpany
cellular c. chrząstka płodowa bogatokomórkowa
ciliary c. tarczka, chrząstka tarczkowa powięzi
circumferential c. obrąbek stawowy
collagenoelastic c. chrząstka sprężysta
conchal c. chrząstka małżowiny usznej
connecting c. chrząstka łącząca, chrząstka międzykostna wypełniająca np. szwy
corniculate c. chrząstka rożkowata
costal c. chrząstka żebrowa
cricoid c. chrząstka pierścieniowata krtani
cuneiform c. chrząstka klinowata
elastic c. chrząstka sprężysta
ensiform c. wyrostek mieczykowaty mostka
epactile c. chrząstka trzeszczkowata
epiglottic c. chrząstka nagłośniowa
epiphysial c. chrząstka nasadowa
falciform c. łąkotka przyśrodkowa
fibrous c. chrząstka włóknista
floating c. myszka stawowa chrzęstna
hyaline c. chrząstka szklista
hyalinofibrous c. chrząstka włóknista
hypsiloid c. = **Y c.**
innominate c. chrząstka pierścieniowata krtani
interosseous c. = **connecting c.**
intra-articular c. krążek stawowy
investing c. chrząstka stawowa
loose c. myszka stawowa chrzęstna

mandibular c. chrząstka żuchwowa, chrząstka Meckela (*embr.*)
meatal c. chrząstka przewodu słuchowego zewnętrznego
nasal lateral c. chrząstka boczna nosa
c. of the nasal septum chrząstka przegrody nosa
primordial c. chrząstka pierwotna
pulmonary c. chrząstka drugiego lewego żebra (leży za nią tętnica płucna)
quadrangular c. chrząstka przegrody nosa
retrocuneate c. chrząstka pozaklinowa
secondary c. chrząstka zmieniająca się bezpośrednio w kości
semilunar c. łąkotka
septal c. chrząstka przegrody nosa
sesamoid c. chrząstka trzeszczkowata (krtani lub nosa)
slipping rib c. nadwichnięcie chrząstki żebra
sternal c. chrząstka żebrowa łącząca się z mostkiem
supra-arytenoid c. chrząstka rożkowata
tarsal c. tarczka powieki
temporary c. chrząstka ulegająca później przemianie w kość
thyroid c. chrząstka tarczowata
trabecular c. chrząstka beleczkowata
tracheal c.'s chrząstki tchawicy
triangular c. chrząstka trójkątna kości promieniowej
triquetrous c. 1) chrząstka trójkątna kości promieniowej; 2) chrząstka nalewkowata
c. triticea chrząstka ziarnowata
tubal c. chrząstka trąbki słuchowej
uniting c. chrząstka łącząca
xiphoid c. wyrostek mieczykowaty mostka
Y. c. chrząstka na dnie panewki u dzieci, tzw. chrząstka Y
yellow c. chrząstka sprężysta
cartilaginification [ˌkaːtiləˌdʒinifiˈkeiʃn] przemiana w chrząstkę
cartilaginization [ˌkaːtiləˌdʒiniˈzeiʃn] przemiana w chrząstkę
cartilaginous [ˌkaːtiˈlædʒinəs] chrząstkowy
caruncle [ˈkærʌŋkl] mięso, strzępek (*anat.*)
hymenal c.'s strzępki błony dziewiczej
lacrimal c. mięsko łzowe
sublingual c. mięsko podjęzykowe
urethral c. mięsko cewki moczowej żeńskiej
cascade [kæsˈkeid] kaskada
arachidonic acid c. kaskada kwasu arachidonowego, seria przemian kwasu arachidonowego
complement c. kaskada dopełniacza

case [keis] 1) przypadek chorobowy; 2) obudowa; 3) etui; 4) skrzynka
bed. c. chory leżący
c. book księga chorych w szpitalu
borderline c. przypadek z pogranicza (choroby)
brain c. czaszka mózgowa
critical c. chory w stanie krytycznym
custodial c. chory wymagający nadzoru
emergency c. przypadek nagły
c. fatality rate współczynnik śmiertelności (śmiertelność w danej chorobie)
c. history wywiad chorobowy
c. history data dane z wywiadu
c. history taking zbieranie wywiadu
c. taking zbieranie wywiadu
trial c. kaseta z soczewkami do dobierania szkieł (okul.)
caseate ['keisieit] serowacieć
caseation [ˌkeisi'eiʃən] serowacenie, martwica serowata
casein ['keisii:n] kazeina, sernik
c. iodine kazeina jodowana
caseinase ['keisii:ˌneiz] kazeinaza, katepsyna
caseinate ['keisii:neit] kazeinian
caseoma [ˌkeisi'oumə] guz serowaciejący
caseous ['keisiəs] serowaty
cassette [ka'set] kaseta
multisection c. kaseta do zdjęć wielowarstwowych (rad.)
cast [ka:st] 1) odlew; 2) wałeczek nerkowy; 3) opatrunek unieruchamiający; 4) odlewać
bacterial c. wałeczek nerkowy bakteryjny
blood c. wałeczek nerkowy lub oskrzelikowy z krwinek
coma c. wałeczek nerkowy w śpiączce cukrzycowej
decidual c. odlew jamy macicy utworzony przez błony płodowe w ciąży pozamacicznej
dental c. odlew zęba
diagnostic c. odlew zębów lub szczęki do celów diagnostycznych i planowania leczenia
epithelial c. wałeczek nerkowy nabłonkowy
false c. wałeczek rzekomy
fatty c. wałeczek tłuszczowy
fibrinous c. wałeczek włóknikowy
granular c. wałeczek ziarnisty
hyaline c. wałeczek szklisty
investment c. odlew stomatologiczny z materiału żaroodpornego
master c. odlew zębów lub łuku przygotowany z wycisku
mucous c. wałeczek nerkowy śluzowy

pre-extraction c. odlew diagnostyczny (stom.)
preoperative c. odlew diagnostyczny (stom.)
pus c. wałeczek ropny
refractory c. = investment c.
renal c. wałeczek nerkowy
spurious c. wałeczek rzekomy
study c. = investment c.
tube c. wałeczek nerkowy
urinary c. wałeczek moczowy
vacuum c. odlew próżniowy (stom.)
vascular corrosive c. anatomiczny odlew naczyń uzyskany wypełnieniem masą i trawieniem
waxy c. wałeczek nerkowy woskowy
casting ['ka:stiŋ] 1) odlew; 2) odlewanie
c. flask forma odlewnicza (stom.)
c. machine odlewnia (stom.)
pour c. wlewać odlew
c. ring pierścień odlewniczy (stom.)
vacuum c. odlewanie próżniowe (stom.)
c. wax wosk odlewowy
castor oil ['ka:stər 'ɔil] olej rycynowy
castrate [kæs'treit] 1) kastrować, trzebić; 2) kastrat
castrated [kæs'treitid] kastrowany
castration [kæs'treiʃən] kastracja, trzebienie
chemical c. kastracja chemiczna (farmakologiczna)
functional c. zanik gonad wskutek stosowania hormonów płciowych
radiological c. kastracja radiologiczna
casual ['kæʒuəl] przypadkowy, dorywczy, doraźny, niedbały
casualties ['kæʒuəltis] straty bojowe, ofiary wypadku masowego
c. rate odsetek strat bojowych
c. ward sala szpitalna dla przypadków urazowych
casualty ['kæʒuəlti] ofiara wypadku lub innego urazu
cata- [kætə-] w złożeniach oznacza rozpad, spadek
catabolic [ˌkætə'bɔlik] kataboliczny
catabolism [kæ'təbɔlizm] katabolizm, 1) rozkład w ustroju związku złożonego na prostsze; 2) proces uwstecznienia narządu w czasie rozwoju ustroju
catabolite [kə'tæbɔlait] produkt katabolizmu, katabolit
catacrotism [kæ'təkroutizm] obecność dodatkowego załamka na zstępującym ramieniu fali tętna
catadicrotism [ˌkætə'daikroutizm] katadykrotyzm, obecność dwu załamków na zstępującym ramieniu fali tętna
catagen ['kætədʒən] faza pośrednia wzrostu włosa

catagenesis [ˌkætə'dʒenisis] inwolucja
catalase ['kætəleiz] katalaza, EC 1.11.1.6
catalepsy ['kætəlepsi] katalepsja
cataleptic [ˌkætə'leptik] kataleptyczny
catalysis [kə'tælisis] kataliza
  contact c. kataliza kontaktowa
  surface c. kataliza powierzchniowa
catalyst ['kætəlist] katalizator
  negative c. katalizator ujemny (opóźniający szybkość reakcji)
  organic c. enzym
  positive c. katalizator dodatni (przyspieszający reakcję)
catalyze ['kætəlaiz] katalizować
catalyzer [ˌkætə'laizə] katalizator
catamenia [ˌkætə'mi:niə] menstruacja, miesiączka
catamnesis [ˌkætəm'ni:sis] katamneza, obserwacja chorego po zakończeniu choroby
catamnestic [ˌkætə'mnestik] katamnestyczny
cataphasia [ˌkætə'feiziə] powtarzanie słów
cataphoresis [ˌkætəfou'risis] kataforeza, dążenie jonów do katody
cataphoria [ˌkætə'fɔ:riə] hipoforia, obniżenie osi patrzenia oczu
cataphrenia [ˌkætə'fri:niə] otępienie umysłowe
cataplasm ['kætəplæzm] kataplazm, okład
cataplectic [ˌkætə'plektik] kataplektyczny
cataplexy [ˌkætə'pleksi] katapleksja, nagła utrata władzy i napięcia w mięśniach
cataract ['kætərækt] zaćma
  after-c. zaćma wtórna
  arborescent c. zaćma drzewiasta
  axial c. zaćma jądrowa
  black c. zaćma brunatna
  blue c. zaćma wieńcowa z niebieskawym odcieniem
  capsular c. zaćma torebkowa
  capsulolenticular c. zaćma torebkowo-soczewkowa
  central c. zaćma jądrowa
  choroidal c. zaćma w przebiegu choroby naczyniówki
  complete c. zaćma całkowita
  complicated c. zaćma powikłana
  congenital c. zaćma wrodzona, zaćma zarodkowa
  copper c. zaćma miedziowa
  coralliform c. zaćma koralowa (w wyprysku atopowym)
  coronary c. zaćma wieńcowa
  cortical c. zaćma korowa
  cuneiform c. zaćma klinowa
  diabetic c. zaćma cukrzycowa
  electric c. zaćma elektryczna (po porażeniu prądem)

  embryonal c. zaćma zarodkowa
  fibroid c. zaćma włóknista
  fibrinous c. zaćma włóknista
  floriform c. zaćma Koby'ego, zaćma wrodzona w kształcie kwiatu
  fusiform c. zaćma wrzecionowata
  glassworkers' c. zaćma hutników szkła
  gray c. zaćma szara, zaćma starcza
  green c. jaskra
  hard c. zaćma stwardniała
  heat c. zaćma termiczna
  hypermature c. zaćma przejrzała
  immature c. zaćma początkowa
  incipient c. zaćma początkowa
  infantile c. zaćma młodzieńcza
  intumescent c. zaćma pęczniejąca
  juvenile c. zaćma młodzieńcza
  lamellar c. zaćma warstwowa
  lenticular c. zaćma soczewkowa (nietorebkowa)
  mature c. zaćma dojrzała
  membranous c. zaćma błoniasta wtórna
  myotonic c. zaćma w miotonii zanikowej
  c. needling nakłucie zaćmy, nacięcie zaćmy
  neurodermatic c. zaćma w wyprysku atopowym
  nuclear c. zaćma jądrowa
  perinuclear c. zaćma okołojądrowa (wokół jądra soczewki), zaćma warstwowa
  peripheral c. zaćma obwodowa, zaćma wieńcowa
  polar c. zaćma biegunowa
  primary c. zaćma pierwotna
  puddler's c. zaćma hutników
  punctate c. zaćma punktowa
  pyramidal c. zaćma stożkowata
  radiation c. zaćma popromienna
  ripe c. zaćma dojrzała
  secondary c. zaćma wtórna
  sedimentary c. zaćma Morgagniego
  senile c. zaćma starcza
  siliculose c. wapnica soczewki
  soft c. zaćma miękka
  spindle c. zaćma wrzecionowata
  stationary c. zaćma stacjonarna
  stellate c. zaćma gwiaździsta
  subcapsular c. zaćma podtorebkowa
  sutural c. zaćma wzdłuż szwów soczewki (wrodzona)
  tetany c. zaćma tężyczkowa
  total c. zaćma całkowita
  toxic c. zaćma toksyczna
  traumatic c. zaćma urazowa
  unripe c. zaćma niedojrzała
  zonular c. zaćma warstwowa
cataractogenic [ˌkætə'rektoˌdʒenik] powodujący zaćmę
catarrh [kə'ta:] nieżyt, katar

atrophic c. nieżyt nosa zanikowy
hypertrophic c. nieżyt przerostowy (nosa i gardła)
spring c. nieżyt spojówek wiosenny
vasomotor c. nieżyt nosa naczynioruchowy
catarrhal [kə'ta:rəl] nieżytowy, kataralny
catastrophic [ˌkætə'strɔfik] katastrofalny
catathermometer [ˌkætəθə'mɔmitə] psychrometr, hygrometr
catatonia [ˌkætə'touniə] katatonia, osłupienie katatoniczne
catatonic [ˌkætə'tɔnik] katatoniczny
catch ['kætʃ] 1) chwytać; 2) zarazić się; 3) chwyt
   c. a cold zaziębić się
   c. a disease zachorować
catching ['kætʃiŋ] zaraźliwy
catchment area ['kætʃmənt ɛəriə] rejon szpitala lub ośrodka zdrowia
catechin ['kætitʃin, 'kætikin] katechina
catechol ['kætəkɔl] katechol
catecholamine [ˌkætəkɔl'əmi:n] katecholamina, amina katecholowa
catelectrotonus [ˌkætilək'trɔtɔnəs] katelektrotonus, zmiana pobudliwości nerwu lub mięśnia pod katodą
catgut ['kætgʌt] katgut
   chromic c. katgut chromowy
   silverized c. katgut posrebrzany
catharsis [kə'θa:sis] 1) przeczyszczenie; 2) oczyszczenie emocjonalne w psychoanalizie
cathartic [kə'θa:tik] przeczyszczający
cathepsins [kə'θepsins] katepsyny
catheter ['kæθitə] cewnik
   c. à demeure cewnik na stałe
   angulated c. cewnik zgięty
   balloon c. cewnik z balonikiem, cewnik Fogarty lub Foleya
   cardiac c. cewnik sercowy
   double barrell c. cewnik dwukanałowy
   double channel c. cewnik dwukanałowy
   double lumen c. cewnik dwukanałowy
   elbowed c. cewnik zgięty
   female c. cewnik kobiecy
   flexible c. cewnik giętki
   hard c. cewnik twardy
   indwelling c. cewnik na stałe
   intracardiac c. cewnik sercowy
   pacing c. cewnik z rozrusznikiem serca
   prostatic c. cewnik zgięty
   rubber c. cewnik gumowy
   self-retaining c. cewnik samoutrzymujący się
   soft c. cewnik miękki
   splinting c. cewnik szynujący (do szycia moczowodu)

two-way c. cewnik dwukierunkowy do irygacji
ureteral c. cewnik moczowodowy
vertebrated c. cewnik przegubowy, złożony z członów
whistle-tip c. cewnik z otworem na końcu i bocznym
winged c. cewnik skrzydełkowy
c. with an end-hole cewnik z otworem na końcu
c. with multiple side holes cewnik z otworami bocznymi
catheterism ['kæθeterizm] cewnikowanie
catheterization [ˌkæθiterai'zeiʃən] cewnikowanie
   c. of the aorta cewnikowanie aorty
   c. of the biliary ducts cewnikowanie dróg żółciowych
   cardiac c. cewnikowanie serca
   Eustachian tube c. cewnikowanie trąbki słuchowej
   retrograde c. cewnikowanie wsteczne
   transseptal c. cewnikowanie transseptalne (przez przegrodę międzyprzedsionkową)
   ureteral c. cewnikowanie moczowodu
catheterize ['kæθiteraiz] cewnikować
catheterostat ['kæθiterɔstæt] statyw do cewników
cathodal ['kæθɔdəl] katodowy
cathode ['kæθoud] katoda
   c. ray tube lampa katodowa
cation ['kætiɔn, 'kætaiən] kation
   c. exchange wymiana kationów
   c. exchanger wymiennik kationowy
cationic [kæt'iɔnik] kationowy
cauda ['kɔ:də] ogon
   c. equina ogon koński
caudad ['kɔ:dæd] w kierunku ogona, doogonowo
caudal ['kɔ:dl] ogonowy
caudate ['kɔ:deit] ogoniasty
   c. nucleus jądro ogoniaste
caudatum [kɔ:'dətəm] jądro ogoniaste
caul [kɔ:l] 1) czepek (noworodka); 2) sieć większa
causalgia [kɔ'zældʒiə] kauzalgia, ból piekący
causative ['kɔ:sətiv] przyczynowy
cause [kɔ:z] 1) przyczyna; 2) powodować
   constitutional c. przyczyna uwarunkowana konstytucjonalnie
   specific c. przyczyna swoista
cause and effect relationship [kɔ:z ænd i'fekt ri'leiʃənʃip] związek przyczynowy
caustic ['kɔ:stik] żrący, kaustyczny (środek)
   c. ammonia amoniak
   c. lime wapno niegaszone, wodorotlenek wapnia

c. silver azotan srebra
c. soda soda żrąca, wodorotlenek sodu
cauter ['kɔ:tə] przyżegadło
cauterant ['kɔ:tərənt] środek przyżegający
cauterization [ˌkɔ:təraiˈzeiʃən] kauteryzacja, przyżeganie
steam c. kauteryzacja parą
cauterize ['kɔ:təraiz] przyżegać
cauterizing ['kɔ:təraiziŋ] przyżegający
cautery ['kɔ:təri] przyżeganie, kauteryzacja
  chemical c. przyżeganie chemiczne, chemokauteryzacja
  cold c. przyżeganie zimnem, kriokauteryzacja
  electric c. przyżeganie elektrycznością, elektrokauteryzacja
caution ['kɔ:ʃən] 1) ostrożność; 2) ostrzeżenie
cava ['keivə] żyła główna
cavagram ['keivəgræm], **cavogram** ['keivəgræm] flebogram żyły głównej
caval ['keivəl] odnoszący się do żyły głównej
cave [keiv] 1) jama, jaskinia; 2) wydrążać
cave in [keiv in] 1) wgnieść; 2) zapaść się
cavern ['kævərn], **caverna** [kæˈvərnə] jama (anat., patol.)
cavernitis [ˌkævəˈnaitis] zapalenie ciał jamistych prącia
  c. fibrosa zwłóknienie ciał jamistych prącia
cavernoscopy [ˌkævəˈnɔskəpi] wziernikowanie jam
cavitary ['kævitəri] jamowy, jamisty
cavitation [ˌkæviˈteiʃən] kawitacja, powstawanie jam
cavitis [kæˈvaitis] zapalenie żyły głównej
cavity ['kæviti] jama, ubytek tkanki zęba
  allantoic c. jama omoczni
  amniotic c. jama owodni
  articular c. jama stawowa
  body c. jama ciała
  chest c. jama klatki piersiowej
  cranial c. jama czaszki
  fissure c. ubytek próchnicowy w rowku zęba
  joint c. jama stawu
  c. of the larynx jama krtani
  marrow c. jama szpikowa
  mastoid c. jama sutkowa
  medullary c. jama szpikowa
  nasal c. jama nosowa
  occlusal c. ubytek próchnicowy powierzchni zwarciowej
  oral c. jama ustna
  pelvic c. jama miednicy
  peritoneal c. jama otrzewnej
  pharyngeal c. jama gardła
  pharyngonasal c. jama nosowo-gardłowa

  pleural c. jama opłucnej
  proximal c. ubytek próchnicowy na bliższej części zęba
  pulp c. jama miazgi zęba
  somatic c. jama ciała
  somite c. jama somitu
  splanchnic c. jama ciała
  thoracic c. jama klatki piersiowej
  tuberculous c. jama gruźlicza
  tympanic c. jama bębenkowa
  uterine c. jama macicy
  visceral c. jama ciała
  yolk c. jama pęcherzyka żółtkowego
cavogram ['kævəgræm] flebogram żyły głównej
cavography [kæˈvɔgrəfi] flebografia żyły głównej
ceco- [siko-] p. też **caeco-**
cele- [si:li-], **celo-** [si:lə-] p. też **coele-, coelo-**
cell [sel] 1) komórka (hist., anat.); 2) komora; 3) ogniwo elektryczne; 4) naczynko spektrofotometru
  absorption c. komora absorpcyjna
  acantholytic c. komórka akantolityczna (w pęcherzycy)
  acid c. komórka okładzinowa żołądka
  acidophil c., acidophilic c. komórka kwasochłonna
  adelomorphous c. komórka główna żołądka
  adipose c. komórka tłuszczowa
  adventitial c. komórka przydanki
  alveolar c. 1) komórka pęcherzyka płuc; 2) komórka pęcherzyka gruczołowego
  amacrine c. komórka amakrynowa siatkówki
  ameloblastic c. komórka szkliwotwórcza, ameloblast
  anaplastic c. komórka anaplastyczna, komórka niezróżnicowana lub odróżnicowana
  apocrine c. komórka apokrynowa
  argentaffin c. komórka srebrochłonna
  balloon c. komórka balonowata, rozdęta wodniczkami, komórka nabłonkowa zakażona wirusem opryszczki, komórka wątrobowa zakażona wirusem lub komórka nerwowa w chorobie Taya i Sachsa
  band c. leukocyt pałeczkowaty
  basal c., basilar c. komórka podstawna, komórka warstwy podstawowej
  basket c. komórka koszyczkowa, 1) mózgu; 2) ślinianki; 3) cień komórki
  basophilic c. komórka zasadochłonna
  blast c. komórka blastyczna
  blood c. krwinka
  bone c. komórka kostna, osteocyt

burr c. krwinka kolczysta (w roztworze hipertonicznym)
cameloid c. owalocyt, eliptocyt
cancer c. komórka rakowa
capsule c. komórka satelitarna zwojów rdzeniowych
castration c. komórka kastracyjna (przysadki)
chief c. komórka główna (żołądka, szyszynki, przytarczyc)
chromaffin c. komórka chromochłonna
chromophobe c. komórka barwnikooporna
ciliated c. komórka migawkowa, komórka rzęskowa
columnar c. 1) komórka walcowata; 2) neuron powrózkowy
cone c. komórka wzrokowa czopkonośna
contractile c. komórka kurczliwa
c. count liczba krwinek, liczba komórek
c. counter licznik komórek, przyrząd do liczenia komórek
c. counting liczenie komórek
crescent c. krwinka sierpowata
cuboid c. komórka sześcienna
cylindric c. komórka walcowata
differentiated c. komórka zróżnicowana
diploid c. komórka diploidalna (z podwójnym zestawem chromosomów w interfazie)
c. disintegration rozpad komórki, cytoliza
c. dissolution rozpad komórki, cytoliza
c. division podział komórki
dry c. ogniwo elektryczne suche
dust c. komórka pyłowa, obładowany pyłkami makrofag płucny
egg. c. komórka jajowa
emigrated c. leukocyt poza obrębem naczyń
enamel c. komórka szkliwotwórcza, ameloblast
endothelial c. komórka śródbłonka
enterochromaffin c. komórka chromochłonna jelita
ependymal c. komórka wyściółki, ependymocyt
epithelioid c. komórka nabłonkowata
erythroid c. komórka układu czerwonokrwinkowego szpiku
ethmoid c. komórka sitowa (kości sitowej)
euploid c. komórka euploidalna (z prawidłowym zestawem chromosomów w interfazie)
exudation c. komórka wysięku
fat c. komórka tłuszczowa, adypocyt
fatty granular c. makrofag obładowany ziarenkami lipidów

flagellate c. komórka z witką
foam c. komórka piankowata
follicular c. komórka pęcherzyka gruczołowego (tarczycy)
follicular ovarian c. komórka nabłonka pęcherzyka jajnikowego (Graafa)
foveolar c. of the stomach komórka nabłonka śluzówki żołądka
foot c. komórka zrębowa Sertolego
fusiform c. komórka wrzecionowata
ganglion c. komórka zwojowa, neuron
gemistocytic c., gemastete c. astrocyt protoplazmatyczny pobudzony
c. generation time czas generacji komórki, czas między podziałami
germ c. gameta
germinal c. komórka zarodkowa
ghost c. cień komórki, 1) komórka obumarła; 2) krwinka czerwona wyługowana
giant c. komórka olbrzymia
gitter c. makrofag mikroglejowy obładowany ziarenkami lipidów
goblet c. komórka kubkowa
granule c. komórka ziarnista
granulosa c. komórka warstwy ziarnistej pęcherzyka jajnikowego (Graafa)
geranulosa lutein c. komórka luteinowa pochodząca z warstwy ziarnistej pęcherzyka jajnikowego (Graafa)
great alveolar c. komórka sześcienna (jądrowa) nabłonka oddechowego
gustatory c. komórka smakowa
haploid c. komórka haploidalna
heckle c. komórka kolczysta naskórka
HeLa c.'s komórki raka szyjki macicy używane do hodowli wirusów
hilus c. komórka wnęki jajnika wytwarzająca androgeny
horn c. komórka rogów rdzenia
hybridoma c. (hybrid + lymphoma) komórka powstająca w wyniku fuzji komórki śledziony myszy z komórką chłoniaka używana do uzyskiwania przeciwciał monoklonalnych
hyperploid c. komórka hiperploidalna z wielokrotnością kompletu chromosomów
immunocompetent c. komórka immunokompetentna
indifferent c. komórka niezróżnicowana
inflammatory c.'s komórki nacieku zapalnego
intercapillary c. komórka międzywłośniczkowa w mezangium kłębuszka
interstitial c. komórka śródmiąższowa
intraganglionic chromaffin c. komórka chromochłonna śródzwojowa

intraneural chromaffin c. komórka chromochłonna śródnerwowa
irritation c. komórka reaktywna Turka
islet c. komórka wyspy trzustkowej (Langerhansa)
juvenile c. młoda krwinka biała
juxtaglomerular c. komórka przykłębkowa
karyochrome c. neuron bez tigroidu w cytoplazmie i z bogatym w chromatynę jądrem
lacrimo-ethmoid c. komórka sitowa pod kością łzową
Langerhans' c.'s komórki gwiaździste warstwy kolczystej naskórka
L. E. c.'s komórki L. E., komórki Hargravesa w toczniu rumieniowatym
light-sensitive c. komórka światłoczuła
lining c.'s komórki wyściółki zatok śledziony i węzłów
luteal c., lutein c. komórka ciałka żółtego
lymph c., lymphoid c. krwinka biała, limfocyt
macroglia c. astrocyt
marginal c. komórka brzeżna, komórka półksiężycowata ślinianki
marrow c. komórka szpiku
mast c. komórka tuczna
memory c. komórka pamięci w układzie odpornościowym
mesangial c. komórka mezangium w kłębuszku
mesenchymal c. komórka mezenchymalna
mesothelial c. komórka mezotelialna, komórka śródbłonka surowiczego
Mexican hat c. krwinka czerwona tarczowata
microglial c. komórka mikrogleju, komórka mezogleju
migratory c. makrofag wędrujący
mirror-image c. 1) komórka lustrzana, komórka dwujądrzasta o symetrycznej budowie; 2) komórka dwujądrzasta Reeda-Sternberga
mitral c. komórka mitralna w opuszce węchowej
mononuclear c. komórka jednojądrowa
mossy c. komórka neurogleju o krótkich wypustkach
mother c. komórka macierzysta
motor c. neuron ruchowy
mucous c. komórka śluzowa
mucous neck c. komórka śluzowa szyjki gruczołu żołądkowego
multipolar c. komórka wielobiegunowa
mural c. komórka nieśródnabłonkowa w ścianie włośniczek siatkówki

muscle c. komórka (włókno) mięśniowa
myeloid c. komórka szpikowa (zwł. serii białokrwinkowej)
myoepithelial c. komórka mioepitelialna, komórka mięśniowo-nabłonkowa
myoid c. komórka mioidalna w ciałkach grasiczych (Hassella)
neuroepithelial c. komórka nabłonka nerwowego
neuroglia c. komórka glejowa
oat c. komórka owsiana, podobna do owsa w raku płuc
olfactory c. komórka węchowa
oligodendroglial c. komórka glejowa skąpowypustkowa
osteochondrogenic c. komórka kościochrząstkotwórcza w okostnej kości rozwijającej się w chrząstce
osteogenic c. komórka kościotwórcza, osteoblast
oxynthic c. komórka okładzinowa
parenchymatous c. komórka miąższowa
parent c. komórka macierzysta
parietal c. komórka okładzinowa
pavement c. komórka nabłonka brukowego
peptic c. komórka wydzielająca enzymy (zwł. komórka okładzinowa)
pericapillary c. komórka okołowłośniczkowa, perycyt
pessary c. krwinka czerwona bez hemoglobiny w centrum
ph(a)eochrome c. komórka chromochłonna
pigment c. komórka barwnikowa
plaque forming c. komórka tworząca łysinki
plasma c. komórka plazmatyczna
pluripotent c. komórka o wielorakich możliwościach różnicowania się
pneumatic c. komora powietrzna w kości
polar c. komórka biegunowa
polychromatic c. młoda krwinka czerwona z wielobarwliwą cytoplazmą
polyhedral c. komórka wieloboczna
polynucleated c. komórka wielojądrzasta
precursor c. komórka prekursorowa
pregnancy c. komórka ciążowa przysadki
prickle c. komórka kolczysta naskórka
primordial c. komórka zawiązku narządu
principal c. komórka główna żołądka
progenitor c. komórka prekursorowa
pulpar c. komórka miazgi śledziony
pus c. ciałko ropne
pyramidal c. komórka piramidowa
red blood c. krwinka czerwona, erytrocyt
red blood c. count liczba krwinek czerwonych

resting c. komórka w spoczynku, nie dzieląca się
resting wandering c. komórka układu siateczkowo-śródbłonkowego
reticular c. komórka siateczki
reticulo-endothelial c. komórka układu siateczkowo-śródbłonkowego
retinal c. komórka siatkówki
rod c. 1) krwinka biała pałeczkowata; 2) komórka pręcikonośna
round c. komórka okrągła (zwł. limfocyt)
satellite c. komórka satelitarna zwoju rdzeniowego
scavenger c. fagocyt
Schwann's c. komórka glejowa podłużna Schwanna, lemmocyt
segmented c. krwinka biała wielojądrzasta, krwinka biała segmentowana, krwinka biała wielopłatowa
selenium c. komórka fotoelektryczna
seminal c. komórka nasienna nabłonka kanalików jądra
sensitized c. komórka uczulona
sensory c. komórka czuciowa
septal c. komórka przegrody międzypęcherzykowej płuc
Sertoli c. komórka podporowa (Sertolego), komórka zrębowa jądra
sex c., sexual c. komórka gonad
shadow c. cień komórki, cień krwinki czerwonej
sickle c. krwinka sierpowata
signet ring c. komórka sygnetowata
skein c. retykulocyt
smooth muscle c. włókno mięśniowe gładkie
smudge c. 1) cień komórki; 2) krwinka biała niedojrzała w rozmazie zniszczona w czasie rozmazywania
somatic c. komórka somatyczna (w odróżnieniu od komórki płciowej)
sperm c. plemnik
spider c. 1) pericyt; 2) astrocyt
spindle c. komórka wrzecionowata
squamous c. komórka płaska nabłonka
stab c. krwinka biała pałeczkowata
stellate c. 1) komórka gwiaździsta kory móżdżku; 2) komórka Browicza-Kupffera
stem c. komórka macierzysta układu krwiotwórczego
stickle c. komórka kolczysta naskórka
stipple c. krwinka czerwona nakrapiana
striated muscle c. włókno mięśniowe prążkowane
supporting c. komórka podporowa
surface c. of the stomach komórka nabłonka żołądka

sustentacular c. komórka podporowa
sympathetic formative c. neuroblast układu współczulnego
sympathochromaffin c. komórka pierwotna chromochłonna dająca początek komórce układu współczulnego i chromochłonnego
syncytial c. komórka zespólni
synovial c. komórka błony maziowej
tactile c. ciałko czuciowe
tanned red c. krwinka czerwona potraktowana garbnikiem
target c. 1) krwinka tarczowata; 2) krwinka docelowa (na którą działa dany czynnik hormonalny lub inny)
tegmental c. komórka pokrywowa
tetraploid c. komórka tetraploidalna (z czterema kompletami chromosomów)
theca c. 1) komórka osłonki pęcherzyka Graafa; 2) komórka nabłonka żołądka
theca-lutein c. komórka luteinowa pochodzenia osłonkowego
touch c. ciałko dotykowe
triploid c. komórka triploidalna
undifferentiated c. komórka niezróżnicowana
unipolar c. komórka jednobiegunowa, neuron jednobiegunowy
vacuolated c. komórka z wodniczką
visual c. komórka wzrokowa siatkówki
c. wall ściana komórki
wandering c. komórka wędrująca
water-clear c. komórka jasna przytarczyc
white blood c. krwinka biała
white blood c. count liczba krwinek białych
xanthoma c. komórka piankowa
yolk c. komora żółtkowa
zymogenic c. komórka wydzielająca enzym, komórka główna żołądka
celloidin [ˈseloidin] celoidyna
cellular [ˈseljulə] komórkowy
cellularity [seljuˈlæriti] liczba komórek w danym miejscu, „komórkowość"
cellulicidal [ˌseljuliˈsaidl] komórkobójczy
cellulitis [ˌseljuˈlaitis] zapalenie tkanki łącznej
acute scalp c. ostre zapalenie skóry owłosionej głowy
ligneous pelvic c. przewlekłe bolesne stwardnienie tkanek miednicy
pelvic c. zapalenie przymacicza
phlegmonous c. ropowica
cellulose [ˈseljulous] błonnik, celuloza
c. acetate phthalate acetyloftalan celulozy (do powlekania tabletek)
carboxymethyl c. karboksylometyloceluloza, CM-celuloza

diethylaminoethyl c. dwuetyloaminoceluloza (chromatografia), DEAE-celuloza
c. nitrate nitroceluloza
oxidized c. kwas celulozowy
triethylaminoethyl c. trójetyloaminoetyloceluloza, TEAE-celuloza (w chromatografii jonowymiennej)
cement [si'ment] 1) cement, kostniwo (*stom.*); 2) materiał do wypełnień stomatologicznych; 3) substancja podstawowa w tkankach; 4) spoić, cementować
acellular c. cement pierwotny bezkomórkowy
cellular c. cement komórkowy
polyacryl c. cement poliakrylowy, cement karboksylowy
temporary c. cement tymczasowy
tooth c. kostniwo, cement
zinc-eugenol c. cement cynkowy z eugenolem
zinc-phosphate c. cement fosforanowo--cynkowy
cemental ['simentəl] cementowy, kostninowy
cementation [ˌsimen'teiʃən] przymocowywanie uzupełnienia protetycznego cementem (*stom.*)
cementicle ['simentikl] kostniwiak
cementification [ˌsimentifi'keiʃən] metaplazja cementowa tkanki łącznej
cementitis [ˌsimen'taitis] zapalenie kostniwa
cementoblast [si'mentəblæst] cementoblast, komórka cementotwórcza
cementoblastoma [siˌmentəblæ'stoumə] włókniakokostniwiak
cementoclasia [ˌsimentə'kleisiə] niszczenie kostniwa przez cementoklasty
cementoclast [si'mentəklæst] komórka cementogubna, cementoklast
cementocyte [si'mentəsait] komórka cementu, cementocyt
cementogenesis [ˌsimentə'dʒenisis] tworzenie się cementu
cementogenic ['simentədʒenik] cementotwórczy
cementoid ['simentɔid] cementoid, powierzchowna warstwa kostniwa korzeniowego
cementoma [ˌsi:men'toumə] kostniwiak, włókniak ulegający przemianie kostninowej
cementum ['si:mentəm] kostniwo, cement
center = **centre**
centesis [sen'tisis] nakłucie jamy lub błony
centigrade ['senti greid] stustopniowy (o termometrze Celsjusza)
x degrees c. x stopni Celsjusza
centigramme, centigram ['sentigræm] centygram

centilitre, centiliter ['sentilitə] centylitr, $^1/_{100}$ litra
centimetre, centimeter ['sentiˌmi:tə] centymetr
centinormal [ˌsenti'nɔ:məl] 0,01 N, jednosetnonormalny (*chem.*)
central ['sentrəl] centralny, środkowy
c. core disease miopatia wrodzona
centre, center ['sentə] ośrodek, środek, centrum
accelerating c. ośrodek przyspieszający akcję serca
auditory c. ośrodek słuchowy
birthing c. izba porodowa (w terenie)
cardioinhibitory c. ośrodek zwalniający akcję serca
cell c. centrosom
ciliospinal c. ośrodek rdzeniowo-źreniczy
clinical c. ośrodek kliniczny
community health c. ośrodek zdrowia gminny
day care c. ośrodek opieki dziennej
diabetogenic c. ośrodek cukrzycowy (na dnie IV komory, jego nakłucie powoduje cukromocz)
epiphyseal c. ośrodek nasady (kostnienia)
erection c. ośrodek wzwodu
health service c. ośrodek zdrowia
hunger c. ośrodek głodu
mental health c. poradnia zdrowia psychicznego
neurosecretory c. ośrodek neurosekrecyjny
optic c. miejsce skrzyżowania promieni w soczewce
ossification c. ośrodek kostnienia
reaction c. część węzła chłonnego zawierająca makrofagi, ośrodek odczynowy
research c. ośrodek badawczy (naukowy)
satiety c. ośrodek sytości
sleep c. ośrodek snu
speech c. ośrodek mowy
suicide prevention c. ośrodek zapobiegania samobójstwom w poradni zdrowia psychicznego
thermoregulatory c. ośrodek termoregulacji
thirst c. ośrodek pragnienia
vasomotor c. ośrodek naczynioruchowy
vesicospinal c. ośrodek pęcherzowo-rdzeniowy
vomiting c. ośrodek wymiotny
centrencephalic [ˌsəntrensə'fælik] centrencefaliczny
centrifugal [sen'trifjugəl] odśrodkowy
c. force siła odśrodkowa
centrifugalize [sen'trifjugəlaiz] odwirować, wirować
centrifugation [senˌtrifju'geiʃən] wirowanie

density gradient c. wirowanie frakcjonujące
differential c. wirowanie frakcjonujące
centrifuge ['sentrifjudʒ] 1) wirówka; 2) wirować
   cup-type c. wirówka z probówkami
   high-speed c. ultrawirówka
   human c. wirówka do badań wpływu grawitacji na człowieka
   hypergravity c. wirówka przeciążeniowa
centrilobular [,sentri'lɔbjulə] leżący w środkowej części zrazika
centriole ['sentriɔl] centriola
centripetal [sen'tripitl] dośrodkowy
   c. force siła dośrodkowa
centrocyte ['sentrɔsait] komórka Lipschütza w liszaju płaskim
centromere ['sentrɔmer] centromer, kinetochor
   acrocentric c. centromer akrocentryczny
   c. distance odległość centromeru
   c. interference interferencja centromeru
   metacentric c. centromer metacentryczny
   c. orientation orientacja centromeru
   c. shift przesunięcie centromeru
centroplasm ['sentrɔplæzm] centroplazma, plazma centrosomu
centrosome ['sentrɔsoum] centrosom, centrum komórkowe
centrum ['sentrəm] środek, centrum
   c. ovale środek owalny (istota biała półkul mózgu)
   c. tendineum środek ścięgnisty (przepony)
   c. tendineum perinei środek ścięgnisty krocza
cephal- [sefəl-] w złożeniach oznacza związek z głową
cephalad ['sefəlæd] dogłowowo, dogłowowy
cephalalgia [sefə'lældʒiə] ból głowy
   histaminic c. ból głowy histaminowy
cephalea [,sefə'li:ə] ból głowy
cephalexin [se'fæleksin] cefaleksyna (antybiotyk)
cephalh(a)ematocele [,sefælhi:'mətɔsi:l] krwiak podokostnowy czaszki komunikujący się z zatokami żylnymi
cephalh(a)ematoma [,sefælhi:mətoumə] krwiak podokostnowy czaszki u noworodków
cephalic [se'fælik] głowowy
cephalin ['kefælin] kefalina
cephalocaudal [,sefælɔ'kɔ:dl] głowowo-ogonowy (kierunek)
cephalocele [se'fələsi:l] przepuklina mózgowa
cephalocentesis [,sefələsen'tisis] nakłucie głowy dla usunięcia ropy, płynu itp.
cephal(o)edema [,sefæli'di:mə] obrzęk głowy

cephaloma [,sefə'loumə] rak miękki (o konsystencji mózgu)
cephalopelvic [,sefəlɔ'pelvik] odnoszący się do główki płodu w stosunku do miednicy matki
cephalopelvimetry [,sefəlɔpel'vimitri] pomiar główki płodu i miednicy matki, cefalopelwimetria
cephalorrhachidian [,sefələ'rækidiən] odnoszący się do głowy i kręgosłupa
cephalosporin [,sefəlɔ'spɔrin] cefalosporyna
cephalotomy [sefə'lɔtəmi] nacięcie główki płodu
cephalotractor [,sefələ'træktə] kleszcze położnicze
   c. cup wyciąg próżniowy, próżniociąg położniczy
cephalotribe ['sefələ,traib] miażdż główki płodu
cephalotripsy ['sefələ,tripsi] zgniecenie główki płodu
ceptor ['septə] 1) receptor nerwowy; 2) chwytnik (immun.)
   contact c. receptor kontaktowy
   distance c. receptor reagujący na bodźce odległe
cera ['sirə] wosk
ceraceous [si'reiʃəs] woskowy
ceramide ['sirəmid] ceramid
   c.-1-phosphocholine sfingomielina
   c. saccharide glikosfingolipid
cerate ['siəreit] maść twarda zawierająca wosk
cerclage [sə'kla:ʒ] opierścienie, operacja opierścienienia szyjki macicy, gałki ocznej lub kości
cercocystis [,səkɔ'sistis] wągier, larwa tasiemca
cereal ['siəriəl] 1) zbożowy, kaszowy; 2) produkt zbożowy
cerebellar [,seri'bələ] móżdżkowy
cerebellifugal [,seribə'lifjugəl] odmóżdżkowy, biegnący od móżdżku
cerebellipetal [,seribə'lipitəl] domóżdżkowy, biegnący do móżdżku
cerebellitis [,seribə'laitis] zapalenie móżdżku
cerebello- [seribelə-] w złożeniach oznacza związek z móżdżkiem
cerebellopontine [,seri,belə'pɔntain] móżdżkowo-mostowy
cerebellorubrospinal [seri,bələ'rubrɔ'spainəl] móżdżkowo-czerwienno-rdzeniowy
cerebellospinal [seri,bələ'spainəl] móżdżkowo-rdzeniowy
cerebellum [,seri'beləm] móżdżek
cerebral [,seribrəl] mózgowy
cerebrifugal [,seri'brifjugəl] odmózgowy, biegnący od mózgu

cerebripetal [ˌseriˈbripitəl] domózgowy, biegnący do mózgu
cerebro- [seribrɔ-], cerebr- [seribr-], cerebri- [seribri-] w złożeniach oznacza związek z mózgiem
cerebromalacia [ˌseribrɔməˈleiʃiə] rozmięknienie mózgu
cerebromedullary [ˌseribrɔˈmədjuləri] mózgowo-rdzeniowy
cerebron [ˈseribroun] cerebron, frenozyna
cerebropetal [ˈseriˈbrɔpitəl] domózgowy
cerebropontine [ˌseribrəˈpɔntain] mózgowo-mostowy
cerebrosclerosis [ˌseribrəskliəˈrousis] stwardnienie mózgu
cerebroside [ˈseribrousaid] cerebrozyd
cerebrospinal [ˌseribrəˈspainəl] mózgowo-rdzeniowy
   c. fluid płyn mózgowo-rdzeniowy
cerebrovascular [ˌseribrəˈvæskjulə] naczyniowo-mózgowy
   c. accident udar naczyniowy mózgu
cerecloth [ˈsiəːklɔθ] gaza nasycona woskiem z antyseptykiem
cerium [ˈsiəriəm] cer (chem.)
certificate [səˈtifikeit] 1) świadectwo, zaświadczenie, dyplom; 2) dawać dyplom
   birth c. świadectwo urodzenia
   death c. świadectwo zgonu
   health c. świadectwo zdrowia
   inability to work c. świadectwo niezdolności do pracy
   medical c. świadectwo lekarskie
   sick absence c. zwolnienie chorobowe
certification [ˌsəːtifiˈkeiʃən] 1) zaświadczenie; 2) zgłoszenie choroby; 3) skierowanie przez sąd chorego umysłowo na leczenie; 4) przymusowe leczenie psychiatryczne
certify [ˈsəːtifai] zaświadczyć, poświadczyć
   this is to c. zaświadcza się
ceruloplasmin [ˌsiərulɔˈplæzmin] ceruloplazmina
cerumen [siˈruːmən] woszczyna uszna, woskowina, woszczek
ceruminal [siˈruːminəl] woskowinowy, woszczynowy
ceruminolysis [siˌruːminɔˈlisis] rozpuszczanie woszczyny
ceruminolytic [siˌruːmiˈnɔlitik] środek rozpuszczający woszczynę
ceruminoma [siˈruːminoumə] woskowiak, nowotwór gruczołu woszczynowego
ceruminous [siˈruːminəs] woszczynowy
cerveau isolé [serˈvɔ izɔˈle] preparat neurofizjologiczny z przecięciem pnia mózgu w dolnej części opuszki
cervical [ˈsəːvikəl] szyjny, szyjkowy
   c. analgesia znieczulenie szyjki macicy

   c. cautery kauteryzacja szyjki macicy
   c. cerclage opierścienienie szyjki macicy
   c. hostility niszczenie plemników przez środowisko szyjki
   c. os (external, internal) ujście szyjki (zewnętrzne, wewnętrzne)
   c. os incompetence niewydolność ujścia wewnętrznego szyjki
   c. rigidity spastyczna szyjka macicy
cervicectomy [səːviˈsektəmi] wycięcie szyjki macicy
cervicitis [səːviˈsaitis] zapalenie szyjki macicy
cervico- [səːvikɔ-] w złożeniach oznacza związek z szyjką lub szyją
cervicobrachial [ˌsəːvikɔˈbreikiəl] szyjno-ramienny
cervicofacial [ˌsəːvikɔˈfeiʃiəl] szyjno-twarzowy
cervicography [ˌsəːvikɔˈgræfi] cerwikografia (radiol.)
cervico-occipital [ˌsəːvikɔkˈsipitəl] szyjno-potyliczny
cervicoplasty [ˈsəːvikɔplæsti] plastyka szyjki macicy
cervicovesical [ˌsəːvikɔˈvesikəːl] odnoszący się do szyjki i pęcherza
cervix [ˈsəːviks] szyja, szyjka (p. też: neck)
   conization of c. konizacja szyjki macicy
   c. dentis szyjka zęba
   dilation of c. rozszerzenie szyjki macicy
   double c. szyjka macicy podwójna
   effacement of c. wygładzenie się szyjki macicy w czasie porodu
   laceration of c. rozdarcie szyjki macicy
   ripe c. dojrzała szyjka
   ripening of the c. dojrzewanie szyjki w porodzie
   rudimentary c. szczątkowa szyjka macicy
   rupture of c. pęknięcie szyjki, rozdarcie szyjki macicy
   undilated c. szyjka nie rozszerzona
   uterine c. szyjka macicy
   vesical c. szyja pęcherza moczowego
cesarean section = caesarean section
cesium = caesium
cesspit [ˈsespit] dół kloaczny, szambo
cesspool [ˈsespuːl] = cesspit
Cestoda [seˈstoudə] tasiemce
cestode [ˈsestoud] tasiemiec
cestodiasis [ˌsestɔˈdaiəsis] tasiemczyca, zakażenie tasiemcem
cestoid [ˈsestɔid] tasiemiec
cetaceum [siˈteiʃiəm] tran wielorybi, olbrot
cevadilla [siˈvædilə] sabadyla
chafe [tʃeif] ścierać, ocierać (skórę), odparzyć
chafing [ˈtʃeifiŋ] otarcie skóry, wyprzenie

chain [tʃein] łańcuch (*chem., bakt.*)
  branched c. łańcuch rozgałęziony
  carbon c. łańcuch węglowy
  closed c. łańcuch zamknięty, pierścień (*chem.*)
  h(a)emolytic c. łańcuch hemolityczny, hemoliza wywołana przez wiązanie dopełniacza z przeciwciałem i krwinką
  open c. **compound** związek łańcuchowy otwarty
  ossicular c. łańcuch kostek słuchowych
  c. saw piła łańcuchowa (*chir.*)
chalasia [kæ'leiziə], **chalasis** [kæ'leisis] ustąpienie skurczu mięśnia (zwł. zwieracza), relaksacja
chalazion [kæ'leiziɔn], *pl* **chalazia** [kæ'leiziə] gradówka (*okul.*)
chalcosis [kæl'kousis] 1) przewlekłe zatrucie miedzią, miedzica; 2) odkładanie się miedzi w tkankach
  c. lentis miedzica soczewki
chalicosis [ˌkæli'kousis] pylica płuc kamieniarzy
chalk [tʃɔk] kreda
  chemical c. chemicznie czysty węglan wapnia
challenge ['tʃælindʒ] 1) prowokacja, test prowokacji; 2) prowokować
  histamine c. test test prowokacji histaminą
chalone ['tʃəloun] hormon o działaniu hamującym
chamber ['tʃeimbə] komora, izba
  air c. komora ssąca protezy (*stom.*)
  air-sealed c. komora gazoszczelna
  anechoic c. komora bezechowa, komora dźwiękoszczelna
  anterior c. of the eye przednia komora oka
  aqueous c.'s komory oka
  cardiac c.'s jamy serca
  combustion c. komora spalania
  counting c. komora do liczenia krwinek
  decontamination c. komora odkażania
  disinfection c. komora dezynfekcyjna
  disinsection c. komora dezynsekcji
  dust-precipitation c. komora przeciwpyłowa
  freezing c. komora zamrażania
  hyperbaric c. komora wysokich ciśnień
  hypobaric c. komora niskich ciśnień
  ionization c. komora jonizacyjna
  moist c. komora wilgotna (*okul.*)
  posterior c. of the eye komora tylna oka
  pulp c. komora miazgi zęba
  relief c. komora odciążająca (w wycisku protezy dentystycznej)
  sound-absorbing c. komora dźwiękoszczelna

  sound-proof c. komora dźwiękoszczelna
  standard ionization c. komora jonizacyjna powietrzna otwarta (*radiol.*)
  thimble ionization c. komora jonizacyjna naparstkowa (*radiol.*)
  tissue-equivalent ionization c. komora jonizacyjna równoważna tkance
  vitreous c. tylna komora oka
chamberpot ['tʃeimbəpɔt] nocnik
chamomile ['kæməmail] rumianek, *Anthemis nobilis* (*bot.*)
chancre ['tʃæŋkə] 1) zmiana pierwotna w kile; 2) wrzód weneryczny, szankier
  hard c. zmiana pierwotna kiłowa, owrzodzenie kiłowe
  indurated c. = **hard c.**
  mixed c. wrzód mieszany (wywołany krętkiem bladym i zarazkiem wrzodu miękkiego)
  c. redux stwardnienie pierwotne w kile wtórnej
  simple c. wrzód weneryczny
  soft c. wrzód weneryczny, wrzód miękki
  syphilitic c. owrzodzenie kiłowe
  true c. owrzodzenie kiłowe
chancriform ['tʃæŋkrifɔ:m] szankrowaty
chancroid ['ʃæŋkrɔid] wrzód weneryczny, wrzód miękki
change [tʃeindʒ] 1) zmiana; 2) zmienić (się)
  fatty c. stłuszczenie, zwyrodnienie tłuszczowe
channel ['tʃænl] kanał
  calcium c. kanał wapniowy
  six-c. sześciokanałowy (np. ekg, eeg)
  sodium-potassium c. kanał sodowo-potasowy
  synaptic c. kanał synapsy
  waste c. kanał odprowadzający odpadki
chap [tʃæp] 1) pęknięcie, rozpadlina; 2) pękać
chapped ['tʃæpd] popękany (o rękach, wargach)
char [tʃa:] zweglić
character ['kæriktə] 1) charakter; 2) cecha
  acquired c. cecha nabyta
  compound c. cecha złożona warunkowana dwoma lub więcej genami
  dominant c. cecha dominująca
  inherited c. cecha dziedziczna
  Mendelian c. cecha dziedziczna
  primary sex c. cecha płciowa pierwszorzędowa
  recessive c. cecha recesywna
  secondary sex c. cecha płciowa drugorzędowa
  sex c. cecha płciowa
  sex-controlled c. cecha zależna od płci
  sex-linked c. cecha sprzężona z płcią

characteristics [ˌkærɪktə'rɪstɪks] charakterystyka

characterization [ˌkærɪktərai'zeiʃen] charakteryzacja

denture c. dobranie barwy sztucznych zębów (*stom.*)

characterize ['kærɪktəraiz] charakteryzować

characteropathy [ˌkærɪktə'rɔpæθi] charakteropatia

epileptic c. charakteropatia padaczkowa

charbon [ʃa:'bɔ̃ŋ] wąglik

charcoal ['tʃa:koul] węgiel drzewny

activated c. węgiel aktywowany

charge [tʃa:dʒ] 1) ładunek; 2) osoba oddana w opiekę; 3) ładować

electric c. ładunek elektryczny

electronic c. ładunek elementarny

energy c. ładunek energetyczny

negative c. ujemny ładunek elektryczny

c. number liczba atomowa

positive c. dodatni ładunek elektryczny

charity ['tʃa:riti] dobroczynność

c.-school sierociniec

charpie ['ʃa:pi] szarpie

chart [tʃa:t] 1) karta; 2) wykres; 3) tabela do badań wzroku; 4) karta gorączkowa; 5) zanotować dane na karcie

near vision c. tablica do sprawdzania bliskiego widzenia

Snellen c. tablica Snellena do badania dalekiego widzenia

charta ['tʃa:tə] papier nasycony lekiem

charting ['tʃa:tiŋ] notowanie danych klinicznych w tabeli lub wykresie

check [tʃek] 1) powstrzymać; 2) sprawdzić; 3) kontrola; 4) przeszkoda

c.-cross krzyżowanie kontrolne

checkbite ['tʃekbait] wzornik zwarciowy (*stom.*)

centric c. wzornik zwarciowy centryczny

checkerboard pattern ['tʃekəbɔ:d 'pætən] wzór szachownicy

cheek [tʃi:k] policzek

cleft c. rozszczep policzka

cheekbone [ˌtʃiik'boun] kość policzkowa (jarzmowa)

cheil- [kail-], **cheilo-** [kailɔ-] w złożeniach oznacza wargę (*p. też* **chil-, chilo-**)

cheilectropion [ˌkailək'troupiən] wywinięcie warg

cheilitis [kai'laitis] zapalenie czerwieni warg, zapalenie warg

abrasive precancerous c. zapalenie warg urazowe przedrakowe

actinic c. zapalenie warg popromienne

angular c. zapalenie kątów ust

commissural c. zapalenie kątów ust

desquamative c. zapalenie warg złuszczająca ce

exfoliative c. zapalenie warg złuszczające

granulomatous c. zapalenie warg ziarnicze, choroba Mieschera

hyperkeratotic c. rogowacenie warg

impetiginous c. zapalenie warg liszajcowe

cheiloplasty ['kailɔˌplæsti] plastyka wargi

cheilorrhaphy [kai'lɔrəfi] zeszycie wargi

cheiloschisis [ˌkailɔ'skisis] rozszczep wargi, warga zajęcza

cheilotomy [kai'lɔtəmi] nacięcia wargi

cheir- [kair-], **cheiro-** [kairɔ-] w złożeniach oznacza rękę (*p. też*: **chiro-**)

cheiralgia [kai'rældʒiə] ból ręki

cheiroplasty [ˌkairɔ'plæsti] plastyka ręki

cheirospasm ['kairɔspæzm] kurcz pisarski, kurcz ręki

chelate ['ki:leit] 1) chelat, związek chelatujący; 2) chelatować

chelation [ki:'leiʃən] chelacja, chelatowanie

chem- [kem-], **chemo-** [kemɔ-] w złożeniach oznacza: chemiczny

chemexfoliation [ˌkemeksfouli'eiʃən] chemiczne usuwanie blizn

chemical ['kemikl] chemiczny

chemically ['kemikli] chemicznie

c. active chemicznie aktywny

c. bound chemicznie związany

c. inactive chemicznie obojętny, chemicznie nieczynny

c. pure chemicznie czysty

chemicals ['kemikəlz] chemikalia

chemiluminiscence [kemilumi'nisəns] chemoluminiscencja

chemise [ʃi'mi:z] gazik przytrzymujący cewnik lub dren w ranie

chemist [kemist] 1) chemik; 2) aptekarz

chemist's shop apteka

chemistry ['kemistri] chemia

applied c. chemia stosowana

clinical c. chemia kliniczna, analityka lekarska

inorganic c. chemia nieorganiczna

macromolecular c. chemia cząsteczek wielkich (białek, polimerów itp.)

medicinal c. chemia farmaceutyczna

nuclear c. chemia nuklearna, chemia jądrowa

radiation c. radiochemia

synthetic c. chemia syntez

chemoattractant [kemɔ'ætrəktənt] czynnik chemotaktyczny

chemobiotic [ˌkemɔ'baiɔtik] połączenie antybiotyku z chemioterapeutykiem

chemocarcinogen [ˌkemɔka:'sinɔdʒen] chemiczny związek rakotwórczy chemocautery [ˌkeməˈkɔːtəri] przyżeganie chemiczne

chemoceptor [ˈkeməsəptə] receptor chemiczny, chemoreceptor

chemodectoma [ˌkemɔdekˈtoumə] przyzwojak niechromochłonny

chemokinesis [ˌkeməˈkinesis] pobudzenie ruchu przez bodziec chemiczny

chemoluminiscence [ˌkemouluminˈisens] chemoluminescencja

chemolysis [keˈmɔlisis] rozkład chemiczny

chemonucleolysis [ˌkeməˈnjukliəlisis] chemonukleoliza, chemiczne rozpuszczenie jądra galaretowatego krążka międzykręgowego

chemopallidectomy [ˌkemoupælidˈektəmi] zniszczenie gałki bladej wstrzyknięciem związku chemicznego

chemopallidothalamectomy [ˌkemouˈpælidɔθələmˈektəmi] zniszczenie chemiczne gałki bladej i wzgórza

chemoreceptor [ˌkemoureˈseptə] chemoreceptor

chemoresistance [ˌkemoureˈsistəns] oporność nowotworu na chemioterapię

chemosensitivity [ˌkemousensiˈtiviti] wrażliwość na chemioterapię

chemosis [kiˈmousis] obrzęk spojówek

chemotactic [ˌkemouˈtæktik] chemotaktyczny

chemotaxis [ˌkemouˈtæksis] chemotaksja, dążenie ustroju do bodźca chemicznego

chemothalamectomy [ˌkemouθæləmˈektəmi] chemiczne zniszczenie wzgórza

chemotherapeutic [ˌkemouˌθerəˈpjutik] chemioterapeutyk

chemotherapeutics [ˌkemouˌθerəˈpjutiks] chemioterapeutyka

chemotherapy [ˌkemouˈθerəpi] chemioterapia
  ablative c. chemioterapia niszcząca szpik w leczeniu białaczki

chemotransmitter [ˌkemouˈtrænsmitə] chemotransmiter, neuroprzekaźnik chemiczny

chemotropism [kəˈmɔtrɔpizm] chemotropizm

cherubism [ˈtʃərubizm] cherubizm, wygląd twarzy w rodzinnej włóknistej dysplazji szczęk

chest [tʃest] klatka piersiowa
  alar c. klatka piersiowa z odstającymi łopatkami
  barrel c. klatka piersiowa beczkowata
  caved-in c. klatka piersiowa wklęsła
  chicken c. klatka piersiowa kurza
  cobbler's c. klatka piersiowa szewska
  flail c. klatka piersiowa cepowa

funnel c. klatka piersiowa lejkowata
pigeon c. klatka piersiowa kurza
piriform c. klatka piersiowa gruszkowata
rachitic c. klatka piersiowa krzywicza
shoemaker's c. klatka piersiowa szewska

chew [tʃuː] żuć

chiasm [ˌkaiæzəm], chiasma [kaiˈæzmə] skrzyżowanie nerwów, szlaków nerwowych, ścięgien lub chromosomów
  optic c. skrzyżowanie nerwów wzrokowych

chicken-pox [ˈtʃikinˌpɔks] ospa wietrzna

chil- [kail-], chilo- [kajlɔ-] w złożeniach oznacza związek z wargą

chilalgia [kilˈældʒiə] ból wargi

chilblain [ˈtʃilblein] odmrozina, odmrożenie, odziębina

childbearing [ˈtʃaildˌbɛəriŋ] ciąża i poród

childbed [ˈtʃaildbed] połóg

childbirth [ˈtʃaildˌbəːθ] poród

childhood [ˈtʃaildhud] dzieciństwo

childless [ˈtʃaildles] bezdzietny

chilectomy [kaiˈlektəmi] wycięcie części wargi

chilectropion [kailekˈtroupiɔn] wywinięcie warg

chilitis [kaiˈlaitis] zapalenie warg
  actino-allergic c. zapalenie warg uczuleniowo-świetlne
  candidamycetic c. zapalenie warg drożdżakowe
  glandular c. wrodzony przerost gruczołów śluzowych warg, choroba Baelza

chill [tʃil] 1) chłód; 2) dreszcz

chills [tʃils] dreszcze

chilognathoprosoposchisis [ˌkailɔˈnæθɔprɔsɔˈpɔskisis] szczelina skośna twarzy

chilognathous [kaiˈlɔnæθəs] odnoszący się do rozszczepu wargi i dziąsła

chilophagia [ˌkailɔˈfeidʒiə] gryzienie warg

chiloplasty [ˈkailɔˈplæsti] plastyka wargi

chiloschisis [ˌkailɔˈskiːsis] zajęcza warga, rozszczep wargi

chilosis [kaiˈlousis] zapalenie kątów ust w awitaminozie B₂

chimera [kaiˈmiərə] chimera, osobnik mający tkanki dwu lub więcej idiotypów
  blood c.'s chimery krwi
  radiation c. chimera popromienna

chimeric [kaiˈmerik] odnoszący się do chimery

chimerism [kaiˈmerizm] chimeryzm

chin [tʃin] podbródek
  double c. podbródek podwójny (zwisający)

china [tʃainə] 1) porcelana; 2) kora drzewa chinowego

chip [tʃip] 1) wiórek, strużyna, odłamek; 2) odstrugiwać

bonc c.'s wióry kostne
c.-blower dmuchawka dentystyczna
c. fracture złamanie odpryskowe kości, odprysk kości
chipped [tʃipd] odłamany, odstrugany
chir- [kair-], **chiro-** [kairɔ-] w złożeniach oznacza rękę (*p. też* **cheiro-**)
chirarthritis [ˌkaira:'θraitis] zapalenie stawów ręki
chirology [kai'rɔlədʒi] mowa palców
chiroplasty [ˌkairɔ'plæsti] plastyka ręki
chiropody [kai'rɔpədi] pielęgnacja stóp
chiropractic [ˌkairɔ'præktik], **chiropraxis** [ˌkairɔ'præksis] chiropraktyka, kręgarstwo
chirospasm ['kairɔspæzm] kurcz pisarski
chisel [tʃizl] dłuto
Chlamydia [klæ'midiə] chlamydia, rodzaj drobnoustrojów
C. oculogenitale zarazek nieżytu wtrętowego spojówek i śluzówek
C. psittaci zarazek papuzicy
C. trachomatis zarazek jaglicy
chloasma [klɔ'æzmə] ostuda, plama barwnikowa na twarzy
bronze c. tropikalne przebarwienie twarzy
uterine c. ostuda ciążowa
chloracne ['klɔ:rˌækni] trądzik chlorowy
chloral ['klɔ:rəl] chloral, aldehyd trójchlorooctowy
c. hydrate wodzian chloralowy
chloramine ['klɔ:ræmin] chloramina
chloramphenicol [ˌklɔræm'fenikɔl] chloramfenikol, chloromycetyna
chlorate ['klɔ:rit] chloran
potassium c. chloran potasowy, sól Bertholeta
sodium c. chloran sodowy, środek chwastobójczy
chlorethyl [klɔr'eθil] chlorek etylowy
chloric ['klɔ:rik] chlorowy
c. acid kwas solny
chloride ['klɔ:raid] chlorek
mercuric c. chlorek rtęciowy, sublimat
mercurous c. chlorek rtęciawy, kalomel
potassium c. chlorek potasowy
sodium c. chlorek sodowy
chlorinate ['klɔrineit] chlorować
chlorinated ['klɔ:rineitid] chlorowany
c. lime wapno chlorowane
c. water woda chlorowana
chlorination [ˌklɔ:ri'neiʃən] chlorowanie
chlorine ['klɔ:ri:n] chlor, Cl
chlorite ['klɔ:rait] chloryn
chloroform ['klɔ:rəfɔ:m] chloroform
chloroleuk(a)emia [ˌklɔ:rəlju'ki:miə] zieleniak
chloroma [klɔ'roumə] zieleniak

chloromyeloma [ˌklɔ:rəmail'oumə] zieleniak
chlorophyll ['klɔrəfil] chlorofil
chloropia [klɔ'roupiə] widzenie na zielono
chloroprivic [ˌklɔrə'privik] pozbawiony chloru
chloropsia [klɔ'roupsiə] widzenie na zielono
chloroquine ['klɔrəkwin] chlorochina
c. phosphate arechina
c. sulphate nivaquine
chlorosarcoma [ˌklɔrəsa:'koumə] zieleniak
chlorosis [klɔ'rousis] blednica
chlorothiazide [ˌklɔrə'θaiəzaid] chlorotiazyd
chlorous ['klɔ:rəs] chlorawy
chlorpromazine [klɔ:'proumæzin] chloropromazyna
chlortetracycline [ˌklɔ:tetrə'saiklin] chlorotetracyklina, aureomycyna
chloruresis [ˌklɔ:'juerəsis] nadmierne wydalanie chlorków z moczem
choana ['kouənə] nozdrze tylne
choanal ['kouənəl] odnoszący się do nozdrzy tylnych
choke [tʃouk] 1) dławik; 2) dławić, dusić
ophthalmovascular c. ucisk tętnic na żyły w siatkówce
chokes [tʃouks] napad duszności z kaszlem w chorobie kesonowej lub górskiej
chol- [kɔl-] w złożeniach oznacza związek z żółcią
chol(a)emia [kɔ'li:miə] cholemia, żółcica, obecność żółci we krwi
cholagogic [kɔlə'gɔdʒik] żółciopędny
cholagogue ['kɔləgɔg] środek żółciopędny
cholane ['kɔlæn] cholan, podstawowy węglowodór kwasów żółciowych
cholangeitis [ˌkɔlen'dʒiaitis] = **cholangitis**
cholangiocholecystography [kɔlˌəndʒiɔ'kɔlisistɔ'grəfi] badanie radiologiczne dróg żółciowych i pęcherzyka
cholangioenterostomy [kɔlˌəndʒiɔəntə'rɔstəmi] zespolenie dróg żółciowych z jelitem
cholangiogastrostomy [kɔlˌəndʒiɔgæs'trɔstəmi] zespolenie dróg żółciowych z żołądkiem
cholangiogram [kɔ'ləndʒiɔgræm] cholangiogram, radiogram dróg żółciowych
cholangiography [kɔ'ləndʒi'ɔgrəfi] cholangiografia
cystic duct c. cholangiografia bezpośrednia do przewodu pęcherzykowego
infusion c. cholangiografia infuzyjna (kropelkowa)
intraoperative c. cholangiografia śródoperacyjna
intravenous c. cholangiografia dożylna
laparoscopic c. cholangiografia laparoskopowa

percutaneous (transhepatic) c. cholangiografia przezskórna (przewątrobowa)

cholangiomanometry [kɔˌləndʒiɔˈmənɔmitri] cholangiomanometria, pomiar ciśnienia w drogach żółciowych

cholangiostomy [kɔləndʒiˈɔstəmi] wytworzenie przetoki dróg żółciowych

cholangiotomy [ˌkɔləndʒiˈɔtəmi] nacięcie dróg żółciowych

cholangitis [ˌkɔlenˈdʒaitis] zapalenie dróg żółciowych

  c. sclerosans stwardniające zapalenie dróg żółciowych

cholate [ˈkɔleit] cholan, sól kwasu cholowego

chole- [kɔli-] w związkach oznacza żółć

cholecalciferol [ˌkɔlikælˈsifərɔl] cholekalcyferol

cholecyst [ˈkɔlisist] pęcherzyk żółciowy

cholecystagogue [ˌkɔliˈsistəgɔg] środek kurczący pęcherzyk żółciowy

cholecystatony [ˌkɔlisistˈætɔni] zwiotczenie pęcherzyka żółciowego

cholecystectomy [ˌkɔlisistˈektəmi] wycięcie pęcherzyka żółciowego

cholecystenterostomy [ˌkɔlisistəntəˈrɔstəmi] zespolenie pęcherzykowo-jelitowe

cholecystic [ˌkɔliˈsistik] odnoszący się do pęcherzyka żółciowego

cholecystis [kɔliˈsistis] pęcherzyk żółciowy

cholecystitis [ˌkɔlisisˈtaitis] zapalenie pęcherzyka żółciowego

  emphysematous c. zapalenie pęcherzyka żółciowego rozedmowe

cholecystocolostomy [ˌkɔlisistɔˈkɔləstəmi] zespolenie pęcherzykowo-okrężnicze

cholecystoduodenostomy [ˌkɔlisistɔdjuɔdiˈnɔstəmi] zespolenie pęcherzykowo-dwunastnicze

cholecystogastrostomy [kɔliˈsistɔgæsˈtrɔstəmi] zespolenie pęcherzykowo-żołądkowe

cholecystogram [ˌkɔliˈsistɔgræm] cholecystogram, radiogram pęcherzyka żółciowego

cholecystography [ˌkɔlisisˈtɔgrəfi] cholecystografia

  c. by duodenal route cholecystografia dodwunastnicza

  oral c. cholecystografia doustna

  rectal c. cholecystografia doodbytnicza

cholecystoileostomy [ˌkɔliˌsistɔiliˈɔstəmi] zespolenie pęcherzykowo-krętnicze

cholecystojejunostomy [ˌkɔliˌsistɔdʒidʒuˈnɔstəmi] zespolenie pęcherzykowo-czcze

cholecystokinase [ˌkɔliˈsistɔˈkaineiz] cholecystokinaza

cholecystokinetic [ˌkɔliˈsistɔkiˈnetik] pobudzający opróżnianie się pęcherzyka żółciowego

cholecystokinin [ˌkɔlisistɔˈkainin] cholecystokinina

cholecystolithiasis [ˌkɔliˌsistɔliˈθaiəsis] kamica pęcherzyka żółciowego

cholecystolithotripsy [ˌkɔliˌsistɔˈliθɔˌtripsi] kruszenie kamieni w pęcherzyku żółciowym

cholecystopexy [ˌkɔliˈsistɔpəksi] umocowanie pęcherzyka do ściany brzucha

cholecystorrhaphy [ˌkɔlisisˈtɔrəfi] zeszycie pęcherzyka żółciowego

cholecystostomy [ˌkɔlisisˈtɔstəmi] wytworzenie przetoki pęcherzyka

cholecystotomy [ˌkɔlisisˈtətəmi] nacięcie pęcherzyka żółciowego

choledoch- [kɔlidɔk-], **choledocho-** [kɔlidɔkɔ-] w złożeniach oznacza przewód żółciowy wspólny

choledochal [ˌkɔliˈdɔkəl] odnoszący się do przewodu żółciowego wspólnego

choledochectomy [ˌkɔlidɔkˈəktəmi] wycięcie przewodu żółciowego wspólnego

choledochitis [ˌkɔlidɔˈkaitis] zapalenie przewodu żółciowego wspólnego

choledochocholedochostomy [kɔˌlidɔkɔˈkɔlidɔkɔstəmi] zespolenie przeciętego przewodu żółciowego wspólnego

choledochoduodenostomy [kɔˌlidɔkɔdjuɔdiˈnɔstəmi] zespolenie przewodu żółciowego wspólnego z dwunastnicą

choledochoenterostomy [kɔˌlidɔkɔənˈtərɔstəmi] zespolenie przewodu żółciowego wspólnego z jelitem

choledochography [ˌkɔlidɔˈkɔgrəfi] badanie radiologiczne przewodu żółciowego wspólnego

choledochojejunostomy [kɔliˌdɔkɔdʒidʒuˈnɔstəmi] zespolenie przewodu żółciowego wspólnego z jelitem czczym

choledocholithiasis [kɔˌlidɔkɔˈliθaiesis] kamica przewodu żółciowego wspólnego

choledocholithotomy [kɔˌlidɔkɔˈliθɔtəmi] nacięcie przewodu żółciowego wspólnego dla wyjęcia kamienia

choledochoplasty [ˌkɔlidɔˈkɔplæsti] plastyka przewodu żółciowego wspólnego

choledochorrhaphy [ˌkɔlidɔˈkɔrəfi] zeszycie przewodu żółciowego wspólnego

choledochostomy [ˌkɔlidɔˈkɔstəmi] wytworzenie przetoki przewodu żółciowego wspólnego

choledochotomy [ˌkɔlidɔˈkɔtəmi] nacięcie przewodu żółciowego wspólnego

choledochus [kɔˈlidɔkəs] przewód żółciowy wspólny

cholelithiasis [ˌkɔliliˈθaiəsis] kamica żółciowa

cholelithotomy [ˌkɔliliˈθɔtəmi] nacięcie dróg żółciowych dla usunięcia kamienia

cholelithotripsy [ˌkɔlili'θɔtripsi] kruszenie kamieni żółciowych

cholemesis [kɔ'limesis] wymioty żółcią

choleperitonitis [ˌkɔlipəritɔ'naitis] żółciowe zapalenie otrzewnej

cholepoiesis [ˌkɔlipɔi'isis] tworzenie się żółci

cholera ['kɔlərə] cholera

choleresis [kɔl'əresis] wydzielanie żółci

choleretic [kɔlə'retik] pobudzający wydzielanie żółci

cholerrhagia [ˌkɔlə'reidʒiə] nadmierny wypływ żółci, żółciotok

cholestasia [ˌkɔli'steisiə], **cholestasis** [ˌkɔli'steisis] zastój żółci, cholestaza
  extrahepatic c. zastój żółci wywołany niedrożnością pozawątrobowych dróg żółciowych
  intrahepatic c. zastój żółci wywołany niedrożnością wewnątrzwątrobowych dróg żółciowych

cholestatic [ˌkɔli'stætik] odnoszący się do zastoju żółci

cholesteatoma [ˌkɔlistiə'toumə] perlak

cholester(a)emia [kɔˌlestə'ri:miə] = **cholesterol(a)emia**

cholesterin [kɔ'lestərin] = **cholesterol**

cholesterohydrothorax [kɔˌlestərɔ'haidrɔθɔrəks] wysięk opłucnowy zawierający cholesterol

cholesterol [kɔ'lestərɔl] cholesterol

cholesterol(a)emia [kɔlestə'rɔli:miə] obecność cholesterolu we krwi (zwł. nadmierna)

cholesteroluria [kɔˌlestərɔl'juəriə] wydalanie cholesterolu z moczem

cholestyramine [ˌkɔlistir'əmin] żywica cholestyraminowa

cholic ['kɔlik] żółciowy
  c. acids kwasy żółciowe

cholicele ['kɔlisi:l] wodniak pęcherzyka żółciowego

choline ['kɔli:n] cholina

cholinergic [kɔli:'nə:dʒik] cholinergiczny

cholinesterase [ˌkɔli:n'estəreis] cholinoesteraza, EC 3.1.1.8., 3.1.1.9
  „e"-type c. acetylocholinoesteraza
  non-specific c. pseudocholinoesteraza, EC 3.1.1.8

cholinomimetic [ˌkɔli:nɔmi'metik] naśladujący działanie acetylocholiny (parasympatykomimetyczny)

cholinoreceptor [ˌkɔlinɔri'septə] receptor cholinergiczny

cholothorax [kɔlə'θɔræks] obecność żółci w jamie opłucnej

choluria [kɔ'ljuəriə] żółciomocz

chondral ['kɔndrəl] chrzęstny, chrząstkowy

chondralloplasia [ˌkɔndrəlɔ'pleisiə] heterotopowe występowanie chrząstek

chondrectomy [kɔn'drektəmi] wycięcie chrząstki

chondrification [ˌkɔndrifi'keiʃən] chrzęstnienie, przemiana w chrząstkę

chondrify ['kɔndrifai] zmieniać się w chrząstkę, chrzęstnieć

chondrin ['kɔndrin] chondryna

chondrio- [kɔndriɔ-], **chondro-** [kɔndrɔ-] w złożeniach oznacza chrząstkę

chondritis [kɔn'draitis] zapalenie chrząstki
  costal c. choroba Tietzego, zapalenie chrząstek żebrowych

chondro-adenoma [ˌkɔndrɔ'ædiˌnoumə] chrzęstniakogruczolak

chondro-angioma [ˌkɔndrɔəndʒi'oumə] chrzęstniakonaczyniak

chondroblast ['kɔndrɔblæst] chondroblast, komórka chrząstkotwórcza

chondroblastoma [ˌkɔndrɔblæs'toumə] chrzęstniak zarodkowy

chondrocalcinosis [ˌkɔndrɔkælsi'nousis] wapnienie chrząstek
  articular c. artropatia pirofosforanowa, dna rzekoma

chondroclast ['kɔndrɔklæst] chondroklast, komórka chrząstkogubna

chondrocyte ['kɔndrɔsait] chondrocyt, komórka chrzęstna

chondrodysplasia [ˌkɔndrɔdis'pleisiə] chondrodysplazja, wrodzona wada rozwojowa chrząstek

chondrodystrophy [ˌkɔndrɔ'distrɔfi] chondrodystrofia, chondrodysplazja
  asymmetrical c. choroba Olliera
  f(o)etal c. = **achondroplasia**
  hereditary deforming c. dziedziczne mnogie wyrośle chrzęstne
  hypoplastic c. zespół Conradiego i Hünermanna

chondroepiphysitis [ˌkɔndrɔəpifi'saitis] zapalenie nasady chrzęstnej kości

chondrofibroma [ˌkɔndrɔfai'broumə] chrzęstniakowłókniak

chondrogenesis [ˌkɔndrɔ'dʒenisis] tworzenie się chrząstki

chondroid ['kɔndrɔid] 1) chrząstkopodobny; 2) chondroid, atypowa chrząstka

chondroitin [kɔn'drɔitin] chondroityna

chondrolipoma [ˌkɔndrɔli'poumə] chrzęstniakotłuszczak

chondrolysis ['kɔndrɔlisis] rozpad chrząstki

chondroma [kɔn'droumə] chrzęstniak
  central c. chrzęstniak śródkostny
  multiple c. chrzęstniakowatość
  myxoid c. chrzęstniak śluzowaciejący
  periosteal c. chrzęstniak okostnowy

chondromalacia [ˌkɔndrɔmə'leiʃiə] rozmiękanie chrząstki
f(o)etal c. płodowe rozmiękanie chrząstek
generalized c. nawracające zapalenie ochrzęstnej
laryngeal c. rozmięknienie chrząstek krtani
patellar c. rozmiękanie rzepki
chondromatosis [kɔnˌdrɔmæ'tousis] chrzęstniakowatość
chondromatous [kɔn'drɔmætəs] chrzęstniakowy
chondromucin [ˌkɔndrɔ'mju:sin] chondromukoid
chondromucoid [ˌkɔndrɔ'mjukoid] chondromukoid
chondromyxoma [ˌkɔndrɔ'miksoumə] chrzęstniakośluzak
chondromyxosarcoma [ˌkɔndrɔ'miksɔsa:'koumə] chrzęstniakośluzakomięsak
chondro-osteodystrophy [ˌkɔndrɔˌɔstiɔ'distrɔfi] = **osteochondrodystrophy**
chondro-osteoma [ˌkɔndrɔˌɔsti'oumə] chrzęstniakokostniak
chondrophyte ['kɔndrɔfait] wyrośle chrzęstne
chondroplasty ['kɔndrɔplæsti] operacja plastyczna chrząstki
chondroporosis [ˌkɔndrɔpɔ'rousis] zrzeszotnienie chrząstki
chondrosamine [kɔnd'rɔsəmi:n] galaktozamina, chondrozamina
chondrosarcoma [ˌkɔndrɔsa:'koumə] chrzęstniakomięsak
   central c. chrzęstniakomięsak śródkostny
   myxoid c. chrzęstniakomięsak śluzowaciejący
chondrosternoplasty [ˌkɔndrɔ'stə:nɔ'plæsti] operacja plastyczna wrodzonej deformacji mostka
chondrotomy [kɔn'drɔtəmi] nacięcie chrząstki
chord- [kɔ:d-] w złożeniach oznacza: odnoszący się do struny, powrózka, sznura, pasma itp.
chorda [kɔ:də] struna, powrózek, ścięgno, sznur, pasmo
   c. dorsalis struna grzbietowa (anat., zool.)
   c. tendinea struna ścięgnista (anat.)
   c. tympani struna bębenkowa (anat.)
   c. umbilicalis pępowina
   c. vertebralis struna grzbietowa
   c. vocalis fałd głosowy
chordal ['kɔ:dəl] strunowy (odnosi się zwł. do struny grzbietowej)
chorditis [kɔ:'daitis] 1) zapalenie struny; 2) zapalenie fałdu głosowego; 3) zapalenie powrózka nasiennego
fibrinous c. włóknikowe zapalenie fałdów głosowych

   c. nodosa guzkowe zapalenie fałdów głosowych, guzki śpiewaków
   c. tuberosa guzki śpiewaków
   vocal c. zapalenie fałdów głosowych
chordoma [kɔ:'doumə] struniak
chordotomy [kɔ:'dɔtəmi] chordotomia, przecięcie szlaku przewodzącego ból
chorea [kɔ:'riə] pląsawica
   chronic progressive c. pląsawica Huntingtona, pląsawica przewlekła
   dancing c. 1) pląsawica ciężarnych; 2) pląsawica prokursywna dzieci, pląsawica taneczna
   degenerative c. pląsawica Huntingtona, pląsawica przewlekła
   electric c. termin stosowany do choroby Bergerona, choroby Dubiniego lub ciężkiej postaci pląsawicy mniejszej z nagłymi urywanymi ruchami
   epidemic c. pląsawica większa, pląsawica histeryczna
   festinating c. pląsawica prokursywna
   fibrillary c. pląsawica włókienkowa Morvana
   c. gravidarim pląsawica ciężarnych
   hereditary c. pląsawica Huntingtona, pląsawica przewlekła
   Huntington's c. pląsawica Huntingtona, pląsawica dziedziczna
   c. insaniens pląsawica z psychozą, pląsawica zwykła ciężarnych
   c. major pląsawica większa, pląsawica histeryczna
   maniacal c. pląsawica z psychozą
   mimetic c. pląsawica naśladowcza
   c. minor pląsawica mniejsza, pląsawica Sydenhama, pląsawica gośćcowa
   posthemiplegic c. atetoza w porażeniu połowiczym
   rheumatic c. pląsawica gośćcowa, pląsawica mniejsza
   saltatory c. pląsawica taneczna
   Sydenham's c. pląsawica Sydenhama, pląsawica mniejsza, pląsawica gośćcowa
choreal [kɔ'riəl] pląsawiczy
choreiform [kɔ'rii:fɔ:m] podobny do pląsawicy
choreathetoid [ˌkɔriə'æθitɔid] choreoatetotyczny
choreoathetosis [ˌkɔriəæθi'tousis] choreoatetoza
choreomania [ˌkɔriə'meiniə] pląsawica z psychozą u ciężarnych
chorio- [kɔriɔ-] w złożeniach oznacza: odnoszący się do błon, szczególnie płodowych
chorioadenoma [ˌkɔriəædi'noumə] gruczolak kosmówkowy

c. destruens gruczolak kosmówkowy niszczący

chorioamnionitis [ˌkɔriəæmniɔ'naitis] zapalenie błon płodowych

choriocarcinoma [ˌkɔriəka:si'noumə] nabłoniak kosmówkowy złośliwy

choriocele ['kɔ:riəsi:l] przepuklina oczna przez otwór naczyniówki

chorioepithelioma [ˌkɔriəepiθi:li'oumə] = **choriocarcinoma**

chorioid- [kɔriɔid-] = **choroid**

chorioma [kɔri'oumə] kosmówczak, nabłoniak kosmówkowy

choriomeningitis [ˌkɔriəmenin'dʒaitis] zapalenie opon i splotów naczyniowych

lymphocytic c. zapalenie opon i splotów naczyniowych limfocytowe

pseudolymphocytic c. zapalenie opon i splotów naczyniowych rzekomolimfocytowe

chorion ['kɔ:riən] kosmówka
c. frondosum kosmówka kosmata
c. laeves kosmówka gładka

chorionepithelioma [ˌkɔriɔnepiθili'oumə] nabłoniak kosmówkowy

chorionic ['kɔ:riɔnik] kosmówkowy

chorionitis [ˌkɔ:riɔ'naitis] zapalenie kosmówki

chorioretinal [ˌkɔ:riɔ'retinəl] naczyniówkowo-siatkówkowy

chorioretinitis [ˌkɔ:riɔˌreti'naitis] zapalenie naczyniówki i siatkówki

chorista [kɔ'ristə] odprysk tkanki oddzielony od właściwego narządu

choristoblastoma [kɔˌristɔblæs'toumə] odpryskowiak niedojrzały

choristoma [ˌkɔ:ris'toumə] odpryskowiak

choroid ['kɔrɔid] naczyniówka oka
detachment of c. uniesienie naczyniówki oka

choroidal [kɔ'rɔidəl] naczyniówkowy

choroidea [kɔ'rɔidiə] naczyniówka oka

choroideremia [ˌkɔ:rɔidə'ri:miə] 1) wrodzony brak naczyniówki; 2) postępujące zwyrodnienie naczyniówki i siatkówki

choroiditis [ˌkɔ:rɔi'daitis] zapalenie naczyniówki

anterior c. zapalenie naczyniówki przedniego odcinka oka

central c. zapalenie naczyniówki centralne, w okolicy plamki

diffuse c. zapalenie naczyniówki rozlane

disseminated c. zapalenie naczyniówki rozsiane

honeycomb c. zapalenie naczyniówki typu plastra miodu

serous c. jaskra

choroido- [kɔ:rɔidɔ-] w złożeniach wskazuje na związek z naczyniówką oka

choroidocyclitis [kɔ:ˌrɔidɔsik'laitis] zapalenie naczyniówki i ciała rzęskowego

choroidoiritis [kɔˌrɔidɔaiə'raitis] zapalenie naczyniówki i tęczówki

choroidopathy [kɔrɔi'dɔpæθi] zwyrodnienie naczyniówki niezapalne, choroidopatia

geographic helicoid peripapillary c. (serpiginous choroiditis) zapalenie naczyniówki pełzające

guttate c. zwyrodnienie naczyniówki punktowe (kroplowate)

myopic c. zwyrodnienie naczyniówki w krótkowzroczności

senile guttate c. zwyrodnienie naczyniówki kroplowate starcze

choroidoretinitis [kɔˌrɔidɔreti'naitis] zapalenie naczyniówki i siatkówki

choroidosis [ˌkɔrɔid'ousis] = **choroidopathy**

chow [tʃou] karma dla zwierząt

laboratory c. karma dla zwierząt laboratoryjnych

chrom(a)esthesia [ˌkrɔmis'θiziə] 1) odczuwanie barw; 2) odczuwanie wrażenia z zakresu innego zmysłu (np. smaku) przy widzeniu określonej barwy

chromaffin [krɔm'æfin] chromochłonny

chromaffinoblast [ˌkrɔmæfi'noublæst] komórka chromochłonna adrenalinotwórcza

chromaffinocyte [ˌkrɔmæfinɔ'sait] komórka chromochłonna wytwarzająca katecholaminy

chromaffinoma [ˌkrɔmæfi'noumə] nowotwór z komórek chromochłonnych

chromaffinopathy [ˌkrɔmæfi'nɔpæθi] zmiany patologiczne tkanki chromochłonnej (rdzenia nadnerczy, przyzwojaków itp.)

chromagranin [ˌkrɔmə'grænin] chromagranina

chroman ['kroumən], **chromane** ['kroumən] chroman

chromate [ˌkroumit] chromian

chromatic [krɔ'mætik] barwny, dotyczący barw

c. aberration aberracja chromatyczna

chromatid ['kroumætid] chromatyda
c. break pęknięcie chromatydy
c. bridge mostek chromatydowy
c. loop chromatyda zapętlona
non-disjunction of c's nierozdzielenie chromatyd
non-sister n. chromatyda niesiostrzana
sister c. chromatyda siostrzana

chromatin ['kroumətin] chromatyna
nucleolar c. chromatyna jąderkowa
sex. c. chromatyna płciowa, ciałko Barra

chromatinolysis [ˌkroumətiˈnoulisis] = **chromatolysis**

chromatinorrhexis [ˌkroumətinɔˈreksis] fragmentacja chromatyny

chromatodermatosis [ˌkroumætɔˈde:məˈtousis] dermatoza z hiperpigmentacją

chromatogenous [ˌkroumɔˈtɔdʒinəs] barwnikotwórczy

chromatogram [ˌkrouˈmætogræm] chromatogram

  develop a c. rozwijać chromatogram, wywoływać chromatogram

chromatograph [krouˈmætogræf] wykonywać chromatografię

chromatography [ˌkroumɔˈtɔgrɔfi] chromatografia

  absorption c. chromatografia absorpcyjna

  ascending c. chromatografia wstępująca

  buffer-flow c. chromatografia przepływowa

  column c. chromatografia kolumnowa

  gas c. chromatografia gazowa

  gas-liquid c. chromatografia gazowo-cieczowa

  gel-filtration c. chromatografia żelowa, chromatografia sitowa

  high-pressure liquid c. chromatografia cieczowa wysokociśnieniowa

  high-resolution c. chromatografia o wysokiej rozdzielczości

  ion-exchange c. chromatografia jonowymienna

  liquid c. chromatografia cieczowa

  molecular sieve c. chromatografia sitowa, chromatografia żelowa

  paper c. chromatografia bibułowa

  partition c. chromatografia rozdzielcza

  thermochromatography termochromatografia

  thin-layer c. chromatografia cienkowarstwowa

  two-dimensional c. chromatografia dwuwymiarowa

chromatokinesis [ˌkroumɔtɔˈkinisis] chromatokineza, ruch chromatyny

chromatolysis [ˌkroumɔˈtoulisis] chromatoliza, rozpad tigroidu w neuronach

chromatolytic [krɔmɔˈtɔlitik] chromatolityczny

chromatometer [ˌkroumɔˈtɔmitɔ] kolorymetr

chromatopathy [ˌkroumɔˈtɔpɔθi] = **chromatodermatosis**

chromatophilia [krɔˈmætɔfiliɔ] barwnikochłonność

chromatophore [krɔˈmætɔfɔ:] 1) komórka barwnikonośna; 2) barwny plastyd chlorofilowy; 3) grupa barwotwórcza związku chemicznego

chromatoplate [krouˈmætopleit] płytka chromatograficzna

chromatopsia [ˌkrɔmæˈtɔpsiɔ] 1) patologiczne widzenie barwne bezbarwnych przedmiotów, chromatopsja; 2) normalne widzenie barwne

chromatotropism [ˌkrɔmɔtɔˈtrɔpizm] 1) zmiana barwy; 2) zmiana kierunku pod wpływem barwy

chrome [kroum] chrom, chromowy

chromene [ˌkrɔmiːn] chroman

chromic [ˈkrɔmik] chromowy

chromidia [krɔˈmidiɔ] chromidia, włókna z RNA w cytoplazmie

chromidiosis [ˌkrɔmidˈiɔsis] wylanie się chromatyny z jądra do cytoplazmy

chromidium [krɔˈmidiɔm] chromidium, ergastoplazma

chromium [ˈkroumiɔm] chrom, Cr (*chem.*)

chromoblast [ˈkroumɔblæst] chromoblast, komórka zarodkowa — prekursor komórki barwnikowej

chromocyte [ˈkroumɔsait] komórka barwnikowa

chromogenic [ˌkroumɔˈdʒenik] tworzący barwnik

chromolipoid [ˌkroumɔˈlipɔid] lipochrom

chromolysis [krouˈmɔlisis] chromatoliza, rozpad tigroidu w neuronie

chromolytic [ˈkroumɔlitik] chromatolityczny

chromomere [ˈkroumɔmiɔ] chromomer (część chromosomu)

  c. pattern wzór chromomerowy

chromomycosis [ˌkroumɔmaiˈkousis] chromoblastomikoza

chromone [ˈkroumɔn] chromen

chromopathy [krouˈmɔpæθi] chromatodermatoza

chromophage [ˈkroumɔfeidʒ] chromofag, makrofag niszczący barwnik

chromophil [ˈkroumɔfil] barwnikochłonny

chromophilia [ˌkroumɔˈfiliɔ] barwnikochłonność

chromophobe [ˈkroumɔfoub] barwnikooporny

chromophobia [ˌkroumɔˈfoubiɔ] 1) barwnikooporność; 2) chromofobia, fobia barw

chromoprotein [ˌkroumɔˈproutiin] chromoproteid (np. hemoglobina)

chromoscopy [krouˈmɔskɔpi] chromoskopia, badanie widzenia barw

chromosomal [ˌkroumɔˈsoumɔl] chromosomalny, chromosomowy

chromosome [ˈkroumɔsoum] chromosom

  c. aberration aberracja chromosomowa

  accessory c. chromosom dodatkowy

acentric c. chromosom acentryczny, chromosom bez centromeru
acrocentric c. chromosom akrocentryczny (z centromerem blisko końca)
balanced translocation of c.'s translokacja chromosomowa wyrównana
bivalent c. chromosom dwuwartościowy (para złączonych chromosomów)
c. break pęknięcie chromosomu
c. breakage pęknięcie chromosomu
c. bridge mostek chromosomowy
chim(a)erism of c.'s chimeryzm chromosomowy
Christchurch c. chromosom Christchurch, nieprawidłowy chromosom występujący niekiedy w przewlekłej białaczce limfocytarnej
c. complement garnitur chromosomowy
c. complex zespół chromosomów
c. congression gromadzenie się chromosomów
daughter c. chromosom potomny
deletion of c.'s delecja chromosomowa, ubytek części chromosomu z genami
dicentric c. chromosom dwucentryczny, z dwoma centromerami
diminution of c. zmniejszenie chromosomu, diminucja chromosomu
disjunction of c.'s rozdzielenie chromosomów, rozdział chromosomów w mejozie
duplication of c.'s duplikacja chromosomów, podwojenie części genomu
endoreduplication of c.'s endoreduplikacja chromosomów (prowadząca do poliploidyzacji)
endoreduplication of c.'s = interreplication
c. exchange wymiana chromosomów
fusion of c.'s fuzja chromosomów, połączenie się chromosomów
giant c. chromosom olbrzymi
heterotropic c. chromosom dodatkowy, chromosom heterotropowy
heterotypical c. heterochromosom, allosom
homologous c. chromosom homologiczny
holocentric c. chromosom holocentryczny, bez zlokalizowanego centromeru
interlocking of c.'s scepienie się chromosomów
interreplication of c.'s interreplikacja chromosomów, poliploidyzacja w czasie interfazy
inversion of c.'s inwersja chromosomów, odwrócenie części chromosomów
lagging c. chromosom opóźniony
lampbrush c. chromosom szczoteczkowy
c. map mapa chromosomu
megameric c. chromosom megameryczny, autosom z dużymi fragmentami heterochromatycznymi
meiotic reduction of c.'s redukcja mejotyczna chromosomów
metacentric c. chromosom metacentryczny, z centromerem w połowie długości
mosaicism of c.'s mozaikowatość chromosomowa, współistnienie różnych kariotypów u jednego osobnika
non-homologous c.'s chromosomy niehomologiczne
nucleolar c. chromosom jąderkotwórczy
odd c. chromosom dodatkowy
pairing of c.'s koniugacja chromosomów, tworzenie się par chromosomów
Philadelphia c. chromosom filadelfijski, nieprawidłowy chromosom w przewlekłej białaczce szpikowej
polytene c. chromosom olbrzymi, chromosom śliniankowy, chromosom politeniczny
reciprocal transformation of c.'s translokacja chromosomowa wzajemna
reduction of c.'s redukcja chromosomów
rejoining of c.'s łączenie się chromosomów
ring c. chromosom pierścieniowy
satellite c. chromosom satelitarny
set of c.'s zestaw chromosomów
sex c. chromosom płciowy X lub Y
somatic reduction of c.'s redukcja somatyczna chromosomów
submetacentric c. chromosom submetacentryczny, dzielony przez centromer na dwie nierówne części
telocentric c. chromosom telocentryczny
translocation of c.'s translokacja chromosomowa
unbalanced translocation of c.'s translokacja chromosomowa niewyrównana
chromous [′kroʊməs] chromawy
chronaxia [ˌkroʊ′næksiə], **chronaxis** [′kroʊnæksis], **chronaxy** [′kroʊnæksi], **chronaxie** [′kroʊnæksi] chronaksja
chronaximetry [′kroʊnæksimitri] chronaksymetria
chronic [′krɒnik] chroniczny, przewlekły
chronicity [krɔ′nisiti] chroniczność
chronobiology [ˌkrɒnəbai′ɔlədʒi] chronobiologia
chronotropic [ˌkrɒnə′troupik] chronotropowy (kardiol.)
chronotropism [ˌkrɒnə′trəpizm] chronotropizm (kardiol.)
chrysiasis [kri′saiəsis] odkładanie się złota w tkankach
chrysocyanosis [ˌkrisɔsaiən′ousis] pigmentacja skóry wywołana przez złoto

chrysoderma ['krisɔdə:mə] pigmentacja skóry przez złoto

chrysotherapy [ˌkrisɔ'θərəpi] leczenie złotem, chryzoterapia

chubby ['tʃʌbi] pucołowaty

chute [ʃu:t] zsyp, zsuwnia, rynna do zsuwania
soiled clothes c. zsyp do brudnej bielizny

chyl- [kail-], chylo- [kailɔ-] w złożeniach oznacza mlecz

chyl(a)emia [kai'li:miə] obecność mleczu we krwi

chylangioma [kaiˌlændʒi'oumə] naczyniak mleczowy

chyle [kail] mlecz

chylifaction [ˌkaili'fækʃən] tworzenie się mleczu

chyliferous [kai'lifərəs] przenoszący mlecz, mleczonośny

chylification [ˌkailifi'keiʃən] tworzenie się mleczu

chyliform ['kailifɔ:m] mleczopodobny

chyloderma [ˌkailɔ'də:mə] przeciek mleczu do moszny

chylomediastinum [ˌkailɔˌmidiæs'tainəm] wylew mleczu do śródpiersia

chylomicron [ˌkailɔ'maikroun] chilomikron

chylomicron(a)emia [ˌkailɔmaikrɔ'ni:miə] obecność chilomikronów we krwi

chylopericardium [ˌkailɔperi'ka:diəm] wylew mleczu do osierdzia

chyloperitoneum [ˌkailɔperitɔ'niəm] mleczowa puchlina brzuszna

chylopleura [ˌkailɔ'pluərə] wylew mleczu do opłucnej

chylopneumothorax [ˌkailɔ'njumɔ'θɔræks] odma opłucnowa z wysiękiem mleczowym

chylopoiesis [ˌkailɔpɔi'isis] tworzenie się mleczu

chylopoietic [ˌkailɔˌpɔi'itik] mleczotwórczy

chylorrh(o)ea [ˌkailɔ'ri:ə] wyciek mleczu

chylous ['kailəs] mleczowy

chyluria [kai'ljuəriə] obecność mleczu w moczu, mleczomocz

chymase ['kaimeis] chimaza

chyme [kaim] treść żołądkowa przechodząca od dwunastnicy, miazga pokarmowa

chymification [ˌkaimifi'keiʃən] tworzenie miazgi pokarmowej

chymopapain [ˌkaimɔ'pæpein] chymopapaina

chymopoiesis [ˌkaimɔpɔi'isis] tworzenie miazgi pokarmowej

chymorrh(o)ea ['kaimɔri:ə] przepływ miazgi pokarmowej

chymosin ['kaimɔsin] podpuszczka, chymozyna, renina

chymosinogen ['kaimɔsinɔdʒən] prochymozyna

chymotrypsin ['kaimɔtripsin] chymotrypsyna

chymous ['kaiməs] odnoszący się do miazgi pokarmowej

cicatrectomy [ˌsikət'rəktəmi] wycięcie blizny

cicatrical [ˌsikə'trikəl] bliznowaty

cicatricial [sikə'triʃiəl] bliznowaty

cicatricotomy [ˌsikətri'kɔtəmi] nacięcie blizny

cicatrix ['sikətriks] blizna
filtering c. blizna filtrująca (po operacji jaskry)

cicatrizant ['sikɔˌtraizənt] powodujący bliznowacenie

cicatrization [ˌsikətrai'zeiʃən] bliznowacenie

cicatrize ['sikətraiz] bliznowacieć

cilia ['siliə] rzęski

ciliarotomy [ˌsiliə'rɔtəmi] nacięcie ciała rzęskowego

ciliary ['siliəri] 1) rzęskowy; 2) rzęsowy; 3) odnoszący się do ciała rzęskowego
c. body ciało rzęskowe
c. muscle mięsień rzęskowy
c. processes wyrostki rzęskowe

ciliastatic [ˌsiliə'stætik] zatrzymujący ruch rzęsek

ciliated ['siliˌeitid] mający rzęski, urzęsiony

ciliectomy [ˌsili'ektəmi] wycięcie ciała rzęskowego

ciliogenesis [ˌsiliə'dʒenisis] tworzenie się rzęsek

cilioretinal [ˌsiliə'retinəl] rzęskowo-siatkówkowy

cilioscleral [ˌsiliə'skliərəl] rzęskowo-twardówkowy

ciliospinal [ˌsiliə'spainəl] rzęskowo-rdzeniowy

ciliotomy [si'liətəmi] przecięcie nerwów rzęskowych

ciliotoxicity [ˌsiliətɔk'sisiti] wpływ toksyczny na rzęski

cilium ['siliəm], pl cilia ['siliə] 1) rzęska; 2) rzęsa

cillosis [si'lousis] drganie powieki

cine- [sinə-] w złożeniach oznacza ruch

cineangiocardiography [siniˌændʒiɔka:di'ɔgrəfi] kineangiokardiografia

cineangiography [siniˌændʒi'ɔgrəfi] kineangiografia

cineaortography [ˌsinieiɔrt'ɔgrəfi] kineaortografia

cineatriography [ˌsinietri'ɔgrəfi] kineatriografia

cinefluorography [ˌsinifluɔ'rɔgrəfi] kinefluorografia

cinefluoroscopy [ˌsinifluɔ'rɔskəpi] kinefluoroskopia

cinematics [sinə'mətiks] = **kinematics**

cinematophotomicrography [ˌsinimætɔ'fɔtɔmaik'rɔɡrəfi] kinefotomikrografia

cinematoradiography [siniˌmætɔreidi'ɔɡrəfi] kineradiografia

cineradiography [ˌsinireidi'ɔɡrəfi] kineradiografia

cinereal [si'niriəl] odnoszący się do istoty szarej

cinesia [si'ni:siə] kinetoza

cingulate ['siŋɡjuleit] odnoszący się do obręczy

cingulectomy [siŋɡjul'ektəmi] wycięcie zakrętu obręczy

cingulotomy [ˌsiŋɡju'lɔtəmi] przecięcie zakrętu obręczy

cingulum ['siŋɡjuləm] 1) obręcz (pasa kończyn lub półkuli mózgu); 2) zgrubienie szkliwa okolicy szyjki zęba

circadian [ˌsərkə'diən] okołodobowy, całodobowy

circinate ['sə ˌsineit] obrączkowy

circle [sə:kl] koło, obwód, okręg, krąg
arterial c. koło tętnicze
arterial c. of the iris koło tętnicze tęczówki
vascular c. of the optic nerve koło naczyniowe nerwu wzrokowego
vicious c. błędne koło
c. of Willis koło tętnicze Willisa

circuit ['sə:kit] obwód (*elekt.*) obieg
reverberating c. obwód odbijający (teoria krążenia stałego impulsu nerwowego w obrębie obwodów neuronalnych)
short c. krótkie spięcie

circular ['sə:kjulə] kolisty, okrągły
c. insanity cyklofrenia, psychoza okresowa
c. psychosis cyklofrenia

circulate ['sə:kjuleit] krążyć, obiegać

circulation [ˌsə:kju'leiʃən] krążenie, obieg
artificial c. krążenie sztuczne
assisted c. krążenie wspomagane
cerebral c. krążenie mózgowe
collateral c. krążenie oboczne
compensatory c. krążenie oboczne
coronary c. krążenie wieńcowe
enterohepatic c. krążenie wątrobowo-jelitowe (żółci itp.)
extracorporeal c. krążenie pozaustrojowe
greater c. krążenie duże
lesser c. krążenie małe
peripheral c. krążenie obwodowe
placental c. krążenie łożyskowe
portal c. krążenie wrotne
pulmonary c. krążenie płucne, krążenie małe

systemic c. krążenie duże

circulatory ['sə:kjulətəri] krążeniowy
c. arrest ustanie krążenia, ustanie serca
c. failure niewydolność krążenia
congestive c. failure zastoinowa niewydolność krążenia
left-ventricular c. failure niewydolność krążenia lewokomorowa
right-ventricular c. failure niewydolność krążenia prawokomorowa

circum- ['sə:kəm-] w złożeniach oznacza: wokół, naokoło

circumambient [ˌsə:kem'æmbiənt] otaczający (o powietrzu itp.)

circumanal [ˌsə:kem'ænəl] okołoodbytowy

circumarticular [ˌsə:kema:'tikjulə] okołostawowy

circumcise ['sə:kemˌsaiz] obrzezać

circumcision ['sə:kəm'siʒn] obrzezanie

circumference [sə'kʌmfərəns] obwód

circumflex ['səkʌmfleks] okalający, obwijający

circumoral [ˌsə:kəm'ɔ:rəl] okołoustny

circumorbital [ˌsə:kəm'ɔ:bitəl] okołooczodołowy

circumscribed [ˌsə:kəm'skraibd] ograniczony, ograniczony linią

circumstantial [ˌsə:kəm'stænʃəl] drobiazgowy, rozwlekły (*psych.*)

circumstantiality [ˌsə:kəmˌstænʃi'æliti] drobiazgowość, rozwlekłość

circumvallate [ˌsə:kəm'væleit] 1) obwałować; 2) okolony (o brodawce języka)

cirrhosis [si'rousis] marskość wątroby
alcoholic c. marskość wątroby alkoholowa
atrophic c. marskość wątroby zanikowa
biliary c. marskość wątroby żółciowa, marskość wątroby żółciowa pierwotna
capsular c. marskość wątroby torebkowa, przewlekłe zapalenie torebki wątroby powodujące deformację narządu
cardiac c. marskość wątroby sercowa
cholangiolitic c. marskość wątroby w przewlekłym zapaleniu dróg żółciowych wewnątrzwątrobowych
cryptogenic c. marskość wątroby skrytopochodna
fatty c. marskość wątroby tłuszczowa
hypertrophic c. marskość wątroby przerostowa
juvenile c. marskość wątroby młodzieńcza
macronodular c. marskość wątroby wieloguzkowa
micronodular c. marskość wątroby drobnoguzkowa
necrotic c. marskość wątroby pomartwicza

nutritional c. marskość wątroby w niedoborze pokarmowym
pigmentary c. hemochromatoza
portal c. marskość wątroby wrotna
posthepatitic c. marskość wątroby pozapalna
postnecrotic c. marskość wątroby pomartwicza
primary biliary c. = **biliary c.**
stasis c. marskość wątroby zastoinowa, marskość wątroby sercowa
toxic c. marskość wątroby toksyczna
cirrhotic [si'routik] marski
cirsomphalos [sə:'səmfələs] żylaki okołopępkowe, głowa Meduzy
cistern ['sistə:n] zbiornik, cysterna
ambient c. zbiornik okalający pnia mózgu
basal c. zbiornik międzykonarowy
cerebellomedullary c. zbiornik móżdżkowo-rdzeniowy
c. of the chiasm zbiornik skrzyżowania nerwów wzrokowych
chyle c. zbiornik mleczu
c. of the lateral cerebral fossa zbiornik dołu bocznego mózgu
c. of the endoplastic reticulum = **ergastoplasmic c.**
ergastoplasmic c. zbiornik siateczki endoplazmatycznej
interpeduncular c. zbiornik międzykonarowy
c. of the pons zbiornik mostu
subarachnoid c.'s zbiorniki podpajęczynówkowe
cisterna [sis'tə:nə] = **cistern**
c. magna zbiornik móżdżkowo-rdzeniowy
cisternal [sis'tə:nəl] zbiornikowy
cisternography [‚sistə:'nəgrəfi] cysternografia
contrast c. cysternografia pozytywna
pneumocisternography cysternografia powietrzna
radionuclide c. cysternografia radioizotopowa
citrate ['sitrit] cytrynian
citric ['sitrik] cytrynowy, żółty
citrovorum factor [‚sitrə'vərəm ‚fæktə] kwas folinowy
citrulline [sitru'lin] cytrulina
citrullinuria [‚sitrulin'juəriə] obecność cytruliny w moczu
clairvoyance ['klɛə'vɔiəns] jasnowidzenie
clammy ['klæmi] lepki, lepiący się
c. hands wilgotne ręce
clamp [klæmp] 1) zacisk, szczypce; 2) zaciskać zaciskiem
arterial c. zacisk tętniczy

euglyc(a)emic c. method metoda utrzymywania stałego stężenia glukozy krwi wlewem dożylnym glukozy i insuliny
Kocher c. kleszczyki Kochera
Pean c. kleszczyki Peana
rubber dam c. klamra ślinochronu (*stom.*)
soft c. kleszczyki miękkie pokryte gumą
vessel c. kleszczyki naczyniowe
clamps [klæmps] kleszcze
curved intestinal c. kleszcze jelitowe krzywe
double intestinal c. kleszcze jelitowe podwójne
clapotage [‚klæpɔ'ta:ʒ], **clapotement** [klæpɔt'mãŋ] przelewanie się w żołądku, pluskanie żołądkowe
clarification [‚klærifi'keiʃən] klarowanie płynu
clasmatocyte [klæs'mætɔsait] klazmatocyt, makrofag tkanki łącznej
clasmatosis [‚klæsmə'tousis] klazmatoza, pojawianie się wypustek podobnych do nibynóżek u jednokomórkowych ustrojów i w krwinkach czerwonych
clasp [klæsp] klamra (*stom.*)
bar c. klamra zębowa jedno- lub dwuramienna
circumferential c. klamra zębowa okrężna
continuous c. klamra zębowa ciągła
classify ['klæsifai] klasyfikować
claudication [‚klɔ:di'keiʃən] chromanie, utykanie
cerebral c. chromanie przestankowe mózgu
intermittent c. chromanie przestankowe
spinal c. chromanie przestankowe rdzeniowe
claustrophilia [‚klɔ:strə'fi:liə] klaustrofilia, szukanie samotności w ciasnych zamkniętych pomieszczeniach
claustrophobia [‚klɔ:strə'foubiə] klaustrofobia, fobia zamknięcia
claustrum ['klɔ:strəm] przedmurze (*anat.*)
clava ['kleivə] buława, jądro pęczka smukłego (*anat.*)
clavicle ['klævikl] obojczyk
clavicotomy [klævi'kɔtəmi] przecięcie obojczyka (płodu)
clavicula [klæ'vikiulə] obojczyk
clavicular [klə'vikiulə] obojczykowy
clavus ['kleivəs] odcisk, nagniotek, modzel
c. hystericus ostry nagły ból głowy w okolicy szwu strzałkowego
claw [klɔ:] 1) szpon, pazur; 2) szponiasty
clawfoot ['klɔ:fut] stopa szponiasta
clawhand ['klɔ:'hænd] ręka szponiasta
cleaning ['kli:niŋ] czyszczenie, oczyszczanie
ultrasonic c. usuwanie kamienia nazębnego metodą ultradźwiękową

cleanliness ['klenlinis] czystość
cleanse [klenz] oczyszczać, przeczyszczać
c. the colon before operation oczyścić okrężnicę przed operacją
cleansing ['klenziŋ] oczyszczanie
c. cream krem oczyszczający
clear ['kliə] 1) jasny, przezroczysty, klarowny, wyraźny; 2) rozjaśnić, oczyścić
crystal c. kryształowo czysty, kryształowo przejrzysty
c.-cut wyraźny, wyraźnie zarysowany lub określony
c. filtrate przejrzysty, klarowny przesącz
clearance ['kliərəns] 1) oczyszczanie; 2) klirens nerkowy (objętość osocza zawierająca ilość substancji usuwanej przez nerki w ciągu minuty); 3) odległość między zębami
blood urea c. klirens mocznika
creatinine c. klirens kreatyniny
interocclusal c. odległość między powierzchniami zwarciowymi (*stom.*)
renal c. klirens nerkowy
cleavable ['kli:vəbl] rozszczepialny, rozdzielny
cleavage ['kli:vidʒ] rozszczepianie, bruzdkowanie
complete c. bruzdkowanie całkowite, bruzdkowanie holoblastyczne
discoidal c. bruzdkowanie tarczowe, bruzdkowanie meroblastyczne
enamel c. rozszczepienie szkliwa
hydrolytic c. hydroliza
cleave ['kli:v] rozszczepiać, rozdzielać wzdłuż, rozcinać
cleft [kleft] rozszczep, szczelina, szpara
anal c. szpara odbytu, karb odbytu
branchial c. szczelina skrzelowa, kieszonka skrzelowa
facial c. szczelina twarzy, rozszczep twarzy
gill c. szczelina skrzelowa
hyomandibular c. pierwsza kieszonka skrzelowa
oblique facial c. skośna szczelina twarzy
c. palate rozszczep podniebienia
synaptic c. szczelina synaptyczna
vulval c. szpara sromowa
cleid- [klaid-] w złożeniach oznacza obojczyk
cleidagra [ˌklaid'ægrə] ból dnawy obojczyka
cleidocranial [ˌklaidə'kreiniəl] obojczykowo-czaszkowy
cleidomyotomy [ˌklaidə'maiətəmi] przecięcie mięśnia mostkowo-obojczykowo-sutkowego
cleidotomy [klai'dətəmi] przecięcie obojczyka (płodu)
click [klik] 1) trzask, klik (sercowy); 2) trzaskać

ejection c. klik wyrzutowy
mitral c. stuk otwarcia zastawki dwudzielnej
systolic c. klik skurczowy
clicking ['klikiŋ] trzaskanie, trzeszczenie (w stawie)
climacter [klai'mæktə] przekwitanie, klimakterium
climacteric [klai'mæktərik] klimakteryczny
climacterium [ˌklaimæk'tiəriəm] przekwitanie, klimakterium
climatic [klai'mætik] klimatyczny
climatology [ˌklaimə'tələdʒi] klimatologia
climatotherapy [ˌklaimətə'θerəpi] klimatoterapia
climax ['klaimæks] 1) punkt kulminacyjny, szczyt nasilenia; 2) orgazm
clinic ['klinik] 1) przychodnia; 2) część szpitala przeznaczona do wykładów klinicznych; 3) wykład kliniczny z demonstracją chorego
antenatal c. przychodnia dla ciężarnych, przychodnia przedporodowa
employee's c. przychodnia zakładowa
mother-and-infant c. przychodnia dla matki i dziecka
surveillance c. przychodnia do obserwacji chorych po opuszczeniu szpitala
clinical ['klinikəl] 1) kliniczny, odnoszący się do objawów obiektywnych nielaboratoryjnych; 2) odnoszący się do przychodni
clinician [kli'niʃn], **clinicist** ['klinisist] klinicysta
clinicopathologic [ˌklinikəˌpæθə'lɒdʒik] odnoszący się do stanu klinicznego i wyników laboratoryjnych badań i sekcji
clinocephaly [ˌklainə'sefæli] czaszka łódkowata
clinoid ['klainɔid] wyrostek klinowy
clip [klip] 1) klamerka, zacisk; 2) zaciskać klamerką, klipsować; 3) obcinać (włosy itp.)
cliseometer [klisi'ɔmitə] przyrząd do pomiaru kąta nachylenia miednicy
clisis ['klaizis] skłonność do, tendencja do
clitorldectomy [ˌklitɔrid'ektəmi] wycięcie łechtaczki
clitoriditis [ˌklitɔri'daitis] zapalenie łechtaczki
clitoridotomy [ˌklitɔri'dɔtəmi] obrzezanie łechtaczki
clitoris ['klitɔris] łechtaczka
clitorism ['klitɔrizm] 1) przewlekły bolesny wzwód łechtaczki; 2) przerost łechtaczki
clitoritis [ˌklitɔ'raitis] zapalenie łechtaczki
clitoromegaly [ˌklitɔrə'məgæli] powiększenie łechtaczki
clival [klaivel] stokowy

clive [klaiv], clivus [klaivəs] stok (*anat.*)
cloaca [klou'eikə] stek odchodowy (ptaków, gadów, płazów)
cloacal [klou'eikəl] 1) stekowy; 2) kloaczny
clog [klɔg] zatkać, zapchać, stworzyć przeszkodę
clogged [klɔgd] zatkany, zablokowany
clonal ['klɔnəl] klonalny
clone [klɔn] klon, kolonia drobnoustrojów lub komórek pochodząca od jednej komórki, powstająca drogą mitozy
clonic ['klɔnik] kloniczny, trząsowy
clonicity [klɔ'nisiti] kloniczność, występowanie drgawek klonicznych
clonicotonic [ˌklɔnikə'tɔnik] kloniczno-toniczny
clonospasm ['klɔnəspæzm] skurcz kloniczny, trząs, klonus
clonus ['klounəs] klonus, trząs
  ankle c. stopotrząs
  foot c. stopotrząs
  patellar c. rzepkotrząs
  toe c. klonus palucha
  wrist c. trząs ręki, klonus ręki
close [klous] 1) bliski; 2) gęsty, ciasny; 3) duszny (o powietrzu); 4) zamykać
  c. an incision zamknąć cięcie
  c. a wound zamknąć ranę
closed ['klousd] zamknięty
  c. chain łańcuch zamknięty
  c. circuit obwód zamknięty
clostridial [ˌklɔst'ridiəl] odnoszący się do laseczek
Clostridium [klɔ'stridiəm] laseczka beztlenowa
  C. botulinum laseczka jadu kiełbasianego
  C. butyricum laseczka masłowa
  C. chauvoe'i laseczka szelestnicy
  C. haemolyticum laseczka hemolityczna
  C. histolyticum laseczka tkankobójcza
  C. novyi laseczka Novyego
  C. oedematiens laseczka obrzęku złośliwego
  C. perfringens laseczka zgorzeli gazowej
  C. septicum laseczka septyczna
  C. tetani laseczka tężca
closure ['klouʒə] zamknięcie, zakończenie
  flask c. zamknięcie formy odlewniczej (*stom.*)
  wound c. zamknięcie rany
clot [klɔt] skrzeplina, skrzep
  agony c. skrzeplina agonalna w sercu
  blood c. skrzeplina lub skrzep krwi
  c. breakdown rozpad skrzepu
  currant jelly c. skrzeplina włóknikowa ciemnoczerwona
  c. dissolution rozpuszczenie się skrzepliny

  distal c. skrzeplina obwodowa, za podwiązką
  external c. skrzep (pozanaczyniowy)
  c. fragmentation rozpad skrzepliny
  laminated c. skrzeplina warstwowa w tętniaku
  c. lysis rozpuszczenie się skrzepliny
  c. organization organizacja skrzepliny
  passive c. skrzeplina w tętniaku zamkniętym
  postmortem c. skrzeplina pośmiertna
  proximal c. skrzeplina bliższa, przed podwiązką
  retraction of c. skurczenie się skrzepu, retrakcja skrzepu
  stratified c. skrzeplina warstwowa w tętniaku
cloth [klɔθ] 1) tkanina, materia; 2) sukno
clothes ['klouðz] bielizna osobista lub pościelowa
  dirty c. brudna bielizna
clotted ['klɔtid] skrzepły, zakrzepły
clotting ['klɔtiŋ] krzepnięcie, wykrzepianie, skrzepnięcie
  intravascular disseminated c. rozsiane wykrzepianie wewnątrznaczyniowe
  c. time czas krzepnięcia
cloud [klaud] chmura, zmętnienie
clouding ['klaudiŋ] zachmurzenie, zmętnienie, przyćmienie, zaćmienie
  c. of consciousness zaćmienie świadomości
  c. of vision przymglenie wzroku
cloudy [klaudi] mętny, przyćmiony, obłoczkowaty
  c. swelling przyćmienie miąższowe
clove-hitch ['klouv͜hitʃ] podwójny węzeł Erichsena
cloven ['klouvn] rozszczepiony
clubbed [klʌbd] pałeczkowaty, maczugowaty
clubbing ['klʌbiŋ] 1) pałeczkowatość; 2) pobicie pałką
clubfoot ['klʌbfut] stopa zdeformowana
clubhand ['klʌb'hænd] zdeformowana ręka
club-shaped ['klʌbˌʃeipd] pałeczkowaty, maczugowaty
clump [klʌmp] 1) skupienie, aglutynat; 2) bryła, gruda; 3) skupiać się, aglutynować, zlepiać się
clumped ['klʌmpd] zlepiony, aglutynowany, zbrylony
clumping ['klʌmpiŋ] aglutynacja, zlepianie się, skupianie się
clumsiness ['klʌmsinis] niezgrabność
clumsy ['klʌmsi] niezgrabny
cluster ['klʌstə] grupka, zgrupowanie, pęk, gniazdo (komórek), skupisko
  cell c. gniazdo komórek

c. headache ból głowy gromadny

clysis ['klaisis] 1) enema, lewatywa; 2) jako przyrostek oznacza wstrzyknięcie

clysma ['klizmə] wlew doodbytniczy, enema

clyster ['klistə] = **clysma**

clysterize ['klistəraiz] wykonać wlew doodbytniczy

coacervate [kou'æser,veit] koacerwat, skupisko drobin

coacervation [kou,æser'veiʃən] koacerwacja

coagglutination [kouə,glu:ti'neiʃən] współzlepność, koaglutynacja

coagglutinin [kouə'glu:tinin] koaglutynina

coagulability [kou,ægjulə'biliti] krzepliwość

coagulable [kou'ægjuləbl] zdolny do skrzepnięcia się

coagulant [kou'ægjulənt] powodujący krzepnięcie (środek)

coagulate [kou'ægjuleit] krzepnąć

coagulated [kou'ægjuleitid] skrzepły, ścięty

coagulation [kou,ægju'leiʃən] 1) krzepnięcie; 2) skrzeplina; 3) ścinanie się (przejście solu w żel)

coagulative [kou'ægju,leitiv] powodujący krzepnięcie

coagulogram [kɔ'ægjulogræm] koagulogram, wykres krzepnięcia

coagulopathy [,kouəgju'lɔpæθi] koagulopatia

  consumption c. koagulopatia ze zużycia czynników krzepliwości

coagulum [kou'ægjuləm] skrzep, skrzeplina

coal [koul] węgiel

  c. black sadza

  c. tar smoła pogazowa

coalesce [,kouə'les] zlepiać się, zlewać się

coalescence [,kouə'lesns] zlewanie się, zlepianie się w całość

coalescing [,kouə'lesiŋ] zlewający się, zrastający się

coapt ['kouæpt] łączyć się, łączyć, dopasowywać

coaptation [,kouæp'teiʃən] dostosowanie, dopasowanie, połączenie fragmentów złamanej kości lub brzegów rany

coarct [kou'a:kt] zwęzić, ścieśnić

coarctate [kou'a:kteit] 1) zwęzić; 2) zwężony, ścieśniony

coarctation [,koua:k'teiʃən] 1) zwężenie; 2) cieśń

  reversed c. odwrotny zespół łuku aorty

coarctotomy [,koua:k'tɔtəmi] nacięcie zwężenia

coarse [kɔ:s] szorstki, chropowaty

  c. grained gruboziarnisty

coarseness ['kɔ:snis] szorstkość, chropowatość

coat [kout] 1) płaszcz, okrycie; 2) otoczka, powłoka; 3) skóra zwierzęcia, upierzenie ptaka; 4) błona, warstwa ściany naczynia itp.

  buffy c. „kożuszek", warstwa włóknika i krwinek białych w górnej części skrzepu

  white c. biały kitel lekarski

coated ['koutid] 1) opłaszczony, okryty przeciwciałami itp.; 2) obłożony (język)

cobalamin [kou'bələmin] kobalamina

cobalt ['koubəlt] kobalt, Co

cobaltic [kou'bɔ:ltik] kobaltowy

cobaltous [kou'bɔ:ltəs] kobaltawy

cobralysin [kou'brælisin] fosfolipaza A z jadu kobry

cocaine [kə'kein] kokaina

cocainism [kɔ'keiinizm] nałóg zażywania kokainy

cocainize [kə'keiinaiz] kokainizować, znieczulać kokainą

cocarboxylase [kouka:'bɔksileis] kokarboksylaza

cocarcinogen [kɔ'ka:sinɔdʒən] kokarcynogen, czynnik współdziałający z innym w rakotwórczości

cocarcinogenesis [kɔka:,sinou'dʒenisis] kokarcynogeneza

coccal ['kɔkəl] ziarniakowy, ziarniakowaty (*bakt.*)

cocci ['kɔksai] ziarniaki (*bakt.*)

Coccidia ['kɔksidiə] kokcydia, ziarniaki, rząd pierwotniaków

coccidial ['kɔksidiəl] odnoszący się do kokcydii

coccidioidal [,kɔksidi'ɔidəl] odnoszący się do kokcydiozy

Coccidioides [,kɔksidi'ɔides] rodzaj grzybów chorobotwórczych

  C. immitis grzyb powodujący kokcydiomikozę

coccidioidoma [,kɔksidiɔi'doumə] ziarniak powodowany przez *C. immitis*

coccidioidomeningitis [,kɔksidi'ɔidɔmenin'dʒaitis] zapalenie opon wywołane przez *C. immitis*

coccidioidomycosis [,kɔksidi'ɔidɔmaik'ousis] kokcydioidomikoza

coccidium [kɔk'sidiəm] kokcydium, pierwotniak z grupy sporowców

coccigenic [,kɔksi'dʒenik] ziarniakopochodny

coccoid ['kɔkɔid] ziarniakowaty

coccus ['kɔkəs] ziarniak (*bakt.*)

coccyalgia [,kɔksi'ældʒiə] ból kości guzicznej lub splotu sromowo-guzicznego

coccydynia [,kɔksi'diniə] = **coccyalgia**

coccygalgia [kɔksig'ældʒiə] = coccyalgia

coccygeal [kɔk'sidʒiəl] guziczny, ogonowy

coccygectomy [kɔksi'dʒektəmi] wycięcie kości guzicznej

coccygodynia [ˌkɔksigo'diniə] = coccyalgia

coccygotomy [kɔksi'gɔtəmi] odcięcie kości guzicznej

coccyx ['kɔksiks] kość guziczna, kość ogonowa

cochlea ['kɔkliə] ślimak (anat.)

cochlear ['kɔkliə] ślimakowy

cochleariform [ˌkɔkli'ɛərifɔ:m] w kształcie łyżki, łyżkowaty

cochleovestibular [ˌkɔkliə'vestibjulə] ślimakowo-przedsionkowy

cockroach ['kɔkroutʃ] karaluch, Blatta orientalis (zool.)

cocktail ['kɔkteil] mieszany napój alkoholowy
  lytic c. koktail lityczny

cod [kɔd] 1) dorsz, Gadus morrhua; 2) wypełniona tłuszczem moszna kastrowanego zwierzęcia

code [koud] 1) kod; 2) kodować
  genetic c. kod genetyczny

codeine ['koudiin] kodeina

coding ['koudiŋ] kodowanie

cod liver oil [kɔd livə oil] tran dorszowy

codon ['koudɔn] kodon, grupa nukleotydów kodujących aminokwasy
  initiating c. kodon inicjujący
  modulation c. kodon modulujący
  multiple recognition c. kodon wielokrotnie rozpoznający
  nonsense c. kodon niesensowny
  start c. kodon inicjujący
  stop c. kodon kończący
  terminating c. kodon kończący, kodon terminalny

coefficient [ˌkoui'fiʃənt] współczynnik, mnożnik
  absorption c. współczynnik absorpcji
  activity c. współczynnik aktywności
  c. of association współczynnik asocjacji (mat.)
  binomial c. współczynnik dwumianowy
  biological c. współczynnik biologiczny
  c. of compressibility współczynnik ściśliwości
  conditional correlation c. współczynnik korelacji warunkowy (mat.)
  c. of contraction współczynnik skurczenia
  correlation c. współczynnik korelacji (mat.)
  demineralization c. współczynnik demineralizacji kości
  c. of determination współczynnik determinacji (mat.)

c. of dilatability współczynnik rozszerzalności

dispersion c. współczynnik rozproszenia

distribution c. współczynnik rozdziału

c. of excess współczynnik ekscesu

c. of. expansion współczynnik rozszerzalności

c. of extinction współczynnik ekstynkcji

c. of friction współczynnik tarcia

genetic correlation c. współczynnik korelacji genetycznej

c. of heritability współczynnik odziedziczalności

c. of inbreeding współczynnik wsobności (gen.)

lethal c. stężenie bakteriobójcze środka dezynfekującego zabijającego bakterie w najkrótszym czasie w temperaturze 20—25°C

oxygen utilization c. współczynnik zużycia tlenu

permeability c. współczynnik przepuszczalności

respiratory c. współczynnik oddechowy

scatter c. współczynnik rozrzutu

skewness c. współczynnik skośności (asymetrii)

solubility c. współczynnik rozpuszczalności

variation c. współczynnik zmienności

velocity c. współczynnik szybkości reakcji chemicznej

viscosity c. współczynnik lepkości

c(o)eliac ['si:liək] trzewny
  c. disease celiakia, choroba trzewna

c(o)elom ['si:lɔm] jama ciała

c(o)eloschisis [ˌsi:lɔ'skisis] szczelina ściany brzusznej

c(o)elosomia [ˌsi:lɔ'soumiə] wrodzone wypadanie trzew klatki piersiowej i jamy brzusznej

c(o)en(a)esthesia [ˌsi:nis'θiziə] cenestezja, poczucie własnego ciała i jego narządów

c(o)en(a)esthopathy [ˌsi:nis'θɔpæθi] cenestopatia, grupa omamów czucia głębokiego (palenie, ściskanie itp.)

c(o)enosis [si:'nousis] patologiczna wydalina lub wydzielina

c(o)enosite [ˌsi:nou'sait] fakultatywny drobnoustrój komensalny

coenzyme [kou'enzaim] koenzym, koferment

coexist ['kouig'zist] współistnieć, współwystępować

coexistence ['kouig'zistens] współistnienie, współwystępowanie

coexistent ['kouig'zistent] współistniejący

cofactor [kou'fæktə] kofaktor, grupa prostetyczna związku
  platelet c. czynnik płytkowy
  ristocetic c. czynnik v. Willebranda, czynnik rystocetynowy
coferment [kou'fəmənt] koenzym
coffin ['kɔfin] trumna
  c.-lid crystals kryształy amonowo-magnezowe w moczu
cog [kɔg] ząbek w kółku zębatym
cognate ['kɔgneit] pokrewny
cognition [kɔg'niʃən] pojmowanie, poznanie (*psych.*)
cognitive ['kɔgnitiv] poznawczy
cog-wheel ['kɔg wi:l] kółko zębate
  c. breathing oddech sakkadowany, oddech przerywany
  c. resistance opór mięśniowy w chorobie Parkinsona
  c. sign objaw koła zębatego
coherent [kou'hiərənt] spójny, logiczny
  c. beam of laser spójna wiązka laserowa
  c. speech logiczna mowa
cohesion [kou'hiʒən] kohezja, spójność, przyciąganie wewnętrzne
cohesive [kou'hi:ziv] spójny, spoisty
coil [kɔil] 1) zwój, cewka; 2) zwijać się w spiralę
  dialysing c. dializator spiralny
coiled ['kɔild] zwinięty w spiralę lub krąg
coilonychia [,kɔilo'nikiə] koilonychia, wklęsłość paznokci
coin [kɔin] moneta
  c. catcher szczypce do usuwania ciał obcych z przełyku
  c. couting drżenie palców przypominające liczenie monet
coincide [,kouin'said] zdarzyć się równocześnie, zbiec się w czasie
coincidence [kou'insidəns] koincydencja
coital ['kouitl] odnoszący się do spółkowania
coition [kou'iʃən] spółkowanie, stosunek płciowy
coitophobia [,kouitə'foubiə] fobia spółkowania
coitus ['kouitəs] spółkowanie
  c. interruptus stosunek przerywany
  oral c. fellacja
colchicine ['kɔlkisi:n] kolchicyna
cold ['kould] 1) zimno; 2) zimny; 3) przeziębienie
  catch a c. przeziębić się
  c. in the chest zapalenie oskrzeli (*pot.*)
  common c. przeziębienie
  c. cream krem toaletowy
  c. in the head katar (*pot.*)
  c. pack zimne zawijania

  c. sore opryszczka na wardze
cold-blooded ['kould,blʌdid] zimnokrwisty, zmiennocieplny
colectasia [kɔlek'teiziə] rozszerzenie okrężnicy
colectomy [kɔ'lektəmi] wycięcie okrężnicy
coleoptosia [kɔliə'tousiə] wypadanie pochwy
coleotomy [kɔli'ɔtəmi] nacięcie pochwy
colibacill(a)emia [,kouli,bæsi'li:miə] obecność pałeczek okrężnicy we krwi
colibacillosis [,kouli,bæsi'lousis] zakażenie pałeczkami okrężnicy
colibacilluria [,kouli'bæsi'ljuəriə] obecność pałeczek okrężnicy w moczu
colibacillus [,koulibæ'siləs] = **Escherichia coli**
colic ['kɔlik] 1) kolka, ból kolkowy; 2) okrężniczy
  appendicular c. kolka wyrostkowa
  biliary c. kolka żółciowa, kolka wątrobowa
  bilious c. ból towarzyszący ostrej niestrawności z biegunką żółciową
  clot c. kolka moczowodowa wywołana zatkaniem moczowodu skrzepem
  flatulent c. bębnica, kolka ze wzdęcia
  gallstone c. kolka żółciowa, kolka wątrobowa
  hepatic c. kolka wątrobowa, kolka żółciowa
  intestinal c. kolka jelitowa
  lead c. kolka ołowicza
  menstrual c. bolesne skurcze macicy miesiączkowe
  mucous c. kolka w śluzowym zapaleniu jelit
  nephritic c. 1) ból w zapaleniu nerek; 2) kolka nerkowa
  ovarian c. ból jajnika
  pseudomembranous c. kolka w zapaleniu rzekomobłoniczym jelita
  salivary c. kolka śliniankowa w kamicy
  saturnine c. kolka ołowicza
  tubal c. kolka jajowodowa
  uterine c. ból kolkowy macicy
  wind c. kolka we wzdęciu
  zinc c. kolka w zatruciu cynkiem
coliform ['kɔlifɔ:m] podobny do pałeczki okrężnicy
  c. organisms pałeczki jelitowe
coliphage ['kɔlifeidʒ] fag pałeczki okrężnicy
coliplication [,kɔli'plaikeiʃn] operacja sfałdowania okrężnicy
colipuncture [,kɔli'pʌŋktʃə] nakłucie okrężnicy
colisepsis [,kouli'sepsis] posocznica wywołana pałeczką okrężnicy
colitis [kɔ'laitis] zapalenie okrężnicy

am(o)ebic c. zapalenie okrężnicy pełzakowe

cystic superficial c. zapalenie okrężnicy torbielowate

granulomatous c. zapalenie okrężnicy ziarniniakowe (przejście choroby Crohna na okrężnicę)

mucous c. zapalenie okrężnicy śluzowe

pseudomembranous c. zapalenie okrężnicy rzekomobłoniaste

ulcerative c. zapalenie okrężnicy wrzodziejące

colitox(a)emia [ˌkɔlitɔk'si:miə] toksemia wywołana przez pałeczki okrężnicy

colitoxicosis [ˌkɔlitɔksi'kousis] = colitox(a)emia

collagen ['kɔlædʒən] kolagen

collagenolytic [kɔˌlædʒenɔ'litik] rozkładający kolagen

collagenosis [ˌkɔlædʒe'nousis] kolagenoza

collagenous [kɔl'ædʒinəs] klejorodny, kolagenowy

collapse [kə'læps] 1) zapaść; 2) zapadnięcie się; 3) zapadać się

circulatory c. zapaść naczyniowa lub sercowa

lung c. zapadnięcie się płuca

massive c. zapadnięcie się płata lub całego płuca

pulmonary c. = lung c.

collapsible [kə'læpsəbl] mogący się zapaść

collapsing [kə'læpsiŋ] zapadający się

collapsotherapy [kəlæpsɔ'θerəpi] leczenie uciskiem jam płucnych

collar-bone ['kɔləˌboun] obojczyk

collateral [kɔ'lætərəl] 1) oboczny, poboczny; 2) naczynie oboczne lub nerw oboczny

collect [kə'lekt] zbierać, gromadzić

collecting [kə'lektiŋ] zbiorczy, zbierający

colliculectomy [kɔˌlikjul'ektəmi] wycięcie wzgórka nasiennego

colliculitis [kɔlikju'laitis] zapalenie wzgórka nasiennego

colliculus [kɔ'likjuləs], pl colliculi [kɔ'likjulai] wzgórek (anat.)

facial c. wzgórek nerwu twarzowego (na dnie komory IV)

inferior c. wzgórek dolny blaszki czworaczej

seminal c. wzgórek nasienny cewki moczowej

superior c. wzgórek górny blaszki czworaczej

urethral c. = seminal c.

collifixation [ˌkɔlifiks'eiʃən] umocowanie chirurgiczne szyjki macicy

colliquation [ˌkɔli'kweiʃən] rozpływanie się

ballooning c. zwyrodnienie balonowate, zwyrodnienie komórki z wybitnym jej obrzękiem

reticular c. zwyrodnienie siateczkowate naskórka

colliquative [kɔ'likwetiv] rozpływający się

c. necrosis martwica rozpływna

collodion [kɔ'loudiən] kolodium, kolodion

collodium [kə'loudiəm] kolodium, kolodion

colloid ['kɔlɔid] 1) koloid; 2) koloidowy, klejopodobny; 3) koloidyna; 4) wydzielina w pęcherzykach tarczycy

hydrophilic c. koloid hydrofilowy, emulsoid

hydrophobic c. koloid hydrofobowy, suspensoid

irreversible c. koloid nieodwracalny

lyophilic c. koloid liofilowy, emulsoid

lyophobic c. koloid liofobowy, suspensoid

c. milium prosak koloidowy, zwyrodnienie koloidowe skóry

reversible c. koloid odwracalny

styptic c. = styptic collodium

suspension c. zawiesina koloidalna, suspensoid

thyroid c. wydzielina tarczycy w pęcherzykach

colloidal [kə'lɔidəl] koloidalny

colloidoclasia [ˌkəlɔidɔ'kleiziə] wstrząs koloidowy

collopexia [ˌkɔlɔ'peksiə] chirurgiczne umocowanie szyjki macicy

coloboma [ˌkɔlɔ'boumə] 1) ubytek częściowy jednej ze struktur oka; 2) szpara, szczelina, rozszczep

c. of the choroid szczelina naczyniówki

c. of the iris szczelina tęczówki

c. lentis szczelina soczewki

retinal c. szczelina siatkówki

c. of vitreous szczelina ciała szklistego (szklistki)

colocholecystostomy [ˌkɔləkɔləsis'tɔstəmi] zespolenie pęcherzykowo-okrężnicze

coloclyster [ˌkoulə'klistə] wlew doodbytniczy

colocolostomy [ˌkɔlɔkɔ'lɔstəmi] zespolenie okrężniczo-okrężnicze

colofixation [ˌkɔləfik'seiʃən] chirurgiczne umocowanie okrężnicy

cololysis [kɔ'lɔlisis] uwolnienie okrężnicy ze zrostów

colon ['koulən] okrężnica

ascending c. okrężnica wstępująca

descending c. okrężnica zstępująca

giant c. okrężnica olbrzymia

iliac c. część zagięcia śledzionowego, okrężnica leżąca w dole biodrowym

irritable c. zespół nadpobudliwego jelita
sigmoid c. esica, okrężnica esowata
transverse c. poprzecznica
colonic [kə'lɔnik] okrężniczy
colonization [ˌkɔlɔnai'zeiʃən] kolonizacja (*bakt.*)
  bacterial c. kolonizacja bakteryjna
colonize ['kɔlə,naiz] kolonizować
colonoscopy [kou'lɔnɔskəpi] wziernikowanie okrężnicy
colony ['kɔləni] kolonia
  bacterial c. kolonia bakteryjna
  cell c. kolonia komórek
  daughter c. kolonia wtórna
  dwarf c. kolonia karłowata, kolonia D
  filamentous c. kolonia włókienkowata
  mother c. kolonia pierwotna
  mucoid c. kolonia śluzowata
  negative c. kolonia negatywna, „łysinka"
  rough c. kolonia szorstka
  smooth c. kolonia gładka
  spheroid c. kolonia kulista (pierwotniaków)
  superficial c. kolonia powierzchowna
coloplication [ˌkɔləplai'keiʃən] operacja sfałdowania okrężnicy
coloptosis [ˌkɔləp'tousis] opuszczenie okrężnicy
colorimeter [ˌkʌləri'mitə] kolorymetr
  flame c. kolorymetr płomieniowy
colorimetric [ˌkʌləri'metrik] kolorymetryczny
colorimetry [ˌkʌlə'rimitri] kolorymetria
colorrhaphy [kə'lərəfi] zeszycie okrężnicy
coloscopy [kə'ləskəpi] wziernikowanie okrężnicy
colosigmoidostomy [ˌkɔləsigmɔid'ɔstəmi] zespolenie okrężniczo-esicze
colostomy [kə'lɔstəmi] wytworzenie chirurgiczne przetoki okrężniczo-skórnej, kolostomia
  inguinal c. kolostomia pachwinowa
colostrous [kə'lɔstrəs] siarowy
colostrum [kə'lɔstrəm] siara
colotomy [kə'lɔtəmi] nacięcie okrężnicy
colotyphus [ˌkɔlə'taifəs] dur brzuszny z owrzodzeniami okrężnicy
colo(u)r ['kʌlə] 1) barwa, kolor; 2) barwić
  c.-blind daltonista, ślepy na barwy
  c.-blindness ślepota barw, daltonizm
  confusion c.'s zestaw barw (zwykle włóczki) do badania widzenia barw
  c. index wskaźnik barwny (hemoglobiny)
colo(u)rless ['kʌləlis] bezbarwny
colp- [kɔlp-] w złożeniach oznacza pochwę
colpatresia [kɔlpə'tri:ziə] zarośnięcie pochwy, atrezja pochwy
colpectomy [kɔl'pektəmi] wycięcie pochwy

colpitis [kɔl'paitis] zapalenie pochwy
  diphtheritic c. zapalenie pochwy błonicze
  emphysematous c. pęcherzyca gazowa pochwy
  granulous c. zapalenie pochwy guzkowe
  mycotic c. zapalenie pochwy grzybicze
  papillomatous c. zapalenie pochwy brodawczakowate
colpocele ['kɔlpɔsi:l] 1) przepuklina pochwowa; 2) opuszczenie pochwy
colpocystocele [ˌkɔlpɔ'sistɔsi:l] przepuklina pęcherza do pochwy
colpocystoplasty [ˌkɔlpɔ'sistɔplæsti] plastyka pochwy i pęcherza
colpocystotomy [ˌkɔlpɔsis'tɔtəmi] nacięcie pęcherza przez pochwę
colpocystoureterotomy [ˌkɔlpɔˌsistɔjuərətə'rɔtəmi] nacięcie moczowodu przez pochwę i pęcherz
colpocytogram [ˌkɔlpɔ'saitogræm] cytogram pochwy
colpohysterectomy [ˌkɔlpəhistə'rektəmi] wycięcie pochwy z macicą
colpohysteropexy [ˌkɔlpə'histərɔpeksi] umocowanie macicy przez pochwę
colpohysterorrhaphy [ˌkɔlpəˌhistər'ɔrəfi] = **colpohysteropexy**
colpohysterotomy [ˌkɔlpəhister'ɔtəmi] nacięcie macicy przez pochwę
colpokeratosis [ˌkɔlpɔkərə'tousis] zrogowacenie pochwy
colpomycosis [ˌkɔlpəmai'kousis] grzybica pochwy
colpoperineoplasty [ˌkɔlpəpeˌriniɔ'plæsti] plastyka pochwy i krocza
colpoperineorrhaphy [ˌkɔlpəpeˌrini'ɔrəfi] zeszycie pochwy i krocza
colpopexy ['kɔlpəpeksi] umocowanie pochwy
colpoptosis [ˌkɔlpə'ptousis] wypadanie pochwy
colporectopexy [ˌkɔlpəˌrektə'peksi] umocowanie wypadającej odbytnicy do pochwy
colporrhagia [ˌkɔlpə'reidʒiə] krwotok z pochwy
colporrhaphy [kɔl'pɔrəfi] zeszycie pochwy
colporrhexis [ˌkɔlpə'reksis] rozdarcie pochwy
colposcopy [kɔl'pɔskəpi] wziernikowanie pochwy
colpospasm ['kɔlpəspæzm] skurcz pochwy
colpostenosis [ˌkɔlpəste'nousis] zwężenie pochwy
colpotomy [kɔl'pɔtəmi] nacięcie pochwy
colpoureterotomy [ˌkɔlpəjuəritər'ɔtəmi] nacięcie moczowodu przez pochwę
colpoxerosis [ˌkɔlpəzi'rousis] marskość pochwy

columbium [kɔ'ləmbiəm] kolumbium, Cb
(*chem.*)
column ['kɔləm] słup, kolumna, sznur
absorbing c. kolumna absorpcyjna
anal c.'s słupy odbytnicze
anterior c. słup przedni rdzenia (istoty
szarej)
anterior white c. sznur przedni rdzenia
chromatographic c. kolumna chromatograficzna
lateral c. sznur boczny rdzenia
c. of mercury słup rtęci
posterior gray c. słup tylny rdzenia
posterior white c. sznur tylny rdzenia
rectal c.'s słupy odbytnicze
renal c.'s słupy nerkowe
spinal c. kręgosłup
vertebral c. kręgosłup
coma ['koumə] śpiączka
alcoholic c. śpiączka alkoholowa
apoplectic c. śpiączka poudarowa
atropine c. śpiączka atropinowa
cerebral c. śpiączka mózgowa
diabetic c. śpiączka cukrzycowa
hepatic c. śpiączka wątrobowa
hyperglyc(a)emic c. śpiączka hiperglikemiczna, śpiączka cukrzycowa
hypoglyc(a)emic c. śpiączka hipoglikemiczna
ketotic c. śpiączka w kwasicy ketonowej
metabolic c. śpiączka metaboliczna (wywołana zaburzeniami metabolizmu)
non-ketotic c. śpiączka bez kwasicy ketonowej
lactate c. śpiączka mleczanowa
thyrotoxic c. śpiączka w nadczynności tarczycy
toxic c. śpiączka toksyczna
ur(a)emic c. śpiączka mocznicowa
comatose ['koumətous] będący w stanie
śpiączki
combine [kəm'bain] łączyć, wiązać się
(*chem.*), zestawiać
combined [kəm'baind] łączony, wiązany,
kombinowany
c. treatment leczenie złożone (wieloleko-
we)
combustible [kəm'bʌstəbl] łatwopalny
combustion [kəm'bʌstʃən] spalanie
c. equivalent równoważnik spalania (ilość
energii wyzwolonej w czasie spalania
pożywienia)
flameless c. spalanie bezpłomieniowe
incomplete c. spalanie niecałkowite
perfect c. spalanie całkowite
comedo [kɔ'mi:dou] zaskórnik
comedocarcinoma [kɔˌmidouka:si'noumə]
rak czopiasty sutka

comforter ['kʌmfətə] smoczek dziecinny (do
ust)
comigrate [kouˌmai'greit] migrować wspól-
nie (chromatografia)
comma ['kɔmə] przecinek
c. bacillus przecinkowiec cholery
commensal [kə'mensəl] komensal, drobnoustrój komensalny (żyjący u gospodarza,
ale nie szkodzący mu)
comminute ['kɔmiˌnjut] zdruzgotać, rozbić
na kawałki, rozdrobnić
comminuted ['kɔmiˌnjutid] rozkawałkowa-
ny, rozdrobniony
comminution [ˌkɔmi'nju:ʃən] rozdrobnienie,
rozkawałkowanie
commissural [kɔ'misjuərəl] spoidłowy
commissure ['kɔmisjuə] spoidło (*anat.*)
anterior c. spoidło przednie (mózgu)
anterior gray c. spoidło szare rdzenia,
istota szara przed kanałem środkowym
anterior white c. spoidło białe rdzenia
hippocampal c. spoidło hipokampa
c. of the cerebral hemispheres spoidło wielkie, ciało modzelowate
optic c. skrzyżowanie nerwów wzrokowych
posterior cerebral c. spoidło tylne mózgu
supraoptic c. spoidło nadwzrokowe
white c. spoidło białe rdzenia
commissurorrhaphy [ˌkɔmisjuə'rɔrəfi] zeszycie spoidła powiek
commissurotomy [ˌkɔmisjuə'rɔtəmi] 1) nacięcie spoidła, nacięcie spojenia; 2) mielotomia tylna
mitral c. komisurotomia mitralna, przecięcie zastawki lewego ujścia żylnego
commitment [kə'mitment] przymusowe
skierowanie do szpitala psychiatrycznego
common ['kɔmən] 1) wspólny; 2) zwykły,
pospolity
commotion [kə'mouʃən] 1) wstrząśnienie,
wstrząs; 2) wzburzenie
communicable [kə'mju:nikəbl] zaraźliwy,
udzielający się
c. disease choroba zakaźna
communication [kəˌmjuni'keiʃən] 1) kontakt
z otoczeniem; 2) doniesienie; 3) połączenie
arteriovenous c. połączenie tętniczo-żylne
(sztuczne lub naturalne)
preliminary c. doniesienie wstępne
communicative [kə'mjunikətiv] nawiązujący
łatwo kontakt, komunikatywny
community [kə'mju:niti] wspólnota, gmina,
grupa społeczna
therapeutic c. w psychoterapii zbiorowej:
grupa terapeutyczna
comorbid [kou'mɔ:bid] współistniejący (o
chorobie)

compact [kəm'pækt] spoisty, lity, zbity
compactness [kəm'pæktnis] zwartość, zbitość, gęstość
comparative [kəm'pærətiv] porównawczy
compare [kəm'pɛə] porównywać
compartment [kəm'pa:tmənt] przedział
  extracellular c. przedział pozakomórkowy
  intracellular c. przedział wewnątrzkomórkowy
  muscle c. loża mięśnia
compatibility [kəm‚pætə'biliti] zgodność, możliwość pogodzenia
  blood group c. zgodność grup krwi
  f(o)eto-maternal c. zgodność między płodem a matką
  histological c. = histocompatibility
  serological c. zgodność serologiczna
compensate ['kɔmpen‚seit] wyrównywać, kompensować
compensated ['kɔmpen‚seitid] wyrównany
  c. acidosis kwasica wyrównana
  c. diabetes cukrzyca wyrównana
compensation [‚kɔmpen'seiʃən] wyrównanie, skompensowanie
compensatory ['kɔmpen‚sətəri] wyrównawczy
competence ['kɔmpitəns] wydolność, kompetencja
  valvular c. wydolność zastawki, szczelność zastawki
competent ['kɔmpitənt] wydolny
competition [‚kɔmpi'tiʃən] rywalizacja, konkurencja
competitive [kəm'petitiv] konkurencyjny, rywalizujący
  c. inhibition hamowanie współzawodniczące
complain (of) [kəm'plein] uskarżać się (na)
complaint [kəm'pleint] skarga, dolegliwość
complement ['kɔmplimənt] 1) uzupełnienie; 2) dopełniacz
  deflection of the c. = **fixation of c.**
  deviation of the c. = **fixation of c.**
  diversion of the c. = **fixation of c.**
  fixation of the c. wiązanie dopełniacza
complemental [‚kɔmpli'mentl] dopełniaczowy
complementary [‚kɔmpli'mentəri] uzupełniający
complementation [‚kɔmplimen'teiʃən] komplementacja (wirusów)
complete [kəm'pli:t] 1) zupełny, całkowity; 2) uzupełniać
complex ['kɔmpleks] 1) kompleks, zespół; 2) kompleksowy, złożony, skomplikowany; 3) tworzyć kompleksy, kompleksować (*chem.*)
  aberrant c. nieprawidłowy zespół QRS

w ekg wskutek zaburzeń przewodnictwa śródkomorowego
  anomalous c. nieprawidłowy zespół w ekg
  atrial c. załamek P w ekg
  auricular c. załamek P
  brain wave c. zespół fal w eeg (np. zespół iglica-fala)
  dentate c. zespół jąder móżdżku (z wyjątkiem *n. fastigii*)
  Golgi c. aparat Golgiego
  immune c. kompleks immunologiczny
  inferiority c. kompleks niższości
  jumped process c. zespół zaklinowanego wyrostka stawowego kręgosłupa
  junctional c. zespół struktur wiążących komórki nabłonka
  juxtaglomerular c. aparat przykłębuszkowy
  labelled albumin c. znakowany kompleks albuminy
  membrane-attack c. zespół atakujący błonę (*immun.*)
  monophasic c. zespół jednofazowy w ekg
  persecution c. zespół urojeń prześladowczych
  primary c. zespół pierwotny (gruźliczy, kiłowy itp.)
  QRS c. zespół komorowy w ekg
  spike and wave c. zespół iglica-fala w eeg
  superiority c. kompleks wyższości
  ventricular c. zespół komorowy w ekg
complexion [kəm'plekʃən] cera
complexity [kəm'pleksiti] złożoność, skomplikowanie
compliance [kəm'plaiəns] 1) podatność; 2) uleganie, stosowanie się do poleceń
  pulmonary c. podatność płuc
  patient's c. zdyscyplinowanie chorego
compliant [kəm'plaiənt] 1) podatny; 2) posłuszny
complication [‚kɔmpli'keiʃən] powikłanie, komplikacja
comply (with) [kəm'plai] zastosować się (do)
  c. with the requirements odpowiadać wymogom
component [kəm'pounənt] składnik
comportment [kəm'pɔ:tmənt] zachowanie się
compose [kəm'pous] złożyć, składać
composed [kəm'pousd] spokojny, zrównoważony
composition [‚kɔmpə'ziʃən] skład, układ
  chemical c. skład chemiczny
compound ['kɔmpaund, kəm'paund] 1) związek (chemiczny); 2) składać, zmieszać; 3) złożony, składany; 4) składnik
  carboxylic c. związek pierścieniowy węglowy (np. benzen)
  chain c. związek łańcuchowy (prosty)

closed chain c. związek pierścieniowy
condensation c. związek będący wynikiem
kondensacji
cylic c. związek pierścieniowy, związek
cykliczny
derivative c. związek pochodny
endothermic c. związek endotermiczny
(pochłaniający ciepło przy powstawaniu)
exothermic c. związek egzotermiczny (wydzielający ciepło przy powstawaniu)
heterocyclic c. związek heterocykliczny
high energy c. związek wysokoenergetyczny (np. ester fosforowy)
homocyclic c. związek homocykliczny
hydrophilic c. związek hydrofilny
hydrophobic c. związek hydrofobny
non-polar c. związek apolarny, nie zawierający biegunów w cząsteczce
open chain c. związek łańcuchowy
organochlorine c. związek organiczny chloru
organophosphate c. związek fosforoorganiczny
organophosphorus c. związek fosforoorganiczny
polar c. związek polarny, związek biegunowy
polycyclic c. związek wielopierścieniowy
quaternary c. związek czwartorzędowy
ring c. związek pierścieniowy
saturated c. związek nasycony (bez wiązań nienasyconych)
surface-active c. związek powierzchniowo czynny, surfaktant
ternary c. związek trzeciorzędowy
tertiary c. = ternary c.
unsaturated c. związek nienasycony
comprehend [ˌkɔmpriˈhend] 1) pojąć, zrozumieć; 2) obejmować, zawierać
comprehensible [ˌkɔmpriˈhensəbl] zrozumiały, możliwy do zrozumienia
comprehension [ˌkɔmpriˈhenʃən] 1) zrozumienie, pojmowanie; 2) zasięg
comprehensive [ˌkɔmpriˈhensiv] 1) rozumowy; 2) obejmujący szeroki zakres, wszechstronny, kompleksowy
c. faculty zdolność pojmowania
compress [ˈkɔmpres] okład, kompres
compress [kəmˈpres] uciskać, ucisnąć, ścisnąć
compression [kəmˈpreʃən] 1) ucisk; 2) sprężenie
c. atrophy zanik z ucisku
c. screwing of bone łączenie śrubami złamanej kości pod uciskiem
compromise [ˈkɔmprəˌmaiz] 1) kompromitować; 2) upośledzać

compromised [ˈkɔmprəˌmaizd] upośledzony
c. immunity upośledzona odporność
c. vision upośledzony wzrok
compulsion [kəmˈpʌlʃən] 1) przymus; 2) natrętna czynność, kompulsja
compulsive [kəmˈpʌlsiv] natrętny, zmuszający
c. ideas natręctwa myślowe
c. thinking natręctwa myślowe
computer [kəmˈpjutə] komputer, maszyna licząca
analog c. komputer analogowy
digital c. komputer liczbowy
con- [kɔn-] w złożeniach oznacza: z
concanavalin [ˌkɔnkəˈnævəlin] konkanawalina
concave [ˈkɔnˈkeiv] wklęsły
concavity [kɔnˈkæviti] wklęsłość
concavoconcave [kɔnˈkeivəˈkɔnkeiv] wklęsło-wklęsły (soczewka)
concavoconvex [ˌkɔnˈkeivəˈkɔnveks] wklęsło-wypukły
conceal [kənˈsiːl] ukrywać
concealed [kənˈsiːld] ukryty, utajony
c. bleeding krwawienie utajone
conceive [kənˈsiːv] począć, zajść w ciążę
concentrate [ˈkɔnsentreit] 1) koncentrować, stężać, skupiać; 2) koncentrat
concentration [ˌkɔnsenˈtreiʃən] koncentracja, stężenie
baseline c. stężenie podstawowe, stężenie wyjściowe
lack of c. brak koncentracji uwagi
maximal allowable c. największe stężenie dopuszczalne
minimal an(a)esthetic c. najmniejsze stężenie anestetyku
minimal bactericidal c. najmniejsze stężenie bakteriobójcze
minimal alveolar c. najmniejsze stężenie pęcherzykowe (anestetyku)
minimal inhibitory c. najmniejsze stężenie hamujące wzrost bakterii
molar c. stężenie molarne
normal c. stężenie normalne
plasma c. stężenie w osoczu
urinary c. ability zdolność koncentracji moczu
concept [ˈkɔnsept] koncepcja, pojęcie
conception [kənˈsepʃən] 1) poczęcie, zapłodnienie; 2) koncepcja
imperative c. obsesja, myśl natrętna
conceptus [kənˈseptəs] zarodek, płód
concha [ˈkɔŋkə] małżowina, muszla
auricular c. małżowina uszna
nasal c. małżowina nosowa
sphenoidal c. małżowina klinowa
conchitis [kɔnˈkaitis] zapalenie małżowiny

concise [kən'sajs] 1) zwięzły; 2) *Concise* — materiał stomatologiczny

concoction [kən'kɔkʃən] gotowanie, warzenie, wywar

concomitant [kən'kɔmitənt] towarzyszący, współistniejący

concrement ['kɔnkrimənt] złóg, kamień

concrete [kɔn'kri:t] 1) zrośnięcie się; 2) beton

concretion [kɔn'kri:ʃən] złóg, kamień

concurrent [kən'kʌrənt] współistniejący, współzbieżny

concussion [kən'kʌʃən] wstrząśnienie, wstrząs

brain c. wstrząśnienie mózgu

condensation [‚kɔnden'seiʃən] 1) kondensacja, zagęszczenie; 2) skroplenie lub zestalenie; 3) upchanie wypełnienia (*stom.*)

condensed [kən'densd] zagęszczony, skondensowany

condenser [kən'densə] 1) kondensator elektryczny; 2) skraplacz; 3) upychadło (*stom.*); 4) kondensator w mikroskopie

condition [kən'diʃən] 1) warunek; 2) stan; 3) warunkować (w wytwarzaniu odruchu warunkowego)

in poor general c. w ogólnym stanie złym

conditional [kən'diʃənl] warunkowy

conditioned [kən'diʃənd] uwarunkowany (odruch)

c. reflex odruch warunkowy

conditioning [kən'diʃəniŋ] uwarunkowanie, wytwarzanie odruchu warunkowego

condom ['kɔndəm] prezerwatywa, kondom

conductance [kən'dʌktəns] przewodność, przewodnictwo (odwrotność oporności), konduktancja

electric c. przewodność elektryczna

conduction [kən'dʌkʃən] przewodzenie

aberrant ventricular c. przewodzenie komorowe błądzące

accelerated c. przewodzenie przyspieszone (w zespole WPW)

air c. przewodnictwo powietrzne

anterograde c. przewodzenie ortodromowe

antidromic c. przewodzenie antydromowe (wsteczne)

atrial c. przewodzenie śródprzedsionkowe

atrioventricular c. przewodzenie przedsionkowo-komorowe

avalanche c. przewodzenie lawinowe (z jednego nerwu na wiele nerwów)

bone c. przewodnictwo kostne

concealed c. przewodzenie utajone (ekg)

delayed c. przewodzenie opóźnione (blok serca I° stopnia)

forward c. przewodzenie bodźca od węzła zatokowego w dół

heat c. przewodzenie cieplne

ionic c. przewodzenie jonowe

nerve c. przewodzenie nerwowe

orthodromic c. przewodzenie ortodromowe, przewodzenie wzdłuż nerwu od komórki

retrograde c. przewodzenie wsteczne (w sercu)

saltatory c. przewodzenie skokowe (w nerwie)

synaptic c. przewodzenie synaptyczne

c. system układ przewodzący

thermal c. przewodzenie cieplne

c. time czas przewodzenia

ventricular c. przewodzenie śródkomorowe

ventriculoatrial c. = retrograde c.

conduit ['kɔndit] kanał, przewód

ileal c. część jelita biodrowego użyta jako wstawka uzupełniająca inny narząd rurowaty

conduplicate [kɔn'dʌplikeit] 1) zdwojony; 2) zdwoić, złożyć podwójnie wzdłuż

condylar ['kɔndilə] kłykciowy

condylarthrosis [‚kɔndila:θ'rousis] staw kłykciowy

condyle ['kɔndail] kłykieć

mandibular c. wyrostek kłykciowy żuchwy

occipital c. kłykieć potyliczny

condylectomy [‚kɔndil'ektəmi] wycięcie kłykcia

condyloid ['kɔndilɔid] kłykciowy

condyloma [‚kɔndi'loumə] kłykcina

c. acuminatum kłykcina kończysta

flat c. kłykcina płaska

pointed c. kłykcina kończysta

cone [koun] 1) stożek; 2) czopek siatkówki; 3) szyszynka

ether c. maska do podawania eteru w narkozie drogą otwartą

fertilization c. wzgórek przyjęcia, część komórki jajowej, gdzie plemnik wnika do niej

implantation c. wzgórek aksonu

c. of light refleks światła na błonie bębenkowej

medullary c. stożek rdzeniowy

retinal c. komórka czopkonośna siatkówki

terminal c. stożek rdzeniowy

vascular c. płacik najądrza

confabulation [kən‚fæbju'leiʃən] konfabulacja, zmyślanie (*psych.*)

configuration [kən‚figju'reiʃən] konfiguracja, ukształtowanie

mitral c. of the heart mitralna sylwetka serca

confine [kən'fain] 1) ograniczyć; 2) położyć do łóżka
confined to bed [kən'faind tu bed] pozostający w łóżku
confinement [kən'fainment] poród
confluence ['kɔnfluəns] zlewanie się, spływ
confluent ['kɔnfluənt] zlewający się, zrastający się
conformation [ˌkɔnfɔ:'meiʃən] dostosowanie się, ukształtowanie, struktura przestrzenna drobiny
conformer [kən'fɔ:mə] w chirurgii materiał umieszczany w jamie dla zapobiegnięcia jej zarośnięciu
confusion [kən'fju:ʒən] stan splątania, dezorientacji (psych.).
congeal [kən'dʒ:il] 1) zamarznąć; 2) skrzepnąć
congelation [ˌkɔndʒi'leiʃən] zamarznięcie, odmrożenie
congener ['kɔndʒinə] 1) osobnik pokrewny; 2) mięsień agonista
congenital [kɔn'dʒenitəl] wrodzony
congested [kən'dʒestid] przekrwiony
congestion [kən'dʒestʃən] przekrwienie, zastój krwi
  active c. przekrwienie czynne, przekrwienie tętnicze
  fluxionary c. przekrwienie czynne
  functional c. przekrwienie fizjologiczne (np. w czasie pracy)
  hypostatic c. przekrwienie opadowe
  hypostatic c. of the lungs przekrwienie opadowe płuc
  passive c. przekrwienie bierne
congestive [kən'dʒestiv] przekrwienny, zastoinowy
  c. cardiomyopathy kardiomiopatia zastoinowa
  c. heart failure zastoinowa niewydolność serca
conglobate ['kɔnglou‚beit] 1) kulisty; 2) tworzenie się pakietów węzłów itp.
conglomerate [kən'glɔməreit] 1) skupiać się, tworzyć konglomerat; 2) konglomerat
conglutinant [kɔn'glu:tinənt] czynnik zlepny
conglutination [kɔn‚glu:ti'neiʃən] 1) zlepianie się; 2) aglutynacja kompleksów immunologicznych przez surowicę bydlęcą
conic ['kɔnik], conical ['kɔnikəl] stożkowaty
  c. flask kolba Erlenmayera
conidium [kɔ'nidiəm] konidium, bezpłciowy zarodnik pewnych grzybów
coniferous [ˌkou'nifərəs] iglasty (bot.)
coniofibrosis [ˌkɔniəfai'brousis] pylicze zwłóknienie płuc
coniophage ['kɔniəfeidʒ] komórka pyłowa
coniosis [ˌkɔni'ousis] pylica

coniotomy [ˌkɔni'ɔtəmi] koniotomia, nacięcie stożka elastycznego krtani
conization [ˌkɔnai'zeiʃən] konizacja, wycięcie stożka tkanki z szyjki macicy
conjugate ['kɔndʒugit, 'kɔndʒugeit] 1) sprzężna; 2) sprzężony, złączony
  diagonal c. sprzężna przekątna
  effective c. sprzężna efektywna
  external c. sprzężna zewnętrzna
  c. eye movement sprzężony ruch oczu
  false c. 1) sprzężna rzekoma; 2) sprzężna efektywna
  internal c. sprzężna wewnętrzna
  obstetric c. sprzężna położnicza
  true c. sprzężna anatomiczna
conjugation [kɔndʒu'geiʃən] 1) sprzęganie; 2) złączenie gamet lub jednokomórkowych ustrojów; 3) wiązanie w wątrobie toksyn, leków i steroidów z kwasem gulukuronowym lub siarkowym
conjunctiva [ˌkɔndʒʌŋk'taivə] spojówka
  bulbar c. spojówka gałki ocznej
  ocular c. spojówka gałki ocznej
  palpebral c. spojówka powieki
  tarsal c. spojówka tarczkowa
conjunctival ['kɔndʒʌŋk'taivəl] spojówkowy
  amyloid c. degeneration zwyrodnienie skrobiowate spojówki
  c. argyrosis srebrzyca spojówkowa
  c. coniosis pylica spojówkowa
  c. degeneration zwyrodnienie spojówkowe
  c. fornix sklepienie spojówkowe
  hyaline c. degeneration zwyrodnienie szkliste spojówkowe
  c. sac worek spojówkowy
  c. sclerosis wysychanie z zanikiem spojówki
conjunctiviplasty [kən‚dʒʌŋktivi'plæsti] plastyka spojówki
conjunctivitis [kən‚dʒʌŋkti'vaitis] zapalenie spojówek
  actinic c. zapalenie spojówek popromienne
  allergic c. zapalenie spojówek alergiczne
  angular c. zapalenie kątów powiek
  atopic c. zapalenie spojówek atopowe, zapalenie spojówek alergiczne
  blennorh(o)eal c. zapalenie spojówek rzeżączkowe
  calcareous c. zapalenie spojówek zwapniające
  catarrhal c. zapalenie spojówek nieżytowe, nieżyt spojówek
  epidemic mucopurulent c. zapalenie spojówek nagminne śluzowo-ropne
  follicular c. zapalenie spojówek grudkowe
  granular c. zapalenie spojówek jaglicze
  inclusion c. zapalenie spojówek wtrętowe

larval c. zapalenie spojówek wywołane przez larwy much
lymphatic c. zapalenie spojówek pryszczykowe
Meibomian c. zapalenie spojówek z przewlekłym zapaleniem gruczołów Meiboma
membranous c. zapalenie spojówek błonicze
necrotic infectious c. zapalenie spojówek martwicze zakaźne
oculogenital c. zapalenie spojówek wtrętowe
phlyctenular c. zapalenie spojówek pryszczykowe
pseudomembranous c. zapalenie spojówek rzekomobłoniaste
swimming pool c. zapalenie spojówek kąpielowe, zapalenie spojówek wtrętowe
trachomatous c. zapalenie spojówek jagliczne
vernal c. zapalenie spojówek wiosenne
conjunctivoplasty [kən'dʒʌŋktivəplæsti] plastyka spojówki
connatal [kɔ'neitl], **connate** ['kɔneit] wrodzony
conquassation [kɔnkwa'seiʃən] zmiażdżenie
consanguineous [ˌkɔnsæŋ'gwiniəs] krewny, pokrewny
consanguinity [ˌkɔnsæŋ'gwiniti] pokrewieństwo
conscious ['kɔnʃəs] przytomny, świadomy
consciousness ['kɔnʃəsnis] świadomość, przytomność
   clouding of c. przymroczenie świadomości
   double c. podwójna świadomość, rozdwojenie osobowości
   field of c. zakres świadomości, krąg świadomości
consecutive [kɔn'sekjutiv] kolejny
consensual [kɔn'sensjuəl] odruchowy
   c. light reflex skrzyżowany odruch na światło źrenicy
consent [kən'sent] zgoda, zezwolenie
   give c. to dać zezwolenie na
   informed c. zezwolenie po wyjaśnieniu (celu itp.)
   written c. zezwolenie na piśmie
conservative [kən'sə:vətiv] zachowawczy
   c. treatment leczenie zachowawcze
consistence [kən'sistəns], **consistency** [kən'sistənsi] konsystencja, gęstość substancji
consolidation [kənˌsɔli'deiʃən] 1) zagęszczenie tkanki; 2) zrost kostny; 3) zestalenie się
   lung c. zagęszczenie tkanki płucnej wskutek nacieku
consonant ['kɔnsənənt] spółgłoska

constant ['kɔnstənt] 1) stała; 2) stały
   decay c. stała rozpadu promieniotwórczego
   dissociation c. stała dysocjacji
   equilibrium c. stała równowagi reakcji
   gas c. stała gazowa
   gravitation c. stała grawitacji
   radioactive c. stała rozpadu promieniotwórczego
   rate c. stała szybkości reakcji enzymatycznej
   sedimentation c. stała sedymentacji
   velocity c. = rate c.
constipation [ˌkɔnsti'peiʃən] zaparcie, zatwardzenie
   atonic c. zaparcie atoniczne, zaparcie wywołane zwiotczeniem jelit
   habitual c. zaparcie nawykowe
   obstructive c. zaparcie z niedrożności jelit
   spastic c. zaparcie kurczowe
constituent [kən'stitjuənt] składnik, zaróbka (farm.)
constitution [ˌkɔnsti'tju:ʃən] 1) budowa ciała, konstytucja; 2) skład cząsteczki (chem.)
constitutional [ˌkɔnsti'tju:ʃnəl] odnoszący się do ogólnej budowy ciała, konstytucjonalny, ogólnoustrojowy
constraint [kən'streint] ograniczenie, skrępowanie
constriction [kən'strikʃən] zaciśnięcie, ściśnięcie, zwężenie
   web-like c. of (o)esophagus zwężenie przełyku przez błoniaste blizny
constrictor [kən'striktə] zwieracz
consult [kən'sʌlt] 1) zasięgać porady lekarskiej; 2) konsultować, radzić
consultant [kən'sʌltənt] konsultant, doradca
consultation [ˌkɔnsʌl'teiʃən] 1) konsultacja, porada lekarska; 2) konsylium
consulting [kən'sʌltiŋ] konsultujący, doradczy
   c. offiice gabinet lekarski
   c. room pokój przyjęć lekarskich
consumption [kən'sʌmpʃən] 1) konsumpcja, spożycie, zużycie; 2) suchoty (pot.)
consumptive [kən'sʌmptiv] suchotniczy
contact ['kɔntækt, kən'tækt] 1) kontakt, styk, zetknięcie się; 2) osoba stykająca się z chorym itp.; 3) stykać się
   c. area powierzchnia styku (stom.)
   balancing c. zwarcie balansujące (stom.)
   centric c. zwarcie centralne (stom.)
   deflective occlusal c. kontakt zwarciowy przedwczesny (stom.)
   direct c. osobnik stykający się bezpośrednio z chorym zakaźnym
   household c. osobnik stykający się z chorym w domu (członek rodziny)

immediate c. = **direct c.**
indirect c. kontakt pośredni z chorym zakaźnym
initial c. zwarcie początkowe
mediate c. = **indirect c.**
premature c. kontakt zwarciowy przedwczesny (*stom.*)
proximal c. styk sąsiednich powierzchni zębów
c. surface = **c. area**
working c. zwarcie boczne (*stom.*)
contactant [kɔn'tæktənt] alergen kontaktowy
contagious [kən'teidʒəs] zaraźliwy, zakaźny
contagiousness [kən'teidʒəsnis] zakaźność, zaraźliwość
contaminant [kən'tæminənt] czynnik skażający
contaminate [kən'tæmineit] skazić, skażać, zanieczyścić
contamination [kən,tæmi'neiʃən] skażenie, zanieczyszczenie
contiguity [,kɔnti'gjuiti] przyleganie, styczność
contiguous [kən'tigjuəs] przylegający, styczny
continence ['kɔntinəns] umiarkowanie, wstrzemięźliwość
continent ['kɔntinənt] 1) umiarkowany, wstrzemięźliwy; 2) nie cierpiący na nietrzymanie moczu
continuity [,kɔnti'njuiti] ciągłość
   solution of c. przerwanie ciągłości (kości itp.)
continuous [kən'tinjuəs] ciągły, ciągnący się, nieprzerwany
contortion [kən'tɔ:ʃən] skręcenie, wykręcenie
contortionist [kən'tɔ:ʃionist] „człowiek wąż" z zespołem Ehlersa i Danlosa
contour ['kɔntuəl] 1) kontur, zarys; 2) kształtowanie protezy lub zęba
   flange c. kształtowanie pobrzeża protezy
   gingival c. zarys dziąsła
   gum c. zarys dziąsła
contra- ['kɔntrə-] w złożeniach oznacza: przeciw
contra-angle ['kɔntrə'æŋgl] kątnica (*stom.*)
contraception [,kɔntrə'sepʃən] antykoncepcja, zapobieganie ciąży
   mechanical c. antykoncepcja mechaniczna
   oral c. antykoncepcja hormonalna
contraceptive [,kɔntrə'septiv] antykoncepcyjny, środek antykoncepcyjny
   combination oral c. środek antykoncepcyjny złożony hormonalny doustny
   c. device środek antykoncepcyjny mechaniczny

hormonal c. środek antykoncepcyjny hormonalny
intrauterine c. device wkładka wewnątrzmaciczna
mechanical c. środek antykoncepcyjny mechaniczny
oral c. środek antykoncepcyjny hormonalny doustny
sequential c.'s środki antykoncepcyjne hormonalne stosowane kolejno (początkowo estrogeny, potem progestageny)
contracted [kən'træktid] skurczony, zwężony, ściągnięty
   c. pelvis zwężona miednica
contractile [kən'træktail] kurczliwy
contractility [,kɔntræk'tiliti] kurczliwość
contraction [kən'trækʃən] 1) skurcz; 2) zwężenie; 3) nabycie choroby
   escaped c. skurcz dodatkowy wtrącony
   fascicular c.'s drgania pęczkowe mięśnia
   fibrillary c.'s drgania włókienkowe mięśnia
   hourglass c. klepsydrowaty skurcz żołądka i innych narządów
   idiomuscular c. skurcz mięśnia po uderzeniu
   isometric c. skurcz izometryczny
   isotonic c. skurcz izotoniczny
   isovolumetric c. skurcz izowolumetryczny
   myocardial c. skurcz mięśnia sercowego
   myotatic c. odruchowy skurcz mięśnia wywołany przez jego rozciągnięcie, odruch ścięgnisty
   postural c. skurcz mięśni posturalnych w pozycji stojącej
   premature c. skurcz przedwczesny serca
   tetanic c. skurcz tężcowy
   tonic c. skurcz toniczny
   uterine c. skurcz macicy
   ventricular c. skurcz komorowy
   volitional c. skurcz dowolny
contracture [kən'træktʃə] przykurcz
   flexion c. przykurcz zgięciowy
   functional c. przykurcz czynnościowy
   isch(a)emic c. przykurcz z niedokrwienia, przykurcz ischemiczny
   myogenic c. przykurcz mięśniowopochodny
contraincision [,kɔntrəin'siʒən] przeciwnacięcie
contraindication [,kɔntrə,indi'keiʃən] przeciwwskazanie
contralateral [,kɔntrə'lætərəl] przeciwstronny, kontralateralny
contrast ['kɔntræst, kən'træst] kontrast, kontrastować
   double c. method metoda podwójnego kontrastowania (*rad.*)
   c. medium środek kontrastowy

contrastimulant [ˌkɔntrə'stimjulənt] przeciwbodziec, działanie znoszące efekt bodźca
contravolitional [ˌkɔntrəvə'liʃənəl] wbrew woli
contrecoup [ˌkɔntrə'ku:] przeciwuderzenie, odbicie
contribution [ˌkɔntri'bju:ʃən] przyczynek
control [kən'troul] 1) kontrola, sprawdzanie; 2) opanowanie, powstrzymanie; 3) kontrolny; 4) kontrolować; 5) opanować, zwalczyć
  c. an attack opanować atak
  birth c. kontrola urodzin, regulacja urodzin
  distant c. kontrola zdalna
  distant c. delusions urojenia odległego oddziaływania
  c. group grupa kontrolna
  periodic c. kontrola okresowa
  reflex c. kontrola odruchowa
  c. shock opanować wstrząs
  social c. kontrolujący wpływ otoczenia
  c. of venereal diseases 1) opanowanie chorób wenerycznych; 2) walka z chorobami wenerycznymi
controversial [ˌkɔntrə'və:ʃəl] kontrowersyjny, sporny
contusion [kən'tju:ʒən] stłuczenie, siniak
  brain c. stłuczenie mózgu
  cerebral c. stłuczenie mózgu
  scalp c. stłuczenie powłok czaszki
conus ['kounəs], *pl* **coni** ['kounai] stożek
  c. arteriosus stożek tętniczy
  elastic c. stożek sprężysty krtani
  myopic c. sierp krótkowzroczny siatkówki
  pulmonary c. stożek tętniczy
  supertraction c. = myopic c.
convalesce [ˌkɔnvə'les] zdrowieć, powracać do zdrowia
convalescence [ˌkɔnvə'lesns] zdrowienie, rekonwalescencja
convalescent [ˌkɔnvə'lesnt] ozdrowieniec, rekonwalescent
  c. home zakład dla ozdrowieńców
convection [kən'vekʃən] konweksja, przenoszenie ciepła w płynach i gazach drogą ruchu cząstek nagrzanych
convergence [kən'və:dʒəns] zbieżność, konwergencja
  angle of c. kąt zbieżności (*okul.*)
  far point of c. odległy punkt zbieżności (*okul.*)
  insufficiency of c. niedomoga zbieżności (*okul.*)
  near point of c. bliski punkt zbieżności (*okul.*)

negative c. zbieżność ujemna (lekka rozbieżność osi widzenia w spoczynku lub śnie)
positive c. zbieżność dodatnia, zbieżność w spoczynku (zez)
convergent [kən'və:dʒənt] zbieżny
conversion [kən'və:ʃən] konwersja, przemiana czegoś w coś przeciwnego
  tuberculin test c. zmiana wyniku próby tuberkulinowej na przeciwny, z ujemnego na dodatni lub vice versa
convertin [kən'və:tin] czynnik VII krzepliwości
convex ['kɔn'veks] wypukły
convexity [kɔn'veksiti] wypukłość
  hemispheric c. wypukłość półkul mózgowych
convexobasia [ˌkɔnveksə'beisiə] wypukłość potylicy
convexoconcave [kən'veksə'kɔnkeiv] wypukło-wklęsły
convexoconvex [kən'veksə'kɔnveks] wypukło-wypukły, dwuwypukły
convolution [ˌkɔnvə'lu:ʃən] zwój, zakręt mózgu
convulsant [kən'vʌlsənt] środek powodujący drgawki
convulsion [kən'vʌlʃən] drgawki
  clonic c. drgawki kloniczne
  epileptic c. drgawki padaczkowe, drgawki epileptyczne
  ether c. drgawki w narkozie eterowej
  febrile c. drgawki gorączkowe
  immediate posttraumatic c. drgawki bezpośrednio pourazowe
  puerperal c. rzucawka połogowa
  salaam c. napady skłonów
  static c. = saltatory c.
  tetanic c. drgawki tężcowe
  tonic c. drgawki toniczne
coo [ku:] gaworzenie niemowlęcia
coolant ['ku:lənt] chłodziwo, środek chłodzący
cooling ['ku:liŋ] chłodzenie, ochładzanie, oziębianie
  c. coil wężownica chłodząca
  evaporative c. chłodzenie ewaporacyjne
co-operation [kouˌɔpə'reiʃən] współpraca, współdziałanie
co-ordinate [kou'ɔ:dnit] 1) współrzędna; 2) koordynować
co-ordination [kouˌɔ:di'neiʃən] koordynacja, skoordynowanie
cope [koup] górna część formy odlewniczej (*stom.*)
coping ['koupiŋ] łuska protetyczna (*stom.*)
copolymer [kou'pɔlimə] kopolimer
copper ['kɔpə] miedź

copremesis [kɔp'rimesis] wymioty kałowe

copro- [kɔprə-] w złożeniach oznacza związek z kałem

coprolalia [ˌkɔprə'læliə] przymus wypowiadania wulgarnych słów

coprolith ['kɔprəliθ] kamień kałowy

coprology [kɔp'rələdʒi] koprologia, nauka o kale

coprophagy [ˌkɔp'rəfədʒi] kałożerność

coprophobia [ˌkɔprə'foubiə] fobia kału

coproporphyrin [ˌkɔprə'pɔːfirin] koproporfiryna

coprostasia [ˌkɔprə'steiziə], **coprostasis** [ˌkɔprə'stæsis] zastój kału w jelicie, zaparcie

coprozoa [ˌkɔprə'zouə] pierwotniaki żyjące w kale

copulation [ˌkɔpju'leiʃən] spółkowanie, kopulacja

copulatory ['kɔpjulətəri] kopulacyjny

cor [kɔː] serce
  c. biloculare serce dwujamowe
  c. pulmonale serce płucne, przerost prawej komory serca
  c. triatriatum serce trójprzedsionkowe
  c. triloculare serce trójjamowe
  c. triloculare biatriatum serce jednokomorowe dwuprzedsionkowe
  c. triloculare biventriculare serce dwukomorowe jednoprzedsionkowe

coracoid ['kɔrəkɔid] kruczy (wyrostek)

cord [kɔːd] sznur, struna, powrózek, listwa, pień, pasmo
  c. factor czynnik wiązkowy
  genital c. listewka płciowa (*embr.*)
  germinal c.'s sznury płciowe w gonadach (*embr.*)
  red pulp c.'s beleczki śledzionowe
  rete c.'s sznury sieci jądra lub jajnika (*embr.*)
  sex c.'s sznury płciowe w gonadach
  spermatic c. powrózek nasienny
  spinal c. rdzeń kręgowy
  tendinous c.'s struny ścięgniste serca
  testis c.'s sznury rdzenne jądra
  umbilical c. pępowina
  vocal c. fałd głosowy

cordectomy [kɔː'dektəmi] wycięcie struny (głosowej lub innej)

corditis [kɔː'daitis] zapalenie powrózka nasiennego

cordopexy ['kɔːdəpeksi] umocowanie chirurgiczne struny (głosowej)

cordotomy [kɔː'dɔtəmi] chordotomia, przecięcie sznura rdzenia

core- [kɔri-], **coreo-** [kɔriə-], **coro-** [kɔrə-] w złożeniach oznacza źrenicę

core [kɔː] rdzeń, jądro 1) rdzeń czyraka; 2) sztyft korzeniowy zęba

c. temperature ciepłota głęboka ciała

corecleisis [kɔrə'klaisis], **coreclisia** [kɔre-'kliːsiə] zarośnięcie źrenicy

corectomy [kɔ'rektəmi] irydektomia, częściowe wycięcie tęczówki

corectopia [ˌkɔrek'toupiə] przemieszczenie źrenicy

coredialysis [ˌkɔredai'əlisis] irydodializa, oderwanie tęczówki od ciała rzęskowego

corelysis [kɔ'relisis] przecięcie zrostów tęczówkowo-soczewkowych

coreoplasty ['kɔriəˌplæsti], **coroplasty** ['kɔrəˌplæsti] plastyka źrenicy

corepexy [kɔre'peksi] operacja przesunięcia ekscentrycznie położonej źrenicy

corium ['kɔriəm] skóra właściwa

corn [kɔːn] 1) nagniotek, odcisk; 2) zboże; 3) kukurydza
  c. plaster plaster na odciski
  c. remover środek usuwający odciski
  soft c. nagniotek między palcami

cornea ['kɔːniə] rogówka
  conical c. stożek rogówki
  c. guttata zwyrodnienie śródbłonka rogówki

corneal ['kɔːniəl] rogówkowy
  c. abrasion otarcie rogówki
  annular c. dystrophy dystrofia obrączkowa rogówki
  bullous c. degeneration zwyrodnienie pęcherzowe rogówki
  central c. dystrophy dystrofia rogówki środkowa chmurzasta
  epithelial c. dystrophy dystrofia nabłonkowa rogówki
  endothelial c. dystrophy dystrofia śródbłonkowa rogówki
  c. graft przeszczep rogówki
  granular a. dystrophy of Groenouw zwyrodnienie rogówki ziarniste
  c. limbus rąbek rogówki
  c. lipoidosis obwódka starcza rogówki, *gerontoxon*
  c. macula plama rogówki
  c. protrusion rozdęcie rogówki
  reticular c. degeneration zwyrodnienie siateczkowe rogówki
  c. staphyloma garbiak rogówki
  c. transplantation przeszczepienie rogówki
  c. ulceration owrzodzenie rogówki

corneitis [ˌkɔːni'aitis] zapalenie rogówki

corneoblepharon [ˌkɔːniə'blefærən] zrost rogówki z powieką

corneoiritis [ˌkɔːniəai'raitis] zapalenie rogówki i tęczówki

corneoscleral [ˌkɔːniə'skliərəl] rogówkowo-twardówkowy

corneum ['kɔ:niəm] warstwa rogowa naskórka
cornification ['kɔ:nifi'keiʃən] rogowacenie, zrogowacenie
corona [kə'rounə] korona (*p. też* **crown**)
  c. ciliaris korona rzęskowa
  c. dentis korona zęba
  c. glandis korona żołędzi
  c. radiata wieniec promienisty (mózgu)
coronarogram [ˌkɔrənərɔ'græm] radiogram tętnic wieńcowych
coronarography [ˌkɔrənərɔ'grəfi] koronarografia, radiografia naczyń wieńcowych
coronary ['kɔrənəri] wieńcowy
  c. arterial disease choroba wieńcowa
  c. artery stenosis zwężenie tętnicy wieńcowej
  c. blood flow przepływ wieńcowy
  c. bypass połączenie (proteza naczyniowa) omijające zwężenie tętnicy wieńcowej
  c. care unit oddział leczenia choroby wieńcowej
  c. endarterectomy endarterektomia wieńcowa
  c. failure niewydolność wieńcowa
  c. gas endarterectomy endarterektomia wieńcowa przy użyciu gazu do odwarstwienia błony wewnętrznej
  c. insufficiency niewydolność wieńcowa
  c. perfusion 1) przepływ wieńcowy; 2) perfuzja wieńcowa (sztuczna)
Coronaviruses [ˌkɔrənə'vairəsiz] koronawirusy, wirusy *Corona*
corporal ['kɔ:pərəl], **corporeal** [kɔ:'pəriəl] cielesny
corpse [kɔ:ps] trup
corpus ['kɔ:pəs] 1) ciało; 2) trzon narządu itp.; 3) tułów
  c. albicans ciałko białawe (jajnika)
  atretic c. ciałko białawe
  c. callosum ciało modzelowate, spoidło wielkie mózgu
  c. fibrosum zwłókniałe ciałko żółte
  c. h(a)emorrhagicum krwiak ciałka żółtego
  c. luteum ciałko żółte
  c. striatum prążkowie, ciało prążkowane
corpuscle ['kɔ:pʌsl] ciałko, krwinka
  amylaceous c. ciałko skrobiowate
  amyloid c. ciałko skrobiowate
  blood c. krwinka
  bone c. osteocyt
  bridge c. desmosom
  bulboid c. ciałko buławkowate, ciałko Krausego
  cartilage c. chondrocyt
  concentrated human red blood c.'s koncentrat krwinkowy ludzki
  dust c.'s pyłki kwiatowe, *haemoconia*

ghost c. cień krwinki czerwonej
inflammatory c. ciałko wysiękowe, leukocyt w wysięku
lamellated c. ciałko blaszkowate, ciałko Vatera, Paciniego i Herbsta
Malpighian c. 1) ciałko nerkowe; 2) grudka śledzionowa
Mexican hat c. krwinka tarczowata
molluscum contagiosum c. ciałko mięczaka zakaźnego
oval c. ciałko dotykowe, ciałko Meissnera
pessary c. krwinka czerwona z pierścieniowato ułożoną hemoglobiną i bezbarwnym centrum
phantom c. cień krwinki czerwonej, achromocyt
red c. krwinka czerwona
renal c. ciałko nerkowe, kłębek nerkowy z torebką
shadow c. cień krwinki czerwonej
tactile c. ciałko dotykowe, ciałko Meissnera
taste c. kubek smakowy
terminal nerve c.'s ciałka końcowe nerwów
thymic c. ciałko Hassalla, ciałko grasicze
touch c. = **tactile c.**
correctant [kə'rektənt] poprawiający, lek poprawiający smak
corrective [kə'rektiv] poprawiający, korygujący
  c. operation operacja korygująca
correlate ['kɔrileit] korelować, mieć związek
correlation [ˌkɔri'leiʃən] korelacja, współzależność
  genotype c. korelacja genotypowa
  inverse c. korelacja odwrotna
  linear c. korelacja liniowa
  phenotypic c. korelacja fenotypowa
correspondence [ˌkɔris'pondəns] korespondencja, w okulistyce zdolność siatkówki zlewania obrazów
  anomalous c. korespondencja nieprawidłowa
  harmonious c. rodzaj korespondencji nieprawidłowej z kątem równym kątowi zeza
  retinal c. korespondencja siatkówkowa
corrigent ['kɔ:ridʒənt] środek korygujący smak leku
corroborant [kə'rɔbərənt] wzmacniający (lek)
corrosion [kə'rouʒən] korozja, nadżarcie
corrosive [kə'rousiv] korodujący, korozyjny, żrący
  c. alkalies ługi
  c. sublimate sublimat, chlorek rtęciowy
corrugation [ˌkɔru'geiʃən] pomarszczenie, marszczenie

cortex ['kɔ:teks] kora
  agranular c. kora bezziarnista, kora pola
    ruchowego
  granular c. kora ziarnista, kora mózgu
    z przewagą warstw ziarnistych
  c. of hair shaft warstwa korowa włosa
  heterogenic c. *allocortex*, kora stara
  homogenic c. *neocortex*, kora nowa, kora
    neopalialna
  laminated c. *neocortex*, kora nowa, kora
    uwarstwiona
  orbital c. kora podstawy płata czołowego
  ovarian c. warstwa korowa jajnika
  unlaminated c. *allocortex*, kora mózgowa
    stara
cortical ['kɔ:tikəl] korowy
corticifugal [‚kɔ:tisi'fjugəl] odkorowy
corticipetal [‚kɔ:tisi'pi:təl] dokorowy
corticoid ['kɔ:tikɔid] kortykoid, kortykosteroid
corticospinal [‚kɔ:tikə'spainəl] korowo-rdze-
  niowy
corticosteroid [‚kɔ:tikə'stə:rɔid] kortykosteroid, kortykosteroidowy
corticosterone [kɔ:ti'kɔstəroun] kortykosteron
corticotrophin [‚kɔ:tikə'trɔfin], **corticotropin**
  [‚kɔ:tikɔtrɔpin] kortykotropina, ACTH
cortisol ['kɔ:tizɔl] kortyzol
cortisone ['kɔ:tizoun] kortyzon
Corynebacterium [kɔrini:bæk'ti:riəm] maczugowiec (*bakt.*)
  C. acnes *Propionibacterium acnes*
  C. diphtheriae maczugowiec błonicy
  C. pseudodiphtheriticum maczugowiec rze-
    komobłoniczy
  C. pseudotuberculosis maczugowiec rzeko-
    mogruźliczy
  C. xerosis maczugowiec skórny
coryza [kɔ'raizə] katar, nieżyt śluzowy nosa,
  sapka
  fetid c. nieżyt nosa cuchnący, *ozaena*
coryzavirus [kɔ'raizə‚vaiərəs] wirus nieżytów
  górnych dróg oddechowych, *rhinovirus*
cosmetician [kɔzme'tiʃən] kosmetyczka
cosmetics [kɔz'metiks] kosmetyka, kosmetologia
cosmetology [kɔzme'tɔlədʒi] kosmetologia
costa ['kɔstə] żebro; *p. też:* **rib**
costal ['kɔstl] żebrowy
costectomy [kɔs'tektəmi] wycięcie żebra
costo- [kɔstɔ-] w złączeniach znaczy: żebrowy
costotomy [kɔs'tɔtəmi] nacięcie żebra
costotransversectomy [‚kɔstɔtrænsvɔ:'sektə-
  mi] wycięcie wyrostka poprzecznego kręgu z częścią żebra
cot [kɔt] łóżeczko dziecinne

c. death nagła niespodziewana śmierć niemowlęcia bez widocznej choroby
  finger c. palec gumowy
cotton ['kɔtn] 1) bawełna; 2) wata
  absorbent c. wata higroskopijna, wata od-
    tłuszczona
  c. pad gazik
cotyledon [‚kɔti'li:dən] zraz łożyska
couch [kautʃ] 1) kozetka, leżanka, tapczan;
  2) spychać zaćmę
couching ['kautʃiŋ] spychanie (zaćmy)
cough [kɔ:f] 1) kaszel; 2) kaszleć
  barking c. kaszel suchy, szczekający
  effective c. kaszel z odkrztuszaniem
  ineffective c. kaszel bez odkrztuszania
  moist c. kaszel wilgotny
  productive c. kaszel z odkrztuszaniem
  c. syncope omdlenie kaszlowe
  whooping c. krztusiec, koklusz
coumarin ['ku:mərin] kumaryna
counsel ['kaunsəl] rada, porada
counselling ['kaunsəliŋ] poradnictwo
  birth control c. poradnictwo świadomego
    macierzyństwa, poradnictwo kontroli
    urodzin
  genetic c. poradnictwo dla rodzin z choro-
    bami dziedzicznymi
  premarital c. poradnictwo przedmałżeńs-
    kie
  vocational c. poradnictwo w sprawach wy-
    boru zawodu
count [kaunt] 1) liczenie, liczba; 2) rachunek;
  3) liczyć
  blood c., blood cell c. liczba krwinek w mm^3
  complete blood cell c. liczba krwinek
    w mm^3
  differential white blood cell c. wzór Schillin-
    ga
  red blood cell c. liczba krwinek czerwonych
    w mm^3
  white blood cell c. liczba krwinek białych
    w mm^3
counter ['kauntə] 1) licznik; 2) w złożeniach:
  przeciwny
  Geiger-Müller c. licznik Geigera i Müllera
  scintillation c. licznik scyntylacyjny
  well-type scintillation c. licznik studzien-
    kowy scyntylacyjny
counteract [‚kauntə'rækt] przeciwdziałać
counterbalance ['kauntə‚bæləns] 1) przeciwwaga; 2) przeciwważyć
counterclockwise ['kauntə'klɔkwaiz] w kierunku przeciwnym ruchowi wskazówek
  zegara
countercurrent [‚kauntə'kʌrənt] prąd przeciwny
counterextension [‚kauntəriks'tenʃən] przeciwwyciąg (*ortop.*)

counterincision [ˌkauntərinˈsiʒən] przeciwnacięcie
counterirritant [ˌkauntərˈiritənt] środek powodujący łagodny terapeutyczny odczyn
zapalny (np. bańki, wezykatorie)
counterirritation [ˌkauntəririˈteiʃən] łagodny
terapeutyczny odczyn zapalny
counteropening [kauntərˈoupniŋ] przeciwotwór
counterpart [ˈkauntəpaːt] odpowiednik, pen-
dant
counterpoison [ˈkauntəˌpoizn] odtrutka, antidotum
counterpulsation [ˌkauntəpʌlˈseiʃən] kontrpulsacja
  intra-aortic c. kontrpulsacja wewnątrzaor-
  talna, metoda wspomagania słabnącego
  serca
countershock [ˈkauntəʃɔk] uderzenie prądem elektrycznym dla przerwania arytmii
counterstain [ˈkauntəˌstein] 1) barwienie
kontrastowe; 2) barwić kontrastowo
countertraction [ˌkauntəˈtrækʃən] przeciwwyciąg, wyciąganie przeciwne
countertransport [ˌkauntərˈtrænspɔːt] transport wymienny
coup [kuː] cios
couple [kʌpl] 1) para; 2) parzyć się, spółkować (o zwierzętach); 3) łączyć się, sprzęgać
coupled [kʌpld] sprzężony, połączony
coupler [ˈkʌplə] czynnik sprzęgający
coupling [ˈkʌpliŋ] 1) sprzężenie; 2) rytm
bliźniaczy
  constant c. rytm bliźniaczy o stałej wartości
  przerwy między skurczem właściwym
  a dodatkowym
  c. interval przerwa między skurczem właściwym a dodatkowym
  variable c. rytm bliźniaczy o zmiennej
  wartości przerwy
course [kɔːs] 1) przebieg, bieg, tor; 2) kurs
(naukowy); 3) przebiegać
  c. of disease przebieg choroby
  training c. kurs szkoleniowy
courses [ˈkɔːsiz] miesiączka (*pot.*)
covalence [kouˈveiləns] kowalentność
covalent [kouˈveilənt] kowalentny
cover [ˈkʌvə] 1) przykrycie, pokrywka;
2) przykrywać
  medical c. zabezpieczenie lekarskie
  c. glas szkiełko nakrywkowe
coverage [ˈkʌvəridʒ] zabezpieczenie (medyczne itp.) akcji itp.
coverslip [ˈkʌvəslip] szkiełko nakrywkowe
cowpox [kaupɔks] ospa krowia, krowianka
coxa [ˈkɔksə] biodro, staw biodrowy
  c. adducta biodro szpotawe

c. flexa biodro szpotawe
c. magna powiększenie główki kości udowej
c. plana biodro płaskie, martwica aseptyczna nasady kości udowej
c. valga biodro koślawe
c. vara biodro szpotawe
c. vara epithelialis biodro szpotawe w wyniku zapalenia chrząstki wzrostowej
coxal [ˈkɔksəl] biodrowy
coxalgia [kɔkˈsældʒiə] ból biodra
  c. fugax przelotny ból biodra
coxarthrosis [ˌkɔksaːθˈrousis] zwyrodnienie
stawu biodrowego
  c. deformans zwyrodnienie stawu biodrowego zniekształcające
Coxiella [ˈkɔksielə] rodzaj riketsji *Coxiella*
  C. burnetii riketsja gorączki Q
coxitis [kɔkˈsaitis] zapalenie stawu biodrowego
  c. fugax przelotne nawracające zapalenie
  stawu biodrowego
coxodynia [ˌkɔksəˈdiniə] ból stawu biodrowego
coxotomy [kɔkˈsɔtəmi] nacięcie stawu biodrowego
Coxsackie virus [ˈkɔksəki ˈvaiərəs] wirus
Coxsackie
cozymase [kouˈzaimeis] kozymaza, dwunukleotyd nikotynoamidoadeninowy
crack [kræk] 1) pęknięcie, szczelina; 2) pękać
cracked [krækd] pęknięty
  c. lip pęknięta warga
  c. nipple pęknięta brodawka sutkowa
crackle [krækl] 1) trzeszczenie; 2) trzeszczeć
  pleural c. tarcie opłucnowe
crackling [ˈkrækliŋ] trzeszczenie
  c. râles trzeszczenia w płucach
  c. sounds trzeszczenia w płucach
cradle [kreidl] 1) kołyska; 2) budka nad
chorym chroniąca od ucisku kołdry
cramp [kræmp] kurcz, skurcz, kurcz zawodowy
  dactylographer's c. kurcz zawodowy maszynistek
  heat c. kurcz mięśni wywołany odwodnieniem i utratą soli w czasie pracy
  w upale
  musician's c. kurcz zawodowy muzyków
  pianist's c., piano-player's c. kurcz zawodowy pianistów
  seamstresses' c. kurcz zawodowy szwaczek
  shaving c. kurcz fryzjerów
  violinist's c. kurcz skrzypków
  writer's c. kurcz pisarski
cranial [ˈkreiniəl] czaszkowy
craniectomy [ˌkreiniˈektəmi] wycięcie części
czaszki

cranio- [kreiniɔ-], **crani-** [kreini-] w złożeniach oznacza czaszkę

cranioclasia [ˌkreiniɔ'klɔsiɔ], **cranioclasis** [ˌkreiniɔ'klɔsis] zmiażdżenie czaszki płodu

craniocleidodysostosis [ˌkreiniɔˌkli:idɔdisɔs-'tousis] dyzostoza czaszkowo-obojczykowa

craniofenestria [ˌkreiniɔfi'nɔstriɔ] *craniolacunia*

craniolacunia [ˌkreiniɔlæ'kjuniɔ] zatokowatość czaszki

craniomalacia [ˌkreiniɔmɔ'leiʃiɔ] rozmięknienie kości czaszki

craniomeningocele [ˌkreiniɔmen'ingɔsi:l] przepuklina czaszkowo-oponowa

craniopharyngioma ['kreiniɔˌfæriŋdʒi:-'oumɔ] guz kieszonki Rathkego, czaszkogardlak

  cystic papillomatous c. czaszkogardlak torbielowaty brodawczakowaty

cranioplasty ['kreiniɔˌplæsti] plastyka czaszki

craniorrhachischisis [ˌkreiniɔræ'kiskisis] rozszczepienie czaszki i kręgosłupa

cranioschisis [ˌkreiniɔ'skisis] szczelina czaszki

craniostenosis [ˌkreiniɔste'nousis] ścieśnienie czaszki, zmniejszenie objętości czaszki

craniostosis [ˌkreiniɔs'tousis] przedwczesne zarośnięcie szwów czaszki

craniotomy [kreini'ɔtɔmi] kraniotomia, nacięcie i otworzenie czaszki lub nacięcie czaszki płodu

  attached c. kraniotomia osteoplastyczna

  bone flap c. kraniotomia osteoplastyczna

  detached c. kraniotomia z wolnym płatem skórno-kostnym

  free bone flap c. = detached c.

  osteoplastic c. kraniotomia osteoplastyczna z płatem skórno-kostnym połączonym z resztą powłok

cranium ['kreiniɔm] czaszka

creak [kri:k] skrzypieć, trzeszczeć

cream [kri:m] 1) śmietana; 2) krem; 3) tworzenie się śmietany

  aqueous c. zwykły krem kosmetyczny

  cleansing c. krem oczyszczający

  cold c. krem kosmetyczny łagodzący

  greaseless c. krem beztłuszczowy

  c. of lime mleko wapienne

  lubricating c. krem do masażu

crease [kri:s] 1) fałda, zakładka; 2) bruzda, zagięcie; 3) fałdować

  palmar c. bruzda na dłoni

creatin(a)emia [ˌkri:æti'ni:miɔ] stężenie kreatyny we krwi

creatinase [ˌkri:ætineis] kreatynaza

creatine ['kri:ætin] kreatyna

creatinine [kri'ætinin] kreatynina

creatinuria [kriˌæti'njuɔriɔ] kreatynuria, wydalanie kreatyny z moczem

crèche [kreiʃ] żłobek, ochronka

creep [kri:p] 1) pełzać; 2) cierpnąć

cremaster [kri'mæstɔ] mięsień dźwigacz jądra

cremate [kri'meit] spalać zwłoki

cremation [kri'meiʃen] kremacja

crenation [kri'neiʃɔn] karbowanie, ząbkowanie

crenocyte ['krinɔsait] pomarszczona krwinka w roztworze hipertonicznym

creosol [kri:ɔ'soul] kreozol

creosote [ˌkriɔsout] kreozot

crepitation [ˌkrepi'teiʃɔn] trzeszczenie, krepitacja

crepitus ['krepitɔs] trzeszczenie

  articular c. trzeszczenie stawowe

  bony c. trzeszczenie w miejscu złamania kości

crepuscular [kri'pʌskjule] 1) zmierzchowy; 2) przyćmiony (świadomość)

cresol ['kri:soul] krezol

crest [krest] grzebień, wyrostek grzebieniasty (*anat.*)

  alveolar c. grzebień zębodołowy

  arcuate c. grzebień łukowaty (chrząstki nalewkowatej)

  iliac c. grzebień biodrowy

  tibial c. brzeg piszczelowy

  trochanteric c. grzebień międzykrętarzowy

  urethral c. grzebień cewki moczowej

cresyl ['kresil] krezyl

cretinism ['kretinizɔm] matołectwo, kretynizm

  endemic c. matołectwo endemiczne

  sporadic thyroid c. matołectwo tarczycowe sporadyczne

crevice ['krevis] szczelina, szpara, pęknięcie

cribriform ['kribrifɔ:m] sitowy, sitowaty

  c. plate blaszka sitowa

crick [krik] „strzyknięcie", nagły ból mięśnia lub stawu

cricoid ['kraikɔid] pierścienny (chrząstka krtani)

cricoidectomy [ˌkraikɔid'ektɔmi] wycięcie chrząstki pierściennej

cricothyroidotomy [ˌkraikɔθairɔid'ɔtɔmi] nacięcie krtani między chrząstką pierścienną a tarczową

cricotomy [krai'kɔtɔmi] nacięcie chrząstki pierściennej

cricotracheotomy [ˌkraikɔtræki'ɔtɔmi] nacięcie chrząstki pierściennej i tchawicy

criminology [ˌkrimin'ɔlɔdʒi] kryminologia

cripple ['kripl] 1) kaleka; 2) okaleczyć, uczynić inwalidą
crippledom ['kripldəm] kalectwo
crippling ['kripliŋ] okaleczający, powodujący inwalidztwo
c. injury uraz powodujący inwalidztwo
crisis ['kraisis] przełom, przesilenie, kryzys
Addisonian c. przełom nadnerczowy, nagła niewydolność kory nadnerczy
adrenal c. przełom nadnerczowy
blastic c. przełom blastyczny, nagłe pojawienie się wielkiej liczby niedojrzałych komórek w białaczce
blood c. pojawienie się wielkiej liczby erytroblastów
cardiac c. przełom sercowy w wiądzie rdzenia
cerebral c. udar mózgowy
cholinergic c. przełom cholinergiczny w leczeniu miastenii antycholinesterazami
febrile c. przełom gorączkowy
gastric c. przełom żołądkowy w wiądzie rdzenia
h(a)emolytic c. przełom hemolityczny (w sierpowicy itp.)
laryngeal c. przełom krtaniowy w wiądzie rdzenia
myasthenic c. przełom miasteniczny
normoblastic c. nagły wzrost liczby normoblastów w krążeniu
ocular c. przełom oczny w wiądzie rdzenia
oculogyric c. napadowe przymusowe patrzenie w górę w pozapalnym parkinsonizmie
rectal c. przełom odbytniczy w wiądzie rdzenia
reticulocytic c. przełom retykulocytowy, nagły wzrost liczby retykulocytów w krążeniu
tabetic c. przełom w wiądzie rdzenia
thyroid c. przełom tarczycowy (pooperacyjny)
thyrotoxic c. przełom tarczycowy, przełom tyreotoksyczny
vasovagal c. zespół Gowersa, padaczka brzuszna
crista ['kristə] grzebień; p też crest
cromoglycate [,kroumə'glaikeit] chromoglikan
crop [krɔp] 1) wole (pot.); 2) ognisko wysypki
cross [krɔs] 1) krzyż; 2) krzyżówka (gen.); 3) krzyżować (gen.)
c.-birth poprzeczne ułożenie płodu
c.-bite zgryz krzyżowy
c.-bred mieszaniec, hybryda
c. breed 1) krzyżować (gen.); 2) hybryda, mieszaniec

c.-breeding krzyżowanie (gen.), hybrydyzacja
c.-clamp zacisnąć zaciskiem (aortę itp.)
c.-knee kolano koślawe
c.-reactivity reaktywność krzyżowa
c.-section przekrój
c.-sterility bezpłodność przy krzyżowaniu
c.-way skrzyżowanie (szlaków nerwowych itp.)
crossed ['krɔsd] skrzyżowany
c. reflex odruch skrzyżowany
crossing ['krɔsiŋ] 1) krzyżowanie (gen.); 2) przechodzenie
crossing-over ['krɔsiŋ,ouvə] wzajemna wymiana segmentów między chromosomami
c. map mapa crossing-over
crossmatching [,krɔs'mætʃiŋ] próba krzyżowa krwi, przeszczepu
crotch [krɔtʃ] krocze, pachwina
crouch [krautʃ] przykucnąć, skulić się
croup [kru:p] krup, zapalenie krtani, tchawicy i oskrzeli wywołane przez wirusy grypy rzekomej (parainfluency) lub każde zapalenie krtani i tchawicy u dzieci z powstaniem błon rzekomych
crowding ['kraudiŋ] stłoczenie, ścieśnienie
c. of cage zatłoczenie klatki ze zwierzętami doświadczalnymi
c. of teeth stłoczenie zębów
crowing ['krouiŋ] pianie, chrapliwy oddech, świszczący oddech
crown [kraun] korona, 1) korona zęba; 2) ciemię; 3) wieniec
veneered c. korona licowana
crowning ['krauniŋ] 1) pokrycie zęba; 2) ukazanie się główki płodu przy porodzie
crucial ['kru:ʃəl] krzyżowy, zasadniczo ważny
cruciate ['kru:ʃiit] skrzyżowany
crucible ['kru:sibl] tygiel
crude [kru:d] surowy, szorstki, nieoczyszczony
crural ['kruərəl] 1) goleniowy, podudziowy; 2) odnogowy
crus [kru:s], pl crura ['kruərə] 1) odnoga, szypuła, konar (anat.); 2) goleń, podudzie; p. też limb, peduncle
crush [krʌʃ] miażdżyć, zgniatać
c. syndrome zespół zmiażdżenia
crust [krʌst] 1) skorupa; 2) strup; 3) tworzyć strup
milk c. ciemieniucha, łojotokowe zapalenie skóry głowy niemowląt
crutch [krʌtʃ] kula inwalidzka, szczudło inwalidzkie
cry [kraj] 1) krzyk; 2) płacz; 3) krzyczeć; 4) płakać

epileptic c. krzyk na początku ataku padaczki

cryalgesia [ˌkraiæl'dʒisiə] ból wywołany zimnem

cry(a)esthesia [kraiis'θi:ziə] 1) czucie zimna; 2) nadwrażliwość na zimno

cryan(a)esthesia [kraiˌænis'θiziə] utrata czucia zimna

crymo- [kraimɔ-] w złożeniach oznacza zimno

crymophylactic [ˌkraimɔfi'læktik] oporny na zimno (o bakteriach)

crymotherapy [ˌkraimɔ'θerəpi] krioterapia

cryo- [kraiɔ-] w złożeniach oznacza związek z zimnem

cryoan(a)esthesia [ˌkraiɔˌænis'θiziə] utrata czucia zimna

cryocautery [ˌkraiɔ'kɔ:təri] przyżeganie zimnem

cryoextraction [ˌkraiɔeks'trækʃən] krioekstrakcja (zaćmy)

cryofibrinogen [ˌkraiɔfaibri'nɔdʒən] kriofibrynogen

cryofibrinogen(a)emia [ˌkraiɔfaibriˌnɔdʒən'i:miə] kriofibrynogenemia, obecność kriofibrynogenu w osoczu

cryogen ['kraiɔdʒən] mieszanina zamrażająca

cryoglobulin [ˌkraiɔ'glɔbjulin] krioglobulina

cryoglobulin(a)emia [ˌkraiɔglɔbjulin'i:miə] krioglobulinemia

cryolysis [krai'ɔlisis] niszczenie za pomocą zimna

cryopallidectomy [ˌkraiɔpælid'ektəmi] kriopalidektomia, niszczenie gałki bladej za pomocą zimna

cryophilic [ˌkraiɔ'filik] zimnolubny (o bakteriach)

cryophylactic [ˌkraiɔfil'æktik] odporny na zimno (bakteria)

cryoprecipitate [ˌkraiɔpri'sipiteit] krioprecypitat

cryoprecipitation [ˌkraiɔpriˌsipiteiʃən] krioprecypitacja

cryoprobe ['kraiɔproub] krioaplikator

cryoscopy [krai'ɔskɔpi] krioskopia, oznaczanie punktu zamarzania

cryospasm ['kraiɔspæzm] kurcz wywołany zimnem

cryosurgery [ˌkraiɔ'sə:dʒəri] kriochirurgia

cryotherapy [ˌkraiɔ'θerəpi] krioterapia, leczenie zimnem

crypt [kript] krypta, mieszek, zasklepek, dołek

c. of iris zatoka tęczówki

lingual c. mieszek językowy

tonsillar c. mieszek migdałkowy

crypt(a)esthesia [ˌkripti:s'θiziə] percepcja podświadoma, intuicja, percepcja pozazmysłowa

cryptanamnesia [ˌkriptənæ'mni:ziə] pamięć podświadoma

crypto- [kriptɔ-] w złożeniach oznacza: ukryty, utajony

cryptococcosis [kriptɔkɔ'kousis] kryptokokoza, drożdżyca europejska

Cryptococcus [ˌkriptɔ'kɔkəs] kryptokok, rodzaj grzybów klasy *Deuteromycetes*
C. capsulatus = Histoplasma capsulatum
C. hominis = C. neoformans
C. histolyticus = C. neoformans
C. neoformans drożdżak wywołujący kryptokokozę

cryptophthalmia [ˌkriptɔf'θælmiə] skrytoocze, kryptoftalmia

cryptophthalmus [ˌkriptɔf'θælməs] płód ze skrytooczem

cryptoplasmic [ˌkriptɔ'plæzmik] utajony (o zakażeniu)

cryptopodia [ˌkriptɔ'poudiə] znaczny obrzęk stóp zacierający ich kształt

cryptopsychic [ˌkriptɔ'saikik] mający tło psychiczne ukryte

cryptopyic [ˌkriptɔ'paiik] przebiegający z ukrytym ropieniem

cryptoradiometer [ˌkriptɔ'reidiɔmitə] kryptoradiometr, aparat określający przenikliwość promieniowania

cryptorchid [ˌkript'ɔ:kid] osobnik z wnętrostwem

cryptorchidectomy [ˌkriptɔ:kid'ektəmi] wycięcie jądra we wnętrostwie

cryptorchidism [kript'ɔ:kidism] wnętrostwo

cryptorchidopexy [kript'ɔ:kidɔ'peksi] umocowanie niezstąpionego jądra

cryptorchis [kript'ɔ:kis] = **cryptorchid**

cryptorchism [kript'ɔ:kism] wnętrostwo

cryptoscope [kriptɔ'skoup] kryptoskop, przenośny aparat rtg do prześwietlania

Cryptosporidia [ˌkriptɔspɔ'ridiə] kryptosporydia

cryptotoxic [ˌkriptɔ'tɔksik] mający utajoną toksyczność

cryptozoite [ˌkriptɔ'zɔit] kryptozoit, schizogeniczna postać pierwotniaków krwinkowców

cryptozoospermia [ˌkriptɔzouɔ:'spə:miə] znaczny niedobór plemników w nasieniu

cryptozygous [kript'ɔzaigəs] mający wąską twarz

crystal [ˌkristl] kryształ
asthma c.'s kryształy Charcota-Leydena, kryształy Charcota-Neumanna
blood c.'s kryształy hematoidyny
c. carbonate soda krystaliczna

dumb-bell c.'s kryształy szczawianu wapnia w moczu
ear c.'s kamyczki błędnikowe
knife-rest c.'s kryształy amonowo-magnezowe w moczu
thorn-apple c.'s kryształy moczanu amonu
twin c.'s kryształy podwójne
c. violet fiolet krystaliczny
wheatstone c.'s kryształy „osełkowe", kryształy ksantyny w moczu
crystalline [ˈkristəlain] krystaliczny
crystallization [ˌkristəlaiˈzeiʃn] krystalizacja
fractional c. krystalizacja frakcjonowana
crystalluria [ˌkristəlˈjuəriə] obecność kryształów w moczu
cube [kjub] sześcian, kostka sześcienna, trzecia potęga
c. root pierwiastek sześcienny
cubic [ˈkju:bik] sześcienny, graniasty
cubicle [ˈkjubikl] kabina
shower c. kabina natryskowa
cubital [ˈkju:bitl] łokciowy
cubitus [ˈkju:bitəs] łokieć
c. valgus łokieć koślawy
c. varus łokieć szpotawy
cucullaris [ˈkju:kələæris] kapturowy (mięsień)
cuff [kʌf] mankiet
rotator c. of the shoulder pas rotacyjny barku, ścięgna mięśni powodujące rotację kości ramiennej
cuirass [kwiˈras] pancerz, odnosi się do nowotworów naciekających płaszczowo lub do innych zmian o rozłożeniu płaszczowym
cul-de-sac [kuldeˈsæk] ślepo zakończony kanał lub jama
culdocentesis [ˌkʌldəsenˈtisis] nakłucie zagłębienia odbytniczo-macicznego
culdoscopy [ˈkʌldəskoupi] wziernikowanie zagłębienia odbytniczo-macicznego
culdotomy [kʌlˈdətəmi] nacięcie zagłębienia odbytniczo-macicznego
culmen [ˈkʌlmen] czub przedni robaka móżdżku
cultivation [kʌltiˈveiʃən] hodowanie, uprawa
culture [ˈkʌltʃə] hodowla, posiew, kultura
aerobic c. hodowla tlenowa
anaerobic c. hodowla beztlenowa
bacterial c. hodowla bakteryjna
blood c. posiew krwi
bouillon c. hodowla bulionowa
broth c. hodowla bulionowa
cell c. hodowla komórkowa
continuous c. hodowla ciągła
cover-glass c. hodowla na szkiełku pokrywkowym
explant c. hodowla tkankowa
gelatin c. hodowla żelatynowa

hanging block c. hodowla w wiszącym bloku agaru
hanging drop c. hodowla w wiszącej kropli
make a c. założyć hodowlę
c. medium pożywka hodowli
needle c. hodowla kłuta
negative c. hodowla o ujemnym wyniku
organ c. hodowla narządu
physical c. kultura fizyczna
plate c. hodowla na płytce Petriego
positive c. hodowla z dodatnim wynikiem
pure c. hodowla czysta
roll-tube c. hodowla rotacyjna
selective c. hodowla wybiórcza
sensitized c. hodowla uczulona (z dodaniem dwoistej surowicy przeciw hodowanemu drobnoustrojowi)
shake c. hodowla wstrząsana
slant c. hodowla skośna (w skośnej probówce)
smear c. hodowla z rozmazu
sputum c. hodowla plwociny
stab c. hodowla kłuta
stock c. hodowla macierzysta, hodowla składowa
streak c. hodowla po posianiu pociągnięciem inokulum po powierzchni pożywki
stroke c. = **streak c.**
symbiotic c. hodowla symbiotyczna
synchronized c. hodowla synchronizowana
thrust c. hodowla kłuta
tissue c. hodowla tkankowa
tube c. hodowla probówkowa
type c. hodowla szczepu bakteryjnego
c. yield wynik hodowli, drobnoustrój wyhodowany
cultured [ˈkʌltʃəd] wyhodowany
cumulation [ˌkju:mjuˈleiʃən] kumulacja, nagromadzenie się
cumulative [ˈkju:mjuleitiv] kumulacyjny, mający skłonność do kumulowania się
c. effect efekt kumulacyjny
cuneiform [ˈkju:niifə:m] klinowaty, w kształcie klina
cuneus [ˈkju:niəs], *pl* **cunei** [ˈkju:niai] klin, klinek
cunnus [kʌnəs] srom kobiecy
cup [kʌp] 1) filiżanka; 2) zagłębienie półkuliste; 3) bańka; 4) stawiać bańki; 5) ułożyć rękę w kształcie muszli
eye c. 1) kielich oczny (*embr.*); 2) kieliszek do kąpania oka
glaucomatous c. jaskrowe zagłębienie tarczy nerwu wzrokowego
physiologic c. zagłębienie fizjologiczne tarczy nerwu wzrokowego
auction c. bańka lekarska

cupola [ˈkjuːpələ] kopuła, osklepek
cupping [kʌpiŋ] 1) stawianie baniek; 2) wytworzenie zagłębienia
cupreous [ˈkjuːpriəs] odnoszący się do miedzi
cupric [ˈkjuːprik] miedziowy
  c. chloride chlorek miedziowy
cuprous [ˈkjuːprəs] miedziawy
  c. chloride chlorek miedziawy
cupula [ˈkjupjulə] osklepek, kopuła, miseczka
  pleural c. osklepek opłucnej
curable [ˈkjuərəbl] uleczalny
curage [kjuːˈraːʒ] wyłyżeczkowanie, wyskrobanie
curariform [kjuəˈraːrifɔːm] kuraropodobny
curarimimetic [kjuəˈraːrimiˈmətik] kuraromimetyczny, naśladujący działanie kurary
curarization [ˌkjuərəraiˈzeiʃən] kuraryzacja
curative [ˈkjuərətiv] leczniczy
curd [kəːd] 1) zsiadłe mleko, twaróg; 2) krzepnąć, zsiadać się
cure [kjuə] 1) wyleczenie; 2) kuracja; 3) leczyć, wyleczyć; 4) utwardzanie (*stom.*)
  c.-all panaceum
  diet c. leczenie dietą
  radical c. kuracja radykalna
curet [ˈkjuərət] = **curette**
curettage [kjuərəˈtaːʒ] wyłyżeczkowanie, wyskrobanie jamy, kiretaż
  periapical c. kiretaż okołowierzchołkowy (*stom.*)
  subgingival c. kiretaż poddziąsłowy
  uterine c. wyłyżeczkowanie jamy macicy
curette [kjuˈret] 1) łyżeczka, skrobaczka; 2) łyżeczkować, wyłyżeczkować, wyskrobać
  intrauterine flushing c. łyżka maciczna z przewodem przepłukującym
curettement [kjuˈretmãŋ] wyłyżeczkowanie
curie [ˈkjuəri] kiur — jednostka radioaktywności
curing [ˈkjuəriŋ] 1) utwardzanie materiału protezy w formie (*stom.*); 2) leczenie
curium [ˈkjuriəm] kiur, Cm (*chem.*)
current [ˈkʌrənt] 1) prąd (elektryczny, wody itp.); 2) bieżący, aktualny; 3) powszechny, obiegowy
  c. circuit obwód prądu
  high frequency c. prąd wysokiej częstotliwości
  high voltage c. prąd wysokiego napięcia
  c. of injury prąd uszkodzenia (nerwu, mięśnia itp.)
  short circuit c. prąd krótkiego spięcia
  sinusoidal c. prąd sinusoidalny
  c. voltage napięcie prądu
curriculum [kəˈrikjuləm] program nauczania, zakres studiów

c. vitae życiorys
cursory [ˈkəsəri] pobieżny, powierzchowny
  c. examination pobieżne badanie
curvature [ˈkəːvətʃə] krzywizna, zakrzywienie, wygięcie
  angular c. wygięcie kątowe (kręgosłupa przy garbie)
  anterior c. wygięcie przednie kręgosłupa, lordoza
  backward c. wygięcie tylne kręgosłupa, kifoza
  greater c. of the stomach krzywizna większa żołądka
  posterior c. wygięcie tylne kręgosłupa
  spinal c. wygięcie lub skrzywienie kręgosłupa
curve [kəːv] 1) krzywa, krzywizna; 2) wykres; 3) wyginać
  distribution c. krzywa rozkładu
  dose response c. krzywa reakcji na dawkę
  dye-dilution c. krzywa rozcieńczenia barwnika
  electrocardiographic c. zapis elektrokardiograficzny
  electroencephalographic c. zapis elektroencefalograficzny
  electromyographic c. zapis elektromiograficzny
  growth c. krzywa wzrostu
  indicator-dilution c. krzywa stężenia wskaźnika
  intracardiac pressure c. krzywa ciśnienia w sercu (przedsionku lub komorze)
  pulse c. krzywa tętna, sfigmogram
  response c. krzywa reakcji (na bodziec)
  sugar c. krzywa cukru we krwi
  survival c. krzywa przeżycia
  temperature c. krzywa ciepłoty
curved [kəːvd] zakrzywiony, skrzywiony, krzywy
curvilinear [ˌkəːviˈliniə] krzywoliniowy
cushion [ˈkuʃən] poduszeczka, wyściółka
  plantar c. poduszeczka podeszwy
cusp [kʌsp] 1) guzek zęba; 2) płatek zastawki aorty lub tętnicy płucnej
cuspal [ˈkʌspəl] guzkowy, odnoszący się do guzka zęba
cuspid [ˈkʌspid] 1) jednoguzkowy; 2) kieł
cut [kʌt] 1) ciąć, krajać; 2) cięcie
cutaneous [kjuːˈteiniəs] skórny
cutdown [ˈkʌtdaun] wenostomia, wypreparowanie żyły do kroplówki
cuticle [ˈkjuːtikl] oskórek, naskórek
  dental c. oszkliwie
  enamel c. oszkliwie
  c. of the root sheath powłoczka pochewki włosa

cuticular [ˈkju:tikjulə] oskórkowy, naskórkowy
cutis [ˈkju:tis] skóra
  c. marmorata skóra marmurkowata
  c. pendula skóra zwisająca
  c. verticis gyrata skóra kręta ciemienia
cuvette [kju:ˈvet] kuweta
cyan- [saiən-], **cyano-** [saiənɔ-] w złożeniach znaczy: siny, ciemnoniebieski lub cyjanowy
cyanate [ˈsaiəneit] cyjanian
cyanide [ˈsaiənaid] cyjanek
  c. meth(a)emoglobin cyjanomethemoglobina
  potassium c. cyjanek potasu
cyanmeth(a)emoglobin [ˌsaiənməthi:mɔˈgloubin] cyjanomethemoglobina
cyanocobalamin [saiˌænouˈkoubələmin] cyjanokobalamina, witamina B_{12}
cyanosed [ˈsaiənouzid] zasiniony, siny
cyanosis [ˌsaiəˈnousis] sinica
  congenital c. sinica wrodzona w siniczej wadzie serca
  enterogenous c. sinica w zatruciu azotynami lub innymi związkami powodującymi methemoglobinemię
  hereditary meth(a)emoglobin(a)emic c. methemoglobinemia wrodzona
  toxic c. sinica toksyczna wywołana methemoglobinemią
cyanotic [ˌsaiəˈnɔtik] siniczy
cybernetics [saibəˈnetiks] cybernetyka
cyclamate [ˌsaikləˈmeit] cyklaminian
cyclamin [ˈsaikləmin] cyklamina
cyclarthrosis [ˌsaikla:ˈθrousis] staw obrotowy lub zawiasowy
cyclase [ˈsaikleiz] cyklaza
cycle [ˈsaikl] cykl
  anovulatory c. cykl bezowulacyjny
  brain wave c. wychylenie fali w eeg
  carbon dioxide c. obieg dwutlenku węgla w przyrodzie
  cardiac c. cykl sercowy
  chewing c. cykl gryzienia i żucia
  citric acid c. cykl kwasu cytrynowego, cykl kwasów trójkarboksylowych, cykl Krebsa, cykl cytrynianowy
  dicarboxylic acid c. cykl kwasów dwukarboksylowych
  fatty acid oxidation c. cykl utleniania kwasów tłuszczowych
  glycine succinate c. cykl bursztynianu glicyny
  hair c. cykl rozwoju włosa
  life c. cykl życiowy ustroju
  menstrual c. cykl miesiączkowy
  mitotic c. cykl mitotyczny
  nitrogen c. obieg azotu w przyrodzie

(o)estrous c. cykl rujowy
ornithine c. cykl ornitynowy, cykl mocznika
ovarian c. cykl jajnikowy, cykl zmian pęcherzyka Graafa
reproductive c. cykl rozrodczy (od poczęcia do porodu)
restored c. powrót normalnego rytmu serca po skurczu dodatkowym
succinic acid c. cykl kwasu bursztynowego
tricarboxylic acid c. cykl kwasów trójkarboksylowych, cykl Krebsa
urea c. cykl mocznika
visual c. cykl przemian barwników siatkówkowych
cyclectomy [saiklˈektəmi] wycięcie ciała rzęskowego
cyclic [ˈsiklik, ˈsaiklik] 1) cykliczny, periodyczny, okresowy; 2) pierścienny (*chem.*)
  c. adenosine monophosphate cykliczny monofosforan adenozyny, cykliczny AMP
  c. compound związek o budowie pierścieniowej (*chem.*)
  c. guanosine monophosphate cykliczny monofosforan guanozyny, cykliczny GMP
  c. insanity cyklofrenia
  c. phosphoric acid cykliczny kwas fosforowy
  c. vomiting wymioty okresowe
cyclitis [ˈsaikˌlaitis] zapalenie ciała rzęskowego
  heterochromic c. zapalenie ciała rzęskowego z różnobarwnością
  plastic c. zapalenie ciała rzęskowego z wysiękiem włóknikowym
  pure c. zapalenie ciała rzęskowego izolowane
  purulent c. zapalenie ciała rzęskowego ropne
  serous c. zapalenie ciała rzęskowego surowicze
cyclo-[siklɔ-, saiklɔ-] w złożeniach oznacza: cykliczny, pierścieniowy
cyclochoroiditis [ˌsaiklɔkɔrɔiˈdaitis] zapalenie ciała rzęskowego i naczyniówki
cyclohexane [ˌsaiklɔˈheksein] cykloheksan
cyclomastopathy [ˌsaikləmæsˈtɔpæθi] przewlekła mastopatia włóknisto-torbielkowa
cyclopentane [ˈsaikləpɔntein] cyklopentan
cyclophoria [ˌsaiklɔˈfouriə] cykloforia, zez utajony wywołany niedomogą mięśni skośnych oka
  accomodative c. cykloforia akomodacyjna
  essential c. cykloforia pierwotna
cyclophosphamide [ˌsaiklɔˈfɔsfæmid] cyklofosfamid, endoksan
cyclophrenia [ˌsaiklɔˈfri:niə] cyklofrenia, psychoza cykliczna

cycloplegia [ˌsaiklɔ'pli:dʒiə] porażenie akomodacji, cykloplegia
cyclosporin [ˌsaiklɔ'spourin] cyklosporyna
cyclothymia [ˌsaiklɔ'θaimiə] cyklotymia, cyklofrenia
cyclotomy ['saiklɔtəmi] cyklotomia, nacięcie ciała rzęskowego
cyesis [sai'isis] ciąża
cyetic [sai'itik] ciążowy
cylinder ['silində] cylinder, walec, wałeczek nerkowy, soczewka cylindryczna
    axis c. akson, włókno osiowe nerwu
    gas c. butla z gazem
    c.-plate method metoda cylinderkowo-płytkowa (bakt.)
    renal c. wałeczek nerkowy
cylindrodendrite [ˌsilindrə'dəndrait] paraakson
cylindroma [ˌsilin'droumə] oblak, gruczolakorak oblakowaty
cylindrosarcoma [ˌsilindrɔ'sa:koumə] oblak mięsakowy
cylindruria [ˌsilin'drjuəriə] wałeczkomocz
cymbocephaly [ˌsimbɔ'səfəli] czaszka łódkowata
cyst [sist] torbiel
    adventitious c. torbiel zawierająca ciało obce lub wysięk
    allantoic c. = urachal c.
    alveolar c. torbiel zębodołowa
    alveolar hydatid c. torbiel wielokomorowa bąblowca
    aneurysmal bone c. torbiel tętniakowa kości
    apoplectic c. jama poudarowa mózgu
    arachnoid c. torbiel podpajęczynówkowa
    atheromatous c. torbiel łojowa, kaszak
    bile c. 1) torbiel przewodu żółciowego; 2) pęcherzyk żółciowy
    branchial c. torbiel skrzelopochodna
    branchial cleft c. = branchial c.
    branchiogenic c. = branchial c.
    bursal c. torbiel kaletki maziowej
    chocolate c. torbiel czekoladowa jajnika
    chyle c. torbiel mleczowa
    ciliated epithelial c. torbiel oskrzelowa zawierająca nabłonek rzęskowy
    compound c. torbiel wielokomorowa
    conjunctival c. torbiel spojówkowa
    corpus luteum c. torbiel ciałka żółtego, torbiel luteinowa
    daughter c. torbiel potomna bąblowca
    dental c. torbiel zębopochodna
    dermoid c. torbiel skórzasta
    dermoid c. of the ovary torbiel skórzasta jajnika
    echinococcus c. = hydatid c.
    endometrial c. torbiel endometrialna

ependymal c. torbiel wyściółkowa układu nerwowego
epidermal c. torbiel naskórkowa
flagellate c. torbiel jelitowa pierwotniakowa
follicular c. 1) torbiel zawiązkowa zęba; 2) torbiel pęcherzyka Graafa
germinal inclusion c. = surface epithelial inclusion c.
giardia c. cysta lamblii (wielkouśćca jelitowego)
gingival c. torbiel dziąsłowa
granddaughter c. torbiel potomna bąblowca
histolytica c. torbiel Entamoeba histolytica
hydatid c. torbiel bąblowca
hypophyseal c. torbiel kieszonki Rathkego
implantation c. torbiel wszczepienna, torbiel naskórkowa
involution c. torbiel inwolucyjna sutka
junctional c. torbiel jądra w miejscu połączenia z najądrzem
lamblia c. cysta lamblii
lutein c. torbiel luteinowa
Meibomian c. gradówka
mesenteric c. torbiel krezki
mother c. torbiel macierzysta bąblowca zawierająca torbiele potomne
mucoid c. torbiel śluzowa
multilocular c. torbiel wielokomorowa
Nabothian c. torbiel Nabotha szyjki macicy
nasopalatine c. torbiel przewodu nosowo--podniebiennego
oil c. torbiel powstająca wskutek zwyrodnienia tłuszczowego treści kaszaka, skórzaka itp.
omphalo-enteric c. torbiel przewodu pępkowo-jelitowego
oöphoritic c. torbiel jajnika
osseous hydatid c. torbiel bąblowca w kości
paradental c. torbiel przyzębowa
paranephric c. torbiel przynerkowa
parasitic c. torbiel pasożytnicza
para-oöphoritic c. torbiel przyjajnikowa
para-urethral c. torbiel okołocewkowa
parent c. torbiel macierzysta bąblowca
piloform c. = pilonidal c.
pilocystic c. = pilonidal c.
pilonidal c. 1) torbiel skórzasta zawierająca włosy; 2) torbiel okolicy krzyżowo-guzicznej zawierająca ziarninę wokół włosów
primordial c. torbiel pierwotna
proliferation c. torbiel bąblowca tworząca torbiele potomne
protozoan c. torbiel pierwotniakowa
pyelogenic renal c. torbiel nerkowa miedniczkopochodna

radicular c. = **root c.**

retention c. torbiel zastoinowa

root c. 1) torbiel okołokorzeniowa zęba; 2) torbiel Tarlova

sebaceous c. torbiel łojowa, kaszak

secondary c. torbiel potomna bąblowca

seminal c. torbiel jądra

septum pellucidum c. torbiel przegrody przezroczystej

sequestration c. torbiel powstająca w miejscu połączeń skórnych z odprysków nabłonka naskórka

softening c. jama rozmięknieniowa mózgu

solitary bone c. torbiel kostna odosobniona

spring-water c. torbiel śródpiersia zawierająca przejrzysty jasny płyn

subsellar c. torbiel kieszonki Rathkego podsiodłowa

suprasellar c. torbiel kieszonki Rathkego nadsiodłowa

Tarlov's c. torbiel Tarlova, torbiel korzenia nerwowego

tarry c. torbiel smolista jajnika

tarsal c. gradówka

teratogenous c. torbiel potworniakowa

thecolutein c. torbiel tekaluteinowa

thyroglossal c. torbiel przewodu tarczowo- -językowego na szyi

thyrolingual c. torbiel przewodu tarczowo- -językowego na podstawie języka

true c. torbiel prawdziwa

tubo-ovarian c. torbiel jajowodowo-jajnikowa

tubular c. torbiel przewodowa (np. moczowodu)

umbilical c. torbiel pępkowa

umbilical cord c. torbiel pępowinowa

unicameral c. torbiel jednokomorowa

unilocular c. torbiel jednokomorowa

urachal c. torbiel moczownika

urinary c. torbiel moczowa (zawierająca mocz wyciekający z dróg moczowych)

vitellinomacular c. torbiel plamki żółtej w jej wrodzonym zwyrodnieniu

cystadenofibroma [ˌsisˌtædinɔfaiˈbroumə] torbielakogruczolakowłókniak

endometrial c. torbielakogruczolakowłókniak endometrialny

mucinous c. torbielakogruczolakowłókniak śluzowy

serous c. torbielakogruczolakowłókniak surowiczy

cystadenoma [ˌsisˌtædinˈoumə] torbielakogruczolak

adamantine c. szkliwiak torbielowaty

apocrine c. torbielakogruczolak apokrynowy

lymphomatous papillary c. torbielakogruczolak brodawkowaty z limfoidalnym podścieliskiem, guz Warthina

mucinous ovarian c. torbielakogruczolak śluzowy jajnika

multilocular pseudomucinous c. torbielakogruczolak wielokomorowy rzekomośluzowy

pseudomucinous c. torbielakogruczolak rzekomośluzowy

cystadenosarcoma [ˌsisˌtædinɔsaːˈkoumə] torbielakogruczolakomięsak

cystalgia [sisˈtældʒiə] ból pęcherza

cystauchenotomy [sistɔkənˈɔtəmi] nacięcie szyi pęcherza

cystauxe [ˈsistɔksi] rozszerzenie pęcherza

cysteamine [sisˈtəmin] cystamina

cystectasia [ˌsistəkˈteiziə], **cystectasis** [sisˈtəktəsis] rozszerzenie pęcherza

cystectomy [sisˈtektəmi] wycięcie pęcherza

cysteine [ˈsistiːin] cysteina

cystic [ˈsistik] 1) torbielowaty; 2) odnoszący się do pęcherza moczowego; 3) odnoszący się do pęcherzyka żółciowego

cysticercoid [ˌsistiˈsəːkɔid] cystycerkoid, larwa pewnych tasiemców

cysticercosis [sistisəˈkousis] cystycerkoza, wągrzyca

cysticercus [sistiˈsəːkəs] wągier, larwa tasiemca

cysticolithectomy [ˌsistikɔˈliθəktəmi] operacyjne usunięcie kamienia z przewodu pęcherzykowego

cysticolithotripsy [ˌsistikɔˈliθɔtripsi] kruszenie kamienia w przewodzie pęcherzykowym

cysticorrhaphy [sistikɔˈræfi] zeszycie przewodu pęcherzykowego

cysticotomy [sistiˈkɔtəmi] nacięcie przewodu pęcherzykowego

cystidotrachelotomy [ˌsistidɔtræskiˈlɔtəmi] nacięcie szyi pęcherza

cystin(a)emia [sisˈtini:miə] obecność cystyny we krwi

cystine [ˈsisti:n] cystyna, dwucysteina

cystinosis [sistiˈnousis] cystynoza

cystinuria [ˌsistinˈjuəriə] cystynuria

cystirrhagia [ˌsistiˈreidʒiə] krwotok z pęcherza

cystirrh(o)ea [ˌsistiˈriə] krwotok z pęcherza

cystis [ˈsistis] 1) pęcherz; 2) pęcherzyk żółciowy

cystitis [sisˈtaitis] zapalenie pęcherza

catarrhal c. zapalenie pęcherza nieżytowe

cystic c. zapalenie pęcherza torbielkowate

drug-induced c. zapalenie pęcherza polekowe

emphysematous c. zapalenie pęcherza odmowe
exfoliative c. zapalenie pęcherza złuszczające
follicular c. zapalenie pęcherza grudkowe
glandular c. zapalenie pęcherza gruczołowe
granular c. zapalenie pęcherza ziarniste
interstitial c. zapalenie pęcherza śródmiąższowe
pseudomembranaceous c. zapalenie pęcherza błonicowate
radiation-induced c. zapalenie pęcherza popromienne
cysto- [sistə-], **cysti-** [sisti-], **cyst-** [sist-] w złożeniach odnosi się do: 1) pęcherza; 2) przewodu pęcherzykowego; 3) torbieli
cystoblastoma [ˌsistəblæˈstoumə] komórczak zarodkowy
cystocarcinoma [ˌsistɔkaːsiˈnoumə] rak torbielowaty
cystocele [ˈsistɔsiːl] przepuklina pęcherza
vaginal c. pochwowy uchyłek pęcherza
cystoclisis [ˈsistɔklisis] płukanie pęcherza
cystocolostomy [ˌsistɔkɔˈlɔstəmi] zespolenie pęcherzowo-okrężnicze
cystoenterocele [ˌsistɔˈəntərɔsiːl] przepuklina pęcherzowo-jelitowa
cystoenterostomy [ˌsistɔˈəntərɔstəmi] zespolenie torbieli trzustki z jelitem
cystoepithelioma [ˌsistɔepiθiːˈliˈoumə] nabłoniak torbielowaty
cystofibroma [ˌsistɔˈfaibroumə] torbielakowłókniak
cystogram [ˈsistəgræm] cystogram
cystography [sisˈtɔgrəfi] cystografia, badanie rtg pęcherza
cystometric c. cystografia cystometryczna
double-contrast c. cystografia powietrzna
cystojejunostomy [ˌsistədʒidʒənˈɔstəmi] zespolenie torbieli trzustki z jelitem czczym
cystolithectomy [ˌsistɔliθˈektəmi] usunięcie kamienia z pęcherza lub pęcherzyka
cystolithiasis [ˌsistəliˈθaiəsis] kamica pęcherza
cystolithotomy [ˌsistɔliθˈɔtəmi] operacyjne usunięcie kamienia z pęcherza
cystoma [sisˈtoumə] torbielak
adenomatous c. torbielakogruczolak
myxoid c. torbielak śluzakowy
para-ovarian c. torbielak przyjajnika
simple serous c. torbielak surowiczy (jajnika)
tubo-ovarian c. torbielak jajowodowo-jajnikowy
cystometer [ˈsistɔˈmitə] cystometr
cystometrogram [ˌsistɔˈmitrɔgræm] cystometrogram

cystometrography [ˌsistɔmitrˈɔgræfi] cystometrografia
cystometry [sisˈtɔˈmitri] cystometria
cysto-ovariectomy [ˌsistɔɔværiˈektəmi] wycięcie torbieli jajnika
cystopapilloma [ˌsistəˈpæpiloumə] torbielakobrodawczak
cystoparalysis [ˌsistəpərˈælisis] porażenie pęcherza
cystopexy [ˈsistəˌpeksi] cystopeksja, umocowanie pęcherza do ściany brzucha
cystoplasty [ˈsistəplæsti] plastyka pęcherza
cystoplegia [sistəˈpleidʒiə] porażenie pęcherza
cystoproctostomy [ˌsistəprɔkˈtɔstəmi] zespolenie pęcherzowo-odbytnicze
cystoptosia [sistəˈptousiə], **cystoptosis** [sistəˈptousis] opuszczenie pęcherza
cystopyelitis [ˌsistɔpaiəˈlaitis] zapalenie pęcherza i miedniczek nerkowych
cystopyelography [ˌsistɔˈpaiəlɔgrəfi] badanie rtg pęcherza i miedniczek
cystopyelonephritis [sistɔˌpaiələnɔˈfraitis] zapalenie pęcherza, miedniczek i nerek
cyst-passer [sistpəsə] osobnik wydalający cysty pasożytów
cystorrhaphy [sisˈtɔrəfi] zeszycie pęcherza moczowego
cystoschisis [sisˈtɔˈskisis] szczelina pęcherza
cystoscirrhus [ˌsistəˈskirəs] rak twardy pęcherza
cystosclerosis [ˌsistəskliəˈrousis] stwardnienie pęcherza, marskość pęcherza
cystoscopy [ˈsistəskoupi] cystoskopia
cystosteatoma [ˌsistɔstiˈatoumə] torbiel łojowa, kaszak
cystostomy [sisˈtɔstəmi] operacyjne wytworzenie przetoki pęcherza, cystostomia
suprapubic c. wytworzenie przetoki nadłonowej, nadłonowe odprowadzenie moczu
cystotomy [sisˈtɔtəmi] nacięcie pęcherza, cystotomia
suprapubic c. cystotomia nadłonowa
cystotrachelotomy [ˌsistɔtrækiˈlɔtəmi] nacięcia szyi pęcherza
cystoureteritis [ˌsistəjuərətəˈraitis] zapalenie pęcherza i moczowodu
cystoureterogram [ˌsistəjueˈritərɔgræm] cystoureterogram
cystoureterography [ˌsistəjuərˈiːtərɔgrəfi] cystoureterografia
cystourethritis [ˌsistəjuˈəriˈθraitis] zapalenie pęcherza i cewki moczowej
cystourethrocele [ˌsistəjuˈəriθrɔsiːl] przepuklina pęcherzowo-cewkowa
cystourethrography [ˌsistəˈjuəriːˈθrɔgrəfi] cystouretrografia

cystoventropexy [ˌsistɔvənˈtrɔpəksi] przyszycie pęcherza do ściany brzucha
cytarabine [ˈsaitərəbin] arabinozyd cytozyny
cytidine [ˈsaitidin] cytydyna
cytin [ˈsaitin] cytyna, czynnik 1 płytek
cyto- [saitɔ-], cyt- [sait-] w złożeniach oznacza komórkę
cytoanalyser [ˌsaitɔˈænəlaizə] cytoanalizator
(do rozpoznawania złośliwych komórek
w rozmazie)
cytoarchitectonics [ˌsaitəːkitəkˈtɔniks] cytoarchitektonika
cytochemistry [ˌsaitɔˈkemistri] cytochemia,
chemia komórki
cytochim(a)erism [ˌsaitɔˈkaiˈmiərizm] cytochimeryzm
cytochrome [ˌsaitəkroum] cytochrom
c. oxidase cytochromooksydaza
c. reductase cytochromoreduktaza
cytocidal [ˌsaitəˈsaidl] komórkobójczy
cytoclasis [ˌsaitəˈklæsis] rozpad komórki,
cytoliza
cytoclastic [ˌsaitəˈklæstik] powodujący rozpad komórki
cytodendrite [saitəˈdendrait] dendryt odcho-
dzący od ciała neuronu
cytodiagnosis [ˌsaitədaiəˈgnousis] cytodiag-
noza
cytogamy [ˈsaitəgæmi] cytogamia, połączenie komórek w procesie płciowym (zapłodnienie, rekombinacja)
cytogenesis [ˈsaitəˈdʒenisis] proces powstawania komórek
cytogenetics [ˌsaitəˈdʒinetiks] cytogenetyka
cytogram [ˈsaitəgræm] cytogram
cytohistogenesis [ˌsaitəˌhistɔˈdʒenisis] rozwój
morfologiczny komórki
cytoinhibition [ˌsaitɔˌinhiˈbiʃən] wzajemne
hamowanie wzrostu przez komórki
cytokinase [ˌsaitɔˈkineis] cytokinaza
cytokine [ˌsaitɔkain] cytokina
cytokinesis [ˌsaitɔˈkinisis] cytokineza, podział komórki
cytokinins [ˈsaitəkinins] cytokininy
cytologic [saiˈtɔlədʒik] cytologiczny
cytologist [saiˈtɔlədʒist] cytolog
cytology [saiˈtɔlədʒi] cytologia
aspiration c. cytologia aspiracyjna
exfoliative c. cytologia eksfoliatywna, badanie komórek złuszczonych z powierzchni tkanki
cytolysin [saiˈtɔlisin] cytolizyna
cytolysis [saiˈtɔlisis] cytoliza, rozpad komórki
cytomegalic [ˌsaitəˈməgælik] cytomegaliczny
cytomegalovirus [saitəˈməgælɔˈvairəs] wirus
cytomegalii

cytometaplasia [ˌsaitəmətæˈpleiziə] metaplazja komórkowa
cytometry [saitəˈmitri] liczenie komórek
flow c. cytometria przepływowa
cytopathogenic [saiˌtɔpəθɔˈdʒinik] cytopatogenny, powodujący zmiany patologiczne
w komórce
c. effect efekt cytopatogenny, efekt cytopatyczny, zmiany degeneracyjne w komórce wywołane przez wirus lub inny
czynnik
cytopenia [ˈsaitəpiːniə] niedobór krwinek
cytophagy [ˈsaitəfædʒi] fagocytoza komórek
cytoplasm [ˈsaitəplæzm] cytoplazma, protoplazma z organellami
cytoplasmic [saitəˈplæzmik] cytoplazmatyczny
cytopoietic [ˌsaitɔpɔˈietik] odnoszący się do
tworzenia komórek
cytopoiesis [ˌsaitɔpɔiˈesis] tworzenie się komórek
cytoprotection [ˌsaitɔprouˈtəkʃən] działanie
chroniące komórkę
cytoreticulum [ˌsaitɔrəˈtikjuləm] siateczka
wewnątrzkomórkowa
cytosine [ˈsaitɔsin] cytozyna
c. arabinoside arabinozyd cytozynowy
ribonucleoside c. cytydyna
cytosis [saiˈtousis] cytoza, zwiększenie liczby
komórek w płynie mózgowo-rdzeniowym
cytosmear [ˈsaitɔsmiə] rozmaz cytologiczny
endometrial c. rozmaz śluzówki macicy
vaginal c. rozmaz ze śluzówki pochwy
cytosol [ˈsaitɔsɔl] cytosol, cytoplazma bez
mitochondriów i siateczki endoplazmatycznej
cytosome [ˈsaitɔsoum] cytosom
cytostasis [saiˈtɔstæsis] stagnacja krwinek
białych w kapilarach
cytostatic [saitɔˈstætik] 1) cytostatyczny, lek
cytostatyczny; 2) powodujący stagnację
krwinek
cytotaxis [ˌsaitɔˈtæksis], cytotaxia [ˌsaitɔ-
ˈtæksiə] cytotaksja
negative c. cytotaksja ujemna, ucieczka
komórek od bodźca
positive c. cytotaksja dodatnia, dążenie
komórek do bodźca
cytotoxicity [ˌsaitɔtɔkˈsisiti] cytotoksyczność
cytotoxin [ˈsaitətɔksin] cytotoksyna
cytotrophoblast [ˌsaitɔˈtrɔfoublæst] cytotro-
foblast, wewnętrzna warstwa trofoblastu
cytotropism [saiˌtɔtroupizm] cytotropizm,
powinowactwo do komórek
cytozoic [ˌsaitɔˈzouik] żyjący w komórce
(pasożyt)
cytozoon [ˈsaitɔzouən] pasożyt wewnątrzkomórkowy

D

dab [dæb] wycierać płyn dotykaniem gazikiem, lekko dotykać
dacron ['dækrən] dakron, terylen
dacro- [dækrɔ-], **dacry-** [dækri-], **dacryo-** [dækriɔ-] w złożeniach oznacza: odnoszący się do narządu łzowego
dacryadenitis ['dækriædi'naitis], **dacryoadenitis** ['dækriɔædi'naitis] zapalenie gruczołu łzowego
dacryagogue ['dækriəgɔg] 1) kanalik łzowy; 2) środek powodujący łzawienie
dacryocyst ['dækriɔsist] woreczek łzowy
dacryocystectasia [,dækriɔsist'əkteiziə] rozstrzeń woreczka łzowego
dacryocystectomy [,dækriɔsis'tektəmi] wycięcie woreczka łzowego
dacryocystitis [,dækriɔsistaitis] zapalenie woreczka łzowego
dacryocystoethmoidostomy ['dækriɔ'sistɔɔθmɔidə'stɔmi] zespolenie woreczka łzowego z komórkami sitowymi
dacryocystography [,dækriɔsistɔ'græfi) dakriocystografia, radiologiczne badanie kontrastowe woreczka łzowego
dacryocystorhinostenosis ['dækriɔ'sistɔ'rainɔstɔnousis] zwężenie przewodu nosowo--łzowego
dacryocystorhinostomy ['dækriɔ'sistɔrai'nɔstɔmi] zespolenie workowo-nosowe
dacryocystostenosis [,dækriɔ'sistɔstenousis] zwężenie woreczka łzowego
dacryocystotomy [,dækriɔsis'tɔtɔmi] nacięcie woreczka łzowego
dacryolith ['dækriɔliθ] kamień łzowy
dacryorhinocystostomy [,dækriɔ'rainɔsis'tɔstɔmi] zespolenie workowo-nosowe
dacryostenosis [,dækriɔstɔ'nousis] zwężenie dróg łzowych
dacryosyrinx [,dækriɔ'siriŋks] 1) przetoka łzowa; 2) strzykawka lub zgłębnik do udrożniania dróg łzowych
dactylia [dæk'tiliə] zrost palców
dactylocampsis [,dæktilɔ'kæmpsis] przykurcz palców

dactylogram [,dæk'tilɔgræm] odcisk palca
dactylography [,dækti'lɔgrəfi] daktylografia
dactylogryposis [,dæktilɔgrai'pousis] przykurcz palców
dactylolysis [,dækti'lɔlisis] 1) rozdzielenie operacyjne zrośniętych palców; 2) rozmiękanie kości palców
dactylomegaly [,dæktilɔ'megəli] wielkie palce (palec)
dactyloscopy [,dækti'lɔskəpi] daktyloskopia, badanie odcisków palców
dalton ['dɔltɔn] dalton, jednostka masy atomowej
daltonism ['dɔ:ltɔnizm] daltonizm, ślepota barw
dam [dæm] 1) tama, bariera; 2) matka (u zwierząt); 3) tamować, zagradzać (w chirurgii i stomatologii ochronne fartuszki gumowe)
   coffer d. ślinochron (*stom.*)
   rubber d. ślinochron (*stom.*)
damage ['dæmidʒ] uszkodzenie, szkoda
damp [dæmp] 1) wilgotny; 2) zwilżać; 3) tłumić, przygniatać; 4) powietrze z czadem i pyłem w kopalni; 5) depresja
dampening ['dæmpniŋ] zwilżenie
damper ['dæmpə] 1) tłumik, gasidło; 2) zwilżacz
dampness ['dæmpnis] wilgoć
damp-proof ['dæmp'pru:f] wodoszczelny, izolujący
dance [da:ns] 1) taniec; 2) tańczyć
   hilar d. silne tętnienie tętnicy płucnej (*rtg*)
dander ['dændə] łupież zwierzęcy
dandruff ['dændrəf] łupież
daphnia ['dæfniə] rozwielitka (*zool.*)
dark [da:k] ciemny
   d. field ciemne pole mikroskopu
   d. field condenser kondensator promieni do badania w ciemnym polu
   d. field illumination oświetlenie ciemnego pola
   d. ground illumination oświetlenie ciemnego pola

d. room ciemnia (*rtg*)
d. slide kaseta do filmów rtg
d. spot ciemny punkt
dartoic ['da:tɔik], **dartoid** ['da:tɔid] odnoszący się do błony kurczliwej (*tunica dartos*)
dartos ['da:təs] błona kurczliwa
data ['deitə] dane
databank ['deitə͵bæŋk] bank danych
database ['deitə͵beis] baza danych
daughter ['dɔ:tə] córka
  d. cell komórka potomna
  d. chromosome chromosom potomny
day [dei] dzień
  d. blindness ślepota dzienna, upośledzenie widzenia w silnym świetle
day-dream ['dei͵dri:m] marzenie, sen na jawie
daylong [dei'lɔŋ] całodzienny
daze [deiz] 1) oszołomić; 2) oślepić
dazzle [dæzl] olśnić, oślepić błyskiem
de- [di:-] w złożeniach oznacza: brak, od
deacidifaction [͵di:ə͵sidifi'keiʃən] odkwaszanie
deactivate [di:'æktiveit] dezaktywować
deacylase [di:'æsileis] deacylaza
dead [ded] martwy, zmarły
  d. end ślepy koniec (kanału itp.)
  d. house kostnica
  d. spot martwy punkt
  d. matter martwa materia, materia nieożywiona
  d. water woda stojąca
  d. zone strefa martwa
deadlock [dedlɔk] martwy punkt, zastój w ruchu itp.
deadly ['dedli] śmiertelny
deaf [def] głuchy
deaf and dumb [def ənd dʌm] głuchoniemy
deafferentation [͵di:æfərən'teiʃən] deaferentacja, odcięcie dopływu bodźców z danego narządu
deaf-mute ['def͵mju:t] głuchoniemy
deaf-mutism ['defmju:tizm] głuchoniemota
deafness ['defnis] głuchota
  central d. głuchota pochodzenia ośrodkowego
  cerebral d. głuchota pochodzenia centralnego, głuchota mózgowa
  ceruminous d. głuchota pochodzenia woszczynowego
  conductive d. głuchota przewodzeniowa
  cortical d. głuchota korowa w wyniku uszkodzenia kory mózgowej
  high-frequency d. głuchota na tony wysokie
  labyrinthine d. głuchota błędnikowa, w wyniku uszkodzenia błędnika
  music d. amuzja, głuchota muzyczna

nerve d. głuchota nerwowa, w wyniku uszkodzenia nerwu słuchowego
occupational d. głuchota zawodowa
paradoxical d. rzekoma parakuzja Willisa, lepsze słyszenie mowy na tle hałasu przez osobników częściowo głuchych
partial d. głuchota częściowa
perceptive d. głuchota odbiorcza
transmission d. głuchota przewodzeniowa
word d. afazja słowa
deallergize [di:'ælədʒaiz] odczulać
deamidase [di:'æmideiz] dezamidaza
deamidation [di:͵æmi'deiʃən], **deamidization** [di:͵æmidai'zeiʃən] deamidacja, usunięcie grupy amidowej
deaminase [di:'æmineis] dezaminaza
deamination [di:͵æmi'neiʃən], **deaminazation** [di:͵æminai'zeiʃən] oddzielenie grupy aminowej
deaminize [di:'æminaiz] odłączać grupę aminową
dean [di:n] dziekan
dearticulation [͵di:a:tikju'leiʃən] 1) wyłuszczenie ze stawu; 2) zwichnięcie
death [deθ] śmierć
  cot d. nagła nieoczekiwana śmierć zdrowego dziecka
  crib d. = **cot d.**
  local d. martwica miejscowa, zgorzel
  d. rattle charczenie agonalne
  sudden d. śmierć nagła
  sudden infant d. = **cot d.**
  d. trance stan pozornej śmierci
  violent d. śmierć gwałtowna
death rate [deθ 'reit] umieralność ogólna, liczba zgonów na tysiąc lub więcej mieszkańców
debilitate [di'biliteit] osłabiać, wycieńczać
debilitating [di'biliteitiŋ] osłabiający, wyniszczający
debility [di'biliti] osłabienie, zniedołężnienie
  mental d. niedorozwój umysłowy
debride [di'braid] usuwać dewitalizowane tkanki, opracować ranę
debridement [͵debri:'dmã:ŋ] opracowanie chirurgiczne rany
  enzymatic d. enzymatyczne oczyszczenie rany
debris ['debri:] resztki, odpadki, rozpadłe szczątki
  tissue d. szczątki rozpadłych tkanek
debt [det] dług
  oxygen d. dług tlenowy
deca- ['dekə-], **dec-** [dek-] w złożeniach oznacza dziesięć
decalcification [di͵kælsifi'keiʃən] odwapnienie
decalcify [di'kælsifai] odwapniać

decalvant [di'kælvant] środek powodujący wyłysienie
decanormal [ˌdekə'nɔːməl] dziesięcionormalny
decannulation [ˌdiːkænju'leiʃən] dekaniulacja, usunięcie rurki z tchawicy
decanoate [di'kənɔit] kaprynian
decant [di'kænt] dekantować, zlewać płyn znad osadu
decantation [ˌdikæn'teiʃən] dekantacja, dekantowanie, zlanie płynu znad osadu
decanter [di'kæntə] karafka
decapitate [di'kæpiteit] dekapitować, odciąć głowę (płodu, zwierzęcia)
decapitation [diˌkæpi'teiʃən] dekapitacja, odcięcie głowy
decapsulation [diˌkæpsju'leiʃən] obłuszczenie, odłuszczenie, usunięcie torebki
decarbonize [diː'kaːbənaiz] dekarbonizować, arterializować krew
decarboxylase [diːkaː'bɔksileis] dekarboksylaza, karboksyliaza
  DOPA d. dekarboksylaza DOPA, dekarboksylaza aromatycznych L-aminokwasów, EC 4.1.1.26
  tyrosine d. dekarboksylaza tyrozynowa, EC 4.1.1.25
decarboxylation [diːkaːˌbɔksi'leiʃən] dekarboksylacja
decay [di'kei] 1) rozkład, gnicie; 2) zanikanie; 3) rozkładać się
  dental d. próchnica zębów
  radiation d. zanikanie promieniowania
  radioactive d. rozpad promieniotwórczy
  radioactive d. chain łańcuch rozpadu promieniotwórczego
decease [di'siːs] 1) śmierć; 2) umrzeć
deceleration [diːˌselə'reiʃən] deceleracja, ujemna akceleracja, zwolnienie szybkości
decerate [disi'reit] usunąć parafinę z preparatu histologicznego
decerebrate [di'seribreit] 1) odkorować, odmóżdżyć; 2) odmóżdżony, odkorowany
  d. rigidity zespół odmóżdżeniowy, sztywność odmóżdżeniowa
  d. seizures napady prężenia odmóżdżeniowego
decerebration [diˌseri'breiʃən] odmóżdżenie, odkorowanie, odcięcie części mózgowia nad blaszką czworaczą
  bloodless d. odmóżdżenie przez podwiązanie tętnic szyjnych
dechloruration [diˌklɔruː'reiʃən] odchlorowanie
deci- ['desi-] w złożeniach oznacza dziesiętny, ¹/₁₀
decibel ['desibel] decybel
decidua [di'sidjuə] błona doczesna

basal d. doczesna podstawna
capsular d. doczesna torebkowa
ectopic d. zmiany ściany macicy przypominające utkanie doczesnej
menstrual d. doczesna miesiączkowa
parietal d. doczesna ścienna, doczesna prawdziwa
d. reflexa doczesna torebkowa
true d. doczesna ścienna
decidual [di'sidjuəl] doczesnowy, doczesny
deciduation [ˌdisidju'eiʃən] oddzielenie się śluzówki macicy w czasie miesiączkowania
deciduous [di'sidjuəs] doczesny,przejściowy
  d. membrane błona doczesna
  d. teeth zęby mleczne
decigram ['desigræm] decygram, ¹/₁₀ grama
decilitre, deciliter ['desiˌlitə] decylitr, ¹/₁₀ litra
decimal ['desiməl] dziesiętny
  d. fraction ułamek dziesiętny
  d. point znak dziesiętny
  d. system system dziesiętny
decimetre, decimeter ['desiˌmiːtə] decymetr, ¹/₁₀ metra
decinormal [ˌdesi'nɔːməl] jednodziesiętnonormalny (roztwór), n/10
decipara ['desiˌpeərə] dziesięcioródka
decitrate [di'saitreit] usunąć kwas cytrynowy
declination [ˌdekli'neiʃən] 1) odchylenie od osi pionowej; 2) w okulistyce: odchylenie osi pionowej oka, cykloforia
  negative d. cykloforia ujemna
  positive d. cykloforia dodatnia
decline [di'klain] 1) przewlekła postępująca choroba; 2) okres ustępowania ostrych objawów; 3) okres inwolucji starzejącego się ustroju; 4) odchylać, odrzucać, odmawiać
declive [di'klaiv] spadzistość móżdżku
decoct [di'kɔkt] przygotować odwar, wygotować
decoction [di'kɔkʃən] odwar
decode [di'koud] dekodować, odkodować, odczytać kod
decollement [dekɔl'mãʃ] rozdzielenie operacyjne zrośniętych narządów
decolo(u)r [diː'kʌlə] odbarwić
decompensation [diˌkɔmpen'seiʃən] dekompensacja, niewyrównanie
  schizophrenic d. nagłe obostrzenie w schizofrenii po stresie
decompensate [di'kɔmpenseit] dekompensować
decompose [ˌdiːkəm'pouz] 1) rozłożyć na składniki; 2) rozpadać się, gnić
decomposition [ˌdiːkɔmpɔ'ziʃən] rozpad (związku chemicznego), rozkład (tkanek)

decompression [ˌdiːkəm'preʃən] 1) dekompresja, rozprężenie, zmniejszenie ciśnienia; 2) odbarczenie, odciążenie
 cardiac d. nacięcie osierdzia przy tamponadzie serca
 cerebral d. odbarczenie mózgu
 explosive d. dekompresja eksplozyjna
 internal d. odbarczenie mózgu przez usunięcie guza
 rapid d. dekompresja eksplozyjna
 d. sickness choroba kesonowa (dekompresyjna)
 suboccipital d. odbarczenie podpotyliczne tylnego dołu czaszkowego
 subtemporal d. odbarczenie skroniowe mózgu
 trigeminal d. odbarczenie nerwu trójdzielnego (zwoju Gassera)
decondensation [di'kɔndenseiʃn] dekondensacja (m. biol.)
deconditioning [di'kɔndiʃiəniŋ] odwarunkowanie, zanik odruchu warunkowego
decongestant [ˌdiːkən'dʒestənt] lek zmniejszający przekrwienie
 mucosal d. lek obkurczający śluzówkę
decongestive [ˌdiːkən'dʒestiv] zmniejszający przekrwienie
decontamination [ˌdiːkənˌtæmiˈneiʃən] odkażanie
decortication [diˌkɔːtiˈkeiʃən] odkorowanie, dekortykacja, obłuszczenie, odłuszczenie
 cerebral d. odkorowanie, wyłączenie kory mózgu
 pulmonary d. usunięcie zgrubiałej opłucnej trzewnej, dekortykacja płuca
 renal d. usunięcie torebki nerki
 reversible d. odkorowanie odwracalne
decrease ['diːkriːs] zmniejszenie, spadek; [diː'kriːs] zmniejszyć (się)
decrement ['dekrimənt] stopniowe zmniejszanie się, zanikanie
decrepit [di'krepit] zniedołężniały, zgrzybiały
decrepitation [diˌkrepi'teiʃən] 1) trzaskanie, trzeszczenie; 2) prażenie
decrepitude [di'krepitjud] zniedołężnienie, wyniszczenie starcze
decubitus [di'kjubitəs] 1) odleżyna; 2) pozycja chorego w łóżku
 d. ulcer odleżyna
 ventral d. pozycja leżąca na brzuchu
decuspation [di'kʌspeiʃn] usunięcie guzków zęba
decussation [ˌdiːkʌ'seiʃən] skrzyżowanie
 motor d. skrzyżowanie dróg piramidowych
 optic d. skrzyżowanie wzrokowe

sensory d. skrzyżowanie czuciowe, skrzyżowanie wstęgi
dedifferentiation [ˌdidifərenʃi'eiʃən] dedyferencjacja, odróżnicowanie się komórek
de-efferentiation [ˌdiefərənʃi'eiʃən] odnerwienie ruchowe
defacement [di'feismənt] zeszpecenie, zniekształcenie
defat [di'fæt] odtłuścić
defecate ['difiːkeit] oddawać kał
defecation [ˌdifiː'keiʃən] defekacja, oddanie kału
defect [di'fekt] defekt, ubytek, brak
 aortic septal d. ubytek przegrody aortalno-płucnej
 atrial septal d. ubytek przegrody międzyprzedsionkowej
 birth d. brak wrodzony
 coupling d. brak wiązania cząstek jodotyrozyny w wolu rodzinnym
 endocardial cushion d. ubytek części przegrody międzyprzedsionkowej i międzykomorowej
 filling d. ubytek cieniowy wypełnienia (rtg)
 luteal phase d. brak fazy lutealnej
 reading d. dysleksja
 retention d. trudność zapamiętywania
 tissue d. ubytek tkanki
 ventricular septal d. ubytek przegrody międzykomorowej
defensive [di'fensiv] obronny
deferens ['defərəns] nasieniowód
deferent ['defərənt] odprowadzający
deferentectomy [ˌdefərəntˈektəmi] wycięcie nasieniowodu
deferential [ˌdefəˈrənʃəl] nasieniowodowy
deferentitis [ˌdefərən'taitis] zapalenie nasieniowodu
defervescence [ˌdiːfəˈvesns] odgorączkowanie, ustąpienie gorączki
defibrillation [ˌdifaibri'leiʃən] defibrylacja, przerwanie migotania komór
 chemical d. defibrylacja farmakologiczna
 electrical d. defibrylacja elektryczna
defibrillator [di'faibrileitə] defibrylator (elektryczny lub chemiczny)
defibrination [diˌfaibri'neiʃən] odwłóknienie krwi, usunięcie włóknika
deficiency [di'fiʃənsi] niedobór, deficjencja (gen.)
 familial high density lipoprotein d. choroba tangerska
 enzymatic d. niedobór enzymatyczny, defekt enzymatyczny
 vitamin d. niedobór witamin(y), hipowitaminoza
deficit ['defisit] niedobór, brak
 base d. niedobór zasad

deflate [di'fleit] wypuścić powietrze (z wypełnionego narządu)

deflection [di'flekʃən] odchylenie, zboczenie, załamek (ekg)

deflocculation [di flɔkju'leiʃən] rozpuszczenie zmętnień (kłaczków)

defloration [di:flɔ'reiʃən] defloracja, pozbawienie dziewictwa

deflorescence [di:flɔ'resns] ustąpienie wysypki w chorobie zakaźnej

defluvium [di'flu:viəm] wypadanie włosów, łysienie

defluxion [di'flʌkʃən] 1) wypadanie włosów nagłe; 2) wypływ płynu

defocus [di'foukəs] rozogniskować

deform [di'fɔ:m] deformować, zniekształcać

deformity [di'fɔ:miti] zniekształcenie, malformacja

    torsional d. zniekształcenie rotacyjne kończyny

defreeze [di'fri:z] rozmrozić

defundation [di:fʌn'deiʃən] amputacja dna macicy

defurfuration [di:fə:fə'reiʃən] złuszczanie się naskórka otrębiaste

deganglionation [di gæŋgliɔ'neiʃən] wycięcie zwojów nerwowych

degassing [di:'gæsiŋ] 1) odgazowanie, odkażenie porażonych gazem; 2) sucha destylacja

degeneracy [di'dʒenərəsi] zwyrodnienie, degeneracja

degenerate [di'dʒenəreit] wyrodnieć, degenerować się

degeneration [di dʒenə'reiʃən] zwyrodnienie, degeneracja

    adipose d. zwyrodnienie tłuszczowe, stłuszczenie

    adiposogenital d. zespół tłuszczowo-płciowy

    albuminoid d. zwyrodnienie miąższowe

    amyloid d. zwyrodnienie skrobiowate, skrobiawica

    ascending d. zwyrodnienie wstępujące

    ballooning d. zwyrodnienie balonowate komórek naskórka

    basophilic d. zwyrodnienie zasadochłonne tkanki łącznej

    calcareous d. zwapnienie tkanek

    caseous d. martwica serowata, serowacenie

    cerebroretinal d. zwyrodnienie mózgowo--siatkówkowe

    cheesy d. serowacenie

    collagen d. zwyrodnienie kolagenowe

    colliquative d. martwica rozpływna

    corneal crystalline hereditary d. zwyrodnienie rogówki rodzinne, dystrofia rogówki Schnydera

cystic heredomacular d. zwyrodnienie dziedziczne torbielkowate plamki żółtej

cystic d. of the kidneys zwyrodnienie nerek torbielkowate

descending d. zwyrodnienie zstępujące (neuronu)

diencephaloretinal d. zwyrodnienie międzymózgowo-siatkówkowe

disciform macular d. choroba Kuhnta i Juniusa

fascicular d. zwyrodnienie pęczkowe mięśni (neurogenne)

fatty d. zwyrodnienie tłuszczowe, stłuszczenie

fibrinoid d. zwyrodnienie włóknikowate, martwica włóknikowata

fibrinous d. zwyrodnienie włóknikopodobne

fibrous d. zwyrodnienie włókniste, zwłóknienie

glassy d. zwyrodnienie szkliste, hialinizacja

granulovacuolar d. zwyrodnienie wodniczkowo-ziarniste

hepatolenticular d. zwyrodnienie wątrobowo-soczewkowate, choroba Wilsona

heredomacular d. zwyrodnienie dziedziczne plamki żółtej

hyaline d. zwyrodnienie szkliste, hialinizacja

hydropic d. zwyrodnienie wodniczkowe

isch(a)emic d. zwyrodnienie niedokrwienne

keratinous d. zwyrodnienie rogowe, zwyrodnienie keratynowe

lardaceous d. zwyrodnienie skrobiowate, słoninowatość amyloidowa

lenticular progressive d. zwyrodnienie wątrobowo-soczewkowate, choroba Wilsona

liquefaction d. martwica rozpływna

macular d. zwyrodnienie plamki żółtej

mucinoid d. zwyrodnienie mucynopodobne

mucinous d. zwyrodnienie śluzowe

mucoid d. zwyrodnienie śluzowe

mucoid d. of the media martwica torbielkowata błony mięśniowej aorty

myelinic d. zwyrodnienie mielinowe (z tworzeniem figur mielinowych w komórce)

myxomatous d. zwyrodnienie śluzowe

olfactogenital d. zwyrodnienie węchowo--płciowe, zespół Kallmana

pigmentary pallidal d. choroba Hallervordena i Spatza

pigmentary retinal d. zwyrodnienie barwnikowe siatkówki

polychromatic d. zwyrodnienie wielobarwliwe

polycystic d. of the kidneys torbielowatość nerek

polycystic d. of the pancreas torbielowatość trzustki

progressive cerebellar d. zwyrodnienie pierwotne postępujące móżdżku

pseudotubular d. zwyrodnienie rzekomokanalikowe (nadnerczy)

pulmonary cystic d. torbielowatość płuc

reaction of d. odczyn zwyrodnienia (w mięśniu podczas drażnienia prądem elektrycznym)

reticular d. zwyrodnienie naskórka siatkowate

retrograde d. zwyrodnienie wsteczne (neuronu)

spongy d. of the brain zwyrodnienie gąbczaste istoty białej mózgu

tapetoretinal d. = **heredomacular d.**

transsynaptic d. zwyrodnienie transsynaptyczne (neuronu)

turbid d. przyćmienie miąższowe

vacuolar d. zwyrodnienie wodniczkowe

vitelliform d. of the macula zwyrodnienie plamki żółtej żółtkowe, choroba Besta

Wallerian d. zwyrodnienie wallerowskie nerwu (zstępujące zwyrodnienie przeciętego nerwu)

waxy d. zwyrodnienie skrobiowate

Zenker's d. martwica mięśni woskowata Zenkera

deglutition [ˌdiːgluːˈtiʃən] połykanie

degradation [ˌdegrəˈdeiʃən] 1) degradacja (fizyczna, umysłowa, społeczna itp.); 2) rozkład złożonego związku chemicznego

enzymatic d. rozkład enzymatyczny

degranulation [ˌdigrænjuˈleiʃən] degranulacja (krwinek białych, mastocytów)

degrease [diˈgriːs] odtłuszczać, usuwać tłuszcz

degree [diːˈgriː] stopień (na podziałce itp.), stopień naukowy

absolute d.'s stopnie absolutne (skali Kelvina)

centigrade d.'s stopnie skali Celsjusza

d. of freedom stopień swobody (*stat.*)

dehiscence [diˈhisns] rozejście się brzegów (rany itp.), rozstęp

root d. dehiscencja (*stom.*), okienkowy ubytek blaszki zewnętrznej wyrostka zębodołowego

wound d. rozejście się rany

dehumidification [ˌdiːhjuːˈmidifiˈkeiʃən] odwilgocenie, osuszenie

dehydrant [diːˈhaidrənt] środek odwadniający

dehydrase [diːˈhaidreis] dehydraza, dehydrogenaza, dehydrataza

dehydratase [diːˈhaidrəteis] dehydrataza

dehydrate [diːˈhaidreit] odwadniać, utracić wodę

d. through a series of graded ethanols odwodnić w stopniowanych stężeniach etanolu (*histol.*)

dehydration [ˌdiːhaiˈdreiʃən] odwodnienie, utrata wody

dehydrogenase [diˈhaidrədʒineis] dehydrogenaza

glucose-6-phosphate d. dehydrogenaza glukozo-6-fosforanowa, EC 1.1.1.49

lactate d. dehydrogenaza mleczanowa, EC 1.1.1.27

pyruvate d. dehydrogenaza pirogronianowa

dehydrogenate [diˈhaidrədʒineit] odwodornić, usunąć wodór

dehydrogenation [diˌhaidrədʒiˈneiʃən] odwodorowanie

deiminase [diːˈimineis] deiminaza

deionization [ˈdiːaiənaiˌzeiʃən] dejonizacja

dejected [diˈdʒektid] depresyjny, przygnębiony

dejection [diˈdʒekʃən] 1) depresja, przygnębienie; 2) defekacja; 3) ekskrement

delacerate [diːˈlæsəreit] poszarpać, porwać

delactation [ˌdiːlækˈteiʃən] odstawienie od piersi

delamination [diːˌlæmiˈneiʃən] rozwarstwienie

delay [diˈlei] 1) opóźnienie, zwłoka; 2) opóźniać, zwlekać

delayed [diˈleid] opóźniony, odłożony

d. development opóźniony rozwój

d. hypersensitivity reaction reakcja opóźnionej nadwrażliwości

d. suture odłożone zeszycie rany

deleterious [ˌdeliˈtiəriəs] zgubny, szkodliwy

deletion [diːˈliːʃən] skasowanie, wyłączenie, delecja

d. of chromosomes delecja chromosomów

delimitation [diˌlimiˈteiʃən] ograniczenie, określenie, zahamowanie postępu choroby

delineation [diˌliniˈeiʃən] 1) nakreślić, naszkicować; 2) opis, zarys

delinquency [diˈliŋkwensi] przestępczość, wykroczenie

deliquescence [ˌdeliˈkwesns] rozpływanie się

deliriant [diˈliriənt] 1) osobnik w delirium, osobnik majaczący; 2) środek powodujący majaczenie

delirious [diˈliriəs] majaczący

delirium [diˈliriəm] majaczenie, delirium, stan majaczeniowy

active d. majaczenie z pobudzeniem ruchowym

alcoholic d. majaczenie alkoholowe, majaczenie drżenne, biała gorączka, szał opilczy
anxious d. majaczenie lękowe
collapse d. majaczenie wywołane krańcowym wyczerpaniem fizycznym lub szokiem
febrile d. majaczenie gorączkowe
maniacal d. majaczenie maniakalne
d. of persecution mania prześladowcza
d. tremens ostry obłęd opilczy, majaczenie alkoholowe
deliver [di'livə] 1) dostarczyć; 2) wydać na świat (płód); 3) wydobyć (płód); 4) wygłosić (odczyt); 5) wyzwolić
be delivered of a child wydać na świat dziecko
d. the lens from its capsule wydobyć soczewkę z torebki
d. a paper wygłosić referat
d. a tumo(u)r from its capsule wydobyć guz z torebki
d. a woman of a child odebrać płód przy porodzie
delivery [di'livəri] 1) poród; 2) wydobycie (z ciasnego miejsca); 3) wygłoszenie
abdominal d. cesarskie cięcie
assisted d. poród wspomagany
d. at term poród o czasie
breech d. poród pośladkowy
forceps d. poród kleszczowy
high forceps d. poród przy użyciu wysokich kleszczy
immature d. poród niewczesny (od 4 do 7 miesiąca ciąży)
induced d. poród wywołany
instrumental d. poród kleszczowy
low forceps d. poród przy użyciu niskich kleszczy
midforceps d. poród przy użyciu średnich (próżniowych) kleszczy
postmortem d. wydobycie płodu po śmierci matki
post-term d. poród po czasie
precipitated d. poród uliczny, poród bardzo szybko postępujący
premature d. poród przedwczesny (po 7 miesiącach)
preterm d. poród przed czasem
spontaneous d. poród samoistny, poród siłami natury
d. through the natural passage poród przez drogi naturalne
vaginal d. poród przez pochwę
delousing ['di:lauziŋ] odwszenie, odwszawienie
d. station odwszalnia

deltoid ['deltɔid] 1) deltoidalny, trójkątny; 2) mięsień naramienny
delude [di'lu:d] oszukać, omamić, okłamać
delusion [di'lu:ʒn] urojenie
depressive d. urojenie o treści depresyjnej
distant control d. urojenie zdalnego wpływu, urojenie kierowania
expansive d. urojenie wielkościowe
d. of grandeur urojenie wielkościowe
d. of guilt urojenie winy i grzechu
hypochondriacal d. urojenie hipochondryczne
inferiority d. urojenie małej wartości, urojenie pomniejszenia, urojenie poniżenia
marital betrayal d. urojenie niewierności małżeńskiej
d. of negation urojenie nihilistyczne
nihilistic d. urojenie nihilistyczne
d. of persecution urojenie prześladowcze
persecutory d. urojenie prześladowcze
d. of reference urojenie ksobne, urojenie odniesienia, urojenie odnoszące, urojenie ustosunkowania
remote control d. = **distant control d.**
somatic d. urojenie odnoszące się do ciała (hipochondryczne)
systematized d. urojenie usystematyzowane, urojenie ustrukturalizowane
unsystematized d. urojenie nieusystematyzowane
delusional [di'lu:ʒnəl] urojeniowy
demagnetize [di:'mægnitaiz] rozmagnetyzować
demarcation [ˌdi:ma:'keiʃən] demarkacja, oddzielenie
line of d. linia demarkacji
zone of d. strefa demarkacji (tkanki zgorzelinowej itp.)
demasculinization [diˌmæskjulinai'zeiʃən] zanik cech męskich
dementia [di'menʃiə] otępienie, demencja
acute d. ostry zespół psychoorganiczny, przejściowy
apathetic d. otępienie z zobojętnieniem
catatonic d. katatonia, schizofrenia katatoniczna
epileptic d. otępienie padaczkowe
hebephrenic d. hebefrenia, schizofrenia hebefreniczna
organic d. zespół psychoorganiczny
paralytic d. porażenie postępujące
d. paranoides schizofrenia paranoidalna
posttraumatic d. otępienie pourazowe
d. pr(a)ecox schizofrenia, zwł. u młodych osobników
presenile d. otępienie przedstarcze, choroba Alzheimera

terminal d. otępienie wtórne, otępienie po psychozie
demi- [demi-] w złożeniach oznacza: pół
demigauntlet [demi'gɔntlit] opatrunek pół-rękawiczkowy
demineralization [di: minərəlai'zeiʃən] demineralizacja, utrata elementów mineralnych przez tkankę
Demodex ['demɔdeks] nużeniec
   D. folliculorum nużeniec ludzki
demodicosis [demɔdi'kousis] nużyca, demodekoza
demography [di:'mɔgrəfi] demografia
   dynamic d. demografia dynamiczna (badająca zmiany populacji)
demonomania [di:mənə'meiniə] urojenie opętania przez diabła
demonstration [demɔns'treiʃən] pokaz, udowodnienie, demonstracja
demonstrative [di'mɔnstrətiv] dowodzący (czegoś), wykazujący
demonstrativeness [di'mɔnstrətivnis] demonstracyjność, demonstrowanie objawów itp.
demyelination [di:maiəlai'neiʃən] demielinacja, demielinizacja, rozpad otoczki mielinowej
demyelinization [di:maiəlinai'zeiʃən] demielinacja
denatality [di:nə'tæliti] spadek liczby urodzeń
denaturant [di:'neitʃərənt] 1) środek denaturujący; 2) środek skażający
denature [di:'neitʃə] denaturować
dendric ['dendrik] odnoszący się do dendrytów
dendrite ['dendrait] 1) dendryt; 2) drzewiasta struktura powstająca przy studzeniu stopu
   apical d. dendryt wierzchołkowy
denervate [di:'nəveit] odnerwić, wyłączyć unerwienie
denervation [di:nə:'veiʃən] odnerwienie, wyłączenie unerwienia
dengue ['deŋgi] denga, choroba wywoływana przez arbowirusa grupy B
denitrification [di:naitrifi'keiʃən] denitryfikacja, usuwanie azotu z azotanów i azotynów
denitrogenation [di naitrɔdʒe'neiʃən] uwolnienie ustroju od azotu obecnego w nadmiarze
denomination [di nɔmi'neiʃən] nadawanie nazwy, nazywanie
dense [dens] gęsty, spoisty
densification [densifi'keiʃən] zagęszczenie, zgęstnienie
   pulmonary d. zagęszczenie tkanki płucnej (rtg)
densimeter [den'simitə] densymetr, gęstościomierz, areometr

densitometer [densi'tɔmitə] densytometr, przyrząd do oceny przybliżonej ilości bakterii w płynie
densitometry [densi'tɔmitri] densytometria, pomiar natężenia barwy plamy na stałym nośniku
density ['densiti] 1) gęstość, spoistość; 2) gęstość względna (ciężar właściwy)
   d. bottle piknometr
   count d. gęstość impulsów w scyntygrafii (liczba impulsów na jednostkę powierzchni)
   electron d. nieprzenikalność dla elektronów w mikroskopii elektronowej
   ionization d. gęstość liniowa jonów, liczba par jonów na jednostkę długości w danym środowisku pochłaniającym
   d. of acid stężenie kwasu
   optical d. gęstość optyczna
   pulmonary d. zagęszczenie w płucach (rtg)
   shadow d. gęstość cienia (rtg)
dental ['dentl] zębowy
   d. curve łuk zębowy
   d. disc, d. disk tarcza ścierna (stom.)
   d. engine wiertarka dentystyczna
   d. machine wiertarka dentystyczna
   d. plaque płytka nazębna
   d. surgeon dentysta, stomatolog
dentate ['denteit] zębaty, ząbkowany, karbowany
dentatum [den'teitəm] jądro zębate móżdżku
denticle ['dentikl] 1) ząbek; 2) zębiniak; 3) wypukłość na równej powierzchni
dentification [dentifi'keiʃən] tworzenie się zębiny
dentin(e) ['denti:n] zębina
   globular d. zębina kulista
   hereditary opalescent d. zębina opalizująca, choroba Capdeponta, zwyrodnienie dziedziczne zębiny
   interglobular d. zębina niedostatecznie uwapniona
   hypersensitive d. zębina odsłonięta, zębina nadwrażliwa
   juxtapulpar d. zębina przymiazgowa
   peritubular d. zębina okołokanalikowa
   reparative d. zębina reperacyjna
   vascular d. zębina unaczyniona
dentinal ['dentinəl] zębinowy
dentinitis [denti'naitis] zapalenie zębiny
dentinogenesis [dentinɔ'dʒenisis] tworzenie się zębiny
   d. imperfecta zwyrodnienie dziedziczne zębiny, choroba Capdeponta, zębina opalizująca dziedziczna
dentinoid ['dentinɔid] 1) zębinopodobny; 2) zębiak

dentinoma [ˌdenti'noumə] zębiak (*zob.*: **odontoma**)

dentist ['dentist] dentysta, stomatolog

dentistry ['dentistri] dentystyka, stomatologia
  operative d. stomatologia chirurgiczna
  preventive d. stomatologia zapobiegawcza
  prosthetic d. protetyka dentystyczna
  restorative d. stomatologia operacyjna

dentition [den'tiʃən] 1) ząbkowanie, wyrzynanie się zębów; 2) uzębienie
  active d. wyrzynanie się zębów czynne
  artificial d. uzębienie sztuczne
  deciduous d. uzębienie mleczne
  delayed d. opóźnione ząbkowanie
  f(o)etal d. wyrzynanie się zębów u płodu
  natural d. uzębienie naturalne
  passive d. wyrzynanie się zębów bierne
  permanent d. uzębienie stałe
  primary d. uzębienie mleczne
  retarded d. opóźnione ząbkowanie
  secondary d. uzębienie stałe
  succedaneous d. uzębienie stałe

dentoalveolitis [ˌdentɔælviə'laitis] zapalenie zębodołów

denture ['dentʃə] 1) proteza dentystyczna; 2) uzębienie (zwł. zwierząt)
  artificial d. proteza dentystyczna
  d. base płyta protezy
  d. baseplate płyta protezy
  complete d. proteza całkowita, dostawka całkowita
  continuous gum d. proteza zębodołowo--dziąsłowa
  design d. proteza planowana, proteza projektowana
  distal extension d. proteza ekstensywna, most jednobrzeżny
  fixed partial d. most długoczasowy
  frame d. proteza szkieletowa
  full d. proteza całkowita, dostawka całkowita
  immediate d. proteza natychmiastowa
  implant d. proteza wszczepiona
  interim d. proteza tymczasowa
  d. occlusal surface powierzchnia zwarciowa protezy
  partial d. proteza częściowa
  fixed partial d. most długoczasowy
  removable partial d. most ruchomy
  provisional d. proteza tymczasowa
  temporary d. proteza tymczasowa
  treatment d. proteza lecznicza
  trial d. proteza próbna
  wax model d. model woskowy uzębienia
  wear d. nosić zęby sztuczne

denucleated [di:'njuklieitid] pozbawiony jądra (komórka)

denudation [ˌdi:nju:'deiʃən] obnażenie, odsłonięcie
  pulp d. odsłonięcie miazgi zęba
  root d. odsłonięcie korzenia zęba

deodorant [di:'oudərənt] dezodorant, odwaniacz

deodorize [di:'oudəraiz] odwaniać

deontology [ˌdi:ɔn'tɔlədʒi] deontologia

deossification [di:ˌɔsifi'keiʃən] demineralizacja kości

deoxidant [di:'ɔksidənt] środek redukujący, odtleniacz

deoxidation [di:ˌɔksi'deiʃən] usunięcie tlenu, odtlenienie, redukcja

deoxidizing [di:'ɔksidaiziŋ] odtlenianie, redukcja

deoxygenation [ˌdi:ɔksidʒi'neiʃən] redukcja, odtlenienie

deoxyribose [ˌdi:ɔksi'raibous] dezoksyryboza

depancreatize [di:'pænkriətaiz] wycinać trzustkę

department [di'pa:tment] oddział, departament
  hospital d. oddział szpitalny
  teaching d. klinika

dependence [di'pendəns] zależność, uzależnienie
  alcohol d. uzależnienie od alkoholu
  drug d. lekozależność
  insulin d. insulinozależność

dependent [di'pəndənt] zależny, uzależniony

depersonalization [di:ˌpə:sənalai'zeiʃən] depersonalizacja, utrata poczucia własnej realności

depict [di'pikt] zobrazować, przedstawić

depigmentation [di:ˌpigmən'teiʃən] odbarwienie, utrata barwnika

depilation [ˌdepi'leiʃən] epilacja, usunięcie włosów

deplete [di'pli:t] 1) usuwać, opróżniać; 2) pozbawiać rezerw; 3) tracić

depletion [di'pli:ʃən] nadmierna utrata składnika ustroju
  chloride d. utrata chlorków lub soli z ustroju
  salt d. utrata soli
  vitamin d. ubytek witamin
  water d. odwodnienie, ubytek wody

depolarization [di:ˌpoulərai'zeiʃən] depolaryzacja
  cellular d. depolaryzacja komórki
  critical threshold d. depolaryzacja progowa krytyczna
  postsynaptic d. depolaryzacja błony postsynaptycznej
  receptor d. depolaryzacja receptora

depolymerase [ˌdiːpouli'məreis] depolimeraza

depolymerization [diˌpɔlimərai'zeiʃən] depolimeryzacja

depopulation [diːˌpɔpju'leiʃən] wyludnienie

deposit [di'pɔzit] 1) odkładać (się), osiadać, tworzyć osad; 2) osad, złogi
brick-dust d. ceglasty osad moczanów w moczu

deposition [ˌdepɔ'ziʃən] 1) osad, złogi; 2) odkładanie (się) złogów

depot ['depou] porcja leku o przedłużonym działaniu umieszczona w tkankach, skąd powoli wchłania się, depot

depravation [ˌdepri'veiʃən] deprawacja, zepsucie

depress [di'pres] 1) obniżać; 2) tłumić, hamować; 3) przygnębiać

depressant [di'presənt] czynnik tłumiący czynność

depressed [di'presd] 1) zahamowany, przytłumiony; 2) przygnębiony

depression [di'preʃən] 1) przytłumienie, zahamowanie; 2) depresja; 3) zagłębienie
agitated d. depresja z pobudzeniem
anaclitic d. depresja anaklityczna (u niemowląt oddzielonych od matki)
averse d. depresja z obniżeniem krytycyzmu
cryptic d. depresja maskowana
cyclic d. depresja okresowa, cyklofrenia jednobiegunowa
delusional d. depresja z urojeniami
drug-induced d. depresja polekowa
hypochondriacal d. depresja z urojeniami hipochondrycznymi
masked d. depresja zamaskowana (pod postacią dolegliwości somatycznych)
periodic d. = **cyclic d.**
psychogenic d. depresja psychogenna, nerwica reaktywna z depresją
reactive d. depresja reaktywna, nerwica reaktywna depresyjna
situational d. depresja sytuacyjna
spreading d. zahamowanie czynności kory mózgu szerzące się z miejsca pobudzenia na całą korę

depressive [di'presiv] depresyjny, powodujący depresję

depressor [di'presə] 1) mięsień obniżający; 2) przyrząd obniżający; 3) czynnik przytłumiający czynność; 4) lek obniżający ciśnienie tętnicze
tongue d. szpatułka do uciskania języka

deprival [di'praivəl] pozbawienie

deprivation [ˌdepri'veiʃən] pozbawienie
emotional d. stan pozbawienia kontaktu emocjonalnego (np. u sierot)

maternal d. stan pozbawienia matki, sieroctwo

sensory d. deprywacja sensoryczna, odcięcie dopływów bodźców z otoczenia

deproteinization [ˌdiːproutiinai'zeiʃən] odbiałczenie

depth [depθ] głębia, głębokość
d. layer głębia warstwy (*rtg*)

depurative ['depjureitiv] oczyszczający

derange [di'reindʒ] przeszkadzać, zaburzać

derangement [di'reindʒmənt] zaburzenie, rozstrój, pomieszanie (umysłowe), obłęd

deratization [di:ˌræti'zeiʃən] deratyzacja, odszczurzanie

dereism ['direizm] fantazjowanie

derencephaly [ˌderən'sefəli] derencefalia, wada rozwojowa z niedorozwojem mózgu, który jest przesunięty do tyłu, sięgając rozszczepionych kręgów szyjnych

derepression [ˌdiːrəp'reʃn] derepresja, inaktywacja represora enzymu

derivation [ˌderi'veiʃən] 1) pochodzenie; 2) odciąganie krwi lub płynu tkankowego (bańkami, wezykatorami)

derivative [di'rivətiv] pochodny, pochodna (*chem.*)

derm- ['dəːm-], derma- ['dəːmə-] w złożeniach oznacza związek ze skórą

derma ['dəːmə] skóra właściwa

dermabrasion [ˌdəːmæb'reiʒən] ścieranie naskórka, dermabrazja

Dermacentor [ˌdəːmæ'sentə] rodzaj kleszczy z rodziny *Ixodes*
D. reticulatus kleszcz łąkowy

dermal ['dəːməl] skórny

dermamyiasis [ˌdəːməmai'aiəsis] muszyca skóry

dermatic [dəː'mætik] skórny

dermatitis [ˌdəːmə'taitis] zapalenie skóry
actinic d. zapalenie skóry popromienne, fotodermatoza
d. aestivalis wyprysk letni
allergic d. zapalenie skóry alergiczne
allergotoxic d. zapalenie skóry alergotoksyczne
d. artefacta zapalenie skóry wywołane umyślnie
atopic d. zapalenie skóry atopowe
atrophic d. zapalenie skóry zanikowe
combustion d. zapalenie skóry oparzeniowe
congelation d. odmrozina, odmrożenie
contact d. zapalenie skóry kontaktowe
diaper d. zapalenie skóry pieluszkowe
dysmenorrh(o)eic symmetrical d. zespół Matzenauera i Pollanda
epidemic d. zapalenie skóry nagminne, choroba Savilla

exfoliative d. zapalenie skóry złuszczające, choroba Wilsona, łupież czerwony mieszkowy

exfoliative d. of infants (or newborns) zapalenie skóry złuszczające noworodków, choroba Rittera

exudative discoid and lichenoid d. choroba Sulzbergera i Garbe

gangrenous d. of infants zapalenie skóry zgorzelinowe niemowląt

herpetiform d. zapalenie skóry opryszczkowe, choroba Duhringa

d. linearis migrans larwa wędrująca

livedoid d. marmurkowatość skóry

medicinal d. zapalenie skóry lekopochodne

multiform d. = **herpetiform d.**

napkin d. zapalenie skóry pieluszkowe

nodular necrotic d. zapalenie skóry guzkowe martwicze

occupational d. zapalenie skóry zawodowe

perioral d. zapalenie skóry okołowargowe

phytogenous d. zapalenie skóry wywołane uczuleniem na rośliny

rat mite d. zapalenie skóry wywołane roztoczem szczurzym

d. repens dyshidroza

sandal strap d. zapalenie skóry uczuleniowe wywołane paskiem od sandałka

schistosome d. schistosomatoza skórna

seborrh(o)eic d. zapalenie skóry łojotokowe

shoe dye d. zapalenie skóry uczuleniowe wywołane barwnikiem skóry obuwia

d. vegetans zapalenie skóry bujające

verrucous d. zapalenie skóry brodawkujące

x-ray d. zapalenie skóry po napromienianiu promieniami Roentgena

dermatoalloplasty [ˌdəːˌmətəˈæləplæsti] aloplastyczny przeszczep skóry

dermato-autoplasty [ˌdəːmətəˈɔːtoˌplæsti] autoplastyczny przeszczep skóry

dermatocellulitis [ˈdəːmətəˌseljuˈlaitis] zapalenie skóry i podskórnej tkanki łącznej

dermatochalasis [ˌdəːˌmətəkəˈləsis] skóra wiotka

dermatocyst [ˈdəːmətəsist] torbiel skórna

dermatofibroma [ˌdəːmətəfaiˈbroumə] włókniak skóry

dermatofibrosarcoma [ˌdəːmətəˌfaibrɔsaːˈkoumə] włókniakomięsak skóry

dermatoglyphics [ˌdəːˌmətəˈglifiks] 1) linie papilarne palców; 2) daktyloskopia

dermatograph [dəːˈmətəgraf] 1) dermatograf, przyrząd do pisania na skórze; 2) zaczerwienienie skóry lub bąbel po podrażnieniu mechanicznym

dermatography [ˌdəːməˈtɔgrəfi] dermografia, dermografizm

dermatohomoplasty [ˌdəːmətəˈhouməplæsti] homogenny przeszczep skóry

dermatoid [ˈdəːmətɔid] 1) skórny; 2) skóropodobny; 3) desmoid, włókniec

dermatol [ˈdəːmətɔl] dermatol, galusan bizmutawy zasadowy

dermatologist [ˌdəːməˈtɔlədʒist] dermatolog

dermatology [ˌdəːməˈtələdʒi] dermatologia

dermatome [ˌdəːməˈtoum] 1) dermatom, część somitu; 2) dermatom, nóż do pobierania przeszczepów skóry; 3) obszar skóry unerwiony przez jeden korzeń nerwowy tylny

dermatomucosomyositis [ˌdəːmətəmjuˈkousəmaiˌəsaitis] zapalenie mięśni głowy i szyi ze zmianami na skórze i śluzówkach

dermatomycosis [ˌdəːmətəmaiˈkousis] grzybica skórna

blastomycetic d. drożdżyca skóry

dermatomyositis [ˌdəːmətəmaiouˈsaitis] zapalenie skórno-mięśniowe

dermatophylaxis [ˌdəːmətəfiˈlæksis] zapobieganie zakażeniom skóry

dermatophyte [ˌdəːmətəfait] grzyb skórny

dermatophytid [ˌdəːməˈtɔfaitid] uczuleniowa zmiana skórna w grzybicy

dermatophytosis [ˌdəːmətəfaiˈtousis] grzybica skóry

dermatoplasty [ˌdəːmətəˈplæsti] plastyka skóry

dermatopolyneuritis [ˌdəːmətəpolinjuəˈraitis] akrodynia

dermatosclerosis [ˌdəːmətəskliəˈrousis] twardzina skóry

dermatosis [ˌdəːməˈtousis] dermatoza, choroba skóry

acarine d. dermatoza roztoczowa

Kaposi's d. skóra pergaminowata barwnikowa

lichenoid d. dermatoza ze zliszajowaceniem (np. wyprysk)

occupational d. dermatoza zawodowa

precancerous d. choroba Bowena

progressive pigmented d. plamica postępująca barwnikowa, choroba Schamberga

seborrh(o)eic d. łojotokowe zapalenie skóry

subcorneal pustular d. zapalenie skóry krostkowe podrogowe, choroba Sneddona i Wilkinsona

dermatoskeleton [ˌdəːmətəˈskelitn] twarde tkanki pochodne naskórka

dermatotropic [ˌdəːmətəˈtrɔpik], **dermotropic** [ˌdəːməˈtrɔpik] dermatotropowy, mający powinowactwo do skóry

dermatoxerasia [ˌdəːmətəziˈreiziə] kseroderma, skóra pergaminowata

dermatozooplasty [ˌdəːmətoˈzouplæsti] przeszczepianie skóry zwierzęcej człowieko-
wi

dermis [ˈdəːmis] skóra właściwa

dermitis [dəːˈmaitis] zapalenie skóry

dermoblast [ˈdəːmɔblæst] dermoblast, komórka mezodermalna tworząca skórę wła-
ściwą

dermographia [ˌdəːmɔˈgræfiə], **dermographism** [dəːˈmɔgræfizm], **dermography**
[dəːˈmɔgrəfi] = **dermatographia**

dermoid [ˈdəːmɔid] 1) skórzasty, skóropodobny; 2) torbiel skórzasta

  implantation d. torbiel implantacyjna, torbiel naskórkowa

  inclusion d. torbiel wrodzona wysłana na-
skórkiem leżąca w linii środkowej ciała

  sequestration d. = **implantation d.**

dermoidectomy [ˌdəːmɔidˈektəmi] wycięcie
torbieli skórzastej

dermolipoma [ˌdəːmɔliˈpoumə] torbiel skórzasta tłuszczowa

dermomycosis [dəːmɔmaiˈkousis] grzybica
skóry

dermonecrosis [ˌdəːmɔnekˈrousis] martwica
skóry

dermophyte [ˈdəːmɔfait] grzyb skórny

derotation [ˌdirɔˈteiʃən] derotacja, 1) odwrócenie; 2) w ortopedii — korekcja skręcenia

desaturation [diːˌsætʃəˈreiʃən] desaturacja
(*chem.*)

descemetitis [ˌdiseˈmətaitis] zapalenie blaszki granicznej tylnej (błony Descemeta)
rogówki

descend [diˈsend] zstępować

descendant [diˈsendənt] potomek

descensus [diˈsensəs] zstępowanie, opuszczanie się, opuszczenie

  incomplete d. of the testis niezupełne zstąpienie jądra

  paradoxical d. of the testes skrzyżowane
zstąpienie jąder (prawego do lewej części
moszny i odwrotnie)

  d. of the testis zstąpienie jądra

  d. of the uterus obniżenie macicy

  d. of the vagina obniżenie pochwy

desensitization [diːˌsensitaiˈzeiʃən] odczule-
nie, desensytyzacja

desensitize [diːˈsensitaiz] odczulać

desequestration [diːˌsikwesˈtreiʃən] sekwestracja, oddzielenie się martwaka lub wyłączenie krwinek z obiegu

desiccate [ˈdesikeit] wysuszyć, osuszyć

desiccation [ˌdesiˈkeiʃən] wysuszenie, osuszenie

desiccative [deˈsikəitiv] środek osuszający

desiccator [ˈdesiˌkeitə] eksykator, suszarka

  vacuum d. suszarka próżniowa

designation [ˌdezigˈneiʃən] określenie, nazwa, oznaczenie

desinhibition [ˌdezinˈhibiʃən] odhamowanie

desirable [diˈzaiərəbl] pożądany, wskazany,
celowy

desm- [desm-], **desmo-** [desmɔ-] w złożeniach oznacza: więzadło lub włóknisty

desmalgia [desˈmældʒiə] ból więzadła

desmectasis [desˈmekteisis], **desmectasia** [de-
smekˈteiziə] naciągnięcie więzadła

desmitis [desˈmaitis] zapalenie więzadła

desmoenzymes [ˌdesmɔˈenzaims] enzymy
wewnątrzkomórkowe

desmoid [ˈdesmɔid] włókniec, bliznowaty
guz z fibroblastów

desmolases [ˌdesmɔləsiːz] desmolazy, enzymy katalizujące reakcje niehydrolityczne

desmopexia [ˌdesmɔˈpeksiə] umocowanie
więzadeł okrągłych do ściany brzucha
w wypadaniu macicy

desmoplasia [ˌdesmɔˈpleiziə] rozrost tkanki
łącznej

desmopyknosis [ˌdesmɔpikˈnousis] skrócenie
więzadeł okrągłych macicy i przymocowanie ich do ściany brzucha

desmorrhexis [desˈmɔreksis] zerwanie więzadła

desmotomy [desˈmɔtəmi] przecięcie więzadła

desmurgia [desˈməːdʒiə] desmurgia, nauka
o opatrunkach

desoxy- [desɔksi-] = **deoxy**

despumation [ˌdespjuˈmeiʃən] usuwanie pia-
ny, szumowanie

desquamation [ˌdeskwəˈmeiʃən] złuszczanie
się, łuszczenie się

desquamating [desˈkwemeitiŋ] powodujący
złuszczanie

destroy [disˈtrɔi] niszczyć

destruction [disˈtrʌkʃən] zniszczenie

desulphurization [diːˌsʌlfəraiˈzeiʃən] odsiar-
czanie

detachment [diˈtætʃmənt] odłączenie, oddzielenie, odwarstwienie, odklejenie się

  d. of the choroid odwarstwienie naczyniówki

  d. of the ciliary body uniesienie ciała rzęskowego

  ciliochoroidal d. uniesienie ciała rzęskowego i naczyniówki

  d. of the retina odwarstwianie siatkówki

  rhegmatogenous retinal d. odwarstwienie
siatkówki z przedarciem

  d. of the vitreous oddzielenie ciała szklistego

detection [diˈtekʃən] wykrycie, wyśledzenie

detector [diˈtektə] detektor, wykrywacz

  crystalline scintillation d. detektor scyntylacyjny krystaliczny

diagnostic d. detektor diagnostyczny
gaseous scintillation d. detektor scyntylacyjny gazowy
needle d. detektor igłowy
ophthalmic d. detektor oczny
scintillation d. detektor scyntylacyjny
detergent [di'tə:dʒənt] detergent, środek
oczyszczający
anionic d. detergent anionowy
cationic d. detergent kationowy
deteriorate [di'tiəriəreit] pogarszać się, psuć
się
patient's condition deteriorates stan chorego pogarsza się
deterioration [di₁tiəriə'reiʃən] pogorszenie
się, degradacja
alcoholic d. degradacja alkoholowa
social d. degradacja społeczna
determinant [di'tə:minent] czynnik determi-
nujący, determinant
antigenic d. determinant antygenowy
cytoplasmic d. determinant cytoplazmatyczny, determinant pozachromosomo-
wy
non-chromosomal d. determinant poza-
chromosomowy
determination [di₁tə:mi'neiʃən] określenie,
oznaczenie, ustalenie
qualitative d. oznaczenie jakościowe
quantitative d. oznaczenie ilościowe
sex d. określenie płci (płodu)
detortion [di'tɔ:ʃən] 1) skręcenie kończyny
w osi długiej; 2) derotacja
detoxication [di:'tɔksi'keiʃən] odtruwanie,
detoksykacja
detoxification [di:'tɔksifi'keiʃən] detoksykacja
detoxify [di:'tɔksifai] odtruwać
detract [di:'trækt] odjąć, ująć
detraction [di:'trækʃən] odjęcie
detriment ['detrimənt] szkoda, uszczerbek,
krzywda
detrimental [₁det'rimentl] przynoszący szko-
dę
detrition [di:'triʃən] ścieranie się (zębów
itp.)
detritus [di:traitəs] detryt, szczątki rozpadłej
tkanki
detrusor ['di:trusə] wypieracz (mięsień)
detubation [₁di:tju'beiʃən] ekstubacja, usunięcie rurki z tchawicy
detuberculization [di:tjubɔ:kjuli'zeiʃən] odprątkowanie, uzyskanie zniknięcia prątków z plwociny
detumescence [₁di:tju'mesns] ustąpienie
obrzęku (lub wzwodu)
deuteranomaly [₁dju:tərə'nɔməli] ślepota na
barwę zieloną, częściowa

deuteranope [₁dju:tər'ənoup] osobnik z deu-
teranopią
deuteranopia [₁djutərə'noupiə] ślepota na
barwę zieloną
deuterate ['dju:tireit] 1) włączyć deuter do
cząsteczki związku; 2) związek zawierający
deuter
deuteride ['dju:təraid] deuterek
deuterium [dju:'tiəriəm] deuter, ²H lub D
d. oxide ciężka woda
deuteropathy [₁dju:tə'rɔpəθi] choroba wtórna, objaw wtórny
deutipara [dju:'tipərə] dwuródka
deuto- [dju:tɔ-] w złożeniach oznacza: dwa
lub drugi
devalgization [di₁vældʒi'zeiʃn] dewalgizacja,
usunięcie koślawości
devascularization [di₁væskjulərai'zeiʃən] dewaskularyzacja, usunięcie naczyń z narządu
devascularize [₁divæskju'leraiz] dewaskula-
ryzować
devastate ['devəsteit] dewastować, pusto-
szyć
develop [di'veləp] 1) rozwijać; 2) nabawić się
(choroby); 3) wywoływać (fotografię, chromatogram); 4) popaść (w nałóg)
developer [di'veləpə] wywoływacz (fot.)
development [di'veləpmənt] 1) rozwój; 2)
wywoływanie (fot.)
deviance ['di:viəns] zboczenie, odchylenie,
dewiacja
psychiatric d. dewiacja psychiczna
sexual d. dewiacja płciowa, zboczenie
płciowe
social d. odchylenie od normalnej roli
społecznej
deviation [₁di:vi'eiʃən] odchylenie, zboczenie, dewiacja
axis d. odchylenie osi elektrycznej serca
complement d. odchylenie dopełniacza
conjugate d. of the eyes skojarzony ruch
gałek ocznych fizjologiczny lub patologiczny
immunological d. odchylenie immunologiczne w odpowiedzi na dany antygen
latent d. zez utajony
d. to the left odchylenie w lewo (wzoru
Schillinga)
left axis d. odchylenie osi elektrycznej
serca w lewo
postural d. chwianie się w pozycji Romberga przy uszkodzeniu błędnika
primary d. odchylenie pierwotne (oka zezującego przy patrzeniu na wprost oka
zdrowego)
d. to the right odchylenie w prawo (wzoru
Schillinga)

right axis d. odchylenie osi elektrycznej serca w prawo

secondary d. odchylenie wtórne (oka zdrowego przy patrzeniu na wprost oka zezującego)

sexual d. zboczenie płciowe, dewiacja seksualna

skew d. ustawienie gałek ocznych w guzach tylnej jamy czaszki (oko po stronie ogniska patrzy w górę i na zewnątrz, oko drugie w dół i do wewnątrz)

standard d. odchylenie standardowe (*stat.*)

device [di'vais] narzędzie, przyrząd, urządzenie

intrauterine d., intrauterine contraceptive d. wkładka wewnątrzmaciczna (pętla Lippesa itp.)

devitalization [di:'vaitəlai'zeiʃən] dewitalizacja, pozbawienie zdolności do życia; w stomatologii zatrucie miazgi

pulp d. zatrucie miazgi zęba, dewitalizacja miazgi

devolatilization [di: vɔlətilai'zeiʃən] utrata lotności substancji lotnych (*chem.*)

dexter ['dekstə] prawy, prawostronny

dexterity [deks'teriti] zręczność, sprawność

manual d. sprawność manualna, zręczność manualna

dextrality [deks'træliti] praworęczność

dextrin ['dekstrin] dekstryna

dextrinase ['dekstrineiz] dekstrynaza, jeden z enzymów hydrolizujących dekstrynę

dextro- [dekstrɔ-] w złożeniach oznacza: prawy, w prawo

dextrocardia [ˌdekstrɔ'ka:diə] dekstrokardia, prawostronne położenie serca

corrected d. przemieszczenie serca do prawej połowy klatki piersiowej bez odwrotnego ułożenia jam serca

false d. = corrected d.

isolated d. dekstrokardia bez odwrotnego ułożenia innych trzew

secondary d. = dextroposition of the heart

d. with situs inversus dekstrokardia z odwrotnym ułożeniem innych trzew

dextrocerebral [ˌdekstrɔ'sərəbrəl] mający dominującą prawą półkulę mózgu

dextrocular [deks'trɔkjulə] prawooczny, lepiej widzący prawym okiem

dextrogram ['dekstrɔgræm] dekstrogram (*ekg*)

dextrogyration [dekstrɔdʒai'reiʃən] prawoskrętność (*opt.*)

dextromanual [ˌdekstrɔ'mænjuəl] praworęczny

dextropedal [deks'trɔpi:dəl] prawonożny

dextroposition [ˌdekstrɔ'pɔziʃn] prawostronne położenie

d. of the heart przesunięcie w prawo serca (przez zrosty itp.)

dextrorotation [ˌdekstrɔrə'teiʃən] prawoskrętność (*opt.*)

dextrose ['dekstrous] dekstroza, glukoza

dextrotorsion [ˌdekstrɔ'tɔːʃn] skręt w prawo

dextroversion [ˌdekstrɔ'vəːʃn] zwrot w prawo

d. of the heart = corrected dextrocardia

d. of the uterus prawopochylenie macicy

di- [dai-] w złożeniach oznacza: podwójny, podwójnie, dwa razy

dia- [daiə-] w złożeniach oznacza: przez, całkowicie

diabetes [ˌdaiə'bi:tiz] cukrzyca

alimentary d. cukrzyca pokarmowa

alloxan d. cukrzyca aloksanowa

d. of bearded women cukrzyca brodatych kobiet, zespół Acharda i Thiersa

brittle d. cukrzyca chwiejna

bronzed d. cukrzyca brązowa, hemochromatoza

cerebral d. cukromocz mózgowy

conjugal d. cukrzyca małżeńska (u małżonków)

controlled d. cukrzyca wyrównana

diet-controlled d. cukrzyca wyrównana dietą, cukrzyca regulacyjna

growth-onset d. cukrzyca młodzieńcza

idiohypophysial d. cukromocz przysadkowy

d. innocens cukromocz nerkowy

d. insipidus moczówka prosta

insulin-dependent d. cukrzyca insulinozależna

insulin-independent d. cukrzyca insulinoniezależna

insulinopenic d. cukrzyca z niedoboru insuliny

juvenile-onset d. = juvenile d.

katoacidotic d. cukrzyca z kwasicą i ketozą

labile d. cukrzyca chwiejna

lipoatrophic d. cukrzyca z zanikiem tkanki tłuszczowej

lipogenous d. cukrzyca z otyłością

manifest d. cukrzyca jawna

masked d. cukrzyca zamaskowana (bez wielomoczu i pragnienia)

maturity-onset d. cukrzyca dorosłych

d. mellitus cukrzyca

metahypophysial d. 1) cukrzyca przysadkowa, cukrzyca wywołana dużą ilością hormonu wzrostu; 2) cukrzyca nieodwracalna w akromegalii

nephrogenic d. insipidus moczówka prosta nerkowa

non-ketotic d. cukrzyca bez skłonności do ketozy

overt d. cukrzyca jawna
pancreatic d. cukrzyca trzustkopochodna
phosphatic d. moczówka fosforanowa
renal d. cukromocz nerkowy
starvation d. cukromocz głodowy
steroid d. cukrzyca steroidowa
subclinical d. cukrzyca przedkliniczna, cukrzyca ujawniająca się tylko w szczególnych stanach (ciąża, wysiłek itp.)
thiazide d. cukrzyca tiazydowa
uncontrolled d. cukrzyca nie wyrównana
vasopressin-resistant d. moczówka prosta nerkowa
diabetic [ˌdaiəˈbetik] cukrzycowy
 d. polyneuropathy polineuropatia cukrzycowa
 d. nephropathy nefropatia cukrzycowa
 d. retinopathy retynopatia cukrzycowa
diabetogenic [ˌdaiəˌbiːtəˈdʒenik] diabetogenny, powodujący cukrzycę
diacetate [daiˈæsiteit] dwuoctan, acetooctan
diacet(a)emia [daiæsiˈtiːmiə] kwasica acetooctanowa
diacetic [ˌdaiəˈsiːtik] acetooctowy
diacetyl [daiˈæsitil] diacetyl, $(CH_3CO)_2$, dwuacetylowy
diacetylmorphine [daiˌæsitilˈmɔːfin] heroina, dwuacetylomorfina
diacid [daiˈəsid] zasada mająca dwie wymienialne grupy OH
diad [ˈdaiæd] diada, para
diadochocinesis [ˌdaiˌædɔkɔkinˈiːsis] **diadochokinesis** [daiˌædɔkɔkinˈiːsis], **diadochocinesia** [daiˌædɔkɔsinˈiːsiə] diadochokineza
diadochokinetic [daiˌædɔkɔkinˈətik] diadochokinetyczny
diagnose [ˈdaiəgnouz] rozpoznawać, diagnozować
diagnosis [ˌdaiəgˈnousis] rozpoznanie, diagnoza
 admitting d. rozpoznanie przy przyjęciu do szpitala
 autopsy d. rozpoznanie sekcyjne
 biochemical d. rozpoznanie biochemiczne
 biological d. rozpoznanie oparte na próbie biologicznej
 cytohormonal d. rozpoznanie cytohormonalne
 cytological d. rozpoznanie cytologiczne
 computer-assisted d. rozpoznanie wspomagane przez komputer
 differential d. rozpoznanie różnicowe
 discharge d. rozpoznanie wypisowe
 endocrinological d. rozpoznanie hormonalne
 erroneous d. rozpoznanie błędne

 d. by exclusion rozpoznanie przez wyłączenie
 establish the d. ustalić rozpoznanie
 histologic d. rozpoznanie histologiczne
 immunological d. rozpoznanie immunologiczne
 isotope d. rozpoznanie radioizotopowe
 make the d. ustalić rozpoznanie
 microbiological d. rozpoznanie mikrobiologiczne, rozpoznanie bakteriologiczne
 missed d. rozpoznanie błędne
 pathologic d. rozpoznanie sekcyjne
 physical d. rozpoznanie oparte na badaniu fizykalnym
 perinatal d. rozpoznanie okołoporodowe
 preclinical d. rozpoznanie przedkliniczne
 prenatal d. rozpoznanie przedporodowe
 radioisotope d. rozpoznanie radioizotopowe
 regional d. rozpoznanie topograficzne
 serological d. rozpoznanie serologiczne
 tentative d. rozpoznanie próbne
 ultrasonic d. rozpoznanie dźwiękowe
 ultrasound d. rozpoznanie dźwiękowe
 virological d. rozpoznanie wirusologiczne
diagnostic [ˌdaiəgˈnɔstik] diagnostyczny
diagnostician [ˌdaiəgnɔsˈtiʃən] diagnosta
diagnostics [ˌdaiəgnɔˈstiks] diagnostyka
diagram [ˈdaiəgræm] diagram, wykres
dial [ˈdaiəl] tarcza zegarowa, tarcza skali
 astigmatic d. tarcza do rozpoznawania astygmatyzmu
dialy- [daiˈæli-] w złożeniach oznacza: oddzielanie
dialysable [daiˈælisəbl] możliwy do dializowania
dialysate [daiˈæliseit] dializat
dialyser [daiˈælisə] dializator
 coil d. dializator cewkowy
dialysis [daiˈælisis] dializa, oddzielenie krystaloidów od koloidów w roztworze za pomocą błony półprzepuszczalnej
 extracorporeal d. dializa pozaustrojowa
 maintenance d. dializa podtrzymująca (życie) w terminalnej niewydolności nerek
 peritoneal d. dializa otrzewnowa
dialyse, dialize, dialyze [ˈdaiælaiz] dializować
dialyzer [ˈdaiəˌlaizə] błona dializacyjna
diameter [daiˈæmitə] 1) średnica; 2) wymiar średnicy
 oblique d. wymiar skośny
 pelvic d. wymiar miednicy
 promontoretropubic d. wymiar wzgórkowo-zasłonowy
 promontosuprapubic d. wymiar wzgórkowo-nadłonowy
 sagittal d. wymiar strzałkowy
 transverse d. wymiar poprzeczny

diapedesis [ˌdaiəpiˈdi:sis] diapedeza, przechodzenie krwinek przez nietkniętą ścianę naczynia

diaper [ˈdaiəpə] 1) pieluszka; 2) podpaska menstruacyjna

  d. rash pieluszkowe zapalenie skóry niemowląt

diaphoresis [ˌdaiəfɔˈri:sis] obfite pocenie się

diaphoretic [ˌdaiəfɔˈretik] napotny, powodujący poty

diaphragm [ˈdaiəfræm] 1) przepona; 2) przesłona; 3) krążek maciczny

  pelvic d. przepona miednicy

  d. of the sella przepona siodła

diaphragmatic [ˌdaiəfrægˈmætik] przeponowy

diaphragmatocele [ˌdaiəfrægməˈtɔsi:l] przepuklina przeponowa

diaphysectomy [ˌdaiəfizˈektəmi] wycięcie trzonu kości długiej

diaphysis [daiˈæfisis] trzon kości długiej

diaphysitis [ˌdaiəfiˈsaitis] zapalenie trzonu kości długiej

diapositive [daiəˈpɔsitiv] diapozytyw, slajd, przezrocze

diarrh(o)ea [ˌdaiəˈri:ə] biegunka

  allergic d. biegunka alergiczna

  alimentary d. biegunka alimentacyjna

  am(o)ebic d. biegunka pełzakowa

  bilious d. biegunka żółciowa

  bloody d. biegunka krwawa

  cachetic d. biegunka charłacza

  catarrhal d. biegunka nieżytowa

  choleraic d. biegunka choleryczna (w cholerze lub innego pochodzenia z zapaścią)

  dysenteric d. biegunka czerwonkowa

  emotional d. biegunka emocjonalna

  enteric d. biegunka w nieżycie jelit

  epidemic d. of newborns biegunka epidemiczna noworodków

  fatty d. biegunka tłuszczowa

  intermittent d. biegunka nawracająca

  mucous d. biegunka śluzowa

  mucomembranous d. biegunka śluzowa ze strzępkami śluzówki

  nervous d. biegunka emocjonalna

  pancreatogenous d. biegunka trzustkowa

  putrefactive d. biegunka gnilna

  purulent d. biegunka ropna

  serous d. biegunka surowicza, biegunka wodnista

  stercoral d. biegunka kałowa, wywołana zaleganiem kału

  tourist's d. biegunka podróżnych

  traveller's d. biegunka podróżnych

  watery d. biegunka wodnista

  white d. 1) celiakia; 2) sprue; 3) biegunka biała kurcząt

diarrh(o)eal [ˌdaiəˈri:el] biegunkowy

diarrh(o)eic [ˌdaiəˈri:ik] biegunkowy

diarthric [daiˈa:θrik] dwustawowy

diarthrosis [ˌdaia:ˈθrousis] staw z błoną maziową

diarticular [ˌdaia:ˈtikjulə] dwustawowy

diaschisis [daiˈəskisis] diaschiza, nagłe zahamowanie czynności mózgu po ogniskowym uszkodzeniu

diascope [ˈdaiəskoup] diaskop, szkiełko do uciskowego oglądania skóry

diastalsis [ˌdaiəˈstælsis] diastaltyka, perystaltyka, w której skurcz jelita poprzedzany jest falą zwiotczenia

diastase [ˈdaiəsteis] diastaza, alfa-amylaza

diastasis [daiˈæstəsis] 1) rozdzielenie normalnie złączonych struktur; 2) końcowy okres rozkurczu serca

diastasuria [ˌdaiəstəsˈjuəriə] obecność diastazy w moczu

diastatic [ˌdaiəˈstætik] odnoszący się do diastazy lub oddzielenia nasady od trzonu kości długiej

diastema [ˌdaiəˈsti:mə] 1) rozstęp kości (np. miednicy); 2) rozstęp między zębami, szczelina, rozszczep

diastematomyelia [ˌdaiəˌsti:mətəmaiˈi:liə] rozszczep rdzenia kręgowego

diastematosternia [ˌdaiəˌsti:mətəˈstiərniə] rozszczep mostka

diaster [ˈdaiəstə] stadium gwiazdy podwójnej w mitozie

diastole [daiˈæstəli] rozkurcz (serca)

diastolic [ˌdaiəsˈtɔlik] rozkurczowy

diataxia [ˌdaiəˈtæksiə] obustronny bezład ruchowy

diathermancy [ˌdaiəˈθə:mənsi] zdolność przepuszczania promieniowania cieplnego

diathermic [ˌdaiəˈθə:mik] przepuszczający promieniowanie cieplne

diathermocoagulation [ˌdaiəˌθə:mɔkɔægjuˈleiʃən] diatermokoagulacja

diathermy [ˌdaiəˈθə:mi], **diathermia** [ˌdaieˈθə:miə] diatermia

  microwave d. diatermia mikrofalowa

  retrociliary d. diatermokoagulacja pozarzęskowa

  surgical d. diatermokoagulacja

diathesis [daiˈæθisis] skaza, diateza, wrodzona skłonność do niektórych chorób

  aneurysmal d. skłonność do rozwoju tętniaków

  bilious d. skłonność do kamicy żółciowej

  catarrhal d. skłonność do nieżytów śluzówek

  contractural d. skłonność do rozwoju przykurczów (w histerii)

  cystic d. skłonność do rozwoju torbieli

exudative d. skaza wysiękowa
gouty d. skaza moczanowa, skaza dnawa
h(a)emorrhagic d. skaza krwotoczna
neuropathic d. skaza neuropatyczna, skłonność do nerwic
oxalic acid d. skaza szczawianowa
spasmodic d. skłonność do reakcji drgawkowych u dzieci
spasmophilic d. spazmofilia, skłonność do tężyczki
uric acid d. skaza moczanowa, skaza dnawa
diathetic [ˌdaiəˈθetik] skazowy
diatomaceous [ˌdaiətəˈmeiʃəs] okrzemkowy
d. earth ziemia okrzemkowa
diazepam [daiˈæzəpæm] diazepam
diazo [daiˈæzɔ] dwuazowy
d. compound związek dwuazowy
d. reaction reakcja dwuazowa
diazotization [daiˌæzɔtaiˈzeiʃən] dwuazowanie
dibasic [ˈdaibæsik] dwuzasadowy
Dibothriocephalus latus [daiˌbɔθriɔˈsefələs ˈlætəs] bruzdogłowiec szeroki (*parazyt.*)
dicephalous [daiˈsefələs] dwugłowy
dicheilia, dichilia [daiˈkailiə] warga zdwojona (fałd)
dichloride [daiˈklouraid] dwuchlorek
dichotomization [daiˌkɔtəmiˈzeiʃən] rozdwojenie, rozgałęzienie
dichotomous [daiˈkɔtəməs] rozgałęziony na dwie części
dichotomy [daiˈkɔtəmi] rozdwojenie, rozgałęzienie na dwie części
dichroism [daiˈkrouism] zmienność barw zależnie od kąta patrzenia
dichromasia [ˌdaikrouˈmeiziə], **dichromasy** [daiˈkrouməsi], **dichromatopsia** [daiˌkroumэˈtɔpsiə] widzenie tylko 2 barw
dichromate [daiˈkroumeit] dwuchromian
dichromatic [ˌdaikrɔˈmætik] 1) dwubarwny; 2) widzący tylko 2 barwy
dichromatism [daiˈkroumætism] 1) dwubarwność; 2) *dichromasia*
diclidostosis [ˌdiklidɔˈstousis] zwapnienie zastawek
diclidotomy [ˌdikliˈdɔtəmi] nacięcie zastawki
dicoria [daiˈkɔriə] podwójna źrenica
dicoumarin [daiˈkuːmærin] dwukumaryna
dicrotic [daiˈkrɔtik] dwubitny, dykrotyczny
d. pulse tętno dwubitne
dicrotism [daiˈkrɔtism] dwubitność tętna
didactylous [daiˈdæktiləs] mający tylko 2 palce ręki lub stopy
didelphic [daiˈdelfik] mający podwójną macicę lub odnoszący się do podwójnej macicy

didym- [didim-], **didymo-** [didimɔ-] odnoszący się do jądra
didymalgia [ˌdidimˈældʒiə] ból jądra
didymitis [ˌdidiˈmaitis] zapalenie jądra
-didimus [-didiməs], **-dymus** [-diməs] w złożeniach znaczy zrośnięcie płodu (pierwsza część złożenia oznacza wtedy część zrośniętą)
die [dai] 1) model (*stom.*); 2) umierać
dielectric [ˌdaiiˈlektrik] dielektryk, dielektryczny, nie przewodzący prądu
diencephalon [ˌdaiənˈsefələn] międzymózgowie
dieresis [daiˈeresis] przerwanie ciągłości, rozdzielenie chirurgiczne
diet [ˈdaiət] 1) dieta; 2) pożywienie, wikt; 3) przepisywać dietę
absolute d. dieta głodowa
acid-ash d. dieta zakwaszająca
adherence to d. przestrzeganie diety
alkaline-ash d. dieta alkalizująca
antiketogenic d. dieta antyketogenna
atherogenic d. dieta miażdżycorodna, dieta aterogenna
basal d. 1) dieta podstawowa, pokrywająca wartość metabolizmu podstawowego; 2) dieta doświadczalna z wyłączonym badanym składnikiem
basic d. dieta alkalizująca
bland d. dieta lekka, dieta nie drażniąca
carbohydrate d. dieta węglowodanowa
controlled d. dieta kontrolowana (dieta doświadczalna lub lecznicza)
elemental d. dieta specjalna stosowana przez sektę Zen i inne, złożona głównie z owoców, orzechów, ziarna
elimination d. dieta eliminacyjna (z wyłączaniem kolejnych składników dla znalezienia szkodliwego)
gluten-free d. dieta bezglutenowa
gout d. dieta bezpurynowa
high calorie d. dieta wysokokaloryczna
high cellulose d. dieta bogata w błonnik
high fat d. dieta wysokotłuszczowa
high fibre d. dieta bogata we włókna roślinne (błonnik)
high protein d. dieta wysokobiałkowa
high salt d. dieta bogata w sól
inadequate d. dieta niewystarczająca
ketogenic d. dieta ketogenna
low calorie d. dieta niskokaloryczna
low fat d. dieta małotłuszczowa
low potassium d. dieta niskopotasowa
low protein d. dieta małobiałkowa
low residue d. dieta bezresztkowa
low salt d. dieta małosolna
microbiotic d. = **elemental d.**
milk-free d. dieta bezmleczna

mixed d. dieta mieszana
nephritic d. dieta nerkowa
no-residue d. dieta bezresztkowa
non-protein d. dieta bezbiałkowa
postoperative d. dieta pooperacyjna
protective d. dieta ochronna
protein d. dieta białkowa
protein-free d. dieta bezbiałkowa
purine-free d. dieta bezpurynowa
reducing d. dieta odchudzająca
rice d. dieta ryżowa
roughage d. dieta bogata w resztki, dieta wysokobłonnikowa
salt-free d. dieta bezsolna
sanatorium d. dieta sanatoryjna
slimming d. dieta odchudzająca, dieta wyszczuplająca
smooth d. dieta bezbłonnikowa
sour-milk d. dieta z kwaśnego mleka
standard d. dieta standardowa, dieta zwykła
starvation d. dieta głodowa
vegetarian d. dieta jarska
yogurt d. dieta jogurtowa
dietary ['daiətəri] dietetyczny
　d. history wywiad dotyczący spożycia w ostatniej dobie
　d. indiscretion błąd dietetyczny
　d. norms normy pokarmowe
　d. standards normy pokarmowe
　24-hour d. recall dobowa historia żywieniowa
dietetic [‚daii'tetik] 1) dietetyczny; 2) niskokaloryczny
dietetician [‚daiə'tetiʃən] dietetyk, dietetyczka
dietetics [‚daii'tetiks] dietetyka
diet-sheet ['daiət'ʃi:t] karta diety
difference ['difrəns] różnica
　arteriovenous carbon dioxide d. różnica zawartości CO_2 we krwi tętniczej i żylnej
　arteriovenous oxygen d. różnica zawartości tlenu we krwi tętniczej i żylnej
　frequency d. częstotliwość różnicowa
　light d. różnica odczuwania światła obu oczu
　non-significant d. różnica nieznamienna, różnica nieistotna
　significant d. różnica znamienna
different ['difərənt] różny, odmienny
differential [‚difə'renʃəl] 1) różnicowy; 2) różniczka
　d. white blood cell count wzór odsetkowy krwinek białych
differentiate [‚difə'renʃieit] różnicować (się)
differentiation [‚difərənʃi'eiʃən] 1) różnicowanie (się); 2) rozpoznanie różnicowe

correlative d. różnicowanie korelacyjne (wskutek interakcji różnych części ustroju)
embryonal d. różnicowanie zarodkowe, różnicowanie się płodu
diffract [di'frækt] uginać się (o falach, promieniach)
diffraction [di'frækʃən] uginanie się, przenikanie ruchu falowego w obszar geometrycznego cienia, dyfrakcja
　d. grating siatka dyfrakcyjna
diffuse [di'fju:s] 1) rozlany, rozproszony; 2) rozszerzać się, rozlewać się, dyfundować
diffusing [di'fju:ziŋ] rozpraszający
diffusion [di'fju:zn] 1) dyfuzja; 2) szerzenie się, rozprzestrzenianie się, rozchodzenie się; 3) dializa
digametic [dai'gæmetik] dwugametowy, heterogametowy
digastric [dai'gæstrik] dwubrzuścowy
digest [daidʒest] 1) streszczenie; 2) to co strawione; [di'dʒest] trawić, strawić
digestibility [di'dʒesti'biliti] strawność
　apparent d. strawność pozorna
digestible [di'dʒestəbl] strawny, możliwy do strawienia
digestion [di'dʒestʃən] trawienie
　artificial d. trawienie sztuczne (*in vitro*), trawienie pozaustrojowe
　intercellular d. trawienie międzykomórkowe
　intracellular d. trawienie wewnątrzkomórkowe
　pancreatic d. trawienie trzustkowe
　peptic d. trawienie żołądkowe
　primary d. trawienie w przewodzie pokarmowym
　salivary d. trawienie ślinowe
　secondary d. trawienie wtórne, proces przygotowania związków odżywczych do asymilacji
　self d. autoliza, samostrawienie
digestive [di'dʒestiv] trawienny, trawiący
　d. tract przewód pokarmowy
digit ['didʒit] 1) palec; 2) cyfra, liczba jednocyfrowa
　clubbed d. palec pałeczkowaty
digital ['didʒitəl] 1) palcowy; 2) cyfrowy
　d. computer komputer cyfrowy, cyfrowa maszyna licząca
digitalis [‚didʒi'tælis] naparstnica, *Digitalis* (*bot.*)
　d. glycosides glikozydy naparstnicy
　powdered d. leaf sproszkowane liście naparstnicy
digitalism ['didʒitəlizm] objawy zatrucia naparstnicą

digitalization [ˌdidʒitəlai'zeiʃən] nasycanie ustroju naparstnicą
digitate ['didʒiteit] palczasty, mający palczaste wyrostki lub wyciski
digitoxicity [ˌdidʒi'tɔksisiti] toksyczne działanie naparstnicy
digoxin [di'gɔksin] digoksyna
dihybrid [dai'haibrid] dwuhybryda, potomek rodziców różniących się dwiema cechami
dihydrate [dai'haidreit] dwuwodzian
dihydro- [dai'haidrɔ-] w złożeniach oznacza dodanie dwu atomów wodoru do związku
diketone [dai'ki:toun] dwuketon
dilaceration [daiˌlæsə'reiʃən] 1) wytworzenie otworu w soczewce i wydobycie jej; 2) ząb z ostrymi brzegami; 3) przesunięcie części zawiązka zęba, który rozwija się w innym miejscu
dilate [dai'leit] rozszerzać
dilation [dai'leiʃən] 1) rozszerzenie, rozstrzeń; 2) rozszerzanie
  cystic d. of the common bile duct wrodzone torbielkowate rozszerzenie przewodu żółciowego wspólnego
  poststenotic d. rozszerzenie naczynia poniżej zwężenia
  volumetric d. rozszerzenie objętościowe
dilator [dai'leitə] rozszerzadło, rozszerzacz, rozwieracz
  Hegar's d. rozszerzacz Hegara
  d. iridis rozszerzacz źrenicy (mięsień)
  tracheotomy d. rozszerzacz tchawicy
  uterine d. rozszerzacz maciczny
dildo ['dildou] sztuczne prącie
diluent ['diljuənt] rozcieńczalnik
dilute [dai'lju:t] rozcieńczyć
diluting [dai'ljutiŋ] rozcieńczający
dilution [dai'lju:ʃn] rozcieńczenie, rozcieńczanie
  serial d. seria rozcieńczeń
  working d. rozcieńczenie robocze
dimension [di'menʃən] wymiar, rozmiar
dimer ['daimə] dimer, połączenie dwu identycznych drobin
dimethyl sulphoxide [daiməθil 'sʌlfɔksaid] dwumetylosulfotlenek
dimetria [dai'mi:triə] macica podwójna
diminish ['di'miniʃ] zmniejszać, maleć
  d. in size zmniejszać (wielkość)
diminution [ˌdimi'njuʃən] zmniejszenie (się)
dimness ['dimnis] przyćmienie, ściemnienie
  d. of vision niedowidzenie
dimorphism [dai'mɔ:fism] dwupostaciowość
dimple ['dimpl] dołeczek (na twarzy itp.)
dioptre, diopter [dai'ɔptə] dioptria
  prism d. dioptria pryzmatyczna

dioptric [dai'ɔptrik] 1) dioptryczny; 2) załamujący światło
dioptrics [dai'ɔptriks] nauka o załamywaniu się światła
dioptroscopy [ˌdaiɔp'trɔskəpi] dioptroskopia, ocena refrakcji za pomocą oftalmoskopu
diorthosis [ˌdaiɔ:θ'ousis] nastawienie złamania lub zwichnięcia
dioxide [dai'ɔksaid] dwutlenek
dip [dip] zanurzyć
dipeptidase [dai'peptideis] dwupeptydaza, hydrolaza dwupeptydu
dipeptide [dai'peptaid], **dipeptid** [dai'peptid] dwupeptyd
diphonia [dai'founiə] równoczesne słyszenie dwu dźwięków
diphtheria [dif'θiəriə] błonica
  circumscribed d. błonica ograniczona
  cutaneous d. błonica skóry
  false d. błonica rzekoma
  gangrenous d. błonica zgorzelinowa
  laryngeal d. błonica krtani, zapalenie błonicze krtani
  non-membranaceous d. błonica nieżytowa, bez tworzenia błon
  septic d. posocznica błonicza
  surgical d. błonica przyranna
  umbilical d. błonica pępowiny
  wound d. błonica przyranna
diphtheroid ['difθərɔid] 1) błonica rzekoma; 2) podobny do błonicy (odnosi się do maczugowców innych niż błonicze)
diphtherotoxin [ˌdifθərɔ'tɔksin] toksyna błonicza
diphyllobothriasis [daiˌfiloubɔθ'raiəsis] zakażenie bruzdogłowcem
Diphyllobothrium latum [ˌdaifilou'bɔθriəm lætəm] bruzdogłowiec szeroki
diphyodontia [ˌdifiɔ'dɔnʃiə] jednoczesne utrzymywanie się mlecznych i stałych zębów
diplacusis [ˌdiplə'kjusis] diploakuzja, różnica między obu uszami w czasie lub wysokości słyszanych dźwięków
  echoic d. różnica w czasie słyszenia dźwięku między obu uszami
  monaural d. diploakuzja jednouszna
diplegia [dai'pli:dʒiə] porażenie obustronne
  atonic d. zespół Förstera
  facial d. porażenie obustronne nerwów twarzowych
  infantile d. porażenie mózgowe dziecięce, postać dwustronna
  spastic d. porażenie obustronne kurczowe
diplegic [dai'pli:dʒik] odnoszący się do porażenia obustronnego

diplo- [diplɔ-] w złożeniach oznacza: podwójny

diplococc(a)emia [‚diplɔkɔk'si:miɔ] posocznica dwoinkowa

diplococcus [‚diplɔ'kɔkəs] dwoinka

diplocoria [‚diplɔ'kɔriɔ] źrenica podwójna

diploë ['diplɔi:] śródkoście

diploidy ['diplɔidi] diploidalność

diploma [di'ploumə] dyplom
  medical d. dyplom lekarski

diplopia [di'ploupiɔ] podwójne widzenie, diplopia, dwojenie
  binocular d. podwójne widzenie obuoczne
  crossed d. dwojenie skrzyżowane, dwojenie różnoimienne
  direct d. dwojenie jednoimienne
  heteronymous d. dwojenie różnoimienne, dwojenie z fałszywym obrazem po stronie oka zdrowego
  homonymous d. dwojenie jednoimienne, dwojenie z fałszywym obrazem po stronie oka chorego
  mental d. podwójne widzenie przy omamach wzrokowych, widzenie obrazu rzeczywistego i omamu
  monocular d. dwojenie jednooczne (przy zwichnięciu soczewki)
  simple d. dwojenie jednoimienne

diplosome ['diplɔsoum] 1) para centrioli w komórce; 2) jeden z parzystych allosomów w *spermatogonium*

dipolar ['daipoulə] dwubiegunowy

dipole ['daipoul] dipol

dipsomania [‚dipsɔ'meiniɔ] dypsomania, napadowe opilstwo

direct [di'rekt] 1) bezpośredni, prosty; 2) kierować, prowadzić
  d. action działanie bezpośrednie

direction [di'rekʃən] 1) kierunek; 2) dyrekcja, kierownictwo; 3) instrukcja
  clockwise d. kierunek zgodny z ruchem wskazówek zegara
  counterclockwise d. kierunek przeciwny ruchowi wskazówek zegara

directoscope [di'rektəskoup] laryngoskop do bezpośredniego badania krtani

dis- [dis-] w złożeniach oznacza oddzielenie

disability [‚disə'biliti] 1) niezdolność; 2) kalectwo, utrata czynności
  certificate of d. orzeczenie inwalidztwa
  temporary working d. czasowa niezdolność do pracy
  working d. niezdolność do pracy
  d. pension renta inwalidzka

disabled [dis'eibld] niezdolny
  d. person inwalida

disablement [dis'eiblmənt] inwalidztwo,

utrata zdolności zarobkowania bez utraty aktywności

disaccharide [dai'sækəraid] dwucukier

disadvantage [‚disəd'va:ntidʒ] niekorzyść, niekorzystna sytuacja

disaggregation [dis‚ægri'geiʃən] dezagregacja, rozbicie agregatów krwinek itp.

disappearance [‚disə'piərəns] zniknięcie, znikanie

disarrangement [‚disə'reindʒmənt] nieporządek, nieład

disarray ['dis'ərei] wprowadzenie nieładu, nieład

disarticulation [‚disa:‚tikju'leiʃən] wyłuszczenie w stawie, amputacja w stawie, dezartykulacja

disaster [di'za:stə] nieszczęście, katastrofa żywiołowa, klęska
  mass d. katastrofa masowa, wypadek masowy
  on the scene of d. na miejscu wypadku

disastrous [di'za:strəs] katastrofalny

disc, disk [disk] krążek, różne struktury anatomiczne w kształcie krążka
  acromioclavicular d. krążek stawowy stawu barkowo-obojczykowego
  anisotropic d. krążek anizotropowy, krążek A (w mięśniu)
  articular d. krążek stawowy
  carborundum d. krążek karborundowy (*stom.*), tarcza karborundowa
  choked d. obrzęk tarczy nerwu wzrokowego
  ciliary d. pierścień rzęskowy
  dental d. krążek polerowniczy (*stom.*)
  dental abrasive d. krążek ścierny dentystyczny
  diamond d. krążek ścierny pokryty proszkiem diamentowym (*stom.*)
  d.-diffusion method metoda dyfuzyjno-krążkowa badania antybiotykooporności bakterii
  embryonic d. tarcza zarodkowa (*embr.*)
  germinal d. tarcza zarodkowa (*embr.*)
  intercalated d. wstawka w mięśniu sercowym
  intermediate d. prążek Z w mięśniu poprzecznie prążkowanym
  interpubic d. krążek międzyłonowy, chrząstka spojenia łonowego
  intervertebral d. krążek międzykręgowy
  isotropic d. prążek izotropowy, krążek izotropowy w mięśniu poprzecznie prążkowanym
  mandibular d. krążek stawowy stawu skroniowo-żuchwowego
  optic d. tarcza nerwu wzrokowego
  slicing d. krążek separacyjny (*stom.*)

spinning d. krążek wirujący do wytwarzania aerozoli
stenopeic d. krążek stenopeiczny
stroboscopic d. tarcza stroboskopowa
tactile d. ciało dotykowe
transverse d. prążek poprzeczny w mięśniu poprzecznie prążkowanym
triangular d. of the wrist chrząstka trójkątna stawu promieniowo-łokciowego dalszego
discard [dis'ka:d] odrzucić, pominąć
discectomy [di'sektəmi] wycięcie krążka międzykręgowego itp.
discernible [di'sə:nəbl] zauważalny, dostrzegalny
barely d. ledwo dostrzegalny
discharge [dis'tʃa:dʒ] 1) wyładowanie (*elektr.*); 2) zwolnienie (ze szpitala); 3) wydzielina, wydalina; 4) wydzielać, wydalać, wyładować
d. abstract epikryza wypisowa
after d. wyładowanie następcze
bowel d. wypróżnienie
cerebral cortical d. wyładowanie kory mózgowej (*eeg*)
d. capacity zdolność przepustowa
d. chamber komora sprężania
d. from hospital wypisanie ze szpitala
ictal d. wyładowania napadowe w eeg
multiple d. multiplet, wyładowanie wielokrotne (*emg*)
neuronal d. wyładowanie neuronalne
paired d. wyładowanie podwójne (*emg*)
repetitive d. wyładowanie powtarzalne
triple d. wyładowanie potrójne, triplet (*emg*)
vaginal d. upławy
discharges [dis'tʃa:dʒiz] wydaliny, odchody
discitis [dis'kaitis] zapalenie krążka międzykręgowego lub stawowego
disclose [dis'klouz] ujawnić, wykryć
disclosure [dis'klouʒə] ujawnienie, wykrycie
disco- [diskɔ-] w złożeniach oznacza krążek, tarczę
discography [dis'kɔgrəfi] dyskografia (*rtg*)
discoid ['diskɔid] podobny do krążka, tarczowaty
discolo(u)ration [dis,kʌlə'reiʃən] odbarwienie, utrata barwy
discomfort [dis'kʌmfət] przykre doznanie somatyczne, niepokój
chest d. nie określone przykre uczucie bólu w klatce piersiowej
disconnection [,diskə'nekʃən] rozłączenie, odłączenie
discontinuation [,diskən,tinju'eiʃən] przerwanie, przerwanie ciągłości, zaprzestanie
drug d. przerwanie podawania leków

discontinuous ['diskən,tinjuəs] nieciągły, przerywany
discopathy [dis'kɔpəθi] dyskopatia, choroba krążka międzykręgowego
discordance [dis'kɔ:dəns] niezgoda, brak zgodności
discotomy [dis'kətəmi] wycięcie krążka międzykręgowego lub stawowego
discrete [dis'kri:t] nieznaczny, dyskretny, mało widoczny
discriminate [dis'krimineit] odróżniać, rozróżniać
disease [di'zi:z] choroba
ABO h(a)emolytic d. of the newborn choroba hemolityczna noworodków wskutek niezgodności matka-płód w zakresie antygenów ABO
adaptation d. choroba adaptacyjna wg teorii Selyego
adjuvant-induced d. choroba poadjuwantowa
alligator skin d. rybia łuska
altitude d. choroba wysokościowa
antibody deficiency d. agammaglobulinemia
aorticorenal d. miażdżycowe zwężenie aorty brzusznej i tętnic nerkowych
apple-packer's d. choroba pakowaczy jabłek
arc-welder's d. żelazica spawaczy
arthropod-borne d. choroba przenoszona przez stawonogi
autoimmune d. choroba autoagresyjna, choroba autoimmunizacyjna
aviator's d. choroba wysokościowa
bird-breeder's d. choroba hodowców ptaków
bleeder's d. hemofilia
blue d. choroba błękitna, choroba sina, sinicza wada serca
Borna d. choroba bornajska
Bornholm d. choroba bornholmska, pleurodynia nagminna
burn d. choroba oparzeniowa
caisson d. choroba kesonowa
catching d. choroba zaraźliwa
cat-bite d. choroba spowodowana ukąszeniem przez kota, choroba spowodowana ukąszeniem przez szczura
cat-scratch d. choroba kociego pazura
central core d. miopatia wrodzona
cerebrovascular d. choroba naczyniowa mózgu
certifiable d. choroba wymagająca zgłoszenia
Christmas d. hemofilia B
chronic duodenal ulcer d. choroba wrzodowa dwunastnicy

chronic gastric ulcer d. choroba wrzodowa żołądka
chronic granulomatous d. choroba przewlekła ziarniniakowa
coal miner's d. pylica antracytowa płuc
c(o)eliac d. celiakia, choroba trzewna
cold h(a)emagglutinin d. niedokrwistość hemolityczna autoalergiczna z obecnością zimnych hemoaglutynin
collagen d. kolagenoza
communicable d. choroba zakaźna
concomitant d. choroba współistniejąca
concurrent d. choroba współistniejąca
congenital heart d. wrodzona wada serca
constitutional d. choroba konstytucjonalna, uwarunkowana konstytucjonalnym typem ustroju
contagious d. choroba zaraźliwa
cystic d. of the breast przewlekłe zapalenie torbielkowate sutka
cystic d. of renal medulla torbielowatość rdzenia nerki
cystine storage d. cystynoza
cytomegalic inclusion d. choroba wtrętowa, cytomegalia
decompression d. choroba kesonowa, hiperbaropatia
deficiency d. choroba wywołana niedoborem pokarmowym
degenerative joint d. choroba zwyrodnieniowa stawów
demyelinating d. choroba demielinizacyjna
disappearing bone d. choroba znikającej kości, choroba Gorhama
dog d. choroba pappataci
drug-induced d. choroba polekowa
dust d. pylica płuc
elevator d. pylica płuc u robotników w elewatorach zbożowych
endemic d. choroba endemiczna
endocrine d. choroba gruczołów dokrewnych
epidemic d. choroba epidemiczna
exanthematous d. choroba wysypkowa
extrapyramidal d. choroba układu pozapiramidowego
farmer's lung d. płuco farmera
fatigue d. gorączka po wysiłku
femoropopliteal occlusive d. miażdżycowa niedrożność tętnicy udowej i podkolanowej
familial d. choroba rodzinna
fatal d. choroba śmiertelna
fibrocystic d. of the breast dysplazja sutka, przewlekłe torbielkowate zapalenie sutka, mastopatia
fibrocystic d. of the pancreas mukowis-

cydoza, zwłóknienie torbielowate trzustki, marskość torbielowata trzustki
fifth d. choroba piąta, rumień zakaźny
fifth venereal d. ziarniniak pachwinowy
fish-skin d. rybia łuska
flint d. pylica płuc kamieniarzy
fluke d. motylica
fourth d. choroba czwarta, choroba Dukesa i Fiłatowa, scarlatinella
functional d. choroba czynnościowa
fusospiroch(a)etal d. angina Plauta i Vincenta
glycogen storage d. tezauroza glikogenowa, choroba spichrzania glikogenu
graft-versus-host d. reakcja przeszczepu przeciw gospodarzowi
grinder's d. pylica krzemowa płuc
h(a)emolytic d. of the newborn choroba hemolityczna noworodków, erytroblastoza płodowa
h(a)emorrhagic d. of the newborn choroba krwotoczna noworodków
hand-foot-and-mouth d. choroba wysypkowa wywołana przez wirusa Coxsackie typu A-16 lub A-5
Hartnup d. choroba Hartnupów
heavy chain d. choroba ciężkich łańcuchów, choroba Franklina
helminthic d. robaczyca
hepatic storage d. tezauroza glikogenowa
hepatolenticular d. zwyrodnienie wątrobowo-soczewkowe, choroba Wilsona
hidebound d. twardzina skóry
Hodgkin's d. ziarnica złośliwa
hookworm d. choroba tęgoryjcowa
hunger d. choroba głodowa
hyaline d. of the newborn choroba błon szklistych
hydatid d. zakażenie bąblowcem
iatrogenic d. choroba jatrogenna
Iceland d. choroba islandzka, łagodne zapalenie mialgiczne mózgu i rdzenia
idiopathic d. choroba samoistna, choroba idiopatyczna
immune complex d. choroba kompleksów immunologicznych
inclusion body d. choroba wtrętowa
incurable d. choroba nieuleczalna
infectious d. choroba zakaźna
inherited d. choroba dziedziczna
insufficiency d. choroba z niedoboru pokarmowego
intercurrent d. choroba wikłająca
interstitial d. choroba zajmująca głównie zrąb narządu a nie miąższ
invasive d. choroba inwazyjna
iron storage d. żelazica, syderoza

isch(a)emic heart d. choroba niedokrwienna serca, choroba wieńcowa
island d. choroba tsutsugamushi
laughing d. kuru
legionnaire's d. choroba legionistów, zapalenie płuc wywoływane przez *Legionella pneumophila*
lethal d. choroba śmiertelna
loin d. zatrucie jadem kiełbasianym
Lyme d. borelioza Lyme, choroba Lyme
main d. choroba zasadnicza
maple bark d. choroba kory klonu, zapalenie płuc wywoływane przez spory *Coniosporium corticale* obecne na korze klonu
maple syrup urine d. leucynoza, choroba syropu klonowego
marble bone d. osteopetroza, choroba marmurowa, choroba Albersa i Schönberga
mental d. choroba umysłowa
midland d. zatrucie jadem kiełbasianym
Minamata d. choroba zatoki Minamata, zatrucie rtęcią w związkach organicznych
miner's d. 1) choroba tęgoryjcowa; 2) oczopląs górników
molecular d. choroba molekularna (powodowana przez zmianę tylko jednej cząsteczki)
motor neuron d. choroba neuronu ruchowego
moya moya d. choroba moya moya, niedokrwienie mózgu ze szczególnym obrazem arteriograficznym „miotełkowatego" układu naczyń krążenia obocznego
neoplastic d. choroba nowotworowa
notifiable d. choroba podlegająca zgłoszeniu
occlusive arterial d. zarostowa choroba tętnic
occupational d. choroba zawodowa
organic d. choroba organiczna
pandemic d. pandemia
parasitic d. choroba pasożytnicza
paroxysmal d. choroba przebiegająca z napadami
parrot d. 1) papuzica; 2) ornitoza
periodic d. choroba okresowa
perna d. trądzik halogenowy (choroba zawodowa)
pigeon-breeder's d. choroba hodowców ptaków, płuco hodowców ptaków
pink d. akrodynia
plaster of Paris d. zanik kości i mięśni w opatrunku gipsowym
pneumatic hammer d. choroba wibracyjna u robotników obsługujących młoty lub świdry pneumatyczne

polycystic d. of kidneys torbielowatość nerek
porcupine d. rybia łuska jeżasta
postadjuvant d. choroba poadjuwantowa
psychic d. choroba psychiczna
pulseless d. choroba bez tętna, choroba Takayasu (Takayashu)
quiet hip d. aseptyczna martwica górnej nasady kości udowej
rag-sorter's d. choroba gałganiarzy, wąglik płucny
reversible d. choroba odwracalna
rheumatic d. ostry gościec stawowy
rheumatoid d. choroba reumatoidalna
sclerocystic d. of the ovary zwyrodnienie jajników włóknisto-twardniejące
serum d. choroba posurowicza
sexually transmitted d. choroba weneryczna
sickle cell d. niedokrwistość sierpowatokrwinkowa
silo-filler's d. choroba robotników w silosach, uszkodzenie płuc wywołane przez tlenki azotu
skinbound d. twardzina skóry
social d. choroba społeczna
somatic d. choroba somatyczna
specific d. choroba swoista
spiroch(a)etal d. krętkowica
steel-grinder's d. żelazica
stone-masons' d. pylica krzemowa
storage d. choroba spichrzeniowa, tezauroza
swineherd's d. leptospiroza powodowana przez *L. pomona* u hodowców świń
system d. choroba rdzenia kręgowego zajmująca określony szlak
systemic d. choroba ogólnoustrojowa
Tangier d. choroba tangerska, brak lipoproteidów wysokiej gęstości
tsutsugamushi d. choroba tsutsugamushi, riketsjoza powodowana przez *R. tsutsugamushi*
tunnel d. 1) choroba kesonowa; 2) choroba tęgoryjcowa
vagabond's d. choroba włóczęgów, melanodermia pasożytnicza
valvular heart d. wada zastawkowa serca
venereal d. choroba weneryczna
veno-occlusive d. of the liver zarastanie drobnych żył wątroby wywołane przez alkaloidy *Senecio*
winter-vomiting d. wymioty epidemiczne
wool-sorter's d. wąglik płucny
disembowel [ˌdisimˈbauel] wypatroszyć, wyjąć wnętrzności
disengagement [ˌdisinˈgeidʒmənt] uwolnienie, ukazanie się główki płodu w szparze sromowej

disequilibrium [dis̗ikwi'libriəm] brak równowagi, zaburzenie równowagi
disfigurement [dis'figəmənt] zniekształcenie, zeszpecenie
disguise [dis'gaiz] 1) przebranie, zamaskowanie; 2) przebrać się, zamaskować
dish [diʃ] płaskie naczynie laboratoryjne, talerz, płytka
  Petri d. płytka Petriego
disharmony [dis'ha:məni] dysonans, brak zgodności (brzmienia itp.)
  occlusal d. zgryz nie wyrównany, zgryz niezrównoważony
dished [diʃd] wgłębiony, mający zagłębienie, wklęsły
disimpaction [̗disim'pækʃən] odprowadzenie części wgłobionej, odgłobienie, odklinowanie
disinfect [̗disin'fekt] dezynfekować, odkażać
disinfectant [̗disin'fektənt] środek dezynfekujący
  complete d. środek niszczący drobnoustroje i zarodniki
  incomplete d. środek nie niszczący zarodników
disinfection [̗disin'fekʃən] dezynfekcja, odkażenie
disinfest [̗disin'fest] dezynsekować
disinfestation [dis̗infes'teiʃən] dezynsekcja, tępienie robactwa
disinhibition [̗disinhi'biʃən] odhamowanie
disinsection [̗disin'sekʃən] dezynsekcja
disinsertion [̗disin'serʃən] odcięcie ścięgna od przyczepu
  retinal d. oderwanie siatkówki od rąbka zębatego
disintegration [dis̗inti'greiʃən] rozpad, rozkład, dezyntegracja
  personality d. dezyntegracja osobowości
  psychic d. dezyntegracja psychiczna
disinter ['disin'tə] ekshumować
  d. a corpse ekshumować zwłoki
disinterested [dis'interestid] nie mający zainteresowania
disinterment [̗disin'tə:mənt] ekshumacja
disjoin [dis'dʒɔin] rozłączyć, rozdzielić
disjoint [dis'dʒɔint] 1) wywichnąć, zwichnąć; 2) rozczłonkować, rozebrać na kawałki
disjunction [dis'dʒʌŋkʃən] rozłączenie, rozdzielenie
  d. of the choroid odłączenie naczyniówki
  d. of chromatids rozdział chromatyd
disk = disc
dislocate ['disləkeit] zwichnąć, przemieścić
dislocation [̗dislɔ'keiʃən] zwichnięcie, przemieszczenie
  axillary d. zwichnięcie barku podpanewkowe, zwichnięcie pachowe

d. of cervical vertebral articular processes (locked facets, vertebral cervical d.) zwichnięcie wyrostków stawowych kręgów szyjnych
closed d. zwichnięcie zamknięte
complete d. zwichnięcie całkowite
complicated d. zwichnięcie powikłane
compound d. zwichnięcie złożone, zwichnięcie otwarte
congenital d. of the hip zwichnięcie stawu biodrowego wrodzone
habitual d. zwichnięcie nawykowe
incomplete d. zwichnięcie niepełne, zwichnięcie częściowe
infraglenoid d. zwichnięcie podpanewkowe barku
inveterated d. zwichnięcie zastarzałe
d. of the lens zwichnięcie soczewki
mandibular d. (forward) zwichnięcie żuchwy (przednie)
paralytic d. zwichnięcie porażenne
patellar d. zwichnięcie rzepki
pathologic d. zwichnięcie patologiczne
pubic d. zwichnięcie kości łonowej
semilunar bone d. zwichnięcie kości półksiężycowatej nadgarstka
simple d. zwichnięcie proste
subcoracoid d. zwichnięcie podkrucze
subglenoid d. zwichnięcie podpanewkowe
subspinous d. zwichnięcie podgrzebieniowe
talus d. zwichnięcie kości skokowej
tarsal d. zwichnięcie kości stępu
traumatic d. zwichnięcie urazowe
vertebral d. zwichnięcie kręgów
dislodgment [dis'lɔdʒmənt] usunięcie, ruszenie z miejsca
dismantle [dis'mæntl] rozebrać, rozmontować
dismember [dis'membə] amputować kończynę, rozczłonkować
dismutase [dis'mjuteiz] dyzmutaza
dismutation [̗dismju'teiʃən] dyzmutacja, reakcja oksydoredukcyjna w jednej drobinie
disobliteration [dis̗əblite'reiʃən] przywrócenie drożności zarośniętego naczynia lub przewodu
disocclude [disɔ'klu:d] poprawić zgryz spiłowaniem zęba
disodium edetate ['daisoudiəm 'iditeit] sól dwusodowa kwasu etylenodwuaminoczterooctowego
disomy ['daisoumi] disomiczność, obecność podwójnego zestawu chromosomów homologicznych lub obecność dodatkowego homologicznego chromosomu obok normalnego zestawu
disorder [dis'ɔ:də] zaburzenie, nieład

affective d. psychoza maniakalno-depresyjna
autonomic d. nerwica wegetatywna
character d. charakteropatia
emotional d. zaburzenia emocjonalne
functional d. zaburzenia psychogenne, zaburzenia czynnościowe
immunoproliferative d. proces immunoproliferacyjny z proliferacją komórek immunokompetentnych
neuropsychologic d. psychoza organiczna (zwł. pourazowa)
personality d. zaburzenia osobowości, psychopatia
psychophysiologic d. nerwica wegetatywna, choroba psychosomatyczna
psychosomatic d. choroba psychosomatyczna, nerwica wegetatywna
sleep d. zaburzenia snu
disorientation [dis'ouriən'teiʃən] dezorientacja, zaburzenie poczucia znajomości otoczenia
d. for person dezorientacja co do osoby
d. for place dezorientacja co do miejsca
d. for time dezorientacja co do czasu
disparation [dis'pəreiʃən] dysparacja, dwojenie, podwójne widzenie
vertical d. of images dysparacja pionowa obrazu
disparity [dis'pæriti] nierówność, różnorodność
dispensary [dis'pensəri] 1) miejsce wydawania leków; 2) przychodnia przyszpitalna
dispensatory [dis'pensətəri] książka-komentarz do farmakopei
dispense [dis'pens] 1) wydawać leki; 2) przygotowywać leki; 3) obywać się bez czegoś
dispenser [dis'pensə] wydający leki, aptekarz
d. chemist aptekarz
dispensing [dis'pensiŋ] 1) wydawanie leków; 2) przygotowywanie leków
d. balance waga aptekarska
direct d. natychmiastowe użycie leku
over the counter d. sprzedaż leków bez recept
disperse [dis'pə:s] rozpraszać
dispersed [dis'pə:st] rozproszony
d. phase faza rozproszona
dispersing [dis'pə:siŋ] rozpraszający
d. phase faza rozpraszająca
dispersion [dis'pə:ʃən] dyspersja, rozproszenie
coarse d. zawiesina
colloidal d. roztwór koloidalny
molecular d. roztwór molekularny, roztwór właściwy
d. stabilizer substancja stabilizująca układ dyspersyjny

dispersity [dis'pə:siti] dyspersyjność, stopień zmniejszenia wielkości cząsteczek w układzie dyspersyjnym.
dispersoid [dis'pə:sɔid] dyspersoid, roztwór koloidalny, którego fazę rozproszoną można skoncentrować wirowaniem
displace [dis'pleis] przemieścić, przesunąć w inne miejsce
displaced [dis'pleist] przemieszczony, przesunięty
d. fracture złamanie z przemieszczeniem
displacement [dis'pleismənt] przemieszczenie, przesunięcie
affect d. przeniesienie uczucia z jednego przedmiotu na inny
disposable [dis'pouzəbl] 1) rozporządzalny; 2) jednorazowego użytku
d. syringe strzykawka jednorazowego użytku
disposal [dis'pouzəl] 1) rozmieszczenie, układ; 2) rozporządzanie; 3) pozbywanie się, usuwanie
sewage d. usuwanie ścieków
waste d. usuwanie śmieci
dispose (of) [dis'pouz] 1) pozbywać się (czegoś); 2) rozporządzać; 3) rozmieszczać
disposition [dispə'ziʃən] dyspozycja, skłonność
disproportion [disprə'pɔ:ʃən] dysproporcja, niewspółmierność, niestosunek
cephalopelvic d. niestosunek porodowy główkowo-miednicowy
disqualification [dis kwɔlifi'keiʃən] dyskwalifikacja
disregard [disri'ga:d] nie brać pod uwagę, pomijać
disruption [dis'rʌpʃən] rozerwanie, przerwanie
d. of wound rozerwanie rany
dissect [di'sekt] 1) rozcinać, ciąć na części; 2) preparować
d. free wypreparować, odpreparować (*chir.*)
dissecting [di'sektiŋ] 1) rozcinający; 2) rozwarstwiający; 3)wypreparowujący
d. forceps pinceta anatomiczna
dissection [di'sekʃən] 1) rozcinanie; 2) preparowanie; 3) rozwarstwienie
aortic wall d. rozwarstwienie ściany aorty
blunt d. preparowanie na tępo, oddzielanie tkanek na tępo
sharp d. preparowanie na ostro, oddzielanie tkanek rozcinaniem
disseminated [di'semineitid] rozsiany
d. sclerosis stwardnienie rozsiane
dissemination [di semi'neiʃən] rozsianie, rozsiewanie, szerzenie
dissimulate [di'simju leit] dysymulować, ukrywać chorobę

dissimulation [di͵simjuˈleiʃən] dysymulacja, ukrywanie choroby
dissipate [ˈdisi͵peit] rozpraszać
dissipation [͵disiˈpeiʃən] rozpraszanie, rozpędzanie
  d. of heat rozpraszanie ciepła
  d. of mind rozproszenie uwagi
dissociable [diˈsouʃiəbl] zdolny do dysocjacji (*chem.*)
dissociate [diˈsouʃieit] 1) rozłączać, rozdzielać; 2) dysocjować
dissociated [diˈsouʃieitid] zdysocjowany
dissociation [di͵sousiˈeiʃən] 1) rozdział, oddzielenie; 2) dysocjacja chemiczna
  albuminocytologic d. dysocjacja białkowo--komórkowa (w płynie mózgowo-rdzeniowym) ze wzrostem stężenia białka bez wzrostu liczby komórek
  atrial d. rozkojarzenie czynności przedsionków
  atrioventricular d. rozkojarzenie przedsionkowo-komorowe
  electrolytic d. dysocjacja elektrolityczna
  electromechanical d. rozkojarzenie czynności elektrycznej i skurczowej serca
  interference d. rozkojarzenie przedsionkowo-komorowe z przechwytywaniem komorowym
  isorhythmic d. rozkojarzenie przedsionkowo-komorowe przy podobnym rytmie przedsionków i komór
  longitudinal d. rozkojarzenie podłużne serca (przedsionkowo-przedsionkowe lub komorowo-komorowe)
  sleep d. porażenie napadowe
  syringomyelic sensory d. rozkojarzenie czucia w jamistości rdzenia
  tabetic sensory d. rozkojarzenie czucia w wiądzie rdzenia
dissolubility [di͵sɔljuˈbiliti] rozpuszczalność
dissoluble [diˈsɔljubl] rozpuszczalny
dissolution [disɔˈluːʃən] 1) rozpuszczenie się; 2) autoliza
dissolvable [diˈzɔlvəbl] rozpuszczalny
dissolve [diˈzɔlv] rozpuszczać (się)
dissolvent [diˈzɔlvənt] rozpuszczalnik
distal [ˈdistəl] odsiebny, dystalny, dalszy
distance [ˈdistəns] odległość, dystans
  focal d. ogniskowa (*opt.*), odległość ogniskowa
  infinite d. odległość nieskończona (*opt.*)
  interarch d. odległość międzywyrostkowa (*stom.*)
  interridge d. = **interarch d.**
  pupillary d. odległość między źrenicami
distant [ˈdistənt] odległy, oddalony
distaste [disˈteist] wstręt, niechęć

distend [disˈtend] rozciągać, rozszerzać, rozdymać
distensible [disˈtensəbl] rozszerzalny
distension [disˈtenʃən] rozszerzenie, rozciągnięcie , rozdęcie
  d. of the bladder rozstrzeń pęcherza
  colonic d. rozstrzeń okrężnicy
  pulmonary d. rozdęcie płuc
distil, distill [disˈtil] destylować, przekraplać
distillate [ˈdistilit] destylat
distillation [͵distiˈleiʃən] destylacja, przekroplenie
  destructive d. = **dry d.**
  differential d. destylacja frakcjonowana
  dry d. destylacja sucha bez dostępu tlenu powodująca rozłożenie substancji
  d. flask kolba destylacyjna
  fractional d. destylacja frakcjonowana
distiller [disˈtilə] destylator, destylarka
distinguishable [disˈtiŋgwiʃəbl] odróżnialny
distoclusion [͵distoˈkluʒən] tyłozgryz (*stom.*)
distoinclination [͵distɔinkliˈneiʃən] odśrodkowe nachylenie osi długiej zęba
distoma [ˈdistəmə] przywra
distomatosis [͵distəməˈtousis] przywrzyca, zakażenie przywrami
distorsion [disˈtɔːʃən] = **distortion**
distort [disˈtɔːt] zniekształcić, wykrzywić, wykoślawić
distortion [disˈtɔːʃən] wykrzywienie, skrzywienie, zniekształcenie
distraction [disˈtrækʃən] roztargnienie, brak skupienia uwagi
distractor [disˈtræktə] rozwórka (*ortop.*)
distress [disˈtres] nieszczęście, ciężka sytuacja, ciężki stan, wyczerpanie
  adult respiratory d. syndrome zespół ostrego wyczerpania oddechowego dorosłych
  fetal d. stan zagrożenia płodu
  neonatal respiratory d. syndrome zespół zaburzeń oddechowych u noworodka
  respiratory d. ostre wyczerpanie oddechowe, zespół zaburzeń oddechowych
distribution [͵distriˈbjuːʃən] rozmieszczenie, rozmieszczanie, rozdzielanie, dystrybucja
  blood d. rozmieszczenie krwi (w ustroju)
  d. coefficient współczynnik rozmieszczenia, stosunek stężeń związku w dwu fazach nie mieszających się
  receptor d. rozmieszczenie receptorów
  d. volume objętość dystrybucji
district [ˈdistrikt] 1) obwód, okręg, dzielnica miasta; 2) okręgowy
  d. medical officer lekarz okręgowy
  d. nurse pielęgniarka rejonowa
  d. veterinary surgeon weterynarz rejonowy, okręgowy lekarz weterynarii

disturbance [dis'tə:bəns] zaburzenie, zakłócenie
  emotional d. choroba umysłowa
disulfiram [dai'sʌlfiræm] disulfiram, antabus
disulphate, disulfate[dai'sʌlfeit] dwusiarczan
disulphide, disulfide [dai'sʌlfaid] dwusiarczek
disulphite, disulfite [dai'sʌlfait] dwusiarczyn
disuse ['disju:s] nieużywanie, zarzucenie
  atrophy from d. zanik z bezczynności
diuresis [ˌdaijuə'ri:sis] wydalanie moczu, zwykle zwiększone wydalanie moczu, diureza
  enforced d. diureza wymuszona
  forced d. diureza wymuszona
  induced d. diureza wywołana
  osmotic d. diureza osmotyczna
  24-hour d. diureza dobowa
diuretic [ˌdaijuə'retik] środek moczopędny, diuretyk
  alternative d. lek moczopędny działający leczniczo na drogi moczowe
  cardiac d. lek moczopędny ułatwiający pracę serca
  direct d. lek moczopędny działający pierwotnie na nerki
  hydragogue d. lek powodujący diurezę wodną
  indirect d. lek moczopędny działający pozanerkowo
  saluretic d. lek moczopędny usuwający sól
diurnal [dai'ə:nl] dzienny
divalent ['daiˌveilənt] dwuwartościowy
divaricate [dai'værikeit] rozwidlać się
divergent [dai'və:dʒənt] rozbieżny, rozchodzący się
  d. squint zez rozbieżny
diversion [dai'və:ʃən] odwrócenie kierunku, odwrócenie uwagi
  supracystic urinary d. ponadpęcherzowe odprowadzenie moczu
  urinary d. odprowadzenie moczu
diverticular [ˌdaivə:'tikjulə] uchyłkowy
diverticulectomy [ˌdaivə:ˌtikjul'ektəmi] wycięcie uchyłka
diverticulitis [daivəˌtikju'laitis] zapalenie uchyłka
diverticuloma [daivə:'tikju'loumə] ziarnina w uchyłku
diverticulosis [ˌdaivə:tikju'lousis] uchyłkowatość
  colonic d. uchyłkowatość okrężnicy
diverticulum [ˌdaivə:'tikjuləm] pl diverticula [ˌdaivə:'tikjulə] uchyłek, uchyłki
  epiphrenic d. uchyłek nadprzeponowy przełyku
  false d. uchyłek rzekomy
  hypopharyngeal d. uchyłek podgardłowy przełyku, uchyłek Zenkera

pharyngoesophageal d. uchyłek gardłowo--przełykowy
  pulsion d. uchyłek z wypuklenia
  traction d. uchyłek z pociągania
  true d. uchyłek prawdziwy
division [di'viʒn] dzielenie, podział
  equation d. podział ekwacyjny, podział wyrównawczy (w spermatogenezie lub owogenezie)
  heterotypic d. podział heterotypowy, pierwszy podział dojrzewającej komórki płciowej, w którym następuje redukcja chromosomów
  homotypic d. podział homotypowy, drugi podział komórki płciowej
  indirect nuclear d. mitoza
  multiplicative d. podział wielokrotny
  reductive d. podział redukcyjny
divulsion [dai'vʌlʃən] oderwanie, rozszerzenie zwężonego przewodu siłą
dizygotic [ˌdaizai'goutik] dwuzygotyczny
dizygotism [ˌdaizai'goutism] dwuzygotyzm, para bliźniąt pochodząca z dwu różnych zygot
dizziness ['dizinis] zawrót głowy (pot.)
doctor ['dɔktə] doktor, lekarz
doctoral ['dɔktərəl] doktorski
  d. thesis praca doktorska
doctorate ['dɔktəreit] doktorat
dolicho- [dɔlikə-] w złożeniach oznacza: długi
dolichocarotid [ˌdɔlikə'ka:rɔtid] nadmiernie długa tętnica szyjna
dolichocephaly [ˌdɔlikə'sefəli], dolichocephalism [ˌdɔlikə'sefælism] długogłowie
dolichocolon [ˌdɔlikə'koulən] okrężnica nadmiernie długa
dolichocranial [ˌdɔlikə'kreiniəl] długogłowy
dolichosigmoid [ˌdɔlikəsig'mɔid] nadmiernie długa esica
dolor ['doulə] ból
dolorific [ˌdɔlə'rifik] bolesny
dolorimetry [dɔlə'rimitri] mierzenie bólu
dome-like ['doumˌlaik] kopulasty, w kształcie kopuły
dominance ['dɔminəns] dominacja, dominowanie
  d. ocular dominacja jednego oka
dominant ['dɔminənt] dominujący
  d. eye oko głównie używane
  d. gene gen dominujący
  d. hemisphere dominująca półkula mózgu
  d. trait cecha dominująca
domineering [ˌdɔmi'niəriŋ] apodyktyczny, tyranizujący, władczy
don [dɔn] wkładać, wdziewać
  d. gloves wkładać rękawiczki chirurgiczne
donate ['douneit] dawać, ofiarowywać

donating [ˈdouneitiŋ] dający, oddający
donation [douˈneiʃən] 1) oddawanie, dawanie; 2) donacja (*gen.*)
  blood d. oddawanie krwi
  blood d. centre stacja krwiodawstwa
  organ d. oddawanie narządu
donor [ˈdounə] dawca
  d. site miejsce, z którego pobiera się przeszczep
  tissue d. dawca tkanki
  universal d. dawca uniwersalny krwi
dopa [ˈdoupə] dopa, 3, 4-dwuhydroksyfenyloalanina
  d.-oxidase [ˈdoupəˈɔksideis] dopa-oksydaza
dopamine [ˈdoupæmin] dopamina, alfa-hydroksytyramina
dopaminergic [ˌdoupæminˈəːdʒik] dopaminoergiczny
dope [doup] 1) narkotyk; 2) narkotyzować się
dormant [ˈdɔːmənt] uśpiony, drzemiący, nieczynny
dorsal [ˈdɔːsəl] grzbietowy
dorsalgia [ˌdɔːsˈældʒiə] ból grzbietu
dorsiflexion [ˌdəːsiˈfləkʃən] zgięcie grzbietowe
dorsum [ˈdɔːsəm] grzbiet
dosage [ˈdousidʒ] dawkowanie
  defined daily d. uzgodnione dawkowanie dzienne
  initial d. dawkowanie początkowe
  recommended d. dawkowanie zalecane
  d. regimen sposób dawkowania
  starting d. dawkowanie początkowe
dose [dous] 1) dawka; 2) dawkować
  absorbed d. dawka pochłonięta
  absorbed d. rate moc dawki pochłoniętej
  athermic d. dawka atermiczna
  biological d. dawka biologiczna (promieniowania)
  bolus d. dawka początkowa wysoka, dawka uderzeniowa
  booster d. dawka przypominająca, dawka wspomagająca
  castration d. dawka kastracyjna (promieniowania)
  cumulative d. dawka kumulowana
  curative d. dawka na kurację
  daily d. dawka dzienna
  depth d. dawka głęboka, dawka głębinowa (*rad.*)
  destructive d. dawka niszcząca
  diagnostic isotope d. dawka izotopu diagnostyczna
  divided d. dawka podzielona
  effective d. dawka czynna, dawka skuteczna

emergency exposure d. dawka awaryjna promieniowania jonizującego
entrance d. dawka wejściowa, dawka na wejściu (*rad.*)
epilation d. dawka epilacyjna
eradicating d. dawka wyniszczająca (zarazki)
erythema d. dawka rumieniowa
exit d. dawka wyjściowa (promieniowania)
fractional d. dawka podzielona, dawka frakcjonowana
full d. dawka pełna
genetic d. dawka genetyczna (powodująca zmiany genetyczne)
homeopathic d. dawka homeopatyczna
hyperthermic d. dawka hipertermiczna
individual d. dawka indywidualna
infecting d. dawka zakażająca (wirusa lub bakterii)
initial d. dawka początkowa
lethal d. dawka śmiertelna
loading d. dawka nasycająca, dawka obciążająca (w testach obciążeniowych), dawka uderzeniowa
maintenance d. dawka podtrzymująca
maximal d. dawka maksymalna
mean d. dawka średnia
median lethal d. średnia dawka śmiertelna, LD_{50}
minimal d. dawka minimalna
minimal effective d. najmniejsza dawka czynna, MED
minimal infecting d. najmniejsza dawka zakażająca, MID
minimal lethal d. najmniejsza dawka śmiertelna
multiple d. dawka wielokrotna
optimum d. dawka optymalna
palliative d. dawka paliatywna
peeling d. dawka złuszczająca naskórek (promieniowania)
permissible d. dawka dopuszczalna
preventive d. dawka zapobiegawcza
radiation d. dawka promieniowania
radical d. dawka radykalna
refractive d. dawka podzielona
d. response reakcja na dawkę
safe d. dawka bezpieczna
saturation d. dawka nasycająca
sensitizing d. dawka uczulająca
shock d. dawka powodująca wstrząs
single d. dawka pojedyncza
skin d. dawka na skórę
sterilization d. dawka wyjaławiająca
stimulating d. dawka pobudzająca
subliminal d. dawka podprogowa
successive d. dawka kolejna
surface d. dawka powierzchniowa

therapeutic d. dawka lecznicza
therapeutic isotope d. dawka lecznicza izotopu
threshold d. dawka progowa
tolerance d. dawka tolerowana
total d. dawka ogólna, dawka całkowita
total body d. dawka na całe ciało (promieniowania)
toxic d. dawka toksyczna
tumo(u)r d. dawka na guz (*rad.*)
24 hour d. dawka dobowa
doses ['dousəs] dawki
  widely spaced d. dawki podawane w dużych odstępach czasu
dosimeter [də'simitə] dozymetr, dawkomierz
  condenser d. dozymetr kondensatorowy
  integrating d. dozymetr całkujący
double ['dʌbl] 1) podwójny; 2) podwajać
  d. concave dwuwklęsły
doublet ['dʌblit] dublet, zdwojenie (np. potencjałów czynnościowych)
douche [du:ʃ] 1) natrysk, tusz, zmywanie, irygacja; 2) używać tuszu
  jet d. bicz wodny, natrysk silnym strumieniem wody
  transition d. natrysk naprzemienny zimno--gorący
doughy ['doui] ciastowaty
douglasitis [ˌdʌglə'saitis] zapalenie zagłębienia odbytniczo-macicznego (jamy Douglasa)
downcast ['daunˌka:st] przygnębiony, depresyjny
doze [douz] 1) drzemka; 2) drzemać
drachm [dræm] drachma, jednostka masy aptekarska = ¹/₈ uncji lub 3,888 g
draft, draught [dra:ft] 1) przeciąg; 2) haust
dragée [dræ'ʒə] drażetka, tabletka pokrywana
drain [drein] 1) sączek, dren; 2) sączkować, drenować
  absorbable d. dren wchłaniający się
  capillary d. sączek włosowaty (z gazy itp.)
  controlled d. sączek wyprowadzony na zewnątrz
  stab d. dren wprowadzony do jamy przez ranę kłutą
drainage ['dreinidʒ] drenaż, sączkowanie
  aspiration d. drenaż ssący
  capillary d. sączkowanie gazą lub innym porowatym materiałem
  closed d. drenaż zamknięty (bez dostępu powietrza)
  dependent d. drenaż grawitacyjny
  funnel d. drenaż lejkiem szklanym
  irrigation d. drenaż przepłukujący
  open d. drenaż otwarty (z dostępem powietrza)

postural d. drenaż ułożeniowy (w pozycji ciała ułatwiającej odpływ wydzieliny lub wysięku)
suction d. drenaż ssący
through d. drenaż przepłukujący
tidal d. przepłukiwanie pęcherza moczowego
d. tube dren, rurka drenowa
vesicoc(o)elomic d. odprowadzenie płynu puchlinowego cewnikiem do pęcherza moczowego
drape [dreip] obłożyć operowanego serwetami i prześcieradłami
draw-sheet ['drɔ:'ʃi:t] prześcieradło łatwe do wyciągnięcia spod chorego
dream [dri:m] 1) sen, marzenie senne, marzenie; 2) śnić, marzyć
  anxiety d. zmora nocna
  wet d. sen z polucją
dreamy ['dri:mi] senny, odnoszący się do marzenia sennego
  d. state napad marzeniowy w padaczce hakowej
dregs [dregz] osad, męty, zmętnienie, fusy
drepanocyte [dre'pænəsait] sierpowata krwinka czerwona, drepanocyt
drepanocyth(a)emia [ˌdrepænɔsai'θimiə] niedokrwistość sierpowatokrwinkowa, niedokrwistość drepanocytowa
drepanocytosis [ˌdrepænɔsai'tousis] niedokrwistość drepanocytowa
dress [dres] 1) ubierać; 2) opatrywać, nakładać opatrunek; 3) suknia
dresser ['dresə] w W. Brytanii stażysta nakładający opatrunki
dressing ['dresiŋ] 1) opatrunek; 2) ubieranie; 3) opatrywanie
  absorbent d. opatrunek higroskopijny
  antiseptic d. opatrunek antyseptyczny
  d. box puszka z opatrunkami
  evaporation d. opatrunek wysychający
  fixed d. opatrunek usztywniony (gipsem itp.)
  hot. d. opatrunek gorący
  moist d. opatrunek wilgotny
  occlusive d. opatrunek okluzyjny, opatrunek zamknięty
  pressure d. opatrunek uciskowy
  d. station punkt opatrunkowy
  d. trolley stolik na kółkach z opatrunkami
  water d. opatrunek zwilżany destylowaną wodą
dressings ['dresiŋz] materiał opatrunkowy
dribble ['dribl] kapać kroplami, ściekać (o ślinie lub moczu)
drier, dryer ['draiə] suszarka
drill [dril] 1) bor, świder, wiertło; 2) wiercić, borować

bor d. wiertło dentystyczne
dental d. prostnica dentystyczna
nerve canal d. dryl kanałowy, nerwociąg (*stom.*)
drip [drip] 1) kropla; 2) kapać kroplami; 3) kapanie
  d. enema enema kroplowa, doodbytniczy wlew kroplowy
  intravenous d. infusion wlew kroplowy dożylny
  postnasal d. kapanie kroplami wydzieliny z nozdrzy tylnych
  rectal d. kroplówka doodbytnicza
drive [draiv] 1) popęd, napęd; 2) gnać, poganiać; 3) kierować; 4) wbijać (gwóźdź itp.)
  kinetic d. pobudzenie ruchowe
drivel [drivl] 1) ślina ściekająca po brodzie; 2) ślinić się; 3) mówić od rzeczy, bredzić (*pot.*)
driving ['draiviŋ] wodzenie, w eeg pojawianie się rytmicznych wyładowań w rytmie bodźca
  photic d. wodzenie stroboskopowe (*eeg*)
dromic ['droumik] ortodromowy (odnosi się do kierunku prawidłowego przewodzenia w nerwie)
dromomania ['droumɔmeiniə] popęd do włóczęgostwa
dromotropic [ˌdroumɔ'trɔpik] dromotropowy, wpływający na przewodnictwo w sercu lub nerwie
drop [drɔp] 1) kropla; 2) kapać kroplami; 3) upuścić, porzucić
  d. attack nagły upadek wskutek utraty napięcia mięśni, napad atoniczny
  d. culture hodowla w zwisającej kropli (*bakt.*)
  foot d. opadanie stopy przy porażeniu nerwu strzałkowego
  d. hand zwisanie ręki przy porażeniu nerwu promieniowego
  hanging d. wisząca kropla (*bakt.*)
  heart d. serce kroplowate
drop-bottle ['drɔpˌbɔtl] butelka z kroplomierzem
drop-counter ['drɔpˌkauntə] kroplomierz
droplet ['drɔplit] kropelka, kropelkowy
  d. infection zakażenie kropelkowe
  d. nucleus wyschnięta reszta kropli zawierająca materiał zakaźny
dropper ['drɔpə] zakraplacz
drops [drɔps] krople (*pot.*)
  eye d. krople do oczu
  stomach d. krople żołądkowe
dropsical ['drɔpsikəl] odnoszący się do puchliny
dropsy ['drɔpsi] puchlina, obrzęk niezapalny
  abdominal d. puchlina brzuszna

d. of the amnion wielowodzie
cardiac d. obrzęk pochodzenia sercowego
famine d. obrzęk głodowy
hepatic d. puchlina pochodzenia wątrobowego
ovarian d. torbiel jajnika
peritoneal d. puchlina brzuszna
renal d. obrzęki nerkowe
sleeping d. śpiączka afrykańska
tubal d. wodniak jajowodu
war d. obrzęk głodowy
dropwise ['drɔpwais] kroplami
drown [draun] utonąć, utopić się, zalać
drowsiness ['drauzinis] senność, ospałość
drug [drʌg] 1) lek, lekarstwo; 2) podawać lub brać leki
  d. abuse nadużywanie leków
  d. action działanie leku
  d.-addict narkoman, lekoman
  d.-addiction narkomania, lekomania, farmakomania
  adjuvant d. lek wspomagający
  d. administration podawanie leków wewnętrzne
  administer d. podawać lek
  adrenergic blocking d. lek blokujący zakończenia lub receptory adrenergiczne
  d. allergy alergia na leki
  am(o)ebicidal d. lek pełzakobójczy
  an(a)esthetic d. lek znieczulający
  analeptic d. lek pobudzający, lek wzmacniający, cucący
  analgesic d. lek przeciwbólowy
  anticholinergic d. lek antycholinergiczny
  anticoagulant d. lek przeciwkrzepliwy, lek przeciwzakrzepowy
  anticonvulsive d. lek przeciwdrgawkowy
  antidepressive d. lek przeciwdepresyjny
  antidiuretic d. lek hamujący diurezę, lek antydiuretyczny
  antiemetic d. lek przeciwwymiotny
  antiexudative d. lek hamujący wysięki, lek przeciwwysiękowy
  antih(a)emorrhagic d. lek przeciwkrwotoczny
  antihelminthic d. lek przeciw robaczycy, lek robakobójczy
  anti-inflammatory d. lek przeciwzapalny
  antimitotic d. lek antymitotyczny
  antipaludian d. lek przeciwzimniczy
  antiphlogistic d. lek przeciwzapalny
  antipruritic d. lek przeciwświądowy
  antipyretic d. lek przeciwgorączkowy
  antiseptic d. lek antyseptyczny, lek przeciwbakteryjny
  antisudoral d. lek hamujący wydzielanie potu
  antituberculous d. lek przeciwgruźliczy

antitussive d. lek przeciwkaszlowy
apply d. stosować lek zewnętrznie
ataractic d. lek uspokajający
d. availability dostępność leku na rynku
bactericidal d. lek bakteriobójczy
bacteriostatic d. lek bakteriostatyczny
biological availability of d. dostępność biologiczna leku
bioavailability of d. dostępność biologiczna leku
broad-spectrum d. lek o szerokim zastosowaniu
broncholytic d. lek rozszerzający oskrzela
chelating d. lek chelatujący
d. of choice lek wyboru
cholinergic d. lek cholinergiczny
commercially available d. lek dostępny na rynku
course of d. cykl leczenia lekiem
curare-like d. lek o działaniu kuraryzującym
cytostatic d. lek cytostatyczny
cytotoxic d. lek cytotoksyczny
dehydrating d. lek odwadniający
delayed absorption d. lek o opóźnionym wchłanianiu
delayed action d. lek o opóźnionym działaniu
delayed release d. lek powoli uwalniający się w ustroju
d.-dependence lekozależność
d.-dependent lekozależny
diaphoretic d. lek napotny
d. discontinuation przerwanie podawania leku
disinfecting d. lek odkażający
d. distribution rozkład leku w ustroju
diuretic d. lek moczopędny
effective d. lek skuteczny
emetic d. lek wymiotny
d. eruption wysypka polekowa
expectorant d. lek wykrztuśny
d.-fast lekooporny
d.-fastness lekooporność
d. of first choice lek zasadniczy, lek pierwszego wyboru
first-line d. = d. of first choice
fungistatic d. lek mikostatyczny
habit-forming d. lek powodujący przyzwyczajenie
h(a)emostatic d. lek hemostatyczny, lek przeciwkrwotoczny
hypnotic d. lek nasenny
hypoglyc(a)emic d. lek hipoglikemiczny
hypotensive d. lek obniżający ciśnienie
immunosuppressant d. lek immunosupresyjny
d.-induced wywołany przez lek

injectable d. lek do wstrzykiwania
d. insanity psychoza polekowa
intramuscular d. lek do wstrzykiwania domięśniowego
intravenous d. lek do wstrzykiwania dożylnego
irritant d. lek drażniący
laxating d. lek przeczyszczający
local an(a)esthetic d. lek miejscowo znieczulający
mucolytic d. lek rozpuszczający śluz
muscle-relaxing d. lek zwiotczający
neuroleptanalgesic d. lek neuroleptanalgetyczny
neuroleptic d. lek neuroleptyczny (pobudzający układ nerwowy)
neurotropic d. lek neurotropowy
palliative d. lek paliatywny, lek objawowy
parasympathomimetic d. lek parasympatykomimetyczny (naśladujący działanie układu przywspółczulnego)
patent d. specyfik, lek gotowy
d. peddling handel narkotykami (pot.)
plant d. lek roślinny
potent d. lek silnie działający
powerful d. lek silnie działający
prescription d. lek przepisywany na receptę
psychomimetic d. lek psychomimetyczny
psychotropic d. lek psychotropowy
purgative d. lek przeczyszczający
d. rash wysypka polekowa
d. resistance lekooporność
d.-resistant lekooporny
restorative d. lek przywracający siły
salivant d. lek pobudzający wydzielanie śliny
d. of second choice lek stosowany w drugiej kolejności
second-line d. = second choice d.
sedative d. lek uspokajający
d.-sensitivity wrażliwość na lek
d.-sensitive wrażliwy na lek
sleep-inducing d. lek nasenny
spasmolytic d. lek spazmolityczny (znoszący skurcz)
sustained-action d. lek o przedłużonym działaniu
sustained-release d. lek o przedłużonym uwalnianiu
sympathomimetic d., sympathicomimetic d. lek sympatykomimetyczny (o działaniu naśladującym działanie układu współczulnego)
d. tolerance tolerancja leku (oznacza albo dobre znoszenie leku, albo wytwarzanie się tolerancji na daną dawkę z koniecznością jej zwiększania)
tonic d. lek tonizujący, lek wzmacniający

d.-traffic handel narkotykami
tranquillizing d. lek uspokajający, lek trankwilizujący
treponemocidal d. lek krętkobójczy
tuberculostatic d. lek tuberkulostatyczny
vasoconstricting d. lek zwężający naczynia
vasodilating d. lek rozszerzający naczynia
d. withdrawal wycofanie leku, przerwanie podawania leku
druggist [′drʌgist] aptekarz
drug-store [′drʌg͵stɔ:] drogeria
drugged [′drʌgd] oszołomiony narkotykiem
drum [drʌm] 1) bębenek, bęben; 2) bębnić
  dressing d. puszka z materiałami opatrunkowymi
  drumhead błona bębenkowa
  ear-d. błona bębenkowa
drumming [′drʌmiŋ] dzwonienie w uszach
drumstick [′drʌmstik] pałeczka dobosza (o palcach pałeczkowatych)
drunk [drʌŋk] pijany
drunkeness [′drʌŋkənis] opilstwo, stan upojenia alkoholem
  sleep d. stan bardzo twardego snu, z którego trudno dobudzić, lub stan oszołomienia sennego
drusen [′dru:zen] druzy, hialinowe ciałka w błonie Brucha oka
dry [drai] 1) suchy; 2) suszyć
  d.-rot grzyb domowy
dryer [draiə] = **drier**
  d. cell ogniwo suche (*elektr.*)
drying [′draiŋ] suszący, schnący
  d. apparatus suszarka
  d. chamber suszarka, komora do suszenia
  d. drum bęben do suszenia filmów itp.
  d. rack statyw do suszenia lub półka do suszenia
dryness [′drainis] suchość
  evaporate to d. odparować do suchości
  mucosal d. suchość śluzówek
  oral d. suchość jamy ustnej
dry-nurse [′drai͵nə:s] piastunka
duct [dʌkt] przewód, kanał, kanalik
  aberrant d. przewód zbaczający
  allantoic d. przewód omoczni
  alveolar d. 1) przewód śródpłacikowy sutka; 2) przewodzik pęcherzykowy płuca
  amniotic d. przewód owodni
  arterial d. przewód tętniczy, przewód Botalla
  bile d. przewód żółciowy (pozawątrobowy)
  biliary d. = **bile d.**
  branchial d. pierwsza kieszonka skrzelowa (*embr.*)
  bucconeural d. kieszonka Rathkego
  canalicular d. 1) przewodzik żółciowy; 2) przewód mleczny śródpłacikowy

cervical d. = **branchial d.**
cochlear d. przewód ślimakowy
common bile d. przewód żółciowy wspólny
common gall d. = **common bile d.**
common hepatic d. przewód wątrobowy wspólny
craniopharyngeal d. kieszonka Rathkego
cystic d. przewód pęcherzykowy
cystic gall d. = **cystic d.**
deferent d. nasieniowód
efferent d. przewodzik odprowadzający jądra
ejaculatory d. przewód wytryskowy
excretory d. przewód wydzielniczy gruczołu
frontonasal d. ujście zatoki czołowej
galactophorous d. przewód mleczny
gall d. = **bile d.**
genital d. kanał rodny
hepatic d. przewód wątrobowy
hepatocystic d. = **common bile d.**
hypophysial d. kieszonka Rathkego
incisive d. przewód przysieczny
intercalated d. wstawka w śliniance
interlobar d. przewód międzypłatowy
interlobular d. przewód międzypłacikowy
lacrimal d. przewodzik łzowy
lactiferous d. przewód mleczny
lymphatic d. przewód piersiowy
mammary d. przewód mleczny płatowy
mammillary d. przewód mleczny płatowy
mesonephric d. przewód śródnerczowy
metanephric d. przewód nerki ostatecznej
milk d. przewód mleczny płatowy
nasal d. = **nasolacrimal d.**
nasolacrimal d. przewód nosowo-łzowy
omphalomesenteric d. = **yolk stalk,** przewód pępkowo-jelitowy
pancreatic d. przewód trzustkowy
papillary d. przewód brodawkowy (nerki)
paramesonephric d. przewód przyśródnerczowy
para-urethral d. przewód przycewkowy
parotid d. przewód ślinianki przyusznej
perilymphatic d. przewód przychłonkowy
persisting arterial d. przewód tętniczy przetrwały
pronephric d. przewód pranercza
prostatic d. przewodzik gruczołu krokowego
salivary d. przewód ślinianki śródpłacikowy
semicircular d. przewód półkolisty
seminal d. przewód nasieniowy (ogólne pojęcie obejmujące pozajądrowe przewody wyprowadzające nasienie)
d. of the seminal vesicle przewód wydalający pęcherzyka nasiennego

spermatic d. nasieniowód
striated d. = **salivary d.**
sublingual d. przewód ślinianki podjęzykowej
submandibular d. przewód ślinianki podżuchwowej
sudoriferous d. przewód wydzielniczy gruczołu potowego
sweat d. = **sudoriferous d.**
testicular d. nasieniowód
thoracic d. przewód piersiowy
thyroglossal d. przewód tarczowo-językowy
thyrolingual d. przewód tarczowo-językowy
umbilical d. = **yolk stalk**
uniting d. przewód łączący
utriculosaccular d. przewód łagiewkowo--woreczkowy
venous d. przewód żylny
vitelline d. = **yolk stalk**
vitello-intestinal d. = **yolk stalk**
Wolffian d. przewód śródnercza
ductless ['dʌktlis] bezprzewodowy (gruczoł)
ductular ['dʌktjulə] przewodzikowy
ductule ['dʌktjul] przewodzik, kanalik
aberrant d. przewodzik zbaczający
alveolar d. = **alveolar duct**
biliary d. przewodzik żółciowy
biliferous d. = **biliary d.**
efferent d.'s of the testis przewodziki odprowadzające jądra
excretory d.'s of the lacrimal gland przewodziki odprowadzające gruczołu łzowego
prostatic d.'s przewodziki gruczołu krokowego
transverse d.'s of the epoophoron przewodziki poprzeczne nadjajnika
dull [dʌl] 1) tępy (narzędzie, umysł, ból); 2) głuchy (odgłos); 3) matowy
dullard ['dʌlə:d] tępak
dullness ['dʌlnis] 1) tępota umysłowa; 2) stępienie (narzędzia); 3) stłumienie odgłosu opukowego
area of cardiac d. stłumienie sercowe
shifting d. stłumienie zmienne
d. of sound stłumienie odgłosu opukowego
dumb [dʌm] 1) niemy; 2) głupi (*am.*)
dumbness ['dʌmnis] 1) niemota; 2) głupota
dummy ['dʌmi] 1) sztuczny, pozorujący; 2) manekin; 3) smoczek niemowlęcy; 4) ząb w protezie
dump [dʌmp] 1) zwalać, wyrzucać; 2) hałda; 3) śmietnik
d. syndrome zespół poresekcyjny, zespół przeciążenia, zespół pętli odprowadzającej
dumping ['dʌmpiŋ] zrzucanie, zwalanie

d. syndrome zespół poresekcyjny żołądka, zespół po gastrektomii
duodenal [ˌdjuə'di:nəl] dwunastniczy
duodenectomy [ˌdjuədin'ektəmi] wycięcie dwunastnicy
duodenitis [ˌdjuədi'naitis] zapalenie dwunastnicy
duodeno- [djuədi:nɔ-] w złożeniach oznacza: dwunastniczy
duodenocholecystostomy [djuə'di:nɔkɔlə-sis'tɔstəmi] zespolenie dwunastniczo--pęcherzykowe
duodenocholedochotomy [djuə'di:nɔkɔlə-dɔ'kɔtəmi] nacięcie dwunastnicy i przewodu żółciowego wspólnego
duodenocystostomy [djuə'di:nɔsis'tɔstəmi] zespolenie dwunastniczo-pęcherzykowe
duodenoduodenostomy [djuə'di:nɔdjuədi-'nɔstəmi] zespolenie dwunastniczo-dwunastnicze
duodenoenterostomy [djuə'di:nɔ:entə'rɔstə-mi] zespolenie dwunastniczo-jelitowe
duodenojejunostomy [djuə'di:nɔdʒidʒu:'nɔ-stəmi] zespolenie dwunastniczo-czcze
duodenopancreatectomy [djuə'di:nɔpæŋ-kriət'ektəmi] wycięcie dwunastnicy z trzustką
duodenorrhaphy [ˌdjuədi'nərəfi] zeszycie dwunastnicy
duodenoscopy [ˌdjuədi'nɔskəpi] wziernikowanie dwunastnicy
duodenostomy [ˌdjuədi:'nɔstəmi] wytworzenie przetoki dwunastnicy
duodenotomy [ˌdjuədi'nɔtəmi] nacięcie dwunastnicy
duodenum [ˌdjuə'di:nəm] dwunastnica
mobile d. dwunastnica nadmiernie ruchoma
duplication [ˌdjupli'keiʃən] 1) zdwojenie; 2) duplikacja (*gen.*)
d. of chromosomes duplikacja chromosomów
duplicitas [dju'plisita:s] zdwojenie, w szczególności zdwojenie ciała płodu, zroślak
dura ['djuərə] opona twarda
d. mater opona twarda
durability [ˌdjuərə'biliti] trwałość, wytrzymałość
durable ['djuərəbl] trwały
dural ['djuərəl] odnoszący się do opony twardej
duraplasty [ˌdjuərə'plæsti] plastyka opony twardej
duration [ˌdjuə'reiʃən] trwanie, czas trwania
duroarachnitis [ˌdjuərɔə:ræk'naitis] zapalenie opony twardej i pajęczynówki
dust [dʌst] 1) kurz; pył; 2) odkurzyć, odpylić; 3) opylić

d. exhauster odkurzacz
dust-sampling [ˈdʌstˈsæmpliŋ] pobieranie próbek kurzu
dusting [ˈdʌstiŋ] 1) odkurzanie; 2) napylanie
  d. powder zasypka
dusty [ˈdʌsti] zakurzony, zapylony
duty [ˈdjuːti] obowiązek, dyżur
  off. d. nie mieć dyżuru, być po dyżurze
  on d. mieć dyżur, na dyżurze
dwarf [dwɔːf] karzeł
  achondroplastic d. karzeł achondroplastyczny
  asexual d. karzeł z niedorozwojem cech płciowych
  phocomelic d. karzeł z fokomelią (z brakiem odcinków kończyn lub ich skróceniem)
  physiologic d. karzeł o proporcjonalnej budowie
dwarfish [ˈdwɔːfiʃ] karłowaty, karli
dwarfism [ˈdwɔːfism] karłowatość
  aortic d. karłowatość związana ze zwężeniem aorty
  polydystrophic d. zespół Maroteaux i Lamy, mukopolisacharydoza typu IV
  primordial d. karłowatość pierwotna zaczynająca się już w życiu płodowym
dyad [ˈdaiæd] 1) para; 2) pierwiastek dwuwartościowy; 3) chromosom podwójny
dye [dai] 1) barwnik; 2) barwić
dyestuff [ˈdaistʌf] barwnik
dynamic [daiˈnæmik] dynamiczny
dynamics [daiˈnæmiks] dynamika, nauka o ruchu ciał (fiz.)
dynamometer [ˌdainəˈmɔmitə] dynamometr
dyne [dain] dyna, jednostka siły
dys- [dis-] w złożeniach oznacza: zły lub trudny
dysacousia [ˌdisəˈkuːsiə], **dysacousis** [ˌdisəˈkuːsis], **dysacusia** [ˌdisəˈkuːsiə] 1) upośledzenie słuchu; 2) bolesne odczuwanie dźwięków
dys(a)esthesia [ˌdisisˈθiːziə] 1) nieprawidłowe, przykre odczuwanie bodźców; 2) upośledzenie czucia
dysarthria [disˈaːθriə] dyzartria, upośledzenie wymowy
dysarthric [disˈaːθrik] dyzartryczny
dysarthrosis [ˌdisaːˈθrousis] 1) deformacja stawu; 2) dyzartria; 3) staw rzekomy
dysautonomia [ˌdisɔtɔˈnoumiə] dysautonomia, zaburzenia czynności układu wegetatywnego
  familial d. dysautonomia rodzinna
dysbasia [disˈbeiziə] dysbazja, upośledzenie zdolności chodzenia
  cerebellar d. dysbazja móżdżkowa
  intermittent d. chromanie przestankowe

d. lordotica progressiva zespół Ziehena i Oppenheima
  spastic d. dysbazja spastyczna
  tabetic d. dysbazja wiądowa
dyschondrogenesis [ˌdiskɔːndrɔˈdʒenisis] nieprawidłowy rozwój chrząstek
dyschondroplasia [disˈkɔndrɔˈpleiziə] dyschondroplazja, choroba Olliera
dyschromatopsia [disˌkroumɔˈtɔpsiə] wadliwe widzenie barw
dyscoria [disˈkɔriə] nieprawidłowy kształt źrenic
dyscrasia [disˈkreiziə] nieprawidłowy skład krwi, dyskrazja
  blood d. nieprawidłowy skład krwi
dysdiadochokinesia [disdaiˈɔdɔkɔkinˈiːsiə] upośledzenie diadochokinezy
dysembryoplasia [disˌembriɔˈpleiziə] płodowa wada rozwojowa
dysenteric [ˌdisənˈterik] czerwonkowy, dyzenteryczny
dysentery [ˈdisəntri] czerwonka, dyzenteria
  am(o)ebic d. czerwonka pełzakowa
  bacterial d. czerwonka bakteryjna
  balantidial d. czerwonka balantidiowa
  helminthic d. biegunka wywołana przez robaki
  Sonne d. czerwonka bakteryjna wywołana przez *Shigella sonnei*
  viral d. czerwonka wirusowa, biegunka wywołana przez rotawirusy
dysfunction [disˈfʌŋkʃən] zaburzenie czynności, dysfunkcja
  constitutional hepatic d. rodzinna żółtaczka niehemolityczna
  dental d. zaburzenia układu stomatognatycznego
dysgammaglobulin(a)emia [disˌgæməˈglɔbjuliˌniːmiə] dysgammaglobulinemia, zaburzenie wytwarzania poszczególnych klas gamma-globulin
dysgenesis [disˈdʒenisis] dysgenezja, wadliwy rozwój
  gonadal d. dysgenezja gonad, zespół szczątkowych gonad
  iridocorneal d. dysgenezja mezodermalna rogówki i tęczówki
  seminiferous tubule d. dysgenezja kanalików nasieniotwórczych
dysgerminoma [ˌdisdʒəmiˈnoumə] rozrodczak
dysgeusia [disˈdʒuːziə] zaburzenie smaku
dysgnathia [disˈnæθiə] zaburzenia czynności układu stomatognatycznego
dysgnosia [disgˈnouziə] zaburzenia czynności poznawczych
dysgraphia [disˈgræfiə] 1) trudności w pisaniu, dysgrafia; 2) kurcz pisarski

dyshidrosis [ˌdishi'drousis], **dysidrosis** [ˌdis-i'drousis] potnica, dyshidroza, ciągłe krostkowe zapalenie skóry kończyn, choroba Hallopeau
dyskeratoma [ˌdiskerə'toumə] guz skóry z dyskeratozą
dyskeratosis [ˌdiskərə'tousis] rogowacenie wadliwe
  congenital d. with pigmentation zespół Zinssera, Engmana i Cole'a
  follicular d. choroba Darriera
dyskinesia [ˌdiski'ni:ziə] dyskineza, zaburzenie ruchów dowolnych
  uterine d. bolesność macicy przy poruszaniu nią
dyslalia [dis'læliə] zaburzenia artykulacji mowy
  dental d. zaburzenia artykulacji wskutek braków uzębienia
  labial d. zaburzenia artykulacji pochodzenia wargowego
  lingual d. zaburzenia artykulacji pochodzenia językowego
  palatine d. zaburzenia artykulacji pochodzenia podniebiennego, palatolalia
dyslexia [dis'leksiə] dysleksja, trudności w opanowaniu czytania
dyslochia [dis'lɔkiə] nieprawidłowe odchody połogowe
dysmegalopsia [ˌdisməgəl'oupsiə] widzenie przedmiotów powiększonych
dysmelia [dis'mi:liə] dysmelia, zaburzenia rozwoju kończyn
dysmenorrh(o)ea [ˌdismenə'ri:ə] miesiączkowanie bolesne
  congestive d. miesiączkowanie bolesne przekrwienne
  essential d. miesiączkowanie bolesne samoistne
  functional d. miesiączkowanie bolesne samoistne
  inflammatory d. miesiączkowanie bolesne zapalne
  intermenstrual d. ból owulacyjny
  intrinsic d. miesiączkowanie bolesne samoistne
  mechanical d. miesiączkowanie bolesne mechaniczne (w utrudnieniu odpływu z macicy)
  membranous d. miesiączkowanie bolesne błoniaste
  obstructive d. miesiączkowanie bolesne mechaniczne
  ovarian d. miesiączkowanie bolesne w chorobach jajnika
  spasmodic d. miesiączkowanie bolesne kurczowe

  tubal d. miesiączkowanie bolesne w zwężeniu jajowodu
  ureteric d. miesiączkowanie bolesne wskutek skurczu moczowodu
  uterine d. miesiączkowanie bolesne w chorobach macicy
  vaginal d. miesiączkowanie bolesne w chorobach pochwy (zarośnięciu itp.)
dysmetria [dis'metriə] dysmetria, niezdolność oceny zakresu wykonywanego ruchu
dysmnesia [dis'ni:ziə] zaburzenie pamięci
dysmorphism [dis'mɔ:fizəm] nieprawidłowość kształtu
dysontogenesis [ˌdisɔntɔ'dʒenisis] nieprawidłowy rozwój osobniczy
dysosteogenesis [ˌdisɔstiɔ'dʒenisis] zaburzenie rozwoju kości
dysostosis [ˌdisou'stousis] wadliwe kostnienie
  acrofacial d. zespół Berry'ego, wadliwe kostnienie kośćca twarzy i żuchwy z zaburzeniami rozwoju kończyn
  cleidocranial d., clidocranial d. dyzostoza obojczykowo-czaszkowa
  craniofacial d. choroba Crouzona
  mandibulofacial d. zespół Franceschettiego i Zwahlena
  d. multiplex zespół Hurler
  orodigitofacial d. zespół oczno-palcowo--twarzowy
  otomandibular d. zespół uszno-żuchwowy
dyspareunia [ˌdispə'rju:niə] dyspareunia, bolesny stosunek płciowy
dyspepsia [dis'pepsiə] niestrawność
  adhesion d. bóle wywołane zrostami okołożołądkowymi
  atonic d. niestrawność wywołana atonią ścian żołądka
  catarrhal d. niestrawność nieżytowa (w nieżycie żołądka)
  fermentative d. niestrawność fermentacyjna jelitowa
  flatulent d. niestrawność ze wzdęciem
  gastric d. niestrawność żołądkowa (w chorobach żołądka)
  mastoid d. objawy niestrawności w zapaleniu wyrostka sutkowatego u małych dzieci
dyspeptic [dis'peptik] dyspeptyczny, odnoszący się do niestrawności
dysphagia [dis'feidʒiə] utrudnienie połykania, dysfagia
  atonic d. połykanie utrudnione wskutek zwiotczenia przełyku
  hypertonic d. połykanie utrudnione wskutek kurczu przełyku
  inflammatory d. połykanie utrudnione wskutek zapalenia przełyku

d. **lusoria** połykanie utrudnione wskutek ucisku przełyku przez nieprawidłowo położoną prawą tętnicę podobojczykową

nervous d. połykanie utrudnione na tle nerwowym, dysfagia nerwowa

paralytic d. połykanie utrudnione wskutek porażenia przełyku, dysfagia porażenna

psychogenic d. dysfagia psychogenna

sideropenic d. zespół Plummera i Vinsona

tropical d. dysfagia tropikalna

vallecular d. połykanie utrudnione wskutek uwięźnięcia kęsa w zachyłku nad nagłośnią

dysphagocytosis, congenital [dis,fægɔsai'tousis kɔn'dʒenitl] = **chronic granulomatous disease**

dysphasia [dis'feiziə] dysfazja, zaburzenia mowy pochodzenia korowego

infantile d. dysfazja dziecięca

dysphemia [dis'fi:miə] zacinanie się w mowie

dysphonia [dis'founiə] dysfonia, chrypka przy uszkodzeniu narządu głosu

clergyman's d. dysfonia mówców

hysterical d. afonia histeryczna

spastic d. wymowa kurczowa

dysphoria [dis'fɔ:iə] dysforia, zaburzenie nastroju

dysphrasia [dis'freiziə] zaburzenie mowy, dysfrazja, dysfazja

dyspigmentation [,dispigmən'teiʃən] zaburzenie pigmentacji

dyspituitarism [,dispi'tju:tərizm] zaburzenia czynności przysadki

dysplasia [dis'pleiziə] dysplazja, nieprawidłowa budowa tkanki lub narządu powstająca w okresie rozwojowym

anhidrotic ectodermal d. dysplazja ektodermalna dziedziczna, postać anhidrotyczna

atriodigital d. zespół Holta i Orama (ubytek przegrody przedsionkowej i wady rozwojowe palców)

cervical d. dysplazja szyjki macicy

chondroectodermal d. zespół Ellisa i van Crevelda (karłowatość kończynowa, hipoplazja zębów i paznokci, polidaktylia), dysplazja chondroektodermalna

congenital ectodermal d. dysplazja ektodermalna wrodzona

craniometaphysial d. dysplazja czaszkowo-przynasadowa (dysplazja przynasad z *leontiasis ossea*)

cretinoid d. kretynizm

dentinal d. dysplazja zębiny

dentofacial d. dysplazja zębowo-twarzowa

diaphysial d. dysplazja trzonowa, choroba Camuratiego i Engelmanna

ectodermal d. dysplazja ektodermalna

encephalo-ophthalmic d. zespół Krausego (dysplazja siatkówki z pozasoczewkowym rozrostem włóknistym)

epithelial d. dysplazja nabłonka

familial fibrous d. of the jaws cherubizm, dysplazja włóknista rodzinna szczęk

familial white folded oral d. rodzinna anomalia śluzówki jamy ustnej tworzącej szaro-białe fałdy

fibromuscular d. dysplazja włóknisto-mięśniowa tętnic

fibrous d. of bone dysplazja włóknista kości, choroba Jaffe i Lichtensteina

hereditary ectodermal d., anhidrotic or hidrotic dysplazja ektodermalna rodzinna typu anhidrotycznego lub hidrotycznego

hereditary renal-retinal d. dysplazja nerkowo-siatkówkowa (barwnikowe zwyrodnienie siatkówki i moczówka nerkowa)

d. of the hip dysplazja stawu biodrowego

linguofacial d. dysplazja językowo-twarzowa

mandibulofacial d. dysplazja żuchwowo-twarzowa, dysostoza żuchwowo-twarzowa

metaphysial d. dysplazja przynasadowa

monostotic fibrous d. dysplazja jednoogniskowa włóknista kości

multiple epiphysial d. dysplazja nasad wielomiejscowa

neuroectomesodermal d. dysplazja neuromezodermalna, fakomatoza

oculodentodigital d. dysplazja oczno-zębowo-palcowa (hipoplazja szkliwa z niedorozwojem oczu i palców)

oculovertebral d. zespół oczno-kręgowy Weyera

polyostotic fibrous d. dysplazja kości włóknista wieloogniskowa

pseudoachondroplastic d. dysplazja pseudoachondroplastyczna

pulmonary d. dysplazja płuc (u dzieci po chorobie błon szklistych)

punctate epiphysial d. dysplazja nasad punkcikowata

reticular d. dysplazja siateczkowata układu chłonnego

retinal d. dysplazja siatkówki (przerost elementów glejowych)

spondyloepimetaphysial d. dysplazja kręgowo-nasadowo-przynasadowa

spondyloepiphysial d. dysplazja kręgowo-nasadowa

thymic d. with hypogammaglobulin(a)emia dysplazja grasicy z hipogammaglobulinemią
ventriculoradial d. dysplazja komorowo--promieniowa (ubytek przegrody międzykomorowej z brakiem kości promieniowej lub kciuka)
dysplastic [dis'plæstik] dysplastyczny
dyspn(o)ea [dis'pniə] duszność
  cardiac d. duszność sercowa
  effort d. duszność wysiłkowa
  expiratory d. duszność wydechowa
  inspiratory d. duszność wdechowa
  paroxysmal d. duszność napadowa
  paroxysmal nocturnal d. nocna duszność napadowa
dyspraxia [dis'preiksiə] dyspraksja, utrudnienie czynności ruchowej wywołane przez ból
dysprosium [dis'prouziəm] dysproz, Dy (*chem.*)
dysprotein(a)emia [dis,prouti:in'i:miə] disproteinemia, nieprawidłowy skład białek osocza
dysraphia [dis'ræfiə] dysrafia, stan dysraficzny, wady rozwojowe w linii środkowej ciała
dysregulation [dis'regjuleiʃn] rozregulowanie
dysrhythmia [dis'riθmiə] dysrytmia, zaburzenia rytmu w eeg
  cortical d. dysrytmia korowa (eeg)
  electroencephalographic d. dysrytmia elektroencefalograficzna
  paroxysmal cerebral d. czynność napadowa w eeg
dyssomnia [dis'soumniə] zaburzenia snu
dysstasia [dis'steiziə] trudność stania
dyssyllabia [dis'sileibiə] jąkanie się z powtarzaniem sylab
dyssymmetry [dis'simətri] asymetryczność, asymetria
dyssynergia [dissin'ɔ:dʒiə] bezład, ataksja
  cerebellar myoclonic d. dyssynergia miokloniczna móżdżkowa, zespół Hunta
  cerebellar progressive d. dyssynergia móżdżkowa postępująca, zespół Hunta
dysthermia [dis'θə:miə] zaburzenie regulacji temperatury
dystocia [dis'tousiə] dystocja, trudny poród
cervical d. dystocja szyjkowa, nieustępliwość szyjki
  dynamic d. dystocja dynamiczna
  humeral d. niewspółmierność barkowa
  vaginal d. dystocja pochwowa
dystonia [dis'touniə] dystonia

d. muscularum deformans dystonia mięśniowa zniekształcająca, dystonia torsyjna
dystonic [dis'tounik] dystoniczny
dystopia [dis'toupiə], **distopy** [dis'tɔpi] przemieszczenie narządu
  cruciate renal d. przemieszczenie skrzyżowane nerki
  pelvic renal d. przemieszczenie miedniczne nerki
  transverse d. of the testis przemieszczenie poprzeczne jądra
dystrophy ['distrɔfi], **dystrophia** [dis'trɔfiə] dystrofia, stan przewlekłych zaburzeń odżywczych
  adiposogenital d. zespół tłuszczowo-płciowy, zespół Froehlicha i Babińskiego
  annular corneal d. dystrofia obrączkowa rogówki
  antebrachiocrural muscular d. dystrofia mięśniowa przedramienno-goleniowa Hoffmanna
  atrophic muscular d. dystrofia mięśni zanikowa Leydena i Möbiusa
  central areolar progressive choroid d. dystrofia naczyniówki Nettleshipa
  central corneal d. dystrofia rogówki środkowa chmurzasta
  dermochondrocorneal d. dystrofia skórno--chrzęstno-rogówkowa, zespół François II
  elastic d. zwyrodnienie elementów elastycznych skóry
  endothelial corneal d. dystrofia rogówki śródbłonkowa (Vogta)
  epithelial corneal d. dystrofia rogówki nabłonkowa
  facioscapulohumeral muscular d. dystrofia mięśni twarzowo-łopatkowo-ramieniowa (Landouzy i Déjèrine)
  Fuchs' epithelial d. dystrofia rogówki nabłonkowa Fuchsa
  granular corneal d. zwyrodnienie rogówki ziarniste (Groenouwa)
  gutter d. of cornea zwyrodnienie pasmowate (rąbka) rogówki
  heredomacular juvenile d. zwyrodnienie plamki dziedziczne młodzieńcze, choroba Stargardta
  intrauterine f(o)etal d. dystrofia wewnątrzmaciczna płodu
  limb-girdle muscular d. dystrofia mięśni zanikowa Leydena i Möbiusa
  macular corneal d. dystrofia rogówki Fehra
  muscular d. dystrofia mięśni
  myotonic d. dystrofia miotoniczna, choroba Steinerta

nodular corneal d. dystrofia rogówki Salzmanna

osteogenital d. dystrofia kostno-płciowa, zespół Brugscha

ovarian d. dystrofia jajnika

papillary and pigmentary d. rogowacenie ciemne

pelvofemoral muscular d. = **limb-girdle muscular d.**

pigmentary retinal d. zwyrodnienie siatkówki barwnikowe

progressive muscular d. dystrofia mięśni postępująca

progressive muscular d., distal type dystrofia mięśni postępująca, typ odsiebny (Welander)

progressive muscular d., ocular type dystrofia mięśni postępująca, typ oczny (Kiloha i Nevina)

progressive muscular d., proximal type dystrofia mięśni postępująca, typ ksobny

progressive tapetochoroidal d. postępujące zwyrodnienie naczyniówki i siatkówki

pseudohypertrophic muscular d. dystrofia mięśni rzekomoprzerostowa

reticulate corneal d. dystrofia rogówki Bibera, Haaba i Maedera, siateczkowate zwyrodnienie rogówki

scapulohumeral muscular d. dystrofia mięśni łopatkowo-ramienna (Erba)

sympathetic reflex d. dystrofia odruchowa, zanik odruchowy, zespoły zaburzeń neurotroficznych (np. Sudecka)

tapetoretinal d. zwyrodnienie naczyniówki i siatkówki

dysuria [dis'juəriə] bolesne lub trudne oddawanie moczu

E

ear [iə] 1) ucho; 2) kłos
  aviator's e. zapalenie dysbaryczne ucha środkowego
  Aztec e. ucho bez płatka
  boxer's e. ucho bokserskie, ucho kalafiorowate
  e. buzzing szum w uchu
  cauliflower e. ucho kalafiorowate, ucho bokserskie, pourazowa deformacja ucha
  glue e. przewlekłe wysiękowe zapalenie ucha środkowego
  inner e. ucho wewnętrzne
  middle e. ucho środkowe
  e. passage przewód uszny
  running e. wyciek z ucha
  e. speculum wziernik uszny
  e. syringe strzykawka do przepłukiwania przewodu słuchowego zewnętrznego
  e. wax woskowina
ear-ache ['iəreik] ból ucha
ear-drum ['iə'drʌm] błona bębenkowa
ear-lobe ['iə'loub] płatek uszny
earth [ə:θ] ziemia, gleba
  alkaline e.'s „ziemie alkaliczne", wapniowce
  diatomic e. ziemia okrzemkowa
  infusorial e. ziemia okrzemkowa
  rare e.'s. ziemie rzadkie
eat [i:t] jeść
eatable ['i:təbl] jadalny
ebullient [i'bʌliənt] 1) kipiący, wrzący; 2) zapalczywość
ebullism ['ibəlizm] tworzenie się baniek gazu w tkankach przy nagłej dekompresji
ecchondroma [ˌekən'droumə] chrzęstniak zewnętrzny
ecchymosis [ˌeki'mousis] siniak, wylew krwawy podskórny lub dotkankowy, wybroczyna
eccrine ['ekrain] wydzielający na zewnątrz
eccrinology [ˌəkri'nɔlədʒi] nauka o gruczołach wydzielania zewnętrznego
eccyesis [ˌeksai'isis] ciąża pozamaciczna

ecdysiasm [ek'disiəzm] chorobliwy popęd do rozbierania się dla wywołania pobudzenia seksualnego obecnych
ecdysis ['ekdisis] 1) linienie; 2) złuszczanie się
echinococcosis [ˌikainɔkɔ'kousis] bąblowica
Echinococcus [iˌkainɔ'kɔkəs] bąblowiec, tasiemiec bąblowcowy
  fertile e. bąblowiec płodny
  E. granulosus tasiemiec bąblowcowy
  multilocular e. bąblowiec wielojamowy
  sterile e. bąblowiec jałowy
  unilocular e. bąblowiec jednojamowy
echo ['ekou] echo
  ECHO viruses p. **virus ECHO**
echoaortography [ˌekɔəɔr'tɔgrəfi] echoaortografia
echocardiography [ˌekɔka:di'ɔgrəfi] echokardiografia
  cross sectional e. echokardiografia dwuwymiarowa
  real time e. echokardiografia dwuwymiarowa
  two-dimensional e. echokardiografia dwuwymiarowa
echoencephalography [ˌekɔensefəl'ɔgrəfi] echoencefalografia
echographia [ˌekɔ'græfiə] echografia, postać agrafii, w której chory może pisać pod dyktando albo przepisywać, ale nie może pisać samodzielnie
echography [ek'ɔgrəfi] ultrasonografia
echolalia [ˌekɔ'læliə] echolalia, automatyczne powtarzanie słyszanych słów lub zdań
echolocation [ˌekɔlɔ'keiʃən] echolokacja
echophrasia [ˌekɔ'freiziə] echolalia
echopraxia [ˌekɔ'præksiə] echopraksja, automatyczne powtarzanie ruchów innych osób
eclampsia [ek'læmpsiə] rzucawka
  puerperal e. rzucawka połogowa
eclampsism [ek'læmpsizm] stan przedrzucawkowy
eclamptic [ek'læmptik] rzucawkowy

eclamptogenic [ek͵læmptɔ'dʒenik] wywołujący rzucawkę
ecomone [ikə'moun] ekomon, hormon wydzielany na zewnątrz
ecosystem ['ikəsistəm] ekosystem, układ ekologiczny
　parasite-host e. układ gospodarz-pasożyt
ecstasy ['ekstəsi] ekstaza, egzaltacja
ect- [ekt-], **ecto-** [ektou-] w złożeniach oznacza: zewnętrzny, na zewnątrz
ectasia [ek'teiziə], **ectasis** [ek'tæsis] rozstrzeń, rozdęcie, rozszerzenie, ektazja
　cervical e. rozstrzeń szyjki, ektazja szyjki macicy
　diffuse arterial e. tętniak kędzierzasty
　mammary duct e. rozszerzenie przewodów mlecznych
　tubal e. rozstrzeń jajowodu
　uterine e. rozstrzeń macicy
　e. of uterine isthmus rozstrzeń cieśni macicy
　vaginal e. rozstrzeń pochwy
ecthyma [ek'θaimə] niesztowica, owrzodzenie bakteryjne
　contagious e. niesztowica wirusowa
　gangrenous e. zapalenie zgorzelinowe skóry niemowląt
ectocardia [͵ektou'ka:diə] przemieszczenie wrodzone serca
ectocrine ['ektɔkri:n] 1) ektohormon; 2) substancja o działaniu ektohormonalnym
　ecological e. substancja wytwarzana przez jeden ustrój, a działająca jak hormon lub witamina na inny (np. synteza witamin przez przeżuwacze i spożywanie ich przez mięsożerne)
ectoderm ['ektoudə:m] ektoderma
　epithelial e. ektoderma nabłonkowa
　extraembryonic e. ektoderma pozazarodkowa
　superficial e. ektoderma nabłonkowa
ectoglia ['ektɔgliə] ektoglej
ectohormone ['ektɔhɔ:moun] ektohormon, substancja o hormonalnym działaniu wydzielana na zewnątrz i działająca na inne osobniki tego lub innego gatunku
ectomy [ek'toumi] wycięcie, ektomia
　subtotal e. wycięcie subtotalne
ectoparasite [͵ektɔ'pærəsait] pasożyt zewnętrzny
ectophyte ['ektoufait] ektofit, pasożyt roślinny skóry
ectopia [ek'toupiə], **ectopy** ['ektɔpi] ektopia, przemieszczenie wrodzone narządu
　decidual e. ektopia doczesnowa
　endocervical e. ektopia śluzówki kanału szyjki
　endometrial e. ektopia śluzówki macicy

vesical e. wynicowanie pęcherza
ectopic [ek'toupik] przemieszczony, ektopowy
　e. beat skurcz dodatkowy pozazatokowy
　e. pregnancy ciąża pozamaciczna
ectostosis [͵ektɔs'tousis] skostnienie chrząstki pod ochrzęstną lub tworzenie się kości pod okostną
ectrogeny [ek'trɔdʒəni] wrodzony brak części ciała
ectromelia [͵ektrɔ'mi:liə] ektromelia, wrodzony brak części lub całej kończyny
ectropic [ek'trɔpik] wywinięty, wywrócony
ectropion [ek'troupiən] wywinięcie, wywrócenie (zwł. powieki)
　cicatricial e. bliznowate wywinięcie powieki
　flaccid e. porażenne wywinięcie powieki
　paralytic e. porażenne wywinięcie powieki
　spastic e. kurczowe wywinięcie powieki
　uveal e. wywinięcie jagodówki, wywinięcie błony naczyniowej oka
eczema ['eksimə] wyprysk, egzema
　allergic e. wyprysk alergiczny, wyprysk uczuleniowy
　atopic e. wyprysk atopowy
　contact e. wyprysk kontaktowy
　crustous e. wyprysk ze strupami
　dyshidrotic e. wyprysk potnicowy
　epilating e. wyprysk wyłysiający
　erythematous e. wyprysk rumieniowy
　hypertrophic e. wyprysk przerostowy
　infantile e. wyprysk dziecięcy
　e. intertrigo wyprysk wyprzeniowy, wyprzenie
　lichenoid e. wyprysk zliszajowaciały
　e. madidans wyprysk sączący
　moist e. wyprysk sączący
　nummular e. wyprysk pieniążkowaty
　occupational e. wyprysk zawodowy
　parasitic e. wyprysk pasożytniczy
　pustular e. wyprysk krostkowaty
　seborrh(o)eic e. łojotokowe zapalenie skóry
　squamous e. wyprysk złuszczający się
　e. vaccinatum wyprysk poszczepienny (uogólnione zakażenie krowianką chorego z wypryskiem atopowym)
　e. verrucosum wyprysk z hiperkeratozą
　vesicular e. wyprysk pęcherzykowy
　weeping e. wyprysk sączący
eczematization [ek͵zemətai'zeiʃən] egzematyzacja, przejście w wyprysk
edema = (o)edema
edentate [i'denteit] bezzębny
edentulous [i'dentjuləs] bezzębny
edetate ['iditeit] sól kwasu edetowego
　e. calcium disodium wersenian, chelaton

edge [edʒ] brzeg, krawędź
cutting e. 1) brzeg sieczny siekacza; 2) brzeg tnący
denture e. brzeg płyty protezy dentystycznej
edge-to-edge occlusion zgryz prosty (*stom.*)
incisal e. brzeg sieczny siekacza
shearing e. = **incisal e.**
edible ['edibl] jadalny
e. bolete borowik
effacement [i'feismənt] zatarcie, zamazanie
e. of architecture zatarcie cytoarchitektoniki
cervical e. zgładzenie (skrócenie) szyjki macicy w porodzie
e. of structure zatarcie budowy
effect [i'fekt] 1) skutek, efekt; 2) osiągnąć, zdziałać
additive e. skutek addycyjny (bodźca, leku itp.)
adverse e. skutek szkodliwy
after-e. skutek utrzymujący się po ustaniu bodźca
clasp-knife e. objaw scyzoryka w spastyczności
cumulative e. skutek kumulacyjny (dawek leku)
Doppler e. zjawisko Dopplera, zmiana wysokości dźwięku przy zbliżaniu się lub oddalaniu jego źródła
favo(u)rable e. wpływ korzystny (leku itp.)
first-pass e. efekt pierwszego przejścia (*farmakol.*)
harmful e. wpływ szkodliwy
noxious e. wpływ szkodliwy
side e. działanie uboczne
untoward e. wpływ niekorzystny
effective [i'fektiv] efektywny, działający, skuteczny
e. treatment leczenie skuteczne
efferent ['eferənt] odśrodkowy, przewodzący odśrodkowo, eferentny, odprowadzający (nerw, naczynie, przewód)
effervescence [‚efə'vesns] musowanie, burzenie się płynu
efficacy ['efikəsi] skuteczność, efektywność
efficiency [i'fiʃnsi] wydolność, sprawność
host-killing e. efektywność bakteriobójcza faga
physical e. wydolność fizyczna
effluent ['efluənt] wyciekający, wypływający
efflux ['eflʌks] wypływ (zwł. jonów, elektrolitów itp. z komórki)
effort ['efət] wysiłek, usiłowanie
e. syndrome zespół wysiłkowy
e. tolerance tolerancja wysiłku
effusion [i'fju:ʒn] wysięk, wylew (płynu do jamy)

chylous e. wylew mleczu
h(a)emorrhagic e. wysięk krwisty
middle-ear e. wysięk do ucha środkowego
pericardial e. wysięk osierdziowy
peritoneal e. wysięk otrzewnowy
pleural e. wysięk opłucnowy
purulent e. wysięk ropny
serous e. wysięk surowiczy
subdural e. wodniak podtwardówkowy
egg [eg] jajo
e. albumen albumina jaja kurzego
e. white białko jaja
e. yolk żółtko jaja
ego ['egou] ego, jaźń
ego-dystonic [‚egou'distounik] niezgodny z *ego*, odrzucany przez *ego*
egomania [‚egou'meiniə] krańcowy egotyzm
ego-syntonic [‚egousin'tonik] akceptowany przez *ego*
egotism ['egoutizəm] egotyzm
egotropic [‚e:gou'tropik] egocentryczny
eidetism [ai'detizəm] ejdetyzm, zdolność przeżywania plastycznego wyobrażeń
einstein ['ainstein] einstein, jednostka energii, 10^{23} kwantów
einstenium [‚ain'steiniəm] einstein, Es (*chem.*)
ejaculation [i‚dʒækju'leiʃən] ejakulacja, wyrzut, wytrysk nasienia
deficient e. brak wytrysku nasienia
e. precox wytrysk nasienia przedwczesny
retarded e. wytrysk nasienia opóźniony
eject [i'dʒekt] wyrzucać
ejecta [i'dʒektə] wydaliny
elaborate [i'læbə‚reit] 1) opracowywać szczegółowo, badać starannie; 2) szczegółowy, dopracowany, wymyślny
elastic [i'læstik] 1) elastyczny, giętki; 2) guma elastyczna
e. bandage opaska elastyczna
intermaxillary e. elastyczna opaska międzyszczękowa
intramaxillary e. elastyczna opaska wewnątrzszczękowa
e. stocking pończocha elastyczna
elastica [i'læstikə] 1) błona elastyczna ściany tętnicy; 2) tkanka elastyczna
elasticin [i'læstisin] elastyna
elasticity [‚elæs'tisiti] elastyczność, sprężystość
elastin [i'læstin] elastyna, białko włókien elastycznych
elastoid [i'læstoid] elastoid, produkt zwyrodnienia szklistego błony elastycznej wewnętrznej tętnic
elastoma [‚ilæs'toumə] żółtak rzekomy
elastomucin [‚ilæsto'mju:sin] elastomucyna, mukoproteid tkanki łącznej

elastorrhexis [i'læstɔ,rəksis] pękanie włókien sprężystych
 generalized e. zespół Grönblada i Strandberga
elastosis [,elæs'tousis] zwyrodnienie tkanki sprężystej
 actinic e. zwyrodnienie tkanki sprężystej pod wpływem promieni słonecznych
 dystrophic e. pasma naczyniopodobne siatkówki (angioid streaks), zespół Grönblada i Strandberga
elation [i'leiʃən] podwyższenie nastroju, podniecenie, nadmierna radość
elbow ['elbou] łokieć
 bend of the e. dół łokciowy
 e. joint staw łokciowy
 tennis e. ból bocznego nadkłykcia, „łokieć tenisisty"
elective [i'lektiv] wybiórczy, planowany
 e. affinity powinowactwo chemiczne
 e. operation operacja planowana, operacja na zimno
electric [i'lektrik], electrical [i'lektrikəl] elektryczny
 e. blanket koc elektryczny
 e. circuit obwód elektryczny
 e. current prąd elektryczny
 e. discharge wyładowanie elektryczne
 e. shock wstrząs elektryczny
electricity [ilek'trisiti] elektryczność
 atmospheric e. elektryczność atmosferyczna
 frictional e. elektryczność wywołana przez tarcie
 induced e. elektryczność indukowana
 static e. elektryczność statyczna
electroan(a)esthesia [i'lektrou,ænis'θi:siə] elektroanestezja
electrobiology [i,lektroubai'ɔlədʒi] elektrobiologia
electrocardiogram [i,lektrou'ka:diə,græm] elektrokardiogram
electrocardiograph [i,lektrou'ka:diə,graf] elektrokardiograf
 channel of e. kanał elektrokardiograficzny
 multichannel e. elektrokardiograf wielokanałowy
 string e. elektrokardiograf strunowy
electrocardiographic [i,lektrou'ka:diə,græfik] elektrokardiograficzny
 continuous e. monitoring monitorowanie elektrokardiograficzne
 e. monitor monitor elektrokardiograficzny
 e. monitoring monitorowanie elektrokardiograficzne
electrocardiography [i,lektrou'ka:diə,græfi] elektrokardiografia

arrangement of electrodes in e. ustawienie elektrod w ekg
biphasic wave in e. załamek dwufazowy w ekg
calibrating deflection in e. wychylenie wzorcowe w ekg
calibration in e. skalowanie w ekg
deflection in e. wychylenie w ekg
depressed segment in e. odcinek obniżony w ekg
deviation in e. odchylenie w ekg
dome-like wave e. załamek kopulasty w ekg
electrode slippage (slipping) in e. ześlizgiwanie się elektrod w ekg
elevated segment in e. odcinek uniesiony
exercise e. elektrokardiografia wysiłkowa
flattened wave in e. załamek spłaszczony w ekg
interval (in e.) odstęp w ekg
lead (in e.) odprowadzenie (zob.: lead)
Master's test in e. próba Mastera w ekg
negative wave in e. załamek ujemny w ekg
notched wave in e. załamek zazębiony w ekg
peaked wave in e. załamek spiczasty, załamek ostry w ekg
pointed wave in e. = peaked wave in e.
positive wave in e. załamek dodatni w ekg
QRS complex e. zespół QRS w ekg
resting e. elektrokardiografia spoczynkowa
right-axis deviation in e. odchylenie osi w prawo w ekg
rounded wave in e. załamek zaokrąglony w ekg
segment in e. odcinek w ekg
segment depression in e. obniżenie odcinka w ekg
segment elevation in e. uniesienie odcinka w ekg
two-peak wave in e. załamek dwugarbny w ekg
vulnerable phase in e. faza ranliwa w ekg
wave in e. załamek w ekg
wave inversion in e. odwrócenie załamka w ekg
widened QRS complex in e. poszerzenie zespołu QRS w ekg
electrocardiophonography [i,lektrouka:diəfou'nɔgræfi] elektrokardiofonografia
electrocardioscope [i,lektrou'ka:diəskoup] monitor elektrokardiograficzny
electrocauterization [i,lektrou'kɔ:tərai,zeiʃən] elektrokauteryzacja, przyżeganie prądem elektrycznym
electrochemical [i,lektrou'kemikel] elektrochemiczny

e. equivalent równoważnik elektrochemiczny
electrocoagulation [i'lektroukɔægju'leiʃən] elektrokoagulacja
electrocoma [ˌilektrɔ'koumə] sen wywołany elektrycznie
electroconization [iˌlektroukɔnai'zeiʃən] elektrokonizacja
cervical e. elektrokonizacja szyjki macicy
electroconvulsive therapy [iˌlekroukɔn'vʌlsiv 'θerəpi] leczenie elektrowstrząsami
electrocorticogram [iˌlektrou'kɔ:tikɔgræm] elektrokortykogram
electrocorticography [iˌlektroukɔ:ti'kɔgrəfi] elektrokortykografia, zapis czynności bioelektrycznej kory mózgu
electrocute [iˌlektrə'kjut] porazić śmiertelnie prądem elektrycznym
electrocution [iˌlektrə'kjuʃən] porażenie śmiertelne prądem
electrode [i'lektroud] elektroda
active e. elektroda czynna, elektroda drażniąca, elektroda lecznicza
brush e. elektroda szczotkowa
calomel e. elektroda kalomelowa
carbon e. elektroda węglowa
central terminal e. w elektrokardiografii elektroda zbierająca bodźce z odprowadzeń kończynowych i przewodząca je do aparatu
coated e. elektroda izolowana, elektroda okryta izolacją
control e. elektroda kontrolna
deglutible e. elektroda połykana
depolarizing e. elektroda depolaryzująca
dished e. elektroda miseczkowa
dispersing e. elektroda obojętna, elektroda nieczynna
enzyme e. elektroda enzymatyczna
exciting e. elektroda drażniąca, elektroda aktywna, elektroda lecznicza
hydrogen e. elektroda wodorowa
inactive e. elektroda nieczynna, elektroda obojętna
indifferent e. elektroda obojętna
insulated e. elektroda izolowana
ion-selective e. elektroda jonoselektywna
multiple point e. elektroda wielokońcówkowa
negative e. elektroda ujemna, katoda
(o)esophageal e. elektroda śródprzełykowa
plate e. elektroda płytkowa
positive e. elektroda dodatnia, anoda
precordial e. elektroda przedsercowa
reference e. elektroda obojętna
silent e. elektroda obojętna
stimulating e. elektroda drażniąca
e. terminal końcówka elektrody

therapeutic e. elektroda lecznicza, elektroda drażniąca, elektroda czynna
vacuum e. elektroda próżniowa
vaginal e. elektroda pochwowa
wire e. elektroda z drutu
electrodental [iˌlektrou'dentəl] odnoszący się do zjawisk elektrycznych w zębach
electrodesiccation [iˌlektroudesi'keiʃən] wypalanie małych zmian skórnych jednobiegunowym prądem elektrycznym
electrodiagnosis [iˌlektroudaiəg'nousis] elektrodiagnoza
electrodialysis [iˌlektroudai'ælisis] elektrodializa
electrodynamics [iˌlektroudai'næmiks] elektrodynamika
electroencephalogram [iˌlektrouen'sefələgræm] elektroencefalogram
electroencephalograph [iˌlektrouen'sefələgra:f] elektroencefalograf
electroencephalographic [iˌlektrouen'sefələgra:fik] elektroencefalograficzny
electroencephalography [iˌlektrouen'sefələgræfi] elektroencefalografia
averaging in e. uśrednianie zapisu eeg
asynchronous activity (in e.) czynność asynchroniczna
background activity in e. czynność podstawowa
background rhythm in e. czynność podstawowa
bursts of slow waves in e. serie fal wolnych
flat activity in e. spłaszczenie zapisu eeg
focal slow wave activity in e. ogniskowe wyładowania fal wolnych
generalized paroxysmal activity in e. uogólniona czynność napadowa
generalized slow wave activity in e. uogólnione wyładowania fal wolnych
low voltage record in e. zapis niskonapięciowy
photic stimulation, photic pacing, photic driving in e. pobudzenie błyskami stroboskopu
runs of spikes in e. serie iglic
seizure activity in e. czynność napadowa
sharp wave discharges in e. wyładowania fal ostrych
spike in e. iglica, potencjał iglicowy
spike-and-dome in e. zespół iglica-fala
stroboscopic driving in e. pobudzenie stroboskopowe, wodzenie rytmu stroboskopowe
electrofocusing [iˌlektrou'fɔkjusiŋ] elektroogniskowanie
electrofulguration [iˌlektrouˌfʌlgju'reiʃən] elektrokauteryzacja
electrogram [i'lektrougræm] elektrogram

electroh(a)emostasis [i'lektrouhimou'stæsis] elektrokauteryzacja dla zatamowania krwawienia

electrohysterography [i'lektrou'histərəgræːfi] elektrohisterografia

electrokymography [i‚lektroukai'mɔgrəfi] elektrokimografia

electrolithotrity [i‚lektrouli'θɔtriti] niszczenie kamieni moczowych prądem elektrycznym

electrolyse [i‚lektroulaiz] rozkładać związek chemiczny prądem elektrycznym

electrolysis [ilek'trɔlisis] elektroliza, rozkład związków chemicznych lub tkanek przez prąd elektryczny

electrolyte [i'lektroulait] elektrolit
  amphoteric e. elektrolit amfoteryczny

electromotive [i'lektroumoutiv] elektromotoryczny

electromyogram [i‚lektrou'maiɔgræm] elektromiogram

electromyograph [i‚lektrou'maiɔgræːf] elektromiograf

electromyography [i‚lektroumai'ɔgrəfi] elektromiografia, emg
  action potential in e. potencjał czynnościowy w emg
  duration of potential in e. czas trwania potencjału
  fading (in e.) zanikanie potencjałów po stymulacji wysokiej częstotliwości
  insertional activity (in e.) aktywność przy wkłuciu elektrody
  myotonic train in e. ciąg miotoniczny potencjałów
  pattern of interference in e. zapis interferencyjny
  polyphasic potentials in e. potencjały wielofazowe
  simple sweep in e. zapis poprzeczny
  single-fibre emg elektromiografia pojedynczego włókna
  summation of action potentials in e. sumowanie się potencjałów czynnościowych

electron [i'lektrɔn] 1) elektron; 2) elektronowy
  e. beam wiązka elektronów
  e. capture wychwyt elektronu
  emission e. elektron emisyjny, cząstka beta
  e. flow przepływ elektronów
  scanning e. microscope mikroskop elektronowy skaningowy
  e. spin spin elektronu
  transmission e. microscope mikroskop elektronowy transmisyjny
  e. tube lampa elektronowa
  valence e. elektron wartościowości chemicznej

e. volt elektronowolt

electronarcosis [i‚lektrouna:'kousis] elektronarkoza

electronics [ilek'trɔniks] elektronika

electronography [‚ilek'trənɔgræfi] fotografowanie w mikroskopie elektronowym

electronystagmography [i‚lektrənistəg'mɔgræfi] elektronystagmografia

electro-oculography [i‚lektrouɔkjul'ɔgræfi] elektrookulografia

electropathy [ilek'trɔpəθi] elektroterapia

electrophoresis [i‚lektrɔfɔ'ri:sis] elektroforeza, ruch cząstek w polu elektrycznym
  agar gel e. elektroforeza w żelu agarowym
  e. column kolumna elektroforetyczna
  counter-e. immunoelektroforeza
  disc e. elektroforeza dyskowa
  gel. e. elektroforeza żelowa
  horizontal e. elektroforeza pozioma
  paper strips for e. paski papieru do elektroforezy
  paper e. elektroforeza bibułowa
  starch gel e. elektroforeza w żelu krochmalowym
  thin-layer e. elektroforeza cienkowarstwowa
  vertical e. elektroforeza pionowa

electrophoretic [i‚lektrəfɔ'retik] elektroforetyczny
  e. bands prążki w elektroforezie

electrophysiology [i‚lektroufizi'ɔlədʒi] elektrofizjologia

electroplexy [i'lektrɔpleksi] porażenie prądem (nie powodujące śmierci)

electropositive [i‚lektrɔ'pɔsitiv] elektrododatni

electroresection [i'lektrouri'sekʃən] elektroresekcja, resekcja nożem elektrycznym
  transurethral e. elektroresekcja przezcewkowa

electroretinography [i‚lektrɔreti'nɔgræfi] elektroretinografia

electroshock [i'lektrɔʃɔk] wstrząs elektryczny

electrosleep [i‚lektrɔ'sli:p] sen wywołany elektrycznie

electrostatic [i‚lektrɔ'stætik] elektrostatyczny

electrostimulation [i‚lektrɔstimju'leiʃən] pobudzanie prądem elektrycznym, elektrostymulacja

electrostomatopathy [i‚lektrɔstou'mætɔpəθi] elektrostomatopatia, zmiany zanikowe śluzówki jamy ustnej wywołane przez słaby prąd powstający między wypełnieniami z różnych metali

electrosurgery [i‚lektrou'səːdʒəri] elektrochirurgia, operacje wykonywane nożem elektrycznym

electrotaxis [iˌlektrou'tæksis] elektrotaksja, reakcja ruchowa plazmy na jeden z biegunów elektrycznych

electrotonus [ilek'trɔtɔnəs] elektrotonus, zmiana napięcia w nerwie lub mięśniu pod wpływem prądu elektrycznego

electrotropism [ilek'trɔtroupizm] = **electrotaxis**

eleidin [i'liidin] eleidyna, rodzaj keratyny w naskórku

element ['elimənt] 1) element; 2) pierwiastek (*chem.*)

   artificial radioactive e. sztuczny pierwiastek promieniotwórczy

   labile e.'s elementy ustroju rozmnażające się przez całe życie (np. komórki nabłonka)

   morphotic e. of the blood element morfotyczny krwi

   noble e.'s metale szlachetne

   radioactive e. pierwiastek promieniotwórczy, pierwiastek radioaktywny

   rare earth e.'s pierwiastki ziem rzadkich

   trace e.'s pierwiastki śladowe

elemental [eli'mentəl] 1) pierwiastkowy; 2) podstawowy, zasadniczy

elementary [eli'mentəri] elementarny, podstawowy, pierwiastkowy

eleo- [eliou-] w złożeniach oznacza: olejowy, olej

eleoma [eli'oumə] guz olejowy

eleopathy [eli'ɔpæθi] zmiany skórne lub okołostawowe wywoływane przypadkowym wstrzyknięciem olejów

elephantiasis [ˌelifæn'taiəsis] słoniowacizna, słoniowacina

   e. arabica słoniowacizna Arabów

   e. chirurgica słoniowacizna pooperacyjna

   e. fibrosa słoniowacizna włóknista

   gingival e. włókniakowatość dziąseł

   e. glabra słoniowacizna gładka

   e. neuromatosa słoniowacizna w nerwiakowatości v. Recklinghausena

   e. teleangiectodes słoniowacizna z rozszerzeniem naczyń krwionośnych

   verrucous e. słoniowacizna brodawkowata

elevation [ˌeli'veiʃən] uniesienie, podniesienie

   ST e. uniesienie odcinka ST w ekg

elevator ['eliˌveitə] 1) dźwigacz (mięsień); 2) elewator (*chir., stom.*)

eliminate [i'limineit] eliminować, wyłączyć

elimination [iˌlimi'neiʃən] eliminacja, wyłączenie, wydalenie

   e. diet dieta eliminacyjna, dieta wyłączająca

elliptocyte [i'liptɔsait] eliptocyt, owalocyt, krwinka owalna

elliptocytosis [i'liptɔsai'tousis] niedokrwistość owalnokrwinkowa

elongate ['i:lɔŋgeit] wydłużyć

elongation [ˌi:lɔŋ'geiʃən] wydłużenie

eluate ['eljuit] eluat

elucidation [ˌilu:si'deiʃən] wyjaśnienie

eluent ['eljuent] eluent, roztwór wymywający

elute [i'ljut] eluować, wymywać

elution [i'ljuʃn] elucja, wymywanie

elytro- [elitrə-] w złożeniach oznacza pochwę

elytroclasia [ˌelitrə'kleisiə] rozdarcie pochwy

elytrocleisis [ˌelitrə'klaisis] zarośnięcie pochwy

elytroplasty ['elitrəplæsti] plastyka pochwy

elytrorrhaphy [eli'trərəfi] zeszycie pochwy

elytrostenosis [ˌelitrəste'nousis] zwężenie pochwy

emaciate [i'meiʃieit] wyniszczyć, wychudnąć

emanation [ˌemə'neiʃən] emanacja, wyziew

   actinium e. radon-219

   radium e. radon-222

   thorium e. radon-220

emasculate [i'mæskjuˌleit] kastrować

emasculation [iˌmæskju'leiʃən] kastracja

embalming [im'ba:miŋ] balsamowanie

embed [im'bed] zatapiać (*histol.*)

embedded [im'bedid] zatopiony

   paraffine e. zatopiony w parafinie

embedding [im'bediŋ] zatapianie

   e. agent substancja do zatapiania

   paraffin e. zatapianie w parafinie

embol(a)emia [ˌembəl'i:miə] obecność bakteryjnych czopów zatorowych w krążeniu

embolectomy [ˌembə'lektəmi] embolektomia, wycięcie czopu zatorowego

emboli ['embɔlai] czopy zatorowe

embolia [em'bɔliə] = **embole**

embolic [em'bɔlik] zatorowy

emboliform [em'bɔlifɔ:m] 1) podobny do czopa zatorowego; 2) klinowaty

embolism ['embəlizm] zator, zaczopowanie naczynia materiałem zatorowym

   air e. zator powietrzny

   arterial e. zator tętniczy

   bacterial e. zator bakteryjny

   bland e. zator niebakteryjny

   cancer e. zator komórkami nowotworowymi

   cellular e. zator komórkowy

   coronary e. zator tętnicy wieńcowej

   crossed e. zator skrzyżowany, zator paradoksalny

   direct e. zator w kierunku krążenia krwi

   fat e. zator tłuszczowy

   gas e. zator gazowy

   h(a)ematogenous e. zator krwiopochodny

   infective e. zator bakteryjny

mesenteric e. zator tętnicy krezkowej
miliary e. zator mnogi włośniczek
multiple e. zator mnogi
oil e. zator olejowy
paradoxical e. zator skrzyżowany
parenchymatous e. zator miąższem
pulmonary e. zator tętnicy płucnej
pyemic e. zator bakteryjny (ze zropiałego czopu)
retinal e. zator siatkówki
retrograde e. zator wsteczny
simple e. = **direct e.**
venous e. zator żylny, zator wsteczny
embolization [ˌembəlaiˈzeiʃən] embolizacja terapeutyczna
embolus [ˈembələs] czop zatorowy
fat e. czop tłuszczowy
obturating e. czop zatykający
pantaloon e. zator jeździec
paradoxical e. = **crossed e.**
retrograde e. czop powodujący zator wsteczny
riding e. zator jeździec
saddle e. zator jeździec
septic e. czop zakażony
straddling e. zator jeździec
embrace [imˈbreis] 1) uścisk; 2) obejmować, otaczać
embrasure [imˈbreiʒə] otwór lejkowaty, część przestrzeni międzyzębowej
embryatrics [ˌembriˈætriks] fetologia, nauka o chorobach płodu
embryectomy [ˌembriˈektəmi] operacyjne usunięcie zarodka
embryo [ˈembriou] zarodek, embrion
embryoblast [ˈembriouˈblæst] embrioblast
embryocardia [ˌembriouˈkaːdiə] rytm płodowy serca
jugular e. trzepotanie przedsionków
embryoctony [ˌembriˈouktəni] poronienie sztuczne
embryogenesis [ˌembriouˈdʒenisis] embriogeneza, rozwój zarodka
embryoid [ˈembriɔid] embrionalny, podobny do zarodka
embryology [ˌembriˈɔlədʒi] embriologia
embryoma [ˌembriˈoumə] płodziak, zarodczak
e. of the kidney guz Wilmsa
embryonal [ˈembriɔnəl] embrionalny, zarodkowy
embryonic [ˌembriˈɔnik] embrionalny, zaczątkowy, szczątkowy
embryopathy [ˌembriˈɔpæθi] embriopatia, choroba zarodka
rubella e. embriopatia różyczkowa
embryotomy [ˌembriˈɔtəmi] rozkawalenie płodu, rozkawałkowanie płodu

embryotoxicity [ˌembriɔtɔkˈsisiti] embriotoksyczność, wpływ toksyczny na zarodek
embryotrophy [ˌembriˈɔtrɔfi] odżywianie zarodka
emergence [iˈməːdʒəns] stan powrotu do przytomności po narkozie
emergency [iˈməːdʒənsi] stan nagły, nagła potrzeba, przypadek nagły, stan nagłej konieczności działania
e. department oddział przypadków nagłych
e. exit wyjście ewakuacyjne
e. facilities możliwości udzielania nagłej pomocy
e. hospital service ostry dyżur szpitalny
e. medical service pomoc lekarska w nagłych wypadkach
e. room sala przypadków nagłych
e. service pomoc w nagłym przypadku
e. situation sytuacja wymagająca nagłej pomocy
e. state stan wymagający nagłej pomocy
emergent [iˈməːdʒənt] wynurzający się, wychodzący, ukazujący się
emesis [ˈemisis] wymioty
emetic [iˈmetik] emetyk, środek wymiotny
direct e. emetyk działający na śluzówkę żołądka
indirect e. emetyk działający centralnie na ośrodki mózgowe
tartar e. winian potasowo-antymonowy
emigration [ˌemiˈgreiʃən] wychodzenie leukocytów poza naczynie
eminence [ˈeminəns] wyniosłość
facial e. wzgórek nerwu twarzowego na dnie komory IV
hypothenar e. kłębik
intercondylar e. wyniosłość międzykłykciowa
olivary e. oliwka
thenar e. kłąb kciuka
emissary [ˈemisəri] żyła wypustowa
condyloid e. żyła wypustowa kłykciowa
mastoid e. żyła wypustowa sutkowa
e. vein żyła wypustowa
emission [iˈmiʃən] 1) emisja, wyrzucenie (cząstek, energii itp.); 2) polucja, zmaza nocna
emit [iˈmit] emitować, wysyłać
emitter [iˈmitə] ciało emitujące
emmenagogue [emˈenəgɔg] środek wywołujący miesiączkę
emmetropia [ˌemiˈtroupiə] miarowość oczu, prawidłowa refrakcja
emmetropic [ˌemiˈtroupik] odnoszący się do prawidłowej refrakcji
emotion [iˈmouʃən] emocja, uczucie
emotional [iˈmouʃənl] emocjonalny, uczuciowy

e. disorder choroba umysłowa w ogóle lub psychoza cykliczna
e. disturbance = **e. disorder**
e. illness = **e. disorder**
empathic [im'pæθik] empatyczny
empathize ['impæθaiz] czuć empatię wobec innej osoby
empathy ['impæθi] empatia, utożsamianie się z osobą znajdującą się w określonym stanie emocjonalnym
emphraxis [em'fræksis] 1) zaczopowanie gruczołów potowych; 2) kolizja, wstrząs, zderzenie
emphysema [‚emfisi:mə] 1) rozedma płuc; 2) odma
  acute collateral e. rozedma oboczna ostra
  alveolar e. rozedma pęcherzykowa
  atrophic e. rozedma zanikowa
  bullous e. rozedma pęcherzowa
  centrilobular e. rozedma centralnej części płacika płuc
  compensatory e., compensating e. rozedma zastępcza
  cutaneous e. odma podskórna
  ectatic e. rozedma pęcherzykowa
  essential e. rozedma samoistna
  false e. rozedma rzekoma
  interlobular e. rozedma międzyzrazikowa
  interstitial e. rozedma śródmiąższowa
  intestinal e. odma pęcherzykowa jelit
  marginal e. rozedma brzeżna płuc
  mediastinal e. odma śródpiersia
  obturatory e. rozedma zaporowa płuc, rozedma samoistna
  paracinar e. = **paralobural e.**
  paralobular e. rozedma płuc z niszczeniem ścian pęcherzyków
  pulmonary e. rozedma płuc samoistna
  scalp e. odma podskórna czaszki w zgorzeli gazowej
  subcutaneous e. odma podskórna
  subgaleal e. odma podczepcowa czaszki
  subpleural e. rozedma podopłucnowa
  substantive e. rozedma pęcherzykowa płuc z niszczeniem ścian pęcherzyków
  surgical e. odma pooperacyjna
  tubal e. odma jajowodu
  uterine e. odma macicy
  vaginal e. odma pochwy
  vesicular e. rozedma pęcherzykowa płuc
  vicarious e. rozedma zastępcza
emphysematous [‚emfi'semətəs] rozedmowy
emphysotherapy [‚emfizɔ'θerəpi] leczenie odmą
emptying ['emptiiŋ] opróżnianie
  gastric e. opróżnianie żołądka
  stomach e. opróżnianie żołądka
empyema [‚empai'i:mə] ropniak

  benign e. = **latent e.**
  e. of the chest ropniak opłucnej
  extradural e. ropniak nadtwardówkowy, ropniak zewnątrzoponowy
  latent e. ropniak utajony
  loculated e. ropniak opłucnej wielokomorowy
  mastoid e. ropne zapalenie wyrostka sutkowatego
  pulsating e. ropniak tętniący
  subdural e. ropniak podtwardówkowy
empyemic [‚empai'i:mik] ropniakowy
empyocele [‚empaiɔ'si:l] zropiały wodniak jądra
emulgator [i'mʌlgeitə] emulgator
emulsification [i‚mʌlsifi'keiʃən] emulsyfikacja, tworzenie emulsji
emulsify [i'mʌlsifai] tworzyć emulsję
emulsion [i'mʌlʃən] emulsja, układ dyspersyjny wodno-olejowy
enamel [i'næməl] 1) szkliwo, emalia; 2) emaliować
  e. hypocalcification upośledzenie uwapnienia szkliwa
  mottled e. szkliwo plamkowe
  nanoid e. szkliwo nadmiernie cienkie
  whorled e. szkliwo z wirowym ułożeniem pryzmatów
enanthema [‚enæn'θi:mə] wysypka na śluzówkach
enanthematous [‚enæn'θi:metəs] odnoszący się do wysypki na śluzówce
enantiomer [en'æntiɔmə] enancjomer, antymer, jedna z pary cząsteczek stanowiących wzajemne lustrzane odbicie
enantiopathy [‚enænti'ɔpæθi] 1) leczenie antydotami, lekami powodującymi objawy przeciwne do objawów w danej chorobie; 2) wzajemny antagonizm dwu chorób znoszących swoje objawy
enarthrosis [‚ena:'θrousis] staw panewkowy
encapsidate [in'kæpsideit] otoczyć się kapsydem
encapsulated [in'kæpsjuleitid] otorbiony
encephal- ['ensifæl-], **encephalo-** ['ensifælɔ-] w złożeniach oznacza: mózg, mózgowy
encephalatrophy [ensifæl'ətrɔfi] zanik mózgu
encéphale isolé [ãsəfal izɔle] preparat neurofizjologiczny z przeciętym pniem mózgu na poziomie między ciałami czworacznymi
encephalic ['ensifəlik] mózgowy
encephalitis [en‚sefə'laitis] zapalenie mózgu
  acute h(a)emorrhagic e. zapalenie mózgu ostre krwotoczne
  Coxsackie e. zapalenie mózgu wywoływane przez wirusy *Coxsackie*
  epidemic e. zapalenie mózgu nagminne, choroba v. Economo

Far East Russian e. kleszczowe zapalenie mózgu rosyjskie, postać wschodnia

h(a)emorrhagic e. zapalenie mózgu krwotoczne

herpes e. zapalenie mózgu opryszczkowe

inclusion body e. zapalenie mózgu wtrętowe

influenzal e. zapalenie mózgu grypowe

Japanese B e. zapalenie mózgu japońskie

lethargic e. zapalenie mózgu nagminne, zapalenie mózgu śpiączkowe

necrotizing e. zapalenie mózgu zmartwiające

e. periaxialis concentrica stwardnienie koncentryczne Baló

e. periaxialis diffusa choroba Flataua i Schildera

postvaccinal e. zapalenie mózgu poszczepienne

Russian spring-summer e. zapalenie mózgu kleszczowe rosyjskie, postać wschodnia

Russian tick-borne e. zapalenie mózgu kleszczowe rosyjskie, postać wschodnia

tick-borne e., Central European subtype zapalenie mózgu kleszczowe, postać zachodnia lub środkowoeuropejska

tick-borne e., Eastern subtype zapalenie mózgu kleszczowe, postać wschodnia

vaccinal e. zapalenie mózgu poszczepienne

varicella e. zapalenie mózgu w ospie wietrznej

vernal e. zapalenie mózgu kleszczowe, postać wschodnia

encephalocele [enˈseﬂɔsiːl] 1) przepuklina mózgowa; 2) układ komorowy mózgu; 3) jama czaszkowa

encephalocystocele [enˌseﬂɔsistɔˈsiːl] przepuklina mózgowo-komorowa

encephalocystomeningocele [ˌenseﬂɔˈsistɔmeningɔˈsiːl] przepuklina mózgowo-oponowo-komorowa

encephalography [enˌsefɔˈlɔɡrɔfi] radiografia mózgu, encefalografia

   contrast e. encefalografia kontrastowa

   radioisotope e. encefalografia radioizotopowa

   radionuclide e. encefalografia radioizotopowa

encephalomalacia [enˌsefɔlɔmɔˈleiʃiɔ] rozmiękniecie mózgu

encephalomeningocele [enˌsefɔlɔmɔˈningɔsiːl] przepuklina mózgowo-oponowa

encephalomyelitis [enˌsefɔlɔmaiɔˈlaitis] zapalenie mózgu i rdzenia

   acute disseminated e. ostre rozsiane zapalenie mózgu i rdzenia

   experimental allergic e. doświadczalne alergiczne zapalenie mózgu i rdzenia

granulomatous e. ziarniniakowe zapalenie mózgu i rdzenia

myalgic benign e. łagodne zapalenie mózgu i rdzenia z mialgią, choroba islandzka, choroba Akureyri

parainfectious e. zapalenie mózgu i rdzenia przyzakaźne

postvaccinal e. zapalenie mózgu i rdzenia poszczepienne

virus e. zapalenie mózgu i rdzenia wirusowe

zoster e. zapalenie mózgu i rdzenia w półpaścu

encephalomyelocele [enˌsefɔlɔˈmaiɔlɔsiːl] przepuklina mózgu i rdzenia

encephalomyeloneuropathy [enˌsefɔlɔˈmaiɔlɔnjuɔˈrɔpɔθi] encefalomieloneuropatia, choroba mózgu, rdzenia i nerwów obwodowych

epidemic myalgic e. = **benign myalgic encephalomyelitis**

encephalomyeloradiculitis [enˌsefɔlɔˈmaiɔlɔrædikjuˈlaitis] zapalenie mózgu, rdzenia i korzeni nerwowych

encephalopathy [ensefɔˈlɔpɔθi], **encephalopathia** [ensefɔlɔˈpɔθiɔ] encefalopatia

   addisonian e. encefalopatia w chorobie Addisona

   alcoholic e. encefalopatia Wernickego

   cytomegalic congenital e. encefalopatia cytomegaliczna wrodzona

   demyelinating e. encefalopatia demielinizacyjna (grupa chorób demielinizacyjnych)

   hepatic e. encefalopatia wątrobowa

   hypernatr(a)emic e. encefalopatia u niemowląt z odwodnieniem i hipernatremią

   hypertensive e. encefalopatia nadciśnieniowa

   lead e. encefalopatia ołowicza

   portal-systemic e. encefalopatia wątrobowa w nadciśnieniu wrotnym

   progressive subcortical e. podkorowe postępujące demielinizacyjne zapalenie mózgu

   pugilistic e. encefalopatia bokserska

   saturnine e. encefalopatia ołowicza

   thyrotoxic e. encefalopatia tyreotoksyczna

   traumatic e. encefalopatia pourazowa

   traumatic progressive e. encefalopatia pourazowa postępująca (w wyniku częstych urazów głowy), encefalopatia bokserska

encephalorrhagia [enˌsefɔlɔˈraidʒiɔ] krwotok mózgowy, apopleksja

encephalosclerosis [enˌsefɔlɔskl‌iɔˈrousis] stwardnienie mózgu

encephalospinal [ˌensefɔlɔˈspainɔl] mózgowo-rdzeniowy

enchondroma [enkɔn'droumə] chrząstniak śródkostny

enchondromatosis multiplex [enkɔndrəmæ-'tousis 'mʌltipleks] dyschondroplazja, chrząstniakowatość śródkostna

enchondromatous [enkɔn'drɔmətəs] odnoszący się do chrząstniaków śródkostnych

enchondrosarcoma [enkɔndrɔsa:'koumə] chrząstniakomięsak śródkostny

enchondrosis [enkɔn'drousis] wyrośle chrzęstne

encode [en'koud] kodować, zakodować

encopresis [enkɔ'prəsis] nietrzymanie kału

encystment [en'sistmənt] otorbienie

endam(o)ebiasis [end,ɔmi'baiəsis] pełzakowatość

endangiitis [endəndʒi'aitis] zapalenie błony wewnętrznej naczyń
  obliterative e. zarostowe zapalenie błony wewnętrznej naczyń

endangium [end'əndʒiəm] błona wewnętrzna naczynia

endaortitis [endeio:'taitis] zapalenie błony wewnętrznej aorty

endarterectomy [,enda:tə'rɔktəmi] endarterektomia, wycięcie błony wewnętrznej tętnicy
  coronary e. wycięcie błony wewnętrznej tętnicy wieńcowej
  gas e. endarterektomia gazowa

endarteritis [,enda:tə'raitis] zapalenie błony wewnętrznej naczyń
  obliterative e. zapalenie błony wewnętrznej naczyń zarostowe
  proliferative e. zapalenie błony wewnętrznej naczyń rozrostowe

endaural [end'ɔ:rəl] wewnątrzuszny

end-brain [endbrein] kresomózgowie

end-bulb [endbʌlb] kolbkowate zakończenie nerwu

end-diastolic [enddai'əstɔlik] póznorozkurczowy
  e.-d. extrasystole skurcz dodatkowy póznorozkurczowy
  e.-d. murmur szmer póznorozkurczowy
  e.-d. pressure ciśnienie póznorozkurczowe

endemic [en'demik] 1) endemiczny; 2) endemia

endemoepidemic [en,demɔepi'demik] endemiczno-epidemiczny (odnosi się do nagłego wzrostu liczby przypadków choroby endemicznej)

end-foot [endfut] stopka końcowa nerwu

end-gut [endgʌt] 1) jelito grube; 2) dolna część jelita płodowego

ending ['endiŋ] zakończenie, szczególnie nerwu

annulospiral e. zakończenie pierścieniowato-spiralne

calyciform e. zakończenie kielichowe (na komórkach włoskowatych ucha wewnętrznego)

epilemmal e. zakończenie epilemalne (na sarkolemie)

flower spray e. zakończenie w kształcie gałązki kwiatów (we wrzecionie mięśniowym)

free nerve e. wolne zakończenie nerwowe

grape e. zakończenie groniaste

hederiform e. zakończenie bluszczowate (rodzaj wolnego zakończenia nerwowego w skórze)

nerve e. zakończenie nerwu

synaptic e. zakończenie synaptyczne, stopka końcowa neurytu

endocardiac [,endou'ka:diæk] 1) wewnątrzsercowy; 2) wsierdziowy

endocarditis [,endouka:'daitis] zapalenie wsierdzia
  atypical verrucous e. zespół Libmana i Sacksa, zapalenie wsierdzia brodawkowate w toczniu rumieniowatym
  bacterial e. zapalenie wsierdzia bakteryjne
  e. chordalis zapalenie wsierdzia strun ścięgnistych
  constrictive e. zapalenie wsierdzia zaciskające
  fibrous e. zapalenie wsierdzia włókniste
  infectious e. zapalenie wsierdzia wywołane przez czynniki zakaźne
  Löffler's e. zapalenie wsierdzia w zespole Löfflera
  mural e. zapalenie wsierdzia ściennego
  mycotic e. zapalenie wsierdzia grzybicze
  non-bacterial thrombotic e. zapalenie wsierdzia w końcowym stadium różnych chorób wyniszczających
  non-bacterial verrucous e. zespół Libmana i Sacksa
  polypous e. zapalenie wsierdzia polipowate
  rheumatic e. zapalenie wsierdzia reumatyczne
  septic e. zapalenie wsierdzia posocznicze
  septic chronic e. zapalenie wsierdzia powolne
  ulcerous e. zapalenie wsierdzia wrzodziejące
  valvular e. zapalenie zastawek serca
  vegetative e. zapalenie wsierdzia brodawkowate
  verrucous e. zapalenie wsierdzia brodawkowate

endocardium [,endou'ka:diəm] wsierdzie

endocavitary [,endou'kævitəri] wewnątrzjamowy

endocervical [ˌendou'sɔːvikl] wewnątrzszyjkowy

endocervicitis [ˌendosɔːvi'saitis] zapalenie śluzówki szyjki macicy

endocervix [ˌendou'sɔːviks] śluzówka kanału szyjki

endocranial [ˌendou'kreiniɔl] wewnątrzczaszkowy

endocrine ['endoukrain] wewnątrzwydzielniczy
  e. cells komórki wydzielania wewnętrznego (poza gruczołami)
  e. gland gruczoł wydzielania wewnętrznego, gruczoł hormonalny
  multiple e. neoplasia gruczolakowatość hormonalna
  e. organ narząd wydzielania wewnętrznego, gruczoł hormonalny
  e. system układ hormonalny

endocrinology [ˌendoukri'nɔlɔdʒi] endokrynologia

endocrinoma [ˌendɔkri'noumɔ] nowotwór wydzielający hormony

endocrinopathy [ˌendoukrin'ɔpæθi] endokrynopatia, choroba gruczołu wydzielania wewnętrznego
  multiple e. endokrynopatia wielogruczołowa

endocrinotherapy ['endouˌkrinɔ'θerɔpi] leczenie hormonalne

endodiascopy [ˌendoudai'ɔskoupi] prześwietlenie przy użyciu lampy rtg wprowadzonej do jamy ciała

endodontics [ˌendou'dɔntiks] endodoncja, nauka o chorobach miazgi zęba

endoduplication [ˌendoudjupli'keiʃɔn] endoduplikacja, podwajanie się haploidalnej liczby chromosomów

endoenzyme [ˌendou'enzaim] enzym wewnątrzkomórkowy, endoenzym

endogamy [en'dɔgæmi] endogamia, kojarzenie krewniacze

endogastric [ˌendou'gæstrik] wewnątrzżołądkowy

endogenic [ˌendou'dʒenik] endogenny, wewnątrzpochodny

endointoxication [ˌendouintɔksi'keiʃɔn] zatrucie endotoksynami

endolymph ['endoulimf] śródchłonka

endolymphangiitis [ˌendoulimfændʒi'aitis] zapalenie naczyń chłonnych

endolysin [en'doulisin] endolizyna, leukina

endometrial [ˌendou'mitriɔl] odnoszący się do śluzówki macicy

endometrioma [ˌendoumitri'oumɔ] guz gruczolisty
  ovarian e. guz endometrialny jajnika

endometriosis [ˌendoumitri'ousis] gruczolistość, endometrioza
  cervical e. gruczolistość szyjkowa
  external e. gruczolistość zewnętrzna
  internal e. gruczolistość wewnętrzna
  myometrial e. gruczolistość maciczna
  stromal e. gruczolistość zrębowa
  tubal e. gruczolistość jajowodowa
  vesical e. gruczolistość pęcherza moczowego

endometritis [ˌendoumi'traitis] zapalenie śluzówki macicy
  decidual e. zapalenie doczesnej
  puerperal e. zapalenie śluzówki macicy połogowe
  septic e. zapalenie śluzówki macicy septyczne

endometrium [ˌendou'mi:triɔm] śluzówka macicy
  cystic-glandular hyperplasia of the e. przerost torbielkowo-gruczołowy śluzówki macicy

endomyocarditis [ˌendouˌmaiɔka:'daitis] zapalenie wsierdzia i sierdzia

endomysium [ˌendou'miziɔm] śródmięsna

endoneurium [ˌendou'njuɔriɔm] śródnerwie

endopelvic [ˌendou'pelvik] wewnątrzmiedniczny

endopericarditis [ˌendou'pɔrika:'daitis] zapalenie wsierdzia i osierdzia

endophlebitis [ˌendoufli'baitis] zapalenie błony wewnętrznej żyły

endophthalmitis [ˌendɔfθæl'maitis] wewnętrzne zapalenie oka
  phacoanaphylactic e. zapalenie wnętrza oka po operacji zaćmy

endophyte ['endoufait] endofit, roślinny pasożyt wewnętrzny

endoplasm ['endouplæzm] endoplazma

end organ [end 'ɔːgæn] zakończenie nerwu wyspecjalizowaną strukturą, np. ciałkiem Ruffiniego

endorphin ['endɔːfin] endorfina

endosalpingiosis [ˌendousælpindʒi'ousis] endosalpingioza, obecność w jajowodzie śluzówki macicy, gruczolistość jajowodu

endosalpingitis [ˌendousælpin'dʒaitis] zapalenie śluzówki jajowodu

endoscope ['endɔskoup] endoskop, wziernik do badania jam i narządów jamistych w ciele

endoscopy [en'dɔskoupi] endoskopia

endosepsis [ˌendou'sepsis] posocznica pochodzenia wewnętrznego

endosteal [endɔs'ti:ɔl] śródkostny

endosteitis [ˌendɔsti'aitis], **endostitis** [ˌendɔs'taitis] zapalenie śródkostnej lub jamy szpikowej

endosteoma [ˌendɔsti'oumə] łagodny nowotwór kostny w jamie szpikowej

endosteum [en'dɔstiəm] śródkostna

endotheliocyte [ˌendɔ'θiliɔsait] komórka śródbłonka, endoteliocyt

endothelioma [ˌendɔˌθi:li'oumə] śródbłoniak

endotheliosis [ˌendɔˌθi:li'ousis] rozplem śródbłonka

endothelium [ˌendə'θi:liəm] śródbłonek

endothermic [ˌendou'θə:mik] endotermiczny (o reakcji chemicznej)

endothermy [ˌendou'θə:mi] diatermia

endothyroidopexy [endou'θairəidɔˌpeksi] operacyjne przemieszczenie i przyszycie tarczycy

endotox(a)emia [ˌendoutɔks'i:miə] endotoksemia, obecność we krwi endotoksyn bakteryjnych

endotoxicosis [ˌendɔˌtɔksi'kousis] zatrucie endotoksynami

endotoxin [ˌendɔ'tɔksin] endotoksyna

endotoxoid [ˌendə'tɔksɔid] endotoksoid, unieczynniona endotoksyna

endotracheal [ˌendou'træki:əl] wewnątrztchawiczy

e. intubation intubacja dotchawicza

endotrachelitis [endoutrækəl'aitis] zapalenie śluzówki szyjki macicy

endovaccination [ˌendouvæksi'neiʃən] szczepienie doustne

endovascular [ˌendou'væskjulə] wewnątrznaczyniowy

endovasculitis [ˌendouvæskju'laitis] = **endangiitis**

endovenous [ˌendou'vi:nəs] = **intravenous**

end-plate ['endpleit] płytka ruchowa, płytka nerwowo-mięśniowa

e. potential potencjał płytki ruchowej

end-systolic [end'sistɔlik] końcowo-skurczowy

endyma ['endimə] wyściółka, ependyma

enema ['enimə] wlew, enema, lewatywa

analeptic e. wlew z ciepłej wody z solą, dla nawodnienia

barium e. wlew doodbytniczy kontrastu

blind e. wprowadzenie do odbytu rurki dla ułatwienia odejścia gazów

cleansing e. wlew oczyszczający

contrast e. wlew cieniujący

double contrast e. wlew cieniujący metodą podwójnego kontrastu

flatus e. wlew wiatropędny

high e. wlew wysoki

medicinal e. wlew z dodatkiem leku

nutrient e. wlew odżywczy

shock e. wlew przeciwwstrząsowy

silicon e. wlew silikonowy (rtg)

soapsuds e. wlew mydlin

stimulating e. wlew pobudzający wypróżnienie

thirst e. wlew nawadniający

turpentine e. wlew mydlin z terpentyną

water e. wlew wodny

enemator [en'əmeitə] irygator do wlewów

energetic [ˌenə'dʒetik] energiczny

energizer ['enədʒaizə] środek dodający energii

energy ['enədʒi] energia

e. of activation energia aktywacji związku (chem.)

e. balance bilans energii

binding e. energia wiązania(chem.)

chemical e. energia chemiczna wyzwalana lub pochłaniana w reakcjach

conservation of e. zachowanie energii

e. dissipation rozproszenie energii

e. expenditure wydatek energii

high e. compounds związki wysokoenergetyczne

high e. phosphates fosforany wysokoenergetyczne

kinetic e. energia kinetyczna

latent e. energia potencjalna

magnetic e. energia pola magnetycznego

nerve e. energia potencjalna

nuclear e. energia jądrowa

e. output wydatek energii

e. of position energia potencjalna

potential e. energia potencjalna

radiant e. energia promienista

e. requirements zapotrzebowanie energetyczne

solar e. energia słoneczna

enfold [in'fould] otulić, otoczyć

enforce [in'fɔ:s] wymusić, zmusić

enforced [in'fɔ:sd] wymuszony

e. diuresis wymuszona diureza

e. feeding karmienie przymusowe

enforcement [in'fɔ:smənt] wymuszenie

engagement [in'geidʒmənt] włączenie się, zajęcie

e. of fetal head wstawienie się główki płodu

engine ['endʒin] maszyna

dental e. wiertarka dentystyczna

engineering [ˌendʒi'niəriŋ] inżynieria

biomedical e. inżynieria biomedyczna, zastosowanie inżynierii do konstrukcji aparatów eksperymentalnych w biologii i medycynie

dental e. inżynieria stomatologiczna

genetic e. inżynieria genetyczna

englobement [in'gloubmənt] wchłonięcie przez kuliste ciało (zwł. leukocyt)

engorgement [in'gɔ:dʒmənt] przekrwienie, obrzęk

engraft [in'gra:ft] wszczepić

engraftment [in′gra:ftmənt] wszczepienie
engram [in′græm] engram, trwały ślad przeżycia psychicznego
enkephalin [in′kəfəlin] enkefalina
enlargement [in′la:dʒmənt] powiększenie, przerost
gingival e. przerost dziąseł
enol [′i:nɔl] enol (*chem.*)
enolase [′i:nɔleis] enolaza, hydrataza fosfopirogranianowa, EC 4.2.1.11
enolization [ˌinɔlai′zeiʃən] enolizacja, zmiana ketonu w enol
enolpyruvate [ˌi:nɔl′pairuveit] enolopirogronian
enophthalmia [ˌinɔf′θælmiə] = **enophthalmos**
enophthalmos [ˌinɔf′θælməs] zapadnięcie gałki ocznej
enorchia [i:′nɔ:kiə], **enorchismus** [ˌi:nɔ:′kisməs] wnętrostwo
enostosis [i:nɔ′stousis] wyrośle kostne w jamie szpikowej
enriched [in′ritʃd] wzbogacony
e. medium pożywka wzbogacona
enrichment [in′ritʃmənt] wzbogacenie
enroll [in′roul] wpisać na listę, wciągnąć chorego do grupy badań
ensheath [in′ʃi:θ] otoczyć pochewką (nerw)
Entamoeba [ˌentə′mi:bə] pełzak, ameba
E. buccalis pełzak dziąsłowy
E. coli pełzak okrężnicy
E. gingivalis pełzak dziąsłowy
E. histolytica pełzak czerwonki
entam(o)ebiasis [ˌentæmi:′baiəsis] entameboza
enter- [entə-] w złożeniach oznacza: jelitowy
enteralgia [ˌentə′rældʒiə] ból jelitowy, kolka jelitowa
enteramine [ˌentə′ræmi:n] serotonina
enterectasis [ˌentə′rækteizis] rozstrzeń jelita
enterectomy [ˌentə′rektəmi] wycięcie częściowe jelita
enteric [en′terik] jelitowy
e.-coated powleczony warstwą zabezpieczającą przed działaniem soku żołądkowego
enteritis [ˌentə′raitis] zapalenie jelit
atrophic e. zapalenie jelit zanikowe
catarrhal e. zapalenie jelit nieżytowe
chronic cicatrizing e. choroba Crohna
e. colostralis zapalenie jelit siarowe
cystic e. zapalenie jelit torbielowate
epidemic e. of infants biegunka epidemiczna noworodków
fibrinous e. zapalenie jelit włóknikowe
necrotizing e. zapalenie jelit zgorzelinowe
phlegmonous e. zapalenie jelit ropowicze
polypous e. zapalenie jelit polipowate

pseudomembranous e. zapalenie jelit rzekomobłoniaste
regional e. choroba Crohna
ur(a)emic e. zapalenie jelit mocznicowe
enteroanastomosis [ˌentərɔˌænəstə′mousis] enteroenterostomia
enteroapocleisis [ˌentərɔɔpɔ′klaisis] wyłączenie części jelita przez wytworzenie połączenia skracającego
enterobacter [ˌentərɔ′bæktə] pałeczka jelitowa, jelitowiec
Enterobacteriaceae [ˌentərɔbæktəri′əsi:ə] pałeczki jelitowe
enterobiasis [ˌentərɔ′baiəsis] owsica
enterocele [′entərousi:l] 1) przepuklina jelitowa; 2) jama brzuszna
enterocentesis [ˌentərɔsen′ti:sis] nakłucie jelita
enterocholecystostomy [ˌentərɔkɔlisis′tɔstəmi] zespolenie jelitowo-pęcherzykowe
enterochromaffinocyte [ˌentərɔkroumæfinɔ′sait] komórka srebrochłonna jelita
enteroclysis [ˌentərɔ′klaisis] wysoki wlew okrężniczy
enterococcus [ˌentərɔ′kɔkəs] enterokok, paciorkowiec jelitowy
enterocolitis [ˌentəroukɔ′laitis] zapalenie jelita cienkiego i okrężnicy
antibiotic e. poantybiotykowe zapalenie jelita i okrężnicy
pseudomembranous e. rzekomobłonicowe zapalenie jelita i okrężnicy
regional e. choroba Crohna z zajęciem okrężnicy
spastic e. kurczowe zapalenie jelita cienkiego i okrężnicy
enterocolostomy [ˌentərɔkɔl′ɔstəmi] zespolenie jelitowo-okrężnicze
enterocyte [′entərɔsait] enterocyt, komórka nabłonka jelit
enteroenterostomy [ˌentərɔentər′ɔstəmi] zespolenie jelitowo-jelitowe
enterogastritis [ˌentərɔgæst′raitis] zapalenie jelita i żołądka
enteroglucagon [ˌentərɔ′glukəgɔn] enteroglukagon
enterohydrocele [ˌentərɔ′haidrousi:l] wodniak jądra zawierający pętlę jelita
enterokinase [ˌentərɔ′kaineis] enterokinaza, enteropeptydaza
enterolysis [ˌentərɔ′lisis] uwalnianie jelit ze zrostów
enteromegaly [ˌentərɔ′megəli] enteromegalia, jelito olbrzymie
enteromenia [ˌentərɔ′mi:niə] zastępcze krwawienie miesiączkowe z jelit
enteroparesis [ˌentərɔ′pærisis] porażenna niedrożność jelita

enteropathy [ˌentərɔ'pæθi] enteropatia, choroba jelit
  gluten-dependent e. celiakia
  protein-losing e. enteropatia z utratą białka
enteropexy [ˌentərou'peksi] enteropeksja, przyszycie jelita do ściany brzucha
enteroplasty ['entərouˌplæsti] plastyka jelita
enteroplegia [ˌentərou'pli:dʒiə] porażenie jelit
enteroplexy [ˌentərou'plɔksi] wykonanie zespolenia jelitowego
enteroptosis [ˌentero'ptousis] opadnięcie jelit
enterorrhagia [ˌentərou'reidʒiə] krwotok jelitowy
enterorrhaphy [ˌentə'rɔrəfi] zeszycie jelita
enterorrhexis [ˌentərou'reksis] pęknięcie jelita
enteroscopy [ˌentərɔ'skɔpi] wziernikowanie jelita
enterosepsis [ˌentərou'sepsis] posocznica jelitowa
enterostasis [ˌentərou'stæsis] zastój treści jelitowej
enterostenosis [ˌentərɔste'nousis] zwężenie jelita
enterostomy [ˌentə'rɔstəmi] wytworzenie przetoki jelitowej zewnętrznej, enterostomia
  double-barrel e. enterostomia dwukanałowa z obu odcinkami przeciętego jelita wszytymi do jednego otworu
  gun-barrel e. = **double-barrel e.**
enterotomy [ˌentə'rɔtəmi] nacięcie jelita
enterotox(a)emia [ˌentərɔtɔk'si:miə] toksemia pochodzenia jelitowego
enterotoxicity [ˌentərɔtɔk'sisity] enterotoksyczność, wpływ toksyczny danej substancji na jelito
enterotoxin [ˌentərɔ'tɔksin] toksyna pochodzenia jelitowego, enterotoksyna
enterotoxism [ˌentərɔ'tɔksizm] samozatrucie
enterovirus [ˌentərɔ'vairəs] enterowirus
enterozoon [ˌentərɔ'zouən] mały pasożyt jelitowy
enthesitis [ˌenθi'saitis] zapalenie przyczepów ścięgnistych
entire [en'taiə] 1) cały, całkowity; 2) o brzegu kolonii bakteryjnej — gładki, bez ubytków
entity ['entiti] jednostka samodzielna, istota
  disease e. jednostka chorobowa
  nosological e. jednostka nozologiczna, jednostka chorobowa
ento- [entou-] przedrostek oznaczający: wewnątrz, wewnętrzny
entocele ['entɔsi:l] przepuklina wewnętrzna
entochoroidea [ˌentɔ'kɔrɔidiə] wewnętrzna warstwa naczyniówki oka

entocornea [ˌentɔ'kɔ:niə] blaszka graniczna tylna rogówki
entoderm ['entɔdə:m] entoderma
entropion [en'troupiən] podwinięcie powieki
entry ['entri] wejście, wrota, wstęp
enucleate [i'nju:klieit] wyłuszczyć
enucleation [iˌnjukli'eiʃən] wyłuszczenie
enucleator [i'nju:kliˌeitə] enukleator, narzędzie do wyłuszczania
enuresis [ˌenjuə'ri:sis] mimowolne oddawanie moczu, enureza
  nocturnal e. moczenie nocne
envelop [in'veləp] owinąć, zawinąć, otulić
envelope ['enviloup] okrycie, otoczka (wirusa)
envenom [in'venəm] zatruć jadem (węża, owada itp.)
environment [in'vaiərənmənt] otoczenie, środowisko
  occupational e. środowisko zawodowe
  residential e. środowisko mieszkalne
enzootic [ˌenzou'ɔtik] dotyczący enzoocji, choroby odzwierzęcej
enzygotic [ˌenzai'gɔtik] pochodzący z jednego jaja
  e. twins bliźnięta jednojajowe
enzymatic [ˌenzai'mætik] enzymatyczny
enzyme ['enzaim] enzym, ferment
  adaptive e.'s enzymy indukcyjne
  allosteric e. enzym allosteryczny
  amylolytic e. diastaza, amylaza
  brancher e. enzym rozgałęziający, 6--alfa-1,4-alfa-glukano-transferaza, EC 2.4.1.18
  branching e. = **brancher e.**
  clotting e.'s trombina i podpuszczka
  condensing e. syntaza cytrynianowa, EC 4.1.3.7
  deamidizing e. amidohydrolaza
  deaminating e.'s dezaminazy
  debrancher e. dekstryno-1,6-glukozydaza, EC 3.2.1.33
  debranching e. = **debrancher e.**
  digestant e. enzym trawienny
  disproportionating e. transglukozylaza dekstrynowa, EC 2.4.1.25
  holosteric e. enzym holosteryczny
  hydrolyzing e.'s hydrolazy
  induced e. enzym indukowany (którego syntezę zwiększa induktor)
  inducible e. enzym indukcyjny (wytwarzany tylko w odpowiedzi na zapotrzebowanie)
  lab-e. podpuszczka
  methionine-activating e. adenozylotransferaza metioninowa, EC 2.5.1.6
  multilocular e.'s enzymy multilokularne
  oxidoreducing e.'s oksydoreduktazy

proteolytic e.'s enzymy proteolityczne
pyridinoprotein e. dwunukleotyd nikoty-
noamido-adeninowy
reducing e.'s reduktazy, enzymy redukują-
ce
repair e. enzym naprawczy
repressible e.'s enzymy represyjne (których
synteza jest hamowana przez nadmiar
metabolitów)
respiratory e.'s enzymy oddechowe
scavenger e. katalaza
splitting e.'s enzymy rozszczepiające
transferring e.'s transferazy
unilocular e.'s enzymy unilokularne
uricolytic e. enzym urykolityczny
Warburg's yellow e. enzym żółty Warbur-
ga
enzymic [en'zaimik] enzymatyczny
enzymoids [en'zaimɔids] enzymoidy, enzymy
zmienione chemicznie mogące wiązać
związki, ale nie mogące ich rozkładać
enzymoimmunoelectrophoresis [ˌenzaimɔ-
'imjunɔilektrɔfɔˌresis] enzymoimmunoelektroforeza
enzymology [ˌenzai'mɔlədʒi] enzymologia
enzymolysis [ˌenzai'mɔlisis] fermentacja
eonism ['iounism] eonizm, transwestytyzm
męski
eosin ['iːəsiːn] eozyna
eosinoblast [ˌiːou'sinəblæst] eozynoblast
eosinocyte [ˌiːou'sinəsait] granulocyt eozynochłonny
eosinopenia [ˌiːouˌsinə'piːniə] zmniejszenie
liczby granulocytów eozynochłonnych
eosinophil [ˌiːou'sinəfil] 1) granulocyt eozynochłonny; 2) eozynochłonny
eosinophilia [ˌiːouˌsinə'filiə] eozynofilia,
zwiększenie liczby granulocytów we krwi
eosinophilic [ˌiːousinə'filik], **eosinophilous**
[ˌiːousinə'filəs] eozynochłonny, kwasochłonny
eosinotaxis [ˌiːousinə'tæksis] eozynotaksja,
przyciąganie lub odpychanie granulocytów eozynochłonnych
eparterial [ˌiːpaː'tiəriəl] nadtętniczy (odnosi
się do pierwszego odgałęzienia prawego
oskrzela głównego)
ependyma [e'pendimə] wyściółka (układu
komorowego mózgu i rdzenia)
ependymitis [ˌep'endimaitis] zapalenie wyściółki
ependymoblast [ˌepen'diməblæst] ependymoblast
ependymocyte [ep'endimɔsait] ependymocyt, komórka wyściółki
ependymoma [e'pendimoumə] wyściółczak
cellular e. wyściółczak komórkowy
epithelial e. wyściółczak nabłonkowy

papilliform e. wyściółczak brodawkowaty
ephapse [ep'həpsi] ephapsa, miejsce kontaktu neurytów z możliwą interakcją elektryczną
ephebology [efiːbɔlədʒi] nauka o wieku mło-
dzieńczym
ephedrine [ef'ədrin] efedryna
ephelis [e'fiːliʒ], *pl* **ephelides** [e'fiːlaidʒ] pieg,
piegi
ephidrosis [ˌefi'drousis] 1) mierne pocenie się;
2) miejscowe nadmierne pocenie się
epi- [epi-], **ep-** [ep-] w złożeniach oznacza:
na, ponad, następujący po
epiblepharon [ˌepi'blɔfərɔn] epiblefaron,
wrodzony poziomy fałd skóry powieki
dolnej
epicanthus [ˌepi'kænθəs] zmarszczka nakątna, fałd mongolski (oko)
epicardia [ˌepi'kaːdiə] część brzuszna przełyku
epicardium [ˌepi'kaːdiəm] nasierdzie
epicondylalgia [ˌepi'kɔndaiˌlældʒiə] ból nadkłykcia
external e. łokieć tenisisty, zapalenie nadkłykcia zewnętrznego
epicondylitis [ˌepikɔndi'laitis] zapalenie nadkłykcia
epicondylus [ˌepi'kɔndiləs] nadkłykieć
epicranial [ˌepi'kreiniəl] naczaszkowy
epicranium [ˌepi'kreiniəm] oczaszna, skóra
i czepiec ścięgnisty głowy
epicrisis [ˌepi'kraisis] powtórny przełom
w chorobie występujący po nawrocie
epicritic [ˌepi'kritik] epikrytyczny (odnosi się
do czucia)
epicystotomy [ˌepisis'tɔtəmi] nadłonowe nacięcie pęcherza
epidemic [ˌepi'demik] 1) epidemiczny, nagminny; 2) epidemia
epidemicity [ˌepidem'isiti] epidemiczność
epidemiology [ˌepidəmi'ɔlədʒi] epidemiologia
epiderm ['epidəːm], **epiderma** [epi'dəːmə]
naskórek
epidermal [ˌepi'dəːməl] naskórkowy
epidermic [ˌepi'dəːmik] naskórkowy
epidermidalization [ˌepi'dəːmidælai'zeiʃən]
zmiana nabłonka walcowatego na wielowarstwowy płaski
epidermis [epi'dəːmis] naskórek
epidermisation [epiˌdəːmi'zeiʃn] wynaskór-
kowanie
epidermitis [ˌepidə'maitis] zapalenie naskórka
epidermodysplasia [ˌepiˌdəːmɔdis'pleiziə]
dysplazja naskórka
e. histricoides bullosa wrodzona erytrodermia z rybią łuską

e. verruciformis zespół Lewandowskiego i Lutza

epidermoid [ˌepiˈdeːmɔid] 1) podobny do naskórka; 2) naskórzak

epidermolysis [ˌepidəˈmɔlisis] oddzielanie się naskórka

bullous e. oddzielanie się naskórka pęcherzowe

epidermomycosis [ˌepiˌdeːmɔmaiˈkousis] grzybica naskórka

Epidermophyton [epiˌdeːmɔˈfitən] rodzaj grzybów skórnych atakujących tylko naskórek i paznokcie

epidermophytosis [epiˌdeːmɔfaiˈtousis] grzybica naskórkowa

inguinal e. grzybica obrębna pachwin

interdigital e. grzybica międzypalcowa

epididymal [ˌepiˈdidiməl] najądrzowy

epididymectomy [ˌepididiˈmektəmi] wycięcie najądrza

epididymis [ˌepiˈdidimis] najądrze

epidural [ˌepiˈdjuərəl] nadtwardówkowy

epigastric [ˌepiˈgæstrik] nadbrzuszny

epigastrium [ˌepiˈgæstriəm] nadbrzusze

epigastrocele [ˌepiˈgæstrɔsiːl] przepuklina nadbrzuszna

epiglottidectomy [ˌepiglɔtiˈdektəmi] wycięcie nagłośni

epiglottis [ˌepiˈglɔtis] nagłośnia

epiglottitis [ˌepiglɔtˈaitis] zapalenie nagłośni

epilate [ˈepileit] epilować, usuwać włosy

epilation [ˌepiˈleiʃən] epilacja, usunięcie włosów

epilatory [eˈpilətəri] epilacyjny

epilemma [ˌepiˈlemə] epilemma, onerwie na końcu nerwu

epilepsy [ˈepilepsi] padaczka, epilepsja

abortive e. 1) padaczka poronna; 2) padaczka napadów małych

activated e. padaczka wywołana, padaczka jatrogenna (np. wywołana metrazolem)

adversive e. padaczka z pola zwrotnego płata czołowego

akinetic e. padaczka akinetyczna

atonic e. padaczka atoniczna, z utratą napięcia mięśniowego bez utraty przytomności

audiogenic e. padaczka audiogenna, padaczka słuchowopochodna

audiomotor e. padaczka słuchowo-ruchowa

automatic e. padaczka psychomotoryczna, padaczka z automatyzmami

autonomic diencephalic e. padaczka wegetatywna międzymózgowiowa

catamenial e. padaczka przymiesiączkowa

centrencephalic e. padaczka środkowomózgowa (centrencefaliczna)

cingular e. padaczka z zakrętu obręczy

cortical e. padaczka częściowa, padaczka korowa

cough e. padaczka odruchowa kaszlowa

delayed e. padaczka późna, padaczka wieku dorosłego

diurnal e. padaczka dzienna

ether e. ataki padaczki wywołane hiperwentylacją po inhalacji eteru

generalized e. padaczka uogólniona, padaczka napadów dużych

generalized flexion e. padaczka dziecięca z napadami skłonów

grand mal e. padaczka napadów dużych, padaczka uogólniona

jacksonian e. padaczka jacksonowska

Kojewnikoff's e. padaczka Kożewnikowa, padaczka częściowa ciągła

larval e. 1) padaczka utajona (czynność napadowa w eeg bez klinicznych napadów); 2) padaczka poronna; 3) padaczka zamaskowana (np. pod postacią napadów bólów brzucha)

laryngeal e. padaczka odruchowa kaszlowa

latent e. padaczka utajona (*p. larval e.*)

major e. padaczka napadów dużych

masked e. padaczka zamaskowana (*p. larval e.*)

matutinal e. padaczka poranna, padaczka budzenia się

metabolic e. padaczka metaboliczna

morpheic e. padaczka przysenna

musicogenic e. padaczka muzykogenna

myoclonus e. padczka miokloniczna rodzinna postępująca Unverrichta i Lundborga

opercular e. padaczka z wieczka

pararhinal e. padaczka przywęchowa

partial e. padaczka częściowa, padaczka ogniskowa

e. partialis continua padaczka częściowa ciągła Kożewnikowa

petit mal e. padaczka napadów małych

photogenic e. padaczka odruchowa wzrokowa, padaczka fotogenna

postcentral e. padaczka z zakrętu pozaśrodkowego

precentral e. padaczka z zakrętu przedśrodkowego

procursive e. padaczka z aurą biegową

psychic e. padaczka psychogenna

psychomotor e. padaczka psychomotoryczna, padaczka psychoruchowa, padaczka skroniowa z automatyzmami

reading e. padaczka z czytania

reflex e. padaczka odruchowa

retinal e. padaczka częściowa z napadami ślepoty
sensory e. padaczka z pola czuciowego
sleep e. 1) padaczka przysenna; 2) narkolepsja
somnambulic e. padaczka psychomotoryczna z napadami przypominającymi somnambulizm
tap e. padaczka odruchowa wywoływana przez dotknięcie
tardy e. padaczka późna
television e. padaczka telewizyjna
temporal lobe e. padaczka skroniowa
thalamic e. padaczka wzgórzowa
tonic e. padaczka toniczna ze wzmożeniem napięcia mięśniowego
tornado e. padaczka z aurą w postaci zawrotu głowy i wrażenia unoszenia się w powietrzu
uncinate e. padaczka hakowa
vasomotor e. padaczka wegetatywna międzymózgowiowa
vasovagal e. padaczka z napadami podwzgórzowymi
visceral e. padaczka zamaskowana pod postacią napadów objawów trzewnych
epileptic [ˌepiˈleptik] 1) padaczkowy, epileptyczny; 2) chory na padaczkę, epileptyk
e. fit napad padaczkowy
e. seizure napad padaczkowy
epileptiform [ˌepiˈleptifəːm] padaczkopodobny, padaczkowaty
epileptogenic [ˌepiˌleptəˈdʒenik] padaczkorodny, wywołujący padaczkę
epiloia [epiˈlɔiə] stwardnienie guzowate, choroba Bourneville'a
epimenorrh(o)ea [ˌepimenəˈriə] zbyt częste krwawienie miesiączkowe
epimer [ˈepimə] epimer (izomer)
epimerase [epiˈmireiz] epimeraza
epimysium [epiˈmiziəm] namięsna
epinephrine [ˌepiˈnefriːn] adrenalina
epineurium [ˌepiˈnjuəriəm] nanerwie
epipharynx [epiˈfærinks] nosogardziel
epiphrenic [ˈepifrənik] nadprzeponowy
epiphylaxis [ˌepifiˈlæksis] zwiększenie odporności ustroju
epiphyseal [ˌepiˈfiziəl] nasadowy
epiphysial [ˌepiˈfiziəl] nasadowy
epiphysiodesis [ˌepiˈfiziəˈdesis] przedwczesne zrośnięcie się nasady z trzonem kości
epiphysiolysis [epiˌfiziˈɔlisis] oddzielenie się nasady kości
epiphysiopathy [epiˌfiziˈɔpəθi] choroba nasad kości lub szyszynki
epiphysis [eˈpifisis] nasada kości długiej
cerebral e. szyszynka

epiphysitis [ˌepifiˈsaitis] zapalenie nasady kości
epiphyte [epiˈfait] epifit, porośl (*bot.*)
epiplo- [epiplɔ-] w złożeniach oznacza sieć (*omentum*)
epiplocele [ˌepiplɔˈsiːl] przepuklina sieciowa
epiploectomy [ˌepiplɔˈəktəmi] wycięcie sieci
epiploenterocele [eˌpiplɔˈentərɔsiːl] przepuklina sieci i jelita
epiploic [ˌepiˈplɔik] sieciowy
epiploitis [ˌepiplɔˈaitis] zapalenie sieci
epiploon [eˈpiplouən] sieć większa (*anat.*)
epiplopexy [eˈpiplɔpeksi] epiplopeksja, umocowanie sieci szwem
epiploplasty [eˈpiplɔˈplæsti] plastyka siecią, pokrycie siecią obszaru zniszczonej otrzewnej
epiplorrhaphy [epiˈplɔrəfi] zeszycie sieci
episclera [epiˈskliərə] nadtwardówka
episcleritis [epiˌskliːəˈraitis] zapalenie nadtwardówki
episioclisia [ˌepisiɔˈklaisiə] epizjoklizja, chirurgiczne zaszycie sromu
episioh(a)ematoma [ˌepisiɔˈhiːmətoumə] krwiak sromu
episioperineoplasty [eˌpisiɔˌperiniˈɔplæsti] plastyka sromu i krocza
episioperineorrhaphy [eˌpisiɔˌperiniˈɔrəfi] zeszycie pochwy i krocza
episioplasty [ˌepisiɔˈplæsti] plastyka sromu
episiorrhaphy [ˌepisiɔˈrəfi] zeszycie sromu
episiostenosis [eˌpisiɔsteˈnousis] zwężenie przedsionka pochwy
episiotomy [ˌepisiˈɔtəmi] nacięcie krocza przy porodzie
epispadia [epiˈspædiə], **epispadias** [epiˈspædiəs] wierzchniactwo
e. of the clitoris wierzchniactwo łechtaczkowe
e. of the glans wierzchniactwo żołędziowe
e. of the penis wierzchniactwo prąciowe
penopubic e. wierzchniactwo prąciowo-łonowe
retropubic e. wierzchniactwo załonowe
total e. wierzchniactwo całkowite
epistaxis [ˌepiˈstæksis] krwawienie z nosa
episternum [ˌepiˈstəːnəm] rękojeść mostka
epistropheus [epiˈstrɔfiːəs] kręg obrotowy, obrotnik
epitendineum [ˌepitenˈdiniəm] ościęgna, pochewka ścięgna
epithalamus [epiθəˈleiməs] nadwzgórze
epithelial [ˌepiˈθiːliəl] nabłonkowy
epithelialization [epiˌθiːliəlaiˈzeiʃən] epitelializacja, pokrywanie się nabłonkiem
epitheliolysin [ˌepiθiːliˈɔlisin, epiθiːliˈɔlaisin] epiteliolizyna, obecna we krwi substancja niszcząca nabłonek

epitheliolysis [ˌepiθiːliɔˈlisis] niszczenie nabłonka

epithelioma [epiˌθiːliˈoumə] nabłoniak (obecnie oznacza nowotwór łagodny, dawniej raka skóry)
  e. adenoides cysticum nabłoniak gruczołowo-torbielowaty, guz Brooke'a
  basal cell e. nabłoniak podstawnokomórkowy
  benign cystic e. = e. adenoides cysticum
  e. contagiosum mięczak zakaźny
  intraepidermale e. of Borst-Jadassohn nabłoniak podstawnokomórkowy śródnaskórkowy Jadassohna
  Malherbe's calcifying e. nabłoniak wapniejący Malherbe'a
  Malherbe's mummifying e. nabłoniak z macierzy włosa
  papillary e. nabłoniak brodawkowaty
  sebaceous e. nabłoniak gruczołów łojowych
  sialogenic e. nabłoniak śliniankowy
  spinocellular e. nabłoniak kolczystokomórkowy
  superficial e. nabłoniak powierzchowny

epitheliomatosis [epiˌθiːliəməˈtousis] nabłoniaki mnogie

epitheliopathy [ˌepiθiːliˈɔpəθi] epiteliopatia barwnikowa, choroba nabłonka barwnikowego siatkówki

epithelium [ˌepiˈθiːliəm] nabłonek
  adamantine external e. nabłonek zewnętrzny narządu szkliwnego
  adamantine internal e. nabłonek wewnętrzny narządu szkliwnego
  ciliated e. nabłonek migawkowy
  columnar e. nabłonek walcowaty
  conjunctival e. nabłonek spojówki
  crevicular e. nabłonek stykowy (stom.)
  cuboidal e. nabłonek sześcienny
  cylindrical e. nabłonek walcowaty
  enamel e. nabłonek szkliwny, oszkliwie
  germinal e. nabłonek listewek płciowych (embr.)
  glandular e. nabłonek gruczołowy
  horny e. nabłonek zrogowaciały
  laminated e. nabłonek warstwowy
  mesenchymal e. nabłonek mezenchymalny (opon mózgowych, komory przedniej oka i przewodu przychłonkowego itp.)
  olfactory e. nabłonek węchowy
  pavement e. nabłonek brukowy
  pigment e. epiteliopatia barwnikowa
  pigmented e. nabłonek barwnikowy
  pseudostratified e. nabłonek dwurzędowy
  rod e. nabłonek pręcikowaty
  seminiferous e. nabłonek plemnikotwórczy
  sensory e. nabłonek zmysłowy

  simple e. nabłonek jednowarstwowy
  simple cuboidal e. nabłonek jednowarstwowy sześcienny
  simple cylindrical e. nabłonek jednowarstwowy walcowaty
  simple squamous e. nabłonek jednowarstwowy płaski (pęcherzyków płucnych)
  squamous e. nabłonek płaski
  stratified e. nabłonek wielowarstwowy
  stratified ciliated columnar e. nabłonek wielowarstwowy walcowaty migawkowy
  stratified cuboidal e. nabłonek wielowarstwowy sześcienny
  stratified squamous e. nabłonek wielowarstwowy płaski
  sulcular e. nabłonek stykowy (stom.)
  tesselated e. nabłonek mozaikowy z komórek płaskich
  transitional e. nabłonek przejściowy

epithelization [ˌepiθiːlaiˈzeiʃən] pokrywanie się nabłonkiem

epithesis [eˈpiθisis] 1) ortopedyczna korekcja deformacji kończyny; 2) szyna na kończynę

epitope [ˈepitoup] determinanta antygenowa

epitrichium [epiˈtrikiəm] naskórek pierwotny

epitrochlea [epiˈtrɔkliə] nadkłykieć przyśrodkowy kości ramiennej

epitympanic [ˌepitimˈpænik] nadbębenkowy
epitympanum [epiˈtimpænəm] zachyłek nadbębenkowy

epiphlon [ˌepiˈtaiflɔn] wyrostek robaczkowy

epizoon [ˌepiˈzouən] pasożyt zwierzęcy na powierzchni ciała

epizootic [ˌepizouˈɔtik] 1) epizootyczny, odnoszący się do epidemii zwierzęcej; 2) epizoocja

epizootiology [ˌepizouˌɔtaiɔlədʒi] epizoocjologia, nauka o epidemiach u zwierząt

eponychia [ˌepɔˈnikiə] zanokcica

eponychium [epɔˈnikiəm] obrąbek naskórkowy płytki paznokcia

eponym [ˈepɔnim] eponim, nazwa pochodząca od nazwiska

epoophorocystis [eˌpouɔfərəˈsistis] torbiel nadjajnikowa

epoophoron [ˌepouˈɔfərən] nadjajnik

epornosis [ˌepɔːˈnousis] epizoocja ptasia

epoxy [ˈepɔksi] grupa epoksydowa (chem.)
  e. resin żywica epoksydowa

epulis [eˈpjulis] nadziąślak
  calcifying fibrous e. włókniak kostniejący zębopochodny
  fibromatous e. nadziąślak włóknisty

gigantocellular e. nadziąślak olbrzymiokomórkowy
e. granulomatosa nadziąślak ziarninowy
e. gravidarum nadziąślak ziarninowy ciążowy
pigmented e. melanotyczny guz neuroek-
todermalny, czerniakoszkliwiak
sarcomatous e. nadziąślak mięsakowaty
equation [i'kweiʃən] równanie
chemical e. równanie chemiczne
equi- ['i:kwi-] w złożeniach oznacza: równy,
równo
equicaloric [ˌi:kwi'kælɔrik] równokaloryczny
equidistant [iˌ:kwi'distænt] o równych odleg-
łościach
equilibration [ˌi:kwilai'breiʃən] zrównoważenie
equilibrium [ˌi:kwi'libriəm] równowaga
acid-base e. równowaga kwasowo-zasadowa
e. constant stała równowagi
dynamic e. równowaga dynamiczna
functional e. równowaga czynnościowa
genetic e. równowaga genetyczna
homeostatic e. homeostaza
indifferent e. równowaga obojętna
membrane e. równowaga Donnana
nitrogenous e. równowaga azotowa
nutritive e. równowaga żywieniowa
physiologic e. równowaga żywienia, równowaga fizjologiczna
sense of e. zmysł równowagi
stable e. równowaga stała
thermic e. równowaga termiczna
thermodynamic e. równowaga termodynamiczna
unstable e. równowaga chwiejna
equimolar [ˌi:kwi'moulə] równomolarny,
ekwimolarny
equimolecular [ˌi:kwimɔ'lekjulə] równocząs-
teczkowy
equine ['i:kwain] koński
equinovarus [i'kwainə'værəs] końsko-
-szpotawy (o stopie)
equipartition [ˌekwipa:'tiʃən] równy podział
equipment [i'kwipmənt] wyposażenie, sprzęt,
urządzenie
equipoise ['ekwiˌpɔiz] 1) przeciwwaga; 2)
równowaga; 3) równoważyć
equipotential [ˌi:kwipə'tenʃial] ekwipotenc-
jalny, wyrównawczy
equitoxic [ˌekwi'tɔksik] o równej toksyczno-
ści
equivalence [i'kwivələns], **equivalency** [i'kwi-
vələnsi] równowartość
equivalent [i'kwivələnt] 1) równoważny; 2)
równoważnik

calorie e. of work równoważnik cieplny
pracy
chemical e. równoważnik chemiczny
combustion e. równoważnik spalania
e. concentration stężenie równoważnikowe
dose e. równoważnik dawki (rtg)
epileptic e. ekwiwalent ataku padaczkowego
gram e. gramorównoważnik (chem.)
psychic e. ekwiwalent psychiczny ataku
padaczkowego
starch e. równoważnik skrobiowy
e. weight równoważnik wagowy, masa
równoważna
eradicate [i'rædiˌkeit] wytępić, wyniszczyć
(bakterie, zakażenie)
eradication [iˌrædi'keiʃən] wytępienie, wyniszczenie
e. of infection likwidacja zakażenia
erasion [i'reiʒn] wyskrobanie (zwł. kości)
erasure [i'reiʒə] wyskrobanie, wytarcie
erbium ['ə:biəm] erb, Er (chem.)
erect [i'rekt] wyprostowany, stojący, w po-
stawie stojącej
e. position pozycja stojąca
erectile [i'rektail] zdolny do erekcji (o tkance)
erection [i'rekʃən] erekcja, wzwód
erg [ə:g] erg (fiz.)
ergasiophobia [ˌə:gæsiə'foubiə] fobia pracy
ergograph ['ə:gɔgraf] ergograf, przyrząd rejestrujący czynność mięśnia
ergometer [ə:'gɔmitə] ergometr, siłomierz,
dynamometr
cycle e. ergometr rowerowy
ergonomics [ˌə:gə'nɔmiks] ergonomia, nauka o efektywnej pracy
ergosterol [ə:'gɔstərəl] ergosterol
ergot ['ə:gət] sporysz, Secale cornutum (bot.)
e. fungus bułwinka czerwona, Claviceps
purpurea (bot.)
prepared e. sporysz sproszkowany
ergotism ['ə:gətizm] zatrucie sporyszem
erode [i:'roud] nadżerać, erodować
erodent [i'roudənt] środek nadżerający
erogenous [erɔ'dʒinəs] erogenny, erotogenny
erosion [i'rouʒn] 1) erozja, nadżarcie; 2)
nadżerka
cervical e. nadżerka szyjki macicy
enamel e. nadżerka szkliwa
gastric e. nadżerka śluzówki żołądka
erosive [i'rousiv] nadżerający, erozyjny
erotic [i'rɔtik] erotyczny
erroneous [i'rounjes] błędny, mylny
error ['erə] błąd
accidental e. błąd przypadkowy (stat.)
approximation e. błąd przybliżenia (stat.)

chance e. błąd losowy, błąd przypadkowy (*stat.*)
copy e. błąd kopiowania (*biol., mol.*)
e. of estimator błąd estymatora
experimental e. błąd doświadczalny
gross e. błąd gruby (*stat.*)
inborn e. of metabolism wrodzona wada metaboliczna
incorporation e. błąd inkorporacji (*biol., mol.*)
e. of measurement błąd pomiaru
observational e. błąd obserwacji
point e. błąd punktowy (*biol., mol.*)
pooled e. błąd sumaryczny (*mat.*)
e. of refraction wada refrakcji
sampling e. błąd próbki (*stat.*)
standard e. błąd standardowy (*stat.*)
eruct [i'rʌkt] odbijać się, zwracać treść żołądkową przy odbijaniu się
eructate ['irʌkteit] = eruct
eructation [ˌiːrʌk'teiʃən] odbijanie się ze zwracaniem treści żołądkowej lub gazu
erupt [i'rʌpt] 1) wybuchać; 2) wyrzynać się (ząb)
eruption [i'rʌpʃn] 1) erupcja, wybuch; 2) pojawienie się wykwitów; 3) wykwity skórne; 4) wyrzynanie się zębów
bullous e. wysypka pęcherzowa
butterfly e. wykwity w kształcie motyla na twarzy
continuous e. czynne wyrzynanie się zębów
creeping e. wysypka pełzająca, larwa wędrująca w skórze
cutaneous e. wysypka skórna
delayed e. opóźnione wyrzynanie się zębów
drug e. wysypka polekowa
iodine e. wysypka jodowa
macular e. wysypka plamkowa
medicinal e. wysypka polekowa
papular e. wysypka grudkowa
pustular e. wysypka krostkowa
scaly e. wysypka złuszczająca się
serum e. wysypka posurowicza
squamous e. wysypka złuszczająca się
surgical e. nacięcie dziąsła dla ułatwienia wyrzynania się zęba
tubercular e. wysypka guzkowa
vesicular e. wysypka pęcherzykowa
erysipelas [ˌeri'sipiləs] róża
ambulant e. róża wędrująca, róża pełzająca
bullous e. róża pęcherzowa
gangrenous e. róża zgorzelinowa
h(a)emorrhagic e. róża krwotoczna
e. internum róża połogowa dróg rodnych
lymphogenous e. róża chłonkopochodna
malignant e. róża złośliwa
e. migrans róża pełzająca

phlegmonous e. róża ropowicza
puerperal e. róża połogowa
e. pustulosum róża ropiejąca
surgical e. róża przyranna
swine e. różyca
traumatic e. róża przyranna
urticarial e. róża bąblowa
e. verrucosum róża brodawkująca
zoonotic e. różyca
erysipelococcus [ˌeriˌsipələ'kɔkəs] paciorkowiec ropny
erysipeloid [eri'sipelɔid] różyca nabyta od świń u ludzi
Erysipelothrix [ˌerisi'pelɔθriks] włoskowce (*bakt.*)
E. insidiosa włoskowiec różycy
E. rhusiopathiae włoskowiec różycy
erythema [ˌeri'θiːmə] rumień
acrodynic e. rumień obwodowych części kończyn w zatruciu chemicznym
annular e. rumień obrączkowaty
e. annulare centrifugum rumień obrączkowaty odśrodkowy
bullous e. rumień wielopostaciowy pęcherzowy
e. caloricum rumień cieplny
chronic migrans e. rumień przewlekły pełzający
desquamative e. rumień złuszczający się
diaper e. rumień pieluchowy
diffuse e. rumień rozlany
endemic e. pelagra
epidemic e. akrodynia
e. fugax rumień emocjonalny
e. gyratum rumień pełzający
h(a)emorrhagic exudative e. choroba Schönleina i Henocha
hyper(a)emic e. rumień przekrwienny
e. induratum rumień stwardniały Bazina
infectious e. rumień zakaźny, piąta choroba
e. iris rumień tarczowaty (w rumieniu wielopostaciowym)
macular e. różyczka
e. migrans 1) rumień wędrujący; 2) różyca u ludzi
e. multiforme rumień wielopostaciowy
e. multiforme bullosum rumień wielopostaciowy wysiękowy
e. multiforme exudativum rumień wielopostaciowy wysiękowy
e. nodosum rumień guzowaty
palmar hereditary e. rumień dłoni dziedziczny, choroba Lane'a
e. papulatum grudkowa postać rumienia wielopostaciowego
e. pernio odmrozina
scarlatiniform e. rumień płonicowaty

solar e. rumień słoneczny
toxic e. rumień toksyczny
e. venenata rumień alergiczny po kontakcie z alergenem
erythematous [eri'θi:mətəs] rumieniowy, rumieniowaty
erythr- [eriθr-], **erythro-** [eriθrɔ-] w złożeniach oznacza: czerwony
erythr(a)emia [ˌeri'θri:miə] czerwienica
erythralgia [eri'θrældʒiə] erytromelalgia
erythrasma [ˌeri'θræzmə] łupież rumieniowy
erythritol ['eriθritɔl] erytrytol
erythroblast [e'riθrɔˌblæst] erytroblast
  basophilic e. erytroblast zasadochłonny
  giant e. megaloblast
  orthochromatic e. erytroblast ortochromatyczny
  polychromatophilic e. erytroblast wielobarwliwy
erythroblast(a)emia [e'riθrɔblæsˌtimiə] = **erythroblastosis**
erythroblastoma [e'riθrɔblæsˌtoumə] erytroblastoma
erythroblastomatosis [eˌriθrɔblæstɔmə'tousis] erytroblastomatoza
erythroblastopenia [eˌriθrɔblæs'tɔpiniə] niedobór erytroblastów w szpiku
erythroblastosis [eˌriθrɔblæs'tousis] erytroblastoza, zwiększenie liczby erytroblastów we krwi
  f(o)etal e. choroba hemolityczna noworodków
erythroblastotic [eˌriθrɔblæs'tɔtic] odnoszący się do erytroblastów
erythrocatalysis [eˌriθrɔkə'təlisis] fagocytoza krwinek czerwonych
erythrochloropia [ˌeriθrɔklɔ'roupiə] widzenie barw czerwonej i zielonej
erythrochloropsia [ˌeriθrɔklɔr'ɔpsiə] = **erythrochloropia**
erythroclasis [ˌeriθrɔ'klæsis] rozpad krwinek czerwonych
erythroclastic [ˌeriθrɔ'klæstik] niszczący krwinki czerwone
erythrocyanosis [e'riθrɔsaiəˌnousis] sinica
erythrocyte [e'riθrɔsait] krwinka czerwona, erytrocyt
erythrocyth(a)emia [ˌeriθrɔsai'θi:miə] czerwienica
erythrocytic [ˌeriθrɔ'saitik] erytrocytowy
erythrocytoblast [ˌeriθrɔ'saitɔblæst] erytroblast
erythrocytolysin [ˌeriθrɔsai'tɔlisin] erytrocytolizyna
erythrocytolysis [e'riθrɔˌsaitolisis] rozpad krwinek czerwonych
erythrocytometer [e'riθrɔsai'tɔmitə] instrument do liczenia krwinek czerwonych

erythrocytopenia [e'riθrɔsai'tɔpi:niə] niedokrwistość
erythrocytopoiesis [e'riθrɔsaitɔ'pouisis] wytwarzanie krwinek czerwonych w układzie krwiotwórczym, erytropoeza
erythrocytorrhexis [e'riθrɔsaitɔˌrəksis] pękanie krwinek czerwonych
erythrocytoschisis [eˌriθrɔsaitɔ'skisis] rozszczepienie krwinek czerwonych
erythrocytosis [eˌriθrɔsai'tousis] czerwienica
erythrocyturia [ˌeriθrɔsait'jueriə] krwinkomocz
erythroderma [eˌriθrɔ'də:mə], **erythrodermia** [eˌriθrɔ'də:miə] erytrodermia
  e. bullosa erytrodermia pęcherzowa
  congenital ichthyosiform e. erytrodermia ichtiotyczna wrodzona
  desquamative e. erytrodermia złuszczająca, choroba Leinera
  leuk(a)emic e. erytrodermia białaczkowa
  maculopapular e. łupież liszajowaty
  psoriatic e. erytrodermia łuszczycowa
erythrodermatitis [eˌriθrɔdə:mæ'taitis] zapalenie skóry z zaczerwienieniem
erythrodontia [eˌriθrɔ'dɔnʃiə] czerwone zabarwienie zębów
erythr(o)edema [ˌeriθr'idi:mə] akrodynia
erythrogenesis [eˌriθrɔ'dʒenisis] hemopoeza, krwiotwórczość
erythrogenic [eˌriθrɔ'dʒenik] hemopoetyczny, krwiotwórczy
erythrogonium [eˌriθrɔ'gɔniəm] niedojrzała krwinka czerwona
erythroid [e'riθrɔid] czerwonawy, erytroidalny
erythrokeratodermia [eˌriθrɔkərətɔ'də:miə] erytrodermia hiperkeratotyczna
  e. variabilis zespół Mendes da Costa
erythrokinetics [eˌriθrɔki'nətiks] erytrokinetyka
erythroleuk(a)emia [eˌriθrɔlju'ki:miə] choroba di Gugliemo
erythrolysin [ˌeriθrɔ'lisin] hemolizyna
erythrolysis [ˌeriθrɔ'lisis] hemoliza
erythromania [eˌriθrɔ'meiniə] nieopanowane rumienienie się
erythromelalgia [eˌriθrɔme'lældʒiə] erytromelalgia, czerwienica bolesna kończyn
erythromelia [eˌriθrɔ'mi:liə] erytromelia, rozlany samoistny zanik skóry
erythromycin ['eriθrouˌmaisin] erytromycyna
  e. estolate siarczyn laurylowy erytromycyny
  e. ethylcarbonate etylowęglan erytromycyny
  e. ethylsuccinate etylobursztynian erytromycyny

e. **glucoheptate** glukoheptanian erytromycyny

e. **lactobionate** laktobionian erytromycyny
erythromyeloblastoma [e͵riθrɔ͵maiəlɔblæs͵toumə] szpiczak erytroblastyczny
erythron ['eriθrɔn] całkowita masa krążących krwinek czerwonych
erythroneocytosis [͵eriθrɔ͵ni:ɔsai'tousis] odnowa krwinek czerwonych
erythroparasite [͵eriθrɔ'pærəsait] pasożyt krwinek czerwonych
erythropenia [͵eriθrɔ'pi:niə] niedobór krwinek czerwonych
erythrophage [͵eriθrɔ'feidʒ] erytrofag
erythrophagia [͵eriθrɔ'feidʒiə] erytrofagia
erythrophagocytosis [͵eriθrɔfəgɔsai'tousis] fagocytoza krwinek czerwonych
erythrophil [e'riθrɔfil] komórka barwiąca się barwnikami czerwonymi, np. fuksyną
erythrophilic [͵eriθrɔ'filik], **erythrophilous** [͵eriθrɔ'filəs] fuksynochłonny
erythrophobia [͵eriθrɔ'foubiə] fobia rumienienia się
erythrophthisis [͵eriθrɔ'ftisis] zanik szpiku tworzącego krwinki czerwone
erythropia [͵eri'θroupiə] widzenie na czerwono
erythroplasia [͵eriθrɔ'pleiziə] erytroplazja
  benign e. przewlekłe ograniczone plazmatycznokomórkowe zapalenie żołędzi
  e. of Queyrat rak *in situ* żołędzi
erythropoiesis [͵eriθrɔpoi'isis] erytropoeza, wytwarzanie krwinek czerwonych
erythropoietic [͵eriθrɔpoi'itik] pobudzający erytropoezę
erythropoietin [͵eriθrɔ'poi:itin] erytropoetyna
erythroprosopalgia [͵eriθrɔprɔsɔpæeldʒiə] erytroprozopalgia, zespół Hortona i Binga
erythropsia [͵eriθr'oupsiə] = **erythropia**
erythropsin [͵eriθr'oupsin] rodopsyna
erythrorrhexis [͵eriθrɔ'reksis] rozrywanie krwinek czerwonych
erythrosedimentation [͵eriθrɔsedimən'teiʃən] opadanie krwinek czerwonych
escape [is'keip] 1) ucieczka; 2) uciec; 3) pobudzenie wtrącone w ekg
  nodal e. pobudzenie wtrącone pochodzenia węzłowego
  ventricular e. pobudzenie wtrącone komorowe
eschar ['eska:] strup
escharotic [͵eskə'rɔtik] pokryty strupem, zestrupiały
Escherichia [͵eʃə'rikiə] pałeczki jelitowe
  E. coli pałeczka okrężnicy
esculent ['eskjulənt] 1) jadalny; 2) artykuł żywnościowy

eserine ['eserin] ezyryna, fizostygmina
esophagus [i:'sɔfəgəs] *p.* **oesophagus**
esophoria [͵esɔ'fɔriə] zez utajony zbieżny
esotropia [͵esɔ'troupiə] zez zbieżny
essential [i'senʃəl] 1) istotny, charakterystyczny; 2) samoistny; 3) odnoszący się do esencji
  e. amino acids aminokwasy niezbędne
  e. fatty acids niezbędne kwasy tłuszczowe
  e. oils olejki aromatyczne
ester ['estə] ester (*chem.*)
esterase ['estəreis] esteraza
esterification [͵estərifi'keiʃən] esteryfikacja
esterify [is'terifai] esteryfikować
esterize ['estəraiz] estryfikować
estradiol [͵estrə'daiəl] = **(o)estradiol**
estrogen ['estrədʒən] = **(o)estrogen**
estrone ['estroun] = **(o)estrone**
estrus ['estrəs] = **(o)estrus**
ethanol ['eθənɔl] etanol, alkohol etylowy
ether ['i:θə] eter
  acetic e. octan etylu
  an(a)esthetic e. eter do znieczulenia
  diethyl e. eter etylowy, eter siarczany
  glycol ethyl e. metyloceluloza
  petroleum e. benzyna
  purified e. eter do znieczulenia
  solvent e. rozpuszczalnik eterowy
  sulphuric e. eter siarczany, eter do znieczuleń
  vinyl e. eter winylowy
ethmo- ['eθmɔ-] w złożeniach oznacza związek z kością sitową
ethmoid ['eθmɔid] sitowy
ethmoidectomy [͵eθmɔi'dektəmi] wycięcie komórek sitowych
ethmoiditis [͵eθmɔi'daitis] zapalenie komórek sitowych
ethyl ['eθil] etyl
  e. acetate octan etylu
  e. alcohol alkohol etylowy, etanol
  e. chloride chlorek etylu
  e. oxide eter etylowy, eter
ethylcellulose [͵eθil'selju͵lous] etyloceluloza
ethylene ['eθili:n] etylen
ethylenediamine [͵eθilin'daiæmi:n] etylenodwuamina
  theophylline e. aminofilina
ethylmorphine hydrochloride [͵eθil'mɔ:fin ͵haidroklouraid] dionina
ethylurethane [͵eθil'juəriθein] uretan
etio- [i:tiɔ-] w złożeniach oznacza: 1) przyczynę; 2) podstawienie łańcucha bocznego C-17 atomem wodoru
etiologic [͵i:ti'ɔlədʒik] etiologiczny, przyczynowy
etiology [͵i:ti'ɔlədʒi] etiologia, nauka o przyczynach chorób

etiopathogenesis [ˌiːtiɔpæθɔ'dʒenisis] etiopatogeneza

eu- [juː-] w złożeniach oznacza: dobry, dobrze

eucapnia [juː'kæpniə] eukapnia, prawidłowe stężenie CO_2 we krwi

euchromatopsy [juː'kroumətɔpsi] prawidłowe widzenie barw

eucrasia [juː'kreiziə] 1) eukrazja, prawidłowa równowaga ustroju; 2) obniżenie wrażliwości na lek, dietę itp.

eugenics [juː'dʒeniks] eugenika

euglobulin [juː'glɔbjulin] euglobulina

eukaryosis [ˌjuːkɔri'ousis] eukarioza

eukaryotic [ˌjuːkɔri'outik] eukariotyczny, mający jądro komórkowe

eunuch ['juːnɔk] eunuch

pituitary e. chory z dystrofią tłuszczowo-płciową

eunuchism ['juːnɔkizm] 1) brak gonad; 2) eunuchoidyzm

eunuchoid ['juːnɔkɔid] eunuchoidalny

eunuchoidism ['juːnɔkɔidizm] eunuchoidyzm, hipogonadyzm męski

hypergonadotropic e. eunuchoidyzm hipergonadotropowy

hypogonadotropic e. eunuchoidyzm hipogonadotropowy

euphoria [juː'fouriə] euforia

euploid ['juːplɔid] euploidalny

euploidy ['juːplɔidi] euploidalność, obecność w komórce lub ustroju pełnego zestawu chromosomów lub jego wielokrotności

europium [juə'roupiəm] europ, Eu (*chem.*)

eury- [jueri-] w złożeniach oznacza: szeroki

eurygnathism [ˌjuɔri'gnæθizm] eurygnacja, nadmierna szerokość żuchwy

euryopia [ˌjuɔri'oupiə] szerokie rozstawienie oczodołów (niepatologiczne)

eustachitis [ˌjuːstɔ'kaitis] zapalenie trąbki słuchowej

euthanasia [ˌjuːθɔ'neiziə] eutanazja, zadanie bezbolesnej śmierci

euthermic [juː'θɔːmik] eutermiczny

euthymia ['juːθaimiə] spokój psychiczny i dobry nastrój

euthyroid [juː'θairɔid] mający prawidłową czynność tarczycy

euthyreosis [juː'θairousis] eutyreoza

euthyroidism [juː'θairɔidizm] eutyreoza, stan prawidłowej czynności tarczycy

evacuation [iˌvækju'eiʃən] 1) ewakuacja, opróżnienie, wydalenie; 2) wydaliny jelitowe; 3) wytworzenie próżni

e. of casualties ewakuacja rannych

evaginate [i'vædʒineit] wynicować, wywrócić na zewnątrz

evagination [iˌvædʒi'neiʃən] wynicowanie

evaluation [iˌvælju'eiʃən] ocena

clinical e. of drugs kliniczna ocena leków

evaporate [i'væpɔreit] 1) wyparować, parować; 2) odparować

evaporating [i'væpɔˌreitiŋ] parujący, ulatniający się

e. basin parownica

e. dish parownica

e. dressing opatrunek wysychający, okład wysychający

evaporation [iˌvæpɔ'reiʃən] 1) parowanie; 2) odparowywanie

e. loss utrata wagi wskutek parowania

evaporator [i'væpɔˌreitɔ] parownica, ewaporator

eventration [ˌiːven'triʃən] 1) wypadanie trzew; 2) wytrzewienie

e. of the diaphragm krańcowe uniesienie połowy przepony wskutek jej zaniku

eversion [i'vɔːʃən] wynicowanie

evert [i'vɔːt] wynicować

evidement [eivi:d'mãːŋ] wyskrobanie jamy

eviscerate [i'visɔreit] wytrzewić, wypatroszyć

evisceration [iˌvisɔ'reiʃən] 1) wytrzewienie, wypatroszenie; 2) wypadanie trzew; 3) wypatroszenie oczodołu

evisceroneurotomy [iˌvisɔrɔnjuɔr'ɔtɔmi] wypatroszenie oczodołu z odcięciem nerwu wzrokowego

evolution [ˌiːve'luːʃən] ewolucja

spontaneous e. poród płodu z pozycji poprzecznej bez interwencji

evulsion [i'vʌlʃən] oderwanie, rozerwanie

ex- [eks-] w złożeniach oznacza: z, od, z dala od

exacerbation [eksˌæsɔ'beiʃən] obostrzenie, zaostrzenie

examination [igˌzæmi'neiʃən] 1) badanie; 2) egzamin

bacteriological e. badanie bakteriologiczne (mikroskopowe)

control e. badanie kontrolne

controlled e. badanie kontrolowane

cross-sectional e. badanie przekrojowe

diagnostic e. badanie endoskopowe, wziernikowanie

endoscopic e. badanie endoskopowe, wziernikowanie

enzymatic e. badanie enzymatyczne

follow-up e. badanie poszpitalne, badanie po przebyciu choroby

functional e. badanie czynnościowe

gross e. badanie makroskopowe

h(a)ematological e. badanie hematologiczne

internal e. badanie wewnętrzne

macroscopic e. badanie makroskopowe

manual e. badanie ręczne

medical e. badanie lekarskie
microscopic c. badanie mikroskopowe
obstetric e. badanie położnicze
pass e. zdać egzamin
physical e. badanie fizykalne
postmortem e. badanie sekcyjne, autopsja
preliminary e. badanie wstępne
prospective e. badanie prospektywne
put somebody through an e. poddać kogoś egzaminowi
retrospective e. badanie retrospektywne
sit for an e. zdawać egzamin
take an e. zdawać egzamin
vaginal e. badanie przez pochwę
examine [ig'zæmin] 1) badać; 2) egzaminować
examinee [ig'zæmini:] zdający egzamin
examiner [ig'zæminə] 1) badający; 2) egzaminator
medical e. lekarz badający
exanthem [ig'zænθem] wykwit, wysypka, osutka
exanthematous [‚eksæn'θemətəs] wysypkowy, osutkowy
exarticulation [‚eksa:‚tikju'leiʃən] wyłuszczenie kończyny w stawie
excavate ['ekskəveit] wydrążyć, wyżłobić, wykopać
excavation [‚ekskə'veiʃən] wydrążenie, wydrążanie, drążenie
atrophic e. zagłębienie zanikowe tarczy nerwu wzrokowego
glaucomatous e. jaskrowe zagłębienie tarczy nerwu wzrokowego
e. of the papilla zagłębienie tarczy nerwu wzrokowego
excavator ['ekskəveitə] ekskawator, wydrążacz (*stom.*)
double end e. wydrążacz dwustronny
hatchet e. wydrążacz siekierkowy
hoe e. wydrążacz motyczkowy, motyczka
excementosis [eks‚si:men'tousis] hipercementoza, ekscementoza, przerost cementu korzenia zęba (kostniwa)
exchange [iks'tʃeindʒ] 1) wymiana, zamiana; 2) wymieniać
gas e. wymiana gazów (w płucach)
heat e. wymiana ciepła
e. reaction reakcja wymiany
thermal e. wymiana ciepła
e. transfusion przetoczenie wymienne
exchanger [iks'tʃeindʒə] wymiennik, wymieniacz
anion e. wymiennik anionów
cation e. wymiennik kationów
heat e. wymiennik ciepła
ion e. wymiennik jonów
excipient [ek'sipiənt] zaróbka, *vehiculum*

excise [ek'saiz] wyciąć, odciąć
excision [ek'siʒn] wycięcie, odcięcie
excitability [ik‚saitə'biliti] pobudliwość
excitable [ik'saitəbl] pobudliwy
excitation [‚eksai'teiʃən] pobudzenie
spread of e. rozchodzenie się pobudzenia
excitement [ik'saitmənt] pobudzenie
catatonic e. pobudzenie katatoniczne
maniac e. pobudzenie maniakalne
exclusion [iks'klu:ʒən] wyłączenie, eliminacja
excochleation [eks‚kɔkli:'eiʃen] wyłyżeczkowanie
excoriation [eks‚kɔ:ri'eiʃən] zadrapanie, starcie naskórka
excrement ['ekskrimənt] ekskrement, wydalina
excrescence [iks'kresns] narośl, wyrośle
cauliflower e. kłykcina kończysta
excreta [eks'kri:tə] wydaliny
excrete [eks'kri:t] wydalać
excreter [eks'kri:tə] nosiciel wydalający zarazki
excretion [eks'kri:ʃən] 1) wydalanie; 2) wydalina
excruciating [iks'kru:ʃietiŋ] rozdzierający (ból)
excursion [iks'kə:ʃən] 1) wychylenie (wskazówki); 2) amplituda
chest e. wychylenie klatki piersiowej przy oddechu
lateral e. ruchy boczne żuchwy
protrusive e. ruch żuchwy do przodu
exenteration [eks‚entə'reiʃən] wypatroszenie, wytrzewienie
pelvic e. wytrzewienie miednicy
exercise ['eksəsaiz] 1) ćwiczenie, zwł. fizyczne; 2) wysiłek fizyczny; 3) gimnastyka, ruch; 4) wykonywać, spełniać; 5) ćwiczyć się, gimnastykować
against resistance e. ćwiczenia przeciw oporowi
blowing e. ćwiczenia oddechowe
corrective e. ćwiczenia korekcyjne (dla poprawy wad postawy)
crawling e. ćwiczenia w pełzaniu
endurance e. ćwiczenia wytrzymałościowe
graded e. ćwiczenia stopniowane, wysiłek dozowany
resistive e. ćwiczenia przeciw oporowi
respiratory e. ćwiczenia oddechowe
e. test próba wysiłkowa
therapeutic e. gimnastyka lecznicza
e. tolerance tolerancja wysiłku
water e. ćwiczenia w wodzie, gimnastyka podwodna
exeresis [eks'erisis] wyrwanie (nerwu lub innego narządu)

exertion [ig'zə:ʃən] wysiłek
exfoliation [ˌeksˌfouli'eiʃən] złuszczanie się
exfoliative [eks'foulietiv] złuszczający się
exhalation [ˌekshə'leiʃən] 1) wydychanie; 2) wyziew, emanacja
exhale [eks'heil] 1) wydychać; 2) emanować (zapach, gaz, parę)
exhaust [ig'zɔ:st] 1) wyciągać, wypompować; 2) wyczerpać, zmęczyć; 3) wyciąg
  e. duct przewód wyciągający
  dust e. urządzenie odpylające
  e. hood okap wyciągowy
  e. valve zawór wydechowy
  e. ventilation wentylacja wywiewna
exhausted [ig'zɔ:stid] wyczerpany
exhauster [ig'zɔ:stə] aspirator, ekshauster, wyciąg
exhaustion [ig'zɔ:stʃən] 1) wyczerpanie; 2) krańcowe zmęczenie; 3) wyciąganie, ekstrahowanie
  heat e. wyczerpanie upałem, wstępna faza udaru cieplnego
  nervous e. wyczerpanie nerwowe
  e. psychosis psychoza z wyczerpania
exhaustive [ig'zɔ:stiv] wyczerpujący, gruntowny
exhibit [ig'zibit] 1) przedstawić, zaprezentować; 2) wykazać; 3) eksponat, okaz
exhibition [ˌeksi'biʃən] wystawa, pokaz
exhibitionism [ˌeksi'biʃənizm] ekshibicjonizm
exhibitionist [ˌeksi'biʃənist] ekshibicjonista
exhumation [ˌekshju'meiʃən] ekshumacja
exitus ['ɛksitəs] zɕjɕiɕ, śmierć
exocrine ['eksəkrain] zewnątrzwydzielniczy
exocytosis [ˌeksɔsait'ousis] egzocytoza, pojawianie się wędrujących komórek zapalnych w naskórku
exogamy [ek'sɔgəmi] egzogamia
exogenous [ek'sɔdʒinəs] zewnątrzpochodny, egzogenny
exomphalos [eks'ɔmfələs] 1) przepuklina pępkowa; 2) wypuklanie się pępka
exon ['egzɔn] ekson (biol., mol.)
exophoria [ˌeksɔ'fɔriə] zez rozbieżny utajony, egzoforia
exophthalmia [ˌeksɔf'θælmiə] = **exophthalmos**
exophthalmos [ˌeksɔf'θælmɔs] wytrzeszcz
  malignant e. wytrzeszcz złośliwy
  pulsating e. wytrzeszcz tętniący
exostosis [ˌeksɔs'tousis] pl **exostoses** wyrośle kostne, egzostoza
  e. bursata wyrośle kostne z kaletką na szczycie
  e. cartilaginea wyrośle chrzęstno-kostne
  hereditary multiple e.'s mnogie dziedziczne wyrośla kostne

multiple e.'s mnogie dziedziczne wyrośla kostne
solitary osteocartilagineous e. kostniako-chrzęstniak
exothermic [ˌeksɔ'θə:mik] egzotermiczny (chem.)
  e. reaction reakcja egzotermiczna
exotropia [ˌeksɔ'troupiə] zez rozbieżny
expand [iks'pænd] 1) rozszerzać się, rozprężać się; 2) rozdąć, rozpierać
  lung expands płuco zapadnięte rozpręża się
expander [iks'pændə] 1) środek zwiększający objętość, środek rozprężający; 2) rozprężarka
  plasma e. środek zwiększający objętość osocza (dekstran itp.), ekspander
  volume e. środek zwiększający objętość krwi krążącej
expansion [iks'pænʃən] rozszerzenie się, rozprężenie
  chest e. rozszerzanie się klatki piersiowej
  e. coefficient współczynnik rozszerzalności
  hygroscopic e. rozszerzenie się po absorpcji wody
  setting e. rozszerzanie się materiału tężejącego
expectancy [iks'pəktənsi] oczekiwanie, nadzieja
  life e. przewidywana długość życia
expectant [iks'pektənt] oczekujący
  e. mother kobieta ciężarna
expectorate [eks'pektəreit] odkrztuszać, wykrztuszać
expectoration [eks,nektə'reiʃən] 1) odkrztuszanie; 2) plwocina
expenditure [iks'penditʃə] wydatek, zużycie
  energy e. zużycie energii
experiment [iks'perimənt] 1) doświadczenie; 2) prowadzić doświadczenia
  double blind e. doświadczenie podwójnie ślepą metodą
expert ['ekspə:t] ekspert, rzeczoznawca
  e. opinion ekspertyza
expertise [ˌekspə:'ti:z] ekspertyza
expiration [ˌekspi'reiʃən] 1) wydech; 2) termin wygaśnięcia ważności
  e. date data ważności (leku)
expiratory [iks'paiərətəri] wydechowy
expire [iks'paiə] 1) wykonywać wydech; 2) kończyć się, upływać (o terminie), wygasać; 3) umierać
explant [ˌeks'plænt] przenieść (tkankę, narząd) z ustroju do sztucznego środowiska, eksplantować
exploration [ˌeksplɔ'reiʃən] eksploracja, badanie
exploratory [eks'plɔrətəri] eksploracyjny, zwiadowczy

e. **laparotomy** laparotomia zwiadowcza
explorer [iks'plɔ:rə] sonda do badania powierzchni zębów
exponent [eks'pounənt] wykładnik (*mat.*)
exponential ['ekspou'nənʃəl] wykładnikowy (*mat.*)
expose [iks'pouz] 1) odsłonić, wystawić; 2) narazić; 3) ujawnić; 4) naświetlić (film)
exposed [iks'pousd] 1) odkryty, odsłonięty; 2) narażony; 3) naświetlony (film)
exposure [iks'pouʒə] 1) narażenie, wystawienie na szkodliwy wpływ; 2) naświetlenie, ekspozycja
   dummy e. naświetlenie pozorne (*fot.*)
   e. to harmful factors narażenie na szkodliwe czynniki
   instantaneous e. naświetlenie migawkowe
   over e. prześwietlenie filmu (*fot.*)
   time of e. czas naświetlenia
   under e. niedoświetlenie (*fot.*)
expression [iks'preʃən] 1) wyciśnięcie; 2) wyrażenie; 3) wyraz twarzy
   e. of lens wypchnięcie soczewki
   phenotype e. ekspresja fenotypowa
   e. of placenta wygniecenie łożyska
expulsion [iks'pʌlʃən] wyparcie, wypędzenie
   e. of the lens wyparcie soczewki
expulsive [iks'pʌlsiv] wypierający
   e. pains bóle parte w porodzie
exsanguinate [ek'sæŋgwineit] wykrwawić, skrwawić
exsanguination [ek͵sæŋgwi'neiʃən] wykrwawienie, skrwawienie
exsiccant [ek'sikent] 1) wysuszający; 2) zasypka wysuszająca
exsiccate ['eksi͵keit] wysuszyć, pochłonąć wilgoć
exsiccation [͵eksi'keiʃən] 1) wysuszenie; 2) odwodnienie przez usunięcie wody krystalizacji
exstrophy [ek'strɔfi] wynicowanie wrodzone
   e. of the bladder wynicowanie pęcherza moczowego
extemporaneous [eks͵tempə'reinjes] zrobiony od ręki, bezpośrednio przed czymś
extension [iks'tenʃən] 1) rozciągnięcie, rozszerzenie, wydłużenie; 2) wyprost, ekstensja; 3) wyciąg (*chir.*) 4) szerzenie się
   nail e. wyciąg za pomocą gwoździa (w złamaniu kości)
   skeletal e. wyciąg za kość w złamaniu
extensive [iks'tensiv] ekstensywny, rozległy
extensor [iks'tensə] prostownik (mięsień)
exterior [eks'tiəriə] 1) zewnętrzny; 2) strona zewnętrzna
exteriorize [eks'tiəriəraiz] 1) wyłonić (narząd w doświadczeniu lub w czasie operacji); 2) uzewnętrznić (uczucia)

extermination [eks͵tə:mi'neiʃən] wyniszczenie, wytępienie
extern [eks'tə:n] 1) zewnętrzny; 2) ekstern, stażysta mieszkający poza szpitalem
exteroceptive [͵ekstərə'septiv] eksteroceptywny, pobudzany przez bodźce zewnętrzne
extinct [iks'tiŋkt] 1) wygasły, wygaszony; 2) wymarły
extinction [iks'tiŋkʃən] 1) wygasanie; 2) wymarcie
extinguish [iks'tiŋgwiʃ] wygasić, zgasić, zniszczyć
extirpate ['ekstə:͵peit] wyrwanie, całkowite usunięcie (narządu)
extirpation [͵ekstə'peiʃən] ekstyrpacja, wyrwanie
extorsion [eks'tɔ:ʃən] skręcanie na zewnątrz kończyny lub gałki ocznej
extra- ['ekstrə-] w złożeniach oznacza: poza, dodatkowy, zewnątrz
extracorporeal [͵ekstrə͵kɔ:pɔ'ri:əl] pozaustrojowy
extracranial [͵ekstrə'kreiniəl] zewnątrzczaszkowy
extract ['ekstrækt] ekstrakt, wyciąg
extract [iks'trækt] ekstrahować, wyciągać
   aqueous e. wyciąg wodny
   dried e. wyciąg suchy
extractant [eks'træktənt] środek używany do ekstrahowania
extraction [iks'trækʃən] 1) ekstrakcja (zęba itp.), wyciąganie; 2) ekstrahowanie
   flap e. wydobycie soczewki przez nacięcie rąbka rogówki
extractor [iks'træktə] ekstraktor
   pulp e. miazgociąg
   tissue e. narzędzie do pobierania tkanek do badania
   tube e. ekstubator (do usuwania rurki intubacyjnej)
   vacuum e. wyciągacz porodowy
extradural [͵ekstrə'djurəl] nadtwardówkowy
extramural [͵ekstrə'mjurəl] poza ścianami, zewnętrzny
extraoral [͵ekstrə'ɔ:rəl] pozaustny
extrapyramidal [͵ekstrəpi'ræmidəl] pozapiramidowy
extrasensory [͵ekstrə'sensəri] pozazmysłowy
   e. perception poznanie pozazmysłowe (telepatia, jasnowidzenie itp.)
extrasystole [͵ekstrə'sistəli] skurcz dodatkowy, skurcz przedwczesny serca
   atrial e. skurcz dodatkowy przedsionkowy
   atrioventricular e. skurcz dodatkowy przedsionkowo-komorowy
   auricular e. skurcz dodatkowy przedsionkowy

auriculoventricular e. skurcz dodatkowy przedsionkowo-komorowy
auriculoventricular nodal e. skurcz dodatkowy węzłowy
infranodal e. skurcz dodatkowy podwęzłowy, skurcz dodatkowy komorowy
interpolated e. skurcz dodatkowy wtrącony
junctional e. = **atrioventricular e.**
lower nodal e. skurcz dodatkowy z dolnej części węzła
midnodal e. skurcz dodatkowy ze środkowej części węzła
nodal e. skurcz dodatkowy węzłowy
retrograde e. skurcz dodatkowy wsteczny (nawrotny)
return e. skurcz dodatkowy wsteczny
supraventricular e. skurcz dodatkowy nadkomorowy
upper nodal e. skurcz dodatkowy z górnej części węzła
ventricular e. skurcz dodatkowy komorowy
extrauterine [ˌekstrə'juːtərin] pozamaciczny
extravasate [ˌeks'trævəseit] 1) wychodzić poza naczynie; 2) to, co wychodzi poza naczynie
extravasation [eksˌtrævə'seiʃən] wynaczynienie
extravascular [ˌekstrə'væ:skjulə] pozanaczyniowy, zewnątrznaczyniowy
extraversion [ˌekstrə'vəːʃən] = **extroversion**
extremity [iks'tremiti] 1) kończyna; 2) końcowy odcinek
lower e. kończyna dolna
upper e. kończyna górna
extrinsic [eks'trinsik] zewnętrzny, zewnątrzpochodny
extroversion [ˌekstrə'vəːʃən] 1) ekstrowersja; 2) wywrócenie na zewnątrz
extrovert ['ekstrəvəːt] ekstrowertyk, ekstrowert
extrude [eks'truːd] wypchnąć, wyprzeć
extrusion [eks'truːʒn] wypchnięcie, wyparcie
extubate ['ekstjubeit] ekstubować, usunąć rurkę z tchawicy
extubation [ˌekstju'beiʃən] ekstubacja
exudate ['eksjudeit] 1) wysięk, eksudat; 2) wytwarzać wysięk
inflammatory e. wysięk zapalny
exudation [ˌeksju:'deiʃən] 1) wysięk; 2) tworzenie się wysięku
exudative [ek'sju:dətiv] wysiękowy

exude [ig'zju:d] tworzyć wysięk
eye [ai] oko
amaurotic cat's e. ślepe „kocie" oko, odblask żółtawy z szerokiej źrenicy w przypadku glejaka siatkówki
artificial e. oko sztuczne
cinema e. zapalenie spojówek popromienne kinowe
cross-e. zez rozbieżny
dark-adapted e. oko zaadaptowane do ciemności
exiciting e. oko pierwotnie zajęte w zapaleniu współczulnym oka
fixing e. oko wiodące w zezie
light-adapted e. oko zaadaptowane do światła
naked e. gołe oko
photoptic e. oko zaadaptowane do światła
pink e. ostre epidemiczne zapalenie spojówek
scotopic e. oko zaadaptowane do ciemności
sympathizing e. oko wtórnie zajęte w zapaleniu współczulnym
watery e. nadmierne łzawienie
web e. skrzydlik
white of the e. białko oka
eye-ball ['aibɔːl] gałka oczna
eyebrow ['aibrau] brew
eye-cup ['aiˌkʌp] 1) kieliszek do przemywania oka; 2) pęcherzyk oczny (*embr.*)
eye dropper ['ai ˌdrɔpə] zakraplacz do oczu
eye-field ['ai fiːld] pole widzenia
eyeglass ['aiglaːs] okular (mikroskopu), lupa
eyelash ['aiˌlæʃ] rzęsa
eye-lens ['aiˌlens] 1) soczewka oka; 2) okular
eyelet ['ailit] 1) oczko, otworek; 2) pętla
eyelid ['ailid] powieka
third e. powieka trzecia, fałd półksiężycowaty spojówki
eye-piece ['ai piːs] okular (mikroskopu itp.)
eye-shade ['aiʃeid] daszek ochronny nad oczami
eye-sight ['aisait] wzrok, widzenie
eye-socket ['aiˌsɔkit] oczodół
eyesore ['aiˌsɔː] ból oka
eye-specialist ['ai'speʃəlist] okulista, specjalista chorób oczu
eye-speculum ['ai'spekjuləm] rozwieracz powiek
eyestrain ['aiˌstrein] przemęczenie oczu
eyewash ['aiwɔʃ] kąpiel oka, przemycie oka

F

fabrication [ˌfæbriˈkeiʃən] konfabulowanie, symulowanie

fabulation [ˈfæbjuleiʃən] konfabulowanie

face [feis] twarz, oblicze, zwracać się twarzą lub przodem ku, licować (ząb)
  adenoid f. twarz adenoidalna
  bird f. twarz ptasia, brachygnacja, brachygenia, krótkożuchwie
  bony f. twarzoczaszka
  bovine f. twarz wołu w hiperteloryzmie ocznym
  dish f., dished f. twarz łódkowata, podobna z profilu do półksiężyca, *facies scaphoidea*
  hippocratic f. twarz hipokratesowa
  mask-like f. twarz maskowata (w chorobie Parkinsona)
  moon f. twarz księżycowata (w chorobie Cushinga lub po przedawkowaniu kortykosteroidów)
  myasthenic f. twarz miasteniczna
  myopathic f. twarz miopatyczna

facet [ˈfæsit] 1) mała gładka powierzchnia na kości lub innej twardej strukturze; 2) starte miejsce na zębie wywołane przez żucie; 3) pólko oka owada
  articular f. powierzchnia stawowa na wyrostku stawowym kręgu
  locked f.'s zaklinowanie wyrostków stawowych kręgów szyjnych
  squatting f. gładka powierzchnia przednia piszczeli u ludzi przykucających zamiast siadania

facial [ˈfeiʃəl] twarzowy

-facient [feiʃənt] w złożeniach oznacza: powodujący

facies [ˈfeiʃiːz] twarz, wyraz twarzy
  hippocratic f. twarz hipokratesowa
  Hutchinson's f. twarz hutchinsonowska w obustronnej oftalmoplegii
  f. leontina twarz lwia w trądzie
  Parkinson's f. twarz w chorobie Parkinsona, twarz maskowata

facilitate [feˈsiliˌteit] torować, ułatwiać (*neurofizj.*)

facilitation [fəˌsiliˈteiʃən] torowanie (*neurofizj.*), ułatwianie

facing [ˈfeisiŋ] licówka (*stom.*)

facioplegia [ˌfeiʃioˈpliːdʒiə] porażenie nerwu twarzowego

factitious [fækˈtiʃəs] sztuczny, podrobiony

factor [ˈfæktə] czynnik, mnożnik
  AB0 f.'s grupy krwi AB0
  absorption f. współczynnik pochłaniania
  antih(a)emophilic f. A czynnik przeciwkrwawiączkowy A, globulina przeciwkrwawiączkowa A
  antih(a)emophilic f. B, czynnik przeciwkrwawiączkowy B, czynnik IX, globulina przeciwkrwawiączkowa B, czynnik Christmas
  antinuclear f.'s czynniki przeciwjądrowe
  atrial natriuretic f. przedsionkowy czynnik natriuretyczny
  bacteriocin f. czynnik bakteriocynogeniczny
  f. I in blood clotting fibrynogen
  f. II in blood clotting protrombina
  f. III in blood clotting tromboplastyna
  f. IV in blood clotting jony wapnia
  f. V in blood clotting proakceleryna
  f. VI in blood clotting akceleryna
  f. VII in blood clotting prokonwertyna
  f. VIII in blood clotting globulina antyhemofilowa
  f. IX in blood clotting czynnik Christmas
  f. X in blood clotting czynnik Stuarta lub Stuarta i Prowera
  f. XI in blood clotting czynnik przeciwhemofilowy Rosentala
  f. XII in blood clotting czynnik kontaktu, czynnik Hagemana
  f. XIII in blood clotting czynnik stabilizujący włóknik
  branching f. glikozylotransferaza rozgałęziająca oligoglukany

capillary permeability f. czynnik przepuszczalności włośniczek
cariogenic f.'s czynniki próchnicotwórcze
cariostatic f.'s czynniki kariostatyczne
Castle's extrinsic f. czynnik zewnętrzny Castle'a, witamina B_{12}
Castle's intrinsic f. czynnik wewnętrzny Castle'a, gastromukoproteid
Christmas f. czynnik Christmas, czynnik IX krzepliwości
citrovorum f. kwas foliowy
clearing f. czynnik przejaśniający osocza, lipazy lipoproteidowe
clone-inhibiting f. czynnik hamujący wzrost klonu
clotting f. czynnik krzepliwości krwi
coagulation f. czynnik krzepliwości krwi
coenzyme f. diaforaza
colony-stimulating f. czynnik pobudzający powstanie kolonii bakterii
contact f. czynnik Hagemana, czynnik XII
cord f. czynnik wiązkowy (bakt.)
coupling f. czynnik sprzęgający
debranching f. dekstryno-l, 6-glukozydaza
diabetogenic f. czynnik cukrzycorodny
Eaton's f. mikoplazma powodująca zapalenie płuc
endotoxin-neutralizing f. czynnik neutralizujący endotoksyny
fibrin-stabilizing f. czynnik XIII
follicle-stimulating hormone-releasing f. czynnik (hormon) uwalniający hormon folikulotropowy
fusion f. czynnik FF
glass f. czynnik XII
glycotropic f. czynnik glikotropowy
growth f. czynnik wzrostowy
growth hormone-releasing f. czynnik (hormon) uwalniający hormon wzrostu
Hageman f. czynnik XII
kappa f. czynnik VII
labile f. czynnik V, czynnik chwiejny, akceleryna
lethal f. czynnik letalny
limiting f. czynnik ograniczający
lipid-mobilizing f. czynnik mobilizujący tłuszcze
lipotropic f. czynnik lipotropowy, cholina
lupus erythematodes f. czynnik LE
luteinizing-hormone-releasing f. czynnik (hormon) uwalniający hormon luteinizujący
lytic f. fibrynokinaza
macrophage migration-inhibiting f. czynnik hamujący migrację makrofagów
melanocyte stimulating-hormone release inhibiting f. czynnik (hormon) hamujący

wydzielanie hormonu melanotropowego
migration inhibition f. czynnik hamujący migrację komórek
mitogenic f. czynnik pobudzający mitozę
mutagenic f.'s czynniki mutagenne
nerve growth f.'s czynniki wzrostu nerwów
plasma f.'s czynniki osoczowe krzepliwości
plasma prothrombin conversion f. akceleryna, czynnik V
plasma thromboplastin component f. czynnik IX
platelet f.'s czynniki płytkowe krzepliwości
platelet agglutinating f. aglutynina przeciwpłytkowa
platelet thromboplastic f. czynnik tromboplastyczny płytek
prolactin-inhibiting f. czynnik hamujący prolaktynę
prothrombin conversion f. czynnik VII
releasing f.'s hormony podwzgórzowe uwalniające hormony z przysadki
resistance f. czynnik opornościowy przekazywany między bakteriami
resistance transfer f. czynnik przenoszenia oporności bakterii
Rhesus f. czynnik Rh
rheumatoid f. czynnik reumatoidalny
risk f. czynnik ryzyka
scaling f. czynnik podziału (scyntygr.)
somatotropin-releasing f. czynnik (hormon) uwalniający hormon wzrostu
spreading f. czynnik rozprzestrzeniania, hialuronidaza
teratogenic f.'s czynniki teratogenne
thyrotropin-releasing f. czynnik (hormon) uwalniający tyreotropinę
tumo(u)r necrosis f. czynnik martwicy nowotworów
factorial [fæk'tɔ:riəl] 1) odnoszący się do czynnika statystycznego; 2) silnia (mat.)
facultative ['fækəlteitiv] fakultatywny, dowolny, w parazytologii: mogący żyć w różnych warunkach otoczenia
faculty ['fækəlti] 1) zdolność, uzdolnienie; 2) fakultet, wydział
affective f. zdolność ekspresji emocji
f(a)ecal ['fi:kəl] kałowy
f(a)ecalith ['fi:kəliθ] kamień kałowy
f(a)ecaluria [ˌfi:kə'ljuəriə] obecność kału w moczu
f(a)eces ['fi:si:z] kał, stolec
failure ['feiljə] niewydolność, niedomoga, niepowodzenie
adrenal f. niedomoga kory nadnerczy
backward heart f. niedomoga serca z zastojem wstecznym

cardiac f. niedomoga serca
cardiorespiratory f. niewydolność serco-
wo-oddechowa
circulatory f. niewydolność krążeniowa
congestive heart f. niewydolność zastoinowa serca
coronary f. niewydolność wieńcowa
forward heart f. niewydolność krążenia ze
zmniejszeniem rzutu serca
heart f. niewydolność serca
hepatic f. niewydolność wątrobowa
high output f. niewydolność serca z wysoką
pojemnością minutową
left ventricular f. niewydolność lewokomorowa
low output f. niewydolność serca z niską
pojemnością minutową
metabolic f. niedomoga przemiany materii
pacemaker f. awaria sztucznego rozrusznika
peripheral circulatory f. obwodowa niewydolność krążenia
power f. niewydolność czynności tłoczącej
serca
pump f. niewydolność czynności tłoczącej
serca
renal f. acute or chronic niewydolność
nerek ostra lub przewlekła
respiratory f. niewydolność oddechowa
right ventricular f. niewydolność prawokomorowa serca
therapeutic f. niepowodzenie w leczeniu
faint [feint] omdlenie, omdleć
fall [fɔ:l] upaść, spadek, upadek
f. ill zachorować
fallacious [fə'leiʃəs] złudny, zwodniczy
Fallopian [fə'loupiən] odnoszący się do jajowodu
fallotomy [fələ'təmi] nacięcie, wycięcie jajowodu
fallout ['fɔ:laut] opad, opady
radioactive f. opad radioaktywny
false [fɔ:ls] fałszywy, rzekomy
f.-negative result wynik fałszywie ujemny
f.-positive result wynik fałszywie dodatni
f. ribs żebra wolne, żebra rzekome
falx [fɔ:lks] sierp
familial [fə'miljəl] rodzinny, występujący
w rodzinie (choroba itp.)
familiar [fə'miljə] 1) znany, znajomy; 2) obe-
znany z
famine ['fæmin] głód (jako zjawisko masowe)
farina [fə'rinə] mąka, mączka
far-point ['fa:point] najdalszy punkt widzenia
far-sighted ['fa:'saitid] dalekowzroczny, da-
lekowidz

fascia ['fæʃiə], pl fasciae ['fæʃii:] powięź
broad f. powięź szeroka
f. lata powięź szeroka
fascicle ['fæsikl] wiązka, pęczek włókien (nerwowych, mięśniowych)
fasciculation [fæ'sikjuleiʃən] 1) układ pęczkowy; 2) drganie pęczkowe mięśni
fasciculus [fə'sikjuləs] pl fasciculi [fə'sikjulai]
wiązka, pęczek
atrioventricular f. pęczek przedsionkowo-
-komorowy, pęczek Hisa
f. gracilis pęczek smukły
fasciitis [ˌfæsi'aitis] zapalenie powięzi
nodular f. zapalenie powięzi guzowate,
rzekomomięsakowe zwłóknienie podskórne
plantar f. zapalenie powięzi podeszwy
Fasciola [fæ'saiələ] przywra
F. hepatica przywra wątrobowa, motylica
wątrobowa
fascioliasis [ˌfæsaiə'laiəsis] motylica, przywrzyca (wet.)
fascioplasty ['fæʃiəˌplæsti] plastyka powięzi
fasciorrhaphy [ˌfæʃi'ɔrəfi] zeszycie powięzi
fasciotomy [ˌfæʃ'iətəmi] nacięcie powięzi
fast ['fa:st] 1) trwały, odporny na zmiany (o
bakteriach, które nie mogą być odbar-
wione po zabarwieniu); 2) pościć
acid-fast kwasooporny
fastness ['fa:stnis] odporność na zmiany lub
wpływy szkodliwe bakterii, odporność na
odbarwienie preparatu
fat [fæt] 1) tłuszcz; 2) tłusty, otyły; 3) tkanka
tłuszczowa
corpse f. wosk trupi
depot f. tłuszcz odłożony w tkance tłuszczowej
molecular f. tłuszcz molekularny, tłuszcz
wewnątrzkomórkowy
neutral f. tłuszcz obojętny, trigliceryd
orbital f. ciało tłuszczowe oczodołu
renal f. torebka tłuszczowa nerki
saturated f. tłuszcz nasycony, tłuszcz zawierający nasycone kwasy tłuszczowe
split f. tłuszcz rozszczepiony
f. splitting rozszczepianie tłuszczu
unsaturated f. tłuszcz nienasycony, tłuszcz
zawierający nienasycone kwasy tłuszczowe
unsplit f. tłuszcz nie rozszczepiony
fat-pad [fætpæd] poduszeczka tłuszczowa,
ciało tłuszczowe
fatal [feitl] śmiertelny
f. outcome zejście śmiertelne
fatality [fə'tæliti] 1) umieralność; 2) choroba
śmiertelna
f. rate współczynnik umieralności, współczynnik zgonów

fatigability [fə͵tigə'biliti] męczliwość, łatwe męczenie się
fatigue [fə'ti:g] zmęczenie, znużenie
  combat f. wyczerpanie bojowe, nerwica frontowa
fatness ['fætnis] otyłość, otłuszczenie
fatty ['fæti] tłuszczowy, tłusty
  f. degeneration zwyrodnienie tłuszczowe
  f. tissue tkanka tłuszczowa
fauces ['fɔ:si:z] gardziel
faucial ['fɔ:ʃəl] odnoszący się do gardła
faveolus [fei'vi:ɔləs] dołek, wklęsłość
favid ['fævid] osutka alergiczna w grzybicy woszczynowej
favus ['feivəs] grzybica woszczynowa
fear [fiə] strach
feature ['fi:tʃə] cecha, właściwość, wygląd twarzy
  cushingoid f.'s wygląd twarzy w zespole Cushinga
febricide ['febrisaid] przeciwgorączkowy
febrifacient [febri'feiʃnt] powodujący gorączkę
febrile ['fi:brail] gorączkowy
fecund ['fekənd] płodny
fecundate ['fikʌndeit] zapłodnić
fecundity [fi'kʌnditi] płodność
feeble [fi:bl] słaby, wątły
feeble-minded ['fi:bl'maindid] niedorozwinięty umysłowo
feed [fi:d] karmić, żywić, zasilać
feedback ['fi:dbæk] sprzężenie zwrotne
  negative f. sprzężenie zwrotne ujemne
  positive f. sprzężenie zwrotne dodatnie
feeding ['fi:diŋ] 1) karmienie; 2) zasilanie
  artificial f. karmienie sztuczne
  bottle f. karmienie butelką
  breast f. karmienie piersią
  colonic f. karmienie przez odbytnicę
  forced f. karmienie przymusowe
  parenteral f. karmienie pozajelitowe
  rectal f. karmienie doodbytnicze
  sham f. karmienie pozorne
  tube f. karmienie przez zgłębnik
feel [fi:l] 1) czuć, wyczuć; 2) dotykać, macać
feeling ['fi:liŋ] czucie, odczucie, poczucie
  ambivalent f. ambiwalencja, odczuwanie sprzecznych uczuć
  f. of guilt poczucie winy
  f. of unreality poczucie nierealności otoczenia
  f. of well-being dobre samopoczucie
feign [fein] symulować, udawać
felon ['felən] zastrzał, zanokcica
  bone f. zastrzał kostny
  subcutaneous f. zastrzał podskórny
  thecal f. zastrzał zaścięgnisty

female ['fi:meil] samica, kobieta, osobnik płci żeńskiej
  genetic f. 1) osobnik z prawidłowym żeńskim kariotypem; 2) osobnik z chromatyną płciową (ciałkami Barra) w jądrach komórkowych
  „super" f. osobnik z trzema chromosomami żeńskimi XXX
feminine ['feminin] kobiecy, żeński
feminization [͵femini'zeiʃən] wywoływanie (lub nabywanie) cech żeńskich u samców
feminize ['feminaiz] feminizować, nadawać cechy żeńskie
femoral ['femərəl] udowy
femorocele [fe'mərɔsi:l] przepuklina udowa
femur ['fi:mə] kość udowa
fenestra [fi'nestrə] 1) okienko (*anat.*); 2) otwór w opatrunku gipsowym itp.; 3) otwór w ramieniu kleszczy
  f. cochleae okienko ślimaka
  f. ovalis okienko przedsionka
  f. retunda okienko ślimaka
  f. vestibuli okienko przedsionka
fenestrated [fines'treitid] mający okienka — otwory
fenestration [͵fenis'treiʃən] fenestracja, wytworzenie otworu w ścianie błędnika, w ścianie torbieli, w ścianie tchawicy, w więzadle żółtym i łuku kręgowym, w opatrunku gipsowym
fern [fə:n] paproć
  lady f. paproć samicza, *Athyrium filix — femina* (*bot.*)
  male f. nerecznica samcza, *Dryopteria filix mas* (*bot.*)
ferning ['fə:niŋ] wytwarzanie się charakterystycznego rysunku drzewka lub paproci w śluzie szyjki macicy w czasie krystalizacji w połowie okresu miesiączkowego
ferrate ['fereit] nadżelazian
ferreous ['feriəs] żelazawy
ferri ['fəri-] w złożeniach oznacza związek z żelazem
ferric ['ferik] żelazowy
  f. ammonium sulphate siarczan amonu żelazowy
  f. chloride chlorek żelazowy
  f. citrate cytrynian żelazowy
  f. sulphate siarczan żelazowy
ferricyanide [͵feri'saiənaid] żelazicyjanek
ferritin ['feritin] ferrytyna
ferro- ['ferə-] w złożeniach oznacza żelazo dwuwartościowe
ferrocyanide [͵ferə'saiənaid] żelazocyjanek
ferroproteins ['ferə'prɔtiins] metaloproteidy zawierające żelazo
ferrous ['ferəs] żelazawy
  f. chloride chlorek żelazawy

f. gluconate glukonian żelazawy
f. oxide tlenek żelazawy
f. sulphate siarczan żelazawy
fertile ['fɔ:tail] płodny, urodzajny
fertility [fɔ:tiliti] płodność
fertilization [,fɔ:tilai'zeiʃən] zapłodnienie
fertilize ['fɔ:tilaiz] zapłodnić
fertilizer ['fɔ:tilaizə] nawóz sztuczny
fervescence [fɔ:'vesns] wzrost gorączki
fester ['festə] 1) jątrzyć się, ropieć (*pot.*); 2) wrzód, ropiejąca rana, zajad
fetal ['fi:təl] płodowy
feticide ['fi:tisaid] 1) poronienie sztuczne, zabicie płodu w macicy; 2) środek wywołujący śmierć płodu w macicy
fetid ['fetid] cuchnący, śmierdzący
fetometry [fi:'təmitri] fetometria, pomiar płodu
fetoplacental [,fi:təplə'sentəl] płodowo-łożyskowy
fetus ['fi:təs] płód
    amorphous f. płód bezkształtny
    immature f. płód niewczesny
    mature f. płód dojrzały
    parasitic f. płód pasożytniczy
    postmature f. płód przenoszony
    premature f. płód przedwczesny, płód niedonoszony
fever ['fi:və] gorączka, choroba przebiegająca z gorączką
    absorption f. połogowe podwyższenie temperatury wskutek wchłaniania odchodów połogowych
    artificial f. gorączka wywołana sztucznie
    aseptic f. gorączka aseptyczna wywołana wchłanianiem martwiczych tkanek
    black-water f. hemoglobinuria w malarii
    boutonneuse f. gorączka kleszczowa afrykańska, afrykański dur powrotny
    cat-bite f. choroba od ukąszenia kota (szczura)
    cat-scratch f. choroba kociego pazura
    childbed f. gorączka połogowa
    Colorado tick f. gorączka kleszczowa z Kolorado
    dengue f. denga
    entric f. dur brzuszny, paradur A i B
    ephemeral f. gorączka przelotna
    familial Mediterranean f. rodzinna gorączka śródziemnomorska
    five-day f. gorączka pięciodniowa, gorączka okopowa, gorączka wołyńska
    glandular f. mononukleoza zakaźna
    hay f. gorączka sienna
    hectic f. gorączka trawiąca, gorączka hektyczna
    icteroh(a)emorrhagic f. żółtaczka zakaźna, choroba Weila

    intermittent f. gorączka przerywana
    Malta f. gorączka maltańska, bruceloza
    Mediterranean f. 1) gorączka śródziemnomorska, *abdominalgia periodica*; 2) bruceloza
    meningotyphoid f. dur plamisty z objawami oponowymi
    milk f. przejściowy wzrost temperatury w okresie rozpoczynania się laktacji
    mountain f. choroba górska
    pappataci f. gorączka pappataci, gorączka muchy piaskowej
    paratyphoid f. dur rzekomy
    parenteric f. gorączka duropodobna wywoływana przez niesalmonelle
    puerperal f. gorączka połogowa
    quartan f. czwartaczka
    quintan f. gorączka okopowa, gorączka pięciodniowa
    rat-bite f. gorączka od ukąszenia szczura, zakażenie *Spirillum minus* lub *Streptobacillus moniliformis*
    recurrent f. dur powrotny
    relapsing f. dur powrotny
    remittent f. gorączka zwalniająca
    rheumatic f. ostry gościec stawowy, choroba reumatyczna
    Rocky Mountain spotted f. gorączka plamista Gór Skalistych
    scarlet f. płonica
    septic f. posocznica
    solar f. 1) denga; 2) porażenie słoneczne
    spotted f. 1) gorączka plamista Gór Skalistych; 2) meningokokcemia ze skazą krwotoczną
    steroid f. gorączka etiocholanolowa
    symptomatic f. gorączka objawowa po urazie
    tertian f. trzeciaczka, malaria wywołana przez *Plasmodium vivax*
    tick f. ogólna nazwa chorób przenoszonych przez kleszcze
    trench f. gorączka okopowa, riketsjoza wywołana przez *Rickettsia quintana*
    tsutsugamushi f. choroba tsutsugamushi, riketsjoza wywoływana przez *Rickettsia tsutsugamushi* lub *Rickettsia orientalis*
    typhoid f. dur plamisty
    typhus f. dur plamisty
    undulant f. bruceloza, gorączka falista, gorączka maltańska
    vaccinal f. gorączka poszczepienna
    Volhynia f. gorączka okopowa, gorączka wołyńska
    yellow f. żółta gorączka, żółta febra
fever-blisters [fi:və'blistəz] opryszka na wargach (*pot.*)

fibre, fiber [ˈfaibə] włókno, wypustka komórki nerwowej, komórka mięśniowa
  afferent f.'s włókna nerwowe dośrodkowe, włókna aferentne
  argentaffin f.'s włókna srebrochłonne, włókna siateczkowe
  argyrophilic f.'s włókna srebrochłonne
  axial f. akson, włókno osiowe
  collagen f.'s włókna kolagenowe, włókna klejorodne
  cross-striated muscle f.'s włókna mięśniowe prążkowane
  dentinal f.'s, **dental f.**'s włókna zębinowe Tomesa
  efferent f.'s włókna nerwowe odśrodkowe, włókna eferentne
  elastic f.'s włókna sprężyste
  intrafusal f.'s włókna śródwrzecionowe we wrzecionie mięśniowym
  medullary f.'s, **medullated f.**'s włókna mielinowe, włókna rdzenne, włókna osłonowe
  motor f.'s włókna nerwowe ruchowe
  muscle f.'s włókna mięśniowe, komórki mięśniowe
  myelinated f.'s włókna mielinowe, włókna rdzenne
  postganglionic f.'s włókna nerwowe pozazwojowe
  preganglionic f.'s włókna nerwowe przedzwojowe
  projection f.'s włókna nerwowe projekcyjne
  reticular f.'s włókna siateczkowe
  smooth muscle f.'s włókna mięśniowe gładkie
  striated muscle f.'s włókna mięśniowe prążkowane
  unmyelinated f.'s włókna nerwowe bezrdzenne, włókna nagie
fibril [ˈfaibril] włókienko
  collagen f. włókienko kolagenowe
  dentinal f. włókienko kolagenowe zębiny
  muscle f., **muscular f.** miofibryla, włókienko mięśniowe
  nerve f. neurofibryla, włókienko nerwowe
fibrillar, fibrillary [ˈfaibrilə, ˈfaibriləri] 1) włókienkowy; 2) odnoszący się do drżenia włókienkowego
fibrillation [ˌfaibriˈleiʃən] 1) drżenie włókienkowe, migotanie; 2) włókienkowatość; 3) tworzenie się włókienek; 4) drganie włókienkowe mięśnia prążkowanego
  atrial f. migotanie przedsionków
  auricular f. migotanie przedsionków
  flutter-f. migoto-trzepotanie przedsionków
  ventricular f. migotanie komór

fibrin [ˈfaibrin] włóknik, fibryna
fibrinogen [ˌfaiˈbrinədʒən] fibrynogen, czynnik I
fibrinogen(a)emia [ˌfaibrinəˈdʒəniːmiə] fibrynogenemia, nadmiar fibrynogenu we krwi
fibrinoid [ˈfaibrinɔid] 1) podobny do włóknika; 2) fibrynoid, substancja odkładana w naczyniach w kolagenozach
fibrinolysis [ˌfaibrinəˈlisis] fibrynoliza, rozpuszczanie włóknika
fibrinopenia [ˌfaibrinəˈpiːniə] małe stężenie włóknika we krwi
fibrinopurulent [ˌfaibrinəˈpjuərələnt] włóknikoworopny (wysięk)
fibrinous [ˈfaibrinəs] włóknikowy
fibroadenoma [ˌfaibrɔədiˈnoumə] gruczolakowłókniak
  giant f. guz liściasty
  intracanalicular f. włókniakogruczolak wewnątrzkanalikowy
  intracanalicular cellular f. guz liściasty
  pericanalicular f. włókniakogruczolak okołokanalikowy
fibroangioma [ˌfaibrɔˈændʒioumə] włókniakonaczyniak
fibroblast [ˈfaibrɔblæst] fibroblast
fibroblastic [ˌfaibrɔˈblæstik] odnoszący się do fibroblastu
fibrobronchitis [ˌfaibrɔˈbrɔnkaitis] włóknikowe zapalenie oskrzeli
fibrocarcinoma [ˌfaibrɔkarˈsinoumə] rak desmoplastyczny, rak włóknisty
fibrocartilage [ˌfaibrɔˈkaːtilidʒ] chrząstka włóknista
  circumferential f. obrąbek stawowy
  interarticular f. krążek stawowy
  semilunar f. łąkotka
fibrochondritis [ˌfaibrɔkɔnˈdraitis] zapalenie chrząstki włóknistej
fibrochondroma [ˌfaibrɔkɔnˈdroumə] chrzęstniak włóknisty, włókniakochrzęstniak
fibrocystic [ˈfaibrɔˈsistik] zawierający torbiele w tkance włóknistej
fibroelastosis [ˌfaibrɔæləsˈtousis] zwłóknienie sprężyste, fibroelastoza
  endocardial f. zwłóknienie sprężyste wsierdzia
  endomyocardial f. zwłóknienie sprężyste wsierdzia
fibroenchondroma [ˌfaibrɔɔnkɔnˈdroumə] włókniakowy chrzęstniak śródkostny
fibroglioma [ˌfaiˈbrɔglaiɔmə] glejak włóknisty
fibroid [ˈfaibrɔid] 1) włóknisty lub włóknopodobny; 2) włókniakomięśniak gładki
fibroidectomy [ˌfaibrɔidˈəktəmi] wycięcie włókniaka
fibrolipoma [ˌfaibrɔliˈpoumə] włókniakotłuszczak

fibroma [fai'broumə] włókniak
ameloblastic f. włókniak szkliwiakowy
cavernous f. włókniak jamisty
cementifying f. włókniak cementowy
chondromyxoid f. włókniak chrzęstnośluzowaty
concentric f. włókniak naciekający okolnie ścianę macicy
filiform f. włókniak nitkowaty
f. fungoides ziarniniak grzybiasty
f. lipomatodes żółtak, ksantoma
f. molluscum 1) włókniakonerwiak; 2) włókniak miękki, włókniak starczy
multiple f. nerwiakowłókniakowatość
ossifying f. włókniak kostniejący
pendulous f. włókniak uszypułowany skóry
fibromatosis [ˌfaibroumə'tousis] 1) włókniakowatość; 2) rozrost tkanki włóknistej
gingival f. włókniakowatość dziąseł
palmar f. włókniakowatość dłoni guzkowata, choroba Dupuytrena
plantar f. włókniakowatość podeszew guzkowata, choroba Dupuytrena podeszew
subepidermal palmar and plantar f. włókniakowatość dłoni i podeszew podnaskórkowa
fibromatous [fai'brɔmətəs] włókniakowaty
fibromectomy [ˌfaibrɔm'ektəmi] wycięcie włókniaka
fibromyoma [ˌfaibrɔmai'oumə] włókniakomięśniak
fibropapilloma [ˌfaibrɔpæpi'loumə] włókniakobrodawczak
fibropericarditis [ˌfaibrɔperika:'daitis] zarostowe zapalenie osierdzia
fibroplasia [faibrɔ'pleiziə] rozrost włóknistej tkanki łącznej
retrolental f. pozasoczewkowy rozrost włóknisty
fibrosarcoma [ˌfaibrɔsa:'koumə] włókniakomięsak, włókniak mięsakowy
fibrosis [fai'brousis] zwłóknienie
arteriocapillary f. stwardnienie naczyń
cystic f. **of the pancreas** mukowiscydoza
diffuse interstitial pulmonary f. zespół Hammana i Richa
endomyocardial f. zwłóknienie wsierdzia sprężyste
hepatic congenital f. wrodzone zwłóknienie wątroby
hepatolienal f. choroba Bantiego
idiopathic retroperitoneal f. samoistne zwłóknienie pozaotrzewnowe, choroba Ormonda
leptomeningeal f. zrostowe zapalenie pajęczynówki
nodular subepidermal f. włókniakowatość podnaskórkowa guzkowa

periportal congenital f. zwłóknienie wrodzone wątroby
retroperitoneal f. zwłóknienie zaotrzewnowe
fibrositis [ˌfaibrɔ'saitis] gościec mięśniowo-ścięgnisty
cervical f. pourazowy zespół szyjny, uraz z hiperekstensji i hiperfleksji głowy
fibrothorax [ˌfaibrɔ'θɔræks] opancerzenie płuca, zarośnięcie jamy opłucnej
fibrotic [fai'brɔtik] odnoszący się do zwłóknienia
fibula ['fibjulə] strzałka, kość strzałkowa
fidget ['fidʒit] 1) niepokój ruchowy, nerwowość; 2) wykonywać nerwowe ruchy (np. w pląsawicy)
field [fi:ld] pole, zakres, obszar
absolute f. pole korowe, którego uszkodzenie powoduje pełne porażenie
auditory f. pole akustyczne, pole dźwiękowe
binocular visual f. pole widzenia dwuoczne
concentric visual f. **contraction** koncentryczne zwężenie pola widzenia
f. of consciousness zakres świadomości
dark f. ciemne pole mikroskopu
f. gradient gradient pola, kwant pola
high-power microscopic f. pole mikroskopowe przy dużym powiększeniu
low-power microscopic f. pole mikroskopowe przy małym powiększeniu
microscopic f. pole mikroskopowe
operation f. pole operacyjne
perimetric visual f. **examination** badanie pola widzenia perymetryczne
radiation f. pole napromieniania
sharp visual f. **contraction** zwężenie lunetowate pola widzenia
tubular visual f. **contraction** zwężenie lunetowate pola widzenia
tunnel visual f. **contraction** zwężenie lunetowate pola widzenia
visual f., f. **of vision** pole widzenia
visual f. **contraction** zwężenie pola widzenia
visual f. **examination** badanie pola widzenia
visual f. **testing** badanie pola widzenia
figure ['figə] 1) figura, kształt; 2) ilustracja; 3) cyfra
bistellate f. gwiazda potomna w mitozie, amfiaster, diaster
chromatic f. figura chromatyczna w mitozie
mitotic f.'s figury mitotyczne, układ chromosomów w mitozie
filament ['filəmənt] włókno, włókienko, nitka pyłkowa (*bot.*)

bacterial f. włókno bakterii
spermatic f. witka plemnika
terminal f. witka plemnika
filamentous [ˌfilə'mentəs] włókienkowy, nitkowaty
Filaria ['filæriə] nicienie z rodziny *Filarinae*, nitkowce
 F. loa nitkowiec oczny, Loa loa
filariasis [ˌfilæ'raiəsis] filarioza, choroba inwazyjna wywołana przez nitkowce
filial ['filjəl] synowski, przymiotnik określający stosunek potomka do przodka, np. F_1 = pierwsze pokolenie, F_2 = drugie, itp.
filiform ['filifɔːm] nitkowaty, podobny do nici
Filix mas ['filiks ˌmæs] paproć samcza
fill [fil] 1) wypełniać, plombować (ząb); 2) wykonać receptę
filler ['filə] wkład, wlew
filling ['filiŋ] 1) wypełnienie, zwł. dentystyczne, plomba, napełnienie; 2) wypełnienie środkiem kontrastowym
 combination f. wypełnienie zęba złożone
 compound f. wypełnienie zęba z ubytkiem sięgającym kilku powierzchni
 contrast f. wypełnienie cieniujące (*rtg*)
 f. defect ubytek cienia (*rtg*)
 permanent f. wypełnienie stałe
 provisional f. wypełnienie tymczasowe
 root canal f. wypełnienie kanału korzenia
 temporary f. wypełnienie tymczasowe
film [film] 1) błona; 2) film; 3) zdjęcie rentgenograficzne; 4) bielmo na oku
 blood f. rozmaz krwi
 occlusal f. błona rentgenograficzna do zdjęć zgryzowych
 plain f. zdjęcie przeglądowe
 spot f. zdjęcie rentgenograficzne celowane
filter ['filtə] 1) filtr, sączek; 2) sączyć, filtrować; 3) filtr radiologiczny lub optyczny
 bacterial f. filtr bakteryjny, zatrzymujący bakterie
 diatomaceous earth f. filtr z ziemi okrzemkowej
 diatomite f. filtr z ziemi okrzemkowej
 f. gauze gaza filtracyjna
 high-pass f. filtr górnoprzepustowy
 low-pass f. filtr dolnoprzepustowy
 molecular f. filtr molekularny
 f. paper bibuła filtracyjna
 pressure f. filtr ciśnieniowy
filtering ['filtəriŋ] filtrowanie, przesączanie, sączenie
 f. flask kolba filtracyjna
 f. tunnel lejek filtracyjny
filtrate ['filtreit] przesącz, filtrat
 bacterial f. przesącz bakteryjny
 glomerular f. przesącz kłębkowy

filtration [fil'treiʃən] filtrowanie, przesączanie, cedzenie
 glomerular f. przesączanie kłębkowe
 molecular f. przesączanie molekularne
 vacuum f. przesączanie próżniowe
filum ['failəm] nić, włókno nitkowate
 terminal f. nić końcowa (*anat.*)
fimbria ['fimbriə], *pl* **fimbriae** ['fimbriə] 1) strzępek (*anat.*); 2) fimbria (*bakt.*)
fimbrioplasty ['fimbriɔplæsti] plastyka strzępków jajowodu
finding ['faindiŋ] wykrycie, stwierdzenie, dane, wynik badania
 clinical f.'s dane kliniczne, stwierdzone kliniczne zmiany
finger ['fiŋgə] palec ręki
 baseball f. 1) palec młotowaty; 2) nadmierne wyprostowanie ostatniego paliczka
 bolster f. drożdżyca fałdu paznokcia
 clubbed f.'s palce pałeczkowate, palce maczugowate, palce jak pałeczki dobosza
 f. cot palec gumowy
 drumstick f.'s palce jak pałeczki dobosza, palce pałeczkowate
 forefinger wskaziciel
 hammer f. palec młotowaty, palec młoteczkowaty
 index f. wskaziciel
 mallet f. palec młotowaty
 snap f. palec przeskakujący
 spider f.'s arachnodaktylia
 spring f. palec przeskakujący
 webbed f.'s syndaktylia, palce zrośnięte
fingeragnosia ['fiŋgəˌægnousiə] agnozja palców
finger-nail ['fiŋgəneil] paznokieć palca ręki
finger-print ['fiŋgəˌprint] odcisk palca ręki
finger-stall ['fiŋgəˌstɔːl] skórzany ochraniacz palca
finger-tip ['fiŋgəˌtip] koniec palca, czubek palca
firm [fəːm] twardy, jędrny (o ciele)
first aid [fəst 'eid] pierwsza pomoc
 give f.a. udzielić pierwszej pomocy
 provide f.a. zapewnić pierwszą pomoc, udzielić pierwszej pomocy
 f.a. kit apteczka podręczna, torba pierwszej pomocy
 f.a. post punkt pierwszej pomocy
 f.a. station punkt opatrunkowy
fission ['fiʃən] 1) rozszczepienie, np. atomu; 2) podział komórki, np. amitotyczny
 binary f. podział prosty z powstaniem dwu komórek podobnej wielkości
 bud f. pączkowanie
 multiple f. podział wielokrotny, sporulacja
fissionable ['fiʃənəbl] rozszczepialny

fissiparity [fisi'pəriti] rozmnażanie się przez podział niemitotyczny komórki
fissiparous [fi'sipərəs] rozmnażający się przez prosty podział komórki
fissure ['fiʃə] 1) szczelina, pęknięcie; 2) wrodzony ubytek szkliwa
abdominal f. rozszczep ściany brzucha
anal f. szczelina odbytu
branchial f. przetrwała kieszonka skrzelowa
calcarine f. bruzda ostrogowa
cerebral f.'s bruzdy mózgu (*p.* **sulci**)
enamel f. szczelina szkliwa między guzkami zęba
inferior orbital f. szczelina oczodołowa dolna
interlobar f. szczelina międzypłatowa
longitudinal f. of brain szczelina podłużna mózgu
oral f. szpara ust
palpebral f. szpara powiekowa
sphenoid f. szczelina oczodołowa górna
sphenomaxillary f. szczelina oczodołowa dolna
fistula ['fistjulə] przetoka, zatoka
alveolar f. przetoka zębodołowa
anal f. przetoka odbytnicza
arteriovenous f. przetoka tętniczo-żylna
biliary f. przetoka żółciowa
f. bimucosa przetoka całkowita z obu ujściami na powierzchni śluzówki
blind f. przetoka ślepa
branchial f. zatoka skrzelopochodna
bronchoesophageal f. przetoka oskrzelowo-przełykowa
c(a)ecal f. przetoka kątnicza
carotid-cavernous f. przetoka szyjno-jamista
coccygeal f. przetoka guziczna
colocutaneous f. przetoka okrężniczo-skórna
coloileal f. przetoka krętniczo-okrężnicza
colonic f. (internal, external) przetoka okrężnicza (wewnętrzna, zewnętrzna)
colovaginal f. przetoka okrężniczo-pochwowa
colovesical f. przetoka okrężniczo-pęcherzowa
complete f. przetoka całkowita
corneal f. przetoka rogówkowa
craniosinus f. przetoka płynowa czaszkowo-zatokowa
Eck f. przetoka Ecka, połączenie żyły wrotnej z główną dolną dla wyłączenia wątroby z krążenia wrotnego
enterocutaneous f. przetoka jelitowo-skórna

enterovaginal f. przetoka jelitowo-pochwowa
enterovesical f. przetoka jelitowo-pęcherzowa
f(a)ecal f. przetoka kałowa
genitourinary f. przetoka moczowo-płciowa
horseshoe f. przetoka odbytu podkowiasta
incomplete f. przetoka ślepa, przetoka niecałkowita
jejunocolic f. przetoka czczo-okrężnicza
jejunoduodenal f. przetoka czczo-dwunastnicza
metroperitoneal f. przetoka maciczno-otrzewnowa
oroantral f. przetoka ustno-zatokowa
oronasal f. przetoka ustno-nosowa
perineal f. przetoka kroczowa
pilonidal f. zatoka włosowa
rectovesical f. przetoka odbytniczo-pęcherzowa
umbilical f. przetoka pępkowa, przetoka okolicy pępka
urachal f. przetoka moczownikowa
ureterorectal f. przetoka moczowodowo-odbytnicza
ureterovaginal f. przetoka moczowodowo-pęcherzowa
urethral f. przetoka cewki moczowej
urogenital f. przetoka moczowo-płciowa
uterovaginal f. przetoka maciczno-pochwowa
vesical f. przetoka pęcherzowa
vesicocervical f. przetoka pęcherzowo-szyjkowa
vesicouterine f. przetoka pęcherzowo-maciczna
fistular ['fistjulə] przetokowy
fistulation [‚fistju'leiʃən] powstanie przetoki
fistulectomy [‚fistju'lektəmi] wycięcie przetoki
fistuloenterostomy [‚fistjuləəntərə'stəmi] fistuloenterostomia, operacyjne zamknięcie zewnętrznej przetoki żółciowej i wytworzenie nowej drogi odpływu żółci do jelita
fistulography [‚fistju'lɔgræfi] fistulografia (*rtg*)
fistulotomy [‚fistju'lɔtəmi] fistulotomia, rozcięcie przetoki
fit [fit] 1) napad, atak; 2) atak drgawkowy; 3) dopasowanie uzupełnienia dentystycznego; 4) dopasować; 5) sprawny fizycznie, zdolny
coughing f. napad kaszlu prowadzący do zamroczenia i drgawek
epileptic f. napad padaczkowy

ether f. napad hiperwentylacji z drgawkami w czasie rozpoczynania eterowego
znieczulenia ogólnego
hysterical f. drgawki histeryczne
Jacksonian f. padaczka Jacksona
olfactory f. padaczka z aurą węchową
psychomotor f. napad psychoruchowy
w padaczce
sensory f. atak padaczki ogniskowej z objawami czuciowymi
visual f. atak padaczki z aurą wzrokową
fitness ['fitnis] przydatność, zdolność
physical f. wydolność fizyczna
fix [fiks] 1) utrwalić (*histol.*); 2) fiksować
(*okul.*); 3) przymocować
fixation [fik'seiʃən] 1) utrwalenie; 2) fiksowanie; 3) wiązanie; 4) umocowanie, ustalenie,
unieruchomienie
central f. fiksowanie centralne
complement f. wiązanie dopełniacza
f. disparity niezgodność fiksowania
elastic band f. unieruchomienie odłamów
żuchwy opaską elastyczną
external skeleton f. unieruchomienie złamanej kości zewnętrzne
intermaxillary f. unieruchomienie złamanej żuchwy przez umocowanie jej do
szczęki
internal f. unieruchomienie wewnętrzne
złamanej kości
intraosseous f. unieruchomienie bezpośrednie złamanej kości
mandibulomaxillary f. = **intermaxillary** f.
maxillomandibular f. = **intermaxillary** f.
f. point punkt fiksowania
fixative ['fiksətiv] 1) środek utrwalający; 2)
środek wiążący
fixator ['fikseitə] 1) przeciwciało wiążące
dopełniacz; 2) czynnik stabilizujący
fixed ['fikst] utrwalony, ustalony
f. blood film utrwalony rozmaz krwi
f. section utrwalony skrawek (*histol.*)
fixer ['fiksə] utrwalacz
plain f. utrwalacz zwykły, utrwalacz obojętny
fixing ['fiksiŋ] 1) utrwalanie, ustalanie; 2)
utrwalający, ustalający
f. agent czynnik utrwalający
f. fluid płyn utrwalający, roztwór utrwalający
f. solution płyn utrwalający
fixity ['fiksiti] ustalenie (główki płodu), stałość (*chem.*)
flabbiness ['flæbinis] zwiotczenie, obwisłość
flaccid ['flæksid] wiotki, zwiotczały
f. paralysis porażenie wiotkie
flaccidity [flæk'siditi] zwiotczenie, wiotkość

flagellar ['flædʒilə] witkowy, odnoszący się
do witki
flagellate ['flædʒeleit] 1) wiciowiec; 2) biczo-
wać
flail [fleil] cep
f. joint staw cepowy
flake [fleik] łuska, płatek, łuszczyć się
f. away, f. off złuszczyć się, odpadać płatami (o skórze)
flame [fleim] 1) płomień; 2) płonąć, opalić
ogniem
f. colorimeter kolorymetr płomieniowy
f. ionization detector płomieniowy detektor
jonizacji
flange [flændʒ] 1) podcienie (*stom.*); 2) krawędź, kryza (*techn.*)
buccal f. podcienie policzkowe
denture f. podcienie protezy dentystycznej
flank [flæŋk] bok
flap [flæp] 1) płat skóry lub innej tkanki; 2)
trzepocący tremor
f. advancement przesuwanie płata
amputation f. płat pokrywający kikut
artery f. płat arterializowany, zawierający
tętnicę
bipedicled f. płat o dwu szypułach
bone f. płat kostny (*neurochir.*)
bridge f. płat dwuszypułowy, płat mostkowy
cross-leg. f. płat przechodzący z nogi na
drugą nogę
free bone f. płat kostny wolny (*neurochir.*)
jump f. płat wędrujący
liver f. trzepoczący tremor w niewydolności wątroby
mediastinal f. trzepotanie śródpiersia
w odmie otwartej (*rtg*)
mucoperiosteal f. płat śluzówkowo-okostnowy
osteoplastic f. płat osteoplastyczny (*neurochir.*)
oval f. płat owalny
pedicle f. płat uszypułowany
rotation of f. rotacja płata, zwrot płata
tubed f. płat uszypułowany w kształcie rury
tunnel f. płat w kształcie rury
Z-flap płat w kształcie litery Z
flare [fleə] 1) zaczerwienienie skóry wokół
miejsca urazu, wstrzyknięcia histaminy
lub ukłucia owada; 2) nawrót aktywności
chorobowej pozornie wyleczonego ogniska lub choroby
f.-up reaktywacja choroby lub ogniska
chorobowego
flash [flæʃ] błysk, błyskawica
hot f. uderzenie krwi do głowy, nagłe
zaczerwienienie twarzy u kobiet po me-
nopauzie (częściej używa się **flush**)

f.-blindness przejściowa utrata wzroku pod wpływem błysku

flask [flɑ:sk] 1) flaszka, butelka, zwł. płaska kieszonkowa lub opleciona do wina itp.; 2) retorta, kolba; 3) forma odlewnicza (*stom.*)
  casting f. forma odlewnicza
  conical f. kolba Erlenmayera
  vacuum f. flaszka próżniowa, flaszka Dewara, flaszka termosowa

flasking ['flɑ:skiŋ] puszkowanie (*stom.*)

flat [flæt] płaski, stłumiony (o odgłosie)
  f. foot płaska stopa

flatulence ['flætjuləns] wzdęcie z oddawaniem wiatrów

flatulent ['flætjulənt] odnoszący się do oddawania wiatrów

flatus ['fleitəs] 1) gaz w jelicie oddawany w postaci wiatrów; 2) dawniej także odbijanie się lub wydychane powietrze

flatworm ['flætwə:m] płaziniec, robak z rodziny *Platyhelminthae*

flavo- [fleivɔ-] w złożeniach oznacza barwę żółtą

flavone ['fleivən] flawon (*chem.*)

flavonoids ['fleivənɔids] flawonoidy

flavo(u)r ['fleivə] 1) smak, zapach, posmak; 2) aromatyzować, nadać miły smak

flavo(u)red ['fleivəd] aromatyzowany

flax [flæks] len, *Linum* (*bot.*)

flea [fli:] pchła, *Pulex*
  chigger f. pchła piaskowa, *Tunga penetrans*, *Sarcopsylla penetrans*
  sand f. pchła piaskowa, *Tunga penetrans*

flesh [fleʃ] ciało, mięso
  goose f. gęsia skórka, *cutis anserina*
  proud f. ziarnina wybujała, *caro vegetans*, dzikie mięso (*pot.*)

flex [fleks] zginać, giąć

flexibility [ˌfleksə'biliti] giętkość, elastyczność
  waxy f. giętkość woskowa, gibkość woskowata w katalepsji, *flexibilitas cerea*

flexible ['fleksəbl] giętki, dający się zginać

flexion ['flekʃən] zgięcie, zwłaszcza stawu

flexor ['fleksə] zginacz, mięsień zginacz

flexural [flek'ʃərəl] odnoszący się do zgięcia, zgięciowy

flexure ['flekʃə] zgięcie, zagięcie
  duodenal f., inferior zgięcie dwunastnicze dolne
  duodenal f., superior zgięcie dwunastnicze górne
  hepatic f. zgięcie wątrobowe (zgięcie prawe) okrężnicy
  sigmoid f. zgięcie esicy
  splenic f. zgięcie śledzionowe (zgięcie lewe) okrężnicy

flicker ['flikə] migotanie światła, migotać

f. fusion efekt stroboskopowy, zlewanie się obrazów szybko po sobie następujących

flight [flait] lot, ucieczka
  f. into disease ucieczka w chorobę
  f. into health ucieczka w zdrowie (w psychoanalizie)
  f. of ideas gonitwa myślowa

floating ['floutiŋ] pływający, unoszący się na wodzie, niestały, nadmiernie ruchomy (o sercu, nerce, żebrach)

flocculant ['flɔkjulənt] flokulant, czynnik powodujący skłaczkowacenie

floccular ['flɔkjulə] kłaczkowy

flocculate ['flɔkjuleit] skłaczkować, kłaczkować

flocculation [ˌflɔkju'leiʃən] kłaczkowanie, flokulacja
  f. mass zawiesina skłaczkowana
  f. reaction odczyn kłaczkowania
  f. test odczyn kłaczkowania

flora ['flɔ:rə] flora, roślinność
  bacterial f. flora bakteryjna
  intestinal f. flora jelitowa
  vaginal f. flora pochwy

flow [flou] 1) przepływ (krwi, powietrza), *p. też*: **spirometry**; 2) płynąć, przepływać; 3) krwawienie maciczne; 4) krwawienie miesiączkowe
  effective plasma renal f. efektywny przepływ nerkowy osocza
  effective renal f. efektywny przepływ nerkowy
  laminar f. przepływ laminarny, przepływ uwarstwiony
  turbulent f. przepływ burzliwy
  urine f. wypływ moczu

flowers ['flauəz] sublimowany związek chemiczny
  f. of sulphur siarka sublimowana, kwiat siarczany

flowmeter ['flaumitə] przepływomierz

flu [flu:] grypa, influenca (*pot.*)

fluctuant ['flʌktjuənt] chełboczący, zmienny, falujący

fluctuate ['flʌktjueit] 1) falować, oscylować; 2) chełbotać

fluctuation [ˌflʌktju'eiʃən] 1) fluktuacja, oscylowanie; 2) chełbotanie

fluid ['fluid] 1) płyn, ciecz, niestała postać materii (również gaz); 2) płynny, płynący
  allantoic f. płyn omoczni
  amniotic f. płyn owodni
  ascitic f. płyn puchlinowy
  f. balance równowaga płynowa
  buffered f. płyn zbuforowany
  cerebrospinal f. płyn mózgowo-rdzeniowy
  infranatant f. płyn pod osadem
  interstitial f. płyn tkankowy

labyrinthine f. przychłonka
nutrient f. płyn odżywczy
f. retention zatrzymywanie płynu
seminal f. sperma, nasienie
serous f. płyn surowiczy
supernatant f. płyn nad osadem, supernatant, nadsącz
synovial f. płyn maziowy, maź stawowa
ventricular f. płyn komorowy (w komorach mózgu)
fluidity [flu′iditi] ciekłość, stan ciekły
fluke [flu:k] przywra, robak z gromady *Trematoda*
  blood f.'s przywry żyjące w naczyniach krwionośnych
  bronchial f. przywra płucna, *Paragonimus westermani*
  liver f. motylica wątrobowa, *Fasciola hepatica*
  lung f. przywra płucna, *Paragonimus westermani*
fluor albus [′fluə: ′ælbəs] upławy białe
fluorate [′fluəreit] fluoran
fluorescein [fluə′resiin] fluoresceina
fluorescence [fluə′resns] fluorescencja
fluoridate [flu′ərideit] fluorkować, traktować fluorem
fluoridation [‚fluərai′deiʃən] fluorkowanie
  contact f. fluorkowanie kontaktowe
fluoride [′fluəraid] fluorek
fluoridize [fluə′ridaiz] fluorkować
fluorination [fluə′rineiʃən] fluorkowanie
fluorine [′fluəri:n] fluor
fluorohydrocortisone [‚fluərɔ′haidroukɔ:tizən] fluorohydrokortyzon
fluoroscope [flu′erɔskoup] fluoroskop, aparat rentgenowski do prześwietleń
fluoroscopy [fluər′ɔskəpi] fluoroskopia, rentgenoskopia, prześwietlenie
fluorosis [fluə′rousis] fluorzyca, fluoroza
fluorouracil [‚fluərɔ′jurasil] fluorouracyl
flush [flʌʃ] 1) nagłe zaczerwienienie, zwł. twarzy, uderzenie krwi do głowy; 2) zaczerwienić się; 3) przepłukiwać, spłukiwać; 4) strumień płynu
  hot f. klimakteryczne napady zaczerwienienia twarzy
flutter [′flʌtə] trzepotanie, drżenie, zdenerwowanie
  atrial f. trzepotanie przedsionków
  auricular f. trzepotanie przedsionków
  diaphragmatic f. trzepotanie przepony
  impure f. migototrzepotanie przedsionków, trzepotanie niemiarowe
  ventricular f. trzepotanie komór
flutter-fibrillation [‚flʌtə′faibri‚leiʃən] migototrzepotanie

flux [flʌks] 1) upływ, przepływ, wypływ; 2) biegunka; 3) strumień płynu; 4) stopić, roztopić; 5) topnik (*stom.*)
fly [flai] 1) mucha; 2) latać
  sand f. mucha piaskowa, *Phlebotomus*
  Spanish f. mucha hiszpańska, kantaryda
fly-agaric [′flai′ægərik] muchomór
foam [foum] piana
foamy [′foumi] pienisty
focal [′foukəl] ogniskowy
focus [′foukəs], *pl* **foci** [′fousai] 1) ognisko, ogniska; 2) ogniskować, skupiać
focusing [′foukəsiŋ] ogniskowanie
  isoelectric f. ogniskowanie izoelektryczne
f(o)etid [′fe:tid] cuchnący
fog [fɔg] mgła, zamglenie
  mental f. przymglenie świadomości
folate [′fɔleit] folan, sól kwasu foliowego
fold [fɔld] 1) fałd, fałda, zakładka; 2) fałdować
  adipose pleural f.'s fałdy opłucnej tłuszczowe
  alar f.'s fałdy skrzydłowe stawu kolanowego
  aryepiglottic f. fałd nalewkowo-nagłośniowy
  ciliary f.'s fałdy rzęskowe
  circular f.'s fałdy okrężne jelita cienkiego, fałdy Kerkringa
  Douglas' f. fałd odbytniczo-maciczny
  epicanthal f. zmarszczka nakątna, fałd mongolski
  gastropancreatic f.'s fałdy żołądkowo-trzustkowe
  glossoepiglottic f. (lateral, middle) fałd językowo-nagłośniowy (boczny, pośrodkowy)
  glossopalatine f. łuk językowo-podniebienny
  ileoc(a)ecal f. fałd krętniczo-kątniczy
  inguinal f. fałd pachwinowy
  nail f. obrąbek naskórkowy paznokcia
  neural f. fałd nerwowy (*embr.*)
  palmate f.'s fałdy pierzaste macicy
  palpebronasal f. fałd powiekowo-nosowy
  pharyngoepiglottic f. fałd gardłowo-nagłośniowy
  rectal f.'s fałdy poprzeczne odbytnicy
  rectouterine f. fałd odbytniczo-maciczny, fałd Douglasa
  rectovesical f. fałd odbytniczo-pęcherzowy
  salpingopalatine f. fałd trąbkowo-podniebienny
  salpingopharyngeal f. fałd trąbkowo-gardłowy
  semilunar conjunctival f. trzecia powieka, fałd półksiężycowaty spojówki
  synovial f.'s fałdy maziowe

transverse f.'s of the rectum fałdy poprzeczne odbytnicy

transverse vesical f. fałd pęcherzowy poprzeczny

ureteric f. fałd międzymoczowodowy

urorectal f. przegroda moczowo-odbytowa

uterovesical f. więzadło maciczno-pępkowe

ventricular f. fałd przedsionkowy krtani

vestigial f. fałd żyły głównej

vocal f. fałd głosowy

folded [foldid] składany, sfałdowany, pofałdowany

folding ['fɔldiŋ] pofałdowanie, sfałdowanie

folia ['foulia] 1) liście; 2) zakręty móżdżku

foliation [,fouli'eiʃən] 1) ulistnienie; 2) uwarstwienie

folic acid [fɔlik æsid] kwas foliowy

follicle ['fɔlikl] 1) grudka chłonna; 2) mieszek włosowy; 3) pęcherzyk jajnika, tarczycy itp.; 4) krypta

anovular ovarian f. pęcherzyk jajnikowy bez jajeczka

atretic ovarian f. pęcherzyk jajnikowy atrezyjny

cortical ovarian f. pęcherzyk jajnikowy korowy

dental f. mieszek zębowy

gastric f. gruczoł żołądkowy właściwy

gastric lymphatic f. grudka chłonna żołądkowa

Graafian f. pęcherzyk jajnikowy, pęcherzyk Graafa

growing ovarian f. pęcherzyk jajnikowy wzrastający

hair f. mieszek włosowy

intestinal f. krypta jelitowa, gruczoł jelitowy

laryngeal lymphatic f.'s grudki chłonne krtani

lingual f.'s mieszki językowe

lymph f. grudka chłonna

lymphatic aggregated f.'s grudki chłonne skupione, kępki Peyera

Nabothian f. pęcherzyk szyjkowy, torbiel Nabotha

ovarian f. pęcherzyk jajnikowy, mieszek jajnikowy, pęcherzyk Graafa

primary ovarian f. pęcherzyk jajnikowy pierwotny

primordial ovarian f. pęcherzyk jajnikowy rdzenny

sebaceous f. gruczoł łojowy

secondary ovarian f. pęcherzyk jajnikowy wzrastający (ze światłem)

solitary lymphatic f. grudka chłonna samotna

splenic lymphatic f. grudka chłonna śledzionowa

thyroid f. pęcherzyk tarczycy

tonsillar lymphatic f. grudka chłonna migdałka

vesicular ovarian f. pęcherzyk jajnikowy wzrastający

follicular [fɔ'likjulə] pęcherzykowy, mieszkowy, grudkowy

folliculitis [fɔ,likju'laitis] zapalenie grudek chłonnych mieszków włosowych

f. barbae przewlekłe zapalenie ropne mieszków włosowych, figówka

f. decalvans zapalenie mieszków włosowych wyłysiające

keloidal f. trądzik bliznowcowy

perforating f. of the nostril przedziurawiające zapalenie mieszków włosowych nosa

folliculoma [fɔ,likju'loumə] błoniak ziarnisty, ziarniszczak

ovarian f. błoniak ziarnisty jajnika

testicular f. ziarniszczak jądra

folliculosis [fɔ,likju'lousis] przerost grudek chłonnych

follow-up ['fɔlou'ʌp] katamneza, obserwacja chorego po opuszczeniu szpitala lub po przebyciu ostrej choroby

f.-up examination badanie kontrolne

fontanel [,fɔntə'nel], **fontanelle** [,fɔntə'nel] ciemiączko

anterolateral f. ciemiączko przednioboczne

bregmatic f. ciemiączko przednie

frontal f. ciemiączko przednie

posterolateral f. ciemiączko tylnoboczne

sphenoidal f. ciemiączko klinowe

fonticulus [fɔn'tikjuləs] ciemiączko

food [fu:d] żywność, pożywienie, pokarm

food-borne przenoszony przez pokarm (zakażenie)

canned f. konserwy puszkowe

f. chain łańcuch pokarmowy

food colo(u)rs barwniki dodawane do pokarmów

f. cycle łańcuch pokarmowy

f. dyes barwniki dodawane do pokarmów

ingested f. pokarm spożyty

pappy f. pokarm papkowaty

f. poisoning zatrucie pokarmowe

f. products produkty żywnościowe

f. rash wysypka w uczuleniu pokarmowym

f. requirements zapotrzebowanie na pożywienie

tinned f. konserwy w puszkach

foodstuffs ['fu:dstʌfs] produkty żywnościowe

foot [fut] *pl* **feet** [fi:t] 1) stopa; 2) stopa, miara długości 30,48 cm
f. arch sklepienie stopy
arched f. stopa wysklepiona
athlete's f. grzybica międzypalcowa stóp
ball of the f. część podeszwy pod główkami kości śródstopia
burning feet zespół piekących stóp
claw f. stopa szponiasta
cleft f. stopa rozdwojona, stopa rozszczepiona
club f. = **talipes** zniekształcenie stopy
contracted f. stopa przykurczona
cross f. stopa wydrążona
f. drop opadanie stopy
end f. stopka końcowa (nerwu)
equine f. stopa końska
flat f. stopa płaska
forced f. stopa marszowa
hollow f. stopa wydrążona
march f. stopa marszowa, złamanie marszowe
root of the f. stęp
sole of the f. podeszwa
spastic f. stopa spastyczna
splay f. stopa płaska
split f. stopa rozdwojona, stopa rozszczepiona
stump f. = **talipes**
swell f. stopa marszowa z obrzękiem, złamanie marszowe
trench f. stopa okopowa
foot pad ['fut pæd] poduszeczka łapy zwierzęcia
footprint [futprint] odcisk stopy
foramen [fɔ'reimən] *pl* **foramina** [fɔ'ræminə] otwór (*anat.*)
alveolar f. otwór zębodołowy
aortic f. rozwór aorty
apical f. otwór wierzchołkowy zęba
arachnoid f. otwór pośrodkowy komory czwartej, otwór Magendie
auditory external f. otwór słuchowy zewnętrzny
auditory internal f. otwór słuchowy wewnętrzny
carotid f. otwór tętnicy szyjnej
c(a)ecal f. of the tongue otwór ślepy języka
condyloid f. otwór kłykciowy
epiploic f. otwór sieciowy
ethmoidal f. otwór sitowy
frontal f. wcięcie lub otwór kości czołowej
great f. otwór wielki kości potylicznej
greater ischiadic f. otwór kulszowy większy
greater palatine f. otwór podniebienny większy
incisive f. otwór przysieczny
infraorbital f. otwór podoczodołowy

interatrial f. otwór międzyprzedsionkowy
interventricular f. 1) otwór międzykomorowy mózgu; 2) ubytek przegrody międzykomorowej serca
intervertebral f. otwór międzykręgowy
jugular f. otwór szyjny
f. lacerum otwór poszarpany
lesser palatine f. otwór podniebienny mniejszy
malar f. otwór jarzmowo-twarzowy
mandibular f. otwór żuchwowy
mastoid f. otwór sutkowy
mental f. otwór bródkowy
nasal f. otwór naczyniowy kości nosowej
nutrient f. otwór odżywczy kości
(o)esophageal f. rozwór przełykowy
optic f. kanał nerwu wzrokowego
oval f. otwór owalny kości klinowej, otwór owalny serca
oval f. persistent otwór międzyprzedsionkowy przetrwały
root f. otwór szczytowy zęba
f. rotundum otwór okrągły
sacral f. otwór krzyżowy
sciatic f. otwór kulszowy
sphenopalatine f. otwór klinowo-podniebienny
sphenotic f. otwór poszarpany
f. spinosum otwór kolcowy
stylomastoid f. otwór rylcowo-sutkowy
supraorbital f. otwór nadoczodołowy
transverse f. otwór wyrostkowy poprzecznego kręgu szyjnego
zygomaticofacial f. otwór jarzmowo-twarzowy
zygomaticoorbital f. otwór jarzmowo-oczodołowy
zygomaticotemporal f. otwór jarzmowo-skroniowy
foraminotomy ['fɔrəmin'outəmi] nacięcie otworu w wyrostku poprzecznym kręgu szyjnego
force [fɔ:s] 1) siła; 2) zmuszać, wymuszać
adhesive f. siła przylegania, siła adhezji
attractive f. siła przyciągania
centrifugal f. siła odśrodkowa
centripetal f. siła dośrodkowa
cohesive f. siła spójności, siła kohezji
contractile f. siła skurczu
f. of contraction siła skurczu
f. of friction siła tarcia
f. of gravity siła ciążenia, siła ciężkości
inertial f. siła bezwładności
intermolecular f.'s siły międzycząsteczkowe
masticatory f. siła żucia
nuclear f.'s siły jądrowe
occlusal f. siła zwarcia (*stom.*)

repulsion f. siła odpychania
f. of resistance siła oporu
resultant f. siła wypadkowa
straining f. siła odkształcająca
tensile f. siła napięcia
f. vector wektor siły
forced [fɔ:st] wymuszony, przymusowy
f. alimentation przymusowe karmienie
f. diuresis wymuszona diureza
f. nutrition przymusowe odżywianie
f. weeping przymusowy płacz
forceps ['fɔ:seps] kleszcze, kleszczyki, zacisk, nożyce, szczypce, szczypczyki
f. application nałożenie kleszczy położniczych
anterior f. kleszcze przednie (mniejsze) ciała modzelowatego
artery f. kleszczyki hemostatyczne, zacisk naczyniowy
aural f. pinceta uszna
axis-traction f. kleszcze położnicze umożliwiające trakcję w osi miednicy
bayonet f. pinceta kątowa
biopsy f. kleszczyki do biopsji
blade of obstetrical f. łyżka kleszczy położniczych
bone-cutting f. nożyce kostne
bone-holding f. kleszcze kostne
bulldog f. zacisk do tamowania krwotoku
bullet f. kulociąg
capsule f. kleszczyki torebkowe (do operacji zaćmy)
cartilage f. kleszczyki chrząstkowe (do operacji łąkotki)
circulating f. jałowe szczypce do przenoszenia jałowego materiału opatrunkowego przy opatrunku lub operacji
clamp f. 1) zaciskacz; 2) = **rubber dam clamp f.**
clip f. kleszczyki hemostatyczne
clip-applying f. kleszczyki do nakładania klamer
clip extractor f. kleszczyki do zdejmowania klamer (bocianek)
curved compression f. krzywe kleszczyki uciskowe
curved tonsil f. krzywe kleszczyki do tonsylektomii
dental f. kleszcze dentystyczne
dissecting f. pinceta chirurgiczna
dissecting f. with teeth ząbkowana pinceta chirurgiczna
dressing f. szczypce do opatrunków
epilating f. pinceta epilacyjna
extracting f. kleszcze dentystyczne
fenestrated f. kleszcze okienkowe
gall stone f. szczypce do usuwania kamieni żółciowych

gouge f. obgryzacz kości
h(a)emostatic f. kleszczyki hemostatyczne, kleszczyki naczyniowe
handle of obstetrical f. rękojeść kleszczy położniczych
intestinal suture f. zaciskacz do jelit
iris f. kleszczyki tęczówkowe
Kocher's f. kleszczyki Kochera
lithotomy f. szczypce do miażdżenia kamieni
lock of obstetrical f. zamek kleszczy położniczych
mosquito f. kleszczyki naczyniowe Halsteada
mouse-tooth f. kleszczyki chirurgiczne wieloząbkowe
needle-holding f. imadło do igieł
nibbling f. obgryzacz kości
non-toothed dissecting f. pinceta chirurgiczna bezząbkowa
obstetrical f. kleszcze położnicze
(o)esophageal f. szczypce przełykowe (do usuwania ciał obcych, biopsji itp.)
Pean's f. kleszczyki Peana
plate-holding f. imadło płytkowe
rongeur f. obgryzacz, kleszcze kostne zgryzające
rubber dam clamp f. kleszcze do zakładania klamer utrzymujących ślinochron
screw-holding f. imadło do nakrętek
sequestrum f. kleszcze do usuwania martwaków
shank of obstetrical f. ramię kleszczy położniczych
sinus f. kleszczyki zatokowe
skin clip f. kleszczyki do nakładania klamerek na skórę
splinter f. szczypce do usuwania odłamków
sponge-holding f. szczypce gazikowe
straight bone-cutting f. proste nożyce kostne
straight compression f. kleszczyki hemostatyczne proste
swab-holding f. szczypce do gazików
tenaculum f. spinak do serwet
tissue f. szczypczyki chirurgiczne
tongue f. szczypce językowe, językotrzymacz
toothed f. szczypczyki ząbkowane
toothed dissecting f. pinceta chirurgiczna ząbkowana
trachoma f. szczypczyki do wyciskania ziarn jagliczych
tubular f. szczypce do wsuwania w kaniule itp.
f. with serration kleszczyki ząbkowane
forearm ['fɔ:ra:m] przedramię
forebrain ['fɔ:breɪn] przodomózgowie

forefinger [ˈfɔːfiŋgə] palec wskazujący, wskaziciel
foregut [ˈfɔːˌgʌt] przednia część prajelita
forehead [ˈfɔrid] czoło
foreign body [ˈfɔrin ˈbɔdi] ciało obce
  f. b. reaction odczyn na ciało obce
foremilk [ˈfɔːmilk] siara
forensic [fɔˈrensik] sądowy
  f. medicine medycyna sądowa
foreskin [ˈfɔːskin] napletek
foretooth [ˈfɔːtuːθ] siekacz
forewaters [ˈfɔːˈwɔːtəːz] wody płodowe przodujące (między dnem pęcherza płodowego a główką)
fork [fɔːk] widełki, rozwidlenie
  bite f. = face-bow f.
  face-bow f. część łuku twarzowego łącząca podstawę z właściwym łukiem twarzowym
fossa [ˈfɔsə] dół, bruzda
  acetabular f. dół panewki
  anconal f. dół wyrostka łokciowego
  axillary f. dół pachowy
  canine f. dół nadkłowy
  carotid f. trójkąt tętnicy szyjnej
  condylar f. dół kłykciowy kości potylicznej
  cranial f. dół czaszkowy
  crural f. zagłębienie otrzewnej nad kanałem pachwinowym
  cubital f. dół łokciowy
  digastric f. dół dwubrzuścowy
  duodenal f. zachyłek dwunastniczy
  glenoid f. wydrążenie stawowe (łopatki)
  hypophysial f. dół przysadki
  iliac f. dół biodrowy
  incisive f. dół przysieczny
  incudal f. dół kowadełka
  inferior duodenal f. zachyłek dwunastniczy dolny
  infraclavicular f. dół podobojczykowy
  infraduodenal f. zachyłek poddwunastniczy
  infraspinous f. dół podgrzebieniowy
  infratemporal f. dół podskroniowy
  inguinal f. dół pachwinowy
  intercondylar f. dół międzykłykciowy
  intercondylic f. pole międzykłykciowe piszczeli
  interpeduncular f. dół międzykonarowy
  intrabulbar f. dół wewnątrzopuszkowy (cewki męskiej)
  ischiorectal f. dół kulszowo-odbytniczy
  jugular f. dół szyjny
  navicular f. of the vagina dół przedsionka pochwy
  olecranon f. dół wyrostka łokciowego
  oval f. dół owalny (przegrody międzyprzedsionkowej)

pararectal f. dół przyodbytniczy
paravesical f. dół przypęcherzowy
patellar f. dół ciała szklistego
petrosal f. dołek skalisty
piriform f. zachyłek gruszkowaty
pituitary f. dół przysadki
popliteal f. dół podkolanowy
pterygoid f. dół skrzydłowy
pterygopalatine f. dół skrzydłowo-podniebienny
retroduodenal f. zachyłek zadwunastniczy
retromandibular f. dół zażuchwowy
scaphoid f. dół łódkowaty
sphenomaxilliary f. dół skrzydłowo-podniebienny
subinguinal f. dół podpachwinowy
submandibular f. dół podżuchwowy
submaxillary f. dół podżuchwowy
subscapular f. dół podłopatkowy
superior duodenal f. zachyłek dwunastniczy górny
supraclavicular f. dół nadobojczykowy
supraspinous f. dół nadgrzebieniowy
supravesical f. dół nadpęcherzowy
Sylvian f. dół boczny mózgu
trochanteric f. dół krętarzowy
trochlear f. dołek bloczkowy
vestibular f. dół przedsionka pochwy
zygomatic f. dół podskroniowy
fossette [fɔˈset] 1) dołek; 2) głęboki wrzód rogówki
foudroyant [ˌfuːdrɔˈiã] piorunujący
foul [faul] zgniły, gnijący
  f. air stęchłe powietrze
foundation [faunˈdeiʃən] podstawa, podłoże, fundament
  denture f. podłoże protetyczne
fovea [ˈfouviə] dołek
  central f. of the retina dołek środkowy siatkówki
  f. of the femoral head dołek głowy kości udowej
  inferior costal f. dołek żebrowy dolny
  internal inguinal f. dół nadpęcherzowy
  superior costal f. dołek żebrowy górny
  transverse costal f. dołek żebrowy wyrostka poprzecznego
foveation [fouviˈeiʃən] tworzenie się dołków
foveola [fouˈviːɔlə] dołeczek
  coccygeal f. dołeczek guziczny
  gastric f. dołeczek żołądkowy
  granular f. dołeczek ziarenkowaty (na wewnętrznej powierzchni kości sklepienia czaszki)
fraction [ˈfrækʃən] ułamek, cząstka, frakcja
  ejection f. frakcja wyrzutowa (serca)
  filtration f. frakcja filtracyjna

fractionation [ˌfrækʃiəˈneiʃən] frakcjonowanie

fracture [ˈfræktʃə] 1) złamanie; 2) łamać, złamać

abduction f. złamanie z odwiedzenia

adduction f. złamanie z przywiedzenia

apophyseal f., apophysial f. odłamanie odrostka kości

articular f. złamanie wewnątrzstawowe, złamanie śródstawowe

atrophic f. złamanie samoistne wskutek zaniku

avulsion f. oderwanie części kości przez ścięgno lub więzadło

basal skull f. złamanie podstawy czaszki

beak f. odłamanie górnej części guzowatości kości piętowej

bent f. złamanie podokostnowe

birth f. złamanie porodowe, złamanie okołoporodowe

blow-out f. złamanie rozprężające oczodołu

boxer's f. złamanie pierwszej kości śródręcza

bumper f. złamanie zderzakowe, złamanie górnej części piszczeli wywołane uderzeniem zderzaka samochodu

butterfly f. złamanie wieloodłamkowe z trójkątnym fragmentem trzonu kości długiej oddzielonym od dwu głównych odłamków

buttonhole f. przebicie kości (postrzałowe)

capillary f. złamanie szczelinowate bez rozejścia się odłamów

chip f. odpryskowe złamanie (zwłaszcza kręgów)

chisel f. złamanie główki kości promieniowej ze skośnym ustawieniem

closed f. złamanie zamknięte

comminuted f. złamanie wieloodłamkowe

composite f. złamanie wielokrotne, złamanie mnogie

compound f. złamanie otwarte

compression f. złamanie kompresyjne, złamanie ze zgniecenia

condylar f. złamanie kłykcia

f. by contrecoup złamanie z odbicia, złamanie czaszki po stronie przeciwnej miejsca uderzenia

cough f. złamanie kaszlowe żebra

craniofacial dysjunction f. złamanie szczęki typu III wg Le Forta z oddzieleniem kości twarzy od kości czaszki

crush f. złamanie kompresyjne

delayed union f. złamanie z opóźnionym zrostem

dentate f. złamanie z nierównym ząbkowanym brzegiem odłamów

depressed f. złamanie z wgnieceniem kości czaszki

diastatic skull f. złamanie z rozejściem się szwów czaszki

direct f. złamanie bezpośrednie czaszki (w miejscu urazu)

dish-pan f. złamanie z wgnieceniem kości czaszki

dislocation f. złamanie ze zwichnięciem

dyscrasic f. złamanie u wyniszczonego osobnika

epiphyseal f., epiphysial f. złamanie nasadowe, oddzielenie nasady

expressed skull f. złamanie czaszki z zewnętrznym przemieszczeniem odłamu

extension f. złamanie z wyprostu

extracapsular f. złamanie przystawowe leżące poza torebką

fatigue f. złamanie marszowe, złamanie przewlekłe, złamanie powolne

fissured f. złamanie szczelinowe

flexion f. złamanie ze zgięcia

green-stick f. złamanie podokostnowe, złamanie typu zielonej gałązki

gunshot f. złamanie postrzałowe

gutter f. złamanie czaszki z wytworzeniem rowka

hickory-stick f. złamanie podokostnowe

impacted f. złamanie wklinowane

incomplete f. złamanie niezupełne

indirect f. złamanie czaszki z odbicia

intra-articular f. złamanie wewnątrzstawowe, złamanie śródstawowe

intracapsular f. złamanie wewnątrztorebkowe

intraperiosteal f. złamanie podokostnowe

intrauterine f. złamanie wewnątrzmaciczne

lead-pipe f. wgniecenie kości czaszki w miejscu urazu ze szczelinowatym złamaniem po drugiej stronie czaszki

linear f. złamanie szczelinowate w osi długiej kości

linear skull f. linijne złamanie kości czaszki

loose f. złamanie zupełne z dużym odstępem między odłamami

malunited f. złamanie z niewłaściwym zrostem

march f. złamanie marszowe

multiple f. złamanie wielokrotne

neurogenic f. złamanie kości zmienionej troficznie

oblique f. złamanie skośne

occult f. złamanie z klinicznymi objawami złamania bez objawów radiologicznych, z pojawieniem się kostniny w rentgenogramie po kilku miesiącach, złamanie utajone

open f. złamanie otwarte, złamanie powikłane

parry f. złamanie obronne kości łokciowej

pertrochanteric f. złamanie przezkrętarzowe

ping-pong f. złamanie czaszki z okrągłym wgnieceniem kości

pond f. złamanie czaszki z okrągłym wgnieceniem kości

pressure f. złamanie uciskowe, wskutek ucisku guza itp.

pyramidal f. złamanie typu Le Fort II środkowej części kośćca twarzy

reduction of f. nastawienie złamania

reposition of f. nastawienie złamania

rosette f. złamanie kości czaszki z okrągłym wgnieceniem i szczelinami

silver-fork f. złamanie typowe kości promieniowej, złamanie bagnetowate

simple f. złamanie proste, złamanie niepowikłane

skull f. złamanie kości czaszki

spiral f. złamanie skrętowe, złamanie śrubowe, złamanie spiralne

splintered f. złamanie wieloodłamkowe z długimi ostrymi odłamkami

spontaneous f. złamanie samoistne

sprain f. złamanie z oderwania, złamanie pośrednie z oderwania (zwł. kręgów)

stellate f. złamanie gwiaździste, złamanie z licznymi gwiaździstymi szczelinami

strain f. złamanie z oderwania

stress f. złamanie z przeciążenia, złamanie wywołane nagłym napięciem mięśni (np. w ataku padaczki)

subcapital f. złamanie podgłowowe (kości mających głowę)

subperiosteal f. złamanie podokostnowe

supracondylar f. złamanie nakłykciowe kości ramiennej

torsion f. złamanie skrętowe

torus f. złamanie kości długiej u dzieci, bez przerwania jej ciągłości, wywołane siłą działającą w jej osi długiej, powodujące miejscowe wypuklenie się kości

transcervical f. złamanie szyjki kości udowej

transcondylar f. złamanie przezkłykciowe kości ramiennej

ununited f. złamanie nie zrośnięte, złamanie zastarzałe

wedge f. złamanie klinowe

willow f. złamanie podokostnowe

fragility [frə'dʒiliti] łamliwość, kruchość

  capillary f. łamliwość włośniczek

  erythrocyte f. kruchość krwinek czerwonych

hereditary f. of bones kostnienie niedoskonałe dziedziczne

fragilocytosis [frə'dʒiləsai'tousis] fragilocytoza, zwiększona kruchość krwinek w roztworze hipotonicznym

fragmentation [ˌfrægmən'teiʃən] fragmentacja, rozkawałkowanie

  f. of bacteria podział bakterii

  f. of the myocardium pękanie poprzeczne włókien mięśnia sercowego

fraise ['freiz] frez, wiertło

framb(o)esia [fræm'bi:ziə] frambezja, malinica, jagodzica

framb(o)esioma [fræmˌbi:zi'oumə] zmiana pierwotna we frambezji, maliniak

frame [freim] 1) rama; 2) budowa, struktura; 3) budowa ciała; 4) klatka filmu; 5) składać, montować, oprawiać

  Balkan f. rama bałkańska (nad łóżkiem do podwieszenia kończyny)

  occluding f. artykulator

  overhead f. rama nad łóżkiem do podciągania się chorego

  f. prosthesis proteza szkieletowa (*stom.*)

  trial f. oprawka do soczewek przy dobieraniu szkieł

  walking f. balkonik, podpórka na kółkach do chodzenia

framework ['freimwə:k] 1) obramowanie; 2) szkielet, proteza szkieletowa

francium ['frænsiəm] frans, Fr (*chem.*)

freak [fri:k] dziwak, dziwactwo

freckle [frekl] pieg

free [fri:] 1) wolny, swobodny; 2) uwolnić; 3) bezpłatny

  f. medical care bezpłatna opieka lekarska

  f. treatment bezpłatne leczenie

freemartin ['fri:ma:tin] zmaskulinizowany płód samiczy w ciąży bliźniaczej, w której drugi płód jest samczy (u krów)

freeze-dried ['fri:z'draid] liofilizowany

freeze-drying ['fri:z'draiŋ] liofilizacja

freeze-proof ['fri:z pru:f] oporny na zamarzanie

freezer ['fri:zə] chłodziarka, zamrażarka

freezing ['fri:ziŋ] 1) zamarzający, mrożący; 2) zamarzanie

  gastric f. metoda krioterapii wrzodu żołądka

  f. point punkt zamarzania

fremitus ['fremitəs] drżenie wyczuwalne dotykiem

  bronchial f. drżenie piersiowe przy rzężeniach

  friction f. szmer tarcia

  hydatid f. drżenie wodunkowe (w bąblowcu)

  pectoral f. drżenie piersiowe

pericardial f. tarcie osierdziowe
pleural f. tarcie opłucnowe
rhonchal f. drżenie piersiowe przy rzężeniach
subjective f. drżenie wyczuwalne przez chorego
tactile f. drżenie wyczuwane dotykiem
tussive f. drżenie przy kaszlu
vocal f. drżenie piersiowe przy mówieniu, drżenie głosowe
frenectomy [fre'nektəmi] wycięcie wędzidełka
frenoplasty [fre'nɔplæsti] plastyka wędzidełka
frenotomy [fre'nɔtəmi] nacięcie wędzidełka
frenulum ['frenjuləm] wędzidełko
　f. of the clitoris wędzidełko łechtaczki
　f. of the prepuce wędzidełko napletka
　f. of the pudendal lips wędzidełko warg sromowych
　synovial f. jedno z łącznotkankowych pasm między ścięgnem a jego pochewką
　f. of the tongue wędzidełko języka
frenzy ['frenzi] szał, delirium, pobudzenie maniakalne
frequency ['fri:kwənsi] częstość, częstotliwość
　f. band pasmo częstotliwości
　critical flicker fusion f. najmniejsza częstotliwość błysków stroboskopu odbieranych jako oddzielne bodźce
　f. discrimination filter selektywny filtr częstotliwości
　dominant f. częstotliwość dominująca w eeg
fresh [freʃ] świeży
　f. air świeże powietrze
　f. water słodka woda
　f. wound świeża rana
freshen [freʃn] odświeżyć (np. ranę przez usunięcie strupów)
fressreflex ['fresrifləks] odruch żarcia (grupa odruchów deliberacyjnych typu ssania, żucia, odruchu ryjkowego)
fretfulness ['fretfulnis] drażliwość, gniewliwość
friability [ˌfraiə'biliti] kruchość, łamliwość
friable ['fraiəbl] kruchy, łamliwy
fricative ['frikeitiv] trący, szczelinowy (o głosce)
friction ['frikʃən] tarcie, nacieranie
　dry f. wcieranie na sucho
　moist f. nacieranie płynem
frictional ['frikʃnl] tarciowy, cierny, wcierany
　f. electricity elektryczność wywoływana przez tarcie

　f. force siła tarcia
　f. resistance opór tarcia
fright [frait] strach, przestrach
frigid ['fridʒid] oziębły, zimny
frigidity [fri'dʒiditi] oziębłość płciowa
frigorific [ˌfrigɔ'rifik] oziębiający, chłodzący
frigotherapy [ˌfrigɔ'θerəpi] krioterapia, leczenie chłodem
fringe [frindʒ] 1) strzępek (anat.), 2) grzywka; 3) frędzle
　synovial f. fałd maziówki
frog [frog] żaba
　f. belly żabi brzuch (ped.)
　f. in the throat gromadzenie się śluzu w gardle (pot.)
frôlement [frɔl'mãŋ] 1) lekkie głaskanie w masażu; 2) szmer tarcia przy osłuchiwaniu
frontal ['frʌntl] czołowy
fronto- ['frɔntɔ-] w złożeniach oznacza: czołowy
frontomalar [ˌfrɔntɔ'mælə] czołowo-jarzmowy
frostbite ['frɔstbait] odmrożenie
frost-itch ['frɔstitʃ] swędzenie po odmrożeniu
froth [frɔθ] 1) piana; 2) pienić się
frottage [frɔ:'ta:ʒ] 1) pocieranie w masażu; 2) ocieractwo, frotteryzm, wywoływanie podniecenia seksualnego przez ocieranie się
frotteur [frɔ'tə] ocieracz (p. **frottage** 2)
frozen [frouzn] zamarzły, zamarznięty
　f. shoulder ograniczenie ruchów w barku wskutek zmian zapalnych lub zwyrodnieniowych
fructosamine [ˌfrʌktɔs'æmi:n] fruktozamina, glukozamina
fructose ['frʌktous] fruktoza
fructosuria [ˌfrʌktɔ'sjuəriə] fruktozuria
frusemide ['fru:səmaid] = **furosemide**
frustration [frʌs'treiʃən] frustracja
fruit [fru:t] owoc
fuchsin ['fu:ksi:n] fuksyna, określenie grupy czerwonych barwników anilinowych (rozanilin)
　acid f. fuksyna kwaśna
　basic f. fuksyna zasadowa
　carbolic f. fuksyna karbolowa
　diamond f. fuksyna zasadowa
fuchsinophil [fu:k'sinɔfil], **fuchsinophile** [fu:k'sinɔfail] fuksynochłonny
fucidin ['fju:sidin] fucydyna
fucose ['fju:kous] fukoza, 6-dezoksygalaktoza
-fuge [-fjudʒ] przyrostek oznaczający ucieczkę
fugitive ['fju:dʒitiv] ulotny, przelotny

fugue [fju:g] stan amnezji dotyczącej przeszłości i własnej tożsamości bez istotnych zmian zachowania, fuga

fulcrum [ˈfʌlkrəm], *pl* **fulcra** [ˈfʌlkrə] punkt obrotu itp., punkt zawieszenia lub podparcia

fulgurant [ˈfʌlgjuərənt] piorunujący, nagły, błyskawiczny

fulgurate [ˈfʌlgjuəreit] 1) spiorunowć; 2) zniszczyć tkankę iskrą elektryczną

fulguration [ˌfʌlgjuəˈreiʃən] niszczenie tkanki iskrą elektryczną, fulguracja

fullness [ˈfulnis] uczucie pełności w żołądku

fulminant [ˈfʌlminənt] piorunujący (zwł. o chorobie)

　f. pain piorunujący ból

fulminating [ˈfʌlmineitiŋ] piorunujący

fume [fju:m] 1) dym; 2) dymić

fumigant [ˈfjumigənt] środek dezynfekcyjny wydzielający dym

fumigate [ˈfjumigeit] wykadzać, dezynfekować dymem

fuming [ˈfju:miŋ] dymiący

　f. acid dymiący kwas

function [ˈfʌnkʃən] funkcja, czynność

　allomeric f. czynność zintegrowana kilku segmentów rdzenia

　arousal f. czynność bodźca wzbudzająca korę mózgową

　atrial transport f. czynność transportująca przedsionków serca

　discriminant f. funkcja dyskryminująca, funkcja rozróżniająca

　isomeric f. czynność pojedynczego segmentu rdzenia

　f. test próba czynnościowa

functional [ˈfʌŋkʃənl] 1) czynnościowy, odnoszący się do czynności; 2) czynnościowy w przeciwieństwie do organicznego

funda [ˈfʌndə] funda, opaska procowa, opaska czterogłowa

fundectomy [fʌnˈdektəmi] wycięcie dna (macicy itp.)

fundic [ˈfʌndik], **fundal** [ˈfʌndəl] odnoszący się do dna

fundus [ˈfʌndəs] dno

flavimaculate f. plamkowate dno oka

　f. of the eye dno oka

　f. of the internal auditory (acoustic) meatus dno przewodu słuchowego wewnętrznego

　pepper-and-salt f. objaw soli i pieprzu na dnie oka (zmiany barwnikowe na dnie oka)

　f. of the stomach dno żołądka

　tesselated f. mozaikowe dno oka, dno oka z widoczną przez siatkówkę silnie pigmentowaną naczyniówką

　f. of the uterus dno macicy

　f. of the urinary bladder dno pęcherza moczowego

funduscope [ˈfʌndəskoup] oftalmoskop

funduscopic [ˌfʌndəsˈkoupik] oftalmoskopowy

funduscopy [fʌnˈdəskoupi] oftalmoskopia

fungal [ˈfʌŋgəl] odnoszący się do grzybów

fungi [ˈfʌŋgai, fʌndʒai] grzyby

fungicidal [ˌfʌndʒiˈsaidl] grzybobójczy

fungicide [ˈfʌndʒisaid] środek grzybobójczy

fungicidin [ˌfʌndʒaiˈsaidin] nystatyna, fungicydyna

fungiform [ˈfʌndʒifɔ:m] grzybopodobny, grzybiasty

fungistatic [ˌfʌndʒiˈstætik] hamujący wzrost grzyba

fungitoxic [ˌfʌndʒiˈtɔksik] toksyczny dla grzyba

fungitoxicity [ˌfʌndʒitɔkˈsisiti] toksyczność dla grzybów

fungoid [ˈfʌngɔid] grzybiasty

fungus [ˈfʌŋgəs] grzyb

　f. of the brain owrzodzona przepuklina zewnętrzna mózgu pourazowa

　cutaneous f. grzyb skórny

　fission f. *schizomycetes*

　ray f. promieniowiec

　thrush f. bielnik biały, *Candida albicans*

　umbilical f. ziarniniak pępka

　weeping f. grzyb domowy, *Merullus lachrymans*

　yeast f. drożdżak

tunicle [ˈtju:nɪkl] powrózek

funicular [fju'nikjulə] powrózkowy

funiculitis [fjuˌnikju'laitis] 1) zapalenie powrózka nasiennego; 2) zapalenie nerwu kręgowego w kanale kręgowym

funiculocele [ˌfjunikjuləˈsi:l] wodniak osłonki pochwowej powrózka nasiennego

funiculopexy [fju'nikjuləpeksi] umocowanie powrózka nasiennego szwem

funiculus [fju'nikjuləs] 1) sznur rdzenia; 2) powrózek nasienny; 3) pępowina; 4) pień nerwowy splotu ramiennego

　f. cuneatus pęczek klinowaty

　f. gracilis pęczek smukły

　f. umbilicalis sznur pępowinowy

funnel [ˈfʌnl] lejek

　f.-shaped w kształcie lejka

fur [fə:] 1) futro; 2) nalot na języku; 3) krótka sierść zwierząt

furan [fju'ræan] furan

furanose [ˌfjurəˈnous] furanoza

furcation [fə:ˈkeiʃən] rozwidlenie

furfur [ˈfə:fə] złuszczony naskórek, łupież itp.

furfuraceous [ˌfə:fjuˈreiʃəs] łuskowaty, otrębiasty

furosemide [ˌfjuə'rɔsəmiːd] furosemid
furred tongue [fəːrd tʌŋ] język obłożony
furrow ['fʌrou] bruzda, rowek
  digital f. bruzda na palcu nad stawem międzypaliczkowym
  gluteal f. bruzda pośladkowa
  primitive f. bruzda pierwotna
furuncle ['fjuərʌŋkl] czyrak
furunculosis [fjuəˌrʌŋkju'lousis] czyraczność
furunculus [fjuə'rʌŋkjuləs], *pl* **furunculi** [fjuə'rʌŋkjulai] czyrak
fury ['fjuəri] furia, wściekłość
fuscin ['fjuːsin] fuscyna, barwnik siatkówki
fuse [fjuːz] łączyć się, zlewać się
fusible ['fjuːzibl] topliwy
fusiform ['fjuːzifɔːm] wrzecionowaty
fusion ['fjuːʒən] zlewanie się, łączenie się, fuzja

f. of bone zrastanie się złamanej kości, zrost kostny
cell f. fuzja komórek
flicker f. zlewanie się bodźców świetlnych stroboskopu
nuclear f. fuzja jąder komórkowych w reakcji termonuklearnej
spinal f. *spondylosyndesis*, chirurgiczne unieruchomienie dwu lub więcej kręgów
vertebral f. *spondylosyndesis*
Fusobacterium [ˌfjuːsɔbæk'tiriəm] wrzecionowiec (*bakt.*)
F. fusiforme wrzecionowiec włoskowaty
F. nucleatum wrzecionowiec jądrzasty
fusocellular [ˌfjuːsɔ'seljulə] wrzecionowato-komórkowy

G

gadolinium [ˌgædəˈliniem] gadolin
gag [gæg] 1) mieć odruch wymiotny, dławić się; 2) knebel, rozwieracz szczęk do operacji laryngologicznych
   g. reflex odruch gardłowy
gait [geit] chód, sposób chodzenia
   ataxic g. chód bezładny, ataktyczny
   brachybasic g. chód na szerokiej podstawie
   cerebellar g. chód móżdżkowy
   cerebellar ataxic g. chód ataktyczny móżdżkowy
   duck g. chód kaczkowaty, kołyszący
   equine g. chód koński, *p.* **steppage**
   festinating g. chód drobnymi krokami z przyspieszaniem (w chorobie Parkinsona)
   gluteus maximus g. chód z odchylaniem tułowia ku tyłowi w dystrofii mięśniowej
   gluteus medius g. chód z przechyleniem tułowia ku stronie osłabionego mięśnia pośladkowego średniego
   helicopod g. chód koszący, chód połowiczo-niedowładny
   hemiplegic g. chód połowiczo-niedowładny
   hysterical g. zaburzenia chodu w histerii
   paralytic g. chód niedowładny, chód porażenny
   paraparetic g. chód porażenny przy niedowładzie kończyn dolnych
   reeling g. chód zataczający się
   scissor g. chód nożycowy
   spastic g. chód spastyczny
   spinal ataxic g. chód w bezładzie rdzeniowym
   steppage g. chód koński, chód koguci, chód bociani, chód brodzący
   tabetic g. chód tabetyczny w wiądzie rdzenia
   waddling g. chód kołyszący, kaczkowaty
   wavering g. chód chwiejny
galact- [ˈgəˈlækt-], **galacto-** [ˈgəˈlæktə-] w złożeniach oznacza: odnoszący się do mleka

galactagogue [gəˈlæktəˌgog] mlekopędny, lek mlekopędny
galactic [gəˈlæktik] odnoszący się do mleka, pobudzający jego wydzielanie
galactocele [gəˈlæktɔsiːl] torbiel zastoinowa sutka
galactoceramide [gəˈlæktɔsiːrəmaid] galaktoceramid
galactogen [gəˈlæktɔdʒən] wielocukier zawierający galaktozę
galactogogue [gəˈlæktəˌgog] mlekopędny, czynnik mlekopędny
galactolipids [gəlæktɔˈlipids] cerebrozydy
galactophore [gəˈlæktɔfɔ:] przewód mleczny
galactophoritis [ˈgəˌlæktɔfəˈraitis] zapalenie przewodów mlecznych
galactopoiesis [ˌgəlæktəpɔˈiːsis] wytwarzanie mleka w sutku
galactopoietic [ˌgəlæktəpɔiˈetik] wytwarzający mleko
galactorrh(o)ea [gəˈlæktɔˈriːə] mlekotok, wydzielanie się mleka poza okresem karmienia
galactos(a)emia [gəˈlæktɔˈsiːmiə] galaktozemia
galactosamine [ˌgəlæktɔsˈəmiːn] chondrozamina, galaktozamina
galactose [gəˈlæktous] galatoza
galactosidase [ˌgəlækˈtɔsideis] galaktozydaza
galactosides [gəˈlæktouˈsaids] galaktozydy
galactostasia [ˌgəlæktɔˈstæsiə], **galactostasis** [ˌgəlæktɔˈstæsis] zastój mleka
galactosuria [gəˌlæktɔˈsjuəriə] galaktozuria, wydalanie galaktozy z moczem
galacturia [ˌgəlæktˈjuəriə] chyluria, obecność mleczu w moczu
galacturonate [gəlæktˈjuərəneit] galakturonian
galacturonose [gəˌlæktˈjuərənous] kwas glukuronowy
galea [ˈgeiliːə] 1) czepiec, opatrunek na głowę; 2) czepiec płodowy; 3) czepiec ścięgnisty

galenicals [gə'lenikəlz], **galenics** [gə'leniks]
preparaty galenowe
gall [gɔ:l] 1) żółć; 2) nadżerka, otarcie; 3)
orzeszek galasowy
gallbladder ['gɔ:l‚blædə] pęcherzyk żółciowy
g. probe sonda do pęcherzyka żółciowego
strawberry g. pęcherzyk żółciowy poziom-
kowy
gallium ['gæliəm] gal
gallstone ['gɔ:lstoun] kamień żółciowy
cholesterol g. kamień żółciowy cholesterolowy
floating g. kamień żółciowy pływający
w pęcherzyku
opacifying g. kamień żółciowy dający cień
w rtg
pigment g. kamień żółciowy barwnikowy
silent g. kamień żółciowy bezobjawowy
galvanic [gæl'vænik] galwaniczny, odnoszący się do prądu stałego
galvanization [‚gælvənai'zeiʃn] galwanizacja,
stosowanie stałego prądu elektrycznego
galvanocautery [‚gælvənə'kɔtəri] galwanokauteryzacja
galvanonarcosis [‚gælvənɔna:'kousis] elektronarkoza
galvanotherapeutics [‚gælvənəˌθerə'pjutiks],
galvanotherapy [‚gælvənɔ'θerəpi] leczenie
prądem stałym, galwanoterapia
gamete ['gəmi:t] gameta
gametocide [gæ'mitɔsaid] gametobójczy
gametocyte ['gəmi:tɔsait] gametocyt
gammaencephalogram ['gæməˌense'fələ-
græm] scyntygram mózgu
gammaencephalography [‚gæməˌensefə'lɔ-
græfi] scyntygrafia mózgu
gamma globulin ['gæmə 'glɔbjulin] gamma-
-globulina
gammamyelography ['gæmə'maielougræfi]
scyntygrafia rdzenia kręgowego, gammamielografia
gamma therapy ['gæmə 'θərəpi] leczenie promieniowaniem gamma
gammopathy ['gæmɔ'pæθi] gammopatia
monoclonal g. gammopatia monoklonalna
gangliectomy [‚gæŋgli'ektəmi] wycięcie zwoju
gangliocytoma [‚gæŋgliɔsai'toumə] nerwiak
zwojowy
ganglioglioma [‚gæŋgliɔglai'oumə] glejak
zwojowokomórkowy
gangliolysis [‚gæŋgliɔ'lisis] zniszczenie torbieli galaretowatej
gangliolytic [‚gæŋgliɔ'litik] ganglioplegiczny
ganglioma [‚gæŋgli'oumə] nerwiak zwojowy
ganglion ['gæŋgliən] *pl* **ganglia** ['gæŋgliə] 1)
zwój nerwowy; 2) torbiel galaretowata
pochewki ścięgna

auditory g. zwój spiralny
auricular g. zwój uszny
basal ganglia zwoje podstawy mózgu
cardiac g. zwój sercowy
carotid g. zwój szyjno-tętniczy
g. cell komórka zwojowa, komórka nerwowa
cervical g. zwój szyjny
cervicothoracic g. zwój szyjno-piersiowy,
zwój gwiaździsty
ciliary g. zwój rzęskowy
coccygeal g. zwój nieparzysty
c(o)eliac g. zwój trzewny
collateral ganglia zwoje przedkręgowe
w splotach autonomicznych
extracranial g. zwój dolny nerwu językowo-gardłowego
Gasserian g. zwój Gassera, zwój półksiężycowaty
geniculate g. zwój kolanka
hypogastric g. zwój miedniczny
g. impar zwój nieparzysty
inferior cervical g. zwój gwiaździsty
intercarotid g. kłębek szyjny
intervertebral ganglia zwoje rdzeniowe
intracranial g. zwój górny nerwu błędnego
jugular g. zwój górny nerwu błędnego
lumbar ganglia zwoje lędźwiowe współczulne
mesenteric g. (inferior, superior) zwój krezkowy (dolny, górny)
nasal g. zwój skrzydłowo-podniebienny
nodose g. zwój dolny nerwu błędnego
ophthalmic g. zwój rzęskowy
otic g. zwój uszny
parasympathetic g. zwój przywspółczulny
pelvic g. zwój miedniczny
petrosal g. zwój dolny nerwu językowo-
-gardłowego
prevertebral ganglia zwoje przedkręgowe
w splotach autonomicznych
pterygopalatine g. zwój skrzydłowo-podniebienny
sacral g. zwój krzyżowy
semilunar g. zwój półksiężycowaty nerwu
trójdzielnego
solar g. zwój trzewny
sphenopalatine g. zwój skrzydłowo-podniebienny
spinal g. zwój rdzeniowy
spiral g. zwój spiralny ślimaka
splanchnic g. zwój trzewny
stellate g. zwój gwiaździsty
sublingual g. zwój podjęzykowy
submandibular g. zwój podżuchwowy
submaxillary g. zwój podżuchwowy
sympathetic g. zwój współczulny

thoracic ganglia zwoje piersiowe współczulne
trigeminal g. zwój nerwu trójdzielnego
tympanic g. zwój bębenkowy
vertebral g. zwój kręgowy
vestibular g. zwój przedsionkowy
wrist g. torbiel galaretowata nadgarstka
ganglionectomy [ˌgæŋgliəˈnektəmi] wycięcie zwoju albo torbieli galaretowatej
ganglioneuroblastoma [ˌgæŋgliəˌnjuərəblæsˈtoumə] zwojak złośliwy
ganglioneuroma [ˌgæŋgliɔnjuəˈroumə] nerwiak zwojowy
dumbbell g. nerwiak klepsydrowaty
ganglionic [ˌgæŋgliˈɔnik] zwojowy
ganglionitis [ˌgæŋgliɔˈnaitis] zapalenie zwoju nerwowego
ganglionostomy [ˌgæŋgliɔˈnɔstəmi] nacięcie torbieli nadgarstka, ganglionostomia
ganglioplegia [ˌgæŋgliɔˈpli:dʒiə] porażenie zwojów farmakologiczne
ganglioplegic [ˌgæŋgliɔˈplidʒik] 1) ganglioplegiczny; 2) lek porażający zwoje
ganglioside [ˈgæŋgliɔˌsaid] gangliozyd
gangliosidosis [ˌgæŋgliɔsiˈdousis] gangliozydoza, lipidoza gangliozydowa
congenital cerebral g. choroba Normana i Wooda
gangrene [ˈgæŋgri:n] zgorzel
angioneurotic g. zgorzel samoistna, zgorzel angioneurotyczna
angiosclerotic g. zgorzel ze stwardnienia tętnic
buccal g. zgorzel policzka
cold g. zgorzel sucha
decubital g. zgorzel odleżynowa
disseminated cutaneous g. zapalenie zgorzelinowe skóry
dry g. zgorzel sucha
emphysematous g. zgorzel gazowa
gas g. zgorzel gazowa
hospital g. 1) zgorzel odleżynowa; 2) zgorzel wilgotna
hot g. zgorzel pozapalna
humid g. zgorzel wilgotna
infectious g. zgorzel septyczna
nosocomial g. zgorzel szpitalna
oral g. zgorzel jamy ustnej, zgorzelinowe zapalenie jamy ustnej
presenile spontaneous g. zgorzel wywołana zarostowym zapaleniem tętnic
pressure g. zgorzel odleżynowa
pulp g. zgorzel miazgi zęba
scrotal fulminating g. piorunujące zapalenie moszny
septic g. zgorzel septyczna
spontaneous g. zgorzel samoistna
static g. zgorzel zastoinowa

venous g. zgorzel zastoinowa
white g. martwica niedokrwienna biała
gangrenous [ˈgæŋgrinəs] zgorzelinowy
gap [gæp] szczelina, przerwa, odstęp
air-bone g. stosunek progu słyszenia drogą przewodnictwa powietrznego do słyszenia drogą przewodnictwa kostnego
auscultatory g. pauza osłuchowa przy mierzeniu ciśnienia tętniczego
interocclusal g. szczelina zwarcia
silent g. pauza osłuchowa
gargle [ˈga:gl] płukać gardło, płyn do płukania gardła
gargoylism [ˈga:gɔilizm] gargolizm, maszkaronizm, chimerowatość, wygląd twarzy w lipochondrodystrofiach Hurler i Huntera
garment [ˈga:ment] strój (zwł. chirurga)
garrulity [gæˈru:liti] gadatliwość
gas [gæs] 1) gaz; 2) gazować, zagazować
asphyxiating g. gaz duszący
carrier g. gaz nośny
choking g. gaz duszący
combustion g. gaz spalinowy
g. constant stała gazowa
inert g. gaz obojętny, gaz szlachetny
lacrimating g. gaz łzawiący
laughing g. gaz rozweselający, podtlenek azotu
liquefied g. gaz skroplony
motor exhaust g. gaz spalinowy
mustard g. iperyt
noble g. gaz szlachetny
poison g. gaz trujący
propellant g. gaz pędny
rare g. gaz szlachetny
sneezing g. sternutator, gaz powodujący kichanie, dwufenyloarsyna
suffocating g. gaz duszący
tear g. gaz łzawiący
vesicating g. iperyt
vomiting g. chloropikryna, gaz powodujący wymioty
gaseous [ˈgeiziəs] gazowy
gash [gæʃ] 1) głębokie cięcie; 2) rozpłatać, ciąć
gas-mask [ˈgæsˌma:sk] maska gazowa
gasometry [gæsˈɔmitri] gazometria
gasp [ga:sp] chwytać powietrze, ciężko dyszeć
gasping respiration [ˈga:spiŋ ˌrespiˈreiʃen] oddech Kussmaula
gasserectomy [ˌgæsəˈrektṇmi] wycięcie zwoju półksiężycowatego (Gassera)
Gasserian [gæˈsiəriən] odnoszący się do zwoju półksiężycowatego (Gassera)
gastr- [gæstr-], **gastro-** [gæstro-] w złożeniach oznacza związek z żołądkiem

gastralgia [gæst'rældʒiə] ból żołądka
gastrectasia [gæstrek'teiziə] rozszerzenie żołądka
gastrectasis [gæs'trektəsis] rozszerzenie żołądka
gastrectomy [gæst'rektəmi] wycięcie żołądka
  partial g. resekcja żołądka, wycięcie części żołądka
  subtotal g. resekcja żołądka
gastric ['gæstrik] żołądkowy
  g. acidity kwasota soku żołądkowego
  g. contents treść żołądkowa
  g. function czynność żołądka
  g. juice sok żołądkowy
  motor g. function czynność ruchowa żołądka
  g. remnant kikut żołądkowy
  g. resection resekcja żołądka
  g. secretion wydzielanie żołądkowe
  secretory g. function czynność wydzielnicza żołądka
  g. ulcer wrzód żołądka
gastrin ['gæstrin] gastryna
gastrin(a)emia [ˌgæstrin'i:miə] stężenie gastryny we krwi
gastrinoma [ˌgæstri'noumə] nowotwór wydzielający gastrynę
gastritis [gæs'traitis] zapalenie żołądka, nieżyt żołądka
  atrophic g. nieżyt żołądka zanikowy
  catarrhal g. zapalenie żołądka nieżytowe
  exfoliative g. nieżyt żołądka złuszczający
  fibroplastic g. nieżyt żołądka zwłókniający
  follicular g. nieżyt żołądka grudkowy
  giant hypertrophic g. choroba Menétriera
  hyperpeptic g. nieżyt żołądka nadkwaśny
  hypertrophic g. zapalenie żołądka przerostowe
  interstitial g. zapalenie żołądka śródmiąższowe
  phlegmonous g. ropowica żołądka
  polypous g. zapalenie żołądka polipowate
  pseudomembranous g. zapalenie żołądka rzekomobłoniaste
  sclerotic g. zapalenie żołądka stwardniające
  suppurating g. zapalenie żołądka ropne
gastroanastomosis [ˌgæstrəəˌnæstə'mousis] gastrogastrostomia
gastroatonia ['gæstrəə'touniə] atonia żołądka, zwiotczenie żołądka
gastrocele ['gæstrəsi:l] 1) przepuklina żołądkowa; 2) prajelito
gastrocnemius [ˌgæstrə'nimiəs] mięsień brzuchaty łydki
gastrocolitis ['gæstrəkə'laitis] zapalenie żołądka i okrężnicy

gastrocoloptosis [gæstrəˌkələ'tousis] opuszczenie żołądka i okrężnicy
gastrocolostomy [ˌgæstrəkə'ləstəmi] zespolenie żołądkowo-okrężnicze
gastrocolpotomy [ˌgæstrəkəl'pɔtəmi] nacięcie macicy przez ścianę brzuszną
gastrodialysis [ˌgæstrədai'ælisis] dializa przez śluzówkę żołądka
gastrodiaphanoscopy ['gæstrədaiəfən'ɔskəpi] gastrodiafanoskopia, prześwietlenie żołądka diafanoskopem
gastroduodenitis [ˌgæstrəˌdjuədi'naitis] zapalenie żołądka i dwunastnicy
gastroduodenoscopy ['gæstrəˌdjuədin'ɔskəpi] gastroduodenoskopia, wziernikowanie żołądka i dwunastnicy
gastroduodenostomy ['gæstrəˌdjuədi'nɔstəmi] zespolenie żołądkowo-dwunastnicze
gastroenteric [ˌgæstrɔen'terik] żołądkowo-jelitowy
gastroenteritis [ˌgæstrɔˌentə'raitis] zapalenie żołądka i jelit
  eosinophilic allergic g. kwasochłonny alergiczny nieżyt żołądkowo-jelitowy
gastroenteroanastomosis ['gæstrɔ'entərəˌnæstɔ'mousis] zespolenie żołądkowo-jelitowe
gastroenterocolitis ['gæstrɔ'entərəkɔl'aitis] zapalenie żołądka i jelit
gastroenterocolostomy ['gæstrɔ'entərəkə'lɔstəmi] zespolenie żołądkowo-jelitowo-okrężnicze
gastroenterology ['gæstrɔˌente'rɔlədʒi] gastroenterologia
gastroenteropathy ['gæstrɔente'rɔpæθi] gastroenteropatia
  exudative g. gastroenteropatia wysiękowa, jelitowa ucieczka białka z ustroju
gastroenteroplasty ['gæstrɔˌentərə'plæsti] operacja wytwórcza na żołądku i jelitach
gastroenteroptosis [ˌgæstrɔˌentərɔp'tousis] opuszczenie żołądka i jelit
gastroenterostomy [ˌgæstrɔˌentə'rɔstəmi] zespolenie żołądkowo-jelitowe
gastroepiploic ['gæstrɔepi'plɔik] żołądkowo-sieciowy
gastroesophagostomy ['gæstrɔiˌsɔfə'gɔstəmi] zespolenie żołądkowo-przełykowe
gastrogastrostomy ['gæstrɔgæstrɔ'stəmi] zespolenie żołądkowo-żołądkowe
gastrogavage [ˌgæstrɔgə'va:ʒ] odżywianie przez przetokę żołądkową
gastrohepatic [ˌgæstrɔhi'pætik] żołądkowo-wątrobowy
gastrohydrorrh(o)ea ['gæstrɔ'haidrɔ'riə] wydzielanie do żołądka płynu bez kwasu i enzymów

gastrohysterectomy ['gæstrɔhistər'ektəmi] wycięcie macicy z dostępu brzusznego, histerektomia brzuszna

gastrohysteropexy [,gæstrɔ'histərɔpəksi] histeropeksja brzuszna, przyszycie macicy do ściany brzucha

gastrohysterorrhaphy ['gæstrɔ,histər'ɔrəfi] histeropeksja brzuszna

gastrohysterotomy ['gæstrɔhistə'rɔtəmi] nacięcie macicy z dojścia brzusznego, histerotomia brzuszna

gastroileitis [,gæstrɔili'aitis] zapalenie żołądka i jelita krętego

gastroileostomy ['gæstrɔili'ɔstəmi] zespolenie żołądkowo-krętnicze

gastrointestinal [,gæstrɔin'testinəl] żołądkowo-jelitowy

g. series pasaż jelitowy (rtg)

gastrojejunal [,gæstrɔdʒi'dʒu:nəl] żołądkowo-czczy

gastrojejunostomy ['gæstrɔdʒidʒu:'nɔstəmi] zespolenie żołądkowo-czcze

gastrolavage [,gæstrɔla'va:ʒ] płukanie żołądka

gastrolithiasis ['gæstrɔli'θaiəsis] kamica żołądkowa

gastrolysis [gæstr'ɔlisis] uwolnienie żołądka ze zrostów

gastromalacia [,gæstrɔme'leiʃiə] rozmięknienie ściany żołądka

gastromegaly [,gæstrɔ'megəli] gastromegalia, powiększenie żołądka

gastromyotomy [,gæstrɔmai'ɔtəmi] nacięcie mięśniówki odźwiernika, gastromiotomia

gastroparalysis ['gæstrɔpə'rælisis] porażenie żołądka

gastropexy ['gæstrɔpeksi] przyszycie żołądka do ściany brzucha

gastroplasty [,gæstrɔ'plæsti] operacja plastyczna żołądka

gastroplication [,gæstrɔpli'keiʃən] operacyjne sfałdowanie żołądka

gastroptosis [,gæstrɔp'tousis] opadnięcie żołądka

gastropylorectomy ['gæstrɔpailɔ'rektəmi] wycięcie odźwiernika

gastrorrhagia [,gæstrɔ'reidʒiə] krwotok żołądkowy

gastrorrhaphy [gæs'trɔrəfi] 1) szew żołądka; 2) szew ściany brzucha

gastrorrhexis [,gæstrɔ'reksis] pęknięcie żołądka

gastrorrh(o)ea [,gæstrɔ'ri:ə] sokotok żołądkowy

gastrosalpingotomy ['gæstrɔsælpin'gɔtəmi] nacięcie jajowodu z dostępu brzusznego

gastroscope ['gæstrɔskoup] gastroskop, wziernik żołądkowy

gastroscopy [gæs'trɔskəpi] gastroskopia, wziernikowanie żołądka

fibreoptic g. gastroskopia fiberoskopowa

gastrostolavage [gæs'trɔstɔla'va:ʒ] płukanie żołądka przez przetokę żołądkową

gastrostomize [gæs'trɔstoumaiz] wytwarzać przetokę żołądkową

gastrostomy [gæs'trɔstəmi] wytwarzanie przetoki żołądkowej

gastrosuccorh(o)ea [gæs'trɔsʌkɔri:ə] nadmierny stały sokotok, choroba Reichmana

gastrotomy [gæst'rɔtəmi] gastrotomia, nacięcie żołądka

gastrotrachelotomy [gæstrɔtræke'lɔtəmi] przezotrzewnowe cięcie cesarskie w dolnym odcinku

gastrotubotomy ['gæstrɔtju'bɔtəmi] nacięcie jajowodu z dostępu brzusznego

gastrula ['gæstrulə] gastrula

gastrulation [gæstru'leiʃən] gastrulacja

gate [geit] 1) bramka; 2) bramkować (scyntygr.)

gather ['gæðə] zbierać (również o ropniu, czyraku itp.)

gathering ['gæðəriŋ] 1) zbieranie się ropy; 2) ropień, czyrak (pot.)

gating [geitiŋ] bramkowanie

gauge [geidʒ] 1) przyrząd pomiarowy; 2) mierzyć, kalibrować

bite g. gnatodynamometr

gauntlet ['gɔ:ntlit] opatrunek rękawiczkowy

gauss [gaus] gaus, jednostka intensywności pola magnetycznego

gauze [gɔ:z] gaza

absorbent g. gaza higroskopijna

adhesive g. przylepiec z gazy

g. bandage bandaż z gazy

g. dressing opatrunek osobisty z gazy

fine mesh g. gaza gęsta

g. fluff puszek gazowy

g. pack tampon

g. packing tampon, tamponowanie gazą

g. pad tampon, poduszeczka z gazy, podściółka z gazy

petrolatum g. gaza nasycona wazeliną białą

g. sponge gaza fibrynowa, gąbka fibrynowa

gavage [ga:'va:ʒ] odżywianie przez zgłębnik

gaze [geiz] spojrzenie

conjugate g. skojarzony ruch gałek ocznych

g. paralysis porażenie skojarzonego ruchu gałek ocznych

Geiger counter ['gaigə: 'kauntə] licznik Geigera

gel [dʒel] żel, galareta

colloidal g. żel koloidowy

coupling g. żel do elektrod
silica g. żel krzemionkowy, krzemionka koloidalna
starch g. żel skrobiowy
gelate ['dʒəleit] żelatynizować, zgalaretowacieć
gelatin [ˌdʒeləˈtiːn] żelatyna
 absorbable g. film błona żelatynowa wchłanialna
 glycerinated g. glicerożelatyna
 vegetable g. żelatyna roślinna z glutenu
gelatinous [dʒiˈlætinəs] 1) żelatynowy; 2) galaretowaty
gelation [dʒəˈleiʃən] przejście zolu w żel, żelowanie
gelolepsy [dʒilouˈlepsi] gelolepsja, katapleksja śmiechowa
gelosis [dʒiˈlousis] miogeloza, lokalne stwardnienie mięśnia
gemistocytoma [dʒeˈmistɔsaiˈtoumə] gwiaździak protoplazmatyczny
gemmation [dʒemˈmeiʃən] pączkowanie
gemmule ['dʒemjuːl] 1) micela; 2) pączek na komórce w procesie pączkowania; 3) „pączki" lub „kolce" na dendrytach
gender ['dʒendə] anatomiczna płeć osobnika
gene [dʒiːn] gen, jednostka czynnościowa dziedziczności
 allelic g. gen allelowy
 autosomal g. gen autosomalny
 control g. gen kontrolujący (gen regulator albo gen operator)
 crossing over of g.'s wymiana genów
 dominant g. gen dominujący
 histocompatibility g.'s geny zgodności tkankowej
 holandric g. gen w chromosomie Y
 lethal g. gen letalny
 locus of g. locus genu, miejsce genu w chromosomie
 marker g. gen znacznikowy
 mimic g. gen nieallelowy, gen niezależny powodujący podobny efekt genetyczny
 modifying g. gen modyfikujący, gen mniejszy
 mutagenic g. gen mutagenny
 operator g. gen operator, aktywujący powstanie informacyjnego RNA
 recessive g. gen recesywny
 recombining g. gen rekombinacyjny
 regulator g. gen regulator, dominujący gen kontrolujący
 segregation of g.'s redukcja genów w mejozie
 sex-linked g. gen sprzężony z płcią
 structural g. gen strukturalny
 switch g. gen przełączający

X-linked g. gen sprzężony z chromosomem X
Y-linked g. gen sprzężony z chromosomem Y
general ['dʒenərəl] ogólny, powszechny, generalny
 g. practitioner lekarz ogólny
generalist ['dʒenərəlist] lekarz ogólny
generalized disease ['dʒenərəlaizd diˈziːz] choroba uogólniona
generate ['dʒenəreit] 1) wytwarzać; 2) spłodzić
generation [ˌdʒenəˈreiʃən] 1) płodzenie; 2) wytwarzanie; 3) pokolenie, generacja
generator ['dʒenəreitə] generator, prądnica, wytwornica
 aerosol g. generator aerozoli
 asynchronous pulse g. stymulator serca o stałej częstości
 atrial synchronous pulse g. stymulator sterowany akcją przedsionków
 atrial triggered pulse g. stymulator sterowany akcją przedsionków
 demand pulse g. stymulator o zmiennej częstotliwości
 fixed rate pulse g. stymulator stałej częstotliwości
 pulse g. źródło zasilania stymulatora serca
 radionuclide g. generator radioizotopów
 stand-by pulse g. rodzaj stymulatora „na żądanie" włączającego się w razie wypadania skurczu komór
 ventricular inhibited pulse g. stymulator „na żądanie", hamowany skurczem komór w normalnym rytmie, a włączający się przy wypadaniu takiego rytmu
 ventricular synchronous pulse g. stymulator pobudzany skurczem komór i utrzymujący działanie w razie wypadnięcia czynności komór
generic [dʒiˈnerik] 1) donoszący się do rodzaju (genus); 2) ogólny; 3) charakterystyczny, wyróżniający
 g. name 1) w chemii nazwa klasy związków, np. alkohol, aldehyd; 2) w farmacji nazwa nie zastrzeżona leku, oficjalna
genetic [dʒiˈnetik] genetyczny
genetics [dʒiˈnetiks] genetyka
 biochemical g. genetyka biochemiczna
 molecular g. genetyka molekularna
 population g. genetyka populacyjna
 statistical g. genetyka statystyczna
genial [dʒiˈnaiəl] bródkowy
genian [dʒiˈnaiən] bródkowy
geniculate [dʒiˈnikjulit] kolankowaty
genioplasty [dʒiˈnaiɔˌplæsti] plastyka bródki
genital ['dʒenitl] 1) rozrodczy; 2) odnoszący się do genitalii

genitals ['dʒenitlz] genitalia
  ambiguous external g. genitalia zewnętrzne
  wątpliwego typu
genitourinary [,dʒenitə'juərinəri] moczowo-
-płciowy
genocide ['dʒenou,said] ludobójstwo
genodermatosis ['dʒenɔdə:mə'tousis] geno-
dermatoza, genetycznie uwarunkowana
choroba skóry
genome ['dʒi:noum] genom
genophore ['dʒi:nɔfɔ:] genofor, chromosom
bakteryjny
genotype ['dʒenətaip] genotyp
genotypical ['dʒenɔ'tipikl] genotypowy
gentamicin ['dʒentə'maisin] gentamycyna
gentian ['dʒenʃiən] goryczka, gencjana
  g. violet fiolet gencjany, fiolet goryczkowy
gentisin ['dʒentisin] kwas gentyzynowy,
kwas gencjanowy
genu ['dʒenju:] kolano
  g. valgum kolano koślawe
  g. varum kolano szpotawe
genus ['dʒi:nəs] rodzaj
genyplasty ['dʒeniplæsti] plastyka bródki
geophagia [,dʒi:ɔ'feidʒiə] geofagia, zjadanie
gliny lub gleby
geotrichosis [,dʒi:ɔtrik'ousis] geotrychoza,
zakażenie grzybem *Geotrichum candidum*
ger- [dʒer-], **gerat-** [dʒerət-] w złożeniach
znaczy: odnoszący się do starości
gerbil ['gə:bil] gerbil, rodzaj gryzoni używanych w doświadczeniach
gereology [dʒeri'ɔlədʒi] gerontologia
geriatric [dʒeri'ætrik] odnoszący się do ge-
riatrii
geriatrics [,dʒeri'ætriks] geriatria, nauka
o starości, leczenie starców
geriopsychosis [,dʒeriɔ'saikousis] psychoza
wieku starczego
germ [dʒə:m] 1) zarazek, drobnoustrój; 2)
zawiązek u zarodka
  enamel g. pączek szkliwny
  g. free wolny od zarazków, sposób utrzymania zwierząt doświadczalnych w warunkach jałowych
  g.-laden pełen zarazków
  tooth g. zawiązek zęba
germanium [dʒə:'meiniəm] german
germicidal [,dʒə:mi'saidəl] bakteriobójczy
germicide ['dʒə:misaid] 1) bakteriobójczy; 2)
środek bakteriobójczy
germifuge ['dʒə:mifju:dʒ] bakteriobójczy
germinal ['dʒə:minl] odnoszący się do zawiązka lub kiełkowania
germination ['dʒə:mineiʃən] kiełkowanie
germinative ['dʒə:minətiv] kiełkujący, dotyczący kiełkowania
germinoma ['dʒə:minoumə] rozrodczak

gerodontics [,dʒerɔ'dɔntiks] stomatologia
wieku starczego
gerodontology [,dʒərɔdɔn'tɔlədʒi] gerodon-
tologia, stomatologia wieku starczego
geromarasmus [,dʒərɔmə'ræsməs] marazm
starczy
gerontologist [dʒərɔn'tɔlədʒist] gerontolog
gerontology [,dʒərɔn'tɔlədʒi] gerontologia
gerontophilia [,dʒərɔntɔ'filiə] gerontofilia,
pociąg płciowy do starców
gerontophobia [,dʒərɔntɔ'foubiə] fobia starców
gerontotherapy [dʒə'rɔntɔ'θerəpi] terapia geriatryczna
gerontoxon [,dʒərɔn'tɔksən] obwódka starcza rogówki
gestagenic [,dʒestə'dʒenik] wywołujący
zmiany ciążowe w macicy
gestagens ['dʒestədʒens] gestageny, hormony podtrzymujące ciążę
gestation [dʒes'teiʃn] ciąża (*p.* **pregnancy**)
gestational [dʒes'teiʃənəl] ciążowy
  g. age wiek ciążowy
gestosis [dʒest'ousis] gestoza, zatrucie ciążowe
ghost [goust] widmo, upiór, cień
  g. cell cień komórki, zwykle krwinki czerwonej
Giardia [dʒi'a:diə] rodzaj wiciowców, lamblia
giardiasis [dʒia:d'aiesis] lamblioza
gibbosity [gi'bɔsiti] garb, garbatość
gibbous ['gibəs] garbaty
gibbus ['gibəs] garb
giddiness ['gidinis] zawrót głowy
giddy ['gidi] mający zawrót głowy
  feel g. odczuwać zawrót głowy
  make g. przyprawiać o zawrót głowy
giga- [dʒaigə-] przedrostek oznaczający 10^9
jednostek podstawowych
gigantism [dʒai'gæntizm] gigantyzm
  acromegalic g. gigantyzm akromegaliczny
  eunuchoid g. gigantyzm eunuchoidalny
  primordial g. gigantyzm pierwotny
gigantocyte [dʒai'gæntɔsait] komórka olbrzymia, makrocyt
gigantomastia [dʒai'gæntɔ'mæstiə] przerost
sutków
gingiva [dʒin'dʒaivə] dziąsło
  alveolar g. dziąsło właściwe zębodołowe,
dziąsło nieruchome, dziąsło zbite, dziąsło prawdziwe
  attached g. dziąsło zrośnięte
  buccal g. dziąsło na policzkowej powierzchni wyrostka zębodołowego
  free g. dziąsło wolne, dziąsło brzeżne
  labial g. dziąsło na wargowej powierzchni
wyrostka zębodołowego

lingual g. dziąsło na językowej powierzchni wyrostka zębodołowego
marginal g. dziąsło brzeżne, dziąsło wolne
gingival [ˈdʒinˈdʒaivəl] dziąsłowy
gingivectomy [ˌdʒindʒaiˈvektəmi] wycięcie dziąsła
gingivitis [ˌdʒindʒaiˈvaitis] zapalenie dziąseł
  acute necrotizing ulcerative g. zapalenie dziąseł martwiczo-wrzodziejące, choroba Plauta-Vincenta
  calculous g. zapalenie dziąseł wywołane kamieniem nazębnym
  cotton-roll g. zapalenie dziąseł wywołane uciskiem wałka ligniny
  desquamative g. zapalenie dziąseł złuszczające
  eruptive g. zapalenie dziąseł przy wyrzynaniu się zębów
  fusospirillary g. zapalenie dziąseł wrzodziejące, choroba Plauta-Vincenta
  fusospirochaetal g. choroba Plauta-Vincenta
  granulomatous g. zapalenie dziąseł ziarninowe
  hydantoin hypertrophic g. zapalenie dziąseł hydantoinowe przerostowe
  lead g. zapalenie dziąseł ołowicze, rębek ołowiczy
  leukaemic g. zapalenie dziąseł białaczkowe
  mercurial g. zapalenie dziąseł rtęciowe
  necrotizing ulcerative g. zapalenie dziąseł martwiczo-wrzodziejące, choroba Plauta-Vincenta
  pregnancy g. zapalenie dziąseł ciążowe
  scorbutic g. zapalenie dziąseł gnilcowe
gingivoglossitis [ˈdʒindʒaivɔglɔsˈaitis] zapalenie dziąseł i języka
gingivoplasty [ˌdʒindʒaivɔˈplæsti] plastyka dziąsła
gingivorrhagia [ˌdʒindʒaivɔˈreidʒiə] krwawienie dziąseł
gingivostomatitis [ˈdʒindʒaivɔstɔˈmətaitis] zapalenie jamy ustnej
gingivotomy [ˈdʒindʒaivˈɔtəmi] nacięcie dziąsła
ginglymus [ˈdʒingliməs] staw zawiasowy
  angular g. staw bloczkowy
  helicoid g. staw obrotowy
  lateral g. staw obrotowy
ginseng [ˈdʒinseŋ] żeń-szeń, korzeń *Panax ginseng* (*bot.*)
girdle [gəːdl] pas, opaska, obręcz
  g. pain ból opasujący
  pelvic g. obręcz kończyny górnej
  shoulder g. obręcz kończyny dolnej
glabella [gləˈbelə] gładzizna
glabrous [ˈgleibrəs] bezwłosy, odnosi się do okolic skóry bez włosów

glacial [ˈgleisiəl] lodowaty
  g. acetic acid kwas octowy lodowaty
gland [glænd] gruczoł, węzeł chłonny, kłębek
  acid g. gruczoł właściwy żołądka (wydzielający kwas), gruczoł główny żołądka
  acinotubular g. gruczoł gronkowo-cewkowy
  acinous g. gruczoł gronkowy, gruczoł pęcherzykowy
  adrenal g. nadnercze
  aggregate g.'s grudki limfatyczne skupione
  agminate g.'s grudki limfatyczne skupione
  alveolar g. gruczoł pęcherzykowy, gruczoł gronkowy
  anal g. gruczoł potowy odbytu
  apical g. gruczoł językowy przedni
  apocrine g. gruczoł apokrynowy
  areolar g. gruczoł otoczkowy (Montgomery'ego)
  arteriococcygeal g. kłębek guziczny
  axillary sweat g. gruczoł potowy pachowy
  blind g. gruczoł bezprzewodowy, gruczoł wydzielania wewnętrznego
  bulbourethral g. gruczoł opuszkowo-cewkowy
  cardiac g.'s gruczoły wpustu żołądka
  carotid g. kłębek tętnicy szyjnej
  ceruminous g. gruczoł woskowinowy, gruczoł woszczynowy
  cervical g. 1) gruczoł szyjki macicy; 2) węzeł chłonny szyi
  ciliary g. gruczoł rzęskowy
  circumanal g. gruczoł okołoodbytniczy
  closed g. gruczoł bezprzewodowy
  coccygeal g. kłębek guziczny
  coil g. gruczoł kłębuszkowy
  conglobate g. węzeł chłonny
  convoluted g. gruczoł kłębuszkowy
  ductless g. gruczoł bezprzewodowy, gruczoł wydzielania wewnętrznego
  eccrine g. gruczoł potowy typu ekrynowego
  endocrine g. gruczoł wewnątrzwydzielniczy, gruczoł dokrewny
  endoepithelial g. gruczoł śródnabłonkowy
  endo-exocrine g. gruczoł amfikrynowy w wydzielaniu zewnętrznym i wewnętrznym (np. trzustka)
  excretory g. gruczoł wydalniczy
  exocrine g. gruczoł zewnątrzwydalniczy
  follicular g. gruczoł mieszkowy
  fundus g. gruczoł główny żołądka, gruczoł dna żołądka
  gastric g. gruczoł główny żołądka
  glomiform g. gruczoł kłębuszkowy
  hair g. gruczoł łojowy włosa
  haversian g.'s kosmki maziowe

holocrine g. gruczoł holokrynowy
homocrine g. gruczoł jednorodny
incretory g. gruczoł dokrewny
interstitial g. gruczoł śródmiąższowy jądra (Leydiga) lub jajnika
intraepithelial g. gruczoł śródnabłonkowy
jugular g. węzeł Virchowa, powiększony węzeł chłonny nadobojczykowy z przerzutem nowotworu z trzewi
lactiferous g. gruczoł mleczny
lumbar g. węzeł chłonny lędźwiowy
mammary g. gruczoł sutkowy, sutek
maxillary g. ślinianka podżuchwowa
merocrine g. gruczoł merokrynowy
molar g. gruczoł policzkowy na wysokości trzonowców
mucilaginous g.'s kosmki maziowe
muciparous g. gruczoł śluzowy
mucous g. gruczoł śluzowy
odoriferous g. gruczoł z wydzieliną zapachową
oxyntic g. gruczoł właściwy żołądka (wydzielający kwas)
palpebral g. gruczoł tarczkowy
parathyroid g. przytarczyca
parotid g. przyusznica, ślinianka przyuszna
peptic g. gruczoł wydzielający pepsynę, gruczoł właściwy żołądka
perianal g. gruczoł okołoodbytniczy
perspiratory g. gruczoł potowy
pilous g. gruczoł łojowy mieszka włosowego
pineal g. szyszynka
prehyoid g. tarczyca dodatkowa
preputial g. gruczoł napletkowy
prostate g. stercz, gruczoł krokowy
puberty g. gruczoł śródmiąższowy (Leydiga)
pyloric g. gruczoł odźwiernikowy
racemose g. gruczoł gronkowy rozgałęziony
sebaceous g. gruczoł łojowy
sentinel g. pojedynczy powiększony węzeł chłonny w sieci naprzeciw wrzodu żołądka
serous g. gruczoł surowiczy
sexual g. gruczoł płciowy, gonada
sublingual g. ślinianka podjęzykowa
submaxillary g. ślinianka podżuchwowa
sudoriparous g. gruczoł potowy
sweat g. gruczoł potowy
synovial g.'s kosmki maziówki
target g. gruczoł docelowy
tarsal g. gruczoł tarczkowy (Meiboma)
tubular g. gruczoł cewkowy
tubuloacinar g. gruczoł cewkowo-pęcherzykowy

urethral g. gruczoł cewki moczowej
glanders [ˈglændəz] nosacizna
glandular [ˈglændjulə] gruczołowy
g. fever mononukleoza zakaźna
glans [glæns] żołądź
glass [glɑːs] 1) szkło; 2) szklanka
cover g. szkiełko nakrywkowe (*mikr.*)
cupping g. bańka (do stawiania)
magnifying g. szkło powiększające
object g. szkiełko przedmiotowe, szkiełko podstawowe (*mikr.*)
g. rod pałeczka (bagietka) szklana
soluble g. szkło wodne
vita g. szkło przepuszczalne dla promieni ultrafioletowych
watch g. szkiełko zegarka
water g. szkło wodne
g. wool wata szklana
glasses [ˈglɑːsiz] okulary
glassware [ˈglɑːsˌwɛə] szkło (ogólnie), przedmioty ze szkła
glaucoma [glɔːˈkoumə] jaskra
absolute g. jaskra dokonana
acute angle-closure g. jaskra ostra zamykającego się kąta
closed angle g. jaskra z zamkniętym kątem przesączania
fulminating g. jaskra zapalna ostra
h(a)emorrhagic g. jaskra krwotoczna
heterochromic g. jaskra w różnobarwności tęczówek
infantile g. jaskra dziecięca
inflammatory g. jaskra zapalna
narrow angle g. jaskra z wąskim kątem przesączania
open angle g. jaskra z otwartym kątem przesączania
phacoanaphylactic g. jaskra fakogenetyczna
phacogenic g. jaskra fakogenetyczna
phacolytic g. jaskra fakogenetyczna z uszkodzeniem soczewki
phacotoxic g. jaskra fakogenetyczna, jaskra fakotoksyczna
pigmentary g. jaskra barwnikowa
pseudoexfoliative g. jaskra torebkowa
simple g. jaskra wyrównana, jaskra prosta
wide angle g. jaskra z szerokim kątem przesączania
glaucomatous [glɔːˈkoumətəs] jaskrowy
g. cup jaskrowe zagłębienie tarczy nerwu wzrokowego
glaucosis [glɔːˈkousis] ślepota jaskrowa
glenoid [ˈgliːnɔid] panewkowy
glia [ˈglaiə] glej, neuroglej
adendric g. glej bezwypustkowy
cytoplasmic g. glej cytoplazmatyczny
fibrillary g. glej włóknisty

macroglia makroglej
microglia mikroglej, glej drobnokomórkowy
oligodendroglia glej skąpodrzewiasty
gliadin ['glaiədin] gliadyna, glutenowe białko pszenicy i ryżu
glial ['glaiəl] glejowy, neuroglejowy
glioblast ['glaiɔblæst] glioblast
glioblastoma ['glaiɔblæs'toumə] glajak
  g. multiforme glejak wielopostaciowy
gliocyte ['glaiɔsait] gliocyt
  central g. gliocyt centralny (ośrodkowego układu nerwowego)
  ependymal g. gliocyt wyściółki
  epiphyseal g. gliocyt szyszynki
  fibrillary g. gliocyt włóknisty
  peripheral g. gliocyt obwodowy (obwodowego układu nerwowego)
  protoplasmic g. gliocyt protoplazmatyczny
  radiate g. gliocyt promienisty
  spinal g. gliocyt rdzeniowy
  sympathetic g. gliocyt układu nerwowego współczulnego
glioma [glai'oumə] glejak
  gangliocellular g. glejak zwojowokomórkowy
  nasal g. ektopowa tkanka glejowa u nasady nosa
  sarcomatous g. glejakomięsak
  telangiectatic g. glejak z obfitą siecią naczyń
gliomatosis [ˌglaiɔmə'tousis] glejakowatość, obecność wielu glejaków
gliomyxoma ['glaiɔmik'soumə] glejakośluzak
glioneuroma ['glaiɔnjuə'roumə] glejakonerwiak
gliosarcoma ['glaiɔsa:'koumə] glejakomięsak
gliosis [glai'ousis] 1) glejoza, rozrost gleju; 2) glejakowatość
  isomorphous g. glejoza izomorficzna (blizna z zachowanym układem włókien glejowych)
  perivascular g. glejoza okołonaczyniowa
  spinal g. 1) jamistość rdzenia; 2) glejoza rdzeniowa
global ['gloubəl] globalny, ogólny
globe [gloub] kula, glob
  g. of the eye gałka oczna
  pale g. gałka blada
globin ['gloubin] globina, białko hemoglobiny
globular ['glɔbjulə] sferyczny, kulisty
globule ['glɔbju:l] 1) ciałko kuliste; 2) kulka tłuszczu w mleku; 3) krwinka czerwona
  dentin g. kulka zębiny
  polar g. ciałko biegunowe
globulin ['glɔbjulin] globulina

accelerator g. czynnik V., akceleryna
alpha-g.'s globuliny alfa
antih(a)emophilic g. czynnik VIII, globulina antyhemofilowa
beta-g.'s globuliny beta
corticosteroid-binding g. transkortyna
gamma-g.'s globuliny gamma, gamma-globuliny
immune serum g.'s globuliny odpornościowe surowicy
thyroxine-binding g. globulina wiążąca tyroksynę
globulinuria [ˌglɔbjulin'juəriə] wydalanie globulin z moczem
globus ['gloubəs] kula, gałka
  g. hystericus gałka histeryczna
  g. pallidus gałka blada
glomangioma [ˌglɔmæn'dʒioumə] kłębczak, guz kłębka skórnego
glomangiosis [ˌglɔmæn'dʒiousis] **(pulmonary)** kłębczakowatość płuc
glome [glɔm] kłębek
glomectomy [glɔm'ektəmi] glomektomia, wycięcie kłębczaka
glomerular [glɔ'mərulə] kłębkowaty, kłębuszkowy
glomerule ['glɔmərul] kłębuszek nerkowy, kłębuszek włośniczkowy, kłębuszek gruczołu potowego
glomerulitis [ˌglɔməru'laitis] zapalenie kłębuszków nerkowych
glomerulonephritis [glɔˌmərulone'fraitis] zapalenie kłębuszków nerkowych, zapalenie kłębuszkowe nerek
  acute h(a)emorrhagic g. zapalenie kłębuszków nerkowych ostre krwotoczne
  diffuse g. zapalenie kłębuszków nerkowych rozlane
  focal g. zapalenie kłębuszków nerkowych ogniskowe
  focal embolic g. zapalenie kłębuszków nerkowych ogniskowo-zatorowe (w bakteryjnym zapaleniu wsierdzia)
  lobular g. zapalenie kłębuszków nerkowych zrazikowe
  lupus g. zapalenie kłębuszków nerkowych w toczniu rozsianym, zapalenie kłębuszków nerkowych toczniowe
  membranoproliferative g. zapalenie kłębuszków nerkowych błoniasto-rozplemowe
  membranous g. zapalenie kłębuszków nerkowych błoniaste
  minimal change g. zapalenie kłębuszków nerkowych submikroskopowe
  proliferative mesangial g. zapalenie kłębuszków nerkowych rozplemowe mezangialne

glomerulosclerosis [glɔmə:rulɔskliə'rousis] stwardnienie kłębków nerkowych
  diabetic g., intercapillary g., nodular g. zespół Kimmelstiela i Wilsona, *p.* **diabetes-nephrosis syndrome**
glomerulus [glɔ'məruləs] kłębek, kłębuszek nerkowy, włośniczkowy, kłębek gruczołu potowego
  olfactory g. kłębuszek węchowy
glomus [ˈglɔməs] kłębek
  aortic g. kłębek aorty, ciałko przyzwojowe nadsercowe
  carotid g. kłębek szyjny
  choroid g. kłębek naczyniówkowy
  coccygeal g. kłębek guziczny
  intravagal g. kłębek nerwu błędnego, ciałko przywspółczulne nerwu błędnego
  jugular g. kłębek żyły szyjnej, ciałko przywspółczulne żyły szyjnej
  pulmonary g. kłębek tętnicy płucnej
glossa [ˈglɔsə] język
glossalgia [ˌglɔsˈældʒiə] ból języka
glossectomy [glɔ'sektəmi] wycięcie języka
glossitis [glɔ'saitis] zapalenie języka
  aphthous g. zapalenie języka aftowe
  atrophic g. zapalenie języka zanikowe
  g. dissecans zapalenie języka bruzdowate
  exfoliative g. język geograficzny
  parasitic g. zapalenie języka grzybicze, czarny język
  parenchymatous g. zapalenie języka miąższowe
glossolysis [glɔ'solisis] porażenie języka
glossopalatinus [ˌglɔsɔpələ'tinəs] językowo-podniebienny (mięsień)
glossopharyngeal [ˌglɔsɔfə'rindʒiəl] językowo-gardłowy
glossophytia [ˌglɔsɔ'faitiə] język czarny, język włochaty
glossophyton [ˌglɔsɔ'faitən] grzyb na języku w przypadkach czarnego języka
glossoplegia [ˈglɔsɔˌpli:dʒiə] *glossoplegia*, porażenie języka
glossopyrosis [ˌglɔsɔ'pairousis] pieczenie języka
glossoschisis [glɔsɔ'skisis] rozszczep języka, rozdwojenie języka
glossotomy [glɔsə'təmi] nacięcie języka
glossotrichia [ˈglɔsɔ'trikiə] język włochaty
glottic [ˈglɔtik] głośniowy, odnoszący się do głośni lub języka
glottidospasm [ˈglɔtidɔ'spæzm] skurcz krtani
glottis [ˈglɔtis] głośnia, aparat głosowy krtani
  false g. szpara przedsionka krtani
  respiratory g. część międzychrząstkowa szpary głośni
  g. spuria szpara przedsionka

  true g. szpara głośni
  g. vocalis część międzybłoniasta szpary głośni
glottitis [glɔ'taitis] zapalenie języka
glove [glʌv] 1) rękawiczka; 2) wkładać rękawiczkę
  surgical g. rękawiczka chirurgiczna
glucagon [ˈgluːkəgɔn] glukagon
  gut g. glukagon jelitowy
glucan [ˈgluːkən] glikan, wielocukier zbudowany z glukozy
gluco- [gluːkɔ-] w złożeniach oznacza związek z glukozą
glucocerebroside [ˈgluːkɔse'ribrousaid] glikozyloceramid, glukoceramid
glucocorticoid [ˈgluːkɔkɔːtikoid] 1) glukokortykoid; 2) glukokortykoidowy
glucogenic [ˌgluːkɔ'dʒenik] wytwarzający glukozę (np. aminokwas)
glucohydrolase [ˌgluːkɔ'haidrɔleiz] glukohydrolaza, glukoamylaza
  mucopeptide g. muramidaza, lizozym, glukohydrolaza mukopeptydowa
glucokinetic [gluːkɔki'netik] mobilizujący glukozę
glucolipids [gluːkɔ'lipids] cerebrozydy glukolipidowe
glucolysis [gluːkɔ'lisis] glikoliza, rozkład glukozy
gluconate [ˈgluːkɔneit] glikonian, glukonian
gluconeogenesis [ˌgluːkɔniːɔ'dʒenisis] glukoneogeneza, powstawanie glukozy ze związków innych niż węglowodany
glucoprotein [ˌgluːkɔ'prouti:in] glikoproteid
glucose [ˈgluːkous] glukoza, dekstroza, cukier gronowy
  blood g. level stężenie glukozy we krwi, glikemia
  fasting blood g. level glikemia na czczo
  oral g. loading test test tolerancji glukozy podanej doustnie
  glucose-6-phosphatase glukozo-6-fosfataza
  glucose-6-phosphate glukozo-6-fosforan
  glucose-6-phosphate dehydrogenase dehydrogenaza glukozo-6-fosforanowa
  glucose-1-phosphate kinase kinaza glukozo-1-fosforanowa
  glucose-1-phosphate phosphodismutase fosfodysmutaza glukozo-1-fosforanowa
  postprandial blood g. level glikemia po posiłku
  g. tolerance test test tolerancji glukozy
  g. utilization zużycie glukozy
glucosidase [ˈgluːkɔsideiz] glukozydaza
  α-glucosidase α-glukozydaza, maltaza
  β-glucosidase β-glukozydaza, gentiobiaza
glucoside [ˈgluːkɔsaid] glukozyd, glikozyd
glucosuria [ˌgluːkɔ'sjuəriə] cukromocz

glucosyltransferase [ˌglu:kɔsilʹtrænsfəreis] glukozylotransferaza

glucuronate [gluːʹkjurɔneit] sól kwasu glukuronowego, glukuronian

glucuronidase [ˌglu:kjuʹrɔnideiz] glukuronidaza

glucuronide [ˌglu:ʹkjurɔnaid] glukuronid, glikozyd kwasu glukuronowego

glucuronose [ˌglu:ʹkjurɔnous] kwas glukuronowy

glue [glu:] klej, kleić

glue-sniffing wdychanie oparów klejów używanych do plastyków

glutamate [ʹglu:təmeit] glutaminian, sól kwasu glutaminowego

glutamine [glu:ʹtəmin] glutamina

glutaraldehyde [ˌglu:tarʹældihaid] aldehyd glutarowy

glutarate [ʹglu:təreit] glutaran, sól kwasu glutarowego

glutathione [ʹglu:təʹθaiɔun] glutation

gluteal [glu:ʹti:əl] pośladkowy

gluten [ʹglu:tən] gluten, białko przenicy i innych zbóż

glutenin [ʹglu:tənin] glutenina

glutethimide [ˌglu:təʹθaimi:d] glutetymid

gluteus [glu:ʹtiəs] pośladkowy (mięsień)

glutin [ʹglu:tin] 1) gliadyna; 2) żelatyna

glutinous [ʹglu:tinəs] lepki, lepiący się

gluttony [ʹglʌtni] żarłoczność

glyc(a)emia [glaiʹsi:miə] obecność glukozy we krwi

glyceraldehyde [ˌglisərʹældihaid] aldehyd glicerolowy

glyceride [ʹglisərid, ʹglisəraid] gliceryd, ester glicerolu

glycerin(e) [ˌglisəʹri:n] glicerol, gliceryna

glycerokinase [ˌglisərɔʹkaineiz] glicerokinaza

glycerol [ʹglisəroul] glicerol, gliceryna

g. trinitrate nitrogliceryna

glycerophosphate [ˌglisərɔʹfɔsfeit] glicerofosforan

glycerose [ʹglisirous] gliceroza, gliceroaldehyd

glyceryl [ʹglisiril] grupa glicerylowa

g. alcohol glicerol

g. trinitrate nitrogliceryna

glycine [ʹglisin] glikokol, glicyna

glycinuria [glisinʹjuəriə] glicynuria, obecność glicyny w moczu

glyco- [glaikɔ-] przedrostek oznaczający związek z cukrami

glycocalix [ʹglaikɔʹkəliks] glikokaliks

glycocholate [ˌglaikɔʹkɔleit] glikocholan

glycocoll [ʹglaikɔkɔl] glikokol, glicyna

glycocorticoid [ˌglaikɔʹkɔ:tikɔid] glikokortykoid

glycogen [ʹglaikoudʒen] glikogen

glycogenase [glaiʹkɔdʒeneiz] glikogenaza

glycogenesis [ˌglaikɔʹdʒenisis] synteza glikogenu

glycogenetic [ˌglaikɔdʒiʹnetik] glikogenotwórczy

glycogenolysis [ˌglaikɔdʒenʹɔlisis] glikogenoliza, rozpad glikogenu

glycogenosis [ˌglaikɔdʒenʹousis] glikogenoza, spichrzanie glikogenu

generalized g. glikogenoza typu II, choroba Pompego

glucose-6-phosphate g. glikogenoza typu I, choroba v. Gierkego

hepatophosphorylase deficiency g. glikogenoza typu VI, choroba Hersa

myophosphorylase deficiency g. glikogenoza typu V, choroba McArdleʹa

type 1 g. glikogenoza typu I, choroba v. Gierkego

type 2 g. glikogenoza typu II, choroba Pompego

type 3 g. glikogenoza typu III, choroba Cori, choroba Forbesa

type 4 g. glikogenoza typu IV, choroba Andersena

type 5 g. glikogenoza typu V, choroba McArdleʹa

type 6 g. glikogenoza typu VI, choroba Hersa

glycol [ʹglaikɔl] 1) glikol, glikol etylenowy; 2) grupa glikolowa

ethylene g. glikol etylenowy

g. ethyl ether metyloceluloza

glycolipid [ʹglaikɔlipid] glikosfingolipid, glikolipid

glycolyl [ʹglaikɔlil] grupa glikolilowa

glycolysis [glaiʹkɔlisis] glikoliza, rozkład glukozy

glycolytic [ˌglaikɔʹlitik] glikolityczny

glyconeogenesis [ˌglaikɔniɔʹdʒenisis] glukoneogeneza

glycoprotein [ˌglaikɔʹprouti:in] glikoproteid, glukoproteid

glycorrhachia [ˌglaikɔʹreikiə] obecność cukru w płynie mózgowo-rdzeniowym

glycosialia [ˌglaikɔsaiʹəliə] obecność cukru w ślinie

glycoside [ʹglai:kɔsaid] glikozyd

glycosuria [ˌglai:kɔʹsjuəriə] cukromocz

alimentary g. cukromocz pokarmowy

benign g. cukromocz łagodny

digestive g. cukromocz pokarmowy

emotional g. cukromocz emocjonalny

negligible g. cukromocz łagodny, cukromocz nerkowy

nervous g. cukromocz wywołany uszkodzeniem ośrodkowego układu nerwowego

normoglyc(a)emic g. cukromocz przy prawidłowym stężeniu cukru we krwi
renal g. cukromocz nerkowy
glycosyl [ˈglaikɔsil] grupa glikozylowa
g. compounds N-glikozydy
glycosylation [ˌglaikɔsiˈleiʃn] glikozylacja
glycyl [ˈglaisil] grupa glicylowa (*chem.*)
glycyrrhizin [glisiˈraizin] kwas lukrecjowy
glyoxal [glaiˈɔksəl] glioksal, aldehyd szczawianowy, etandial
gnash the teeth [næʃ ðə tiːθ] zgrzytać zębami
gnathic [ˈnæθik] odnoszący się do szczęk lub wyrostka zębodołowego
gnathodynamics [ˌnæθədaiˈnæmiks] gnatodynamika, dynamika zgryzowa
gnathology [næˈθɔlədʒi] nauka o narządzie żucia
gnathopalatoschisis [ˌnæθɔpələˈtɔskisis] rozszczep szczęki i podniebienia
gnathoplasty [ˈnæθɔplæsti] plastyka szczęki
gnathoschisis [næˈθɔskisis] rozszczep szczęki, rozszczep wyrostka zębodołowego
gnaw [nɔː] gryźć, również przenośnie
gnosia [ˈnousiə] zdolność rozpoznawania natury i postaci rzeczy
gnotobiology [noutəbaiˈɔlədʒi] badanie zwierząt „sterylnych", utrzymywanych od urodzenia w warunkach jałowych
gnotobiota [noutɔˈbaiɔtə] kolonie lub gatunki ustrojów pochodzące od czystych izolatów
goblet [ˈgɔblit] kubek, puchar
goggle [ˈgɔgl] wytrzeszczać oczy
goitre [ˈgɔitə], **goiter** [ˈgɔitə] wole, powiększenie tarczycy
aberrant g. wole dodatkowej tarczycy, wole zbłąkane, wole ektopowe
adenomatous g. wole gruczolakowe
cabbage g. wole wywołane spożywaniem kapusty
cystic g. wole torbielowate
diffuse g. wole rozlane
endemic g. wole endemiczne, wole nagminne
exophthalmic g. wole z wytrzeszczem, wole w chorobie Gravesa i Basedowa
fibrous g. wole włókniste
follicular g. wole pęcherzykowe, wole miąższowe
ligneous g. wole drewnowate, wole Riedela
lymphadenoid g. wole Hashimoto
malignant g. rak tarczycy
mediastinal g. wole śródpiersia
microfollicular g. wole drobnopęcherzykowe
multinodular g. wole wieloguzkowe
neonatal g. wole noworodków
nodular g. wole guzkowe

non-toxic g. wole nietoksyczne
ovarian thyroid g. wole jajnikowe
papillomatous g. wole gruczolakowe
parenchymatous g. wole miąższowe, wole pęcherzykowe
retrosternal g. wole zamostkowe
simple g. wole proste
substernal g. wole zamostkowe
suffocative g. wole dławiące
thoracic g. wole śródpiersiowe
toxic g. wole toksyczne
wandering g. wole ruchome, wole wędrujące
goitrogen [ˈgɔitrɔdʒen] czynnik wolotwórczy
gold [gould] złoto
g. sodium thiomalate sól sodowa kwasu aurotiojabłkowego
g. sodium thiosulphate sól sodowa kwasu aurosiarkowego
gomphiasis [gɔmˈfaiəsis] rozchwianie zębów
gomphosis [gɔmˈfousis] wklinowanie, staw klinowy (np. połączenie zęba z zębodołem)
gonad [ˈgɔnæd] gonada, gruczoł płciowy
female g. gonada żeńska, jajnik
indifferent g. niezróżnicowana gonada zarodka
male g. gonada męska, jądro
gonadal [ˈgɔnədəl] gonadowy, odnoszący się do gonad
g. dysgenesis dysgenezja gonad, zespół szczątkowych gonad
gonadectomy [ˌgɔnədˈektəmi] gonadektomia, kastracja
gonadoblastoma [ˌgɔnədɔˈblæstoumə] gonadoblastoma, komórczak rozrodczy
gonadoliberin [gonadɔˈliberin] gonadoliberyna, czynnik podwzgórzowy uwalniający gonadotropiny
gonadotrophic [ˌgɔnədɔˈtrɔfik], **gonadotropic** [ˌgɔnədɔˈtrɔpik] gonadotropowy
gonadotrophin [ˌgɔnədɔˈtrɔfin], **gonadotropin** [ˌgɔnədɔˈtrɔpin] hormon gonadotropowy, gonadotropina (*p.* **hormone, gonadotrophic**)
chorionic g. gonadotropina kosmówkowa
equine g. gonadotropina z surowicy ciężarnych klaczy
human chorionic g. gonadotropina kosmówkowa ludzka
human menopausal g. gonadotropina ludzka okresu przekwitania
pituitary g. gonadotropina przysadkowa
placental g. gonadotropina łożyskowa
pregnant mare's serum g. gonadotropina z surowicy ciężarnych klaczy, gonadyna

gonadotropic [gɔnədɔ'trɔpik] gonadotropowy

gonalgia [gɔ'nældʒiə] ból kolana

gonarthritis [gɔn‚a:'θraitis] zapalenie stawu kolanowego

gonarthrosis [gɔna:θ'rousis] gonartroza, choroba zwyrodnieniowa stawu kolanowego

gonarthrotomy [gɔn‚a:'θrɔtəmi] nacięcie stawu kolanowego

gonatagra [gɔnət'əgrə] dnawe zapalenie stawu kolanowego

goniopuncture [‚gɔniɔ'pʌŋktʃə] nakłucie kąta przesączania w jaskrze wrodzonej

gonioscopy [gɔni'ɔskəpi] gonioskopia, badanie kąta przesączania

goniosynechia [gɔniɔsin'ikiə] zrost w kącie przesączania

goniotomy [gɔ'niɔtəmi] otworzenie chirurgiczne kąta przesączania

gonitis [gɔ'naitis] zapalenie stawu kolanowego

gonoblennorrh(o)ea [‚gɔnɔblenɔ'riə] 1) rzeżączka; 2) rzeżączkowe zapalenie spojówek

gonococcal [gɔnɔ'kɔkəl] gonokokowy

gonococc(a)emia [gɔnɔkɔk'simia] posocznica gonokokowa

gonococcus [gɔnɔ'kɔkəs], *pl* **gonococci** [‚gɔnɔ'kɔksai] gonokok, dwoinka Neissera, *Neisseria gonorrhoeae*

gonocytoma [gɔnɔsai'toumə] komórczak płciowy, *gonocytoma*

gonorrh(o)ea [‚gɔnɔ'ri:ə] rzeżączka

gonorrh(o)eal [‚gɔnɔ'ri:əl] rzeżączkowy

goose-flesh ['gu:s‚fleʃ], **goose-skin** ['gu:s‚skin] gęsia skórka

gorge ['gɔ:dʒ] gardziel, gardło

gouge [gaudʒ] dłuto używane do operacji kostnych, dłuto wyżłobione

gout [gaut] dna, skaza moczanowa

  abarticular g. dna pozastawowa

  articular g. dna stawowa

  calcium g. wapnica

  chalky g. dna guzkowa

  interval g. skaza dnawa, dna między obostrzeniami

  masked g. dna utajona

  retrocedent g. dna ustępująca, ciężkie objawy żołądkowe, mózgowe lub sercowe w czasie ustępowania ostrego dnawego zapalenia stawów

  saturnine g. dna ołowicza

  tophaceous g. dna guzkowa

gouty ['gauti] dnawy

  g. arthritis ostre dnawe zapalenie stawów

  g. diathesis skaza dnawa

gown [gaun] 1) ubiór, suknia; 2) ubrać chirurga do operacji

surgical g. ubiór operacyjny chirurga

grade [greid] stopniować, klasyfikować wg stopni

graded ['greidid] stopniowany, stopniowo wzrastający lub obniżający się

  g. doses dawki wzrastające, dawki stopniowo zmieniane

  g. treatment stopniowane leczenie

gradient ['greidiənt] gradient, tempo zmiany cechy zmiennej

  atrioventricular g. gradient przedsionkowo-komorowy rozkurczowego ciśnienia krwi

  concentration g. gradient stężeniowy

  density g. 1) gradient stężeniowy; 2) gradient gęstości przy wirowaniu

  g. inversion odwrócenie gradientu

  mitral g. gradient ciśnienia rozkurczowego po obu stronach zastawki dwudzielnej

  receptor g. gradient receptorowy (*cytol.*)

  systolic g. gradient ciśnienia skurczowego (między jamami serca)

  ventricular g. gradient komorowy (*ekg*)

grading ['greidiŋ] klasyfikacja wg stopni nasilenia

gradual ['grædjuəl] stopniowy

graduate ['grædjuit] 1) stopniować; 2) cechować, kalibrować 3) absolwent wyższej uczelni; 4) menzurka

  g. from a university ukończyć wyższą uczelnię (w USA również szkołę średnią)

graduation [‚grædju'eiʃn] 1) stopniowanie; 2) ukończenie wyższych studiów; 3) kalibrowanie, cechowanie; 4) podziałka

  g. scale podziałka

graft [gra:ft] 1) przeszczep: 2) przeszczepić (*p. też* **transplantation**)

  accordion g. przeszczep płatowy skóry z nacięciami dla zwiększenia jego powierzchni

  activated g. przeszczep w okresie odnowy

  allogeneic g. przeszczep alogeniczny, przeszczep homologiczny (nieizogeniczny), przeszczep od innego osobnika tego samego gatunku

  animal g. przeszczep odzwierzęcy

  arteriovenous g. sztuczne połączenie tętniczo-żylne do hemodializy

  autogenous g. przeszczep autogeniczny, przeszczep własnopochodny, autoprzeszczep

  autologous g. autoprzeszczep

  autoplastic g. autoprzeszczep

  brephoplastic g. przeszczep od zarodka lub noworodka dany dorosłemu

  bridging g. przeszczep mostowy

  bucket handle g. przeszczep mostowy zwinięty

bypass g. przeszczep naczyniowy omijający
cable g. przeszczep kablowy nerwu służący za drogę regeneracji włókien nerwowych
cadaveric g. przeszczep ze zwłok
chessboard g. przeszczep szachownicowy skóry
chorioallantoic g. przeszczep do owodni jaja kurzego (*bakt.*)
delayed g. przeszczep odroczony (do ustąpienia infekcji itp.)
dermoepidermic g. przeszczep skórno-naskórkowy, przeszczep Thierscha
g. donor site miejsce pobrania przeszczepu
double-end g. przeszczep mostowy
epidermic g. przeszczep naskórkowy
g. failure nieprzyjęcie się przeszczepu
fascicular g. przeszczep pęczkowy nerwu
filler g. przeszczep wypełniający ubytek
flap g. przeszczep płatowy
free g. przeszczep wolny skóry
full thickness g. przeszczep pełnej grubości skóry, gruby przeszczep skóry
gauntlet g. przeszczep uszypułowany
heterodermic g. przeszczep obcopochodny skóry, przeszczep heterogeniczny skóry
heterologous g. przeszczep heterogeniczny (od osobnika innego gatunku)
heteroplastic g. przeszczep heterogeniczny
homologous g. przeszczep homogeniczny, przeszczep alogeniczny
homoplastic g. przeszczep homogeniczny, przeszczep alogeniczny
host versus g. reaction reakcja gospodarza przeciw przeszczepowi
hyperplastic g. przeszczep w okresie odnowy
implantation g. wszczepianie małych kawałków naskórka w ziarninę
g. insertion umieszczenie przeszczepu, wszczepienie przeszczepu
interspecific g. przeszczep heterogeniczny, przeszczep międzygatunkowy
isogenic g. izoprzeszczep, przeszczep syngeniczny, przeszczep bliźniopochodny (między bliźniakami jednojajowymi lub w szczepie wsobnym)
isologous g. przeszczep izogeniczny
isoplastic g. przeszczep izogeniczny
jump g. przeszczep uszypułowany wędrujący
mesh g. przeszczep siatkowy
orthotopic g. przeszczep ortotopowy
pedicle g. przeszczep uszypułowany
periosteal g. przeszczep okostnowy
pinch g. przeszczep małych skrawków skóry

g. placement umieszczenie przeszczepu
postage stamp g. przeszczep szachownicowy skóry
razor g. przeszczep naskórka zdjęty brzytwą
g. reaction reakcja przeszczepu
recipient side of g. miejsce umieszczenia przeszczepu u biorcy
g. rejection odrzucenie przeszczepu
rope g. przeszczep mostowy zwinięty
seed g. wszczepienie drobnych kawałków naskórka
sieve g. przeszczep sitowy, przeszczep skóry pełnej grubości dziurkowany
sleeve g. przeszczep pochewkowy nerwu
split thickness skin g. przeszczep skóry niepełnej grubości, przeszczep cienki
sponge g. gąbka położona na owrzodzenie dla przyspieszenia epitelializacji
syngeneic g. przeszczep izogeniczny, izoprzeszczep
g. takes przeszczep przyjmuje się
g. taking przyjęcie się przeszczepu
tendon g. przeszczep ścięgna
thick split skin g. przeszczep skóry obejmujący $^3/_4$ grubości
tube g. przeszczep mostowy zwinięty, przeszczep rurowy
tubed pedicle g. przeszczep mostowy zwinięty
tunnel g. przeszczep mostowy zwinięty
g. versus host reaction reakcja przeszczepu przeciw gospodarzowi
wandering flap g. przeszczep płatowy wędrujący
xenogeneic g. przeszczep heterogeniczny między oddalonymi gatunkami
xenoplastic g. przeszczep heterogeniczny
Y-graft proteza naczyniowa aorty i tętnic biodrowych
grafting [graːftiŋ] transplantacja, przeszczepienie
grain [grein] 1) ziarno, ziarenko; 2) gran, 0,0648 g
grains [greins] ciała szkliste w warstwie rogowej naskórka w rogowaceniu mieszkowym
gram, gramme [græm] gram
g. equivalent gramorównoważnik
g. molecular weight masa cząsteczkowa w gramach
gram molecule gramocząsteczka
Gram-negative gramoujemny, nie barwiący się metodą Grama
Gram-positive gramododatni, barwiący się metodą Grama
grant [graːnt] 1) subwencja, dotacja; 2) przyznawać subwencję, dotować

granular [ˈgrænjulə] ziarnisty
granulate [ˌgrənjuˈleit] 1) granulować; 2) [græˈnjuleit] granulat
granulated [ˈgrænjuleitid] 1) ziarnisty; 2) granulowany (*farm.*)
granulation [ˌgrænjuˈleiʃən] 1) ziarninowanie; 2) ziarnistość; 3) ziarnina; 4) granulowanie (*farm.*)
  arachnoidal g.'s ziarnistości pajęczynówki (Pacchioniego)
  exuberant g. ziarnina wybujała, dzikie mięso
  hypertrophic g. ziarnina wybujała
  g. tissue ziarnina
  toxic g.'s ziarnistości toksyczne
  trachoma g.'s ziarnina jaglicza, jagły
granule [ˈgrænju:l] 1) ziarenko; 2) granulka; 3) ziarnistość
  acrosomal g.'s ziarnistości akrosomalne (w spermatydzie)
  argentaffin, argentaffine g.'s ziarnistości srebrochłonne
  argyrophilic g.'s ziarnistości srebrochłonne
  azur g.'s, azurophilic g.'s ziarnistości azurofilne
  basal g. blefaroplast, jądro ruchowe
  basophil g.'s ziarnistości zasadochłonne
  chromatic g.'s ziarenka barwnikowe
  chromatin g.'s ziarenka chromatyny
  chromophil g.'s ziarnistości barwnikochłonne
  chromophobe g.'s ziarnistości niebarwliwe
  cone g. jądro komórki czopkowej
  cortical g.'s ziarnistości korowe w komórce jajowej
  cytoplasmic g.'s ziarnistości cytoplazmatyczne
  eleidin g.'s ziarenka eleidyny
  elementary g.'s pyłki krwi
  eosinophilic g.'s ziarnistości eozynochłonne
  ferritin g.'s ziarnistości ferrytyny
  fuchsinophilic g.'s ziarenka fuksynochłonne
  glycogen g.'s ziarenka glikogenu
  granulomere g.'s ziarnistości granulomeru (w płytkach)
  hyperchromatin g.'s ziarnistości azurochłonne
  intercellular g.'s ziarenka międzykomórkowe
  intravesicular g.'s ziarenka śródpęcherzykowe (w siateczce endoplazmatycznej)
  iodophil g.'s ziarenka jodochłonne
  metachromatic g.'s ziarnistości metachromatyczne
  mucinogen g.'s ziarnistości mucynogenu

  neurosecretory g.'s ziarnistości neurosekretu
  neutrophilic g.'s ziarnistości obojętnochłonne
  oxyphil g.'s ziarnistości kwasochłonne
  pigment g.'s ziarnistości barwnikowe
  secretory g.'s ziarnistości wydzielnicze
granulitis [ˌgrænjuˈlaitis] gruźlica prosówkowa
granuloblast [ˈgrænjuləblæst] granuloblast, mieloblast przetwarzający się w granulocyt
granulocyte [ˈgrænjuləsait] granulocyt, dojrzały leukocyt
  acidophilic immature g. metamielocyt kwasochłonny
  basophilic immature g. metamielocyt zasadochłonny
  neutrophil g. granulocyt obojętnochłonny
  neutrophil immature g. metamielocyt obojętnochłonny
  polymorphonuclear g. granulocyt o wielopłatowym jądrze
granulocytopenia [ˌgrænjuləsaitoˈpiːniə] granulocytopenia, niedobór granulocytów we krwi obwodowej
  drug-induced g. granulocytopenia polekowa, agranulocytoza
granulocytopoiesis [ˌgrænjuləsaitəpoiˈiːsis] granulocytopoeza, wytwarzanie granulocytów w szpiku
granuloma [ˌgrænjuˈloumə] ziarniniak
  am(o)ebic g. ziarniniak pełzakowy
  annular g. ziarniniak obrączkowy
  apical g. ziarniniak przywierzchołkowy, ziarniniak okołowierzchołkowy zęba
  dental g. ziarniniak okołowierzchołkowy zęba
  eosinophilic g. ziarniniak kwasochłonny
  foreign body g. ziarniniak wywołany przez ciało obce
  inguinal g. ziarniniak pachwinowy
  inguinal tropical g. ziarniniak pachwinowy tropikalny
  lethal midline g. ziarniniak zmartwiający linii środkowej twarzy, zespół Wegenera
  lipoid g. ksantoma, żółtak
  lipophagic g. ziarniniak tkanki tłuszczowej z ubytkiem tłuszczu w tej tkance
  malignant g. ziarniniak zmartwiający linii środkowej twarzy
  pyogenic g. ziarniniak ropotwórczy
  reparative giant g. nadziąślak olbrzymiokomórkowy
  silicon g. ziarniniak krzemowy
  swimming pool g. ziarniniak okołokolanowy wywoływany przez prątki niegruźlicze

trichophytous g. ziarniniak w grzybicy strzygącej

venereal g. ziarniniak pachwinowy weneryczny

granulomatosis [ˌgrænjuləmə'tousis] ziarniniakowatość

chronic familial g. ziarniniakowatość przewlekła rodzinna

lipoid g., lipid g. ksantomatoza

lipophagic intestinal g. choroba Whipple'a, lipodystrofia jelitowa

necrotizing respiratory g. ziarniniak Wegenera

X-linked g. ziarniniakowatość przewlekła rodzinna

granulomatous [grænju'ləmətəs] ziarniniakowy

granulopoiesis [ˌgrænjuləpɔ'iːisis] tworzenie się ziarnistości

granulosa [grænju'lɔsə] warstwa ziarnista pęcherzyka Graafa

granulosarcoma [ˌgrænjulɔsa:koumə] ziarniniak grzybiasty

granulosis [ˌgrænju'lousis] ziarnistość, skupienie ziarenek

g. rubra nasi ziarnistość czerwona nosa

-graph [-græf] przyrostek oznaczający instrument do zapisywania

graph [græf] wykres, diagram, zapis

grapho- ['græfɔ-] przedrostek oznaczający związek z zapisywaniem lub pisaniem

graphology [græ'fɔlədʒi] grafologia

graphorrh(o)ea [ˌgræfɔ'riə] pisanie słów bez sensu

graphospasm ['græfɔˌspæzm] kurcz pisarski

grasp [gra:sp] chwyt, uchwycenie

palm g. chwyt całą ręką, głównie dłonią

pen. g. chwyt palcami jak przy trzymaniu pióra

grattage [grə'ta:ʒ] zeskrobanie, np. ziarniny

grave [greiv] 1) poważny, ciężki (objaw, choroba itp.); 2) grób

g. wax wosk trupi

gravid ['grævid] ciężarna

gravida ['grævidə] kobieta ciężarna

g. 5 kobieta w piątej ciąży lub po pięciu ciążach

gravidic [græ'vidik] ciążowy

gravidity [græ'viditi] 1) ciąża; 2) liczba ciąż

gravireceptors [ˌgræviri'septə:z] grawireceptory, receptory zmian ciążenia

gravitation [ˌgrævi'teiʃn] grawitacja, ciążenie

gravity ['græviti] siła grawitacji, siła ciążenia, ciężkość, powaga (sytuacji itp.)

centre of g. środek ciężkości

specific g. gęstość względna, masa gatunkowa

zero g. nieważkość

gray-out [grei-aut] częściowa utrata przytomności i zaburzenie widzenia u pilotów poddanych dużemu przyspieszeniu

graze [greiz] zadrasnąć, otrzeć do krwi

grid [grid] siatka, krata, kratka, przesłona w rtg

Bucky g. przesłona (kratka Bucky'ego)

centile g. siatka percentylowa

scattered radiation g. przesłona przeciwrozproszeniowa

X-ray g. przesłona przeciwrozproszeniowa

grimacing [gri'meisiŋ] gramasy twarzy, wykrzywianie twarzy

grind [graind] ucierać na proszek, szlifować

g. to dust utrzeć na proszek

g.-in doszlifować ząb

grinding ['graindiŋ] 1) rozcieranie, ucieranie, szlifowanie zębów; 2) ścieranie się zębów

selective g. korekcyjne szlifowanie zębów

g.-in doszlifowywanie zęba

g. of teeth zgrzytanie zębami

grip [grip] 1) chwyt ręki; 2) grypa

g. strength siła uścisku ręki

grippe [grip] grypa, influenca

gripping [gripiŋ] kurczowy, ściskający (ból)

groin [grɔin] pachwina

groom [gru:m] czyścić, pielęgnować

grooming behavio(u)r ['gru:miŋ bi'heivjə] wzajemne iskanie się małp

groove [gru:v] rowek, bruzda

alveolingual g. bruzda dziąsłowo-językowa (*embr.*)

anterior paramedian g. bruzda boczna przednia rdzenia

anteromedian g. szczelina pośrodkowa przednia rdzenia

arterial g.'s bruzdy tętnicze

auriculoventricular g. bruzda wieńcowa

basilar g. bruzda podstawna mostu

bicipital g. bruzda międzyguzkowa kości ramiennej

bicipital g., (lateral, medial) bruzda mięśnia dwugłowego (boczna, przyśrodkowa)

carotid g. bruzda tętnicy szyjnej

cavernous g. bruzda tętnicy szyjnej, bruzda zatoki jamistej

costal g. bruzda żebra

gingivolingual g. bruzda dziąsłowojęzykowa

infraorbital g. bruzda podoczodołowa

interosseous g. of talus bruzda kości skokowej

intertubercular g. bruzda międzyguzkowa kości ramiennej

interventricular g. bruzda międzykomorowa serca

medullary g. rynienka nerwowa (*embr.*)
neural g. rynienka nerwowa (*embr.*)
occipital g. bruzda tętnicy potylicznej
optic g. bruzda skrzyżowania nerwów wzrokowych
posterior paramedian g. bruzda boczna tylna rdzenia
primitive g. rynienka pierwotna (*embr.*)
radial g. bruzda nerwu promieniowego
sagittal g. bruzda zatoki strzałkowej górnej
sigmoid g. bruzda zatoki esowatej
spiral g. bruzda nerwu promieniowego
tympanic g. bruzda bębenkowa
vertebral g. dół przykręgosłupowy dla mięśni głębokich grzbietu
gross [grous] makroskopowy, ogólny
g. inspection oglądanie makroskopowe
ground substance [graund sʌbstəns] istota podstawowa tkanki
group [gru:p] 1) grupa (*chem.*); 2) grupować
chromophore g. grupa chromoforowa
control g. grupa kontrolna
experimental g. grupa doświadczalna
haptophore g. grupa haptoforowa
prosthetic g. grupa prostetyczna białka
grouping [gru:piŋ] grupowanie, oznaczanie grupy
blood g. oznaczanie grup krwi
grow [grou] 1) wzrastać, rosnąć; 2) hodować
grown-up [grounʌp] dorosły
growth [grouθ] wzrost
appositional g. wzrost warstwowy, przez nawarstwianie
g. factor czynnik wzrostowy
new g. nowotwór
g. plate płytka wzrostowa
gruel ['gruəl] kleik, papka
grunt [grʌnt] 1) chrząknięcie; 2) chrząkać
expiratory g. odruchowe chrząknięcie wydechowe w czasie operacji podprzeponowych
guanethidine ['gwan͵əθidin] guanetydyna
guanidine ['gwanidin] guanidyna
guanine ['gwanin] guanina
g. deoxyribonucleotide dezoksyrybonukleotyd guaniny
guanosine ['gwanɔzin] guanozyna
g.5'-triphosphate trójfosforan guanozyny
guanyl cyclase ['gwanil saikleiz] cyklaza guanylanowa
guard [ga:d] 1) osłona, ochrona; 2) strzec, bronić
guarding [ga:diŋ] obrona, ochrona, obrona mięśniowa
muscular g. obrona mięśniowa
gubernaculum [͵gubə'nækjuləm] prowadnica, pasmo łącznotkankowe między dwiema strukturami

g. testis jądrowód
guidance ['gaidəns] 1) prowadzenie; 2) poradnictwo
condylar g. prowadnica na zgryzadle symulująca ruch wyrostków kłykciowych żuchwy
guide [gaid] 1) przewodnik; 2) prowadnica; 3) prowadzić
guided [gaidəd] celowany, kierowany
g. biopsy biopsja celowana
guinea pig ['gini pig] świnka morska
gum [gʌm] 1) guma (arabska itp.), żywica, klej roślinny; 2) dziąsło
arabic g. guma arabska
gumboil ['gʌmbɔil] ropień dziąsła
gumma ['gʌmə] kilak
gummatous ['gʌmətəs] kilakowy
gummy [gʌmi] 1) lepki, przypominający klej; 2) kilakowaty
gurgle ['gə:gl] 1) płukać gardło; 2) bulgotać
gustation [gʌs'teiʃən] smakowanie
gustatory ['gʌstətəri] smakowy
gut [gʌt] 1) jelito; 2) przewód pokarmowy zarodka; 3) katgut (*pot.*)
blind g. jelito ślepe
silkworm g. jedwab do szycia w chirurgii
surgical g. katgut
gutta-percha ['gʌtə'pə:tʃə] gutaperka
g.-p. cone ćwiek gutaperkowy do wypełnienia kanału korzenia
g.-p. spreader upychadło korzeniowe do gutaperki
guttate ['gʌtteit] kroplowaty, w kształcie kropli
guttering ['gʌtəriŋ] 1) rowkowe nacięcie kości, żłobkowanie kości; 2) stopiona stearyna skapująca ze świecy
guttural ['gʌtərəl] gardłowy (dźwięk, głos)
gymnosperm ['dʒimnɔspə:m] nagonasienny
gyn(a)ecological [͵gainikə'lɔdʒikəl] ginekologiczny
gyn(a)ecologist [͵gaini'kɔlədʒist] ginekolog
gyn(a)ecology [͵gaini'kɔlədʒi] ginekologia
gyn(a)ecomastia [͵gainikɔ'mæstiə] ginekomastia
gynandria [gain'ændriə] ginandria, obojnactwo rzekome u kobiety
gynandrism [gin'ændrizm] ginandria
gynandroblastoma [gai næn'drɔblæs'toumə] 1) jądrzak właściwy; 2) obojnaczak
gynandroid [gai'nændrɔid] osobnik z ginandrią
gynatresia [gainæ'triziə] atrezja dróg rodnych (zwykle pochwy) u kobiet
gyniatry [gai'niətri] leczenie chorób kobiecych
gypsum ['dʒipsəm] gips, siarczan wapnia
calcinated g. gips chirurgiczny

dried g. gips
gyrate [ˌdʒaiə'reit] 1) wirować; 2) mający zwoje koliste
gyration [ˌdʒaiə'reiʃn] 1) wirowanie; 2) ułożenie zakrętów mózgu
gyrectomy [dʒaiə'rektəmi] wycięcie zakrętu kory mózgowej
  frontal g. topektomia, odcięcie bieguna płata czołowego
gyrose ['dʒaiərouz] pokryty nieregularnymi kolistymi strukturami
gyrus ['dʒaiərəs], pl **gyri** ['dʒaiərai] zakręt (kory mózgowej)
  angular g. zakręt kątowy
  callosal g. zakręt obręczy
  cingulate g. zakręt obręczy
  cuneolingual g. (anterior, posterior) zakręt klinowo-językowy (przedni, tylny)
  dentate g. zakręt zębaty
  frontal g. (inferior, middle, superior) zakręt czołowy (dolny, środkowy, górny)
  fusiform g. zakręt wrzecionowaty
  hippocampal g. zakręt hipokampa

lingual g. zakręt językowaty, zakręt potyliczno-skroniowy, przyśrodkowy
marginal g. zakręt czołowy górny
occipitotemporal g. (lateral, medial) zakręt potyliczno-skroniowy (boczny, przyśrodkowy)
orbital gyri zakręty oczodołowe
parietal g. (inferior, superior) płacik ciemieniowy (dolny, górny)
postcentral g. zakręt zaśrodkowy
precentral g. zakręt przedśrodkowy
preinsular gyri zakręty krótkie wyspy
primary g. zakręt pierwotny (embr.)
g. rectus zakręt prosty
straight g. zakręt prosty
subcallosal g. zakręt podspoidłowy, zakręt przykrańcowy
supramarginal g. zakręt nadbrzeżny
temporal g. (inferior, middle, superior) zakręt skroniowy (dolny, środkowy, górny)
transitional g. zakręt łączący
transverse gyri zakręty poprzeczne
uncinate g. zakręt hakowy, hak

H

habenula [ˈhæbəˌnjulə] 1) uzdeczka (*anat.*);
2) wędzidełko

habenular [hæˈbenjulə] uzdeczkowy

habit [ˈhæbit] 1) zwyczaj, nałóg, przyzwyczajenie; 2) wygląd charakterystyczny, *habitus*

h. of body budowa ciała, cechy charakterystyczne budowy ciała

h.-forming wytwarzający przyzwyczajenie, prowadzący do nałogu

habitat [ˈhæbitət] środowisko bytowania danego gatunku

habitual [həˈbitjuəl] 1) zwykły, zwykle występujący; 2) nałogowy

h. abortion poronienie nawykowe

h. dislocation zwichnięcie nawykowe

habituation [həbitjuˈeiʃən] przyzwyczajenie, wytworzenie się nałogu

habitus [ˈhæbitəs] budowa i wygląd ciała

haem- [hiːm-] w złożeniach oznacza krew

haem [hiːm] hem

h(a)emacytometer [ˌhiːməsaiˈtɔmitə] hemocytometr, hemometr

h(a)emagglutination [ˌhiːməgluːtiˈneiʃən] hemaglutynacja

bacterial h. hemaglutynacja bakteryjna

direct h. hemaglutynacja bezpośrednia (wywołana przez przeciwciała)

indirect h. hemaglutynacja pośrednia, hemaglutynacja bierna

passive h. hemaglutynacja bierna, hemaglutynacja pośrednia

viral h. hemaglutynacja wirusowa

h(a)emagglutinin [ˌhiːməˈgluːtinin] hemaglutynina

h(a)emagogic [ˈhiːməˈgɔdʒik] pobudzający dopływ krwi

h(a)emagogue [ˈhiːməgɔːg] 1) środek pobudzający dopływ krwi; 2) środek pobudzający miesiączkowanie

h(a)emangiectasia [ˌhiːmændʒiekˈteiziə], h(a)emangiectasis [ˌhiːmændʒiekˈtæsis] rozszerzenie naczyń krwionośnych

hypertrophic h. zespół Parkesa i Webera

h(a)emangio- [hiːmændʒiɔ-] w złożeniach oznacza naczynie krwionośne

h(a)emangioblastoma [hiːmˈændʒiɔblæsˈtoumə] guz mózgu złożony z angioblastów

cerebellar h. móżdżkowy guz złożony z angioblastów

h(a)emangioendothelioma [hiːmˌændʒiɔendɔθiːliˈoumə] naczyniak krwionośny z komórek śródbłonkowych

h(a)emangiofibroma [hiːmˌændʒiɔfaiˈbroumə] naczyniakowłókniak

juvenile h. naczyniakowłókniak młodzieńczy, włókniak młodzieńczy

h(a)emangioma [ˌhiːmændʒiˈoumə] naczyniak krwionośny

capillary h. naczyniak włośniczkowy

cavernous h. naczyniak krwionośny jamisty

cavernous venous h. naczyniak krwionośny jamisty żylny

cirsoid h. naczyniak krwionośny groniasty

congenital h. naczyniak włośniczkowy wrodzony

racemous h. naczyniak krwionośny groniasty

sclerosing h. dermatofibroma, guz złożony z histiocytów

senile h. naczyniak starczy, tzw. rubin starczy

h(a)emangiomatosis [hiːmˌændʒiɔməˈtousis] naczyniakowatość

h(a)emangiopericytoma [hiːmˌændʒiɔˌperisaiˈtoumə] naczyniak złożony z perycytów

h(a)emangiosarcoma [hiːmændʒiɔsaˈkoumə] naczyniakomięsak krwionośny

h(a)emarthrosis [ˌhiːmaːˈθrousis] wylew krwi do stawu

h(a)emat- [hiːmət-] w złożeniach oznacza krew

h(a)ematemesis [ˌhiːmətˈemisis] wymioty krwawe

h(a)ematherapy [hiːməˈθerəpi] leczenie krwią

17*

h(a)emathorax [ˌhiːməˈθɔːræks] = **h(a)emothorax**

h(a)ematic [ˈhiːmətik] odnoszący się do krwi lub hematyny

h(a)ematid [ˈhiːmətid] krwinka czerwona

h(a)ematidrosis [ˌhiːmætiˈdrousis] krwawy pot

h(a)ematin [ˈhiːmətin] hematyna

h(a)ematinometer [ˌhiːmətinˈɔmitə] hemoglobinometr

h(a)emato- [hiːmətə-] w złożeniach oznacza krew

h(a)ematoaerometer [ˌhiːmətɔˈeiərɔˌmitə] hemoaerometr, przyrząd do mierzenia gazów krwi

h(a)ematobium [ˌhiːmətɔˈbiəm] pasożyt krwi

h(a)ematoblast [ˈhiːmətɔblæst] hematoblast, komórka macierzysta erytroblastów, limfoblastów, mieloblastów

h(a)ematocele [ˈhiːmətɔsiːl] krwiak, krwistek

anteuterine h. krwistek przedmaciczny

parauterine h. krwistek przymaciczny

peritubal h. krwiak okołojajowodowy

pudendal h. krwiak sromu

retrouterine h. krwistek pozamaciczny

h(a)ematochezia [ˌhiːmətɔˈkiːziə] obecność świeżej krwi w kale

h(a)ematochyluria [ˌhiːmətəkaiˈluəriə] obecność krwi i mleczu w moczu

h(a)ematocolpometra [ˌhiːmətɔˌkɔlˈpɔmitrə] krwiak pochwy i macicy

h(a)ematocolpos [ˌhiːmətɔˈkɔlpɔs] krwiak pochwy

h(a)ematocrit [ˈhiːmətɔkrit] hematokryt

h(a)ematocyst [ˈhiːmətɔsist] torbiel krwotoczna

h(a)ematocystis [ˈhiːmətɔsistis] krwotok do pęcherza moczowego

h(a)ematocyte [ˈhiːmətɔsait] krwinka, hematocyt

h(a)ematocytoblast [ˌhiːmətɔˈsaitɔblæst] hemocytoblast

h(a)ematocytolysis [ˌhiːmətɔsaitɔˈlisis] hemoliza

h(a)ematocyturia [ˌhiːmətɔsaiˈtjuəriə] krwinkomocz

h(a)ematogenesis [ˌhiːmətɔˈdʒenisis] tworzenie się krwi

h(a)ematogenic [ˌhiːmətɔˈdʒinik] 1) krwiotwórczy; 2) odnoszący się do krwi

h(a)ematohidrosis [ˌhiːmətɔhidˈrousis] krwawy pot

h(a)ematoidin [ˌhiːməˈtɔidin] hematoidyna

h(a)ematologist [ˌhiːməˈtɔlədʒist] hematolog

h(a)ematology [ˌhiːməˈtɔlədʒi] hematologia

h(a)ematolysis [ˌhiːməˈtɔlisis] hemoliza

h(a)ematolytic [ˌhiːmətɔˈlitik] hemolityczny, powodujący hemolizę

h(a)ematoma [ˌhiːməˈtoumə] krwiak

aural h. krwiak małżowiny usznej

epidural h. krwiak nadtwardówkowy

extradural h. krwiak nadtwardówkowy

intracerebral h. krwiak śródmózgowy

intracranial h. krwiak śródczaszkowy

intramural h. krwiak śródścienny

intraperitoneal h. krwiak śródotrzewnowy '

intraspinal h. krwiak śródrdzeniowy

pericranial h. krwiak podokostnowy czaszki

perirenal h. krwiak okołonerkowy

periuterine h. krwiak okołomaciczny

retroperitoneal h. krwiak zaotrzewnowy

retroplacental h. krwiak pozałożyskowy

subcapsular h. krwiak podtorebkowy

subdural h. krwiak podtwardówkowy

subperiosteal h. krwiak podokostnowy

subtentorial h. krwiak podnamiotowy

supratentorial h. krwiak nadnamiotowy

h(a)ematomediastinum [ˌhiːmətəˈmidiəstainəm] krwiak śródpiersia

h(a)ematometer [ˌhiːmətɔˈmitə] hematometr, pojęcie ogólne obejmujące przyrządy do pomiaru hemoglobiny, krwinek itp.

h(a)ematometra [ˌhiːmətɔˈmitrə] krwiak macicy

h(a)ematomphalos [ˌhiːmətˈɔmfələs] krwiak pępka

h(a)ematomyelia [ˌhiːmətɔˈmaiiliə] krwotok do rdzenia kręgowego

h(a)ematomyelopore [ˌhiːmətɔˈmailɔpour] dziurowatość rdzenia pokrwotoczna

h(a)ematopathy [ˈhiːmətɔpæθi] choroba krwi, hematopatia

h(a)ematopedesis [ˌhiːmətɔˈpedisis] przechodzenie krwinek przez ścianę naczynia, diapedeza

h(a)ematopoiesis [ˌhiːmətɔpɔiˈisis] tworzenie się krwinek, hemopoeza

h(a)ematopoietic [ˌhiːmətɔpɔiˈetik] krwiotwórczy

h(a)ematopoietin [ˌhiːmətɔpɔiˈitin] hematopoetyna

h(a)ematoporphyria [ˌhiːmətɔpɔːˈfiəriə] hematoporfiria

h(a)ematoporphyrin [ˌhiːmətɔˈpɔːfirin] hematoporfiryna

h(a)ematoporphyrin(a)emia [ˌhiːmətɔˌpɔːfiriˈniːmiə] obecność hematoporfiryny we krwi

h(a)ematoporphyrinuria [ˌhiːmətɔˌpɔːfirinˈjuəriə] hematoporfirynuria

h(a)ematoptysis [ˌhiːmətɔˈptisis] krwioplucie

h(a)ematorrhachis [ˌhiːməˈtɔræckis] krwotok do rdzenia lub kanału kręgowego
external h. krwotok do kanału kręgowego
internal h. krwotok do rdzenia
h(a)ematosalpinx [ˌhiːmətɔˈsælpiŋks] krwiak jajowodu
h(a)ematosepsis [ˌhiːmətɔˈsepsis] posocznica
h(a)ematospectroscopy [ˌhiːmətɔspektˈrɔskəpi] spektroskopia krwi
h(a)ematospermatocele [ˌhiːmətɔspəːˈmætɔsiːl] krwiak torbieli najądrza
h(a)ematospermia [ˌhiːmətɔˈspəːmiə] krwawa sperma, krew w nasieniu
h(a)ematostat [ˌhiːmətɔˈstæt] kleszczyki hemostatyczne
h(a)ematostatic [ˌhiːmətɔˈstætik] hemostatyczny
h(a)ematothorax [ˌhiːmətɔˈθɔːræks] krwiak opłucnej
h(a)ematotrachelos [hiːmətɔˈtrækiləs] krwiak szyjki macicy
h(a)ematotympanum [ˌhiːmətɔˈtimpænəm] krwiak błony bębenkowej
h(a)ematuria [ˌhiːmətˈjuəriə] krwiomocz
essential h. krwiomocz samoistny
false h. krwiomocz rzekomy
initial h. krwiomocz początkowy, na początku mikcji
microscopic h. krwinkomocz
renal h. krwiomocz nerkopochodny
terminal h. krwiomocz końcowy, na końcu mikcji
urethral h. krwiomocz cewkopochodny
vesical h. krwiomocz pęcherzowy
h(a)eme [hiːm] hem
h(a)emidrosis [ˌhiːmiˈdrousis] krwawy pot
h(a)emin [ˈhiːmin] hemina
h(a)emo- [ˈhiːmɔ-, ˈhemɔ-] w złożeniach oznacza krew
h(a)emoagglutination [ˌhiːməglutiˈneiʃən] hemaglutynacja
h(a)emoagglutinin [ˌhiːməgˈlutinin] hemaglutynina
h(a)emobilia [ˌhiːmɔˈbiliə] obecność krwi w żółci, hemobilia
h(a)emoblast [ˈhiːmɔblæst] hemocytoblast, komórka macierzysta linii czerwonokrwinkowej
h(a)emoblastosis [ˌhiːmɔblæsˈtousis] rozrost hemocytoblastów w szpiku
h(a)emocholecyst [ˌhiːmɔˈkɔlisist] 1) torbiel zawierająca krew i żółć; 2) nieurazowy krwotok do pęcherzyka żółciowego
h(a)emocholecystitis [ˌhiːmɔkɔlisisˈtaitis] krwotoczne zapalenie pęcherzyka żółciowego
h(a)emochromatosis [ˌhiːmɔkroumɔˈtousis] hemochromatoza

exogenous h. hemochromatoza egzogenna (poprzetoczeniowa)
h(a)emochromogen [ˌhiːmɔˈkroumɔdʒən] hemochromogen, barwnik krwi powstający z żelazoporfiryn
h(a)emocidal [ˌhiːmɔˈsaidl] niszczący krwinki
h(a)emoclasia [ˌhiːmɔˈkleiziə], **h(a)emoclasis** [ˌhiːmɔˈklæsis] rozpad krwinek czerwonych, hemoklazja
h(a)emoclastic [ˌhiːmɔˈklæstik] niszczący krwinki, hemoklastyczny
h(a)emoconcentration [ˌhiːmɔkənsentˈreiʃən] zagęszczenie krwi, hemokoncentracja
h(a)emoconia [ˌhiːmɔˈkouniə] pyłki krwi
h(a)emoconiosis [ˌhiːmɔkouniˈousis] nadmierna ilość pyłków krwi
h(a)emoculture [ˌhiːmɔˈkʌltʃə] posiew krwi
h(a)emocuprein [ˌhiːmɔkjuˈpriin] hemokupreina
h(a)emocyte [ˈhiːməseit] krwinka
h(a)emocytoblast [ˌhiːmɔˈsaitɔblæst] hemocytoblast, komórka macierzysta krwinek
h(a)emocytoblastoma [ˌhiːmɔsaitɔblæsˈtoumə] nowotwór złożony z hemocytoblastów
h(a)emocytolysis [ˌhiːmɔsaiˈtɔlisis] hemoliza, rozpad krwinek czerwonych
h(a)emocytopoiesis [ˌhiːmɔsaitɔpoiˈiːsis] hemopoeza, tworzenie się krwinek
h(a)emodialysis [ˌhiːmɔdaiˈælisis] hemodializa
arteriovenous shunt for h. sztuczne połączenie tętniczo-żylne dla hemodializy
dialysis fluid płyn dializacyjny
fluid flow rate szybkość dializy
h. encephalopathy encefalopatia po hemodializach
maintenance h. hemodializa podtrzymująca
h. programme przedłużone leczenie hemodializami
single pass h. hemodializa z jednym obiegiem płynu
h(a)emodialyzer [ˌhiːmɔˈdaiəlizə] sztuczna nerka
h(a)emodilution [ˌhiːmɔdaiˈljuːʃn] rozcieńczenie krwi, hemodylucja
controlled h. hemodylucja sterowana
h(a)emodynamic [ˌhiːmɔdaiˈnæmik] hemodynamiczny
h(a)emodynamics [hiːmɔdaiˈnæmiks] hemodynamika, badanie dynamiki krążenia
h(a)emodyscrasia [ˌhiːmɔdisˈkreiziə] każdy stan chorobowy krwi lub szpiku, szczególnie elementów morfotycznych
h(a)emogenesis [ˌhiːmɔˈdʒenisis] hemopoeza

h(a)emoglobin [ˌhiːmɔ'gloubin] hemoglobina
 adult h. hemoglobina dorosłych
 carbon monoxide h. hemoglobina tlenkowęglowa
 carboxylated h. karboksyhemoglobina, hemoglobina tlenkowęglowa
 fetal h. hemoglobina płodowa
 glycosylated h. glikozylohemoglobina
 muscle h. mioglobina
 oxygenated h. oksyhemoglobina
 reduced h. hemoglobina zredukowana
 sickle cell h. hemoglobina S, hemoglobina
 w sierpowicy
 stroma-free h. roztwór hemoglobiny bez
 zrębu komórkowego
 unstable h.'s hemoglobiny o nieprawidłowym składzie globiny
h(a)emoglobin(a)emia [ˌhiːmɔgloubin'iːmiə]
 hemoglobinemia, obecność wolnej hemoglobiny w osoczu
h(a)emoglobinolysis [ˌhiːmɔˌgloubin'ɔlisis]
 rozpad hemoglobiny
h(a)emoglobinometer [ˌhiːmɔgloubi'nɔmitə]
 hemoglobinometr
h(a)emoglobinopathy [ˌhiːmɔgloubin'ɔpæθi]
 hemoglobinopatia
h(a)emoglobinuria [ˌhiːmɔˌgloubin'juəriə]
 hemoglobinuria
 epidemic h. of newborns hemoglobinuria
 epidemiczna noworodków
 malarial h. hemoglobinuria zimnicza
 march h. hemoglobinuria marszowa
 paroxysmal cold h. hemoglobinuria napadowa wywoływana przez zimno
 paroxysmal nocturnal h. hemoglobinuria
 napadowa nocna, zespół Marchiafavy
 i Michelego
 puerperal h. hemoglobinuria połogowa
 toxic h. hemoglobinuria toksyczna
h(a)emoglobinuric [ˌhiːmɔgloubin'juərik]
 odnoszący się do hemoglobinurii
h(a)emogram ['hiːmɔgræm] hemogram
h(a)emolysate ['hiːmɔlaiseit, 'hiːmɔliseit] hemolizat
h(a)emolyse ['hiːmɔlaiz] hemolizować
h(a)emolysin [hiː'mɔlisin, hiːmɔ'laisin] hemolizyna
 bacterial h. hemolizyna bakteryjna
 cold h. hemolizyna zimna
 immune h. hemolizyna odpornościowa
 warm h. hemolizyna ciepła
h(a)emolysinogen [ˌhiːmɔli'sinɔdʒən, ˌhiːmɔ-
 lai'sinɔdʒən] hemolizynogen
h(a)emolysis [ˌhiːmɔ'lisis, ˌhiːmɔ'laisis] hemoliza
 conditioned h. hemoliza immunologiczna,

 wywoływana przez przeciwciała wytwarzane w ustroju
 immune h. hemoliza odpornościowa
 venom h. hemoliza wywoływana przez jad
 węży
 viridans h. hemoliza zieleniąca, hemoliza
 alfa
h(a)emolytic [ˌhiːmɔ'litik] hemolityczny
h(a)emolyzation [ˌhiːmɔli'zeiʃn, ˌhiːmɔlai-
 'zeiʃn] hemolizowanie
h(a)emolyze ['hiːmɔlaiz] hemolizować
h(a)emomanometer [ˌhiːmɔmæn'ɔmitə] manometr do pomiaru ciśnienia krwi
h(a)emomediastinum [ˌhiːmɔmidiæst'ainəm]
 krwiak śródpiersia
h(a)emometer [hiː'moumitə] hemoglobinometr
h(a)emometry [hiː'moumitri] = **h(a)emato-
 metry**
h(a)emometra [ˌhiːmɔ'miːtrə] krwiak macicy
h(a)emonephrosis [ˌhiːmɔnef'rousis] krwio-
 nercze
h(a)emonormoblast [ˌhiːmɔ'nɔːmɔblæst] erytroblast
h(a)emopathic [ˌhiːmɔ'pæθik] odnoszący się
 do choroby krwi
h(a)emopathy [hiː'mɔpəθi] choroba krwi
h(a)emopericardium [ˌhiːmɔperi'kaːdiəm]
 krwiak osierdzia
h(a)emoperitoneum [ˌhiːməperi'tɔniəm]
 krwiak otrzewnej
h(a)emophage ['hiːmɔfeidʒ] erytrofag
h(a)emophagia [ˌhiːmɔ'feidʒiə] fagocytowa-
 nie krwinek
h(a)emophagocyte [ˌhiːmɔ'fægɔsait] erytrofag
h(a)emophagocytosis [ˌhiːmɔˌfægɔsai'tousis]
 erytrofagia
h(a)emophil ['hiːmoufil] hemofilny, rosnący
 na podłożu z krwią (drobnoustrój)
h(a)emophilia [ˌhiːmou'filiə] hemofilia,
 krwawiączka
 h. A hemofilia A (z niedoborem czynnika
 krzepliwości VIII)
 h. B hemofilia B (z niedoborem czynnika
 krzepliwości IX), choroba Christmasów
 renal h. krwiomocz samoistny
 vascular h. hemofilia naczyniowa, choroba
 von Willebranda
h(a)emophiliac [ˌhiːmou'filiək] hemofilik
h(a)emophilic [ˌhiːmou'filik] hemofiliczny,
 krwawiączkowy
Haemophilus [hiː'mɔfiləs] pałeczka hemofilna
 (*bakt.*)
 H. ducreyi pałeczka wrzodu miękkiego
 H. haemolyticus pałeczka hemolityczna
 H. influenzae pałeczka grypy

H. vaginalis pałeczka pochwowa
h(a)emophthalmia [ˌhi:mɔˈfθælmiə] krwotok do oka
h(a)emophthalmus [ˌhi:mɔˈfθælməs] krwotok do oka
h(a)emophthisis [hiˈmɔftisis] niedokrwistość wywołana zahamowaniem tworzenia krwinek lub ich niszczeniem
h(a)emoplastic [ˌhiməˈplæstik] krwiotwórczy
h(a)emopneumopericardium [ˌhimɔ ˌnjumɔperiˈka:diəm] krwiak osierdzia z obecnością powietrza
h(a)emopneumothorax [ˌhimɔ ˌnjumɔˈθɔræks] krwiak opłucnej z odmą
h(a)emopoiesis [ˌhemɔpɔiˈi:sis] hemopoeza, tworzenie się krwi
h(a)emopoietic [ˌhemɔpɔiˈitik] krwiotwórczy
h(a)emopoietin [ˌhemɔˈpɔiə:tin] erytropoetyna
h(a)emoporphyrin [ˌhi:mɔˈpɔ:firin] hematoporfiryna
h(a)emopsonin [hemˈɔpsənin] hemopsonina, przeciwciało wiążące się z krwinkami i zwiększające ich podatność na fagocytozę
h(a)emoptysis [heˈmɔptisis] krwioplucie
  cardiac h. krwioplucie w zwężeniu zastawki dwudzielnej lub w częstoskurczu
h(a)emorheology [ˌhemɔriˈɔlədʒi] nauka o hemodynamice
h(a)emorrhachis [heˈmɔrækis] krwotok do rdzenia lub kanału kręgowego
h(a)emorrhage [ˈheməridʒ] krwotok
  accidental h. krwotok przy odklejaniu się łożyska w ciąży
  alveolar h. krwotok z zębodołu
  cerebral h. krwotok mózgowy
  cerebromeningeal h. krwotok mózgowo-oponowy
  concealed h. krwotok utajony, krwotok wewnętrzny
  consecutive h. krwotok wtórny po operacji lub urazie
  critical h. krwotok przełomowy
  epidural h. krwotok nadtwardówkowy
  extradural h. krwotok nadtwardówkowy
  gravitational h. krwotok opadowy, z opadaniem krwi w dół
  intermediate h. krwotok przerywany
  interstitial h. krwotok śródmiąższowy
  intracerebral h. krwotok śródmózgowy
  intracranial h. krwotok śródczaszkowy
  intrapartum h. krwotok porodowy
  intraventricular h. krwotok dokomorowy (mózgu)
  meningeal h. krwotok oponowy
  parenchymatous h. krwotok miąższowy

  h. per rhexis krwotok wskutek pęknięcia naczynia
  petechial h. krwotok punkcikowaty
  postextraction h. krwotok poekstrakcyjny
  postpartum h. krwotok poporodowy
  punctate h. = petechial h.
  renal h. krwotok nerkowy, krwiomocz
  retroperitoneal h. krwotok do przestrzeni zaotrzewnowej
  retroplacental h. krwotok pozałożyskowy
  serous h. obfita utrata osocza przez ściany włośniczek
  splinter h. linijny krwotok podpaznokciowy w bakteryjnym zapaleniu wsierdza
  subarachnoid h. krwotok podpajęczynówkowy
  subdural h. krwotok podtwardówkowy
  subgaleal h. krwotok podczepcowy
  vicarious h. krwawienie zastępcze (zastępujące miesiączkowanie)
h(a)emorrhagic [ˌhemɔˈrædʒik] krwotoczny
h(a)emorrh(o)ea [ˌhemɔˈri:ə] krwotok, obfite krwawienie
h(a)emorrhoid [ˈhemərɔid] guz krwawnicowy, krwawnica
h(a)emorrhoidal [ˌheməˈrɔidəl] krwawnicowy, hemoroidalny
h(a)emorrhoidectomy [ˌhemərɔidˈektəmi] wycięcie guzów krwawnicowych
h(a)emorrhoids [ˈhemərɔids] guzy krwawnicowe, krwawnice
  external h. krwawnice zewnętrzne
  internal h. krwawnice wewnętrzne
h(a)emosalpinx [ˌhi:mɔˈsælpiŋks] krwiak jajowodu
h(a)emosiderin [ˌhemɔˈsidərin] hemosyderyna
h(a)emosiderosis [ˌhemɔ ˌsideˈrousis] hemosyderoza, odkładanie się hemosyderyny w ustroju
  pulmonary h. hemosyderoza płuc
  nutritional h. hemosyderoza pokarmowa
h(a)emospermia [ˌhemɔˈspə:miə] krwawienie do nasienia
  h. spuria krwawienie do części sterczowej cewki
  h. vera krawawienie z pęcherzyków nasiennych
h(a)emostasia [hi:mɔˈsteiziə], **h(a)emostasis** [hiˈmɔstəsis] 1) zatrzymanie krwawienia, hemostaza; 2) zastój krwi
h(a)emostat [ˈhemɔstæt] 1) czynnik zatrzymujący krwawienie; 2) kleszczyki hemostatyczne
h(a)emostatic [ˌhemɔˈstætik] zatrzymujący krwawienie, hemostatyczny
  h. forceps kleszczyki hemostatyczne

h(a)emostyptic [ˌheməˈstiptik] środek hamujący krwawienie
h(a)emotachometer [ˌhemətækˈɔmitə] hemotachometr, przyrząd mierzący szybkość przepływu krwi w tętnicy
h(a)emotherapy [ˌheməˈθerəpi] leczenie krwią
h(a)emothorax [ˌhiːmɔˈθɔræks] krwiak opłucnej
h(a)emotympanum [ˌhimɔˈtimpænəm] krwiak błony bębenkowej
h(a)emozoon [ˌhiːmɔˈzouɔn] pierwotniak pasożytujący we krwi
hafnium [ˈhæfniəm] hafn, Hf (*chem.*)
hair [ˈhɛə] włos, szczecina
 auditory h. rzęski słuchowe
 bamboo h. włos bambusowy, włos paciorkowaty
 beaded h. włos paciorkowaty
 brittleness of h.'s łamliwość włosów
 h. bulb buławka włosa, cebulka włosa
 burrowing h. włos wrastający
 club h. włos telogenowy, włos spoczynkowy, włos w fazie spoczynku
 exclamation point h. włos wykrzyknikowaty, włos bez cebulki na krawędzi ogniska wyłysienia plackowatego
 h. follicle mieszek włosowy
 ingrown h. włos wrośnięty
 lanugo h. meszek
 moniliform h. włos paciorkowaty
 ringed h. włos obrączkowaty (z odcinkami różniącymi się barwą)
 stellate h. włos rozszczepiony gwiazdkowato
 tactile h.'s włosy dotykowe nozdrzy zwierząt
 taste h. włosek sterczący z kubka smakowego
 telogen h. włos spoczynkowy
 terminal h. włos ostateczny, włos dojrzały
 twisted h. włos skręcony
 vellus h. włos meszkowy
haircast [ˈhɛəkaːst] trychobezoar
hairless [ˈhɛəlis] bezwłosy
hair line [ˈhɛəˌlain] linia włosów
hair papilla [ˈhɛə ˌpæpilə] brodawka włosowa
hair-splitting [ˈhɛəˌsplitiŋ] rozszczepianie się włosa
hairs [ˈhɛəs] włosy
 irritation h. szczoteczka ze szczeciny do badania czucia dotyku
 pubic h. włosy łonowe
hairy [ˈhɛəri] włochaty, owłosiony
half-blood [ˈhaːfblʌd] przyrodni (brat, siostra)
half-life [ˈhaːfˈlaif] półokres trwania, okres połowicznego zaniku radioaktywności

biological h.-l. okres połowiczny biologiczny, okres połowicznego wydalania
effective h.-l. okres połowiczny efektywny
physical h.-l. okres połowiczny fizyczny
half-moon [ˈhaːfmuːn] półksiężyc, obłączek paznokcia
 red h.-m. przekrwienie obłączka
half-strength [ˈhaːfˈstreŋθ] mający połowę mocy (roztwór itp.)
half-time [ˈhaːfˈtaim] okres połowiczny, półokres
half-value layer [ˈhaːfˈvaelju ˈlɛə] grubość filtra pochłaniającego połowę promieniowania rtg
halide [ˈhælaid] haloidek, związek metalohalogenowy
haliphagia [ˌhæliˈfeidʒiə] zjadanie nadmiernych ilości soli
halisteresis [ˌhælisteˈriːsis] odwapnienie kości
halitosis [ˌhæliˈtousis] cuchnący oddech
halituous [həˈlitjuəs] wilgotny
halitus [ˈhalitəs] 1) oddech; 2) wyziew, ciepła para
hallucal [ˈhælˈjukəl] paluchowy
hallucinate [həˈluːsineit] mieć omamy
hallucination [həˌluːsiˈneiʃən] omam, halucynacja
 auditory h. omam słuchowy
 gustatory h. omam smakowy
 hypnagogic h. omam hipnagogiczny
 kin(a)esthetic h. omam ruchowo-czuciowy
 Lilliputian h. omam wzrokowy z pomniejszeniem obrazów (w halucynozie konarowej Lhermitte'a)
 olfactory h. omam węchowy
 pain h. omam bólowy
 stump h. fantom kończynowy, omamy polegające na odczuwaniu amputowanej części kończyny
 tactile h. omam dotykowy
 visual h. omam wzrokowy
hallucinogen [həˈluːsinɔdʒen] halucynogen, związek powodujący omamy
hallucinogenic [həˌluːsinɔˈdʒenik] halucynogenny
hallucinosis [həˌluːsiˈnousis] halucynoza, psychoza omamowa
 alcoholic h. delirium alkoholowe
 syphilitic h. halucynoza kiłowa
hallux [ˈhælɔks] paluch
 h. duplex paluch podwójny
 h. flexus paluch młotowaty
 h. malleus paluch młotowaty
 h. rigidus paluch sztywny
 h. valgus paluch koślawy
 h. varus paluch szpotawy
halo [ˈheilou] obwódka, rąbek, aureola

bismuth h. rąbek bizmutowy na dziąśle
glaucomatous h. *halo* jaskrowe
saturnine h. rąbek ołowiczy (na dziąśle)
halogen [ˈhælədʒen] halogen, chlorowiec
halogenation [ˌhælədʒiˈneiʃən] halogenacja, wprowadzenie chlorowca do związku
haloid [ˈhæləid] chlorowcowy, podobny do chlorowca
haloperidol [ˌhæləˈperidɔl] haloperidol
halophil, halophile [ˈhæləfil] sololubny, rosnący tylko na podłożu bogatym w sól
halothane [ˌhæləˈθein] halotan
halt [hɔlt] utykać, kuleć
halting [ˈhɔltiŋ] 1) kulejący; 2) wahający się
h. speech mowa przerywana
hamartia [ˌhæmˈaːʃiə] hamartia, miejscowa nieprawidłowa budowa narządu
hamartoblastoma [hæmˌaːtɔblæsˈtoumə] złośliwa hamartoma
hamartochondromatosis [ˌhæmaːtɔˌkɔndrɔmæˈtousis] hamartochondromatoza, nowotworowy nadmierny rozwój ogniskowy chrząstek
hamartoma [ˌhæmaːˈtoumə] hamartoma, nowotwór z nieprawidłowo połączonych tkanek
hammer [ˈhæmə] młot, młotek
percussion h. młotek perkusyjny, młotek do opukiwania, młotek neurologiczny
h. toe młotowaty palec u nogi
hamper [ˈhæmpə] kubeł z pokrywą
tilt-top h. kubeł z pokrywą unoszoną przyciśnięciem nogi
hamster [ˈhæmstə] chomik, *Cricetus cricetus,* (zool.)
golden h. złocisty chomik syryjski
Syrian h. złocisty chomik syryjski
hamstring [ˈhæmstriŋ] ścięgno podkolanowe
hamular [ˈhæmjulə] haczykowaty
hamulus [ˈhæmjuləs] haczyk (anat.)
hand [hænd] 1) ręka; 2) wręczyć
accoucheur's h. ręka położnika
ape h. ręka małpia
claw h. ręka szponiasta
cleft h. ręka rozszczepiona (wada rozwojowa)
club h. wrodzone lub nabyte zniekształcenie ręki
drop h. ręka opadająca (w porażeniu nerwu promieniowego)
flat h. ręka małpia
griffin-claw h. ręka szponiasta, ręka gryfa
lobster-claw h. ręka w kształcie szczypiec homara
obstetrical h. ręka położnika
preacher's h. ręka kaznodziei
skeleton h. ręka szkieletowata

spade h. ręka łopatowata (w akromelagii i obrzęku śluzowatym)
split h. = **cleft h.**
succulent h. ręka obrzękła w jamistości rdzenia
trench h. ręka okopowa, odmroziny ręki
trident h. ręka trójzębna (w achondroplazji)
writing h. ustawienie ręki jak do pisania w parkinsonizmie
handed [ˈhændid] posługujący się głównie jedną z rąk, -ręczny
left-h. leworęczny
right-h. praworęczny
handedness [ˈhændidnis] -ręczność, ręka dominująca
left-h. leworęczność
right-h. praworęczność
handgrip [ˈhændgrip] uchwyt ręki, chwyt ręki
handicap [ˈhændikəp] upośledzenie, utrudnienie
handicapped [ˈhændikəpt] upośledzony (wskutek inwalidztwa itp.)
handle [ˈhændl] 1) rączka, rękojeść; 2) manipulować, postępować (z ludźmi), obsługiwać
handling [ˈhændliŋ] obsługa, manipulowanie
handpiece [ˈhændpiːs] prostnica (stom.)
angle h. kątnica (stom.)
right-angle h. kątnica
straight h. prostnica
hangover [ˌhænˈouvə] kociokwik
haploid [ˈhæplɔid] haploidalny, monoploidalny, mający w gametach połowę liczby chromosomów z komórek somatycznych
haploidy [ˈhæplɔidi] haploidalność
haplotype [ˈhæpˌlɔtaip] haplotyp
hapten, haptene [ˈhæptin] hapten, antygen resztkowy
bacterial h. hapten bakteryjny
Rh h. hapten Rh (ekstrahowany z Rh+ krwinek)
haptic [ˈhæptik] dotykowy
haptoglobin [ˌhæptɔˈgloubin] haptoglobina
harbo(u)r [ˈhaːbɔ] być siedliskiem (bakterii itp.)
hard [haːd] 1) twardy; 2) trudny, ciężki
h. of hearing głuchawy, źle słyszący
h. paraffin wax parafina, wosk parafinowy
h. water twarda woda
h. work ciężka praca
harden [ˈhaːdn] utwardzać, twardnieć
hardener [ˈhaːdnə] utwardzacz
hardness [ˈhaːdnis] twardość
water h. twardość wody
harelip [ˈhɛəˈlip] warga zajęcza (pot.)
harm [haːm] szkoda

harmful [ˈhaːmful] szkodliwy
harmfulness [ˈhaːmfulnis] szkodliwość
harmine [ˈhaːmin] harmina, banisteryna, duboizyna
harmless [ˈhaːmlis] nieszkodliwy
harmonic [haːˈmɔnik] 1) harmoniczny; 2) harmonijny
harmonious [haːˈmounjəs] harmonijny
harmonize [ˈhaːmə naiz] harmonizować
harmony [ˈhaːməni] harmonia, zgodność
   occlusal h. zgryz zrównoważony
   functional occlusal h. zgryz zrównoważony czynnościowy
harpoon [haːˈpuːn] 1) harpun; 2) igła do rozdzielania tkanek (do przygotowania preparatów histologicznych)
harsh [haːʃ] chropowaty, szorstki
harshness [ˈhaːʃnis] chropowatość
harvest [ˈhaːvist] zbierać hodowlę bakterii
hashish, hasheesh [ˈhæʃiʃ] haszysz, marihuana
hatch [hætʃ] wylęgać, wylęgać się
hatchet [ˈhætʃit] 1) toporek; 2) siekierka szkliwna (*stom.*)
haustra [ˈhɔːstrə] *p.* **haustrum**
haustral [ˈhɔːstrəl] odnoszący się do wypukleń okrężnicy
haustration [ˌhɔːstrˈeiʃən] haustracja, wypuklenia okrężnicy
haustrum [ˈhɔːstrəm] *pl* **haustra** wypuklenie okrężnicy
Haversian [hæˈvəːʃən] odnoszący się do kanalików Haversa
haw [hɔː] 1) chrząkanie; 2) głóg, jagoda głogu
hawk [hɔːk] chrząkać
hay [hei] siano
   h. fever gorączka sienna
hazard [ˈhæzəd] niebezpieczeństwo, ryzyko
head [hed] 1) głowa, głowa mięśnia, główka płodu; 2) kierownik, dyrektor; 3) przewodzić, kierować
   aftercoming h. główka następująca
   articular h. głowa stawowa
   black h. zaskórnik, wągier (*pot.*)
   bulldog h. głowa w achondroplazji
   h. of caudate nucleus głowa jądra ogoniastego
   deep h. głowa głęboka (mięśnia)
   h. delivery poród główkowy
   engaged h. ustalona główka płodu
   floating h. balotująca główka płodu
   hourglass h. głowa klepsydrowata, głowa siodełkowata
   humeral h. głowa ramienna (mięśnia)
   humeroulnar h. głowa ramienno-łokciowa (mięśnia)
   lateral h. głowa boczna (mięśnia)

   h. lock zahaczanie się podbródkami płodów w ciąży bliźniaczej
   long h. głowa długa (mięśnia)
   medial h. głowa przyśrodkowa (mięśnia)
   Medusa h. głowa Meduzy
   h. moulding adaptacja główki w kanale porodowym
   h. of muscle głowa mięśnia
   h. nod 1) skinienie głowy; 2) napad skłonów
   oblique h. głowa skośna (mięśnia)
   h. of pancreas głowa trzustki
   h. of phalanx głowa paliczka
   powder h. ból głowy od gazów wybuchowych
   radial h. głowa promieniowa (mięśnia)
   saddle h. głowa siodełkowa
   scald h. strupień woszczynowy (*pot.*)
   h. succedaneum przedgłowie
   superficial h. głowa powierzchowna mięśnia
   swelled h. głowa w chorobie Pageta (*pot.*)
   transverse h. głowa poprzeczna (mięśnia)
   ulnar h. głowa łokciowa (mięśnia)
headache [ˈhedeik] ból głowy
   cluster h. neuralgia Hortona, gromadne napady bólu głowy
   dynamite h. ból głowy wywołany przez gazy wybuchowe
   fibrositic h. ból głowy wywołany zapaleniem czepca ścięgnistego
   histaminic h. ból głowy histaminowy
   migraine h. migrena
   nodular h. ból głowy z obecnością bolesnych guzów na głowie
   organic h. ból głowy pochodzenia organicznego
   reflex h. ból głowy objawowy
   spinal h. ból głowy popunkcyjny
   tension h. ból głowy napięciowy
   vacuum h. ból głowy zależny od zamknięcia zatoki czołowej
   vascular h. ból głowy naczyniowy
head of the bed [hed ɔv ðə bed] głowowa część łóżka, wezgłowie
headlight [ˈhedlait] lampa w głowowej części łóżka lub sufitowa
headlock [ˈhedlɔk] zahaczanie się podbródkami płodów bliźniaczych w macicy
head-louse [ˈhedˈlaus] wesz głowowa, *Pediculus humanus var. capitis*
head-mirror [ˈhed mirə] lusterko czołowe
head-moulding [ˈhedˈmouldiŋ] adaptacja główki (do kanału porodowego)
heal [hiːl] 1) wyleczyć; 2) goić się
healable [ˈhiːləbl] wyleczalny
healer [ˈhiːlə] uzdrowiciel
heal-in [ˈhiːlˌin] wgoić się

healing [ˈhiːliŋ] 1) uzdrawianie, wyleczenie, leczenie; 2) gojenie się
wound h. gojenie się rany
healing-in [ˈhiːliŋˌin] wgojenie się
health [helθ] zdrowie
  h. behavio(u)r zachowanie się zdrowotne
  bill of h. zaświadczenie o dobrym stanie zdrowia (dla władz)
  Board of H. komitet do spraw zdrowia przy władzach
  h. care opieka zdrowotna
  h. care consumer osobnik korzystający z opieki zdrowotnej
  h. care expenditures wydatki na opiekę zdrowotną
  h. certificate zaświadczenie o stanie zdrowia
  h. demands zapotrzebowanie na opiekę zdrowotną (wyrażone)
  Department of H. wydział zdrowia w urzędzie administracji
  h. education wychowanie zdrowotne
  emergency h. care opieka zdrowotna w nagłych wypadkach
  first-line h. care opieka zdrowotna podstawowa (pierwszej linii)
  h. hazard zagrożenie zdrowia
  improvement of h. poprawa zdrowia
  h. insurance ubezpieczenie na wypadek choroby
  maintenance of h. utrzymanie zdrowia
  mental h. higiena psychiczna
  national h. service społeczna służba zdrowia
  h. needs potrzeby zdrowotne (rzeczywiste a nie wyrażone)
  h. officer lekarz urzędowy
  h. planning planowanie służby zdrowia
  h. policy polityka w sprawach zdrowia
  primary h. care podstawowa opieka zdrowotna
  progressive h. care opieka zdrowotna stopniowana
  h. promotion podnoszenie stanu zdrowia
  h. protection ochrona zdrowia
  public h. zdrowie publiczne
  public h. service społeczna służba zdrowia
  h. resort uzdrowisko
  secondary h. care opieka zdrowotna drugiej linii (specjalistyczna)
  h. service służba zdrowia
  state of h. stan zdrowia
healthy [ˈhelθi] zdrowy
heap [hiːp] kupa, kupka, stos
heaped [hiːpd] kopiasty
  h. spoonful kopiasta łyżka
hear [hiə] słyszeć
hearing [ˈhiəriŋ] słuch, słyszenie

after-h. przedłużane odczuwanie dźwięku
h. aid proteza słuchowa, aparat słuchowy
colo(u)r h. pseudochromestezja, widzenie barw pod wpływem pewnych dźwięków
conductive h. impairment upośledzenie słuchu pochodzenia przewodzeniowego
h. distance odległość słyszenia
hard of h. osobnik o przytępionym słuchu
h. impairment upośledzenie słuchu
h. level poziom słuchu
h. loss utrata słuchu
sense of h. zmysł słuchu
sensorineural h. loss upośledzenie słuchu pochodzenia odbiorczego
heart [haːt] serce
  h. apex koniuszek serca
  armo(u)red h. serce opancerzone (zwapnienia w worku osierdziowym)
  athletic h. serce atlety, przerost serca
  atrium of the h. przedsionek serca
  auricle of the h. przedsionek serca
  auscultation of the h. osłuchiwanie serca
  h. beat uderzenie serca
  beer h. serce piwosza, przerost serca
  bilocular h. serce dwujamowe
  cabinet h. serce pozaustrojowe sztuczne
  chaotic h. arytmia całkowita
  congenital acyanotic h. disease wrodzona niesinicza wada serca
  congenital cyanotic h. disease wrodzona sinicza wada serca
  congenital h. disease wada serca wrodzona
  congestive h. failure niewydolność serca zastoinowa
  dextroposition of the h. przesunięcie serca w prawo
  dextroversion of the h. rzekoma dekstrokardia
  h. disease choroba serca
  drop h. serce wiszące
  encased h. serce uwięzione (w zapaleniu osierdzia zaciskającym)
  h. failure niewydolność serca
  fatty h. stłuszczenie mięśnia sercowego lub otłuszczenie serca
  fibroid h. zwłóknienie mięśnia sercowego
  frosted h. serce pokryte zeszkliwiałym włóknikiem w zapaleniu osierdzia
  hairy h. serce kosmate (pokryte włóknikowatym nalotem)
  hypoplastic h. serce małe
  icing h. = **frosted h.**
  intermediate h. położenie pośrednie serca
  irritable h. serce nadpobudliwe
  left ventricular h. failure niewydolność lewokomorowa serca
  minute h. volume pojemność minutowa serca (obecnie: **cardiac output**)

movable **h.** serce nadmiernie ruchome
h. murmur szmer w sercu
pendulous h. serce wiszące
pulmonary h. serce płucne
h. rate częstość akcji serca
right ventricular h. failure niewydolność prawokomorowa serca
rupture of the h. pęknięcie serca
sabot h. serce w kształcie sabota w tetralogii Fallota (*rtg*)
semihorizontal h. położenie półpoziome serca
semivertical h. położenie półpionowe serca
soldier's h. serce żołnierskie, serce nadpobudliwe, nerwica serca
h. sounds tony serca
h. standstill zatrzymanie serca
suspended h. serce wiszące (*rtg*)
systematic h. lewa część serca
tabby cat h. serce tygrysowe
tear-drop h. serce kroplowate
three-chambered h. serce trójjamowe
tiger h. serce tygrysowate (pasemkowate stłuszczenie serca)
tobacco h. = **irritable h.**
h. valve zastawka serca
valvular h. disease wada serca zastawkowa
venous h. prawa część serca
h. ventricle komora serca
vertical h. serce pionowe
waist of the h. przewężenie serca, środkowa część sylwetki serca (*rtg*)
wooden-shoe h. = **sabot h.**
heart-block ['ha:t'blɔk] blok serca
heartburn ['ha:tbə:n] zgaga
heart-lung machine [ha:t‚lʌŋ mə'ʃi:n] aparat płuco-serce (do krążenia pozaustrojowego)
heartmobile [‚ha:t'mɔbi:l] karetka samochodowa z wyposażeniem do leczenia chorych na zawał serca
heart-shaped ['ha:t‚ʃeipd] w kształcie serca
heart-work index ['ha:t wə:k ‚indəks] wskaźnik pracy serca
heat [hi:t] 1) ciepło; 2) ogrzewać; 3) cieczka, ruja (*wet.*)
h. balance równowaga cieplna
h. of combustion ciepło spalania
h. of compression ciepło sprężania
h. of condensation ciepło skraplania
conduction of h. przewodzenie ciepła
conductive h. ciepło przewodzone
convection of h. konwekcja ciepła
convective h. ciepło konwekcyjne
dissipation of h. rozproszenie ciepła
h. of evaporation ciepło parowania
h. exchange wymiana ciepła
h. exchanger wymiennik ciepła
h. loss utrata ciepła

moist h. ciepło wilgotne
molar h. ciepło molowe
molecular h. ciepło cząsteczkowe
prickly h. potówka czerwona
radiant h. ciepło wypromieniowane, ciepło promieniujące
radiation h. promieniowanie cieplne
h. of radioactivity ciepło rozpadu radioaktywnego
h. of reaction ciepło reakcji
sensible h. ciepło odczuwalne
specific h. ciepło właściwe
h. stroke udar cieplny
h. of transition ciepło przemiany
h. of vaporization ciepło parowania
heater ['hi:tə] grzejnik, grzałka
heating ['hi:tiŋ] ogrzewanie, nagrzewanie
central h. centralne ogrzewanie
infrared h. ogrzewanie promieniowaniem podczerwonym
local h. nagrzewanie miejscowe
heavy ['hevi] ciężki, intensywny
h. ends ciężkie frakcje (*chem.*)
h. smoker nałogowy palacz tytoniu
h. work ciężka praca, intensywny wysiłek
hebephrenia [‚hi:bi'friniə] hebefrenia, postać schizofrenii
hebephrenic ['hi:bi'frenik] hebefreniczny
hebetic [hi'betik] młodzieńczy, odnoszący się do młodości
hebetude ['hebitju:d] otępienie wrodzone
hebiatrics [hebi'ætriks] medycyna młodzieży
hectic ['hektik] hektyczny
h. fever gorączka hektyczna
h. flush gorączkowe wypieki
hecto- [hektou-] w złożeniach oznacza sto
heel [hi:l] 1) pięta; 2) obcas
contracted h. stopa szpotawa
cracked h. keratodermia podeszew
h. prick nakłucie pięty dla pobrania próbki krwi
prominent h. zapalenie okostnej guza piętowego
height [hait] wysokość
helcosis [hel'kousis] owrzodzenie
helical ['helikəl] spiralny, śrubowaty, ślimakowaty
helicine ['helisin] spiralny, ślimakowaty
helicopodia [‚helikɔ'pɔdiə] chód koszący
heliophobia [‚hi:liɔ'foubiə] heliofobia, fobia słońca
heliotaxis [‚hi:liɔ'tæksis] heliotaksja, heliotropizm
helium ['hi:liəm] hel, He (*chem.*)
helix ['heliks] 1) spirala; 2) helisa, forma budowy kwasów nukleinowych i wielu białek; 3) obrąbek ucha

double h. helisa podwójna Watsona i Cricka
twin h. = **double h.**
helleborin [he'ləbɔrin] helleboryna
helminth ['helminθ] robak pasożytujący w jelicie
helminthagogue [hel'minθəgɔg] środek robakobójczy, środek czerwiogubny
helminthemesis [ˌhelmin'θemisis] wymioty robakami
helminthiasis [ˌhelmin'θaiesis] robaczyca, zakażenie robakami jelitowymi
helminthic [hel'minθik] robakobójczy, czerwiogubny
helminthicide [hel'minθisaid] środek robakobójczy
helminthology [ˌhelmin'θɔlədʒi] helmintologia, nauka o robakach
helminthoma [ˌhelmin'θoumə] guzek lub ziarniniak wywołany przez robaki
helosis [hi'lousis] liczne nagniotki
helotomy [hi'lɔtəmi] wycięcie nagniotka
heme [hi:m] hem
hemeralopia [ˌhemərə'loupiə] ślepota dzienna
hemeraphonia [ˌhemərə'founiə] bezgłos w dzień (histeryczny)
hemi- [hemi-] w złożeniach oznacza: pół, połowa, połowiczy
hemiacetal [ˌhemi'æsitəl] hemiacetal
hemiachromatopsia [ˌhemiækroumə'toupsiə] połowicza ślepota barw
hemiageusia [ˌhemiæ'dʒusiə] połowicze zniesienie smaku
hemiamaurosis [ˌhemiˌæmɔ:'rousis] ślepota połowicza
hemiamblyopia [ˌhemiˌæmbli'oupiə] niedowidzenie połowicze
hemianacusia [ˌhemiˌænæ'kuziə] głuchota połowicza
hemian(a)esthesia [ˌhemiænis'θiziə] znieczulenie połowicze
hemianalgesia [ˌhemiˌænæl'dʒi:ziə] połowicze zniesienie bólu
hemianencephaly [hemˌiænən'sefəli] połowiczy brak mózgu
hemianopsia [ˌhemiæn'oupsiə], **hemianopia** [ˌhemiæn'oupiə] niedowidzenie połowicze, hemianopsja
   absolute h. niedowidzenie połowicze bezwzględne
   altitudinal h. niedowidzenie połowicze w górnej lub dolnej części pola widzenia
   bilateral h. niedowidzenie połowicze obustronne, niedowidzenie połowicze obuoczne
   binasal h. niedowidzenie połowicze dwunosowe

binocular h. niedowidzenie połowicze obustronne
bitemporal h. niedowidzenie połowicze dwuskroniowe
colo(u)r h. połowicza ślepota barw
congruous h. niedowidzenie połowicze obuoczne symetryczne
crossed h. niedowidzenie połowicze skrzyżowane, obejmujące górną połowę pola widzenia jednego oka i dolną drugiego oka
heteronymous h. niedowidzenie połowicze różnoimienne
homonymous h. niedowidzenie połowicze jednoimienne
incomplete h. niedowidzenie połowicze niecałkowite (nie obejmujące całej połowy pola widzenia)
incongruous h. niedowidzenie połowicze jednoimienne niezupełne lub asymetryczne
lateral h. niedowidzenie połowicze jednoimienne
nasal heteronymous h. niedowidzenie połowicze nosowe różnoimienne
quadrantic h. niedowidzenie połowicze ćwiartkowe
unilateral h. niedowidzenie połowicze jednego oka
uniocular h. niedowidzenie połowicze jednego oka
hemianoptic [ˌhemiæn'ɔptik] odnoszący się do niedowidzenia połowiczego
hemianosmia [ˌhemiæn'ɔsmiə] połowicza utrata węchu
hemiapraxia [ˌhemiə'præksiə] apraksja połowicza
hemiataxia [ˌhemiə'tæksiə] ataksja połowicza, bezład połowiczy
hemiathetosis [ˌhemiæθi'tousis] atetoza połowicza
hemiatrophy [ˌhemi'ætrɔfi] zanik połowiczy
   facial h. połowiczy zanik twarzy, choroba Romberga
   progressive lingual h. postępujący połowiczy zanik języka
hemiballism [ˌhemi'bælizm] hemibalizm
hemibiosis [ˌhemibai'ousis] hemibioza, półżywotność
hemicanities [ˌhemikə'niʃii:z] siwizna połowicza
hemicardia [ˌhemi'ka:diə] brak połowy serca
hemicastration [ˌhemikæst'reiʃən] kastracja połowicza
hemicellulose [ˌhemi'seljulous] hemiceluloza
hemicephalalgia [ˌhemisefəl'ældʒiə] połowiczy ból głowy

hemichorea [ˌhemikɔ'riːə] pląsawica połowicza

hemichromatopsia [ˌhemiˌkrɔmæ'tɔpsiə] połowicza ślepota barw

hemicolectomy [ˌhemikɔ'lektəmi] wycięcie połowy okrężnicy, hemikolektomia

hemicorporectomy [ˌhemicɔːpɔ'rəktəmi] amputacja połowy dolnej części ciała (kończyny dolnej i połowy miednicy)

hemicrania [ˌhemi'kreiniə] połowiczy ból głowy, migrena
  ophthamic h. migrena oczna
  ophthalmoplegic h. migrena ocznoporażenna

hemicraniectomy [ˌhemikreini'ektəmi] wycięcie połowy czaszki

hemicraniotomy [ˌhemikrei'niɔtəmi] wycięcie połowy czaszki

hemidiaphoresis [ˌhemiˌdaiəfɔ'riːsis] połowicze pocenie się

hemidrosis [ˌhemi'drousis] połowicze pocenie się

hemidys(a)esthesia [ˌhemidisis'θiːziə] połowicze zaburzenia czucia

hemiectromelia [ˌhemiektrə'miːliə] niedorozwój kończyn połowy ciała

hemiepilepsy [ˌhemi'epilepsi] napad padaczkowy połowiczy

hemifacial [ˌhemi'feiʃəl] dotyczący połowy twarzy

hemigastrectomy [ˌhemigæstr'ektəmi] połowicza resekcja żołądka

hemiglossal [ˌhemi'glɔsəl] odnoszący się do połowy języka

hemiglossectomy [ˌhemiglɔ'sektəmi] wycięcie połowy języka

hemignathia [ˌhemi'næθiə] brak połowy żuchwy

hemihaploid [ˌhemi'hæplɔid] osobnik lub komórka z połową haploidalnej liczby chromosomów

hemihidrosis [ˌhemihid'rousis] pocenie się połowicze

hemihyp(a)esthesia [ˌhemihaipis'θiːziə] połowicze obniżenie czucia

hemihypalgesia [ˌhemihaipəl'dʒiːziə] połowicze obniżenie czucia bólu

hemihyper(a)esthesia [ˌhemiˌhaipəris'θiːziə] połowicza przeczulica

hemihyperidrosis [ˌhemiˌhaipərid'rousis] połowicza nadmierna potliwość

hemihypertrophy [ˌhemihai'pəːtrɔfi] przerost połowiczy

hemilaminectomy [ˌhemilæmin'ektəmi] hemilaminektomia

hemilaryngectomy [ˌhemilærin'dʒektəmi] wycięcie połowy krtani, hemilaryngektomia

hemimandibulectomy [ˌhemimændibjul'ektəmi] wycięcie połowy żuchwy

heminephrectomy [ˌheminef'rektəmi] wycięcie połowy nerki, heminefrektomia

hemineurin [ˈheminjuərin] hemineuryna, chlorometiazol

hemiparalysis [ˌhemipə'rælisis] porażenie połowicze

hemiparaplegia [ˌhemiˌpærə'pliːdʒiə] porażenie kończyny dolnej

hemiparesis [ˌhemi'pærisis] niedowład połowiczy

hemipelvectomy [ˌhemipelv'ektəmi] amputacja kończyny dolnej z częścią miednicy

hemiplegia [ˌhemi'pliːdʒiə] porażenie połowicze
  alternate h. porażenie połowicze naprzemienne
  ascending h. porażenie połowicze wstępujące
  contralateral h. porażenie połowicze przeciwległe (do ogniska uszkodzenia)
  crossed h. porażenie połowicze naprzemienne
  double h. porażenie połowicze obustronne
  spastic h. porażenie połowicze kurczowe

hemiplegic [ˌhemi'pliːdʒik] odnoszący się do porażenie połowiczego

hemisphere [ˈhemisfiə] półkula
  cerebral h. półkula mózgu
  dominant h. półkula dominująca

hemispherectomy [ˌhemisfiər'ektəmi] wycięcie półkuli

hemistrumectomy [ˌhemistrum'ektəmi] wycięcie połowy wola

hemisystole [ˌhemi'sistəli] stosunek 2:1 częstości skurczów przedsionków do skurczów komór

hemiterpene [ˌhemi'təːpiːn] izopren

hemitetany [ˌhemi'tetəni] tężyczka połowicza

hemithermoan(a)esthesia [ˌhemiˌθeːmɔænis'θiziə] połowicze zniesienie czucia temperatury

hemithorax [ˌhemi'θɔræks] połowa klatki piersiowej

hemithyroidectomy [ˌhemiˌθairɔid'ektəmi] wycięcie połowy tarczycy

hemitremor [ˌhemi'tremə] drżenie połowicze

hemivertebra [ˌhemi'vəːtibrə] kręg połowiczy

hemizygosity [ˌhemizai'gɔsiti] hemizygotyczność

hemizygote [ˌhemi'zaigout] hemizygota

hemizygous [ˈhemi'zaigəs] hemizygotyczny

hemo- = **h(a)emo-**

hemp [hemp] konopie, *Cannabis sativa* (*bot*.)

hepar [ˈhepə] wątroba

heparin [ˈhepərin] heparyna
heparin(a)emia [ˌhepərinˈiːmiə] heparynemia
heparinize [heˈperinaiz] heparynizować, podawać heparynę
heparinized [heˈperinaizd] heparynizowany, otrzymujący heparynę
  h. test tubes probówki zawierające heparynę
hepat- [həpət-], **hepatico-** [hepətikə-], **hepato-** [hepətə-] w złożeniach oznacza wątrobę
hepatalgia [ˌhepətˈældʒiə] ból wątroby
hepatectomy [ˌhepətˈektəmi] wycięcie wątroby
hepatic [hiˈpætik] wątrobowy
hepaticodochotomy [hiˌpətikədɔˈkɔtəmi] nacięcie wspólnego przewodu żółciowego i przewodu wątrobowego
hepaticoduodenostomy [hiˌpətikəˌdjuədiˈnɔstəmi] zespolenie przewodu wątrobowego i dwunastnicy
hepaticoenterostomy [hiˌpətikɔentərˈɔstəmi] zespolenie przewodu wątrobowego z jelitem
hepaticogastrostomy [hiˌpətikɔgæsˈtrɔstəmi] zespolenie przewodu wątrobowego z żołądkiem
hepaticolithotripsy [hiˌpətikɔˈliθɔtripsi] miażdżenie kamienia w przewodzie wątrobowym
hepaticostomy [ˌhipətiˈkɔstəmi] wytworzenie przetoki przewodu wątrobowego
hepaticotomy [ˌhipətiˈkɔtəmi] nacięcie przewodu wątrobowego
hepatitis [ˌhepəˈtaitis] zapalenie wątroby
  active chronic h. zapalenie wątroby przewlekłe aktywne
  acute parenchymatous h. zapalenie wątroby ostre miąższowe
  alcoholic h. zapalenie wątroby alkoholowe
  anicteric virus h. zapalenie wątroby bezżółtaczkowe
  cholangiolitic h. zapalenie wątroby wokół kanalików żółciowych
  chronic h. zapalenie wątroby przewlekłe
  chronic aggressive h. zapalenie wątroby przewlekłe agresywne
  chronic interstitial h. zapalenie wątroby przewlekłe śródmiąższowe
  chronic persisting h. zapalenie wątroby przewlekłe przetrwałe
  drug-induced h. zapalenie wątroby polekowe
  epidemic h. zapalenie wątroby nagminne
  external h. zapalenie okołowątrobowe, zapalenie torebki wątroby

  giant cell h. zapalenie wątroby olbrzymiokomórkowe
  gonococcal h. gonokokowe zapalenie torebki wątroby
  granulomatous h. zapalenie wątroby wytwórcze ziarninowe
  halothane h. zanik wątroby po halotanie
  infectious h. zapalenie wątroby nagminne, zapalenie wątroby zakaźne
  lupoid h. zapalenie wątroby w toczniu rumieniowatym
  neonatal h. zapalenie wątroby noworodków
  peliosis h. zapalenie wątroby z plamicą (przy hipoprotrombinemii)
  plasma cell h. zapalenie wątroby plazmatycznokomórkowe
  serum h. zapalenie wątroby wirusowe B, zapalenie wątroby wirusowe wszczepienne
  subacute h. = **active chronic h.**
  suppurative h. ropień wątroby
  syphilitic h. zapalenie wątroby kiłowe
  transfusion h. zapalenie wątroby wszczepienne
  viral h., virus h. zapalenie wątroby wirusowe
  virus h. A zapalenie wątroby wirusowe A, zapalenie wątroby nagminne
  virus h. B zapalenie wątroby wirusowe B, zapalenie wątroby wszczepienne
hepatization [ˌhepətaiˈzeiʃən] zwątrobienie
  gray h. zwątrobienie szare
  red. h. zwątrobienie czerwone
  yellow h. zwątrobienie żółte
hepatoblastoma [ˌhepətɔblæsˈtoumə] wątrobiak zarodkowy
hepatocarcinoma [ˌhepətɔkaːsiˈnoumə] rak wątroby
hepatocholangioenterostomy [ˌhepətɔkɔˌlændʒiɔentəˈrɔstəmi] zespolenie przewodu wątrobowego z jelitem
hepatocholangiojejunostomy [ˌhepətɔkɔˌlændʒiɔdʒidʒjuˈnɔstəmi] zespolenie przewodu wątrobowego z jelitem czczym
hepatocholangiostomy [ˌhepətɔkɔlændʒiˈɔstəmi] przetoka przewodu żółciowego wspólnego
hepatocholangitis [ˌhepətɔkɔlænˈdʒaitis] zapalenie dróg żółciowych
hepatocirrhosis [ˌhepətəsiˈrousis] marskość wątroby
hepatocuprein [ˌhepətəˈkjupriin] hematokupreina
hepatocyte [ˈhepətɔsait] hepatocyt, komórka wątrobowa
hepatoduodenostomy [ˌhepətədjuədinˈɔstə-

mi] zespolenie przewodu wątrobowego z dwunastnicą

hepatogenic [ˌhepətə'dʒenik], **hepatogenous** [ˌhepətə'dʒinəs] wątrobopochodny

hepatolienomegaly [ˌhepətəliənə'megəli] hepatosplenomegalia

hepatolithectomy [ˌhepətəliθ'ektəmi] wycięcie kamieni żółciowych

hepatolithiasis [ˌhepətəli'θaiəsis] kamica wątrobowa

hepatology [ˌhepə'tələdʒi] hepatologia

hepatolysis [ˌhepə'tɔlisis] niszczenie komórek wątroby

hepatolytic [ˌhepətə'litik] niszczący wątrobę

hepatoma [ˌhepə'toumə] wątrobiak, dojrzały rak wątroby
  embryonal h. = **hepatoblastoma**
  malignant h. = **hepatoma**

hepatomalacia [hepətəmə'leiʃiə] rozmiękanie wątroby

hepatomegaly [ˌhepətə'megəli] powiększenie wątroby, hepatomegalia

hepatonecrosis [ˌhepətɔnek'rousis] martwica wątroby

hepatonephric [ˌhepətə'nefrik] wątrobowo-nerkowy

hepatonephromegaly [ˌhepətɔˌnefrɔ'megəli] powiększenie wątroby i nerki

hepatopexy [ˌhepətə'peksi] umocowanie wątroby, hepatopeksja

hepatoportal [ˌhepətə'pɔːtəl] wątrobowo-wrotny

hepatoptosia [ˌhepətə'tousiə], **hepatoptosis** [ˌhepətə'tousis] opuszczenie wątroby, opadnięcie wątroby

hepatorrhaphy [ˌhepətə'rəfi] zeszycie wątroby

hepatorrhexis [ˌhepətə'reksis] pęknięcie wątroby

hepatosplenitis [ˌhepətɔspli'naitis] zapalenie wątroby i śledziony

hepatosplenography [ˌhepətɔspli'nɔgrəfi] hepatosplenografia

hepatosplenomegaly [ˌhepətɔsplinɔ'megəli] powiększenie wątroby i śledziony

hepatotomy [ˌhepə'tɔtəmi] nacięcie wątroby

hepatotox(a)emia [ˌhepətɔtɔks'iːmiə] samozatrucie pochodzenia wątrobowego

hepatotoxic [ˌhepətə'tɔksik] toksyczny dla wątroby

hepatotoxin [ˌhepətə'tɔksin] czynnik uszkadzający wątrobę

hepta- [heptə-] w złożeniach oznacza: siedem

heptane ['heptein] heptan

herb [həːb] ziele (lekarskie)

herbaceous [həː'beiʃəs] ziołowy

herbage ['həːbidʒ] zioła

herbal ['həːbəl] ziołowy

herbalist ['həːbəlist] zielarz, lekarz leczący ziołami

herbicide ['həːbisaid] chwastobójczy, związek chwastobójczy

herd [həːd] stado, trzoda
  h. immunity odporność gromadna

hereditary [he'reditəri] dziedziczny

heredity ['he'rediti] dziedziczność

heredo- [heredɔ-] w złożeniach oznacza: dziedziczny

heredoataxia [ˌherədɔə'tæksiə] bezład dziedziczny
  cerebellar h. choroba (Pierre) Marie'a
  spinal h. choroba Friedreicha

heredodegeneration [ˌherədɔdidʒenə'reiʃən] zwyrodnienie dziedziczne

heredofamilial [ˌherədɔfə'miliəl] dziedziczno-rodzinny

heredoimmunity [ˌherədɔim'mjuniti] odporność dziedziczna

heredoretinopathy [ˌherədɔˌretinə'pæθi] dziedziczne zwyrodnienie siatkówki
  congenital h. choroba Lebera

heritable ['heritəbl] dziedziczny, podlegający dziedziczeniu

heritage ['heritidʒ] dziedzictwo, suma cech odziedziczonych

hermaphrodite [həː'mæfrədait] obojniak, hermafrodyta

hermaphroditism [həː'mæfrəditizm] obojniactwo, hermafrodytyzm
  adrenal h. zespół adrenogenitalny, zespół nadnerczowo-płciowy
  bilateral h. obojnactwo prawdziwe w obustronnym *ovotestis*
  female h. obojnactwo rzekome żeńskie, zespół adrenogenitalny
  male h. obojnactwo rzekome męskie, zespół feminizujących jąder
  transverse h. obojnactwo z obecnością gonad jednej płci i zewnętrznymi cechami drugiej płci

hernia ['həːnjə] przepuklina
  abdominal h. przepuklina brzuszna
  acquired h. przepuklina nabyta
  antevesical h. przepuklina przedpęcherzowa
  Bochdalek foramen h. przepuklina otworu Bochdaleka
  h. of the broad ligament of the uterus przepuklina więzadła szerokiego macicy
  c(a)ecal h. przepuklina kątnicy
  cerebral h. przepuklina mózgowa
  complete h. przepuklina całkowita
  concealed h. przepuklina utajona
  cystic h. przepuklina uchyłku pęcherzowego
  diaphragmatic h. przepuklina przeponowa

discal h. przepuklina jądra galaretowatego
diverticular h. przepuklina uchyłka jelitowego
dry h. przepuklina przyrośnięta
duodenojejunal h. przepuklina zaotrzewnowa, przepuklina Treitza
epigastric h. przepuklina nadbrzuszna
extrasaccular h. przepuklina ześlizgowa
fascial h. przepuklina powięziowa
fatty h. przepuklina tłuszczowa
femoral h. przepuklina udowa
funicular h. przepuklina powrózka nasiennego
gastroesophageal h. przepuklina rozworu przełykowego do klatki piersiowej
hiatal h. przepuklina rozworu przełykowego
hiatus h. przepuklina rozworu przełykowego
incarcerated h. przepuklina uwięźnięta
incomplete h. przepuklina niezupełna
inguinal h. przepuklina pachwinowa
inguinocrural h. przepuklina pachwinowo-udowa
inguinofemoral h. przepuklina pachwinowo-udowa
inguinoscrotal h. przepuklina pachwinowo-mosznowa
intersigmoid h. przepuklina zachyłka międzyesowatego
h. of intervertebral disc przepuklina jądra galaretowatego
intraepiploic h. przepuklina sieciowa
irreducible h. przepuklina nieodprowadzalna
ischiadic h. przepuklina kulszowa
labial h. przepuklina wargowa
lateral ventral h. przepuklina brzuszna w linii półksiężycowatej
lumbar h. przepuklina lędźwiowa
mediastinal h. przepuklina płucna, przepuklina śródpiersia
mesenteric h. przepuklina krezkowa
mesocolic h. przepuklina krezki okrężnicy
h. of the nucleus pulposus przepuklina jądra galaretowatego
obturator h. przepuklina zasłonowa
omental h. przepuklina sieciowa
para(o)esophageal h. przepuklina okołoprzełykowa
perineal h. przepuklina kroczowa
reducible h. przepuklina odprowadzalna
retroperitoneal h. przepuklina zaotrzewnowa
retropubic h. przepuklina załonowa
rolling h. przepuklina ześlizgowa
sciatic h. przepuklina kulszowa
scrotal h. przepuklina mosznowa

sliding h. przepuklina wślizgowa
sliding (o)esophageal h. przepuklina wślizgowa rozworu przełykowego
sliding hiatal h. przepuklina wślizgowa rozworu przełykowego
slip h., slipped h. przepuklina ześlizgowa
strangulated h. przepuklina uwięźnięta z zatrzymaniem krążenia i zgorzelą
supravesical h. przepuklina nadpęcherzowa
umbilical h. przepuklina pępkowa
hernial [ˈhəːniəl] przepuklinowy
h. pouch worek przepuklinowy
h. ring wrota przepuklinowe
h. sac worek przepuklinowy
herniated [ˈhəːniˌeitid] wpuklający się do worka przepuklinowego
herniation [ˌhəːniˈeiʃən] wpuklanie się do worka przepuklinowego lub ciasnego otworu, wklinowanie się
cingulate h. wklinowanie się zakrętu obręczy pod sierp
foraminal h. wklinowanie się migdałków móżdżku
tonsillar h. wklinowanie się migdałków móżdżku
transtentorial caudal h. wklinowanie się płata skroniowego do wcięcia namiotu
transtentorial rostral h. wklinowanie się części móżdżku do wcięcia namiotu
uncal h. = **transtentorial caudal h.**
hernio- [həːniə-] w złożeniach oznacza przepuklinę
hernioenterotomy [ˌhəːniɔentərˈɔtəmi] nacięcie jelita po odprowadzeniu przepukliny
hernioplasty [ˈhəːniɔˌplæsti] operacja plastyczna przepukliny
herniotomy [ˌhəːniˈɔtəmi] operacja przepukliny
heroin [ˈheroin] heroina, dwuacetylomorfina
herpangina [ˌherpˈændʒinə] opryszczkowe zapalenie gardła wywołane przez wirusa *Coxsackie*
herpes [ˈhəːpiːz] opryszczka
catarrhal h. opryszczka zwykła
corneal h. opryszczka rogówki
febrile h. opryszczka w czasie gorączki
generalized h. uogólnione zakażenie wirusem opryszczki
genital h. opryszczka narządów płciowych
gestational h. opryszczka ciężarnych
labial h. opryszczka warg
ophthalmic h. zoster półpasiec oczny
preputial h. opryszczka napletka
h. zoster półpasiec
herpesvirus [ˌhəːpiːzˈvairəs] 1) wirus opryszczki; 2) grupa wirusów opryszczkowych
herpetic [həˈpetik] opryszczkowy

herpetiform [hə:'petifɔ:m] opryszczkowaty
hesitancy [həzi'tənsi] trudność w rozpoczęciu mikcji
hesitation [ˌhezi'teiʃən] wahanie się
hesperanopia [ˌhespərən'oupiə] ślepota zmierzchowa
heter- ['hetə-], **hetero-** ['hetərɔ-] w złożeniach oznacza: obcy, inny
heteraxial [ˌhetər'æksjəl] różnoosiowy
heteroautoplasty [ˌhetərɔ'ɔtɔˌpləsti] przeszczep w obrębie tego samego ustroju
heteroblastic [ˌhetərɔ'blæstik] pochodzący z kilku tkanek
heterocellular [ˌhetərɔ'seljulə] złożony z różnorodnych komórek
heterochromatization [ˌhetərɔˌkroumɔti'zeiʃən] heterochromatyzacja
heterochromia [ˌhetərɔ'kroumiə] heterochromia, różnobarwność
  binocular h. wrodzone zaburzenia tworzenia barwnika tęczówek
  h. of the iris różnobarwność tęczówek
  monocular h. znamiona barwnikowe tęczówki
heterochromosome [ˌhetərɔ'kroumɔsoum] heterochromosom, allosom
heterochromous [ˌhetərɔ'kroumɔs] różnobarwny
heterochronous [ˌhetərɔ'krounɔs] różnoczasowy, o procesie występującym w niewłaściwej kolejności
heterocrine ['hetərɔkrai:n] heterokrynowy, alokrynowy, wydzielający dwie lub więcej wydzielin
heterocyclic [ˌhetərɔ'siklik] heterocykliczny
  h. compound związek heterocykliczny (zawierający heteroatomy w pierścieniach)
heterogamy [ˌhetər'ɔgæmi] heterogamia
heterogeneity [ˌhetərɔudʒi'ni:iti] różnorodność
heterogenic [ˌhetərou'dʒenik] różnorodny, heterogenny
heterograft ['hetərɔˌgra:ft] heteroprzeszczep, przeszczep różnogatunkowy, przeszczep ksenogeniczny
heteroinfection [ˌhetərɔin'fekʃən] zakażenie zewnątrzpochodne
heteroinoculation [ˌhetərɔinɔkju'leiʃən] wszczepienie wirusa zewnątrzpochodnego
heterokinesia [ˌhetərɔkin'i:ziə] wykonywanie ruchów odwrotnych do nakazanych
heterolalia [ˌhetərɔ'lɔliə] heterofazja, mówienie słów innych niż zamierzone
heterologous [ˌhetə'rɔlɔgəs] heterologiczny, 1) ektopowy; 2) obcopochodny
heterology [hetə'rɔlədʒi] odchylenie od normy

heterolysis [ˌhetər'ɔlisis] heteroliza, cytoliza lub proteoliza wywoływana przez substancję obcogatunkową
heterolytic [ˌhetərɔ'litik] heterolityczny
heterometropia [ˌhetərɔmet'roupiə] heterometropia, różnica refrakcji
heteromorphosis [ˌhetərɔmɔ:'fousis] heteromorfoza, 1) rozwój narządu płodu w niewłaściwym miejscu; 2) rozwój innej tkanki z tkanki prawidłowej dla danego umiejscowienia
heteromorphous [ˌhetərɔ'mɔ:fəs] heteromorficzny, innokształtny
heteronomy [ˌhetər'ɔnəmi] podleganie innym prawom lub wpływom
heteronymous [ˌhetər'ɔni:məs] mający inną nazwę, różnoimienny
hetero-osteoplasty [hetərɔ'ɔstiɔˌplæsti] osteoplastyka przy użyciu obcej kości
heterophil, heterophile ['hetərɔfil] 1) neutrofil różniący się barwliwością lub ziarnistością; 2) odnoszący się do obcego antygenu i przeciwciała
heterophoria [ˌhetərɔ'fɔ:riə] zez utajony
heteroplasia [ˌhetərɔ'pleiziə] heteroplazja, rozwój komórek i tkanek w niewłaściwych miejscach
heteroplastic [ˌhetərɔ'plæstik] heteroplastyczny
heteroplasty [ˌhetərɔ'plæsti] użycie heteroprzeszczepu
heteroploidy ['hetərɔplɔidi] heteroploidia, nieprawidłowa liczba chromosomów w komórce
heteropsia [ˌhetər'ɔpsiə] różnica widzenia między jednym i drugim okiem, różnowzroczność
heterosexual [ˌhetərɔ'seksjuəl] heteroseksualny
heterosome ['hetərɔsoum] chromosom odmienny u obu płci
heterotaxia [ˌhetərɔ'tæksiə] nieprawidłowe usytuowanie narządów
heterotaxic [ˌhetərɔ'tæksik] nieprawidłowo usytuowany lub ułożony
heterotopia [ˌhetərɔ'toupiə] heterotopia, przemieszczenie tkanki w obrębie narządu
heterotopic [ˌhetərɔ'tɔpik] heterotopowy
heterotransplant [ˌhetərɔ'trænsplænt] heteroprzeszczep
heterotransplantation [ˌhetərɔtrænsplæn'teiʃən] heterotransplantacja
heterotrophic [ˌhetərɔ'trɔfik] cudzożywny
heterotropia [ˌhetərɔ'troupiə] zez
heterotypic [ˌhetərɔ'tipik] heterotypowy
heterozygosis [ˌhetərɔzai'gousis] heterozygotyczność

heterozygosity [ˌhetərɔzai'gousiti] heterozygotyczność
heterozygote [ˌhetərɔ'zaigout] heterozygota
heterozygotic [ˌhetərɔzai'gɔtik] heterozygotyczny
hexa- [heksə-] w złożeniach oznacza: sześć
hexachloride [ˌheksə'klɔraid] sześciochlorek
hexagonal [hek'sægənl] sześciokątny
hexahedron ['heksæ'hedrən] sześciościan
hexamer ['heksæmə:] heksamer, część wirionu złożona z 6 monomerów
hexamine ['heksæmi:n] heksamina, metena-
mina
hexane ['heksein] heksan
hexavalent [ˌheksə'veilent] sześciowartościowy
hexosamine [ˌheksɔs'æmi:n] heksozamina
hexose ['hek'souz] heksoza
  h. diphosphate fruktozo-1,6-dwufosforan
  h. phosphatase heksozofosfataza, EC 3.1.3.9
hiatal [hai'eitəl] rozworowy
hiatus [hai'eitəs] rozwór (*anat.*), otwór
  aortic h. rozwór aortowy
  Fallopian h. rozwór kanału nerwu skaliste-
  go większego
  maxillary h. rozwór szczękowy
  (o)esophageal h. rozwór przełykowy przepony
  sacral h. rozwór krzyżowy
  h. tendineus rozwór ścięgnisty, rozwór kanału przywodzicieli
  total sacral h. rozwór krzyżowy całkowity,
  otwarty kanał krzyżowy
hibernate ['haibə:neit] zimować, zapadać
w sen zimowy
hibernation [ˌhaibə:'neiʃən] hibernacja, sen
zimowy
  artificial h. hibernacja sztuczna
hiccough, hiccup ['hikʌp] czkawka
  hysterical h. czkawka histeryczna
  irritative h. czkawka z podrażnienia
hide [haid] 1) skóra zwierzęcia; 2) chować,
ukrywać
  h. glue klej skórny
hidebound ['haidbaund] 1) oprawny w skórę;
2) wychudzony
  h. disease twardzina skóry
hidradenitis [ˌhidrædi'naitis] zapalenie gruczołów potowych
  axillary h. ropień gruczołów potowych
  pachowych
hidradenocystoma [ˌhidrædenɔsis'toumə] torbielakogruczolak potowy
hidradenoma [ˌhidrædi'noumə] gruczolak
potowy
  clear cell h. gruczolak potowy jasnokomórkowy

cystic h. gruczolak potowy torbielowaty
nodular h. gruczolak potowy guzkowaty
papillary h. gruczolak potowy brodawkujący
hidrocystoma [ˌhidrosis'toumə] torbielak
potowy
hidrosadenitis [ˌhidrɔzædi'naitis] zapalenie
gruczołów potowych
hidrosis [hid'rousis] nadmierna potliwość
hidrotic [hid'rɔtik] napotny, potliwy
hieromania [ˌhaiərɔ'meiniə] paranoja religijna
high-calorie ['hai kælɔri] wysokokaloryczny
high-density ['hai'densiti] wysokiej gęstości
high-frequency [ˌhai'frikwensi] wysokiej częstotliwości
highly-strung ['haili'strʌŋ] napięty emocjonalnie
highmoritis [ˌhaimɔ'raitis] zapalenie zatok
szczękowych
high-pitched ['haipitʃd] o wysokim tonie
  h. voice wysoki głos
high-power ['hai'pauə] wysokiej mocy
  h. magnification powiększenie mikroskopowe większe
high-voltage ['hai'vɔltidʒ] wysokowoltażowy
hilar ['hailə] wnękowy
hillock ['hilɔk] wzgórek (*anat.*)
  axon h. wzgórek włókna osiowego
  germ h. wzgórek jajonośny, wzgórek przyjęcia
  nerve h. płytka nerwowo-mięśniowa
  seminal h. wzgórek nasienny
hilum ['hailəm] wnęka
hilus ['hailəs] wnęka
  pulmonary h. wnęka płuca
  renal h. wnęka nerki
hind [haind] tylny
hindbrain ['haind brein] tyłomózgowie
hindgut ['haindgʌt] 1) jelito grube; 2) dystal-
na część jelita pierwotnego
hindpaw ['haindpau] tylna łapa
hindquarter ['haindkwɔ:tə] tylna ćwiartka
tułowia zwierzęcia
hindwater ['haindwɔ:tə] płyn owodni za częścią przodującą płodu
hinge [hindʒ] zawiasa
  h.-bow = **face-bow**
  h.-joint staw zawiasowy
hinged ['hindʒd] zawiasowy
hip [hip] biodro, staw biodrowy
  h. bath nasiadówka
  h.-bone kość biodrowa
  congenital dislocation of the h. wrodzone
  zwichnięcie stawu biodrowego
  congenitally unstable h. wrodzona niestabi-
  lizacja stawu biodrowego

dislocated h. zwichnięty staw biodrowy
frog plaster for congenital h. dislocation
unieruchomienie stawów biodrowych
w pozycji żabki
h.'s in frog position ustawienie stawów
biodrowych w pozycji żabki w leczeniu
wrodzonego zwichnięcia
h.-joint staw biodrowy
h. prosthesis proteza stawu biodrowego
redislocating h. nawrotowe zwichnięcie
stawu biodrowego
rigid h. zesztywnienie stawu biodrowego
snapping h. biodro trzaskające
h. stability stabilizacja stawu biodrowego
total h. replacement zastąpienie stawu biodrowego protezą
hippocampus [ˌhipɔ'kæmpəs] hipokamp, róg
Ammona
Hippocratic [ˌhipou'krætik] hipokratesowy
H. oath przysięga hipokratesowa
hippurate ['hipjureit] hipuran
hippuria [hi'pjuəriə] hipuria, wydalanie hi-
puranów w moczu
hippus ['hipəs] niepokój źrenic, zwężanie się
i rozszerzanie źrenic bez bodźców zewnętrznych
respiratory h. rozszerzanie się źrenic przy
wdechu i zwężanie przy wydechu
hircus ['hə:kəs] 1) włos pachowy; 2) skrawek
ucha
hirsute ['hə:sju:t] włochaty, nadmiernie
owłosiony
hirsutism ['hə:sjutizm] nadmierne owłosienie
hirudin ['hiru:din] hirudyna
hirudiniasis [ˌhiru:dinaiəsis] hirudynoza, inwazja pijawek
external h. hirudynoza zewnętrzna
internal h. hirudynoza wewnętrzna (inwazja
pijawek w przewodzie pokarmowym, oddechowym lub drogach moczowych)
hirudo [hi'ru:də] pijawka
histamin(a)emia [ˌhistæmin'i:miə] histami-
nemia, stężenie histaminy we krwi
histaminase [his'tæmineis] histaminaza,
dwuaminooksydaza, EC 1.4.3.6
histamine ['histəmin] histamina
h. acid phosphate kwaśny fosforan histaminy
h. liberators związki uwalniające histaminę
histamine-fast ['histəmin fa:st] histaminooporny
histidin(a)emia [ˌhistidin'i:miə] histydyne-
mia, stężenie histydyny we krwi
histidine ['histidin] histydyna
histidinuria [ˌhistidin'juəriə] histydynuria
histio- [histiɔ-] w złożeniach oznacza związek z tkanką

histiocyte ['histiɔsait] histiocyt
histiocytoma [ˌhistiɔsai'toumə] histiocytoma, guz z histiocytów
histiocytosis [ˌhistiɔsai'tousis] histiocytoza,
nadmierne bujanie histiocytów
kerasin h. choroba Gauchera
lipid h. histiocytoza lipidowa (z gromadze-
niem się lipidów w histiocytach)
non-lipid h. choroba Letterera i Siwego
h. X histiocytoza X (ziarniniak kwasochłonny, choroba Handa, Schüllera
i Christiana, lub choroba Letterera i Siwego — pojęcie ogólne)
histochemistry [ˌhistɔ'kemistri] histochemia
histoclastic [ˌhistɔ'klæstik] niszczący tkanki
histocompatibility [ˌhistɔkɔmpæti'biliti] zgodność tkankowa
HLA h. system układ zgodności tkankowej HLA
histogenesis [ˌhistɔ'dʒenisis] histogeneza,
tworzenie tkanek
histogenous [his'tɔdʒi:nəs] wytworzony
przez tkankę
histogram ['histɔgræm] histogram, rozkład
częstotliwości
histoincompatibility [ˌhistɔinkɔmpəti'biliti]
niezgodność tkankowa
histologic [histɔ'lɔdʒik], **histological** [ˌhistɔ-
'lɔdʒikəl] histologiczny
h. preparation preparat histologiczny
h. slide preparat histologiczny na szkiełku
h. specimen preparat histologiczny
histologist [his'tɔlədʒist] histolog
histology [his'tɔlədʒi] histologia
histolysate [his'tɔlizeit] histolizat
histolysis [his'tɔlisis] histoliza, rozpad tkanki
histometaplastic [ˌhistɔmetə'plæstik] powodujący metaplazję tkanki
histone ['histən] histon
histopathology [ˌhistɔpə'θɔlədʒi] histopatologia, patologia tkankowa
histophysiology [ˌhistɔfizi'ɔlədʒi] histofizjo-
logia
Histoplasma [histɔ'plæzmə] histoplazma, rodzaj grzybów drożdżakowatych
histoplasmin [ˌhistɔ'plæzmin] histoplazmina
histoplasmoma [ˌhistɔplæz'moumə] ziarniniak wywołany przez *H. capsulatum*
histoplasmosis [ˌhistɔplæz'mousis] histoplazmoza
historadiograph [ˌhistɔ'reidiougra:f] autoradiogram tkanki
historadiography [ˌhistɔreidi'ɔgrəfi] autoradiografia tkanki
historrhexis [ˌhistɔ'reksis] pękanie tkanki
history [ˌhistəri] historia, wywiad chorobowy
h. data dane z wywiadu

dietary h. wywiad dotyczący żywienia
family h. wywiad rodzinny
natural h. historia naturalna (choroby)
h. taking zbieranie wywiadu
histotoxicity [ˌhistɔtək'sisity] histotoksyczność
histotrophic [ˌhistɔ'trɔfik] odżywczy dla tkanek
histotropic [ˌhistɔ'trɔpik] histotropowy, dążący do tkanki
HIV — human immunodeficiency virus wirus ludzkiego niedoboru odporności
hives [haivs] pokrzywka (pot.)
hoarse [hɔ:s] ochrypły
hoarseness ['hɔ:snis] chrypka
holandric [hɔl'ændrik] odnoszący się do genów na chromosomie Y
hold [hould] 1) trzymanie, uchwyt; 2) trzymać; 3) zawierać
holder ['houldə] uchwyt, imadło
needle h. imadło do igieł
suture h. imadło do szwów
hole [houl] otwór, dziura
retinal h. otwór w siatkówce
holiatry ['hɔliətri] holiatria, leczenie całościowe
holism ['hɔlizm] psychologia holistyczna, holizm
holistic [hɔ'listik] holistyczny
hollow ['hɔlou] 1) wydrążony, wklęsły; 2) głuchy (dźwięk)
h. back pogłębienie lordozy lędźwiowej
h. organ narząd pusty, narząd mający światło
hollow-foot ['hɔlouˌfut] stopa wydrążona
holmium ['hɔlmiəm] holm, Ho (chem.)
holo- [hɔlɔ-] w złożeniach oznacza: całość, cały, cało
holocrine ['hɔləkrain] holokrynowy (gruczoł)
holodiastolic [ˌhɔləˌdaiəs'tɔlik] holodiastoliczny, obejmujący cały okres rozkurczu komór
holoenzyme [ˌhɔlɔ'enzaim] cały enzym
holograph ['hɔlɔgraːf] holograf
holography ['hɔləgræfi] holografia
holorachischisis [ˌhɔlɔræ'kiskisis] rozszczepienie całego kręgosłupa
holosystolic [ˌhɔləsis'tɔlik] holosystoliczny, trwający przez cały okres skurczu komór (szmer)
homatropine [hɔm'ætrɔpin] homatropina
home ['houm] dom (rodzinny)
convalescent h. lecznica dla ozdrowieńców
h. dialysis dializa wykonywana w domu
h. leave czasowe zwolnienie chorego psychicznie ze szpitala psychiatrycznego do domu

nursing h. dom opieki dla przewlekle chorych
h. remedy lek domowy
h.-sick cierpiący na nostalgię
h.-sickness nostalgia
homeo- ['houmiə-] w złożeniach oznacza: podobny, taki jak
homeopath ['houmiəpæθ] homeopata
homeopathic [ˌhoumiə'pæθik] homeopatyczny
homeopathy [ˌhoumi'ɔpæθi] homeopatia
homeostasis [ˌhoumiɔ'stæsis] homeostaza
homeostatic [ˌhoumiɔ'stætik] odnoszący się do homeostazy
homeotherapy [ˌhoumiɔ'θerəpi] homeoterapia
homicidal ['hɔmiˌsaidl] morderczy, zabójczy
homicide ['hɔmisaid] zabójstwo, morderstwo
homo- [hɔmou-] w złożeniach oznacza: podobny, identyczny, tożsamość
homocentric [ˌhoumɔ'sentrik] homocentryczny, o identycznym środku
homocyclic [ˌhoumə'siklik] odnosi się do związku pierścieniowego nie zawierającego w pierścieniu innych atomów niż atomy węgla, homocykliczny
homocysteine [ˌhoumə'sistiːn] homocysteina
homocystine [ˌhoumə'sistin] homocystyna
homocystinuria [ˌhouməˌsistin'juəriə] homocystynuria
homogenate [ˌhɔmɔ'dʒeneit] homogenat
homogeneity [ˌhɔmoudʒe'niːiti] jednorodność
homogeneous [ˌhɔmə'dʒiːniəs] jednorodny, jednolity
homogenesis [ˌhɔmɔ'dʒenisis] podobieństwo potomstwa do rodziców
homogenization [ˌhɔmɔdʒeni'zeiʃən] homogenizacja
homogenize [hou'mɔdʒenaiz] homogenizować
homogenizer [ˌhɔmɔ'dʒenizə] homogenizator
homogenous [hou'mɔdʒinəs] jednorodny, jednolity
homogentisate [ˌhɔmɔdʒen'tiseit] homogentyzynian
homogentisuria [ˌhɔmɔdʒentis'juəriə] alkaptonuria
homogeny [hɔ'mɔdʒini] = **homogenesis**
homograft ['houmɔgræft] aloprzeszczep, przeszczep wewnątrzgatunkowy
isogeneic h. izoprzeszczep (od bliźniaka jednojajowego)
h. rejection odrzucenie aloprzeszczepu
syngeneic h. = **isogeneic h.**

homolateral [ˌhɔmɔ'lætərəl] homolateralny, leżący po tej samej stronie
homologous [hɔ'mɔləgəs] homologiczny
homologue ['hɔmələg] homolog
homology [hɔ'mɔlədʒi] homologia, homologiczność
homolysin [hɔ'mɔlisin] homolizyna
homomorphic [ˌhɔmɔ'mɔːfik] jednopostaciowy
homoplasty [ˌhoumɔ'plæsti] plastyka homoprzeszczepem
homoserine [ˌhoumɔ'seriːn] homoseryna
homosexual [ˌhoumou'seksjuəl] homoseksualny, homoseksualista
homosexuality ['houmouseksju'æliti] homoseksualizm
  female h. homoseksualizm kobiecy, miłość lesbijska
  latent h. homoseksualizm utajony
  overt h. homoseksualizm jawny
  unconscious h. homoseksualizm podświadomy
homothermal [ˌhoumɔ'θɔːməl] stałocieplny
homotopic [ˌhoumɔ'tɔpik] występujący w tej samej części ciała
homotransplant [ˌhoumɔ'trænsplænt] homoprzeszczep, aloprzeszczep
homotropic [ˌhomɔ'troupik] homotropowy
homotropism [ˌhomɔ'troupizm] homotropizm
homozygosis [ˌhoumɔzai'gousis] homozygotyczność
homozygosity [houmɔzai'gousiti] homozygotyczność
homozygote [ˌhoumɔ'zaigout] homozygota
homozygous [ˌhoumɔ'zaigɔs] homozygotyczny
honeycomb ['hʌnikoum] plaster miodu
honeycombed ['hʌnikoumd] w kształcie plastra miodu
hood [lud] 1) kaptur; 2) nakryć kapturem
  tooth h. kapturek dziąsła nad wyrzynającym się zębem
hook [huk] 1) hak, haczyk; 2) zahaczyć
  blunt-h. hak tępy
  calvarial h. hak do unoszenia sklepienia czaszki
  dull h. hak tępy (używany do embriotomii)
  palate h. hak do podniebienia miękkiego
  squint h. hak do odciągania mięśni gałki ocznej podczas operacji zeza
  tracheotomy h. hak do tracheotomii
hooklets ['huklits] haczyki larwy bąblowca
hookworm ['hukwɔːm] tęgoryjec dwunastnicy, *Ancylostoma*
  dog h. tęgoryjec psi
hope [houp] nadzieja
hopping ['hɔpiŋ] podskakiwanie

h. reflex odruch podskakiwania
hordeolum [hɔː'diɔləm] jęczmień, jęczmyk (*okul.*)
  external h. jęczmień zewnętrzny
  internal h. jęczmień wewnętrzny
horizontal [ˌhɔri'zɔntl] poziomy
hormonal ['hɔːmənəl] hormonalny
hormone ['hɔːmoun] hormon
  adipokinetic h. hormon lipotropowy, lipotropina, hormon lipolityczny
  adrenocortical h.'s hormony kory nadnerczy
  adrenocorticotrophic (-tropic) h. hormon adrenokortykotropowy, kortykotropina, ACTH
  adrenotrophic (-tropic) h. hormon adrenokortykotropowy, ACTH
  androgenic h. androgen
  anterior pituitary-like h. gonadotropina kosmówkowa
  antidiuretic h. hormon antydiuretyczny, wazopresyna
  chemotactic sexual h.'s gamony
  chorionic gonadotrophic h. gonadotropina kosmówkowa
  chorionic growth h.—prolactin ludzki laktogen kosmówkowy
  chromatophorotrophic h. hormon melanotropowy, hormon melanoforowy
  corpus luteum h. progesteron
  cortical h.'s hormony kory nadnerczy
  corticotrophic (-tropic) h. kortykotropina, ACTH
  erythropoietic h. 1) erytropoetyna; 2) każdy hormon krwiotwórczy
  female h.'s hormony żeńskie
  follicle-stimulating h. hormon folikulotropowy
  follicular h. estradiol
  galactopoietic h. prolaktyna
  gametokinetic h. hormon folikulotropowy
  gastrointestinal h.'s hormony przewodu pokarmowego
  glycoprotein h.'s hormony glikoproteidowe (z przedniego płata przysadki)
  gonadotrophic h.'s gonadotropiny
  growth h. hormon wzrostu
  hypophysiotrophic h.'s hormony hipofizotropowe podwzgórza
  hypothalamic h.'s hormony podwzgórzowe
  hypothalamic inhibiting h.'s hormony podwzgórzowe hamujące
  hypothalamic releasing h.'s hormony podwzgórzowe uwalniające
  inhibitory h. hormon hamujący
  interstitial cell-stimulating h. hormon luteinizujący

intracellular h.'s hormony komórkowe
ketogenic h. hormon ketogenny (wywołujący ketozę głodową)
lactogenic h. prolaktyna
luteinizing h. hormon luteinizujący
luteotrophic (-tropic) h. hormon luteotropowy
male h.'s hormony męskie
mammotrophic (-tropic) h. prolaktyna
melanocyte-stimulating h. hormon melanotropowy
ovarian h.'s hormony jajnikowe
pancreatic h.'s hormony trzustkowe
pancreatic hyperglyc(a)emic h. glukagon
parathyroid h. hormon przytarczyc
placental h.'s hormony łożyskowe
placental growth h. ludzki laktogen łożyskowy
plant h.'s hormony roślinne, auksyny
progestational h. progesteron
prothoracic gland h. ekdyson
releasing h.'s hormony podwzgórzowe uwalniające
salivary gland h. parotyna
sex h.'s hormony płciowe
somatostatic h. somatostatyna, hormon hamujący wydzielanie somatotropiny
somatotrophic (-tropic) h. somatotropina, hormon wzrostu
steroid h.'s hormony steroidowe
testicular h.'s hormony jądrowe
thyroid h.'s hormony tarczycy
thyroid-stimulating h. tyrotropina, tyreotropina
thyrotrophic (-tropic) h. hormon tyrotropowy, tyrotropina, tyreotropina
trophic (tropic) h.'s hormony tropowe (wydzielane przez przedni płat przysadki i działające na inne gruczoły hormonalne)
wound h. traumatyna (*bot.*)
hormonopexic [ˌhɔːmɔnɔˈpeksik] wiążący hormon
hormonopoiesis [ˌhɔːmɔnɔpɔiˈːisis] wytwarzanie hormonów
hormonotherapy [ˌhɔːmɔnɔˈθerəpi] hormonoterapia, leczenie hormonami
horn [hɔːn] róg
Ammon's h. róg Ammona, hipokamp
anterior h. róg przedni rdzenia kręgowego
cicatritial h. róg skórny na bliźnie
cutaneous h. róg skórny
nail h. przerosły paznokieć
posterior h. róg tylny rdzenia kręgowego
warty h. róg skórny
hornification [ˌhɔːnifiˈkeiʃən] rogowacenie
horny [ˈhɔːni] rogowy

horror [ˌhɔrə] horror, przerażenie
horse-foot [ˈhɔːsˌfut] piętonóg, *talipes equinus*
horseshoe [ˈhɔːsʃuː] podkowa
h. fistula przetoka podkowiasta
h. kidney nerka podkowiasta
hose [houz] wąż do polewania, wąż do natrysków
hospital [ˈhɔspitl] szpital
base h. szpital-baza (wojskowy)
camp h. szpital polowy
closed h. szpital dla chorych kierowanych przez lekarzy szpitalnych
day h. szpital dzienny
h. department oddział szpitalny
evacuation h. szpital ewakuacyjny
field h. szpital polowy
general h. szpital ogólny
government h. szpital państwowy
group h. = closed h.
h. internship staż szpitalny
isolation h. szpital izolacyjny
maternity h. szpital położniczy
mental h. szpital psychiatryczny
municipal h. szpital miejski
night h. szpital nocny
open h. szpital otwarty
out-of-h. pozaszpitalny
private h. = group h.
public h. szpital społecznej służby zdrowia, szpital państwowy
regional h. szpital rejonowy
special h. szpital specjalny, szpital specjalistyczny
specialized h. szpital specjalistyczny
state h. szpital państwowy
h. stay pobyt w szpitalu
surgical h. szpital chirurgiczny
h. setting warunki szpitalne
teaching h. klinika, szpital gdzie uczą się studenci
hospitalization [ˌhɔspitəlaiˈzeiʃən] hospitalizacja
hospitalize [ˈhɔspitəlaiz] hospitalizować
host [ˈhoust] gospodarz, żywiciel
alternate h. żywiciel pośredni
definitive h. żywiciel ostateczny
final h. żywiciel ostateczny
intermediate h. żywiciel pośredni
reservoir h. żywiciel utajony, nosiciel
secondary h. żywiciel pośredni
transport h. żywiciel pośredni
hot [hɔt] gorący
h. flush wypieki, nagłe zaczerwienienie twarzy
h. nodule gorący guzek (tarczycy)
hot-pack [ˈhɔtˈpæk] zawijanie w ciepły koc, kocowanie

hot-tempered [ˈhɔtˈtempəːd] wybuchowy, nieopanowany
hot-water-bag [ˈhɔtˌwɔːtəˈbæg] termofor, worek z gorącą wodą
hot-water-bottle [ˈhɔtˈwɔːtəˌbɔtl] butelka z gorącą wodą, grzałka
hour-glass [ˈauəglaːs] klepsydra, zegar piaskowy
  h. constriction klepsydrowate przewężenie
  h. contraction skurcz klepsydrowaty
  h. stomach żołądek klepsydrowaty
  h. structure zwężenie klepsydrowate
  h. tumo(u)r guz klepsydrowaty kanału kręgowego
house [haus] dom; [hauz] dać mieszkanie, umieścić
  h. physician lekarz mieszkający w szpitalu
  h. staff personel lekarski oddziału szpitala
  h. surgeon chirurg mieszkający w szpitalu
housing [ˈhauziŋ] 1) obudowa; 2) magazynowanie
hue [hjuː] odcień barwy
hum [hʌm] buczeć, brzęczeć
  venous h. buczenie żylne, szmer żylny
human [ˈhjuːmən] ludzki
humane [hjuˈmein] humanitarny
humanity [hjuˈmæniti] ludzkość
humectation [ˌhjuːmekˈteiʃən] 1) zwilżanie; 2) wysięk surowiczy w tkance
humeral [ˈhjuːmərəl] ramienny, odnoszący się do kości ramiennej
humerus [ˈhjuːmərəs] kość ramienna
humid [ˈhjuːmid] wilgotny, mokry
humidification [hjuːˌmidifiˈkeiʃən] nawilgacanie, nawilżanie
humidifier [hjuˈmidifaiə] nawilżacz, zwilżacz
humidity [hjuˈmiditi] wilgoć, wilgotność
  absolute h. wilgotność bezwzględna
  relative h. wilgotność względna
  specific h. wilgotność właściwa
humidify [hjuˈmidifai] nawilżać, zwilżać
humming [ˈhʌmiŋ] mruczenie, brzęczenie
  h. murmur pomruk żylny
humoral [ˈhjuːmərəl] humoralny
humo(u)r [ˈhjuːmər] 1) ciecz pozakomórkowa; 2) humor
  aqueous h. ciecz wodnista oka
  crystalline h. substancja soczewki oka
  ocular h. ciecz oczna
  vitreous h. ciecz szklista, szklistka
hump [hʌmp] 1) garb; 2) garbić
humpback [ˈhʌmpbæk] garb (pot.)
humpbacked [ˈhʌmpbækt] garbaty (pot.)
hunchback [ˈhʌntʃbæk] garb (pot.)
hunchbacked [ˈhʌntʃbækt] garbaty (pot.)
hunched [ˈhʌntʃd] zgarbiony
hunger [ˈhʌŋgə] głód
  air h. duszność z forsownym oddychaniem

  h. contractions skurcze głodowe
  salt h. głód soli (przy jej niedoborze)
hungry [ˈhʌŋgri] głodny
hurt [həːt] 1) boleć; 2) skaleczyć (się)
hyalin [ˈhaiəlin] hialina
  alcoholic h. ciałka Mallory'ego
hyaline [ˈhaiəlin, ˈhaiəlain] hialinowy, szklisty
  h. cast wałeczek szklisty w moczu
  h. membrane błona szklista
  h. membrane syndrome zespół błon szklistych
hyalinization [ˌhaiəlinaiˈzejʃən] hialinizacja, zeszkliwienie
hyalinosis [ˌhaiəliˈnousis] zwyrodnienie szkliste, zwyrodnienie hialinowe
hyalinuria [ˌhaiəlinˈjuəriə] obecność wałeczków szklistych w moczu
hyalitis [ˌhaiəˈlaitis] zapalenie cieczy szklistej
  suppurative h. ropne zapalenie cieczy szklistej
hyalobiuronic acid [ˌhaiələbaiˈjuərɔnik ˈæsid] kwas hialobiuronowy
hyaloplasm [ˈhaiələplæzm] hialoplazma
hyaloserositis [ˌhaiələsiərɔˈsaitis] zeszkliwiające zapalenie błony surowiczej
hyalosis [ˌhaiəˈlousis] zwyrodnienie szklistki
  punctate h. punkcikowate zmętnienia szklistki
hyaluronate [haiəˈljurɔneit] hialuronian
hyaluronidase [ˌhaiəljuəˈrɔnideiz] hialuronidaza
hybrid [ˈhaibrid] hybryd, mieszaniec
hybridism [ˈhaibridizm] stan hybrydyzacji
hybridization [ˌhaibridaiˈzeiʃən] hybrydyzacja, krzyżowanie
hybridize [ˈhaibridaiz] krzyżować (gen.)
hybridoma [ˌhaibriˈdoumə] hybrydoma (słowo złożone z hybrid i myeloma — komórka, powstająca z fuzji komórki szpiczaka i komórki śledziony uczulonego zwierzęcia, produkująca monoklonalne przeciwciała)
hydantoin [haiˈdæntouin] hydantoina
hydatid [ˈhaidətid] 1) torbiel bąblowca; 2) twór podobny do bąblowca
  h. mole zaśniad groniasty
hydatidoform [ˌhaidəˈtidɔfɔːm] podobny do torbieli bąblowca
hydatidosis [ˌhaidətiˈdousis] choroba bąblowcowa
hydatidostomy [ˌhaidətidˈɔstəmi] chirurgiczne opróżnienie torbieli bąblowca
hydr- [haidr-], hydro- [haidrɔ-] w złożeniach oznacza wodę
hydradenitis [ˌhaidrædiˈnaitis] zapalenie gruczołów potowych

hydradenoma [ˌhaidrædi′noumə] gruczolak potowy

hydr(a)emia [ˌhaidr′i:miə] rozwodnienie krwi

hydragogue [′haidrəgɔg] środek przeczyszczający gromadzący wodę w jelitach (osmotyczny)

hydralazine [haid′ræləzi:n] hydralazyna

hydramnion [hai′dræmniɔn], **hydramnios** [hai′dræmniɔs] wielowodzie

hydrargyrism [hai′dra:dʒairizm] zatrucie rtęcią

hydrarthrosis [ˌhaidra:θrousis] wodniak stawu

intermittent h. nawracający wysięk stawowy

hydratase [′haidrəteis] hydrataza

hydrate [′haidreit] wodzian

hydrated [′haidreitid] uwodniony, nawodniony

hydration [hai′dreiʃən] 1) nawodnienie (ustroju); 2) uwodnienie (*chem.*)

hydrazide [′haidræzi:d] hydrazyd

hydrazine [′haidræzin] hydrazyna

hydrazone [′haidræzoun] hydrazon

hydrencephalus [ˌhaidren′sefələs] wodogłowie wewnętrzne

hydric [′haidrik] wodorowy

hydride [′haidraid] wodorek

hydroappendix [ˌhaidrɔæp′pendiks] wodniak wyrostka robaczkowego

hydrobromate [ˌhaidrɔ′broumeit] bromowodorek

hydrocalycosis [ˌhaidrɔkæli′kousis] poszerzenie kielicha nerki

hydrocalyx [ˌhaidrɔ′kæliks] = **hydrocalycosis**

hydrocarbon [′haidrɔ′ka:bən] węglowodór

carcinogenic h.'s węglowodory rakotwórcze

hydrocele [′haidrɔsi:l] wodniak (w szczególności jądra)

cervical h. torbiel szyi

communicating h. wodniak jądra połączony z jamą otrzewnej

funicular h. wodniak osłonki pochwowej

multilocular h. wodniak wielokomorowy

hydrocelectomy [ˌhaidrɔse′lektəmi] wycięcie wodniaka

hydrocephalic [ˌhaidrɔsi′fælik] odnoszący się do wodogłowia, obarczony wodogłowiem

hydrocephalus [ˌhaidrɔ′sefələs] wodogłowie

aresorptive h. wodogłowie aresorpcyjne

communicating h. wodogłowie komunikujące

external h. wodogłowie zewnętrzne

h. ex vacuo wodogłowie wskutek zaniku mózgu

hypersecretory h. wodogłowie hipersekrecyjne

internal h. wodogłowie wewnętrzne

non-communicating h. wodogłowie niekomunikujące

normotensive h. wodogłowie normotensyjne, zespół Hakima

otitic h. wodogłowie wskutek zakrzepu zatok żylnych bocznych mózgu

postmeningitic h. wodogłowie po zapaleniu opon

posttraumatic h. wodogłowie pourazowe

primary h. wodogłowie wrodzone

secondary h. wodogłowie wtórne

thrombotic h. wodogłowie zakrzepowe (po zakrzepie żył lub zatok)

toxic h. wodogłowie toksyczne

hydrochloric [ˌhaidrɔ′klɔrik] chlorowodorowy

hydrochloride [ˌhaidrɔ′klɔraid] chlorowodorek

hydrocolloid [ˌhaidrɔ′kɔlɔid] hydrokoloid

irreversible h. hydrokoloid nieodwracalny

reversible h. hydrokoloid odwracalny

hydrocolpos [ˌhaidrɔ′kɔlpɔs] puchlina pochwy

hydrocortisone [ˌhaidrɔ′kɔ:tizoun] hydrokortyzon, kortyzol

hydrocyanism [ˌhaidrɔ′saiænizm] zatrucie cyjanowodorem

hydrocystoma [ˌhaidrɔsis′toumə] potówka

hydrodipsia [ˌhaidrɔ′dipsiə] wzmożone pragnienie

hydrodipsomania [ˌhaidrɔdipsɔ′meiniə] przymus picia wody

hydrodynamics [ˌhaidrɔdai′næmiks] hydrodynamika

hydrogel [′haidrɔdʒəl] hydrożel

hydrogen [′haidridʒən] wodór, H

h. acceptor akceptor wodoru

activated h. wodór aktywowany

h. bromide bromek wodoru, bromowodór

h. chloride chlorowodór, kwas solny

h. cyanide cyjanowodór, kwas pruski

h. dioxide nadtlenek wodoru, dwutlenek wodoru

h. exponent wykładnik wodorowy Sörensena, pH

h. fluoride fluorowodór, kwas fluorowodorowy

heavy h. wodór ciężki, deuter, D

h. number liczba wodorowa (ilość wodoru wiązana przez 1 g tłuszczu)

h. peroxide nadtlenek wodoru

h. sulphide siarkowodór

h.-1 wodór zwykły, prot

h.-2 deuter

h.-3 tryt

hydrogenase [ˌhaiˈdrɔdʒineis] hydrogenaza
hydrogenation [ˌhaidroudʒiˈneiʃən] uwodorowanie
hydrokinetic [ˌhaidrɔkiˈnetik] odnoszący się do ćwiczeń podwodnych
hydrolabyrinth [ˌhaidrɔˈlæbirinθ] obrzęk błędnika
hydrolase [ˈhaidrɔleiz] hydrolaza
hydro-lyases [ˌhaidrɔˈlaieisis] hydroliazy
hydrolysate [haiˈdrɔliseit] hydrolizat
hydrolysis [haiˈdrɔlisis] hydroliza
hydrolytic [ˌhaidrɔˈlitik] hydrolityczny
hydrolyze [ˌhaidrɔlaiz] hydrolizować
hydroma [haiˈdroumə] wodniak (p. **hygroma**)
hydrometra [ˌhaidrɔˈmetrə] puchlina macicy
hydrometrocolpos [ˌhaidrɔˌmetrɔˈkɔlpəs] puchlina macicy i pochwy
hydrometry [haiˈdrɔmetri] pomiar gęstości względnej cieczy
hydromicrocephaly [ˌhaidrɔˌmaikrɔˈsefəli] małogłowie z wodogłowiem
hydromyelia [ˌhaidrɔmaiˈiːliə] wodordzenie, hydromielia
hydromyelocele [ˌhaidrɔmaiˈiːlɔsiːl] przepuklina rdzenia z obecnością torbieli
hydronephrosis [ˌhaidrɔneˈfrousis] wodonercze
   intermittent h. wodonercze przepuszczające
   remitting h. wodonercze cofające się
hydronephrotic [ˌhaidrɔnefˈroutik] wodonerczowy
hydroparasalpinx [ˌhaidrɔˌpærɔˈsælpiŋks] wodniak przyjajowodowy
hydropathy [haiˈdrɔpəθi] wodolecznictwo
hydropenia [ˌhaidrɔˈpiːniə] niedobór wody
hydropericarditis [ˌhaidrɔperikaːˈdaitis] surowicze zapalenie osierdzia z obfitym wysiękiem
hydropericardium [ˌhaidrɔperiˈkaːdiəm] puchlina osierdzia
hydroperitoneum [ˌhaidrɔˌperiˈtɔniəm] puchlina brzuszna
hydroperoxidase [ˌhaidrɔperˈɔksideis] hydroperoksydaza
hydrophil [ˈhaidrɔfil] wodochłonny
hydrophilia [ˌhaidrɔˈfiliə] wodochłonność
hydrophilic [ˌhaidrɔˈfilik] wodochłonny
hydrophobia [ˌhaidrɔˈfoubiə] wodowstręt, wścieklizna
hydrophobic [ˌhaidrɔˈfoubik] 1) odnoszący się do wścieklizny; 2) hydrofobowy
hydrophthalmia [ˌhaidrɔfˈθalmiə] wodoocze
hydrophthalmos [ˌhaidrɔfˈθalmɔs], **hydrophthalmus** [ˌhaidrɔfˈθælməs] wodoocze
hydropic [haiˈdrɔpik] puchlinowy, obrzękowy

hydropneumatosis [ˌhaidrɔnjuməˈtousis] obrzęk i odma tkanki
hydropneumopericardium [ˌhaidrɔˌnjumɔperiˈkaːdiəm] wysięk i odma osierdzia
hydropneumothorax [ˌhaidrɔnjumɔˈθɔræks] odma opłucnowa z wysiękiem
hydrops [ˈhaidrɔps] puchlina wodna, nagromadzenie płynu w jamie lub tkance
   abdominal h. puchlina brzuszna
   articular h. wodniak stawu
   endolymphatic h. obrzęk błędnika
   f(o)etal h. obrzęk płodowy
   follicular h. gromadzenie się płynu w pęcherzyku Graafa
   labyrinthine h. obrzęk błędnika
   ovarian h. obrzęk jajnika
   tubal h. wodniak jajowodu
hydropsy [ˈhaidrɔpsi] obrzęk, wodniak, puchlina
hydropyonephrosis [ˌhaidrɔˌpaiɔnefˈrousis] wodoroponercze
hydrorchis [haidrˈɔrkis] wodniak jądra
hydrosalpinx [ˌhaidrɔˈsælpiŋks] wodniak jajowodu
hydrostable [ˌhaidrɔˈsteibl] wodostały, wodooporny
hydrostatic [ˌhaidrɔˈstætik] hydrostatyczny
hydrosulphite [ˌhaidrɔsʌlˈfait] podsiarczyn
hydrotaxis [ˌhaidrɔˈtæksis] hydrotaksja, hydrotropizm
hydrotherapeutic [ˌhaidrɔθerɔˈpjutik] wodoleczniczy
hydrotherapy [ˌhaidrɔˈθerəpi] wodolecznictwo
hydrothorax [ˌhaidrɔˈθɔːræks] wysięk opłucnowy, puchlina opłucnej
   chylous h. przesięk mleczu do opłucnej
hydrotropism [haiˈdrɔtrɔpizm] hydrotropizm
hydrotympanum [ˌhaidrɔˈtimpænəm] wysięk w jamie bębenkowej
hydroureter [ˌhaidrɔjuəˈritə] wodniak moczowodu
hydrovarium [ˌhaidrɔˈværiəm] wodniak jajnika
hydroxide [haiˈdrɔksaid] wodorotlenek
hydroxocobalamin [ˌhaidrɔksɔkɔˈbælæmin] hydroksykobalamina, witamina B_{12a}
hydroxy- [haidrɔksi-] w złożeniach oznacza obecność grupy −OH
hydroxyapatite [haidrɔksiˈæpətait] hydroksyapatyt
hydroxyl [haiˈdrɔksil] grupa hydroksylowa OH
hydroxylase [haiˈdrɔksileiz] hydroksylaza
hydroxyproline [ˌhaidrɔksiˈproulin] hydroksyprolina
hydroxyprolin(a)emia [ˌhaidrɔksiprɔˈliniːmiə] hydroksyprolinemia

5-hydroxytryptamine [faiv-hai‚drɔksi'triptæmin] serotonina
hydroxytyramine [‚haidrɔksi'tairəmi:n] dopamina
hydroxyzine [‚haidrɔksi'zin] hydroksyzyna
hydruria [hai'dru:əriə] wielomocz
hygiene ['haidʒi:n] higiena
  criminal h. dział higieny psychicznej zajmujący się kryminalistyką
  mental h. higiena psychiczna
  oral h. higiena jamy ustnej
  personal h. higiena osobista
  school h. higiena szkolna
  social h. higiena społeczna
hygienic [hai'dʒi:nik] higieniczny
hygienist ['haidʒi:nist] higienista, instruktor higieny
  dental h. w USA instruktor higieny jamy ustnej wykonujący też pewne zabiegi profilaktyczne
hygro- [haigrɔ-] w złożeniach oznacza wilgoć
hygroma [hai'groumə] wodniak
  axillary h. torbiel wodnista pachowa
  bursal h. wodniak kaletki maziowej
  cervical h. torbiel limfatyczna szyi
  subdural h. wodniak podtwardówkowy
hygrometer [hai'grəmitə] psychrometr, przyrząd do pomiaru wilgotności
hygrophobia [‚haigrɔ'foubiə] fobia wilgoci
hygroscope ['haigrəskoup] higroskop (do mierzenia wilgotności)
hygroscopic [‚haigrə'skoupik] higroskopijny, wodochłonny
hyloma [hai'loumə] zarodczak, guz z tkanki zarodkowej
  mesenchymal h. nowotwór pochodzenia mezenchymalnego
  mesothelial h. nowotwór pochodzenia międzybłonkowego
hymen ['haimən] błona dziewicza
hymenal ['haimənəl] odnoszący się do błony dziewiczej
hymenectomy [‚haimən'ektəmi] wycięcie błony dziewiczej
hymenitis [‚haimə'naitis] zapalenie błony dziewiczej
hymenorrhaphy [‚haimən'ɔræfi] zeszycie błony (dziewiczej)
hymenotomy [‚haimə'nɔtəmi] przecięcie błony dziewiczej
hyo- [haiɔ-] w złożeniach oznacza kość gnykową
hyoepiglottic [‚haiɔepi'glɔtik] gnykowo-nagłośniowy
hyoglossal [‚haiɔ'glɔsəl] gnykowo-językowy
hyoglossus [‚haiɔ'glɔsəs] gnykowo-językowy (mięsień)
hyoid ['haiɔid] gnykowy

hyoscine ['haiɔsi:n] skopolamina
hyothyroid [‚haiɔ'θairɔid] gnykowo-tarczowy
hyp- [haip-] w złożeniach oznacza: pod, poniżej, mniej
hypacidity [‚haipə'siditi] obniżenie kwaśności
hypacusia [‚haipæ'ku:ziə], **hypacusis** [‚haipæ'ku:sis] upośledzenie słuchu
hyp(a)esthesia [‚haipəs'θi:ziə] obniżenie czucia dotyku
hypalbumin(a)emia [‚haipælbjumi'ni:miə] obniżenie stężenia albumin krwi
hypalbuminosis [‚haipælbjumi'nousis] obniżenie stężenia albumin w płynach ustrojowych
hypalgesia [‚haipæl'dʒi:ziə] obniżenie czucia bólu, hipalgezja
hyparterial [‚haipa:'tiəriəl] poniżej tętnicy (dotyczy oskrzeli, leżących pod tętnicą płucną)
hypaxial [‚haip'æksiəl] podosiowy, przedkręgosłupowy
hyper- [haipə-] w złożeniach oznacza: nad, więcej, nadmierny
hyperacanthosis [‚haipər‚æken'θousis] hiperakantoza, przerost warstwy kolczystej naskórka
hyperacid [‚haipər'æsid] nadkwaśny
hyperacidaminuria [‚haipər‚æsidæmin'juəriə] nadmierne wydalanie aminokwasów z moczem
hyperacidity [‚haipəre'siditi] nadkwaśność
hyperactive ['haipəræktiv] nadczynny, nadmiernie ruchliwy
hyperactivity [‚haipərək'tiviti] nadczynność, nadmierna ruchliwość
hyperacuity [‚haipərə'kjuiti] nadmierna ostrość (wzroku itp.)
hyperacusia [‚haipərə'kjuziə], **hyperacusis** [‚haipərə'kjuziz] zwiększona ostrość słuchu, przeczulica słuchowa
hyperadrenal(a)emia [‚haipərædrinə'li:miə] duże stężenie hormonów nadnerczy
hyperadrenocorticalism [‚haipərædrinɔ'kɔ:tikælizm] wzmożone wydzielanie hormonów kory nadnerczy
hyper(a)emia [‚haipə'ri:miə] przekrwienie
  active h. przekrwienie czynne
  collateral h. przekrwienie oboczne
  constriction h. przekrwienie uciskowe (wywołane uciskiem na żyły)
  fluxionary h. przekrwienie czynne
  passive h. przekrwienie bierne
  peristatic h. przekrwienie opadowe
  reactive h. przekrwienie reaktywne, przekrwienie odczynowe
hyper(a)emic [‚haipər'imik] przekrwienny, przekrwiony

hyper(a)esthesia [ˌhaipəri:sˈθi:ziə] przeczulica dotykowa

hyperaffective [ˌhaipərˈæfektiv] nadwrażliwy emocjonalnie

hyperalbuminosis [ˌhaipərælbjumiˈnousis] duże stężenie albumin w płynach ustroju

hyperaldosteronism [ˌhaipərˌældɔˈsterounizm] hiperaldosteronizm
primary h. hiperaldosteronizm pierwotny
secondary h. hiperaldosteronizm wtórny
true h. hiperaldosteronizm pierwotny

hyperalgesia [ˌhaipərælˈdʒi:ziə] przeczulica bólowa
auditory h. przeczulica słuchowa o charakterze bólu

hyperalgesic [ˌhaipərælˈdʒizi:k] odnoszący się do przeczulicy bólowej

hyperalimentation [ˌhaipərælimenˈteiʃən] hiperalimentacja
parenteral h. hiperalimentacja pozajelitowa

hyperalkalescence [ˌhaipərælkəˈlesns] zwiększona zasadowość

hyperalkalinity [ˌhaipərˌælkəˈliniti] zwiększona zasadowość

hyperammon(a)emia [ˌhaipəræmonˈi:miə] duże stężenie amoniaku we krwi

hyperamylas(a)emia [ˌhaipərˌæmiləˈzi:miə] podwyższona zawartość amylazy we krwi

hyperaphia [ˌhaipərˈæfiə] nadwrażliwość dotykowa

hyperazot(a)emia [ˌhaipərˌæzɔˈti:miə] hiperazotemia, nadmiar niebiałkowych ciał azotowych we krwi

hyperazoturia [ˌhaipərˌæzɔˈtjuəriə] nadmiar ciał azotowych w moczu

hyperbaric [ˌhaipərˈbærik] hiperbaryczny, pod podwyższonym ciśnieniem

hyperbarism [ˌhaipərˈbærizm] hiperbaria

hyperbetalipoprotein(a)emia [haipərbətəlipouprɔtiinˈi:miə] hiperbetalipoproteinemia

hyperbilirubin(a)emia [ˌhaipərbilirubinˈi:miə] hiperbilirubinemia

hypercalc(a)emia [ˌhaipəˌkælˈsi:miə] hiperkalcemia, nadmiar wapnia we krwi
idiopathic h. of infants samoistna hiperkalcemia niemowląt

hypercalciuria [ˌhaipəkælsiˈjuəriə] nadmierne wydalanie wapnia z moczem

hypercapnia [ˌhaipəˈkæpniə] hiperkapnia, nadmiar CO_2 we krwi

hypercarbia [ˌhaipəˈka:biə] hiperkapnia

hypercementosis [ˌhaipəsimenˈtousis] hipercementoza, ekscementoza, nadmierne nawarstwienie cementu

hyperchlor(a)emia [ˌhaipəklɔˈrimiə] nadmiar chlorków we krwi

hyperchlorhydria [ˌhaipəklɔːˈhaidriə] nadkwaśność

hyperchloride [ˌhaipəˈklouraid] nadchlorek

hyperchloruria [ˌhaipəklɔrˈjuəriə] nadmiar chlorków w moczu

hypercholesterol(a)emia [ˌhaipəkɔˌlestərɔˈli:miə] hipercholesterolemia
familial h. hipercholesterolemia rodzinna, hiperlipoproteinemia rodzinna typ II
familial h. with hyperlip(a)emia hiperlipoproteinemia rodzinna typ III

hypercholia [haipəˈkɔliə] nadmierne wydzielanie żółci

hyperchrom(a)emia [ˌhaipəkrɔˈmi:miə] nadbarwliwość krwi

hyperchromatic [ˌhaipəkrouˈmætik] nadbarwliwy

hyperchromatosis [ˌhaipəˌkroumæˈtousis] nadbarwliwość

hyperchromia [ˌhaipəˈkroumiə] nadbarwliwość

hyperchylia [ˌhaipəˈkailiə] nadmierne wydzielanie soku żołądkowego

hyperchylomicron(a)emia [ˌhaipəkailɔmaikrɔˈni:miə] zwiększenie ilości chylomikronów we krwi
familial h. rodzinna hiperlipoproteinemia typ I
familial h. with hyperbetalipoprotein(a)emia rodzinna hiperlipoproteinemia typ V

hypercoagulability [ˌhaipəkouəgjuləˈbiliti] nadkrzepliwość

hypercoagulable [ˌhaipəkouˈəgjuləbl] nadkrzepliwy
h. state stan nadkrzepliwości

hypercorticoidism [ˌhaipəˈkɔːtikɔidizm] nadmierne wydzielanie hormonów kory nadnercza

hypercortisonism [ˌhaipəˈkɔːtisɔnism] nadmierne wydzielanie hormonów kory nadnercza

hypercupr(a)emia [ˌhaipəkjupˈri:miə] duże stężenie miedzi we krwi

hypercyth(a)emia [ˌhaipəsaiˈθi:miə] policytemia

hypercytochromia [ˌhaipəsaitɔˈkroumiə] nadbarwliwość (zwł. krwinek czerwonych)

hyperdicrotic [ˌhaipədaiˈkrɔtik] hiperdykrotyczny

hyperdicrotism [haipədaiˈkrɔtism] hiperdykrotyzm

hyperdipsia [ˌhaipəˈdipsiə] nadmierne pragnienie

hyperdiuresis [ˌhaipəˌdaijuəˈri:sis] nadmierne wydalanie moczu

hyperdynamia [ˌhaipəˈdainəmiə] hiperdynamia

hyperechogenic [ˌhaipərəkɔ'dʒenik] dający nadmierne echo, hiperechogenny
hyperemesis [ˌhaipə'emisis] wymioty niepowściągliwe
hypereosinophilia [ˌhaipəri:ɔsinə'fi:liə] hipereozynofilia
  idiopathic h. syndrome zespół samoistnej hipereozynofilii
hypererethism [ˌhaipəeriθizm] nadpobudliwość
hyperergic [ˌhaipə'erdʒik] hiperergiczny
hyperesophoria [ˌhaipər'i:sɔfɔriə] hiperezoforia, zez utajony ze skłonnością oka do zbaczania ku górze i środkowi
hyperexcitability [ˌhaipəriksaiti'biliti] nadpobudliwość
hyperexcitable [ˌhaipər'iksaitəbl] nadpobudliwy
hyperexophoria [ˌhaipərigzɔ'fɔ:riə] hiperegzoforia, zez utajony z tendencją do zbaczania ku górze i bocznie
hyperextend [ˌhaipəri:ks'tend] nadmiernie wyprostować, przeprostować
hyperextension [ˌhaipəriks'tenʃən] nadmierny wyprost, przeprost
hyperfibrinogen(a)emia [ˌhaipərfaibrinɔdʒi-'ni:miə] hiperfibrynogenemia
hyperflexion [ˌhaipər'flekʃən] nadmierne zgięcie
hyperfunction [ˌhaipər'fʌŋkʃən] nadczynność
hypergalactosis [ˌhaipəgælək'tousis] nadmierne wydzielanie mleka
hypergammaglobulin(a)emia [ˌhaipəgəmə-ˌglɔbjuli'ni:miə] hipergammaglobulinemia
hypergenitalism [ˌhaipə'dʒenitəlism] hipergenitalizm, nienormalnie wielkie genitalia (w stosunku do wieku)
hyperglobulia [ˌhaipəglɔ'bjuliə] policytemia
hyperglobulin(a)emia [ˌhaipəglɔbjulin'i:miə] hiperglobulinemia
hyperglyc(a)emia [ˌhaipəglai'si:miə] hiperglikemia
  anacidotic h. hiperglikemia bezkwasicza
  non-ketotic h. hiperglikemia bezkwasicza, hiperglikemia bez ketonemii
hyperglycerid(a)emia [ˌhaipəglisərid'i:miə] nadmierne stężenie glicerydów krwi, hiperglicerydemia
hyperglycin(a)emia [ˌhaipəglisin'i:miə] hiperglicynemia
hyperglycinuria [ˌhaipəˌglisin'juəriə] podwyższone stężenie glicyny w moczu
  h. with hyperglycin(a)emia glicynemia, hiperglicynemia
hyperglycosuria [ˌhaipəglaikɔ'sjuəriə] znaczny cukromocz
hypergonadism [ˌhaipe'gɔnædizm] hipergonadyzm, zwiększone wydzielanie hormonów gonad
hyperhidrosis [ˌhaipəhai'drousis] nadmierne pocenie się
hyperhydration [ˌhaipəhaid'reiʃən] nadmierne nawodnienie
hyperidrosis [ˌhaipərid'rousis] nadmierne pocenie się
hyperinsulinism [ˌhaipər'insjulinizm] hiperinsulinizm
hyperinvolution [ˌhaipərinvɔ'ljuʃən] nadmierne zwijanie się macicy po porodzie
hyperkal(a)emia [ˌhaipəkæl'i:miə] hiperkaliemia
hyperkali(a)emia [ˌhaipəkæl'i:miə] hiperkaliemia
hyperkaluresis [ˌhaipəkæl'juərisis] wzmożone wydalanie potasu z moczem
hyperkeratinization [ˌhaipəˌkərətini'zeiʃən] nadmierna keratynizacja
hyperkeratosis [ˌhaipəˌkərə'tousis] hiperkeratoza, rogowacenie nadmierne
hyperketon(a)emia [ˌhaipəkitɔ'ni:miə] hiperketonemia
hyperketonuria [ˌhaipəkitɔ'njuəriə] hiperketonuria
hyperkinesia [ˌhaipəkin'i:siə], **hyperkinesis** [ˌhaipə'kinisis] hiperkineza
hyperkinetic [ˌhaipəkin'etik] hiperkinetyczny, nadruchliwy
hyperlactation [ˌhaipələk'teiʃən] nadmierne wydzielanie mleka
hyperleucocytosis [ˌhaipəˌljukɔsai'tousis] bardzo wysoka leukocytoza
hyperlip(a)emia [ˌhaipəli'pi:miə] hiperlipemia
  carbohydrate-induced h. hiperlipemia wywołana przez węglowodany, lipoproteinemie typu III i IV
  familial fat-induced h. hiperlipoproteinemia rodzinna typu I
  idiopathic h. hiperlipoproteinemia rodzinna typu I
hyperlipid(a)emia [ˌhaipərli'pidimiə] hiperlipidemia, hiperlipemia
hyperlipoprotein(a)emia [ˌhaipəˌlipəprouti-i:n'i:miə] hiperlipoproteinemia
  acquired h. hiperlipoproteinemia nabyta
  familial h. hiperlipoproteinemia rodzinna
  familial h. type I hiperlipoproteinemia rodzinna typu I, hiperchylomikronemia
  familial h. type II hiperlipoproteinemia rodzinna typu II, hiperbetalipoproteinemia
  familial h. type III hiperlipoproteinemia rodzinna typu III, hipercholesterolemia z hiperlipemią
  familial h. type IV hiperlipoproteinemia

rodzinna typu IV, hiperprebetalipoproteinemia

familial h. type V hiperlipoproteinemia rodzinna typu V, hiperlipemia mieszana

hyperluteoidism [ˌhaipə'ljutiɔidizm] utrzymywanie się czynnych ciałek żółtych z brakiem miesiączki

hyperlysinuria [ˌhaipəlaisin'juəriə] hiperlizynuria

hypermastia [ˌhaipə'mæstiə] 1) zwiększona liczba sutków; 2) przerost sutków

hypermenorrh(o)ea [ˌhaipəmenɔ'riə] nadmierne krwawienie miesiączkowe

hypermetabolism [ˌhaipəme'tæbɔlism] podwyższony metabolizm

hypermetria [ˌhaipə'metriə] hipermetria, nadmierny zakres ruchów

hypermetropia [ˌhaipəme'troupiə] hipermetropia, nadwzroczność

hypermnesia [ˌhaipə'mni:ziə] hipermnezja, wzmożona zdolność zapamiętywania

hypernatr(a)emia [ˌhaipənæt'ri:miə] nadmiar sodu we krwi

hypernephroma [ˌhaipəne'froumə] rak jasnokomórkowy nerki

hypernutrition ['haipənju'triʃən] hiperalimentacja

hyperonychia [ˌhaipərɔ'nikiə] przerost paznokci

hyperopia [ˌhaipər'oupiə] nadwzroczność

absolute h. nadwzroczność bezwzględna (nie kompensowana akomodacją)

axial h. nadwzroczność osiowa

h. of curvature nadwzroczność wywołana krzywizną struktur refrakcyjnych

facultative h. nadwzroczność względna (dająca się skompensować akomodacją)

latent h. nadwzroczność utajona

manifest h. nadwzroczność jawna

total h. nadwzroczność całkowita (oceniana po porażeniu mięśnia rzęskowego)

hyperorchidism [ˌhaipər'ɔrkidizm] powiększenie i nadmierna czynność wydzielnicza jądra

hyperorexia [ˌhaipərɔ'reksiə] żarłoczność, wilczy głód

hyperosmia [ˌhaipər'ɔzmiə] przeczulica węchowa

hyperosmolarity [ˌhaipərɔsmɔ'læriti] podwyższenie ciśnienia osmotycznego powyżej normy

hyperosmotic [ˌhaipərɔs'mɔtik] hiperosmotyczny

hyperostosis [ˌhaipərɔs'tousis] 1) hiperostoza, nadmierny rozrost kości; 2) wyrośle kostne, egzostoza

h. frontalis interna zgrubienie blaszki wewnętrznej kości czołowej mogące wy-

stępować w zespole Morgagniego, Stewarta i Morela

generalized cortical h. hiperostoza korowa uogólniona, zespół Van Buchema

infantile cortical h. hiperostoza dziecięca warstwy korowej, zespół Caffeya, de Toniego i Silvermana

hyperoxal(a)emia [ˌhaipərɔksə'li:miə] nadmiar kwasu szczawiowego we krwi

hyperoxia [ˌhaipər'ɔksiə] nadmiar tlenu we krwi lub tkankach

hyperoxaluria [ˌhaipərɔksəl'juəriə] hiperoksaluria, nadmierne wydalanie kwasu szczawiowego z moczem

hyperoxidation [ˌhaipərɔksi'deiʃən] nadmierne utlenianie

hyperparathyroidism [ˌhaipə:pærə'θairɔidizm] nadczynność przytarczyc

hyperpathia [ˌhaipə:'pæθiə] hiperpatia, nadwrażliwość bólowa

hyperperistalsis [ˌhaipəˌperi'stælsis] hiperperystaltyka

hyperphagia [ˌhaipə'feidʒiə] żarłoczność

hyperphoria [ˌhaipə'fɔ:riə] hiperforia, zez utajony ku górze

hyperphosphat(a)emia [ˌhaipəˌfɔsfə'ti:miə] nadmiar fosforanów we krwi

hyperphosphaturia [ˌhaipəˌfɔsfət'juəriə] nadmiar fosforanów w moczu

hyperpigmentation [ˌhaipəpigmen'teiʃən] przebarwienie

hyperpituitarism [ˌhaipəpi'tjuitərizm] nadczynność przysadki

hyperplasia [ˌhaipə'plæziə] rozrost, zwiększenie liczby komórek

angiofollicular mediastinal lymph node h. dobrotliwy rozrost węzłów śródpiersia

adenomatous endometrial h. gruczolakowatość macicy

basal cell h. rozrost komórek podstawnych nabłonka

benign mediastinal lymph node h. dobrotliwy rozrost węzłów śródpiersia

cementum h. hipercementoza

congenital adrenal h. wrodzony rozrost kory nadnerczy

congenital sebaceous gland h. znamię łojowe

cystic h. rozrost torbielkowaty

cystic h. of the breasts dysplazja torbielowata sutka

cystic-glandular h. of the endometrium rozrost gruczołowo-torbielowaty macicy

fibromuscular h. rozrost włóknisto-mięśniowy ściany tętnic

follicular h. rozrost grudek chłonnych

gingival h. rozrost dziąseł

inflammatory fibrous h. parodontopatia
protetyczna przerostowa
pseudoepitheliomatous h. rzekomonabło-
niakowy rozrost naskórka
hyperplastic [ˌhaipəˈplæstik] rozrostowy, hi-
perplastyczny
hyperploidy [ˈhaipəplɔidi] hiperploidalność
hyperpn(o)ea [ˌhaipəˈpniːə] hiperwentylacja
hyperpolarization [ˌhaipəpɔləraiˈzeiʃən] hiperpolaryzacja
hyperpotass(a)emia [haipəpɔtæˈsiːmiə] hi-
perpotasemia
hyperprognathism [ˌhaipəprɔgˈnæθizm] nad-
prognatyzm
hyperprotein(a)emia [haipəproutiinˈiːmiə]
hiperproteinemia
hyperpyretic [ˌhaipəpaiˈretik] odnoszący się
do wysokiej gorączki
hyperpyrexia [ˌhaipəpaiˈreksiə] bardzo wysoka gorączka
fulminant h. hiperpireksja złośliwa
heat h. udar cieplny
malignant h. hiperpireksja złośliwa
hyperpyrexial [ˌhaipəpaiˈreksiəl] = **hyper-**
pyretic
hyperreflexia [ˌhaipərifˈleksiə] hiperrefleksja
hypersalivation [ˌhaipəsæliˈveiʃən] nadmierne ślinienie się
hypersecretion [ˌhaipəsiːˈkriːʃən] nadmierne
wydzielanie
hypersensitive [ˌhaipəˈsensitiv] nadwrażliwy
hypersensitiveness [ˌhaipəˈsensitivnis] 1) hiperergia; 2) alergia; 3) nadwrażliwość na
bodźce
hypersensitivity [ˌhaipəsensiˈtiviti] nadwrażliwość
delayed h. nadwrażliwość opóźniona, odczyn opóźnionej nadwrażliwości
hypersensitization [ˌhaipəˌsensitaiˈzeiʃən] uczulenie
hypersialosis [haipəsaiəˈlousis] ślinotok
hypersomnia [ˌhaipəˈsɔmniə] nadmierna potrzeba normalnego snu
hypersonic [ˌhaipəˈsɔnik] naddźwiękowy
hypersplenism [ˌhaipəˈsplinism] hispersple-
nizm
hypersthenuria [ˌhaipəsθinˈjuəriə] hisperste-
nuria, wydalanie stężonego moczu
hypersusceptibility [ˌhaipəsəˌseptiˈbiliti] nadmierna skłonność do chorób
hypertelorism [ˌhaipəˈtelɔrizm] hiperteloryzm, nadmierna odległość między symetrycznymi strukturami
ocular h. hiperteloryzm oczny
hypertensin [ˌhaipəˈtensin] angiotensyna
hypertensinogen [ˌhaipətenˈsinɔdʒen] angiotensynogen
hypertension [ˌhaipəˈtenʃən] nadciśnienie

adrenal h. nadciśnienie w guzie chromochłonnym
arterial h. nadciśnienie tętnicze
benign h. nadciśnienie łagodne
borderline h. nadciśnienie tętnicze graniczne
diastolic h. nadciśnienie rozkurczowe
essential h. nadciśnienie samoistne, nadciśnienie pierwotne
intracranial h. nadciśnienie wewnątrzczaszkowe
malignant h. nadciśnienie złośliwe
mild h. nadciśnienie łagodne
nephrogenic h. nadciśnienie nerkopochodne
pale h. nadciśnienie blade, ze skurczem
naczyń skórnych
portal h. nadciśnienie wrotne
postpartum h. nadciśnienie poporodowe
primary h. nadciśnienie pierwotne
pulmonary h. nadciśnienie płucne
renal h. nadciśnienie nerkopochodne
renovascular h. nadciśnienie nerkowo-naczyniowe
secondary h. nadciśnienie wtórne
systolic h. nadciśnienie skurczowe
transient h. nadciśnienie przejściowe (np.
poporodowe)
venous h. nadciśnienie żylne
hypertensive [ˌhaipəˈtensiv] nadciśnieniowy
hyperthecosis [ˌhaipəˈθikousis] rozlana hiperplazja komórek osłonki jajnika
hyperthelia [ˌhaipəˈθeliə] obecność nadlicz-
bowych sutków
hypertherm(a)esthesia [ˌhaipəˌθəːmisˈθiziə]
nadwrażliwość na gorąco
hyperthermalgesia [ˌhaipəˌθəːmælˈdʒiziə]
nadwrażliwość na gorąco
hyperthermia [ˌhaipəˈθəːmiə] hipertermia,
wysoka gorączka
malignant h. hipertermia złośliwa, hiperpireksja złośliwa
hyperthrombin(a)emia [ˌhaipəθrɔmbinˈiːmiə]
duże stężenie trombiny we krwi
hyperthymia [ˌhaipəˈθaimiə] wzmożona pobudliwość emocjonalna
hyperthyroid [ˌhaipəˈθairɔid] dotyczący nadczynności tarczycy
hyperthyroidism [ˌhaipəˈθairɔidizm] nadczynność tarczycy
latent h. nadczynność tarczycy utajona
hyperthyroxin(a)emia [ˌhaipəθaiˈrɔksiniːmiə]
nadmierne stężenie tyroksyny we krwi
hypertonia [ˌhaipəˈtouniə] hipertonia, wzmożone napięcie
muscular h. hipertonia mięśniowa
sympathetic h. wzmożone napięcie układu
współczulnego

hypertonic [ˌhaipə'tɔnik] 1) nadciśnieniowy; 2) hipertoniczny (roztwór itp.)

hypertonicity [ˌhaipətɔ'nisiti] 1) hipertoniczność; 2) wzmożone napięcie

hypertrichiasis [ˌhaipətrik'aiəsis] owłosienie nadmierne

h. lanuginosa owłosienie nadmierne puszkiem

hypertrichosis [ˌhaipətri'kousis] nadmierne owłosienie

hypertriglyceridemia [ˌhaipətraiglisəri'di:miə] nadmiar triglicerydów we krwi

hypertrophia [ˌhaipə'trɔfiə] hipertrofia, przerost

hypertrophic [ˌhaipə'trɔfik] przerosły, hipertroficzny

hypertrophy [ˌhaipə'trəfi] przerost, hipertrofia

adaptive h. przerost adaptacyjny

compensatory h. przerost wyrównawczy

compensatory h. of the heart przerost wyrównawczy serca

complementary h. przerost wypełniający (pustą przestrzeń po usuniętym narządzie)

concentric h. przerost dośrodkowy

eccentric h. przerost odśrodkowy

false h. przerost rzekomy

functional h. przerost czynnościowy

gingival h. przerost dziąseł

numerical h. rozrost

physiologic h. przerost fizjologiczny, przerost czynnościowy

pseudomuscular h. przerost rzekomy mięśni (w dystrofii mięśniowej)

quantitative h. rozrost

simple h. przerost (powiększenie komórek)

simulated h. przerost pozorny (przy braku czynnika normalnie hamującego przerost)

true h. przerost prawdziwy

venticular h. przerost komór

vicarious h. przerost zastępczy

hypertropia [ˌhaipə'troupiə] zez ku górze, hipertropia

hyperuric(a)emia [ˌhaipərjuəri'si:miə] nadmierne stężenie kwasu moczowego we krwi, hiperurycemia

hyperuricuria [ˌhaipərjuərik'ju:riə] nadmierne wydalanie kwasu moczowego z moczem

hyperventilate [haipə'væntileit] hiperwentylować

hyperventilation [ˌhaipəventi'leiʃən] hiperwentylacja

hyperviscosity [ˌhaipəvis'kɔsiti] nadmierna lepkość

hypervol(a)emia [ˌhaipəvɔ'li:miə] zwiększenie objętości krążącej krwi, hiperwolemia

hypervol(a)emic [ˌhaipəvɔ'limik] hiperwolemiczny, odnoszący się do hiperwolemii

hypha ['haifə] strzępek (nić) grzyba

hyph(a)ema [hai'fi:mə] krwistek, krwotok do komory przedniej oka

hyphidrosis [ˌhiphai'drousis] zmniejszone pocenie się

hyphomycosis [ˌhaifɔmai'kousis] grzybica wywołana przez nitczaki

hypnagogic [ˌhipnə'gɔdʒik] 1) hipnagogiczny, występujący w półśnie podczas zapadania w sen; 2) nasenny

hypnagogue ['hipnəgɔ:g] środek nasenny

hypno- [hipnou-] w złożeniach oznacza sen lub hipnozę

hypnoanalysis [ˌhipnouænə'lisis] psychoanaliza w hipnozie

hypnobatia [ˌhipnou'beiʃiə] somnambulizm

hypnogenic [ˌhipnou'dʒenik] wywołujący sen

hypnolepsy ['hipnɔlepsi] narkolepsja

hypnology [hip'nɔlɔdʒi] nauka o śnie lub hipnozie

hypnopompic [ˌhipnɔ'poumpik] odnoszący się do zjawisk w półśnie

hypnosis [hip'nousis] hipnoza

hypnotherapy ['hipnɔ'θerəpi] leczenie snem lub hipnozą

hypnotic [hip'nɔtik] 1) nasenny, wywołujący sen; 2) lek nasenny; 3) hipnotyczny; 4) człowiek w stanie hipnozy

hypnotism ['hipnɔtizm] 1) hipnoza; 2) hipnotyzm

lethargic h. faza letargiczna hipnozy

major h. hipnoza głęboka (z wyłączeniem spod wpływu otoczenia)

minor h. hipnoza płytka (stan podobny, ale z wykonywaniem poleceń hipnotyzera)

hypnotist ['hipnɔtist] hipnotyzer

hypnotization [ˌhipnɔti'zeiʃən] hipnotyzowanie

hypnotize [hip'nɔtaiz] hipnotyzować

hypo- ['haipou-] w złożeniach oznacza: pod, poniżej, mniej

hypoacidity [ˌhaipouə'siditi] niedokwasota, niedokwaśność

hypoactivity [ˌhaipouæ'ktiviti] obniżona aktywność

hypoacusis [ˌhaipouə'kjusis] niedosłuch

hypo(a)esthesia [ˌhaipouis'θi:ziə] niedoczulica

hypoalbumin(a)emia [haipouælbjumi'ni:miə] niedobór albumin we krwi

hypoalbuminosis [ˌhaipouælbjumi'nousis] niedobór albumin w płynach ustrojowych

hypoalgesia [ˌhaipouæl'dʒiziə], **hypalgesia** [ˌhaipæl'dʒiziə] niedoczulica bólowa

hypoalimentation [ˌhaipouælimenteiʃən] niedożywianie

hypoalkalinity [ˌhaipouˌælkæ'liniti] obniżenie zasadowości

hypobaric [ˌhaipou'bærik] hipobaryczny, odnoszący się do ciśnienia atmosfery poniżej 1 atm.

hypobarism [ˌhaipou'bærizm] hipobaria, obniżenie ciśnienia atmosferycznego

hypobaropathy [ˌhaipoubær'ɔpəθi] zespół dolegliwości wywołanych obniżeniem ciśnienia atmosferycznego

hypobromite [ˌhaipou'broumait] podbromin

hypobromous [ˌhaipou'brɔməs] podbromawy

hypobulia [ˌhaipou'buliə] obniżenie siły woli

hypocalc(a)emia [ˌhaipouˌkæl'si:miə] hipokalcemia, małe stężenie wapnia we krwi

hypocalcification [ˌhaipouˌkælsifi'keiʃən] niedostateczne uwapnienie

hypocalciuria [ˌhaipoukæl'sijuəriə] zmniejszona zawartość wapnia wydalanego z moczem

hypocapnia [ˌhaipou'kæpniə] hipokapnia, niskie stężenie CO_2 we krwi

hypocarbia [ˌhaipou'ka:biə] = **hypocapnia**

hypochlor(a)emia [ˌhaipouklɔ:'ri:miə] małe stężenie chlorków we krwi

hypochlor(a)emic [ˌhaipouklɔ:'rimik] hipochloremiczny

hypochlorhydria [ˌhaipouklɔ:'hidriə] niedobór kwasu solnego w soku żołądkowym

hypochlorite [ˌhaipouklɔ:'rait] podchloryn

hypochlorous [haipou'klɔ:res] podchlorawy

hypocholesterol(a)emia [ˌhaipouˌkɔlestərɔ'li:miə] hipocholesterolemia, zmniejszona zawartość cholesterolu we krwi

hypochondria [ˌhaipou'kɔndriə] hipochondria, skłonność do urojeń chorobowych

hypochondriac [ˌhaipou'kɔndriæk] 1) hipochondryk; 2) hipochondryczny; 3) podżebrowy

hypochondriacal [ˌhaipoukɔn'driəkəl] hipochondryczny

hypochondriasis [ˌhaipoukɔn'draiesis] hipochondria

hypochondrium [ˌhaipou'kɔndriəm] podżebrze

hypochordal [ˌhaipou'kɔ:dəl] podstrunowy, przedstrunowy (położony brzusznie od strony grzbietowej)

hypochrom(a)emia [ˌhaipoukrɔ:'mi:miə] niedokrwistość niedobarwliwa

hypochromasia [ˌhaipoukrɔ:'meiziə] niedokrwistość niedobarwliwa

hypochromatic [ˌhaipoukrɔ:'mætik] niedobarwliwy

hypochromia [ˌhaipou'kroumiə] niedokrwistość niedobarwliwa

hypochylia [ˌhaipou'kailiə] niedobór soku żołądkowego

hypocorticoidism [ˌhaipou'kɔ:tikɔidizm] niedoczynność kory nadnerczy

hypocystotomy [ˌhaipousis'tɔtəmi] nacięcie pęcherza przez krocze

hypodactyly [ˌhaipou'dæktili] zmniejszona liczba palców

hypodermatic [ˌhaipou'də:mætik] podskórny

hypodermatoclysis [ˌhaipoudə:mətɔ'klaisis] wlew podskórny

hypodermatomy [ˌhaipədɔ:'mætəmi] przecięcie podskórne (np. ścięgna)

hypodermic [ˌhaipə'də:mik] 1) podskórny; 2) strzykawka podskórna
h. syringe strzykawka podskórna

hypodermis [ˌhaipə'də:mis] tkanka podskórna

hypodermoclysis [ˌhaipədə:'mɔklisis] wlew podskórny

hypodermolithiasis [ˌhaipəˌdə:mɔli'θai:sis] odkładanie się wapnia pod skórą

hypodontia [ˌhaipə'dɔntiə] zmniejszenie liczby zębów

hypodynamia [ˌhaipədai'nəmiə] obniżenie siły

hypoergia [ˌhaipɔ'ə:dʒiə], **hypoergy** [ˌhaipɔ'ə:dʒi] obniżenie reaktywności

hypoesophoria [ˌhaipəisɔ'fɔ:riə] hipoezoforia, zez utajony ze skłonnością do odchylania oka w dół i ku nosowi

hypoexophoria [ˌhaipɔeksɔ'fɔ:riə] hipoegzoforia, zez utajony ze skłonnością do odchylania oka w dół i w bok

hypofibrinogen(a)emia [ˌhaipouˌfaibrinɔdʒə'ni:miə] niedobór fibrynogenu we krwi

hypofunction [ˌhaipou'fʌŋkʃən] niedoczynność

hypogammaglobulin(a)emia [ˌhaipəˌgæmə'glɔbjuliˌni:miə] niedobór gamma-globulin we krwi

hypogastric [ˌhaipou'gæstrik] podbrzuszny

hypogastrium [haipou'gæstriəm] podbrzusze

hypogenitalism [ˌhaipou'dʒenitəlizm] hipogenitalizm, niedorozwój narządów płciowych

hypogeusia [ˌhaipou'gu:siə] upośledzenie smaku, hipogeuzja

hypoglossal [ˌhaipou'glɔsəl] podjęzykowy

hypoglyc(a)emia [ˌhaipouglai'si:miə] hipoglikemia

hypoglycorrhachia [ˌhaipouˌglaikɔ'rækiə] małe stężenie cukru w płynie mózgowo-rdzeniowym

hypogonadism [ˌhaipou'gɔnædism] hipogonadyzm, niedoczynność gonad
h. with anosmia zespół Kallmanna, hipogonadyzm z brakiem węchu
familial hypogonadotropic h. hipogonadyzm hipogonadotropowy rodzinny
hypogonadrotropic h. hipogonadyzm hipogonadotropowy, hipogonadyzm wtórny
primary h. hipogonadyzm pierwotny wywołany zmianami w gonadach
hypohidrosis [ˌhaipouhi'drousis, haipəhai'drousis] zmniejszenie wydzielania potu
hypoinsulin(a)emia [ˌhaipouinsjuli'ni:miə] małe stężenie insuliny we krwi
hypoiodite [ˌhaipou'aiədait] podjodyn
hypoiodous [ˌhaipou'aiɔdəs] podjodawy
hypokal(a)emia [ˌhaipoukæ'li:miə] **hypokali(a)emia** [ˌhaipoukæli'i:miə] hipokaliemia, hipopotasemia
hypokinesis [ˌhaipoukai'ni:sis], **hypokinesia** [ˌhaipoukai'ni:siə] hipokineza, zmniejszona ruchliwość
hypokinetic [ˌhaipouki'netik] hipokinetyczny
hypoleucocytosis [ˌhaipouljukɔsai'tousis] obniżona leukocytoza
hypomagnes(a)emia [ˌhaipoumægni'si:miə] niedobór magnezu we krwi
hypomania [ˌhaipou'meiniə] łagodny stan maniakalny
hypomanic [ˌhaipou'mænik] hipomaniakalny
hypomastia [ˌhaipou'mæstiə] niedorozwój sutków
hypomenorrh(o)ea [ˌhaipoumenɔ'ri:ə] skąpa i krótkotrwała miesiączka
hypometria [ˌhaipou'metriə] hipometria, ataksja z trafianiem poniżej celu
hypomimia [ˌhaipou'mimiə] zubożenie mimiki twarzy
hypomnesia [ˌhaipou'mni:siə]· **hypomnesis** [ˌhaipou'mni:sis] upośledzenie pamięci
hyponatr(a)emia [ˌhaipounæt'ri:miə] niedobór sodu we krwi
hyponitrite [ˌhaipə'naitrait] podazotyn
hyponitrous [ˌhaipɔ'naitrəs] podazotawy
hyponoderma [ˌhaipɔnə'də:mə] larwa wędrująca
hyponychium [ˌhaipou'nikiəm] łożysko paznokcia
hypoparathyroidism [ˌhaipoupærə'θairɔidism] niedoczynność przytarczyc
hypoperistalsis [ˌhaipoupəri'stælsis] obniżona perystaltyka
hypophonia [ˌhaipou'founiə] osłabienie głosu

hypophoria [ˌhaipou'fɔ:riə] hipoforia, zez utajony z tendencją do odchylania się oka w dół
hypophosphaturia [ˌhaipouˌfɔsfæt'juəriə] hipofosfaturia, małe stężenie fosforanów w moczu
hypophosphite [ˌhaipoufɔs'fait] podfosforyn
hypophosphorous [ˌhaipou'fɔsfɔrəs] podfosforawy
hypophyseal [ˌhaipou'fizi:əl] przysadkowy
hypophysectomize [ˌhaipoufi'sektəmaiz] wycinać przysadkę
hypophysectomized [ˌhaipoufi'sektəmizd] osobnik z wyciętą przysadką
hypophysectomy [hai'pɔfisektəmi] wycięcie przysadki
hypophysis [hai'pəfisis] przysadka
hypopituitarism [ˌhaipoupit'juitærism] niedoczynność przysadki
hypoplasia [ˌhaipou:pleiziə] hipoplazja, niedorozwój
cartilage-hair h. postać karłowatości z rzadkimi włosami
enamel h. niedorozwój szkliwa
hypoplastic [ˌhaipou'plæstik] niedorozwinięty, hipoplastyczny
hypoploidy [ˌhaipɔ'plɔidi] hipoploidalność, niedobór chromosomów
hypopotass(a)emia [ˌhaipoupɔtæ'si:miə] hipopotasemia, małe stężenie potasu we krwi
hypoprotein(a)emia [ˌhaipouproutii:'nimiə] hipoproteinemia
hypoproteinosis [ˌhaipouproutii:'nousis] niedobór białka w ustroju lub pożywieniu
hypoprothrombin(a)emia [ˌhaipouprɔθrɔmbi'ni:miə] hipoprotrombinemia, niedobór protrombiny (czynnika II krzepliwości)
hypopyon [hai'poupi:ən] ropostek, wysięk ropny w komorze przedniej oka
hypopyum [hai'poupi:əm] ropostek
hyporeflexia [ˌhaipouri'fleksiə] obniżenie odruchów
hyposcleral [ˌhaipou'skliərəl] podtwardówkowy (w oku)
hyposecretion [ˌhaipousi'kri:ʃən] zmniejszone wydzielanie
hyposensitiveness [ˌhaipou'sensitivnis] obniżenie czucia
hyposensitization [ˌhaipouˌsensitai'zeiʃən] odczulanie
hyposensitize [ˌhaipou'sensitaiz] odczulać
hyposmia [hai'pouzmiə] osłabienie węchu
hyposmosis [ˌhaipɔs'mousis] spowolnienie osmozy
hyposomia [ˌhaipou'soumiə] mały wzrost, niedorozwój somatyczny
hypospadias [ˌhaipou'speidiəs] spodziectwo

balanic h. spodziectwo żołędziowe
penile h. spodziectwo prąciowe
penoscrotal h. spodziectwo prąciowo-mosznowe
perineal h. spodziectwo kroczowe
scrotal h. spodziectwo mosznowe
hypostasis [haipou'stəsis] opad, opadanie,
przekrwienie opadowe
pulmonary h. przekrwienie opadowe płuc
hypostatic [ˌhaipou'stætik] opadowy
hyposthenuria [ˌhaipousθi'njuəriə] hiposte-
nuria, obniżenie zdolności stężania moczu
hypostyptic [ˌhaipou'stiptik] łagodnie ściągający
hyposulphite [ˌhaipou'sʌlfait] podsiarczyn
hypotelorism [ˌhaipou'telərizm] zmniejszenie odległości między symetrycznymi strukturami, hipoteloryzm
hypotension [ˌhaipou'tenʃən] podciśnienie,
niedociśnienie
arterial h. podciśnienie tętnicze
controlled h. podciśnienie sterowane, podciśnienie kontrolowane
induced h. podciśnienie wywołane, podciśnienie sterowane
intracranial h. podciśnienie wewnątrzczaszkowe
orthostatic h. podciśnienie ortostatyczne
positional h. podciśnienie pozycyjne (w
narkozie)
postural h. podciśnienie ortostatyczne
spinal h. podciśnienie w wyniku znieczulenia rdzeniowego
hypotensive [ˌhaipou'tensiv] podciśnieniowy
hypothalamus [ˌhaipou'θæləməs] podwzgórze
hypothenar [hai'pɔθenə] kłębik (*anat.*), kłąb
palca V ręki
hypothermia [ˌhaipou'θə:miə] hipotermia,
obniżona temperatura ciała
accidental h. hipotermia przypadkowa,
przypadkowe oziębienie ciała
h. by body cavity cooling hipotermia przez
ochładzanie jam ciała
extracorporeal h. hipotermia osiągana
przez zewnętrzne chłodzenie
profound h. hipotermia głęboka
regional h. hipotermia miejscowa
surface-cooling h. hipotermia przez chłodzenie powierzchni ciała
total body h. hipotermia przez ochładzanie
całego ciała
hypothesis [hai'pɔθisis] hipoteza
working h. hipoteza robocza
hypothrombin(a)emia [ˌhaipouˌθrɔmbi'ni:miə]
niedobór trombiny we krwi
hypothymism [ˌhaipou'θaimizm] niedoczynność grasicy

hypothyreosis [ˌhaipouθai'rousis] niedoczynność tarczycy
hypothyroid [ˌhaipou'θairɔid] dotyczący niedoczynności tarczycy
hypothyroidism [ˌhaipou'θairɔidizm] niedoczynność tarczycy
infantile h. matołectwo, niemowlęca niedoczynność tarczycy
hypotonia [ˌhaipou'touniə] obniżone napięcie, hipotonia
cerebellar h. hipotonia móżdżkowa
muscular h. hipotonia mięśniowa
hypotonicity [ˌhaipou'tɔnisiti] hipotonia (również osmotyczna)
hypotrophy [ˌhaipou'trəfi] niedożywienie
hypotropia [ˌhaipou'trɔpiə] hipotropia, zez
utajony z tendencją do odchylania oka
w dół
hypoventilation [ˌhaipouˌventi'leiʃən] hipowentylacja
hypovitaminosis [ˌhaipouvitəmi'nousis] hipowitaminoza, niedobór witamin
hypovol(a)emia [ˌhaipouvɔ'li:miə] zmniejszenie objętości krwi krążącej, oligemia
hypox(a)emia [ˌhaipɔk'si:miə] niedotlenienie krwi, hipoksemia
hypoxanthine [ˌhaipouk'zənθin] hipoksantyna
hypoxia [hai'pɔksiə] niedotlenienie narządów i tkanek
hypsarrhythmia [ˌhipsa:r'iθmiə] hipsarytmia, zapis eeg w napadach skłonów u dzieci
hypsi- [hipsi-], **hypso-** [hipsou-] w złożeniach
oznacza: wysoki
hypsocephaly [ˌhipsɔ'sefəli] wieżogłowie
hypsophobia [ˌhipsɔ'foubiə] fobia wysokości
hyster- [histər-], **hystero-** [histərɔ-] w złożeniach oznacza macicę lub histerię
hysteratresia [ˌhistər'ætriziə] atrezja macicy,
zarośnięcie macicy
hysterectomy [ˌhistə'rektəmi] wycięcie macicy, histerektomia
abdominal h. histerektomia brzuszna
abdominovaginal h. histerektomia brzuszno-pochwowa
c(a)esarean h. histerektomia w czasie cięcia
cesarskiego
fundal h. odcięcie dna macicy, histerektomia nadszyjkowa
interadnexal h. histerektomia międzyprzy-
datkowa
subtotal h. histerektomia nadszyjkowa
total h. histerektomia radykalna
vaginal h. histerektomia pochwowa
hysteria [his'tiəriə] histeria, nerwica histeryczna

anxiety h. nerwica histeryczna lękowa
conversion h. nerwica histeryczna konwersyjna
major h. nerwica histeryczna z atakami utraty przytomności
minor h. nerwica histeryczna łagodna
traumatic h. nerwica histeryczna pourazowa
hysterical [his'terikəl] histeryczny
hystericism [his'terisizm] histeryczność
hysterics [his'teriks] napad histerii
go into h. dostać napadu histerii
hysterocatalepsy [ˌhistərə'kætələpsi] katalepsja histeryczna
hysterocervicotomy [ˌhistərəsərvik'ɔtəmi] nacięcie szyjki macicy
hysterocervicography [ˌhistərəsərvi'kɔgrəfi] histerocerwikografia
hysterocleisis [ˌhistərə'klaisis] zamknięcie chirurgiczne macicy
hysterocolposcopy [ˌhisterə'kɔlpɔskəpi] wziernikowanie pochwy i macicy
hysterocystocleisis [ˌhistərəˌsistə'klaisis] umocowanie macicy do ściany pęcherza
hysterocystopexy [ˌhistərə'sistəpeksi] umocowanie macicy do pęcherza
hysteroepilepsy [ˌhistərə'əpilepsi] histeroepilepsja
hysterogram ['histərɔgræm] 1) radiogram macicy; 2) zapis siły skurczów macicy, tokogram
hysterograph [ˌhistərɔgra:f] tokograf
hysterolaparotomy [ˌhistərɔlæpə'rɔtəmi] histerotomia brzuszna
hysterolysis [ˌhistər'ɔlisis] uwolnienie macicy ze zrostów
hysterometry [ˌhistərɔmitri] mierzenie macicy
hysteromyomectomy [ˌhistərɔmaiɔ'mektəmi] wycięcie mięśniaka macicy
hystero-oothecectomy [ˌhistərɔˌouθ'əkektəmi] wycięcie macicy z przydatkami
hysteropelvimetry [ˌhistərə'pelvimitri] histeropelwimetria, pomiar macicy i miednicy (*rtg*)
hysteropexy ['histərəpeksi] umocowanie macicy, histeropeksja
abdominal h. umocowanie macicy do ściany brzucha

vaginal h. umocowanie macicy do pochwy
hysterophore ['histərɔfɔ:] krążek maciczny podtrzymujący macicę
hysteroptosia [ˌhistərɔp'tousiə], **hysteroptosis** [ˌhistərɔp'tousis] opadnięcie macicy, opuszczenie macicy
hysterorrhaphy [ˌhistər'ɔrəfi] zeszycie macicy
hysterorrhexis [ˌhistərou'reksis] pęknięcie macicy
hysterosalpingectomy [ˌhistərɔsælpin'dʒektəmi] wycięcie macicy i jajowodów
hysterosalpingography [ˌhistərɔsælpin'gɔgrəfi] radiografia macicy i jajowodów
hysterosalpingostomy [ˌhistərɔsælpin'gɔstəmi] wytworzenie połączenia między jajowodem a macicą w przypadku niedrożności jajowodu
hysteroscope ['histərɔskoup] wziernik maciczny
hysteroscopy ['histərɔskəpi] wziernikowanie macicy
hysterospasm ['histərɔspæzm] skurcz macicy
hysterostomatocleisis [ˌhistərɔˌstoumətə'klaisis] zeszycie szyjki macicy
hysterostomatomy [ˌhistərɔ'stɔmətəmi] nacięcie szyjki macicy
hysterotomy [ˌhistə'rɔtəmi] nacięcie macicy
abdominal h. nacięcie macicy brzuszne
vaginal h. nacięcie macicy pochwowe
hysterotrachelectomy [ˌhistərɔˌtrækil'ektəmi] wycięcie szyjki macicy
hysterotracheloplasty [ˌhistərɔˌtrækilɔ'plæsti] plastyka szyjki macicy
hysterotrachelorrhaphy [ˌhistərɔˌtrækilɔ'rəfi] zaszycie pękniętej szyjki macicy
hysterotrachelorrhexis [ˌhistərɔˌtrækilɔ'reksis] pęknięcie szyjki macicy
hysterotrachelostenosis [ˌhistərɔˌtrækilɔste'nousis] zwężenie kanału szyjki macicy
hysterotrachelostomy [ˌhistərɔtræki'lɔstəmi] wytworzenie przetoki szyjki macicy
hysterotrachelotomy [ˌhistərɔtræki'lɔtəmi] nacięcie szyjki macicy
hysterotubography [ˌhistərɔtju'bɔgrəfi] histerosalpingografia
hystricism ['histrisizm] rybia łuska jeżasta
hystrix ['histriks] rybia łuska jeżasta

I

iatrogenic [ˌaiætrɔ'dʒenik] jatrogenny, spowodowany przez lekarza
iatrogeny [ˌaiætrɔ'dʒeni] jatrogenia, stan chorobowy wywołany przez lekarza
iatrology [ˌaiə'trɔlədʒi] wiedza medyczna
ice [ais] lód
dry i. śnieg dwutlenkowęglowy, zestalony CO_2
ice-bag ['ais bæg] worek z lodem
ice-box ['ais bɔks] lodówka
ichor ['aikɔ:] posoka (wysięk z ropiejącej rany)
ichor(a)emia [ˌaikɔ'ri:miə] posocznica posokowata
ichthyoid ['ikθiɔid] rybi, rybopodobny
ichthyology [ˌikθi'ɔlədʒi] ichtiologia
ichthyosis [ˌikθi'ousis] rybia łuska
    congenital i. rybia łuska wrodzona, wrodzone rogowacenie nadmierne
    congenital i. of the newborn rybia łuska płodowa
    corneal i. zmiana rogówki w rybią łuskę
    follicular i. rogowacenie przymieszkowe
    i. hystrix rybia łuska jeżasta
    intrauterine i. rybia łuska wrodzona
    lineal i. znamię linijne
    lingual i. leukoplakia języka
    palmar i. rogowacenie dłoni
    palmar and plantar i. rogowacenie dłoni i podeszew
    plantar i. rogowacenie podeszew
    i. sauroderma skóra krokodylowa
    scutulate i. rybia łuska blaszkowata
    sebaceous i. nadmierna ilość mazidła płodowego
    simple i. kserodermia
    spinous i. rybia łuska jeżasta
    uterine i. rybia łuska macicy (nadmierne rogowacenie nabłonka macicy)
ichthyotic [ˌikθi'ɔtik] odnoszący się do rybiej łuski
ichthyotoxism [ˌikθiɔ'tɔksizm] zatrucie rybą
iconolagny [ˌaikɔ'nɔləgni] pigmalionizm,

podniecenie seksualne wywoływane widokiem obrazów lub rzeźb
ictal ['iktəl] udarowy, uderzeniowy
icteric [ik'terik] żółtaczkowy
icterogenic [ˌiktərɔ'dʒenik] wywołujący żółtaczkę
icterohepatitis [ˌiktərɔhəpə'taitis] zapalenie wątroby z żółtaczką
icterus ['iktərəs] żółtaczka
    acholuric i. żółtaczka bez barwników żółci w moczu
    acquired h(a)emolytic i. żółtaczka nabyta hemolityczna, zespół Hayema i Widala
    benign familial i. żółtaczka niehemolityczna rodzinna
    bilirubin i. żółtaczka mechaniczna
    black i. żółtaczka czarna
    catarrhal i. wirusowe zapalenie wątroby
    chronic familial i. niedokrwistość hemolityczna wrodzona sferocytowa, sferocytoza wrodzona
    congenital h(a)emolytic i. = chronic familial i.
    cyth(a)emolytic i. żółtaczka hemolityczna
    febrile i. wirusowe zapalenie wątroby
    infectious i. choroba Weila, leptospiroza, krętkowica żółtaczkowo-krwotoczna
    maverohepatic i. zespół Dubina i Johnsona
    nuclear i. żółtaczka jąder podstawy mózgu
    physiologic i. żółtaczka fizjologiczna noworodków
    i. praecox żółtaczka przedwczesna noworodków
    spiroch(a)etal i. choroba Weila
ictus ['iktəs] 1) udar (mózgowy i in.); 2) uderzenie
Id [id] Id, pojęcie z freudyzmu odnoszące się do instynktownej sfery psychiki
idea [ai'diə] idea, wyobrażenie, myśl, pojęcie
    autochthonous i. przypadkowo występująca myśl nadwartościowa
    compulsive i. natręctwo myślowe, myśl natrętna

dominant i. myśl nadwartościowa, myśl dominująca
fixed i. myśl stała, myśl nadwartościowa, obsesja
flight of i.'s gonitwa myśli
hyperquantivalent i. myśl nadwartościowa
imperative i. myśl dominująca
i.'s of reference urojenia ksobne
ideation [ˌaidi'eiʃən] proces tworzenia się pojęć, wyobrażeń
identifiable [ai'dentiˌfaiəbl] możliwy do identyfikacji
identification [aiˌdentifi'keiʃən] identyfikacja, utożsamienie
identify [ai'dentifai] identyfikować
identity [ai'dentiti] identyczność, tożsamość
ego i. poczucie własnej tożsamości
gender i. poczucie własnej tożsamości z własną płcią
personal-social i. poczucie tożsamości z klasą społeczną
sense of i. poczucie własnej tożsamości
ideomotion [ˌaidiɔ'mouʃən] czynność mięśnia pod wpływem myśli
idioagglutinin [ˌidiɔæ'glu:tinin] idioaglutynina
idiochromosome [ˌidiɔ'kroumɔsoum] chromosom płciowy
idiocy ['idiəsi] idiotyzm, idiocja, ciężki niedorozwój umysłowy
amaurotic familial i. zespół Stocka, Spielmeyera i Vogta
Aztec i. idiotyzm z mikrocefalią
cretinoid i. matołectwo, kretynizm
diplegic i. niedorozwój umysłowy u osobnika z niedowładem dwukończynowym
eclamptic i. niedorozwój umysłowy rozwijający się w wyniku stanów drgawkowych
epileptic i. niedorozwój umysłowy skojarzony z padaczką
hemiplegic i. niedorozwój umysłowy skojarzony z niedowładem połowiczym
hydrocephalic i. niedorozwój umysłowy u osobnika z wodogłowiem
intrasocial i. niedorozwój umysłowy pozwalający na wykonywanie zawodu
microcephalic i. niedorozwój umysłowy z mikrocefalią (małogłowiem)
mongolian (mongoloid) i. zespół Downa
myx(o)edematous i. matołectwo, kretynizm
paralytic i. niedorozwój umysłowy z niedowładem pochodzenia mózgowego
paraplegic i. niedorozwój umysłowy z niedowładem kończyn dolnych
sensorial i. niedorozwój umysłowy w wyniku utraty jednego ze zmysłów

traumatic i. niedorozwój umysłowy w wyniku urazu wczesnego
idioisoagglutinin [ˌidiɔˌaisɔæ'glu:tinin] idioizoaglutynina, idioaglutynina obecna we krwi jednego zwierzęcia mogąca jednak aglutynować komórki innego zwierzęcia tego samego gatunku
idiolalia [ˌidiə'læliə] idiolalia, posługiwanie się językiem wymyślonym przez siebie
idiolysin [ˌidiɔ'lisin] lizyna występująca naturalnie we krwi
idiomuscular [ˌidiəmʌs'kjulə] idiomuskularny, powstający w mięśniu samoistnie (bez wpływu bodźca nerwowego)
idiopathic [ˌidiɔ'pæθik] samoistny, idiopatyczny
idioreflex [ˌidiə'rifleks] odruch miejscowy (w narządzie, na który działa bodziec)
idiosyncrasy [ˌidiə'siŋkrəsi] idiosynkrazja
idiot ['idiət] idiota, osobnik z ciężkim niedorozwojem umysłowym
mongolian i. osobnik z zespołem Downa
pithecoid i. idiota z małpimi rysami twarzy
i.-prodigy idiota z pewną niezwykłą zdolnością (np. do arytmetyki)
i.-savant = i.-prodigy
idiotic [ˌidi'ɔtik] idiotyczny
idiotype [ˌidiɔ'taip] idiotyp, suma determinantów genotypowych i plazmotypowych
idioventricular [ˌidiəven'trikjulə] pochodzący wyłącznie z komór
idoxyuridine [ˌidɔksi'juəridin] idoksyurydyna
iduronate [id'juərəneit] iduronian
ignioperation [igniˌɔpə'reiʃən] operacja przy użyciu kauteryzacji
ignipuncture [ˌigni'pʌŋktʃə] przyżeganie lecznicze
ignition [ig'niʃən] zapłon, zapalenie się
ileal ['iliəl] krętniczy
ileitis [ˌili'aitis] zapalenie jelita krętego
backwash i. zapalenie jelita krętego w przebiegu wrzodziejącego zapalenia okrężnicy, zapalenie jelita krętego wsteczne
distal i. zapalenie jelita krętego odcinkowe, choroba Crohna
regional i. = distal i.
terminal i. = distal i.
ileo- [iliɔ-] w złożeniach oznacza związek z jelitem krętym
ileoc(a)ecostomy [ˌiliɔsi:'kɔstəmi] zespolenie krętniczo-kątnicze
ileoc(a)ecum [ˌiliɔ'si:kəm] jelito kręte z jelitem ślepym
ileocolitis [ˌiliɔkɔ'laitis] zapalenie jelita krętego i okrężnicy
ileocolostomy [ˌiliɔkɔ'lɔstəmi] zespolenie krętniczo-okrężnicze

ileocystoplasty [ˌiliɔ'sistɔplæsti] ileocystoplastyka, wytworzenie części pęcherza z jelita krętego
ileoentectropy [ˌiliɔent'ektrɔpi] wynicowanie
części jelita krętego
ileoileostomy [ˌiliɔili'ɔstəmi] zespolenie krętniczo-krętnicze
ileopexy [ˌiliɔ'peksi] umocowanie chirurgiczne jelita krętego, ileopeksja
ileoproctostomy [ˌiliɔprɔk'tɔstəmi] zespolenie krętniczo-odbytnicze
ileorectostomy [ˌiliɔrek'tɔstəmi] zespolenie
krętniczo-odbytnicze
ileorrhaphy [ˌili'ɔrəfi] zeszycie jelita krętego
ileosigmoidostomy [ˌiliɔsigmɔi'dɔstəmi] zespolenie krętniczo-esicze
ileostomy [ˌili'ɔstəmi] wytworzenie przetoki
krętniczej, ileostomia
ileotomy [ˌili'ɔtəmi] nacięcie jelita krętego
ileotransversostomy [ˌiliɔtrænsvər'sɔstəmi]
zespolenie krętniczo-poprzecznicze
ileum ['iliəm] jelito kręte, jelito biodrowe
ileus [ˌiliəs] niedrożność jelita
  adynamic i. niedrożność jelita porażenna
  dynamic i. niedrożność jelita spastyczna
  gallstone i. niedrożność jelita wywołana
  przez kamień żółciowy
  mechanical i. niedrożność jelita mechaniczna
  meconium i. niedrożność jelita smółkowa
  occlusive i. niedrożność jelita mechaniczna
  paralytic i. niedrożność jelita porażenna
  spastic i. niedrożność jelita kurczowa (spastyczna)
  terminal i. niedrożność dolnej części jelita
  cienkiego
  verminous i. niedrożność jelita spowodowana przez robaki
iliac ['iliæk] biodrowy
ilio- [iliɔ-] w złożeniach oznacza: biodrowy
iliococcygeal [ˌiliɔkɔk'si:dʒiəl] biodrowo-guziczny
iliofemoral [ˌiliɔ'fi:mɔrəl] biodrowo-udowy
iliofemoroplasty [ˌiliɔ'fi:mɔrəˌplæsti] operacja plastyczna dla usztywnienia stawu biodrowego
ilioinguinal [ˌiliɔ'ingwinəl] biodrowo-pach-
winowy
iliolumbar [ˌiliɔ'lʌmbə] biodrowo-lędźwiowy
iliopelvic [ˌiliɔ'pelvik] biodrowo-miedniczny
iliopsoas [ˌiliɔ'sɔəs] biodrowo-lędźwiowy
(mięsień)
iliosacral [ˌiliɔ'sækrəl] biodrowo-krzyżowy
iliosciatic [ˌiliɔsai'ætik] biodrowo-kulszowy
iliospinal [ˌiliɔ'spainəl] biodrowo-kręgosłu-
powy

ilium ['iliəm] kość biodrowa
ill [il] 1) chory, zły; 2) choroba
ill-balanced [il'bælənst] 1) niezrównoważony; 2) źle wyrównany
ill-health ['il'helθ] złe zdrowie
illicit [i'lisit] bezprawny, nielegalny, niedo-
zwolony
illness ['ilnis] choroba
  debilitating i. choroba wyniszczająca
  functional i. choroba czynnościowa
  mental i. choroba umysłowa
ill-tempered ['il'tempərd] kłótliwy, rozdraż-
niony
ill-treatment ['il'tri:tmənt] maltretowanie
illuminate [i'lju:miˌneit] oświetlać
illumination [iˌlju:mi'neiʃən] oświetlenie
  axial i. oświetlenie osiowe (w mikroskopie)
  central i. oświetlenie osiowe
  contact i. transiluminacja gałki ocznej
  (kontaktowa)
  critical i. oświetlenie krytyczne, oświetlenie
  ogniskowe
  dark-field i. oświetlenie mikroskopowe
  w ciemnym polu widzenia
  dark-ground i. oświetlenie w ciemnym polu
  widzenia
  direct i. oświetlenie bezpośrednie (pionowe)
  erect i. oświetlenie bezpośrednie
  focal i. oświetlenie ogniskowe
  lateral i. oświetlenie boczne
  oblique i. oświetlenie boczne
  through i. transiluminacja
  vertical i. oświetlenie pionowe, oświetlenie
  bezpośrednie
illusion ['ilu:ʒn] złudzenie, iluzja
image ['imidʒ] 1) obraz; 2) wyobrażenie
(myślowe)
  after-i. powidok, obraz utrzymujący się na
  siatkówce po zniknięciu przedmiotu
  body i. wyobrażenie schematu własnego
  ciała
  direct i. obraz prosty (nie odwrócony)
  eidetic i. wyobrażenie szczególnie żywe
  (sen, wspomnienie)
  false i. obraz fałszywy (oka zezującego)
  heteronymous i. podwójny obraz różnoimienny w fizjologicznym podwójnym
  widzeniu
  homonymous i. podwójny obraz jednoimienny w fizjologicznym podwójnym
  widzeniu
  hypnagogic i. halucynacja w stanie półsnu
  przed zaśnięciem
  hypnopompic i. halucynacja w stanie półsnu przed przebudzeniem
  inverted i. obraz odwrócony, obraz rzeczywisty

mental i. wyobrażenie myślowe
mirror i. obraz zwierciadlany, obraz lustrzany
optical i. obraz wzrokowy
real i. obraz rzeczywisty, obraz odwrócony (*opt.*)
retinal i. obraz rzeczywisty na siatkówce
sensory i. wyobrażenie czuciowe
tactile i. wyobrażenie czuciowe
virtual i. obraz prosty (nie odwrócony)
visual i. obraz wzrokowy
imagination [iˌmædʒiˈneiʃən] wyobraźnia
imaging [iˈmeidʒiŋ] obrazowanie
    NMR i. obrazowanie metodą jądrowego rezonansu magnetycznego
imbalance [imˈbæləns] utrata równowagi, zaburzenie równowagi
    autonomic i. zachwianie równowagi układu autonomicznego
    electrolyte i. zachwianie równowagi elektrolitowej
    vasomotor i. zaburzenie równowagi naczynioruchowej
imbecile [ˈimbisiːl] osobnik z umiarkowanym niedorozwojem umysłowym
imbecility [ˌimbiˈsiliti] umiarkowany niedorozwój umysłowy
imbed [imˈbed] zatapiać (*hist.*)
imbibition [ˌimbiˈbiʃən] nasiąkanie, nasączanie
    h(a)emoglobin i. nasiąkanie tkanki hemoglobiną
imbue [imˈbjuː] nasycać (płynem), impregnować
imidazole [ˌimiˈdæzɔl] imidazol
imide [iˈmaid, ˈimiːd] imid
immature [ˌiməˈtjuə] niedojrzały
immaturity [ˌiməˈtjuriti] niedojrzałość
immedicable [iˈmedikəbl] nieuleczalny
immersion [iˈməːʃn] 1) zanurzenie; 2) immersja, wypełnienie cieczą przestrzeni między obiektywem a preparatem
immiscibility [iˌmisiˈbiliti] niemieszalność
immobility [ˌimoubiliti] nieruchomość
immobilization [iˈmoubilaiˈzeiʃn] unieruchomienie
immobilize [iˈmoubiˌlaiz] unieruchamiać
immune [iˈmjuːn] odporny na szkodliwy wpływ, zakażenie, immunizowany
    i. complex kompleks odpornościowy, kompleks immunologiczny
immunifacient [iˌmjuniˈfeiʃənt] powodujący odporność
immunity [iˈmjuːniti] odporność
    acquired i. odporność nabyta
    active i. odporność czynna
    adaptive i. odporność adaptacyjna
    adoptive i. odporność nabyta

antiblastic i. odporność antyblastyczna
antitoxic i. odporność na toksyny
artificial active i. sztuczna odporność czynna
artificial passive i. sztuczna odporność bierna
cell-mediated i. odporność komórkowa
cellular i. odporność komórkowa
cross-i. odporność krzyżowa
genetic i. odporność wrodzona
group i. odporność grupowa
herd i. odporność grupowa
humoral i. odporność humoralna, zależna od przeciwciał
inherent i. odporność wrodzona, odporność gatunkowa
innate i. odporność wrodzona
local i. odporność miejscowa
maternal i. odporność łożyskowa, odporność matczyna
mixed i. odporność mieszana (czynno-bierna)
natural i. odporność gatunkowa, odporność naturalna
natural active i. odporność naturalna czynna
natural passive i. odporność naturalna bierna
non-specific acquired i. odporność nabyta nieswoista
non-specific innate i. odporność wrodzona nieswoista
passive i. odporność bierna
phagocytic i. odporność fagocytarna
placental i. odporność łożyskowa, odporność matczyna
protective i. odporność ochronna
racial i. odporność rasowa
relative i. odporność względna (niepełna)
specific active i. odporność swoista czynna
specific passive i. odporność swoista bierna
transplantation i. odporność transplantacyjna
immunization [iˈmjuːniˈzeiʃən] uodpornienie, immunizacja
    active i. immunizacja czynna
    passive i. immunizacja bierna
immunize [ˌimjuːˈnaiz] uodporniać, immunizować
immunoaffinity [iˌmjuːnɔafˈfiniti] powinowactwo immunologiczne
immunoagglutination [ˌimjuːnɔˌægluːtiˈneiʃən] aglutynacja przez przeciwciała
immunoassay [iˈmjuːnɔesei] test immunologiczny
fluorescent-polarization i. test immunologiczny fluorescencyjno-polaryzacyjny

immunobiology [ˌimju:nɔbai'ɔlədʒi] immunobiologia

immunoblast [i'mju:nɔblæst] immunoblast, limfocyt aktywowany

immunochemistry [ˌimju:nɔ'kemistri] immunochemia

immunocoagulopathy [ˌimju:nɔˌkɔəgju'lɔpəθi] immunokoagulopatia, zaburzenia krzepliwości wywołane przez przeciwciała

immunocompetence [iˌmju:nɔ'kəmpitəns] immunokompetencja, wydolność immunologiczna

immunocompetent [iˌmju:nɔ'kəmpitənt] immunokompetentny, czynny immunologicznie

immunocompromised [iˌmju:nɔkɔm'prɔmaised] mający obniżoną odporność

immunocyte ['imju:nɔsait] immunocyt, komórka tworząca przeciwciała

immunocytology [ˌimju:nɔsai'tɔlədʒi] immunocytologia

immunodeficiency [i'mju:nɔdi'fiʃənsi] niedobór odpornościowy
  acquired i. syndrome zespół niedoboru odpornościowego nabytego, AIDS
  congenital i. niedobór odpornościowy wrodzony

immunodepressant [ˌimju:nɔdi'presənt] czynnik immunosupresyjny

immunodepression [ˌimju:nɔdi'preʃən] immunosupresja

immunodepressor [ˌimju:nɔdi'presə] czynnik immunosupresyjny

immunodiagnosis [ˌimju:nɔdaiəg'nousis] immunodiagnostyka

immunodiffusion [iˌmju:nɔdi'fju:ʒn] immunodyfuzja
  radial i. immunodyfuzja radialna

immunoelectrophoresis [iˌmju:nɔi'lektrɔfɔ'risis] immunoelektroforeza

immunoelectrophoretogram [iˌmju:nɔi'lektrɔ'fɔritɔgræm] immunoelektroforetogram

immunoelectroprecipitation [iˌmju:nɔi'lektrɔpri:sipi'teiʃən] immunoelektroprecypitacja

immunoferritin [ˌimju:nɔ'feritin] immunoferrytyna

immunofiltration [iˌmju:nɔfil'treiʃən] immunofiltracja

immunofluorescence [iˌmju:nɔfluə'resns] immunofluorescencja (zastosowanie przeciwciał znakowanych fluoresceiną)

immunogen [i'mju:nɔdʒen] immunogen, antygen pełnowartościowy

immunogenetics [ˌimju:nɔdʒi'netiks] immunogenetyka

immunogenic [ˌimju:nɔ'dʒenik] immunogenny

immunogenicity [iˌmju:nɔdʒe'nisiti] immunogenność, zdolność wzbudzenia odpowiedzi immunologicznej

immunoglobulin [ˌimju:nɔ'glɔbjulin] immunoglobulina
  exocrine i. immunoglobulina wydzielnicza, IgA
  secretory i. immunoglobulina wydzielnicza, IgA

immunoh(a)ematology [iˌmju:nɔhimə'tɔlədʒi] immunohematologia

immunohistology [iˌmju:nɔhis'tɔlədʒi] immunohistologia

immunological [iˌmju:nɔ'lɔdʒikəl] immunologiczny, odpornościowy
  i. reaction odczyn odpornościowy
  i. reactivity odczynowość odpornościowa
  i. response odpowiedź immunologiczna

immunologist [ˌimju:n'ɔlɔdʒist] immunolog

immunology [iˌmju:'nɔlədʒi] immunologia
  comparative i. immunologia porównawcza
  transplantation i. immunologia przeszczepów, immunologia transplantologiczna

immunomodulation [ˌimju:nɔmɔdju'leiʃən] immunomodulacja

immunopathology [iˌmju:nɔpə 'θɔlədʒi] immunopatologia

immunopharmacology [iˌmju:nɔfa:mə'kɔlədʒi] immunofarmakologia

immunoprecipitation [ˌimju:nɔprisi'piteiʃən] immunoprecypitacja

immunoprophylaxis [ˌimju:nɔ'prɔfilæksis] immunoprofilaktyka

immunoprotein [ˌimju:nɔ'proutiin] białko odpornościowe

immunoreaction [ˌimju:nɔ'riəkʃən] odczyn odpornościowy

immunoselection [ˌimju:nɔsi'lekʃən] immunoselekcja (śmierć płodów wskutek niezgodności immunologicznej z matką)

immunosuppressant [ˌimju:nɔ'sʌprəsənt] środek immunosupresyjny

immunosuppression [ˌimju:nɔ'sʌprəʃən] immunosupresja

immunosympathectomy [ˌimju:nɔsimpæ'θektəmi] zahamowanie rozwoju zwojów współczulnych u nowo narodzonych zwierząt za pomocą odpowiednich przeciwciał

immunotherapy [ˌimju:nɔ'θərəpi] immunoterapia

immunotolerance [ˌimju:nɔ'tɔlerəns] immunotolerancja

immunotransfusion [ˌimju:nɔtræns'fju:ʒn] przetoczenie krwi immunizowanego dawcy

immutability [iˌmju:tə'biliti] niezmienność

impacted [im'pæktid] wklinowany, zaklinowany

i. f(o)etus płód zaklinowany
i. fracture zaklinowanie odłamków złamanej kości
i. tooth ząb wklinowany
impaction [im'pækʃən] wklinowanie, zaklinowanie, wbicie
dental i. wklinowanie zęba
impairment [im'pɛəmənt] upośledzenie, utrudnienie, osłabienie
mental i. upośledzenie umysłowe
impale [im'peil] nadziać na ostry przedmiot, wbić na coś
impalpability [im'pælpə,biliti] niemacalność
impalpable [im'pælpəbl] niemacalny, niewymacywalny
impatent [im'pætənt] niedrożny
impedance [im'pi:dəns] impedencja, oporność elektryczna
impediment [im'pedimənt] przeszkoda
impending [im'pendiŋ] zagrażający, nadchodzący
imperceptibility [,impə,septə'biliti] niedostrzegalność
imperforate [im'pə:fərit] nie przebity, nie przedziurawiony
imperforation [,impə:fə'reiʃən] brak normalnego otworu, atrezja
impermeability [im,pə:miə'biliti] nieprzepuszczalność, nieprzenikliwość, szczelność
impermeable [im'pə:miəbl] nieprzepuszczalny, szczelny
impersonation [im,pəsə:'neiʃən] impersonacja, udawanie kogoś innego
impervious [im'pə:viəs] niepodatny, niedrożny, nieprzenikliwy
impetiginization [,impi,tidʒinai'zeiʃən] zliszajcowacenie
impetiginous [,impi'tidʒinəs] liszajcowaty
impetigo [,impi'taigou] liszajec
Bockhart's i. liszajec gronkowcowy
i. bullosa liszajec pęcherzowy
circinate i. liszajec obrączkowy
contagious i. liszajec
eczematous i. wyprysk krostkowaty
follicular i. liszajec gronkowcowy
herpetiform i. liszajec opryszczkowaty
i. of the newborns liszajec noworodków
i. sieca liszajec suchy
staphylococcal i. liszajec gronkowcowy
implant [im'plænt] wszczepić, implantować
implant ['implænt] 1) wszczep; 2) igła radowa
carcinomatous i. rak wszczepiony przerzutowo
endometrial i. fragment śluzówki macicy wszczepiający się heterotopowo
endo-osseous i. wszczep śródkostny (*stom.*)
magnetic i. wszczep magnetyczny (*stom.*)

pin i. wszczep ćwiekowy śródkostny (*stom.*)
submucosal i. wszczep podśluzówkowy (*stom.*)
subperiosteal i. wszczep podokostnowy
implantation [,impla:n'teiʃən] wszczepienie, zagnieżdżenie się (jaja)
abdominal i. zagnieżdżenie brzuszne
dental i. wszczepienie zęba
filigree i. wszczepienie siatki z cienkiego drutu w leczeniu dużych przepuklin brzusznych
eccentric i. zagnieżdżenie boczne (w macicy)
hypodermic i. wszczepienie podskórne
interstitial i. wszczepienie śródmiąższowe (radu), zagnieżdżenie śródmiąższowe jaja w śluzówce macicy
nerve i. wszczepienie nerwu (jeden w drugi)
ovarian i. zagnieżdżenie jajnikowe
ovum i. zagnieżdżenie się jajeczka
pellet i. wszczepienie podskórne tabletki leku
periosteal i. wszczepienie okostnowe (ścięgna)
precervical i. zagnieżdżenie przedszyjkowe
silk i. wszczepienie pasma jedwabiu
subcutaneous i. wszczepienie podskórne
superficial i. zagnieżdżenie powierzchowne
teratic i. zrost płodu pasożyta z płodem gospodarzem
tubal i. zagnieżdżenie jajowodowe
impotence ['impətəns], **impotency** ['impətənsi] 1) impotencja; 2) brak sił; 3) niezdolność wykonania czegoś
atonic i. impotencja wywołana porażeniem nerwów ruchowych
i. coeundi niemożność odbycia stosunku płciowego
i. erigendi impotencja wywołana brakiem erekcji
i. generandi niemożność uzyskania potomstwa
orgastic i. niemożność osiągnięcia orgazmu
paretic i. impotencja wywołana zmianami ośrodkowymi
psychic i. impotencja psychogenna
impotent ['impətənt] 1) bezsilny, nie mogący wykonać czegoś; 2) impotent
impregnable [im'pregnəbl] 1) możliwa do zapłodnienia; 2) możliwy do nasycenia (impregnowania)
impregnate ['imprəgneit] 1) impregnować, nasycać; 2) zapładniać
impression [im'preʃən] 1) wrażenie; 2) wycisk (*anat.*, *stom.*); 3) wgniecenie
after-i. wrażenie utrzymujące się po ustaniu bodźca

anatomical i. of teeth wycisk zębowy anatomiczny
alginate i. of teeth wycisk zębowy alginatowy
basilar i. wgniecenie podstawy czaszki
complete denture i. wycisk dentystyczny do pełnej protezy
corrective i. of teeth wycisk zębowy korekcyjny
deltoid i. guzowatość ramienna
digital i. wycisk palczasty (wewnątrz czaszki)
direct bone i. wycisk kostny bezpośredni (stom.)
final i. wycisk ostateczny (stom.)
functional i. wycisk czynnościowy (stom.)
lower i. wycisk żuchwowy (stom.)
mandibular i. wycisk żuchwowy (stom.)
i. material materiał do wycisku zębowego
maxillary i. wycisk szczękowy
partial denture i. wycisk do częściowego uzupełnienia protetycznego
i. paste pasta wyciskowa (stom.)
plaster i. of teeth wycisk zębowy gipsowy
preliminary i. wycisk wstępny (stom.)
primary i. wycisk wstępny (stom.)
sectional i. wycisk odcinkowy
i. sets wycisk zębowy twardnieje
take an i. of teeth wziąć wycisk zębowy
i. of teeth wycisk zębowy
i. tray łyżka wyciskowa (stom.)
imprint ['imprint] odbitka, odcisk, odciśnięcie
autoradiographic i. odbitka autoradiograficzna, odbitka na błonie światłoczułej tkanki zawierającej radioizotop położonej na tej błonie
improvement [im'pru:vmənt] poprawa (także zdrowia)
impulsation [ˌimpʌl'seiʃən] impulsacja, dopływ bodźców
afferent i. dośrodkowy dopływ bodźców czuciowych
efferent i. odśrodkowy dopływ impulsów (ruchowych i wydzielniczych)
impulse ['impʌls] 1) bodziec, impuls; 2) potencjał czynnościowy w nerwie; 3) impuls psychiczny
cardiac i. uderzenie koniuszkowe serca
morbid i. impuls psychiczny chorobliwy
rectangular i. bodziec prostokątny (bodziec elektryczny o nagłym początku i końcu)
impulsion [im'pʌlʃən] impuls psychiczny
impurity [im'pjuəriti] domieszka zanieczyszczająca, zanieczyszczenie
inability [ˌinə'biliti] niemożność, niezdolność

inaccessible [ˌinæk'sesibl] niedostępny
inaction [in'ækʃən] bezczynność, nieczynność
inactivation [inˌækti'veiʃən] inaktywacja, unieczynnienie
inactive [in'æktiv] nieczynny, bezczynny
inactivity [ˌinæk'tiviti] nieczynność, bezczynność
inadequacy [in'ædikwəsi] nieodpowiedniość, niedostateczność
inadequate [in'ædikwit] nie nadający się, nieodpowiedni
inadvisable [ˌinəd'vaizəbl] niewskazany
inanimate [in'ænimit] nieożywiony, martwy
inanition [ˌinə'niʃən] niedożywienie, wycieńczenie głodowe
inapplicable [in'æplikəbl] niezastosowalny
inarticulate [ˌina:'tikjulit] nieartykułowany, niewyraźny (mowa)
inassimilable [ˌinə'similəbl] nieprzyswajalny
inattention [ˌinə'tenʃən] brak uwagi, nieuwaga
inaudible [i'nɔ:dəbl] niesłyszalny, niedosłyszalny
inborn ['inbɔ:n] wrodzony
inbreathe ['inˌbri:ð] wdychać
inbred ['in'bred] wsobny, w wyniku chowu wsobnego
inbreed ['in'bri:d] stosować chów wsobny
inbreeding ['in'bri:diŋ] chów wsobny, kojarzenie wsobne
i. coefficient współczynnik wsobności
i. load obciążenie wsobne
incapability [in'keipə'biliti] niezdolność, niemożność
incapacitating [ˌinkə'pæsiteitiŋ] powodujący niezdolność
incapacity [ˌinkə'pæsiti] niezdolność, niezdatność
incarcerated [in'ka:səˌreitid] uwięźnięty
incarceration [inˌka:sə'reiʃən] uwięźnięcie
elastic i. uwięźnięcie przepukliny elastyczne
internal i. uwięźnięcie przepukliny wewnętrzne
retrograde i. uwięźnięcie przepukliny wsteczne
stercoral i. uwięźnięcie przepukliny kałowe
incarnation [ˌinka:'neiʃən] wcielenie
incarnative [in'ka:neitiv] pobudzający ziarninowanie
incasement [in'keismənt] otoczenie, zamknięcie w otoczce
incessant [in'sesnt] bezustanny, nieustanny
incest ['insest] kazirodztwo
incestuous [in'sestjuəs] kazirodczy

incidence ['insidəns] 1) częstość występowania choroby, zachorowalność, zapadalność; 2) padanie
  angle of i. kąt padania
incident ['insidənt] 1) incydent, zajście; 2) padający (*fiz.*)
incidental [ˌinsi'dentəl] przypadkowy
  i. blood pressure przygodne ciśnienie tętnicze
incinerate [in'sinəreit] spopielać, spalić na popiół
incisal [in'saizəl] tnący, sieczny (odnosi się do brzegu siecznego zęba)
incision [in'siʒn] nacięcie, cięcie
  c(o)eliotomy i. cięcie przez jamę brzuszną
  endaural i. cięcie przez przewód słuchowy zewnętrzny
  exploratory i. cięcie eksploracyjne
  paramedian i. cięcie przypośrodkowe
incisive [in'saisiv] sieczny, siekaczowy, tnący
incisor [in'saizə] siekacz, ząb sieczny
  central i. siekacz przyśrodkowy
  lateral i. siekacz boczny
incisure [in'saiʒə] wcięcie
  acetabular i. wcięcie panewki
  ischiadic i. (greater, lesser) wcięcie kulszowe (większe, mniejsze)
  jugular i. wcięcie szyjne
  vertebral i. (inferior, superior) wcięcie kręgowe (dolne, górne)
incitement [in'saitmənt] pobudzanie, podnieta
inclination [ˌinkli'neiʃən] 1) skłonność; 2) nachylenie, przechylenie; 3) nachylenie długiej osi zęba do podstawy szczęki lub żuchwy
inclusion [in'klu:ʒən] 1) włączenie; 2) wtręt, inkluzja
  i. body wtręt, ciało wtrętowe
  cell i. 1) metaplazma, nieożywione elementy cytoplazmy będące jej wytworem (ziarnistości itp.); 2) substancje gromadzone w komórce (glikogen itp.); 3) materiał wchłonięty
  crystalline i. wtręt krystaliczny
  leucocyte i. wtręt leukocytowy, ciałko Döhle'a
  mitochondrial i. wtręt mitochondrialny
incoherence [ˌinkou'hierəns] niespójność (mowy, myślenia)
incoherent [ˌinkou'hierənt] niespójny, bezładny (mowa, myśli)
incombustible [ˌinkəm'bʌstəbl] niepalny
incommunicative [ˌinkə'mju:nikətiv] niekomunikatywny, małomówny
incompatibility ['inkəmˌpætə'biliti] niezgodność (leków, grup krwi, grup antygenowych itp.)

blood group i. niezgodność grup krwi
chemical i. niezgodność składników chemicznych mieszanki leczniczej
f(o)etomaternal i. niezgodność antygenowa między płodem a matką
HLA i. niezgodność układu antygenów tkankowych HLA
physiologic i. niezgodność działania składników leku złożonego
  therapeutic i. = physiologic i.
incompetence [in'kɔmpitəns] niewydolność, niedostateczność, niekompetencja, niedomykalność zastawki
  aortic i. niedomykalność zastawki aorty
  mitral i. niedomykalność zastawki dwudzielnej
  muscular i. niedomykalność prawidłowej zastawki wskutek zmian mięśni brodawkowatych
  pulmonary i. niedomykalność zastawki tętnicy płucnej
  pyloric i. niedomykalność odźwiernika
  relative i. niedomykalność zastawki względna (wskutek rozszerzenia jamy serca)
  tricuspid i. niedomykalność zastawki trójdzielnej
  valvular i. niedomykalność zastawki
incompetent [in'kɔmpitənt] niedomykalny, niedostateczny, niewydolny
incomplete [ˌinkəm'pli:t] niepełny, niezupełny
incomprehensibility [inˌkɔmpriˌhensə'biliti] niezrozumiałość
incompressibility ['inkəmˌpresə'biliti] nieściśliwość
inconceivable [ˌinkən'si:vəbl] niepojęty, nie do zrozumienia
inconclusive [ˌinkən'klu:siv] nie przekonywający, nie rozstrzygający
inconsistent [inkən'sistənt] niekonsekwentny, niezgodny
inconstant [in'kɔnstənt] niestały, nieregularny
incontinence [in'kɔntinəns], **incontinentia** [inˌkɔnti'nənʃiə] 1) nietrzymanie (moczu itp.); 2) niewstrzemięźliwość
  active i. oddawanie moczu lub stolca w prawidłowych odstępach czasu, ale mimowolnie
  affect i. nietrzymanie afektu
  dribble i. gubienie moczu kroplami
  i. of f(a)eces nietrzymanie kału
  i. with overflow nietrzymanie moczu ze stałym wyciekaniem z przepełnionego pęcherza, paradoksalne zatrzymanie moczu
  paradoxical i. paradoksalne zatrzymanie moczu

passive i. paradoksalne zatrzymanie moczu

i. of pigment zespół Blocha i Sulzbergera

urge i. nietrzymanie moczu przy nagłym parciu

urinary exertional i. wysiłkowe nietrzymanie moczu

urinary stress i. wysiłkowe nietrzymanie moczu

incontinent [in'kɔntinent] 1) nietrzymający (moczu lub stolca); 2) niepowściągliwy

incoordination [ˌinkouˌɔːdi'neiʃən] bezład, ataksja, brak koordynacji ruchów

incorporation [inˌkɔːpə'reiʃən] wcielanie, włączanie (w psychoanalizie: identyfikacja z inną osobą)

increment ['inkrimənt] zwiększenie, przyrost (wartości zmiennej)

incretion [in'kriːʃən] 1) wydzielanie wewnętrzne; 2) wydzielina dokrewna

incriminate [in'krimiˌneit] przypisać winę, obwinić

incrustation [ˌinkrʌs'teiʃən] inkrustacja, tworzenie się złogów

incubation [ˌinkju'beiʃən] inkubacja, wyleganie

incubator ['inkjubeitə] inkubator, wylęgarka

incubus ['inkjubəs] sen erotyczny u kobiet

incudectomy [ˌinkju'dektəmi] wycięcie kowadełka

incurability [inˌkjurə'biliti] nieuleczalność

incurable [in'kjuərəbl] nieuleczalny

incurvate ['inkəːveit] zagięty do wewnątrz

incurvation [ˌinkəː'veiʃən] zagięcie, wygięcie, zakrzywienie

incus ['inkəs] kowadełko

incyclophoria [ˌinˌsiklə'fɔːiə] incykloforia, cykloforia ujemna, zez utajony z rotacją dośrodkową gałki

indefinite [in'definit] nie określony

indenization [ˌindeni'zeiʃən] zagnieżdżenie

indent [in'dent] wgnieść (uciskiem palca), pokarbować

indentation [ˌinden'teiʃən] wgniecenie, wgłębienie, karb

indeterminate [ˌindi'təːminit] nieokreślony, niewyraźny

index ['indeks] 1) wskaźnik; 2) wskaziciel, palec wskazujący

  alveolar i. wskaźnik zębodołowy, wskaźnik szczękowy

  an(a)esthetic i. wskaźnik znieczulenia (stosunek dawki środka anestetycznego powodującego znieczulenie do dawki porażającej oddech)

  antibacterial i. wskaźnik przeciwbakteryjny (najmniejsza dawka środka bakteriostatycznego hamująca wzrost bakterii)

  body mass i. wskaźnik masy ciała, ciężar w kg/wysokość w m²

  cardiac i. wskaźnik sercowy (stosunek objętości minutowej do 1 m² powierzchni ciała)

  chest i. wskaźnik klatki piersiowej (stosunek obwodu klatki do wysokości ciała)

  colo(u)r i. wskaźnik barwny (stosunek ilości hemoglobiny do liczby krwinek czerwonych)

  degenerative i. wskaźnik zwyrodnieniowy (odsetek granulocytów z ziarnistościami toksycznymi)

  decayed, missing, filled i. wskaźnik próchnica-ubytek-wypełnienie (wskaźnik próchnicy zębów)

  endemic i. wskaźnik endemiczny (odsetek zakażonych chorobą endemiczną)

  facial i. wskaźnik twarzowy (stosunek wysokości do szerokości twarzy)

  h(a)emolytic i. wskaźnik hemolizy

  karyokinetic i. wskaźnik kariokinetyczny, wskaźnik mitotyczny

  maturation i. wskaźnik dojrzewania (nabłonka pochwy)

  mitotic i. wskaźnik mitotyczny

  obesity i. wskaźnik otyłości

  opsonic i. wskaźnik opsoninowy

  orbital i. wskaźnik oczodołowy

  parasite i. wskaźnik pasożytniczy

  pelvic i. wskaźnik miedniczny

  phagocytic i. wskaźnik fagocytowy krwi

  plaque i. wskaźnik płytki nazębnej

  i. of refraction współczynnik załamania

  saturation i. wskaźnik wysycenia (krwinek hemoglobiną)

  therapeutic i. wskaźnik terapeutyczny (LD_{50}: ED_{50})

  ventilation i. wskaźnik wentylacji płuc (ilość tlenu wchłoniętego z każdego litra powietrza)

  vital i. stosunek urodzeń do śmierci w populacji w danym czasie

  volume i. wskaźnik objętościowy (krwinek czerwonych)

indicant ['indikənt] objaw wiodący

indication [ˌindi'keiʃən] wskazanie (do leczenia)

  causal i. wskazanie przyczynowe

  morbid i. wskazanie chorobowe

  specific i. wskazanie swoiste

  symptomatic i. wskazanie objawowe

indicator ['indiˌkeitə] wskaźnik, wskazówka; indykator chemiczny

  oxidation-reduction i. indykator oksydoredukcyjny

indifference [in'difrəns] obojętność

indifferent [in'difrənt] obojętny

indigestible [ˌindi'dʒestəbl] niestrawny
indigestion [ˌindi'dʒestʃən] niestrawność
 acid i. zgaga (*pot.*)
 fat i. biegunka tłuszczowa
 gastric i. zaburzenia trawienne z objawami
 żołądkowymi, dyspepsja
 nervous i. zaburzenia trawienne neurogenne
indiscernible [ˌindi'sə:nəbl] nie dający się
 rozróżnić
indisposition [ˌindispə'ziʃən] lekka choroba,
 niedyspozycja
indistinctness [ˌindis'tiŋktnis] niewyraźność
indistinguishable [ˌindis'tiŋgwiʃəbl] nie do
 odróżnienia
indium ['indiəm] ind, In (*chem.*)
individual [ˌindi'vidjuəl] 1) osobnik; 2) indywidualny
individually [ˌindi'vidjuəli] indywidualnie
indolaceturia [ˌindoulˌæsit'juəriə] obecność
 kwasu indolooctowego w moczu, indolaceturia
indole ['indoul] indol
indolent ['indələnt] 1) leniwy, opieszały; 2)
 niebolesny
 i. ulcer owrzodzenie źle gojące się i niebole-
 sne
indolyl ['indɔlil] grupa indolylowa
indomethacin [ˌindou'məθəsin] indometacyna
induce [in'dju:s] wzbudzać, powodować, wywoływać
inducer [in'dju:sə] czynnik wywołujący
inductance [in'dʌktəns] indukcyjność
induction [in'dʌkʃən] 1) wzbudzenie, spowodowanie, wywołanie; 2) indukcja (*elektr.*)
 i. of abortion spowodowanie poronienia
 i. of an(a)esthesia wprowadzenie do znieczulenia
 enzyme i. indukowanie enzymu
 i. of labo(u)r wywołanie akcji porodowej
indurated ['indjuəreitid] stwardniały
induration [ˌindjuə'reiʃən] 1) stwardnienie; 2)
 twardnienie
 cyanotic i. stwardnienie zastoinowe
 gray i. zwątrobienie szare (płuc)
 hepatic i. stwardnienie wątroby (zastoinowe)
 pigment i. of the lung stwardnienie brunat-
 ne płuc
 plastic i. stwardnienie włókniste prącia
 red i. zwątrobienie czerwone (płuc)
indwelling ['in'dweliŋ] tkwiący, stale przebywający, założony na stałe
 i. catheter cewnik założony na stałe
inebriate [i'ni:briˌeit] odurzyć, oszołomić,
 upić

inebriation [iˌni:bri'eiʃən] pijaństwo, nietrze-
 źwość
inebriety [ˌini'bri:eti] alkoholizm przewlekły
inedible [in'edibl] niejadalny
ineffectiveness [ˌini'fektivnis] bezskuteczność, nieskuteczność
inefficiency [ˌini'fiʃənsi] nieudolność, nieskuteczność, brak efektywności
inert [i'nə:t] 1) bezwładny; 2) nieczynny,
 chemicznie obojętny
 i. gas gaz obojętny
inertia [i'nə:ʃiə] bezwładność, bezwład, inercja
 psychic i. inercja psychiczna
 uterine i. bezwład macicy
inexcitability [ˌinikˌsaitə'biliti] brak pobudliwości
inexperience [ˌiniks'piəriəns] brak doświadczenia
infallibility [in'fælibiliti] 1) nieomylność; 2)
 niezawodność
infancy ['infənsi] niemowlęctwo
infant ['infənt] niemowlę, osesek, małe dziecko do 2 lat
 i. care opieka nad niemowlęciem
 i. feeding karmienie niemowlęcia
 floppy i. niemowlę z amiotonią, dziecko
 wiotkie
infanticide [in'fæntisaid] 1) dzieciobójstwo;
 2) dzieciobójczyni
infantile ['infəntail] dziecięcy, dziecinny
infantilism ['in'fæntilizm] infantylizm, zatrzymanie rozwoju somatycznego lub (i)
 psychicznego na poziomie dziecka
 cachectic i. niedorozwój w wyniku przewlekłych zakażeń i zatruć
 hepatic i. niedorozwój wywołany marskoś-
 cią wątroby
 hypothyroid i. matołectwo
 intestinal i. niedorozwój somatyczny w celiakii
 myx(o)edematous i. matołectwo
 pancreatic i. infantylizm w mukowiscydo-
 zie
 pituitary i. infantylizm przysadkowy, karłowatość przysadkowa
 renal i. krzywica nerkowa
 sexual i. infantylizm seksualny
infarct [in'fa:kt] zawał, obszar martwicy
 niedokrwiennej
 an(a)emic i. zawał bezkrwisty
 h(a)emorrhagic i. zawał krwotoczny
 pale i. zawał bezkrwisty
 red i. zawał krwotoczny
 septic i. zawał septyczny, bakteryjny
 white i. zawał bezkrwisty
infarction [in'fa:kʃən] zawał, obszar martwicy niedokrwiennej

anterior myocardial i. zawał przedniej ściany serca
anteroinferior myocardial i. zawał przednio-dolny serca
anterolateral myocardial i. zawał przednio--boczny serca
anteroseptal myocardial i. zawał serca przednioprzegrodowy
apical myocardial i. zawał serca koniuszkowy
atrial myocardial i. zawał serca przedsionkowy
cardiac i. zawał mięśnia sercowego, zawał serca
diaphragmatic myocardial i. zawał ściany dolnej serca
imminent myocardial i. zagrażający zawał serca
inferior myocardial i. zawał ściany dolnej serca
inferolateral myocardial i. zawał dolno--boczny serca
intramural myocardial i. zawał serca śródścienny
lateral myocardial i. zawał serca boczny
myocardial i. zawał mięśnia sercowego, zawał serca
posterior myocardial i. zawał serca tylny
posteroinferior myocardial i. zawał serca tylno-dolny
posterolateral myocardial i. zawał serca tylno-boczny
pulmonary i. zawał płuca
renal i. zawał nerki
septal i. zawał przegrody serca
silent i. zawał serca bezobjawowy
subendocardial myocardial i. zawał serca podwsierdziowy, zawał serca niepełnościenny
subepicardial myocardial i. zawał serca podnasierdziowy
threatening myocardial i. zawał serca zagrażający
through-and-through myocardial i. zawał serca pełnościenny
transmural myocardial i. zawał serca pełnościenny
infarctectomy [ˌinfarkt'əktəmi] wycięcie zawału
infaust [in'fɔ:st] niepomyślny
infect [in'fekt] zakażać, zarażać
infection [in'fekʃən] zakażenie, zarażenie
apical i. zakażenie okołowierzchołkowe (*stom.*)
airborne i. zakażenie powietrzne
alimentary i. zakażenie pokarmowe
aerobic i. zakażenie tlenowcami
anaerobic i. zakażenie beztlenowcami

arthropod-borne i. zakażenie przenoszone przez stawonogi (owady itp.)
coli i. zakażenie pałeczką okrężnicy
consecutive i. zakażenie następcze
contact i. zakażenie kontaktowe
cross i. zakażenie krzyżowe
cryptogenic i. zakażenie skrytopochodne
diaplacental i. zakażenie przezłożyskowe
droplet i. zakażenie kropelkowe
dustborne i. zakażenie pyłowe
endogenous i. zakażenie wewnątrzpochodne, zakażenie endogenne
exogenous i. zakażenie zewnątrzpochodne, zakażenie egzogenne
focal i. zakażenie ogniskowe
generalized i. zakażenie uogólnione, posocznica
gonococcal i. zakażenie gonokokowe
h(a)ematogenous i. zakażenie krwiopochodne
hand-borne i. zakażenie przenoszone przez brudne ręce
hospital i. zakażenie szpitalne
inapparent i. zakażenie bezobjawowe, zakażenie utajone
indirect i. zakażenie pośrednie
inhalation i. zakażenie wziewne, zakażenie inhalacyjne
intercurrent i. zakażenie wikłające
latent i. zakażenie utajone
local i. zakażenie miejscowe
mass i. zakażenie wielką liczbą zarazków
meningococcal i. zakażenie meningokokami
metastatic i. zakażenie przerzutowe, zakażenie krwiopochodne
microbial i. zakażenie bakteryjne
mixed i. zakażenie mieszane
non-specific i. zakażenie nieswoiste
nosocomial i. zakażenie szpitalne
odontogenic i. zakażenie zębopochodne
opportunistic i. zakażenie drobnoustrojami oportunistycznymi (atakującymi osłabiony ustrój)
parenteral i. zakażenie pozajelitowe
percutaneous i. zakażenie przezskórne
phytogenic i. zakażenie fitogenne, zakażenie czynnikiem roślinnym
pneumococcal i. zakażenie pneumokokowe
puerperal i. zakażenie połogowe
pyogenic i. zakażenie zarazkami ropotwórczymi
respiratory i. zakażenie dróg oddechowych
secondary i. zakażenie wtórne
silent i. zakażenie utajone
specific i. zakażenie swoiste
staphylococcal i. zakażenie gronkowcowe

streptococcal i. zakażenie paciorkowcowe
subacute i. zakażenie podostre
subclinical i. zakażenie podkliniczne, zakażenie utajone
superficial i. zakażenie powierzchowne
terminal i. zakażenie w końcowym stadium przewlekłej choroby
tick-borne i. zakażenie przenoszone przez kleszcze
transplacental i. zakażenie łożyskowe
urethrogenic i. zakażenie cewkopochodne
urinary i. zakażenie moczowe
urinary tract i. zakażenie dróg moczowych
virus i. zakażenie wirusowe
ward i. zakażenie szpitalne
water-borne i. zakażenie przenoszone przez wodę
zoogenic i. zakażenie odzwierzęce
infectious [in'fekʃəs] zakaźny
infectiousness [in'fekʃəsnis] zakaźność
infective [in'fektiv] zakaźny, zaraźliwy
infectivity [ˌinfek'tiviti] zakażalność
infecundity [ˌinfi'kʌnditi] bezpłodność
inferiority [inˌfiəri'ɔriti] niższość
   i. complex kompleks niższości
infertile [in'fə:tail] bezpłodny, niepłodny, jałowy
infertility [ˌinfə:'tiliti] bezpłodność, niepłodność
infest [in'fest] 1) zakazić pasożytami; 2) zachwaścić
infestation [ˌinfes'teiʃən] inwazja pasożytów, robactwa, infestacja ektoparazytami
infested [in'festid] opanowany przez ektoparazyty, zawszony itp.
infibulation [inˌfibju'leiʃən] infibulacja, zeszycie napletka lub warg sromowych dla uniemożliwienia kopulacji
infiltrate [in'filtreit] 1) nasączyć; 2) naciec, naciekać; 3) naciek, infiltrat
   infraclavicular i. naciek gruźliczy podobojczykowy
   tuberculous i. naciek gruźliczy
infiltration [ˌinfil'treiʃən] nacieczenie, naciek, naciekanie, nasączanie
   adipose i. nacieczenie komórkami tłuszczowymi
   amyloid i. nacieczenie amyloidem
   calcareous i. odkładanie się wapnia w tkankach
   cellular i. nacieczenie komórkowe
   eosinophilic i. naciek komórkami eozynochłonnymi
   fatty i. stłuszczenie, nacieczenie tłuszczami komórek
   perifocal i. naciek okołoogniskowy
infirm [in'fə:m] chory, dotknięty niemocą, słaby

infirmary [in'fə:məri] mały szpital, izba chorych (w internacie)
inflame [in'fleim] 1) zapalić; 2) spowodować stan zapalny
inflamed [in'fleimd] będący w stanie zapalnym
inflammation [ˌinflə'meiʃən] zapalenie
   adhesive i. zapalenie zlepne
   allergic i. zapalenie alergiczne
   aseptic i. zapalenie jałowe, zapalenie bezbakteryjne
   atrophic i. zapalenie zanikowe
   catarrhal i. zapalenie nieżytowe, nieżyt
   cirrhotic i. zapalenie marskotwórcze
   croupous i. zapalenie krupowe
   desquamating i. zapalenie złuszczające
   diffuse i. zapalenie rozlane
   disseminated i. zapalenie rozsiane
   experimental i. zapalenie doświadczalne
   exudative i. zapalenie wysiękowe
   fibrinopurulent i. zapalenie włóknikowo--ropne
   fibrinous i. zapalenie włóknikowe
   fibroid i. zapalenie zwłókniające, zapalenie zanikowe
   focal i. zapalenie ogniskowe
   foreign body i. zapalenie wokół ciała obcego
   gangrenous i. zapalenie zgorzelinowe
   gonorrh(o)eal i. zapalenie gonokokowe
   granulomatous i. zapalenie ziarniniakowe
   h(a)emorrhagic i. zapalenie krwotoczne
   hyperplastic i. zapalenie rozrostowe
   hypertrophic i. zapalenie hipertroficzne, zapalenie przerostowe
   interstitial i. zapalenie śródmiąższowe
   metastatic i. zapalenie przerzutowe
   mycotic i. zapalenie grzybicze
   necrotizing i. zapalenie zmartwiające
   non-specific i. zapalenie nieswoiste
   obliterating i. zapalenie zarostowe
   obliterative i. zapalenie zarostowe
   obturatory i. zapalenie zarostowe
   parenchymatous i. zapalenie miąższowe, zapalenie uszkadzające
   perifocal i. zapalenie okołoogniskowe
   phlegmonous i. zapalenie ropowicze
   physiologic i. zapalenie fizjologiczne
   plastic i. zapalenie wytwórcze
   pneumococcal i. zapalenie pneumokokowe
   productive i. zapalenie wytwórcze
   proliferative i. zapalenie wytwórcze
   pseudomembranous i. zapalenie rzekomobłoniaste
   purulent i. zapalenie ropne
   reactive i. zapalenie odczynowe
   sclerosing i. zapalenie stwardniające

serofibrinous i. zapalenie surowiczo-włóknikowe
seroplastic i. zapalenie surowiczo-wytwór-
cze
serous i. zapalenie surowicze
specific i. zapalenie swoiste
subacute i. zapalenie podostre
superficial i. zapalenie powierzchowne
suppurative i. zapalenie ropne
sympathetic i. zapalenie współczulne
ulcerative i. zapalenie wrzodziejące
inflammatory [in'flæmətɔri] zapalny
inflation [in'fleiʃən] wzdęcie, nadęcie, na-
dmuchanie
inflexibility [in‚fleksi'biliti] sztywność, nie-
zginalność
inflict [in'flikt] zadać (uraz, ranę)
inflow ['inflou] 1) dopływ, wpływ; 2) wlot
influence ['influəns] wpływ, oddziaływanie
influenza [‚influ'enzə] grypa
   abdominal i. grypa z objawami brzusznymi
   pandemic i. grypa pandemiczna
influenzal [‚influ'enzəl] grypowy
influx ['inflʌks] dopływ, wpływ, wlot
infolding [in'fouldiŋ] sfałdowanie, operacja
sfałdowania
information [‚infə'meiʃən] informacja
   genetic i. informacja genetyczna
infra- ['infrə-] w złożeniach oznacza: pod,
poniżej
infraction [in'frækʃən] złamanie (bez przemieszczenia), załamanie, nadłamanie
infradiaphragmatic [‚infrə‚daiəfræg'mætik]
podprzeponowy
infraglottic [‚infrə'glɔtik] podgłośniowy
inframandibular [‚infrəmæn'dibjulə] podżuchwowy
inframaxillary [‚infrə'mæksiləri] podszczękowy
infranatant [‚infrə'nætənt] infranatant, płyn
pod osadem
infraocclusion [‚infrəɔ'kluːʒən] zgryz otwarty
infrapatellar [‚infrepə'telə] podrzepkowy
infraplacement [‚infrə'pleismənt] przemieszczenie w dół
infrared ['infrə'red] podczerwony
infrasonic [‚infrə'sɔnik] poddźwiękowy
infriction [in'frikʃən] wcieranie
infundibular [‚infʌn'dibjulə] lejkowaty, lej-
kowy
infundibulectomy [‚infʌndibjul'ektəmi] wycięcie przerośniętego mięśnia sercowego
zacieśniającego wpływ z komory
infundibulo-ovarian [‚infʌn'dibjulɔ-ɔ'væriən]
dotyczący lejka jajowodu
infundibulopelvic [‚infʌn'dibjulɔ‚pelvik] lej-
kowo-miedniczny
infundibulum [‚infʌn'dibjuləm] lejek

hypothalamic i. łodyga przysadki
infuse [in'fjuːz] 1) naparzać, zaparzać; 2)
wlewać
infusion [in'fjuːʒn] 1 napar, infuzja; 2) wlew,
wlewanie
   drip i. wlew kroplowy
   intravenous i. wlew dożylny
   intravenous drip i. dożylny wlew kroplowy,
kroplówka
   pulsed i. wlewanie pulsacyjne
   i. set zestaw do wlewania
Infusoria [‚infju:'zɔːriə] wymoczki (biol.)
infusorial [‚infju:'sɔːriəl] okrzemkowy (o ziemi)
ingest [in'dʒest] spożyć, połknąć
ingestion [in'dʒestʃən] spożycie, przyjęcie
pokarmu
ingredient [in'griːdiənt] składnik, ingredien-
cja
ingrowing ['in‚grouiŋ] wrastający
   i. nail wrastający paznokieć
inguinal ['iŋgwinl] pachwinowy
inguinoscrotal [‚iŋgwinɔ'skroutəl] pachwi-
nowo-mosznowy
inhalant [in'heilənt] środek do inhalacji
inhalation [‚inhə'leiʃən] 1) inhalacja, wziewanie; 2) wdech; 3) roztwór wytwarzający
parę do inhalacji
   solvent i. narkotyzowanie się wdychaniem
par rozpuszczalników organicznych
inhale [in'heil] wdychać, wziewać
inhaler [in'heilə] inhalator
inherit [in'herit] dziedziczyć, odziedziczyć
inheritance [in'heritəns] 1) dziedziczenie; 2)
to co się dziedziczy
   alternative i. dziedziczenie mendlowskie
   collateral i. dziedziczenie kolateralne
   criss-cross i. dziedziczenie związane z płcią
   cytoplasmic i. dziedziczenie cytoplazmatyczne, dziedziczenie pozajądrowe
   dominant i. dziedziczenie dominujące,
dziedziczenie dominującego genu
   extrachromosomal i. dziedziczenie poza-
chromosomowe
   extranuclear i. dziedziczenie pozajądrowe
   holandric i. dziedziczenie holandryczne,
dziedziczenie cech sprzężonych z chromosomem męskim
   hologynic i. dziedziczenie hologyniczne,
dziedziczenie cech sprzężonych z chromosomem żeńskim
   homochronous i. dziedziczenie homochro-
niczne, dziedziczenie cechy ujawniającej
się u potomka w tym samym czasie co
u rodzica
   maternal i. dziedziczenie matczyne
   Mendelian i. dziedziczenie mendlowskie,
dziedziczenie chromosomowe

mosaic i. dziedziczenie mozaikowe
recessive i. dziedziczenie cech recesywnych
sex-linked i. dziedziczenie cech sprzężonych z płcią
inherited [in'heritid] odziedziczony
inhibit [in'hibit] hamować, powstrzymywać
inhibition [ˌinhi'biʃən] hamowanie, zahamowanie
　central i. hamowanie ośrodkowe
　competitive i. hamowanie współzawodniczące, hamowanie kompetytywne
　feedback i. hamowanie zwrotne
　h(a)emagglutination i. hamowanie aglutynacji krwinek
　non-competitive i. hamowanie niekompetytywne, hamowanie niekompetycyjne
　potassium i. zahamowanie akcji serca podaniem potasu
　reciprocal i. hamowanie wzajemne (w mechanizmie wzajemnie zwrotnego unerwienia)
　reflex i. hamowanie odruchowe
　selective i. hamowanie kompetytywne
　specific i. hamowanie swoiste
inhibitor [in'hibitə] inhibitor, czynnik hamujący
　monoamine oxidase i. inhibitor monoaminooksydazy
inhibitory [in'hibitəri] hamujący
inject [in'dʒekt] wstrzykiwać
injectable [in'dʒektəbl] dający się wstrzykiwać
injection [in'dʒekʃən] wstrzyknięcie, zastrzyk
　air i. wstrzyknięcie powietrza
　conjunctival i. przekrwienie spojówki
　depot i. wstrzyknięcie depotu leku (wolno uwalnianej postaci leku)
　endermic i. wstrzyknięcie śródskórne
　epidural i. wstrzyknięcie nadtwardówkowe
　hypodermic i. wstrzyknięcie podskórne
　intra-arterial i. wstrzyknięcie dotętnicze
　intra-articular i. wstrzyknięcie dostawowe
　intracardiac i. wstrzyknięcie dosercowe
　intracutaneous i. wstrzyknięcie śródskórne
　intradermal i. wstrzyknięcie śródskórne
　intramuscular i. wstrzyknięcie domięśniowe
　intraperitoneal i. wstrzyknięcie dootrzewnowe
　intrapleural i. wstrzyknięcie doopłucnowe
　intrathecal i. wstrzyknięcie dooponowe
　intravascular i. wstrzyknięcie donaczyniowe
　intravenous i. wstrzyknięcie dożylne
　intraventricular i. wstrzyknięcie dokomorowe (do komór mózgu)

　jet i. wstrzyknięcie przezskórne strumieniem roztworu pod wysokim ciśnieniem
　percutaneous i. wstrzyknięcie przezskórne
　sensitizing i. wstrzyknięcie dawki uczulającej alergenu
　subcutaneous i. wstrzyknięcie podskórne
injector [in'dʒektə] wtryskiwacz do wstrzyknięć
　jet i. wtryskiwacz do wstrzyknięć
injury ['indʒeri] uraz, rana, uszkodzenie
　blast i. uraz po wybuchu, kontuzja eksplozyjna
　contrecoup i. of the brain uraz mózgu z odbicia
　coup i. of the brain bezpośredni uraz mózgu
　crush i. uraz zmiażdżeniowy
　current of i. prąd uszkodzenia
　direct i. of the brain bezpośredni uraz mózgu
　head i., closed zamknięty uraz głowy
　head i., open otwarty uraz głowy
　hyperextension-hyperflexion i. uraz odgięciowo-zgięciowy kręgosłupa szyjnego z nadwichnięciem
　immersion blast i. uraz eksplozyjny w wodzie
　thermal i. uraz cieplny
　whiplash i. = **hyperextension-hyperflexion i.**
inlay ['in'lei] wkład, mikroproteza (*stom.*)
　crown i. wkład koronowy
　crown-root i. wkład koronowo-korzeniowy
inlet ['inlet] wlot, wpust, dopływ, wchód
　i. of the pelvis wchód miednicy
inmate ['inmeit] pensjonariusz (domu opieki itp.)
innate ['ineit] wrodzony
innervation [ˌinə:'veiʃən] 1) unerwienie, inerwacja; 2) pobudzenie bodźcem nerwowym
　collateral i. reinerwacja oboczna
　reciprocal i. unerwienie wzajemnie zwrotne
innidation [inˌnid'eiʃən] zagnieżdżenie (komórek nowotworowych tworzących przerzut)
innocent ['inəsnt] niewinny, dobrotliwy
innocuous [i'nɔkjuəs] nieszkodliwy
ino- [inə-] w złożeniach oznacza włókno lub włóknisty (przestarzale)
inoculate [i'nɔkjuleit] 1) szczepić, podawać szczepionkę; 2) posiewać bakterie na podłoże; 3) przekazywać chorobę przez wszczepienie
inoculation [iˌnɔkju'leiʃən] szczepienie, zaszczepienie; 2) posianie bakterii na podłoże, inokulacja
inoculum [i'nɔkjuləm] materiał inokulacyjny, inokulum

inoperable [in'ɔperəbl] nieoperacyjny, nie nadający się do operacji
inoperative [in'ɔperətiv] nieczynny, nie działający
inorganic [ˌinɔ:'gænik] nieorganiczny
inosine ['inousin] inozyna
inositol [in'ousitɔl] inozytol
inosuria [ˌinous'juəriə] inozyturia
inotropic [ˌinɔ'trɔpik] inotropowy, wpływający na siłę skurczu
  negatively i. ujemnie inotropowy, osłabiający skurcz mięśnia sercowego
  positively i. dodatnio inotropowy, zwiększający siłę skurczu
inpatient ['inˌpeiʃənt] chory hospitalizowany
input ['inˌput] wejście (*elektr.*), wejściowy
  afferent i. dopływ bodźców do ośrodka nerwowego
inquire [in'kwaiə] dowiadywać się, dopytywać się, ankietować
inquiry [in'kwaiəri] 1) dochodzenie, dowiadywanie się; 2) śledztwo; 3) ankieta
  i. form kwestionariusz ankietowy
insane [in'sein] obłąkany, chory umysłowo
  i. asylum szpital psychiatryczny
insanitary [in'sænitəri] niezdrowy, niehigieniczny
insanity [in'sæniti] 1) choroba umysłowa, psychoza, obłęd; 2) stan psychiczny zmniejszający odpowiedzialność prawną
  acute confusional i. ostra psychoza ze splątaniem
  adolescent i. schizofrenia młodzieńcza
  affective i. psychoza maniakalno-depresyjna
  alcoholic i. psychoza alkoholowa
  alternating i. psychoza maniakalno-depresyjna
  Basedowian i. psychoza maniakalno-depresyjna w nadczynności tarczycy
  choreic i. psychoza w pląsawicy
  circular i. psychoza maniakalno-depresyjna, cyklofrenia
  climacteric i. zaburzenia psychiczne okresu klimakterium
  communicated i. psychoza indukowana, obłęd udzielony
  compulsive i. nerwica natręctw
  confusional i. ostra psychoza organiczna ze splątaniem
  criminal i. = **moral i.**
  cyclic i. psychoza maniakalno-depresyjna
  delusional i. obłęd urojeniowy, paranoja
  double i. obłęd udzielony
  drug i. psychoza polekowa
  hysterical i. psychoza histeryczna, nerwica histeryczna
  idiophrenic i. zespół psychoorganiczny

  imposed i. obłęd udzielony
  impulsive i. nerwica natręctw
  induced i. obłęd udzielony, psychoza indukowana
  intermittent i. psychoza maniakalno-depresyjna
  manic-depressive i. psychoza maniakalno-depresyjna
  moral i. psychopatia ze skłonnością do przestępstw
  periodic i. psychoza maniakalno-depresyjna
  puerperal i. psychoza połogowa
  religious i. obłęd religijny, paranoja religijna
  simultaneous i. obłęd udzielony
insatiable [in'seiʃiəbl] nienasycony
insatiate [in'seiʃiət] niezaspokojony
inscription [in'skripʃən] część recepty obejmująca składniki leku
insect ['insekt] owad
  i. bites ukąszenia owadów
  i. stings ukłucia owadów, użądlenia
insecticide [in'sektisaid] środek owadobójczy
insecurity [ˌinsi'kjuəriti] niepewność, brak bezpieczeństwa
insemination [inˌsemi'neiʃən] unasiennienie, zaplemnienie
  artificial i. sztuczna inseminacja
  heterologous i. inseminacja nasieniem nie pochodzącym od męża
  homologous i. inseminacja nasieniem męża
insensibility [inˌsensə'biliti] 1) brak czucia; 2) brak przytomności; 3) obojętność, niewrażliwość
insensitive [in'sensitiv] niewrażliwy, nie odczuwający
inseparability [inˌsepərə'biliti] nierozdzielność
insert [in'sə:t] wprowadzić (coś do...), wsunąć, włożyć
insertion [in'sə:ʃən] 1) przyczep (ścięgna itp.); 2) włożenie, wprowadzenie
  path of i. droga wprowadzenia protezy na zęby filarowe
inside [in'said] 1) wnętrze, strona wewnętrzna; 2) wewnątrz
insidious [in'sidiəs] podstępny
  i. onset of disease podstępny początek choroby
insight ['insait] wgląd, wnikliwość, intuicja
insignificance [ˌinsig'nifikəns] znikomość, nieznamienność (*stat.*)
in situ ['in'situ:] *in situ*, w miejscu, na miejscu
insolation [ˌinsə'leiʃən] nasłonecznienie, insolacja, udar słoneczny
insolubility [inˌsɔlju'biliti] nierozpuszczalność

insoluble [in'sɔljubl] nierozpuszczalny
insomnia [in'sɔmniə] bezsenność
insomniac [in'sɔmniək] cierpiący na bezsenność
inspect [in'spekt] oglądać, badać oglądaniem, doglądać, kontrolować
inspection [in'spekʃən] oględziny, przyglądanie się, inspekcja
inspiration [͵inspə'reiʃən] 1) wdech; 2) inspiracja, natchnienie
  crowing i. piejący wdech (przy zwężeniu krtani)
inspiratory [in'spərətəri] wdechowy
inspire [in'spaiə] wdychać, wziewać
inspissate [in'spiseit] zagęszczać (przez odparowanie)
inspissation [͵inspi'seiʃən] zagęszczenie, zgęszczenie
instability [͵instə'biliti] chwiejność, niestałość, nietrwałość
  cervical vertebral i. brak stabilizacji kręgów szyjnych (po urazie)
  emotional i. chwiejność emocjonalna
  ligamentous joint i. brak stabilizacji stawu wskutek uszkodzenia więzadeł
install [in'stɔ:l] zainstalować, wmontować
instant ['instənt] natychmiastowy, nagły
instep ['instep] łuk stopy, podbicie
instil(l) [in'stil] zakroplić, wkroplić
instillation [͵insti'leiʃən] zakroplenie, wkroplenie
instillator [insti'leitə] zakraplacz
instinct ['instiŋkt] instynkt
  herd i. instynkt stadny
  sexual i. instynkt seksualny
instinctive [in'stiŋktiv] instynktowny
institute ['insti͵tju:t] wprowadzić, zaprowadzić
  i. treatment wprowadzić leczenie
instructive [in'strʌktiv] pouczający, kształcący
instrument ['instrumənt] narzędzie, instrument, przyrząd
  stereotaxic i. aparat stereotaktyczny (do lokalizacji struktur mózgowych)
instrumental [͵instru'mentəl] instrumentalny, przyrządowy
instrumentarium [͵instrumən'tæriəm] instrumentarium
instrumentation [͵instrumen'teiʃən] instrumentacja (operacyjna)
instrumenter ['instru'mentə] instrumentariuszka (przy operacji)
insufferable [in'sʌfərəbl] nie do zniesienia, nieznośny
insufficiency [͵insə'fiʃensi] 1) niewydolność, niedomoga, niedostateczność, niedobór; 2) niedomykalność (zastawki)

adrenocortical i. niedomoga kory nadnerczy
alveolocirculatory i. niewydolność pęcherzykowa płuc
aortic i. niedomykalność zastawki aorty
cardiac i. niewydolność serca
cervical i. niewydolność szyjkowa
circulatory i. niewydolność krążenia
coronary i. niewydolność naczyń wieńcowych
i. of the eyelids niedomykalność powiek (nieporażenna)
hepatic i. niewydolność wątroby
mitral i. niedomykalność zastawki dwudzielnej
muscular i. niewydolność mięśniowa
myocardial i. niewydolność serca
palatopharyngeal i. niewydolność podniebienno-gardłowa
parathyroid i. niedoczynność przytarczyc
pulmonary i. niedomykalność zastawki tętnicy płucnej
pyloric i. niedomykalność odźwiernika
renal i. niewydolność nerek
respiratory i. niewydolność oddechowa
thyroid i. niedoczynność tarczycy
tricuspid i. niedomykalność zastawki trójdzielnej
uterine i. atonia macicy
valvular i. niedomykalność zastawki
velopharyngeal i. niewydolność podniebienno-gardłowa
venous i. niewydolność żył
insufficient [͵insə'fiʃənt] niewydolny, niewystarczający, niedostateczny
insufflation [͵insə'fleiʃən] wdmuchiwanie
  perirenal i. wstrzyknięcie powietrza okołonerkowe, odma okołonerkowa
  tubal i. przedmuchiwanie jajowodów
insufflator ['insə͵fleitə] insuflator (do wdmuchiwania)
insula ['insjulə] wysepka (trzustki, mózgu)
insular ['insjulə] wysepkowy
insulate ['insjuleit] izolować (*elektr.*), oddzielić, odosobnić
insulation [͵insju'leiʃən] izolacja (*elektr.*), odosobnienie
insulin ['insjulin] insulina
  i. -like activity aktywność insulinopodobna
  i. antagonist przeciwciało przeciw insulinie
  immunoreactive i. insulina immunoreaktywna
  protamine zinc i. insulina protaminowo-cynkowa
insulin(a)emia [͵insjulin'i:miə] stężenie insuliny we krwi

insulinoma [ˌinsjuli'noumə] gruczolak wyse-pkowatokomórkowy

insulitis [ˌinsju'laitis] zapalenie wysp trzust-kowych (Langerhansa)

insult ['insʌlt] 1) uraz; 2) atak (padaczkowy), udar

insusceptibility ['insəˌseptə'biliti] niepodat-ność, niewrażliwość

intact [in'tækt] nietknięty, nie uszkodzony

intake ['in'teik] 1) przyjmowanie (pożywie-nia, leku); 2) wlot

integral ['intigrəl] 1) integralny, całkowity; 2) całka, całkowy

integument [in'tegjumənt] powłoka ciała, pokrywa

intellect ['intilekt] intelekt, umysł, rozum

intellectual [ˌinti'lektjuəl] intelektualny, umysłowy

intelligence [in'telidʒəns] inteligencja, ogólna aktywność umysłu
  abstract i. zdolność rozumienia abstrakcji
  mechanical i. zdolność rozumienia prob-lemów technicznych
  i. quotient iloraz inteligencji
  social i. zdolność rozumienia problemów ludzkich, społecznych

intelligent [in'telidʒent] inteligentny

intelligibility [inˌtelidʒə'biliti] zrozumiałość (mowy itp.)

intelligible [in'telidʒibl] zrozumiały

intemperate [in'tempərit] 1) pijący nałogo-wo; 2) nieumiarkowany

intensification [inˌtensifi'keiʃən] intensyfika-cja, nasilenie, wzmocnienie

intensifier [in'tensifaiə] wzmacniacz, amplifi-kator (elektr.)
  image i. wzmacniacz elektroniczny obrazu rtg

intensify [in'tensifai] wzmacniać, intensyfi-kować

intensity [in'tensiti] intensywność, nasilenie, natężenie
  acoustic i. natężenie dźwięku
  luminous i. natężenie światła

intensive [in'tensiv] intensywny, nasilony, natężony

intention [in'tenʃən] intencja, zamiar, cel
  healing by first i. gojenie się przez rychło-zrost (bez ziarninowania)
  healing by second i. gojenie się przez ziar-ninowanie
  healing by third i. gojenie się przez wypeł-nienie ubytku ziarniną i rozwój blizny
  union by first i. = **healing by first i.**

inter- ['intə-] w złożeniach oznacza: między, pomiędzy

interact [ˌinter'ækt] oddziaływać na siebie wzajemnie

interaction [ˌintər'ækʃn] interakcja, wzajem-ne oddziaływanie

interarytenoid [ˌintəra:'ritənɔid] międzyna-lewkowaty

interauricular [ˌintərɔ:'rikjulə] międzyprzed-sionkowy, międzyuszny

interbrain ['intəbrein] międzymózgowie

interbreed ['intə'bri:d] krzyżować, pokrzy-żować (gen.)

interbreeding ['intə'bri:diŋ] chów krzyżowy

intercadence [ˌintə'keidəns] wtrącone ude-rzenie serca

intercalary [in'tə:kələri] wtrącony, wstawio-ny

intercalate [in'tə:kəleit] wtrącić, wstawić

intercalated [ˌin'tə:kəleitid] wtrącony, wsta-wiony
  i. disc wstawka w mięśniu sercowym

intercanalicular [ˌintə:kænə'likjulə] między-kanalikowy

intercapillary [ˌintə:'kæpiləri] międzywłoś-niczkowy

intercapitular [ˌintəkə'pitjulə] międzygłów-kowy

intercarotic [ˌintəkə'rɔtik], **intercarotid** [ˌintə-kə'rɔtid] leżący między tętnicami szyjny-mi

intercarpal [ˌintə'ka:pəl] między kośćmi nadgarstka

intercartilaginous ['intəˌka:ti'lædʒinəs] mię-dzychrząstkowy

intercavernous [ˌintə'ka:vərnəs] międzyja-mowy

intercellular [ˌintə'seljulə] międzykomórko-wy

intercerebral [ˌintə'seribrəl] między półkula-mi mózgu

interchangeable [ˌintə'tʃeindʒəbl] wymienny wzajemnie

interchondral [ˌintə'kɔndrəl] międzychrząst-kowy

intercilium [ˌintə'siliəm] gładzizna, glabella

interclavicular [ˌintəklæ'vikjulə] między-obojczykowy

intercoccygeal [ˌintəkɔk'si:dʒiəl] leżący mię-dzy kręgami ogonowymi

intercolumnar [ˌintəkə'lʌmnə] międzysłupo-wy, międzypalisadowy

intercondylar [ˌintə'kəndilə], **intercondylic** [ˌintəkən'dilik], **intercondyloid** [ˌintə'kən-dilɔid] międzykłykciowy

intercostal [ˌintə'kɔstl] międzyżebrowy

intercostohumeral [ˌintəˌkɔstə'hjumərəl] międzyżebrowo-ramienny (nerw)

intercourse ['intəkɔ:s] 1) stosunek (płciowy); 2) wymiana poglądów
  sexual i. stosunek płciowy

intercricothyrotomy [ˌintəˌkrikɔˈθaiˈrɔtəmi] przecięcie krtani między chrząstkami tarczowatą i pierścieniowatą

intercristal [ˌintəˈkristæl] międzygrzebieniowy

intercross [ˌintəˈkrɔs] skrzyżować (*gen.*)

intercrural [ˌintəˈkrurəl] międzyodnogowy, międzyszypułowy

intercurrent [ˌintəˈkʌrənt] wstępujący równocześnie
i. disease współistniejąca choroba

intercuspation [ˌintəkʌsˈpeiʃən] styk guzków zębów, które wchodzą w dołki między guzkami odpowiedniego zęba

intercusping [ˌintəˈkʌspiŋ] wchodzący w odpowiednią wklęsłość (o guzku zęba)

interdeferential [ˌintədefəˈrenʃəl] międzynasieniowodowy

interdental [ˌintəˈdentl] międzyzębowy

interdependence [ˌintədiˈpendəns] wzajemna zależność

interdigit [ˌintəˈdidʒit] przestrzeń międzypalcowa

interdigital [ˌintəˈdidʒitəl] międzypalcowy

interdigitation [ˌintəˈdidʒiˈteiʃən] kontakt dwu struktur podobny do wsunięcia palców między palce drugiej ręki

interdisciplinary [ˌintəˈdisiplinəri] z pogranicza dwu specjalności lub dwu nauk

interdiscipline [ˌintəˈdisiplin] przedmiot zainteresowania dwu działów nauki

interface [ˈintəfeis] powierzchnia rozdzielająca dwa ośrodki lub ciała

dermoepidermal i. styk naskórka ze skórą

interfacial [ˌintəˈfeiʃəl] dotyczący powierzchni rozdzielającej

interfascicular [ˌintəfæsiˈkjulə] międzypęczkowy, międzyzwiązkowy

interfemoral [ˌintəˈfemərəl] międzyudowy

interference [ˌintəˈfiərəns] 1) przeszkadzanie, wtrącanie się; 2) interferencja fal, interferencja genetyczna

interferon [ˌintəˈfərɔn] interferon

interictal [ˌintəˈiktəl] międzynapadowy

interlace [ˌintəˈleis] przeplatać (się), splatać

interleukin [ˌintərˈljuki:n] interleukina

interlink [ˌintəˈliŋk] powiązać w ogniwa, połączyć

interlobar [ˌintəˈloubə] międzyplatowy, międzyzrazowy

interlobitis [ˌintəlouˈbaitis] zapalenie opłucnej międzypłatowej

interlock [ˌintəˈlɔk] sczepić, sprzęgać, zablokować

intermammary [ˌintəˈmæməri] międzysutkowy

intermarriage [ˌintəˈmæridʒ] małżeństwo między krewnymi

intermediary [ˌintəˈmi:diəri] 1) pośredni, pośredniczący; 2) pośrednik

intermediate [ˌintəˈmi:djet] 1) pośredni (stadium, faza); 2) półprodukt, substancja pośrednia
metabolic i. pośredni produkt przemiany materii

intermembranous [ˌintəˈmembrənəs] międzybłoniasty

intermenstrual [ˌintəˈmenstruəl] międzymiesiączkowy

intermingle [ˌintəˈmiŋgl] przeplatać (się)

intermission [ˌintəˈmiʃən] intermisja, przerwa między okresami choroby psychicznej z pełną remisją

intermittence [ˌintəˈmitens] przerywany przebieg (choroby)

intermittent [ˌintəˈmitənt] przerywany, występujący z przerwami, intermitujący

intermix [ˌintəˈmiks] wymieszać, zmieszać

intern [inˈtə:n] stażysta mieszkający na terenie szpitala (student lub młody lekarz)

internal [inˈtə:nl] wewnętrzny
i. diseases choroby wewnętrzne
i. medicine medycyna wewnętrzna, interna

internalization [inˌtənəliˈzeiʃən] internalizacja, przyjęcie poglądów i sposobu życia innej osoby lub grupy

internatal [ˌintəˈneitl] międzypośladkowy

interneuron [ˌintəˈnjuerɔn] neuron wstawkowy

internist [inˈtə:nist] internista

internode [ˈintənoud] międzywęźle, odcinek nerwu między przewężeniami Ranviera

internship [inˈtə:nʃip] staż szpitalny ze stałym przebywaniem w szpitalu

internuclear [ˌintəˈnjukliə] międzyjądrowy

internuncial [ˌintəˈnʌnʃiəl] pośredniczący, wstawkowy

interocclusal [ˌintəɔˈklu:səl] leżący między powierzchniami zgryzowymi

interoceptor [ˌintərɔˈseptə] interoceptor, receptor odbierający bodźce z wnętrza ustroju

interorbital [ˌintərɔːˈbitəl] międzyoczodołowy

interosseal [ˌintəˈrɔsiəl], **interosseous** [ˌintərˈɔsiəs] międzykostny

interparoxysmal [ˌintəˌpærəkˈsizməl] międzynapadowy

interpeduncular [ˌintəpedˈjunkjulə] międzyszypułowy, międzykonarowy

interphase [ˈintəˈfeiz] interfaza (okres między podziałami komórki)

interplanting [ˌintəˈplæntiŋ] przenoszenie grupy komórek zarodkowych z zarodka do obojętnego środowiska innego zarodka w embriologii eksperymentalnej

interpolar [ˌintəˈpoulə] międzybiegunowy

interpolation [inˌtəːpouˈleiʃən] interpolacja
interposition [ˌintəːpɔˈziʃən] wstawienie czegoś między dwie struktury
interpretation [inˌtəːpriˈteiʃən] interpretacja, wyjaśnienie
interruption [ˌintəˈrʌpʃən] przerywanie, przerwanie
interscapular [ˌintəˈskæpjulə] międzyłopatkowy
intersection [ˌintəˈsekʃən] przecięcie się dwu skrzyżowanych linii
intersex [ˌintəˈseks] osobnik interseksualny
intersexual [ˌintəˈseksjuəl] interseksualny
intersexuality [ˌintəˌseksjuˈæliti] interseksualizm, obecność cech obu płci u jednego osobnika
interspace [ˌintəˈspeis] odstęp
interspinal [ˌintəˈspainəl] międzykolcowy
interstitial [ˌintəˈstiʃəl] śródmiąższowy
interstitium [ˌintəˈstiʃəm] tkanka śródmiąższowa
intersystole [ˌintəˈsistɔli] intersystole, przerwa między zakończeniem skurczu przedsionków i początkiem skurczu komór
intertrigo [ˌintəˈtraigou] wyprzenie, odparzenie
  interdigital i. wyprzenie międzypalcowe
  microbial i. wyprzenie bakteryjne
  systemic i. wyprzenie układowe
intertrochanteric [ˌintətrɔkænˈterik] międzykrętarzowy
intertubular [ˌintəˈtjubjulə] międzykanalikowy, międzycewkowy
interval [ˌintəvəl] odstęp, przerwa, interwał
  atriocarotid i. odstęp na sfigmogramie między falą przedsionkową a falą tętna w tętnicy szyjnej
  atrioventricular i. odstęp przedsionkowo-komorowy w ekg
  cardioarterial i. okres między uderzeniem koniuszkowym serca a falą tętna w tętnicy promieniowej
  coupling i. odstęp między pobudzeniem zatokowym a skurczem dodatkowym
  focal i. odstęp między przednim a tylnym ogniskiem oka
  interectopic i. odstęp między kolejnymi skurczami dodatkowymi serca
  isometric i. odstęp między początkiem skurczu komór serca a otwarciem zastawek przedsionkowo-komorowych
  lucid i. przerwa jasna, przejściowy powrót świadomości
  passive i. przerwa bierna (bez skurczu przedsionków i komór)
  postsphygmic i. okres od początku rozszerzania się komór do otwarcia zastawek przedsionkowo-komorowych

  presphygmic i. = isometric i.
  sphygmic i. okres wyrzucania krwi z komór
intervals [ˈintəvəls] in ECG p. electrocardiogram
intervention [ˌintəˈvenʃən] interwencja, wkroczenie
  crisis i. interwencja w sytuacji przełomowej (w psychoanalityce)
  surgical i. interwencja chirurgiczna
interventricular [ˌintəvenˈtrikjulə] międzykomorowy
intervertebral [ˌintəˈvertibrəl] międzykręgowy
interview [ˌintəˈvjuː] zbierać wywiad
intestinal [inˈtestinl] jelitowy
  i. decompression odbarczenie jelita (usunięcie gazów i treści)
  i. gases gazy jelitowe
intestine [inˈtestin] jelito
  large i. jelito grube
  small i. jelito cienkie
intima [ˈintimə] błona wewnętrzna naczynia
intolerable [inˈtɔlərəbl] nie do wytrzymania, nieznośny
intolerance [inˈtɔlərəns] nietolerancja, nietolerowanie, nieznoszenie
  drug i. nietolerowanie leku
  fructose i. nietolerancja fruktozy
  lactose i. nietolerancja laktozy
intolerant [inˈtɔlərənt] nie tolerujący, nie znoszący
intoxicant [inˈtɔksikənt] środek odurzający
intoxicate [inˈtɔksikeit] 1) zatruć; 2) upić, odurzyć
intoxication [ˌintɔksiˈkeiʃən] 1) zatrucie; 2) ostre upojenie lub odurzenie alkoholem lub narkotykiem
  acid i. zatrucie kwasem (egzogennym lub endogennym)
  alkaline i. zatrucie alkaliami lub alkaloza
  anaphylactic i. odurzenie po odczynie anafilaktycznym
  citrate i. zatrucie cytrynianem (po przetoczeniu dużej ilości krwi z cytrynianem)
  intestinal i. zatrucie jelitowe, autointoksykacja, samozatrucie
intra- [intrə-] w złożeniach oznacza: wewnątrz, w środku, do wnętrza
intra-abdominal [ˌintræbˈdɔminl] wewnątrzbrzuszny
intra-acinous [ˌintrəˈæsinəs] wewnątrz gronka (płucnego itp.)
intra-arterial [ˌintrəːˈtiəriəl] wewnątrztętniczy, dotętniczy
intra-articular [ˌintrəːˈtikjulə] wewnątrzstawowy, dostawowy

intra-atrial [ˌintrə'ætriəl] wewnątrzprzedsionkowy

intra-aural [ˌintrə'ɔrəl] wewnątrzuszny

intra-auricular [ˌintrəɔ'rikjulə] wewnątrzprzedsionkowy

intrabronchial [ˌintrə'brɔnkiəl] wewnątrzoskrzelowy, odoskrzelowy

intracapsular [ˌintrə'kæpsjulə] wewnątrztorebkowy

intracardiac [ˌintrə'ka:diək] wewnątrzsercowy, dosercowy

intracellular [ˌintrə'seljulə] wewnątrzkomórkowy

intracorporeal [ˌintrəkɔ:'pɔriəl] wewnątrzustrojowy

intracorpuscular [ˌintrəkɔ:'pjuskjulə] wewnątrzkrwinkowy

intracranial [ˌintrə'kreiniəl] wewnątrzczaszkowy

intractability [inˌtræktə'biliti] niepodatność na leczenie

intractable [in'træktəbl] nieuleczalny, oporny na leczenie

intracutaneous [ˌintrəkju'teiniəs] śródskórny, doskórny

intradermal [ˌintrə'də:məl] śródskórny, doskórny

intradural [ˌintrə'djuərəl] wewnątrztwardówkowy (w oponie twardej)

intraepidermal [ˌintrəepi'də:məl] śródnaskórkowy

intraepithelial [ˌintrəepi'θi:liəl] śródnabłonkowy

intrafebrile [intrə'fi:brail] śródgorączkowy, w okresie gorączki

intrafusal [ˌintrə'fjusəl] wewnątrzwrzecionowy (we wrzecionie mięśniowym)

intraglobular [ˌintrə'glɔbju:lə] wewnątrzkrwinkowy, wewnątrz każdej kuleczki (np. tłuszczu w mleku)

intralaryngeal [ˌintrəlæ'rindʒiəl] wewnątrzkrtaniowy

intralobular [ˌintrə'loubjulə] wewnątrzpłacikowy, wewnątrzzrazikowy

intraluminal [ˌintrə'lu:minəl] wewnątrz światła przewodu

intrameningeal [ˌintrəme'nindʒiəl] wewnątrzoponowy

intramural [ˌintrə'mjuərəl] śródścienny

intranasal [ˌintrə'neisəl] wewnątrznosowy

intranatal [ˌintrə'neitl] śródporodowy

intranuclear [ˌintrə'njukliə] wewnątrzjądrowy

intraocular [ˌintrə'ɔkju:lə] wewnątrzgałkowy, śródoczny

intraosseous [ˌintrə'ɔsi:əs] śródkostny

intra partum ['intrə 'pa:təm] podczas porodu, śródporodowy

intrapelvic [ˌintrə'pelvik] wewnątrzmiedniczny, śródmiedniczny

intraperitoneal [ˌintrəˌperitou'ni:əl] wewnątrzotrzewnowy, śródotrzewnowy

intrarrhachidian [ˌintrəræ'kidiən] wewnątrzkanałowy (w kanale kręgowym)

intrascrotal [ˌintrə'skroutəl] wewnątrzmosznowy

intraspinal [ˌintrə'spainəl] wewnątrzkanałowy lub wewnątrzrdzeniowy

intrastromal [ˌintrə'strouməl] wewnątrzzrębowy

intrasynovial [ˌintrəsi'nouviəl] wewnątrzmaziówkowy

intrathecal [ˌintrə'θi:kəl] dooponowy, dokanałowy

intratubular [ˌintrə'tjubjulə] wewnątrzkanalikowy

intrauterine [ˌintrə'ju:tərin] wewnątrzmaciczny, śródmaciczny
  i. douche irygacja macicy
  i. douche nozzle kanka maciczna
  i. flushing curette łyżeczka maciczna z przewodem do irygacji

intravasation [ˌintrəvə'seiʃən] przeniknięcie obcego ciała do naczynia krwionośnego lub innego

intravenous [ˌintrə'vi:nəs] dożylny, wewnątrzżylny

intraventricular [ˌintrəven'trikjulə] wewnątrzkomorowy, dokomorowy (w komorze serca lub mózgu)

intravesical [ˌintrə'vesikəl] wewnątrzpęcherzowy, dopęcherzowy

intravital [ˌintrə'vaitəl] przyżyciowy, za życia

intravitreous [ˌintrə'vitriəs] śródszklistkowy, wewnątrz ciała szklistego

intrinsic [in'trinsik] wewnętrzny, będący częścią wewnętrzną

intro- [intrə-] w złożeniach oznacza: w lub do wnętrza

introduce [ˌintrə'dju:s] wprowadzać do środka, wkładać, wpychać

introducer [ˌintrə'dju:sə] intubator

introduction [ˌintrə'dʌkʃən] wprowadzenie do środka, włożenie

intromission [ˌintrou'miʃən] włożenie, wprowadzenie do środka

introversion [ˌintrou'və:ʃən] introwersja, typ osobowości skierowany na siebie i własne przeżycia psychiczne

introvert ['introuvə:t] introwertyk

introvert ['intrə'və:t] wgłabiać, wgłobić

intubate ['intjubeit] intubować, wprowadzać rurkę

intubation [ˌintju'beiʃən] intubacja, wprowadzenie rurki

altercursive i. intubacja dla zmiany kierunku wypływu wydzieliny (żółci itp.)

aqueductal i. intubacja wodociągu mózgu (Sylwiusza)

blind nasotracheal i. intubacja dotchawicza przez nos bez kontroli wzroku

endotracheal i. intubacja dotchawicza

intratracheal i. intubacja dotchawicza

nasotracheal i. intubacja dotchawicza przez nos pod kontrolą wzroku

orotracheal i. intubacja dotchawicza przez usta

intubator ['intjubeitə] intubator

intumescence [,intju'mesns] obrzmienie, nabrzmienie, zgrubienie

intumescent [,intju'mesnt] obrzmiewający, nabrzmiewający

intussusception [,intʌsə'sepʃən] wgłobienie

agonal intestinal i. wgłobienie agonalne jelita

colic i. wgłobienie okrężnicy

double-barrelled i. wgłobienie podwójne

ileal i. wgłobienie jelita biodrowego

ileoc(a)ecal i. wgłobienie jelita biodrowego do jelita ślepego (kątnicy)

ileocolic i. wgłobienie jelita biodrowego do okrężnicy

jejunogastric i. wgłobienie jelita czczego do żołądka

retrograde i. wgłobienie zwrotne

intussusceptum [,intʌsə'septəm] część wgłobiona

intussuscipiens [,intʌsə'sipiəns] część przyjmująca wgłobienie

inulin ['injulin] inulina

invade [in'veid] dokonywać inwazji

invagination [in,vædʒi'neiʃən] wgłobienie, wpochwienie, wgłabianie

basilar i. wgniecenie podstawy czaszki

intestinal i. wgłobienie jelita

invalid ['invəli:d] 1) osobnik słabego zdrowia, kaleka, inwalida; 2) słaby, chory

invalidate [in'vælideit] uczynić inwalidą

invalidism [in'vælidizm] inwalidztwo, kalectwo

invalidity [in'væliditi] inwalidztwo, niedołężność

invariable [in'vɛəriəbl] niezmienny

invasion [in'veiʒn] inwazja, wtargnięcie (pasożyta, bakterii), nacieczenie (przez nowotwór)

asymptomatic i. inwazja bezobjawowa

i. intensity intensywność inwazji (liczba pasożytów na osobnika)

invasive [in'veisiv] inwazyjny

invasiveness [in'veisivnis] inwazyjność

inventory ['inventri] inwentarz

personality i. inwentarz osobowości

invermination [in,və:mi'neiʃən] zarobaczenie, inwazja pasożytów

inversion [in'və:ʃən] 1) odwrócenie; 2) inwersja (cukru itp.); 3) homoseksualizm; 4) wynicowanie

i. of chromosomes inwersja chromosomów

i. of the uterus wynicowanie macicy

visceral i. odwrócenie układu trzewi

invert [in'və:t] 1) homoseksualista; 2) cukier inwertowany; 3) odwrócić, inwertować (*chem.*)

invertase [in'və:teis] inwertaza, β-fruktofurazonydaza

invertebrate [in'və:tibrit] bezkręgowiec, bezkręgowy

inverted [in'və:tid] odwrócony, wynicowany

invest [in'vest] owijać, osłaniać, zatapiać model (*stom.*)

investigate [in'vestigeit] badać

investigation [in,vesti'geiʃən] badanie, zbadanie

laboratory i. badanie laboratoryjne, badanie dodatkowe

microscopic i. badanie mikroskopowe

radiological i. badanie radiologiczne, badanie rentgenologiczne

X-ray i. badanie rentgenologiczne

investigator [in'vestigeitə] badacz

investment [in'vestmənt] materiał do zatapiania modeli (*stom.*)

refractory i. ogniotrwały materiał do zatapiania

inveterate [in'vetərit] zastarzały, przewlekły, długo trwający (o chorobie, nawyku)

in vitro [in 'vaitrə] *in vitro*, w szkle (poza ustrojem)

in vivo [in 'vaivə] *in vivo*, w ustroju żywym

involuntary [in'vɔləntəri] mimowolny, bezwiedny

involute ['invə,lu:t] zwinięty (w trąbkę)

involution [,invə'lu:ʃn] 1) inwolucja, powrót narządu do dawnej wielkości; 2) regres, zmiana wsteczna; 3) zwinięcie się; 4) zanik fizjologiczny

senile i. starzenie się ustroju ze zmianami wstecznymi

i. of the uterus zwinięcie się macicy, inwolucja macicy

involutional [,invə'lu:ʃnl] inwolucyjny

involve [in'vɔlv] wciągnąć (w proces chorobowy), zająć

involvement [in'vɔlvmənt] wciągnięcie (w proces chorobowy), zajęcie

invulnerable [in'vʌlnərəbl] niemożliwy do zranienia

iodate ['aiədeit] jodan, sól kwasu jodowego

iodic [ai'ədik] jodowy, jodkowy

iodide ['aiədaid] jodek
iodinate [‚aiə'dineit] 1) podawać jod; 2) łączyć z jodem
iodine ['aiə‚di:n] jod, J
  i.-fast jodooporny
  i. number liczba jodowa
  paint with i. jodynować
  protein-bound i. jod związany z białkiem
  thyroid i. uptake jodochwytność tarczycy
  tincture of i. jodyna
  i. uptake jodochwytność
iodism [‚aiədism] jodzica, zatrucie jodem
iododerma [‚aiədə'də:mə] jododerma, zmiany skórne wywołane jodem
iodoform [‚aiədəfɔ:m] jodoform
iodometry [‚aiədə'mitri] jodometria
iodophilia [‚aiədə'filiə] jodochłonność
iodotyrosine [‚aiədə'tairousin] jodotyrozyna
ion ['aiən] jon
  ampholyte i., ampholytic i. jon obojnaczy, zwitterion
  basic i. kation
  carbonium i. jon karboniowy
  dipolar i. jon dwubiegunowy
  gram i. gram jonu
  hydronium i. jon hydroniowy, jon hydroksoniowy, jon oksoniowy, OH_3
  hydroxyl i. jon wodorotlenowy, ÖH
  negative i. anion
  oxonium i. jon oksoniowy, jon hydroniowy
  positive i. kation
ion-exchange ['aiən iks'tʃeindʒ] wymiana jonów, jonowymienność
ion-exchanger ['aiən iks'tʃeindʒə] wymieniacz jonów, jonit, żywica jonowymienna
ionic [ai'ɔnik] jonowy
  i. strength siła jonowa, moc jonowa
ionization [‚aiənai'zeiʃən] 1) jonizacja; 2) jonoforeza
  i. chamber detektor jonizacji
  specific i. jonizacja właściwa
ionize ['aiənaiz] jonizować
ionometer [aiə'nɔmitə] jonometr, detektor jonizacji
iontophoresis [ai‚ɔntəfə'ri:sis] jontoforeza, jonoforeza
iontotherapy [‚aiəntə'θerəpi] jontoforeza
ipecac ['ipikæk] suszony korzeń wymiotnicy
ipsation [ip'seiʃn] masturbacja, samogwałt
ipsilateral [‚ipsi'lætərəl] po tej samej stronie
ipsism ['ipsizm] = **ipsation**
irid- [airid-], **irido-** [iridou-] w złożeniach oznacza tęczówkę
irid(a)emia [‚airid'i:miə] krwawienie z tęczówki
iridal ['iridəl, ‚airidəl] tęczówkowy
iridalgia [‚airid'ældʒiə] ból tęczówki

iridectomize [‚iri'dektəmaiz] wycinać tęczówkę
iridectomy [‚iri'dektəmi] wycięcie tęczówki, irydektomia
  buttonhole i. irydektomia obwodowa
  optical i. irydektomia optyczna (dla poprawy wzroku)
  peripheral i. irydektomia obwodowa
  preparatory i. irydektomia przygotowująca (przed usunięciem zaćmy)
  stenopeic i. irydektomia obwodowa
  therapeutic i. irydektomia lecznicza (w jaskrze itp.)
iridectropium [‚iridek'trɔpiəm] wywinięcie tęczówki
iridencleisis [‚iriden'klaisis] wkleszczenie tęczówki, uwięźnięcie tęczówki
iridentropium [‚iriden'troupiəm] podwinięcie tęczówki
irideremia [‚iridi'ri:miə] wrodzony brak tęczówki, anirydia
iridescence [‚iri'desns] opalizowanie, irydescencja
iridesis ['iridesis] podwiązanie wydobytej części tęczówki, irydeza
iridiagnosis [‚iridaieg'nousis] diagnostyka z tęczówki, irydodiagnostyka
iridial ['airidiəl], **iridian** ['airidiən], **iridic** ['airidik] tęczówkowy
iridium [ai'ridiəm] iryd, Ir (*chem.*)
iridization [‚iridai'zeiʃn] wrażenie świetlnej obwódki (halo) wokół źródła światła w jaskrze
iridoavulsion [‚iridouə'vʌlʃn] oderwanie tęczówki
iridocapsulitis [‚iridəkæpsju'laitis] zapalenie tęczówki i torebki soczewki
iridochoroiditis [‚iridəkɔrɔi'daitis] zapalenie tęczówki i naczyniówki
iridoc(o)ele ['iridɔsi:l] wypadnięcie tęczówki przez otwór rogówki
iridocoloboma [‚iridɔ‚kɔlɔ'boumə] szczelina tęczówki
iridoconstrictor [‚iridɔkən'striktə] zwieracz źrenicy
iridocyclectomy [‚iridɔ'saiklektəmi] wycięcie tęczówki z ciałem rzęskowym
iridocyclitis [‚iridɔsai'klaitis] zapalenie tęczówki i ciała rzęskowego
iridocyclochoroiditis [‚iridɔ saiklɔkɔrɔi'daitis] zapalenie tęczówki, ciała rzęskowego i naczyniówki
iridodialysis [‚iridɔdai'əlisis] oderwanie tęczówki od podstawy
iridodiastasis [‚iridɔdai'əstæsis] = **iridodialysis**
iridodilator [‚iridɔdai'leitə] rozszerzacz źrenicy (lek, mięsień)

iridodonesis [ˌiridɔdɔ'nisis] drżenie tęczówki

iridokinesia [ˌiridɔki'ni:siə], **iridokinesis** [ˌiridɔki'ni:sis] ruchy tęczówki

iridokinetic [ˌiridɔki'netik] odnoszący się do ruchów tęczówki

iridology [ˌiri'dɔlɔdʒi] irydologia, irydodiagnostyka

iridomalacia [ˌiridɔmæ'leiʃiə] zwiotczenie siatkówki

iridoperiphakitis [ˌiridɔˌpərifæ'kaitis] zapalenie tęczówki i przedniej powierzchni torebki soczewki

iridorrhexis [ˌiridɔ'reksis] oderwanie tęczówki od podstawy

iridoschisis [iridɔ'skisis] rozwarstwienie tęczówki

iridosteresis [ˌiridɔstə'ri:sis] brak części lub całej tęczówki

iridotomy [ˌiri'dɔtəmi] nacięcie tęczówki

iris ['aiəris] 1) tęczówka; 2) irys, kosaciec

  i. bombé tęczówka bombiasta, tęczówka wypuklona

  rubeosis of the i. nowotworzenie naczyń w tęczówce

  tremulous i. = **iridodonesis**

irisopsia [ˌairis'oupsiə] widzenie tęczy wokół przedmiotów

iritic ['airitik] odnoszący się do zapalenia tęczówki

iritis [ai'raitis] zapalenie tęczówki

  catamenial i. zapalenie tęczówki nawracające w czasie miesiączki

  follicular i. zapalenie tęczówki grudkowe

  heterochromic i. zapalenie tęczówki różnobarwne, zapalenie tęczówki heterochromiczne, różnobarwność tęczówki powikłana — Fuchsa

  plastic i. zapalenie tęczówki wysiękowe z obecnością włóknika

  quiet i. zapalenie tęczówki bez objawów zapalnych

  serous i. zapalenie tęczówki surowicze

  spongy i. zapalenie tęczówki z wysiękiem włóknikowym

  sympathetic i. zapalenie tęczówki współczulne, zapalenie tęczówki przerzutowe

iron ['aiən] 1) żelazo; 2) żelazko; 3) prasować

  i. content zawartość żelaza

  erythrocyte i. turnover obrót żelaza w krwinkach czerwonych

  plasma i. turnover osoczowy obrót żelaza

  total body i. całkowita zawartość żelaza w ustroju

irradiation [iˌreidi'eiʃən] 1) napromienianie; 2) promieniowanie (bólu)

  deep i. napromienianie głębokie

  distance i. napromienianie zdalne

interstitial i. napromienianie śródtkankowe

internal i. napromienianie wewnętrzne (radioizotopami)

  i. of pain promieniowanie bólu

roentgen ray i. napromienianie rentgenowskie

  total body i. napromienianie całego ciała

ultraviolet i. napromienianie ultrafioletowe

irreducible [ˌiri'dju:səbl] nieodprowadzalny (przepuklina)

irregularity [iˌregju'læriti] nieregularność, nieprawidłowość

irremovable [ˌiri'mu:vəbl] nieusuwalny

irreplaceable [ˌiri'pleisəbl] nie do zastąpienia

irresponsibility [ˌirisˌpɔnsə'biliti] nieodpowiedzialność

  criminal i. niezdolność do ponoszenia odpowiedzialności sądowej

irresponsive [ˌiris'pɔnsiv] nie reagujący, nie odpowiadający

irresuscitable [ˌiri'sʌsitəbl] nie dający się reanimować

irreversibility ['iriˌvə:si'biliti] nieodwracalność

irreversible [ˌiri'və:səbl] nieodwracalny

irrigate ['iriˌgeit] przepłukiwać, płukać

irrigation [ˌiri'geiʃən] przepłukiwanie, płukanie, irygacja

  colonic i. płukanie okrężnicy

irrigator ['irigeitə] irygator

irritability [ˌiritə'biliti] 1) pobudliwość (fizjol.); 2) drażliwość (psych.)

irritable ['iritəbl] 1) pubudliwy; 2) drażliwy

irritant ['iritænt] czynnik drażniący

irritation [ˌiri'teiʃən] podrażnienie

irritative ['iriteitiv] drażniący, powodujący podrażnienie

isch(a)emia ['is'ki:miə] niedokrwienie

  myocardial i. niedokrwienie mięśnia sercowego

  postural i. spadek przepływu krwi w kończynie uniesionej powyżej poziomu serca

  transient i. niedokrwienie przejściowe

isch(a)emic [is'ki:mik] niedokrwiony

ischiadic [ˌiski'ædik] kulszowy

ischialgia [ˌiski'ældʒiə] rwa kulszowa

ischias ['iskiəs] rwa kulszowa

ischiatic [is'kiætik] kulszowy

ischio- [iskiə-] w złożeniach oznacza związek z kością kulszową

ischiococcygeal [ˌiskiɔkɔk'si:dʒiəl] kulszowo-guziczny

ischiopubiotomy [ˌiskiəpjubi'ɔtəmi] przecięcie gałęzi kulszowo-łonowej i wstępującej gałęzi kości łonowej

ischuria [is'kjuəriə] 1) zatrzymanie moczu; 2) zahamowanie wydzielania moczu
i. paradoxa wypływ moczu kroplami z przepełnionego pęcherza
spastic i. zatrzymanie moczu wskutek skurczu mięśni cewki
island ['ailənd] wyspa, wysepka (*anat.*)
islet ['ailit] wysepka, wyspa (*anat.*)
i. cells komórki wysp trzustkowych (Langerhansa)
i.'s of Langerhans wyspy trzustkowe (Langerhansa)
pancreatic i.'s wyspy trzustkowe (Langerhansa)
iso- [aisou-] w złożeniach oznacza: taki sam, podobny
isoagglutinin [ˌaisɔ'əglu:tinin] izoaglutynina
isoantibody [ˌaisɔ'æntibɔdi] izoprzeciwciało
isoantigen [ˌaisɔ'æntidʒən] izoantygen
isocellular [ˌaisə'seljulə] złożony z komórek jednakowej wielkości
isochromatic [ˌaisoukrou'mætik] izochromatyczny, jednobarwny
isocoria [ˌaisɔ'kɔriə] równość źrenic
isocortex [ˌaisɔ'kɔ:teks] nowa kora, *neocortex*
isocyclic [ˌaisɔ'saiklik] izocykliczny, odnosi się do związku pierścieniowego zawierającego tylko atomy węgla w pierścieniu
isocytolysin [ˌaisɔsai'tɔlisin] izocytolizyna, cytolizyna atakująca komórki innego osobnika tego samego gatunku, ale nie własne komórki
isoelectric [ˌaisoui'lektrik] izoelektryczny, o jednakowym potencjale
isogamy [ai'sɔgæmi] izogamia, rozmnażanie płciowe
isogenesis [ˌaisɔ'dʒenisis] identyczność morfologicznego rozwoju
isograft [ˌaisouˌgra:ft] izoprzeszczep, homoprzeszczep
isoh(a)emolysin [ˌaisɔhi:'mɔlisin] izolizyna niszcząca krwinki
isoh(a)emolysis [ˌaisɔhi:'mɔlisis] izohemoliza
isoimmunization [ˌaisouˌimjuni'zeiʃən] izoimmunizacja, immunizacja antygenem osobnika tego gatunku (np. Rh)
isolate ['aisɔleit] 1) izolować; 2) to co izolowano, izolat
isolation [ˌaisɔ'leiʃən] izolacja, odosobnienie, wyosobnienie
isoleucine [ˌaisɔ'lju:sin] izoleucyna

isologous [ai'sɔlɔgəs] izologiczny, odnosi się do przeszczepu między identycznymi bliźniakami
isolysin [ai'sɔlizin] izolizyna, izohemolizyna
isolysis [ai'sɔlisis] izoliza, izohemoliza
isomer ['aisoumə] izomer
isometric [ˌaisou'metrik] izometryczny, 1) równej wielkości; 2) nie zmieniający długości (skurcz mięśnia)
isometropia [ˌaisɔmet'roupiə] izometropia, jednakowa refrakcja obu oczu
isomorphism [ˌaisə'mɔ:fism] izomorfizm, jednakowość morfotyczna
isoniazid [ˌaisou'nai:əzid] izoniazyd, hydrazyd kwasu izonikotynowego
isopropanol [ˌaisɔ'proupənɔl] alkohol izopropylowy
isosthenuria [ˌaisousθi:'njuəriə] izostenuria, niezdolność stężania moczu
isotonia [ˌaisou'touniə] izotoniczność, izoosmotyczność, izotonia
isotonic [ˌaisou'tɔnik] izotoniczny
isotope [ˌaisotoup] izotop
radioactive i. radioizotop, izotop radioaktywny, izotop promieniotwórczy
stable i. izotop nieradioaktywny, izotop trwały
isotropic [ˌaisou'trɔpik] mający jednakową siłę refrakcji
isovolumetric [ˌaisouvɔlju'metrik] izowolumetryczny
isthmectomy [is'məktəmi] wycięcie węziny tarczycy
isthmian ['ismiən] cieśniowy
isthmus ['isməs] cieśń, węzina
itch [itʃ] 1) świąd, swędzenie; 2) swędzieć; 3) świerzb
baker's i. wyprysk zawodowy u piekarzy
barber's i. figówka
bath i. świąd wywołany przez mydło kąpielowe
grocer's i. świąd wywołany przez roztocze *Glycophagus* obecne na cukrze i mące
summer i. świąd letni u żniwiarzy
itching ['itʃin] swędzenie, świąd
itchy ['itʃi] swędzący, świerzbiący
Ixodes [iks'ɔdi:z] kleszcz z podrzędu *Ixodidae*
I. ricinus kleszcz pastwiskowy
ixodiasis [ˌiksɔ'daiəsis] 1) choroba przenoszona przez kleszcze; 2) uszkodzenie skóry wywołane przez kleszcze
ixodic [iks'ɔdik] kleszczowy

J

jacket [ˈdʒækit] 1) kurtka; 2) otulina; 3) gorset; 4) sztywny opatrunek unieruchamiający tułów
  leather j. gorset skórzany
  localizer j. gorset używany w leczeniu skolioz
  Minerva j. gorset gipsowy obejmujący tułów i tylną część głowy
  plaster j. gorset gipsowy
  plaster of Paris j. gorset gipsowy
  strait j. kaftan bezpieczeństwa
jactation [ˌdʒækˈteiʃən] 1) miotanie się w łóżku chorego nieprzytomnego; 2) rytmiczne kołysanie się we śnie; 3) gwałtowne ruchy pląsawicze
jar [dʒaː] 1) słoik; 2) zgrzytać, szarpać nerwy
  heel j. objaw bólu odczuwanego w stawie biodrowym, kręgosłupie lub okolicy moczowodu, gdy chory stając na palcach opadnie gwałtownie na pięty. Objaw dodatni w chorobach stawu biodrowego, kręgosłupa, kamicy moczowodowej
jargonaphasia [ˈdʒaːgənəˈfeiziə] żargonofazia, parafazja
jaundice [ˈdʒɔːndis] żółtaczka
  acholuric j. żółtaczka bez obecności barwników żółtych w moczu
  black j. 1) żółtaczka czarna; 2) żółtaczka noworodków, choroba Winkela
  cholestatic j. żółtaczka cholestatyczna, żółtaczka zastoinowa
  chronic acholuric j. niedokrwistość hemolityczna wrodzona sferocytowa
  chronic familial j. niedokrwistość hemolityczna wrodzona sferocytowa
  congenital h(a)emolytic j. = chronic familial j.
  familial non-h(a)emolytic j. hiperbilirubinemia rodzinna, choroba Gilberta
  h(a)ematogenous j. żółtaczka hemolityczna wtórna, żółtaczka toksyczna
  h(a)emolytic j. niedokrwistość hemolityczna

hepatocellular j. żółtaczka miąższowa, żółtaczka w niewydolności wątroby
homologous serum j. żółtaczka we wszczepiennym zapaleniu wątroby
infectious j. żółtaczka zakaźna (wirusowa lub bakteryjna)
leptospiral j. leptospiroza
malignant j. żółtaczka w ostrej niewydolności wątroby
mechanical j. żółtaczka mechaniczna, żółtaczka zaporowa
j. of the newborn żółtaczka noworodków, fizjologiczna lub patologiczna
non-obstructive j. żółtaczka niezaporowa
nuclear j. żółtaczka zwojów podstawy mózgu, *kernicterus*
obstructive j. żółtaczka zaporowa, żółtaczka mechaniczna
occult j. żółtaczka utajona, żółtaczka podkliniczna
physiologic j. żółtaczka fizjologiczna
regurgitation j. żółtaczka zastoinowa
retention j. żółtaczka zastoinowa
spherocytic j. niedokrwistość hemolityczna sferocytowa wrodzona
spiroch(a)etal j. żółtaczka w krętkowicy
syringe-transmitted j. wszczepienne wirusowe zapalenie wątroby
tox(a)emic j. żółtaczka hemolityczna toksyczna
toxic j. żółtaczka toksyczna
urobilin j. żółtaczka niemechaniczna z dużym stężeniem urobiliny moczu
xanthochromic j. żółtaczka ksantochromowa w wyniku zatrucia zabarwiającego skórę na żółto niezależnie od barwników skóry
jaundiced [ˈdʒəːndisd] mający żółtaczkę, zażółcony
jaw [dʒɔː] szczęka, żuchwa
  cleft j. rozszczep szczęki
  cracking j. trzeszcząca żuchwa, przewlekłe nadwichnięcie żuchwy
  lock-j. szczękościsk

lower j. żuchwa
phossy j. martwica fosforowa kości żuchwy
upper j. szczęka (górna)
j. winking objaw Marcusa Gunna, gdy we wrodzonym opadaniu powieki boczny ruch żuchwy powoduje uniesienie powieki
wolf j. wilcza paszcza
jejunectomy [ˌdʒidʒuːˈnektəmi] resekcja jelita czczego
jejuno- [dʒiˈdʒuːnɔ-] w złożeniach oznacza związek z jelitem czczym
jejunoc(a)ecostomy [ˌdʒidʒunɔˈsiːkɔstəmi] zespolenie czczo-kątnicze
jejunocolostomy [ˌdʒidʒunɔkɔlˈəstəmi] zespolenie czczo-okrężnicze
jejunojejunostomy [dʒiˌdʒunədʒidʒunˈɔstəmi] zespolenie czczo-czcze
jejunorrhaphy [ˌdʒidʒuːˈnɔrefi] zeszycie jelita czczego
jejunostomy [ˌdʒidʒuːˈnɔstəmi] wytworzenie przetoki jelita czczego
jejunotomy [ˌdʒidʒuːˈnɔtəmi] nacięcie jelita czczego
jejunum [dʒiˈdʒuːnəm] jelito czcze
jellify [ˈdʒelifai] 1) zgalaretowacieć; 2) zamienić w galaretę
jelly [ˈdʒeli] galareta
　contraceptive j. dopochwowy środek plemnikobójczy w postaci galaretki
　electrode j. żel zapewniający kontakt elektrody ze skórą
　royal j. mleczko pszczele
　vaginal j. = **contraceptive j.**
jerk [dʒəːk] 1) szarpnięcie, nagły krótki ruch; 2) drgnięcie; 3) odruch (zwł. ścięgnisty)
　ankle j. odruch skokowy, odruch ścięgna piętowego (Achillesa)
　biceps j. odruch z mięśnia dwugłowego
　chin j. odruch żuchwowy
　crossed j. odruch skrzyżowany
　elbow j. odruch z mięśnia trójgłowego
　finger j. objaw Jacobsona
　jaw j. odruch żuchwowy
　knee j. odruch kolanowy, odruch rzepkowy
　supinator j. odruch promieniowy okostnowy
　tendon j. odruch ścięgnisty
jerks [dʒəːks] nagłe mimowolne ruchy w pląsawicy, mioklonii, tikach
jerky [ˈdʒəːki] szarpiący, urywany (o ruchach)
jet [dʒet] 1) wytrysk, strumień płynu nagle tryskający; 2) tryskać; 3) dżet
　j. pump inżektor
jitter [ˈdʒitə] w emg zmienność odstępu

między kolejnymi potencjałami czynnościowymi jednostki ruchowej
jitters [ˈdʒitəːs] zdenerwowanie, drżączka ze zdenerwowania
jocularity [dʒɔˈkjulərity] wesołkowatość
joint [dʒɔint] staw, połączenie (*p. też* **articulation, junction, juncture)**
　acromioclavicular j. staw barkowo-obojczykowy
　ankle j. staw skokowo-goleniowy
　arthrodial j. staw płaski, staw półścięty
　atlantoaxial j. (lateral, median) staw szczytowo-obrotowy (boczny, pośrodkowy)
　atlanto-occipital j. staw szczytowo-potyliczny
　ball-and-socket j. staw panewkowy
　biaxial j. staw dwuosiowy
　bilocular j. staw dwujamowy, staw z krążkiem śródstawowym
　bleeders' j. krwotok do stawu w krwawiączce
　capitular j. staw główki żebra
　capsular j. staw mający torebkę
　carpal j. staw nadgarstkowy
　carpometacarpal j.'s stawy nadgarstkowo-śródręczne
　cartilaginous j. połączenie chrząstkowe
　j. cavity jama stawu
　coccygeal j. połączenie krzyżowo-guziczne
　cochlear j. staw śrubowy
　compound j. staw złożony
　condylar j. staw kłykciowy
　costochondral j. połączenie chrząstkowe żebra z mostkiem
　costotransverse j. staw żebrowo-poprzeczny
　costovertebral j. staw żebrowo-kręgowy
　cotylic j. staw kulisty
　cricoarytenoid j. staw pierścienno-nalewkowy
　cricothyroid j. staw pierścienno-tarczowy
　cubital j. staw łokciowy
　cubonavicular j. staw sześcienno-łódkowy
　cuneocuboid j. staw klinowo-sześcienny
　cuneometatarsal j. staw klinowo-śródstopny
　cuneonavicular j. staw klinowo-łódkowy
　curettage of the j. wyłyżeczkowanie stawu
　diarthrodial j. staw maziówkowy, połączenie maziówkowe kości
　dry j. staw z zanikłą błoną maziową
　elbow j. staw łokciowy
　ellipsoidal j. staw eliptyczny
　enarthrodial j. staw kulisty
　false j. staw rzekomy
　femorotibial j. staw udowo-piszczelowy
　fibroid j. połączenie włókniste kości
　fibrous j. połączenie włókniste kości

flail j. staw cepowy
ginglymoid j. staw zawiasowy
gliding j. staw płaski
h(a)emophilic j. krwotok dostawowy
  w krwawiączce
hinge j. staw zawiasowy
hip j. staw biodrowy
humeral j. staw ramienny
humeroradial j. staw ramienno-promieniowy
humeroulnar j. staw ramienno-łokciowy
immovable j. staw nieruchomy
incudomalleolar j. staw kowadełkowo-
  -młoteczkowy
incudostapedial j. staw kowadełkowo-
  -strzemiączkowy
intercarpal j.'s stawy międzynadgarstkowe
interchondral j.'s stawy międzychrząstkowe
intercuneiform j.'s stawy międzyklinowe
intermetacarpal j.'s stawy międzyśródręcz-
  ne
intermetatarsal j.'s stawy międzyśródstop-
  ne
interphalangeal j.'s stawy międzypaliczkowe
intertarsal j.'s stawy międzystępowe
jaw j. staw skroniowo-żuchwowy
knee j. staw kolanowy
lax j. staw w przewlekłym nawykowym
  zwichnięciu
mandibular j. staw skroniowo-żuchwowy
maxillary j. staw skroniowo-żuchwowy
metacarpophalangeal j.'s stawy śródręcz-
  no-paliczkowe
metatarsophalangeal j.'s stawy śródstop-
  no-paliczkowe
j. mouse (*pl* **mice**) myszka stawowa
multiaxial j. staw wieloosiowy
neurocentral j. staw łączący trzon kręgu
  z połową łuku (u dzieci)
peg-and-socket j. wklinowanie (np. połączenie zęba z zębodołem)
phalangeal j.'s stawy międzypaliczkowe
pivot j. staw obrotowy
plane j. staw płaski
polyaxial j. staw wieloosiowy
radiocarpal j. staw promieniowo-nadgarst-
  kowy
radioulnar j. staw promieniowo-łokciowy
rotary j. staw obrotowy
sacrococcygeal j. połączenie krzyżowo-guziczne
sacroiliac j. staw krzyżowo-biodrowy
saddle j. staw siodełkowy
screw j. staw śrubowy
shoulder j. staw ramienny
socket j. staw kulisty

spheroid j. staw kulisty
spiral j. staw śrubowy
sternoclavicular j. staw mostkowo-
  -obojczykowy
sternocostal j. staw mostkowo-żebrowy
suture j. szew
synarthrodial j. więzozrost
synovial j. staw maziówkowy, połączenie
  maziówkowe kości
talocalcaneal j. staw skokowo-piętowy
talocalcaneonavicular j. staw skokowo-
  -piętowo-łódkowy
talocrural j. staw skokowo-goleniowy
tarsal j.'s stawy międzystępowe
tarsometatarsal j.'s stawy stępowo-śród-
  stopne
temporomandibular j. staw skroniowo-żuchwowy
thigh j. staw biodrowy
tibiofibular j. staw piszczelowo-strzałkowy
transverse tarsal j. staw poprzeczny stępu
  (Choparta)
trochlear j. staw zawiasowy bloczkowy
trochoid j. staw obrotowy
uncovertebral j.'s stawy Luschki w kręgosłupie szyjnym
uniaxial j. staw jednoosiowy
unilocular j. staw jednojamowy
wedge-and-groove j. połączenie kości typu
  szwu z ostrą krawędzią kości płaskiej
  wchodzącą w rowek drugiej kości
weight-bearing j. staw podporowy
wrist j. staw nadgarstkowy
xiphisternal j. staw mieczykowo-mostko-
  wy
joule [dʒu:l] dżul = 10^7 ergów
jugal ['dʒu:gəl] 1) jarzmowy; 2) łączący
jugular ['dʒʌgjulə] 1) szyjny; 2) jarzmowy
juice [dʒu:s] sok
  gastric j. sok żołądkowy
  intestinal j. sok jelitowy
  pancreatic j. sok trzustkowy
junction ['dʒʌŋkʃən] połączenie (*anat.*),
  punkt węzłowy (w ekg punkt łączący zespół QRS z odcinkiem ST, punkt J)
amelodental j. połączenie szkliwno-zębino-
  we
cementodentinal j. połączenie cementowo-
  -zębinowe
choledochoduodenal j. połączenie przewodu żółciowego wspólnego z dwunastnicą
corticomedullary j. połączenie kory z istotą
  białą podkorową
craniocerebral j. zestawienie czaszkowo-
  -kręgowe
dermoepidermal j. połączenie skórno-naskórkowe

mucocutaneous j. połączenie skórno-sluzówkowe

muscle-tendon j. połączenie mięśniowo--ścięgniste

(o)esophagogastric j. połączenie przełykowo-żołądkowe

osteochondral j. połączenie kostno-chrząstkowe

sclerocorneal j. połączenie twardówkowo--rogówkowe

synaptic j. połączenie synaptyczne

tight j. obwódka zamykająca (desmosomalna)

junctional ['dʒʌŋkʃənəl] łączący, odnoszący się do połączenia

juncture ['dʒʌŋktʃə] połączenie, spojenie

lumbosacral j. połączenie lędźwiowo-krzyżowe

sacrococcygeal j. połączenie krzyżowo-guziczne

junk [dʒʌŋk] wyściółka opatrunku gipsowego

jury-mast ['dʒuərima:st] pionowy pręt włączony w gorset gipsowy i sterczący nad głową do jej podtrzymania, w uszkodzeniu kręgosłupa szyjnego

juvenescence [ˌdʒu:vi'nesns] odmłodzenie

juvenile ['dʒu:vinail] młodzieńczy, nieletni

juxta- [dʒʌkstə-] w złożeniach oznacza: około-

juxta-articular ['dʒʌkstə-a:'tikjulə] okołostawowy

juxtaglomerular ['dʒʌkstə-glɔ'mərulə] okołokłębkowy

juxtaposition [ˌdʒʌkstəpɔ'ziʃən] zestawienie, umieszczenie obok siebie dwu rzeczy

juxtapyloric [ˌdʒʌkstəpai'lɔrik] okołoodźwiernikowy

juxtaspinal [ˌdʒʌkstə'spainəl] okołokręgosłupowy

K

kali(a)emia [ˌkæliˈiːmiə] stężenie potasu we krwi

kaliopenia [ˌkəliəˈpiːniə] niedobór potasu w ustroju

kalium [ˈkeiliəm] potas

kaliuresis [ˌkəlijuəˈrəsis] zwiększone wydalanie potasu z moczem

kaliuretic [ˌkəlijuəˈretik] powodujący zwiększone wydalanie potasu z moczem, odnoszący się do wydalania potasu

kallikrein [kəlˈikrein] kalikreina

kanamycin [kænəˈmaisin] kanamycyna

karyo- [ˈkæriə-] w złożeniach oznacza związek z jądrem komórkowym

karyoclasis [ˌkæriˈɔkləsis] karioreksja, rozpad jądra komórkowego

karyoclastic [ˌkæriəˈklæstik] 1) powodujący rozpad jądra; 2) hamujący mitozę

karyocyte [ˈkæriəsait] kariocyt, 1) komórka jądrzasta, 2) erytroblast

karyogamy [ˌkæriəˈɡæmi] kariogamia, zlanie się jąder dwu komórek w procesie zapłodnienia

karyogram [ˈkæriəɡræm] kariogram

karyokinesis [ˌkæriɔkiˈniːsis] kariokineza, mitoza, pośredni podział komórki, pośredni podział jądra komórkowego

karyolobism [ˌkæriəˈloubism] płatowatość jądra komórkowego

karyology [ˌkæriˈɔlədʒi] kariologia, nauka o jądrze komórkowym

karyolymph [ˌkæriˈɔlimf] sok jądrowy, nukleoplazma, kariolimfa

karyolysis [ˌkæriˈɔlisis] karioliza, rozpad jądra komórkowego

karyolytic [ˌkæriəˈlitik] kariolityczny, powodujący rozpad jądra

karyon [ˈkæriɔn] jądro komórkowe

karyophage [ˈkæriɔfeidʒ] kariofag, pasożyt wewnątrzkomórkowy niszczący jądro komórkowe

karyoplasm [ˈkæriɔplæzm] karioplazma, nukleoplazma, protoplazma jądra komórkowego

karyoplasmolysis [ˈkæriɔplæsˈmɔlisis] rozpad chromatyny jądra

karyopyknosis [ˈkæriɔpikˈnousis] kariopiknoza, skurczenie się jądra komórkowego

karyorrhexis [ˌkæriəˈreksis] rozpad jądra komórkowego

karyotype [ˈkæriɔtaip] kariotyp

karyotyping [ˈkæriɔtaipiŋ] analiza chromosomalna

kata- [kətæ-] w złożeniach oznacza: w dół, obniżony itp. (Częściej używa się pisowni **cata-**. Słowa z tym przedrostkiem można znaleźć także pod **cata-**.)

katal [kətəl] katal, jednostka aktywności katalitycznej

keloid [ˈkiːlɔid] bliznowiec

keloidosis [ˈkiːlɔiˈdousis] bliznowcowatość, keloidoza

keloma [kiˈloumə] bliznowiec, zwł. bliznowiec przypominający nowotwór

keloplasty [ˈkilɔˌplæsti] operacyjne usunięcie bliznowca

kephalin [ˈkəfəlin] kefalina

kerat- [kerət-], **kerato-** [kerətɔ-] w złożeniach oznacza: odnoszący się do rogówki lub zrogowacenia

keratectasia [ˌkerətekˈteiziə] rozdęcie rogówki

peripheral k. brzeżne zwyrodnienie rogówki, choroba Fuchsa

keratectomy [ˌkerətˈektəmi] wycięcie rogówki

keratiasis [ˌkerəˈtaiəsis] rogowaciejące brodawki skórne

keratic [kəˈrætik] rogowy

keratin [ˈkerətin] keratyna

keratinase [ˈkerətineiz] keratynaza, hydrolaza keratyny

keratinization [ˌkerətinaiˈzeiʃən] keratynizacja, rogowacenie

keratinize [ˈkerətinaiz] rogowacieć

keratinocyte [ˈkerətinɔsait] keratynocyt, komórka tworząca keratynę

keratitis [ˌkerəˈtaitis] zapalenie rogówki

actinic k. zapalenie rogówki popromienne
alphabetic k. zapalenie rogówki literowe
annular k. zapalenie rogówki pierścieniowe
band k. zapalenie rogówki pasmowate
bullous k. dystrofia pęcherzowa rogówki
deep k. zapalenie rogówki głębokie
deep punctate k. zapalenie rogówki głębokie punkcikowate
dendriform, dendritic k. zapalenie rogówki drzewkowate
disciform k. zapalenie rogówki tarczowate
fascicular k. zapalenie rogówki miotełkowate
filamentous k. zapalenie rogówki nitkowate
furrow k. zapalenie rogówki bruzdkowate
herpetic k. zapalenie rogówki opryszczkowe
hypopyon k. zapalenie rogówki z wysiękiem ropnym w komorze przedniej
interstitial k. zapalenie rogówki miąższowe
lagophthalmic k. zapalenie rogówki przy niedomykalności powiek
necrogranulomatous k. zapalenie rogówki martwicze ziarniniakowe (w zespole Wegenera)
neuroparalytic k. zapalenie rogówki porażenne
nummular k. zapalenie rogówki pieniążkowate
parenchymatous k. zapalenie rogówki miąższowe
phlyctenular k. zapalenie rogówki pryszczykowe
punctate k. zapalenie rogówki punkcikowate
serpiginous k. wrzód pełzający rogówki
k. sicca zapalenie rogówki wysychające
superficial catarrhal k. zapalenie rogówki powierzchowne nieżytowe
superficial punctate k. zapalenie rogówki Fuchsa powierzchowne punkcikowate
superficial striate k. zapalenie rogówki literowe
vesicular k. zapalenie rogówki pęcherzykowe
xerotic k. rozmięknienie rogówki
keratoacanthoma [ˈkerətɔˈəkænθoumə] rogowiak kolczystokomórkowy
keratoangioma [ˈkerətɔˈændʒioumə] rogowiec krwawy
keratocentesis [ˌkerətɔsenˈtiːsis] nakłucie rogówki
keratoconjunctivitis [ˈkerətɔkondʒʌŋktiˈvaitis] zapalenie rogówki i spojówki

flash k. zapalenie rogówki i spojówki popromienne
superior limbic k. zapalenie rogówki i spojówki górnorąbkowe
keratoconus [ˌkerətɔˈkounəs] stożek rogówki
posterior k. stożek tylny rogówki
keratodermatitis [ˌkerətɔdeːməˈtaitis] zapalenie skóry z nadmiernym rogowaceniem
keratodermia [ˌkerətɔˈdəːmiə] rogowacenie skóry, p. keratosis
keratoglobus [ˌkerətɔˈglɔbəs] rogówka kulista
keratoiritis [ˌkerətɔaiˈraitis] zapalenie rogówki i tęczówki
hypopyon k. zapalenie rogówki i tęczówki z ropą w komorze przedniej
keratoleukoma [ˌkerətɔljuˈkoumə] bielmo rogówki
keratolysis [ˌkerəˈtɔlisis] keratoliza, rozpuszczanie warstwy rogowej naskórka lub oddzielanie się tej warstwy
exfoliative k. złuszczanie się naskórka stóp i dłoni
neonatal k. złuszczające zapalenie skóry niemowląt
keratolytic [ˌkerətɔˈlitik] keratolityczny, rozpuszczający warstwę rogową
keratomalacia [ˌkerətɔmæˈleiʃiə] rozmięknienie rogówki, keratomalacja
keratopathy [ˌkerətɔˈpæθi] keratopatia
bullous k. pęcherzykowa dystrofia rogówki Fuchsa
keratoplasty [ˈkerətɔˌplæsti] keratoplastyka, przeszczepienie rogówki
intracorneal lamellar k. keratoplastyka śródrogówkowa warstwowa
keratosis [ˌkerəˈtousis] rogowacenie
acneiform follicular k. rogowacenie przymieszkowe trądzikowate
follicular k. rogowacenie mieszkowe, choroba Darriera
k. nigricans rogowacenie ciemne
palmar k. rogowiec dłoni
k. pilaris rogowacenie mieszkowe, liszaj mieszkowy
plantar k. rogowiec podeszew
seborrh(o)eic k. brodawka łojotokowa
kernicterus [kəˈniktərəs] żółtaczka jąder podkorowych mózgu
ketamine [kiːtˈəmiːn] ketamina, ketalar, ketaject, środek anestetyczny
keto acid [ˌkitɔ ˈæsid] kwas ketonowy
ketoacidosis [ˌkiːtɔæsiˈdousis] kwasica ketonowa
ketoaciduria [ˌkiːtɔæsidˈjueriə] wydalanie kwasów ketonowych z moczem

branched chain k. choroba syropu klonowego
keto-body [ˈkiːtɔˈbɔdi] ciało ketonowe
ketogenic [ˌkiːtɔˈdʒenik] ketogenny, wytwarzający ciała ketonowe
ketoglutarate [ˌkiːtɔˈglutəreit] ketoglutaran
keton(a)emia [ˌkitɔˈniːmiə] ketonemia, ciała
ketonowe we krwi
ketone [ˈkiːtoun] keton
   k. body ciało ketonowe
ketonic [kiˈtounik] ketonowy
ketonuria [ˌkitɔˈnjuəriə] ketonuria, obecność
cial ketonowych w moczu
key word [ˈkiː wəːd] hasło indeksowe
kidney [ˈkidni] nerka
   amyloid k. nerka skrobiowata
   artificial k. nerka sztuczna
   crush k. nerka w zespole zmiażdżenia
   cystic k. nerka torbielowata
   k. dish miska nerkowata
   fatty k. stłuszczenie nerki
   floating k. nerka wędrująca, nerka nadmiernie ruchoma
   fused k. nerka zrośnięta, nerka podkowiasta
   Goldblatt k. nerka niedokrwiona z powodu zamknięcia tętnicy
   gouty k. nerka dnawa
   grafted k. przeszczep nerki
   granular k. nerka marska z ziarnistą powierzchnią
   horseshoe k. nerka podkowiasta, nerka
   zrośnięta
   medullary sponge k. nerka gąbczasta
   movable k. nerka ruchoma, nerka wędrująca
   pelvic k. nerka przemieszczona do miednicy
   polycystic k. nerka torbielowata
   sclerotic k. nerka marska
   wandering k. nerka ruchoma, nerka wędrująca
killer [kilə] zabójca
   k. cell krwinka biała o działaniu cytotoksycznym
kilocalorie [ˌkilouˈkælɔriə] kilokaloria, kaloria duża
kilogram [ˌkilouˈgræm] kilogram
kilogram-meter [ˈkilouˌgræm-mitə] kilogramometr
kilovolt [ˈkilɔvolt] kilowolt
kin(a)esthesia [kinisˈθiziə] kinestezja, czucie
ruchu
kinan(a)esthesia [ˌkinænisˈθiziə] zaburzenie
odczuwania ruchu prowadzące do ataksji
kinase [ˈkaineiz, ˈkineiz] kinaza
kinesipathy [ˌkainiˈsipæθi] 1) choroba prze

biegająca z ruchami mimowolnymi; 2) kinezyterapia
kinesis [kiˈniːsis] ruch, kineza
kinesitherapy [kiniːsiˈθeræpi] kinezyterapia
kinetic [ˌkiˈniːtik] kinetyczny, odnoszący się
do ruchu
kinetics [kiˈnetiks] kinetyka, badanie ruchu
kinetocardiography [kiniːtɔˌkaːdiˈɔːgræfi]
kinetokardiografia
kinetosis [ˌkiniˈtousis] kinetoza, choroba lokomocyjna
kinetotherapy [ˌkiniːtɔˈθerəpi] kinezyterapia
kinin [ˌkainin, kinin] kinina
kininogen [kiˈninɔdʒen] kininogen
kink [kiŋk] załamanie struktury podłużnej
(cewnika, tętnicy itp.)
kionotomy [kiɔˈnɔtəmi] amputacja języczka
kit [kit] zestaw, komplet narzędzi, odczynników itp.
kit-bag [ˈkitbag] torba z narzędziami lekarskimi, lekami itp.
Klebsiella [ˌklebsiˈələ] rodzaj baterii z rodziny *Enterobacteriaceae* (pałeczek jelitowych)
   K. ozaenae pałeczka ozeny
   K. pneumoniae pałeczka zapalenia płuc,
   pałeczka Friedlandera
   K. rhinoscleromatis pałeczka twardzieli
kleptolagnia [ˌkleptoˈlægniə] kleptolagnia,
odczucia seksualne związane z kradzie
żą
kleptomania [ˌkleptouˈmeiniə] kleptomania
knead [niːd] ugniatać, masować ugniatając
mięśnie
knee [niː] kolano
   back k. kolano wygięte nadmiernie do tyłu
   k. cap rzepka
   k.-deep po kolana
kneel [niːl] klęczeć
knife [naif] nóż
   cautery k. nóż kauteryzacyjny
   lenticular k. skrobaczka łyżeczkowa
   tenotomy k. nóż do nacinania ścięgien
   valvotomy k. nóż do cięcia zastawki serca
knismolagnia [ˌnismɔˈlægniə] zaspokajanie
seksualne łaskotaniem
knob [nɔb] guzowatość, wypukłość
knock, pericardial [nɔk, periˈkaːdiəl] wczesnorozkurczowy ton serca w zaciskającym
zapaleniu osierdzia
knot [nɔt] węzeł, guzek
   primitive k. węzeł zarodkowy, węzeł Hensena
   protochordal k. węzeł zarodkowy, węzeł
   Hensena
   surgeon's k. węzeł chirurgiczny
   surgical k. węzeł chirurgiczny

knuckle [ˈnʌkl] 1) kostka ręki, staw śródręcz-no-paliczkowy uwypuklony w pozycji pię-ści; 2) pętla jelita w worku przepuklino-wym
cervical aortic k. wada rozwojowa aorty z łukiem aorty sięgającym szyi, nawet kości gnykowej
koilonychia [ˌkɔiləˈnikiə] koilonychia, wklęs-łość płytek paznokciowych
koilosternia [ˌkɔiləˈstərniə] wklęsłość most-ka, lejkowata klatka piersiowa
kraurosis [krɔːˈrousis] marskość skóry, za-nik skóry
　　k. of penis glands and foreskin marskość żołędzi i napletka

k. vulvae marskość sromu
krypton [ˈkriptɔn] krypton
kubisagari [ˌkubisagˈari] kubisagari, epide-miczne zawroty głowy w Japonii
kuru [ˈkuru] kuru, zapalenie mózgu na No-wej Gwinei
kwashiorkor [kwaːʃiˈɔːkə] kwashiorkor, nie-dożywienie białkowo-kaloryczne dzieci w tropikach
kymograph [ˈkaiməgraːf] kimograf
kynurenine [kiˈnjuerənin] kinurenina
kyphoscoliosis [ˌkaifɔˌskouliˈousis] tylno-bo-czne skrzywienie kręgosłupa, kifoskolioza
kyphosis [kaiˈfousis] garb, tylne wygięcie kręgosłupa, kifoza

L

label [ˈleibl] 1) etykieta, nalepka; 2) etykietować, znakować
label(l)ed [ˈleiblid] znakowany, znaczony
labial [ˈleibiəl] wargowy
labile [ˈleibil] chwiejny, niestały, labilny
lability [ləˈbiliti] chwiejność, niestałość, labilność
  heat-l. ciepłochwiejność
labioplasty [ˈleibiouˌplæsti] plastyka wargi
labiorrhaphy [ˈleibiourəfi] zeszycie wargi
labium [ˈleibiəm] warga (*p. też* **lip**)
laboratorian [ˌlæbərəˈtɔ:riən] analityk, laborant
laboratory [ləˈbɔrətəri] 1) laboratorium, pracownia; 2) laboratoryjny
  l. assistant laborant
  orbital space l. laboratorium orbitujące
  prosthetic l. pracownia protetyczna (*stom.*)
  roentgenological l. pracownia radiologiczna
  l. technician laborant
labo(u)r [ˈleibə] poród
  artificial l. poród wywołany
  assisted l. poród wspomagany, poród wywołany
  dry l. poród suchy (po odejściu wód płodowych)
  expulsive stage of l. drugi okres porodu
  false l. poród pozorny, poród nie postępujący
  first stage of l. pierwszy okres porodu, okres rozwierania ujścia szyjki macicy
  fourth stage of l. czwarty okres porodu, okres odejścia błon płodowych
  l. at full term poród o czasie
  immature l. poród niewczesny
  imminent l. poród zagrażający, poród nadchodzący
  induced l. poród wywołany, poród wzniecony
  instrumental l. poród przy użyciu narzędzi (kleszczy itp.)
  mimetic l. poród pozorny
  missed l. poród chybiony
  multiple l. poród mnogi
  painless l. poród bezbolesny
  pains of l. bóle porodowe
  placental stage of l. trzeci okres porodu
  postterm l. poród opóźniony
  precipitate l. poród nagły, poród uliczny, poród szybki
  premature l. poród przedwczesny
  preterm l. poród przedwczesny
  prolonged l. poród przedłużony
  second stage of l. drugi okres porodu, okres wypchnięcia płodu
  spontaneous l. poród samoistny, poród siłami natury
  l. at term poród o czasie
  third stage of l. trzeci okres porodu, okres od wypchnięcia płodu do odejścia łożyska
  threatening l. poród zagrażający
  l. through the natural passages poród drogą naturalną
  twin l. poród bliźniaczy
labyrinth [ˈlæbərinθ] błędnik
  bony l. błędnik kostny
  concussion of the l. wstrząśnienie błędnika
  cortical l. labirynt nerkowy
  ethmoidal l. błędnik sitowy
  membranous l. błędnik błoniasty
  osseous l. błędnik kostny
  renal l. labirynt nerkowy
labyrinthectomy [ˌlæbərənˈθektəmi] wycięcie błędnika
labyrinthine [ˌlæbəˈrinθin] błędnikowy
labyrinthitis [ˌlæbərinˈθaitis] zapalenie błędnika, zapalenie ucha wewnętrznego
labyrinthotomy [ˌlæbərinˈθətəmi] nacięcie błędnika
labyrinthus [ˌlæbəˈrinθəs] błędnik
lacerate [ˈlæsəreit] poszarpać, pokaleczyć
lacerated [ˈlæsəreitid] poszarpany, szarpany
  l. wound rana szarpana
laceration [læsəˈreiʃən] poszarpanie, pokaleczenie
  scalp l. uszkodzenie powłok czaszki

lacrimal [ˈlækriməl] łzowy
lacrimation [ˈlækriˌmeiʃən] łzawienie
lacrimator [ˈlækriˌmeitə] lakrymator, środek łzawiący
lacrimotomy [ˈlækriˈmɔtəmi] nacięcie dróg łzowych
lactacid(a)emia [ˌlæktəsiˈdiːmiə] obecność kwasu mlekowego we krwi
lactaciduria [ˌlæktəsiˈdjuəriə] obecność kwasu mlekowego w moczu
lactagogue [ˈlæktəgəg] mlekopędny, środek mlekopędny
lactam [ˈlæktəm] laktam, *skrót*: laktonoamina i laktonoimina
lactarium [ˌlækˈteriəm] laktarium
lactase [ˈlækteis] laktaza, beta-galaktozydaza
lactate [ˈlækteit] mleczan
  l. dehydrogenase dehydrogenaza mleczanowa, EC 1.1.1.27
  l. oxidase oksydaza mleczanowa
lactation [lækˈteiʃən] laktacja, okres wydzielania mleka
lacteal [ˈlæktiəl] 1) mleczny, podobny do mleka; 2) naczynie mleczowe
  central l. naczynie mleczowe w środku kosmka jelitowego
lactic [ˈlæktik] mlekowy, mleczny
  l. acid kwas mlekowy
lactiferous [lækˈtifərəs] mlekonośny (kanalik itp.)
  l. duct kanalik mlekonośny
  l. gland gruczoł mlekowy
lacto- [læktə-] w złożeniach oznacza: mleko, mleczny
Lactobacillus [ˌlæktəbəˈsiləs] jedna z pałeczek mlekowych
lactocele [ˈlæktəsil] torbiel retencyjna sutka
lactogen [ˈlæktədʒən] prolaktyna
  human placental l. ludzki laktogen łożyskowy
lactone [ˈlæktoun] lakton
lactoperoxidase [ˌlæktəpəˈɔksideis] peroksydaza mlekowa
lactorrh(o)ea [ˌlæktəˈriːə] mlekotok
lactose [ˈlæktous] laktoza, cukier mlekowy
  l. -negative laktozoujemny (*bakt.*)
  l. -positive laktozododatni (*bakt.*)
lactotrophin [ˌlæktəˈtroufin] prolaktyna
lactovegetarian [ˌlæktəˌvedʒiˈtɛəriən] jarosz
lacuna [ləˈkjuːnə] 1) jamka, zatoka; 2) rozstęp
  cartilage l. jamka chrzęstna
  cerebral l. 1) jama poudarowa mózgu; 2) lejek przysadki
  intervillous l. rozstęp trofoblastyczny
  muscular l. rozstęp mięśni (pod więzadłem pachwinowym)

osseous l. jamka kostna
trophoblastic l. rozstęp trofoblastyczny (w łożysku)
l. of urethra dół łódkowaty cewki moczowej
urethral lacunae zatoki cewkowe
vascular l. rozstęp naczyń (w kanale pachwinowym)
lacunar [ləˈkjuːnə] jamisty, zatokowaty
laev- [liːv-] w złożeniach oznacza lewoskrętność
laevulose [ˈliːvjulous] lewuloza, d-fruktoza
lag [læg] 1) opóźnienie, zwłoka, 2) opóźniać się
  l. phase okres latencji między bodźcem a skutkiem
lagging [ˈlægiŋ] opóźniający się
lagophthalmia [ˌlægɔˈfθælmiə], **lagophthalmos** [ˌlægɔˈfθælməs] niedomykalność powiek, oko zajęcze
lake [leik] jezioro, jeziorko
  capillary l. całość krwi w łożysku włośniczkowym
  lacrimal l. jeziorko łzawe
  seminal l. jeziorko nasienne
laking [leikiŋ] wypłukiwanie hemoglobiny z krwinek
laky blood [ˈleiki ˈblʌd] krew zhemolizowana
Lamblia [ˈlæmbliə] lamblia, ogoniastek, *Lamblia intestinalis (parazyt.)*
  intestinal l. lamblia jelitowa
lambliasis [læmˈblaiəsis] lambliaza, lamblioza
lame [leim] kulawy
lamella [ləˈmelə], *pl* **lamellae** [ləˈmeliː] blaszka, płytka
  articular l. warstwa zbitej tkanki kostnej tworzącej staw
  l. of bone blaszka kostna
  circumferential l. blaszka okalająca
  concentric l. blaszka koncentryczna, blaszka osteonu, blaszka współśrodkowa
  elastic l. blaszka sprężysta (tętnic itp.)
  ground l. blaszka międzysystemowa (między układami Haversa kości)
  Haversian l. = **concentric l.**
  intermediate l. = **ground l.**
  interstitial l. = **ground l.**
  vitreous l. błona podstawna naczyniówki oka
lamellar [ləˈmelə] blaszkowy, blaszkowaty
lamina [ˈlæminə] *pl* **laminae** [ˈlæminiː] blaszka, listwa, warstwa
  basal l. blaszka podstawna
  basement l. błona podstawna
  cribriform l. blaszka sitowa kości sitowej
  l. densa błona podstawna kłębuszka nerkowego

dental l. listewka zębowa
elastic l. of arteries (external, internal) błona sprężysta tętnic (zewnętrzna, wewnętrzna)
episcleral l. blaszka nadtwardówkowa
l. externa of the skull blaszka zewnętrzna czaszki
l. fibrosa blaszka włóknista okostnej czaszki
internal l. of the skull blaszka wewnętrzna czaszki
l. quadrigemina blaszka czworacza, blaszka pokrywy
rostral l. blaszka dziobowa ciała modzelowatego
l. of the septum pellucidum blaszka przegrody przezroczystej
tectal l. blaszka czworacza, blaszka pokrywy
terminal l. blaszka krańcowa mózgu
visceral l. blaszka trzewna błony surowiczej
laminar ['læminə] blaszkowy, blaszkowaty, warstwowy
laminated ['læmineitid] ułożony warstwowo
lamination [,læmi'neiʃən] 1) uwarstwienie, struktura warstwowa; 2) rozkawałkowanie płodu główkowe
laminectomy [,læmin'əktəmi] laminektomia, wycięcie łuku kręgu
laminotomy [,læmi'nɔtəmi] laminotomia, rozcięcie łuku kręgu
lamp [læmp] lampa
  carbon arc l. lampa łukowa
  flash l. lampa błyskowa
  infrared l. lampa promieniowania podczerwonego
  mercury-vapo(u)r l. lampa rtęciowa
  quartz l. lampa kwarcowa
  quartz-mercury vapo(u)r l. lampa kwarcowo-rtęciowa, kwarcówka
  slit l. lampa szczelinowa
  sun l. soluks
  ultraviolet l. lampa promieniowania nadfioletowego
lampbrush chromosomes ['læmpbrʌʃ 'krouməsoums] chromosomy szczoteczkowe
lance [la:ns] 1) nacinać ropień itp.; 2) lancet
lancet ['la:nsit] lancet
lancinating ['lænsi,neitiŋ] przeszywający, rozdzierający (ból)
language ['læŋgwidʒ] język, mowa
  body l. język gestów
  finger l. mowa palców (głuchoniemych)
lanthanide ['lænθənaid] lantanowiec
lanthanum ['lænθənəm] lantan, La (chem.)
lanugo [læn'u:gou] meszek (na ciele)
laparectomy [,læpər'ektəmi] wycięcie części

ściany brzucha dla zmniejszenia jego objętości
laparo- ['læpərou-] w złożeniach oznacza związek z jamą brzuszną
laparocentesis [,læpərɔsen'ti:sis] nakłucie jamy brzusznej
laparocolostomy [,læpərəkə'lɔstəmi] wytworzenie sztucznego odbytu okrężniczego
laparocolotomy [,læpərəkə'lɔtəmi] nacięcie okrężnicy
laparocolpohysterectomy [,læpərɔ,kɔlpəhistə-'rektəmi] cięcie cesarskie
laparocystotomy [,læpərɔsis'tɔtəmi] 1) nacięcie pęcherza moczowego; 2) nacięcie torbieli drogą laparotomii
laparoenterotomy [,læpərɔ,entə'rɔtəmi] nacięcie ściany brzusznej i jelita
laparogastroscopy [,læpərɔ,gæst'rɔskəpi] wziernikowanie żołądka po nacięciu ściany brzucha
laparogastrostomy [,læpərɔ,gæst'rɔstəmi] wytworzenie przetoki żołądkowej zewnętrznej
laparohysterectomy [,læpərɔ,histə'rektəmi] wycięcie macicy z dostępu brzusznego
laparohystero-oophorectomy [,læpərɔ,histərɔouɔfɔ'rektəmi] wycięcie macicy i przydatków drogą brzuszną
laparohysteropexy [,læpərɔ,histərɔ'peksi] przymocowanie macicy do ściany brzucha po laparotomii
laparohysterotomy [,læpərɔ,histə'rɔtəmi] nacięcie macicy z dostępu brzusznego
laparonephrectomy [,læpərɔne'frektəmi] wycięcie nerki z dostępu brzusznego
laparorrhaphy [,læpə'rɔrəfi] zeszycie ściany brzucha
laparosalpingectomy [,læpərɔ,sælpin'dʒektəmi] wycięcie jajowodów z dostępu brzusznego
laparosalpingotomy [,læpərɔ,sælpiŋ'gɔtəmi] nacięcie jajowodu z dostępu brzusznego
laparoscope ['læpərɔskoup] wziernik brzuszny, laparoskop
laparoscopic [,læpərɔ'skoupik] laparoskopowy
  l. operations operacje laparoskopowe
laparoscopy [,læpə'rɔskəpi] laparoskopia, wziernikowanie jamy brzusznej
  guided l. laparoskopia kierowana
laparosplenectomy [,læpərɔspli'nektəmi] wycięcie śledziony
laparotomize [,læpə'rɔtəmaiz] otwierać jamę brzuszną
laparotomy [,læpə'rɔtəmi] otwarcie jamy brzusznej, laparotomia
  emergency l. laparotomia wykonana w trybie nagłym

exploratory l. laparotomia zwiadowcza
median l. laparotomia w linii środkowej
paramedian l. laparotomia cięciem przyśrodkowym
transrectal l. laparotomia przez nacięcie mięśnia prostego
transverse l. laparotomia poprzeczna
lapse [læps] zaniedbanie, pomyłka
l. of memory luka pamięciowa
lardaceous [laː'deiʃiəs] słoninowaty, o wyglądzie słoniny (odnosi się do wyglądu zmian skrobiawiczych)
larva ['laːvə] larwa
larval ['laːvəl] larwalny
larva migrans ['laːvə 'maigrəns] larwa wędrująca
cutaneous l. m. larwa wędrująca skórna
visceral l. m. larwa wędrująca trzewna
larvate ['laːvit] larwalny, utajony
laryng- [læriŋg-] w złożeniach oznacza: krtań, krtaniowy
laryngeal [lə'rindʒiəl] krtaniowy
l. diverticulum uchyłek krtaniowy
l. papilloma brodawczak krtaniowy
l. tuberculosis gruźlica krtani
laryngectomy [ˌlæriŋ'dʒektəmi] wycięcie krtani
hemilaryngectomy wycięcie połowy krtani
laryngemphraxis [ˌlæriŋdʒəm'fræksis] zwężenie krtani
laryngismus [ˌlæriŋ'dʒizməs] kurcz krtani, kurcz głośni
l. stridulus astma Koppa, napady kurczu krtani u dzieci
laryngitic [ˌlærin'dʒitik] odnoszący się do zapalenia krtani
laryngitis [ˌlærin'dʒaitis] zapalenie krtani
catarrhal l. zapalenie krtani nieżytowe
croupous l. zapalenie krtani rzekomobłoniaste, zapalenie krtani krupowe
diphtheritic l. zapalenie krtani błonicze
dry l. zapalenie krtani suche, zapalenie krtani zanikowe
membranous l. zapalenie krtani rzekomobłoniaste
spasmodic l. = laryngismus stridulus
subglottic l. zapalenie krtani podgłośniowe
submucous l. zapalenie krtani podśluzówkowe
syphilitic l. zapalenie krtani kiłowe
laryngobronchitis [ləˌriŋgobrɔn'kaitis] zapalenie krtani i oskrzeli
laryngobronchoscopy [ləˌriŋgobrɔn'kɔskəpi] laryngobronchoskopia, wziernikowanie krtani i oskrzeli
laryngocele [lə'riŋgɔsiːl] torbiel kieszonki krtaniowej

laryngocentesis [ləˌriŋgəsen'tiːziz] nakłucie krtani
laryngofissure [ləˌriŋgɔ'fiʃuə] rozcięcie zupełne krtani
laryngograph [lə'riŋgɔgræf] laryngograf, przyrząd rejestrujący ruchy krtani
laryngography [ˌlæriŋ'gɔgrəfi] laryngografia
laryngologist [ˌlæriŋ'gɔlədʒist] laryngolog
laryngology [ˌlæriŋ'gɔlədʒi] laryngologia
laryngomalacia [ˌlæriŋgɔmə'leiʃiə] rozmiękanie krtani, laryngomalacja
laryngoparalysis [ləˌriŋgɔpə'rælisis] porażenie krtani
laryngopathy [ˌlæriŋ'gɔpæθi] choroba krtani
laryngophantom [ləˌriŋgɔ'fæntəm] model krtani
laryngopharyngeal [ləˌriŋgɔfə'rindʒiəl] krtaniowo-gardłowy
laryngopharyngectomy [ləˌriŋgɔfərin'dʒektəmi] wycięcie krtani i gardła
laryngopharyngitis [ləˌriŋgɔfərin'dʒaitis] zapalenie krtani i gardła
laryngopharynx [ləˌriŋgɔ'færinks] krtaniowa część gardła
laryngophone [ˌlæ'riŋgɔfoun] laryngofon
laryngophony [ˌlæriŋ'gɔfəni] odgłos mowy przy osłuchiwaniu krtani
laryngophthisis [ləˌriŋgɔ'tisis] gruźlica krtani
laryngoplasty [lə'riŋgɔ'plæsti] plastyka krtani
laryngoplegia [ˌlæriŋgɔ'pliːdʒiə] porażenie krtani
laryngoptosis [ləˌriŋgɔ'tousis] obniżenie krtani
laryngorhinology [ləˌriŋgɔrai'nɔlədʒi] laryngorynologia, nauka o chorobach krtani i nosa
laryngorrhagia [ˌlæriŋgɔ'rædʒiə] krwotok z krtani
laryngorrhaphy [ˌləriŋ'gɔrəfi] zeszycie krtani
laryngorrh(o)ea [ˌləriŋgɔ'riːə] nadmierne wydzielanie śluzu w krtani
laryngoscleroma [ləˌriŋgɔsklɔ'roumə] twardziel krtani
laryngoscope [lə'riŋgɔskoup] wziernik krtaniowy, laryngoskop
laryngoscopic [lə'riŋgəs'kɔpik] laryngoskopowy
laryngoscopy [ˌlæriŋ'gɔskəpi] wziernikowanie krtani, laryngoskopia
direct l. laryngoskopia bezpośrednia
indirect l. laryngoskopia pośrednia
laryngospasm [lə'riŋgɔˌspæzm] kurcz krtani
laryngostenosis [ləˌriŋgɔsti'nousis] zwężenie krtani
laryngostomy [ˌlæriŋ'gɔstəmi] wytworzenie otworu w krtani

laryngostroboscope [ləˌriŋgɔ'stroubɔskoup] stroboskop krtaniowy do obserwacji ruchów fonacyjnych
laryngotomy [ˌlæriŋ'gɔtəmi] nacięcie krtani, laryngotomia
  inferior l. nacięcie krtani dolne
  median l. nacięcie krtani środkowe
  superior l. nacięcie krtani górne
laryngoxerosis [ləˌriŋgɔzi'rousis] suchość krtani
larynx ['læriŋks] krtań
  artificial l. sztuczna krtań
laser ['læsə] laser
lash [læʃ] rzęsa oka
latency ['leitənsi] utajenie, okres utajenia
latent ['leitənt] utajony, ukryty
lateral ['lætərəl] boczny
laterality ['lætə'ræliti] stan przewagi jednej strony, zwł. strony ciała lub półkuli mózgu
lateralization [ˌlætərəlai'zeiʃən] lateralizacja
lateropulsion [ˌlætərɔ'pʌlʃən] lateropulsja, zbaczanie w bok przy chodzeniu
laterotorsion [ˌlætərɔ'tɔ:ʃn] skręt boczny (oka itp.)
lateroversion [ˌlætərə'və:ʃən] pochylenie boczne (macicy itp.)
latex ['leiteks] 1) lateks, mleczko kauczukowe; 2) mlecz roślinny
latrine ['lætri:n] latryna
lattice ['lætis] krata, szkielet kratowy
laudanum ['lɔdnəm] laudanum
laughing gas ['la:fiŋ ˌgæs] gaz rozweselający, podtlenek azotu
laurel ['lɔrəl] drzewo wawrzynowe, drzewo laurowe
lavabo [lə'veibou] umywalnia, toaleta
lavage [læ'va:ʒ] płukanie, obmywanie
  bowel l. płukanie jelita
  bronchial l. płukanie oskrzeli
  gastric l. płukanie żołądka
  intestinal l. płukanie jelit
lavation [lə'veiʃən] obmywanie, opłukiwanie
lavatory ['lævətəri] ustęp, umywalnia, toaleta
law [lɔ:] prawo
  all-or-none l. prawo „wszystko albo nic"
  l. of definite proportions prawo stosunków stałych (*chem.*)
  l. of independent assortment prawo niezależnego doboru, drugie prawo Mendla
  l. of mass action prawo działania mas
  l. of multiple proportions prawo stosunków wielokrotnych (*chem.*)
  periodic l. prawo Mendelejewa, prawo okresowości
  l. of segregation prawo segregacji (*gen.*)
lawrencium ['lɔ:rənsiəm] lorens, Lw
laxation [ˌlæk'seiʃən] biegunka

laxative ['læksətiv] przeczyszczający, rozwalniający (środek)
laxity ['læksiti] zwiotczenie, rozluźnienie
layer ['leiə] warstwa
  ambiguous l. warstwa komórek różnokształtnych kory mózgu
  ameloblastic l. warstwa wewnętrzna narządu szkliwotwórczego
  bacillary l. warstwa pręcików i słupków siatkówki, warstwa światłoczuła
  basal cell l. warstwa komórek walcowatych, warstwa podstawna (naskórka)
  basement l. błona podstawna
  blastodermic l.'s listki zarodkowe
  columnar l. warstwa słupków i pręcików siatkówki, warstwa światłoczuła
  corneal l. warstwa rogowa
  elastic l.'s of arteries blaszki sprężyste tętnic
  germ l. listek zarodkowy
  germinative l. warstwa rozrodcza naskórka
  granular l. warstwa ziarnista (naskórka lub kory mózgu)
  horny l. warstwa rogowa
  monomolecular l. błonka o grubości jednej drobiny
  odontoblastic l. warstwa miazgi zębowej zewnętrzna
  papillary l. warstwa brodawkowa skóry
  plasma l. warstwa osocza (warstwa przy ścianie naczynia we krwi płynnej)
  prickle l. warstwa kolczysta naskórka
  pyramidal cell l. warstwa piramidowa kory mózgowej
  l. of rods and cones warstwa pręcików i słupków
  spinous l. warstwa kolczysta naskórka
  subpapillary l. warstwa naczyniowa skóry
  zonal l. warstwa obwodowa
laziness ['leizinis] lenistwo
lazy ['leizi] leniwy
leach ['li:tʃ] 1) ługować, wyługować, wypłukać; 2) solanka ługująca
lead [led] 1) ołów, Pb; 2) ołowiany
  l. acetate octan ołowiu
  l. carbonate węglan ołowiu, biel ołowiowa
  l. colic kolka ołowiowa
  l. line rąbek ołowiczy (na dziąsłach)
  l. pipe spasticity wzmożenie napięcia mięśniowego w katalepsji
  tetraethyl l. czteroetylek ołowiu
lead [li:d] 1) odprowadzenie; 2) prowadzenie; 3) prowadzić
  bipolar l. odprowadzenie dwubiegunowe
  chest l. odprowadzenie z klatki piersiowej
  direct l. odprowadzenie bezpośrednie (z serca itp.)

electrocardiographic l.'s odprowadzenia elektrokardiograficzne
electroencephalographic l.'s odprowadzenia elektroencefalograficzne
indirect l. odprowadzenie pośrednie, odprowadzenie standardowe
intracardiac l. odprowadzenie wewnątrzsercowe, odprowadzenie wewnątrzjamowe
intracavitary l. = **intracardiac** l.
limb l. odprowadzenie kończynowe
monopolar l. odprowadzenie jednobiegunowe
(o)esophageal l. odprowadzenie przełykowe
orthogonal l. odprowadzenie prostokątne
precordial l. odprowadzenie przedsercowe
unipolar l. odprowadzenie jednobiegunowe
leak [li:k] 1) przeciek, wyciek; 2) wyciekać, przeciekać
  suture l. nieszczelność szwu
leakage ['li:kidʒ] 1) wyciek, przeciek, wyciekanie; 2) rozproszenie prądu
lean [li:n] 1) chudy, szczupły, pozbawiony tłuszczu; 2) oprzeć się o coś
  l. body mass beztłuszczowa masa ciała
leap [li:p] 1) podskoczyć; 2) o sercu: nagle zabić (także skurcz dodatkowy)
learning ['lə:niŋ] 1) uczenie się; 2) wiedza
  l. ability wyuczalność, zdolność uczenia się
leave [li:v] 1) urlop, zwolnienie; 2) opuszczać, odchodzić
  sick l. zwolnienie chorobowe
  study l. urlop naukowy
lecithin ['lesiθin] lecytyna
lectin ['lektin] lektyna, aglutynina roślinna
lecture ['lektʃə] wykład, odczyt
  deliver a l. wygłosić wykład
lecturer ['lektʃərə] wykładowca
leech [li:tʃ] pijawka, *Hirudo*
left-handed ['left'hændid] leworęczny
left-handedness ['left'hændidnis] leworęczność
leg [leg] noga, zwł. goleń
  bandy l.'s szpotawość kolan
  bow-l.'s szpotawość kolan
  cross l.'s nogi nożycowate (krzyżujące się przy chodzeniu)
  jitter l.'s zespół niespokojnych nóg
  lower l. podudzie, goleń
  phantom l. noga fantomowa, wrażenie obecności amputowanej nogi
  restless l.'s zespół niespokojnych nóg
  sabre l. goleń szablasta
  trench l. stopa okopowa
legend ['ledʒənd] legenda, podpisy pod ryciny

legionnaire's disease [ˌli:dʒə'næs di'zi:z] choroba legionistów
Legionella pneumophila ['li:dʒiɔnələ 'nju:mɔfilə] zarazek powodujący chorobę legionistów (zapalenie płuc)
legume ['legju:m] warzywo strączkowe
leguminous [le'gju:minəs] strączkowy
  l. vegetables warzywa strączkowe, jarzyny strączkowe
leio- [laiɔ-] w złożeniach oznacza: gładki
leiomyoblast [laiɔ'maiɔblæst] mioblast gładki
leiomyoblastoma [laiɔˌmaiɔblæs'toumə] mięśniak gładkokomórkowy zarodkowy
leiomyofibroma [laiɔˌmaiɔfai'broumə] włókniakomięśniak gładkokomórkowy
leiomyoma [ˌlaiɔmai'oumə] mięśniak gładki
leiomyomatosis [ˌlaiɔmaiɔmə'tousis] mięśniakowatość gładkokomórkowa
leishmaniasis [ˌli:ʃmə'naiəsis] leiszmanioza
  cutaneous l. leiszmanioza skórna
lemmocyte ['lemɔsait] lemmocyt, komórka Schwanna
lemniscus [lem'niskəs] wstęga (*anat.*)
lemon ['lemən] cytryna
length [leŋθ] długość
  crown-rump l. długość płodu od ciemienia do pośladków
  focal l. ogniskowa
lengthening ['leŋθəniŋ] wydłużenie, przedłużenie
  l. of muscle wydłużanie mięśnia
  l. of tendon wydłużanie ścięgna
lens [lens] soczewka
  l. aberration aberracja soczewki
  l. barrel tuba mikroskopu
  biconcave l. soczewka dwuwklęsła
  biconvex l. soczewka dwuwypukła
  bifocal l. soczewka dwuogniskowa
  cataract l. soczewka sztuczna do używania po usunięciu soczewki oka
  concave l. soczewka wklęsła
  concave spherical l. soczewka wklęsło-wypukła
  concavoconcave l. soczewka dwuwklęsła
  concavoconvex l. soczewka wklęsłowypukła
  contact l. soczewka kontaktowa
  convex l. soczewka wypukła
  convexoconvex l. soczewka dwuwypukła
  corneal l. soczewka kontaktowa
  cylindrical l. soczewka walcowata, soczewka cylindryczna
  dispersing l. soczewka rozpraszająca
  divergent l. soczewka rozpraszająca
  planoconcave l. soczewka płaskowklęsła
  planoconvex l. soczewka płaskowypukła
  spherical l. soczewka sferyczna

spherocylindrical l. soczewka sferyczno-cylindryczna

trial l.'s soczewki do dobierania okularów

lenticonus [ˌlenti'kounəs] stożek soczewki

lenticular [len'tikjulə] soczewkowaty, soczewkowy

lentiginopolyposis [lenˌtidʒinɔpɔli'pousis] zespół Peutza, Jeghersa i Touraine'a

lentiginosis [lenˌtidʒi'nousis] piegowatość

lentigo [len'tigə] pieg, plama barwnikowa soczewicowata

 l. maligna plama soczewicowata złośliwa

lentigomelanosis [lenˌtigɔmələ'nousis] liczne plamy soczewicowate złośliwe

leontiasis [ˌliɔːn'taiəsis] twarz lwia

leper ['lepə] trędowaty

lepra ['leprə] trąd

leprechaunism ['leprəˌkɔːnism] krasnoludkowatość, leprechaunizm, zespół Donohue'go i Uchidy

lepromatous [lep'rəmətəs] trędowaty

leprosarium [ˌleprə'særiəm] leprozorium

leprosery [le'prəsəri] leprozorium

leprosy ['leprəsi] trąd

 an(a)esthetic l. trąd znieczulający

leprotic [lep'rɔtik] trądowy, trędowaty

leptocytosis [ˌleptɔsai'tousis] leptocytoza, obecność erytrocytów tarczowych we krwi

leptomeninges [ˌleptɔme'nindʒiːz] opony miękkie

leptomeningitis [ˌleptɔˌmenin'dʒaitis] zapalenie opon miękkich

leptomeninx [ˌleptɔ'meninks] opona miękka

leptoprosopia [ˌleptɔprɔ'soupiə] wąskość twarzy

leptosomatic [ˌleptɔsɔ'mætik] leptosomiczny, leptosomatyczny, o smukłej budowie ciała

Leptospira [ˌleptɔ'spairə] leptospira

 L. australis leptospira australijska

 L. autumnalis leptospira jesienna

 L. icterohaemorrhagiae leptospira żółtaczki zakaźnej, leptospira Weila

 L. pyrogenes leptospira gorączkotwórcza

leptospire ['leptɔspaiə] leptospira

leptospirosis [ˌleptɔspai'rousis] leptospiroza, krętkowica

 icteroh(a)emorrhagic l. choroba Weila

Leptothrix ['leptɔθriks] rodzaj bakterii wodnych, włoskowiec

lesbian ['lezbiən] 1) lesbijka; 2) lesbijski

lesbianism ['lezbiənizəm] miłość lesbijska

lesion ['liːʒən] zmiana chorobowa organiczna, uszkodzenie

 coin l. of the lung cień okrągły płuca (*rtg*)

 discharging l. 1) zmiana sącząca; 2) ognisko w mózgu powodujące drgawki

 disseminated l.'s zmiany rozsiane

 focal l. zmiana ogniskowa

 gross l. zmiana makroskopowa

 intracranial expanding l. wewnątrzczaszkowy proces narastający

 intracranial space-occupying l. wewnątrzczaszkowy proces ścieśniający

 irritative l. ognisko podrażnienia

 molecular l. uszkodzenie na poziomie cząsteczkowym, uszkodzenie submikroskopowe

 precancerous l. zmiana przedrakowa

 primary l. zmiana pierwotna (kiłowa, gruźlicza itp.)

 ring-wall l. uszkodzenie obrączkowe (obrączkowy krwotok w mózgu)

 systemic l. uszkodzenie układowe, uszkodzenie ogólnoustrojowe

 trophic l. uszkodzenie troficzne

 vascular l. zmiana naczyniowa, zmiana naczyniopochodna

 wire-loop l. zgrubienie błony podstawnej włośniczek kłębuszka nerkowego

lethal ['liːθəl] śmiertelny, letalny

lethality [liːˈθəliti] śmiertelność, letalność (*gen.*)

lethargy ['leθədʒi] letarg

 induced l. hipnoza

 lucid l. mutyzm akinetyczny

leuc-, leuk- [ljuːk-] w złożeniach oznacza: biały; w ortografii amerykańskiej przyjęto: **leuk-**

leuc(a)emia [ljuːˈkiːmiə] = **leuk(a)emia**

leucapheresis [ˌljuːkəˈfərəsis] leukafereza, usunięcie krwinek białych z ustroju

leucin ['ljusin] leukina, endolizyna białokrwinkowa

leucine ['ljuːsin] leucyna, kwas aminokapronowy

leucinuria [ˌljuːsiˈnjuəriə] wydalanie leucyny z moczem, leucynuria

leucoagglutination [ˌljuːkɔˈægluti'neiʃən] zlepianie się krwinek białych

leucoagglutinin [ˌljuːkɔægˈluːtinin] leukoagglutynina

leucoblast ['ljuːkɔblæst] leukoblast, komórka będąca prekursorem krwinek białych

 granular l. promielocyt

leucoblastosis [ˌljuːkɔblæsˈtousis] leukoblastoza, obecność leukoblastów we krwi

leucocidin [ˌljuːkɔ'sidin] leukocydyna, toksyna zabijająca krwinki białe

leucocrit ['ljuːkɔkrit] leukokryt, objętość leukocytów w jednostce objętości krwi w %

leucocytactic [ˌljuːkɔsai'tæktik] leukocytotaktyczny

leucocytal [ˌljuːkɔ'saitəl] leukocytowy, leukocytarny, białokrwinkowy

leucocytaxia [ˌljuːkɔsaiˈtæksiə] leukocytotaksja, przyciąganie lub odpychanie krwinek białych
leucocytaxis [ˌljuːkɔsaiˈtæksis] leukocytotaksja
leucocyte [ˈljuːkəsait] krwinka biała, leukocyt
   acidophilic l. krwinka biała kwasochłonna, eozynofil
   agranular l. krwinka biała bezziarnista
   basophilic l. krwinka biała zasadochłonna
   cystinotic l. krwinka biała zawierająca cystynę (w cystynozie)
   eosinophilic l. krwinka biała eozynochłonna, krwinka biała kwasochłonna, eozynofil
   filament polymorphonuclear 1. krwinka biała z segmentowanym jądrem, z segmentami połączonymi cienkimi mostkami chromatyny
   granular l. krwinka biała ziarnista, granulocyt
   motile l. krwinka biała zdolna do ruchów ameboidalnych
   neutrophilic l. krwinka biała obojętnochłonna, neutrofil
   non-filament polymorphonuclear l. krwinka biała z segmentami jądra połączonymi grubszymi mostkami chromatyny
   non-granular l. krwinka biała bezziarnista
   oxyphilic l. krwinka biała kwasochłonna
   polymorphonuclear l. krwinka biała z segmentowanym jądrem
   segmented l. = polymorphonuclear l.
leucocytic [ˌljuːkɔˈsaitik] leukocytowy, leukocytarny, białokrwinkowy
leucocytolysin [ˌljuːkɔsaiˈtɔlisin] cytolizyna niszcząca krwinkę białą
leucocytolysis [ˌljuːkɔsaiˈtɔlisis] rozpad krwinki białej
leucocytopenia [ˌljuːkɔsaitɔˈpiːniə] = **leucopenia**
leucocytopoiesis [ˌljuːkɔsaitɔpɔiˈisis] tworzenie się krwinek białych
leucocytosis [ˌljuːkɔsaiˈtousis] leukocytoza, podwyższenie liczby krwinek białych we krwi
   absolute l. leukocytoza bezwzględna, leukocytoza całkowita
   basophilic l. leukocytoza zasadochłonna
   digestive l. leukocytoza trawienna
   eosinophilic l. leukocytoza eozynochłonna, eozynofilia
   lymphocytic l. limfocytoza
   monocytic l. leukocytoza monocytowa
   neutrophilic l. leukocytoza neutrofilowa
   relative l. leukocytoza względna
leucocytotactic [ˌljuːkɔˌsaitɔˈtæktik] leukocy-

totaktyczny, przyciągający lub odpychający krwinki białe
leucocyturia [ˌljuːkɔsaiˈtjuəriə] leukocyturia, obecność krwinek białych w moczu
leucoderma [ˌljuːkɔˈdəːmə] bielactwo
   reticular l. odbarwienie siatkowate
leucodystrophy [ˌljuːkɔˈdistrəfi] leukodystrofia
   globoid l. choroba Krabbego
   hereditary cerebral l. leukodystrofia mózgowa dziedziczna, choroba Pelizaeusa i Merzbachera
   metachromatic l. leukodystrofia metachromatyczna dziecięca, choroba Greenfielda
leucoencephalopathy [ˌljuːkɔənˌsefələˈpæθi] leukodystrofia
leucoerythroblastosis [ˌljuːkɔiriθrɔblæsˈtousis] leukoerytroblastoza, niedokrwistość z obecnością komórek blastycznych, wywołana układową chorobą szpiku ze zmniejszeniem jego objętości (np. mielosklerozą)
leucolymphosarcoma [ˌljuːkɔˌlimfɔsaːˈkoumə] leukosarkoma, chłoniak Sternberga
leucoma [ljuːˈkoumə] bielmo
   adherent l. bielmo zrośnięte z tęczówką
leucomyelopathy [ˌljukɔmaiəˈlɔpæθi] choroba istoty białej rdzenia
leuconychia [ˌljuːkɔˈnikiə] białe zabarwienie paznokci
leucopedesis [ˌljuːkɔpiˈdisis] wychodzenie krwinek białych poza naczynia
leucopenia [ˌljuːkɔˈpiːniə] leukopenia, zmniejszenie liczby krwinek białych we krwi
leucopenic [ˌljuːkɔˈpiːnik] odnoszący się do leukopenii
leucopheresis [ˌljuːkɔˈfərəsis] usuwanie krwinek białych z krwi, leukofereza
   filtration l. leukofereza filtracyjna
leucophlegmasia [ˌljuːkɔfleɡˈmeisiə] obrzęk limfatyczny
leucoplakia [ˌljuːkɔˈplækiə] rogowacenie białe, leukoplakia
   cervical l. rogowacenie białe szyjki macicy
   hairy l. leukoplakia włochata
   vaginal l. rogowacenie białe pochwy
   vulval l. rogowacenie białe sromu
leucopoiesis [ˌljuːkɔpɔiˈisis] tworzenie się krwinek białych, leukopoeza
leucopoietic [ˌljuːkɔpɔiˈitik] odnoszący się do leukopoezy
leucorrhagia [ˌljuːkɔˈreidʒiə] obfite upławy białe
leucorrh(o)ea [ˌljuːkɔˈriːə] obfite upławy białe
leuk(a)emia [ljuːˈkiːmiə] białaczka
   acute lymphocytic l. białaczka limfoblastyczna, białaczka limfocytowa ostra

acute promyelocytic l. białaczka promielocytowa
aleuk(a)emic l. białaczka bezbiałaczkowa
aleukocyth(a)emic l. białaczka bezbiałaczkowa
basophilic l. białaczka bazocytowa
basophilocytic l. białaczka bazocytowa
B-cell lymphocytic l. białaczka limfatyczna z komórkami B
T-cell lymphocytic l. białaczka limfatyczna z komórkami T
central nervous system l. białaczka ośrodkowego układu nerwowego
chronic lymphocytic l. białaczka limfatyczna przewlekła
cutaneous l. białaczka skóry
embryonal l. białaczka z nie zróżnicowanymi komórkami
eosinophilic l. białaczka eozynocytowa
eosinophilocytic l. białaczka eozynocytowa
granulocytic l. białaczka szpikowa, białaczka granulocytowa
hairy cell l. białaczka kosmatokomórkowa
high cell count l. białaczka z dużą liczbą komórek białaczkowych
histiocytic l. = monocytic l.
hypocytic l. = subleuk(a)emic l.
leucopenic l. białaczka z małą liczbą komórek białaczkowych
lienomyelogenous l. = splenomyelogenous l.
lymphatic l. białaczka limfatyczna
lymphoblastic l. białaczka limfoblastyczna, białaczka limfatyczna ostra
lymphocytic l. białaczka limfocytowa
lymphoid l. białaczka limfatyczna
lymphosarcomatous l. białaczka limfatyczna
mast cell l. białaczka bazocytowa
mature cell l. białaczka szpikowa przewlekła
megakaryocytic l. białaczka megakariocytowa
micromyeloblastic l. białaczka mikromieloblastyczna
mixed cell l. białaczka mieszana, białaczka granulocytowa z obecnością nielicznych bazofilów, eozynofilów itp.
monocytic l. białaczka monocytowa
myeloblastic l. białaczka mieloblastyczna, białaczka szpikowa ostra
myelocytic l. białaczka szpikowa przewlekła, białaczka granulocytowa
myelogenic l. białaczka szpikowa przewlekła
myeloid l. białaczka szpikowa przewlekła
myelomonocytic l. białaczka mielomonocytowa, białaczka Naegelego
neutrophilic l. białaczka szpikowa przewlekła z komórkami obojętnochłonnymi
null-cell lymphocytic l. białaczka limfatyczna z komórkami zerowymi

plasma cell l. białaczka plazmocytowa
splenic l. białaczka z wybitnym powiększeniem śledziony
splenomedullary l. = splenomyelogenous l.
splenomyelogenous l. białaczka szpikowa przewlekła ze znacznym powiększeniem śledziony
stem cell l. białaczka z komórkami nie zróżnicowanymi
subleuk(a)emic l. białaczka z małą liczbą komórek białaczkowych
symptomatic l. odczyn białaczkowy
leuk(a)emic [lju'ki:mik] białaczkowy
leuk(a)emogenic [lju:ki:mɔ'dʒinik] powodujący białaczkę
leukotome ['lju:kɔtoum] leukotom, nóż do leukotomii
leukotomy [lju'kɔtəmi] leukotomia, przecięcie szlaków łączących płaty mózgowe
levator [le'veitə] dźwigacz
level ['levl] 1) poziom; 2) równy
  threshold l. stężenie progowe, próg
lever ['li:və] dźwignia, lewar
  dental l. dźwignia dentystyczna
levitation [ˌlevi'teiʃən] lewitacja, unoszenie się chorego na poduszce powietrznej
levocardiogram [ˌli:vɔ'ka:diɔgræm] lewokardiogram
levogram ['li:vɔgræm] lewokardiogram
levogyration [ˌli:vɔdʒaiə'reiʃən] lewoskrętność
levorotatory [ˌli:vɔ'rɔteitəri] lewoskrętny
levotorsion [ˌli:vɔ'tɔ:ʃən] lewoskrętność, skręcanie w lewo
levoversion [ˌli:vɔ'və:ʃən] obrót w lewo
levulose ['levjulous] fruktoza, lewuloza
libidinal [li'bidinəl], **libidinous** [li'bidinəs] pobudliwy seksualnie
libido [li'bi:dou] popęd płciowy
lichen ['laikən] 1) liszaj; 2) mech (bot.)
  l. acuminatus liszaj płaski
  l. albus liszaj przewlekły z odbarwieniem skóry
  annular l. liszaj obrączkowy
  infantile l. potówka czerwona
  l. myx(o)edematosus liszaj śluzowaty
  l. nitidus liszaj lśniący
  l. pilaris liszaj mieszkowy
  l. planus liszaj płaski, liszaj czerwony, liszaj Wilsona
  l. planus annularis liszaj płaski obrączkowy
  l. planus hypertrophicus liszaj płaski brodawkujący, liszaj płaski przerostowy
  l. planus, oral erosive liszaj płaski jamy ustnej z nadżerkami
  l. planus, oral non-erosive liszaj płaski jamy ustnej bez nadżerek
  l. planus verrucosus liszaj płaski brodawkujący

l. **ruber** liszaj płaski, liszaj czerwony
l. **sclerosus et atrophicus** liszaj twardzinowy i zanikowy
striate l. liszaj pasmowaty
l. **urticatus** liszaj pokrzywkowy
l. **variegatus** erytrodermia plamkowo-grudkowa
Wilson's l. liszaj płaski
lichenification [ˌlaiˌkenifiˈkeiʃən] liszajowacenie
lichenization [ˌlaiˌkeniˈzeiʃən] liszajowacenie
lichenoid [ˈlaikenɔid] liszajowy
lid [lid] powieka
lie [lai] położenie płodu (stosunek osi długiej płodu do osi długiej ciała matki)
longitudinal l. położenie płodu podłużne
oblique l. położenie płodu skośne
transverse l. położenie płodu poprzeczne
lie-in [lai in] być w połogu
lien [ˈliən] śledziona (*p.* **spleen**)
lientery [ˈliənˌteri] biegunka z obecnością nie strawionych resztek w kale
life [laif] życie
l. **cycle** cykl życiowy
sexual l. życie płciowe
l. **span** długość życia
l. **test** próba trwałości
vegetative l. życie wegetacyjne
lifting [ˈliftiŋ] unoszenie, podnoszenie
face l. operacja podciągania skóry twarzy dla usunięcia zmarszczek
ligament [ˈligəmənt] więzadło
accessory l. więzadło dodatkowe
arterial l. więzadło tętnicze (pozostałość po przewodzie tętniczym)
bifurcated l. więzadło rozdwojone
broad l. **of the uterus** więzadło szerokie macicy
carpal collateral radial l. więzadło poboczne promieniowe nadgarstka
carpal collateral ulnar l. więzadło poboczne łokciowe nadgarstka
carpal dorsal l. troczek mięśni prostowników, więzadło grzbietowe nadgarstka
carpal transverse l. troczek zginaczy, więzadło poprzeczne nadgarstka
central l. nić końcowa
conoid l. więzadło stożkowate
cotyloid l. obrąbek panewkowy
cricoarytenoid l. więzadło pierścienno-nalewkowe
cricopharyngeal l. więzadło pierścienno-gardłowe
cricosantorinian l. więzadło rożkowo-gardłowe
cricothyroid l. więzadło pierścienno-tarczowe
cricotracheal l. więzadło pierścienno-tchawicze

crucial l. **of the knee** więzadło krzyżowe stawu kolanowego
cruciate l. **of the atlas** więzadło krzyżowe kręgu szczytowego
cruciate l. **of the knee** więzadło krzyżowe stawu kolanowego
cystoduodenal l. więzadło pęcherzykowo--dwunastnicze
dental l. więzadło okrężne przyzębia
denticulate l. więzadło ząbkowane
glenoid l. obrąbek stawowy stawu ramiennego
hepatoumbilical l. więzadło obłe wątroby
iliofemoral l. więzadło biodrowo-udowe
iliolumbar l. więzadło biodrowo-lędźwiowe
iliotrochanteric l. więzadło biodrowo-krętarzowe
inguinal l. więzadło pachwinowe
intertransverse l.'s więzadła międzypoprzeczne
nuchal l. więzadło karkowe
odontoid l.'s więzadła skrzydłowe kręgu szczytowego
quadrate l. więzadło czworokątne
round l. **of the femur** więzadło głowy kości udowej, więzadło obłe kości udowej
tarsal l. **(lateral, medial)** więzadło powiekowe (boczne, przyśrodkowe)
transverse carpal l. troczek zginaczy, więzadło poprzeczne nadgarstka
transverse metatarsal l.'s więzadła poprzeczne śródstopia
vocal l. więzadło głosowe
yellow l. więzadło żółte
ligamentopexy [ˌligəmentəˈpeksi] operacja skrócenia więzadeł okrągłych macicy
ligand [ligˈænd] ligand, addend
ligate [ˈlaigeit] podwiązać
ligation [laiˈgeiʃən] podwiązanie
distal l. podwiązanie tętnicy obwodowo od tętniaka
immediate l. podwiązanie bezpośrednie
mediate l. podwiązanie pośrednie
pole l. podwiązanie u podstawy narządu dla zmniejszenia dopływu krwi
proximal l. podwiązanie tętnicy dośrodkowo od tętniaka
tooth l. szynowanie zębów drutem
ligature [ˈligətʃuə] 1) podwiązka; 2) podwiązanie
occluding l. podwiązka okluzyjna zamykająca dopływ krwi
provisional l. podwiązka tymczasowa
soluble l. podwiązka wchłaniająca się
suboccluding l. podwiązka subokluzyjna, zmniejszająca dopływ krwi
light [lait] światło, oświetlić, lekki, jasny
l. **beam** wiązka promieni świetlnych

l. cell fotokomórka, komórka fotoelektryczna
day-l. światło dzienne
dispersed l. światło rozproszone
infrared l. promieniowanie podczerwone
mercury quartz l. światło lampy kwarcowo-rtęciowej
monochromatic l. światło jednorodne, światło jednobarwne
overhead l. lampa sufitowa
polarized l. światło spolaryzowane
reflected l. światło odbite
refracted l. światło załamane
ultraviolet l. światło ultrafioletowe
lighten [ˈlaitn] 1) oświetlać; 2) zmniejszać obciążenie
lightening [ˈlaitniŋ] zmniejszenie obciążenia, uczucie ulgi odczuwane po opuszczeniu się macicy na 2 tygodnie przed porodem
light-headedness [laitˈhedidnis] uczucie zawrotu głowy (pustki w głowie)
lighting [ˈlaitiŋ] oświetlenie
lightning [ˈlaitniŋ] błyskawica
  l. pain ból strzelający
  l. stroke porażenie piorunem
ligneous [ˈligniəs] drzewny
lignocaine [ˌlignɔˈkein] lignokaina, lidokaina
limb [lim] 1) kończyna, członek; 2) część segmentowanej całości; 3) część krzywej
  anacrotic l. część wstępująca krzywej tętna
  artificial l. kończyna sztuczna, proteza
  catacrotic l. część zstępująca krzywej tętna
  lower l. kończyna dolna
  pelvic l. kończyna dolna
  phantom l. kończyna fantomowa (wrażenie obecności amputowanej kończyny)
  thoracic l. kończyna górna
  upper l. kończyna górna
limbic [ˈlimbik] limbiczny (*anat.*), rąbkowy
  l. system układ limbiczny
limbus [ˈlimbəs] rąbek, obwódka
  conjunctival l. rąbek spojówki
  corneal l. rąbek rogówki
lime [laim] 1) gatunek cytryny, *Citrus medica acida* (*bot.*); 2) tlenek wapniowy, wapno palone
  chlorinated l. wapno chlorowane
  quick l. tlenek wapniowy, wapno niegaszone
  slaked l. wodorotlenek wapniowy, wapno gaszone
limen [ˈlaimən] próg (*anat.*)
liminal [ˈliminəl] graniczny, progowy
limit [ˈlimit] granica, kres
  audability l. granica słyszalności
  endurance l. granica odporności, granica wytrzymałości
  fatigue l. granica zmęczenia
  saturation l. granica nasycenia

limitation [ˌlimiˈteiʃən] ograniczenie
limiting [ˈlimitiŋ] ograniczający
  l. conditions warunki ograniczające
  l. enzyme enzym limitujący, enzym ograniczający
  l. factor czynnik ograniczający
limp [limp] 1) chromać, kuleć, utykać; 2) wiotki, zwiotczały
limpid [ˈlimpid] klarowny, przejrzysty
limpidity [limˈpiditi] klarowność, przezroczystość
limping [ˈlimpiŋ] 1) chromanie; 2) chromający
limpness [ˈlimpnis] 1) zwiotczałość, obwisłość; 2) chromanie
limy [ˈlaimi] 1) lepki, kleisty; 2) wapienny
line [lain] linia, kresa, wyścielić, obrzeżać
  absorption l. linia absorpcyjna, prążek absorpcyjny
  atrophic l. pręga zanikowa (skóry)
  axillary l. (anterior, posterior) linia pachowa (przednia, tylna)
  basilar l. linia podstawy czaszki
  blue l. rąbek ołowiczy
  demarcation l. linia demarkacyjna
  epiphysial l. kresa nasadowa
  fulcrum l. oś obrotu
  interspinal l. linia międzykolcowa kości biodrowej
  isoelectric l. linia izoelektryczna
  lead l. rąbek ołowiczy
  midaxillary l. linia pachowa, linia środkowopachowa
  midclavicular l. linia środkowoobojczykowa
  l. of occlusion linia zwarcia
  parasternal l. linia przymostkowa
  pure l. szczep izogeniczny (*bakt.*)
lineage [ˈliniidʒ] ród, linia rodu
linear [ˈliniə] linijny
linebreeding [ˌlainˈbriːdiŋ] linijny chów wsobny
linen [ˈlinin] bielizna (szpitalna i in.)
lingual [ˈliŋgwəl] językowy
lingula [ˈliŋgjulə] języczek
  l. cerebelli języczek móżdżku
lingulectomy [ˌliŋgjulˈektəmi] wycięcie języczka
liniment [ˈlinimənt] mazidło, płyn do wcierania
lining [ˈlainiŋ] wyściółka (kanału itp.), wyściółka jamy zęba pod wypełnieniem
linitis [liˈnaitis] zapalenie ściany żołądka
  plastic l. przerostowy podśluzówkowy naciek raka żołądka
link [liŋk] ogniwo, łącznik
linkage [ˈliŋkidʒ] 1) wiązanie kowalentne chemiczne; 2) sprzężenie genetyczne
  genetic l. sprzężenie genetyczne
  sex l. sprzężenie z płcią (genów)
linoleate [liˈnɔlieit] sól kwasu linolowego

lip [lip] warga
 cleft l. warga zajęcza, rozszczep wargi
lip(a)emia [li'pi:miə] lipemia, obecność tłusz-
 czowców we krwi
 alimentary l. lipemia pokarmowa
 diabetic l. lipemia cukrzycowa (ustępująca
 po insulinie)
 postprandial l. lipemia poposiłkowa, lipemia
 posiłkowa, lipemia pokarmowa
lipase ['lipeis] lipaza
 lipoprotein l. lipaza lipoproteinowa
lipid ['lipid] lipid, tłuszczowiec
lipid(a)emia [ˌlipi'di:emiə] lipemia, lipidemia
lipidosis [ˌlipi'dousis] lipidoza, lipoidoza
 cerebroside l. choroba Gauchera
 ganglioside l. gangliozydoza, spichrzanie
 gangliozydów
 glycolipid l. choroba Fabry'ego, spichrzanie
 glikolipidów obojętnych
 sphingomyelin l. choroba Niemanna i Picka
 sulphatide l. leukodystrofia metachromatyczna
lipo- ['lipo-] w złożeniach oznacza związek
 z lipidami
lipoatrophy [ˌlipoæ'trɔfi] lipoatrofia, zanik
 tkanki tłuszczowej
 circumscribed l. lipoatrofia miejscowa, lipoatrofia ograniczona
 generalized l. lipoatrofia uogólniona
lipoblast ['lipoblæst] lipoblast, komórka macierzysta adypocytu
lipoblastoma [ˌlipoblæs'toumə] tłuszczakomięsak
lipocatabolic [ˌlipokætə'bɔlik] odnoszący się do
 przemiany tłuszczów
lipocere ['lipɔsiə] wosk trupi
lipochondrodystrophy [ˌlipokɔndrə'distrɔfi] lipochondrodystrofia, zespół Hurler
lipochondroma [ˌlipokɔn'droumə] tłuszczako-
 chrzęstniak
lipochrome ['lipokroum] lipochrom
lipoclastic [ˌlipo'klæstik] lipolityczny
lipocyte ['lipɔsait] komórka tłuszczowa, adypocyt
lipodystrophy [ˌlipo'distrəfi] lipodystrofia, zwyrodnienie tłuszczowe
 congenital total l. lipodystrofia całkowita,
 uogólniony zanik tkanki tłuszczowej
 insulin l. zanik tkanki tłuszczowej w miejscu
 wstrzyknięcia insuliny
 intestinal l. lipodystrofia jelitowa, choroba
 Whipple'a
 progressive l. lipodystrofia postępująca, choroba Barraquera i Simonsa
lipofibroma [ˌlipɔfai'broumə] tłuszczakowłókniak
lipofuscin [ˌlipo'fjusin] lipofuscyna

lipogenesis [ˌlipo'dʒenisis] lipogeneza, tworzenie się tłuszczu
lipogranuloma [ˌlipogrænju'loumə] ziarniniak
 tłuszczowy
lipohyperplasia [ˌlipo'haipərpleiziə] przerost
 tkanki tłuszczowej
lipolysis [lip'ɔlisis] lipoliza, rozkład tłuszczów
lipolytic [ˌlipo'litik] lipolityczny
lipoma [li'poumə] tłuszczak
 annular l. of the neck szyja Madelunga
 capsular l. tłuszczak torebkowy sutka
 cavernous l. tłuszczak jamisty
 fibrous l. włókniakotłuszczak
 infiltrating l. tłuszczakomięsak
 lipoblastic l. tłuszczakomięsak
 myxoid l. tłuszczak śluzowaciejący
 ossifying l. tłuszczak kostniejący
 pedunculated l. tłuszczak uszypułowany
 sarcomatous l. tłuszczakomięsak
lipomatosis [ˌlipəmə'tousis] lipomatoza, tłuszczakowatość
 cervical diffuse l. szyja Madelunga
 l. dolorosa otyłość bolesna, choroba Dercuma
 neurotic l. choroba Dercuma
lipomatous [li'pɔmətəs] tłuszczakowaty
lipomyoma [ˌlipɔmai'oumə] tłuszczakomięśniak
lipomyosarcoma [ˌlipɔmaiɔsa:'koumə] tłusz-
 czakomięśniakomięsak
lipomyxoma [ˌlipɔmik'soumə] tłuszczakośluzak
lipomyxosarcoma [ˌlipɔmiksɔsa:'koumə] tłusz-
 czakośluzakomięsak
liponephrosis [ˌlipɔnefr'ousis] nerczyca tłusz-
 czowata
lipopenia [ˌlipo'pi:niə] niedobór lipidów ustroju
lipopexia [ˌlipo'peksiə] wiązanie lipidów
 w tkankach
lipophagia [ˌlipo'feidʒiə] lipofagia, pochłanianie tłuszczów
lipophagy [lip'ɔfeidʒi] tłuszczożerność
lipophil [lipɔfil] wykazujący powinowactwo
 do tłuszczu, lipofilny
lipoprotein [ˌlipo'proutiin] lipoproteina
 l. lipase lipaza lipoproteinowa
liposoluble [ˌlipo'sɔljubl] rozpuszczalny w tłuszczu
liposome [lipo'soum] liposom
lipothymia [ˌlipo'θai:miə] omdlenie
lipotropy [li'pɔtrɔpi] 1) zapobieganie stłusz-
 czeniu wątroby; 2) powinowactwo barwników do tłuszczów, lipotropizm
lip-reading ['lipˌri:diŋ] czytanie z ust
liquefaction [ˌlikwi'fækʃn] przemiana ciała stałego w płyn

liquefiable [ˈlikwifaiəbl] dający się zmienić w płyn

liquefy [ˈlikwifai] zmieniać w płyn, topić, skraplać (gaz)

liquid [ˈlikwid] 1) płyn, ciecz; 2) płynny, ciekły

liquor [ˈlikə] 1) płyn (*anat.*); 2) lek w roztworze

liquorrh(o)ea [ˌlikɔˈriə] wyciek płynu mózgowo-rdzeniowego, płynotok

lisp [lisp] 1) seplenienie; 2) seplenić

lissencephalia [ˌlisensəˈfæliə] brak zakrętów mózgowych, *agyria*

Listeria [lisˈtiəriə] listerie
  L. monocytogenes pałeczka listeriozy

lith- [liθ-] w złożeniach oznacza kamień, kamicę

lithectasy [liθˈektæsi] wydobycie kamienia rozszerzeniem przewodu

lithectomy [liθˈektəmi] wycięcie kamienia

lithiasis [liθˈaiəsis] 1) kamica; 2) skaza moczanowa
  conjunctival l. złogi wapnia w spojówce

lithium [ˈliθiəm] lit, Li (*chem.*)
  l. citrate cytrynian litowy

lithocenosis [ˌliθɔsiˈnousis] kruszenie kamienia i wypłukiwanie go

lithoclast [ˈliθɔklæst] kleszcze do kruszenia kamieni

lithoclysma [ˌliθɔˈklizmə] wstrzykiwanie do pęcherza roztworów rozpuszczających kamienie

lithocystotomy [ˌliθɔsisˈtɔtəmi] nacięcie pęcherza dla usunięcia kamienia

lithodialysis [ˌliθɔdaiˈɔlisis] kruszenie lub rozpuszczanie kamieni

litholabe [ˈliθɔleib] kleszcze do wydobywania kamieni z pęcherza

lithology [liˈθɔlədʒi] nauka o kamicy

litholysis [liˈθɔlisis] rozpuszczanie kamieni

lithonephritis [ˌliθɔnefˈraitis] zapalenie nerek w przebiegu kamicy

lithonephrotomy [ˌliθɔnefˈrɔtəmi] nacięcie nerki z kamieniem

lithoscope [ˈliθɔskoup] cystoskop

lithotomy [liˈθɔtəmi] litotomia, nacięcie pęcherza dla usunięcia kamienia
  high l. litotomia nadłonowa
  lateral l. litotomia boczna
  median l. litotomia pośrodkowa (w linii środkowej krocza)
  perineal l. litotomia kroczowa
  prerectal l. litotomia kroczowa
  suprapubic l. litotomia nadłonowa
  vaginal l. litotomia pochwowa

lithotripsy [ˈliθɔˌtripsi] kruszenie kamieni, litotrypsja
  extracorporeal shock-wave l. pozaustrojowe kruszenie kamieni falą uderzeniową

lithotriptor [ˈliθɔtriptə] kleszcze do kruszenia kamieni

lithotriptoscopy [ˌliθɔtripˈtɔskəpi] litotryptoskopia, kruszenie kamienia pod kontrolą wzroku

lithotrite [ˈliθɔtrait] kleszcze do kruszenia kamieni

lithotrity [liˈθɔtraiti] kruszenie kamieni kleszczami, litotrypsja

lithuresis [ˌliθjuəˈriːsis] „rodzenie" kamieni, odchodzenie kamieni przez cewkę

litmus [ˈlitməs] lakmus

litre [ˈliːtə] litr

litter [ˈlitə] 1) miot, wylęg (zwierząt); 2) nosze

livedo [liˈviːdou] sinica
  reticular l. sinica marmurkowata
  telangiectatic l. samoistna sinica marmurkowata wywołana rozszerzeniem naczyń

liver [ˈlivə] wątroba
  albuminoid l. skrobiawica wątroby
  amyloid l. skrobiawica wątroby
  cardiac l. marskość sercowa wątroby
  cirrhosis of the l. marskość wątroby
  fatty l. stłuszczenie wątroby
  floating l. wątroba nadmiernie ruchoma
  lardaceous l. wątroba słoninowata w skrobiawicy
  nutmeg l. wątroba muszkatołowa (w przewlekłym przekrwieniu biernym)
  sugar-icing l. wątroba lukrowana
  wandering l. opuszczenie wątroby
  waxy l. wątroba woskowata w skrobiawicy
  yellow atrophy of the l. żółty zanik wątroby

livid [ˈlivid] siny, zasiniony

living [ˈliviŋ] 1) życie; 2) żyjący; 3) mieszkający
  l. conditions warunki życia lub warunki mieszkaniowe
  l. standard stopa życiowa

livor [ˈlaivə] 1) plama opadowa; 2) sinica

lixiviate [likˈsivieit] ługować, wyługować

load [loud] 1) ciężar, obciążenie; 2) obciążać
  l. coefficient współczynnik obciążenia
  collapse l. obciążenie krytyczne

lobar [ˈloubə] płatowy

lobate [ˈloubeit] płatowy, płatowaty

lobe [loub] *pl* **lobi** [ˈloubai] płat, zraz (*anat.*)
  anterior l. of the hypophysis płat przysadki przedni
  ear l. płatek uszny
  frontal l. płat czołowy
  limbic l. zakręt obręczy
  occipital l. płat potyliczny
  olfactory l. płat węchowy
  parietal l. płat ciemieniowy
  posterior hypophysial l. płat przysadki tylny
  pyramidal l. płat piramidowy (tarczycy)
  quadrate l. płat czworoboczny (wątroby)

renal l. płacik nerki
temporal l. płat skroniowy
thyroid l. (**left, right**) płat tarczycy (lewy, prawy)
lobectomy [lɔ'bektəmi] wycięcie płata (mózgu, płuca), lobektomia
lobeline [lou'belin] lobelina
lobostomy [lɔ'bɔstəmi] nacięcie i sączkowanie płata płuca
lobotomy [lɔ'bɔtəmi] nacięcie płata płuca lub płata mózgu dla przerwania jego połączeń z innymi płatami, leukotomia
prefrontal l. leukotomia przedczołowa
transorbital l. leukotomia z nacięciem strony oczodołowej płata czołowego
lobular ['lɔbjulə] płacikowy, zrazikowy
lobule ['lɔbju:l] płacik, zrazik (*anat.*)
  l. of auricle płatek uszny
  glandular l. płacik gruczołowy
  hepatic l. zrazik wątroby
  pancreatic l. płacik trzustki
  thymic l. płacik grasicy
lobus ['lɔbəs] płat, zraz
localization [ˌloukəlai'zeiʃən] 1) umiejscowienie, lokalizacja; 2) lokalizowanie, poszukiwanie umiejscowienia
  cerebral l. lokalizowanie czynności kory mózgowej
  l. of foreign body lokalizowanie ciała obcego
  germinal l. lokalizowanie zaczątków narządów zarodka
  spatial l. lokalizacja przestrzenna
  stereotaxic l. lokalizacja struktur mózgowych aparatem stereotaktycznym
localize ['loukəlaiz] lokalizować, umiejscawiać
localizer ['loukəlaizə] lokalizator (ciał obcych w oku), ogranicznik promieni (*rtg*)
localizing ['loukəˌlaiziŋ] umiejscawiający, lokalizujący, wskazujący na położenie
  l. sign objaw wskazujący na miejsce choroby
location [lou'keiʃən] umieszczenie, ulokowanie
lochia ['loukiə] odchody połogowe
  l. alba odchody połogowe ropne, białe
  l. cruenta odchody połogowe krwawe
  l. f(o)etida odchody połogowe cuchnące
  l. purulenta odchody połogowe ropne
  l. sanguinolenta odchody połogowe krwawe
  l. serosa odchody połogowe surowicze
lochial ['loukiəl] odnoszący się do odchodów połogowych
lochiocolpos [ˌloukiə'kɔlpəs] nagromadzenie odchodów połogowych w pochwie
lochiometritis [ˌloukiɔmi'traitis] połogowe zapalenie macicy
lochiorrh(o)ea [ˌloukiɔ'ri:ə] obfite odchody połogowe
lockjaw ['lɔkdʒɔ:] szczękościsk

locomotion [ˌloukə'mouʃən] czynność ruchowa, poruszanie się, chodzenie
locomotive ['loukəˌmoutiv] = **locomotor**
locomotor ['loukəˌmoutə] odnoszący się do czynności przenoszenia się z miejsca na miejsce
locomotory [ˌloukə'moutəri] lokomotoryczny
loculation [ˌlɔkju'leiʃən] 1) proces podziału na drobne przestrzenie; 2) obszar drobnych przestrzeni w narządzie
locum tenency ['loukəm 'ti:nensi] zastępstwo
locum tenens ['loukəm 'ti:nens] zastępca, w szczególności lekarz zastępujący innego lekarza
locus ['loukəs] *pl* **loci** ['lousai] 1) miejsce genu w chromosomie; 2) miejsce w ogóle
  l. cinereus miejsce sinawe
  l. c(o)eruleus miejsce sinawe
  l. niger istota czarna, *substantia nigra*
  l.-specific swoisty dla danego miejsca w chromosomie
logagraphia [ˌlɔgə'græfiə] agrafia, utrata zdolności pisania
logamnesia [ˌlɔgəm'ni:ziə] afazja
logaphasia [ˌlɔgə'feiziə] afazja motoryczna
logarithm ['lɔgəriθəm] logarytm
logomania [ˌlɔgə'meiniə] nadmierna gadatliwość, słowotok
logopedia [lɔˌgou'pi:diə], **logopedics** [ˌlɔgou'pi:diks] logopedia, leczenie wad wymowy
logorrh(o)ea [ˌlɔgou'ri:ə] słowotok, nadmierna gadatliwość
logospasm ['lɔgɔspæzm] 1) jąkanie się; 2) wymowa eksplozywna
loin [lɔin] lędźwie
long-action [lɔŋ'ækʃən] o długim działaniu
longevity [lɔn'dʒeviti] długowieczność
longitudinal [ˌlɔndʒi'tjudinəl] podłużny
  l. section przekrój podłużny
long-sighted ['lɔŋ'saitid] dalekowzroczny
long-sightedness ['lɔŋˌsaitidnis] dalekowzroczność
long-standing ['lɔŋˌstændiŋ] długotrwały
long-term ['lɔŋtə:m] długotrwały, przewlekły
  l. disease choroba przewlekła
  l. treatment leczenie przewlekłe
loop [lu:p] 1) pętla, oczko pętli; 2) zapętlać
  capillary l. pętla włośniczki (w skórze)
  l. diuretics środki moczopędne działające na pętlę nefronu, diuretyki pętlowe
  gamma l. pętla gamma, łuk odruchowy motoneuronów gamma
  nephronic l. pętla nefronu
  platinum l. eza (*bakt.*)
  vector l. pętla wektorowa (w wektorokardiografii)
  wire l. eza (*bakt.*)

loopful ['lu:pful] eza (jako miara ilości in-
okulatu)
loose [lu:s] 1) luźny, wolny; 2) obluźniać,
zwalniać
l. stools wolne stolce
lop-ears ['lɔpiəz] uszy odstające
loquacity [lou'kwesiti] gadatliwość
lordoscoliosis [ˌlɔːdəskɔli'ousis] lordoskolioza,
skrzywienie przednioboczne kręgosłupa
lordosis [lɔːˈdousis] lordoza, przednie wygięcie
kręgosłupa
lordotic [lɔːˈdoutik] odnoszący się do lordozy
lose [lu:z] tracić, gubić
l. weight tracić masę
loss [lɔs] utrata, strata
weight l. spadek wagi
louse [laus], *pl* **lice** [lais] wesz
body l. wesz odzieżowa, *Pediculus humanus,
var. corporis*
clothes l. wesz odzieżowa
crab l. wesz łonowa, mendoweszka, *Phthirus
pubis*
head l. wesz głowowa, *Pediculus humanus,
var. capitis*
pubic l. wesz łonowa, mendoweszka, *Phthirus pubis*
lousicide ['lausisaid] środek zabijający wszy
lousiness ['lausinis] wszawica, zawszenie
low [lou] 1) niski; 2) dolny
l. calorie niskokaloryczny
l. density o niskiej gęstości
l. fat niskotłuszczowy
l. protein niskobiałkowy
low-pitched [lou'pitʃd] niski (głos, dźwięk, ton)
low-spirited [lou'spiritid] przygnębiony, przy-
bity
loxic ['lɔksik] skręcony (o stawie lub kręgosłupie)
loxotomy [lɔk'sɔtəmi] amputacja skośna
lozenge ['lɔzindʒ] pastylka do ssania
lucency ['lu:sənsi] jasność, przejrzystość, przezroczystość
lucent ['lu:sənt] przejrzysty, przezroczysty
lucid ['lu:sid] jasny, przezroczysty
l. interval stan przytomności między okresami zaburzeń świadomości
lucidity [lu:'siditi] jasność, jasność myśli
luciferin [lu:'sifərin] lucyferyna
lues ['lu:iz] kiła
cardiovascular l. kiła układu krążenia
latent l. kiła utajona
nervous l. kiła układu nerwowego
primary l. kiła pierwotna
secondary l. kiła wtórna
seronegative l. kiła surowiczoujemna
seropositive l. kiła surowiczododatnia
luetic [lu'etik] kiłowy
lukewarm ['lu:kwɔ:m] letni, ciepławy

lumbago [lʌm'beigou] lumbago, ból lędźwiowy
isch(a)emic l. lumbago niedokrwienne, ból
lędźwiowy wysiłkowy ustępujący po od-
poczynku
lumbalgia [lʌm'bældʒiə] ból lędźwiowy, lumbalgia
lumbar ['lʌmbə] lędźwiowy
lumbarization [ˌlʌmbərai'zeiʃən] lumbalizacja
pierwszego kręgu krzyżowego
lumbocolostomy [ˌlʌmbɔkou'lɔstəmi] wytworzenie sztucznego odbytu okrężnicy w okolicy lędźwiowej
lumbocolotomy [ˌlʌmbɔkou'lɔtəmi] nacięcie
okrężnicy w okolicy lędźwiowej
lumboperitoneostomy [ˌlʌmbɔperitɔni:ˈɔstəmi]
połączenie przestrzeni płynowej kanału kręgowego z jamą otrzewnej dla odprowadzenia płynu mózgowo-rdzeniowego
lumbosacral [ˌlʌmbɔ'sækrəl] lędźwiowo-
-krzyżowy
lumbrical ['lʌmbrikəl] glistowaty, mięsień
glistowaty
lumbricide ['lʌmbrisaid] glistobójczy
lumbricosis [ˌlʌmbri'kousis] glistnica
lumbricus [lʌm'brikəs] glista ludzka, *Ascaris
lumbricoides (parazyt.)*
lumen ['lu:mən] światło (przewodu)
luminescence [ˌlu:mi'nesəns] luminiscencja
luminous [ˌlu:mi'nəs] jasny, świetlisty, świetlny
l. energy energia świetlna
l. intensity natężenie światła
lump ['lʌmp] guz, guzek (*pot.*)
lumpectomy [lʌm'pektəmi] wycięcie guzka
lumpy ['lʌmpi] guzowaty
lunatic ['lu:nətik] 1) chory psychicznie, wa-
riat; 2) zwariowany, szalony
l. asylum szpital dla psychicznie chorych
lunatomalacia [lu̦nætəmæ'leiʃiə] choroba
Kienboecka, martwica jałowa kości półksiężycowatej
lung [lʌŋ] płuco
l. apoplexy zawał płuca
aluminum l. pylica glinowa płuc
bird breeder's l. alergiczne zapalenie płuc
w uczuleniu na antygeny ptasie
bird fancier's l. = **bird breeder's l.**
black l. pylica węglowa płuc
cardiac l. płuco zastoinowe
coalminer's l. = **collier's l.**
collapsed l. płuco zapadnięte
collier's l. pylica węglowa
congestion of the l. przekrwienie płuca
farmer's l. płuco farmera, alergiczne zapalenie płuc w uczuleniu na antygeny
siana, zboża itp.
fibroid l. zwłóknienie płuca w przewlekłym
śródmiąższowym zapaleniu płuc

fluid l. obrzęk płuc
honeycomb l. płuco o wyglądzie plastra miodu (*rtg*)
hyperlucent l. płuco nadmiernie jasne (*rtg*)
iron l. respirator Drinkera (w którym umieszcza się całego chorego)
mason's l. pylica płuc
miner's l. pylica węglowa płuc
mushroom-worker's l. alergiczne zapalenie płuc w uczuleniu na antygeny grzybów
pigeon breeder's l. = bird breeder's l.
postperfusion l. płuco po zastosowaniu krążenia pozaustrojowego
quiet l. płuco spokojne, płuco wyłączone w czasie operacji torakochirurgicznej
shock l. płuco wstrząsowe
translucent l. płuco nadmiernie jasne (*rtg*)
thresher's l. = farmer's l.
trench l. napady szybkiego oddychania bez wyraźnej przyczyny
ur(a)emic l. płuco w mocznicy, centralny obrzęk płuca
welder's l. płuco spawacza, pylica metaliczna płuc
wet l. obrzęk płuca, płuco wilgotne
lunula ['lju:njulə] obłączek, rąbek u podstawy paznokcia
lupoid ['lu:pɔid] 1) lupoid; 2) podobny do tocznia
miliary l. lupid rozsiany
lupoma [lu:'poumə] gruzełek toczniowy
lupous ['lu:pəs] toczniowy
lupus ['lu:pəs] toczeń
  chilblain l. = l. pernio
  chronic discoid l. erythematosus liszaj rumieniowaty przewlekły, toczeń rumieniowaty przewlekły
  discoid l. erythematosus liszaj rumieniowaty przewlekły, toczeń rumieniowaty przewlekły
  disseminated l. erythematosus toczeń rumieniowaty narządowy, toczeń rumieniowaty uogólniony, liszaj rumieniowaty uogólniony
  l. erythematodes = l. erythematosus
  l. erythematosus liszaj rumieniowaty, toczeń rumieniowaty
  hypertrophic l. toczeń gruźliczy przerosły
  l. mutilans toczeń gruźliczy szpecący
  l. papillomatosus toczeń brodawkujący
  l. pernio sarkoid odmrozinowy
  l. psoriasis toczeń łuszczycowaty
  l. sclerosus toczeń stwardniający
  l. sebaceous liszaj rumieniowaty ze zmianami na twarzy w kształcie motyla
  l. serpiginosus toczeń pełzający
  systemic l. erythematosus liszaj rumienio-

waty układowy, liszaj rumieniowaty uogólniony
tuberculous l. toczeń gruźliczy
l. vegetans toczeń przerosły
verrucous l. toczeń brodawkujący
luteal ['lu:tiəl] lutealny, odnoszący się do ciałka żółtego lub hormonu
lutein ['lu:tiin] luteina (żółty barwnik lub organopreparat ciałka żółtego)
luteinization [lu:ti͵inai'zeiʃən] luteinizacja, przemiana pęcherzyka Graafa w ciałko żółte
luteinize ['lu:tiinaiz] luteinizować
luteolysis [͵lu:ti'ɔlisis] zwyrodnienie ciałka żółtego
luteoma [͵lu:ti'oumə] luteoma, guz złożony z luteocytów
  pregnancy l. luteoma ciążowa, łagodny guz z luteocytów
luteotrophic ['lu:tiɔtrɔfik] luteotropowy, pobudzający luteinizację
luteotrophin ['lu:tiɔ͵trɔfin] hormon luteotropowy, hormon przedniego płata przysadki, prawdopodobnie prolaktyna
luteotropic ['lu:tiɔtrɔpik] luteotropowy
lutetium [lu:'tiʃiəm] lutet, Lu (*chem.*)
lux [lʌks] luks, jednostka natężenia oświetlenia (lumen/metr²)
luxate ['lʌkseit] zwichnąć, wywichnąć
luxation [lʌk'seiʃən] zwichnięcie, wywichnięcie
  imperfect l. naderwanie torebki stawowej
lyase ['laieis] liaza
lye [lai] ług
lye-proof [lai'pru:f] ługoodporny
lying-in ['laiin'in] połóg
lymph- [limf-], **lympho-** [limfɔ-] w złożeniach oznacza związek z chłonką lub układem limfatycznym
lymph [limf] chłonka, limfa
  blood l. chłonka krwi
  bovine l. chłonka do przygotowywania szczepionki krowiankowej
  calf l. = bovine l.
  croupous l. chłonka bogata w fibrynogen, tworząca łatwo skrzep w postaci błony rzekomej
  humanized l. chłonka ze zmian poszczepiennych ludzi
  inflammatory l. chłonka na powierzchni ran
  intercellular l. płyn tkankowy
  intravascular l. chłonka w naczyniach limfatycznych
  plastic l. = inflammatory l.
  postnodal l. chłonka pozawęzłowa
  prenodal l. chłonka przedwęzłowa
  tissue l. płyn tkankowy
  vaccine l. chłonka ze zmian po szczepieniu krowianką

lymphadenectomy [ˌlimfˌædin'ektəmi] wycięcie węzła chłonnego
lymphadenia [ˌlimfæ'di:niə] uogólnione przerostowe powiększenie węzłów chłonnych
lymphadenitis [limˌfædi'naitis] zapalenie węzłów chłonnych
   dermatopathic l. zespół Pautriera i Woringera, zapalenie odczynowe węzłów chłonnych w erytrodermii
   mesenteric l. zapalenie węzłów chłonnych krezkowych
   non-bacterial regional l. choroba kociego pazura
   paratuberculous l. przewlekłe zapalenie węzłów chłonnych bez cech gruźlicy, ale ze współistnieniem gruźlicy innych narządów
   tuberculous l. gruźlicze zapalenie węzłów chłonnych
lymphadenography [ˌlimfædi'nəgræfi] limfoadenografia, limfografia
lymphadenoma [ˌlimfædi'noumə] powiększenie węzła chłonnego
lymphadenomatosis [limfˌædinəmæ'tousis] powiększenie węzłów chłonnych w chorobie układowej (białaczce itp.)
lymphadenopathy [ˌlimfædi'nɔpæθi] uogólnione powiększenie węzłów chłonnych
   immunoblastic l. powiększenie węzłów w chłoniaku
lymphadenosis [ˌlimfædi'nousis] przerost i rozrost węzłów chłonnych
   benign l. mononukleoza zakaźna
   chronic l. białaczka limfatyczna przewlekła
   cutaneous benign l. *lymphocytoma*, łagodny rozrost układu limforetykularnego, m.in. skóry
   malignant l. chłoniak złośliwy
lymphangial [ˌlimf'ændʒiəl] odnoszący się do naczynia chłonnego
lymphangiectasis [limˌfændʒi'ektəsis], **lymphangiectasia** [limˌfændʒiek'teiziə] rozszerzenie naczyń chłonnych
   cavernous l. naczyniak chłonny jamisty
   intestinal l. rozszerzenie jelitowych naczyń chłonnych
lymphangiitis ['limfˌændʒi'aitis], **lymphangitis** [ˌlimfæn'dʒaitis] zapalenie naczyń chłonnych
lymphangiofibroma [limˌfændʒiɔfai'broumə] włókniakonaczyniak chłonny
lymphangiography [limˌfændʒi'ɔgrəfi] limfangiografia, badanie kontrastowe naczyń chłonnych
lymphangioma [limˌfændʒi'oumə] naczyniak chłonny, naczyniak limfonośny
   capillary l. naczyniak chłonny włosowaty
   cavernous l. naczyniak chłonny jamisty

   circumscribed l. naczyniak chłonny wrodzony włosowaty z żylakowatymi rozszerzeniami naczyń, znamię chłonne
   cystic l. naczyniak chłonny torbielowaty
   hypertrophic l. naczyniak chłonny przerostowy
   l. simplex naczyniak chłonny zwykły
   tuberous multiple l. naczyniak chłonny guzowaty mnogi
lymphangiophlebitis [limˌfændʒiɔflə'baitis] zapalenie żył i naczyń chłonnych
lymphangitis [ˌlimfæn'dʒaitis] zapalenie naczyń chłonnych
   carcinomatous l. rakowe zapalenie naczyń chłonnych
lymphatic [lim'fætik] 1) limfatyczny, chłonny; 2) naczynie chłonne
lymphaticostomy [ˌlimfæti'kɔstəmi] wytworzenie przetoki przewodu piersiowego
lymphectasia [ˌlimfək'teisiə] rozszerzenie naczyń chłonnych
lymphendothelioma [limˌfændɔθili'oumə] śródbłoniak chłonny
lymphnode [ˌlimf'noud] węzeł chłonny
lymphnoditis [ˌlimfnɔ'daitis] zapalenie węzłów chłonnych
lymphoblast ['limfɔblæst] limfoblast, niedojrzała krwinka biała
lymphoblastic [ˌlimfɔ'blæstik] limfoblastyczny
lymphoblastoma [ˌlimfɔblæs'toumə] limfoblastoma, chłoniak złośliwy
   giant follicular l. chłoniak wielogrudkowy, choroba Brilla i Symmersa
lymphoblastosis [ˌlimfɔblæs'tousis] 1) obecność limfoblastów we krwi; 2) białaczka limfoblastyczna
lymphocyst ['limfɔsist] torbiel limfatyczna
lymphocystosis [ˌlimfɔsis'tousis] tworzenie się torbieli limfatycznych
lymphocyte ['limfɔsait] limfocyt, krwinka biała
   B-1. limfocyt B pochodzący ze szpiku, wytwarzający przeciwciała
   cytotoxic l. limfocyt T cytotoksyczny
   helper l. limfocyt T wspomagający, limfocyt T pomocniczy
   killer l. = **cytotoxic l.**
   null l. limfocyt nie należący do układu B ani T
   suppressor l. limfocyt supresyjny
   T-l. limfocyt T pochodzący z grasicy
lymphocytic [ˌlimfɔ'saitik] limfocytowy, limfocytarny
lymphocytoblastoma [ˌlimfɔˌsaitɔblæs'toumə] = **lymphoblastoma**
lymphocytopenia [limfɔˌsaitɔ'pi:niə] limfopenia
lymphocytophthisis [ˌlimfɔˌsaitɔ'tisis] zespół Glanzmanna i Rinikera, agammaglobulinemia szwajcarska

lymphocytosis [ˌlimfɔsaiˈtousis] limfocytoza
acute infectious l. limfocytoza zakaźna ostra
lymphoduct [ˈlimfɔdʌkt] naczynie chłonne, naczynie limfonośne
lymph(o)edema [ˌlimfiːˈdiːmə] obrzęk wskutek niedrożności naczyń chłonnych
hereditary l. obrzęk limfatyczny dziedziczny, choroba Nonnego, Milroya i Meigego
lymphoepithelioma [ˌlimfɔepiθiliˈoumə] guz Schminckego, nabłoniak limfatyczny
lymphogenic [ˌlimfɔˈdʒinik] = **lymphogenous**
lymphogenous [limˈfɔdʒinəs] 1) limfogenny, pochodzący z limfy; 2) tworzący limfę (chłonkę)
lymphogranuloma [ˌlimfɔˈgrænjulˈoumə] ziarnica lub ziarniniak limfatyczny
l. inguinale ziarnica weneryczna pachwin
venereal l. ziarnica weneryczna pachwin, choroba Nicolasa i Favre'a, choroba Freia
lymphogranulomatosis [ˌlimfɔˌgrænjulɔmæˈtousis] ziarnica, choroba z obecnością licznych ziarniniaków limfatycznych
lymphography [limˈfɔgrəfi] limfografia, badanie rentgenowskie układu chłonnego
radioisotope l. limfografia izotopowa
retroperitoneal l. limfografia pozaotrzewnowa
lymphoid [ˈlimfɔid] 1) limfoidalny, limfopodobny, limfatyczny; 2) wyrośle adenoidalne, adenoid
l. cell komórka limfoidalna
lymphoidocyte [limˈfɔidosait] komórka macierzysta układu limfatycznego
lymphokines [limˈfɔkainis] limfokiny
lymphokinesis [ˌlimfɔkinˈisis] limfokineza, 1) krążenie limfy; 2) ruch śródchłonki w kanałach półkolistych
lymphoma [limˈfoumə] chłoniak
B-cell l. chłoniak z limfocytów B
Burkitt's l. chłoniak Burkitta
centroblastic l. chłoniak centroblastyczny
centrocytic l. chłoniak centrocytowy
follicular l. chłoniak grudkowy, choroba Brilla i Symmersa
immunoblastic l. chłoniak immunoblastyczny
immunocyte l. chłoniak immunocytowy lub limfoplazmatyczny
lymphoblastic l. chłoniak limfoblastyczny
lymphocytic l. chłoniak limfocytowy
lymphoplasmocytic l. chłoniak limfoplazmocytowy

nodular l. chłoniak guzkowy
non-Hodgkin l. chłoniak nieziarniczy
prolymphocytic l. chłoniak prolimfocytowy
signet-ring l. chłoniak z komórek sygnetowatych
stem-cell l. chłoniak z komórek niezróżnicowanych
T-cell l. chłoniak z limfocytów T
lymphomatosis [ˌlimfɔmætˈousis] uogólniona postać chłoniaka
lymphomatous [limˈfɔmætəs] chłoniakowy
lymphomyxoma [ˌlimfɔmikˈsoumə] śluzakochłoniak
lymphopathy [limˈfɔpæθi] choroba układu chłonnego
lymphopenia [ˌlimfɔˈpiːniə] mała liczba krwinek białych we krwi, limfopenia
lymphoplasmapheresis [ˌlimfɔplæzməˈfərəsis] limfoplazmafereza, usunięcie krwinek białych i osocza z krwi krążącej
lymphopoiesis [ˌlimfɔpɔiˈiːsis] tworzenie krwinek białych
lymphopoietic [ˌlimfɔpɔiˈiːtik] tworzący krwinki białe
lymphoreticulosis [limˌfɔretikjuˈlousis] siatkowica węzłów chłonnych
benign inoculation l. choroba kociego pazura
lymphorrhagia [ˌlimfɔˈreidʒiə] limfotok, wyciekanie limfy
lymphorrh(o)ea [ˌlimfɔˈriə] limfotok
lymphosarcoma [ˌlimfɔsaːˈkoumə] mięsak limfatyczny
lymphosarcomatosis [ˌlimfɔˌsaːkoumæˈtousis] limfosarkomatoza, uogólniony mięsak limfatyczny, choroba Kundrata
lymphostasis [limˈfɔstæsis] zastój limfy
lymphotaxis [ˌlimfɔˈtæksis] limfotaksja, przyciąganie lub odpychanie krwinek białych
lyoenzyme [ˌlaiɔˈenzaim] enzym pozakomórkowy
lysogen [ˈlaisɔdʒen] lizogen, antygen powodujący powstanie przeciwciała rozpuszczającego go (lizyny)
lysogenesis [ˌlaisɔˈdʒenisis] powstawanie lizyn
lysolecithin [ˌlaisɔˈlesiθin] lizolecytyna
lysosome [ˈlaisɔsoum] lizosom
lysozyme [ˈlaisɔzaim] lizozym
lyssa [ˈlisə] wścieklizna
lyssic [ˈlisik] odnoszący się do wścieklizny
lyssophobia [ˌlisɔˈfoubiə] fobia wścieklizny
lytic [ˈlitik] lityczny
l. cocktail koktajl lityczny
lyze [laiz] powodować lizę, rozpuszczać

M

macaque [mə'ka:k] makak
maceration [ˌmæsə'reiʃən] maceracja
machine [mə'ʃi:n] maszyna
  an(a)esthetic m. aparat do narkozy
  dental m. wiertarka dentystyczna
  high speed dental m. wiertarka dentystyczna turbinowa
macr- [mækr-], macro- ['mækrɔ-] w złożeniach oznacza: wielki
macrencephaly [ˌmækrən'sefəli], macrencephalia [ˌmækrənse'fæliə] wielki mózg
macroblast ['mækrɔblæst] makroblast, megaloblast
macroblastosis [ˌmækrɔblæs'tousis] makroblastoza
macrocheilitis granulomatosa [ˌmækrɔkai'laitis ˌgrænjulɔmə'tousɔ] ziarniniakowe zapalenie warg z przerostem, zespół Mieschera
macroclitoris [ˌmækrɔ'klitɔris] wielka łechtaczka
macrocolon [ˌmækrɔ'koulən] okrężnica olbrzymia
macrocryoglobulin(a)emia [ˌmækrɔkraiɔ'glɔbjuli'ni:miə] makrokrioglobulinemia, obecność makrokrioglobulin we krwi
macrocyst ['mækrɔsist] torbiel olbrzymia
macrocyte ['mækrɔsait] krwinka czerwona olbrzymia
macrocytosis [ˌmækrɔsai'tousis] makrocytemia, megalocytemia
macrodontia [ˌmækrɔ'dɔnʃiə], macrodontism [ˌmækrɔ'dɔntism] wielkozębie
macroerythroblast [ˌmækrɔ'eriθrɔblæst] erytroblast olbrzymi
macroerythrocyte [ˌmækrɔ'eriθrɔsait] krwinka czerwona olbrzymia
macrogenia [ˌmækrɔ'dʒi:niə] wielkożuchwie
macrogenitosomia [ˌmækrɔˌdʒenitɔ'soumiə] nadmierny rozwój ciała i narządów płciowych
  m. precox makrogenitosomia przedwczesna (często wywołana guzem szyszynki)

macroglia [mæk'rɔgliə] 1) makroglej; 2) astrocyt
macroglobulin [ˌmækrɔ'glɔbjulin] makroglobulina
macroglossia [ˌmækrɔ'glɔsiə] przerost języka
  h(a)emangioectatic m. przerost języka naczyniakowy
  lymphangiectatic m. przerost języka wywołany przez naczyniak limfatyczny
  muscular m. przerost języka mięśniowy
macrognathia [ˌmækrɔ'næθiə] wielkożuchwie
macrography [mæk'rɔgrəfi] megalografia, pisanie wielkimi literami
macrolides ['mækrɔlids] makrolidy, antybiotyki makrolidowe
macromania [ˌmækrɔ'meiniə] 1) megalomania; 2) urojenie wielkości otaczających przedmiotów i własnego ciała
macromastia [ˌmækrɔ'mæstiə], macromazia [ˌmækrɔ'meiziə] przerost sutków
macromolecular [ˌmækrɔmou'lekjulə] wielkocząsteczkowy
macromolecule [ˌmækrɔmou'lekjul] cząsteczka olbrzymia
macromyeloblast [ˌmækrɔ'maiəlɔblæst] mieloblast olbrzymi
macronormoblast [ˌmækrɔ'nɔ:mɔblæst] normoblast olbrzymi
macrophage ['mækrɔfeidʒ] makrofag
  alveolar m. makrofag pęcherzykowy (z pęcherzyków płucnych)
macrophagocyte [ˌmækrɔ'fægɔsait] makrofag
macrophthalmia [ˌmækrɔf'θælmiə] wielkoocze
macrophthalmous [ˌmækrɔf'θælməs] mający wielkie oczy
macropia [mæk'roupiə] makropsja, widzenie przedmiotów nadmiernie powiększonych
macropsia [mæ'krɔpsiə] makropsja, widzenie przedmiotów powiększonych
macroscopic [ˌmækrɔ'skɔpik] makroskopowy

macroscopy [mæ'krɔskəpi] badanie makroskopowe, oglądanie gołym okiem
macrosigmoid [ˌmækrɔ'sigmɔid] esica olbrzymia
macrosomia [ˌmækrɔ'sɔmiə] gigantyzm, makrosomia, nadmierna wielkość ciała
macrostomia [ˌmækrɔ'stoumiə] nadmierna wielkość ust
macula ['mækjulə] plamka, plama
  m. acustica plamka woreczka lub łagiewki
  m. adherens desmosom, plamka przylegania
  m. cerulea plama błękitna (skóry)
  corneal m. plama rogówki
  m. densa plamka gęsta (w pętli nefronu)
  m. flava plamka żółta
  germinal m. plamka zarodkowa
  m. lactea = **m. albida**
  m. lutea plamka żółta siatkówki
  mongolian m. plama błękitna skóry w zespole Downa
  retinal m. plamka żółta siatkówki
  stellate m. obraz gwiazdy plamki siatkówki
macular ['mækjulə] plamkowy
  m. area obszar plamki żółtej na dnie oka
  disciform m. degeneration tarczkowate zwyrodnienie plamki
  m. pucker pomarszczenie plamki
  vitelliform m. degeneration zwyrodnienie żółtkowe plamki żółtej
maculate ['mækjulit] 1) plamisty; 2) plamić, nakrapiać
maculoerythematous [ˌmækjulɔeri'θemətəs] plamisto-rumieniowy
maculopapule [ˌmækjulɔ'pæpjul] zmiana skórna grudkowo-plamkowa
maculopathy [ˌmækju'lɔpəθi] zwyrodnienie plamki
madidans ['mædidəns] wilgotny, wilgotniejący (zmiana skórna)
madness ['mædnis] szaleństwo, obłąkanie
maggot ['mægət] larwa muchy pasożytująca na mięsie lub w ranie
magnesia [mæg'niːʃə] tlenek magnezu, magnezja
  calcined m. tlenek magnezu
  milk of m. mleczko magnezjowe
magnesiopenia [ˌmægnisiɔ'piːniə] niedobór magnezu
magnesium [mæg'niːzjəm] magnez, Mg (*chem.*)
  m. hydroxide wodorotlenek magnezowy
  m. oxide tlenek magnezowy, magnezja
  m. peroxide nadtlenek magnezowy
  m. stereate stearynian magnezowy
  m. sulphate siarczan magnezowy
  m. trisilicate trójkrzemian magnezowy

magnet ['mægnit] magnes
  m. operation użycie magnesu do usuwania opiłków metali magnetycznych
magnetic [mæg'netik] magnetyczny
  m. attraction przyciąganie przez magnes
  m. field pole magnetyczne
  m. induction indukcja magnetyczna
magnetize ['mægnitaiz] hipnotyzować, magnetyzować
magnification [ˌmægnifi'keiʃən] powiększenie
  microscopic m. powiększenie mikroskopowe
  ultramicroscopic m. powiększenie ultramikroskopowe
magnifier ['mægnifaiə] 1) powiększalnik; 2) szkło powiększające
magnify ['mægnifai] powiększać
magnifying ['mægnifaiiŋ] powiększający
  m. glass szkło powiększające
magnitude ['mægnitjuːd] wielkość
  order of m. rząd wielkości
magnocellular [ˌmægnɔ'seljuːlə] olbrzymiokomórkowy
maidenhead ['meidnˌhed] 1) dziewictwo; 2) błona dziewicza
maim [meim] 1) okaleczyć, uszkodzić; 2) okaleczenie, uszkodzenie
maintenance ['meintinəns] utrzymanie, zachowanie, podtrzymanie
  m. treatment leczenie podtrzymujące
maize [meiz] kukurydza, *Zea mais* (*bot.*)
mal [maːl] choroba, dolegliwość
  m. comitial padaczka
  grand m. padaczka z atakami pierwotnie uogólnionymi
  perforant m. wrzód drążący stopy
  petit m. padaczka z małymi atakami
malabsorption [ˌmæləb'sɔːpʃn] złe wchłanianie pokarmu
malacia [mə'leiʃiə] rozmiękanie, rozmięknienie, malacja
  metaplastic m. zapalenie włóknisto-torbielowate kości
  myeloplastic m. *osteogenesis imperfecta*, kostnienie niedoskonałe
malacic [mə'læsik] rozmiękmieniowy
malacoplakia [ˌmæləkɔ'plækiə] malakoplakia, występowanie na śluzówce wypukłości otoczonych zaczerwienionym rąbkiem
  vesicourethral m. malakoplakia pęcherza i cewki, plamistość pęcherza i cewki
malacotic [ˌmælə'kɔtik] rozmiękający, rozmięknieniowy
maladjustment ['mælə'dʒʌstmənt] nieprzystosowanie, niedopasowanie
malady ['mælədi] choroba
malaise [mæ'leiz] złe samopoczucie

malar [ˈmeilə] jarzmowy, dotyczący okolicy jarzmowej
malaria [məˈlɛəriə] malaria, zimnica
  benign tertian m. malaria wywoływana przez *Plasmodium vivax*, trzeciaczka
  cerebral m. powikłania mózgowe w malarii wywołanej przez *Plasmodium falciparum*
  comatose m. malaria ze śpiączką, malaria mózgowa
  double tertian m. malaria codzienna
  falciparum m. malaria tropikalna, malaria złośliwa
  induced m. malaria wywołana, malaria wszczepiona
  ovale m. malaria wywołana przez *Plasmodium ovale*
  pernicious m. malaria złośliwa, malaria wywołana przez *Plasmodium falciparum*, malaria tropikalna
  quartan m. malaria czterodniowa, czwartaczka
  quotidian m. malaria codzienna, malaria z codziennymi atakami
  relapsing m. malaria nawracająca, malaria nawrotowa
  tertian m. malaria trzydniowa, trzeciaczka
  vivax m. malaria wywołana przez *Plasmodium vivax*
malariacidal [mə lɛəriəˈsaidl] zarodźcobójczy, plazmodiobójczy
malarial [məˈlɛəriəl] malaryczny, zimniczy
malassimilation [mælə simiˈleiʃən] złe przyswajanie
malate [ˈmeilit] jabłczan, sól kwasu jabłkowego
malathion [məˈleθaiɔn] malation
maldigestion [mældiˈdʒestʃən] złe trawienie
male [meil] 1) samiec, mężczyzna; 2) męski
  genetic m. osobnik o męskim kariotypie
maleate [məˈlieit] maleinian
malformation [ˈmælfɔːˈmeiʃən] wada rozwojowa
malformed [mælˈfɔːmd] wadliwie rozwinięty, mający wrodzone zniekształcenie
malfunction [mælˈfʌŋkʃn] wadliwa czynność
malignancy [məˈlignənsi] złośliwość (guza), nowotworowy charakter
malignant [məˈlignənt] złośliwy
malinger [məˈliŋgə] symulować
malingerer [məˈliŋgərə] symulant
malingering [məˈliŋgəriŋ] symulowanie
malleal [ˈmæliəl] młoteczkowy, młoteczkowaty
mallear [ˈmæliə] młoteczkowy
mallein [ˈmæliin] maleina, wyciąg z pałeczek nosacizny
malleinization [mæli inaiˈzeiʃən] maleinizacja

malleolar [məˈliːɔlə] kostkowy, odnoszący się do kostki nogi
malleolus [məˈliːɔləs] kostka nogi
  lateral m. kostka boczna
  medial m. kostka przyśrodkowa
mallet [ˈmælit] młotek drewniany używany do operacji
  m. finger palec młotkowaty
  m. toe palec nogi młotkowaty
malleus [ˈmæliəs] 1) nosacizna; 2) młoteczek (*anat.*)
malnourished [ˈmælˈnʌriʃt] źle odżywiony, niedożywiony
malnutrition [ˈmælnjuːˈtriʃən] niedożywienie, złe odżywienie
  malignant m. kwashiorkor, kwasziorkor
  protein-calorie m. niedożywienie białkowo-energetyczne
malocclusion [ˈmælɔˈkluːʒn] zgryz nieprawidłowy
malonyl [ˈmælənil] grupa malonylowa, malonyl
malposition [ˈmælpəˈziʃən] wadliwe ustawienie (części ciała)
malpractice [ˈmælˈpræktis] błąd w sztuce lekarskiej
malpraxis [ˈmælˈpræksis] = **malpractice**
malpresentation [ˈmæl prezenˈteiʃən] nieprawidłowe przodowanie płodu
malrotation [mælrouˈteiʃən] brak rotacji trzewi w rozwoju płodowym
malt [mɔlt] 1) słód; 2) słodowy
maltase [ˈmɔːlteis] maltaza
maltose [ˈmɔːltous] maltoza
maltreat [ˈmælˈtriːt] maltretować
malunion [ˈmælˈjuːnjən] nieprawidłowe złączenie, nieprawidłowy zrost kości
mamilla [ˈmæmilə] brodawka sutkowa
mamma [ˈmæmə] sutek, gruczoł sutkowy
  accessory m. sutek dodatkowy
  erratic m. sutek dodatkowy w nieprawidłowym miejscu (poza listewką mleczną)
  masculine m. sutek męski
  supernumerary m. sutek nadliczbowy
mammal [ˈmæməl] ssak
mammalgia [ˈmæˈmældʒiə] ból sutka
mammalian [mæˈmeiliən] odnoszący się do ssaka
mammaplasty [mæməˈplæsti] plastyka sutków
mammary [ˈmæməri] sutkowy
  m. gland sutek
mammectomy [mæˈmektəmi] wycięcie sutka, mastektomia
mammilla [mæˈmilə] brodawka sutkowa
mammilliplasty [mæˈmili plæsti] plastyka brodawki sutkowej
mammitis [mæˈmaitis] zapalenie sutka

mammography [mæ'mɔgrəfi] mammografia, radiografia sutka
mammoplasty [ˌmæmɔ'plæsti] plastyka sutków
mammotomy [mæ'mɔtəmi] nacięcie sutka
management ['mænidʒmənt] postępowanie z chorym, prowadzenie chorego
  therapeutic m. postępowanie lecznicze
mandelic [mæn'delik] migdałowy
mandible ['mændibl] żuchwa, szczęka dolna
mandibula [mæn'dibjulə] żuchwa
mandibular [mæn'dibjulə] żuchwowy
mandibulectomy [mænˌdibju'lektəmi] wycięcie żuchwy
mandrel ['mændril] 1) rękojeść; 2) mandryn
mandril ['mændril] = **mandrel**
mandrin ['mændrin] mandryn
maneuver [mə'nu:və] = **manoeuvre**
manganate ['mæŋgənit] manganian
manganese [ˌmæŋgə'ni:z] mangan, Mn (*chem.*)
manganic [mæŋ'gænik] manganowy
manganous ['mæŋgənəs] manganawy
mania ['meiniə] stan pobudzenia maniakalnego
  doubting m. niepewność neurasteniczna z wątpliwościami co do prawidłowości wykonywanych czynności
  transitory m. krótkotrwałe pobudzenie maniakalne
maniac ['meiniæk] maniak, chory w stanie pobudzenia maniakalnego
maniacal [mə'naiəkəl] maniakalny
manic ['mænik] maniakalny, odnoszący się do pobudzenia maniakalnego
  m.-depressive maniakalno-depresyjny
manifest ['mænifəst] 1) jawny, ujawniony; 2) ujawnić się
manifestation [ˌmænifes'teiʃən] ujawnienie się, pojawienie się
  clinical m.'s objawy kliniczne podmiotowe i przedmiotowe
manipulation [məˌnipju'leiʃən] rękoczyn, manipulacja, zabieg manualny
mannitol ['mænitəl] mannitol
manoeuvre [mə'nu:və] manewr, rękoczyn, obrót (*położn.*)
  Valsalva's m. manewr Valsalvy
manometer [mə'nɔmitə] manometr
manual ['mænjuəl] manualny, ręczny
map [mæp] 1) mapa; 2) wykreślać mapę
  chromosome m. mapa chromosomów
  cytogenetic m. mapa cytogenetyczna
  genetic m. mapa genetyczna
marantic [mə'ræntik] kachektyczny, wyniszczony, uwiądowy
marasmic [mə'ræsmik] = **marantic**
marasmus [mə'ræzməs] wyniszczenie, kacheksja, uwiąd

margin ['ma:dʒin] brzeg, krawędź, pogranicze
  cavity m. brzeg wypełnienia zęba
  ciliary m. 1) brzeg powieki; 2) brzeg rzęskowy tęczówki
  free m. brzeg wolny
  palpebral m. brzeg powieki
  m. of safety margines bezpieczeństwa
marginal ['ma:dʒinəl] marginesowy, brzeżny
marital [mə'raitl] małżeński
mark [ma:k] 1) znak, znamię; 2) znaczyć, oznakowywać
  birth m. znamię wrodzone
  mulberry m. znamię naczyniakowate morwowe
  port-wine m. znamię naczyniakowate barwy wina czerwonego
marker ['ma:kə] znacznik, marker
  genetic m. znacznik genetyczny
  radioisotope m. znacznik izotopowy
marking ['ma:kiŋ] znakowanie, znaki
markings ['ma:kiŋz] smugowate cienie na rentgenogramie
  peribronchial m. smugowate cienie przyoskrzelowe
marrow ['mærou] 1) szpik; 2) rdzeń
  bone m. szpik kostny
  m. depression zahamowanie czynności szpiku
  m. suppression zahamowanie czynności szpiku
marsupialization ['ma:sju:piəli'zeiʃən] marsupializacja, wszycie ścian nieusuwalnej torbieli w skórę
masculine ['ma:skjulin] męski
masculinization [ˌma:skjulinai'zeiʃən] maskulinizacja (kobiety), rozwój drugorzędnych cech płciowych męskich
masculinize [ma:s'kjulinaiz] maskulinizować
mask [ma:sk] 1) maska; 2) wyraz twarzy w pewnych chorobach; 3) maskować
  ecchymotic m. twarz obrzękła z podbiegnięciami krwawymi po zgnieceniu klatki piersiowej
  non-rebreathing m. maska do znieczulenia wziewnego bez krążenia gazu w układzie zamkniętym
  surgical m. maska chirurgiczna
masking ['ma:skiŋ] maskowanie
masochism ['mæzəˌkizəm] masochizm
mass [mæs] masa
  abdominal m. opór wyczuwalny w brzuchu
  appendix m. naciek wokółwyrostkowy
  m. effect efekt masy (guza wewnątrzczaszkowego)
  embryonal m. węzeł zarodkowy
  pilular m. masa pigułkowa

massage [ˈmæsaːʒ] 1) masaż, mieszenie; 2) masować
  cardiac m. masaż serca
  closed chest m. masaż serca pośredni, masaż serca zewnętrzny
  direct cardiac m. masaż serca bezpośredni, masaż serca wewnętrzny
  external cardiac m. masaż serca zewnętrzny, masaż serca pośredni
  indirect cardiac m. masaż serca pośredni, masaż serca zewnętrzny
  open chest m. masaż serca wewnętrzny, masaż serca bezpośredni
  vibratory m. masaż wibracyjny
masseter [mæˈsiːtə] żwacz (mięsień)
massive [ˈmæsiv] masywny, znaczny, wielki, intensywny
  m. h(a)emorrhage intensywny krwotok
mast- [mæst-] w złożeniach oznacza: sutek, sutkowy
mastadenitis [ˌmæstædiˈnaitis] zapalenie sutka
mastadenoma [ˌmæstædiˈnoumə] gruczolak sutka
mastalgia [mæsˈtældʒiə] ból sutka
mastectomy [mæsˈtektəmi] wycięcie sutka, amputacja sutka, mastektomia
mastication [ˌmæstiˈkeiʃən] żucie
mastitis [mæsˈtaitis] zapalenie sutka
  chronic cystic m. zapalenie sutka przewlekłe torbielkowate
  phlegmonous m. zapalenie sutka ropowicze
  puerperal m. zapalenie sutka połogowe
  stagnation m. zapalenie sutka zastoinowe
  suppurative m. zapalenie sutka ropne
mastocyte [ˈmæstəsait] komórka tuczna
mastocytoma [ˌmæstəsaiˈtoumə] guz z komórek tucznych
mastocytosis [ˌmæstəsaiˈtousis] mastocytoza, pokrzywka barwnikowa
mastodynia [ˌmæstəˈdiːniə] ból sutka
mastoid [ˈmæstɔid] 1) sutkowaty; 2) odnoszący się do wyrostka sutkowatego
mastoidectomy [ˌmæstɔiˈdektəmi] wydłutowanie wyrostka sutkowatego
mastoideocentesis [ˌmæstɔidiɔsenˈtiːsis] otworzenie komórek wyrostka sutkowatego
mastoiditis [ˌmæstɔiˈdaitis] zapalenie wyrostka sutkowatego
mastoidotomy [ˌmæstɔiˈdɔtəmi] nacięcie wyrostka sutkowatego
mastopathy [mæsˈtɔpəθi] mastopatia, choroba sutka
mastopexy [ˈmæstəpeksi] chirurgiczne podniesienie i umocowanie obwisłych sutków, mastopeksja
mastoplasty [ˈmæstɔˌplæsti] plastyka sutków
mastoptosis [ˌmæstɔˈtousis] sutki obwisłe

mastoscirrhus [ˌmæstɔˈskirəs] rak włóknisty sutka
mastotomy [mæsˈtɔtəmi] nacięcie sutka
masturbation [ˌmæstəːˈbeiʃən] masturbacja, samogwałt, onanizm
masurium [ˈmæsjuəriəm] = **technetium**
match [mætʃ] dobierać, dopasowywać
  m. for age dobierać pod względem wieku
  cross m. próba krzyżowa
  m. test próba doboru
matching [ˈmætʃiŋ] dobieranie
mate [meit] parzyć (się), kopulować
materia medica [ˈmətiəriə ˈmedikə] farmacja
material [məˈtiːriəl] materiał, masa (stom.)
  biopsy m. materiał biopsyjny
  plastic m. tworzywo sztuczne, plastyk
  surface-active m. surfaktant
maternal [məˈtəːnəl] macierzyński, matczyny
maternity [məˈtəːniti] macierzyństwo
mating [ˈmeitiŋ] parzenie (się) kojarzenie
  assortative m. kojarzenie selektywne
  non-random m. kojarzenie nielosowe, kojarzenie selektywne
  random m. kojarzenie losowe
matrass [ˈmætrəs] kolba z długą szyjką
matrix [ˈmeitriks] 1) macierz; 2) macica; 3) substancja międzykomórkowa; 4) kształtka (stom.), formówka (stom.)
  bone m. substancja międzykomórkowa kości
  cartilage m. substancja międzykomórkowa chrząstki
  mitochondrial m. macierz mitochondrialna
  nail m. macierz paznokcia
matron [ˈmeitrən] przełożona pielęgniarek
matted [ˈmætid] zbity, skołtuniony (włosy, włókna)
matter [ˈmætə] 1) istota, substancja, ciało; 2) ropa
  grey m. istota szara (mózgu i rdzenia)
  white m. istota biała
mattress [ˈmætris] materac
  air m. materac powietrzny
  m. suture szew materacowy
maturation [ˌmætjuəˈreiʃən] dojrzewanie, osiąganie dojrzałości, zbieranie się (wrzodu)
mature [məˈtjuə] 1) dojrzały, w pełni rozwinięty; 2) dojrzewać
maxilla [mækˈsilə] szczęka, szczęka górna
maxillary [mækˈsiləri] szczękowy
maxillectomy [ˌmæksiˈlektəmi] wycięcie szczęki
maxillitis [ˌmæksiˈlaitis] zapalenie szczęki
maxillotomy [ˌmæksiˈlɔtəmi] nacięcie szczęki
maximal [ˈmæksiməl] maksymalny, największy

m. breathing capacity wentylacja maksymalna

m. voluntary ventilation maksymalna dowolna wentylacja

m. work capacity maksymalna wydolność wysiłkowa, pułap tlenowy

maximum ['mæksiməm] 1) maksimum, najwyższa wartość; 2) maksymalny

maze [meiz] labirynt

m. test test labiryntu

meal [mi:l] 1) posiłek; 2) mąka

barium m. papka barytowa

contrast m. papka kontrastowa, papka cieniująca

fatty m. posiłek bogaty w tłuszcz

opaque m. papka cieniująca

test m. posiłek testowy

mean [mi:n] 1) średni, przeciętny; 2) wartość przeciętna; 3) znaczyć

arithmetical m. średnia arytmetyczna

m. deviation odchylenie średnie

m. value wartość średnia

measles ['mi:zlz] odra

German m. różyczka

measure ['meʒə] 1) miara, mierzenie, pomiar; 2) mierzyć; 3) środek (zaradczy)

calibrated m. miarka kalibrowana

dry m. miara objętości ciał sypkich

graduated m. menzurka

medicine m. menzurka, naczynie z podziałką

measurement ['meʒərmənt] pomiar, mierzenie

measuring ['meʒəriŋ] mierzenie

m.-flask kolba miarowa

m.-glass menzurka

meatal [mi:'eitəl] dotyczący przewodu, kanału

meatocisternography [ˌmi:ətɔsis'tə:nɔgrəfi] meatocysternografia, radiografia zbiorników płynowych i przewodów słuchowych wewnętrznych

meatoscopy [ˌmi:ə'tɔskəpi] meatoskopia, wziernikowanie przewodów lub ujścia cewki moczowej

ureteral m. wziernikowanie ujść moczowodów

meatotomy [ˌmi:ə'tɔtəmi] nacięcie cewki moczowej dla rozszerzenia jej ujścia

meatus [mi:'eitəs] przewód, ujście przewodu

external auditory m. przewód słuchowy zewnętrzny

internal auditory m. przewód słuchowy wewnętrzny

urinary m. ujście cewki moczowej

mechanics [mi'kæniks] mechanika

body m. mechanika ciała, badanie mechaniki ustroju

mechanism ['mekənizm] mechanizm

association m. mechanizm asocjacyjny pamięci

defense m. mechanizm obronny (*psychol.*)

feedback m. mechanizm sprzężenia zwrotnego

pressoreceptive m. mechanizm działania presoreceptorów zatoki szyjnej

proprioceptive m. mechanizm działania proprioceptorów

mechanocardiography [ˌmekənɔˌka:di'ɔgrəfi] mechanokardiografia

mechanotherapy [ˌmekənɔ'θerəpi] mechanoterapia

meconate ['mikəneit] mekonian

meconiorrh(o)ea [ˌmekəni'ɔri:ə] smółkotok, nadmierne wydalanie smółki

meconium [me'kəniəm] 1) smółka; 2) opium

medi- [mi:di-] w złożeniach oznacza: środkowy, śród-

media ['mi:diə] 1) warstwa środkowa ściany naczynia, mięśniówka; 2) środowiska, ośrodki (*fiz.*); 3) pożywki

refracting m., refractive m. ośrodki załamujące oka

medial ['mi:diəl] przyśrodkowy (*anat.*)

median ['mi:diən] 1) środkowy, pośrodkowy (*anat.*); 2) mediana (*stat.*)

mediastinal [ˌmi:diəs'tainəl] śródpiersiowy

mediastinitis [ˌmi:diæsti'naitis] zapalenie śródpiersia

mediastinoscopy [ˌmi:diæsti'nɔskəpi] wziernikowanie śródpiersia

mediastinotomy [ˌmi:diæstin'ɔtəmi] otworzenie śródpiersia, mediastinotomia

mediastinum [ˌmi:diæs'tainəm] śródpiersie

mediate ['mi:diəit] 1) pośredniczyć; 2) pośredni

mediated by ['mi:diəitid bai] za pośrednictwem czegoś

mediator ['mi:diˌeitə] mediator, czynnik pośredniczący

chemical m. mediator chemiczny

synaptic m. mediator synaptyczny

medicable ['medikəbl] uleczalny, poddający się leczeniu

medicaid ['medikeid] pomoc lekarska

medical ['medikəl] lekarski, medyczny

m. attention opieka lekarska

m. board komisja lekarska

m. box apteczka

m. care opieka lekarska

m. centre ośrodek zdrowia

m. certificate zaświadczenie lekarskie

community m. centre gminny ośrodek zdrowia

m. examination badanie lekarskie

m. officer lekarz urzędowy

m. preparation lek, preparat leczniczy
m. school wydział medyczny szkoły wyższej
m. science nauki medyczne
m. service służba zdrowia
m. student student medycyny
medication [ˌmedi'keiʃən] 1) leczenie; 2) lek
conservative m. leczenie zachowawcze
hypodermic m. leczenie iniekcjami podskórnymi
substitutive m. leczenie substytucyjne
medicinal [me'disinəl] leczniczy, lekarski
medicine ['medisin] 1) medycyna; 2) lek
aerospace m. medycyna kosmiczna
aviation m. medycyna lotnicza
m. chest apteczka domowa ścienna
clinical m. medycyna kliniczna
cosmic m. medycyna kosmiczna
domestic m. medycyna domowa, leczenie sposobami domowymi
folk m. medycyna ludowa
forensic m. medycyna sądowa
geriatric m. geriatria
group m. praktykowanie medycyny zespołowo (przez grupę lekarzy)
industrial m. medycyna przemysłowa
internal m. medycyna wewnętrzna
legal m. medycyna sądowa
military m. medycyna wojskowa
nuclear m. medycyna nuklearna
occupational m. medycyna przemysłowa
oral m. stomatologia
patent m. 1) specyfik, lek przygotowany przemysłowo; 2) lek przygotowany przez leczącego (o zatajonym składzie)
physical m. medycyna fizykalna, fizykoterapia
practice of m. praktyka lekarska, uprawianie zawodu lekarza
proprietary m. lek zastrzeżony patentem
psychosomatic m. medycyna psychosomatyczna
quack m. 1) znachorstwo; 2) lek znachorski
social m. medycyna społeczna
socialized m. medycyna uspołeczniona, społeczna służba zdrowia
space m. medycyna kosmiczna
veterinary m. weterynaria
medionecrosis [ˌmiːdiəne'krousis] martwica błony środkowej tętnicy
aortic m. martwica błony środkowej aorty
cystic m. martwica torbielkowata błony środkowej aorty
meditation [ˌmedi'teiʃən] medytacja
medium ['miːdiəm] 1) środek; 2) środowisko; 3) pożywka, faza w układach zawiesin i roztworów; 4) średni
agar nutrient m. pożywka bakteryjna agarowa

assay m. pożywka testowa
broth m. pożywka bulionowa
clearing m. środek do przejaśniania preparatów histologicznych
contrast m. środek cieniujący, środek kontrastowy (rtg)
culture m. pożywka hodowlana bakteryjna
differentiating m. pożywka różnicująca
dispersion m. faza dyspersyjna układu zawiesiny
embedding m. środek do zatapiania preparatu histologicznego
enriched m. pożywka wzbogacona
external m. = **dispersion m.**
fluid m. pożywka płynna
growth m. pożywka wzrostowa
mounting m. środek do osadzania preparatu histologicznego
nutrient m. pożywka bakteryjna
passive m. środowisko obojętne (nie zmieniające preparatu)
selective growth m. pożywka wybiórczo--namnażająca
semifluid m. pożywka półpłynna
semisolid m. pożywka półstała
separating m. środowisko (środek) rozdzielające
solid m. pożywka stała
transgrowth m. pożywka transportowo--wzrostowa
transport m. pożywka transportowa (do przesyłania bakterii)
water-soluble contrast m. środek cieniujący rozpuszczalny w wodzie
m.-wave 1) o średniej długości fali; 2) fala średniej długości
medulla [me'dʌlə] 1) szpik; 2) rdzeń przedłużony; 3) rdzeń kręgowy; 4) rdzeń, istota rdzenna
adrenal m. rdzeń nadnerczy
m. oblongata rdzeń przedłużony
renal m. rdzeń nerki, istota rdzenna nerki
suprarenal m. rdzeń nadnerczy
thymic m. rdzeń grasicy
medullary ['medʌləri] rdzeniowy, szpikowy
medullated ['medʌleitid] mający rdzeń lub szpik, zmielinizowany
medullectomy [medʌl'ektəmi] wycięcie szpiku lub rdzenia
medulloblast [me'dʌləblæst] medulloblast, niezróżnicowana komórka nerwowa
medulloblastoma [ˌmedʌləblæs'toumə] cewiak nerwowy, rdzeniak, nabłoniak rdzeniowy
mega- [megə-], **meg-** [meg-], **megalo-** [megələ-] w złożeniach oznacza: wielki, olbrzymi; przed jednostką oznacza jednostkę milion razy większą

megacolon [ˌmegə'koulən] okrężnica olbrzymia, rozszerzenie okrężnicy
congenital m. choroba Hirschsprunga
idiopathic m. okrężnica olbrzymia samoistna
toxic m. toksyczne rozszerzenie okrężnicy, okrężnica olbrzymia rzekoma
megadolichocolon [ˌmegə'dɔlikɔ'koulən] olbrzymia i wydłużona okrężnica
megadose [mega'douz] megadawka, dawka rzędu 10^6 jednostek
megaduodenum [ˌmegədjuɔ'di:nəm] dwunastnica olbrzymia
megadyne ['megədain] megadyna
megakaryoblast [ˌmega'kæriɔblæst] megakarioblast
megakaryocyte [ˌmega'kæriɔsait] megakariocyt
megaloblast ['megəlɔ'blæst] megaloblast, olbrzymia jądrzasta komórka szpikowa, prekursor krwinki czerwonej w niedokrwistości złośliwej
megalocardia [megəlɔ'ka:diə] powiększenie serca
megalocolon [ˌmegəlɔ'kɔloun] okrężnica olbrzymia
megalocyte ['megəlɔsait] megalocyt, makrocyt, olbrzymi erytrocyt
megalocytosis [ˌmegəlɔ'saitousis] makrocytoza, makrocytemia
megal(o)esophagus [ˌmegali:sɔfəgəs] przełyk olbrzymi
megalographia [ˌmegəlɔ'græfiə] pismo wielkoliterowe
megalokaryocyte [ˌmegəlɔ'kæriɔsait] megakariocyt
megalomania ['megəlɔ'meiniə] megalomania, mania wielkości
megalomaniac [ˌmegəlɔ'meiniæk] megalomaniak
megaloureter [ˌmegəlɔjuɔ'ri:tə] moczowód olbrzymi
megasigmoid [megə'sigmɔid] esica olbrzymia
meibomitis [ˌmibɔ'maitis] zapalenie gruczołów tarczkowych
meiosis [mai'ousis] mejoza
mel- [mel-] w złożeniach oznacza: kończynę, policzek, miód
mel(a)ena [me'li:nə] melena, smołowate stolce
neonatal m. melena noworodków
melan- [melen-] w złożeniach oznacza: czarny
melancholia [ˌmelən'kouliə], **melancholy** ['melənkəli] depresja, melancholia
acute m. depresja endogenna zwykła
effective m. faza depresyjna cyklofrenii

agitated m. depresja z pobudzeniem psychoruchowym
climacteric m. depresja inwolucyjna okresu menopauzy
hypochondriacal m. depresja z urojeniami hipochondrycznymi
involutional m. depresja inwolucyjna
stuporous m. depresja z osłupieniem
suicidal m. depresja ze skłonnością do samobójstw
melancholiac [ˌmelen'kɔliək] melancholik
melaniferous [ˌmelæ'nifərəs] zawierający czarny barwnik
melanin ['melænin] melanina
melanoblast ['melənɔblæst] melanoblast, komórka wytwarzająca melaninę
melanoblastosis [ˌmelənɔblæs'tousis] melanoblastoza
linear m. incontinentia pigmenti, zespół Blocha i Sulzbergera
melanocarcinoma [ˌmelənɔka:si'noumə] czerniakorak, czerniak
melanocyte ['melənɔsait] melanocyt, komórka barwnikowa
melanocytoma [ˌmelənɔsai'toumə] znamię barwnikowe tarczy nerwu wzrokowego
melanoepithelioma [ˌmelənɔ,epiθəl'ioumə] czerniak
melanoglossia [ˌmelənɔ'glɔsiə] czerniaczka języka
melanoma [ˌmelə'noumə] czerniak
amelanotic m. czerniak złośliwy bezbarwnikowy
benign juvenile m. znamię wrzecionowatokomórkowe
fusicellular m. czerniak złośliwy wrzecionowatokomórkowy
malignant m. czerniak złośliwy
subungual m. zanokcica czerniakowa
melanomatosis [ˌmelənɔmæ'tousis] czerniakowatość, melanomatoza
melanophage [me'lænəfeidʒ] melanofag, komórka pochłaniająca melaninę
melanosarcoma [ˌmelənɔsa:'koumə] czerniak
melanosarcomatosis [ˌmelənɔ,sa:kɔmə'tousis] czerniakowatość
melanoscirrhus [ˌmelənɔ'skirəs, melənɔ'si:rəs] czerniak włóknisty
melanosis [ˌmelə'nousis] czerniaczka, przebarwienie skóry lub śluzówek
circumscribed precancerous m. plama soczewicowata złośliwa
degenerative m. of the skin czerniaczka wrodzona skóry
melanosome ['melənɔsoum] melanosom, ziarenko melaniny w komórce
melasma [me'læzmə] melanoderma

m. of pregnancy ciemne plamy na skórze w ciąży, ostudy
melenemesis [ˌmelen'emisis] czarne wymioty
melioration [ˌmi:liə'reiʃən] poprawa, polepszenie
melissophobia [ˌmelisɔ'foubiə] melisofobia, fobia pszczół
melitin ['melitin] melityna, antygen bruceli
melitococcosis [ˌmelitɔkɔk'ousis] bruceloza
melt [melt] topić się, roztapiać się, topić
melting ['meltiŋ] topienie, stapianie
   m. point punkt topnienia
member ['membə] członek
   corresponding m. członek korespondent
   honorary m. członek honorowy
   virile m. członek męski
membrane ['membrein] błona
   allantoid m. omocznia
   atlanto-occipital m. błona szczytowo-potyliczna
   basement m. błona podstawna (nabłonków)
   cell m. błona komórkowa
   cricothyroid m. stożek sprężysty krtani
   cricotracheal m. więzadło pierścienno-tarczowe
   croupous m. błona rzekoma
   deciduous m. błona doczesna, doczesna doczesnowa
   dialysing m. błona dializująca
   fenestrated m. błona okienkowata (tętnic)
   fibrous m. błona włóknista
   flaccid m. część wiotka błony bębenkowej
   fetal m. błona płodowa
   hyaline m. błona szklista, 1) błona podstawna nabłonka śluzówki; 2) błona podstawna mieszka włosowego
   intercostal m. błona międzyżebrowa
   interosseous m. błona międzykostna
   limiting m. błona graniczna (siatkówki)
   mucous m. błona śluzowa, śluzówka
   nictitating m. fałd półksiężycowaty spojówki
   permeable m. błona przepuszczalna
   placental m. bariera łożyskowa
   plasma m. błona komórkowa
   semipermeable m. błona półprzepuszczalna
   serous m. błona surowicza
   synovial m. błona maziowa
   tympanic m. błona bębenkowa
   virginal m. błona dziewicza
   vitreous m. błona szklista, 1) blaszka tylna rogówki; 2) błona szklista ciała szklistego; 3) warstwa podstawowa naczyniówki oka
membranectomy [ˌmembrən'ektəmi] wycięcie błony krwiaka podtwardówkowego
membranous [mem'breinəs] błoniasty

memory ['meməri] pamięć
affect m. pamięć emocjonalna, emocja występująca przy przypomnieniu sobie ważnego przeżycia
anterograde m. pamięć zdarzeń po wypadku (np. urazie mózgu)
   eye m. pamięć wzrokowa
   kin(a)esthetic m. pamięć kinestetyczna, engram ruchowy
   recent m. pamięć świeża, pamięć niedawnych wydarzeń
   remote m. pamięć odległa, pamięć odległych wydarzeń
   retention m. zapamiętywanie
   retrograde m. pamięć wsteczna, pamięć wydarzeń przed wypadkiem
   visual m. pamięć wzrokowa
menarche [mi'na:ki] pierwsza miesiączka, rozpoczęcie miesiączkowania
mendelian [men'deliən] mendlowski, odnoszący się do praw Mendla
mendelism ['mendəlizm] teoria Mendla
meningeal [mə'nindʒiəl] oponowy
meninges [mə'nindʒis] opony
meningioma [meˌnindʒi'oumə] oponiak
   angioblastic m. oponiak angioblastyczny
   epithelioid m. oponiak nabłonkowaty
   fibroblastic m. oponiak włóknisty
   olfactory groove m. oponiak rowka węchowego
   parasagittal m. oponiak przystrzałkowy (przy zatoce strzałkowej)
   psammatous m. oponiak piaszczakowy
   sphenoidal ridge m. oponiak grzebienia kości klinowej
   xanthomatous m. oponiak ksantomatyczny (z licznymi komórkami lipidowymi)
meningism ['menindʒizm] odczyn oponowy
meningitic [ˌmenin'dʒitik] odnoszący się do zapalenia opon
meningitis [ˌmenin'dʒaitis] zapalenie opon
   African m. śpiączka afrykańska, nagana
   aseptic m. zapalenie opon jałowe
   basilar m. zapalenie opon podstawy mózgu
   blastomycotic m. zapalenie opon drożdżakowe
   cerebrospinal m. zapalenie opon mózgowo-rdzeniowych
   epidemic cerebrospinal m. zapalenie opon nagminne, zapalenie opon meningokokowe
   internal m. zapalenie opony twardej wewnętrznej, zapalenie blaszki wewnętrznej opony twardej
   lymphocytic m. zapalenie opon limfocytarne

menigococcic m. zapalenie opon meningokokowe

mumps m. świnkowe zapalenie opon

neoplasmatic m. zapalenie opon nowotworowe

otitic m. zapalenie opon usznopochodne, zapalenie opon otogenne

reactive m. zapalenie opon odczynowe

serous m. zapalenie opon surowicze

spinal m. zapalenie opon rdzenia

sterile m. zapalenie opon jałowe

tuberculous m. zapalenie opon gruźlicze

typhoid m. zapalenie opon durowe

viral m., virus m. zapalenie opon wirusowe

meningocele [men'iŋɡəsi:l] przepuklina oponowa

spurious m. przepuklina oponowa pourazowa

traumatic m. przepuklina oponowa pourazowa

meningococcus [me‚niŋɡə'kɔkəs] meningokok, *Neisseria meningitidis*

meningoencephalitis [me‚niŋɡɔ‚ensefə'laitis] zapalenie opon i mózgu

tuberculous m. zapalenie opon i mózgu gruźlicze

meningoencephalocele [men‚iŋɡɔen'sefɔlɔsi:l] przepuklina oponowomózgowa

meningoencephalomyelitis [me‚niŋɡɔ‚ensefɔlɔ‚maiə'laitis] zapalenie opon, mózgu i rdzenia

meningoencephalopathy [me‚niŋɡɔen'sefɔlɔpəθi] choroba opon i mózgu

meningomyelitis [me‚niŋɡɔmaiə'laitis] zapalenie rdzenia i opon

meningomyelocele [men‚iŋɡɔ'maiəlɔsi:l] przepuklina rdzeniowo-oponowa

meningomyelocystocele [men‚iŋɡɔ‚maiəlɔ'sistɔsi:l] przepuklina rdzeniowo-oponowa z torbielą kanału środkowego

meningoradiculitis [men‚iŋɡɔrədikju'laitis] zapalenie opon i korzeni nerwowych

meningotyphus [me‚niŋɡɔ'taifəs] dur brzuszny z objawami oponowymi

meninx ['miniŋks] opona

meniscectomy [‚meni'sektəmi] wycięcie łąkotki

meniscitis [‚meni'saitis] zapalenie łąkotki

meniscocyte [me'niskəsait] krwinka czerwona sierpowata

meniscocytosis [me‚niskəsai'tousis] niedokrwistość sierpowata

meniscus [me'niskəs] 1) menisk; 2) łąkotka; 3) soczewka

articular m. łąkotka stawowa

converging m. soczewka meniskowa dodatnia (z wypukłością większą niż wklęsłość)

diverging m. soczewka meniskowa ujemna (z wypukłością mniejszą niż wklęsłość)

lateral m. łąkotka boczna stawu kolanowego

medial m. łąkotka przyśrodkowa stawu kolanowego

meno- [menɔ-] w złożeniach oznacza: miesiączkowy

menometrorrhagia [‚menɔ‚mitrɔ'reidʒiə] krwotok miesiączkowy lub obfite nieregularne miesiączkowanie

menopausal ['menɔpɔ:zəl] menopauzalny

menopause ['menɔpɔ:z] menopauza, klimakterium, trwałe ustanie miesiączkowania

menorrhagia [‚menɔ'reidʒiə] krwotok miesiączkowy

menorrh(o)ea [‚menɔ'ri:ə] 1) prawidłowa miesiączka; 2) krwotok miesiączkowy

menoschesis [‚menɔ'ski:sis] przejściowe zatrzymanie miesiączkowania

menostasis [‚menɔ'stæsis] brak miesiączki

menses ['mensi:z] miesiączka

menstrual ['menstruəl] miesiączkowy, menstruacyjny

menstruate ['menstrueit] miesiączkować

menstruation [‚menstru'eiʃən] miesiączkowanie, menstruacja

anovular m. miesiączkowanie bez jajeczkowania

retained m. krwiak śródpochwowy

retrograde m. miesiączkowanie wsteczne (krwawienie do jamy brzusznej)

suppressed m. miesiączka zahamowana

vicarious m. miesiączka zastępcza

mental ['mentl] 1) umysłowy; 2) podbródkowy

m. deficiency niedorozwój umysłowy

m. health zdrowie psychiczne

m. hygiene higiena psychiczna

m. retardation opóźnienie rozwoju umysłowego, niedorozwój umysłowy

m. status stan psychiczny

mentum ['mentəm] bródka

meralgia [me'rældʒiə] meralgia, ból uda

m. par(a)esthetica meralgia parestetyczna, choroba Rotha i Bernhardta

mercurial [mə:'kjuəriəl] rtęciowy

mercuric [mə:'kjuərik] rtęciowy

m. chloride chlorek rtęciowy, sublimat

m. oxide tlenek rtęciowy

mercurous ['mə:kjuərəs] rtęciawy

m. chloride chlorek rtęciawy, kalomel

mercury ['mə:kjuri] rtęć, Hg (*chem.*)

m. bichloride chlorek rtęciowy, sublimat

m. column słup rtęci

merge [mə:dʒ] łączyć się, zlewać się

meridional [mə'ridiənəl] południkowy

merogony [məˈrɔgɔni] merogonia, zaburzenie rozwoju jaja

meropia [meˈroupiə] częściowa ślepota

merozygote [ˌmerɔˈzaigɔt] zygota częściowa

mesangial [mesˈændʒiəl] mezangialny

mesangium [mesˈændʒiəm] mezangium, tkanka łączna kłębuszka nerki

mesaortitis [ˌmeseiɔːˈtaitis] zapalenie błony środkowej aorty

mesarteritis [ˌmesaːteˈraitis] zapalenie błony środkowej tętnicy

mesencephalic [ˌmesenseˈfælik] śródmózgowiowy

mesencephalon [ˌmesenˈsefələn] śródmózgowie

mesencephalotomy [ˌmesensefəˈlɔtəmi] przecięcie szlaków bólowych w śródmózgowiu

mesenchyma [mesˈenkaimə] mezenchyma

mesenchymocyte [ˌmesenˈkaiːməsait] komórka mezenchymalna

mesenterectomy [ˌmesentəˈrektəmi] wycięcie części krezki

mesenteric [ˌmesenˈterik] krezkowy

mesenterioplication [ˌmesenˈtiəriɔˌplikeiʃən] sfałdowanie krezki dla jej skrócenia

mesentery [ˈmesenteri] krezka
  common m. krezka wspólna
  dorsal m. krezka grzbietowa
  primitive m. krezka pierwotna
  urogenital m. krezka moczowo-płciowa
  ventral m. krezka brzuszna

meshwork [ˈmeʃwəːk] sieć, siatka (włókien itp.)
  trabecular m. siatka włókien kolagenowych w kącie przesączania oka

meso- [mesə-] w złożeniach oznacza: środek, środkowy

mesoarium [ˌmesɔˈəriəm] krezka jajnika

mesocephalon [ˌmesəˈsefələn] śródmózgowie

mesocolon [ˌmesəˈkoulən] krezka okrężnicy

mesocolopexy [ˌmesəˈkouləpeksi] umocowanie krezki okrężnicy

mesocoloplication [ˌmesəˌcoulɔpliˈkeiʃən] sfałdowanie krezki okrężnicy

mesoderm [ˈmesədəːm] mezoderma
  extraembryonic m. mezoderma pozazarodkowa
  intraembryonic m. mezoderma wewnątrzzarodkowa
  somatic m. mezoderma ścienna
  splanchnic m. mezoderma trzewna

mesodermic [ˌmesəˈdəːmik] mezodermalny

mesodiastolic [ˌmesədaiˈestolik] środkowo-rozkurczowy

mesogastrium [ˌmesəˈgæstriəm] krezka żołądka

mesoglia [mesˈɔgliə] mezoglej, mikroglej

mesoglioma [ˌmesəgliˈoumə] oligodendroglioma, skąpodrzewiak

mesoileum [ˌmesəˈiliəm] krezka jelita krętego

mesojejunum [ˌmesədʒiˈdʒənəm] krezka jelita czczego

mesomere [ˈmesəmiə] mezoderma pośrodkowa, mezomer

mesometritis [ˌmesəmiˈtraitis] zapalenie warstwy mięśniowej macicy

mesometrium [ˌmesəˈmiːtriəm] więzadło szerokie macicy

meson [ˈmiːzɔn] mezon

mesopexy [ˌmesəˈpeksi] umocowanie szwem krezki

mesorchium [mesˈɔːkiəm] krezka jądra

mesorectum [ˌmesəˈrektəm] krezka odbytnicy

mesosalpinx [ˌmesəˈsælpiŋks] krezka jajowodu

mesosigmoiditis [ˌmesəˌsigmɔiˈdaitis] zapalenie krezki esicy

mesosigmoidopexy [ˌmesəˌsigmɔidɔˈpeksi] umocowanie szwem krezki esicy

mesosystolic [ˌmesəsisˈtɔlik] śródskurczowy

mesothelial [ˌmesəˈθiːliəl] mezotelialny

mesothelioma [ˌmesəθilˈioumə] międzybłoniak
  benign adenomatous m. międzybłoniak niezłośliwy gruczolakowaty
  benign fibrous m. międzybłoniak niezłośliwy włóknisty
  malignant papilliferous m. międzybłoniak złośliwy brodawkowaty
  malignant tubular m. międzybłoniak złośliwy cewkowaty

mesothelium [ˌmesəˈθiːliəm] nabłonek surowiczy śródjamowy, mezotelium

mesovarium [ˌmesɔˈværiəm] krezka jajnika

messenger RNA [ˈmesindʒə arənˈei] informacyjny RNA, matrycowy kwas rybonukleinowy

met- [met-], meta [metə-] w złożeniach oznacza: poza lub zmieniony

metabolic [ˌmetəˈbɔlik] metaboliczny
  resting m. rate przemiana metaboliczna podstawowa

metabolism [meˈtæbəlizəm] metabolizm, przemiana materii
  aerobic m. metabolizm tlenowy (mięśnia)
  anaerobic m. metabolizm beztlenowy (mięśnia)
  basal m. metabolizm podstawowy, podstawowa przemiana materii
  basal metabolic rate = basal m.
  constructive m. anabolizm
  destructive m. katabolizm
  electrolyte m. przemiana elektrolitowa
  respiratory m. wymiana gazów w płucach

water of m. woda przemiany materii (powstająca w procesach przemian)
metabolite [me′tæbəlait] metabolit, produkt przemiany materii
metabolize [me′tæbəlaiz] metabolizować
metacarpal [ˌmetə′ka:pəl] śródręczowy, śródręczny
metacarpectomy [ˌmetəka:′pektəmi] wycięcie kości śródręcza
metacarpus [ˌmetə′ka:pəs] śródręcze
metachromasia [metəkrou′mæziə] metachromazja, barwienie się metachromatyczne (na kolor inny niż kolor barwnika)
metachromatism [ˌmetəkrou′mætizm] 1) metachromazja; 2) zmiana barwy
metaduodenum [ˌmetədjuə′di:nəm] część dwunastnicy poniżej brodawki dwunastniczej
metainfective [ˌmetəin′fektiv] pozakaźny, poinfekcyjny
metal [′metəl] metal
metallic [me′tælik] metaliczny
metalloenzyme [ˌmetələ′enzaim] metaloenzym
metamere [′metəmiə] metamer, segment ciała
metameric [ˌmetə′merik] metameryczny, segmentowy
metamerism [mi′tæmərizm] metameria, segmentacja ciała
metamorphopsia [ˌmetəmɔ:′fɔpsiə] metamorfopsia, deformacja obrazu widzialnego
metamorphosis [ˌmetəmɔ:′fousis] metamorfoza, przemiana
fatty m. stłuszczenie
retrograde m. metamorfoza wsteczna, uwstecznienie narządu
metamyelocyte [ˌmetə′maiələsait] metamielocyt
neutrophil m. metamielocyt obojętnochłonny
metaphysial [ˌmetə′fiziəl] przynasadowy
metaphysical [ˌmetə′fizikəl] metafizyczny
metaphysis [me′tæfisis] przynasada kości długiej
metaphysitis [ˌmetəfi′saitis] zapalenie przynasady
metaplasia [ˌmetə′pleiziə] mataplazja, morfotyczne przekształcanie się tkanki dojrzałej w inną dojrzałą tkankę
apocrine m. metaplazja apokrynowa nabłonka gruczołowego sutka w mastopatii torbielkowatej
intestinal m. metaplazja nabłonka żołądka w nabłonek jelitowy
squamous m. metaplazja nabłonka lub gruczołu w nabłonek wielowarstwowy płaski

metapophysis [ˌmetə′pɔfisis] wyrostek suteczkowaty kręgu
metapyretic [metəpai′retik] pogorączkowy
metastasis [mi′tæstəsis] przerzut (nowotworu, ogniska choroby)
calcareous m. przerzut wapniowy
crossed m. przerzut skrzyżowany, przerzut paradoksalny (z krążenia żylnego do tętniczego z ominięciem krążenia płucnego)
distant m. przerzut odległy
h(a)ematogenous m. przerzut krwiopochodny
implantation m. szerzenie się nowotworu wzdłuż wolnej powierzchni
late m. przerzut późny
lymphogenous m. przerzut limfopochodny
paradoxical m. = **crossed m.**
pulsating m. przerzut tętniący (przerzut raka tarczycy lub nerki do kości)
remote m. przerzut odległy
retrograde m. przerzut wsteczny
transplantation m. przerzut przeszczepienny
metastasize [me′tæstəsaiz] przerzucać się, dawać przerzuty
metastatic [ˌmetə′stætik] przerzutowy
metatarsal [ˌmetə′ta:səl] śródstopny, śródstopowy
metatarsalgia [ˌmetəta:s′ældʒiə] ból śródstopia
metatarsus [ˌmetə′ta:səs] śródstopie
m. adductovarus stopa szpotawa przywiedziona
m. adductus stopa przywiedziona
m. atavicus śródstopie z krótszą pierwszą kością śródstopia
m. latus stopa szeroka, stopa spłaszczona
m. varus stopa szpotawa
metazoonosis [ˌmetəzouə′nousis] metazoonoza, choroba pasożytnicza o cyklu rozwojowym u kręgowców i u bezkręgowców
metencephalic [ˌmeten′safælik] metencefaliczny, tyłomózgowiowy
metencephalon [ˌmeten′sefælən] tyłomózgowie wtórne
meteorism [′mi:tiərizm] wzdęcie, bębnica
meteoropathy [ˌmi:tjə′rɔpəθi] meteoropatia, choroba wywołana zmianami meteorologicznymi
meteorotropism [ˌmi:tjərə′trɔpism] meteorotropizm, wrażliwość ustroju na zmiany pogody
meter [mi:tə] 1) licznik; 2) metr (am.)
methacycline [ˌməθə′saiklin] rondomycyna, metacyklina
methadone [′meθədɔn] metadon

meth(a)emoglobin [met͵hi:mɔ'gloubin] methemoglobina

meth(a)emoglobin(a)emia [met͵hi:mɔgloubi-'ni:miə] methemoglobinemia, obecność methemoglobiny we krwi

meth(a)emoglobinuria [met͵hi:mɔ͵gloubi-'njuəriə] methemoglobinuria

methane ['meθein] metan, gaz błotny

methanol ['meθənoul] metanol, alkohol metylowy

methicillin [me'θisilin] metycylina

methionine [mə'θaiəni:n] metionina

method ['meθəd] metoda
  closed plaster m. metoda leczenia ran w opatrunkach gipsowych
  disc sensitivity m. metoda krążkowa oznaczania antybiotykowrażliwości
  flotation m. metoda flotacyjna izolowania jaj pasożytów
  immunofluorescence m. metoda immunofluorescencyjna
  invasive m. metoda inwazyjna, metoda krwawa
  micro-Astrup m. mikrometoda Astrupa
  micro-Kjeldahl m. mikrometoda Kjeldahla
  non-invasive m. metoda nieinwazyjna, metoda bezkrwawa

methotrexate [͵meθɔ'trekseit] metotreksat, ametopteryna

methyl ['meθil] metyl, grupa metylowa
  m. alcohol alkohol metylowy, metanol
  m. donor dawca grupy metylowej (*chem.*)
  m. salicylate metylosalicylan

methylate ['meθileit] 1) metylan; 2) metylować

methylation [͵meθi'leiʃən] metylacja, metylowanie

methylcellulose [͵meθil'seljulous] metyloceluloza

methylene ['meθili:n] metylen

methylic ['meθilik] metylowy

metra ['mi:trə] macica

metralgia [mi:'trældʒiə] ból macicy

metratomy [mi:'trɔtəmi] nacięcie macicy, histerotomia

metratonia [͵mi:træ'touniə] atonia macicy

metre ['mi:tə] metr (*ang.*)

metrectasia [͵mi:trek'teiziə] rozszerzenie macicy

metrectomy [͵mi:tr'ektəmi] wycięcie macicy

metreurysis [mi:'tru:risis] metreuryza, rozszerzenie macicy balonem

metria ['mi:triə] zapalenie połogowe tkanek miednicy

metric ['mi:trik] metryczny

metritis [mi:'traitis] zapalenie macicy

metrocele ['mi:trəsi:l] przepuklina macicy

metrocolpocele [͵mi:trə'kɔlpəsi:l] przepuklina macicy do pochwy

metrofibroma [͵mi:trəfai'broumə] włókniak macicy

metromalacia [͵mi:trəmæ'leiʃiə] rozmiękanie macicy

metroperitonitis [͵mi:trəperitɔ'naitis] 1) zapalenie macicy i jej otrzewnej; 2) zapalenie przymacicza

metrophlebitis [͵mi:trəfle'baitis] zapalenie żył macicy

metroptosis [͵mi:trə'ptousis] wypadanie macicy

metrorrhagia [͵mi:trə'reidʒiə] krwotok maciczny
  myopathic m. krwotoki z macicy mięśniakowatej

metrorrhexis [͵mi:trə'reksis] pęknięcie macicy

metrorrh(o)ea [͵mi:trə'ri:ə] upławy maciczne

metrosalpingitis [͵mi:trə͵sælpiŋ'dʒaitis] zapalenie macicy i jajowodów

metrosalpingography [͵mi:trə͵sælpiŋ'gɔgræfi] radiografia macicy i jajowodów

metroscirrhus [͵mi:trə'skirəs, ͵mi:trə'sirəs] rak włóknisty macicy

metrostenosis [͵mi:trəste'nousis] zwężenie jamy macicy

metrotomy [mi:'trɔtəmi] nacięcie macicy lub szyjki

mevalonate [mi:veləneit] mewalonian

micellar [mi'selə] micelarny

micr- [maikr-], **micro-** [maikrou-, maikrɔ-] w złożeniach oznacza: mały

micrencephaly [͵maikrən'sefəli], **microencephalia** [͵maikrən'sefəliə] małomózgowie

microanalysis [͵maikrouə'nælisis] mikroanaliza, analiza mikrochemiczna

microaneurysm [͵maikrɔ'ænjuərizm] mikrotętniak

microangiopathy [͵maikrɔ'ændʒi͵ɔpəθi] mikroangiopatia, choroba włośniczek

microbial [mai'kroubiəl] bakteryjny, mikrobowy

microbic [mai'kroubik] bakteryjny, mikrobowy

microbicidal [mai'kroubi'saidəl] bakteriobójczy

microbicide [mai'kroubisaid] środek bakteriobójczy

microbiologist [͵maikroubai'ɔlədʒist] mikrobiolog

microbiology [͵maikroubai'ɔlədʒi] mikrobiologia

microcephaly [͵maikrou'sefəli] małogłowie, mikrocefalia

microcirculation [͵maikrou͵sə:kju'leiʃən] krążenie w najmniejszych naczyniach

microclimate [ˌmaikrɔ'klaimit] mikroklimat
microcoria [ˌmaikrɔ'kɔriə] małe źrenice
microcornea [ˌmaikrɔ'kɔːniə] mała rogówka
microcyst ['maikrɔsist] torbielka
microcytosis [maikrousai'tousis] mikrocytemia, mikrocytoza
microdissection [ˌmaikrɔdi'sekʃən] preparowanie pod lupą lub mikroskopem
microdose ['maikrɔdous] mikrodawka
microglia ['maikrougliə] mikroglej, mezoglej
microgliosis [ˌmaikrɔgli'ousis] glejoza mikroglejowa, mikroglejoza
micrography [ˌmaikrɔ'grəfi] mikrografia, pisanie drobnymi literami
microgyria [ˌmaikrɔ'dʒairiə] mikrogiria, wąskość zakrętów mózgowych
microinvasion [ˌmaikrouin'veiʒən] inwazja
komórek raka w otaczających tkankach
microlithiasis [ˌmaikrɔli'θaiəsis] „żwir”
w przewodach żółciowych
micromania [ˌmaikrou'meiniə] urojenia ma-
łościowe
micromanipulation [ˌmaikrɔməˌnipju'leiʃən]
mikromanipulacja
micromanipulator [ˌmaikrɔmə'nipjuleitə]
mikromanipulator, przyrząd do manipulacji pod mikroskopem
micromere [ˌmaikrɔmiə] mały blastomer
micrometer [mai'krɔmitə] mikrometr
caliper m. mikrometr ramieniowy (do mierzenia grubości cienkich przedmiotów)
micromethod ['maikrɔmeθəd] mikrometoda
micromole ['maikroumɔl] mikromol, milio-
nowa część mola
micromolecular [ˌmaikrɔmɔ'lekjulə] drob-
nocząsteczkowy
micron ['maikrɔn] mikron, 10^{-3} milimetra
microneedle ['maikrɔniːdl] igła do mikro-
manipulacji
micronic [mai'krounik] mikronowy
micronize [mai'krounaiz] rozdrabniać aerozol do cząstek mikronowej wielkości
microorganism [ˌmaikrou'ɔːgənizm] drobnoustrój
micropathology [ˌmaikrɔpə'θɔlədʒi] 1) mik-
ropatologia, histopatologia; 2) patomik-
robiologia
microphakia [ˌmaikrɔ'feikiə] soczewka kulista, sferofakia
microphotograph [ˌmaikrɔ'foutəgraːf] mik-
rofotografia
microphthalmia [ˌmaikrɔf'θælmiə] małoocze, mikroftalmia
microphthalmus [ˌmaikrɔf'θælməs] 1) małoocze; 2) osobnik z małooczem
micropipette [ˌmaikrɔ'paipet], micropipet
[ˌmaikrɔ'pipet] mikropipeta

micropsia [mai'krɔpsiə] widzenie przedmiotów zmniejszonych, mikropsja
microscope ['maikrəskoup] mikroskop
m. adjustment nastawienie mikroskopu
m. base podstawa mikroskopu
binocular m. mikroskop dwuokularowy
capillary m. kapilaroskop
comparator m. mikroskop do badań porównawczych
corneal m. biomikroskop rogówkowy
dark-field m. mikroskop z ciemnym polem
widzenia
electron m. mikroskop elektronowy
emission electron m. mikroskop elektronowy emisyjny
transmission electron m. transmisyjny mikroskop elektronowy
fine adjustment of m. nastawienie mikroskopu śrubą mikrometryczną
fluorescent m. mikroskop fluorescencyjny
focus adjustment of m. nastawienie mikroskopu na ostrość
laser m. mikroskop laserowy
light m. mikroskop świetlny
low power m. mikroskop dający małe powiększenie
phase contrast m. mikroskop fazowo-kontrastowy
polarizing m. mikroskop polaryzacyjny
scanning m. mikroskop skaningowy
simple m. lupa
single m. lupa
slit lamp m. mikroskop z lampą szczelinową
stereoscopic m. mikroskop stereoskopowy
ultramicroscope ultramikroskop
ultrapack m. mikroskop do oglądania
przedmiotów nieprzezroczystych
ultrasonic m. mikroskop ultradźwiękowy
ultraviolet m. mikroskop ultrafioletowy
x-ray m. mikroskop radiologiczny
microscope — parts ['maikrəskoup paːts]
części mikroskopu
m., condenser, condensor kondensor
m., diaphragm przesłona
m., eyepiece okular
m., mirror lusterko
m., objective obiektyw
m., pinion kółko do podkręcania śruby
mikrometrycznej
m., rack listewka zębata przy śrubie mikrometrycznej
m., revolving nosepiece rewolwer mikroskopu z obiektywami
m., slide holder łapki do przytrzymywania
preparatu na stoliku
m., stage stolik
m., tube tubus mikroskopu

microscopic [ˌmaikrəs'kɔpik], **microscopical** [ˌmaikrəs'kɔpikəl] mikroskopowy, mikroskopijny

microscopy [mai'krɔskəpi] mikroskopia

microsome ['maikrɔsoum] mikrosom

microsomia [ˌmaikrɔ'soumiə] karłowatość

microstomia [ˌmaikrə'stoumiə] małe usta, mikrostomia

microsurgery [ˌmaikrə'sə:dʒəri] mikrochirurgia

microtia [mai'krɔʃiə] małe uszy, mikrocja

microtome ['maikrɔtoum] mikrotom
    freezing m. mikrotom mrożeniowy
    ultramicrotome ultramikrotom do skrawania ultracienkich skrawków

microtrauma [ˌmaikrɔ'trɔ:mə] mikrouraz

microvillus [ˌmaikrɔ'viləs] mikrokosmek komórkowy

microwaves ['maikrɔweis] mikrofale

microzoon [ˌmaikrɔ'zouən] pierwotniak

miction ['mikʃən] moczenie, oddawanie moczu, mikcja
    involuntary m. moczenie mimowolne

micturate ['miktjureit] oddawać mocz

micturition [ˌmiktju'riʃən] oddawanie moczu, moczenie, mikcja
    precipitate m. moczenie poprzedzane parciem, *miction impérieuse*, imperatywne parcie na mocz

midbrain ['midbrein] śródmózgowie

middle-aged ['midl'eidʒd] w średnim wieku

middle ear ['midl ˌiə] ucho środkowe

midepigastrium [mid'epigastriəm] nadbrzusze środkowe

midline ['midlain] linia środkowa ciała

midpain ['midpein] ból międzymiesiączkowy

midplane ['midplein] płaszczyzna cieśni miednicy

midsection ['midsekʃən] cięcie w linii środkowej

midstream ['midstri:m] w środku strumienia (moczu)
    m. method metoda badania moczu ze środkowej porcji

midwife ['midwaif] położna, akuszerka

midwifery ['midwifəri] położnictwo

migraine [mi'grein] migrena
    abdominal m. migrena brzuszna
    common m. ból głowy bez zwiastunów
    fulgurating m. migrena piorunująca, migrena nagła
    hemiplegic m. migrena hemiplegiczna (z przejściową hemiplegią)
    ophthalmic m. migrena z zaburzeniami wzroku
    ophthalmoplegic m. migrena oftalmoplegiczna

migrate [mai'greit] migrować, przesuwać się

migration [mai'greiʃən] migracja, wędrówka
    epithelial m. przesuwanie się przyczepu nabłonka dziąsła
    m. rate szybkość migracji
    tooth m. przesuwanie się zęba

mild [maild] łagodny

miliaria [ˌmili'εəriə] potówka
    m. alba potówka biała z pęcherzykami wypełnionymi białawym płynem
    m. crystallina potówka zwykła
    m. papulosa potówka czerwona
    postular m. potówka krostkowa
    m. profunda potówka czerwona
    m. rubra potówka czerwona
    tropical m. potówka tropikalna, potówka krostkowa
    vesiculous m. potówka czerwona

miliary ['miliəri] prosówkowy
    m. tuberculosis gruźlica prosówkowa

milieu ['mi:lijə] środowisko
    m. interne środowisko wewnętrzne

milium ['miliəm] prosak

milk [milk] mleko
    m. bank laktarium
    banked m. mleko z laktarium
    defatted m. mleko odtłuszczone
    dried m. mleko w proszku
    fortified m. mleko wzbogacone
    homogenized m. mleko homogenizowane
    m. of magnesia zawiesina wodorotlenku magnezu
    mother's m. mleko matki
    pasteurized m. mleko pasteryzowane
    m. powder mleko w proszku
    powdered m. mleko sproszkowane
    m. pox ospówka, alastrim
    m. secretion wydzielanie mleka
    separated m. mleko oddzielone wirowaniem
    skim m., skimmed m. mleko zbierane, mleko odtłuszczone
    sour m. mleko kwaśne
    sterilized m. mleko sterylizowane, mleko wyjałowione
    m. tooth ząb mleczny
    whole m. mleko pełnotłuste

milking ['milkiŋ] 1) dojenie; 2) wyciskanie zawartości przewodu palcami

milli- [mili-] w złożeniach oznacza tysięczną część

milliequivalent [ˌmilii'kwivələnt] miliekwiwalent, milirównoważnik

milligram, milligramme [ˌmili'græm] miligram

millilitre, milliliter ['miliˌlitə] mililitr

millimetre, millimeter ['miliˌmi:tə] milimetr

millimicron [ˌmili'maikrɔn] milimikron, nanometr

millimole ['mili͵moul] milimol

millisecond [ˌmili'sekənd] milisekunda

millivolt ['milivɔlt] miliwolt

mimetism ['mimə͵tizəm] mimetyzm, upodabnianie się

mimic ['mimik] 1) naśladować, udawać; 2) naśladowczy; 3) naśladowca

mince [mins] rozdrobnić, pociąć na drobne kawałki

mind [maind] umysł, psychika

  m. blindness ślepota korowa

  m. deafness głuchota korowa

mineral ['minərəl] minerał

  light m. oil parafina płynna lekka

  m. oil parafina płynna biała ciężka

  trace m. minerał śladowy

mineralization [ˌminərəlai'zeiʃən] mineralizacja

mineralocorticoid [ˌminərələ'kɔ:tikɔid] mineralokortykoid

mineralocorticosteroid [ˌminərələ͵kɔ:tikə'ste:rɔid] mineralokortykosteroid

minim ['minim] minim, miara aptekarska płynów — 0,06 ml (kropla)

minimal ['miniməl] minimalny

  m. brain damage minimalne uszkodzenie mózgu

minimize ['mini͵maiz] zmniejszać, minimalizować

minimum ['miniməm] minimum, najniższa wartość

  audible m. próg słyszalności

  auditory m. próg słyszalności

  brightness difference m. najmniejsza odróżnialna różnica jasności

  cognostible m. próg rozpoznawania

  convulsant m. najmniejsza dawka wywołująca drgawki

  differential m. próg rozróżnialności bodźców

  light m. próg widzialności światła

  stimulus m. próg bodźca

  visual m. próg widzialności

minor ['mainə] 1) mniejszy; 2) niepełnoletni

minute ['minit] minuta

minute [maj'nju:t] drobny, mały

mio- [maiɔ-] w złożeniach oznacza: mniej

miosis [mai'ousis] 1) zwężenie źrenicy; 2) okres ustępowania choroby

  paralytic m. zwężenie źrenicy porażenne

  spastic m. zwężenie źrenicy kurczowe

miotic [mai'ɔtik] 1) miotyczny, odnoszący się do zwężenia źrenicy; 2) miotyk, środek zwężający źrenicę

mirror ['mirə] zwierciadło, lusterko

  dental m. lusterko dentystyczne

frontal m. lusterko czołowe (*laryng.*)

head m. lusterko czołowe

laryngeal m. lusterko do laryngoskopii

mouth m. lusterko dentystyczne

nasopharyngeal m. lusterko do tylnej rynoskopii

post-rhinoscopic m. lusterko do rynoskopii tylnej

m.-speech odwracanie porządku słów w mowie

m. -writing pismo zwierciadlane

misbehavio(u)r ['misbi'heiviə] niewłaściwe zachowanie się

miscarriage ['mis'kæridʒ] poronienie

miscarry [mis'kæri] poronić

miscibility [ˌmisi'biliti] zdolność mieszania się

miscoding [mis'kɔding] błąd kodowania (*gen.*)

misdiagnose [ˌmisdaiəg'nous] źle zdiagnozować, źle rozpoznać

misdiagnosis [ˌmisdaiəg'nousis] błędne rozpoznanie, mylna diagnoza

misdosing [mis'douzing] błędne dawkowanie

misinterpretation ['misin͵təpri'teiʃən] błędna interpretacja

misleading [mis'li:diŋ] zwodniczy, wprowadzający w błąd

mismatch ['mismætʃ] źle dobrać

misogamy [mi'sɔgəmi] niechęć do małżeństwa

misogyny [mi'sɔdʒini] mizoginia, niechęć do kobiet

misplace [mis'pleis] przemieścić nieprawidłowo

misplacement [mis'pleismənt] przemieszczenie nieprawidłowe

missed [misd] chybiony, nieudany

  m. abortion poronienie niedokonane, obumarcie płodu w macicy

  m. labo(u)r obumarcie płodu i brak akcji porodowej

misshapen [mis'ʃeipən] zniekształcony

mist [mist] 1) mgła; 2) aerozol

misuse [mis'ju:z] 1) niewłaściwie używać; 2) maltretować

mite [mait] roztocz

  follicular m. nużeniec ludzki, *Demodex folliculorum*

  itch m. świerzbowiec ludzki, *Sarcoptes scabiei*

  mange m. nużeniec ludzki, *Demodex folliculorum*

miticide ['maitisaid] środek roztoczobójczy

mitigation [ˌmiti'geiʃən] łagodzenie, uspokajanie

mitochondria [ˌmitɔ'koundriə] mitochondria

mitochondrion [ˌmitɔ'koundriən] mitichondrium

mitogen ['maitɔdʒən] mitogen

mitogenesis [ˌmaitɔ'dʒenisis] proces wywoływania mitozy

mitosis [mai'tousis] mitoza, kariokineza, podział pośredni komórki

  heterotype m. mitoza heterotypowa

  multipolar m. mitoza wielobiegunowa

  somatic m. mitoza zwykła

mitotic [mai'tɔtik] mitotyczny

mitral ['maitrəl] mitralny

  m. stenosis zwężenie zastawki dwudzielnej

mix [miks] mieszać

mixture ['mikstʃə] mieszanka, mieszanina, mikstura

  binary m. mieszanka dwuskładnikowa

  extemporaneous m. mieszanka przygotowana bezpośrednio przed zażyciem

  lytic m. koktail lityczny, mieszanka lityczna

  reaction m. mieszanina reagująca

moan [moun] 1) jęczeć, stękać; 2) jęk, stękanie

mobile ['moubail] ruchomy

mobility [mou'biliti] ruchomość, ruchliwość

mobilization [ˌmoubilai'zeiʃən] uruchomienie, mobilizacja

mobilize ['moubilaiz] uruchamiać, mobilizować

model ['mɔdl] 1) model; 2) modelować

  articulating m. model zgryzowy (*stom.*)

  study m. model diagnostyczny (*stom.*)

moderate ['mɔdəˌreit] pohamować, złagodzić; ['mɔdərit] mierny, umiarkowany

modification [ˌmɔdifi'keiʃən] modyfikacja

modify ['mɔdifai] modyfikować, przekształcać

modulation [ˌmɔdju'leiʃən] modulacja, zmiana czynnościowa lub organiczna komórek w odpowiedzi na zmianę warunków

modulator ['mɔdjuleitə] modulator

mogiphonia [ˌmɔdʒi'founiə] kurcz mięśni krtani u mówców

moiety ['mɔiəti] część, zwłaszcza część cząsteczki chemicznej

moist ['mɔist] wilgotny, mokry

  m. râles rzężenia wilgotne

moisten ['mɔisn] zwilżyć, zmoczyć

moisture ['mɔistʃə] wilgoć

mol [mɔl] mol, gramocząsteczka

molal ['mouləl] molarny, stężenie 1 mola w 1 kg rozpuszczalnika

molality [mɔ'ləliti] molarność

molar ['moulə] 1) molarny; 2) trzonowiec; 3) masywny; 4) zaśniadowy

molarity [mou'læriti] molarność

molding ['mouldiŋ] 1) kształtowanie główki płodu w czasie przechodzenia przez kanał porodowy; 2) wypełnianie formy

mole [moul] 1) mol, gramocząsteczka; 2) znamię; 3) zaśniad groniasty

  blood m. 1) popłód pozostały po poronieniu; 2) bezkształtna masa płodu

  cystic m. zaśniad groniasty

  false m. polip wewnątrzmaciczny

  grape m. zaśniad groniasty

  hairy m. znamię owłosione

  hydatid m. zaśniad groniasty

  invasive m. zaśniad niszczący, zaśniad inwazyjny

  maternal m. = blood m.

  persisting m. zaśniad przetrwały

  spider m. znamię pajączkowate

  stone m. kamień maciczny

  true m. = blood m.

  vesicular m. zaśniad groniasty

molecular [mou'lekjulə] molekularny, cząsteczkowy

molecule ['mɔlikju:l] drobina, cząsteczka, molekuła

mollify ['mɔlifai] zmiękczać

Mollusca [mɔ'lʌskə] mięczaki

molluscum [mɔ'lʌskəm] mięczak

  m. contagiosum mięczak zakaźny

  epithelial m. mięczak zakaźny

  m. fibrosum nerwiakowłókniakowatość

  m. pendulum włókniak uszypułowany

  m. sessile mięczak zakaźny

molybdate ['mɔlibˌdeit] molibdenian

molybdenic [ˌmɔlib'dinik] molibdenowy

molybdenum [mɔ'libdinəm] molibden, Mo (*chem.*)

molybdous [mɔ'libdəs] molibdenawy

moment ['moumənt] moment, chwila

momentum [mou'məntəm] moment mechaniczny, moment pędu

mon- [mɔn-], **mono** [mɔnə-] w złożeniach oznacza: jeden

monad ['mɔnæd] 1) pierwiastek jednowartościowy; 2) jednokomórkowiec; 3) pojedynczy chromosom z tetrady

monarthritis [ˌmɔna:'θraitis] zapalenie jednego stawu

monarticular [ˌmɔna:'tikjulə] jednostawowy

monaster [mɔn'æstə] gwiazda macierzysta (w mitozie)

monaural ['mɔnɔrəl] jednouszny

mongol ['mɔŋgɔl] osobnik z zespołem Downa

mongolism ['mɔŋgɔlizm] zespół Downa, mongołowatość

Monilia [mɔ'niliə] *Candida*, rodzaj grzybów drożdżopodobnych

  M. albicans bielnik biały, *Candida albicans*

moniliasis [ˌmɔni'laiəsis], **moniliosis** [ˌmoni-lai'ousis] kandydoza
monitor ['mɔnitə] 1) monitor; 2) monitorować
monitoring ['mɔnitə:riŋ] monitorowanie, ciągła obserwacja i rejestracja pewnych czynności ustroju
constant cardiac m. monitorowanie akcji serca
monkey ['mʌŋki] małpa
m.-paw ręka małpia, porażenie nerwu pośrodkowego
monoamide [ˌmɔnou'æmid] monoamid, związek z jedną grupą amidową
monoamine [ˌmɔnou'æmin] monoamina
m. oxidase oksydaza monoaminowa, oksydoreduktaza monoaminowa, EC 1.4.3.4
m. oxidase inhibitors inhibitory oksydazy monoaminowej
monobacterial [ˌmɔnə'bæktiəriəl] jednobakteryjny (zakażenie)
monobasic [ˌmɔnə'beisik] jednozasadowy
monocellular [ˌmɔnɔ'seljulə] jednokomórkowy
monochromatic [ˌmɔnɔkrɔ'mætik] 1) jednobarwny; 2) ślepy na barwy
monochromatism [ˌmɔnɔ'krɔmætizm] 1) jednobarwność; 2) ślepota na barwy
monoclonal [ˌmɔnə'klounəl] monoklonalny
m. antibody przeciwciało monoklonalne
monocrotism [mɔn'ɔkrɔtizm] monokrotyzm (tętno)
monocular [mɔ'nɔkjulə] jednooczny
monocyte ['mɔnəsait] monocyt
monocytopenia [ˌmɔnəˌsaitɔ'pi:niə] zmniejszona liczba monocytów krwi
monocytosis [ˌmɔnəsai'tousis] monocytoza, zwiększenie liczby monocytów krwi
monodiplopia [ˌmɔnədi'ploupiə] podwójne widzenie jednooczne
monogerminal [ˌmɔnə'dʒə:minəl] jednozarodkowy, jednojajowy
monohydrated [ˌmɔnə'haidreitid] połączony z jedną cząsteczką wody
monohydric [ˌmɔnə'haidrik] jednowodorowy, mający jeden wodór w cząsteczce
monoinfection [ˌmɔnəin'fəkʃən] zakażenie jednym zarazkiem
monolayer ['mɔnəleiə] warstwa bakterii lub komórek na powierzchni pożywki
monomania ['mɔnou'meiniə] monomania, opanowanie przez natrętną ideę
monomer ['mɔnɔmə] monomer, cząstka tworząca polimer
monomolecular [ˌmɔnəmɔ'lekjulə] jednocząsteczkowy

monomorphous ['mɔnou'mɔ:fəs] jednopostaciowy
mononuclear [ˌmɔnə'nju:kliə] jednojądrowy, jednojądrzasty (komórka)
mononucleosis [ˌmɔnɔnju:kli'ousis] zwiększenie liczby krwinek białych monocytopodobnych we krwi, mononukleoza
infectious m. mononukleoza zakaźna
mononucleotide [ˌmɔnə'njukliətaid] mononukleotyd
monoparesis [ˌmɔnə'pærisis] monopareza, niedowład jednej kończyny
monophase ['mɔnəfeiz] jednofazowy
monophasia [ˌmɔnə'feiziə] monofazja, powtarzanie tylko jednego słowa (w afazji)
monophthalmia [ˌmɔnɔf'θælmiə] jednoocze, jednooczność
monoplegia [ˌmɔnə'pli:dʒiə] porażenie jednej kończyny, monoplegia
monoploid ['mɔnəplɔid] haploidalny, monoploidalny
monopolar [ˌmɔnə'poulə] jednobiegunowy
monorchia [mɔn'ɔ:kiə] obecność tylko jednego jądra
monorchid [mɔn'ɔ:kid] mający jedno jądro
monorchidism [mɔn'ɔ:kidizm] = **monorchia**
monosaccharide [ˌmɔnə'sækəraid] monosacharyd, jednocukier
monostratal [ˌmɔnə'strætəl] jednowarstwowy
monosubstituted [ˌmɔnɔ'sʌbstitjutid] zawierający tylko jeden atom lub grupę podstawioną (o związku chemicznym)
monosymptomatic [ˌmɔnəsimptə'mætik] jednoobjawowy
monosynaptic [ˌmɔnəsin'æptik] jednosynaptyczny
monotherapy [ˌmɔnə'θərəpi] monoterapia
monovalence [ˌmɔnə'væləns] jednowartościowość (chemiczna)
monovalent [ˌmɔnə'vælənt] jednowartościowy
monoxide [mɔn'ɔksaid] tlenek
carbon m. tlenek węgla
monozygotic [ˌmɔnəzai'gɔtik] monozygotyczny, jednojajowy (bliźniak)
monster ['mɔnstə] potworek, potwór, płód zdeformowany
mood [mu:d] nastrój
m. swings nagłe zmiany nastroju
m. switches = **m. swings**
moodiness ['mu:dinis] 1) ponury nastrój; 2) zmienność nastroju
mop [mɔp] 1) tampon do wycierania; 2) wycierać tamponem, chustką itp.
morbid ['mɔ:bid] chorobliwy, chorobowy
morbidity [mɔ:'biditi] 1) chorobowość; 2) stan chorobowy

m. rate chorobowość, liczba przypadków choroby w populacji

morbilli [mɔ:'bilai] odra

morbilliform [mɔ:'bilifɔ:m] odropodobny

morbus ['mɔ:bəs] choroba

m. coeruleus sinica wrodzona, choroba błękitna

morcellation [ˌmɔ:si'leiʃən] wydobywanie kawałkami, rozkawalanie

mordant ['mɔ:dənt] 1) zaprawa; 2) trawiący, gryzący (*chem.*); 3) utrwalający barwę (*histol.*); 4) trawić

morgue [mɔ:g] trupiarnia, kostnica

moria ['mɔriə] wesołkowatość, wiłość, moria

moribund ['mɔribʌnd] umierający, konający

moron ['mɔ:rən] osobnik niedorozwinięty umysłowo (nie przekracza wieku rozwojowego 12 lat wg skali Bineta)

morphea [mɔ:'fiə] ograniczona twardzina skóry

linear m. twardzina linijna

morphine ['mɔ:fi:n] morfina

morphogenesis [ˌmɔ:fɔ'dʒenisis] morfogeneza, rozwój morfotyczny

morphologic [ˌmɔ:fə'lɔdʒik] morfologiczny

morphology [mɔ:'fɔlədʒi] morfologia

morphometry [mɔ:'fɔmetri] morfometria

morphotic ['mɔ:fɔtik] morfotyczny

mortal ['mɔ:tl] śmiertelny

mortality [mɔ:'tæliti] umieralność

hospital m. umieralność w szpitalu (przed wypisaniem)

neonatal m. umieralność noworodków

perinatal m. umieralność okołoporodowa

m. rate umieralność ogólna (w danej populacji)

mortar ['mɔ:tə] moździerz aptekarski

mortinatality [ˌmɔ:tinə'tæliti] stosunek martwych urodzeń do ogólnej liczby urodzeń

mortuary ['mɔ:tjuəri] 1) trupiarnia, kostnica; 2) pogrzebowy

morula ['mɔ:rjulə] morula, wczesne stadium rozwoju zarodka

mosaicism [mə'zeiisizm] mozaikowatość, mozaicyzm

erythrocyte m. mozaikowatość erytrocytowa

genetic m. mozaikowatość genetyczna

mosquito [mɔs'ki:tou] komar, moskit

moth [mɔθ] 1) ostuda, plama skórna (*pot.*); 2) ćma

mother ['mʌðə] matka

m. -substitute osoba zastępująca matkę

m. -surrogate osoba zastępująca matkę

motherhood ['mʌðəhud] macierzyństwo

motile ['moutail, 'moutil] ruchomy (o rzęskach itp.)

motility [mə'tiliti] ruchliwość

motion [mouʃən] 1) ruch; 2) defekacja; 3) stolec

retrograde m. ruch wsteczny

rotational m. ruch obrotowy

motionless ['mouʃənlis] nieruchomy

motivation [ˌmouti'veiʃən] motywacja

motoneuron [ˌmoutə'njuərən] neuron ruchowy

motor ['moutə] 1) motor, silnik; 2) ruchowy, motoryczny

m. activity czynność ruchowa, motoryka

mottling ['mɔtliŋ] plamistość, nakrapianie

mould [mould] 1) pleśń; 2) odlew; 3) formować (*stom.*); 4) matryca, szablon; 5) pleśnieć

moulding ['mouldiŋ] 1) dopasowanie, ukształtowanie; 2) ustalenie główki płodu w kanale porodowym

mount [maunt] 1) osadzać (preparat na szkiełku); 2) pokrywać samicę

mounting ['mauntiŋ] 1) zmontowanie; 2) osadzenie; 3) osadzenie odlewu zębowego w zgryzadle (*stom.*)

mouse [maus] mysz

joint m. myszka stawowa, wolne ciało w stawie

mouth [mauθ] 1) usta; 2) otwór, ujście

rubber sore m. odleżyna wywołana protezą dentystyczną

mouthpiece ['mauθpi:s] ustnik

movable ['mu:vəbl] ruchomy, możliwy do poruszenia

movement ['mu:vmənt] 1) ruch; 2) oddanie kału, wypróżnienie

adversive m. rotacja ciała lub zwrot głowy

associated m. współruch

bowel m. wypróżnienie

Brownian m. ruchy Browna

ciliary m. ruch rzęskowy

conjugate m. of the eyes skojarzony ruch oczu

decomposition of m. móżdżkowe zaburzenia ruchu, rozpad ruchu

disjugate m. of the eyes rozkojarzenie ruchu gałek ocznych

functional mandibular m. wszystkie ruchy żuchwy

hinge m. ruch zawiasowy

involuntary m. ruch mimowolny

mass m. ruch masowy (wielu mięśni)

molecular m. ruch cząsteczkowy Browna

passive m. ruch bierny

peristaltic m. ruch robaczkowy, ruch perystaltyczny

reflex m. odruch ruchowy

rapid eye m.'s szybkie ruchy oczu (we śnie)

resistive m. ruch przeciw oporowi (w masażu i gimnastyce)

saccadic m. ruch sakadowany, krótki urywany ruch (odnosi się do ruchów oczu z jednego położenia fiksacji do drugiego lub do fazy szybkiej oczopląsu)
streaming m. ruch płynący protoplazmy
to-and-fro m. ruch tam i na powrót
vermicular m. ruch robaczkowy
voluntary m. ruch dowolny
moxibustion [ˌmɔksi'bʌʃən] ignipunktura
mucicarmine [ˌmjuːsi'kærmain] mucykarmin (barwnik)
muciferous [mjuˈsifərəs] wydzielający śluz
mucification [ˌmjuːsifiˈkeiʃən] ześluzowacenie, przemiana nabłonka macicy kastrowanych zwierząt po estrogenie
muciform ['mjuːsifɔːm] śluzopodobny
mucigenous [ˌmjuːsiˈdʒinəs] śluzotwórczy, śluzorodny
mucin ['mjuːsin] mucyna
mucin(a)emia [ˌmjuːsinˈiːmiə] obecność mucyny we krwi
mucinogen [mjuːˈsinɔdʒen] mucynogen
mucinolytic [ˌmjuːsinɔ'litik] mukolityczny, rozpuszczający mucynę
mucinosis [ˌmjuːsiˈnousis] mucynoza, zwyrodnienie śluzowate skóry
  follicular m. mucynoza mieszkowa
  papular m. mucynoza grudkowa
mucinous ['mjuːsinəs] śluzowy
mucinuria [ˌmjusiˈnjuəriə] obecność mucyny w moczu, mucynuria
mucocele [mjuˈkɔsiːl] 1) torbiel śluzowa; 2) polip śluzówkowy; 3) torbiel zastoinowa zatok nosa lub przewodu łzowego
mucocolitis [ˌmjukɔkɔ'laitis] śluzowe zapalenie okrężnicy
mucocutaneous [ˌmjukɔkjuˈteiniəs] śluzówkowo-skórny
mucocyte [ˌmjukɔ'sait] mukocyt, komórka śluzowa
mucosa [mjuˈkous] błona śluzowa
mucoid ['mjuːkɔid] 1) mukoid; 2) śluzopodobny, śluzowaty
mucoitin ['mjuːkɔitin] mukoityna
mucolysis [mjuˈkɔlisis] rozpuszczanie śluzu
mucopeptide [ˌmjuːkɔ'peptaid] mukopeptyd
mucopolysaccharide [ˌmjuːkɔˌpɔliˈsækəraid] mukopolisacharyd
mucopolysaccharidosis [ˌmjuːkɔˌpɔlisækəriˈdousis] mukopolisacharydoza
  type I m. zespół Hurler
  type II m. zespół Huntera
  type III m. zespół Sanfilippo
  type IV m. zespół Morquio, zespół Morquio i Ulricha
  type V m. zespół Scheie
  type VI m. zespół Maroteaux i Lamy

mucoprotein [ˌmjuːkɔ'proutiin] mukoproteid, mukoproteina
mucopurulent [ˌmjuːkɔ'pjuərulənt] śluzoworopny
mucosa [mjuˈkous] błona śluzowa
mucosal [mjuˈkousəl] śluzówkowy
mucosalpinx [ˌmjukɔ'sælpinks] torbiel śluzowa jajowodu
mucosanguineous [ˌmjukəˌsæŋ'gwiniəs] śluzowokrwisty
mucoserous [ˌmjuːkɔ'siərəs] śluzowosurowiczy
mucositis [ˌmjukɔ'sajtis] zapalenie śluzówki
mucostatic [ˌmjuːkɔ'stætik] hamujący wydzielanie śluzu
mucous ['mjuːkəs] śluzowy
  m. membrane błona śluzowa
mucoviscidosis [ˌmjuːkɔˌvisi'dousis] = **fibrocystic disease of the pancreas**
mucus ['mjuːkəs] śluz
mull [mʌl] muślin
mult- [mʌlt-], **multi-** [mʌlti-] w złożeniach oznacza: wiele, dużo
multiarticular [ˌmʌltiaˈtikjulə] wielostawowy
multicellular [ˌmʌlti'seljulə] wielokomórkowy
multicompromised [ˌmʌlti kəmprɔ'maizd] odnosi się do chorego wielostronnie narażonego (zwł. leczonego immunosupresyjnie)
multicuspid [ˌmʌlti'kʌspid] ząb wieloguzkowy
multifactorial [ˌmʌltifæk'tɔːriəl] wieloczynnikowy
multiform ['mʌltifɔːm] wielopostaciowy, wielokształtny
multigravida [ˌmʌlti'grævidə] wieloródka
multilobar [ˌmʌlti'loubə] wielopłatowy
multilobular [ˌmʌlti'lɔbjulə] wielozrazikowy, wielopłacikowy
  m. nucleus jądro wielopłatowe
multilocular [ˌmʌlti'lɔkjulə] wielojamowy, wielokomorowy
multinuclear [ˌmʌlti'njuːkliə] wielojądrowy, wielojądrzasty
multinucleated [ˌmʌlti'njuːkliəitid] wielojądrowy
multiorgan [ˌmʌlti'ɔːgən] wielonarządowy
multipara [mʌl'tipərə] wieloródka
multiparity [ˌmʌlti'pæriti] wielorództwo
multiparous [mʌl'tipərəs] wielorodny
multiple ['mʌltipl] liczny, mnogi, wielokrotny
multiplet [ˌmʌltiplit] potencjał czynnościowy mnogi, multiplet (emg.)
multipolar [ˌmʌlti'poulə] wielobiegunowy

multivalence [ˌmʌltiˈvæləns] wielowartościowość (*chem.*)
multivalent [ˌmʌltiˈvælənt] 1) wielowartościowy; 2) multiwalent, sprzężenie homologicznych chromosomów (*gen.*)
mummification [ˌmʌmifiˈkeiʃən] mumifikacja, strupieszenie
mumps [mʌmps] zapalenie ślinianki przyusznej epidemiczne, świnka
 metastatic m. zapalenie ślinianki przyusznej z powikłaniami narządowymi
mumpsencephalitis [ˌmʌmpsensefəˈlaitis] zapalenie mózgu w śwince
mural [ˈmjuərəl] ścienny
muriate [ˈmjuəriit] chlorek
murine [ˈmjuərin] mysi
murmur [ˈmɔːmə] 1) szmer; 2) mruczeć
 amphoric m. szmer dzbanowy
 an(a)emic m. szmer serca w niedokrwistości
 aortic m. szmer nad aortą
 apex m. szmer koniuszkowy
 arterial m. szmer tętniczy
 blowing m. szmer dmuchający
 cardiac m. szmer sercowy
 cardiorespiratory m. szmer sercowopłucny
 crescendo m. szmer sercowy narastający
 diastolic m. szmer sercowy rozkurczowy
 dynamic m. szmer sercowy czynnościowy
 early diastolic m. szmer sercowy wczesnorozkurczowy
 ejection m. szmer sercowy wyrzutowy
 extracardiac m. szmer osierdziowy
 friction m. szmer tarcia
 functional m. szmer sercowy czynnościowy
 holosystolic m. szmer sercowy holosystoliczny, pansystoliczny
 late diastolic m. szmer sercowy późnorozkurczowy
 mid-diastolic m. szmer sercowy śródrozkurczowy
 mill wheel m. szmer sercowy „koła młyńskiego" (w zatorze powietrznym)
 mitral m. szmer sercowy mitralny
 muscular m. szmer mięśniowy
 obstructive m. szmer sercowy zwężenia
 organic m. szmer sercowy organiczny
 pansystolic m. szmer sercowy holosystoliczny
 pericardial m. szmer osierdziowy
 pleuropericardial m. szmer opłucnowo-osierdziowy
 presystolic m. szmer przedskurczowy
 pulmonary m. szmer płucny
 regurgitant m. szmer sercowy niedomykalności
 respiratory m. szmer oddechowy pęcherzykowy

 rumbling m. szmer sercowy dudniący
 see-saw m. szmer sercowy piłujący, szmer maszynowy
 soft m. szmer sercowy miękki
 souffle m. podmuch
 split m. szmer sercowy rozdwojony
 stenotic m. szmer sercowy zwężenia
 systolic m. szmer sercowy skurczowy
 telediastolic m. szmer sercowy późnorozkurczowy
 telesystolic m. szmer sercowy późnoskurczowy
 transsystolic m. szmer sercowy holosystoliczny
 tricuspid m. szmer sercowy nad zastawką trójdzielną
 vascular m. szmer naczyniowy
 venous m. buczenie żylne
 vesicular m. szmer oddechowy pęcherzykowy
 water wheel m. szmer sercowy „koła młyńskiego" (w zatorze powietrznym)
muscae volitantes [ˈmʌskə ˈvɔlitəntəs] muszki latające (*okul.*)
muscarine [ˈmʌskəriːn] muskaryna
muscle [mʌsl] mięsień
 abductor m. mięsień odwodziciel
 adductor m. mięsień przywodziciel
 agonistic m. mięsień agonistyczny, synergistyczny
 antagonistic m. mięsień antagonistyczny
 antigravity m.'s mięśnie przeciwdziałające sile ciążenia
 axial m. mięsień osiowy (jeden z mięśni szkieletowych tułowia lub głowy)
 belly of m. brzusiec mięśnia
 bipennate m. mięsień pierzasty
 biventer m. mięsień dwubrzuścowy
 bulbospongiosus m. mięsień opuszkowo--jamisty, mięsień ejakulator
 ciliary m. mięsień rzęskowy
 constrictor m. mięsień zwieracz
 contraction of m. skurcz mięśnia
 cremaster m. mięsień dźwigacz jądra
 dartos m. błona kurczliwa
 depressor m. mięsień obniżacz
 detrusor urinae m. mięsień wypieracz moczu
 dilatator (dilator) m. mięsień rozwieracz
 extensor m. mięsień prostownik
 extrinsic m. mięsień z przyczepem poza kończyną, na którą działa
 fixator m. mięsień ustalający część ciała w czasie ruchu drugiej części
 flexor m. mięsień zginacz
 m. insertion przyczep mięśnia
 intrinsic m. mięsień działający na kończynę, na której ma przyczepy

involuntary m. mięsień nie podległy woli
isometric m. mięsień izometryczny, nie zmieniający długości w skurczu
levator m. mięsień dźwigacz
non-striated m. mięsień gładki
pennate m. mięsień pierzasty
skeletal m. mięsień szkieletowy
smooth m. mięsień gładki
sphincter m. zwieracz
striated m. mięsień prążkowany
striped m. mięsień prążkowany
unstriated m. mięsień gładki
visceral m. mięsień trzewny
voluntary m. mięsień podległy woli
muscles ['mʌslz] mięśnie
abdominal m.'s mięśnie brzuszne
dorsal m.'s mięśnie grzbietowe
hamstring m.'s tylna grupa mięśni uda
infrahyoid m.'s mięśnie podgnykowe
intercostal m.'s mięśnie międzyżebrowe
papillary m.'s mięśnie brodawkowate
rotator m.'s mięśnie skręcające
muscular ['mʌskjulə] mięśniowy
musculature ['mʌskjulətʃə] muskulatura, umięśnienie
mushroom ['mʌʃruːm] grzyb
parasol m. kania parasolowiec, czubajka kania, *Lepiota procera (bot.)*
poisonous pepper m. pieprznik trujący, *Boletus piperatus (bot.)*
muslin ['mʌzlin] muślin, gaza opatrunkowa
mustard ['mʌstəd] 1) gorczyca; 2) musztarda
m. gas iperyt
nitrogen m.'s iperyty azotowe
m. plaster plaster gorczyczny
mustine ['mʌstin] mustyna, nitrogranulogen
mutagen ['mjuːtədʒen] mutagen, czynnik powodujący mutację
mutagenesis [,mjuːtə'dʒenisis] mutageneza, powstawanie mutacji
mutant ['mjuːtənt] mutant, osobnik powstający w wyniku mutacji
temperature-sensitive m. mutant wrażliwy na ciepłotę
mutation [mjuː'teiʃən] mutacja
back m. mutacja wsteczna
chain-terminating m. mutacja kończąca łańcuch polipeptydowy
chromosomal m. mutacja chromosomowa
deleterious m. mutacja szkodliwa
end-point m. mutacja genowa opóźniona
forward m. mutacja wyprzedzająca, mutacja postępowa
frameshift m. mutacja fazy odczytu
gene m. mutacja genowa, mutacja mendlowska
genome m. mutacja genomowa, mutacja punktowa

induced m. mutacja wywołana
m. lag mutacja opóźniona
lethal m. mutacja letalna
Mendelian m. mutacja mendlowska, mutacja genowa
missense m. mutacja sensu
multisite m. mutacja wielomiejscowa
natural m. mutacja naturalna, mutacja spontaniczna
nonsense m. mutacja nonsensowna
point m. mutacja punktowa, mutacja genowa
polarity m. mutacja biegunowa
radiation-induced m. mutacja popromienna
m. rate tempo mutacji
reading frame m. mutacja fazy odczytu
single site m. mutacja jednomiejscowa
somatic m. mutacja somatyczna
spontaneous m. mutacja naturalna, mutacja samoistna
suppressor m. mutacja supresorowa
transition m. mutacja tranzycji
transversion m. mutacja transwersji
vitality m. mutacja żywotności
mute [mjuːt] niemy
mutilate ['mjuːtileit] okaleczyć
mutilation [,mjuːti'leiʃən] 1) okaleczenie; 2) okaleczanie
self-m. samookaleczenie, samouszkodzenie
mutism ['mjuːtizəm] niemota, mutyzm
akinetic m. mutyzm akinetyczny
mutual ['mjuːtjuəl] wzajemny, obopólny, obustronny
m. induction indukcja wzajemna
muzzle [mʌzl] 1) ryjek, pyszczek; 2) końcówka przewodu, wylot
my(a)esthesia [,maies'θiːziə] czucie mięśniowe
myalgia [mai'ældʒiə] ból mięśniowy, mięśnioból
benign m. choroba islandzka
epidemic m. choroba bornholmska
lumbar m. lumbago
thermal m. kurcze mięśni przy odwodnieniu w upale
myasthenia [,maiæs'θiːniə] 1) osłabienie mięśni; 2) miastenia
ocular m. miastenia oczna
myasthenic [,maiæs'θenik] miasteniczny
myatrophy [mai'ətrəfi] zanik mięśni
mycelium [mai'siːliəm] grzybnia
aerial m. grzybnia powietrzna, grzybnia rozrodcza
reproductive m. grzybnia rozrodcza, grzybnia powietrzna
substrate m. grzybnia wewnętrzna

vegetative m. grzybnia wegetatywna
mycete ['maisi:t] grzyb
mycobacteria [maikɔbæk'ti:riə] prątki
mycobacteriosis [ˌmaikɔbækˌtiri'ousis] miko-
bakterioza
Mycobacterium [ˌmaikɔbæk'tiəriəm] prątek
  M. avium prątek ptasi
  M. bovis prątek bydlęcy
  M. fortuitum prątek przypadkowy
  M. intracellulare prątek wewnątrzkomórkowy, prątek Batteya
  M. leprae prątek trądu
  M. smegmatis prątek mastki
  M. tuberculosis prątek gruźlicy, prątek
Kocha
mycocide ['maikɔsaid] środek grzybobójczy,
fungicyd
mycodermatitis [ˌmaikɔˌdə:mə'taitis] grzybica skóry
mycodermomycosis [ˌmaikɔˌdə:məmai'kou-
sis] grzybica skóry
mycology [mai'kɔlədʒi] mikologia
mycomycin [ˌmaikɔ'maisin] mikomycyna
Mycoplasma ['maikɔplæzmə] mikoplazma
  M. hominis mikoplazma ludzka
  M. orale mikoplazma jamy ustnej
  M. pneumoniae mikoplazma zapalenia
płuc
  M. salivarium mikoplazma ślinowa
mycoprotein [ˌmaikɔ'proutiin] mikoproteina
mycosis [mai'kousis] grzybica
  m. fungoides ziarniniak grzybiasty
  m. intestinalis wąglik jelitowy
mycostatic [ˌmaikɔ'stætik] mikostatyczny,
hamujący wzrost grzybów
mycotic [mai'kɔtik] grzybiczy
mydriasis [mid'raiəsis] rozszerzenie źrenicy,
mydriaza
  alternating m. naprzemienne rozszerzanie
się źrenic
  paralytic m. porażenne rozszerzenie źrenicy
  spasmodic m. kurczowe rozszerzenie źrenicy
  spastic m. kurczowe rozszerzenie źrenicy
  springing m. = **alternating m.**
mydriatic [ˌmidri'ætik] środek rozszerzający
źrenicę
myectomy [mai'ektəmi] wycięcie części mięśnia
myel- [maiəl-] w złożeniach oznacza szpik
lub rdzeń kręgowy
myelapoplexy [ˌmaiəl'æpɔpleksi] krwotok
dordzeniowy
myelatrophy [ˌmaiəl'ætrəfi] zanik rdzenia
myelencephalitis [ˌmaiəlen ˌsefe'laitis] zapalenie mózgu i rdzenia

myelencephalon [ˌmaiələn'sefelən] rdzeniomózgowie
myelic [mai'elik] 1) rdzeniowy; 2) szpikowy
myelin ['maiəlin] mielina
  m. bodies figury mielinowe
  m. figures figury mielinowe
myelinated [ˌmaiəli'neitid] mielinowany,
mający otoczkę mielinową
myelination [ˌmaiəli'neiʃən] mielinizacja
myelinic [ˌmaiə'linik] mielinowy
myelinization [ˌmaiəlinaiˌzeiʃən] mielinizacja
myelinoclasis [ˌmaiəli'nɔklæsis] rozpad mieliny
myelinogenesis [ˌmaiəlinɔ'dʒenisis] tworzenie się mieliny
myelinolysis [ˌmaiəlin'ɔlisis] rozpad mieliny
  central pontine m. rozpad mieliny mostu
myelitic [ˌmaiə'litik] odnoszący się do zapalenia rdzenia lub szpiku
myelitis [maiə'laitis] 1) zapalenie rdzenia; 2)
zapalenie szpiku
  apoplectiform m. zapalenie rdzenia piorunujące
  ascending m. zapalenie rdzenia wstępujące
  bulbar m. zapalenie rdzenia przedłużonego
  compression m. zapalenie rdzenia uciskowe
  concussion m. mielopatia po wstrząsie
rdzenia
  descending m. zapalenie rdzenia zstępujące
  funicular m. zwyrodnienie rdzenia powrózkowe, mielopatia sznurowa
  h(a)emorrhagic m. zapalenie rdzenia krwotoczne
  necrotizing m. zapalenie rdzenia martwicze, choroba Foix i Alajouanine'a
  parenchymatous m. zapalenie rdzenia miąższowe
  sclerosing m. stwardnienie rdzenia, rozrost
gleju rdzenia
  subacute necrotic m. = **necrotizing m.**
  systemic m. zwyrodnienie rdzenia powrózkowe
  transverse m. zapalenie rdzenia poprzeczne
  traumatic m. zapalenie rdzenia pourazowe
myeloablation [ˌmailɔ'əbleiʃn] zniszczenie
szpiku (chem. lub rtg)
myeloblast ['maiələblæst] mieloblast
myeloblast(a)emia [ˌmaiələblæs'ti:miə] obecność mieloblastów we krwi
myeloblastosis [ˌmaiələblæs'tousis] obecność mieloblastów we krwi i w tkankach
(w białaczce)
myelocele ['maiələˌsi:l] przepuklina rdzeniowa
myelocyst ['maiələsist] torbiel rdzenia

myelocystocele [ˌmaiələ'sistəsi:l] rozszczep kręgosłupa z przepukliną rdzenia

myelocystomeningocele [ˌmaiələˌsistəmən-'iŋgəsi:l] rozszczep kręgosłupa i przepuklina oponowa-rdzeniowa

myelocyte ['maiələsait] mielocyt

myelocytomatosis [ˌmaiələˌsaitəmə'tousis] liczne nacieki mielocytowe

myelocytosis [ˌmaiələsai'tousis] obecność nieprawidłowo dużej liczby mielocytów we krwi lub w tkankach

myelodysplasia [ˌmaiələdis'pleiziə] mielodysplazja, anomalia rozwojowa rdzenia

myeloencephalitis [ˌmaiələˌensəfə'laitis] zapalenie mózgu i rdzenia

myelofibrosclerosis [ˌmaiələˌfaibrəskliə'rousis] stwardnienie szpiku, zwłóknienie szpiku

myelofibrosis [ˌmaiələfai'brousis] zwłóknienie szpiku

myelogenesis [ˌmaiələ'dʒenisis] rozwój szpiku

myelogram ['maiələgræm] mielogram, procentowy skład komórek szpikowych

myelography [ˌmaiəl'ogræfi] mielografia

  air m. pneumomielografia, mielografia powietrzna

  positive contrast m. mielografia pozytywna

  radionuclide m. mielografia izotopowa, gammamielografia

myeloid ['maiələid] 1) podobny do szpiku, odnoszący się do szpiku; 2) odnoszący się do rdzenia

myeloleuk(a)emia [ˌmaiələˌlju:'ki:miə] białaczka szpikowa

myelolysis [ˌmaiələ'lisis] rozpad mieliny

myeloma [ˌmaiə'loumə] szpiczak

  endothelial m. mięsak Ewinga

  giant cell m. guz olbrzymiokomórkowy kości

  multiple m. szpiczak mnogi

  non-secreting m. szpiczak nie wydzielający

  plasma cell m. szpiczak mnogi

  sarcomatous m. szpiczak mięsakowy

myelomalacia [ˌmaiələmə'leiʃiə] rozmiękanie rdzenia

myelomatosis [ˌmaiələmæ'tousis] szpiczak mnogi

  multiple m. szpiczak mnogi

myelomeningocele [ˌmaiələmen'iŋgəsi:l] rozszczep kręgosłupa z przepukliną oponowo-rdzeniową

myeloparalysis [ˌmaiələpə'rælisis] porażenie rdzeniowe

myelopathy [ˌmaiə'lopæθi] 1) mielopatia, choroba rdzenia; 2) choroba szpiku

  cervical m. mielopatia szyjna

  radiation m. mielopatia popromienna

subacute myelooculoneuropathy podostra okuloneuromielopatia, SMON

myeloperoxidase [ˌmaiələpə:'ɔksideis] peroksydaza krwinek białych

myelopoiesis [ˌmaiələpɔi'i:sis] tworzenie komórek szpikowych

myeloradiculitis [ˌmaiələˌrædikju'laitis] zapalenie rdzenia i korzeni nerwowych

myeloradiculodysplasia [ˌmaiələræˌdikjulodis-'pleiziə] wada rozwojowa rdzenia i korzeni nerwowych

myeloradiculopathy [maiˌələrædikju'lopəθi] choroba rdzenia i korzeni nerwowych

myelosarcoma [ˌmaiələsa:'koumə] mięsak szpiku

myeloschisis [ˌmaiəl'ɔskisis] rozszczepienie rdzenia

myeloscintigraphy [ˌmaiələsin'tigrəfi] gammamielografia

myelosclerosis [ˌmaiələˌskliə'rousis] 1) zwłóknienie szpiku; 2) stwardnienie rdzenia, glejoza rdzenia

myelosis [ˌmaiə'lousis] 1) rozrost elementów szpiku; 2) rozrost gleju rdzenia

  aleuk(a)emic m. białaczka aleukemiczna

  erythr(a)emic m. erytroleukemia

  funicular m. powrózkowe zwyrodnienie rdzenia, zwyrodnienie rdzenia sznurowe

  leuk(a)emic m. białaczka szpikowa

  leukopenic m. białaczka aleukemiczna

myelosuppression [ˌmaiələsʌ'preʃn] zahamowanie czynności szpiku

myelotomy [ˌmaiə'lɔtəmi] nacięcie rdzenia, mielotomia

  commissural m. mielotomia podłużna w linii środkowej

  midline m. = commissural m.

  transverse m. mielotomia poprzeczna

myenteron [mai'entərɔn] mięśniówka jelita

myiasis ['maiiəsis], **myiosis** [mai'iɔsis] muszyca

  creeping m. larwa wędrująca

  intestinal m. muszyca jelitowa

  wound m. muszyca ran

myitis [mai'aitis] zapalenie mięśni

myo- [maiou-] w złożeniach oznacza mięśeń

myoatrophy [ˌmaiə'ætrəfi] zanik mięśnia

myoblast ['maioublæst] mioblast, komórka mięśniowa zarodkowa

myoblastoma [ˌmaioublæs'toumə] mięśniak zarodkowy

  granular cell m. guz Abrikosowa

  malignant granular cell m. mięśniak zarodkowy ziarnistokomórkowy złośliwy

myocardiopathy [ˌmaiəka:di'ɔpæθi] = **cardiomyopathy**

myocardiorrhaphy [ˌmaiəka:di'ɔrəfi] zeszycie mięśnia sercowego

myocarditis [ˌmaiəka:'daitis] zapalenie mięśnia sercowego
  fibrous m. zapalenie mięśnia sercowego włókniste
  giant cell m. olbrzymiokomórkowe zapalenie mięśnia sercowego
  indurative m. zapalenie mięśnia sercowego włókniste
  rheumatic m. gośćcowe zapalenie mięśnia sercowego
myocardium [ˌmaiə'ka:diəm] mięsień sercowy
  fragmentation of the m. rozpad włókien mięśnia sercowego
myocele [maiousi:l] przepuklina mięśniowa
myocellulitis [ˌmaiouselju'laitis] zapalenie mięśni i tkanki łącznej
myoclonia [ˌmaiou'klouniə] mioklonia, choroba przebiegająca z mioklonicznymi drgawkami
  fibrillary m. drganie pęczków mięśniowych
myoclonus [mai'ɔklɔnəs] drgawki kloniczne mięśni
  nocturnal m. drgawki kloniczne w chwili zasypiania
myocyte ['maiousait] włókno mięśniowe
myocytoma [ˌmaiousai'toumə] mięśniak
myodegeneration [ˌmaioudiˌdʒenəreiʃən] zwyrodnienie mięśnia
myodiastasis [ˌmaiədai'æstəsis] rozstęp mięśniowy
myodynamometer [ˌmaiədainə'mɔmitə] dynamometr do pomiaru siły mięśni
myodystony [ˌmaiou'distəni] dystonia mięśniowa
myodystrophy [ˌmaiou'distrəfi] dystrofia mięśniowa
myoedema [ˌmaioui'di:mə] przedłużony ograniczony skurcz mięśnia po uderzeniu
myoendocarditis [ˌmaiouendɔka:'daitis] zapalenie mięśnia sercowego i wsierdzia
myoepitheliocyte [ˌmaiouˌepi'θiliəsait] komórka mięśniowo-nabłonkowa
myoepithelioma [ˌmaiouˌepiθilioumə] nowotwór z komórek mięśniowo-nabłonkowych
myofibril [ˌmaiou'faibril] włókienko mięśniowe
myofibroma [ˌmaioufai'broumə] mięśniakowłókniste
myofibrosis [ˌmaioufai'brousis] zwyrodnienie włókniste mięśni
myofibrositis [ˌmaiouˌfaibrɔ'saitis] zapalenie omięsnej
myofilament [ˌmaiou'filəmənt] miofilament, ultrastrukturalny element kurczliwy mięśnia

myogenesis [ˌmaiou'dʒenisis] tworzenie się mięśni
myoglobin [ˌmaiɔ'gloubin] mioglobina
myoglobinuria [ˌmaiɔˌgloubin'juəriə] mioglobinuria
myoglobulin [ˌmaiɔ'glɔbjulin] mioglobulina
myoglobulin(a)emia [ˌmaiɔglɔbjuli'ni:miə] mioglobulinemia
  idiopathic paroxysmal m. mioglobulinemia samoistna napadowa
myoglobulinuria [ˌmaiɔglɔbjulin'juəriə] mioglobulinuria
  idiopathic m. mioglobulinuria samoistna
myography [mai'ɔgrəfi] miografia, rejestracja skurczów mięśnia
myohypertrophy [ˌmaiou'haipə:trəfi] przerost mięśnia
myohysterectomy [ˌmaiɔˌhiste'rektəmi] wycięcie trzonu macicy
myoinositol [ˌmaiɔin'ɔsitəl] mioinozytol
myokymia [ˌmaiɔ'kaimiə] miokimia, drgania włókienkowe mięśni
myolemma [ˌmaiə'lemə] sarkolema
myolysis [mai'ɔlisis] rozpad tkanki mięśniowej
  cardiotoxic m. toksyczny rozpad tkanki mięśnia sercowego
myoma [mai'oumə] mięśniak
  m. levicellulare mięśniak gładkokomórkowy
  m. striocellulare mięśniak prążkowanokomórkowy
  submucous m. mięśniak podśluzówkowy
  subserous m. mięśniak podsurowicówkowy
  m. telangiectodes naczyniakomięśniak
  uterine m. mięśniak macicy
myomalacia [ˌmaiɔmə'leiʃiə] rozmięknienie mięśnia
myomatosis [ˌmaiɔmæt'ousis] mięśniakowatość
myomatous [mai'ɔmətəs] mięśniakowy, mięśniakowaty
myomectomy [ˌmaiɔ'mektəmi] wycięcie mięśniaka
  abdominal m. wycięcie mięśniaka macicy drogą brzuszną
  vaginal m. wycięcie mięśniaka macicy pochwowe
myometritis [ˌmaiɔmet'raitis] zapalenie mięśniówki macicy
myometrium [ˌmaiɔ'mitriəm] mięśniówka macicy
myonecrosis [ˌmaiɔnek'rousis] martwica mięśni
myoneuralgia [ˌmaiɔnjuər'ældʒiə] ból mięśniowy

postural m. ból mięśni wywołany niewygodną pozycją (posturalny)

myoparalysis [ˌmaiɔpəˈrælisis] porażenie mięśni

myoparesis [ˌmaiɔˈpærəsis] niedowład mięśni

myopathic [ˌmaiɔˈpæθik] miopatyczny

myopathy [maiˈɔpəθi] miopatia, choroba pierwotnie mięśniowa

acute necrotizing m. miopatia ostra, martwicza

carcinomatous m. miopatia rakowa, zespół Lamberta i Eatona

centronuclear m. miopatia wrodzona **(central core disease)**

corticosteroid-induced m. miopatia posteroidowa

distal m. miopatia obwodowa

mitochondrial m. miopatia mitochondrialna

myotubular m. = centronuclear m.

myx(o)edematous m. miopatia w obrzęku śluzowatym

nemaline m. miopatia nemalinowa

ocular m. miopatia oczna, zespół Kiloha i Nevina

rod m. = nemaline m.

scapulohumeral m. miopatia łopatkowo--ramienna

scapuloperoneal m. miopatia łopatkowo--strzałkowa

thyrotoxic m. miopatia tyreotoksyczna

myope [ˈmaioup] krótkowidz

myopia [maiˈoupiə] krótkowzroczność

axial m. krótkowzroczność osiowa

chromic m. niemożność rozróżniania barw z daleka

curvature m. krótkowzroczność wywołana krzywizną rogówki

index m. krótkowzroczność wywołana zmianą współczynnika refrakcji środowisk oka

malignant m. krótkowzroczność złośliwa, krótkowzroczność postępująca ze zmianami dna oka

progressive m. krótkowzroczność postępująca

stationary m. krótkowzroczność stacjonarna

transient m. krótkowzroczność przejściowa

myopic [maiˈoupik] krótkowzroczny

myorrhaphy [maiˈɔrəfi] zeszycie mięśnia

myorrhexis [ˌmaiɔˈreksis] pęknięcie mięśnia

myosalpinx [ˌmaiɔˈsælpiŋks] mięśniówka jajowodu

myosarcoma [ˌmaiɔsaˈkoumə] mięśniakomięsak

myosclerosis [ˌmaiɔskliəˈrousis] przewlekłe włókniste zapalenie mięśni

myoseptum [ˌmaiɔˈseptəm] przegroda mięśniowa

myosin [ˈmaiɔsin] miozyna

myositis [ˌmaiɔˈsaitis] zapalenie mięśni

cervical m. pourazowy ból mięśni karku

epidemic m. choroba bornholmska

infectious m. zapalenie mięśni zakaźne

interstitial m. zapalenie mięśni włókniste

multiple m. zapalenie skórno-mięśniowe

m. ossificans zapalenie mięśni kostniejące

purulent tropical m. zapalenie mięśni ropne, tropikalne

myospasm [ˈmaiospæzm] skurcz mięśnia

myostroma [ˌmaiɔˈstroumə] zrąb mięśnia

myotactic [ˌmaiɔˈtæktik] miotaktyczny, odnoszący się do czucia mięśniowego

myotatic [ˌmaiɔˈtætik] wywołany rozciągnięciem mięśnia

myotenotomy [ˌmaiɔtenˈɔtəmi] przecięcie ścięgna mięśnia

myotic [maiˈɔtik] środek zwężający źrenice

myotomy [maiˈɔtəmi] przecięcie mięśnia, miotomia

myotonia [ˌmaiɔˈtouniə] miotonia

m. acquisita miotonia nabyta, choroba Talmy

m. atrophica miotonia zanikowa, choroba Steinerta

m. congenita miotonia wrodzona, choroba Thomsena

m. dystrophica miotonia zanikowa, choroba Steinerta

myotonic [ˌmaiɔˈtɔnik] miotoniczny

myotonus [maiˈɔtɔnəs] napięcie mięśniowe

myotubule [ˌmaiɔˈtju:bjul] miotubula

myringectomy [ˌmiriŋˈdʒektəmi] wycięcie błony bębenkowej

myringitis [ˌmiriŋˈdʒaitis] zapalenie błony bębenkowej

myringodectomy [ˌmiriŋəˈdektəmi] wycięcie błony bębenkowej

myringodermatitis [miˌriŋgɔdəːmˈətaitis] pęcherzowe zapalenie błony bębenkowej

myringoplasty [miˌriŋgɔˈplæsti] plastyka błony bębenkowej

myringoscope [miˈriŋgɔskoup] wziernik uszny

myringotomy [ˌmiriŋˈgɔtəmi] nacięcie błony bębenkowej

myrinx [ˈmiriŋks] błona bębenkowa

mythomania [ˌmiθɔˈmeiniə] mitomania, pseudologia, przesadne fantazjowanie

myxochondrofibrosarcoma [ˌmiksɔˌkɔndrɔfaibrɔsaːˈkoumə] śluzakochrzęstniakowłókniakomięsak myxochondroma [ˌmiksɔkɔn'droumə] śluza-kochrzęstniak

myx(o)edema [ˌmiksi'di:mə:] obrzęk śluzowaty

    circumscribed m. obrzęk śluzowaty podudzi

    congenital m. kretynizm, matołectwo

    infantile m. obrzęk śluzowaty dziecięcy

    operative m. niedoczynność tarczycy po jej wycięciu

    pituitary m. niedoczynność tarczycy przysadkowego pochodzenia

    pretibial m. obrzęk śluzowaty podudzi

myxoma [mik'soumə] śluzak

    atrial m. śluzak przedsionka serca

    fibrous m. śluzakowłókniak

myxomatosis [ˌmiksoumə'tousis] 1) miksomatoza, choroba wirusowa królików; 2) śluzakowatość

    infectious m. miksomatoza królików

myxopoiesis [ˌmiksɔpoi'isis] wytwarzanie śluzu

myxorrh(o)ea [ˌmiksɔ'ri:ə] śluzotok

myxosarcoma [ˌmiksɔsa:'koumə] śluzako-mięsak

myxospore ['miksɔspɔ:] zarodnik w śluzowatej otoczce

myxovirus [ˌmiksɔ'vairəs] miksowirus

N

n(a)evi [ˈniːvai] znamiona
n(a)evocarcinoma [ˌniːvɔkaːsiˈnoumə] rak lub czerniak powstający ze znamienia
n(a)evoid [ˈniːvɔːid] podobny do znamienia
n(a)evus [ˈniːvəs] znamię
  achromic n. znamię bezbarwne
  an(a)emic n. znamię blade
  n. angiectodes znamię naczyniowe
  n. angiomatodes znamię naczyniakowe
  n. arachnoideus znamię naczyniowe pajątkowate, pajączek naczyniowy
  n. araneus pajączek naczyniowy
  blue n. znamię błękitne
  blue rubber-bleb n(a)evi zespół licznych naczyniaków w skórze i błonie śluzowej przewodu pokarmowego
  capillary n. znamię włośniczkowe
  n. cavernosus naczyniak jamisty
  comedo n. znamię zaskórnikowe
  epidermic-dermic n. = junctional n.
  epithelioid cell n. czerniak młodzieńczy łagodny
  n. flammeus znamię naczyniowe płaskie
  glandular n. znamię gruczołowe
  intradermal n. znamię barwnikowe śródskórne
  junction n. znamię barwnikowe łączące, znamię brzeżne
  maternal n. znamię wrodzone, znamię macierzyste
  n. papillomatosus znamię brodawkowate
  n. pigmentosus znamię barwnikowe
  n. pilosus znamię owłosione
  n. sebaceus senilis znamię łojowe starcze
  spider n. naczyniak gwiaździsty, „pajączek" naczyniowy
  spindle cell n. czerniak łagodny młodzieńczy
  strawberry n. znamię naczyniakowate
  vascular n. znamię naczyniowe
  venous n. znamię naczyniowe żylne
  verrucous n. znamię brodawkowate
nail [neil] 1) paznokieć; 2) gwóźdź; 3) przybić gwoździem

n. bed łożysko paznokcia
body of the n. trzon paznokcia
clover-leafed n. gwóźdź chirurgiczny trójlistny
drive a n. wbić gwóźdź
finger-n. paznokieć palca ręki
n. fold obrąbek naskórkowy
fracture n. gwóźdź do łączenia złamanej kości długiej
ingrown n. paznokieć wrośnięty
n. insertion wbicie gwoździa chirurgicznego
Küntscher n. gwóźdź Küntschera
matrix of the n. łożysko paznokcia
moon of the n. obłączek paznokcia
n. plate płytka paznokcia
spoon n. paznokieć wklęsły
three-flanged n. gwóźdź trójlistny
toe-n. paznokieć palca nogi
n. wall wał paznokcia
nailing [ˈneiliŋ] gwoździowanie, wbicie gwoździa chirurgicznego
  intramedullary n. wprowadzenie gwoździa do jamy szpikowej
  marrow n. = intramedullary n.
  medullary n. = intramedullary n.
  n. with distortion gwoździowanie z rozpieraniem odłamów
naive [naiˈiːv] nie stykający się dotąd z danym bodźcem lub zarazkiem
name [neim] nazwa
  approved n. nazwa uzgodniona (leku)
  generic n. nazwa rodzajowa
  marketing n. nazwa handlowa (leku)
  monograph n. nazwa monograficzna
  registered n. nazwa zarejestrowana, nazwa zgłoszona
  trade n. nazwa fabryczna
nanism [ˈneinizm] karłowatość
nano- [neinɔ-] w złożeniach oznacza: 1) mały, karłowaty; 2) jednomiliardowa część
nanocephaly [ˌneinɔˈsefəli] małogłowie
nanocormia [ˌneinɔˈkɔːmiə] karłowatość tułowia

nanogram ['neinɔgræm] nanogram
nanometer [nei'nɔmitə] nanometr
nape [neip] kark
naphtha ['næfθə] benzyna
naphthalene ['næfθə‚lin] naftalen
naphthol ['næfθɔl] naftol
napkin ['næpkin] 1) pieluszka; 2) serwetka operacyjna
narco- ['na:kɔ-] w złożeniach oznacza uśpienie, oszołomienie
narcoanalysis [‚na:kɔə'nælisis] narkoanaliza, psychoterapia w stanie płytkiej narkozy
narcodiagnosis [‚na:kɔ‚daiæg'nousis] narkoanaliza
narcohypnia [‚na:kɔ'hipniə] uczucie odrętwienia po przebudzeniu się, katapleksja po śnie
narcolepsy [‚na:kɔ'lepsi] narkolepsja, napadowy sen
narcosis [na:'kousis] 1) narkoza, znieczulenie ogólne; 2) oszołomienie narkotykiem
  basal n. indukcja narkozy, wprowadzenie do znieczulenia ogólnego
  inhalation n. narkoza wziewna
  insufflation n. narkoza dotchawicza
  intravenous n. narkoza dożylna
  nitrogen n. narkoza azotowa, oszołomienie w atmosferze azotu hiperbarycznego
narcotherapy [‚na:kɔ'θerəpi] psychoterapia w płytkiej narkozie
narcotic [na:'kɔtik] 1) narkotyk, środek powodujący oszołomienie; 2) narkotyczny
naris ['neiris], *pl* **nares** ['neiri:z] nozdrze
  anterior n. nozdrze przednie
  posterior n. nozdrze tylne
nasal ['neizəl] nosowy
nascent ['næsnt] rodzący się, powstający
  n. state stan powstawania, *status nascendi* (*chem.*)
naso- ['neizɔ-] w złożeniach oznacza nos, nosowy
nasopharyngeal [‚neizɔfə'rindʒiəl] nosowo--gardłowy
nasopharynx [‚neizɔ'færiŋks] część nosowa gardła
nasosinusitis [‚neizɔ‚sainə'saitis] zapalenie zatok nosa
natal ['neitl] 1) urodzeniowy; 2) pośladkowy
natality [nə'tæliti] przyrost naturalny, liczba urodzeń w populacji
native ['neitiv] 1) krajowy, tubylczy; 2) krajowiec; 3) natywny
natr(a)emia [nei'tri:miə] stężenie sodu we krwi
natrium ['neitriəm] sód, Na (*chem.*)
natriuresis [‚neitrijuə'ri:sis] wydalanie sodu z moczem (zwiększone)

natriuretic [‚neitrijuə'retik] powodujący wydalanie sodu z moczem
natural ['nætʃrəl] 1) naturalny; 2) przyrodniczy
  n. history of disease przebieg choroby
  n. sciences nauki przyrodnicze
nature ['neitʃə] 1) przyroda, natura; 2) istota rzeczy
nausea ['nɔ:sjə] mdłości, nudności, zbieranie się na wymioty
  epidemic n. wymioty epidemiczne
  n. of pregnancy wymioty poranne ciężarnych
navel ['neivəl] pępek
  n. string pępowina
navicular [nə'vikjulə] łódkowaty
navicularthritis [nə‚vikjula:θ'raitis] zapalenie kości łódkowatej
near-sight ['niəsait] krótki wzrok
nearsighted ['niə'saitid] krótkowzroczny
nearsightedness ['niə'saitidnis] krótkowzroczność
nebula ['nebju:lə] 1) drobne zmętnienie rogówki; 2) męt w moczu; 3) zawiesina olejowa do rozpylania
nebulization [‚nebju:lai'zeiʃən] rozpylanie płynów
nebulize ['nebjulaiz] rozpylać płyny
nebulizer ['nebju:laizə] rozpylacz
  spinning disc n. rozpylacz krążkowy (obracający się krążek wytwarza pył wodny)
  ultrasonic n. rozpylacz ultradźwiękowy
nebulous ['nebju:ləs] mglisty, zamglony
Necator [nə'keitə] tęgoryjec (*parazyt.*)
  N. americanus tęgoryjec amerykański
neck [nek] szyja, szyjka, kark
  anatomical n. szyjka anatomiczna (kości ramiennej)
  back of the n. kark
  buffalo n. kark bawoli, warstwa tłuszczu na karku
  bull n. kark bawoli
  dental n. szyjka zęba
  n. of hernial sac szyjka worka przepukliny
  stiff n. kręcz karku
  surgical n. szyjka chirurgiczna (kości ramiennej)
  webbed n. luźny fałd skórny szyi
  wry n. kręcz karku
necr- [nekr-] w złożeniach oznacza: martwy, śmierć
necrectomy [nek'rektəmi] wycięcie martwaka, nekrektomia
necrobiosis [‚nekrəbai'ousis] obumieranie fizjologiczne tkanek, nekrobioza
necrobiotic [‚nekrəbai'outik] nekrobiotyczny

necrocytosis [ˌnekrɔsai'tousis] obumieranie komórek

necrolysis [ne'krɔlisis] martwica i rozpad tkanki

toxic epidermal n. zespół Lyella, martwica toksyczno-rozpływna naskórka

necrophilia [nekrɔ'filiə] nekrofilia, pociąg seksualny do zmarłych

necropsy ['nekrɔpsi] nekropsja, sekcja

necroscopy [ne'krɔskəpi] nekropsja

necrosis [ne'krousis] martwica

anaphylactic n. martwica anafilaktyczna

aseptic n. martwica jałowa, martwica aseptyczna

avascular n. martwica wywołana brakiem unaczynienia

bland n. martwica aseptyczna

caseation n. martwica serowata, serowacenie

caseous n. martwica serowata

cheesy n. martwica serowata

chemical n. of the jaws martwica chemiczna szczęk

coagulation n. martwica skrzepowa

colliquative n. martwica rozpływna

cystic medial n. martwica warstwy mięśniowej aorty torbielkowata

epiphysial aseptic n. martwica nasady kości jałowa

epiphysial aseptic n. of the upper end of the femur martwica jałowa górnej nasady kości udowej, choroba Legga, Calvégo i Perthesa

epiphysial aseptic n. of the vertebral bodies martwica jałowa płytek trzonów kręgów, choroba Scheuermanna

fat n. martwica tkanki tłuszczowej

fibrinoid n. martwica włóknikowata

hyaline n. martwica szklista

ischaemic n. martwica niedokrwienna

laminar cortical n. martwica warstwowa kory mózgowej

liquefactive n. martwica rozpływna

mercurial n. martwica rtęciowa

moist n. martwica wilgotna

mummification n. martwica sucha

myocardial n. martwica mięśnia sercowego

pancreatic n. martwica trzustki

pancreatic h(a)emorrhagic n. martwica krwotoczna trzustki

piecemeal n. martwica kęsowa

postpartum hypophysial n. martwica poporodowa przysadki

pressure n. martwica uciskowa

pulp n. martwica miazgi zęba

putrefactive n. martwica gnilna

radiation n. martwica popromienna

renal cortical n. martwica kory nerkowej

renal papillary n. martwica brodawek nerkowych

subcutaneous n. martwica tkanki tłuszczowej podskórnej

thermic n. of the jaws martwica termiczna szczęk

thrombotic n. martwica zakrzepowa

waxy n. martwica woskowata, martwica Zenkera

necrospermia [ˌnekrɔ'spə:miə] obecność martwych plemników w nasieniu, nekrospermia

necrotic [ne'krɔtik] martwiczy

necrotize ['nekrɔtaiz] powodować martwicę

necrotomy [ne'krɔtəmi] 1) sekcja; 2) nekrektomia, wycięcie martwaka

osteplastic n. wycięcie martwaka kostnego przez okienko kostne pokrywane następnie tym samym odłamkiem kości

necrozoospermia [ˌnekrɔˌzouɔ'spə:miə] obecność martwych plemników w nasieniu, nekrospermia

needle ['ni:dl] 1) igła; 2) nakłuwać igłą

aspirating n. igła aspiracyjna, igła biopsyjna

atraumatic n. igła atraumatyczna (z wtopioną nitką)

boomerang n. igła zgięta półkoliście

couching n. igła do spychania zaćmy

exploring n. zgłębnik rowkowany

n. holder imadło do igieł, igłotrzymacz

hypodermic n. igła do wstrzyknięć podskórnych

ligature n. igła chirurgiczna do szycia

lumbar puncture n. igła do nakłucia lędźwiowego

puncture n. igła punkcyjna

sternal puncture n. igła do nakłucia mostka

stop-n. igła z zabezpieczeniem przed zbyt głębokim nakłuciem

suturing n. igła do szwów

swaged n. igła atraumatyczna

needling ['ni:dliŋ] 1) nakłucie zaćmy; 2) nakłucie tętniaka dla wywołania w nim krzepnięcia krwi

negativism ['negətivizm] negatywizm (*psychiat.*)

Neisseria [nai'siəriə] dwoinki Gram-ujemne

N. gonorrhoeae dwoinka rzeżączki, gonokok

N. meningitidis dwoinka zapalenia opon, meningokok

Nemathelminthes [ˌneməθel'minθi:z] obleńce (*parazyt.*)

nematocide ['nemətəsaid] środek obleńcobójczy

Nematoda [ˌnemə'toudə] nicienie (*parazyt.*)

nematode ['nemətoud] nicień

neo- [ni:ɔ-] w złożeniach oznacza: nowy
neoantigen [ˌni:ɔ'æntidʒən] antygen swoisty występujący w komórce po zakażeniu
neoarthrosis [ˌni:oua:'θrousis] staw rzekomy
neocortex ['ni:ɔkɔ:teks] kora nowa, kora neopalialna
neocystostomy [ˌni:ɔsist'ɔstəmi] przeszczepienie ujścia moczowodu w pęcherzu
ureteral n. przeszczepienie ujścia moczowodu w pęcherzu
ureteroileal n. zastąpienie części moczowodu odcinkiem jelita biodrowego wszczepionym do pęcherza
neodymium [ˌni:ɔ'di:miəm] neodym, Nd (*chem.*)
neomycin [ˌni:ɔ'maisin] neomycyna
neon ['ni:ɔn] neon, Ne (*chem.*)
neonatal [ˌni:ɔ'neitəl] noworodkowy
neonate [ˌni:ɔ'neit] noworodek
neonatology [ˌni:ɔnæt'ɔlədʒi] neonatologia
neopallium ['niɔ'pæliəm] kora neopalialna, kora nowa
neoplasia [ˌni:ɔ'pleiziə] powstawanie nowotworu
    multiple endocrine n. liczne nowotwory układu gruczołów hormonalnych
neoplasm ['ni:ɔplæzm] nowotwór
    benign n. nowotwór łagodny
    malignant n. nowotwór złośliwy
neoplastic [ˌni:ɔ'plæstik] nowotworowy
neostriatum [ˌniɔstrai'ətəm] nowe prążkowie, jądro ogoniaste i skorupa
nephelometry [ˌnefəl'ɔmitri] nefelometria, ocena stężenia zawiesiny
nephr- [nefr-], **nephro-** [nefrɔ-] w złożeniach oznacza: nerkowy
nephralgia [ne'frældʒiə] ból nerki
nephrectasia [ˌnefrə'kteiziə], **nephrectasy** [ˌne'frektəzi] rozszerzenie miedniczki nerkowej
nephrectomize [ne'frektəmaiz] wycinać nerkę
nephrectomy [ne'frektəmi] wycięcie nerki
    abdominal n. wycięcie nerki z dostępu brzusznego
    paraperitoneal n. wycięcie nerki pozaotrzewnowe
nephritic [ne'fritik] 1) odnoszący się do zapalenia nerek; 2) chory na zapalenie nerek
nephritis [ne'fraitis] zapalenie nerek
    acute interstitial n. zapalenie nerek ostre śródmiąższowe
    analgesic n. zapalenie nerek w wyniku przewlekłego zażywania leków przeciwbólowych
    azot(a)emic n. zapalenie nerek z mocznicą
    embolic n. zapalenie nerek ogniskowe zatorowe

    glomerular n. zapalenie kłębuszków nerkowych
    h(a)emorrhagic n. zapalenie nerek krwotoczne
    hereditary n. nefropatia rodzinna
    interstitial n. zapalenie nerek śródmiąższowe
    lupus n. zapalenie nerek w toczniu rumieniowatym układowym
    salt-losing n. zapalenie nerek z utratą soli, zespół Thorna
    saturnine n. zapalenie nerek ołowicze
    scarlatinal n. zapalenie nerek płonicze
    transfusion n. uszkodzenie nerek po przetoczeniu niezgodnej krwi
    trench n. zapalenie nerek okopowe
    uranium n. zapalenie nerek doświadczalne uranowe
    war n. zapalenie nerek okopowe
nephroangiosclerosis [ˌnefrɔ ændʒiɔsklia-'rousis] stwardnienie naczyń nerkowych
nephroblastoma [ˌnefrɔblæs'toumə] nerczak niedojrzały, guz Wilmsa
nephrocalcinosis [ˌnefrɔkəlsi'nousis] wapnica nerek
nephrocalycolithotomy [ˌnefrɔ kælikɔliθ'ɔtəmi] nacięcie kielicha miedniczki nerkowej dla usunięcia kamienia
nephrocapsectomy [ˌnefrɔkæp'sektəmi] obłuszczenie nerki, dekapsulacja nerki
nephrocapsulectomy [ˌnefrɔkæpsju'lektəmi] = **nephrocapsectomy**
nephrocolic [ˌnefrɔ'kɔlik] kolka nerkowa
nephrocolopexy [ˌnefrɔkɔlɔ'peksi] umocowanie nerki do okrężnicy
nephrocoloptosis [ˌnefrɔkɔlɔ'tousis] opadnięcie nerki i okrężnicy
nephrocystanastomosis [ˌnefrɔˌsistænɔstɔ-'mousis] wytworzenie sztucznego połączenia nerki z pęcherzem
nephrocystitis [ˌnefrɔsis'taitis] zapalenie nerki i pęcherza
nephr(o)edema [nefri'di:mə] obrzęk pochodzenia nerkowego
nephrogenic [ˌnefrɔ'dʒenik] nerkopochodny
nephrogenous [ne'frɔdʒenəs] nerkopochodny
nephrogram ['nefrɔgræm] renogram, nefrogram
nephrography [nef'rɔgræfi] nefrografia, renografia
nephrohydrosis [ˌnefrɔhaid'rousis] wodonercze
nephrolith ['nefrɔliθ] kamień nerkowy
nephrolithiasis [ˌnefrɔli'θaiəsis] kamica nerkowa
nephrolithotomy [ˌnefrɔli'θɔtəmi] nacięcie nerki dla wydobycia kamienia
nephrology [ne'frɔlədʒi] nefrologia

nephrolysis [neˈfrɔlisis] 1) uwolnienie nerki ze zrostów; 2) zniszczenie nerki przez przeciwciała

nephroma [neˈfroumə] nerczak, rak nerki

nephromalacia [ˌnefrɔməˈleiʃiə] rozmięknienie nerki

nephron [ˈnefrɔn] nefron, jednostka morfologiczno-czynnościowa nerki

nephro-omentopexy [ˌnefrɔɔˈmentɔˌpeksi] umocowanie nerki do sieci

nephropathy [neˈfrɔpəθi] nefropatia, choroba nerek

  analgesic n. nefropatia wywołana długotrwałym zażywaniem leków przeciwbólowych

  Balkan n. nefropatia bałkańska

  gouty n. nefropatia dnawa

  hypokal(a)emic n. nefropatia z niedoboru potasu

  lupus n. nefropatia tocznowa

  mesangial proliferation n. nefropatia z rozrostem *mesangium*

  minimal lesion n. nefropatia z minimalnymi zmianami

  reflux n. nefropatia refluksowa

nephropexy [ˈnefrɔˌpeksi] umocowanie chirurgiczne nerki

nephroplication [neˌfrɔpliˈkeiʃən] operacja sfałdowania nerki

nephroptosis [ˌnefrɔˈptousis] opuszczenie nerki, opadnięcie nerki

nephropyelitis [ˌnefrɔpaiəˈlaitis] odmiedniczkowe zapalenie nerek

nephropyeloplasty [ˌnefrɔˌpaiələˈplæsti] plastyka miedniczki nerkowej

nephropyosis [ˌnefrɔpaiˈousis] roponercze

nephrorrhagia [ˌnefrɔˈreidʒiə] krwotok nerkowy

nephrorrhaphy [nefˈrɔræfi] zeszycie nerki

nephrosclerosis [ˌnefrɔskliəˈrousis] stwardnienie miażdżycopochodne nerki, marskość nerki

  arterial n. miażdżyca tętnic nerki

  arteriolar n. stwardnienie tętniczkowe nerki

  benign n. = **arteriolar n.**

  malignant n. zmiany nerkowe w nadciśnieniu złośliwym

  senile n. = **arterial n.**

nephrosis [neˈfrousis] nerczyca, zespół nerczycowy

  amyloid n. nerczyca amyloidowa, amyloidowe zwyrodnienie nerek

  chol(a)emic n. zespół nerczycowy w żółtaczce

  h(a)emoglobinuric n. zespół nerczycowy w hemoglobinurii

hypoxic n. zespół nerczycowy wywołany niedotlenieniem

lipoid n. nerczyca lipidowa

lower nephron n. zespół dolnego nefronu

toxic n. zespół nerczycowy toksyczny

nephrosonephritis [ˌnefrɔsɔˌnefˈraitis] zapalenie nerek z zespołem nerczycowym

nephrostomy [neˈfrɔstəmi] wytworzenie przetoki nerkowej, nefrostomia

nephrotic [neˈfrɔtik] odnoszący się do zespołu nerczycowego

  n. syndrome zespół nerczycowy

nephrotoxicity [ˌnefrɔtɔkˈsisiti] nefrotoksyczność

nephrotropic [ˌnefrɔˈtrɔpik], **nephrotrophic** [ˌnefrɔˈtrɔfik] nefrotropowy

nephroureterectomy [ˌnefrɔjuːˌritərˈektəmi] wycięcie nerki z moczowodem

neptunium [nepˈtjuːniəm] neptun, Np (*chem.*)

nerve [nəːv]

  abducens (abducent) n. nerw odwodzący

  accelerator n. nerw przyspieszający (czynność serca)

  accessory n. nerw dodatkowy

  acoustic n. nerw słuchowy, nerw przedsionkowo-ślimakowy

  afferent n. nerw doprowadzający (aferentny)

  auriculotemporal n. nerw uszno-skroniowy

  centrifugal n. nerw odprowadzający (eferentny)

  centripetal n. nerw doprowadzający (aferentny)

  chorda tympani n. struna bębenkowa

  ciliary n. (long, short) nerw rzęskowy (długi, krótki)

  cranial n. nerw czaszkowy

  cubital n. nerw łokciowy

  cutaneous n. nerw skórny

  depressor n. nerw hamujący

  efferent n. nerw odprowadzający (eferentny)

  excitoreflex n. nerw powodujący odruch

  facial n. nerw twarzowy

  femoral n. nerw udowy

  fibular n., deep nerw strzałkowy głęboki

  fibular n., superficial nerw strzałkowy powierzchowny

  glossopharyngeal n. nerw językowo-gardłowy

  hypoglossal n. nerw podjęzykowy

  ischiadic n. nerw kulszowy

  peroneal superficial n. nerw strzałkowy powierzchowny

  petrosal n., deep nerw skalisty głęboki

  phrenic n. nerw przeponowy

  radial n. nerw promieniowy

  sciatic n. nerw kulszowy

sensorimotor n. nerw czuciowo-ruchowy, nerw mieszany
sensory n. nerw czuciowy
spinal n. nerw rdzeniowy
sural n. nerw łydkowy
tibial n. nerw piszczelowy
trigeminal n. nerw trójdzielny
trophic n. nerw odżywczy
ulnar n. nerw łokciowy
vagus n. nerw błędny
vasodilator n. nerw rozszerzający naczynia
vasomotor n. nerw naczynioruchowy
nervosity [neːˈvɔsiti] nerwowość
nervous [ˈnɔːvəs] nerwowy
  n. breakdown załamanie nerwowe
  n. exhaustion wyczerpanie nerwowe
nervousness [ˈnɔːvesnis] nerwowość
nesidiectomy [neˌsidiˈektəmi] wycięcie wysp trzustkowych
nesidioblastoma [neˌsidiɔblæsˈtoumə] gruczolak wysepkowatokomórkowy
nesidioblastosis [neˌsidiɔblæsˈtousis] przerost wysp trzustki
nest [nest] gniazdo
  epithelial n. „perła rakowa", cebulowaty twór komórkowy w ognisku raka
net [net] siatka, siateczka
network [ˈnetwɔːk] siateczka, siatka, budowa siateczkowa
  chromatin n. siateczka chromatynowa jądra komórkowego
  subpapillary n. sieć włośniczek skóry
  trabecular n. siateczka beleczkowa (kości)
neur- [njuɔr-] w złożeniach oznacza związek z nerwami
neural [ˈnjuɔrəl] nerwowy, odnoszący się do układu nerwowego
neuralgia [njuɔˈrældʒiə] nerwoból, neuralgia
  n. ciliaris nerwoból zwoju rzęskowego
  facial n. nerwoból nerwu trójdzielnego
  geniculate n. nerwoból zwoju kolanka
  glossopharyngeal n. nerwoból nerwu językowo-gardłowego
  intercostal n. nerwoból międzyżebrowy
  mammary n. zespół Coopera, mastodynia
  nasociliary n. nerwoból nosowo-rzęskowy
  obturator nerve n. nerwoból nerwu zasłonowego
  occipital n. nerwoból nerwu potylicznego
  ophthalmic n. nerwoból gałęzi ocznej nerwu trójdzielnego
  ovarian n. nerwoból jajnikowy
  periodic migrainous n. migrena Harrisa, migrena okresowa występująca w nocy
  plantar n. zespół Mortona, nerwoból podeszwowy

pterygopalatine n. nerwoból zwoju skrzydłowo-podniebiennego, nerwoból Sludera
red n. erytromelalgia
sciatic n. nerwoból nerwu kulszowego
spermatic n. nerwoból powrózka nasiennego
stump n. ból fantomowy
suboccipital n. pourazowe bóle karku
trigeminal n. nerwoból nerwu trójdzielnego
neuralgic [njuɔˈrældʒik] neuralgiczny, nerwobólowy
neurapophysis [ˌnjuərəˈpɔfizis] 1) połówka łuku kręgu; 2) wyrostek kolczysty kręgu
neurapraxia [ˌnjuərəˈpræksiə] przejściowe porażenie nerwu bez jego zwyrodnienia, neurapraksja
neuraxis [njuɔˈræksis] 1) oś mózgowo-rdzeniowa; 2) neuron
neuraxon, neuraxone [njuɔˈræksən] akson, wypustka osiowa
neurectasia [ˌnjuɔrekˈteiziə], **neurectasis** [ˌnjuɔˈrektæsis], **neurectasy** [ˌnjuɔˈrektəzi] operacja rozciągnięcia nerwu
neurectomy [njuɔˈrektəmi] wycięcie nerwu
neurexeresis [ˌnjuɔrikˈsirisis] wyrwanie nerwu, neuroegzereza
neurilemma [ˌnjuɔriˈlemə] osłonka Schwanna, neurolema
neurilemmitis [ˌnjuɔrilemˈaitis] zapalenie osłonki Schwanna
neurilemmoma [ˌnjuɔrileˈmoumə] nerwiak osłonkowy, osłoniak
neurine [ˈnjuɔriːn] neuryna (toksyna w grzybach)
neurinoma [ˌnjuɔriˈnoumə] nerwiak osłonkowy
  gangliocellular non-myelinated n. nerwiak osłonkowy z włókien bezrdzennych
  ganglionic n. nerwiak osłonkowy zwojowy
  malignant n. nerwiak osłonkowy złośliwy
  myelinated gangliocellular n. nerwiak osłonkowy z włókien rdzennych
  plexiform n. nerwiak osłonkowy splotowaty
  post-amputation n. nerwiak osłonkowy poamputacyjny
  post-traumatic n. nerwiak osłonkowy pourazowy
neurit [ˈnjuɔrit], **neurite** [ˈnjuɔrait] akson, neuryt
neuritic [ˈnjuɔˈritik] odnoszący się do zapalenia nerwów
neuritis [njuɔˈraitis] zapalenie nerwu
  ascending n. zapalenie nerwu wstępujące
  axial n. zapalenie nerwu miąższowe
  compression n. zapalenie nerwu uciskowe

degeneration n. zapalenie nerwu zwyrodnieniowe
descending n. zapalenie nerwu zstępujące
disseminated n. zapalenie nerwów rozsiane
endemic n. beri-beri
interstitial n. zapalenie nerwu śródmiąższowe, zapalenie onerwia
migrating n. zapalenie nerwu wędrujące
multiple n. zapalenie wielonerwowe
optic n. zapalenie nerwu wzrokowego
retrobulbar n. pozagałkowe zapalenie nerwu wzrokowego
rheumatic n. zapalenie nerwu gośćcowe
sciatic n. zapalenie nerwu kulszowego
serum n. zapalenie nerwów posurowicze
neuroallergy [ˌnjuərɔˈælɔːdʒi] neuroalergia, odczyn alergiczny tkanki nerwowej
neuroanastomosis [ˌnjuərɔˌænəstəˈmousis] chirurgiczne zespolenie nerwów
neuroarthropathy [ˌnjuərɔːˈθrɔpəθi] choroba stawu wywołana zaburzeniami unerwienia
neurobiotaxis [ˌnjuərɔbaiɔˈtæksis] neurobiotaksja, tendencja komórki nerwowej dążenia w kierunku bodźca
neuroblast [ˈnjuərɔblæst] neuroblast
neuroblastoma [ˌnjuərɔblæsˈtoumə] nerwiak niedojrzały
neurocriny [njuəˈrɔkrini] wydzielanie hormonu przez gruczoł bezpośrednio do tkanki nerwowej
neurocyte [ˈnjuərɔsait] neuron, komórka nerwowa
neurodermatitis [ˌnjuərɔdəːməˈtaitis] neurodermit
verrucous n. neurodermit brodawkujący, neurodermit przerosły
neuroectomy [ˌnjuərɔˈektəmi] wycięcie nerwu
neuroepithelioma [ˌnjuərɔepiθiːˈlioumə] nabłoniak nerwowy
olfactory n. nabłoniak nerwowy węchowy
neuroepithelium [ˌnjuərɔepiˈθiːliəm] nabłonek nerwowy
neurofibril [ˌnjuərɔˈfaibril] neurofibryla, włókienko w neuronie
neurofibrillary [ˌnjuərɔˈfaibriləri] neurofibrylarny
neurofibroma [ˌnjuərɔfaiˈbroumə] włókniakonerwiak
plexiform n. włókniakonerwiak splotowaty
neurofibromatosis [ˌnjuərɔˌfaibrɔməˈtousis] nerwiakowłókniakowatość, choroba Recklinghausena
neuroganglion [ˌnjuərɔˈgæŋgliən] zwój nerwowy
neurogenic [ˌnjuərɔˈdʒenik] neurogenny

neuroglia [njuəˈrɔgliə] neuroglej
neuroglial [njuəˈrɔgliəl] neuroglejowy, glejowy
neuroglioma [ˌnjuərɔglaiˈoumə] glejak
neurogliomatosis [njuəˌrɔglaiɔməˈtousis] glejakowatość
neurogliosis [njuəˌrɔglaiˈousis] glejoza, rozwój gleju
neuroglycopenia [njuəˌrɔglaikɔˈpiːniə] wpływ hipoglikemii na układ nerwowy
neurohypophysis [ˌnjuərɔhaiˈpɔfisis] przedni płat przysadki
neurokeratin [ˌnjuərɔˈkəːrətin] neurokeratyna
neurolemma [ˌnjuərɔˈlemə] neurolema, osłonka Schwanna
neurolemmitis [ˌnjuərɔlemˈmaitis] zapalenie osłonki Schwanna
neurolemmoma [ˌnjuərɔleˈmoumə] nerwiak osłonkowy
neuroleptanalgesia [ˌnjuərɔˌleptænəlˈdʒiːziə] neuroleptanalgezja
neurological [ˌnjuərɔˈlɔdʒikəl] neurologiczny
neurologist [njuəˈrɔlədʒist] neurolog
neurology [njuəˈrɔlədʒi] neurologia
neurolymphomatosis [ˌnjuərɔˌlimfɔməˈtousis] zajęcie układu nerwowego przez chłoniaka
neurolysin [njuəˈrɔlisin] neurolizyna, przeciwciało niszczące tkankę nerwową
neurolysis [njuəˈrɔlisis] 1) niszczenie tkanki nerwowej; 2) uwolnienie nerwu ze zrostów
neurolytic [ˌnjuərɔˈlitik] neurolityczny
neuroma [njuəˈroumə] nerwiak
acoustic n. nerwiak nerwu słuchowego
amputation n. nerwiak poamputacyjny
cutaneous n. nerwiak skórny, nerwiakowłókniak
false n. nerwiak rzekomy
ganglionated n. nerwiak zwojowy
multiple n. nerwiakowłókniakowatość
n(a)evoid n. nerwiakowłókniak naczyniakowaty
plexiform n. nerwiak splotowaty
n. telangiectodes = n(a)evoid n.
traumatic n. nerwiak pourazowy
neuromalacia [ˌnjuərɔməˈleiʃiə] rozmięknienie tkanki nerwowej
neuromatosis [ˌnjuərɔməˈtousis] nerwiakowatość
neuromuscular [ˌnjuərɔˈmʌskjulə] nerwowo-mięśniowy
neuromyelitis [ˌnjuərɔmaiəˈlaitis] zapalenie rdzenia i nerwów
optic n. choroba Devica, zapalenie rdzenia i nerwu wzrokowego
neuromyopathy [ˌnjuərɔmaiˈɔpəθi] neurogenna choroba mięśni

neuron(e) ['njuərɔn] neuron, komórka nerwowa
basket n. neuron koszyczkowy
funicular n. neuron powrózkowy
fusiform n. neuron wrzecionowaty
gigantopyramidal n. komórka piramidowa olbrzymia
granular n. neuron ziarnisty
horizontal n. neuron poziomy
intercalary n. = internuncial n.
internuncial n. neuron pośredniczący
multipolar n. neuron wielobiegunowy
postganglionic n. neuron pozazwojowy
preganglionic n. neuron przedzwojowy
pseudounipolar n. neuron rzekomojednobiegunowy
pyramidal n. komórka piramidowa kory mózgowej
radicular n. neuron korzonkowy
secretory n. neuron wydzielniczy
stellate n. neuron gwiaździsty
triangular n. neuron trójkątny
unipolar n. neuron jednobiegunowy
upper and lower motor n. neuron ruchowy górny i dolny
neuronal ['njuərɔnəl] neuronalny, neuronowy
neuro-ophthalmology [ˌnjuərɔˌɔfθæl'mɔlədʒi] neuroflatmologia
neuropapillitis [ˌnjuərɔˌpæpi'laitis] zapalenie tarczy nerwu wzrokowego
neuroparalysis [ˌnjuərɔpə'rælisis] porażenie neurogenne
neuropathology [ˌnjuərɔpəθ'ɔlədʒi] neuropatologia
neuropathy [njuə'rɔpəθi] neuropatia, choroba układu nerwowego
amyloid n. neuropatia skrobiawicza
carcinomatous n. neuropatia rakowa
entrapment n. uszkodzenie nerwu wskutek ucisku przez sąsiednią strukturę anatomiczną
hereditary radicular n. neuropatia czuciowa korzeniowa, zespół Hicksa, Denny Browna i Thévanarda
subacute myelo-optic n. neuropatia podostra rdzeniowo-oczna
symmetric distal n. neuropatia obwodowa symetryczna
neuropharmacology [ˌnjuərɔˌfa:mə'kɔlədʒi] neurofarmakologia
neurophysiology [ˌnjuərɔfizi'ɔlədʒi] neurofizjologia
neuropile ['njuərɔpail] neuropil, siatka włókien nerwowych
neuroplasty [ˌnjuərɔ'plæsti] plastyka nerwu
neuroplegia ['njuərɔˌpli:dʒiə] porażenie wywołane chorobą układu nerwowego

neuropsychiatry [ˌnjuərɔˌsaik'aiətri] neuropsychiatria
neuropsychology [ˌnjuərɔsaik'ɔlədʒi] neuropsychologia
neuroradiology [ˌnjuərɔreidi'ɔlədʒi] neuroradiologia
neurorelapse [ˌnjuərɔri'læps] wystąpienie objawów neurologicznych w czasie leczenia kiły
neuroretinitis [ˌnjuərɔˌreti'naitis] zapalenie siatkówki i nerwu wzrokowego
neurorrhaphy [ˌnjuə'rɔrəfi] zeszycie nerwu
neurosarcoma [ˌnjuərɔsa:'koumə] nerwiakomięsak
neuroschwannoma [ˌnjuərɔʃvən'oumə] nerwiak osłonkowy
neurosecretion [ˌnjuərɔsik'riʃən] neurosekrecja, wydzielanie związków chemicznych przez komórki nerwowe
neurosis [njuə'rousis] nerwica
accident n. nerwica pourazowa
anxiety n. nerwica lękowa
association n. nerwica kojarzeniowa
battle n. nerwica wojenna
cardiac n. nerwica serca
compensation n. nerwica roszczeniowa
compulsion n. nerwica z natręctwami czynnościowymi
conversion hysteria n. nerwica histeryczna
craft n. = occupation n.
fatigue n. neurastenia, nerwica neurasteniczna
military n. nerwica wojenna
obsessive-compulsive n. nerwica natręctw
occupation n. nerwica zawodowa
pension n. nerwica rentowa, nerwica roszczeniowa
postconcussion n. nerwica pourazowa (po wstrząśnieniu mózgu)
posttraumatic n. nerwica pourazowa
professional n. nerwica zawodowa
sexual n. nerwica płciowa
traumatic n. nerwica pourazowa
trophic n. zaburzenia troficzne neurogenne
vagabond n. mania włóczęgostwa
war n. nerwica wojenna
neurospongioma [ˌnjuərɔˌspɔndʒi'oumə] = medulloblastoma
neurospongium [ˌnjuərɔ'spɔndʒiəm] siateczka włókienek w neuroplazmie
neurosurgeon [ˌnjuərɔ'sə:dʒən] neurochirurg
neurosurgery [ˌnjuərɔ'sə:dʒeri] neurochirurgia
neurosyphilis [ˌnjuərɔ'sifilis] kiła układu nerwowego
neurotabes [ˌnjuərɔ'teibi:z] zapalenie wielonerwowe z bezładem

neurotherapeutics [ˌnjuərɔˈθerəˈpjutiks], **neurotherapy** [ˌnjuərɔˈθerəpi] terapia neurologiczna

neurotic [ˌnjuəˈrɔtik] nerwicowy, neurotyczny

neuroticism [ˌnjuəˈrɔtisism] nerwicowość, neurotyczność

neurotization [ˌnjuərɔtaiˈzeiʃən] znerwicowanie, neurotyzacja

neurotmesis [ˌnjuərɔtˈmesis] przerwanie ciągłości nerwu

neurotomy [njuəˈrɔtəmi] przecięcie nerwu

neurotoxicity [ˌnjuərɔtɔkˈsisiti] neurotoksyczność

neurotransmission [ˌnjuərɔtrænsˈmiʃən] przekaźnictwo nerwowe

neurotransmitter [ˌnjuərɔtrænsˈmitə] przekaźnik nerwowy, mediator nerwowy, neurotransmiter

neurotripsy [ˌnjuərəˈtripsi] zmiażdżenie nerwu

neurotrophy [njuəˈrɔtrɔfi] odżywianie nerwu, trofika nerwu

neurotropic [ˌnjuərɔˈtrɔpik] neurotropowy, mający powinowactwo do układu nerwowego (wirus, choroba etc.)

neurotropism [ˌnjuəˈrɔtrɔpizm] neurotropizm, powinowactwo do układu nerwowego

neurovaccine [njuərɔˈvæksin] szczepionka wirusa pasażowana przez mózg królika

neurovaricosity [ˌnjuərɔværiˈkousiti] żylakowatość nerwu (obrzęk włókien nerwowych)

neurovascular [ˌnjuərɔˈvæskjulə] nerwowo--naczyniowy

neurovegetative [ˌnjuərɔˈvedʒiteitiv] neurowegetatywny

neurovirus [ˌnjuərɔˈvairəs] wirus zmodyfikowany pasażem w mózgu zwierzęcia

neutral [ˈnjuːtrəl] obojętny, neutralny

neutrality [njuˈtræliti] obojętność, neutralność

neutralization [ˌnjuːtrəlaiˈzeiʃən] zobojętnienie, neutralizacja

neutralize [ˈnjuːtrəleiz] neutralizować, zobojętniać

neutrino [njuːˈtrinou] neutrino

neutrocytopenia [ˌnjuːtrɔsaitɔˈpiːniə] = **neutropenia**

neutrocytosis [ˌnjuːtrəsaiˈtousis] leukocytoza obojętnochłonna

neutron [ˈnjuːtrɔn] neutron

neutropenia [ˌnjuːtrəˈpiːniə] neutropenia, obniżenie liczby krwinek białych obojętnochłonnych we krwi

cyclic n. neutropenia okresowa

periodic n. neutropenia okresowa

neutrophil [ˈnjuːtrɔfil] krwinka biała obojętnochłonna

band n. krwinka biała pałeczkowata

hypersegmented n. krwinka biała z wielopłatowym jądrem

immature n. krwinka biała obojętnochłonna młoda, krwinka biała pałeczkowata

juvenile n. krwinka biała obojętnochłonna młoda, metamielocyt

mature n. krwinka biała obojętnochłonna z wielopłatowym jądrem

segmented n. = **mature n.**

stab n. krwinka biała pałeczkowata

neutrophilia [ˌnjuːtrɔˈfiliə] leukocytoza obojętnochłonna

neutrophilic [ˌnjuːtrɔˈfilik] obojętnochłonny

newborn [ˈnjuːbɔːn] noworodek, nowo narodzony

dystrophic n. noworodek dystroficzny, noworodek nieprawidłowo dojrzały

full-term n. noworodek donoszony, noworodek urodzony o czasie

hypermature n. noworodek przejrzały, noworodek przenoszony

immature n. noworodek niedojrzały, noworodek niedonoszony, noworodek z porodu niewczesnego

live-born n. noworodek urodzony żywo

postmature n. noworodek przenoszony, noworodek przejrzały

premature n. wcześniak, noworodek z porodu przedwczesnego

stillborn n. noworodek urodzony martwo

newton [ˈnjuːtn] niuton, jednostka siły nadająca masie 1 kg przyspieszenie 1 m/sek

niacin [ˈnaiæsin] niacyna, kwas nikotynowy

niacinamide [ˌnaiæsinˈæmid] amid kwasu nikotynowego

niche [nitʃ] nisza, wnęka

ulcer n. nisza wrzodowa (*rtg*)

nickel [nikl] nikiel, Ni (*chem.*)

nickelous [ˈnikləs] niklawy

nicking [ˈnikiŋ] miejscowe zwężenie naczynia siatkówki

arteriovenous n. ucisk żyły przez tętnicę w siatkówce

nicotinamide [ˌnikəˈtinæmid] amid kwasu nikotynowego

nicotine [ˈnikətiːn] nikotyna

nicotinic [ˌnikəˈtinik] nikotynowy

nictation [nikˈteiʃən] mruganie

nictitating [ˈniktiteitiŋ] mrugający

n. membrane migotka, błona mrużna, trzecia powieka

n. spasm tik z mruganiem

nidal [ˈnaidl] gniazdowy, ogniskowy

nidation [naiˈdeiʃən] zagnieżdżenie się (zarodka w macicy)
night [nait] noc, nocny
  n. blindness ślepota zmierzchowa
  n. terror lęk nocny, *pavor nocturnus*
nightmare [ˈnaitmɛə] koszmar nocny, zmora nocna
night-walking [ˈnaitˌwɔːkiŋ] somnambulizm, lunatyzm, sennowłóctwo
nihilism [ˈnaihilizm] nihilizm, w psychiatrii urojenie nieistnienia
  therapeutic n. nihilizm terapeutyczny, niewiara w skuteczność leczenia
niobium [naiˈoubiəm] niob, Nb (*chem.*)
nipple [nipl] brodawka sutkowa
  n.-shield ochraniacz na brodawkę sutkową
nit [nit] gnida
nitrate [ˈnaitreit] azotan
nitric [ˈnaitrik] azotowy
nitride [ˈnaitraid] azotek
nitrification [ˌnaitrifiˈkeiʃən] nitryfikacja, utlenianie amoniaku przez bakterie do azotynów i azotanów
nitrifying [ˈnaitrifaiiŋ] 1) nitryfikowanie; 2) nitryfikujący
nitrite [ˈnaitrait] azotyn
nitrituria [ˌnaitraitˈjuəriə] obecność azotynów w moczu
nitro- [ˈnaitrou-] oznacza obecność grupy NO_2 w cząsteczce
nitrocellulose [ˌnaitrouˈseljulous] nitroceluloza, piroksylina
nitro-compound [ˌnaitrɔˈkɔmpaund] nitrozwiązek
nitrofurantoin [ˌnaitrɔfjuˈræntɔin] nitrofurantoina
nitrogen [ˈnaitridʒən] azot, N (*chem.*)
  n. balance równowaga azotowa, bilans azotowy
  blood urea n. azot mocznikowy we krwi
  n. cycle cykl przemian azotu
  n. equilibrium równowaga azotowa
  n. equivalent równoważnik azotowy (zawartość azotu w białku)
  filtrate n. azot niebiałkowy w moczu
  n. group azotowce
  n. lag czas między spożyciem białka a wydalaniem z moczem równoważnej ilości azotu
  n. monoxide podtlenek azotu
  n. mustard iperyt azotowy
  non-protein n. azot niebiałkowy osocza, reszta azotowa
  n. partition rozdział azotu w ustroju (dystrybucja)
  rest n. reszta azotowa, azot niebiałkowy osocza
  urea n. azot mocznikowy

nitrogenous [naiˈtrɔdʒinəs] azotowy, odnoszący się do azotu
nitroglycerin(e) [ˈnaitrouˌglisəˈriːn] nitrogliceryna
nitroprusside [ˌnaitrɔˈprəsaid] nitroprusydek
nitroso- [naiˈtrousə-] odnosi się do związku zawierającego grupę N=O
nitrosyl [ˈnaitrɔsil] grupa nitrozylowa, N=O
nitrous [ˈnaitrəs] azotowy
  n. oxide podtlenek azotu
nitryl [ˈnaitril] grupa nitrylowa NO_2
nobelium [ˈnoubeliəm] nobel, No (*chem.*)
Nocardia [nouˈkaːdiə] nokardie, promieniowce rzekome
nocardiosis [nouˌkaːdiˈousis] nokardioza
  granulomatous n. nokardioza ziarniniakowa
nociceptive [ˌnousiˈseptiv] nocyceptywny, odbierający bodźce szkodliwe
nociceptor [ˌnousiˈseptə] receptor bodźców urazowych
nocistimulus [ˌnousiˈstimjuləs] bodziec szkodliwy
noctalbuminuria [ˌnɔktælbjuminˈjuəriə] białkomocz nocny
noctambulation [ˌnɔktæmbjuˈleiʃən] somnambulizm, lunatyzm
noctambulism [ˌnɔktˈæmbjulism] somnambulizm
nocturia [nɔkˈtjuəriə] oddawanie moczu w nocy
nocturnal [nɔkˈtəːnl] nocny
nocuous [ˈnɔkjuəs] szkodliwy
nodal [ˈnoudl] węzłowy
node [noud] węzeł, guz, kolanko łodygi rośliny
  atrioventricular n. węzeł przedsionkowo-komorowy
  coronary n. górna część węzła przedsionkowo-komorowego
  lymph n. węzeł chłonny, węzeł limfatyczny
  n.-negative bez przerzutów do węzłów (o nowotworze)
  n.-positive z przerzutami do węzłów (o nowotworze)
  Ranvier's n. węzeł Ranviera
  singer's n. guzek śpiewaczy (na fałdzie głosowym)
  sinoatrial n. węzeł zatokowo-przedsionkowy
  sinus n. węzeł zatokowy
nodi [ˈnoudai] węzły, guzki
nodose [ˈnɔdous] guzowaty, guzkowaty
nodular [ˈnɔdjulə] guzowaty
nodulated [ˈnɔdjuleitid] guzowaty
nodule [ˈnɔdjuːl] guzek
  aggregated n. grudki chłonne skupione

cold n. guzek zimny (tarczycy)
enamel n. zębiak, *odontoma*
hot n. guzek gorący tarczycy
juxta-articular n. guzek okołostawowy
lymph n. grudka chłonna, grudka limfatyczna
pulp n. kamień miazgowy, zębiniak
rheumatoid n. guzek dnawy
singer's n. guzek śpiewaczy
nodulous [ˈnɔdjuləs] guzkowaty
noise [nɔiz] hałas
noma [ˈnoumə] zgorzelinowe zapalenie jamy ustnej, rak wodny
nomenclature [nouˈmenklətʃə] nomenklatura, mianownictwo
Basle anatomical n. bazylejskie mianownictwo anatomiczne
nomogram [ˈnəməgræm] nomogram
non- [nɔn-] w złożeniach oznacza: nie (w amerykańskiej ortografii pisane razem z następującym wyrazem)
non-absorbability [ˌnɔnəbsɔːbəˈbiliti] niewchłanialność
non-ambulant [ˈnɔnˈæmbjulənt] nie chodzący (o chorych)
non-cariogenic [ˈnɔnˈkɛəriɔˌdʒenik] nie powodujący próchnicy
non-chromogen [ˈnɔnˈkroumɔdʒən] nie wytwarzający barwnika (prątek)
non-cumulative [ˈnɔnˈkjumjulətiv] nie kumulujący się
non-immune [ˈnɔniˈmjuːn] nieodporny
non-infectious [ˈnɔninˈfekʃəs] niezakaźny
non-invasive [ˈnɔninˈveisiv] nieinwazyjny
non-irritating [ˈnɔnˈiriˌteitiŋ] nie drażniący
non-malignant [ˈnɔnməˈlignənt] niezłośliwy, nienowotworowy
non-nucleated [ˈnɔnˈnjuːklietid] niejądrzasty, bezjądrzasty
non-occlusion [ˈnɔnɔˈkluːʒən] brak zwarcia zębów
non-parous [ˈnɔnˈpərəs] nieródka, kobieta, która nie rodziła
non-proprietary name [ˈnɔnˈprɔpriətəri neim] krótka bieżąca nazwa leku nie zastrzeżona
non-reversible [ˈnɔnˈriːvəsəbl] nieodwracalny
non-rotation [ˈnɔnrɔˈteiʃən] brak rotacji narządu
n. of intestine brak rotacji jelita w rozwoju płodowym
n.-self obcy, nie swój (o antygenie)
non-specific [ˈnɔnspiˈsifik] nieswoisty
non-sporing [nɔnˈspɔːriŋ] nie wytwarzający zarodników
non-union brak zrostu (kości)
non-viability [ˈnɔnˌvaiəˈbiliti] niezdolność przeżycia

non-viable [ˈnɔnˈvaiəbl] niezdolny do przeżycia
non-virulent [ˈnɔnˈvirulənt] niezjadliwy, niewirulentny
non-volatile [ˈnɔnˈvɔlətail] nielotny
non-voluntary [ˈnɔnˈvɔləntəri] niedobrowolny
non-yielding [ˈnɔnˈjiːldiŋ] nie poddający się, nie ustępujący pod naciskiem
nootropic [ˈnuːtrɔpik] nootropowy, odnoszący się do czynności umysłu
nootropics [nuˈtrɔpiks] leki poprawiające czynność umysłu
noradrenaline [ˌnɔːədˈrenəlin] noradrenalina
norepinephrine [ˌnɔːepiˈnefrin] noradrenalina
norleucine [nɔːˈljuːsin] norleucyna
norm [nɔːm] norma
normal [ˈnɔːməl] prawidłowy, normalny (*chem.*)
be back to n. powrócić do normy
normalcy [ˈnɔːməlsi] stan prawidłowy (zwł. psychiki)
normality [nɔˈmæliti] prawidłowość, normalność (zwł. psychiki)
normalization [ˌnɔːməlaiˈzeiʃən] normalizacja, powrót do stanu prawidłowego
normalize [ˈnɔːməlaiz] normalizować
normoblast [ˈnɔːməblæst] normoblast, erytroblast
normochromic [ˌnɔːməˈkroumik] mający prawidłową barwę (krew) lub wskaźnik barwny
normocyte [ˈnɔːməsait] normocyt, prawidłowa krwinka czerwona
normo-orthocytosis [ˌnɔːmɔːθɔsaiˈtousis] leukocytoza z prawidłowymi proporcjami poszczególnych rodzajów krwinek białych
normosthenuria [ˌnɔːməsθiːˈnjuəriə] wydalanie prawidłowego moczu w prawidłowej ilości, normostenuria
normotension [ˌnɔːməˈtenʃən] prawidłowe ciśnienie (tętnicze)
normotensive [ˌnɔːməˈtensiv] mający prawidłowe ciśnienie
normothermia [ˌnɔːməˈθəːmiə] prawidłowa temperatura ciała
normotonic [ˌnɔːməˈtɔnik] mający prawidłowe napięcie mięśni lub ciśnienie tętnicze
normovol(a)emia [ˌnɔːməvəˈliːmiə] prawidłowa objętość krwi
nose [nouz] nos
bridge of the n. grzbiet nosa
cleft n. szczelina kości nosowych
saddle n. nos siodełkowaty
stuffy n. nos niedrożny (w nieżycie nosa)

nose-bleeding ['nouzbli:diŋ] krwawienie z nosa
noso- [nɔsɔ-] w złożeniach oznacza związek z chorobą
nosocomial [ˌnɔsɔ'koumiəl] szpitalny
nosogenesis [ˌnɔsɔ'dʒenisis], **nosogeny** [nɔ'sɔdʒini] patogeneza
nosography [nɔ'sɔgrəfi] opis choroby, nozografia
nosology [nɔ'sɔlədʒi] nozologia, klasyfikacja chorób
nosoparasite [ˌnɔsɔ'pærəsait] pasożyt zakażający chorego, ale nie powodujący choroby zasadniczej
nosophobia [ˌnɔsɔ'foubiə] fobia choroby
nosotoxicosis [ˌnɔsɔtɔksi'kousis] zatrucie powodujące chorobę
nosotropic [ˌnɔsɔ'trɔpik] działający na objawy choroby
nostril ['nɔstril] nozdrze
  flare of the n. skrzydełko nosa
notch [nɔtʃ] wcięcie, karb
  acetabular n. wcięcie panewki
  auricular n. wcięcie ucha
  cardiac n. 1) wcięcie wpustowe; 2) wcięcie sercowe (*rtg*)
notched ['nɔtʃd] mający wcięcia, karbowany
notifiable ['noutifaiəbl] podlegający zgłoszeniu (choroba)
notification [ˌnoutifi'keiʃən] zgłoszenie (choroby)
notify ['noutiˌfai] zgłosić (chorobę)
notion ['nouʃən] pojęcie, wyobrażenie
notochord ['noutəkɔːd] struna grzbietowa
nourish ['nʌriʃ] karmić, żywić, odżywiać
nourishing ['nʌriʃiŋ] pożywny, odżywczy
nourishment ['nʌriʃmənt] pożywienie, pokarm, odżywianie
noxa ['nɔksə] czynnik szkodliwy
noxious ['nɔkʃəs] szkodliwy
noxiousness ['nɔkʃəsnis] szkodliwość
nozzle ['nɔzl] wylot (rury itp.), końcówka wylotowa różnych aparatów
nuchal ['nju:kəl] karkowy
nuclear ['nju:kliə] jądrowy
nucleated ['nju:klietid] jądrzasty
nuclei ['nju:kliai] jądra (komórkowe, atomowe)
nucleo- ['nju:kliɔ-] w złożeniach oznacza jądro
nucleocapsid [ˌnju:kliɔ'kæpsid] nukleokapsyd, część wirionu
nucleochyme ['nju:kliɔkaim] kariolimfa
nucleolar [nju:'kli:ɔlə] jąderkowy
nucleoli [nju:'kli:ɔlai] jąderka
nucleolus [nju:'kli:ɔləs] jąderko
  chromatin n. jąderko rzekome, kariosom
  false n. jąderko rzekome

nucleon ['nju:kliɔn] nukleon, składnik jądra atomowego
nucleoplasm ['nju:kliɔplæzm] karioplazma, plazma jądrowa
nucleoprotein [ˌnju:kliɔ'proutiin] nukleoproteid, połączenie białka z kwasem nukleinowym
nucleorrhexis [ˌnju:kliɔ'reksis] fragmentacja jądra
nucleosidase [ˌnju:kliɔ'sideis] nukleozydaza
nucleoside ['nju:kliɔsaid] nukleozyd
nucleotidase [ˌnju:kliɔ'tideis] nukleotydaza
nucleotide [nju:'kliɔtaid] nukleotyd
nucleus ['nju:kliəs] jądro (atomu, komórki, struktury nerwowej)
  amygdaloid n. jądro migdałowate
  atomic n. jądro atomowe
  caudate n. jądro ogoniaste
  cell n. jądro komórkowe
  cuneate n. jądro klinowate, jądro pęczka klinowatego
  daughter n. jądro potomne (komórkowe)
  dentate n. jądro zębate
  diploid n. jądro diploidalne
  emboliform n. jądro czopowate
  n. gracilis jądro pęczka smukłego
  lenticular n. jądro soczewkowate
  red n. jądro czerwienne
  reticular n. jądro tworu siatkowatego
  n. ruber = red n.
  stab n. jądro pałeczkowate (komórki)
nuclide ['nju:klaid] nuklid, jądro atomowe o określonej liczbie nukleonów
  radioactive n. nuklid promieniotwórczy
nudity ['nju:diti] nagość
nulligravida [ˌnʌli'grævidə] nieródka
nullipara [nʌ'lipərə] nieródka, kobieta, która nigdy nie rodziła
nulliparity [ˌnʌli'pæriti] nierodzenie
nulliparous [nʌ'lipərəs] odnosi się do kobiety, która nie rodziła
numb [nʌm] 1) zdrętwiały, ścierpnięty; 2) uczynić zdrętwiałym
number ['nʌmbə] liczba
  atomic n. liczba atomowa
  charge n. liczba atomowa
  electronic n. liczba elektronowa (liczba elektronów na zewnętrznej orbicie)
  hydrogen n. liczba wodorowa
  iodine n. liczba jodowa
  mass n. masa atomowa
  sample n. liczba próbki
  saponification n. liczba zmydlenia
  wave n. liczba falowa (liczba fal w jednostce długości)
numbness ['nʌmnis] zdrętwienie, ścierpnięcie

nummular [ˈnjumjulə] 1) w kształcie monety, pieniążkowaty; 2) rulonowaty (o krwinkach czerwonych tworzących rulony)

nummulation [ˌnjumjuˈleiʃən] tworzenie się rulonów

nuptial [ˈnʌpʃəl] małżeński

nurse [nəːs] pielęgniarka, pielęgnować, niańczyć, karmić piersią
auxiliary n. pielęgniarka pomocnicza
charge n. pielęgniarka odcinkowa
child's n. pielęgniarka opiekująca się dziećmi
community n. pielęgniarka społeczna
departmental n. pielęgniarka oddziałowa
district n. pielęgniarka rejonowa
dry n. pielęgniarka opiekująca się noworodkami
n. on duty pielęgniarka dyżurna
general duty n. pielęgniarka ogólna (bez specjalizacji)
graduate n. pielęgniarka dyplomowana
head n. pielęgniarka przełożona (w Wielkiej Brytanii nazywana „sister" w odróżnieniu od innych, nazywanych „nurse")
health n. higienistka, pielęgniarka środowiskowa
hospital n. pielęgniarka szpitalna
male n. pielęgniarz
operating room n. pielęgniarka operacyjna, pielęgniarka bloku operacyjnego
practical n. pielęgniarka bez dyplomu, przyuczona
private duty n. pielęgniarka pełniąca prywatny dyżur przy chorym
probationer n. pielęgniarka w okresie próbnym przed szkołą
public health n. pielęgniarka środowiskowa, higienistka
registered n. pielęgniarka dyplomowana
scrub n. pielęgniarka operacyjna, instrumentariuszka
sick n. pielęgniarka opiekująca się chorymi
special n. pielęgniarka specjalistyczna, pielęgniarka prywatna
nurse's station stanowisko pielęgniarskie
student n. pielęgniarka szkoląca się
theatre n. pielęgniarka operacyjna (w Wielkiej Brytanii)
visiting n. pielęgniarka odwiedzająca chorych w domu
ward n. pielęgniarka odcinkowa
wet n. mamka

nurseling [ˈnəːsliŋ] osesek
nursery [ˈnəːsəri] żłobek, ochronka, przedszkole
n. school przedszkole
day n. przedszkole

nursing [ˈnəːsiŋ] pielęgnacja, pielęgniarski, karmienie piersią
n. care pielęgnacja, opieka pielęgniarska
divisional n. opieka nad grupą chorych
general duty n. pielęgnacja ogólna
n. home 1) klinika prywatna; 2) zakład dla ozdrowieńców
n. profession pielęgniarstwo (zawód)
special n. 1) opieka pielęgniarska w specjalnych chorobach; 2) pielęgnowanie pojedynczego chorego
n. staff personel pielęgniarski
n. unit odcinek pielęgniarski

nutrient [ˈnjuːtriənt] czynnik odżywczy, środek odżywczy

nutrition [njuːˈtriʃən] żywienie

nutritional [njuːˈtriʃnəl] odżywczy, dotyczący odżywiania

nutritive [ˈnjuːtritiv] odżywczy, pożywny

nyct- [nikt-] w złożeniach oznacza noc

nyctalbuminuria [ˌniktælˌbjumiˈnjuəriə] białkomocz nocny

nyctalgia [ˈnikˈtældʒiə] ból nocny

nyctalopia [ˌniktəlˈoupiə] ślepota zmierzchowa

nyctotyphlosis [ˌniktɔtifˈlousis] ślepota zmierzchowa

nycturia [nikˈtjuəriə] częste oddawanie moczu w nocy

nympha [nimfə] warga sromowa mniejsza

nymphectomy [nimˈfektəmi] wycięcie wargi sromowej mniejszej, nimfektomia

nymphitis [nimˈfaitis] zapalenie warg sromowych mniejszych

nymphomania [ˌnimfɔˈmeiniə] nimfomania, erotomania kobiet

nymphomaniac [ˌnimfɔˈmeiniək] nimfomanka

nymphotomy [nimˈfɔtəmi] nacięcie wargi sromowej mniejszej lub łechtaczki

nystagmic [nisˈtægmik] oczopląsowy

nystagmography [ˌnistægˈmɔgrafi] nystagmografia
electro-n. elektronystagmografia
photoelectric n. nystagmografia fotoelektryczna

nystagmoid [nisˈtægmɔid] nystagmoidalny

nystagmus [nisˈtægməs] oczopląs
n. against the rule oczopląs przy patrzeniu w dół, oczopląs górników
ataxic n. oczopląs rozkojarzony w oftalmoplegii międzyjądrowej (jedno oko przy patrzeniu w stronę porażonego mięśnia prostego przyśrodkowego drga słabo, drugie wykazuje grubofalisty oczopląs)
aural n. oczopląs błędnikowy
n. beat wahnięcie oczopląsu
caloric n. oczopląs cieplny

central n. oczopląs pochodzenia ośrodkowego
congenital n. oczopląs wrodzony
disjunctive n. oczopląs różnokierunkowy
dissociated n. = **ataxic n.**
end-position n. oczopląs w krańcowym położeniu gałek (fizjologiczny)
fixation n. = **optokinetic n.**
incongruent n. = **ataxic n.**
jerk n. oczopląs z różną długością faz
labyrinthine n. oczopląs błędnikowy
latent n. oczopląs utajony (występujący po zakryciu jednego oka)
lateral n. oczopląs poziomy
miner's n. oczopląs górników
ocular n. stałe błądzące ruchy gałek ocznych
optokinetic n. oczopląs optokinetyczny, oczopląs kolejowy (przy patrzeniu na poruszający się przedmiot)
oscillating n. oczopląs wahadłowy

palatal n. rytmiczne skurcze mięśni podniebienia
pendular n. oczopląs wahadłowy
railroad n. oczopląs kolejowy, oczopląs optokinetyczny
n. retractorius nieregularne zapadanie się gałki ocznej przy próbie patrzenia w pewnym kierunku
rotatory n. oczopląs kołowy, oczopląs rotacyjny
see-saw n. oczopląs pionowy wahadłowy
train n. oczopląs kolejowy
undulatory n. oczopląs wahadłowy
vertical n. oczopląs pionowy
vestibular n. oczopląs przedsionkowy
vibrating n. oczopląs wahadłowy
voluntary n. oczopląs dowolny (drganie gałek ocznych z szybkością do 600 drgań/sek wywoływane dowolnie)
nystatin [nai'stætin] nystatyna, mikostatyna
nyxis ['niksis] nakłucie, przebicie

O

oari- [ɔeiri-] w złożeniach oznacza jajnikowy
oarialgia [ɔeiri'ældʒiə] ból jajnika
oaric [ɔ'eirik] jajnikowy
oariopathy [ɔ eiri'ɔpəθi] choroba jajnika
oariotomy [ɔeiri'ɔtəmi] nacięcie jajnika
oaritis [ɔei'raitis] zapalenie jajników
oary [ɔeiri] jajnik
obduction [ɔb'dʌkʃən] obdukcja, badanie sekcyjne
obese [ou'bi:s] otyły
obesity [ou'bi:siti] otyłość
  alimentary o. otyłość pokarmowa, otyłość prosta
  endocrine o. otyłość pochodzenia hormonalnego
  hyperinsular o. otyłość w nadczynności wysp trzustkowych (Langerhansa)
  hypogonadal o. otyłość w niedoczynności gonad
  hypothalamic o. otyłość podwzgórzowa
  hypothyroid o. otyłość w niedoczynności tarczycy
obfuscation [ɔbfʌs'keiʃən] 1) zaciemnienie; 2) splątanie
obituary [ɔ'bitjuəri] pośmiertny
object-glass ['ɔbdʒiktgla:s] obiektyw (mikroskopu itp.)
objectify [əb'dʒekti fai] obiektywizować
oblique [ə'bli:k] skośny, pochyły
obliquus [əb'likwəs] skośny (mięsień)
obliterate [ə'blitəreit] zatkać, zamknąć, uniedrożnić (przewód, tętnicę itp.), zarosnąć
obliteration [ə blitə'reiʃən] zarośnięcie, zamknięcie, obliteracja (przewodu, tętnicy itp.).
  tubal o. zarośnięcie jajowodu
  vaginal o. zarośnięcie pochwy
oblivion [ə'bliviən] zapomnienie, niepamięć
oblongata [ɔblɔŋ'geitə] rdzeń przedłużony, opuszka rdzenia
obnubilation [ɔb njubi'leiʃən] zamroczenie
observation [ɔbzə'veiʃn] obserwacja, spostrzeganie, spostrzeżenie
  o. ward sala obserwacyjna w szpitalu

observe [əb'zə:v] 1) obserwować, spostrzegać; 2) obserwować (nakazy itp.), przestrzegać (diety itp.)
obsessed [əb'sest] opanowany przez myśl natrętną
obsession [əb'seʃn] natręctwo myślowe, obsesja
obsessional [əb'seʃnəl] odnoszący się do natręctw, natrętny, obsesyjny
  o. actions czynności natrętne, natręctwa czynnościowe
  o. ideas natręctwa myślowe, myśli natrętne
  o. traits cechy natręctw w osobowości
obsessive-compulsive [əb'sesivkəm'pʌlsiv] natręctwa myślowe i czynności przymusowe (rytuały)
obsolete ['ɔbsəli:t] przestarzały, zarzucony, zdezaktualizowany
obstetric [əb'stetrik], **obstetrical** [əb'stetrikəl] położniczy, akuszeryjny
obstetrician [ɔbste'triʃən] położnik, akuszer
obstetrics [əb'stetriks] położnictwo
obstetrist [əb'stetrist] położnik, akuszer
obstetrix [əb'stetriks] położna, akuszerka
obstipation [ɔbsti'peiʃn] zaparcie, zatwardzenie
obstruct [əb'strʌkt] zatykać, zaczopować, zatkać
obstruction [əb'strʌkʃn] zatkanie, zaczopowanie, zaparcie, zagrodzenie, niedrożność
  alvine o. zaparcie stolca
  bladder neck o. niedrożność szyi pęcherza
  bowel o. niedrożność jelit z zatkania
  closed-loop o. skręt jelita z zamknięciem jednej pętli
  mitral o. zwężenie lewego ujścia żylnego
  ureteropelvic o. niedrożność moczowodu w miejscu połączenia z miedniczką
  urinary o. niedrożność dróg moczowych
obstructive [əb'strʌktiv] zamykający, czopujący
obtundation [ɔbtʌn'deiʃn] 1) przymglenie świadomości; 2) uśmierzenie (bólu itp.)

obturation [ˌɔbtjuə'reiʃən] zasłonięcie, zatkanie
o. of teeth wypełnienie kanałów zęba
obturator ['ɔbtjuəreitə] obturator, zasłona, przesłona, czop, proteza zamykająca otwór w podniebieniu
obviate ['ɔbvieit] uniknąć, zapobiec
occipital [ɔk'sipitl] potyliczny
occipito- [ɔk'sipitɔ-] w złożeniach oznacza: potyliczny
occluder [ɔ'klu:də] zwierak, okludator (stom.)
occluding [ɔ'klu:diŋ] zakrywający, zatykający
o. relations warunki zgryzowe
occlusal [ɔ'klu:səl] 1) zgryzowy, zwarciowy (stom.); 2) odnoszący się do zamknięcia, zatkania
o. block blok zwarciowy (stom.)
occlusion [ɔ'klu:ʒn] 1) okluzja, zgryz, zwarcie; 2) zatkanie, zamknięcie; 3) okludowanie — pochłanianie gazu przez ciało stałe (chem.)
afunctional o. zgryz utrudniający żucie
anatomic o. zgryz prawidłowy
anterior o. przodozgryz
arterial o. zamknięcie tętnicy
balanced o. zgryz zrównoważony
buccal o. zgryz krzyżowy, okluzja policzkowa
central o. zwarcie centralne
centric o. zwarcie centralne
coronary o. zamknięcie tętnicy wieńcowej
distal o. tyłozgryz
eccentric o. zwarcie niecentralne
edge-to-edge o. zgryz prosty
end-to-end o. zgryz prosty
functional o. zgryz czynnościowy
gliding o. zgryz ślizgowy
labial o. ustawienie zęba przed linią zwarcia
lateral o. zwarcie boczne
lingual o. zgryz przewieszony
mechanically balanced o. zgryz wyrównany mechanicznie
mesial o. przodozgryz
neutral o. zgryz prawidłowy, zgryz neutralny
orthognathic o. zgryz ortognatyczny, zgryz prawidłowy
pathogenic o. zgryz powodujący zmiany patologiczne
physiologically balanced o. zgryz wyrównany fizjologicznie
plane of o. płaszczyzna zwarcia
posterior o. tyłozgryz
postnormal o. tyłozgryz
prenormal o. przodozgryz
protrusive o. przodożuchwie

retrusive o. tyłożuchwie
o. rim wał zwarciowy
supraocclusion zgryz głęboki, nadzgryz
torsive o. skręcenie zęba
traumatic o. zgryz urazowy
traumatogenic o. zgryz powodujący uraz
occlusive [ɔ'klu:siv] zamykający, okluzyjny (opatrunek)
occult [ɔ'kʌlt] utajony, ukryty
o. bleeding krwawienie utajone
occupancy ['ɔkjupənsi] zajęcie, zajmowanie
bed o. rate liczba dni zajmowania łóżka przez chorego, „łóżkodzień"
occupational [ˌɔkju'peiʃənl] zawodowy, zajęciowy
o. disease choroba zawodowa
o. therapy terapia zajęciowa
ochronosis [ˌoukrɔ'nousis] ochronoza, ciemne zabarwienie tkanek w alkaptonurii
ocular o. odkładanie się ciemnego barwnika symetrycznie na brzegach rogówki i w twardówce przy przyczepach mięśni prostych
octogravida [ɔk'tougrævidə] ciężarna ósmy raz
octopara [ɔk'toupərə], octipara [ɔk'tipərə] ośmioródka, rodząca ósmy raz
ocular ['ɔkjulə] 1) oczny; 2) okular mikroskopu
compensating o. okular kompensujący
wide field o. okular szerokopolowy
oculist ['ɔkjulist] okulista, oftalmolog
oculography [ɔkju'lɔgrəfi] okulografia, rejestrowanie ruchu oczu
oculogyric [ˌɔkjulɔ'dʒaiərik] odnoszący się do rotacyjnych ruchów gałki ocznej
o. crisis napad przymusowego patrzenia z rotacją gałek w parkinsonizmie pozapalnym
oculomotor [ˌɔkjulɔ'moutə] okoruchowy
odditis [ɔd'daitis] zapalenie brodawki dwunastnicy
oddity ['ɔditi] dziwaczność
-odes [-ɔdis] w złożeniach oznacza: podobny
odont- [oudɔnt-], odonto- [oudɔntɔ-] w złożeniach dotyczy zęba, zębów
odontectomy [oudɔnt'ɔktəmi] wycięcie zęba zewnętrzne
odontesis [ɔdɔnt'esis] ząbkowanie
odontexesis [ˌoudɔnt'eksisis] usuwanie kamienia nazębnego i polerowanie zęba
odontinoid [ɔ'dɔntinɔid] 1) zębiniak; 2) zębinopodobny; 3) podobny do zęba
odontitis [ˌoudɔn'taitis] zapalenie miazgi zęba
odontoblast [ɔ'dɔntɔblæst] komórka zębinotwórcza, odontoblast

odontoblastoma [ɔ'dɔntɔblæs'toumə] zębiak
niedojrzały
odontocele [ou'dɔntɔsi:l] torbiel okołowierz-
chołkowa zęba
odontoclast [ɔ'dɔntɔklæst] komórka zębinogubna, odontoklast
odontocyte [ɔ'dɔntɔsait] komórka zębinotwórcza
odontoid [ɔ'dɔntɔid] 1) zębopodobny; 2) odnoszący się do zęba kręgu obrotowego
odontology [ˌɔdɔn'tɔlədʒi] stomatologia
odontolysis [ˌɔdɔn'tɔlisis] erozja zęba
  internal o. resorpcja wewnętrzna zęba
odontoma [ˌɔdɔn'toumə] zębiak
  ameloblastic o. zębiak miękki szkliwiakowaty
  calcifying o. zębiak twardy wapniejący
  follicular o. torbiel zębopochodna
  radicular o. zębiak na korzeniu zęba
odontoperiosteum [ɔˌdɔntɔˌperi'ɔstiəm] ozębna
odontophobia [ɔˌdɔntɔ'foubiə] fobia zębów
lub lęk przed zabiegami dentystycznymi
odontoplasty [ˌɔdɔntɔ'plæsti] replantacja zęba
odontorrhagia [ɔ'dɔntɔ'reidʒiə] krwotok przy
wyrwaniu zęba
odontoscope [ɔ'dɔntɔskoup] lusterko dentystyczne
odontosis [ˌɔdɔnt'ousis] ząbkowanie, wyrzynanie się zębów
odontotherapy [ɔˌdɔntɔ'θerəpi] leczenie zębów
odontotomy [ɔ'dɔntɔtəmi] nacięcie korony
zęba
odorimetry [oudɔr'imitri] pomiar porównawczy zapachów
odo(u)r ['oudə] woń, zapach
odo(u)rless ['oudelis] bezwonny
odynometer [ˌɔdinɔ'mitə] algezimetr, bólo-
mierz
(o)edema [i'di:mə] obrzęk
  acute circumscribed o. obrzęk naczynioruchowy, obrzęk Quinckego, obrzęk naczyniowo-nerwowy
  alimentary o. obrzęk z niedoborów pokarmowych, obrzęk hipoalbuminemiczny,
  obrzęk z niedoboru białka w osoczu
  angioneurotic o. obrzęk naczynioruchowy
  blue o. obrzęk z zasinieniem kończyny
  w niedowładzie histerycznym
  brown o. obrzęk brunatny płuc w przewlekłym przekrwieniu biernym
  cachectic o. obrzęk charłaczy, obrzęk z niedoborem białka w osoczu
  collateral o. obrzęk oboczny
  colonic angioneurotic o. obrzęk naczynioruchowy okrężnicy

  dependent o. obrzęk ortostatyczny
  essential o. obrzęk naczynioruchowy
  famine o. obrzęk głodowy, obrzęk z niedoboru białka w osoczu
  fugitive o. obrzęk przelotny, obrzęk naczynioruchowy
  gaseous o. zgorzel gazowa
  gestational o. obrzęk ciążowy
  heat o. obrzęk z gorąca
  hepatic o. obrzęk pochodzenia wątrobowego
  hereditary o. obrzęk limfatyczny dziedziczny, zespół Milroya, Nonnego i Meige-
  go
  hydr(a)emic o. obrzęk z niedoboru białka
  w osoczu
  idiopathic fetal o. obrzęk samoistny płodu
  indurated o. obrzęk stwardniały
  intercellular o. obrzęk międzykomórkowy
  laryngeal o. obrzęk krtani
  lymphatic o. obrzęk limfatyczny
  malignant o. zgorzel gazowa
  manifest o. obrzęk jawny
  marantic o. obrzęk charłaczy
  menstrual o. obrzęk miesiączkowy
  migrating o. obrzęk naczynioruchowy
  nephrotic o. obrzęk nerczycowy
  non-pitting o. obrzęk nie tworzący dołków
  przy ucisku
  nutritional o. obrzęk głodowy
  o. of the optic disc obrzęk tarczy nerwu
  wzrokowego
  orthostatic o. obrzęk ortostatyczny, obrzęk
  opadowy
  periodic o. obrzęk naczynioruchowy okresowy
  pitting o. obrzęk tworzący dołek przy
  ucisku
  premenstrual o. obrzęk przedmiesiączkowy
  pretibial o. obrzęk przedgoleniowy
  Quincke's o. obrzęk naczynioruchowy,
  obrzęk Quinckego, obrzęk naczyniowo-
  -nerwowy
  renal o. obrzęk nerkopochodny
  salt o. obrzęk z zatrzymywania soli
  solid o. obrzęk śluzowaty
  wandering o. obrzęk naczynioruchowy
(o)edematous [i'demətəs] obrzękły
Oedipal ['i:dipəl] odnosi się do Édypa
Oedipus complex ['i:dipəs 'kɔmpleks] kompleks Edypa
(o)ese [i:z] eza (*bakt.*)
(o)esophageal [i:sɔfə'dʒiəl] przełykowy
(o)esophagectasia [ˌi:sɔfədʒek'teiziə] rozszerzenie przełyku
(o)esophagectomy [ˌi:sɔfə'dʒektəmi] wycięcie przełyku

(o)esophagism [i:so'fædʒizm] skurcz przełyku

(o)esophagitis [ˌi:sofə'dʒaitis] zapalenie przełyku

gangrenous o. zapalenie przełyku zgorzelinowe

peptic o. zapalenie przełyku trawienne

phlegmonous o. zapalenie przełyku ropowicze

reflux o. zapalenie przełyku z zarzucania treści żołądkowej

ulcerative o. zapalenie przełyku wrzodziejące

(o)esophagocardioplasty [iˌsofəgo'ka:dioplæsti] operacja wytwórcza przełyku i wpustu

(o)esophagocele [i:'sofəgosi:l] przepuklina przełyku

(o)esophagoduodenostomy [iˌsofəgo djuodi-'nostəmi] zespolenie przełykowo-dwunastnicze

(o)esophagodynia [iˌsofəgo'diniə] ból przełyku

(o)esophagoenterostomy [iˌsofəgoentə'rostəmi] zespolenie przełykowo-jelitowe

(o)esophagogastrectomy [iˌsofəgogæest-'rektəmi] wycięcie przełyku z żołądkiem

(o)esophagogastroanastomosis [iˌsofəgo-'gæstroˌænosto'mousis] zespolenie przełykowo-żołądkowe

(o)esophagogastroplasty [iˌsofəgo'gæstroˌplæsti] = **cardioplasty**

(o)esophagogastrostomy [iˌsofəgogæest-'rostəmi] zespolenie przełykowo-żołądkowe

(o)esophagojejunostomy [i:'sofəgoˌdʒidʒu-'nostəmi] zespolenie przełykowo-czcze

(o)esophagomalacia [iˌsofəgomə'leiʃiə] rozmiękanie przełyku

(o)esophagoplasty [iˌsofəgo'plæsti] operacja plastyczna przełyku

(o)esophagoplication [iˌsofəgopli'keiʃn] operacja sfałdowania przełyku w jego poszerzeniu lub ubytkach

(o)esophagoscope [i:'sofəgoskoup] wziernik przełykowy

(o)esophagoscopy [i:sofəgo'skoupi] wziernikowanie przełyku

(o)esophagospasm [i:'sofəgospæzm] kurcz przełyku

(o)esophagostenosis [iˌsofəgosto'nousis] zwężenie przełyku

(o)esophagostomy [i:sofə'gostəmi] wytworzenie przetoki przełyku

(o)esophagotomy [i:sofə'gotəmi] nacięcie przełyku

(o)esophagus [i:'sofəgəs], *pl* **(o)esophagi** [i:'sofədʒai] przełyk

(o)estradiol [i:strə'daiol] estradiol

(o)estriol ['i:striəul] estriol

(o)estrogenic [ˌi:strə'dʒenik] estrogenny, rujotwórczy

(o)estrone ['i:stroun] estron

(o)estrous ['i:strəs] rujowy, odnoszący się do rui

(o)estrus ['i:strəs] ruja

o. cycle cykl rujowy, cykl miesiączkowy

offensive [ə'fensiv] wstrętny (zapach), agresywny (zachowanie się)

officer ['ofisə] inspektor

health o. inspektor sanitarny

plant health o. inspektor sanitarny w zakładzie pracy

school health o. inspektor sanitarny lub lekarz w szkole

official [ə'fiʃəl] urzędowy, oficjalny

o. drug lek farmakopealny

o. medicine medycyna oficjalna

officinal [ə'fisinəl] apteczny, objęty lekospisem

offspring ['o:fspriŋ] potomek

offuscation [ˌo:fʌs'keiʃən] przymglenie, przyciemnienie, zatarcie

oidiomycetes [oˌidiəmai'sitis] drożdżaki

oidiomycosis [oˌidiəmai'kousis] drożdżyca

oidium [o'idiəm], *pl* **oidia** [o'idiə] drożdżak

oil [oil] olej, olejek

arachis o. olej arachidowy, olej z orzeszków ziemnych

camphorated o. olejek kamforowy

castor o. olej rycynowy, olej rącznikowy

chaulmoogra o. olej czoulmugrowy

coal o. olej mineralny

cod liver o. olej wątłuszowy, tran

corn o. olej kukurydziany

cottonseed o. olej z nasion bawełny

o. embolism zator olejowy

essential o. olejek eteryczny

ethereal o. olejek eteryczny

fixed o. olej zestalony

flaxseed o. olej lniany

iodized o. olej jodowany (środek kontrastowy)

linseed o. olej lniany

mustard o. olejek gorczyczny

olive o. oliwa

peanut o. olej arachidowy, z orzeszków ziemnych

pine o. olejek sosnowy

rapeseed o. olej rzepakowy

silicone o. olej sylikonowy

soybean o. olej sojowy

thick o. gęsty olej, olej zestalony

vegetable o. olej roślinny

volatile o. olej eteryczny, lotny

wheat germ o. olej z kiełków pszenicy

oily ['ɔili] olejowy, olejny
ointment ['ɔintmənt] maść
  blue o. maść szara rtęciowa
  boric acid o. maść borowa
  camphor o. maść kamforowa
  capsicum o. maść pieprzowcowa
  diachylon o. maść Hebry (ołowiawa)
  gray o. maść rtęciowa szara
  mercurial o. maść rtęciowa szara
  mercuric oxide o. maść rtęciowa żółta
  white o. maść woskowa
  white precipitate o. maść rtęciowa biała
old-sightedness ['ould'saitidnis] starczowzroczność
oleaginous [ˌouli'ædʒinəs] oleisty, tłusty
  w dotknięciu
oleandomycin [ˌouliændɔ'maisin] oleando-
  mycyna
oleate ['oulieit] oleinian
olecranon [ou'likreinɔn] wyrostek łokciowy
olefin ['ouli:fin] olefina
oleo- ['ouliɔ-] w złożeniach oznacza olej
oleoarthrosis [ˌouliɔa:'θrousis] wstrzyknięcie oleju do stawu
oleochrysotherapy [ou,liɔ,krisɔ'θerəpi] leczenie solami złota w zawiesinie olejowej
oleogranuloma [ˌoliɔgrænju'loumə] ziarniniak olejowy
oleoma [ˌouli'oumə] ziarniniak tłuszczowy
oleopalmitate [ˌouliɔ'pælmiteit] oleopalmi-
  tynian
oleoresin [ˌouliɔ'rezin] oleożywica
olfaction [ɔl'fækʃn] powonienie, węch
olfactometry [ˌɔlfæk'tɔmitri] olfaktometria
olfactory [ɔl'fæktəri] węchowy
  o. area pole węchowe
  o. bulb opuszka węchowa
olig- [ɔlig-], oligo ['ɔligɔ-] w złożeniach
  oznacza: mały lub skąpy
olig(a)emia [ˌɔli'gi:miə] zmniejszenie objętości krwi krążącej
olig(a)emic [ˌɔli'gi:mik] oligemiczny
oligoamnios [ˌɔligə'æmniɔs] małowodzie
oligoasthenospermia [ˌoligəˌæsθinɔ'spə:miə]
  niepełnowartościowe nasienie z małą liczbą plemników i dużym odsetkiem plemników nieruchomych
oligoasthenoteratospermia [ˌoligəˌæsθinɔ-
  'tərətɔˌspə:miə] nasienie z małą liczbą plemników i dużym odsetkiem plemników
  nieruchomych i nieprawidłowych
oligobiopsy [ˌɔligɔbai'oupsi] oligobiopsja
oligochrom(a)emia [ˌɔligɔkrɔ'mi:miə] niedobarwliwość, niedobór hemoglobiny w
  krwinkach
oligocyth(a)emia [ˌɔligɔsai'θi:miə] oligocytemia, skąpa liczba krwinek

oligodendria [ˌɔligɔ'dendriə] oligodendroglej
oligodendrocyte [ˌɔligɔ'dendrɔsait] oligodendrocyt, komórka glejowa skąpowypustkowa
oligodendroglioma [ˌɔligɔˌdendrɔglai'oumə]
  skąpodrzewiak, oligodendroma
oligodendroma [ˌɔligɔˌden'droumə] skąpodrzewiak, oligodendroma
oligodipsia [ˌɔligɔ'dipsiə] zmniejszone picie
  płynów
oligoglia [ɔli'gɔgliə] oligodendroglej
oligoh(a)emia [ˌɔligɔ'hi:miə] oligemia
oligohydramnios [ˌɔligɔhai'dreimniəs] małowodzie
oligomenorrh(o)ea [ˌɔligɔˌmi:nɔ'ri:ə] skąpe
  miesiączkowanie
oligonatality [ˌɔligɔnə'tæliti] niski stopień
  rozrodczości
oligopeptide [ˌɔligɔ'peptaid] oligopeptyd
oligophrenia [ˌɔligɔ'fri:niə] niedorozwój
  umysłowy, oligofrenia
  phenylpyruvic o. fenyloketonuria
oligopn(o)ea [ˌɔligɔ'pni:ə] zmniejszenie częstości oddechów
oligoptyalism [ˌɔligɔ'taiəlizm] skąpe wydzielanie śliny
oligosaccharide [ˌɔligɔ'sækəraid] oligosacharyd
oligospermia [ˌɔligɔ'spə:miə], oligospermatism [ˌɔligɔ'spə:mætizm] oligospermia,
  zmniejszenie liczby plemników w nasieniu
oligosymptomatic [ˌɔligɔsimptɔ'mætik] skąpoobjawowy
oligotrichia [ˌɔligɔ'trikiə] skąpe owłosienie
oligozoospermia [ˌɔligɔˌzouɔ'spə:miə] niedobór plemników w nasieniu
oliguresis [ˌɔligjuə'risis] = oliguria
oliguria [ɔli'gjuəriə] skąpomocz, oliguria
oliva [ɔ'livə] jądro oliwki
olivary ['ɔli̯vəri] oliwkowaty, oliwkowy
  o. body jądro oliwki
olive ['ɔliv] 1) oliwka; 2) drzewo oliwne, Olea
  europaea (bot.); 3) jądro oliwki
omagra [ɔ'mægrə] dnawe zapalenie barku
omalgia [ɔ'mældʒiə] ból karku
omarthritis [ˌɔma:'θraitis] zapalenie stawu
  barkowego
omental [ɔ'mentəl] sieciowy, odnoszący się
  do sieci (anat.)
omentectomy [ˌoumen'tektəmi] wycięcie sieci
omentofixation [ˌoumentɔˌfik'seiʃən] omen-
  topeksja
omentopexy [ou'mentɔˌpeksi] omentopeks-
  ja, umocowanie sieci
omentoplasty [ɔ'mentɔˌplæsti] wszczepienie
  sieci w inny narząd
omentorrhaphy [ˌɔmen'tɔrəfi] zeszycie sieci

omentosplenopexy [ou,mentɔ'spli:nɔpeksi] przyszycie sieci do śledziony
omentovolvulus [,oumentɔ,vɔlvjuləs] skręt sieci
omentum [ou'mentəm] sieć (*anat.*)
  gastrocolic o. sieć większa
  gastrohepatic o. sieć mniejsza
  gastrosplenic o. więzadło żołądkowo-śledzionowe
  greater o. sieć większa
  lesser o. sieć mniejsza
  o. maius sieć większa
  o. minus sieć mniejsza
omo- ['ɔmou-] w złożeniach oznacza: barkowy
omodynia [,ɔmou'diniə] ból barku
omphal- ['ɔmfæl-] w złożeniach oznacza pępek
omphalectomy [,ɔmfə'lektəmi] wycięcie pępka
omphalitis [,ɔmfə'laitis] zapalenie pępka
omphalocele ['ɔmfələ,si:l] przepuklina pierścienia pępkowego
omphalorrhagia [,ɔmfələ'reidʒiə] krwotok z pępka
omphalorrhexis [,ɔmfələ'reksis] pęknięcie pępka w czasie porodu
omphalotaxis [,ɔmfələ'tæksis] odprowadzenie wypadniętej pępowiny
omphalotomy [,ɔmfə'lɔtəmi] przecięcie pępowiny
omphalotribe [,ɔmfələ'traib] miażdż pępowinowy
omphalotripsy [,ɔmfələ'tripsi] zmiażdżenie pępowiny
omphalus ['ɔmfələs], **omphalos** ['əmfələs] pępek
on-off effect [ɔn ɔf i'fekt] zjawisko „przełączenia", nagła zmiana dyskinezji w chorobie Parkinsona
onchocercosis [,ɔŋkɔsə:'kousis] onchocerkoza
oncocyte ['ɔŋkɔsait] kwasochłonna komórka nowotworowa
oncocytoma [,ɔŋkɔsai'toumə] onkocytoma, gruczolak kwasochłonny (ślinianki, przysadki, gruczolak z komórek Hürthlego)
oncogene [,ɔŋkɔ'dʒi:n] onkogen, gen nowotworowy
oncogenesis [,ɔŋkɔ'dʒenisis] onkogeneza, powstawanie nowotworów
oncogenic [,ɔŋkɔ'dʒenik] onkogenny
oncogenous [ɔŋ'kɔdʒinəs] onkogenny
oncology [ɔŋ'kɔlədʒi] onkologia
oncolysis [ɔŋ'kɔlisis] rozpad komórek nowotworowych, onkoliza
oncoma [ɔŋ'koumə] 1) guz, nowotwór; 2) obrzmienie

oncometry [,ɔŋ'kɔmetri] onkometria, pomiar narządów
oncotherapy [,ɔŋkɔ'θerəpi] leczenie nowotworów
oncotic [ɔŋ'kɔtik] wywołany przez obrzęk lub guz
oncotomy [ɔŋ'kɔtəmi] nacięcie guza lub obrzęku
oncovirus [ɔŋkɔ'vairəs] wirus powodujący nowotwory
one-armed ['wʌn'a:md] jednoręki
one-eyed ['wʌn'aid] jednooki
oneiric [ou'naiərik] snopodobny, podobny do marzenia sennego
oneirism [ou'naiərizm] stan snu na jawie, stan snopodobny
oneirology [,ounaiə'rɔlədʒi] nauka o snach
oneirophrenia [,ounaiərɔ'fri:niə] omamy występujące w czasie bezsenności, po lekach lub w izolacji od bodźców
one-sided ['wʌn'saidid] jednostronny
one-stage ['wʌn'steidʒ] jednoetapowy
one-step ['wʌn'step] jednoczasowy (operacja itp.)
one-time ['wʌn'taim] jednoczasowy
one-way ['wʌn'wei] jednokierunkowy
oniric ['ounairik] = **oneiric**
onlay ['ɔnlei] nakładka (*stom.*)
onset ['ɔn,set] początek (np. choroby)
ontogenesis [,ɔntɔ'dʒenisis] ontogeneza
ontogeny [ɔn'tɔdʒini] ontogeneza
onych- [ɔnik-] w złożeniach oznacza: paznokciowy
onycharthrosis [,ɔnika:θ'rousis] zespół Touraine'a, wrodzone zmiany paznokci i stawów
onychatrophy [,ɔnik'ætrəfi] zanik paznokci
onychia [ɔ'nikiə] zanokcica
  lateral o. zanokcica
  malignant o. zanokcica złośliwa prowadząca do utraty paznokcia
  parasitic o. grzybica paznokcia
onychitis [,ɔni'kaitis] zapalenie podpaznokciowe
onychodystrophy [,ɔnikɔ'distrəfi] onychodystrofia
onycholysis [,ɔni'kɔlisis] oddzielanie się paznokcia od łożyska
onychomalacia [,ɔnikɔməl'eiʃiə] rozmięknienie paznokci, zmięknienie paznokci
onychomycosis [,ɔnikɔmai'kousis] grzybica paznokci
  o. favosa grzybica woszczynowa paznokci
  o. trichophytina grzybica paznokci wywołana przez *trichophyton*
onychophagia [,ɔnikɔ'fədʒiə] onychofagia, ogryzanie paznokci

onychophagy [‚ɔni'kɔfədʒi] ogryzanie paznokci, onychofagia

onychorrhexis [‚ɔnikɔ'reksis] nadmierna kruchość paznokci z ich rozwarstwianiem się

onychostroma [‚ɔnikɔ'stroumə] macierz paznokcia

onyx ['ɔniks] 1) paznokieć; 2) ropostek w komorze przedniej

onyxis [ɔ'niksis] wrastający paznokieć

onyxitis [‚ɔnik'saitis] zapalenie łożyska paznokcia, zanokcica

oo- [ouɔ-] w złożeniach oznacza jajo

ooblast ['ouɔblæst] *ovoblast*, pierwotna komórka jajowa

oocyesis [‚ouɔsai'isis] ciąża jajnikowa

oocyst ['ouɔsist] oocysta, otorbiona zygota pewnych pierwotniaków

oocyte ['ouɔsait] oocyt, komórka jajowa

oogenesis [‚ouɔ'dʒenisis] oogeneza, rozwój komórki jajowej

oogenous [‚ouɔ'dʒinəs] wytwarzający komórki jajowe

oogenium [‚ouɔ'gəniəm] oogonia, pierwotna komórka jajowa

ookinesia [‚ouɔkin'i:siə], **ookinesis** [‚ouɔkin'isis] ruch chromosomów komórki jajowej po zapłodnieniu

oolemma [‚ouɔ'lemə] *ovolema*, błona komórkowa oocytu

oophor- ['ouɔfər-] w złożeniach oznacza jajnik

oophoralgia [‚ouɔfər'ældʒiə] ból jajnika

oophorectomy [‚ouɔfə'rektəmi] wycięcie jajnika

oophoritis [‚ouɔfə'raitis] zapalenie jajnika

oophorocentesis [ou‚ɔfərɔsen'ti:sis] nakłucie jajnika

oophorocystectomy [ou‚ɔfərɔsis'tektəmi] wycięcie torbieli jajnika

oophorohysterectomy [ou‚ɔfərɔ‚histər'ektəmi] wycięcie macicy z jajnikami

oophoropexy [‚ouɔfərɔ'peksi] umocowanie jajnika

oophororrhaphy [ou‚ɔfə'rɔrəfi] przyszycie jajnika do ściany miednicy

oophororrhexis [ou‚ɔfərɔ'reksis] pęknięcie jajnika

oophorosalpingectomy [ou‚ɔfərɔ‚sælpin'dʒektəmi] wycięcie jajnika i jajowodu

oophorosalpingitis [ou‚ɔfərɔ‚sælpin'dʒaitis] zapalenie przydatków

oophorostomy [‚ouɔfər'ɔstəmi] wytworzenie przetoki jajnika dla drenażu torbieli

oophorotomy [‚ouɔfər'ɔtəmi] nacięcie jajnika

oophorrhagia [‚ouɔfər'reidʒiə] krwotok z jajnika

oosperm ['ouɔspə:m] zapłodnione jajo

oosphere ['ouɔsfi:ə] oosfera, żeńska gameta przed zapłodnieniem

ootheca [‚ouɔθ'i:kə] jajnik

oothecectomy [‚ouɔθi'sektəmi] wycięcie jajnika

oothecitis [‚ouɔθi'saitis] zapalenie jajnika

oothecocentesis [‚ouɔθi'kɔsen‚tisis] nakłucie jajnika

oothecocyesis [‚ouɔθ‚ikɔsai'i:sis] ciąża jajnikowa

oothecohysterectomy [‚ouɔθ‚ikɔhistər'ektəmi] wycięcie macicy i jajnika

oothecomalacia [‚ouɔθ‚ikɔmə'leiʃiə] rozmięknienie jajnika

oothecopexy [‚ouɔθ'ikɔpəksi] umocowanie jajnika do ściany miednicy

oothecorrhexis [‚ouɔθikɔ'reksis] pęknięcie jajnika

oothecosalpingectomy [‚ouɔθ‚ikɔsælpin'dʒektəmi] wycięcie jajnika z jajowodem

oothecosalpingitis [‚ouɔθ‚ikɔsælpin'dʒaitis] zapalenie przydatków

oothecostomy [‚ouɔθi'kɔstəmi] wytworzenie przetoki jajnika

ooze [u:z] sączyć się, przeciekać

oozing ['u:ziŋ] sączenie się, przeciekanie
   o. wound sącząca rana

opacification [‚oupæsifi'keiʃən] utrata przezroczystości

opacity [ou'pæsiti] nieprzezroczystość, zaciemnienie (*rtg*), cieniowa plama (*rtg*)
   corneal o. zmętnienie rogówki
   o. of the lens zmętnienie soczewki, nieprzezierność soczewki

opalescence [‚oupə'lesns] opalizacja, opalizowanie

opaque [ou'peik] nieprzezroczysty, nieprzezierny, nieprzejrzysty
   o. meal papka cieniująca

opening ['oupniŋ] 1) otwór, ujście; 2) otworzenie, otwarcie
   bite o. zwiększenie wysokości dolnego odcinka twarzy (*stom.*)

operable ['ɔpərəbl] operacyjny, nadający się do operacji

operate ['ɔpəreit] 1) operować; 2) manipulować, działać
   o. upon a patient operować chorego

operating field [ɔ'pəreitiŋ 'fi:ld] pole operacyjne

operating-room [ɔ'pəreitiŋ 'rum] sala operacyjna

operating site [ɔ'pəreitiŋ 'sait] loża narządu operowanego

operating suite [ɔ'pəreitiŋ 'sju:t] blok operacyjny

operating-table [ɔ'pəreitiŋ 'teibl] stół operacyjny

operating theatre [ɔ'pəreitiŋ 'θiətə] sala operacyjna z miejscami dla widzów
operation [ˌɔpə'reiʃən] 1) operacja; 2) manipulacja, działanie
antireflux o. operacja antyrefluksowa, operacja znosząca odpływ wsteczny
bloodless o. operacja bezkrwawa
conservative o. operacja oszczędzająca
cosmetic o. operacja kosmetyczna
delayed o. operacja odroczona
elective o. operacja planowana, operacja „na zimno"
emergency o. operacja nagła, operacja w trybie nagłym
exploratory o. eksploracja chirurgiczna
flap o. operacja płatowa
interval o. operacja wykonana w okresie wyciszenia objawów
major o. operacja duża, operacja rozległa
minor o. operacja mała
one-stage o. operacja jednoczasowa, operacja jednoetapowa
one-step o. operacja jednoczasowa
one-time o. operacja jednoczasowa
open heart o. operacja na otwartym sercu
osteoplastic o. operacja osteoplastyczna
palliative o. operacja paliatywna, operacja łagodząca objawy
plastic o. operacja plastyczna, operacja wytwórcza
radical o. operacja doszczętna, operacja radykalna
reconstructive o. operacja odtwórcza, operacja plastyczna
repair o. operacja odtwórcza
reparative o. operacja odtwórcza
shelf o. operacja odtwórcza stawu biodrowego
shunt o. operacja wszczepienia połączenia omijającego
single-stage o. operacja jednoczasowa, operacja jednoetapowa
sparing o. operacja oszczędzająca
two-stage o. operacja dwuetapowa
two-step o. operacja dwuetapowa
unfit for o. nie nadający się do operowania
unsuitable for o. nie nadający się do operowania
operational [ˌɔpə'reiʃnl] działający, odnoszący się do działania
o. sequence kolejność czynności
operative ['ɔpəreitiv] operacyjny, odnoszący się do operacji
o. procedure zabieg chirurgiczny, zabieg operacyjny
operculum [ɔ'pə:kjuləm] wieczko (*anat.*), nakrywka

dental o. kapturek dziąsłowy pokrywający wyrzynający się ząb
trophoblastic o. część śluzówki macicy przykrywająca jajeczko
operon ['ɔpərɔn] operon, czynnościowa jednostka genetyczna
ophidiophobia [ˌoufidiə'foubiə] fobia węży
ophthalm- ['ɔfθælm-] w złożeniach oznacza związek z okiem
ophthalmalgia [ˌofθæl'mældʒiə] ból oka
ophthalmatrophy [ˌɔfθælm'ætrɔfi] zanik gałki ocznej
ophthalmectomy [ˌɔfθæl'mektəmi] wyłuszczenie gałki ocznej
ophthalmia [ɔf'θælmiə] 1) zapalenie gałki ocznej; 2) ciężkie zapalenie spojówek
eczematous o. pryszczykowe zapalenie spojówek
electric o. zapalenie spojówek elektryczne (od promieni łuku elektrycznego)
gonorrh(o)eal o. rzeżączkowe zapalenie spojówek
granular o. nieżyt grudkowy spojówek
metastatic o. 1) współczulne zapalenie naczyniówki; 2) zapalenie naczyniówki w ropnicy
migratory o. współczulne zapalenie naczyniówki
neonatal o. rzeżączkowe zapalenie spojówek noworodków
neuroparalytic o. zapalenie rogówki w porażeniu nerwu twarzowego
phlyctenular o. pryszczkowe zapalenie spojówek
spring o. wiosenny nieżyt spojówek
sympathetic o. współczulne zapalenie naczyniówki
transferred o. współczulne zapalenie naczyniówki
ophthalmic [ɔf'θælmik] oczny
ophthalmitis [ˌɔfθæl'maitis] zapalenie oka lub spojówek
ophthalmoblennorrh(o)ea [ɔfˌθælmɔblenə'ri:e] ropne lub rzeżączkowe zapalenie spojówek
ophthalmocentesis [ɔfˌθælmɔsen'ti:sis] nakłucie oka
ophthalmodesmitis [ɔfˌθælmɔdez'maitis] zapalenie pochewki gałki ocznej (torebki Tenona)
ophthalmodiaphanoscope [ɔfˌθælmɔ'daiəˌfænɔskoup] diafanoskop do transiluminacji oka
ophthalmodynamometry [ɔfˌθælmɔdainə'mɔmitri] oftalmodynamometria, pomiar ciśnienia w tętnicach siatkówki przez ucisk na gałkę oczną

ophthalm(o)edema [ˌɔfθælmi'di:mə] obrzęk powiek i spojówek
ophthalmofunduscope [ɔfˌθælmə'fʌndəskoup] oftalmoskop
ophthalmolith [ɔf'θælmɔliθ] kamień łzowy
ophthalmologist [ˌɔfθæl'mɔlɔdʒist] okulista, oftalmolog
ophthalmology [ˌɔfθæl'mɔlədʒi] okulistyka, oftalmologia
ophthalmometry [ˌɔfθæl'mɔmitri] oftalmometria, keratometria, pomiar krzywizny rogówki
ophthalmomyiasis [ɔfˌθælmɔmai'isis] muszyca oka
ophthalmoneuritis [ɔfˌθælmɔnjuə'raitis] zapalenie nerwu wzrokowego
ophthalmophthisis [ˌɔfθæl'mɔfθi:sis] zanik gałki ocznej, uwiąd gałki
ophthalmoplasty [ɔf'θælmɔˌplæsti] plastyka gałki ocznej
ophthalmoplegia [ɔfˌθælmə'pli:dʒiə] porażenie mięśni oka, oftalmoplegia
    exophthalmic o. oftalmoplegia wywołana wytrzeszczem
    o. externa porażenie zewnętrznych mięśni oka
    fascicular o. oftalmoplegia wywołana uszkodzeniem tyłomózgowia (mostu Varola)
    o. interna porażenie wewnętrznych mięśni oka
    internuclear o. oftalmoplegia międzyjądrowa
    nuclear o. oftalmoplegia jądrowa (wywołana uszkodzeniem jąder nerwów gałkoruchowych)
    orbital o. oftalmoplegia pochodzenia oczodołowego
    progressive o. choroba Graefego, oftalmoplegia postępująca
ophthalmoreaction [ɔfθælmɔri'ækʃən] reakcja spojówki na alergen
ophthalmorrhexis [ɔfˌθælmə'reksis] pęknięcie gałki ocznej
ophthalmoscope [ɔf'θælmɔskoup] oftalmoskop, wziernik oczny
    luminous o. oftalmoskop ze światłem
    reflecting o. lusterko wklęsłe do oglądania dna oka
ophthalmoscopy [ˌɔfθæl'mɔskəpi] oftalmoskopia, wziernikowanie oka
    direct o. oftalmoskopia bezpośrednia (z obrazem prostym)
    indirect o. oftalmoskopia pośrednia (z obrazem odwróconym)
    medical o. oftalmoskopia dla celów diagnostycznych (w chorobach innych niż choroby oka)

metric o. oftalmoskopia dla pomiaru refrakcji
ophthalmostat [ɔf'θælmɔstət] oftalmostat, narzędzie do unieruchomienia gałki ocznej
ophthalmotomy [ˌɔfæl'mɔtəmi] nacięcie gałki ocznej
ophthalmotonometry [ɔfˌθælmɔtɔ'nɔmitri] oftalmotonometria, pomiar ciśnienia śródgałkowego
ophthalmotropometry [ɔfˌθælmɔtrɔ'pɔmitri] pomiar kąta zeza
ophthalmoxerosis [ɔfˌθælmɔzi'rousis] kseroftalmia, wysychanie rogówki
opiate ['oupiit] opiat, lek makowcowy
    endogenous o. jeden z peptydów endogennych o działaniu opiatu
opioid ['oupi:ɔid] opioid, opiat syntetyczny
opisthorchiasis [ˌɔpisθɔr'kaiəsis] zakażenie przywrą wątrobową, opistorchidoza
opisthotonos [ˌɔpis'θɔtənəs] opistotonus, tężec tylny
opium ['oupjəm] opium
oppilative ['ɔpilətiv] blokujący wydzielanie
opponens [ɔ'pounəns] przeciwstawiacz (mięsień)
opportunistic ['ɔpətju:nistik] oportunistyczny
    o. infection zakażenie zarazkiem oportunistycznym
opsoclonus [ˌɔpsɔ'klɔnəs] opsoklonia, nieregularne mimowolne ruchy gałek ocznych
opsonic [ɔp'sɔnik] opsoninowy
opsoniferous [ˌɔpsɔ'nifərəs] wytwarzający opsoniny
opsonification [ˌɔpsɔnifi'keiʃən] opsonifikacja, uwrażliwienie bakterii na działanie fagocytów
opsonin ['ɔpsɔnin] opsonina
    common o. opsonina zwykła, opsonina normalna
    immune o. przeciwciało o działaniu opsoniny
    normal o. opsonina zwykła, normalnie obecna w ustroju
    specific o. opsonina powstająca w odpowiedzi na antygen bakteryjny
    thermolabile o. opsonina ciepłochwiejna, opsonina normalna
opsonization [ˌɔpsɔni'zeiʃən] opsonizacja, opsonifikacja
opsonize ['ɔpsɔnaiz] uczulać bakterie opsoninami
opsonophilia [ˌɔpsɔnɔ'filiə] powinowactwo bakterii do opsonin
opsonotherapy [ˌɔpsɔnɔ'θerəpi] opsonoterapia
optic ['ɔptik] 1) wzrokowy; 2) oczny; 3) optyczny

optician [ɔp'tiʃn] optyk
optics ['ɔptiks] optyka
  fibre o. optyka fibroskopowa
optometry [ɔp'tɔmitri] optometria, pomiar refrakcji
ora ['ɔrə] brzeg, krawędź, rąbek
  o. serrata rąbek zębaty (siatkówki)
oral ['ɔ:rəl] ustny, doustny
orality [ɔ'rəliti] faza oralna rozwoju psychiki (wg Freuda)
orbicular [ɔ:'bikjulə] okrężny, pierścieniowy, obrączkowy
orbit ['ɔ:bit], **orbita** ['ɔ:bitə] oczodół
orbital ['ɔ:bitəl] 1) oczodołowy; 2) orbitalny
  o. blow-out fracture rozprężające złamanie oczodołu
  o. exenteration wypatroszenie oczodołu
orbitography [,ɔ:bit'ɔgrəfi] orbitografia (rtg)
orbitotomy [,ɔ:bi'tɔtəmi] nacięcie oczodołu
orchectomy [ɔ:'kektəmi] wycięcie jądra (jąder)
orchi- ['ɔ:ki-], **orchid-** ['ɔ:kid-], **orchido-** ['ɔ:kidɔ-], **orchio** ['ɔ:kiɔ-], **orcheo-** ['ɔ:kiɔ] w złożeniach oznacza jądro, jądrowy
orchialgia [,ɔ:ki'ældʒiə] ból jądra
orchidalgia [,ɔ:ki'dældʒiə] ból jądra
orchidectomy [,ɔ:ki'dektəmi] = **orchectomy**
orchiditis [,ɔ:ki'daitis] = **orchitis**
orchidopexy [,ɔ:kidɔ'peksi] umocowanie jądra (jąder) szwem
orchidoptosis [,ɔ:kidɔp'tousis] opuszczenie się jądra (jąder)
orchidorrhaphy [,ɔ:ki'dɔrəfi] umocowanie szwem jądra w mosznie
orchidotomy [,ɔ:ki'dɔtəmi] nacięcie błony białawej jądra
orchiectomy [,ɔ:ki'ektəmi] wycięcie jądra
orchiepididymitis [,ɔ:ki,epi,didi'maitis] zapalenie jądra i najądrza
orchiopexy [,ɔ:kiɔ'peksi] = **orchidopexy**
orchioplasty ['ɔ:kiɔ,plæsti] operacja plastyczna jądra
orchiorrhaphy [,ɔ:ki'ɔræfi] = **orchidorrhaphy**
orchiotomy [,ɔ:ki'ɔtəmi] nacięcie jądra
orchis ['ɔ:kis] jądro
orchitis [ɔ:'kaitis] zapalenie jąder
  metastatic o. zapalenie jąder przerzutowe
  o. parotidea zapalenie jąder w czasie nagminnego zapalenia przyusznicy
orchotomy [ɔ:'kɔtəmi] nacięcie jądra
orciprenaline [,ɔ:si'prenælin] orcyprenalina, metaproterenol
order ['ɔ:də] 1) porządek; 2) rząd (w klasyfikacji biologicznej); 3) zlecenie, zamówienie
orderly ['ɔ:dəli] sanitariusz w szpitalu
ordinate ['ɔ:dinit] rzędna (mat.)
orexia [ɔ'reksiə] łaknienie, apetyt

orexigenic [ɔ,reksi'dʒenik] pobudzający apetyt
organ ['ɔ:gən] narząd
  accessory o. narząd dodatkowy, narząd nadliczbowy
  annulospiral o. spiralne zakończenie nerwowe we wrzecionie mięśniowym
  cell o. organella
  critical o. narząd krytyczny (głównie odpowiedzialny za następstwa napromienienia)
  enamel o. narząd szkliwotwórczy
  end o.'s specjalne zakończenia nerwowe tworzące narządy
  excretory o. narząd wydalniczy
  external genital o.'s zewnętrzne narządy płciowe
  female reproductive o.'s żeńskie narządy rozrodcze
  flower-spray o. = **flower-spray ending**
  genital o.'s narządy rozrodcze
  genitourinary o.'s narządy moczowo-płciowe
  gustatory o. narząd smaku
  intromittent o. prącie
  lacrimal o. narząd łzowy
  male reproductive o.'s narządy rozrodcze męskie
  neurotendinous o. wrzeciono ścięgnowe
  parenchymatous o. narząd miąższowy
  o.'s of reproduction narządy rozrodcze
  rudimentary o. narząd szczątkowy
  sense o. narząd zmysłu
  solid o. narząd miąższowy, narząd lity
  o.-specific swoisty dla danego narządu
  speech o. narząd mowy
  spiral o. narząd spiralny, narząd Cortiego
  subcommissural o. narząd podspoidłowy
  supernumerary o. narząd nadliczbowy, narząd dodatkowy
  target o. narząd docelowy (na który działa dany czynnik hormonalny)
  taste o. narząd smaku
  vestibular o. narząd przedsionkowy
  vestibulocochlear o. narząd przedsionkowo-ślimakowy
  vestigial o. narząd szczątkowy
organelle [ɔ:gən'el] organella, narząd wewnątrzkomórkowy
organic [ɔ:'gænik] 1) organiczny; 2) narządowy
organism ['ɔ:gənizm] ustrój, organizm
  pleuropneumonia-like o.'s drobnoustroje wywołujące zapalenie nietypowe płuc, mikoplazmy
organization [,ɔ:gənai'zeiʃən] organizacja
organoferric [,ɔ:gənɔ'ferik] odnoszący się do

organicznych związków żelaza, żelazoorganiczny

organogenesis [ˌɔ:gənɔ'dʒenisis] organogeneza, tworzenie się narządów

organoleptic [ˌɔ:gənɔ'leptik] organoleptyczny, możliwy do oceny zmysłami

organomercurial [ɔ:ˌgənɔmɔ:'kjuəriel] organiczny związek rtęci

organometallic [ɔ:ˌgenɔmi'tælik] metaloorganiczny

organopathy [ˌɔ:gə'nɔpæθi] choroba narządu

organopexy [ˈɔ:gənɔpeksi] umocowanie narządu szwami

organophosphate [ˌɔ:gənɔ'fɔsfeit] związek fosforoorganiczny

organophosphorus [ˌɔ:gənɔ'fɔsfɔrəs] związek organiczny fosforu

organotropic [ˌɔ:gənɔ'trɔpik] organotropowy, mający powinowactwo do narządu

organ-specific [ˈɔ:gənˌspi'sifik] swoisty dla narządu

orgasm [ˈɔ:gæzm] orgazm, szczytowanie

orgasmolepsia [ˌɔ:gæzmɔ'lepsiə] orgazmolepsja, katapleksja w czasie orgazmu

orientation [ˌɔ:rien'teiʃən] 1) orientacja; 2) orientowanie

orientative [ˌɔ:rien'teitiv] orientacyjny

orifice [ˈɔrifis] otwór, ujście
  cardiac o. wpust żołądka
  mitral o. lewe ujście żylne serca
  pulmonary o. prawe ujście tętnicze
  pyloric o. otwór odźwiernika
  root canal o. otwór kanału zęba w komorze zębowej
  tricuspid o. prawe ujście żylne
  ureteral o. ujście moczowodu
  urethral o. (external, internal) ujście cewki moczowej (zewnętrzne, wewnętrzne)

orificial [ˌɔri'fiʃəl] ujściowy, otworowy

origin [ˈɔridʒin] pochodzenie, początek

original [ɔ'ridʒinəl] oryginalny, początkowy, dający początek

originate [ɔ'ridʒineit] brać początek, pochodzić

ornithine [ˈɔ:niθi:n] ornityna

oro- [ˈouɔ-] w złożeniach oznacza usta, ustny

oropharynx [ˌouɔ'færinks] część ustna gardła

orosomucoid [ˌouɔsɔ'mjukɔid] orosomukoid, kwaśna globulina osocza krwi

orotic aciduria [ˈouɔtik ˌæsi'djuəriɔ] orotoacyduria

ortho- [ˈɔ:θɔ-] w złożeniach oznacza: wyprostowany, prawidłowy, właściwy

orthocephalous [ˌɔ:θɔ'sefələs] średniogłowy

orthochromatic [ˌɔ:θɔkrɔ'mætik] ortochromatyczny, prawidłowo barwiący się (przyjmujący barwę barwnika użytego do barwienia)

orthochromophil [ˌɔ:θɔ'krɔmɔfil] = **orthochromatic**

orthocytosis [ˌɔ:θɔsai'tousis] obecność we krwi prawidłowo dojrzałych krwinek, ortocytoza

orthodont [ˈɔ:θɔdɔnt] osobnik z prawidłowym uzębieniem

orthodontia [ˌɔ:θɔ'dɔnʃiə] ortodoncja, ortopedia szczękowa

orthodontics [ˌɔ:θɔ'dɔntiks] ortodoncja, ortopedia szczękowa

orthodontist [ˌɔ:θɔ'dɔntist] ortopeda szczękowy, ortodonta

orthodromic [ˌɔ:θɔ'drɔmik], **orthodromous** [ˌɔ:θɔ'drɔməs] ortodromowy (o bodźcu przewodzonym we właściwym kierunku w nerwie)

orthognathic [ˌɔ:θɔ'nəθik], **orthognathous** [ˌɔ:θɔ'nəθəs] ortognatyczny

orthop(a)edia [ˌɔ:θɔ'pi:diə] ortopedia

orthop(a)edic [ˌɔ:θɔ'pi:dik] ortopedyczny

orthop(a)edics [ˌɔ:θɔ'pi:diks] ortopedia

orthop(a)edist [ˌɔ:θɔ'pi:dist] ortopeda

orthopantograph [ˌɔ:θɔ'pæntɔgræf] ortopantograf (rtg)

orthophony [ˌɔ:'θɔfɔni] ortofonia, prawidłowy dźwięk głosu

orthophoria [ɔ:θɔ'fɔriə] ortoforia, prawidłowe ustawienie oczu

orthophosphate [ɔ:ˌθɔ'fɔsfeit] ortofosforan

orthopn(o)ea [ˌɔ:θɔp'ni:ə] prawidłowe oddychanie tylko w pozycji stojącej

orthoptic [ɔ:'θɔptik] ortoptyczny
  o. exercises ćwiczenia ortoptyczne
  o. training ćwiczenia ortoptyczne

orthoptics [ɔ:'θɔptiks] ortoptyka, badanie i leczenie zaburzeń widzenia obuocznego

orthosis [ɔ:'θousis] korygowanie niedostosowania się

orthostatic [ˌɔ:θɔ'stætik] ortostatyczny, odnoszący się do pozycji stojącej
  o. hypotension hipotensja ortostatyczna

orthotherapy [ˌɔ:θɔ'θerəpi] leczenie wad postawy

orthotics [ɔ:'θɔtiks] protetyka

orthotist [ˈɔ:θɔtist] protetyk

orthotopic [ˌɔ:θɔ'tɔpik] ortotopowy, leżący we właściwym miejscu

os [ɔs] 1) usta; 2) ujście, otwór; 3) kość
  external uterine o. ujście macicy
  incompetent cervical o. niewydolność szyjki macicy
  internal uterine o. cieśń macicy

osazone [ˈɔsæzoun] osazon

osche- [ˈɔski-] w złożeniach oznacza mosznę

oscheal [ˈɔski:əl] mosznowy

oscheitis [ˌɔski'aitis] zapalenie moszny
oscheoplasty ['ɔskiɔplæsti] plastyka moszny
oschitis [ɔs'kaitis] zapalenie moszny
oscillate ['ɔsileit] oscylować, drgać
oscillation [ˌɔsi'leiʃən] oscylacja, drganie
  pendulous o. drganie wahadłowe (gałek
  ocznych)
oscillopsia [ˌɔsi:lɔpsiə] oscylopsja, subiektywne wrażenie drgania obrazu widzianego
oscilloscope [ˌɔsilɔ'skoup] oscyloskop, oscylograf, lampa oscyloskopowa
osm(a)esthesia [ˌɔzmis'θi:ziə] węch, odczuwanie zapachów
osmate ['ɔsmeit] sól kwasu osmowego, osmian
osmatic [ɔz'mætik] węchowy
osmic ['ɔzmik] osmowy
osmication [ˌɔzmi'keiʃn], **osmification**
  [ˌɔzmifi'keiʃn] barwienie kwasem osmowym
osmium ['ɔzmiəm] osm, Os (chem.)
  o. tetroxide czterotlenek osmu, kwas
  osmowy
osmo- ['ɔzmɔ-] w złożeniach oznacza związek z osmozą, zapachem lub powonieniem
osmoreceptor ['ɔzmɔseptə] = **osmoreceptor**
osmol ['ɔzmɔl] osmol, masa cząsteczkowa
  roztworu w gramach podzielona przez
  liczbę jonów lub cząsteczek w roztworze
osmolality [ˌɔzmɔ'læliti] osmolowość, stężenie osmolowe
osmolar [ɔz'mɔlə] osmotyczny
osmolarity [ˌɔzmɔ'læriti] osmolarność
osmology [ɔz'mɔledʒi] 1) osmologia, nauka
  o zapachach; 2) nauka o osmozie
osmoreceptor [ˌɔzmɔri'septə] 1) receptor węchowy; 2) receptor osmotyczny rejestrujący zmiany ciśnienia osmotycznego
osmoregulatory [ˌɔzmɔ'regjulətəri] regulujący stopień i szybkość zmian osmozy
osmosis [ɔz'mousis] osmoza
osmotic [ɔz'mɔtik] osmotyczny
osphresiology [ˌɔsfrezi'ɔlədʒi] nauka o węchu
  i zapachach, osmologia, osfrezjologia
ossein ['ɔsiin] oseina, kolagen
osseous ['ɔsiəs] kostny
ossicle ['ɔsikl], **ossiculum** [ɔ'sikjuləm] kosteczka
  auditory o. kosteczka słuchowa
ossicular [ɔsi'kjulə] kosteczkowy
ossiculectomy [ˌɔsikju'lektəmi] wycięcie kosteczki słuchowej
ossiculoplasty [ˌɔsikjulə'plæsti] plastyka kosteczek słuchowych
ossiculotomy [ˌɔsikju'lətəmi] przecięcie kosteczki słuchowej
ossific [ɔ'sifik] kostniejący
ossification [ˌɔsifi'keiʃn] kostnienie

chondrous o. kostnienie na podłożu chrząstki
endochondral o. kostnienie śródchrzęstne
intramembranous o. = **membranous o.**
membranous o. kostnienie na podłożu błoniastym
metaplastic o. kostnienie metaplastyczne
perichondral o. kostnienie ochrzęstne
ossified ['ɔsifaid] skostniały
ossify ['ɔsifai] kostnieć
ost- [ɔst-], **oste-** [ɔsti-], **osteo-** [ɔstiə-] w złożeniach oznacza związek z kością
osteal ['ɔsti:əl] kostny
ostectomy ['ɔstiktəmi] wycięcie kości
ostectopy [ɔs'tektəpi] przemieszczenie kości
ostein ['ɔstiin] oseina
osteitis [ˌɔsti'aitis], **ostitis** [ˌɔs'taitis] zapalenie kości
  alveolar o. zapalenie wyrostka zębodołowego
  carious o. próchnica kości
  caseous o. serowate zapalenie kości (gruźlicze)
  central o. zapalenie kości i szpiku
  condensing o. = **sclerosing o.**
  cortical o. zapalenie okostnej i warstwy
  korowej kości
  o. deformans choroba Pageta kości
  disseminated o. fibrosa choroba Albrighta
  o. fibrosa cystica włóknisto-torbielowate
  zapalenie kości, choroba v. Recklinghausena
  o. fungosa ziarninowate zapalenie kości
  generalized o. fibrosa = **o. fibrosa cystica**
  h(a)ematogenous o. krwiopochodne zapalenie kości
  localized o. fibrosa choroba Albrighta
  multifocal o. fibrosa wieloogniskowa dysplazja włóknista kości
  o. ossificans kostniejące zapalenie kości
  rarefying o. rozrzedzające zapalenie kości
  renal o. fibrosa osteopatia nerkowa
  sclerosing o. stwardniające zapalenie kości,
  osteoskleroza
osteoacusis [ˌɔstiəæ'kjusis] kostne przewodnictwo dźwięków
osteoarthritis [ˌɔstiəa:'θraitis] zapalenie kości i stawów
  hyperplastic o. przerostowa osteoartropatia płucna
  spinal o. zapalenie kostnostawowe kręgosłupa
osteoarthropathy [ˌɔstiəa:θrɔpəθi] osteoartropatia
  hypertrophic pulmonary o. osteoartropatia
  płucna przerostowa
  idiopathic hypertrophic o. samoistna osteoartropatia przerostowa

pneumogenic o. = hypertrophic pulmonary o.

pulmonary o. = hypertrophic pulmonary o.

tabetic o. osteoartropatia wiądowa

osteoarthrosis [ˌɔstiəaːˈθrousis] gościec zwyradniający

osteoarthrotomy [ˌɔstiəaːˈθrɔtəmi] resekcja kości ze stawem

osteoarticular [ˌɔstiəaːtikjulə] kostnostawowy

osteoblast [ˈɔstiəblæst] komórka kościotwórcza, osteoblast

osteoblastoma [ˌɔstiəblæsˈtoumə] kostniak zarodkowy

osteocalcin [əstiəˈkalsin] osteokalcyna

osteocement [ˌɔstiəˈsimənt] osteocement, stymulowany cement

osteochondritis [ˌɔstiəkɔnˈdraitis] zapalenie kości i chrząstki

   o. dissecans martwica aseptyczna kostno--chrzęstna

   dorsal juvenile o. deformans martwica aseptyczna nasady kręgów

   juvenile o. deformans martwica aseptyczna nasady kości udowej

osteochondrodystrophy [ˌɔstiəˌkɔndrɔˈdistrɔfi] osteochondrodystrofia

osteochondrolysis [ˌɔstiəkɔnˈdrɔlisis] = **osteochondritis dissecans**

osteochondroma [ˌɔstiəkɔnˈdroumə] wyrośle kostno-chrzęstne

osteochondromatosis [ˌɔstiəkɔndrəməˈtousis] kostniakochrzęstniakowatość dziedziczna

osteochondrophyte [ˌɔstiəˈkɔndrɔfait] wyrośle kostno-chrzęstne

osteochondrosarcoma [ˌɔstiəˌkɔndrɔsaːˈkoumə] kostniakochrzęstniakomięsak

osteochondrosis [ˌɔstiəkɔnˈdrousis] osteochondroza

   o. dissecans aseptyczna martwica kostno--chrzęstna

osteoclasia [ˌɔstiəˈkleiziə], **osteoclasis** [ˌɔstiəˈklæsis] 1) rozpad tkanki kostnej; 2) chirurgiczne złamanie kości

osteoclast [ˈɔstiəklæst] komórka kościogubna, osteoklast

osteoclastoma [ˌɔstiəklæsˈtoumə] kościogubczak

osteoclasty [ˈɔstiəklæsti] chirurgiczne łamanie kości

osteocyte [ˈɔstiəsait] komórka kostna, osteocyt

osteodentin [ˌɔstiəˈdentin] osteodentyna

osteodermia [ˌɔstiəˈdəːmiə] wapnica skóry

osteodiastasis [ˌɔstiədaiˈæstəsis] rozdzielenie się kości

osteodontoma [ˌɔstiədɔntoumə] zębiak twardy

osteodystrophy [ˌɔstiəˈdistrəfi] osteodystrofia

   renal o. osteodystrofia nerkowa

   ur(a)emic o. osteodystrofia mocznicowa

osteoectomy [ˌɔstiəˈektəmi] wycięcie kości

osteoenchondroma [ˌɔstiəenkɔnˈdroumə] wyrośle chrzęstne w jamie szpikowej

osteoepiphysis [ˌɔstiəepiˈfisis] nasada kości

osteofibroma [ˌɔstiəfaiˈbroumə] kostniakowłókniak

osteofibrosis [ˌɔstiəfaiˈbrousis] zwłóknienie kości

osteogenesis [ˌɔstiəˈdʒenisis] osteogeneza, tworzenie się kości

osteohalisteresis [ˌɔstiəhæˌlisterˈiːsis] rozmiękanie kości

osteoid [ˈɔstiɔid] 1) osteoid; 2) podobny do kości

   o. osteoma kostniak kostninowy

   o. sarcoma mięsak kostninowy

osteology [ˌɔstiˈɔlədʒi] osteologia

osteolysis [ɔstiˈɔlisis] zanikanie rozpływne kości

osteolytic [ɔstiəˈlitik] osteolityczny

osteoma [ɔstiˈoumə] kostniak

   cancellous o. kostniak gąbczasty

   dental o. wyrośle kostne korzenia zęba

   endosteal o. kostniak śródkostny

   giant osteoid o. kostniak zarodkowy, *osteoblastoma*

   heteroplastic o. kostniak heterotopowy (poza tkanką kostną)

   homoplastic o. kostniak wychodzący z kości

   medullary o. kostniak szpikowy

   osteoid o. kostniak kostninowy

   sarcomatous o. kostniakomięsak

   o. spongiosum kostniak gąbczasty

osteomalacia [ˌɔstiɔməˈleiʃiə] rozmięknienie kości, demineralizacja kości

   renal o. krzywica nerkowa

   senile o. osteoporoza starcza

osteomatosis [ˌɔstiɔmæˈtousis] kostniaki mnogie, kostniakowatość

osteomyelitis [ˌɔstiəˌmaieˈlaitis] zapalenie szpiku

   h(a)emorrhagic o. = osteitis fibrosa cystica

   typhoid o. zapalenie szpiku durowe

osteomyelofibrosis [ˌɔstiəˌmaielɔfaiˈbrousis] zwłóknienie szpiku

osteomyelography [ˌɔstiəmaiəˈlɔgrəfi] badanie radiologiczne szpiku

osteon [ˈɔstiɔn] osteon, jednostka morfologiczna kości zbitej

osteo-odontoma [ˌɔstiɔˌɔdɔnˈtoumə] szkliwiak

osteopath ['ɔstiɔpəθ] osteopata, kręgarz
osteopathy [ɔsti'ɔpəθi] osteopatia, 1) choroba kości; 2) gałąź medycyny lecząca manipulacjami kręgów
  alimentary o. osteopatia wywołana niedoborami pokarmowymi
  diabetic o. osteopatia cukrzycowa
  h(a)emorrhagic infantile o. gnilec dziecięcy, choroba Möllera i Barlowa
  menopausal o. = **osteoporosis**
  neurodermic familial o. zespół Salviolego
  neurogenic o. osteopatia neurogenna
osteopenia [ɔstiɔ'pi:niə] osteopenia, zmniejszenie masy kości
osteoperiostitis [ɔstiɔ'periɔs'taitis] zapalenie kości i okostnej
osteopetrosis [ɔstiɔpe'trousis] choroba Albersa i Schönberga, marmurowatość kości
osteophony [ɔsti'ɔfəni] przewodnictwo kostne dźwięków
osteophyma [ɔstiɔ'faimə] wyrośle kostne, osteofit
osteophyte ['ɔstiɔfait] wyrośle kostne, osteofit
osteophytosis [ɔstiɔfai'tousis] tworzenie się osteofitów
osteoplasty ['ɔstiɔ plæsti] plastyka kości, operacja odtwórcza kości
osteopoikilosis [ɔstiɔpɔiki'lousis] = **osteopetrosis**
osteoporosis [ɔstiɔpɔ'rousis] zrzeszotnienie kości, osteoporoza
  circumscribed cranial o. zrzeszotnienie ograniczone czaszki
  menopausal o. osteoporoza menopauzalna
  postradiation o. osteoporoza popromienna
  senile o. osteoporoza starcza
osteoporotic [ɔstiɔpə'rɔtik] dotyczący osteoporozy
osteoradionecrosis [ɔstiɔ'reidiɔnek'rousis] martwica popromienna kości
osteorrhaphy [ɔsti'ɔrəfi] szew kości, operacyjne zespolenie złamanej kości
osteosarcoma [ɔstiɔsa:'koumə] kostniakomięsak
osteosclerosis [ɔstiɔskliɔ'rousis] stwardnienie kości
  congenital o. = **achondroplasia**
osteosclerotic [ɔstiɔskliɔ'rɔtik] odnoszący się do stwardnienia kości
osteosis [ɔsti'ousis] 1) choroba kości; 2) kostnienie
  cutaneous o. tworzenie się kości w skórze
  parathyroid o. = **osteitis fibrosa cystica**
  renal fibrocystic o. krzywica nerkowa
osteospongioma [ɔsti ɔspɔndʒi'oumə] kostniak gąbczasty

osteosteatoma [ɔstiɔstiɔ'toumə] tłuszczak lub kaszak z elementami kostnymi
osteosuture [ɔstiɔ'sju:tʃə] szew kości, drutowanie kości
osteosynovitis [ɔstiɔ sinɔ'vaitis] zapalenie błony maziowej i kości
osteosynthesis [ɔstiɔ'sinθesis] złączenie brzegów odłamów kości drutem, prętem lub przeszczepem
osteotomy [ɔsti'ɔtəmi] przecięcie lub nacięcie kości
  wedge o. wycięcie klina kości
osteotribe ['ɔstiɔtraib] miażdż kostny, obgryzacz
osteotrimmer ['ɔstiɔ trimə] łyżeczka stomatologiczna do kości
osteotrite ['ɔstiɔtrait] skrobaczka kostna
osteotrophy [ɔs'tiɔtrɔfi] odżywianie kości
ostia ['ɔstiɔ] ujścia
ostitis [ɔs'taitis] = **osteitis**
ostium ['ɔstiəm] ujście, otwór
  atrioventricular o. (left, right) ujście przedsionkowo-komorowe (lewe i prawe)
  cardiac o. ujście wpustowe przełyku
  o. primum otwór międzyprzedsionkowy pierwszy
  pyloric o. ujście odźwiernikowe
  o. secundum otwór międzyprzedsionkowy drugi
  ureteral o. ujście moczowodu
  urethral o. (external, internal) ujście cewki moczowej (zewnętrzne, wewnętrzne)
  o. of the uterus ujście macicy
  vaginal o. ujście pochwy
ot- [ɔt-], **oto-** [ɔtou-] w złożeniach oznacza związek z uchem
otalgia [ɔ'tældʒiə] ból ucha
  geniculate o. nerwoból zwoju kolankowego
  reflex o. ból ucha przenoszony z innego miejsca
otectomy [ɔ'tektəmi] wycięcie kosteczek słuchowych
oth(a)ematoma [ouθimə'toumə] krwiak małżowiny usznej
oth(a)emorrhagia [ouθemɔ'reidʒiə] krwotok z ucha
otiatria [outi'ætriə], **otiatrics** [outi'ætriks] otiatria
otic ['outik] uszny
otitic [ɔ'titik] odnoszący się do zapalenia ucha
otitis [ou'taitis] zapalenie ucha
  aviation o. zapalenie ucha środkowego lotników (dysbaryczne)
  catarrhal o. media zapalenie ucha środkowego nieżytowe

desquamative o. zapalenie ucha zewnętrznego złuszczające
external o. zapalenie ucha zewnętrznego
external h(a)emorrhagic o. krwotoczne zapalenie przewodu słuchowego zewnętrznego
internal o. zapalenie ucha wewnętrznego
labyrinthine o. = internal o.
o. media zapalenie ucha środkowego
secretory o. media przewlekłe wysiękowe zapalenie ucha środkowego
serous o. zapalenie ucha środkowego surowicze
suppurative o. media zapalenie ucha środkowego ropne
otoacariasis [ˈɔtɔˌækərˈaiesis] roztoczowe zapalenie ucha
otoantritis [ˌɔtɔænˈtraitis] zapalenie wyrostka sutkowatego
otoblennorrh(o)ea [ˌɔtɔˌblenəˈriːə] przewlekły wyciek ropny z ucha
otocleisis [ˌoutɔˈklaisis] 1) niedrożność trąbki słuchowej; 2) niedrożność zewnętrznego przewodu słuchowego
otoconia [ˌoutɔˈkouniə] otolity, kamyczki błędnikowe
otoencephalitis [ˌoutɔˌensefəˈlaitis] otogenne zapalenie mózgu
otogenous [ɔˈtɔdʒinəs] usznopochodny, otogenny
otolaryngologist [ˌɔtɔlærinˈgɔlɔdʒist] otolaryngolog
otolaryngology [ˌɔtɔlærinˈgɔlədʒi] otolaryngologia
otolith [ˈoutɔliθ] otolit, kamyczek błędnikowy, otokonium, statokonium
otologic [ˌoutɔˈlədʒik], **otological** [ˌoutɔˈlədʒikəl] otologiczny
otologist [ouˈtɔlədʒist] otolog
otology [ouˈtɔlədʒi] otologia
otomassage [ˌoutɔˈmæsaːʒ] masaż błony bębenkowej i kosteczek słuchowych falami dźwiękowymi lub wibracją
otonecrectomy [ˌoutɔnekˈrektəmi] usunięcie martwych tkanek z ucha
otoneuralgia [ˌoutɔnjuərˈældʒiə] nerwoból uszny
otopathy [ɔˈtɔpəθi] choroba ucha
otopharyngeal [ˌoutɔˌfærinˈdʒiːəl] uszno-gardłowy
otoplasty [ˈoutɔˌplæsti] operacja plastyczna ucha zewnętrznego
otopolypus [ˌoutɔˈpɔlipəs] polip uszny
otopyorrh(o)ea [ˌoutɔˌpaiɔˈriːə] ropotok uszny
otopyosis [ˌoutɔpaiˈousis] ropne zapalenie ucha

otorhinolaryngology [ˌɔtɔrainəˌlærinˈgɔlədʒi] otorynolaryngologia
otorhinology [ˌɔtɔraiˈnɔlədʒi] otorynologia
otorrhagia [ˌɔtɔˈreidʒiə] krwotok z ucha
otosalpinx [ˌoutɔˈsælpinks] trąbka słuchowa (Eustachiusza)
otosclerectomy [ˌoutɔskliərˈektəmi], **otoscleronectomy** [ˌoutɔskliərɔˈnektəmi] wycięcie sklerotycznych lub nieruchomych kosteczek słuchowych
otosclerosis [ˌoutɔskliəˈrousis] otoskleroza, wytwarzanie się gąbczastej kości wokół strzemiączka i okienka owalnego
otoscopy [ouˈtɔskəpi] wziernikowanie ucha, otoskopia
otosteon [outˈɔstiən] 1) kosteczka słuchowa; 2) otolit większych wymiarów
ototomy [ɔˈtɔtəmi] 1) nacięcie błony bębenkowej; 2) anatomia ucha
ototoxic [ˌoutɔˈtɔksik] ototoksyczny, uszkadzający ucho wewnętrzne działaniem toksycznym
ototoxicity [ˌoutɔtɔkˈsisiti] ototoksyczność
ouabain [ˈuəbəin] strofantyna G, uabaina
oulectomy [uːˈlektəmi] wycięcie brzegu dziąsła
oulitis [uːlaitis] zapalenie dziąseł
oulonitis [ˌuːlɔˈnaitis] zapalenie miazgi zębowej
ounce [auns] uncja
  apothecary o., troy o. uncja aptekarska = 31,103 g
  avoirdupois o. uncja handlowa = 28,35 g
outbreak [ˈautbreik] wybuch (choroby itp.)
outbred [ˈautbred] pochodzący z hodowli niekrewniaczej
outbreed [ˈautbriːd] hodować niekrewniaczo
outbreeding [ˈautˈbriːdiŋ] hodowla niekrewniacza, niewsobna
outfolding [ˈautfɔldiŋ] **of the sclera** sfałdowanie zewnętrzne twardówki
outgrowth [ˈautgrouθ] wyrośle (kości itp.)
outlay [ˈautlei] przeszczep na zewnętrzną powierzchnię kości
  epithelial o. epitelializacja rany nie zaszytej na głucho
outlet [ˈautlet] wylot, wyjście
outpatient [ˈautˌpeiʃənt] chory ambulatoryjny
  o. clinic, o. department poliklinika, ambulatorium
output [ˈautput] wydajność (ilość na jednostkę czasu)
  cardiac o. pojemność minutowa serca
  gastric acid o. wydajność wytwarzania soku żołądkowego

basal acid o. (BAO) podstawowe wydzielanie kwasu w żołądku
maximum acid o. (MAO) maksymalne wydzielanie kwasu w żołądku
peak acid o. (PAO) szczytowe wydzielanie kwasu w żołądku
urinary o. ilość moczu wydalonego w jednostce czasu (albo ilość danego składnika wydalonego z moczem)
ova ['ouvə] jaja, jajeczka
ovalbumin [,ouvəl'bjumin] albumina jaja kurzego
ovalocyte [ou'vələsait] owalna krwinka czerwona, eliptocyt
ovalocytosis [ou,vələsai'tousis] owalocytoza, niedokrwistość owalnokrwinkowa
ovarian [ou'vɛəriən] jajnikowy
ovariectomy [,ouvɛəri'ektəmi] wycięcie jajników
ovario- [ouvɛəriə-] w złożeniach oznacza jajnikowy
ovariocentesis [ou,vɛəriɔsen'ti:sis] nakłucie jajnika
ovariocyesis [ou,væriɔ,sai'i:sis] ciąża jajnikowa
ovariohysterectomy [ou,vɛəriɔhistər'ektəmi] wycięcie jajnika i macicy
ovariopexy [,ouvɛəriɔ'peksi] umocowanie jajnika
ovariorrhexis [ou,vɛəriə'reksis] pęknięcie jajnika
ovariosalpingectomy [ou,vɛəriɔ,salpiŋ'dʒektəmi] wycięcie jajnika i jajowodu
ovariostomy [,ouvɛəri'ɔstəmi] wytworzenie przetoki zewnętrznej torbieli jajnika
ovariotomy [ou,vɛəri'ɔtəmi] nacięcie jajnika
ovaritis [,ouvɛə'raitis] zapalenie jajników
ovary ['ouvəri] jajnik
  bipartite o. jajnik dwudzielny
  lobate o. jajnik płatowy
  mulberry o. jajnik morwowy (u szczurów otrzymujących wyciągi przedniego płata przysadki)
  polycystic o. jajnik wielotorbielkowy, jajnik wielopęcherzykowy, torbielowatość jajnika
oven [ʌvn] piec
  muff o. piec mufowy
over ['ouvə] nad, ponad
over the counter sale [,ouvə ðə 'kauntə seil] sprzedaż odręczna (leków)
overactive [,ouvər'æktiv] nadmiernie aktywny, nadmiernie ruchliwy
overactivity [,ouvəræk'tiviti] nadmierna aktywność, nadmierna ruchliwość (szczególnie u dzieci)
overbite ['ouvəbait] przodozgryz górny

overburden [,ouvə'bə:dn] przeciążać, nadmiernie obciążać
overcharge [,ouvə'tʃa:dʒ] przeciążać, przeładować
overcompensation [,ouvə,kɔmpen'seiʃən] wyrównanie nadmierne
overcorrection [,ouvəkə'rekʃən] nadmierna korekcja (wady wzroku)
overcrowd [,ouvə'kraud] przepełnić, zatłoczyć
overdosage ['ouvə'dousidʒ] przedawkowanie
overdose ['ouvə'dous] przedawkować
overeruption [,ouvəri'rʌpʃn] nadzgryz
overexcitation ['ouvəreksi'teiʃn] nadmierne pobudzenie
overexertion [,ouvərig'zə:ʃn] nadmierny wysiłek
overexpose [,ouvəriks'pous] prześwietlić (błonę fotograficzną)
overexpression [,ouvəriks'prəʃn] nadmierna ekspresja (genu)
overextension ['ouvəriks'tenʃn] przeprost, nadmierny wyprost
overfeed ['ouvə'fi:d] przekarmiać
overflow ['ouvəflou] przelewać się poza brzeg
overgrow ['ouvə'grou] przerastać, narastać pokrywając powierzchnię
overgrowth ['ouvə'grouθ] przerost, hipertrofia
overhang ['ouvəhæŋ] wystawać poza brzeg, nawisać (odnosi się zwłaszcza do protezy stomatologicznej)
overheat ['ouvə'hi:t] przegrzać
overhydration [,ouvəhai'dreiʃn] nadmierne nawodnienie
overlap ['ouvəlæp] nakładanie się dachówkowate, zachodzenie na siebie
  horizontal o. przodozgryz górny
  vertical o. nadzgryz
overlay ['ouvəlai] 1) nakładka (stom.); 2) nawarstwienie
  emotional o. nawarstwienie emocjonalne
  removable o. nakładka ruchoma
overload ['ouvə'loud] przeciążenie, przeładowanie
  atrial o. przeciążenie przedsionków
  ventricular o. przeciążenie komór
overloading ['ouvə'loudiŋ] przeciążenie
  diastolic o. przeciążenie rozkurczowe
  systolic o. przeciążenie skurczowe
overnutrition [,ouvərnju'triʃn] przekarmianie
overpenetration ['ouvərpeni'treiʃən] nadmierne przenikanie
overpopulation [,ouvə,pɔpju'leiʃn] przeludnienie

overproduction [ˌouvərprɔ'dʌkʃn] nadmierne wytwarzanie

overproductivity [ˌouvərprɔ'dəktiviti] nadmierna ekspresja objawów (*psych.*)

overprotection [ˌouvərprɔ'təkʃn] nadopiekuńczość

overriding [ˌouvə'raidiŋ] zachodzenie jednego odłamu złamanej kości na drugi

oversensitive [ˌouvə'sensitiv] nadwrażliwy

overshoot ['ouvə'ʃu:t] wyjść poza oczekiwaną granicę (o wyniku, wskazaniu aparatu itp.)

overstrain [ˌouvə'strein] nadmiernie obciążyć, przeciążyć

overstress [ˌouvə'stres] przeciążyć, obciążyć nadmiernie

overstrung [ˌouvə'strʌŋ] napięty emocjonalnie

overt ['ouvə:t] jawny, otwarty

over-the-counter ['ouvə-ðə-kauntə] odręczny (o sprzedaży leków)

overtoe ['ouvətou] paluch przykrywający palec sąsiedni

overtreat [ˌouvə'tri:t] leczyć nadmiernie

overuse ['ouvəju:z] nadużywać, stosować nadmiernie

overventilation [ˌouvəˌventi'leiʃən] hiperwentylacja

overweight [ˌouvə'weit] nadwaga, waga przewyższająca wagę prawidłową

ovi- ['ouvi-] w złożeniach oznacza jajo, jajowy

oviduct ['ouvidʌkt] jajowód

ovine ['ouvain] owczy

ovo- [ouvɔ-] w złożeniach oznacza jajo, jajowy

ovocyte ['ouvɔsait] = **oocyte**

ovogenesis [ˌouvɔ'dʒenisis] rozwój jaja, owogeneza

ovogonium [ˌouvɔ'gɔniəm] owogonium, komórka poprzedzająca owocyt

ovomucoid [ˌouvɔ'mju:koid] owomukoid

ovotestis [ˌouvɔ'testis] *ovotestis*, obojnaczy gruczoł płciowy

ovular ['ouvjulə] jajowy

ovulation [ˌouvju'leiʃn] owulacja, jajeczkowanie

  amenstrual o. owulacja bez miesiączki

  an(o)estrous o. owulacja bezrujowa (*wet.*)

  paracyclic o. owulacja występująca poza normalnym cyklem

ovulatory [ˌouvju'leitəri] odnoszący się do jajeczkowania

ovule ['ouvju:l] 1) jajeczko w pęcherzyku; 2) gruczoł szyjki macicy (Nabotha)

ovum ['ouvəm] jajo, jajeczko

  apoplectic o. jajo z krwawieniem wewnętrznym

  fertilized o. jajo zapłodnione

oxacillin [ɔ'ksæsilin] oksacylina

oxal(a)emia [ˌɔksə'li:miə] nadmiar szczawianów we krwi

oxalate ['ɔksəleit] szczawian

oxalic [ɔk'sælik] szczawiowy

oxalism ['ɔksəlizm] zatrucie kwasem szczawiowym

oxaloacetate [ˌɔksælɔ'æsitit] szczawiooctan

oxalosis [ˌɔksə'lousis] odkładanie się szczawianu wapnia w ustroju

oxaluria [ˌɔksə'ljuəriə] nadmierne wydalanie szczawianów z moczem

oxalyl ['ɔksəlil] grupa oksalylowa

oxalylurea [ˌɔksəlilju'riə] kwas parabanowy

oxidant ['ɔksidənt] utleniacz

oxidase ['ɔksideis] oksydaza

oxidation [ˌɔksi'deiʃən] utlenianie, oksydacja

  beta-o. beta-oksydacja, utlenianie węgla w pozycji beta kwasu tłuszczowego

  omega-o. omega-oksydacja, utlenianie ostatniego węgla kwasu tłuszczowego

  o-reduction oksydoredukcja

oxidative [ˌɔksi'deitiv] utleniający

oxide ['ɔksaid] tlenek

  acid o. tlenek kwaśny

  basic o. tlenek zasadowy

  indifferent o. tlenek obojętny

  neutral o. tlenek obojętny

oxidize ['ɔksidaiz] utleniać

oxidosis [ˌɔksi'dousis] kwasica

oxime ['ɔksim] oksym

oximeter [ɔ'ksimitə] oksymetr, przyrząd do oznaczania utlenowania krwi w tkance transiluminowanej

oxonium ion [ɔ'ksɔniəm aiɔn] jon oksoniowy

oxy- [ɔksi-] w złożeniach oznacza tlen, kwas, kwaśny, ostry

oxybiotin [ˌɔksi'baiɔtin] oksybiotyna, antymetabolit biotyny

oxybutyric [ˌɔksibju'tirik] oksymasłowy

oxycellulose [ˌɔksi'seljulous] oksyceluloza

oxycephalia [ˌɔksise'fæliə] wieżogłowie, stożkogłowie

oxycephaly [ˌɔksi'sefəli] wieżogłowie, stożkogłowie, oksycefalia

oxydase ['ɔksideiz] oksydaza

oxygen ['ɔksidʒən] tlen

  o. debt dług tlenowy, ilość tlenu ponad ilość dostarczaną potrzebną kurczącemu się mięśniowi

  alactacid o. debt bezmleczanowy dług tlenowy

  lactacid o. debt mleczanowy dług tlenowy

  o. deficit głód tlenowy

  heavy o. ciężki tlen, izotop ^{18}O

  high pressure o. tlen hiperbaryczny

hyperbaric o. tlen pod wysokim ciśnieniem do leczenia nasycaniem ustroju tlenem
molecular o. tlen cząsteczkowy, O_2
singlet o. pojedynczy atom tlenu, tlen pobudzony, tlen *in statu nascendi*
o. supply dopływ tlenu
o. uptake zużycie tlenu, wychwyt tlenu
oxygenase ['ɔksidʒineis] oksygenaza
oxygenate [ɔk'sidʒineit] natlenować, nasysić tlenem
oxygenation [ɔk͵sidʒi'neiʃən] natlenowanie, nasycenie tlenem
apn(o)eic o. oddychanie przez dyfuzję tlenu
hyperbaric o. nasycenie ustroju tlenem pod wysokim ciśnieniem
oxygenic [͵ɔksi'dʒenik] tlenowy, zawierający tlen
oxygenize ['ɔksidʒenaiz] utleniać
oxyh(a)emoglobin [͵ɔksihi:mɔ'gloubin] oksyhemoglobina
oxyheme ['ɔksihi:m] hematyna
oxymyoglobin [͵ɔksimaiɔ'gloubin] oksymioglobina
oxyneurine [͵ɔksi'njuərin] oksyneuryna, betaina
oxyntic [ɔk'sintik] tworzący kwas, zakwaszający
oxyphil ['ɔksifil] leukocyt kwasochłonny, eozynofil

oxyphilic [͵ɔksi'filik], **oxyphilous** [ɔ'ksifiləs] kwasochłonny
oxytetracycline [͵ɔksitetrə'siklin, ͵ɔksitetrə'saiklin] oksytetracyklina
oxytocia [͵ɔksi'tɔʃiə] poród nagły
oxytocic [͵ɔksi'tɔsik] przyspieszający poród
oxytocin [͵ɔksi'tɔsin] oksytocyna
oxyuria [͵ɔksi'juəriə] owsica
oxyuriasis [͵ɔksijuə'raiəsis] owsica
oxyuricide [͵ɔksi'juərisaid] owsikobójczy
oxyurid [͵ɔksi'juərid] owsik
oxyurifuge [͵ɔksi'juərifjudʒ] owsikobójczy (środek)
Oxyuris [͵ɔksi'juəris] rodzaj obleńców
O. vermicularis owsik
oz(a)ena [ou'zi:nə] 1) cuchnący nieżyt nosa; 2) cuchnąca wydzielina z nosa
oz(a)enous ['ɔzi:nəs] dotyczący ozeny
ozone ['ouzoun] ozon
ozonide ['ouzɔnaid] ozonek
ozonize ['ouzɔnaiz] ozonować, nasycać ozonem
ozonolysis [͵ouzɔnɔ'lisis] rozbijanie ozonem podwójnych wiązań kwasów tłuszczowych
ozonometer [͵ouzɔ'nɔmitə] ozonometr, przyrząd oznaczający zawartość ozonu
ozonotherapy [͵ouzɔnə'θerəpi] leczenie ozonem

P

pacchionian bodies [pæki'ouniən 'bɔdiz] ziarnistości pajęczynówki
pace [peis] 1) krok; 2) kroczyć
pacefollower [,peis'fɔlɔwə] komórka reagująca na bodziec z rozrusznika
pacemaker ['peis,meikə] 1) rozrusznik, regulator rytmicznej czynności; 2) czynnik regulujący tempo reakcji chemicznej
  artificial p. rozrusznik sztuczny, sztuczny stymulator serca
  cardiac p. rozrusznik sercowy (naturalny lub sztuczny)
  catheter p. rozrusznik cewnikowy
  ectopic p. rozrusznik ektopowy, każdy rozrusznik serca poza węzłem zatokowym
  external p. rozrusznik zewnętrzny serca (z elektrodami na klatce piersiowej)
  fixed-rate p. rozrusznik o stałym rytmie
  heart p. rozrusznik sercowy (naturalny)
  intracavitary p. rozrusznik wewnątrzjamowy, rozrusznik wewnątrzsercowy
  on demand p. rozrusznik o zmiennym rytmie („na żądanie")
  shifting p. rozrusznik wędrujący
  wandering p. rozrusznik wędrujący (przesuwanie się rozrusznika w obrębie węzła zatokowego lub z niego do węzła przedsionkowo-komorowego)
pach- [pæk-], **pachy-** [pæki-] w złożeniach oznacza: twardy, gruby, zgrubiały
pachycephalia [,pækisəf'æliə], **pachycephaly** [,pæki'sefəli] grubogłowie, zgrubienie kości czaszki
pachycheilia [,pæki'kailiə], **pachychilia** [,pæki'kailiə] zgrubienie warg
pachycholia [,pæki'kouliə] zagęszczenie żółci
pachyderma [,pæki'də:mə], **pachydermia** [,pæki'də:miə] zgrubienie skóry
  p. of the larynx modzelowatość krtani
  lymphangiectatic p. zgrubienie skóry w obrzęku limfatycznym przewlekłym
  oral p. = dysplasia, familial white folded

verrucous p. brodawkowate zgrubienie skóry w obrzęku limfatycznym
pachydermatosis [,pæki,də:mə'tousis] zgrubienie skóry
pachydermic [,pæki'də:mik] mający zgrubiałą skórę
pachygyria [,pæki'dʒairiə] grubość zakrętów kory mózgowej
pachyhymenia [,pækihai'mi:niə] zgrubienie błony dziewiczej
pachymeningitis [,pæki,menin'dʒaitis] zapalenie opony twardej
pachyonychia [,pækiɔ'nikiə] zgrubienie paznokci
pachyostosis [,pækiɔs'tousis] zgrubienie kości
pachypleuritis [,pækipluə'raitis] zapalenie opłucnej z jej zgrubieniem
pachysalpingitis [,pæki,sælpin'dʒaitis] zapalenie jajowodu z jego zgrubieniem, zapalenie miąższowe jajowodu
pachysalpingo-ovaritis [,pæki,ælpiŋgo-ouvɛə'raitis] zapalenie miąższowe przydatków
pacing ['peisiŋ] rytmiczna impulsacja serca
  artificial p. stymulacja sztuczna serca, elektrostymulacja serca
  atrial p. elektrostymulacja przedsionków
  endocardial p. elektrostymulacja wewnątrzsercowa
  epicardial p. elektrostymulacja nasierdziowa
  intracavitary p. elektrostymulacja wewnątrzjamowa serca
  overdrive p. elektrostymulacja ze zwiększoną częstością impulsów
  sequential p. stymulacja kolejno przedsionków i komór
  trans(o)esophageal p. elektrostymulacja przezprzełykowa
  ventricular p. elektrostymulacja komór
pacinian [pə'siniən] odnoszący się do ciałek Paciniego (Vatera-Paciniego)

pack [pæk] 1) tampon; 2) opatrunek w stomatologii; 3) tamponować; 4) zawijać, owijać, kocować; 5) pakować
  cold p. owijanie w zimne mokre prześcieradło
  dry p. owijanie w suchy ciepły koc
  full p. owijanie całego ciała, kocowanie całego ciała
  half p. owijanie lub kocowanie połowy ciała
  hot p. owijanie w prześcieradło zanurzone w gorącej wodzie
  hot bath p. kocowanie po gorącej kąpieli
  hot blanket p. owijanie w gorący suchy koc
  ice p. miejscowe stosowanie okładu z lodu
  rectal p. tampon odbytniczy
  vaginal p. tampon pochwowy
  wet p. owijanie w mokre prześcieradło
package ['pækidʒ] 1) opakowanie; 2) pakować
  p. for institutional use opakowanie szpitalne (leku)
  p. of 10 tablets opakowanie zawierające 10 tabletek
packer ['pækə] 1) szczypce do wkładania tamponów; 2) upychadło (*stom.*)
packing ['pækiŋ] 1) tamponada; 2) tampon; 3) kocowanie; 4) upychanie
  denture p. upychanie materiału na podstawę protezy w formie
  nasal p. (anterior, posterior) tamponada nosa (przednia, tylna)
  postnasal p. tamponada tylna nosa
  vaginal p. tamponada pochwy
pad [pæd] 1) poduszeczka łapy; 2) podściółka, podkładka; 3) podkładać
  abdominal p. duży absorpcyjny opatrunek na brzuch po laparotomii
  dinner p. podkładka na nadbrzusze przed założeniem opatrunku gipsowego
  gauze p. gazik, tampon z gazy
  retromolar p. poduszeczka tłuszczowa zatrzonowcowa
  sucking p., suctorial p. poduszeczka tłuszczowa policzka
padded ['pædid] wyściełany
  p. cell cela z wyściełanymi ścianami
p(a)ed- [pi:d-] w złożeniach oznacza dziecko, dziecięcy
p(a)ediatric [ˌpi:di'ætrik] pediatryczny
p(a)ediatrician [ˌpi:diə'triʃən] lekarz chorób dzieci
p(a)ediatrics [ˌpi:di'ætriks] pediatria
p(a)ediatrist [ˌpi:di'ætrist] pediatra
pediatry ['pi:diˌætri] pediatria
p(a)edonosology [ˌpi:dɔnɔ'sɔlədʒi] nauka o chorobach dzieci

p(a)edophilia [ˌpi:dɔ'filiə] pedofilia, pociąg seksualny do dzieci
pain [pein] ból
  aching p. ból tępy, pobolewanie
  acute p. ból ostry
  after p. ból poporodowy
  agonizing p. ból niezwykle silny
  anginal p. ból dusznicowy, ból dławicowy
  boring p. ból świdrujący
  burning p. ból piekący
  continuous p. ból stały, ból ciągły
  cramplike p. ból kurczowy
  crushing p. = anginal p.
  darting p. ból przeszywający
  delayed p. ból późny
  dream p. ból we śnie
  dull p. ból tępy
  epigastric p. ból nadbrzusza
  excruciating p. ból rozdzierający
  fixed p. ból utrwalony
  flank p. ból w boku
  fulgurating p. ból piorunujący
  generalized p. ból uogólniony
  girdle p. ból opasujący, ból obręczowy
  gnawing p. ból drący, darcie
  gouty p. ból dnawy
  grinding p. ból periodycznie nasilający się
  gripping p. ból ściskający, ból dławiący
  heterotopic p. ból przeniesiony
  homotopic p. ból miejscowy, ból w miejscu urazu
  insufferable b. ból nie do zniesienia
  intermenstrual p. ból międzymiesiączkowy
  p. killer lek przeciwbólowy (*pot.*)
  lancinating p. ból przeszywający
  lightning p. ból strzelający, ból błyskawiczny
  low back p. ból lędźwiowo-krzyżowy
  menstrual p. ból miesiączkowy
  mensual p. ból miesiączkowy
  middle p. ból międzymiesiączkowy
  nocturnal p. ból nocny
  noise p. ból wywołany hałasem
  p. on swallowing ból przy połykaniu
  osteocopic p. ból kostny
  phantom limb p. ból fantomowy
  piercing p. ból przeszywający
  postextraction p. ból po ekstrakcji zęba
  postoperative p. ból pooperacyjny
  postprandial p. ból po jedzeniu
  precordial p. ból przedsercowy
  pulsating p. ból tętniący, ból pulsujący
  radiating p. ból promieniujący
  rebound p. ból z odbicia (objaw Blumberga)
  referred p. ból przeniesiony, ból z oddali
  reflex p. = referred p.
  p. reliever środek uśmierzający ból

rest p. ból spoczynkowy
retrosternal p. ból zamostkowy
sharp p. ból ostry
shifting p. ból wędrujący, ból przenoszący
się
shooting p. ból strzelający, ból przeszywający
stabbing p. ból kłujący
tearing p. ból rozdzierający
terebrating p. ból świdrujący
thalamic p. ból wzgórzowy
p. threshold próg bólu
throbbing p. ból tętniący
wandering p. ból wędrujący
pains [peinz] bóle (zwł. porodowe)
bearing-down p. bóle parte
dilating p. bóle okresu rozwierania ujścia
expulsive p. bóle parte
false labo(u)r p. bóle porodowe przedwczesne
growing p. bóle wzrostowe, bóle okresu
wzrostu ustroju
labo(u)r p. bóle porodowe
premonitory p. bóle porodowe przepowiadające
post partum p. bóle poporodowe
post parturition p. bóle poporodowe
pain-free ['pein'fri:] niebolesny
painful ['peinful] bolesny
painfulness ['peinfulnis] bolesność
painless ['peinlis] bezbolesny
paint [peint] malować, nakładać pędzlem
roztwór na skórę
paint [peint] 1) farba; 2) roztwór do pędz-
lowania; 3) pędzlować
carbol-fuchsin p. roztwór Castellaniego do
leczenia powierzchownej grzybicy skóry
pair [pɛə] 1) para, dwoje; 2) parzyć się; 3)
tworzyć parę
palatal ['pælətl] podniebienny
palate ['pælət] podniebienie
cleft p. rozszczep podniebienia
falling p. opadanie języczka
Gothic p. podniebienie gotyckie, podniebienie wysokie i ostro sklepione
hard p. podniebienie twarde
high-arched p. podniebienie gotyckie
ogival p. podniebienie gotyckie
pendulous p. podniebienie miękkie zwisające
soft p. podniebienie miękkie
palatine ['pælətain] podniebienny
palatognathous [,pælə'tɔnəθəs] mający rozszczep podniebienia
palatolalia [,pælətɔ'læliə] zaburzenia mowy
w rozszczepie podniebienia
palatophonia [,pælətɔ'founiə] = **palatolalia**

palatoplasty [,pælətɔ'plæsti] plastyka podniebienia
palatoplegia [,pælətɔ'pli:dʒiə] porażenie
podniebienia miękkiego
palatoptosis [,pælətɔ'ptousis] opadanie podniebienia miękkiego
palatorrhaphy [,pælə'tɔrəfi] zeszycie rozszczepu podniebienia
palatoschisis [,pælə'tɔskisis] rozszczep podniebienia
pale [peil] 1) blady; 2) blednąć
paleocortex [,pæliə'kɔ:təks] dawna kora
paleostriatum [,pæliɔstr'aiətəm] stare prążkowie, gałka blada
palikinesia [,pælikin'i:siə] mimowolne powtarzanie ruchów
palilalia [,pæli'læliə] mimowolne powtarzanie słów lub zdań
palingraphia [,pælin'grəfiə] powtarzanie mimowolne słów w piśmie
palinopsia [,pælin'oupsiə] nawracające obra-
zy widzianych rzeczy
palisade ['pæliseid] palisada
p. arrangement układ palisadowaty (komórek itp.)
palladium [pæ'lædiəm] pallad, Pd (*chem.*)
pall(a)esthesia [,pæles'θi:ziə] czucie wibracji
pallan(a)esthesia [,pælænes'θi:ziə] brak czucia wibracji
pallial ['pæliəl] płaszczowy, odnoszący się do
kory mózgu
palliate ['pælieit] uśmierzać, łagodzić, usuwać dolegliwości częściowo
palliation [,pæli'eiʃn] łagodzenie, uśmierzanie
palliative ['pæliətiv] paliatywny, łagodzący
pallid ['pælid] blady
pallidal ['pælidəl] palidalny, odnoszący się
do gałki bladej
progressive p. degeneration postępujące
zwyrodnienie gałki bladej
pallidectomy [,pælid'ektəmi] zniszczenie gałki bladej, palidektomia
pallidoamygdalectomy [,pælidɔ,æmigdəl-
'ektəmi] zniszczenie gałki bladej i jądra
migdałowatego
pallidotomy [,pæli'dɔtəmi] zniszczenie gałki
bladej
pallidum ['pælidəm] gałka blada
pallium ['pæliəm] płaszcz, kora mózgowa
z niżej leżącą substancją białą
pallor ['pælə] bladość
palm [pa:m] 1) dłoń; 2) palma
liver p. rumień kłębu i kłębika w żółtaczce
palmae plicatae ['pælmə pli'kætə] fałdy pochwy
palmar ['pælmə] dłoniowy

palmitate [ˈpælmiteit] palmitynian, sól kwasu palmitynowego

palmitic [ˈpælmitik] palmitynowy

palmitin [ˈpælmitin] palmityna, ester glicerynowy kwasu palmitynowego

palpable [ˈpælpəbl] macalny

palpate [ˈpælpeit] obmacywać, macać

palpation [pælˈpeiʃn] obmacywanie, macanie

  light-touch p. obmacywanie powierzchniowe

palpebra [ˈpælpibrə] powieka

palpebral [ˈpælpibræl] powiekowy

palpebritis [ˌpælpiˈbraitis] zapalenie powiek

palpitation [ˌpælpiˈteiʃən] mocne bicie serca, kołatanie, palpitacja

palsy [ˈpɔːlzi] porażenie

  Bell's p. samoistne porażenie nerwu twarzowego

  birth p. dziecięce porażenie mózgowe

  brachial birth p. porażenie splotu barkowego porodowe

  bulbar p. porażenie opuszkowe

  cerebral p. porażenie mózgowe

  craft p. kurcz zawodowy (np. kurcz pisarski)

  creeping p. postępujący zanik mięśni

  crutch p. porażenie splotu barkowego wskutek ucisku kulą pachową

  diver's p. udar kesonowy, zator gazowy przy dekompresji

  facial p. porażenie nerwu twarzowego

  facial p., volitional niedowład nerwu twarzowego przy ruchach dowolnych

  infantile cerebral p. dziecięce porażenie mózgowe

  lead p. porażenie nerwu w ołowicy

  mercurial p. porażenie nerwu w zatruciu rtęcią

  night p. niedowład kończyn po obudzeniu się (zwykle w porażeniu napadowym)

  posticus p. porażenie mięśnia tarczowo-nalewkowego tylnego

  pressure p. porażenie uciskowe nerwu

  printer's p. porażenie nerwu promieniowego w ołowicy drukarzy

  progressive supranuclear p. postępujące porażenie nadjądrowe

  scrivener p. kurcz pisarski

  shaking p. drżączka poraźna, choroba Parkinsona

  trembling p. = shaking p.

  wasting p. postępujący zanik mięśni

paludal [pəˈljuːdəl] 1) malaryczny, zimniczy; 2) bagnisty

paludism [ˈpæljudizm] malaria, zimnica

pan- [pæn-] w złożeniach oznacza: ogólny, wszystko, całość

panacea [ˌpænəˈsiːə] panaceum, lek na wszystko

panagglutination [ˌpænəglutiˈneiʃn] panaglutynacja

panangitis [ˌpænəndʒiˈaitis] uogólnione zapalenie naczyń

panaris [pəˈnæris] zastrzał, zanokcica

panatrophy [pænˈætrəfi] 1) zanik uogólniony ustroju; 2) zanik wszystkich części danej struktury anatomicznej

  p. of Gowers zanik skórno-mięśniowy ograniczony

pancarditis [ˈpænkaːˈdaitis] zapalenie całego serca (wszystkich jego warstw)

pancolectomy [ˌpænkɔlˈektəmi] wycięcie całej okrężnicy, pankolektomia

pancreas [ˈpæŋkriəs] trzustka

  annular p. trzustka pierścieniowata

  bifid p. trzustka dwudzielna

  cystic fibrosis of the p. mukowiscydoza

  divided p. trzustka dwudzielna

  polycystic p. trzustka torbielkowata

pancreatectomy [ˌpæŋkriətˈektəmi] wycięcie trzustki

pancreatic [ˌpæŋkriˈætik] trzustkowy

  p. cyst torbiel trzustki

  p. steatonecrosis martwica tłuszczowa ostra trzustki

pancreaticocholecystostomy [ˌpæŋkriˌətikɔ-kɔlisisˈtɔstəmi] zespolenie pęcherzyka żółciowego z przetoką trzustkową

pancreaticoduodenectomy [ˌpæŋkriˈætikɔ-djuɔdinˈektəmi] wycięcie trzustki i dwunastnicy

pancreaticoduodenostomy [ˌpæŋkriˈætikɔ-djuɔdiˈnɔstəmi] zespolenie trzustkowo-dwunastnicze

pancreaticoenterostomy [ˌpæŋkriˈætikɔen-tərˈɔstəmi] zespolenie trzustkowo-jelitowe

pancreaticogastrostomy [ˌpæŋkriˈætikɔ-gæstˈrɔstəmi] zespolenie trzustkowo-żołądkowe

pancreaticojejunostomy [ˌpæŋkriˈætikɔˌdʒi-dʒjuˈnɔstəmi] zespolenie trzustkowo-czcze

pancreatin [ˈpæŋkriətin] pankreatyna

pancreatitis [ˌpæŋkriəˈtaitis] zapalenie trzustki

  acute h(a)emorrhagic p. zapalenie trzustki ostre krwotoczne

  chronic calculous p. zapalenie trzustki przewlekłe kamicze

  interstitial p. zapalenie trzustki śródmiąższowe

  purulent p. zapalenie trzustki ropne

pancreatocholangiography [ˌpæŋkriˈætɔkɔ-læŋdʒiˈɔgrəfi] pankreatocholangiografia

  retrograde ch. pankreatocholangiografia wsteczna

pancreatoduodenostomy [ˌpæŋkri'ætɔdjuɔ-din'ɔstəmi] zespolenie trzustkowo-dwuna-stnicze

pancreatogenous [ˌpæŋkriæ'tɔdʒinəs] trzust-kopochodny

pancreatography [ˌpæŋkriə'tɔgrəfi] pankrea-tografia (*rtg*)

pancreatolithiasis [ˌpæŋkri͵ætɔliθ'aiesis] ka-mica trzustki

pancreatolithotomy [ˌpæŋkri͵ætɔliθ'ɔtəmi] wycięcie kamieni trzustkowych

pancreatolysis [ˌpæŋkriæ'tɔlisis] samostra-wienie się trzustki

pancreatotomy [ˌpæŋkriə'tɔtəmi] nacięcie trzustki

pancreoprivic [ˌpæŋkriə'privik] pozbawiony trzustki

pancreozymin [ˌpæŋkriə'zaimin] pankreozy-mina

pancytolysis [ˌpænsaitɔ'lisis] rozpad krwinek

pancytopenia [ˌpænsaitɔ'pi:niə] niedokrwis-tość aplastyczna

pandemic [pæn'demik] 1) pandemia; 2) pan-demiczny

panel [pænl] 1) zespół dyskutantów; 2) lista lekarzy państwowej służby zdrowia (w W. Brytanii)
  p.-doctor lekarz ubezpieczalni
  p.-patient chory ubezpieczony
  p. practice praktyka lekarska w społecznej służbie zdrowia
  p. of standard erythrocytes zestaw krwinek wzorcowych

panendoscope [pæn'endɔskoup] wziernik skośny pęcherzowy, cystoskop McCar-thy'ego

pang [pæŋ] nagły ostry ból
  breast p. ból wieńcowy

panglossia [pæn'glɔsiə] gadatliwość patolo-giczna

panhypopituitarism [pæn͵haipɔpi'tjuitærism] uogólniony niedobór hormonów przysa-dki

panhysterectomy [ˌpænhistə'rektəmi] wycię-cie radykalne macicy

panhysterocolpectomy [pæn͵histərɔkɔlp'ek-təmi] wycięcie macicy z pochwą doszczęt-ne

panhysterosalpingectomy [pæn͵histərɔ͵sæl-pin'dʒektəmi] wycięcie macicy z jajowo-dem doszczętne

panic ['pænik] panika

panleucopenia [ˌpænljukɔ'pi:niə] panleuko-penia, leukocytopenia

panmyelophthisis [pæn͵maiəlɔ'fθisis] aplazja szpiku

panniculitis [ˌpænikju'laitis] zapalenie tkan-ki podskórnej

nodular non-suppurative p. nie ropiejące guzkowe zapalenie tkanki podskórnej, choroba Webera i Christiana

panniculus [pæ'nikjuləs] warstwa tkanki
  p. adiposus podściółka tłuszczowa
  p. carnosus warstwa mięśni podskórnych

pannus ['pænəs] łuszczka rogówki
  rheumatoid p. łuszczka reumatoidalna (w stawie)
  trachomatous p. łuszczka jaglicza

panophthalmia [ˌpænɔf'θælmiə] zapalenie całej gałki ocznej

panphobia [pæn'foubiə] fobia wszystkiego, lęk przed wszystkim

pansinusitis [ˌpænsainju'saitis] zapalenie wszystkich zatok nosa

pansystolic [ˌpænsis'tɔlik] holosystoliczny, trwający przez cały okres skurcz komór

pant [pænt] dyszeć, szybko i głęboko od-dychać

pantaphobia [ˌpæntə'foubiə] brak lęku

pantetheine [ˌpæntə'θii:n] czynnik *Lactoba-cillus casei*, panteteina

pantograph ['pæntɔgra:f] pantograf

pantothenate [ˌpæntɔ'θineit] pantotenian

pantotropic [ˌpæntɔ'trɔpik] mający powino-wactwo do wszystkich tkanek

pap [pæp] miękka papkowata strawa

papain [pə'pəin] papaina

papaverine [pæ'pəvərin] papaweryna

paper ['peipə] 1) papier; 2) praca publikowa-na, referat; 3) bibuła
  absorption p. bibuła odtłuszczona
  alkanin p. papierek alkaninowy (testowy)
  articulating p. kalka zgryzowa (*stom.*)
  azolitmin p. papierek azolitminowy
  biuret p. papierek biuretowy (zanurzony w biurecie)
  Congo red p. papierek testowy zanurzony w czerwieni Kongo
  filter p. bibuła filtracyjna
  indicator p. papierek wskaźnikowy
  litmus p. papierek lakmusowy
  occluding p. kalka zgryzowa (*stom.*)
  paraffin p. papier nasycony parafiną
  sensitized p. papier światłoczuły
  test p. papierek testowy, papierek odczyn-nikowy nasycony związkiem reagują-cym zmianą barwy na zmianę odczynu
  tissue p. bibułka
  wax p. papier woskowany

papilla [pə'pilə] brodawka
  bile p. brodawka dwunastnicy większa
  circumvallate p. brodawka okalająca języka
  p. clavata brodawka grzybowata języka
  conic p., conical p. brodawka stożkowata języka
  dental p., dentinal p. brodawka zęba

dermal p. brodawka warstwy właściwej skóry
filiform p. brodawka nitkowata języka
foliate p. brodawka liściasta języka
fungiform p. brodawka grzybowata języka
gingival p. brodawka dziąsłowa
gustatory p. brodawka smakowa
hair p. brodawka włosa
incisive p. brodawka przysieczna
interdental p. brodawka międzyzębowa
lacrimal p. brodawka łzowa
lenticular p. brodawka soczewkowata języka
major duodenal p. brodawka dwunastnicy większa
mammary p. brodawka sutkowa
minor duodenal p. brodawka dwunastnicy mniejsza
optic p. tarcza nerwu wzrokowego
renal p. brodawka nerkowa
papillary [pə'piləri] brodawkowy
p. muscles mięśnie brodawkowe
p. stasis obrzęk tarczy nerwu wzrokowego
papillectomy [ˌpæpi'lektəmi] wycięcie brodawki
papillitis [ˌpæpi'laitis] zapalenie brodawki nerkowej
necrotizing p. martwica brodawek nerkowych
papillocarcinoma [pəˌpiləka:si'noumə] rak brodawczakowaty
papill(o)edema [ˌpæpili'di:mə] tarcza zastoinowa
papilloma [ˌpæpi'loumə] brodawczak
p. acuminatum kłykcina kończysta
bronchial p. brodawczak oskrzeli
diffuse p. brodawczakowatość
cylindrical cell p. brodawczak miękki
duct p. brodawczak wewnątrzprzewodowy
fibroepithelial p. brodawczak włóknistonabłonkowy
hard p. brodawczak twardy
intraductal p. brodawczak wewnątrzprzewodowy
laryngeal p. brodawczak krtani
pedunculated p. brodawczak uszypułowany
soft p. brodawczak miękki
spinocellular p. brodawczak kolczystokomórkowy
tropical inguinal p. brodawczak pachwinowy tropikalny
villous p. brodawczak kosmkowy
papillomatosis [ˌpæpiˌləmæ'tousis] brodawczakowatość
papillomatous [ˌpæpilə'mætəs] brodawczakowaty

papillomavirus [ˌpæpiloumə'vairəs] papillomawirus, rodzaj wirusa wywołującego brodawczaki
papilloretinitis [ˌpæpiləˌreti'naitis] zapalenie tarczy nerwu wzrokowego i siatkówki
papovavirus [ˌpæpouvə'vairəs] papowawirus, grupa wirusów papowa
pappy [pæpi] papkowaty
papula ['pæpjulə] grudka (dermat.)
papular ['pæpjulə] grudkowaty
papule ['pæpjul] grudka (dermat.)
follicular p. grudka przymieszkowa
moist p. kłykcina płaska, lepież płaski
mucous p. = **moist p.**
papulopustular [ˌpæpjulə'pʌstjulə] grudkowo-krostkowy
papulopustule [ˌpæpjulə'pʌstjul] grudka z krostką
papulovesicular [ˌpæpjuləve'sikjulə] grudkowo-pęcherzykowy
papyraceous [ˌpæpi'reiʃəs] pergaminowy
par- [pa:-], **para-** ['pærə-] w złożeniach oznacza: przy, obok, nieprawidłowy
para ['pærə] rodząca kolejny raz
para-appendicitis [ˌpærəˌæpendi'saitis] zapalenie okołowyrostkowe
parabiosis [ˌpærəbai'ousis] 1) parabioza, współżycie dwu ustrojów mających wspólne niektóre funkcje życiowe; 2) przejściowe zniesienie przewodzenia w nerwie
paracanthoma [ˌpærəkæn'θoumə] rak kolczystokomórkowy
paracanthosis [ˌpærəkæn'θousis] rozrost warstwy komórek kolczystych
paracentesis [ˌpærəsen'ti:sis] przekłucie, nakłucie, paracenteza
abdominal p. nakłucie jamy brzusznej
paracentral [ˌpærə'sentrəl] przyśrodkowy, leżący przy środku
parachordal [ˌpærə'kɔdəl] przystrunowy
parachromatopsia [ˌpærəkrɔmæ'tɔpsiə] widzenie tylko dwu barw
paracolpitis [ˌpærəkɔl'paitis] zapalenie przypochwowe
phlegmonous p. ropowica przypochwowa
paracyesis [ˌpærəsai'i:sis] ciąża pozamaciczna
paracystitis [ˌpærəsis'taitis] zapalenie okołopęcherzowe
paracystium [ˌpærə'sistiəm] tkanki okołopęcherzowe
paradental [ˌpærə'dentl] okołozębowy, przyzębowy
paradentitis [ˌpærəden'taitis] zapalenie tkanki przyzębia
paradentium [ˌpærə'denʃiəm] przyzębie
paradentosis [ˌpærəden'tousis] przyzębica, paradontoza

paradidymis [ˌpærə'didimis] przyjądrze
paradidymitis [ˌpærəˌdidi'maitis] zapalenie przyjądrza
paradontium [ˌpærə'dɔnʃiəm] przyzębie
paradontosis [ˌpærədɔn'tousis] przyzębica
par(a)esthesia [ˌpæres'θi:ziə] parestezja, samoistnie występujące wrażenie czuciowe
paraffin ['pærəfin] parafina
  hard p. parafina twarda
  liquid p. parafina płynna, olej parafinowy
  liquid light p. olej wazelinowy
  soft white p. wazelina biała
  soft yellow p. wazelina żółta
paraffinoma [ˌpærəfi'noumə] ziarniniak tłuszczowy
paraganglia [ˌpærə'gæŋgliə] przyzwojaki, ciałka przyzwojowe
paraganglioma [ˌpærəˌgæŋgli'oumə] przyzwojak, nerwiak przyzwojowy
  chromaffin p. nerwiak przyzwojowy chromochłonny
  non-chromaffin p. nerwiak przyzwojowy niechromochłonny
paraganglion [ˌpærə'gæŋgliən] ciałko przyzwojowe
  aortic lumbar p. ciałko przyzwojowe aorty lędźwiowej
  parasympathetic p. ciałko przyzwojowe przywspółczulne
  supracardiac p. ciałko przyzwojowe nadsercowe
  suprarenal p. ciałko przyzwojowe nadnerczowe
  sympathetic p. ciałko przyzwojowe współczulne
parageusia [ˌpærə'dʒu:siə] opaczne odczuwanie smaku
paragglutination [ˌpærəˌgluti'neiʃn] aglutynacja krzyżowa
paragomphosis [ˌpærəˌgɔm'fousis] uwięźnięcie główki płodu w wąskim kanale porodowym
paragonimiasis [ˌpærəˌgɔnim'aiesis] paragonimoza, zakażenie przywrą z rodzaju *Paragonimus*
paragraphia [ˌpærə'græfiə] 1) paragrafia, pisanie opaczne z używaniem niewłaściwych słów; 2) niezdolność pisania pod dyktando
parahepatitis [ˌpærəˌhepə'taitis] zapalenie okołowątrobowe
parainfection [ˌpærəin'fekʃən] zakażenie rzekome (niezakaźna choroba o przebiegu podobnym do zakażenia)
parainfluenza [ˌpærəinflu'enzə] parainfluenca, grypa rzekoma
parakeratosis [ˌpærəkerə'tousis] parakeratoza, niepełne rogowacenie naskórka

p. psoriasiformis złuszczanie łuszczycowate
p. variegata parapsoriaza, przyłuszczyca liszajowata
paralalia [ˌpærə'læliə] zaburzenia mowy z podstawianiem lub przekręcaniem segmentów mowy
paraldehyde [pə'rældihaid] paraldehyd
paralexia [ˌpærə'leksiə] paraleksja, czytanie z podstawianiem niewłaściwych słów na miejsce właściwych
parallelism ['pærələlizm] równoległość
paralyse ['pærəlaiz] paraliżować, porażać
paralysis [pə'rælisis] porażenie
  accomodation p. porażenie akomodacji
  acute ascending p. porażenie ostre wstępujące
  acute infectious p. choroba Heinego i Medina
  p. agitans choroba Parkinsona, drżączka poraźna
  alcoholic p. zapalenie wielonerwowe alkoholowe
  alternating p. porażenie naprzemienne
  amyotrophic p. porażenie z zanikami mięśni
  anterior spinal p. choroba Heinego i Medina
  asthenic bulbar p. miastenia
  bilateral p. porażenie obustronne
  bulbar p. porażenie opuszkowe
  capsular p. porażenie wywołane uszkodzeniem torebki wewnętrznej
  central p. porażenie ośrodkowe, porażenie mózgowe lub rdzeniowe
  cerebral p. porażenie mózgowe
  compression p. porażenie nerwu z ucisku
  conjugate p. porażenie ruchu skojarzonego gałek ocznych
  cortical p. porażenie korowe
  crossed p. porażenie skrzyżowane, porażenie naprzemienne
  crutch p. porażenie splotu barkowego wywołane uciskiem kuli
  decubitus p. porażenie uciskowe nerwu (we śnie)
  diphtheritic p. porażenie w przebiegu błonicy
  diver's p. porażenie dekompresyjne (w chorobie kesonowej)
  epidemic infantile p. choroba Heinego i Medina
  facial p. porażenie nerwu twarzowego
  familial periodic p. porażenie napadowe rodzinne
  faucial p. porażenie podniebienia miękkiego
  flaccid p. porażenie wiotkie

functional p. porażenie czynnościowe, porażenie histeryczne
general p. of the insane porażenie postępujące
ginger p. polineuropatia wywołana ortokrezolofosforanem obecnym w preparacie kosmetycznym bayrum
glossolabiolaryngeal p. porażenie opuszkowe
glossolabiopharyngeal p. porażenie opuszkowe
hyperkal(a)emic periodic p. porażenie napadowe hiperkalemiczne, *adynamia episodica hereditaria*
hypokal(a)emic periodic p. porażenie napadowe hipokalemiczne
hysterical p. porażenie histeryczne, porażenie czynnościowe
internuclear p. porażenie międzyjądrowe ruchów gałek ocznych
labial p. porażenie opuszkowe
laryngeal p. porażenie krtani
lead p. porażenie nerwów w ołowicy
motor p. porażenie ruchowe
normokal(a)emic periodic p. porażenie napadowe normokalemiczne
obstetrical p. porażenie porodowe
ocular p. porażenie mięśni gałki ocznej
periodic p. porażenie napadowe
peripheral p. porażenie obwodowe
pressure p. porażenie uciskowe
progressive bulbar p. porażenie opuszkowe postępujące
pseudobulbar p. porażenie rzekomoopuszkowe
sensory p. porażenie czuciowe
sleep p. katapleksja występująca we śnie
sodium-responsive periodic p. porażenie napadowe normokalemiczne
spastic p. porażenie kurczowe, porażenie spastyczne
spastic spinal p. porażenie rdzeniowe kurczowe
spinal p. porażenie rdzeniowe
supranuclear p. porażenie nadjądrowe
tick p. porażenie po ukąszeniu przez kleszcze rodzaju *Ixodes* lub *Dermacentor*
paralytic [ˌpærə'litik] porażenny
paralyze ['pærəlaiz] porażać, paraliżować
paramastitis [ˌpærəmæs'taitis] zapalenie podsutkowe
paramedian [ˌpærə'mi:diən] leżący przy linii środkowej
paramedical [ˌpærə'medikəl] paramedyczny
parametritis ['pærəme'traitis] zapalenie przymacicza
  chronic atrophic p. zapalenie przymacicza przewlekłe zanikowe

phlegmonous p. ropowica przymacicza
posterior nodose p. zapalenie przymacicza guzowate
puerperal p. zapalenie przymacicza położowe
parametrium [ˌpærə'mitriəm] przymacicze
paramimia [ˌpærə'mimiə] paramimia, niezgodność ekspresji mimicznej z treścią emocji
paramorphia [ˌpærə'mɔ:fiə] zmiana kształtu lub struktury
paramyloidosis [pəˌrəmilɔid'ousis] paramyloidoza, odmiana skrobiawicy z odkładaniem się amyloidu w węzłach chłonnych
paramyoclonus multiplex [ˌpærəmai'ɔklɔnəs mʌltipleks] samoistne nierytmiczne drgania mięśni
paramyotonia [ˌpærəmaiə'touniə] paramiotonia
paramyxovirus [ˌpærəˌmiksɔ'vaiərəs] paramiksowirus
paran(a)esthesia [ˌpærənis'θi:ziə] znieczulenie dolnej części ciała
paranasal [ˌpærə'neizəl] przynosowy
paranephric [ˌpærə'nefrik] przynerkowy, okołonerkowy
paranephritis [ˌpærəne'fraitis] zapalenie przynerkowe
paraneurium [ˌpærənju'eriəm] przynerwie
paranoia [ˌpærə'nɔiə] paranoja, obłęd
  acute hallucinatory p. paranoja ostra z omamami
  p. inventoria paranoja z urojeniami wynalazków
  litigious p. paranoja pieniacza
  persecutory p. paranoja z urojeniami prześladowczymi
  querulous p. obłęd pieniaczy, paranoja pieniacza
  self-referential p. paranoja z urojeniami odniesienia
paranoiac [ˌpærə'nɔiək] 1) paranoik; 2) paranoidalny
paranoid ['pærənɔid] paranoidalny
  p. ideation paranoidalny tok myślenia
paranucleus [ˌpærə'nju:kliəs] ciało przyjądrowe, jądro dodatkowe
paraparesis [ˌpærəpə'risis] niedowład kończyn dolnych, niedowład poprzeczny
  flaccid p. niedowład kończyn dolnych wiotki
  spastic p. niedowład kończyn dolnych kurczowy
paraparetic [ˌpærəpæ'retik] dotyczący niedowładu kończyn dolnych
parapertussis [ˌpærəpə:'tʌsis] krztusiec rzekomy

paraphasia [ˌpærə'feiziə] parafazja, podstawianie niewłaściwych słów w miejsce właściwych w afazji

paraphimosis [ˌpærəfai'mousis] 1) zadzierzgnięcie napletka; 2) wypadnięcie gałki ocznej przez szparę powiekową

parapineal [ˌpærə'pini:əl] przyszyszynkowy

paraplegia [ˌpærə'pli:dʒiə] paraplegia, porażenie dolnych kończyn, porażenie poprzeczne

　congenital spastic p. wrodzona paraplegia kurczowa

　p. dolorosa paraplegia z bólami

　p. in extension paraplegia wyprostna

　p. in flexion paraplegia zgięciowa

　spastic p. paraplegia kurczowa

　spastic familial p. rodzinna paraplegia kurczowa

　spastic heredosyphilitic p. paraplegia kurczowa w dziedzicznej kile

paraplegic [ˌpærə'pledʒik] paraplegiczny, dotyczący porażenia kończyn dolnych

paraproctitis [ˌpærəprɔk'taitis] zapalenie okołoodbytnicze

paraprotein [ˌpærə'proutiin] paraproteina

paraprotein(a)emia [ˌpærəˌproutii'nimiə] paraproteinemia

parapsoriasis [ˌpærəsɔ'raiəsis] przyłuszczyca

　acute varioliform p. przyłuszczyca ostra ospowata

　p. guttata przyłuszczyca grudkowata

　p. lichenoides przyłuszczyca liszajowata

　p. maculata przyłuszczyca plackowata

　p. en plaques przyłuszczyca plackowata

　p. varioliformis przyłuszczyca ospowata

parapsychology [ˌpærəsai'kɔlədʒi] parapsychologia

parasacral [ˌpærə'sækrəl] około kości krzyżowej, przykrzyżowy

parasalpingitis [ˌpærəˌsælpin'dʒaitis] zapalenie okołojajowodowe

parasite ['pærəsait] 1) pasożyt; 2) płód pasożytniczy

　commensal p. komensal, drobnoustrój komensalny

　facultative p. pasożyt warunkowy

　temporary p. pasożyt czasowy

parasitic [ˌpærə'sitik] pasożytniczy

parasitology [ˌpærəsai'tɔlədʒi] parazytologia

parasitosis [ˌpærəsai'tousis] zasiedlenie przez pasożyty

paraspadia [ˌpærə'spædiə], **paraspadias** [ˌpærə'spædiəs] boczne ujście cewki moczowej na prąciu, boczniactwo

parasternal [ˌpærə'stə:nəl] przymostkowy

parasympathetic [ˌpærəˌsimpə'θetik] przywspółczulny

parasympatholytic [ˌpærəˌsimpəθə'litik] parasympatykolityczny, znoszący działanie układu przywspółczulnego

parasympathomimetic [ˌpærəˌsimpəθɔmi'metik] parasympatomimetyczny, naśladujący działanie układu przywspółczulnego

parasympathoparalytic [ˌpærəˌsimpəθɔpærə'litik] porażający układ przywspółczulny

parasyphilitic [ˌpærəˌsifi'litik] odnoszący się do kiły czwartorzędowej

parasystole [ˌpærə'sistɔli] parasystolia, rytm ektopowy współistniejący z rytmem zatokowym

parathormone [ˌpærə'θɔrmoun] hormon przytarczyc

parathyroid [ˌpærə'θairɔid] przytarczyca, gruczoł przytarczyczny

parathyroidectomy [ˌpærəˌθairɔid'ektəmi] wycięcie przytarczyc

paratuberculosis [ˌpærəˌtjubərkju'lousis] 1) gruźlica rzekoma; 2) tuberkulid

paratuberculous [ˌpærətju'bərkjuləs] tuberkulidowy

paratyphlitis [ˌpærətif'laitis] zapalenie okołokątnicze

paratyphoid [ˌpærə'taifɔid] 1) paradurowy; 2) paradur

paratypic [ˌpærə'tipik], **paratypical** [ˌpærə'tipikəl] nietypowy

paratypy [ˌpærə'tipi] paratypia (*hist.*)

paraureteral [ˌpærəjuə'retərəl] przymoczowodowy, okołomoczowodowy

paraurethral [ˌpærəjuə'reθrəl] przycewkowy, okołocewkowy

paraurethritis [ˌpærəjuəθ'raitis] zapalenie okołocewkowe

paravaginitis [ˌpærəˌvədʒi'naitis] zapalenie okołopochwowe

paravenous [ˌpærə'vi:nəs] okołożylny

paravertebral [ˌpærə'və:tibrəl] przykręgowy

paravesical [ˌpærə'vesikəl] przypęcherzowy

paraxial [pær'æksiəl] przyosiowy

parchment ['pa:rtʃmənt] pergamin

parencephalocele [ˌpæren'sefəlɔsi:l] przepuklina móżdżku

parencephalon [ˌpæren'sefələn] móżdżek

parenchyma [pə'reŋkaimə] miąższ

parenchymal [pə'reŋkaiməl] miąższowy

parenchymatous [ˌpærəŋ'kaimətəs] miąższowy

parent ['pɛərənt] 1) rodzic; 2) macierzysty

parenteral [pə'rentərəl] pozajelitowy

parepididymis [ˌpærepi'didimis] przyjądrze

paresis ['pærisis] 1) niedowład, pareza; 2) porażenie postępujące

　central p. niedowład ośrodkowy

　flaccid p. niedowład wiotki

　functional p. niedowład czynnościowy

general p. porażenie postępujące
hysterical p. niedowład histeryczny
peripheral p. niedowład obwodowy
spastic p. niedowład kurczowy
paretic [pə'retik] niedowładny, paretyczny
pareunia [ˌpærə'juəniə] stosunek płciowy
parietal [pə'raitl] 1) ciemieniowy; 2) ścienny
parity ['pæriti] liczba porodów, ...rództwo
parkinsonian [ˌpærkin'sɔniən] parkinsonowski
parkinsonism ['pærkinsɔnizəm] parkinsonizm
parodontitis [ˌpærɔdɔn'taitis] zapalenie przyzębia, zapalenie ozębnej
  apical p. zapalenie ozębnej przywierzchołkowe
  marginal progressive p. postępujące zapalenie przyzębia brzeżnego
  profound p. zapalenie przyzębia głębokie
parodontium [ˌpærɔ'dɔnʃiəm] przyzębie
parodontology [ˌpærɔdɔn'tɔlədʒi] parodontologia
parodontopathy [ˌpærɔdɔn'tɔpæθi] parodontopatia
parodontosis [ˌpærɔdɔn'tousis] przyzębica, parodontoza
paronychia [ˌpærɔ'nikiə] zanokcica
paroophoritis [ˌpærou'əfɔrˌaitis] zapalenie przyjajnika
paroophoron [ˌpærou'ɔfərən] przyjajnik
parophthalmia [ˌpærɔf'θælmiə] zapalenie tkanek oczodołu wokół oka
parorchis [ˌpær'ɔ:kis] najądrze
parorexia [ˌpærɔ'reksiə] spaczone łaknienie
parosmia [pæ'rɔzmiə] węch opaczny lub omam węchowy
parosteitis [ˌpærɔsti'aitis] zapalenie okołokostne
parosteosis [ˌpærɔsti:'ousis] 1) ektopowe kostnienie; 2) zaburzenie kostnienia
parotic [pə'rɔtik] przyuszny
parotid [pə'rɔtid] 1) ślinianka przyuszna, przyusznica; 2) przyuszny
parotidectomy [pəˌrɔtid'ektəmi] wycięcie przyusznicy
parotiditis [pəˌrɔti'daitis] = **parotitis**
parotidoscirrhus [ˌpərɔtidə'skirəs; pərɔtidə-'sirəs] 1) zwłóknienie przyusznicy; 2) rak włóknisty przyusznicy
parotidosclerosis [pəˌrɔtidɔskliə'rousis] zwłóknienie przyusznicy
parotitis [ˌpærɔ'taitis] zapalenie przyusznicy
  epidemic p. nagminne zapalenie przyusznicy, świnka, *mumps*
  phlegmonous p. ropowica przyusznicy
  postoperative p. pooperacyjne zapalenie przyusznicy

parous ['pərəs] ...ródka, odnosi się do kobiety, która rodziła
parovariotomy [ˌpærouværi'ɔtəmi] nacięcie lub wycięcie przyjajnika
parovaritis [ˌpærouvər'aitis] zapalenie przyjajnika
parovarium [ˌpærou'væriəm] przyjajnik
paroxysm ['pærɔksizm] 1) napad, atak; 2) nagłe wystąpienie objawów
part [pa:t] 1) część; 2) oddzielać, rozdzielać
partal ['pa:təl] porodowy
parthenogenesis ['pa:θinou'dʒenisis] dzieworództwo, partenogeneza
particle ['pa:tikl] cząstka, cząsteczka
particulate [pa:'tikjuleit] złożony z cząsteczek
parturient [pa:'tju:riənt] 1) położnica, rodząca; 2) porodowy
  p. canal kanał porodowy
parturifacient [ˌpa:tju:ri'feiʃənt] pobudzający akcję porodową
parturition [ˌpa:tjuə'riʃn] poród
  double p. dwa porody następujące w odstępie czasu krótszym niż okres ciąży
  split p. = **double p.**
partus ['pa:təs] poród
parulis [pa:'ru:lis] ropień dziąsła
parvicellular [ˌpa:vi'seljulə] drobnokomórkowy
passage ['pæsidʒ] 1) przejście; 2) pasażowanie (bakterii); 3) tranzyt jelitowy; 4) przechodzenie przewodu, cewnika itp.
  false p. fałszywa droga, *fausse route*
  natural p. droga naturalna
  serial p. pasażowanie kolejne (bakterii)
passion ['pæʃn] 1) pasja, namiętność; 2) ból, cierpienie
passive ['pæsiv] bierny, pasywny
past [pa:st] 1) przeszłość; 2) przeszły
  p. disease przebyta choroba
  p. recovery nieuleczalny
paste [peist] pasta
  arsenical p. pasta arszenikowa
  desensitizing p. pasta odczulająca
  devitalizing p. pasta dewitalizująca (*stom.*)
  iodoform p. pasta jodoformowa (*stom.*)
  paraformaldehyde p. pasta paraformaldehydowa
Pasteurella [ˌpæsˌtə'rələ] pastaurella, rodzaj bakterii
  P. pestis pałeczka dżumy, *Yersinia pestis*
  P. pseudotuberculosis *Yersina pseudotuberculosis*
pasteurellosis [ˌpæstərə'lousis] pastereloza
past-pointing [pa:st pointiŋ] próba mijania
pasty ['peisti] 1) ciastowaty, pastowaty; 2) ziemisty (cera)

patch [pætʃ] 1) plama, wykwit; 2) łata; 3) łatać

  butterfly p. wykwit na twarzy w kształcie motyla

  cotton wool p. podobny do waty wysięk na dnie oka

  herald p. pierwszy wykwit w łupieżu różowym

  moth p. ostuda wątrobowa, plama wątrobowa

  mucous p. kłykcina płaska, lepież płaski

  opaline p. kłykcina płaska opalizująca

  Peyer's p. kępka Peyera

  p. test test skórny plasterkowy

  venous p. łata żylna (do zamykania otworów w ścianie naczyń)

patchy [ˈpætʃi] plamisty, łaciaty

  p. distribution rozmieszczenie wysepkowate, rozmieszczenie plamiste

patella [pəˈtelə] rzepka

  floating p. rzepka balotująca

patellapexy [pəˈteləpeksi] umocowanie rzepki

patellar [pəˈtelə] rzepkowy

patellectomy [ˌpəteˈlektəmi] wycięcie rzepki

patency [ˈpeitənsi] drożność

  airways p. drożność dróg oddechowych

  p. restoration przywrócenie drożności

patent [ˈpeitənt] 1) drożny; 2) jawny; 3) patent; 4) patentować

  p. medicine specyfik

paternal [pəˈtəːnəl] ojcowski

paternity [pəˈtəːniti] ojcostwo

path- [pɑ:θ-], **patho-** [pæθə-] w złożeniach oznaczają: chorobliwy

path [pɑ:θ] tor, droga, ścieżka, pasmo, szlak

  condyle p. tor głowy stawowej (*stom.*)

  p. of insertion tor wprowadzenia protezy

  lateral condyle p. tor boczny głowy stawowej żuchwy (przy ruchach bocznych)

  occlusal p. tor ruchu zwarcia

pathfinder [ˈpɑ:θˌfaində] cienki zgłębnik do sondowania kanałów

pathoanatomy [ˌpæθəəˈnætəmi] anatomia patologiczna

pathobiology [ˌpæθəbaiˈɔlədʒi] patofizjologia

pathodixia [ˈpæθədiksiə] chorobliwe demonstrowanie kalectwa

pathogen [ˈpæθədʒən] czynnik chorobotwórczy, zarazek

  opportunistic p. zarazek oportunistyczny (atakujący osłabiony ustrój)

pathogenesis [ˌpæθəˈdʒenisis] patogeneza

pathogenetic [ˌpæθədʒiˈnetik] patogenetyczny

pathogenic [ˌpæθəˈdʒenik] patogenetyczny, chorobotwórczy

pathogenicity [ˌpæθədʒeˈnisiti] patogenność, chorobotwórczość

pathognomonic [ˌpæθəgnɔˈmɔnik] patognomoniczny, patognostyczny, typowy dla danej choroby (objaw)

pathognomy [pəˈθɔgnəmi] rozpoznawanie choroby po jej objawach

pathologic [ˌpæθəˈlɔdʒik], **pathological** [ˌpæθəˈlɔdʒikəl] patologiczny

pathologist [pəˈθɔlədʒist] patolog (zwykle anatomopatolog]

pathology [pəˈθɔlədʒi] patologia (zwykle anatomia patologiczna)

  anatomical p. anatomia patologiczna

  cellular p. cytopatologia, patologia komórkowa

  clinical p. analityka kliniczna, diagnostyka laboratoryjna

  comparative p. patologia porównawcza

  dental p. patologia stomatologiczna

  functional p. fizjopatologia

  medical p. patologia chorób wewnętrznych (niechirurgicznych)

  molecular p. patologia molekularna

  oral p. patologia stomatologiczna

  surgical p. patologia chorób chirurgicznych, ocena histopatologiczna wyciętych tkanek

pathomiosis [ˌpæθəmaiˈousis] dyssymulacja, pomniejszanie objawów przez chorego

pathomorphism [ˌpæθəˈmɔːfism] chorobowe zmiany morfologiczne

pathomorphology [ˌpæθəmɔːˈfɔlədʒi] patomorfologia

pathophysiology [ˌpæθəˌfiziˈɔlədʒi] patofizjologia, fizjopatologia

pathopsychology [ˌpɑːθəsaiˈkɔlədʒi] patopsychologia

pathway [ˈpɑːθwei] ścieżka, szlak, droga

  biochemical p. droga przemian biologicznych

  blocked p. droga przemian zablokowana

  metabolic p. droga przemian metabolicznych

  neural p. szlak bodźców nerwowych

patience [ˈpeiʃəns] cierpliwość

patient [ˈpeiʃənt] 1) chory, pacjent; 2) cierpliwy

  ambulant p. chory chodzący

  ambulatory p. chory ambulatoryjny, chory chodzący

  bedridden p. chory leżący

  chronic p. przewlekle chory

  compliant p. chory zdyscyplinowany, współpracujący

  cooperative p. chory współpracujący

  delirious p. chory majaczący

  febrile p. chory gorączkujący

first-visit p. chory pierwszorazowy
high-risk p. chory z wysokim ryzykiem
index p. pierwszy chory, u którego rozpoznano daną chorobę
insane p. chory umysłowo
intensive-care p. chory wymagający intensywnej opieki
non-ambulant p. chory nie chodzący
special-care p. chory wymagający specjalnej opieki
stoma p. chory ze sztucznym odbytem
tracheostomized p. chory z tracheostomią
uncooperative p. chory nie współpracujący
venereal p. chory wenerycznie
patrilineal [ˌpætriˈliniəl] w linii ojca, odziedziczony po rodzinie ojca
pattern [ˈpætən] 1) wzór, model; 2) forma (*stom.*)
patulous [ˈpætjuləs] rozwarty, ziejący (rana, otwór)
paucity [ˈpɔːsiti] mała ilość, nieliczność
pause [pɔːz] 1) pauza, przerwa; 2) pauzować
compensatory p. przerwa wyrównawcza
postextrasystolic p. przerwa po skurczu dodatkowym
preautomatic p. przerwa rytmu serca przed włączeniem się podzatokowego automatyzmu
sinus p. zatrzymanie akcji węzła zatokowego
pavor [ˈpeivə] strach, lęk
p. diurnus lęk dzienny, napadowy bezprzyczynowy lęk u dzieci
p. nocturnus lęk nocny
peak [piːk] szczyt, wierzchołek
pearl [pəːl] 1) perła, struktura podobna do perły; 2) szklana globulka
enamel p. perła szkliwna, kropla szkliwna, *enameloma* (*stom.*)
epithelial p. perła rakowa, cebulowate gniazdo komórek rakowych
gouty p. guzek dnawy na małżowinie usznej
peat [piːt] 1) borowina; 2) torf
p. bath kąpiel borowinowa
pecten [ˈpekten] 1) grzebień (*anat.*); 2) środkowa część kanału odbytu
p. pubis grzebień kości łonowej
pectenitis [ˌpektenˈaitis] zapalenie zwieracza odbytu
pectin [ˈpektin] pektyna
pectoral [ˈpektərəl] 1) piersiowy; 2) wykrztuśny lek
pectoriloquy [ˌpektəˈrilɔkwi] przewodzenie głosu przez klatkę piersiową, pektorylokwia
aphonic p. przewodzenie szeptu przez klatkę piersiową

whispered p. przewodzenie szeptu przez klatkę piersiową
pedal [pedl] odnoszący się do stopy
pederast [ˈpedərəst] pederasta
pederasty [ˈpedərəsti] pederastia, stosunek w odbycie
pedicle [ˈpedikl] szypuła, szypułka
pediculate [piˈdikjuleit] uszypułowany
pediculation [piˌdikjuˈleiʃn] zawszenie
pediculosis [piˌdikjuˈlousis] wszawica, zawszenie
Pediculus [piˈdikjuləs] wesz
P. capitis wesz głowowa
P. corporis wesz odzieżowa
P. pubis wesz łonowa
pediculus [piˈdikjuləs] 1) wesz; 2) szypuła (*anat.*)
pedigree [ˈpedigriː] rodowód
pedogram [ˈpidəgræm] pedogram, zapis chodu
peduncle [piˈdʌŋkl] szypuła, konar (*anat.*)
peduncular [piˈdʌŋkjulə] szypułowy, konarowy
pedunculate [piˈdʌŋkjuleit], **pedunculated** [piˈdʌŋkjuleitid] uszypułowany
pedunculotomy [ˌpidʌŋkjuˈlɔtəmi] pedunkulotomia, przecięcie konaru mózgu lub drogi piramidowej w śródmózgowiu
pedunculus [piˈdʌŋkjuləs] szypuła, konar (*anat.*)
cerebral p. konar mózgu
inferior cerebellar p. konar dolny móżdżku
inferior thalamic p. konar dolny wzgórza
middle cerebellar p. konar środkowy móżdżku
superior cerebellar p. konar górny móżdżku
peer [piə] rówieśnik, równolatek
pelioma [ˌpeliˈoumə] 1) plamica; 2) sina plama na skórze
peliosis [ˌpeliˈousis] plamica
p. hepatis plamica wątrobowa, obecność w wątrobie licznych jamek z krwią
rheumatic p. plamica gośćcowa
pellagra [pəˈleigrə] pelagra, rumień lombardzki
pellagroid [pəˈleigrɔid] 1) pelagropodobny; 2) zmiany skórne w pelagrze
pellet [ˈpelit] 1) tabletka wszczepiana podskórnie; 2) granulka, tabletka (pokarmu itp.)
pellicle [ˈpelikl] błonka, skórka, błonka powierzchniowa płynu
peloid [ˈpelɔid] borowina
pelveoperitonitis [ˌpelviɔˌperitəˈnaitis], **pelviperitonitis** [ˌpelviˌperitəˈnaitis] zapalenie otrzewnej miednicznej
pelvic [ˈpelvik] miedniczny
p. direction oś kanału miednicy

p. **girdle** obręcz kończyny dolnej (biodrowa)

p. **inlet** wchód miednicy

p. **outlet** wychód miednicy, dolny otwór
miednicy

pelvicephalometry [ˈpelvisefælɔˈmitri] pelwo-
cefalometria, pomiar miednicy i głowy
płodu

pelvifixation [pelvifikˈseiʃn] umocowanie
nadmiernie ruchomego narządu do ściany
miednicy

pelvigraphy [ˈpelvigræfi] pelwigrafia

pelvilithotomy [ˈpelviliˈθɔtəmi] pielolitotomia, nacięcie miedniczki dla usunięcia kamienia

pelvimeter [pelˈvimitə] miednicomierz, pel-
wimetr

pelviotomy [pelviˈɔtəmi] 1) symfizjotomia; 2)
nacięcie miednicy

pelvis [ˈpelvis] miednica, miedniczka

  achondroplastic p. miednica achondroplas-
tyczna

  anatomic conjugate of the p. sprzężna anatomiczna miednicy

  android p. miednica typu męskiego

  p. **angusta** miednica ścieśniona

  anteroposterior diameter of the p. wymiar
prosty miednicy

  anthropoid p. miednica typu człekokształt-
nych

  beaked p. miednica zwężona bocznie

  brachypellic p. miednica poprzecznie owalna

  brim of the p. wchód miednicy

  caoutchouc p. miednica kauczukowa (w
osteomalacji)

  conjugate of the p. sprzężna miednicy

  conjugate diameter of the p. sprzężna miednicy

  contracted p. miednica zwężona

  diagonal conjugate of the p. sprzężna przekątna miednicy

  diameters of the p. wymiary miednicy

  diaphragm of the p. przepona miedniczna

  dolichopellic p. miednica podłużnie owalna

  effective conjugate of the p. sprzężna efektywna miednicy (w kręgozmyku)

  elastic p. miednica kauczukowa

  external conjugate of the p. sprzężna zewnętrzna miednicy (Baudelocque)

  fissure p. miednica szczelinowata (zwężona
bocznie w krzywicy)

  flat p. miednica płaska

  frozen p. stwardnienie tkanek miękkich
miednicy (nowotworowe)

  funnel-shaped p. miednica lejkowata

  generally contracted p. miednica zwężona
ogólnie

gyn(a)ecoid p. miednica ginekoidalna (typu żeńskiego)

infantile p. miednica dziecięca

internal conjugate of the p. sprzężna wewnętrzna miednicy

inverted p. miednica rozszczepiona (wrodzony brak spojenia łonowego)

p. **major** miednica większa

p. **minor** miednica mniejsza

oblique diameter of the p. wymiar skośny
miednicy

obliquely contracted p. miednica ścieśniona
skośnie

obstetric conjugate of the p. sprzężna położnicza miednicy

osteomalacic p. miednica osteomalatyczna

p., **plane of greatest dimensions** płaszczyzna próżni miednicy

p., **plane of inlet** płaszczyzna wchodu miednicy

p., **plane of least dimensions** płaszczyzna
cieśni miednicy

p., **plane of outlet** płaszczyzna wychodu
miednicy

platypellic p. miednica płaskoowalna

promontosuprapubic diameter of the p. wymiar wzgórkowo-nadłonowy miednicy

rachitic p. miednica krzywicza

renal p. miedniczka nerkowa

rubber p. miednica kauczukowa (gumowa)
w osteomalacji

scoliotic p. miednica skoliotyczna

spider p. miedniczka nerkowa z wąskimi
kielichami

split p. miednica rozszczepiona z wrodzonym brakiem spojenia łonowego

spondylolisthetic p. miednica w kręgozmyku

transversally contracted p. miednica ścieśniona poprzecznie

true p. miednica mniejsza

true conjugate of the p. sprzężna prawdziwa miednicy, wymiar prosty wchodu

pelviscopy [ˈpelviskoupi] wziernikowanie
miednicy

pelvitomy [pelˈvitəmi] 1) przecięcie spojenia
łonowego; 2) nacięcie miedniczki nerkowej

pelviureterography [ˌpelviˈjuəritərˈɔgrəfi] pielografia

pelycograph [ˈpelikɔgraf] miednicomierz

pemphigoid [ˈpemfigoid] 1) pemfigoid; 2)
podobny do pęcherzycy

pemphigus [ˈpemfigəs] pęcherzyca

  contagious p. pęcherzyca zakaźna

  croupous p. pęcherzyca rzekomobłoniasta

  erythematous p. pęcherzyca rumieniowata,
choroba Seneara i Ushera

  familial benign chronic p. pęcherzyca łagodna przewlekła rodzinna

p. foliaceus pęcherzyca liściasta
herpetiform p. pęcherzyca opryszczkowata
hysterical p. pęcherzyca histeryczna
p. vegetans pęcherzyca bujająca
p. vulgaris pęcherzyca zwykła
penalization [ˌpiːnelaiˈzeiʃn] penalizacja (*o-kul.*)
  alternating p. penalizacja naprzemienna
pencil [ˈpensil] 1) ołówek, pisak; 2) przeżegadło chemiczne w kształcie ołówka; 3) snop promieni zogniskowany na punkcie
pendulous [ˈpendjuləs] obwisły, zwisający
penetrability [ˌpenitrəˈbiliti] przenikalność, zdolność przenikania
penetrance [ˈpenitrəns] (of a gene) penetracja (genu), penetrancja
penetrating [ˈpenitreitiŋ] przenikający, przeszywający, drążący
  p. wound rana drążąca
penetration [ˌpeniˈtreiʃən] 1) penetracja, przeniknięcie, wniknięcie; 2) głębokość ogniskowej (*opt.*)
penicillamine [peniˈsilæmin] penicylamina, dimetylocysteina
penicillanate [ˌpeniˈsiləneit] sól kwasu penicylanowego
penicillin [ˌpeniˈsilin] penicylina
  aluminum p. penicylina glinowa
  alpha-aminobenzylpenicillin ampicylina
  amorphous p. penicylina bezpostaciowa
  benzathine p. G penicylina benzatynowa, debecylina
  benzylpenicillin benzylopenicylina G
  crystalline p. penicylina krystaliczna
  2,6-dimethoxyphenylpenicillin metycylina
  6 (2-ethoxy-1)naphthamidopenicillin nafcylina
  5-methyl-3-o-chlorophenyl-4-isoxazolylpenicillin oksacylina
  potassium p. penicylina potasowa
  procaine p. penicylina prokainowa
  sodium p. penicylina sodowa
penicillinase [ˈpenisilineiz] penicylinaza, beta-laktamaza, EC 3.5.2.
penicillinate [[ˌpeniˈsilineit] sól kwasu penicylinowego
penicillium [peniˈsiliəm] pędzlak, rodzaj grzybów z rodziny *Moniliaceae*
penile [ˈpiːnail] prąciowy
penis [piːnis] prącie
  captive p. prącie uwięzione (wskutek skurczu mięśni krocza i pochwy)
  clubbed p. skrzywienie prącia w czasie wzwodu
  p. palmatus prącie ukryte w mosznie (częściowo)
  plastic induration of the p. stwardnienie włókniste prącia

webbed p. prącie połączone fałdem z moszną
penischisis [piːˈniskisis] rozszczep prącia
pennate [ˈpeneit] pierzasty, w kształcie pióra
pension [ˈpenʃən] 1) emerytura, renta; 2) kierować na emeryturę
  disability p. renta inwalidzka
  p. insurance ubezpieczenie emerytalne
  old-age p. renta starcza
  retiring p. emerytura
pentaerythritol [ˌpentəˈiːriθritɔl] pentaerytrytol
pentastomiasis [ˌpentɔstouˈmaiəsis] zakażenie wrzęchami
pentasulphide [ˌpentəˈsʌlfaid] pięciosiarczek
pentatomic [ˈpentəˈtɔmik] pięcioatomowy
pentavalent [ˌpentəˈveilənt] pięciowartościowy
penton [ˈpentɔn] penton, kapsomer wierzchołkowy kapsydu wirionu adenowirusa
pentose [ˈpentous] pentoza
pentosuria [ˌpentəˈsjuəriə] pentozuria, obecność pentoz w moczu
  essential p. pentozuria pierwotna
pentoxide [ˈpentɔksaid] pięciotlenek
pentylenetetrazol [ˌpentiliːnəˈtetrazɔl] pentetrazol, metrazol
pepsic [ˈpepsik] 1) pepsynowy; 2) trawiący, trawienny
pepsin [ˈpepsin] pepsyna, EC 3.4.4.1
  p. B pepsyna B, EC 4.3.4.2
pepsinate [ˈpepsineit] mieszać z pepsyną, poddać działaniu pepsyny
pepsinogen [pepˈsinɔdʒən] pepsynogen
peptase [ˈpepteiz] peptaza
peptic [ˈpeptik] 1) trawienny, trawiący; 2) pepsynowy
peptide [ˈpeptid, ˈpeptaid] peptyd
  atrial natriuretic p. przedsionkowy peptyd sodopędny
  p. bond wiązanie peptydowe
  p. synthetase syntaza peptydowa
peptidoglycan [ˌpeptidɔˈglaikən] peptydoglikan
peptidolytic [ˌpeptidɔˈlitik] rozbijający peptydy
peptization [ˌpeptaiˈzeiʃn] zwiększenie ilości peptydów w koloidzie
peptize [pepˈtaiz] przemieniać żel w zol
peptonate [ˈpeptoneit] peptonian
peptone [ˈpeptoun] pepton
peptonic [pepˈtɔnik] peptonowy
per- [pəː-] w złożeniach oznacza: przez, poprzez, poza
peracetate [pəˈræsitit] nadoctan
peracid [pəˈæsid] kwas nadtlenowy
perambulation [pəˈræmbjuˈleiʃn] chodzenie, przechadzka

perborate [pə'bɔreit] nadtlenoboran, nadboran

perbromide [pə'broumaid] nadtlenobromek, nadbromek

percarbonate [pə'ka:bɔneit] nadtlenowęglan, nadwęglan

percept ['pə:sept] 1) postrzeganie; 2) przedmiot postrzegany

perceptible [pə'septibl] dostrzegalny, odczuwalny, wyczuwalny

perception [pə'sepʃn] postrzeganie, percepcja

depth p. zdolność odczuwania głębi obrazu, oceny odległości

extrasensory p. postrzeganie pozazmysłowe (telepatia itp.)

perceptivity [ˌpə:sep'tiviti] zdolność postrzegania

perceptorium [ˌpə:sep'tɔ:riəm] *sensorium*, świadomość

perchlorate [pə'klɔrit] nadchloran

perchloric [pə'klɔrik] nadchlorowy

perchloride [pə'klɔrid, pə'klɔraid] nadchlorek

perchromate [pə'kroumit] nadtlenochromian, nadchromian

percolation [ˌpə:kə'leiʃn] sączenie, filtracja, cedzenie, perkolacja

percolator ['pə:kəleitə] perkolator

per contiguum [ˌpə: kən'tigjuəm] przez styczność

per continuum [ˌpə:kən'tinjuəm] przez ciągłość

percuss [pə:'kʌs] opukiwać, pukać

percussion [pə:'kʌʃn] opukiwanie, perkusja

auscultatory p. opukiwanie z osłuchiwaniem

bimanual p. opukiwanie oburęczne

clavicular p. opukiwanie obojczyka

deep p. opukiwanie mocne, opukiwanie głębokie

direct p. opukiwanie bezpośrednie

dull p. note stłumienie odgłosu opukowego

finger p. opukiwanie palcem palca

immediate p. opukiwanie bezpośrednie

p. sound odgłos opukowy

threshold p. opukiwanie progowe

topographic p. opukiwanie topograficzne

percutaneous [ˌpə:kju'teiniəs] przezskórny, przez nienaruszoną skórę

perennial [pə'renjəl] 1) przetrwały, roczny; 2) bylina

perflation [pə:'fleiʃn] przedmuchiwanie

perforate ['pə:fəreit] przedziurawić, przebić, perforować

perforation [ˌpə:fɔ'reiʃən] przedziurawienie, perforacja, przebicie

perform [pə'fɔ:m] wykonywać, dokonywać

p. an operation wykonać operację

performance [pə'fɔməns] wykonanie, dokonanie

p. scale skala czynności w teście Wechslera

performate ['pə:fəmeit] nadmrówczan

perfrigeration [ˌpəfridʒə'reiʃən] lekkie odmrożenie

perfusate ['pə:fjuzeit] perfuzat, płyn przechodzący przez urządzenie do perfuzji

perfuse [pə'fju:z] perfundować, poddawać perfuzji

perfusion [pə:'fju:ʒn] perfuzja, perfundowanie

regional p. perfuzja części ciała (np. kończyny)

perhydride [pə:'haidraid] nadtlenek wodoru, woda utleniona

peri- ['peri-] w złożeniach oznacza: około, przy

perianal [ˌperi'einəl] okołoodbytowy

periaortic [ˌperiei'ɔ:tik] okołoaortalny

periapical [ˌperi'æpikəl] okołoszczytowy, okołowierzchołkowy

periappendicitis [ˌperiˌæpendi'saitis] zapalenie okołowyrostkowe

periarteritis [ˌperiaˌtə'raitis] zapalenie okołotętnicze

p. nodosa guzkowe zapalenie okołotętnicze

periarthric [ˌperi'a:θrik] okołostawowy

periarthritis [ˌperia:'θraitis] zapalenie okołostawowe

scapulohumeral p. zapalenie około stawów barku

periarticular [ˌperia:'tikjulə] okołostawowy

peribronchiolitis [periˌbrɔŋkiɔ'laitis] zapalenie okołooskrzelikowe

peribronchitis [ˌperibrɔŋ'kaitis] zapalenie okołooskrzelowe

peribulbar [ˌperi'bʌlbə] okołoopuszkowy

peric(a)ecal [ˌperi'si:kl] okołokątniczy

pericardiac [ˌperi'ka:diək], **pericardial** [ˌperi'ka:diəl] osierdziowy

pericardiectomy [ˌperika:'diektəmi] wycięcie osierdzia

pericardiocentesis [ˌperiˌka:diɔsen'ti:sis] nakłucie osierdzia

pericardiolysis [ˌperiˌka:di'ɔlisis] uwolnienie serca ze zrostów

pericardiorrhaphy [ˌperiˌka:di'ɔrəfi] zeszycie osierdzia

pericardiostomy [ˌperiˌka:di'ɔstəmi] wytworzenie otworu w osierdziu

pericardiosymphysis [ˌperiˌka:diɔ'simfisis] zrosty w worku osierdziowym

pericardiotomy [ˌperiˌka:di'ɔtəmi] nacięcie worka osierdziowego

pericarditis [ˌperika:'daitis] zapalenie osierdzia
adhesive p. zapalenie osierdzia zarastające
calcifying p. zapalenie osierdzia zwapniające
calculous p. zapalenie osierdzia zwapniające
p. callosa zapalenie osierdzia modzelowate
chronic constrictive p. zapalenie osierdzia przewlekłe zarostowe
constrictive p. zapalenie osierdzia zaciskające
exudative p. zapalenie osierdzia wysiękowe
external p. zapalenie osierdzia zewnętrzne
fibrinous p. zapalenie osierdzia włókniste
h(a)emorrhagic p. zapalenie osierdzia krwotoczne
internal adhesive p. zapalenie osierdzia zarostowe
mediastinal p. zapalenie części śródpiersiowej osierdzia
obliterative p. zapalenie osierdzia zarostowe
purulent p. zapalenie osierdzia ropne
rheumatic p. zapalenie osierdzia gośćcowe
serous p. zapalenie osierdzia wysiękowe surowicze
p. sicca zapalenie osierdzia suche
pericardium [ˌperi'ka:diəm] osierdzie
shaggy p. serce kosmate (pokryte nalotem włóknikowym)
pericellular [ˌperi'seljulə] okołokomórkowy
pericementitis [ˌperisi:men'taitis] zapalenie ozębnej
apical p. zapalenie ozębnej przywierzchołkowe
chronic fibrous granulomatous p. zapalenie ozębnej przewlekłe włókniste ziarninowe
chronic septic apical p. zapalenie ozębnej przewlekłe przywierzchołkowe
pericerebral [ˌperi'seribrəl] okołomózgowy
pericholangitis [ˌperiˌkɔlæn'dʒaitis] zapalenie około przewodów żółciowych
pericholecystitis [ˌperiˌkɔlesis'taitis] zapalenie okołopęcherzykowe
perichondritis [ˌperikɔn'draitis] zapalenie ochrzęstnej
relapsing p. zapalenie ochrzęstnej nawrotowe, zespół Meyenberga, Altherra i Uehlingera
perichondrium [ˌperi'kɔndriəm] ochrzęstna
perichondroma [ˌperikɔn'droumə] nowotwór ochrzęstnej
pericolitis [ˌperikɔ'laitis] zapalenie okołookrężnicze
pericolonitis [ˌperikɔlɔ'naitis] zapalenie okołookrężnicze

pericolpitis [ˌperikɔl'paitis] zapalenie okołopochwowe
pericorneal [ˌperi'kɔ:niəl] okołorogówkowy
pericranium [ˌperi'kreiniəm] okostna czaszki
pericystitis [ˌperisis'taitis] zapalenie okołopęcherzowe
pericystium [ˌperi'sistiəm] tkanka okołopęcherzowa lub okołotorbielowa
pericyte ['perisait] perycyt, komórka przydanki
capillary p. perycyt okołowłośniczkowy, komórka Rougeta
perideferentitis [ˌperiˌdeferen'taitis] zapalenie okołonasieniowodowe
peridental [ˌperi'dentl] okołozębowy
peridentitis [ˌperiden'taitis] zapalenie ozębnej
peridentium [ˌperi'denʃiəm] ozębna
peridesmitis [ˌperidis'maitis] zapalenie pochewki ścięgnistej
peridesmium [ˌperi'di:zmiəm] pochewka ścięgnista
peridiastolic [ˌperidai'æstɔlik] przedrozkurczowy
perididymitis [ˌperididi'maitis] zapalenie błony białawej jądra
peridiverticulitis [ˌperidivə:tikju'laitis] zapalenie okołouchyłkowe
periductal [ˌperi'dʌktəl] okołoprzewodowy
periduodenitis [ˌperidjuɔdi'naitis] zapalenie okołodwunastnicze
periendothelioma [ˌperiendɔθili'oumə] śródbłoniakoobłoniak
perifocal [ˌperi'foukəl] okołoogniskowy
perifolliculitis [ˌperifɔlikju'laitis] zapalenie okołomieszkowe
periganglitis [ˌperigæŋg'laitis] zapalenie około torbieli galaretowatej okołostawowej
periglottis [ˌperi'glɔtis] śluzówka języka
perihepatitis [ˌperihi:pæ'taitis] zapalenie torebki wątroby
perikaryon [ˌperi'kæri:ən] ciało komórki, zwł. nerwowej
perilaryngitis [ˌperiˌlæriŋ'dʒaitis] zapalenie okołokrtaniowe
perilymph ['perilimf] przychłonka
perilymphangitis [ˌperilimfæn'dʒaitis] zapalenie około naczyń chłonnych
perimastitis [ˌperimæs'taitis] zapalenie okołosutkowe
perimeningitis [ˌperimənin'dʒaitis] zapalenie opony twardej
perimetric [ˌperi'mitrik] 1) obwodowy; 2) perymetryczny; 3) przymaciczny
perimetritis [ˌperimi:'traitis] zapalenie przymacicza

perimetrium [‚peri'mi:triəm] przymacicze
perimetry [pə'rimitri] perymetria, badanie
pola widzenia
flicker p. perymetria stroboskopowa
perimysium [‚peri'misiəm] omięsna
   external p. namięsna
perin(a)eum [‚peri'ni:əm] krocze
perinatal [‚peri'neitl] okołoporodowy
perinatology [‚pərinei'tolədʒi] perinatologia
perineal [‚peri'ni:əl] kroczowy
perineocele [‚peri'ni:əsi:l] przepuklina krocza
perineoplasty [‚peri'ni:ə‚plæsti] plastyka
krocza
perineorrhaphy [‚perini:'ərəfi] zeszycie krocza
perineostomy [‚perini:'əstəmi] wytworzenie
przetoki kroczowej
perineosynthesis [‚perini:ə'sinθisis] plastyka
krocza w przypadku rozległego rozdar-
cia
perineotomy [‚perini:'ətəmi] nacięcie krocza
perinephritis [‚perine'fraitis] zapalenie okołonerkowe
perinephrium [‚peri'nefriəm] torebka tłusz-
czowo-łącznotkankowa nerki
perineuritis [‚perinjuə'raitis] zapalenie onerwia lub okołonerwowe
perineurium [‚peri'njuəriəm] onerwie
period [‚piəriəd] okres, period
   absolute refractory p. okres refrakcji bezwzględnej
   accomodation p. okres akomodacji (okul.)
   ejection p. okres wyrzucania krwi z komór
   serca
   incubation p. okres inkubacji, okres wylęgania choroby
   induction p. okres indukowania (przeciwciał po podaniu antygenu)
   isoelectric p. okres izoelektryczny wykresu
   ekg
   isometric p. okres izometryczny skurczu
   serca
   isotonic contraction p. okres skurczu izotonicznego komór
   isovolumetric contraction p. okres skurczu
   izowolumetrycznego
   isovolumetric relaxation p. podokres izowolumetrycznej relaksacji komór serca
   latent p. okres utajenia, okres latencji
   (między bodźcem a efektem albo okres
   wylęgania zakażenia)
   missed p. wypadnięty cykl miesiączkowy
   mitotic p. cykl mitotyczny
   postsphygmic p. podokres relaksacji izo-
   metrycznej komór serca
   pre-ejection p. podokres przedwyrzutowy
   komór

presphygmic p. podokres skurczu izomet-
rycznego komór
puerperal p. okres połogu
refractory p. okres refrakcji, okres niewrażliwości na bodziec
   relative refractory p. okres refrakcji względnej
   safe p. okres bezpłodności w cyklu miesiączkowym
   silent p. okres milczenia mięśnia (zaniku
   czynności bioelektrycznej w czasie wywoływania odruchu)
sphygmic p. okres skurczu komór
systolic ejection p. podokres wyrzucania
(krwi z komór)
Wenckebach p. periodyka Wenckebacha
periodate [pə'raiə‚deit] nadjodan (chem.)
periodic [‚pə:rai'ɔdik] nadjodowy (chem.)
periodical [‚piəri'ɔdikəl] 1) periodyczny; 2)
periodyk, czasopismo
periodontics [‚periə'dɔntiks] dział stomatologii zajmujący się chorobami ozębnej
periodontitis [‚peri‚ɔdɔn'taitis] zapalenie ozębnej
   apical p. zapalenie ozębnej przywierzchołkowe
   p. complex resorpcja pionowa kości wyrostka zębodołowego
   p. simplex resorpcja pozioma kości wyrostka zębodołowego
   suppurative p. głębokie zapalenie przyzębia, ropotok zębodołowy
periodontium [‚periə'dɔnʃiəm] ozębna
periodontoclasia [‚periədɔntə'kleiziə] przyzębica
periodontosis [‚periədɔn'tousis] przyzębica
perionychia [‚periə'niki:ə] zapalenie tkanek
okołopaznokciowych
perionychium [‚periə'nikiəm] obrąbek naskórkowy paznokcia
perioophoritis [‚periɔuɔfɔ'raitis] = **perioothecitis**
perioophorosalpingitis [‚periɔu‚ɔfɔrəsælpin-
'dʒaitis] = **perioothecosalpingitis**
perioothecitis [‚periɔuθi'saitis] zapalenie
okołojajnikowe
perioothecosalpingitis [‚periɔu‚θikɔsælpin-
'dʒaitis] zapalenie okołojajnikowojajowo-
dowe
perioperative [‚peri'ɔpəreitiv] okołooperacyjny
periophthalmitis [‚periɔfθæl'maitis] zapalenie tkanek oczodołu
perioral [‚peri'ɔrəl] okołoustny
periorbit [‚peri'ɔ:bit] powięź oczodołu i okostna oczodołu
periorbititis [‚periɔ:bi'taitis] zapalenie okostnej oczodołu

periorchitis [ˌperiɔ:'kaitis] zapalenie okołojądrowe
periosteitis [ˌperiɔsti'aitis] = **periostitis**
periosteoma [ˌperiɔsti'oumə] nowotwór okostnej, okostniak
periosteorrhaphy [ˌperiˌɔsti'ɔrəfi] zeszycie okostnej
periosteosis [ˌperiɔsti'ousis] tworzenie się okostniaka
periosteotomy [ˌperiˌɔsti'ɔtəmi] nacięcie okostnej
periosteum [ˌperi'ɔsti:əm] okostna
periostitis [ˌperiɔs'taitis] zapalenie okostnej
  albuminous p. torbiel galaretowata okostnej
  alveolar p. zapalenie zębodołu
  hyperplastic p. przerostowe zapalenie okostnej
  phlegmonous p. ropowica okostnej
periostosis [ˌperiɔs'tousis] periostoza, odczyn wytwórczy okostnej
periovaritis [ˌperiɔvə'raitis] zapalenie okołojajnikowe
periovular [ˌperi'ouvjulə] okołojajowy
peripapillary [ˌperi'pæpiləri] okołobrodawkowy (zwł. wokół tarczy nerwu wzrokowego)
peripheral [pə'rifərəl] obwodowy
periphery [pə'rifəri] obwód
periphlebitis [ˌperifli'baitis] zapalenie okołożylne
peripolar [ˌperi'poulə] okołobiegunowy
periportal [ˌperi'pɔ:tl] okołowrotny (wokół żyły wrotnej)
periproctitis [ˌperiprɔk'taitis] zapalenie okołoodbytnicze
periprostatitis [ˌperiˌprɔstə'taitis] zapalenie okołosterczowe
peripyloric [ˌperipai'lɔrik] okołoodźwiernikowy
perirectitis [ˌperirek'taitis] zapalenie okołoprostnicze
perirenal [ˌperi'ri:nəl] okołonerkowy
perirhinal [ˌperi'rainəl] przynosowy
perisalpingitis [ˌperisælpin'dʒaitis] zapalenie okołojajowodowe
perishable ['periʃəbl] nietrwały, łatwo psujący się
perisinuitis [ˌperisinju'aitis] zapalenie okołozatokowe (zwł. około zatoki żylnej mózgu)
perisinusitis [ˌperiˌsainju'saitis] zapalenie okołozatokowe
perisplenitis [ˌperispli:'naitis] zapalenie torebki śledziony
perispondylitis [ˌperispɔndi'laitis] zapalenie okołokręgowe
peristalsis [ˌperi'stælsis] perystaltyka, ruch robaczkowy

mass p. perystaltyka masowa
reversed p. perystaltyka wsteczna
peristaltic [ˌperi'stæltik] perystaltyczny
peristaphylitis [ˌperistæfi'laitis] zapalenie okołojęzyczkowe
peristasis [ˌperi'stæsis] przekrwienie zastoinowe
peristrumitis [ˌperistru'maitis] zapalenie okołotarczycowe
peritectomy [ˌperi'tektəmi] wycięcie płatka spojówki przy wycinaniu łuszczki
peritendineum [ˌperiten'dini:əm] ościęgna
peritendinitis [ˌperitendi'naitis] zapalenie pochewki ścięgna
peritenon ['peritənɔn] pochewka ścięgna
peritenonitis [ˌperitenɔ'naitis] zapalenie pochewki ścięgna
perithelioma [ˌperiθəli'oumə] obłoniak
perithelium [ˌperi'θəliəm] *perithelium*, tkanka łączna wokół małych naczyń
perithyroiditis [ˌperiˌθairɔi'daitis] zapalenie okołotarczycowe, zapalenie torebki tarczycy
peritoneal [ˌperitou'niəl] otrzewnowy
peritoneocentesis [ˌperiˌtouniəsen'tisis] nakłucie otrzewnej
peritoneoclysis [ˌperitouni'ɔklisis] płukanie otrzewnej
peritoneopexy [ˌperiˌtouniɔ'peksi] umocowanie otrzewnej
peritoneoplasty [ˌperiˌtouniɔ'plæsti] plastyka otrzewnej
peritoneoscopy [ˌperiˌtouni:'ɔskɔpi] wziernikowanie otrzewnej
peritoneotomy [ˌperiˌtouni:'ɔtəmi] nacięcie otrzewnej
peritoneum [ˌperitou'ni:əm] otrzewna
  parietal p. otrzewna ścienna
  visceral p. otrzewna trzewna
peritonitis [ˌperitə'naitis] zapalenie otrzewnej
  adhesive p. zapalenie otrzewnej zrostowe
  benign paroxysmal p. abdominalgia okresowa, gorączka śródziemnomorska
  bile p. zapalenie otrzewnej żółciowe
  chemical p. zapalenie otrzewnej wywołane przez sok trzustkowy, żółć itp.
  chyle p. zapalenie otrzewnej mleczowe
  circumscribed p. zapalenie otrzewnej ograniczone
  cystic p. zapalenie otrzewnej torbielowate
  diaphragmatic p. zapalenie otrzewnej przeponowej
  encapsulated p. zapalenie otrzewnej otorbione
  encysted p. zapalenie otrzewnej otorbione
  f(a)ecal p. kałowe zapalenie otrzewnej

fibrocaseous p. zapalenie otrzewnej włókniste serowaciejące

gas p. zapalenie otrzewnej z wytworzeniem gazu

gonorrh(o)eic p. zapalenie otrzewnej rzeżączkowe

meconium p. zapalenie otrzewnej smółkowe

obliterative p. zapalenie otrzewnej zarostowe

periodic p. = benign paroxysmal p.

puerperal p. zapalenie otrzewnej połogowe

silent p. zapalenie otrzewnej bezobjawowe

stercoral p. kałowe zapalenie otrzewnej

peritonize ['peritounaiz] perytonizować, pokrywać otrzewną

peritonsillitis [,peri,tonsi'laitis] zapalenie okołomigdałkowe

perityphlitis [,peritif'laitis] zapalenie okołokątnicze

periureteritis [,perijuəritə'raitis] zapalenie okołomoczowodowe

plastic p. zwłóknienie pozaotrzewnowe

periurethritis [,perijuəri:'θraitis] zapalenie okołocewkowe

perivaginitis [,perivədʒi'naitis] zapalenie okołopochwowe

perivasculitis [,peri,væskju'laitis] zapalenie okołonaczyniowe

perivesical [,peri'vesikəl] okołopęcherzowy

periwinkle ['peri,winkl] barwinek, Vinca rosea (bot.)

perleche [pə:'leʃ] zajady, zapalenie kątów ust

permanganate [pə:'mæŋgənit] nadmanganian

permeability [,pə:miə'biliti] 1) przepuszczalność; 2) przenikalność

gas p. przenikalność gazów

permeable ['pə:miəbl] przepuszczalny

permeation [,pə:mi'eiʃən] przenikanie, przechodzenie do tkanek, nasiąkanie

pernicious [pə:'niʃəs] złośliwy, szkodliwy

pernio ['pə:niou] odmrozina

perniosis [,pə:ni'ousis] odmrozina

peroneal [,perə'ni:əl] strzałkowy, dotyczący kości strzałkowej

peroneum [,perə'niəm] strzałka, kość strzałkowa

peroral [per'ɔrəl] doustny

per os [pər 'ɔs] doustnie

perosseous [per'ɔsi:əs] przezkostny

peroxidase [pə'rɔksideis] peroksydaza

fatty acid p. peroksydaza kwasów tłuszczowych

glutathione p. peroksydaza glutationowa, EC 1.11.1.9

peroxidation [,pərɔksi'deiʃn] tworzenie grup nadtlenowych

peroxide [pərɔksaid] nadtlenek

peroxy- ['pərɔksi-] w złożeniach oznacza obecność dodatkowego atomu tlenu w drobinie

per primam intentionem [pɔ: 'priməm in,tenʃi'ounəm] gojenie się przez rychłozrost

per rectum [pɔ: 'rektəm] doodbytniczo, przez odbytnicę

persalt ['pə:sɔlt] sól nadtlenkowa

per secundam intentionem [pɔ: 'sekʌndəm in,tenʃi'ounem] gojenie się opóźnione, gojenie się przez ziarninowanie

persecution [,pɔ:si'kjuʃən] prześladowanie

ideas of p. urojenia prześladowcze

p. mania mania prześladowcza

perseveration [,pɔ:sive'reiʃən] perseweracja, powtarzanie czynności

personality [,pɔ:sə'næliti] osobowość

allotropic p. osobowość koncentrująca uwagę i aktywność na innych osobnikach

anancastic p. osobowość anankastyczna

basic p. podstawowy typ osobowości

compulsive p. osobowość anankastyczna, osobowość kompulsywna

dual p. rozdwojenie osobowości

multiple p. rozszczepienie osobowości, urojenia współobecności kilku osobowości w jednym ciele

paranoid p. osobowość paranoidalna

passive-aggressive p. osobowość bierno--agresywna

psychopathic p. osobowość psychopatyczna, osobowość antyspołeczna

schizoid p. osobowość schizoidalna

shut-in p. osobowość schizoidalna z tendencją do separowania się

split p. osobowość rozdwojona

syntonic p. osobowość syntoniczna

perspiration [,pɔ:spə'reiʃən] 1) pocenie się; 2) pot

insensible p. przeziew niewyraźny, pocenie się nie odczuwane

sensible p. przeziew wyraźny

perspire [pəs'paiə] pocić się

persulphate [pə'sʌlfeit] nadsiarczan

persulphide [pə'sʌlfaid] nadsiarczek

persulphuric [,pəsʌl'fjurik] nadsiarkowy

pertechnetate [pə'təknəteit] nadtechnecjan

pertussis [pə'tʌsis] krztusiec, koklusz

pertussoid [pə'tʌsɔid] kaszel podobny do krztuścowego

pervade [pə'veid] szerzyć się, przenikać, przesiąkać

pervasion [pə'veiʒən] szerzenie się, przenikanie, przesiąkanie

perversion [pə:'və:ʃən] perwersja, zboczenie, spaczenie

sexual p. zboczenie płciowe

pervert [´pə:və:t] 1) zboczeniec; 2) zboczony, perwersyjny
perviousness [´pəviəsnis] przepuszczalność, przesiąkalność
pessary [´pesəri] pesarium, 1) krążek maciczny; 2) kapturek antykoncepcyjny
  check p. kapturek antykoncepcyjny
  diaphragm p. kapturek antykoncepcyjny
  ring p. krążek maciczny
  stem p. kapturek śródmaciczny
pest [pest] dżuma
pestic(a)emia [ˌpesti´si:miə] posocznica dżumowa
pesticide [´pestisaid] środek przeciwszkodnikowy, pestycyd
pestilence [´pestiləns] 1) dżuma; 2) zaraza
pestis [pestis] dżuma
pestle [pesl] tłuczek, pistel (do moździerza)
petal [´petl] płatek (kwiatu)
petechia [pi´ti:kiə] wybroczyna, petocia
petit mal [petimæl] mały napad padaczkowy
petrify [´petrifai] skamienieć, zwapnieć
petrolatum [ˌpetrə´leitəm] wazelina żółta
  heavy liquid p. olej parafinowy
  hydrophilic p. wazelina higroskopijna
  light liquid p. olej wazelinowy
  liquid p. parafina płynna
  white p. wazelina biała
petroleum [pi´trouliəm] olej skalny, ropa naftowa
  p. benzin benzyna
  p. ether benzyna
  p. jelly wazelina
petrositis [ˌpetrə´saitis] zapalenie kości skalistej
petrous [´petrəs] 1) skalisty; 2) twardy jak skała
pexis [´peksis] umocowanie narządu
pH [´pi´eitʃ] pH, symbol stężenia jonów wodorowych, wykładnik Sörensena
pH adjuster [pi´eitʃ adʒəstə] związek dodawany dla zmiany pH
phacitis [fæ´saitis] zapalenie soczewki
phaco- [´fækə-] w złożeniach oznacza soczewkę
phacocele [´fækəsi:l] przepuklina soczewki
phacocyst [´fækəsist] torebka soczewki
phacocystectomy [ˌfækəsis´tektəmi] wycięcie części torebki soczewki
phacocystitis [ˌfækəsis´taitis] zapalenie torebki soczewki
phacoemulsification [ˌfækəimʌlsi´fikeiʃən] emulsyfikacja soczewki
phacoerysis [ˌfækə´irisis] aspiracja soczewki
phacoglaucoma [ˌfækəglɔ:´koumə] zmiany jaskrowe w soczewce
phacoid [´fækɔid] soczewkowy
phacoiditis [ˌfækɔi´daitis] zapalenie soczewki

phacoidoscopy [ˌfækɔid´ɔskəpi] fakoskopia
phacolysis [fæ´kɔlisis] usunięcie soczewki lub rozpad soczewki
phacolytic [fækɔ´litik] powodujący rozpad soczewki, fakolityczny
phacoma [fæ´koumə] 1) obrzęk soczewki; 2) fakomat, guzek glejowy w fakomatozie
phacomalacia [ˌfækɔmə´leiʃiə] zmiękninie soczewki
phacomatosis [ˌfækɔmæ´tousis] fakomatoza, grupa chorób dziedzicznych ze zmianami ektodermalnymi
phacometecesis [ˌfækɔmət´esisis] przemieszczenie soczewki do komory przedniej
phacoplanesis [ˌfækɔplæn´isis] soczewka pływająca, soczewka zwichnięta
phacoscopy [fæ´kɔskəpi] wziernikowanie soczewki
ph(a)eochrome [´fiɔkroum] 1) chromafinowy; 2) barwiący się ciemno
ph(a)echromoblast [fiɔ´krɔməblæst] pierwotna komórka chromafinowa
ph(a)eochromoblastoma [ˌfiɔkrɔməblæs´toumə] barwiak chromochłonny
ph(a)eochromocyte [fiɔ´krɔməsait] komórka chromochłonna, komórka chromafinowa
ph(a)eochromocytoma [ˌfiɔkrɔməsai´toumə] barwiak chromochłonny, guz chromochłonny
phage [feidʒ] fag, bakteriofag
phaged(a)ena [ˌfædʒi´di:nə] wrzód pełzający, wrzód żrący
  gangrenous p. wrzód żrący zgorzelinowy
  nosocomial p. zgorzelinowe zakażenie szpitalne
  sloughing p. odleżyna
phago- [´fægə-] w złożeniach oznacza jedzenie lub pożeranie
phagocyte [´fægəsait] fagocyt
phagocytic [ˌfægə´sitik] fagocytarny
  p. index wskaźnik fagocytozy
phagocitize [ˌfægə´saitaiz] fagocytować
phagocytolysis [ˌfægəsai´təlisis] fagocytoliza, rozpad fagocytu
phagocytolytic [ˌfægəsaitɔ´litik] powodujący fagocytolizę
phagocytosis [ˌfægəsai´tousis] fagocytoza
  induced p. fagocytoza wywołana (przez opsoniny itp.)
  spontaneous p. fagocytoza samoistna
phagolysis [fæ´gɔlisis] = **phagocytolysis**
phagolysosome [ˌfægə´laisəsoum] lizosom fagocytujący
phagosome [´fægəsoum] fagosom, wakuola żerna
phagotherapy [ˌfægə´θerəpi] fagoterpia, leczenie choroby bakteryjnej podawaniem faga

phagotype ['fægətaip] 1) typ faga, fagotyp; 2) określać typ faga

phagotyping [,fægə'taipiŋ] fagotypowanie

phakomatosis [,fəkɔmə'tousis] = **phacomatosis**

phalacrosis [,fælə'krousis] wyłysienie

phalangeal [fæ'lændʒiəl] paliczkowy

phalangectomy [,fælæn'dʒektəmi] odcięcie paliczka

phalangitis [,fælæn'dʒaitis] zapalenie paliczka

phalanx ['fælænks] paliczek

ungual p. paliczek paznokciowy

phallectomy [fæl'ektəmi] amputacja prącia

phallic ['fælik] falliczny, prąciowy

phallin ['fælin] fallina, toksyna ze sromotnika, *Amanita phalloides*

phallitis [fæl'aitis] zapalenie prącia

phallocampsis [,fælɔ'kæmpsis] skrzywienie prącia

phalloid ['fælɔid] podobny do prącia, falloidalny

phalloidine [fæ'lɔidin] falloidyna, toksyna ze sromotnika

phalloplasty [,fælɔ'plæsti] plastyka prącia

phallorrhagia [,fælɔ'reidʒiə] krwawienie z prącia

phallorrh(o)ea [,fælɔ'ri:ə] wyciek z prącia

phallotomy [fæl'ɔtəmi] nacięcie prącia

phallus ['fæləs] prącie, członek męski

phanerosis [,fænə'rousis] ujawnienie, uwidocznienie

phantasm ['fæntæzm] iluzja wzrokowa

phantom ['fæntəm] 1) widziadło, złudzenie wzrokowe; 2) fantom

p. limb kończyna fantomowa

pelvic p. fantom medniczny

pharmaceutic [,fa:mə'sju:tik], **pharmaceutical** [,fa:mə'sju:tikəl] farmaceutyczny

pharmaceutics [,fa:mə'sju:tiks] 1) farmacja; 2) środki farmaceutyczne

pharmaceutist [,fa:mə'sju:tist] farmaceuta, aptekarz

pharmacist ['fa:məsist] farmaceuta

pharmacochemistry [,fa:məkɔ'kemistri] chemia farmaceutyczna

pharmacodiagnosis [,fa:məkɔdaiəg'nousis] diagnostyka farmaceutyczna

pharmacodynamics [,fa:məkədai'næmiks] farmakodynamika, nauka o działaniu leków

pharmacognosist [,fa:mə'kɔgnɔsist] specjalista od farmakognozji

pharmacognostics [,fa:məkɔ'gnɔstiks] farmakognozja

pharmacognosy [,fa:mə'kɔgnəsi] farmakognozja

pharmacokinetics [,fa:məkə'kinətiks] farmakokinetyka

pharmacological [,fa:məkɔ'lɔdʒikəl] farmakologiczny

pharmacologist [,fa:mə'kɔlədʒist] farmakolog

pharmacology [,fa:mə'kɔlədʒi] farmakologia

biochemical p. farmakologia biochemiczna

pharmacomania [,fa:məkɔ'meiniə] lekomania

pharmacopeia [,fa:məkɔ'pi:ə] farmakopea, urzędowy opis leków

pharmacopeial [,fa:məkɔ'pi:əl] farmakopealny

pharmacophilia [,fa:məkə'filiə] lekomania

pharmacopsychosis [,fa:məkə'saikousis] psychoza wywołana przez leki

pharmacotherapeutic [,fa:məkə,θerə'pju:tik] farmakoterapeutyczny

pharmacotherapy [,fa:məkə'θerəpi] farmakoterapia, leczenie farmaceutyczne

pharmacy ['fa:məsi] 1) apteka; 2) farmacja

hospital p. apteka szpitalna

practical p. farmacja stosowana

pharyng- [færiŋ-] w złożeniach oznacza gardło

pharyngeal [,færin'dʒiəl] gardłowy

pharyngectomy [,færin'dʒektəmi] wycięcie części gardła

pharyngismus [,færind'ʒizməs] kurcz mięśni gardła

pharyngitis [,færin'dʒaitis] zapalenie gardła

atrophic p. zapalenie gardła zanikowe

croupous p. zapalenie gardła krupowe, zapalenie gardła włóknikowe

follicular p. zapalenie gardła grudkowe, zapalenie gardła mieszkowe

gangrenous p. zapalenie gardła zgorzelinowe

glandular p. zapalenie gardła mieszkowe

granular p. zapalenie gardła ziarniste

herpetic p. zapalenie gardła opryszczkowe

hypertrophic lateral p. zapalenie gardła boczne przerostowe

membranous p. zapalenie gardła błoniaste

p. sicca zapalenie gardła zanikowe, suchy nieżyt gardła

ulceromembranous p. angina Plauta i Vincenta

ulcerous p. zapalenie gardła wrzodziejące, angina Plauta i Vincenta

pharyngoamygdalitis [fæ,riŋɔəmigdə'laitis] zapalenie gardła i migdałków

pharyngocele [fæ'riŋɔsi:l] uchyłek gardła

pharyngoesophagoplasty [fæ,riŋɔi:sɔfəgo'plæsti] plastyka gardła i przełyku

pharyngolaryngitis [fæ,riŋɔlærin'dʒaitis] zapalenie gardła i krtani

pharyngoplasty [fæ'riŋgɔ‚plæsti] plastyka gardła

pharyngoplegia [‚færiŋgɔ'pli:dʒiə] porażenie gardła

pharyngorhinitis [fæ‚riŋgɔ'rainaitis] zapalenie gardła i nosa

pharyngorhinoscopy [‚færiŋgɔrai'nɔskəpi] wziernikowanie gardła i nosa

pharyngoscleroma [‚færiŋgɔskli:'roumə] twardziel gardła

pharyngoscopy [‚færiŋ'gɔskəpi] wziernikowanie gardła

pharyngospasm [fæ'riŋgɔspæzm] kurcz mięśni gardła

pharyngostenosis [fæ‚riŋgɔste'nousis] zwężenie gardła

pharyngotomy [‚færiŋ'gɔtəmi] nacięcie gardła
  subhyoid p. nacięcie gardła podgnykowe
  suprahyoid p. nacięcie gardła nadgnykowe

pharyngotonsillitis [fæ‚riŋgɔtɔnsi'laitis] zapalenie gardła i migdałków

pharyngoxerosis [fæ‚riŋgɔzi'rousis] wysychanie gardła

pharynx [‚færiŋks] gardło
  laryngeal p. krtaniowa część gardła
  nasal p. nosowa część gardła
  oral p. ustna część gardła

phase [feiz] faza, okres, stan ciała (chemiczny)
  acute p. reactant czynnik fazy ostrej
  adsorption p. faza adsorpcji wirusa
  anabolic p. faza anaboliczna
  apophylactic p. faza apofilaktyczna, faza ujemna po podaniu antygenu
  aqueous p. faza wodna
  catabolic p. faza kataboliczna
  continuous p. faza rozpraszająca
  depression p. faza depresji w cyklofrenii
  dispersed p. faza rozproszona
  dispersion p. faza rozpraszająca
  eclipse p. faza eklipsy wirusa
  equilibrium p. faza równowagi (hodowli bakterii)
  follicular p. faza pęcherzykowa, faza folikularna
  gaseous p. faza gazowa
  haploid p. faza haploidalna
  implantation p. faza implantacji jaja
  lag p. faza opóźniania, faza zastoju (hodowli bakteryjnej)
  latency p. faza utajona, faza latencji
  liquid p. faza ciekła
  logarithmic p. faza wykładnicza (hodowli bakteryjnej)
  luteal p. faza lutealna
  manic p. faza maniakalna
  maturation p. faza dojrzewania

  meiotic p. faza mejotyczna
  mitosis p. faza mitotyczna
  mobile p. faza ruchoma
  negative p. faza ujemna, faza apofilaktyczna
  p. out stopniowo odstawiać lek
  penetration p. faza penetracji wirusa
  positive p. faza dodatnia (następująca po fazie ujemnej po podaniu antygenu)
  preimplantation p. faza przedimplantacyjna jaja
  prodromal p. faza zwiastująca
  reduction p. faza mejozy
  refraction p. faza refrakcji
  release p. faza uwalniania wirusa
  shifted p. faza przesunięta
  solid p. faza stała
  stationary p. faza stacjonarna
  synaptic p. faza synaptyczna (drogi impulsu)

phasic [‚feizik] fazowy

phenacetin [fi'næsitin] fenacetyna

phenanthrene [fi'nænθrə:n] fenantren

phenate [‚fi:neit] fenolan

pheneturide [‚fi:nətju'raid] feneturyd, fenyloetyloacetylomocznik

phenformin [‚fi:n'fɔ:min] fenoformina

phenic [‚fi:nik] fenolowy, karbolowy

phenindione [fi:n'indaiən] fenindion

phenobarbital [‚finou'ba:bitəl] fenobarbitral, luminal

phenol [fi:nɔl] fenol

phenolated [‚fi:nɔleitid] fenolowany

phenolization [‚fi:nɔlai'zeiʃən] fenolizacja, wstrzykiwanie fenolu dla porażenia nerwów

phenolize [‚fi:nɔ'laiz] fenolizować

phenolphthalein [‚fi:nɔl'fθəliin] fenoloftaleina

phenoluria [‚fi:nɔl'juəriə] fenoluria

phenomenology [fi‚nɔmi'nɔlədʒi] fenomenologia

phenomenon [fi'nɔminən] zjawisko, fenomen
  adherence p. zjawisko adhezji czerwonych krwinek
  blanching p. zjawisko wygasania wysypki, zjawisko Schultza i Charltona
  clasp-knife p. objaw scyzoryka (w parkinsonizmie)
  doll's head p. objaw główki lalki
  cogwheel p. objaw koła zębatego w chorobie Parkinsona
  crossed phrenic p. zjawisko przeponowe skrzyżowane (*rtg*)
  declamping p. wstrząs po zwolnieniu zacisku z dużej tętnicy
  diaphragm p. zjawisko przeponowe (*rtg*)

immune adherence p. zjawisko immunoadhezji komórek

phrenic p. zjawisko przeponowe (rtg)

phenothiazine [ˌfiːnɔ'θaiəziːn] fenotiazyna

phenotype ['fenɔtaip] 1) fenotyp; 2) fenotypować

phenotypic ['fenɔtipik] fenotypowy

p. lag opóźnienie fenotypowe

phenotyping [ˌfenə'taipiŋ] fenotypowanie

phenoxy- ['fiːnɔksi-] **fenoksy-**, w złożeniach oznacza obecność grupy C_6H_5O

phenyl ['fiːnil] fenyl, grupa fenylowa

phenylalanine [ˌfiːnil'ælənin] fenyloalanina

phenylketonuria [ˌfiːnilki:tɔ'njuəriə] fenyloketonuria

phenytoin ['fiːnitɔin] fenytoina, dwufenylohydantoina

pheromones ['fiərɔmouns] feromony, ektohormony

phial ['faiəl] fiolka

phimosis [fai'mousis] stulejka

phleb-, phlebo- [flib-, flebɔ-] w złożeniach oznacza: żylny, odnoszący się do żyły

phlebalgia [flib'ældʒiə] ból żyły

phlebangioma [ˌflibændʒi'oumə] żylak powierzchowny

phlebectasia [flibek'teisiə] rozszerzenie żyły, żylakowatość

phlebectasis [fli'bektəsis] rozszerzenie żyły, żylakowatość

phlebectomy [fli'bektəmi] wycięcie żyły całkowite lub częściowe

phlebectopia, phlebectopy [ˌflibek'toupiə, fli'bektəpi] przemieszczenie żyły

phlebitic [fli'bitik] odnoszący się do zapalenia żył

phlebitis [fli'baitis] zapalenie żyły

migrating p. zapalenie żył wędrujące

obliterating p. zapalenie żył zarostowe

puerperal p. zapalenie żył połogowe

septic p. zapalenie żył septyczne

sinus p. zapalenie zatoki żylnej mózgu

phleboclysis [fli'bɔklaisis] wlew dożylny

drip p. wlew dożylny kroplowy, kroplówka

phlebodynia ['flebɔdiniə] ból żyły

phlebogram ['flebɔgræm] flebogram

phlebography [fli'bɔgræfi] flebografia

adrenal p. flebografia nadnerczowa

azygos p. flebografia żyły nieparzystej

intraosseous p. flebografia śródkostna

orbital p. flebografia oczodołowa

pelvic p. flebografia żył miednicznych

renal p. flebografia nerkowa

transumbilical portohepatography flebografia żyły wrotnej przez żyły pępkowe

phlebolith ['flebɔliθ] kamień żylny, flebolit

phlebolithiasis [ˌflebɔli'θaiəsis] kamica żylna

phlebometritis [ˌflebɔmet'raitis] zapalenie żył macicy

phlebophlebostomy [ˌflibɔflibɔ'stoumi] zespolenie żylno-żylne

phleborrhagia [flebɔ'reidʒiə] krwotok żylny

phleborrhaphy [fle'bɔrəfi] zeszycie żyły

phleborrhexis [ˌflibɔ'reksis] pęknięcie żyły

phlebosclerosis [ˌflebɔskliə'rousis] stwardnienie ścian żyły

phlebostasis [fli'bɔstæsis] zastój żylny wywołany terapeutycznie

phlebostenosis [fliːbɔstə'nousis] zwężenie żyły

phlebostrepsis [ˌflebɔ'strepsis] skręcenie żyły dla zatamowania krwawienia

phlebothrombosis [ˌflebɔθrɔm'bousis] zakrzep żylny

phlebotomize [fli'bɔtəmaiz] wykonać nacięcie żyły

phlebotomy [fli'bɔtəmi] nacięcie żyły

phlegmasia [fleg'meiziə] ostre zapalenie

p. alba dolens połogowe zapalenie żył kończyn dolnych

thrombotic p. = p. alba dolens

phlegmon ['flegmɔn] ropowica

bronze p. ropowica gazowa

emphysematous p. ropowica gazowa

gas p. ropowica gazowa

phlegmonous ['flegmɔnəs] ropowiczy

phlorhizin ['flɔrizin], **phloridzin** ['flɔridzin], **phlorizin** ['flɔrizin] florydzyna

phlyctena [flik'tiːnə] pęcherzyk (zwł. po oparzeniu)

phlyctenosis [ˌflikti'nousis] występowanie pęcherzyków

phlyctenula [flik'tinjulə] pryszczyk (na spojówce)

phlyctenular [flik'tenjulə] pryszczykowaty

phlyctenule ['fliktenjul] pryszczyk

phobia ['foubiə] fobia, chorobliwy lęk, chorobliwa awersja

phobic ['foubik] odnoszący się do fobii

phobophobia [ˌfoubɔ'foubiə] fobofobia, fobia lęku

phocomelia [ˌfɔkɔ'miːliə] fokomelia, wrodzony brak bliższych części kończyn

phon- [foun-] w złożeniach oznacza dźwięk

phonasthenia [ˌfounəs'θiːniə] fonastenia, słabość głosu

phonation [fou'neiʃən] fonacja, wydawanie głosu

phonendoscope [fɔ'nendɔskoup] fonendoskop

phonetic [fɔ'netik] fonetyczny

phoniatrics [ˌfoun'iətriks] foniatria, leczenie zaburzeń mowy

phonocardiogram [ˌfounɔ'kaːdiɔgræm] fonokardiogram

phonocardiography [ˌfounoˌka:diˈɔgrəfi] fonokardiografia
phonomassage [ˌfounoˈmæˈsa:ʒ] masaż błony bębenkowej i kosteczek słuchowych głośnym dźwiękiem
phonomyoclonus [ˌfounomaiˈɔklonəs] drżenie włókienkowe mięśni słyszalne przy osłuchiwaniu
phonophobia [ˌfounoˈfoubiə] fobia głośnych dźwięków
phonopsia [fɔˈnɔpsiə] wrażenie barwy pod wpływem dźwięku
phoresis [ˈfɔrisis] ruch cząsteczek pod wpływem prądu elektrycznego
phorometer [fɔˈrɔmitə] przyrząd do badania ustawienia oczu, foriometr
phos- [fouz-] w złożeniach oznacza światło
phosgene [ˈfɔzdʒi:n] fosgen
phosphagen [ˈfosfædʒin] fosforan kreatyny, fosfagen
phosphamidase [ˌfosˈfæmideis] fosfoamidaza
phosphatase [ˈfosfeteis] fosfataza
acid p. fosfataza kwaśna, EC 3.1.3.2
alkaline p. fosfataza zasadowa, EC 3.1.3.1
phosphate [ˈfosfeit] fosforan
alkaline p. fosforan zasadowy
cyclic p. fosforan pierścieniowy
dibasic p. fosforan dwuzasadowy
disodium p. zasadowy fosforan sodowy, Na_2HPO_4, ortofosforan dwusodowy
energy-rich p. fosforan wysokoenergetyczny
high-energy p. fosforan wysokoenergetyczny, dostarczający dużej ilości energii przy hydrolizie
monobasic p. fosforan jednozasadowy
monohydric p. ortofosforan pierwszorzędowy, ortofosforan jednometaliczny
monosodic p., monosodium p. ortofosforan jednosodowy
nicotinamide-adenine dinucleotide p. fosforan dwunukleotydu nikotynamidoadeninowego, NADP
normal p. ortofosforan trzeciorzędowy, ortofosforan trójmetaliczny
organic p. fosforan organiczny, organofosforan
tribasic p. fosforan trójzasadowy
triorthocresyl p. fosforan trójortokrezylowy
triple p. 1) fosforan amonowo-magnezowy; 2) fosfat, nawóz sztuczny
phosphatidylcholine [ˌfosfætidilˈkɔ:lin] fosfatydylocholina, lecytyna
phosphatidylethanolamine [ˌfosfætidilˌeθənɔlˈæmi:n] fosfatydyloetanoloamina
phosphatidylinositol [ˌfosfætidilˈinɔzitɔl] fosfatydyloinozytol

phosphatidylserine [ˌfosfætidilˈsə:rin] fosfatydyloseryna, serynofosfatyd
phosphaturia [ˌfosfætˈjuəriə] fosfaturia, wysoki poziom fosforanów w moczu
phosphene [ˈfosfi:n] wrażenie światła przy ucisku na gałki oczne lub przy drażnieniu dróg wzrokowych
phosphide [ˈfosfaid] fosforek
phosphine [ˈfosfi:n] fosforiak, fosforowodór
phosphite [ˈfosfait] fosforyn
phosphoamide [ˌfosfɔˈæmid] fosfamid
phosphocreatine [ˌfosfɔˈkriæti:n] fosfokreatyna, fosforan kreatyny
phosphodiesterase [ˌfosfodaiˈestəreis] fosfodiesteraza
phosphodismutase [ˌfosfodisˈmjuteis] fosfodysmutaza
glucose-1-phosphate p. fosfodysmutaza glukozo-1-fosforanowa
phosphofructokinase [ˌfosfofrʌktɔˈkineis] fosfofruktokinaza
phosphoglucokinase [ˌfosfoglu:kɔˈkineis] fosfoglukokinaza, kinaza glukozo-1-fosforanowa, EC 2.7.1.10
phosphogluconate [ˌfosfogluˈkɔneit] fosfoglukonian
p. dehydrogenase dehydrogenaza fosfoglukonianowa
phosphoglycerate [ˌfosfɔˈgliserit] fosfoglicerynian
p. kinase kinaza fosfoglicerynianowa
phosphoglyceride [ˌfosfɔˈgliseraid] fosfogliceryd
phosphoglycerol [ˌfosfɔˈglisərɔl] fosfoglicerol, glicerofosforan
phosphokinase [ˌfosfɔˈkaineis] fosfokinaza
phospholipase [ˌfosfɔˈlipeis] fosfolipaza, lecytynaza
phospholipid [ˌfosfɔˈlipid] fosfolipid
phosphonecrosis [ˌfosfoneˈkrousis] martwica żuchwy w zatruciu fosforem
phosphonium [fosˈfouniəm] fosfonium, jon fosfoniowy
phosphopherase [ˌfosfɔˈfereiz] kinaza fosfoglicerynianowa
phosphoprotein [ˌfosfɔˈproutiin] fosfoproteina
phosphor [ˈfosfɔ:] fosfor, P
phosphorescence [ˌfosfɔˈresns] fosforescencja
phosphorhidrosis [ˌfosfərhidˈrousis], **phosphoridrosis** [ˌfosfəridˈrousis] pot fosforyzujący
phosphoric [fosˈforik] fosforowy
phosphorolysis [ˌfosfəˈrɔlisis] fosforoliza
phosphorous [ˈfosfərəs] fosforawy
phosphorus [ˈfosfərəs] fosfor, P
amorphous p. fosfor bezpostaciowy, fosfor czerwony
red p. fosfor czerwony

white p. fosfor biały, fosfor żółty
yellow p. fosfor żółty, fosfor biały
phosphoryl [ˈfɔsfəril] grupa fosforylowa
phosphorylase [ˈfɔsfərileis] fosforylaza
phosphorylation [ˌfɔsfəriˈleiʃn] fosforylacja, włączenie reszty fosforanowej do drobiny organicznej
phosphorylcholine [ˌfɔsfərilˈkɔlin] fosforylocholina, fosforan choliny
phosphoserine [ˌfɔsfəˈsəːrin] fosfoseryna
phosphosphingoside [ˌfɔsfəˈsfiŋgɔsaid] sfingomielina
phot- [fout-], **photo-** [foutɔ-] w złożeniach oznacza związek ze światłem
phot(a)esthesia [ˌfoutisˈθiːziə] odczuwanie światła
photalgia [fouˈtældʒiə] ból oczu wywołany światłem
phote [fout] fot, jednostka natężenia światła (1 lumen na cm², 0,0001 luksa)
photic [ˈfoutik] świetlny
photism [ˈfoutizm] wrażenie światła lub barwy wywołane pobudzeniem receptora nie reagującego na światło
photoallergy [ˌfoutɔˈælɔːdʒi] fotoalergia
photocatalyst [ˌfoutɔˈkætəlist] fotokatalizator, katalizator reakcji wymagających światła (np. chlorofil)
photocauterization [ˌfoutɔˌkɔːtəraiˈzeiʃən] przyżeganie laserem lub substancjami radioaktywnymi
photo-cell [ˌfoutɔˈsel] komórka fotoelektryczna
photoceptor [ˌfoutɔˈseptə] fotoreceptor
photocoagulation [ˌfoutɔkouægjuˈleiʃn] fotokoagulacja
laser p. fotokoagulacja laserowa
photodermatitis [ˌfoutɔdəːməˈtaitis] fotodermia, fotodermatoza
photodermatosis [ˌfoutɔˌdəːməˈtousis] fotodermatoza
photodermia [ˌfoutɔˈdəːmiə] fotodermatoza, fotodermia
photodysphoria [ˌfoutɔdisˈfouriə] wyjątkowo intensywna fotofobia
photokinetic [ˌfoutɔkiˈnetik] fotokinetyczny, poruszany przez światło
photolysis [fouˈtɔlisis] rozkład pod wpływem światła, fotoliza
photoma [fouˈtoumə] subiektywne wrażenie błysku światła
photometer [fəˈtɔmitə] światłomierz
photomicrography [ˌfoutɔmaiˈkrɔgrəfi] fotografia mikroskopowa
photon [ˈfoutɔn] foton, kwant światła
photoperception [ˌfoutɔpəˈsepʃən] percepcja światła

photophobia [ˌfoutouˈfoubiə] 1) światłowstręt; 2) fobia światła
photophthalmia [ˌfoutɔfˈθælmiə] zapalenie spojówek świetlne
photopsia [fouˈtɔpsiə], **photopsy** [fouˈtɔpsi] fotopsja, wrażenie błysków lub barw w chorobach siatkówki lub kory
photoreceptive [ˌfoutɔriˈseptiv] wrażliwy na światło
photoreceptor [ˌfoutɔriˈseptə] fotoreceptor
photoretinitis [ˌfoutɔretiˈnaitis] świetlne zapalenie siatkówki
photoretinopathy [ˌfoutɔretinˈɔpæθi] fotoretynopatia, oparzenie plamki żółtej promieniami światła
photoscan [ˈfoutɔskən] scyntygram, gammagram
photoscanning [ˌfoutɔˈskæniŋ] scyntygrafia z rejestracją fotograficzną
photosensitive [ˌfoutɔˈsensitiv] światłoczuły
photosensitization [ˌfoutɔˌsensitaiˈzeiʃən] uczulenie na światło
photosensitizer [ˌfoutɔˈsensitaizə] substancja uczulająca na światło
photosynthesis [ˌfoutɔˈsinθisis] fotosynteza
phototaxis [ˌfoutɔˈtæksis] fototaksja, ruch ustroju w kierunku światła
phototropism [ˌfoutɔˈtrɔpizm] fototropizm, kierowanie się części ustroju ku światłu lub od światła
phren [fren] 1) przepona; 2) umysł
phrenalgia [friˈnældʒiə] 1) ból przeponowy; 2) ból psychiczny
phrenectomy [friˈnektəmi] przecięcie nerwu przeponowego
phrenicectomy [ˌfreniˈsektəmi] wycięcie części nerwu przeponowego
phreniclasia [ˌfreniˈkleisiə] zmiażdżenie nerwu przeponowego
phrenicoexeresis [ˌfrenikouekˈseriːsis] wyrwanie nerwu przeponowego
phreniconeurectomy [ˌfrenikɔnjuərˈektəmi] wycięcie nerwu przeponowego
phrenicotomy [ˌfreniˈkɔtəmi] przecięcie nerwu przeponowego
phrenicotripsy [ˌfrenikɔˈtripsi] zmiażdżenie nerwu przeponowego
phrenocardia [ˌfrenɔˈkaːdiə] frenokardia, nerwica serca, psychogenne subiektywne objawy sercowe
phrenocolopexy [ˌfrenɔˈkɔlɔpeksi] frenokolopeksja, umocowanie okrężnicy do przepony
phrenoplegia [ˌfrenɔˈpliːdʒiə] porażenie przepony
phrenoptosia [ˌfrenoupˈtousiə] opuszczenie przepony

phrenosin ['frenɔsin] cerebron, frenozyna, cerebryna
phrenospasm ['frenɔspæsm] skurcz przepony
phthalein ['θeliin] ftaleina
phthisic ['tizik, 'θaisik] 1) gruźliczy; 2) gruźlik
phthisiologist [,θaizi'ɔlədʒist] ftyzjatra, ftyzjolog
phthisiology [,taizi'ɔlədʒi] ftyzjologia
phthisis ['θaisis] 1) zanik, wyniszczenie; 2) dawna nazwa gruźlicy płuc, suchoty
p. bulbi zanik gałki ocznej
fibroid p. gruźlica włóknista płuc
p. florida suchoty galopujące
phylaxis [fai'læksis] odporność na zakażenie
phylogenesis [,failɔ'dʒenisis], **phylogeny** [fai'lɔdʒini] filogeneza
phyma ['faimə, fimə] guzek skórny
phymatosis [,faimə'tousis] guzkowatość skóry
physaliphore [fi'sælifɔ:] olbrzymia komórka rakowata z dużą wodniczką
physaliphorous [,fisəl'ifərəs] zawierający wodniczki (komórka)
physalis ['fisælis] duża wodniczka w komórce rakowej
physiatrics [,fizi'ætriks] 1) fizjoterapia; 2) leczenie rehabilitacyjne
physiatrist [fiz'aiətrist] fizjoterapeuta
phisic ['fizik] 1) sztuka lekarska; 2) lek, zwłaszcza przeczyszczający
physical ['fizikəl] fizyczny, fizykalny
p. chemistry chemia fizyczna
p. fitness wydolność fizyczna
p. signs objawy fizykalne
physician [fi'ziʃən] lekarz
attending p. lekarz leczący
family p. lekarz domowy
house p. lekarz zamieszkujący w szpitalu i odpowiadający za chorych w czasie nieobecności lekarza leczącego
primary care p. lekarz podstawowej opieki medycznej
resident p. = house p.
physicochemical [,fizikɔ'kemikəl] fizyczno--chemiczny
physics ['fiziks] fizyka
physiologic [,fiziə'lɔdʒik], **physiological** [,fiziə'lɔdʒikəl] fizjologiczny
physiology [,fizi'ɔlədʒi] fizjologia
developmental p. fizjologia wieku rozwojowego
human p. fizjologia ludzka
pathologic p. fizjopatologia, patofizjologia
physiopathology [,fiziɔpæθ'ɔlədʒi] fizjopatologia
physiotherapeutic [,fiziɔθerə'pju:tik] fizjoterapeutyczny
physiotherapy [,fiziɔ'θerəpi] fizjoterapia

physique [fi'zi:k] biotyp, konstytucja
physocephaly [,faisɔ'sefəli] odma śródczaszkowa
physohydrometra [,faisɔ,haidrɔ'mitrə] odma macicy z przesiękiem surowiczym
physometra [,faisɔ'mitrə] odma macicy
physopyosalpinx [,faisɔpaiɔ'sælpinks] ropniak jajowodu z odmą
physostigmine [,faisou'stigmin] fizostygmina, ezeryna
phytin ['faitin] fityna, sól wapniowo-magnezowa kwasu fitynowego
phyto- [faitou-] w złożeniach oznacza: roślinny
phytoagglutinin [,faitouæg'lutinin] fitoaglutynina
phytobezoar [,faitou'bizɔa:] fitobezoar, kamień żołądkowy z resztek roślinnych
phytocholesterol [,faitoukɔ'lestərəl] fitosterol
phytoh(a)emagglutinin [,faitouhi:mə'glutinin] fitohemoaglutynina
phytohormone [,faitou'hɔ:moun] fitohormon, hormon roślinny
phytology [fai'tɔlədʒi] fitologia, nauka o roślinach
phytomitogen [,faitou'maitɔdʒən] fitomitogen
phytopharmacology [,faitou,fa:mə'kɔlədʒi] fitofarmakologia
phytosis [fai'tousis] grzybica skóry
phytosterol [,faitə'sterəl] fitosterol
phytotherapy [,faitɔ'θerəpi] fitoterapia
phytotoxin [,faitɔ'tɔksin] fitotoksyna, toksyna roślinna
phytotrichobezoar [,faitɔ,trikəbezɔa:] kamień włosowo-roślinny żołądka
pia [paiə] opona miękka
pia-arachnitis [,paiə:rək'naitis] zapalenie opony miękkiej
pia-arachnoid [,paiə:rə'knɔid] opona miękka, naczyniówka i pajęczynówka
pial ['paiəl] odnoszący się do opony miękkiej
pia mater [paiə 'meitə] opona miękka
piarachnitis [,paiə:rək'naitis] zapalenie opony miękkiej
piarachnoid [,paiər'əknɔid] opona miękka
pica ['paikə] łaknienie spaczone
pickle [pikl] 1) marynować; 2) wytrawiać (*stom.*)
picogram ['paikɔgræm] pikogram, mikromikrogram, 10^{-12} grama
picoline ['pikɔlin] pikolina, 2-metylopirydyna
picornavirus [pai,kɔ:nə'vaiərəs] pikornawirus
picrate ['pikreit] pikrynian
picric ['pikrik] pikrynowy
picrotoxin [,pikrɔ'tɔksin] pikrotoksyna

picture [´piktʃə] obraz
  clinical p. obraz kliniczny
piebaldness [´paibɔldnis] pstrokatość, bielactwo ograniczone
pies(a)esthesia [pai͵iːzesˊθiziə] czucie ucisku
piesimeter [͵paiiːˊsimitə], **piezometer** [͵paii:ˊzɔmitə] piezometr, przyrząd określający ciśnienie gazu lub płynu
piezoelectric [͵paiizɔiˊlektrik] piezoelektryczny
piezoelectricity [͵paiizɔ͵ilekˊtrisiti] piezoelektryczność, prąd elektryczny wywoływany uciskiem pewnych kryształów
pigeon-breast [´pidʒinˊbrest], **pigeon-chest** [´pidʒinˊtʃest] kurza klatka piersiowa
pigment [´pigmənt] barwnik, pigment, barwnik organiczny
  anthracotic p. złogi węglowe (w skórze lub płucach)
  bile p. barwnik żółci
  blood p. barwnik krwi
  h(a)ematogenous p. barwnik pochodny hemoglobiny
  incontinence of p. choroba Blocha i Sulzbergera
  lipochrome p. barwnik lipochromowy
  melanotic p. melanina
  respiratory p. barwnik oddechowy, barwnik przenoszący tlen do tkanek
  visual p. barwnik wzrokowy (jeden z barwników siatkówki)
pigmentation [͵pigmənˊteiʃən] pigmentacja, barwa tkanki wywołana obecnością barwnika
  arsenic p. pigmentacja arsenowa
pigmented [´pigməntid] pigmentowany, zabarwiony
pigmentolysin [͵pigmənˊtɔlisin] przeciwciało niszczące pigment
pigmentophage [pigˊmentəfeidʒ] komórka barwnikożerna
pigmy [´pigmi] 1) pigmejski, karłowaty; 2) Pigmej
piitis [paiˊaitis] zapalenie opony miękkiej
pilar [´pailə], **pilary** [´piləri] włosowy lub owłosiony
pilation [paiˊleiʃən] złamanie szczelinowate z bardzo wąską szczeliną
pile [pail] 1) ogniwo elektryczne, stos; 2) guzek krwawniczy
  atomic p. stos atomowy
  sentinel p. ograniczone zgrubienie śluzówki w dolnej części szczeliny odbytu
  thermoelectric p. ogniwo termoelektryczne
piles [pailz] guzki krwawnicze, hemoroidy
pileus [´pailiəs] 1) kapturek sutkowy; 2) czepek na główce płodu; 3) kapelusz grzyba

pilimiction [͵piliˊmikʃən] 1) wydalanie włosów z moczem w przypadku torbieli skórzastej pęcherza; 2) obecność nitek śluzu w moczu
pill [pil] 1) pigułka; 2) tabletka antykoncepcyjna
  birth-control p. tabletka antykoncepcyjna
  contraceptive p. (the pill) tabletka hormonalna antykoncepcyjna
  enteric coated p. tabletka pokryta warstwą ochronną (chroniącą przed sokiem żołądkowym)
  morning-after p. tabletka antykoncepcyjna zażywana po stosunku
  radio-p. kapsułka radiotelemetryczna (połykana dla oceny szybkości przechodzenia przez drogi pokarmowe)
  sequential p. tabletki antykoncepcyjne przyjmowane kolejno (estrogenowe, a następnie gestagenowe)
pillar [´pilə] filar, słup
pill-rolling [´pilˊrɔliŋ] kręcenie pigułek (objaw w chorobie Parkinsona)
pilo- [pailou-] w złożeniach oznacza: włos, włosowy
pilobezoar [͵pailɔˊbezɔː] kamień żołądkowy z włosów
pilocarpine [͵pailɔˊkaːpin] pilokarpina
pilocystic [͵pailɔˊsistik] odnoszący się do torbieli skórzastej zawierającej włosy
piloerection [͵pailɔiˊrekʃən] piloerekcja (jeżenie się włosów)
pilomatrixoma [͵pailɔmætrikˊsoumə] nabłoniak wapniejący Malherbe'a
pilomotor [͵pailɔˊmoutə] włosoruchowy (mięsień)
pilot [´pailɔt] pilotowy
  p. test próba pilotowa
  p. tube sonda prowadząca, cewnik prowadzący
pilus [´pailəs] 1) włos; 2) rzęska bakteryjna
pimeloma [͵pimeˊloumə] tłuszczak
pimelopterygium [͵pimelɔtəˊridʒiəm] skrzydlik tłuszczowy
pimple [pimpl] pryszcz, grudka lub krostka
pin [pin] 1) szpilka; 2) gwóźdź do łączenia złamanych odłamów kości; 3) sztyft zębowy
pincers [´pinsəːz] szczypce, kleszczyki
pinch [pintʃ] szczypać
pineal [´piniəl] odnoszący się do szyszynki
  p. body szyszynka
pinealectomy [͵piniəˊlektəmi] wycięcie szyszynki
pinealism [´piniəlizm] nadczynność szyszynki
pinealocyte [pinˊiələsait] pinealocyt, komórka szyszynki

pinealoma [ˌpiniə'loumə] szyszynczak, gruczolak szyszynki
ectopic p. szyszynczak ektopowy (leżący poza szyszynką)
extrapineal p. szyszynczak pozaszyszynkowy
pinguecula [piŋ'gwekjulə], **pinguicula** [piŋ'gwikjulə] tłuszczyk na spojówce gałkowej
pinna ['pinə] małżowina uszna (zwł. zwierzęcia)
pinocyte ['pinɔsait] pinocyt, komórka pinocytująca
pinocytosis [ˌpinɔsai'tousis] pinocytoza, pochłanianie płynu przez komórkę
pinpoint ['pinpoint] 1) dokładnie wskazać lub określić; 2) ostrze szpilki
pins and needles ['pinz ənd ˌni:dlz] popularne wyrażenie określające uczucie mrowienia, drętwienia
pinworm [pin'wə:m] owsik, *Enterobius vermicularis*
piperazine [ˌpaipærəzin] piperazyna, etylenoimina
piperidine ['paipəridin] piperydyna, heksahydropirydyna
pipet ['pipet], **pipette** [pi'pet] pipeta, pipetka
piriform ['pirifɔ:m] gruszkowaty
piroplasmosis [ˌpairɔplæz'mousis] babesjoza
pit [pit] 1) dołek, zagłębienie (w obrzęku); 2) „dziob" poospowy; 3) utworzyć dołek uciskiem palca
p. of the stomach dół nadbrzuszny
pitch [pitʃ] 1) smoła; 2) dziegieć; 3) wysokość tonu
pitched [pitʃd] odnoszący się do wysokości tonu
high p. o wysokim tonie
low p. o niskim tonie
pith [piθ] 1) rdzeń włosa; 2) rdzeń kręgowy lub rdzeń przedłużony; 3) odrdzenić, zniszczyć rdzeń zwierzęcia
pithecoid ['piθekɔid] małpi, podobny do małpy
pithed ['piθd] mający zniszczony rdzeń (o zwierzęciu)
pithiatic [ˌpiθi'ætik] 1) pitiatyczny, histeryczny; 2) wyleczalny sugestią
pithiatism [piθ'aiətizm] 1) choroba uleczalna sugestią; 2) leczenie sugestią
pithiatry [ˌpiθai'ætri] leczenie sugestią
pithing ['piθiŋ] wyrdzenienie lub odcięcie rdzenia przedłużonego
pitting ['pitiŋ] 1) utworzenie się dołka w skórze pod uciskiem palca w obrzęku; 2) korozyjne dołki w powierzchni koron dentystycznych
pituitary [pi'tjuitəri] 1) przysadkowy; 2) przysadka mózgowa

anterior p. przedni płat przysadki
posterior p. tylny płat przysadki
pityriasis [ˌpiti'raiesis] łupież, choroba przebiegająca z nadmiernym otrębiastym złuszczaniem się skóry
p. furfuracea łupież otrębiasty, łupież głowy
p. maculata łupież różowy
p. rosea łupież różowy Gilberta
p. rubra pilaris łupież czerwony mieszkowy
p. sicca łupież głowy
p. versicolor łupież pstry
pivalate ['pivæleit] piwalan
pix [piks] dziegieć, smoła
placebo [plə'si:bou] placebo, farmakologicznie obojętny środek podawany w badaniach kliniczno-farmakologicznych
placenta [plə'sentə] łożysko (*anat.*)
ablation of the p. przedwczesne oddzielenie się łożyska
abruption of the p. przedwczesne oddzielenie się łożyska
adherent p. łożysko przyrośnięte
annular p. łożysko pierścieniowe
bell-shaped p. łożysko dzwonowate
bidiscoid p. łożysko dwutarczowe
p. biloba łożysko dwupłatowe
bipartite p. łożysko dwupłatowe
central p. pr(a)evia łożysko przodujące centralnie, łożysko przodujące zupełnie
cervical p. łożysko szyjkowe
chorioallantoic p. łożysko kosmówkowo--omoczniowe
chorioamniotic p. łożysko kosmówkowo--owodniowe
chorionic p. łożysko kosmówkowe
p. circumvallata łożysko okolone
contradeciduate p. łożysko przeciwdoczesnowe
deciduate p. łożysko doczesnowe
detachment of the p. oddzielenie się łożyska
p. diffusa łożysko rozproszone
discoid p. łożysko tarczowate
fenestrate p. łożysko okienkowate
fetal p. łożysko płodowe
h(a)emochorial p. łożysko krwiokosmówkowe
h(a)emodichorial p. łożysko krwiodwukosmówkowe
h(a)emomonochorial p. łożysko krwiojednokosmówkowe
horseshoe p. łożysko podkowiaste
incarcerated p. łożysko uwięźnięte (w kanale szyjki)
p. increta łożysko wrośnięte
indeciduate p. łożysko bezdoczesnowe, łożysko nieinwazyjne
lobate p. łożysko płatowe

lunate p. łożysko księżycowate
marginal p. pr(a)evia łożysko przodujące
  brzeżne
marginate p. łożysko obrzeżone
maternal p. łożysko matczyne
p. membranacea łożysko błoniaste
multilobe p. łożysko wielopłatowe
multiple p. łożysko wielokrotne
p. panduraformis łożysko skrzypcokształt-
  ne
partial p. pr(a)evia łożysko przodujące
  częściowe
p. percreta łożysko przerastające
p. pr(a)evia łożysko przodujące
premature detachment of the p. przedwczesne oddzielenie się łożyska
p. reflexa łożysko odgięte
reniform p. łożysko nerkowate
retained p. łożysko zatrzymane
p. spuria łożysko rzekome
succenturiate p. łożysko dodatkowe
supernumerary p. łożysko dodatkowe, łożysko nadliczbowe
trabecular p. łożysko beleczkowate
trapped p. łożysko uwięźnięte
p. triloba łożysko trójpłatowe
tripartite p. łożysko trójdzielne
triplex p. łożysko trójdzielne
uterine p. łożysko matczyne
vascular p. łożysko unaczynione
velamentous p. łożysko welonowate, łożysko błoniaste
villous p. łożysko kosmkowate
zonary p. łożysko popręgowe
placental [plə'sentəl] łożyskowy
placentation [ˌpləsən'teiʃən] powstanie łożyska
placentitis [ˌpləsən'taitis] zapalenie łożyska
placentolysin [ˌpləsən'tɔlisin] lizyna łożyskowa, placentolizyna, syncycjolizyna
placidity [plæ'siditi] łagodność, spokój, równowaga ducha
placode [plə'koud] plakoda, płyta (embr.)
plagiocephaly [ˌpleidʒiə'sefəli] skośnogłowie,
  plagiocefalia
plague [pleig] dżuma, zaraza
  ambulant p., ambulatory p. dżuma am-
    bulatoryjna
  black p. dżuma krwotoczna
  bubonic p. dżuma dymienicza, dżuma gru-
    czołowa, dymienica dżumowa
  glandular p. dżuma dymienicza
  pneumonic p. dżuma płucna
  septic(a)emic p. posocznica dżumowa
plain [plein] prosty, zwykły
p. film przeglądowe zdjęcie rtg
plane [plein] 1) płaszczyzna; 2) płaski; 3)
  poziom

an(a)esthetic p. głębokość znieczulenia
  ogólnego
basal p., base p. płaszczyzna podparcia
  protezy (stom.)
bite p. płaszczyzna zgryzowa
coronal p. płaszczyzna wieńcowa, płaszczyzna czołowa
eye-ear p. płaszczyzna frankfurcka, płaszczyzna oczno-uszna
first parallel pelvic p. płaszczyzna wchodu
  miednicy
fourth parallel pelvic p. płaszczyzna wychodu miednicy
Frankfort p. płaszczyzna frankfurcka, płaszczyzna oczno-uszna
frontal p. płaszczyzna czołowa, płaszczyzna wieńcowa
guide p. płaszczyzna wiodąca (stom.)
horizontal p. płaszczyzna pozioma
p. of incidence płaszczyzna padania światła
intertubercular p. płaszczyzna międzygrze-
  bieniowa miednicy
mean foundation p. płaszczyzna podparcia
  protezy (stom.)
medial p. płaszczyzna środkowa ciała, płaszczyzna strzałkowa
median p. płaszczyzna środkowa ciała
midline p. płaszczyzna środkowa ciała
p. of midpelvis płaszczyzna cieśni miednicy
midsagittal p. płaszczyzna środkowa ciała
occlusal p. płaszczyzna zgryzowa
parasagittal p. płaszczyzna przystrzałko-
  wa, płaszczyzna równoległa do strzałkowej
pelvic p. of greatest dimensions płaszczyzna
  próżni miednicy
pelvic p. of inlet płaszczyzna wchodu miednicy
pelvic p. of least dimensions płaszczyzna
  cieśni miednicy
pelvic p. of outlet płaszczyzna wychodu
  miednicy
p. of reference płaszczyzna odniesienia
sagittal p. płaszczyzna strzałkowa, płaszczyzna środkowa ciała
second parallel pelvic p. płaszczyzna próżni
  miednicy
spinous p. płaszczyzna międzykolcowa
  miednicy
third parallel pelvic p. płaszczyzna cieśni
  miednicy
transverse p. płaszczyzna pozioma ciała
wide p. płaszczyzna próżni miednicy
planing ['pleiniŋ] dermabrazja
chemical p. dermabrazja chemiczna
root p. łyżeczkowanie zębodołu (stom.)
planoconcave [ˌplænɔ'kɔnkeiv] płaskowklęs-
  ły

planoconvex [ˌplænɔ'kɔnveks] płaskowypu-
kły
plant [pla:nt] 1) roślina; 2) wetknąć, wsadzić;
3) fabryka, zakład
   clarification p. osadnik, odstojnik, stacja
   oczyszczania ścieków
   perennial p. roślina wieloletnia, bylina
   sewage purification p. oczyszczalnia ścieków
planta ['pla:ntə] podeszwa stopy
plantalgia [ˌplæn'tældʒiə] ból podeszwy
plantar ['pla:ntə] podeszwowy
plaque [pla:k] płytka, blaszka, tarczka
   atheromatous p. płytka miażdżycowa
   bacterial p. płytka bakteryjna (na zębie),
   płytka nazębna, plama bakteryjna
   dental p. płytka nazębna, płytka bakteryjna
   multiple sclerosis p. płytka demielinizacji
   w stwardnieniu rozsianym
plasma ['plæzmə] 1) plazma, protoplazma; 2)
osocze krwi, plazma; 3) osocze chłonki; 4)
plazma, czwarty stan materii
   p. accelerator globulin czynnik V krzepliwości
   antih(a)emophilic p. osocze przeciwkrwawiączkowe
   blood p. osocze krwi
   citrated p. osocze cytrynianowe
   dried human p. suszone osocze ludzkie
   p. expander środek osoczozastępczy, środek zwiększający objętość osocza
   salted p. osocze z dodatkiem siarczanu
   magnezu lub sodu
   p. substitute płyn osoczozastępczy
   p. volume expander płyn zwiększający objętość osocza
plasmablast ['plæzməblæst] plazmoblast,
młoda komórka plazmatyczna
plasmacyte ['plæzməsait] komórka plazmatyczna
plasmacytoblast [ˌplæzmə'saitoublæst] plazmoblast
plasmacytosis [ˌplæzməsai'tousis] nadmierna liczba komórek plazmatycznych we
krwi lub tkankach
plasmal ['plæzməl] długołańcuchowy aldehyd z plazmalogenów (np. palmitoalde-
hyd)
plasmalemma [ˌplæzmə'lemə] błona plazmatyczna
plasmapheresis [ˌplæzmə'ferəsis] plazmafere-
za, usuwanie osocza z krwi krążącej
plasmapheretic [ˌplæzməfe'retik] plazmafe-
retyczny
plasmatic [plæz'mætik] plazmatyczny, osoczowy

plasmatorrhexis [ˌplæzmætɔ'reksis] rozpad
komórki pod ciśnieniem plazmy
plasmic ['plæzmik] osoczowy, plazmatyczny
plasmid ['plæzmid] plazmid, autonomiczna
determinanta dziedziczności występująca
poza chromosomami
plasminogen [ˌplæzmi'nɔdʒen] plazminogen,
profibrynozylina
plasminoplastin [ˌplæzminɔ'plæstin] aktywator działający na plazminogen (np. lizoki-
naza)
plasmocyte ['plæzmɔsait] komórka plazmatyczna
plasmocytoma [ˌplæzmɔsai'toumə] szpiczak
plasmocytosis [ˌplæzmɔsai'tousis] = **plasmacytosis**
plasmodia [plæz'moudiə] zarodźce
plasmodial [plæz'moudiəl] zarodźcowy
plasmodicidal [ˌplæzmɔdi'saidəl] zarodźcobójczy
plasmodiotrophoblast [plæzˌmoudiɔ'trɔfɔ-
blæst] trofoblast syncycjalny
plasmodium [plæz'moudiəm] plazmodium,
wielojądrowa komórka
   placental p. trofoblast syncycjalny
Plasmodium [plæz'moudiəm] zarodziec, pasożyt zimnicy
   P. falciparum zarodziec sierpowaty
   P. malariae zarodziec pasmowy, zarodziec
   czwartaczki
   P. minutum zarodziec owalny, zarodziec
   mały
   P. ovale zarodziec owalny, zarodziec mały
   P. vivax zarodziec ruchliwy, zarodziec
   trzeciaczki
plasmogen ['plæzmədʒen] protoplazma
plasmokinin [ˌplæzmə'kinin] czynnik VIII
krzepliwości
plasmolysis [plæz'mɔlisis] rozpad plazmy
komórkowej
plasmolytic [ˌplæzmə'litik] odnoszący się do
plazmolizy
plasmoma [plæz'moumə] = **plasmacytoma**
plasmosin ['plæzmousin] plazmozyna, nukleoproteid cytoplazmy
plasmotropism [ˌplæz'mɔtroupizm] plazmo-
tropizm, hipersplenizm
plasmozyme ['plæzmɔzaim] protrombina
plaster ['pla:stə] 1) plaster, przylepiec; 2) gips
(*pot.*)
   adhesive p. przylepiec
   p. bandage opaska gipsowa
   blistering p. pryszczydło, plaster pryszczący
   p. cast 1) odlew gipsowy (*stom.*); 2) opatrunek gipsowy
   corn p. plaster na odciski
   p. jacket gorset gipsowy

lead p. plaster ołowiowy
litharge p. plaster ołowiowy
mercurial p. plaster rtęciowy
mustard p. gorczycznik, plaster gorczycowy
p. of Paris gips
pitch p. plaster smołowy
porous p. plaster dziurkowany
resin p. plaster żywiczny
rubber p. plaster gumowany
p. splint łuska gipsowa
sticking p. przylepiec
walking p. opatrunek gipsowy umożliwiający chodzenie
warming p. plaster rozgrzewający
plastic ['plæstik] 1) plastyczny, dający się kształtować; 2) plastyk
p. material plastyk, materiał plastyczny
p. surgery chirurgia plastyczna
plasticity [plæs'tisiti] plastyczność, podatność na odkształcenie
plastics ['plæstiks] chirurgia plastyczna
plasty ['plæsti] plastyka, operacja odtwórcza
plate [pleit] 1) płyta, płytka, blaszka; 2) metalowa płytka łącząca złamane odłamy; 3) łączyć odłamy kości blaszką; 4) płytka Petriego; 5) płytka protezy stomatologicznej
basal p. blaszka podstawna (cewy nerwowej)
base p. płyta protezy stomatologicznej
bite p. płyta wzornika (stom.)
blood p. płytka krwi, krwinka płytkowa
bone p. płytka metalowa do łączenia odłamów kości
chorionic p. płytka kosmówki
cough p. płytka szklana na plwocinę
culture p. hodowla płytkowa
die p. matryca, tłocznia (stom.)
end p. płytka końcowa, płytkowe zakończenie nerwu
epiphysial p. chrząstka nasadowa
lingual p. klamra językowa (stom.)
motor p. płytka nerwowo-mięśniowa, płytka ruchowa
nail p. płytka paznokcia
orbital p. blaszka oczodołowa kości sitowej
palate p. blaszka podniebienna (kości podniebiennej)
sieve p. blaszka sitowa
streak p. hodowla pasmowa (bakt.)
suction p. ssawka (protezy dentystycznej)
tarsal p. tarczka powieki
plateau [pla'tɔ] plateau, pozioma część wykresu
platelet ['pleitlit] płytka, płytka krwi
p. count liczba płytek w mm³

platiculture [ˌpleiti'kʌltʃə] hodowla na płytce (bakt.)
plating ['pleitiŋ] 1) posiewanie bakterii na pożywce stałej; 2) łączenie odłamów kości płytką; 3) platerowanie, metalizowanie, powlekanie galwaniczne
platinic [plə'tinik] platynowy
platinous ['plætinəs] platynawy
platinum ['plætinəm] platyna, Pt
p. foil folia platynowa
p. group platynowce
p. loop eza platynowa, uszko platynowe
platy- ['plæti-] w złożeniach oznacza: płaski, szeroki
platybasia [ˌplæti'beisiə] platybazja, płaskopodstawie
platycephaly [ˌplæti'sefəli] płaskogłowie
platycrania [ˌplæti'kreiniə] płaskogłowie
platyhelminth [ˌplæti'helminθ] płaziniec (parazyt.)
platypellic [ˌplæti'pelik] mający szeroką miednicę
platypodia [ˌplæti'poudiə] płaskostopie
platyrrhine [ˌplætirain] płaskonosy, szerokonosy
platysma [plæ'tizmə] mięsień szeroki szyi
platyspondylia [ˌplætispɔn'di:liə] platyspondylia, niskie zwężające się ku przodowi trzony kręgów
pledget ['pledʒət] wacik
pleio- ['pli:ɔ-], **pleo-** ['pli:ɔ-] w złożeniach oznacza: wiele
pleiotropy [pli:'ɔtrɔpi] pleotropizm, powodowanie przez jeden mutant licznych zmian fenotypowych lub klinicznych
pleochromatic [ˌpli:ɔkrɔ'mætik] wielobarwny
pleochromatism [ˌpli:ɔ'kroumætizm] wielobarwność
pleochromocytoma [ˌpli:ɔ kroumɔsai'toumə] nowotwór złożony z komórek o różnym stopniu pigmentacji
pleocytosis [ˌpli:ɔsai'tousis] pleocytoza, zwiększenie liczby komórek, zwłaszcza w płynie mózgowo-rdzeniowym
pleomorphic [ˌpli:ɔ'mɔ:fik] wielopostaciowy, polimorficzny
pleomorphism [ˌpli:ɔ'mɔ:fizm] wielopostaciowość, wielokształtność, polimorfizm
pleoptics [pli:'ɔptiks] leczenie niedowidzenia, szczególnie wywołanego zezem, pleoptyka
plerocercoid [ˌplərɔ'sə:kɔid] plerocerkoid, larwa tasiemca z rzędu Pseudophylloidea
plerocercus [ˌplərɔ'səkəs] plerocerk (parazyt.)
plesiomorphism [ˌpli:siou'mɔ:fizm] podobieństwo kształtu

plethora ['pleθərə] 1) hiperwolemia; 2) nadmiar jednego z płynów ustrojowych
hydr(a)emic p. hiperwolemia, nadmiar krwi krążącej
polycyth(a)emic p. hiperwolemia w czerwienicy
plethysmograph [ple'θismɔgræf] pletyzmograf
body p. aeropletyzmograf (do pletyzmografii całego ciała)
plethysmography [ˌpleθiz'mɔgrəfi] pletyzmografia
body p. aeropletyzmografia, pletyzmografia całego ciała
impedance p. reokardiografia
pleura ['pluərə] opłucna
apical p. opłucna szczytowa, osklepek opłucnej
cervical p. opłucna szczytowa, osklepek opłucnej
costal p. opłucna żebrowa
diaphragmatic p. opłucna przeponowa
mediastinal p. opłucna śródpiersiowa
parietal p. opłucna ścienna
pericardial p. opłucna osierdziowa
phrenic p. opłucna przeponowa
pulmonary p. opłucna płucna, opłucna trzewna
visceral p. opłucna trzewna, opłucna płucna
pleuracentesis [ˌpluərəsen'tisis] nakłucie opłucnej
pleuraecotomy [ˌpluərə'kɔtəmi] drenaż jamy opłucnej
pleural ['pluərəl] opłucnowy
p. adhesions zrosty opłucnowe
p. effusion wysięk opłucnowy
p. endoscopy wziernikowanie opłucnej
p. friction szmer tarcia opłucnowego
malignant p. effusion nowotworowy wysięk opłucnowy
p. rub szmer tarcia opłucnowego
pleuralgia [ˌpluər'ældʒiə] ból opłucnej
pleurectomy [ˌpluər'ektəmi] częściowe wycięcie opłucnej
pleurisy ['pluərisi] zapalenie opłucnej
adhesive p. zapalenie opłucnej zrostowe, zapalenie opłucnej suche
apical p. zapalenie opłucnej szczytowej
benign dry p. choroba bornhomolska (*p. pleurodynia, epidemic*)
calcifying p. zapalenie opłucnej zwapniające
circumscribed p. zapalenie opłucnej ograniczone
costal p. zapalenie opłucnej żebrowej
diaphragmatic p. zapalenie opłucnej przeponowej

dry p. zapalenie opłucnej suche
p. with effusion zapalenie opłucnej wysiękowe
encysted p. zapalenie opłucnej otorbione
epidemic benign dry p. choroba bornholmska (**pleurodynia, epidemic**)
epidemic diaphragmatic p. choroba bornholmska
fibrinous p. zapalenie opłucnej włóknikowate, zapalenie opłucnej suche
h(a)emorrhagic p. zapalenie opłucnej krwotoczne
interlobular p. zapalenie opłucnej międzypłatowej
mediastinal p. zapalenie opłucnej śródpiersiowej
plastic p. zapalenie opłucnej suche
proliferating p. zapalenie opłucnej wytwórcze
pulmonary p. zapalenie opłucnej płucnej, zapalenie opłucnej trzewnej
purulent p. zapalenie opłucnej ropne, ropniak opłucnej
sacculated p. zapalenie opłucnej otorbione
serofibrinous p. zapalenie opłucnej surowiczo-włóknikowe
serous p. zapalenie opłucnej surowicze, zapalenie opłucnej wysiękowe
suppurative p. zapalenie opłucnej ropne
visceral p. zapalenie opłucnej trzewnej, zapalenie opłucnej płucnej
wet p. zapalenie opłucnej wysiękowe
pleuritic [ˌpluə'ritik] odnoszący się do zapalenia opłucnej
pleuritis [ˌpluər'aitis] zapalenie opłucnej
pleurocentesis [ˌpluərosen'tisis] nakłucie opłucnej
pleuroclysis [ˌpluərɔ'klisis] płukanie jamy opłucnej
pleurodesis [ˌpluərɔ'dəsis] obliterowanie jamy opłucnej
pleurodynia [ˌpluərɔ'diniə] ból opłucnej
epidemic p. choroba bornholmska, *myalgia epidemica*
pleurolysis [ˌpluə'rɔlisis] przecięcie zrostów opłucnowych
pleuroparietopexy [ˌpluərɔpæ'raietɔˌpeksi] przyszycie opłucnej trzewnej do ściennej, pleuroparietopeksja
pleuropericarditis [ˌpluərɔˌpərika:'daitis] zapalenie opłucnej i osierdzia
pleuropneumonia [ˌpluərɔnju'mouniə] zapalenie płuc i opłucnej
pleuroscopy [ˌpluə'rɔskəpi] wziernikowanie opłucnej
pleurotomy [ˌpluər'ɔtəmi] nacięcie opłucnej
plexalgia [pleks'ældʒiə] ból splotu
plexectomy [pleks'ektəmi] wycięcie splotu

plexiform [ˈpleksifɔːm] w kształcie splotu
plexitis [plekˈsaitis] zapalenie splotu nerwowego
plexus [ˈpleksəs] splot (nerwowy, żylny, chłonny)
  anserine p. splot przyuszny
  areolar venous p. splot żylny otoczki brodawkowej
  autonomic p. splot autonomiczny
  brachial p. splot ramienny
  cardiac p. splot sercowy
  cavernous p. of the conchae splot jamisty małżowiny nosa
  cavernous p. of the penis (clitoris) splot jamisty prącia (łechtaczki)
  cervical p. splot szyjny
  choroid p. of the fourth (third, lateral) ventricle splot naczyniówkowy komory czwartej (trzeciej, bocznej)
  coeliac p. (celiac p.) splot trzewny
  deferential p. splot nasieniowodowy
  enteric p. splot jelitowy
  haemorrhoidal p. splot odbytniczy
  iliac p. splot biodrowy
  inguinal p. splot pachwinowy
  ischiadic p. splot krzyżowy
  lymphatic p. splot naczyń chłonnych
  mammary p. splot sutkowy (chłonny)
  mesenteric p. (inferior, superior) splot krezkowy (dolny, górny)
  myenteric p. splot nerwów błony mięśniowej jelita
  pampiniform p. splot wiciowaty
  periarterial p. splot okołotętniczy
  phrenic p. splot przeponowy
  prostatic p. splot sterczowy
  prostatic venous p. splot żylny sterczowy
  prostaticovesical p. splot sterczowo-pęcherzowy
  rectal p. (inferior, middle, superior) splot odbytniczy (dolny, środkowy, górny)
  rectal venous p. splot żylny odbytniczy
  sacral venous p. splot żylny krzyżowy
  solar p. splot trzewny, splot słoneczny
  spermatic p. splot jądrowy
  submucous p. splot podśluzowy jelita
  subserous p. splot podsurowiczy
  sympathetic p. splot współczulny
  testicular p. splot jądrowy
  ureteric p. splot moczowodowy
  uterovaginal p. splot maciczno-pochwowy
  vaginal venous p. splot żylny pochwowy
  vascular p. splot naczyniowy
  venous p. splot żylny
  vertebral p. splot kręgowy (nerwowy)
  vertebral venous p. (external, internal) splot żylny kręgowy (zewnętrzny, wewnętrzny)

vesical p. splot pęcherzowy
pliability [ˌplaiəˈbiliti] podatność, plastyczność, giętkość
plica [ˈplaikə] 1) fałd (*p.* **fold**); 2) kołtun
  p. neuropathica zbijanie się włosów w kołtun nie z powodu brudu
  p. polonica kołtun
plicate [ˈplaikit] sfałdowany, bruzdowaty
plication [plaiˈkeiʃən] sfałdowanie
  caval p. sfałdowanie żyły głównej dolnej (dla zatrzymania skrzeplin)
pliers [ˈplaiərs] szczypce, kleszcze
ploidy [ˈplɔidi] ploidia, liczba zestawów chromosomów
plot [plɔt] 1) wykres funkcji; 2) poletko (*stat.*); 3) wykreślać
plug [plʌg] 1) czop; 2) tampon; 3) czopować
  bronchial p. czop oskrzelowy (śluzowy)
  cervical p. czop śluzowy w szyjce macicy
  cotton p. tampon waty
  epithelial p. czop nabłonkowy zamykający otwory naturalne płodu
  meconium p. czop smółkowy
  mucous p. czop śluzowy
  vaginal p. czop spermy w pochwie po stosunku
  yolk p. czop żółtkowy
plugger [ˈplʌgə] upychadło (*stom.*), kondensator (*stom.*)
  foot p. upychadło stopkowe
  gutta percha p. upychadło do gutaperki
  root canal p. upychadło korzeniowe
plumbate [ˈplʌmbeit] ołowian
plumbic [ˈplʌmbik] ołowiowy
plumbism [ˈplʌmbizm] ołowica, zatrucie ołowiem
plumbous [ˈplʌmbəs] ołowiawy
plumper [ˈplʌmpə] naddatek do brzegów protezy dentystycznej wypełniający zapadnięte policzki
plunger [ˈplʌndʒə] tłok strzykawki
pluri- [ˈpluəri-] w złożeniach oznacza: liczny, wielo-
pluricausal [ˌpluəriˈkɔːsəl] wieloprzyczynowy
pluriglandual [ˌpluəriˈglændjulə] wielogruczołowy
  p. failure niedomoga wielogruczołowa
plurigravida [ˌpluəriˈgrævidə] wieloródka
plurilocular [ˌpluəriˈlɔkjulə] wielokomorowy
plurinuclear [ˌpluəriˈnjukliːə] wielojądrowy
pluripara [pluəˈripərə] wieloródka
pluriparity [ˌpluəriˈperiti] wielorództwo
pluripotent [ˌpluəˈripɔtənt], **pluripotential** [ˌpluəripɔˈtenʃəl] ze zdolnością wielokierunkowego różnicowania się
pluriresistant [ˌpluərireˈzistənt] cechujący się odpornością na wiele leków (zarazek)

plutonium [plu:'tounjəm] pluton, Pu (*chem.*)
pneo- [ni:ɔ-] w złożeniach oznacza: powietrzny lub oddechowy
pneum- [njum-], **pneuma-** [njumə-] w złożeniach oznacza obecność powietrza lub gazu
pneumarthrosis [ˌnjuma:'θrousis] 1) odma stawu; 2) obecność powietrza w stawie
pneumatization [ˌnjumætai'zeiʃən] pneumatyzacja, powstanie komór powietrznych w kości
pneumatocele [nju'mætɔsi:l] 1) odma mosznny; 2) odma tkanki; 3) przepuklina płucna; 4) torbiel płucna
 extracranial p. odma podczepcowa
 intracranial p. odma mózgowa samoistna
pneumatology [ˌnjumæ'tɔlədʒi] pneumatologia, nauka o gazach w medycynie
pneumatorrhachis [ˌnjumæ'tɔrækis] obecność gazu w kanale kręgowym
pneumatosis [ˌnjumæ'tousis] odma tkankowa
 p. cystoides intestinalis odma śródścienna jelit, odma pęcherzykowa jelit
 p. intestinalis odma pęcherzykowa jelit
pneumaturia [ˌnju:mæ'tjuəriə] obecność gazu w moczu
pneumectomy [nju:'mektəmi] wycięcie płuca
pneumoarthrography [ˌnju:mɔa:'θrɔgrəfi] pneumoartrografia, diagnostyczna odma stawowa
pneumocentesis [ˌnju:mɔsen'ti:sis] nakłucie płuca
pneumocholecystitis [ˌnju:məkɔləsis'taitis] zapalenie pęcherzyka żółciowego z obecnością gazu
pneumocisternography [ˌnju:mɔsis'tərnɔgræfi] pneumocysternografia
pneumococcal [ˌnju:mɔ'kɔkəl] pneumokokowy
pneumococcidal [ˌnju:mɔkɔk'saidəl] niszczący pneumokoki
pneumococcosis [ˌnju:mɔkɔk'ousis] zakażenie pneumokokiem
pneumococcus [ˌnju:mɔ'kɔkəs] pneumokok, dwoinka zapalenia płuc
pneumoconiosis [ˌnju:mɔˌkouni'ousis] pylica płuc
pneumocranium [ˌnju:mɔ'kreiniəm] obecność gazu pod czaszką nad oponą twardą
Pneumocystis carinii [ˌnju:mɔ'sistis ka:'riniai] rodzaj pierwotniaków z gromady *Toxoplasmae*
pneumocystography [ˌnju:mɔsis'tɔgrəfi] pneumocystografia, badanie rtg pęcherza po wypełnieniu go powietrzem
pneumocystorectography [ˌnju:mɔˌsistɔrek-'tɔgrəfi] pneumocystorektografia, wypeł-

nienie powietrzem pęcherza i odbytnicy przed badaniem rtg
pneumocystosis [ˌnju:mɔsis'tousis] pneumocystoza, zakażenie *Pneumocystis carinii*
pneumoderma [ˌnju:mɔ'də:mə] odma podskórna
pneumoempyema [ˌnju:mɔˌempai'i:mə] ropniak opłucnej z odmą
pneumoencephalography [nju:mɔˌensefə'lɔgrəfi] odma mózgowa diagnostyczna, pneumoencefalografia
pneumofasciogram [ˌnju:mɔ'fæʃiɔgræm] radiogram wykonany po wprowadzeniu powietrza do przestrzeni powięziowych
pneumogastric [ˌnju:mɔ'gæstrik] płucno-żołądkowy (odnoszący się do nerwu błędnego)
pneumography [nju:'mɔgrəfi] pneumografia, badanie rtg po wprowadzeniu powietrza
 retroperitoneal p. pneumografia zaotrzewnowa
pneumoh(a)emopericardium [ˌnju:mɔˌhi:mɔperi'ka:diəm] odma osierdzia z krwiakiem
pneumoh(a)emothorax [ˌnju:mɔˌhi:mɔ'θɔræks] odma opłucnej z krwiakiem
pneumohydrometra [ˌnju:mɔˌhaidrou'mitrə] wodniak macicy z gazem
pneumohydropericardium [ˌnju:mɔˌhaidrɔperi'ka:diəm] wodniak osierdzia z obecnością gazu
pneumohydrothorax [ˌnju:mɔˌhaidrou'θɔræks] puchlina opłucnej z obecnością gazu
pneumohypoderma [ˌnju:mɔˌhaipou'də:mə] odma podskórna
pneumolith ['njumɔliθ] kamień płucny
pneumolysis [ˌnju:mɔ'lisis] oddzielenie operacyjne płuca z opłucną ścienną od powięzi żebrowej
pneumomammography [ˌnju:mɔmæm'ɔgrəfi] pneumammografia, badanie rtg sutka po wprowadzeniu powietrza
pneumomediastinography [ˌnju:mɔˌmediəstai'nɔgrəfi] pneumomediastinografia, badanie rtg śródpiersia po wprowadzeniu powietrza
pneumomediastinum [ˌnju:mɔˌmediəs'tainəm] odma śródpiersia
pneumomycosis [ˌnjumɔmai'kousis] grzybica płuc
pneumomyelography [ˌnju:məmaie'lɔgrəfi] pneumomielografia, badanie rtg kanału kręgowego wypełnionego powietrzem
pneumonectomy [ˌnjumɔn'ektəmi] wycięcie części płuca, resekcja płuca
pneumonia [nju'mouniə] zapalenie płuc
 abortive p. zapalenie płuc poronne
 anthrax p. zapalenie płuc wąglikowe

apical p. zapalenie szczytów płuc
aspiration p. zapalenie płuc zachłystowe, zapalenie płuc aspiracyjne
atypical p. zapalenie płuc wirusowe, zapalenie płuc atypowe
bronchial p. zapalenie płuc odoskrzelowe
caseous p. zapalenie płuc serowate
cheesy p. zapalenie płuc serowate
chemical p. zapalenie płuc wywołane aspiracją związków chemicznych
chronic p. zapalenie płuc śródmiąższowe przewlekłe
contusion p. zapalenie płuc pourazowe
deglutition p. zapalenie płuc aspiracyjne, zapalenie płuc zachłystowe
desquamative p. zapalenie płuc złuszczające
dissecting p. zapalenie płuc ropne międzyzrazikowe
Eaton agent p. zapalenie płuc wywołane przez *Mycoplasma pneumoniae*
embolic p. zapalenie płuc zatorowe
ether p. zapalenie płuc wywołane wziewaniem eteru
fibrinous p. zapalenie płuc płatowe, zapalenie płuc włóknikowe
gangrenous p. zapalenie płuc zgorzelinowe
giant cell p. zapalenie płuc olbrzymiokomórkowe, zapalenie płuc Hechta
hypostatic p. zapalenie płuc opadowe
indurative p. zapalenie płuc śródmiąższowe
influenzal p. 1) zapalenie płuc grypowe; 2) zapalenie płuc wywołane przez *Haemophilus influenzae*
inhalation p. 1) zapalenie płuc inhalacyjne (po wziewaniu czynnika szkodliwego); 2) zapalenie płuc aspiracyjne
interlobular purulent p. zapalenie płuc ropne międzyzrazikowe
interstitial p. zapalenie płuc śródmiąższowe
interstitial plasma cell p. zapalenie płuc śródmiąższowe plazmocytowe (wywołane przez *Pneumocystis carinii*)
intrauterine p. zapalenie płuc wrodzone
larval p. zapalenie płuc utajone, zapalenie płuc poronne
lipid p. 1) zapalenie płuc lipidowe; 2) zapalenie płuc po aspiracji benzyny
lipiodol p. zapalenie płuc lipiodolowe
lobar p. zapalenie płuc płatowe
lobular p. zapalenie płuc odoskrzelowe
metastatic p. zapalenie płuc przerzutowe
migratory p. zapalenie płuc wędrujące
moniliasis p. zapalenie płuc wywołane przez *Candida albicans*
mycotic p. zapalenie płuc grzybicze

oil p. zapalenie płuc po aspiracji oleju, benzyny, ropy naftowej itp.
parenchymatous p. zapalenie płuc miąższowe, zapalenie płuc płatowe ze zmięsowaceniem
plague p. dżuma płucna
plasma cell p. zapalenie płuc śródmiąższowe plazmocytowe (wywołane przez *Pneumocystis carinii*)
pleural p. zapalenie płuc płatowe
pneumococcal p. zapalenie płuc pneumokokowe, zapalenie płuc płatowe
pneumocystic p. zapalenie płuc wywołane przez *Pneumocystis carinii*
postoperative p. zapalenie płuc pooperacyjne
rheumatic p. zapalenie płuc w ostrym gośćcu stawowym
septic p. zapalenie płuc ropne
staphylococcal p. zapalenie płuc gronkowcowe
streptococcal p. zapalenie płuc paciorkowcowe
suppurative p. zapalenie płuc ropne
terminal p. zapalenie płuc terminalne (w końcowym okresie ciężkich chorób)
typhoid p. zapalenie płuc durowe
virus p. zapalenie płuc wirusowe
wandering p. zapalenie płuc wędrujące
pneumonitis [‚njumɔ'naitis] zapalenie płuc
pneumonocentesis [nju‚mɔnɔsen'tisis] nakłucie płuca
pneumonocirrhosis [nju‚mɔnɔsi'rousis] zwłóknienie płuca
pneumono(o)edema [‚nju:mɔnɔ'idi:mə] obrzęk płuc
pneumonopexy [nju'mɔnɔpeksi] umocowanie chirurgiczne płuca
pneumonopleuritis [nju‚mɔnɔpluər'aitis] zapalenie płuca i opłucnej
pneumo-orbitography [‚nju:mɔ‚ɔrbit'ɔgrəfi] pneumoorbitografia
pneumopelvigraphy [‚nju:mɔpel'vigrəfi] pneumopelwigrafia, badanie rtg miednicy przy użyciu powietrza jako kontrastu
pneumopericardium [‚nju:mɔ‚peri'ka:diəm] odma osierdziowa
pneumoperitoneum [‚nju:mɔ‚peritou'ni:əm] odma otrzewnowa
pneumoperitonitis [‚nju:mɔ‚peritou'naitis] zapalenie otrzewnej z nagromadzeniem się gazu
pneumopexy [nju'mɔpeksi] umocowanie chirurgiczne płuca
pneumophagia [nju:mɔ'feidʒiə] połykanie powietrza
pneumopleuritis [nju:mɔ‚pluə'raitis] zapalenie płuca i opłucnej

pneumopyelography [ˌnju:moupaie'lɔgrəfi] pneumopielografia, badanie rtg miedniczek nerkowych przy użyciu powietrza

pneumopyothorax [ˌnju:mɔpaiə'θɔræks] obecność ropy i powietrza w jamie opłucnej

pneumoradiography [ˌnju:mɔreidi'ɔgrəfi] radiografia przy użyciu powietrza jako kontrastu

pneumoresection [ˌnju:mɔri'sekʃən] wycięcie tkanki płucnej

pneumoretroperitoneum [ˌnju:mɔritrɔperitou'niəm] obecność powietrza w przestrzeni zaotrzewnowej

pneumorrhagia [ˌnjumɔ'reidʒiə] krwotok płucny

pneumoserothorax [ˌnjumɔˌsiərɔ'θɔræks] odma opłucnowa z wysiękiem surowiczym

pneumosilicosis [ˌnjumɔsili'kousis] krzemica płuc, pylica krzemowa

pneumothorax [ˌnju:mɔ'θɔræks] odma opłucnowa
  artificial p. odma opłucnowa sztuczna
  extrapleural p. odma pozaopłucnowa
  open p. odma opłucnowa otwarta
  simple p. odma opłucnowa samoistna u zdrowego osobnika
  spontaneous p. odma opłucnowa samoistna
  tension p. odma wentylowa
  therapeutic p. odma sztuczna, odma lecznicza
  valvular p. odma wentylowa

pneumotomography [ˌnju:mɔˌtoum'ɔgrəfi] tomografia płuc

pneumotomy [nju:'mɔtəmi] nacięcie płuca

pneumoventricle [ˌnju:mou'ventrikl] obecność gazu w układzie komorowym mózgu

pneumoventriculography [ˌnju:mɔvenˌtrikjul'ɔgrəfi] pneumowentrykulografia, odma komorowa

pocket ['pɔkit] kieszeń, kieszonka
  accessory p. kieszonka utworzona przez pęknięty wrzód trawienny
  endocardial p. kieszonka wsierdziowa
  gingival p. kieszonka dziąsłowa patologiczna
  intra-alveolar p. kieszonka zębodołowa
  periodontal p. kieszonka dziąsłowa powstała wskutek oddzielenia się dziąsła od zęba

pockmark ['pɔkma:k] blizna po ospie („dziob")

pod- [pɔd-], **podo-** [pɔdə-] w złożeniach oznacza stopę

podagra [pə'dægrə] podagra, dnawe zapalenie stawu palucha

podalgia [pə'dældʒiə] ból stopy

podarthritis [ˌpɑdɑ:'θraitis] zapalenie stawów stopy

podiatry [pɔ'daiətri] podiatria, leczenie chorób stóp

podobromidrosis ['pɔdəˌbrɔmi'drousis] cuchnący pot stóp

podocyte ['pɔdəsait] podocyt, komórka nabłonkowa wewnętrznej części torebki ciałka nerkowego

podomechanotherapy [ˌpɔdɔmekˌənɔ'θerəpi] leczenie mechaniczne chorób stóp

podophyllin [pɔd'ɔfilin] podofilina, żywica podofilinowa

-poiesis [-pɔii:sis] w złożeniach oznacza tworzenie

poikilo- [pɔikilɔ-] w złożeniach oznacza: różnorodny, rozmaity

poikiloblast ['pɔikilɔblæst] erytroblast o nieprawidłowym kształcie

poikilocyte ['pɔikilɔsait] krwinka czerwona nieprawidłowego kształtu

poikilocytosis [ˌpɔikilɔsai'tousis] poikilocytoza, obecność we krwi obwodowej krwinek czerwonych różnego kształtu i wielkości

poikilodentosis [ˌpɔikilɔden'tousis] plamistość szkliwa we fluorozie

poikiloderma [ˌpɔikilɔ'də:mə] skóra pstra, zanik skóry
  p. atrophicans and cataract zespół Rothmunda
  p. atrophicans vasculare zanik skóry pstry naczyniasty

poikilotherm [pɔi'kilɔθə:m] zwierzę zimnokrwiste, zwierzę zmiennocieplne

point ['pɔint] 1) punkt, kropka; 2) zaostrzyć
  boiling p. temperatura wrzenia
  cardinal p. punkt kardynalny miednicy lub optyki
  cold-rigor p. temperatura ustania czynności komórki i przejścia jej w stan hibernacji
  congruent p.'s punkty na siatkówkach odbierające wrażenie jednego punktu widzianego
  contact p. punkt styku (stom.)
  p. of convergence punkt zbieżności, punkt konwergencji
  critical p. punkt krytyczny
  culmination p. punkt szczytowy, punkt kulminacji
  dew p. punkt rosy
  end p. punkt końcowy (reakcji itp.)
  far p. punkt dali (wzroku)
  p. of fixation punkt ogniskowania się na siatkówce promieni wysyłanych przez dany przedmiot

flash p. temperatura zapłonu
freezing p. temperatura zamarzania
gutta percha p. sztyft gutaperkowy (*stom.*)
heat-rigor p. najwyższa temperatura powodująca ustanie czynności komórki
hysterogenic p. strefa histerogenna
isoelectric p. punkt izoelektryczny
isoionic p. punkt izojonowy
melting p. temperatura topnienia
motor p. punkt ruchowy (z którego bodziec wywołuje skurcz mięśnia)
near p. punkt bliży (wzrokowej)
neutral p. pH 7,0
painful p. punkt tkliwości, punkt Valleixa
pressure p. punkt receptora ucisku w skórze
p. of proximal contact punkt styku bliższego
p. of regard punkt patrzenia
silver p. ćwiek korzeniowy srebrny (*stom.*)
solidification p. temperatura krzepnięcia
sublimation p. temperatura sublimacji
tender p. punkt tkliwy, punkt Valleixa
threshold p. punkt progowy, wartość progowa bodźca
trigger p. punkt spustowy, punkt, z którego wyzwala się reakcję
pointed ['pɔintid] ostro zakończony, kończysty
pointing ['pɔintiŋ] 1) wskazywanie; 2) przygotowujący się do samoistnego pęknięcia (o ropniu)
past-p. mijanie (test mijania)
poise ['pɔiz] jednostka lepkości płynu, dyna/cm²/sekundę
poised ['pɔizd] zrównoważony
poison ['pɔizn] 1) trucizna; 2) otruć
counter p. antidotum, antytoksyna
fatigue p. substancja powstająca w zmęczonych mięśniach
microbial p. toksyna bakteryjna
poisoning ['pɔizniŋ] zatrucie
alkali p. zatrucie alkaliami
blood p. posocznica, ropnica
carbon monoxide p. zatrucie tlenkiem węgla
cyanide p. zatrucie cyjankami
delayed chloroform p. zatrucie opóźnione chloroformem (ostra niewydolność wątroby po znieczuleniu chloroformem)
food p. zatrucie pokarmowe
mushroom p. zatrucie grzybami
salt p. zatrucie solą
sausage p. botulizm, zatrucie jadem kiełbasianym
scumbroid p. zatrucie mięsem ryb tuńczykowatych (makreli itp.)

silver p. srebrzyca, zatrucie srebrem
tetraethyl lead p. zatrucie czteroetylkiem ołowiu
poke [pouk], **pokeberry** [,pouk'beri], **pokeweed** ['pouk,wi:d] szkarłatka
p. mitogen wyciąg szkarłatki używany jako środek pobudzający mitozę, mitogen szkarłatki
poker-spine ['poukə'spain] sztywny kręgosłup
polar ['poulə] 1) biegunowy; 2) polarny
polarimetry [,poulə'rimetri] polarymetria
polarity [pou'læriti] biegunowość
polarization [,poulərai'zeiʃən] polaryzacja
polarize ['pouləraiz] polaryzować, spolaryzować
polarography [,poulə'rɔgrəfi] polarografia
pole [poul] 1) biegun; 2) słup, tyka
animal p. biegun animalny, biegun twórczy, biegun zarodkowy (jaja telolecytalnego)
cephalic p. biegun główkowy płodu
frontal p. biegun czołowy
germinal p. = **animal p.**
negative p. biegun ujemny, katoda
nutritive p. biegun odżywczy, biegun wegetatywny, biegun żółtkowy (jaja telolecytalnego)
occipital p. biegun potyliczny
pelvic p. biegun miedniczny płodu, biegun pośladkowy płodu
positive p. biegun dodatni, anoda
poliodystrophy [,pouliou'distrɔfi] postępujący zanik istoty szarej układu nerwowego
polioencephalitis [,pouliouen,sefə'laitis] zapalenie istoty szarej mózgu (poza korą)
infectious p. zapalenie mózgu Economo
inferior p. zapalenie istoty szarej opuszki
superior p. zapalenie istoty szarej śródmózgowia
polioencephalomeningomyelitis [,pouliouen,-sefələmen,iŋgomaie'laitis] zapalenie istoty szarej mózgu i rdzenia oraz opon
polioencephalomyelitis [,pouliouen,sefələmaie'laitis] zapalenie istoty szarej mózgu i rdzenia
poliomyelencephalitis [,pouliou,maiensefə'laitis] zapalenie istoty szarej opuszki
poliomyelitis ['poulioumaiə'laitis] zapalenie istoty szarej rdzenia
acute anterior p. choroba Heinego i Medina, ostre zapalenie rogów przednich rdzenia
acute bulbar p. ostre zapalenie istoty szarej opuszki mózgu
chronic anterior p. przewlekłe zapalenie istoty szarej rdzenia

poliomyeloencephalitis [ˌpouliou͵maieloensefə'laitis] zapalenie istoty szarej rdzenia i mózgu
poliovirus [ˌpoulio'vaiərəs] wirus zapalenia rogów przednich rdzenia
pollakidipsia [ˌpoləki'dipsiə] częste odczuwanie pragnienia
pollakiuria [ˌpoləki'juəriə], **pollakisuria** [ˌpoləki'sjuəriə] częstomocz
pollen ['polən] pyłek kwiatowy
pollenosis [ˌpoli'nousis] alergia pyłkowa
pollinosis [ˌpoli'nousis] alergia pyłkowa, gorączka sienna
pollution [pə'lu:ʃən] 1) skażenie, zanieczyszczenie; 2) polucja
  air p. zanieczyszczenie atmosfery
polocyte ['poləsait] polocyt, ciałko biegunowe
polonium [po'lounjem] polon, Po (*chem.*)
poly- ['poli-] w złożeniach oznacza: wielo..., wiele, liczny
polyacid [ˌpoli'æsid] polikwas
polyadenia [ˌpoliə'di:niə] uogólnione powiększenie węzłów chłonnych
polyadenitis [ˌpoliədi'naitis] zapalenie wielu węzłów chłonnych
polyadenoma [ˌpoliədi'noumə] gruczolakowatość
polyadenopathy [ˌpoliədi'nopæθi] choroba wielu węzłów chłonnych
polyadenosis [ˌpoliədi'nousis] = **polyadenopathy**
polyalcohol [poli'ælkəhol] alkohol wielowodorotlenowy
polyangitis [ˌpoliæn'dʒaitis] zapalenie wielonaczyniowe
polyarteritis [ˌpolia:tər'aitis] zapalenie wielu tętnic
  p. nodosa zapalenie guzkowate tętnic
polyarthritis [ˌpolia:'θraitis] zapalenie wielostawowe
  acute rheumatic p. ostry gościec stawowy
  chronic p. reumatoidalne zapalenie stawów, gościec przewlekły postępujący
  progressive splenomegalic p. choroba Stilla i Chauffarda
polyarticular [ˌpolia:'tikjulə] wielostawowy
polybasic [ˌpoli'beisik] wielozasadowy
polycentric [ˌpoli'sentrik] wielocentryczny, wieloośrodkowy
polychemotherapy [ˌpoli͵kəmo'θerəpi] leczenie wieloma chemioterapeutykami
polychloruria [ˌpoliklo:'juəriə] zwiększone wydalanie chlorków z moczem
polychondritis [ˌpolikon'draitis] zapalenie wielochrząstkowe
  chronic atrophic p. przewlekłe zanikowe zapalenie wielochrząstkowe

  recurrent p. = **chronic atrophic p.**
polychromasia [ˌpolikrou'meiziə] wielobarwliwość komórek (zwł. krwi)
polychromatic [ˌpolikrou'mætik] wielobarwny, wielobarwliwy
polychromatocyte [ˌpoli'kroumætosait] komórka wielobarwna (barwiąca się barwnikami kwaśnymi i zasadowymi)
polychromatophil [ˌpolikrou'mætofil] komórka wielobarwliwa
polychromatophilia [ˌpoli͵krɔmæto'filiə] wielobarwliwość komórek, zwł. krwinek czerwonych
polychromatophilic [ˌpoli͵krɔmæto'filik] wielobarwliwy
polychromatosis [ˌpoli͵krɔmæ'tousis] wielobarwność, wielobarwliwość
polychromophilia [ˌpoli͵krɔmo'filiə] wielobarwliwość
polychylia [ˌpoli'kailiə] wzmożone wytwarzanie mleczu
polyclinic [ˌpoli'klinik] poliklinika, przychodnia, ambulatorium wielospecjalistyczne
polyclonal [poli'klounal] poliklonalny
polycoria [ˌpoli'koriə] wieloźreniczność
polycrotism [ˌpoli'krotizm] polikrotyzm
polycyclic [ˌpoli'saiklik] wielopierścieniowy (*chem.*)
polycystic [ˌpoli'sistik] wielotorbielowy
polycyth(a)emia [ˌpolisai'θi:miə] czerwienica, policytemia
  compensatory p. czerwienica wyrównawcza
  hypertonic p. zespół Gaisboecka, czerwienica z nadciśnieniem
  relative p. czerwienica względna, zagęszczenie krwi po odwodnieniu
  p. rubra czerwienica prawdziwa
  p. vera czerwienica prawdziwa
polycytosis [ˌpolisai'tousis] nadmiar krwinek
polydipsia [ˌpoli'dipsiə] nadmierne pragnienie
polydispersoid [ˌpolidis'pə:soid] układ koloidowy z fazą rozproszoną złożoną z cząstek o różnym stopniu rozproszenia
polydysplasia [ˌpolidis'plæziə] współistnienie wielu wad rozwojowych
polyendocrinopathy, autoimmune [ˌpoliən͵dokri'nopæθi ɔ:'toimjun] autoimmunizacyjna poliendokrynopatia
polyethylene [ˌpoli'eθəli:n] polietylen
polyglandular [ˌpoli'glændjulə] wielogruczołowy
polyglobulia [ˌpoliglo'bjuliə], **polyglobulism** [ˌpoli'globjulizm] czerwienica
polyhidrosis [ˌpolihi'drousis] nadmierne wydzielanie potu

polyhydramnion [ˌpɔlihaid'ræmniɔn], **poly-hydramnios** [ˌpɔlihaid'ræmniɔs] wielowodzie

polyhydruria [ˌpɔlihai'druəriə] wielomocz z małą gęstością moczu

polyhypomenorrh(o)ea [ˌpɔliˌhaipoumenɔ-'riːə] częste skąpe miesiączkowanie

polymastia [ˌpɔli'mæstiə] nadliczbowość sutków

polymenorrh(o)ea [ˌpɔliˌmenɔ'riːə] nadmierne częste miesiączkowanie

polymer ['pɔlimə] polimer, związek złożony z prostszych cząstek

polymerase ['pɔliməreis] polimeraza, enzym rozkładający polimery

polymerization [ˌpɔlimerai'zeiθən] polimeryzacja

polymerize ['pɔlimeraiz] polimeryzować

polymicrolipomatosis [ˌpɔliˌmaikrou'lipomæ-'tousis] obecność licznych podskórnych tłuszczaków

polymorph ['pɔlimɔːf] leukocyt wielojądrzasty

polymorphism [ˌpɔli'mɔːfizm] wielopostaciowość, różnokształtność

polymorphocellular [ˌpɔlimɔː'fɔ'seljulə] dotyczący wielopostaciowości komórek

polymorphonuclear [ˌpɔlimɔː'fɔ'njuːkliə] cechujący się różnokształtnością jąder komórkowych

polymyalgia [ˌpɔlimai'ældʒiə] ból wielomięśniowy

  p. arteritica ból wielomięśniowy wywołany zapaleniem tętnic

  p. rheumatica zespół bólu wielomięśniowego z wysokim OB, jedna z kolagenoz

polymyositis [ˌpɔlimaiə'saitis] zapalenie wielomięśniowe

  acute p. with myoglobinuria ostre zapalenie mięśni z mioglobinurią

polymyxin [ˌpɔli'maiksin] polimyksyna

polyneuralgia [ˌpɔlinjuə'rældʒiə] nerwoból wielonerwowy

polyneuritis [ˌpɔlinjuə'raitis] zapalenie wielonerwowe

  chronic familial p. zapalenie wielonerwowe w skrobiawicy rodzinnej

  erythr(o)edema p. akrodynia

  infectious p. zespół Guillaina i Barégo

polyneuropathy [ˌpɔli'njuərɔpəθi] polineuropatia, choroba wielonerwowa

  amyloid p. polineuropatia skrobiawicza

  carcinomatous p. polineuropatia w raku

  cranial p. polineuropatia nerwów czaszkowych, zespół Frankla i Hochwarta

polyneuroradiculitis [ˌpɔliˌnjuərɔræ'dikjulaitis] zapalenie wielokorzeniowe

polynuclear [ˌpɔli'njuːkliə] wielojądrowy, wielojądrzasty

polynucleotidase [ˌpɔliˌnjukli'ɔtideiz] polinukleotydaza

polynucleotide [ˌpɔli'njuːkliɔtaid] polinukleotyd

polyol ['pɔliɔl] alkohol wielowodorotlenowy

polyoma [ˌpɔli'oumə] poliomawirus, wirus poliomy

polyoncosis [ˌpɔliɔn'kousis] powstawanie licznych nowotworów

polyorchidism [ˌpɔli'ɔːkidizm] poliorchia, nadliczbowość jąder

polyovulatory [ˌpɔli'ɔvjulətəri] wydzielanie wielu jajeczek w cyklu

polyp ['pɔlip] polip

  adenomatous p. polip gruczolakowaty

  bleeding p. polip naczyniowy, naczyniak polipowaty

  cervical p. polip szyjki macicy

  cystic p. torbiel uszypułowana

  dental p. polip miazgi

  fibrinous p. skrzep polipowaty

  fibrous p. polip włóknisty

  fleshy p. mięśniak polipowaty

  gelatinous p. śluzak polipowaty

  juvenile p. hamartoma jelita grubego

  lipomatous p. tłuszczak polipowaty

  lymphoid p. łagodny chłoniak odbytnicy

  mucous p. polip śluzowaty (wydzielający lub zawierający śluz)

  myomatous p. mięśniak polipowaty

  osseous p. polip zawierający tkankę kostną

  papillary p. polip brodawkowaty

  pedunculated p. polip uszypułowany

  placental p. polip łożyskowy

  pulp p. polip miazgi zęba

  raspberry p. ziarnina w zewnętrznym przewodzie słuchowym

  sessile p. polip o szerokiej podstawie

  spongy p. 1) polip śluzowaty; 2) śluzak uszypułowany

  tooth p. polip miazgi

  vaginal p. polip pochwowy

  vascular p. polip naczyniakowy, naczyniak uszypułowany

polypapilloma [ˌpɔlipæpi'loumə] brodawczakowatość

polypectomy [ˌpɔlip'ektəmi] wycięcie polipa

polypeptide [ˌpɔli'peptaid] polipeptyd

  gastric inhibitory p. żołądkowy polipeptyd hamujący

  intestinal vasoactive p. jelitowy polipeptyd wazoaktywny

polypeptid(a)emia [ˌpɔlipepti'diːmiə] obecność polipeptydów we krwi

polyphagia [ˌpɔli'feidʒiə] żarłoczność, nadmierne łaknienie

polypharmacy [ˌpɔli'fa:məsi] polipragmazja, leczenie wielu lekami

polyphasic [ˌpɔli'feizik] wielofazowy

p. potential potencjał czynnościowy wielofazowy

polyplasmia [ˌpɔli'plæzmiə] wodnistość krwi

polyploidy ['pɔliplɔidi] poliploidalność, obecność kilku zestawów chromosomów w komórce

polypn(o)ea [ˌpɔlip'ni:ə] zwiększona częstość oddechów

polyposia [ˌpɔli'pɔsiə] nadmierne picie płynów

polyposis [ˌpɔli'pousis] polipowatość
   colonic p. polipowatość okrężnicy
   familial intestinal p. polipowatość rodzinna jelit
   multiple intestinal p. polipowatość jelit, polipowatość okrężnicy

polypotrite ['pɔlipɔtrait] miażdż polipowy

polypous ['pɔlipəs] polipowy

polypragmasy [ˌpɔli'prægməsi] polipragmazja

polypus ['pɔlipəs] polip
   choanal p. polip nozdrzy tylnych
   fibrinous p. skrzep polipowaty
   laryngeal p. polip krtaniowy

polyradiculitis [ˌpɔliræˌdikju'laitis] zapalenie wielokorzeniowe

polysaccharide [ˌpɔli'sækəraid] wielocukier, polisacharyd

polyserositis [ˌpɔlisirɔ'saitis] zapalenie błon surowiczych
   familial paroxysmal p. rodzinna gorączka śródziemnomorska
   familial recurring p. rodzinna gorączka śródziemnomorska

polysialia [ˌpɔlisai'eliə] ślinotok

polysinusitis [ˌpɔliˌsainju'saitis] zapalenie wielozatokowe

polysomy [ˌpɔli'sɔmi] polisomia, obecność kilku homologicznych chromosomów w jądrze komórki

polyspermia [ˌpɔli'spə:miə] 1) zapłodnienie jaja przez więcej niż jeden plemnik, polispermia; 2) obfity wytrysk nasienia

polysuspensoid [ˌpɔlisəs'pensɔid] układ koloidalny zawierający składniki stałe o różnych stopniach rozproszenia

polytendinitis [ˌpɔlitendi'naitis] zapalenie wielu ścięgien

polytrichosis [ˌpɔlitri'kousis] nadmierne owłosienie

polyuria [ˌpɔli'juəriə] wielomocz, nadmierne wydzielanie moczu

polyvalent [ˌpɔli'veilənt] wielowartościowy, wieloważny

polyvinylpyrrolidone [ˌpɔliˌvinilpir'oulidoun] powidon, poliwinyl, pirolidon

p.-iodine complex kompleks jodowo-powidonowy

pompholyx ['pɔmfɔliks] potówka

pons [pɔns] most (anat.)

pontine ['pɔntain] mostowy

pool [pu:l] 1) pula; 2) zbiornik płynu; 3) gromadzić do wspólnego zbiornika płyn z różnych źródeł
   abdominal p. objętość krwi w naczyniach trzewnych
   metabolic p. pula metaboliczna
   vaginal p. wydzielina w postaci jeziorka w tylnym sklepieniu pochwy

pooling ['pu:liŋ] zbieranie (płynu z różnych źródeł), gromadzenie się płynu

poor [pu:ə] 1) biedny; 2) marny, słaby
   p. of hearing mający przytępiony słuch, źle słyszący

popliteal [pɔp'litiəl] podkolanowy

popliteus [pɔp'litiəs] mięsień podkolanowy

population [ˌpɔpju'leiʃən] populacja, zbiorowisko osobników jednogatunkowych żyjących w podobnych warunkach
   general p. populacja generalna, populacja ogólna
   homogeneous p. populacja jednorodna
   inbred p. populacja wsobna
   parent p. populacja pierwotna, populacja macierzysta, zbiorowość pierwotna
   p. sample próbka populacji
   susceptible p. populacja wrażliwa (na zakażenie)
   twofold p. populacja dwurodzajowa

poradenitis [ˌpɔ:ræди'naitis] ziarnica
   inguinal p. ziarnica weneryczna pachwin

poradenolymphitis [pɔ:ˌrædinɔlim'faitis] ziarnica weneryczna pachwin

porcine ['pɔsin] świński

pore [pɔ:] por, otworek, dziurka
   gustatory p. otwór smakowy
   interalveolar p. otwór międzypęcherzykowy płuc
   nuclear p. ultramikroskopowy otworek w błonie jądrowej
   sweat p. otwór potowy
   taste p. otwór smakowy

porencephalia [ˌpɔ:rense'fæliə], **porencephaly** [ˌpɔ:ren'sefəli] porencefalia, jamistość mózgu

porencephalitis [ˌpɔ:renˌsefə'laitis] zapalenie mózgu z tworzeniem się jamek

poriomania [ˌpɔ:riɔ'meiniə] popęd do włóczęgostwa, poriomania

pork [pɔ:k] wieprzowina

poroma [pou'roumə] 1) modzel; 2) wyrośle kostne; 3) stwardnienie po ropowicy

porosis [pou'rousis] 1) tworzenie się modzeli;
2) porowatość
porosity [pɔ:'rɔsiti] porowatość
porotomy [pɔ:'rɔtəmi] nacięcie ujścia cewki
moczowej
porous ['pɔ:rəs] porowaty, jamisty
porphobilinogen [,pɔ:fɔbi'linɔdʒən] porfobi-
linogen
porphyria [pɔ:'firiə] porfiria
  acute p. porfiria ostra przerywana
  congenital erythropoietic p. porfiria wrodzona, porfiria erytropoetyczna
  p. cutanea tarda porfiria skórna późna
  hepatic p. porfiria ostra przerywana
  intermittent acute p. porfiria ostra przerywana
  ovulocytic p. porfiria z obostrzeniami
  przedmiesiączkowymi
  variegate p. porfiria mieszana
porphyrin ['pɔ:firin] porfiryna
porphyrin(a)emia [,pɔ:firi'ni:miə] obecność
porfiryn we krwi
porphyrinuria [,pɔ:firi'njuəriə] porfirynuria,
obecność porfiryn w moczu
port [pɔ:t] 1) dostęp do żyły na dłuższy czas;
2) punkt skierowania wiązki promieni
porta ['pɔ:tə] 1) wrota (*anat.*); 2) otwór
międzykomorowy
portacaval [,pɔ:tə'keivəl] wrotno-czczy
portal ['pɔ:təl] wrotny
  p. hypertension nadciśnienie wrotne
  p. vein żyła wrotna
portion ['pɔ:ʃn] 1) porcja, część; 2) porcjo-
wać
portography [pɔ:'tɔgrəfi] portografia, radiografia kontrastowa żyły wrotnej
  transumbilical p. portografia przezpępkowa
porus ['pɔ:rəs] otwór, otworek
  external acoustic p. otwór słuchowy zewnętrzny
  external auditory p. otwór słuchowy zewnętrzny
  internal acoustic p. otwór słuchowy wewnętrzny
  internal auditory p. otwór słuchowy wewnętrzny
position [pɔ'ziʃn] 1) pozycja, postawa;
2) zajmowane miejsce; 3) ustawienie płodu
(w stosunku do strony ciała matki)
  coiled p. pozycja na boku ze zgiętymi
  stawami biodrowymi i kolanowymi
  dorsal p. pozycja na grzbiecie
  dorsal elevated p. pozycja na grzbiecie
  z uniesioną górną częścią ciała
  dorsal recumbent p. pozycja do litotomii
  dorsoanterior p. ustawienie płodu grzbietem do przedniej ściany brzucha matki

dorsoposterior p. ustawienie płodu grzbietem do grzbietu matki
dorsosacral p. pozycja do litotomii, pozycja na fotelu ginekologicznym
first p. ustawienie główkowe lewe (płodu)
fourth p. ustawienie potylicowe tylne (płodu)
frontoanterior p. ustawienie czoło-
wo-przednie (płodu)
frontoposterior p. ustawienie czołowo-tyl-
ne (płodu)
genucubital p. pozycja kolanowo-łokciowa
genupectoral p. pozycja kolanowo-piersiowa
knee-chest p. pozycja kolanowo-piersiowa
knee-elbow p. pozycja kolanowo-łokciowa
leapfrog p. pozycja przysiadu, pozycja żabki
left dorsoanterior p. ustawienie grzbieto-
wo-przednie lewe (płodu)
left dorsoposterior p. ustawienie grzbieto-
wo-tylne lewe (płodu)
left frontoanterior p. ustawienie bródkowe
przednie lewe (płodu)
left frontoposterior p. ustawienie bródkowe tylne lewe (płodu)
left occipitoanterior p. ustawienie potylicowe przednie lewe (płodu), ustawienie
potylicowo-łonowe
left occipitoposterior p. ustawienie potylicowe tylne lewe (płodu), ustawienie potylicowo-krzyżowe
lithotomy p. pozycja do litotomii
mentoanterior p. ustawienie bródkowe
przednie (płodu), ustawienie bródkowo-
-łonowe
mentoposterior p. ustawienie bródkowe
tylne (płodu), ustawienie bródko-
wo-krzyżowe
occipitoanterior p. ustawienie potylicowe
przednie, ustawienie potylicowo-
-łonowe
occipitoiliac p. ustawienie potylicowo-biodrowe
occipitolevoanterior p. ustawienie potylicowe przednie lewe
occipitolevoposterior p. ustawienie potylicowe tylne lewe
occipitoposterior p. ustawienie potylicowe
tylne, ustawienie potylicowo-krzyżowe
occlusal p. pozycja zwarcia (*stom.*)
prone p. pozycja leżąca twarzą w dół
recumbent p. pozycja leżąca
right dorsoanterior p. ustawienie grzbieto-
wo-przednie prawe
right dorsoposterior p. ustawienie grzbieto-
wo-tylne prawe

right frontoanterior p. ustawienie czołowe przednie prawe

right frontoposterior p. ustawienie czołowe tylne prawe

right occipitoanterior p. ustawienie potylicowe przednie prawe

right occipitoposterior p. ustawienie potylicowe tylne prawe

sacroanterior p. ustawienie krzyżowe przednie

sacroposterior p. ustawienie krzyżowe tylne

semiprone p. pozycja Simsa (na lewym boku z twarzą w dół)

semireclining p. pozycja półleżąca

semirecumbent p. pozycja półleżąca

supine p. pozycja leżąca twarzą w górę

tonsil p. pozycja do operacji migdałków (z pochyleniem do przodu)

positioning [pɔ'siʃɔniŋ] 1) wypolerowanie protezy (*stom.*); 2) ustawienie

positron ['pɔzitron] pozytron

posology [pɔ'sɔlɔdʒi] pozologia, dawkowanie leków

post [poust] 1) stanowisko (pracy itp.); 2) sztyft (*stom.*)

postapoplectic [,poustæpɔ'plektik] poudarowy

postcardiotomy [,poust,ka:di'ɔtɔmi] występujący po kardiotomii

postcava [,poust'keivə] żyła główna dolna

postcibal [,poust'saibəl] poposiłkowy

postclimacteric [,poust,klaimæk'tɔrik] poklimakteryczny

postdicrotic [,poustdai'kroutik] podikrotyczny, występujący po fali dikrotycznej na zapisie tętna

posterior [pɔs'tiəriə] tylny

posterity [pɔs'teriti] potomność

posteroclusion [,pɔsterɔk'lu:ʒn] prawidłowe zwarcie trzonowców

postgraduate [,poust'grædjuit] podyplomowy

    p. courses kursy kształcenia podyplomowego

    p. education kształcenie podyplomowe

    p. student doktorant

postgrippal [,poust'gripəl] pogrypowy

posthioplasty [,pɔsθiɔ'plæsti] plastyka napletka

posthitis [pɔs'θaitis] zapalenie napletka

posthumous ['pɔstjuməs] pogrobowy

posthypnotic [,pousthip'nɔtik] występujący po stanie hipnozy, pohipnotyczny

postictal [,poust'iktæl] poudarowy

postmature ['poustmætjuə] przenoszony (płód)

postmaturity [,poustmæ'tjuriti] stan przedłużenia się ciąży

postmenopausal [,poustmenɔ'pɔ:zəl] pomenopauzalny

post mortem ['poust 'mɔ:təm] 1) po śmierci; 2) autopsja, sekcja

postmortem ['poustmɔ:təm] pośmiertny

postnatal [,poust'neitl] poporodowy, pourodzeniowy

post(o)estrum [,poust'i:strəm], **post(o)estrus** [,poust'i:strəs] porujowy, po okresie *estrus*

postoperative [,poust'ɔpəreitiv] pooperacyjny

post partum [poust pa:təm] po porodzie

postpartum ['poust'pa:təm] poporodowy

postprandial [,poust'prændiəl] poposiłkowy

postpuberty [,poust'pju:bə:ti] okres po zakończeniu dojrzewania

postradiation [,poust,reidi'eiʃən] popromienny

posttraumatic [,pousttrɔ'mætik] pourazowy

postural ['pɔstʃərəl] posturalny, odnoszący się do pozycji ciała

posture ['pɔstʃə] postawa, położenie ciała

    erect p. postawa stojąca

    prone p. postawa leżąca twarzą w dół

    recumbent p. postawa leżąca

    supine p. postawa leżąca twarzą w górę

postvaccinal [,poust'væksinəl] poszczepienny

potass(a)emia [pɔtæ'si:miə] kaliemia, kalemia, potasemia

potassium [pə'tæsjəm] potas, K

    p. alum ałun potasowy, siarczan glinowo--potasowy

    p. bicarbonate dwuwęglan potasowy

    p. bitartrate dwuwinian potasowy

    p. chloride chlorek potasu

    p. cyanide cyjanek potasu

    p. ferrocyanide żelazicyjanek potasu

    p. hydroxide wodorotlenek potasowy

    p. iodate jodan potasu

    p. iodide jodek potasu

    p. nitrate azotan potasu

    p. perchlorate nadchloran potasu

    p. permanganate nadmanganian potasu

    p. succinate bursztynian potasu

    p. sulphite siarczyn potasu

    p. sulphocyanate rodanek potasu

    p. tartrate winian potasu

    p. thiocyanate rodanek potasu

potency ['poutənsi] 1) siła; 2) potencja (zwł. płciowa)

    sexual p. potencja płciowa

potent ['poutənt] 1) silny, mocny; 2) potencjalnie zdolny do np. różnicowania się (komórka)

potential [pɔ'tenʃəl] 1) potencjał; 2) potencjalny
 action p. potencjał czynnościowy
 after p. potencjał następczy
 averaged p. potencjał uśredniony
 bioelectric p. potencjał bioelektryczny
 critical p. potencjał progowy, potencjał krytyczny
 demarcation p. potencjał demarkacyjny, potencjał uszkodzeniowy
 p. difference różnica potencjałów
 duration of p. czas trwania potencjału
 end-plate p. potencjał płytki mięśniowo--nerwowej
 evoked p. potencjał wywołany
 excitatory postsynaptic p. potencjał postsynaptyczny pobudzający
 extracellular p. potencjał pozakomórkowy
 inhibitory postsynaptic p. potencjał postsynaptyczny hamujący
 injury p. potencjał uszkodzeniowy, potencjał demarkacyjny
 intracellular p. potencjał wewnątrzkomórkowy, potencjał spoczynkowy
 membrane p. potencjał błony komórkowej
 membrane resting p. potencjał spoczynkowy, potencjał wewnątrzkomórkowy
 oxidation-reduction p. potencjał oksydoredukcyjny, potencjał redoksowy
 postsynaptic p. potencjał postsynaptyczny
 resting p. potencjał spoczynkowy
 spike p. potencjał iglicowy
 subliminal p. potencjał podprogowy
 subthreshold p. potencjał podprogowy
 threshold p. potencjał progowy
 p. time czas trwania potencjału
 visual evoked p. potencjał wzrokowy wywołany
potentialization [pɔˌtenʃiəlai'zeiʃən], **potentiation** [pɔˌtenʃi'eiʃən] wzmaganie działania (jednego leku przez drugi lub efektu bodźca przez drugi bodziec)
potentiometer [ˌpɔtenʃi'ɔmitə] potencjometr
potentiometry [ˌpɔtenʃi'ɔmətri] potencjometria
potion ['pouʃən] duża dawka płynnego leku
potomania [ˌpoutou'meiniə] alkoholizm ostry, *delirium tremens*
pouch ['pautʃ] 1) uchyłek; 2) torebka; 3) kieszonka; 4) jama
 aneurysmal p. worek tętniaka
 Douglas' p. zagłębienie odbytniczo-maciczne, jama Douglasa
 gingival p. kieszonka dziąsłowa
 laryngeal p. woreczek krtaniowy

paracystic p. boczna część zagłębienia maciczno-pęcherzowego
pararectal p. boczna część zagłębienia maciczno-odbytniczego
Pavlov p. mały żołądek Pawłowa
pharyngeal p. kieszonka gardłowa I, kieszonka skrzelowa I
Rathke's p. kieszonka przysadkowa, woreczek przysadkowy
rectouterine p. zagłębienie odbytniczo-maciczne
rectovaginal p. zagłębienie odbytniczo-pochwowe
rectovesical p. zagłębienie odbytniczo-pęcherzowe
uterovesical p. zagłębienie maciczno-pęcherzowe
vesicouterine p. zagłębienie maciczno-pęcherzowe
poultice ['poultis] okład z papki, kataplazm
 flaxseed p. okład z siemienia lnianego
 linseed p. okład z siemienia lnianego
 mustard p. okład gorczycowy
 starch p. okład krochmalowy
pound [paund] 1) funt: a) angielski = 453 g, b) aptekarski = 375 g; 2) oklepywać, ubijać
povidone ['pɔvidoun] powidon, poliwinylopirolidon
 p.-iodine jodyna powidonowa
powder ['paudə] 1) proszek, puder; 2) sproszkować; 3) pudrować
 dusting p. zasypka
powdered ['paudəd] 1) sproszkowany; 2) upudrowany, przysypany zasypką
power ['pauə] siła, moc
 combining p. wartościowość
 p. generation wytwarzanie siły
 motor p. siła mięśniowa
 muscle p. siła mięśniowa
 resolving p. rozdzielczość (*opt.*)
 separation p. zdolność rozdzielcza (chromatografii)
 p. of statistical test moc testu statystycznego
pox [pɔks] 1) choroba przebiegająca z wysypką; 2) wysypka w przewlekłym zatruciu antymonem
 rickettsial p. zakażenie *Rickettsia akari*
 water-p. ospa wietrzna
poxvirus ['pɔksvaiərəs] wirus ospy
practice ['præktis] praktyka, praktyka lekarska
 general p. ogólna praktyka lekarska
 medical p. praktyka lekarska
practise ['præktis] praktykować, uprawiać zawód lekarza
 p. medicine praktykować medycynę

practitioner [præk'tiʃnə] lekarz wykonujący zawód
  general p. lekarz ogólny
  regular p. lekarz praktykujący medycynę oficjalną
pr(a)ecox ['pri:kɔks] przedwczesny
prandial ['prændiəl] posiłkowy, odnoszący się do posiłku
praseodymium [ˌprəsiə'di:miəm] prazeodym, Pr (chem.)
praxis ['præksis] praktyka
preagonal [pri:'ægənəl], preagonic [pri:'ægənik] przedagonalny
prealbumin [pri:'ælbju:min] prealbumina
preauricular [ˌpri:ɔ'rikju:lə] przeduszny
preaxial [pri:'æksiəl] przedosiowy
precancer [pri:'ka:nsə] zmiana przedrakowa
precancerous [pri:'kænsərəs] przedrakowy
  p. condition stan przedrakowy
  p. lesion zmiana przedrakowa
precaution [pri:'kɔ:ʃən] środek ostrożności
precedent [pri:'si:dent] poprzedzający, poprzedni
precentral [pri:'sentrəl] przedcentralny
prechordal [pri:'kɔ:dəl] przedstrunowy
precipitate [pri'sipiteit] 1) strąt, precypitat, osad; 2) strącać, precypitować; 3) osad na rogówce
  keratic p. osad na rogówce
  pigmented keratic p. barwne osady na rogówce
  sweet p. kalomel, chlorek rtęciawy
precipitated [pri'sipiˌteitid] 1) strącony; 2) nagły, przyspieszony
  p. labo(u)r poród nagły, poród uliczny
precipitation [priˌsipi'teiʃən] strącenie, precypitacja, osadzanie się
precipitin [pri'sipitin] precypityna, przeciwciało precypitujące
preclinical [pri:'klinikəl] przedkliniczny; 1) przed wystąpieniem choroby; 2) przed rozpoczęciem zajęć klinicznych
precocious [pri'kouʃəs] przedwczesny, przedwcześnie rozwinięty
precocity [pri'kɔsiti] przedwczesny rozwój (umysłowy, płciowy)
  mental p. przedwczesny rozwój umysłowy
  sexual p. przedwczesny rozwój płciowy
preconscious [ˌpri:'kɔnʃəs] podświadomy
precursor [pri'kə:sə] prekursor
prediabetes ['pri:daiə'bi:ti:z] stan przedcukrzycowy
prediastole [ˌpridai'əstɔli] okres przedrozkurczowy (mięśnia sercowego)
predict [pri'dikt] przepowiadać, zapowiadać
prediction [pri'dikʃən] przepowiadanie, przepowiednia

predigestion [ˌpri:di'dʒestʃən] trawienie przedwstępne poza ustrojem
predilution [ˌpridai'lju:ʃn] rozcieńczenie wstępne
predispose [pri:dis'pouz] predysponować, usposabiać
predisposing ['pri:dis'pouziŋ] predysponujący, usposabiający
predisposition [ˌpri:ˌdispə'ziʃən] predyspozycja
prednisolone [ˌpredni'səloun] prednisolon
  p. acetate octan prednisolonu
  p. succinate bursztynian prednisolonu
prednisone [ˌpredni'soun] prednison
predominance [pri'dɔminəns] przewaga
predominant [pri'dɔminənt] przeważający
predominate [pri'dɔmineit] przeważać, dominować
preeclampsia [ˌpri:e'klæmpsiə] stan przedrzucawkowy
  superimposed p. stan przedrzucawkowy występujący u ciężarnej z nadciśnieniem poprzedzającym ciążę
preexcitation [ˌpri:eksai'teiʃən] preekscytacja
preexist ['pri:ig'zist] istnieć uprzednio
preganglionic [ˌpri:gæŋgli'ɔnik] przedzwojowy
pregnancy ['pregnənsi] ciąża
  abdominal p. ciąża brzuszna
  aborted ectopic p. poronienie ciąży jajowodowej
  afetal p. ciąża rzekoma
  ampullar p. ciąża w bańce jajowodu
  angular p. ciąża w rogu macicy
  bigeminal p. ciąża bliźniacza
  cervical p. ciąża szyjkowa
  cornual p. ciąża w rogu macicy
  ectopic p. ciąża pozamaciczna, ciąża ektopowa
  extra-amniotic p. ciąża pozaowodniowa
  extrachorial p. ciąża pozakosmówkowa
  extramembranous p. ciąża pozaowodniowa
  exrauterine p. ciąża pozamaciczna
  Fallopian p. ciąża jajowodowa
  false p. ciąża rzekoma
  fimbrial p. ciąża strzępkowa
  gemellary p. ciąża bliźniacza
  heterotopic p. ciąża pozamaciczna
  high-risk p. ciąża ryzykowna
  hydatid p. wzrost zaśniadu groniastego w macicy
  hysteric p. ciąża rzekoma, ciąża histeryczna
  interligamentary p. ciąża międzywięzadłowa
  interstitial p. ciąża śródmiąższowa

intra-amniotic p. ciąża wewnątrzowodniowa

intraperitoneal p. ciąża brzuszna

isthmic p. ciąża w cieśni jajowodu

mesometric p. ciąża w krezce macicy

molar p. wzrost zaśniadu groniastego w macicy

multiple p. ciąża mnoga

mural p. ciąża śródmiąższowa

ovarian p. ciąża jajnikowa

ovarioabdominal p. ciąża jajnikowo-brzuszna

oviductal p. ciąża jajowodowa

phantom p. ciąża rzekoma

plural p. ciąża mnoga

postmature p. ciąża przenoszona

prolonged p. ciąża przenoszona

secondary abdominal p. ciąża wtórnie brzuszna, ciąża pierwotnie jajowodowa rozwijająca się w jamie brzusznej po pęknięciu jajowodu

simulated p. ciąża udawana

spurious p. ciąża rzekoma

successful p. ciąża pomyślnie zakończona

p. table tabela do obliczania daty porodu

tubal p. ciąża jajowodowa

tuboabdominal p. ciąża jajowodowo-brzuszna

tubo-ovarian p. ciąża jajowodowo-jajnikowa

tubouterine p. ciąża jajowodowo-maciczna

twin p. ciąża bliźniacza

unifetal p. ciąża jednopłodowa

unsuccessful p. ciąża niepomyślnie zakończona

uterine p. ciąża maciczna

uteroabdominal p. ciąża maciczno-brzuszna

pregnant [ˈpregnənt] ciężarny

pregravidic [ˌpriːgræˈvidik] przedciążowy

preheat [ˌpriːˈhiːt] podgrzać uprzednio

prehension [priˈhenʃən] 1) chwytanie, uchwyt; 2) pojmowanie, pojętność

prehormone [priˈhɔːmoun] prehormon, substancja prehormonalna

preimmunization [priːˌimjunaiˈzeiʃən] uodpornienie wstępne

preinvasive [priinˈvæsiv] przedinwazyjny

preliminary [priˈliminəri] wstępny, przedwstępny, tymczasowy

p. communication doniesienie wstępne

p. report doniesienie wstępne

preload [priˈloud] obciążenie wstępne (serca)

preluxation [ˌpriːlʌkˈseiʃən] zwichnięcie do przodu

premalignant [ˌpriːməˈlignənt] przedrakowy, przednowotworowy

premature [ˌpreməˈtjuə] 1) przedwczesny; 2) wcześniak

p. newborn wcześniak

prematurity [ˌpreməˈtjuəriti] wcześniactwo, przedwczesność

premedication [priˌmediˈkeiʃn] premedykacja, podanie leku uspokajającego przed wprowadzeniem znieczulenia ogólnego

premenstrual [priˈmenstruəl] przedmiesiączkowy

p. tension napięcie przedmiesiączkowe

premenstruum [priˈmenstruəm] okres przedmiesiączkowy

premolar [ˈpriːˈmoulə] 1) przedtrzonowy; 2) przedtrzonowiec

premonitory [priˈmɔnitəri] zapowiadający, ostrzegawczy

premorbid [ˌpriːˈmɔːbid] przedchorobowy

premortal [priːˈmɔːtəl] przedśmiertny

prenatal [ˈpriːneitl] przedurodzeniowy

preneoplastic [ˌpriːniəˈplæstik] przednowotworowy, przedrakowy

preoccupation [ˌpriːɔkjuˈpeiʃən] chorobliwe zajęcie się jakimś problemem

preoperative [ˌpriːˈɔpəreitiv] przedoperacyjny

preparation [ˌprepəˈreiʃn] 1) preparat; 2) przygotowanie

cavity p. opracowanie jamy (zęba)

corrosion p. preparat korodowany (po wypełnieniu masą twardniejącą)

heart-lung p. preparat sercowo-płucny

preparatory [priˈpærətəri] preparacyjny

p. procedures preparatyka

prepatellar [ˌpriːpəˈtələ] przedrzepkowy

prepsychotic [ˌpriːsaiˈkɔtik] przedpsychotyczny

prepuberal [ˌpriːˈpjuːbərəl], **prepubertal** [ˌpriːˈpjuːbərtəl] przedpokwitaniowy

prepuberty [ˌpriːˈpjuːbəti], **prepubescence** [ˌpriːpjuːˈbesns] okres przed dojrzewaniem

prepuce [ˈpriːpjuːs] napletek

preputial [priˈpjuːʃəl] napletkowy

preputiotomy [ˌpripjuːʃiˈɔtəmi] nacięcie napletka

prepyloric [ˌpriːpaiˈlɔrik] przedodźwiernikowy

presacral [ˌpriːˈsækrəl] przedkrzyżowy

presby- [ˈprezbi-] w złożeniach oznacza związek ze starością

presbyacousia, presbyacusia [ˌprezbiæˈkuːsiə] starcze przytępienie słuchu

presbyacusis [ˌprezbiˈækjusis] starcze przytępienie słuchu

presbyophrenia [ˌprezbiouˈfriːniə] starczy zespół Korsakowa, psychoza starcza, presbiofrenia

presbyopia [ˌprezbi'oupiə] starczowzroczność
presbyopic [ˌprezbi'oupik] starczowzroczny
prescribe [pris'kraib] zapisać lek
prescription [pris'kripʃən] recepta, przepis
  blunderbuss p. recepta z wielką liczbą leków
  shotgun p. recepta z wielką liczbą leków
presence ['prezns] obecność
  p. of mind przytomność umysłu
presenility ['pri:si'niliti] przedstarczość
presenium ['pri:'si:niəm] okres przedstarczy
present ['preznt] obecny, teraźniejszy
present [pri'zent] 1) prezentować, przedstawiać; 2) ukazywać się w ujściu macicy (w czasie porodu)
presentation [ˌprezen'teiʃən] 1) przedstawienie, pokazanie; 2) przodowanie (płodu w czasie porodu)
  breech p. przodowanie pośladków, poród pośladkowy
  brow p. przodowanie czoła, poród czołowy
  cephalic p. przodowanie główki, poród główkowy
  face p. przodowanie twarzyczki, poród twarzyczkowy
  footling p. przodowanie stopek, poród stopkowy
  occipital p. przodowanie potylicy
  parietal p. przodowanie ciemiączka
  pelvic p. przodowanie miednicy, poród miedniczny
  placental p. łożysko przodujące
  polar p. przodowanie jednego z biegunów płodu
  shoulder p. przodowanie barkowe, poród barkowy
  sinciput p. przodowanie ciemiączka, poród ciemiączkowy
  torso p. położenie poprzeczne płodu
  transverse p. położenie poprzeczne płodu
  trunk p. położenie poprzeczne płodu
  vertex p. przodowanie wierzchołkowe, poród wierzchołkowy
presenting [pri'zentiŋ] 1) występujący jako pierwszy; 2) przodujący
  p. part przodująca część (płodu)
  p. sign pierwszy objaw obiektywny choroby
  p. symptom pierwszy objaw subiektywny choroby, objaw wprowadzający
preservation [ˌprezə'veiʃən] zachowanie, przechowanie, konserwacja
preservative [pri'zə:vətiv] 1) konserwujący, zachowujący; 2) środek konserwujący, środek ochronny
preserve [pri'zə:v] zachować, przechować, zakonserwować

presphygmic [pri:'sfigmik] poprzedzający falę tętna
pressor ['presə] czynnik presyjny (podnoszący ciśnienie tętnicze)
  p. effect efekt presyjny, efekt hipertensyjny
  p. substance związek presyjny
pressoreceptor [ˌpresɔri'septə] baroreceptor
pressosensitive [ˌpresɔ'sensitiv] wrażliwy na wzrost ciśnienia
pressure ['preʃə] ciśnienie, ucisk
  air p. ciśnienie powietrza
  alveolar p. ciśnienie pęcherzykowe
  arterial p., arterial blood p. ciśnienie tętnicze
  atmospheric p. ciśnienie atmosferyczne
  back p. ciśnienie wsteczne, wzrost ciśnienia w naczyniach wywołany przeszkodą
  basal p., baseline p. ciśnienie krwi w spoczynku
  blood p. ciśnienie krwi
  blood p. taking mierzenie ciśnienia krwi
  capillary p. ciśnienie włośniczkowe
  capillary wedge p. ciśnienie włośniczkowe zaklinowane
  central venous p. ciśnienie żylne ośrodkowe
  cerebrospinal fluid p. ciśnienie płynu mózgowo-rdzeniowego
  p. chamber komora ciśnieniowa
  critical p. ciśnienie krytyczne, minimalne ciśnienie skroplenia gazu
  diastolic p. ciśnienie rozkurczowe
  effective osmotic p. ciśnienie filtracyjne efektywne
  end p. ciśnienie końcowe
  end expiratory p. ciśnienie wydechowe końcowe
  filling p. ciśnienie wypełniania się serca
  filtration p. ciśnienie filtracyjne
  gas p. ciśnienie gazu
  hyperbaric p. hiperbaria, zwiększone ciśnienie otaczającej atmosfery
  hypobaric p. hipobaria
  inspiratory p. ciśnienie wdechowe
  instantaneous blood p. ciśnienie krwi przypadkowe
  intermittent positive p. ciśnienie dodatnie przerywane
  incidental blood p. ciśnienie przypadkowe krwi
  intracardiac p. ciśnienie śródsercowe
  intracranial p. ciśnienie śródczaszkowe
  intraocular p. ciśnienie śródgałkowe
  intrauterine p. ciśnienie wewnątrzmaciczne
  intravesical p. ciśnienie wewnątrzpęcherzowe
  isotonic osmotic p. ciśnienie izotoniczne
  mean blood p. średnie ciśnienie krwi
  negative p. ciśnienie ujemne

occlusal p. ucisk żucia
oncotic p. ciśnienie onkotyczne, ciśnienie koloidów
osmotic p. ciśnienie osmotyczne
orthostatic p. ciśnienie ortostatyczne
partial p. ciśnienie parcjalne
p. point punkt uciskowy
pulmonary p. ciśnienie tętnicze w płucach
pulse p. ciśnienie tętna, amplituda fali tętna
p. rise wzrost ciśnienia
side p. ciśnienie boczne
solution p. prężność roztwórcza, siła przesuwająca atomy ciała stałego do otaczającego płynu
p. sore odleżyna
standard p. ciśnienie atmosferyczne
systolic p. ciśnienie skurczowe
p. taking mierzenie ciśnienia tętniczego
transpulmonary p. ciśnienie prześcienne
vapo(u)r p. ciśnienie pary
venous p. ciśnienie żylne krwi
ventricular p. ciśnienie komorowe, w komorach serca
ventricular filling p. ciśnienie wypełniania się komory
wedge p. ciśnienie zaklinowania
water vapo(u)r p. ciśnienie pary wodnej
pressurize ['preʃəraiz] wytwarzać wyższe ciśnienie w zbiorniku
presymptomatic [ˌpriːsimptɔ'mætik] przedobjawowy
presystolic [ˌpriːsis'tɔlik] przedskurczowy, przedsystoliczny
pretend [pri'tend] udawać, symulować
preternatural [ˌpriːtə'nætʃərəl] sztuczny, niezgodny z naturą
pretibial [priː'tibiəl] przedpiszczelowy
prevail [pri'veil] panować, utrzymywać się, przeważać
prevalence ['prevələns] chorobowość, prewalencja, liczba przypadków w danej populacji w danym okresie
prevalent ['prevələnt] przeważający, występujący przeważnie
prevent [pri'vent] zapobiegać
preventable [pri'ventəbl] możliwy do zapobieżenia
prevention [pri'venʃən] zapobieganie
accident p. zapobieganie wypadkom
disease p. zapobieganie chorobom
preventive [pri'ventiv] prewencyjny, zapobiegawczy
p. measures środki zapobiegawcze
prevertebral [priː'vɜːtibrəl] przedkręgowy
previtamin ['priː'vitəmin] prowitamina
prick [prik] 1) ukłucie; 2) ukłuć
p. test test skórny z nakłuwaniem przez kroplę badanego roztworu

prickle ['prikl] 1) cierń, kolec; 2) kolczasty
p. cell komórka kolczysta
primary ['praiməri] 1) główny, zasadniczy; 2) pierwotny, początkowy
p. complex zespół pierwotny (w gruźlicy)
p. sore wrzód pierwotny (w kile)
prime [praim] sprawdzić aparat przed użyciem
primigravida [ˌpraimi'grævidə] pierwiastka, kobieta w I ciąży
priming ['praimiŋ] sprawdzanie aparatu przed użyciem (zwł. napełniając go płynem)
primipara [prai'mipərə] pierworódka, jednoródka
primiparity [ˌpraimi'pəriti] pierwszy poród
primiparous [prai'mipərəs] dotyczący pierworódki
primordial [prai'mɔːdiəl] zawiązkowy, dotyczący zawiązka
primordium [prai'mɔːdiəm] zawiązek (embr.)
principle ['prinsəpl] zasada, czynnik
active p. czynnik aktywny (leku itp.)
bitter p. goryczka, składnik gorzki leku złożonego
print [print] 1) druk; 2) odbitka, odbicie, odcisk; 3) odbijać, drukować
prion ['praiɔn] proteinaceous infectious particle prion, hipotetyczny drobnoustrój w powolnych zakażeniach (niewirus)
prism [prizəm] pryzmat
enamel p. pryzmat szkliwny
privacy ['praivəisi] tendencja do separowania się
privates ['praivits] genitalia zewnętrzne
proaccelerin [ˌprouək'selərin] proakceleryna, czynnik V
proactinium [ˌprouək'tiniəm] protoaktyn
proamnion [ˌprou'æmniən] owodnia pierwotna
proatlas [ˌprou'ætləs] proatlas, wada rozwojowa w postaci kręgu szczątkowego między kręgiem szczytowym a kością potyliczną
proband ['proubænd] probant, pierwszy członek rodziny, u którego wykryto chorobę dziedziczną
probang ['proubæŋ] giętki cienki zgłębnik przełykowy
bristle p. zgłębnik przełykowy ze szczeciny
horsehair p. zgłębnik przełykowy z włosia końskiego
probationary [prə'bəiʃnəri] próbny
p. ward oddział obserwacyjny w szpitalu
probe [proub] sonda, zgłębnik
electric p. zgłębnik elektryczny do wykrywania metalicznych ciał obcych
genetic p. sonda genetyczna

vertebrated p. zgłębnik kolankowy
procainamide [ˌproukein'æmi:d] prokainamid
procaine [prou'kein] prokaina
procedure [prə'si:dʒə] zabieg (operacyjny,
diagnostyczny itp.)
proceedings [prə'si:diŋs] debaty, obrady
procercoid [prɔ'sə:kɔid] procerkoid, wczesna
faza życia wodnego pewnych tasiemców
process ['prouses] 1) wyrostek, wypustka; 2)
proces (chemiczny itp.) 3) metoda, sposób,
procedura; 4) opracowywać, przygotowywać
  accessory p. wyrostek dodatkowy kręgu
  lędźwiowego
  alveolar p. wyrostek zębodołowy
  am(o)eboid p. wypustka ameboidowata
  komórki wędrującej
  anabolic p. proces anaboliczny
  apical p. wypustka szczytowa komórki
  piramidowej
  articular p., inferior dolny wyrostek stawowy kręgu
  articular p., superior górny wyrostek stawowy kręgu
  assimilation p. proces przyswajania
  axis cylinder p. akson, wypustka osiowa
  catabolic p. proces kataboliczny
  cellular p. wypustka komórkowa
  ciliary p.'s wyrostki rzęskowe
  condylar p. wyrostek kłykciowy żuchwy
  condyloid p. = **condylar p.**
  coracoid p. wyrostek kruczy
  coronoid p. of the mandible wyrostek dziobiasty żuchwy
  coronoid p. of the ulna wyrostek dziobiasty
  kości łokciowej
  dendritic p. dendryt neuronu
  foot p. wypustka stopkowata komórki
  glejowej
  hamular p. haczyk kości haczykowatej
  jugular p. wyrostek szyjny kości potylicznej
  mental p. guzowatość bródkowa
  metabolic p. proces przemiany materii,
  proces metaboliczny
  odontoid p. ząb obrotnika
  olecranon p. wyrostek łokciowy
  spinous p. wyrostek kolczysty kręgu, tarń
  styloid p. wyrostek rylcowaty
  transverse p. wyrostek poprzeczny kręgu
processed ['prousest] przetworzony, przerobiony, konserwowany
prochondral [prɔ'kɔndrəl] przedchrząstkowy, poprzedzający chrząstkę w rozwoju
procollagen [ˌprɔ'kɔlədʒən] prokolagen
proconvertin [ˌprɔkɔn'vərtin] prokonwertyna, czynnik VII

procreation [ˌproukri'eiʃən] płodzenie
procreative [ˌprou'krieitiv] płodzący
proct- [prɔkt-], **procto-** [prɔktɔ-] w złożeniach oznacza związek z odbytem
proctagra [prɔk'tægrə] ból odbytu
proctalgia [prɔk'tældʒiə] ból odbytu
  p. fugax przelotny ból odbytu ze skurczem
proctatresia [ˌprɔktæ'tri:ziə] zarośnięcie odbytu wrodzone
proctectasia [ˌprɔktek'teiziə] rozszerzenie
odbytu lub odbytnicy
proctectomy [ˌprɔk'tektəmi] wycięcie odbytnicy
procteurynter [ˌprɔktju'rintə] rozszerzacz
odbytnicy
proctitis [prɔk'taitis] zapalenie odbytnicy
lub odbytu
proctocele ['prɔktɔsi:l] wypadanie lub przepuklina odbytnicy
proctoclysis [prɔk'tɔklisis] wlew doodbytniczy
proctococcypexy [ˌprɔktɔ'kɔksipeksi] umocowanie odbytnicy do kości ogonowej
proctocolitis [ˌprɔktɔkɔ'laitis] zapalenie odbytnicy i okrężnicy
proctocolonoscopy [ˌprɔktɔˌkɔlɔ'nɔskəpi]
wziernikowanie odbytnicy i okrężnicy
proctocystoplasty [ˌprɔktɔ'sistɔplæsti] zamknięcie przetoki pęcherzowo-odbytniczej
proctocystotomy [ˌprɔktɔsis'tɔtəmi] nacięcie
pęcherza przez odbytnicę
proctodynia [ˌprɔktɔ'diniə] ból odbytu
proctologist [prɔk'tɔlədʒist] proktolog
proctology [prɔk'tɔlədʒi] proktologia, nauka
o chorobach odbytnicy
proctomenia [ˌprɔktɔ'mi:niə] zastępcze
krwawienie miesiączkowe z odbytu
proctoperineoplasty [ˌprɔktɔˌperi'ni:ɔˌplæsti]
plastyka odbytu i krocza
proctopexy ['prɔktɔˌpeksi] umocowanie chirurgiczne odbytnicy
proctoplasty ['prɔktɔˌplæsti] plastyka odbytu lub odbytnicy
proctoptosia [ˌprɔktɔp'tousiə], **proctoptosis**
[ˌprɔktɔp'tousis] wypadnięcie odbytnicy
proctorrhagia [ˌprɔktɔ'reidʒiə] krwotok odbytniczy
proctorrhaphy [ˌprɔk'tɔrəfi] zeszycie odbytnicy
proctorrh(o)ea [ˌprɔktɔ'ri:ə] wyciek surowiczo-śluzowy z odbytnicy
proctoscopy [prɔk'tɔskəpi] wziernikowanie
odbytnicy
proctosigmoidectomy [ˌprɔktɔˌsigmɔid'ektəmi] wycięcie odbytnicy i esicy
proctosigmoiditis [ˌprɔktɔˌsigmɔi'daitis] zapalenie odbytnicy i esicy

proctosigmoidoscopy [ˌprɔktɔˌsigmɔi'dɔ-skɔpi] wziernikowanie odbytnicy i esicy
proctospasm ['prɔktɔspæzm] 1) skurcz odbytnicy; 2) zwężenie odbytu
proctostasis [prɔk'tɔstæsis] zaparcie z zastojem kału w odbytnicy
proctostenosis [ˌprɔktɔste'nousis] zwężenie odbytnicy lub odbytu
proctostomy [prɔk'tɔstɔmi] wytworzenie przetoki odbytniczej
proctotomy [prɔk'tɔtɔmi] nacięcie odbytnicy
procumbent [prou'kʌmbɔnt] leżący twarzą w dół
procursive [prɔ'kɔ:siv] biegnący do przodu
prodromal ['prɔdrɔmɔl] zapowiadający, zwiastujący, prodromalny
prodrome ['proudroum] zwiastun, zapowiedź, prodrom
prodromic [prou'droumik] zwiastujący, zapowiadający, prodromalny
prodrug ['proudrʌg] przedlek, prolek ulegający biotransformacji do postaci czynnej
product ['prɔdʌkt] produkt, wytwór
  cleavage p. produkt rozszczepienia (drobiny)
  decay p. produkt rozpadu substancji radioaktywnej
  fission p. produkt rozszczepienia (jądra atomu)
  spallation p. produkt fragmentacji (atomu), produkt spalacji
  substitution p. produkt podstawienia (atomu lub grupy atomów do związku)
productive [prɔ'dʌktiv] wytwórczy
  p. cough kaszel z odpluwaniem
proenzyme [prou'enzaim] proenzym
proerythroblast [prou'eriθrɔblæst] proerytroblast, pronormoblast
proerythrocyte [prou'eriθrɔsait] proerytrocyt
proestrus [prou'estrɔs] szczyt fazy estrogenowej poprzedzający ruję
professional [prɔ'feʃnl] zawodowy (zwłaszcza dotyczący zawodów wolnych)
  p. secrecy tajemnica zawodowa
profibrinolysin [ˌprɔfaibri'nɔlisin] plazminogen
profile ['proufi:l] profil
  facial p. profil twarzy
  personality p. profil osobowości
profound [prɔ'faund] głęboki
  p. deterioration głęboki upadek
  p. sleep głęboki sen
profuse [prɔ'fju:z] obfity
  p. sweating poty obfite, intensywne pocenie się
progastrin [prou'gæstrin] progastryna

progenitor [prɔ'dʒenitɔ] rodzic, przodek bezpośredni
progeny ['prɔdʒini] potomstwo
progestational [ˌproudʒes'teiʃɔnɔl] sprzyjający ciąży
progesterone [prɔ'dʒestɔroun] progesteron
progestin [prɔ'dʒestin] 1) każdy związek o działaniu progesteronu; 2) każdy hormon ciałka żółtego
progestogen [prɔ'dʒestɔdʒɔn] progestagen, gestagen, związek o działaniu progesteronu
prognathic [prou'gnɔθik] dotyczący prognatyzmu, prognatyczny
prognathism ['prɔgnæθizɔm] prognatyzm, nieprawidłowe wysunięcie do przodu szczęki lub żuchwy
prognose [prɔg'nous] rokować, stawiać rokowanie
prognosis [prɔg'nousis] rokowanie, prognoza
prognostic [prɔg'nɔstik] prognostyczny, rokowniczy
prognosticate [prɔg'nɔstikeit] rokować, prognozować
prognostication [ˌprɔgnɔsti'keiʃɔn] stawianie prognozy
progranulocyte [prɔ'grænjulɔsait] promielocyt
prohormone [prɔ'hɔ:moun] prohormon
proinsulin ['prouinsjulin] proinsulina
project ['prɔdʒekt] projekt
project [prɔ'dʒekt] 1) projektować, planować; 2) sterczeć do przodu, wysuwać do przodu
projection [prɔ'dʒekʃɔn] 1) projekcja, rzut, rzutowanie; 2) wystawanie, występ
  anteroposterior p. projekcja przednio-tylna (*rtg*)
  cortical p. projekcja korowa (bodźca)
  lateral p. projekcja boczna (*rtg*)
  oblique p. projekcja skośna (*rtg*)
  retinal p. projekcja obrazu na siatkówkę
prolactin [prɔ'læktin] prolaktyna
prolan ['proulɔn] prolan, gonadotropina z moczu
prolapse ['proulæps] 1) wypadnięcie, opadnięcie; 2) wypaść, opaść
  genital p. wypadnięcie narządów płciowych żeńskich
  p. of the nucleus pulposus wypadnięcie jądra miażdżystego
  placental p. wypadnięcie łożyska
  p. of the uterus wypadnięcie macicy
  vaginal p. wypadnięcie pochwy
proleucocyte [prou'ljukɔsait] leukoblast
proliferation [prɔˌlifɔ'reiʃɔn] rozrost, proliferacja

gingival p. rozrost dziąseł
proliferative [prə'lifəreitiv] proliferacyjny,
rozrostowy
proline ['prɔlin] prolina
promazine [prou'mæzi:n] promazyna, sparyna
promegaloblast [prɔ'megælɔblæst] promegaloblast
promethium [prou'meθiəm] promet, ilin, Pm
(*chem.*)
prominence ['prɔminəns] wyniosłość (*anat.*),
część wystająca
hypothenar p. kłębik
thenar p. kłąb kciuka
prominent ['prɔminənt] wystający, sterczący
promontory ['prɔməntri] wzgórek (*anat.*),
wyniosłość
p. of the sacrum wzgórek kości krzyżowej
promoter [prɔ'mɔtə] miejsce w genomie dla
syntezy RNA
promotor [prɔ'mɔtə] 1) związek wzmagający
czynność katalizatora; 2) rejon operonu
niezbędny dla ekspresji genu (*gen.*), promotor
promyelocyte [prɔ'maiəlɔsait] promielocyt
pronate ['prouneit] nawracać, odwracać
grzbietem do góry
pronation [prə'neiʃən] nawracanie, pronacja
pronator [prə'neitə] mięsień nawrotny, pronator
prone [proun] leżący twarzą w dół lub na-
wrócony (ręka, stopa)
prong [prɔŋ] 1) stożkowaty korzeń zęba; 2)
ząb haka, widelca itp.
pronormoblast ['prɔnɔ:mɔblæst] pronormoblast, najwcześniejsza faza rozwoju nor-
moblastu
proof [pru:f] dowód, udowodnienie, wyka-
zanie
p.-spirit roztwór alkoholu zawierający
przepisową objętość czystego alkoholu
pro-oncogen [,prɔ'ɔnkɔdʒin] proonkogen,
związek, z którego powstaje onkogen,
przedonkogen
prop(a)edeutics [,proupi:'djutiks] propedeu-
tyka
propagate ['prɔpəgeit] 1) rozprzestrzeniać,
rozwijać, propagować; 2) reprodukować,
rozmnażać
p. a cell line kontynuować reprodukcję linii
komórkowej
propagation [,prɔpə'geiʃən] 1) szerzenie się,
rozchodzenie się (fal itp.); 2) reprodukowa-
nie, rozmnażanie
propane ['proupein] propan
propanol [prou'pænɔl] propanol, alkohol
propionowy

propepsin [prou'pepsin] propepsyna, pepsynogen
properdin [prou'pə:din] properdyna
prophage ['proufeidʒ] probakteriofag
prophase [prɔ'feiz] profaza, pierwsza faza
mitozy
prophylactic [,prɔfi'læktik] profilaktyczny,
prewencyjny, zapobiegawczy
prophylaxis [,prɔfi'læksis] zapobieganie,
profilaksja, profilaktyka
caries p. profilaktyka próchnicy
chemical p. profilaktyka chemiczna, profilaktyka farmaceutyczna
fluoride p. profilaktyka fluorowa
mass p. profilaktyka zbiorowa
propion ['proupiɔn] propion, dwuetyloketon
propionate [prou'piɔneit] propionian
propolis ['prɔpɔlis] kit pszczeli
propranolol [,prɔpr'ænɔlɔl] propranolol
proprietary [prə'praiətəri] 1) właściciel; 2)
zastrzeżony prawnie
p. drug lek patentowany, specyfik
p. medicine specyfik
p. name nazwa zastrzeżona (leku)
proprioceptive [,prouprio'septiv] proprioceptywny, odbierający bodźce z ustroju
proprioceptor [,proprio'septə] propriorecep-
tor
proptosis [prɔp'tousis] wypadnięcie do przodu narządu, wytrzeszcz
ocular p. wytrzeszcz
propulsion [prə'pʌlʃən] propulsja, tendencja
do padania w przód
propylene ['proupi͵li:n] propylen
p. glycol glikol propylenowy
prosector [prə'sektə] prosektor
prosectorium [,prəsek'təriəm] prosektorium
prosencephalon [,prɔsen'sefələn] przodomózgowie
proserozyme [prɔ'siərəzaim] 1) proserozym,
czynnik VII krzepliwości przed aktywacją;
2) protrombina
prosopagnosia [,prɔsəpægn'ousiə] agnozja
twarzy
prosopalgia [,prɔsɔp'ældʒiə] nerwoból nerwu trójdzielnego
prosopoanoschisis [,prɔsɔpɔæn'ɔskisis] szczelina twarzy
prosopodiplegia [,prɔsɔpɔdai'pli:dʒiə] obustronne porażenie nerwu twarzowego
prosoposchisis [,prɔsɔ'pɔskisis] szczelina
twarzy
prostacyclin [,prɔstə'saiklin] prostacyklina
prostaglandin [,prɔstə'glændin] prostaglandyna
prostatalgia [,prɔstə'tældʒiə] ból stercza
prostate ['prɔsteit] gruczoł krokowy, stercz,
prostata

prostatectomy [ˌprɔstə'tektəmi] wycięcie stercza, prostatektomia
perineal p. prostatektomia kroczowa
retropubic p. prostatektomia załonowa
suprapubic p. prostatektomia nadłonowa
transvesical p. prostatektomia przezpęcherzowa
prostatic [prɔ'stætik] sterczowy
prostatism ['prɔstætism] zespół objawów powodowanych przerostem stercza lub jego przewlekłym zapaleniem
prostatitis [ˌprɔstə'taitis] zapalenie gruczołu krokowego, zapalenie stercza
  fibrous p. zapalenie gruczołu krokowego włókniste
  lignous p. zapalenie gruczołu krokowego twardniejące
  parenchymatous p. zapalenie gruczołu krokowego miąższowe
prostatocystitis [ˌprɔstətɔsis'taitis] zapalenie gruczołu krokowego i pęcherza
prostatocystotomy [ˌprɔstətɔsis'tɔtəmi] nacięcie gruczołu krokowego i pęcherza
prostatocystourethritis [prɔstətɔˌsistɔ'juərəˌθraitis] zapalenie gruczołu krokowego, pęcherza i cewki moczowej
prostatolith [prɔs'tætɔliθ] kamień sterczowy
prostatolithotomy [prɔsˌtætɔli'θɔtəmi] chirurgiczne usunięcie kamienia sterczowego
prostatotomy [ˌprɔstæt'ɔtəmi] nacięcie stercza
prostatovesiculectomy [prɔsˌtætɔveˌsikjul'ektəmi] wycięcie stercza i pęcherzyków nasiennych
prostatovesiculitis [ˌprɔstætɔˌvesikju'laitis] zapalenie stercza i pęcherzyków nasiennych
prosthesis ['prɔsθisis] proteza
  alar p. proteza skrzydłowa (*stom.*)
  ball valve p. proteza zastawkowa, kulkowa
  dental p. proteza dentystyczna
  disc valve p. proteza zastawkowa krążkowa
  fixed p. proteza stała
  frame p. proteza szkieletowa
  ocular p. proteza oczodołowa, sztuczne oko
  knitted vascular p. proteza naczyniowa z dzianiny
  orthodontic p. proteza ortodontyczna
  removable p. proteza ruchoma
  surgical p. proteza chirurgiczna
  temporary p. proteza tymczasowa (*stom.*)
  valve p. proteza zastawkowa
  woven vascular p. proteza naczyniowa tkana
prosthetic [prɔs'θetik] prostetyczny, protezowy

prosthetics [prɔs'θetiks] protetyka
  dental p. protetyka dentystyczna, protetyka stomatologiczna
prosthetist ['prɔsθetist] protetyk
prosthetophakia [ˌprɔsθetɔ'feikiə] proteza soczewkowa
prosthodontia [ˌprɔsθɔ'dɔnʃiə], **prosthodontics** [ˌprɔsθɔ'dɔntiks] protetyka stomatologiczna
prosthodontist [ˌprɔsθɔ'dɔntist] protetyk stomatologiczny
prosthokeratoplasty [ˌprɔsθɔˌkərətɔ'plæsti] wstawienie keratoprotezy
prostrate [prɔs'treit] 1) leżący twarzą w dół; 2) krańcowo wyczerpany
prostration [prɔs'treiʃən] prostracja, krańcowe wyczerpanie
  heat p. udar cieplny
  nervous p. załamanie nerwowe
protamine [prɔ'tæmi:n] protamina
protanopia [ˌprɔtən'ɔpiə] protanopia, ślepota na barwę czerwoną
protease ['proutieis] proteaza
protection [prə'tekʃən] ochrona, zabezpieczenie, blokada ochronna
protein ['prouti:n] białko
  acute-phase p. białko ostrej fazy
  allosteric p. białko allosteryczne
  autologous p. białko autologiczne, białko własne
  coagulated p. białko ścięte
  compound p. białko złożone
  conjugated p. białko złożone, białko związane z resztą niebiałkową
  C.-reactive p. białko C-reaktywne
  defensive p. przeciwciało
  denatured p. białko zdenaturowane
  derived p. białko pochodne
  energy p. białko energetyczne
  fibrillary p. białko fibrylarne, białko włókienkowe
  fibrous p. białko fibrylarne
  foreign p. białko obce
  globular p. białko globularne
  heterologous p. białko heterologiczne, białko obce
  p. hydrolysate hydrolizat białka
  immune p. białko odpornościowe, immunoglobulina
  iodinated p. białko jodowane
  monoclonal p. białko monoklonalne
  myofibrillary p. białko miofibrylarne
  native p. białko natywne
  placenta p. laktogen ludzki łożyskowy
  plasma p. białko osocza, plazma do podawania dożylnego
  protective p. białko odpornościowe
  silver p. protargol

serum p. białko surowicy
specific p. białko antygenowe
structural p. białko strukturalne
thyroxine-binding p. globulina wiążąca tyroksynę
vegetable p. białko roślinne
proteinaceous [‚prouti:n'əʃəs] białkopodobny
protein(a)emia [‚prouti:n'i:miə] obecność białka we krwi
proteinase [‚proutiiniz] proteinaza
proteinosis [prou'ti:nousis] proteinoza, choroba przebiegająca z odkładaniem nieprawidłowego białka w narządach
lipid p. choroba Urbacha i Wiethego, lipoidoproteinoza skóry, hialinoza skóry i śluzówek
pulmonary alveolar p. proteinoza pęcherzykowa płuc
proteinuria [prouti:n'juəriə] albuminuria, białkomocz
gestational p. białkomocz ciężarnych
orthostatic p. białkomocz ortostatyczny
postural p. białkomocz ortostatyczny
renal p. białkomocz nerkowy, białkomocz w chorobach nerek
proteolipids [‚proutiə'lipids] proteolipidy
proteolysis [‚prouti'ɔlisis] proteoliza, rozkład białka
proteolytic [‚proutiə'litik] proteolityczny, rozkładający białko
proteopexy ['proutiə‚peksi] wiązanie białka w tkankach
proteosuria [‚prouti'ɔsjuəriə] wydalanie proteoz z moczem
Proteus ['proutju:əs] odmieniec
P. mirabilis odmieniec dziwaczny
P. morgani odmieniec Morgana
P. rettgeri odmieniec Rettgera
P. vulgaris odmieniec pospolity
prothrombin [prə'θrɔmbin] protrombina, trombogen, czynnik II
p. accelerator czynnik V, proakceleryna
component A of p. czynnik V
p. conversion factor czynnik VII, prokonwertyna
prothrombinase [prə'θrɔmbineis] czynnik V
prothrombinogen [‚prəθrɔmbi'nɔdʒən] czynnik VII
prothrombinokinase [prə‚θrɔmbinɔ'kineiz] czynnik V i czynnik VIII
prothrombinopenia [prə‚θrɔmbinɔ'pi:niə] hipoprotrombinemia
protium ['proutjəm] prot, lekki wodór
protoactinium [‚proutæk'tiniəm] protoaktyn
protobiology [‚proutəbai'ɔlədʒi] bakteriofagologia

protocol ['proutəkɔl] 1) protokół; 2) protokołować, rejestrować (przebieg doświadczenia, wynik sekcji, zejście śmiertelne)
protodiastolic [‚proutədai'æstɔlik] wczesnorozkurczowy
protokaryotes [‚proutəkæriɔti:z] protokarioty
protolysate [prou'təlizeit] hydrolizat białkowy
proton ['proutən] proton
protopathic [‚proutə'pæθik] protopatyczny (ból)
protoplasm ['proutəplæzm] protoplazma
functional p. kinetoplazma
protoplasmatic [‚proutə'plæzmætik], **protoplasmic** [proutə'plæzmik] protoplazmatyczny
protoplasmolysis [‚proutəplæz'mɔlisis] rozpad chromatyny komórkowej
prototype ['proutətaip] prototyp
protoxide [‚prout'ɔksaid] podtlenek
Protozoa [‚proutə'zouə] pierwotniaki
protozoal [‚proutə'zouəl] pierwotniakowy
protozoan [‚proutə'zouən] 1) pierwotniak; 2) pierwotniakowy
protozoicide [‚proutə'zousaid] pierwotniakobójczy (środek)
protozoon [‚proutə'zouən] pierwotniak
protraction [prə'trækʃən] 1) przedłużenie; 2) przesunięcie zębów do przodu; 3) doprzednia wada zgryzu
mandibular p. wysunięcie bródki przed płaszczyznę oczodołową
maxillary p. wysunięcie brzegu szczęki przed płaszczyznę oczodołową
protrude [prə'tru:d] sterczeć do przodu, wystawać
protrusion [prə'tru:ʒən] wystawanie, sterczenie do przodu, wychylenie zębów do przodu
bimaxillary p. wysunięcie do przodu szczęki i żuchwy
protuberance [prə'tju:bərəns] guzowatość, występ
provirus ['prɔvaiərəs] protowirus
provitamin [prə'vitæmin] prowitamina
provocation [‚prɔvə'keiʃən] prowokacja, prowokowanie
proximal ['prɔksiməl] bliższy, proksymalny, ksobny, dosiebny
proximity [prɔk'simiti] bliskość
prozone ['prɔzoun] prozona, zahamowanie reakcji serologicznej wskutek nadmiaru antygenu lub przeciwciała
prurigo [pruə'rigə] świerzbiączka
nodular p. świerzbiączka guzkowa
simple p. świerzbiączka zwykła
summer p. świerzbiączka letnia

pruritic [pruə'ritik] świądowy, swędzący
pruritus [pruə'ritəs] świąd, swędzenie
  anal p. świąd odbytu
  bath p. świąd po kąpieli (wywołany przez mydło)
  genital p. świąd narządów płciowych
  senile p. świąd starczy
  vulvar p. świąd sromu
prussiate ['prʌʃiit] cyjanek
prusside ['prʌsaid] prusydek
psammo- ['saemou-] w złożeniach oznacza piasek
psammocarcinoma [ˌsæmouˌka:si'noumə] piaszczakorak
psammoma [sæ'moumə] piaszczak
psammosarcoma [ˌsæmɔsa:'koumə] piaszczakomięsak
pseud- ['sju:d-], **pseudo-** ['sju:dou-] w złożeniach oznacza: rzekomy
pseud(a)esthesia [ˌsju:des'θi:ziə] 1) każde zaburzenie czucia dotyku; 2) halucynacja dotykowa
pseudagraphia [ˌsju:də'græfiə] pseudoagrafia, utrata możności samodzielnego pisania przy zachowaniu możności przepisywania
pseudarthrosis [ˌsju:da:'θrousis] staw rzekomy
pseudoangina [ˌsju:douæn'dʒainə] rzekoma dusznica bolesna
pseudoathetosis [ˌsju:douˌæθə'tousis] atetoza rzekoma
pseudochrom(a)esthesia [ˌsju:doukrɔmis'θi:-siə] 1) barwne widzenie każdej drukowanej samogłoski; 2) widzenie barw pod wpływem dźwięków
pseudocroup [ˌsju:dou'kru:p] dławiec rzekomy, skurcz krtani
pseudocyst ['sju:dousist] torbiel rzekoma
pseudodementia [ˌsju:doudi'menʃiə] otępienie rzekome
pseudofracture [ˌsju:dou'frʌktʃə] złamanie rzekome
pseudoh(a)emophilia [ˌsju:douˌhi:mɔ'filiə] hemofilia rzekoma
pseudohypoparathyroidism [ˌsju:douˌhaipoupærə'θairɔidism] rzekoma niedoczynność przytarczyc
pseudohypothyroidism [ˌsju:douˌhaipou'θairɔidism] rzekoma niedoczynność tarczycy
pseudologia [ˌsju:dou'lədʒiə] chorobliwa kłamliwość
  p. phantastica pseudologia fantastyczna, patologiczne fantazjowanie
pseudomania [ˌsju:dou'meiniə] 1) obłęd symulowany; 2) obłęd z przyznawaniem się do zbrodni nie popełnionych

pseudomembrane [ˌsju:dou'membrein] błona rzekoma
pseudomembranous [ˌsju:dou'membrənəs] rzekomobłoniasty
pseudometaplasia [ˌsju:douˌmətə'pleiziə] metaplazja rzekoma
Pseudomonas [ˌsju:dou'mounəs] rodzaj bakterii z rodziny *Pseudomonadaceae*
  P. aeruginosa pałeczka ropy błękitnej
  P. fluorescens pałeczka fluoryzująca
  P. mallei pałeczka nosacizny
  P. pseudomallei pałeczka melioidozy (nosacizny rzekomej)
  P. pyocyanea pałeczka ropy błękitnej
pseudopod ['sju:doupɔd] nibynóżka
pseudopodium [ˌsju:dou'poudiəm] nibynóżka
pseudopregnancy [ˌsju:dou'pregnənsi] ciąża rzekoma
pseudopterygium [ˌsju:doutər'idʒiəm] skrzydlik rzekomy
pseudotabes [ˌsju:dou'teibi:z] rzekomy wiąd rdzenia
pseudotumo(u)r [ˌsju:dou'tju:mə] guz rzekomy
psilocybin ['sailousaibin] psylocybina
psittacosis [ˌsitə'kousis] papuzica, choroba papuzia
psoas ['sous] mięsień lędźwiowo-udowy
psoralen ['sourələn] psoralen
psoriasic [ˌsɔri'æsik] łuszczycowy
psoriasis [sɔ'raiəsis] łuszczyca
  annular p. łuszczyca obrączkowata
  arthropatic p. łuszczyca stawowa
  discoid p. łuszczyca monetowata, łuszczyca krążkowata
  p. figurata łuszczyca figurowa
  p. gyrata łuszczyca kolista
  punctate p. łuszczyca kropkowa
  pustular p. łuszczyca krostkowa
  universal p. łuszczyca uogólniona
  verrucous p. łuszczyca brodawkująca
psoriatic [ˌsɔrai'ətik] łuszczycowy
Psoroptes [sɔ'rɔptiz] świerzbowce
psorous ['sourəs] świerzbowy
psychalgia [saik'ældʒiə] ból pochodzenia psychicznego
psychasthenia [ˌsaikæs'θi:niə] psychastenia
psyche ['saiki] 1) psyche, umysł; 2) ośrodkowy układ nerwowy
psychedelic [ˌsaiki'delik] psychedeliczny (lek rozszerzający zakres świadomości)
psychiatric [ˌsaiki'ætrik] psychiatryczny
psychiatrics [ˌsai'kaiətriks] psychiatria
psychiatrist [sai'kaiətrist] psychiatra
psychiatry [sai'kaiətri] psychiatria
  analytic p. psychiatria psychoanalityczna
  community p. psychiatria społeczna

dynamic p. psychiatria psychoanalityczna
existential p. psychiatria egzystencjalna
forensic p. psychiatria sądowa
legal p. psychiatria sądowa
psychoanalytic p. psychiatria psychoanalityczna
social p. psychiatria społeczna
psychic ['saikik] 1) psychiczny; 2) medium
psychoanalysis [ˌsaikouə'nælisis] psychoanaliza
psychochrome ['saikoukroum] myślowe łączenie określonych barw z pewnymi odczuciami zmysłowymi
psychoepilepsy [ˌsaikou'epiləpsi] padaczka ze zmianami psychiki
psychogender [ˌsaikou'dʒendə] płeć psychiczna
psychogenic [ˌsaikou'dʒenik], **psychogenetic** [ˌsaikoudʒi'netik] 1) psychogenny; 2) psychogenetyczny
psycholagny [ˌsaikou'lægni] psycholagnia, osiąganie podniecenia i zaspokojenia seksualnego drogą wyobraźni
psychologic [ˌsaikou'lɔdʒik], **psychological** [ˌsaikou'lɔdʒikəl] psychologiczny
psychologist [sai'kɔlədʒist] psycholog
psychology [sai'kɔlədʒi] psychologia
  analytical p. psychoanaliza Junga
  atomistic p. psychologia atomistyczna (przyjmująca, że procesy psychiczne składają się z pewnych podstawowych elementów)
  cognitive p. psychologia poznawcza
  comparative p. psychologia porównawcza
  constitutional p. psychologia w odniesieniu do budowy ciała
  criminal p. psychologia kryminologiczna
  depth p. psychologia podświadomości
  existential p. psychologia egzystencjalna
psychomotor ['saikou'moutə] psychoruchowy, psychomotoryczny
psychoneurosis ['saikounjuə'rousis] psychonerwica
psychopath [saikou'pæθ] psychopata
psychopathic [ˌsaikou'pæθik] psychopatyczny
psychopathology [ˌsaikoupæ'θɔlədʒi] psychopatologia
psychopathy [sai'kɔpæθi] psychopatia
psychopharmaceuticals [ˌsaikoufaːmæs'juː-tikəls] leki psychofarmakologiczne
psychopharmacology [ˌsaikoufaːmə'kɔlədʒi] psychofarmakologia
psychophysiology [ˌsaikouˌfizi'ɔlədʒi] psychofizjologia
psychorelaxation [saikourilək'seiʃən] odprężenie psychiczne

psychosensory [ˌsaikou'sensəri] psychosensoryczny
psychosexual [ˌsaikou'seksjuəl] psychoseksualny
psychosis [sai'kousis) psychoza
  affective p. psychoza afektywna, psychoza maniakalno-depresyjna
  alternating p. psychoza maniakalno--depresyjna
  arteriosclerotic p. psychoza starcza
  bipolar p. psychoza dwubiegunowa, maniakalno-depresyjna
  circular p. psychoza cyrkularna, psychoza maniakalno-depresyjna
  climacteric p. psychoza klimakteryczna, psychoza inwolucyjna
  cyclic p. psychoza cyrkularna, psychoza okresowa
  exhaustion p. psychoza w przebiegu krańcowego wyczerpania
  febrile p. psychoza w przebiegu gorączki
  gestational p. psychoza ciążowa
  hysterical p. psychoza histeryczna
  infection-exhaustion p. psychoza organiczna ostra
  involutional p. psychoza inwolucyjna
  manic-depressive p. psychoza maniakalno--depresyjna, psychoza cyrkularna
  monopolar p. psychoza cyrkularna jednobiegunowa
  periodic p. psychoza okresowa
  polyneuritic p. zespół Korsakowa z polineuropatią
  postinfectious p. psychoza poinfekcyjna
  posttraumatic p. psychoza pourazowa
  prison p. psychoza więzienna, zespół Gansera
  reactive p. psychoza reaktywna
  senile p. psychoza starcza
  situational p. psychoza sytuacyjna, psychoza reaktywna
  toxic p. psychoza toksyczna, psychoza organiczna ostra po zatruciu
psychosomatic [ˌsaikousɔ'mætik] psychosomatyczny
psychosomimetic [ˌsaikousɔmim'etik] psychozomimentyczny, naśladujący psychozę
psychosurgery ['saikou'sɔːdʒəri] psychochirurgia, operacyjne leczenie chorób psychicznych
psychotherapy ['saikou'θerəpi] psychoterapia
  behavio(u)ral p. psychoterapia behawioralna
  group p. psychoterapia grupowa
  hypnotic p. psychoterapia hipnotyczna
  psychoanalytic p. psychoterapia psychoanalityczna

psychodelic p. psychoterapia psychodeliczna (wykorzystująca leki psychodeliczne)
suggestive p. psychoterapia sugestywna
supportive p. psychoterapia podtrzymująca
psychotic [sai'koutik] psychotyczny
psychotomimetic [ˌsaikoutəmi'metik] psychozomimetyczny, naśladujący objawy psychozy
psychotropic [ˌsaikou'trɔpik] psychotropowy
psychro- [saikrou-] w złożeniach oznacza zimno
psychro(a)esthesia [ˌsaikrouis'θi:ziə] czucie zimna
psychroalgia [ˌsaikrou'ældʒiə] ból wywoływany przez zimno
psychrometry [sai'krɔmitri] psychrometria, pomiar wilgotności względnej powietrza
ptarmus ['ta:məs] kichanie napadowe
pteridine ['tə:ridin] pterydyna
pterin ['tə:rin] pteryna
pterygium [te'ridʒiəm] skrzydlik
p. colli fałd skóry szyi wrodzony
ptomaine ['toumein] ptomaina
ptomainotoxism [ˌtoumeinɔ'tɔksizm] zatrucie ptomainami
ptomatine ['tɔmætin] ptomaina
ptosis ['tousis] 1) opadanie (narządu); 2) opadanie powiek
 p. adiposa *blepharochalasis*, zwiotczenie powiek
 visceral p. opadnięcie trzewi
ptyal- [taiəl-], **ptyalo-** ['taiəlɔ-] w złożeniach oznacza: ślinowy
ptyalin ['taiəlin] ptialina (enzym śliny)
ptyalism ['taiəlizm] ślinotok
ptyalolithotomy [ˌtaiəlɔli'θɔtəmi] wycięcie kamienia ślinowego
pubarche [pju:ba:ki] początek okresu dojrzewania
puberty ['pju:bəti] okres dojrzewania, pokwitanie
pubic ['pju:bik] łonowy
pubiotomy [ˌpju:bi'ɔtəmi] przecięcie kości łonowych, pubiotomia
pudendal [pju:'dendəl] sromowy
pudendum [pju:'dendəm] srom
puerilism ['pjuərilizm] 1) dziecinność, dziecinne cechy charakteru; 2) zdziecinnienie
puerperal [pju:'ə:pərəl] połogowy
puerperant [pju'ə:pərənt] 1) połogowy; 2) położnica
puerperium [ˌpjuə:'pəriəm] połóg
puff [pʌf] podmuch (odgłos oddechowy), dmuchnięcie
puffiness ['pʌfinis] nalany wygląd twarzy
puffy ['pʌfi] nalany, obrzękły

pulmo- ['pʌlmə-] w złożeniach oznacza: płucny
pulmonal ['pʌlmɔnəl], **pulmonary** ['pʌlmənəri] płucny
pulmonectomy [ˌpʌlmə'nektəmi] pulmonektomia, wycięcie płuca lub jego części
pulp [pʌlp] 1) miazga; 2) treść pokarmowa w żołądku
 coronal p. miazga korony zęba
 dead p. miazga zęba martwa
 denuded p. miazga zęba obnażona
 devital p., devitalized p. miazga dewitalizowana
 digital p. opuszka palca
 exposed p. miazga obnażona, miazga odsłonięta
 p. of the finger opuszka palca
 non-vital p. miazga dewitalizowana
 radicular p. miazga kanału zęba
 red p. miazga czerwona śledziony
 splenic p. miazga śledziony
 tooth p. miazga zęba
 vertebral p. jądro miażdżyste krążka międzykręgowego
 white p. miazga biała śledziony
pulpectomy [pʌl'pektəmi] amputacja miazgi zęba, wycięcie miazgi
pulpitis [pʌl'paitis] zapalenie miazgi zęba
pulpotomy [pʌl'pɔtəmi] amputacja miazgi zęba
pulsate [pʌl'seit] tętnić, pulsować
pulsatile ['pʌlsətail] tętniący, pulsujący
pulsation [pʌl'seiʃən] tętnienie, pulsowanie, pulsacja
pulsatory ['pʌlsətəri] działający rytmicznie, pulsujący
pulse [pʌls] 1) tętno; 2) impuls; 3) pulsować
 alternating p. tętno naprzemienne
 anacrotic p. tętno wstępujące, tętno anakrotyczne
 anadicrotic p. tętno anadykrotyczne
 atriovenous p. tętno żylne na szyi udzielone z przedsionka
 bigeminal p. tętno bliźniacze
 bouding p. tętno skaczące
 bulbar p. tętno żylne na szyi udzielone z przedsionka
 cannonball p. = **water-hammer p.**
 capillary p. tętno włośniczkowe (łożyska paznokcia)
 caprizant p. tętno skaczące nieregularne
 catacrotic p. tętno zstępujące, tętno katakrotyczne
 collapsing p. = **water-hammer p.**
 coupled p. tętno bliźniacze
 deficient p. tętno wypadające
 dicrotic p. tętno dwubitne, tętno dykrotyczne

full p. tętno wypełnione, tętno wysokie
hard p. tętno twarde
high p. tętno wysokie
intermittent p. tętno przepuszczające
irregular p. tętno niemiarowe
jerky p. tętno skaczące
jugular p. = **atriovenous p.**
leaping p. tętno skaczące
monocrotic p. tętno jednobitne
nail p. tętno włośniczkowe łożyska paznokcia
paradoxical p. tętno dziwaczne
permanently irregular p. niemiarowość zupełna tętna
plateau p. tętno wolno wzrastające i opadające
polycrotic p. tętno wielobitne
p. pressure ciśnienie tętna
quick p. tętno chybkie
p. rate częstość tętna
respiratory p. tętno z arytmią oddechową
soft p. tętno miękkie
tense p. tętno napięte
thready p. tętno nitkowate
tricrotic p. tętno trójbitne
trigeminal p. tętno trojacze
water-hammer p. tętno chybkie i wysokie w niedomykalności zastawek aorty
p. wave fala tętna
wiry p. tętno drutowate
pulseless [ˈpʌlslis] bez tętna (choroba, tętnica)
pulselessness [ˌpʌlsˈlisnis] brak tętna
pulverization [ˌpʌlvəraiˈzeiʃən] 1) sproszkowanie; 2) rozpylanie
pump [pʌmp] 1) pompa; 2) pompować
breast p. odciągacz pokarmu
dental p. odsysacz śliny
infusion p. pompa infuzyjna
ionic p. pompa jonowa (w komórce)
peristaltic p. pompa perystaltyczna
sodium p. pompa sodowa (w komórce)
stomach p. odsysacz treści żołądkowej
suction p. pompa ssąca
punch [pʌntʃ] 1) uderzenie, popchnięcie; 2) dziurkacz; 3) narzędzie do usuwania korzeni zębowych; 4) uderzyć; 5) zrobić otwór uderzeniem, wysztancować
p. biopsy biopsja trepanem, trepanobiopsja
punch-drunk [ˈpʌntʃdrʌŋk] encefalopatia bokserska
punctate [ˈpʌŋkteit] 1) nakrapiany; 2) punktat, treść uzyskana przez nakłucie
puncture [ˈpʌŋktʃəː] 1) nakłucie, punkcja; 2) nakłuć
cisternal p. nakłucie podpotyliczne, nakłucie zbiornika

cranial p. nakłucie czaszki, nakłucie nadtwardówkowe
exploratory p. nakłucie diagnostyczne, nakłucie eksploracyjne
lumbar p. nakłucie lędźwiowe
sinus p. nakłucie zatoki
spinal p. nakłucie lędźwiowe
suboccipital p. nakłucie podpotyliczne
suprapubic p. nakłucie nadłonowe pęcherza
ventricular p. nakłucie komory mózgu
pupil [ˈpjuːpl] źrenica
Argyll Robertson p. objaw Argyll Robertsona
artificial p. źrenica sztuczna
bounding p.'s niepokój źrenic, „skaczące" źrenice
fixed p. źrenica nieruchoma
occlusion of the p. zarośnięcie źrenicy
pinhole p. źrenica szpileczkowata
seclusion of the p. odgrodzenie źrenicy zrostami
stiff p. źrenica sztywna (bez reakcji na światło)
tonic p. = **pupillotonia**
pupillary [ˈpjuːpiləri] źreniczny, źrenicowy
accomodation p. reflex odruch źreniczny nastawczy, odruch źreniczny akomodacyjny
consensual light p. reflex odruch konsensualny źrenic
p. reflex odruch źreniczny
sluggish p. reflex odruch źreniczny leniwy
tonic p. reflex odruch źreniczny na światło toniczny
pupilloplegia [ˌpjuːpiləˈpliːdʒiə] porażenie źrenicy, nieruchomość źrenicy
pupillotonia [ˌpjuːpiləˈtouniə] zespół albo objaw Adiego, bez reakcji źrenic na światło, sztywność źrenic
pure [pjuə] czysty, bez domieszek
p. for analysis czysty do analizy
chemically p. chemicznie czysty
purgation [pəːˈgeiʃən] przeczyszczenie
purification [ˌpjuəːrifiˈkeiʃən] oczyszczenie
purify [ˈpjuərifai] oczyszczać
purine [ˈpjuərin] puryna
p. base zasada purynowa
purity [ˈpjuəːriti] czystość
p. for analysis czystość do analizy
chemical p. czystość chemiczna
purpura [pəːˈpjuərə] plamica
acute vascular p. choroba Schönleina i Henocha
allergic p. choroba Schönleina i Henocha
anaphylactoid p. = **allergic p.**
factitious p. plamica wywołana
fibrinolytic p. plamica hiperfibrynolityczna

fulminant p. plamica piorunująca
h(a)emorrhagic p. choroba Werlhofa, ostra małopłytkowość samoistna
hyperglobulin(a)emic p. makroglobulinemia Waldenströma
iodic p. plamica jodowa
malignant p. zespół Waterhouse'a i Friderichsena
orthostatic p. plamica ortostatyczna
psychogenic p. plamica psychogenna, zespół uczulenia na własne krwinki czerwone
rheumatic p. choroba Schönleina i Henocha
p. scorbutica plamica gnilcowa
senile p. plamica starcza
thrombocytopenic p. plamica małopłytkowa
thrombocytopenic idiopathic p. choroba Werlhofa
thrombotic thrombocytopenic p. choroba Moschowitza
p. urticans plamica pokrzywkowata
purulent ['pjuərulənt] ropny
pus [pʌs] ropa
cheesy p. ropa serowata
curdy p. ropa serowata
healthy p. ropa szczera, ropa bezwonna „zdrowa"
ichorous p. ropa posokowata
inodorous p. ropa bezwonna
laudable p. = **healthy p.**
push [puʃ] pchać, przeć w czasie porodu
pustula ['pʌstjulə] krosta
pustulation [,pʌstju'leiʃən] tworzenie się krost
pustule ['pʌstj:ul] krosta
perifollicular p. krosta przymieszkowa
pustulosis [pʌstju'lousis] krostowatość
putamen [pju:'teimən] skorupa (anat.)
putative ['pjutətiv] próbny
putrefaction [,pju:tri'ʃækʃən] gnicie
putrescence [pju:'tresns] gnicie
py(a)emia [pai'i:miə] ropnica
pyarthrosis [,paia:'θrousis] ropne zapalenie stawu
pycno- ['piknou-] w złożeniach oznacza: gęsty, gruby (p. **pykno-**)
pyel- [paiəl-], **pyelo** [paiələ-] miedniczkowy, odnoszący się do miedniczki nerkowej
pyelectasia [,paiə'lektæsiə] rozszerzenie miedniczki nerkowej
pyelitis [,paiə'laitis] zapalenie miedniczek nerkowych
ascending p. wstępujące zapalenie miedniczek nerkowych
pyelocaliceal, pyelocalyceal ['paiələ'kælisiəl] miedniczkowo-kielichowy

pyelocystitis ['paiələsis'taitis] zapalenie miedniczek i pęcherza
pyelography [,paiə'lɔgrəfi] pielografia, radiografia miedniczek nerkowych
percutaneous p. pielografia zastępcza, pielografia przezskórna
retrograde p. pielografia wstępująca
pyelolithotomy [,paiələli'θɔtəmi] operacyjne usunięcie kamienia z miedniczek nerkowych
pyelonephritis [,paiələne'fraitis] odmiedniczkowe zapalenie nerek
water and salt-losing p. moczówka solna nerkowa
pyelonephrosis [,paiələne'frousis] każda choroba miedniczek nerkowych
pyeloplasty ['paiələ,plæsti] plastyczna operacja miedniczki nerkowej
pyeloplication [,paiələplai'keiʃən] operacja sfałdowania miedniczki nerkowej
pyelostomy [,paiə'lɔstəmi] pielostomia, wytworzenie zewnętrznej przetoki miedniczki nerkowej
pyelotomy [,paiə'lɔtəmi] nacięcie miedniczki nerkowej
pygmalionism [pig'meiljenism] pigmalionizm, nadmierne przywiązanie do własnego dzieła
pygmy ['pigmi] karłowaty, mały
pykn(a)emia [pik'ni:miə] zgęszczenie krwi
pyknic ['piknik] pykniczny (typ budowy ciała)
pyknosis [pik'nousis] piknoza, zmniejszenie jądra komórkowego i zwiększenie jego barwliwości
pyle- ['paili-] w złożeniach oznacza związek z żyłą wrotną
pylemphraxis [,pailim'fræksis] niedrożność żyły wrotnej
pylethrombophlebitis [,pailiθrombɔfli'baitis] zakrzepowe zapalenie żyły wrotnej
pylethrombosis [,pailiθrɔm'bousis] zakrzep żyły wrotnej
pylon ['pailɔn] sztuczna noga tymczasowa (bez stawu)
pylorectomy [,pailɔ'rektəmi] wycięcie odźwiernika
pyloric [pai'lɔrik] odźwiernikowy
pyloristenosis [,pailɔristə'nousis] zwężenie odźwiernika
pyloromyotomy [pai,lɔrɔmai'ɔtəmi] nacięcie mięśnia odźwiernika
pyloroplasty [pai'lɔrou,plæsti] plastyka odźwiernika
pylorospasm [pai'lɔrəspæzm] skurcz odźwiernika
pylorostenosis [pai,lərɔste'nousis] zwężenie odźwiernika

pylorotomy [ˌpailə'rɔtəmi] nacięcie odźwiernika

pylorus [pai'lɔ:rəs] odźwiernik

pyo- [paiə-] w złożeniach oznacza: ropny

pyocolpos [ˌpaiə'kɔlpəs] ropniak pochwy

pyocyanine [ˌpaiə'saiænin] piocyjanina

pyocyanolysin [ˌpaiəsaiə'nɔlisin] piocyjanolizyna, hemolizyna pałeczki ropy błękitnej

pyoderma [ˌpaiə'də:mə] piodermia, ropne zapalenie skóry

p. gangrenosum piodermia zgorzelinowa

pyodermatosis [ˌpaiəˌdə:mə'tousis] piodermia

pyodermia [ˌpaiə'də:miə] piodermia

pyogenic [ˌpaiə'dʒenik], **pyogenetic** [ˌpaiədʒe'netik] ropotwórczy

pyoh(a)emothorax [ˌpaiəˌhi:mɔ'θɔræks] ropniak opłucnej z obecnością krwi

pyometra [ˌpaiə'mitrə] ropniak macicy

pyometritis [ˌpaiəmet'raitis] ropne zapalenie macicy

pyomyositis [ˌpaiəmaiə'saitis] ropne zapalenie mięśnia

pyonephritis [ˌpaine'fraitis] ropne zapalenie nerki

pyonephrosis [ˌpaiəne'frousis] roponercze

pyopericarditis [ˌpaiəˌpərika:'daitis] ropne zapalenie osierdzia

pyopericardium [ˌpaiəˌpəri'ka:diəm] ropniak osierdzia

pyoperitoneum [ˌpaiəˌperitou'ni:əm] ropniak otrzewnej

pyoperitonitis [ˌpaiəˌperitou'naitis] ropne zapalenie otrzewnej

pyophthalmia [ˌpaiəf'θælmiə], **pyophthalmitis** [ˌpaiəfθæl'maitis] ropne zapalenie oka

pyopneumocholecystitis [ˌpaiəˌnju:mɔ'kɔlisis'taitis] zapalenie ropne pęcherzyka żółciowego z obecnością gazu

pyopneumopericardium [ˌpaiəˌnju:mɔperi'ka:diəm] ropniak osierdzia z obecnością gazu

pyopneumoperitoneum [ˌpaiəˌnju:mɔperi'tɔniəm] ropniak otrzewnej z obecnością gazu

pyopneumoperitonitis [ˌpaiəˌnju:mɔperitou'naitis] zapalenie ropne otrzewnej z obecnością gazu

pyopneumothorax [ˌpaiəˌnju:mɔ'θɔræks] ropniak opłucnej z odmą

pyorrh(o)ea [ˌpaiə'ri:ə] ropotok

alveolar p. ropotok zębodołowy

pyosalpingitis [ˌpaiəˌsælpiŋ'dʒaitis] ropne zapalenie jajowodu

pyosalpinx [ˌpaiə'sælpiŋks] ropniak jajowodu

pyoseptic(a)emia [ˌpaiəsepti'si:miə] posocznicoropnica

pyothorax [ˌpaiə'θɔræks] ropniak opłucnej

pyoureter [ˌpaiəjuə'ritə] ropniak moczowodu

pyramid ['pirəmid] piramida

petrous p. część skalista kości skroniowej

renal p. piramida nerkowa

pyramidal [pi'ræmidl] piramidowy

pyramidotomy [pi'ræmidɔtəmi] przecięcie dróg piramidowych, piramidotomia

medullary p. piramidotomia opuszkowa

spinal p. piramidotomia rdzeniowa

pyretic [pai'retik] gorączkowy

pyreto- ['pairitou-] w złożeniach oznacza gorączkę

pyretogen [pai'ritoudʒən] ciało pirogenne, ciało piretogenne

pyretogenesis [ˌpairitou'dʒenisis] powstawanie gorączki

pyretogenic [ˌpairitou'dʒenik] gorączkotwórczy

pyretotherapy [ˌpairitou'θerəpi] leczenie gorączką

pyrexia [pai'ri:ksiə] gorączka

pyrexial [pai'ri:ksiəl] gorączkowy

pyridine ['pairiˌdi:n] pirydyna

pyridostigmine [ˌpairi:dou'stigmin] pirydostygmina, mestinon

pyridoxal [ˌpairi'dɔksæl] pirydoksal

pyridoxine [ˌpairi'dɔksi:n] pirydoksyna, witamina B$_6$

pyrimidine [pai'rimidin] pirymidyna

pyrogen ['paiərɔdʒen] czynnik gorączkotwórczy, pirogen

pyrogenic [ˌpaiərou'dʒenik] gorączkotwórczy

pyrolysis [paiə'rɔlisis] piroliza, rozpad pod wpływem gorąca

pyromania [pairou'meiniə] piromania, mania podpalania

pyromaniac [ˌpaiərou'meiniək] piroman

pyrophosphate [ˌpairou'fɔsfeit] pirofosforan

p. arthropathy artropatia pirofosforanowa

pyrosis [pai'rousis] zgaga, pieczenie przełyku

pyrrole ['pirɔl] pirol

pyrrolidine ['piroulidin] pirolidyna

pyrrolidone ['piroulidɔn] pirolidon

pyruvate ['pairu:veit] pirogronian

pyruvic [pai'ru:vik] pirogronowy

pyuria [pai'juəriə] ropomocz

Q

quack [kwæk] znachor
quackery ['kwækəri] znachorstwo
quadrantanopsia [ˌkwɔdrəntən'oupsiə] niedowidzenie kwadrantowe
quadrantectomy [ˌkwɔdrənt'ektəmi] wycięcie kwadrantu
quadrate ['kwɔdreit] kwadratowy
quadri- [kwɔdri-] w złożeniach oznacza: cztero-, czwór-
quadribasic [ˌkwɔdri'beisik] czterozasadowy
quadriceps ['kwɔdriseps] czworogłowy (anat.)
quadricepsplasty [ˌkwɔdriseps'plæsti] plastyka mięśnia czworogłowego uda
quadrigeminy [ˌkwɔdri'dʒemini] rytm czworaczy
quadrilocular [ˌkwɔdri'lɔkjulə] czterokomorowy
quadripara [kwɔ'dripərə] rodząca po raz czwarty
quadriparity [ˌkwɔdri'pæriti] czterokrotny poród
quadriplegia [ˌkwɔdri'pli:dʒiə] porażenie czterokończynowe
quadrisection [ˌkwɔdri'sekʃn] rozcięcie na cztery części
quadrivalent [ˌkwɔdri'vælənt] czterowartościowy (chem.)
quadruplets ['kwɔdruplets] czworaczki
quake [kweik] trząść się, drżeć
qualification [ˌkwɔlifi'keiʃn] 1) kwalifikacja; 2) zaliczenie (do grupy itp.)
qualify ['kwɔlifai] 1) kwalifikować; 2) zaliczać (do grupy itp); 3) dostać dyplom lekarski
qualified ['kwɔlifaid] kwalifikowany, dyplomowany
qualitative ['kwɔliteitiv] jakościowy
quantitative ['kwɔntiteitiv] ilościowy
quantity ['kwɔntiti] ilość
quantivalence [kwɔn'tivælens] pięciowartościowość
quantivalent [kwɔn'tivælent] pięciowartościowy

quantum ['kwɔntəm] 1) kwant; 2) pewna określona wielkość lub ilość energii
quarantine ['kwɔrənti:n] kwarantanna
quaratan ['kwɔ:tn] 1) powtarzający się co czwarty dzień; 2) czwartaczka
quarter ['kwɔ:tə] 1) czwarta część, ćwierć, kwadrans; 2) ćwiartować
quarterectomy [ˌkwɔ:tə'rektəmi] wycięcie kończyny wraz z częścią jej pasa
quartipara [kwɔ:'tipərə] czwororódka
quartiparous [kwɔ:'tipərəs] rodząca po raz czwarty
quartz [kwɔ:ts] 1) kwarc; 2) kwarcowy
quaternary [kwə'tə:nəri] czwartorzędowy, czwartorzędny, poczwórny
quaver ['kweivə] 1) mówić drżącym głosem; 2) drżeć
queasy ['kwi:zi] mdlący, powodujący mdłości
quell [kwel] stłumić, przytłumić
querulent ['kwərulent] 1) kwerulant; 2) kwerulancki
quick [kwik] 1) szybki; 2) ciężarna czująca ruchy płodu
q. lime wapno niegaszone
q.-tempered nieopanowany, wybuchowy
quickening ['kwikəniŋ] odczuwanie ruchów płodu przez matkę
quiescent [kwai'esnt] spokojny, spoczynkowy, nieaktywny (proces)
quinacrine [ˌkwinə'kri:n] atabryna
quinic ['kwinik] chinowy
quinidine [kwi'nidi:n] chinidyna
quinine [kwi'ni:n] chinina
quinoidine [kwin'ɔidin] chinoidyna
quinol ['kwinoul] hydrochidon
quinoline ['kwinoulin] chinolina
quinone [kwi'noun] chinon
quinosol ['kwinəsoul] chinosol
quinsy ['kwinzi] ropień okołomigdałkowy
lingual q. zapalenie migdałka językowego
quintipara [kwin'tipərə] kobieta rodząca piąty raz
quintuplets ['kwintjuplits] pięcioraczki

quiver [ˈkwivə] drżeć
quotidian [kwɔˈtidiən] codzienny
quotient [ˈkwouːʃənt] 1) iloraz; 2) współczynnik, wskaźnik; 3) stosunek (*mat.*)
  blood q. wskaźnik barwny, wskaźnik hemoglobinowy
  caloric q. współczynnik kaloryczny (stosunek ilości kalorii z pokarmu do ilości
zużytego tlenu w mg)

growth q. współczynnik wzrostu (procent
energii z pożywienia zużyty na wzrost
młodego osobnika)
intelligence q. iloraz inteligencji
protein q. wskaźnik białkowy, stosunek
globulin do albumin w osoczu
respiratory q. wskaźnik oddechowy

R

rabbit [ˈræbit] królik
rabid [ˈræbid] wściekły, dotknięty wścieklizną
rabies [ˈreibiːz] wścieklizna, wodowstręt
 dumb r. wścieklizna porażenna
 furious r. wścieklizna z atakami szału
 paralytic r. wścieklizna porażenna
 spasmodic r. wścieklizna z atakami szału
race [reis] 1) rasa; 2) bieg; 3) ścigać się
racemase [ˈræsimeis] racemaza
racemate [ˈræsimeit] racemat
racemic [ræˈsimik] racemiczny
racemization [ˌrəsimaiˈzeiʃən] racemizacja
rachi- [ˈreiki-], rachio- [ˈreikiə-] w złożeniach oznacza związek z kręgosłupem
rachialgia [ˌreikiˈældʒiə] ból kręgosłupa
rachian(a)esthesia [ˌreikiˌæniˈsˈθiːziə] znieczulenie dokanałowe, znieczulenie lędźwiowe
rachianalgesia [ˌreikiˌænælˈdʒiːziə] znieczulenie dokanałowe
rachicentesis [ˌreikisenˈtiːsis] nakłucie lędźwiowe, punkcja lędźwiowa
rachischisis [reiˈkiskisis] rozszczep kręgosłupa
 partial r. rozszczep kręgosłupa częściowy, *merorachischisis*
 posterior r. rozszczep kręgosłupa tylny
 total r. rozszczep kręgosłupa całkowity, *holorachischisis*
rachitic [rəˈkitik] krzywiczy, rachityczny
 r. rosary różaniec krzywiczy
rachitis [ræˈkaitis] krzywica
rad [ræd] (radiation absorbed dose) rad
radiable [ˈreidiəbl] przepuszczalny dla promieni rentgenowskich
radial [ˈreidiəl] 1) promieniowy (geom.); 2) promieniowy (anat.)
radialization [ˌreidiəlaiˈzeiʃən] radializacja, ustawienie ręki lub palców w odchyleniu promieniowym
radiant [ˈreidiənt] promieniujący
radiate [ˈreidieit] promieniować

radiation [ˌreidiˈeiʃən] 1) promieniowanie, napromienianie; 2) promienistość (anat.)
 r. density gęstość promieniowania
 r. exposure narażenie na promieniowanie, napromienianie
 r. hazard niebezpieczeństwo napromienienia
 infrared r. promieniowanie podczerwone
 r. injury uszkodzenie popromienne
 interstitial r. napromienianie śródtkankowe (radem itp.)
 photochemical r. promieniowanie fotochemiczne
 radioactive r. promieniowanie jonizujące
 scattered r. promieniowanie rozproszone
 r. sickness choroba popromienna
 solar r. promieniowanie słoneczne
 r. sterilization wyjaławianie promieniowaniem
 r. syndrome zespół popromienny
 ultraviolet r. promieniowanie nadfioletowe, promieniowanie ultrafioletowe
 x-r. promieniowanie rentgenowskie
radical [ˈrædikəl] 1) rodnik (chem.); 2) grupa haptoforowa przeciwciała; 3) korzeniowy; 4) radykalny
 acid r. rodnik kwasowy
 free r. wolny rodnik
radiculalgia [ræˌdikjulˈældʒiə] ból korzeniowy
radicular [rəˈdikjulə] korzeniowy
radiculectomy [ræˌdikjuˈlektəmi] przecięcie korzenia
radiculitis [ræˌdikjuˈlaitis] zapalenie korzeni nerwowych
radiculography [ræˌdikjulˈɔgræfi] radykulografia
radiculoneuropathy [ræˌdikjuloˌnjuərˈɔpæθi] choroba korzeni i nerwów
radio- [ˈreidiou-] w złożeniach oznacza związek z promieniowaniem
radioactive [ˈreidiouˈæktiv] promieniotwórczy, radioaktywny

r. decay rozpad promieniotwórczy pierwiastków

r. fallout opad promieniotwórczy

radioactivity [ˌreidiouæk'tiviti] promieniotwórczość, radioaktywność

artificial r. promieniotwórczość sztuczna

induced r. promieniotwórczość wywołana

natural r. promieniotwórczość naturalna

specific r. promieniotwórczość właściwa

radioautography [ˌreidiouɔ'tɔgrəfi] radioautografia

radiocardiography [ˌreidiouka:di'ɔgrəfi] radiokardiografia, kardiografia radioizotopowa

radiocinematography [ˌreidiou ˌsinimə'tɔgrəfi] radiokinematografia

radiocolloid [ˌreidiou'kɔlɔid] radiokoloid

radiocontamination [ˌreidioukənˌtæmi'neiʃn] skażenie radioaktywne

radiode ['reidioud] zasobnik metalowy na rad

radiodermatitis [ˌreidiouˌdɔ:mə'taitis] popromienne zapalenie skóry

radioelement [ˌreidiou'elimənt] pierwiastek promieniotwórczy

radiofrequency [ˌreidiou'frikwensi] częstotliwość promieniowania

radiogenic [ˌreidiou'dʒenik] 1) wytwarzający promieniowanie; 2) wytwarzany przez promieniowanie

r. colloid koloidalny radioaktywny izotop złota

radiogram ['reidiougræm] radiogram, zdjęcie rentgenowskie, rentgenogram

radiograph ['reidiougra:f] 1) aparat do zdjęć rentgenowskich; 2) robić zdjęcia rentgenowskie

radiography [ˌreidi'ɔgrəfi] radiografia, wykonywanie zdjęć rentgenowskich

bite r. radiografia zgryzowa (*stom.*)

bite-axial r. radiografia zgryzowo-osiowa (*stom.*)

bite-wing r. radiografia zgryzowo-skrzydłowa (*stom.*)

occlusal r. radiografia zgryzowa (*stom.*)

panoramic r. radiografia panoramiczna

plain r. radiografia przeglądowa

radioimmunity ['reidioui'mjuniti] obniżona wrażliwość na promieniowanie

radioimmunoassay [ˌreidiouˌimjunɔ'æsei] test radioimmunologiczny (przy użyciu radioaktywnie znakowanych przeciwciał)

radioimmunodiffusion [ˌreidiouˌimjunɔdi'fjuʒn] test radioimmunodyfuzji

radioimmunoelectrophoresis [ˌreidiouˌimjunɔi'lektrɔfɔ'ri:sis] radioimmunoelektroforeza, immunoelektroforeza przy użyciu radioaktywnie znakowanych antygenów lub przeciwciał

radioimmunosorbent test [ˌreidiouˌimjunɔ'sɔ:bənt 'test] test radioimmunosorpcyjny, RIST

radioiodinated ['reidiou'aiɔdinˌeitid] związany z radioaktywnym jodem

radioiodine ['reidiou'aiɔdain] radioaktywny izotop jodu

radioisotope [ˌreidiou'aisətoup] izotop radioaktywny, radioizotop

radiolesion ['rediou'li:ʒn] uszkodzenie popromienne

radiological [ˌreidiou'lɔdʒikəl] radiologiczny

radiologist [ˌreidi'ɔlədʒist] radiolog, rentgenolog

radiology [ˌreidi'ɔlədʒi] radiologia

diagnostic r. radiologia diagnostyczna

radiolucency ['reidiou'lju:sənsi] częściowa przepuszczalność dla promieni rentgenowskich

radiometer [ˌreidi'ɔmitə] radiometr, penetrometr (mierzący intensywność promieniowania rentgenowskiego)

pastil r. radiometr tabletkowy

radiomimetic [ˌreidioumi'metik] radiomimetyczny, działający na komórki podobnie jak promieniowanie

radionecrosis ['reidioune'krousis] martwica popromienna

radionuclide ['reidiou'nju:klaid] nuklid promieniotwórczy, radionuklid

radio-opacity ['reidiou-ɔ'pæsiti] = **radio-pacity**

radiopacity ['reidiou'pæsiti] nieprzepuszczalność dla promieni rentgenowskich

radiopaque ['reidiou'peik] nieprzepuszczalny dla promieni rentgenowskich

radioparency [ˌreidiou'pærensi] przepuszczalność dla promieni rentgenowskich

radioparent [ˌreidiou'pærent] przepuszczalny dla promieni rentgenowskich

radiopraxis ['reidiou'præksis] diagnostyczne i terapeutyczne stosowanie promieni rentgenowskich

radioreaction ['reidiouri:'ækʃen] odczyn popromienny

radioresistance ['reidiouri:'zistəns] oporność na promieniowanie

radioresponsive ['reidiouris'pɔnsiv] wrażliwy na promieniowanie

radiosensitivity ['reidiousensi'tiviti] promienioczułość

radiotelemetry ['reidioute'limitri] radiotelemetria

radiotherapeutic ['reidiouˌθerə'pju:tik] radioterapeutyczny

radiotherapeutics ['reidiouˌθerə'pju:tiks] radioterapia, radiolecznictwo

radiotherapy [ˈreidiouˈθerəpi] radioterapia, radiolecznictwo
entrance field pole wlotowe
exit field pole wylotowe
high voltage r. radioterapia wysokowoltażowa, wysokonapięciowa
in depth r. radioterapia głęboka
intracavitary r. radioterapia wewnątrz jam ciała
mantle field r. radioterapia techniką szerokiego pola
whole body r. radioterapia z napromienianiem całego ciała
radiothyroidectomy [ˈreidiouˌθairɔidˈektəmi] niszczenie tkanki tarczycy radioaktywnym jodem
radiotox(a)emia [ˈreidioutɔkˈsiːmiə] toksemia wywołana produktami popromiennego rozpadu komórek
radiotransparent [ˈreidioutrænsˈpærənt] przepuszczalny dla promieni rentgenowskich
radiotropic [ˈreidiouˈtrɔːpik] reagujący na promieniowanie
radium [ˈreidiəm] rad, Ra (*chem.*)
r. applicator aplikator radu
beam director centrator
r. castration ubezpłodnianie radem
r. emanation radon, niton, emanacja radu
r. equivalent równoważnik radu
interstitial implantation of r. implantacja śródmiąższowa radu
r. needle igła radowa
r. ovoid owoid radowy
r. probe aplikator do głębokiej radioterapii
r. therapy leczenie radem
radix [ˈreidiks] korzeń (*p. też* **root**)
r. of the mesentery korzeń krezki
radon [ˈreidɔn] radon, niton, emanacja radu, Rn
rage [reidʒ] wściekłość, furia
rale [raːl] rzężenie, szmer oddechowy
amphoric r. szmer oddechowy dzbanowy
atelectatic r. trzeszczenie niedodmowe
border r. trzeszczenie niedodmowe
bottle sound r. szmer oddechowy dzbanowy
bronchioectatic r. rzężenie rozstrzeniowe
bubbling r. rzężenie wilgotne średniobańkowe
cavernous r. szmer oddechowy jamowy, rzężenie jamowe
clicking r. rzężenie metaliczne
coarse r. rzężenie grubobańkowe
consonating r. rzężenie wilgotne dźwięczne
crackling r. rzężenie dźwięczne
crepitant r. trzeszczenie
dry r. rzężenie suche, furczenie

gurgling r. rzężenie grubobańkowe nad dużą jamą lub tchawicą
guttural r. rzężenie gardłowe
marginal r. = **atelectatic r.**
metallic r. rzężenie metaliczne, rzężenie wilgotne dźwięczne
moist r. rzężenie wilgotne
mucous r. rzężenie grubobańkowe nad oskrzelem wypełnionym śluzem
palpable r. rzężenie wyczuwalne dotykiem
redux r. trzeszczenie powrotne
retour r. trzeszczenie powrotne
sibilant r. świst
subcrepitant r. bardzo ciche trzeszczenie
vesicular r. trzeszczenie wstępne
whistling r. świst
rami [ˈræmai] gałęzie, gałązki (*anat.*)
ramicotomy [ˌræmikˈɔtəmi] przecięcie gałązek łączących nerwów współczulnych
ramification [ˈræmifiˈkeiʃn] rozgałęzienie
ramified [ˈræmifaid] rozgałęziony
ramus [ˈræməs] gałąź, gałązka
anastomotic r. gałązka zespalająca
collateral r. gałązka oboczna
communicating r. gałązka łącząca
perforating r. gałązka przeszywająca
rancidity [rænˈsiditi] zjełczenie, zjełczałość
random [ˈrændəm] losowy, wyrywkowy, przypadkowy
at r. losowo
select at r. dobierać losowo
randomize [ˈrændəˈmaiz] dobierać losowo
randomization [ˌrændəmaiˈzeiʃn] dobór losowy
range [reindʒ] 1) zakres, zasięg; 2) uszeregować, ułożyć; 3) zaliczyć do grupy; 4) rozciągać się, sięgać
age r. zakres wieku
frequency r. zakres częstotliwości
tolerance r. zakres tolerancji
rankle [ˈræŋkl] ropień, jątrzyć się
ranula [ˈrænjulə] żabka, torbiel podjęzykowa
rape [reip] 1) zgwałcenie, gwałt; 2) rzepa; 3) rzepka, *Brassica compestris* (*bot.*); 4) zgwałcić
raphe [ˈreifi] szew (*anat.*)
anogenital r. szew odbytowo-płciowy
palatine r. szew podniebienia
r. penis szew prącia
perineal r. szew krocza
scrotal r. szew moszny
rarefaction [ˌrɛəriˈfækʃən] rozrzedzenie
rash [ræʃ] 1) wysypka; 2) osutka
ammonia r. zapalenie pieluszkowe skóry
antitoxin r. wysypka po podaniu antytoksyny

butterfly r. wysypka na twarzy w kształcie motyla
caterpillar r. wysypka po kontakcie z gąsienicami
diaper r. zapalenie pieluszkowe skóry
drug r. wysypka polekowa
heat r. potówka czerwona
medicinal r. wysypka polekowa
napkin r. pieluszkowe zapalenie skóry
nettle r. pokrzywka
serum r. wysypka posurowicza
raspatory [′ra:spətəri] raspator, skrobaczka (*chir.*)
rat [ræt] szczur, *Mus rattus*
albino r. szczur biały
r. -bite ukąszenie szczura
r. -bite fever *p.* **fever**
eradication of rats odszczurzanie
Sprague-Dawley r. szczur szczepu Sprague-Dawley
Wistar r. szczur rasy Wistar
rate [reit] 1) częstość, częstotliwość; ilość na jednostkę czasu; 2) ocena; 3) kategoria; 4) oceniać
attendance r. przeciętna liczba wizyt u lekarza
basal metabolic r. podstawowa przemiana materii
birth r. współczynnik urodzeń
case fatality r. śmiertelność na daną chorobę
circulation r. szybkość krążenia
crude birth r. wskaźnik urodzeń nie poprawiony
death r. umieralność, współczynnik zgonów
erythrocyte sedimentation r. szybkość opadania krwinek czerwonych, odczyn Biernackiego
fatality r. współczynnik zgonów (w danej populacji)
glomerular filtration r. szybkość przesączania kłębkowego
growth r. szybkość wzrostu, tempo wzrostu
heart r. częstość akcji serca
lethality r. współczynnik zgonów
r. limiting ograniczający szybkość (reakcji enzymatycznej)
metabolic clearance r. klirens metaboliczny
morbidity r. współczynnik zapadalności, zachorowalność
mortality r. współczynnik zgonów, umieralność
pulse r. częstość tętna
refined birth r. poprawiony współczynnik urodzeń

respiration r. częstość oddechów (na minutę)
sedimentation r. szybkość opadania
sickness r. współczynnik zapadalności, zachorowalność
sickness absenteeism r. współczynnik absencji chorobowej
steroid metabolic clearance r. klirens metaboliczny steroidów
steroid production r. szybkość wytwarzania steroidów
stillbirth r. częstość porodów martwych
true birth r. poprawiony współczynnik urodzeń
rating [′reitiŋ] ocena, ocenianie, klasyfikowanie
ratio [′reiʃiou] stosunek (*mat.*), wskaźnik
albumin-globulin r. stosunek (wskaźnik) albumin do globulin
body-weight r. stosunek masy ciała do wzrostu
cardiothoracic r. wskaźnik płucno-sercowy
direct r. stosunek prosty, proporcjonalność prosta
inverse r. stosunek odwrotny, odwrotna proporcjonalność
nuclear-cytoplasmic r. stosunek objętości jądra do cytoplazmy
nutritive r. stosunek białka do niebiałkowych składników pożywienia
therapeutic r. wskaźnik terapeutyczny, stosunek dawki maksymalnej do minimalnej efektywnej leczniczo
ration [′ræʃən] 1) porcja, racja; 2) racjonować
rational [′ræʃənl] racjonalny
rationale [‚ræʃiə′na:li] racjonalne uzasadnienie
rattle [′rætl] 1) grzechot, grzechotanie; 2) rzężenie, charczenie
raucous [′rɔ:kəs] ochrypły, zachrypły (głos)
rave [reiv] 1) szaleć, wściekać się; 2) majaczyć, bredzić
raving [′reiviŋ] bredzący, majaczący, szalejący
raw [rɔ:] surowy, naturalny
ray [rei] promień
rays [reis] promienie, promieniowanie
alpha r. promienie alfa (strumień jąder helu)
anode r. promienie anodowe, promienie dodatnie (strumień jonów dodatnich)
beta r. promienie beta (strumień elektronów)
borderline r. promienie graniczne (bardzo miękkie promienie Roentgena)
erythema-producing r. promieniowanie powodujące rumień

fluorescent r. promieniowanie fluorescencyjne
gamma r. promienie gamma (elektromagnetyczne wydzielane przez substancje radioaktywne)
incident r. promienie padające
infrared r. promienie podczerwone
intermediate r. promienie między nadfioletowymi a rentgenowskimi
ionic r. promienie alfa
ionizing r. promienie jonizujące
reflected r. promienie odbite
roentgen r. promieniowanie rentgenowskie
scattered r. promienie rozproszone
ultraviolet r. promienie nadfioletowe, promienie ultrafioletowe
x-r. promienie Roentgena
rayproof ['reipruf] promienioszczelny, nieprzenikalny dla promieni
reabsorption ['ri:əb'sɔ:pʃn] wchłanianie zwrotne
react [ri'ækt] reagować
reactance [ri'æktəns] reaktancja, oporność indukcyjna
reactant [ri'æktənt] składnik reakcji chemicznej
reaction [ri'ækʃən] odczyn, reakcja
  acute phase r. reakcja ostrej fazy
  acute situational r. reakcja ostra sytuacyjna
  adverse r. reakcja niepożądana
  agglutination r. odczyn aglutynacyjny, odczyn zlepny
  alarm r. reakcja alarmowa (na stres)
  allergic r. reakcja uczuleniowa, reakcja alergiczna
  amphoteric r. odczyn amfoteryczny
  anamnestic r. odczyn przypominający (powtórny kontakt z antygenem podnoszący poziom przeciwciał), reakcja anamnestyczna
  anaphylactic r. reakcja anafilaktyczna
  anatoxin r. reakcja na anatoksynę
  antalgic r. reakcja obronna przy zagrożeniu bólem
  antigen-antibody r. reakcja antygenu z przeciwciałem
  anxiety r. reakcja lękowa
  arousal r. reakcja rozbudzenia (eeg)
  biphasic r. odczyn dwufazowy
  biuret r. odczyn biuretowy
  blastic r. odczyn blastyczny, odczyn limfoblastyczny
  blocking r. reakcja zatrzymania (eeg)
  cascade r. reakcja kaskadowa
  catastrophic r. reakcja katastroficzna
  cell-mediated r. reakcja odpornościowa komórkowa

  chain r. reakcja łańcuchowa
  complement fixation r. odczyn wiązania dopełniacza
  conjunctival r. odczyn spojówkowy (badanie uczulenia zakropleniem antygenu do spojówki)
  consensual r. reakcja konsensualna, odruch konsensualny
  constitutional r. odczyn ogólnoustrojowy
  contact r. odczyn kontaktowy
  conversion r. reakcja histeryczna, reakcja konwersyjna
  coupled r. reakcja sprzężona
  cross r. odczyn krzyżowy, odczyn skrzyżowany
  cutituberculin r. test Moro, odczyn tuberkulinowy śródskórny
  defence r. odruch obronny, reakcja obronna
  r. of degeneration odczyn zwyrodnienia (mięśnia)
  delayed r. odczyn opóźniony
  delayed hypersensitivity r. reakcja nadwrażliwości typu późnego
  depot r. odczyn zaczerwienienia skóry w miejscu wstrzyknięcia tuberkuliny pod skórę
  dermotuberculin r. odczyn tuberkulinowy skórny Pirqueta
  diazo r. odczyn dwuazowy
  early hypersensitivity r. reakcja nadwrażliwości typu wczesnego
  endothermal r., endothermic r. reakcja endotermiczna
  eosinopenic r. odczyn spadku liczby eozynofilów
  erythrocyte sedimentation r. odczyn opadania krwinek czerwonych, odczyn Biernackiego
  exothermal r., exothermic r. reakcja egzotermiczna
  fatigue r. odczyn zmęczenia (w miastenii), akopamnoza
  fight or flight r. reakcja na zagrożenie (walcz lub uciekaj)
  fixation r. odczyn wiązania dopełniacza
  flocculation r. odczyn kłaczkowania, odczyn flokulacyjny
  focal r. odczyn ogniskowy
  foreign body r. odczyn na ciało obce
  fright r. reakcja lękowa
  furfurol r. reakcja furfurolowa
  gemistocytic r. glejoza reaktywna protoplazmatyczna
  general adaptation r. reakcja adaptacji ustroju
  graft rejection r. reakcja odrzucenia przeszczepu

graft versus host r. reakcja przeszczepu przeciw komórkom biorcy
group r. reakcja grupowa
hypersensitivity r. reakcja nadwrażliwości
hypomanic r. reakcja hipomaniakalna
immune r. odczyn odpornościowy
immune complex r. reakcja kompleksów immunologicznych, reakcja wywołana kompleksami antygen-przeciwciało
incompatible blood transfusion r. reakcja na przetoczenie niezgodnej krwi
indirect pupillary r. odruch konsensualny źrenicy
intracutaneous r. odczyn śródskórny
latex fixation r. odczyn lateksowy szkiełkowy
lengthening r. reakcja wydłużenia antagonistycznego mięśnia
leuk(a)emoid r. odczyn białaczkowy
lymphoblastic r. reakcja blastyczna limfocytów pobudzonych mitogenem
lymphocytic r. odczyn limfocytarny
mitogen-stimulated r. reakcja blastyczna limfocytów na mitogen
myasthenic r. reakcja miasteniczna, reakcja Jolly'ego
myotonic r. reakcja miotoniczna
ninhydrin r. reakcja ninhydrynowa
nitroblue tetrazolium r. odczyn redukcji błękitu tetrazolowego
ophthalmic r. odczyn spojówkowy
oxidation-reduction r. reakcja oksydacyjno-redukcyjna
r. period czas reakcji
precipitin r. odczyn precypitacyjny, odczyn strącania
pressor r. reakcja presyjna
reversed r. reakcja odwrócona, reakcja paradoksalna
reversible r. odczyn odwracalny
sedimentation r. reakcja opadania
serum r. odczyn serologiczny
shortening r. reakcja skrócenia mięśnia antagonistycznego
stress r. reakcja stresowa
supporting r. odruch podparcia
thermoprecipitin r. odczyn termoprecypitacji
threshold r. reakcja progowa
r. time czas reakcji
treponema immobilization r. reakcja unieruchomienia krętków
tuberculin r. odczyn tuberkulinowy
vaccination r. odczyn poszczepienny
xanthoproteic r. odczyn ksantoproteinowy
reactivation [ri:ækti'veiʃn] reaktywacja, ponowne uczynnienie

catalase r. reaktywacja katalazowa (zwiększenie przez katalazę przeżycia bakterii napromienianych promieniami nadfioletowymi
cross r. reaktywacja krzyżowa (odzyskanie genetycznego markera przez potomstwa faga inaktywowanego promieniowaniem)
dark r. reaktywacja w ciemności (enzymatyczna reperacja DNA w ciemności)
host-cell r. reaktywacja w komórce gospodarza (faga uszkodzonego)
ultraviolet r. reaktywacja w nadfiolecie (uszkodzonych fagów)
reactivity [ˌri:æk'tiviti] reaktywność, oddziaływanie
differential r. reaktywność zróżnicowana (*gen.*)
reading ['ri:diŋ] czytanie, odczyt
wet r. odczytywanie zdjęć rtg „na mokro"
reagent [ri'eidʒənt] odczynnik
biuret r. odczynnik biuretowy, zasadowy roztwór siarczanu miedzi
diazo r. odczynnik dwuazowy
reagin ['ri:ædʒin] reagina
atopic r. reagina atopowa (uczulająca skórę)
reaginic [ri:'ædʒinik] reaginowy
real time [ˌriəl taim] czas rzeczywisty, odnosi się do obserwacji procesu w danej chwili
reality [ri'æliti] rzeczywistość
r. adaptation dostosowanie się do rzeczywistości
r. awareness uświadomienie sobie rzeczywistości, poczucie rzeczywistości
retreat from r. oderwanie się od rzeczywistości
r. testing w psychiatrii badanie poczucia rzeczywistości
reamer ['ri:mə] wiertło kanałowe (*stom.*)
engine r. wiertło kanałowe wiertarki
reanimate ['ri:'ænimeit] ożywić, pobudzić do życia
rear ['riə] 1) hodować (zwierzęta), wychowywać (dzieci); 2) wspinać się na tylne nogi, stawać słupka (szczur itp.)
reason ['ri:zn] 1) rozum; 2) powód; 3) rozumować
reasoning ['ri:zniŋ] rozumowanie
reattachment ['ri:ə'tætʃmənt] ponowne przyczepienie lub przyrośnięcie (dziąsła do cementu itp.)
rebase ['ri:beiz] rebazować, wymieniać płytę protezy (*stom.*)
rebound [ri'baund] 1) odskok, odbicie; 2) nawrót choroby; 3) odbijać się, odskakiwać

r. phenomenon zjawisko nasilania się objawu po zaprzestaniu leczenia itp.

r. tenderness objaw Blumberga, ból w okolicy wyrostka po nagłym zwolnieniu ucisku brzucha

rebreathing [ri:'bri:ðiŋ] oddychanie zwrotne z ponownym wdychaniem wydychanego powietrza

recalcitrant [ri'kəlsitrənt] oporny

recall [ri'kɔ:l] przypominać sobie

r. antigen antygen powodujący wzmożenie produkcji już istniejących przeciw niemu przeciwciał, antygen przypominający

r. memory zdolność przypominania sobie

recanalization [ri͵kænəlai'zeiʃən] rekanalizacja (skrzepliny)

receiver [ri'si:və] zbiornik przyjmujący produkt destylacji

receipt [ri'si:t] recepta, przepis

receptacle [ri'septəkl] 1) naczynie, zbiornik; 2) dno kwiatowe

receptivity [͵ri:sep'tiviti] zdolność przyjmowania, wrażliwość

receptor [ri'septə] receptor (nerwowy, komórkowy)

adrenergic r. receptor adrenergiczny

cell r. receptor komórkowy

cholinergic r. receptor cholinergiczny

cold r. receptor czucia zimna

contact r. receptor dotykowy, receptor kontaktowy

dopaminergic r. receptor dopaminergiczny

histamine r. receptor histaminowy

hormonal r. receptor hormonalny

olfactory r. receptor węchowy

pain r. receptor bólowy

sensory r. receptor czuciowy

stretch r. receptor miotatyczny (wrażliwy na rozciąganie mięśnia)

tactile r. receptor dotykowy

touch r. receptor dotykowy

visual r. receptor wzrokowy

recess [ri'ses] zachyłek (*anat.*)

c(a)ecal r. zachyłek zakątniczy

cerebellopontine r. kąt mostkowo-móżdżkowy

costodiaphragmatic r. zachyłek żebrowo--przeponowy

duodenojejunal r. zachyłek dwunastniczy górny

ileoc(a)ecal r. (inferior, superior) zachyłek krętniczo-kątniczy (dolny, górny)

optic r. zachyłek wzrokowy

paracolic r. zachyłek przekątniczy

paraduodenal r. zachyłek przydwunastniczy

pineal r. zachyłek szyszynkowy

piriform r. zachyłek gruszkowaty

rectroc(a)ecal r. zachyłek zakątniczy

subphrenic r. zachyłek podprzeponowy

suprapineal r. zachyłek nadszyszynkowy

supratonsillar r. dół nadmigdałkowy

recession [ri'səʃn] cofnięcie się

angle r. pogłębienie się komory przedniej oka

bone r. cofanie się zanikającej kości w paradontozie

recipe ['resipi] recepta, przepis

recipient [ri'sipiənt] biorca

blood r. biorca krwi

organ r. biorca narządu

universal r. biorca uniwersalny (wszystkich grup krwi)

reciprocal [ri'siprɔkəl] wzajemny, wzajemnie oddziałujący

r. innervation unerwienie mięśni antagonistycznych powodujące zniesienie ich napięcia przy skurczu mięśnia

reclination [͵rekli'neiʃən] 1) odchylenie zacmy; 2) odchylenie się do pozycji półleżącej

recline [ri'klain] siedzieć w półleżącej pozycji

recognition [͵rekɔg'niʃən] rozpoznanie

self-r. rozpoznawanie własnych składników ustroju

recollection [͵rekɔ'lekʃən] przypomnienie sobie

recombinant [re'kɔmbinənt] rekombinant, produkt rekombinacji

recombination [͵rekɔmbi'neiʃən] rekombinacja

bacterial r. rekombinacja bakteryjna (przy użyciu bakterii)

copy choice r. rekombinacja z doborem kopii

genetic r. rekombinacja genetyczna

interchromosomal r. rekombinacja międzychromosomalna

intrachromosomal r. rekombinacja wewnątrzchromosomalna

intracodon r. rekombinacja wewnątrz kodonu

mitotic r. rekombinacja mitotyczna (z wymianą siostrzanych chromatyd)

molecular r. rekombinacja molekularna (z wymianą segmentów DNA)

reconstituent [͵ri:kɔn'stitjuənt] środek odtwarzający lub wzmacniający

reconstitution [͵ri:kɔnsti'tjuʃən] przywrócenie pierwotnej postaci

r. of frozen blood przywrócenie zamrożonej krwi do postaci płynnej

drug r. odtworzenie leku (np. rozpuszczenie)

reconstruct [ˌriːkənsˈtrʌkt] odtwarzać, rekonstruować
reconstructive [ˈriːkənsˈtrʌktiv] odtwórczy
r. operation operacja odtwórcza, operacja plastyczna
record [riˈkɔːd] zapisywać, rejestrować
record [ˈrekɔːd] zapis, odnotowanie, zarejestrowanie
case r. historia choroby
interocclusal r. rejestracja zwarcia
profile r. rejestracja profilu (*stom.*)
records [ˈrekɔːdz] archiwum, kartoteka
hospital r. archiwum szpitalne
recover [ˈriːˈkʌvə] 1) wyzdrowieć; 2) odzyskać
recoverable [riˈkʌvərəbl] możliwy do odzyskania
recovery [riˈkʌvəri] 1) wyzdrowienie; 2) odzyskanie, odzysk
recrudescence [ˌriːkruˈdesns] zaostrzenie drzemiącego procesu chorobowego
recrudescent [ˌrikruˈdesnt] ulegający zaostrzeniu
recruit [riˈkruːt] rekrutować, włączać kolejno nowe jednostki czynnościowe
recruitment [riˈkruːtmənt] rekrutacja, stopniowe włączanie nowych jednostek ruchowych w mięśniu
rectal [ˈrektəl] odbytniczy
rectalgia [rektˈældʒiə] ból odbytu lub odbytnicy
rectectomy [rekˈtektəmi] wycięcie odbytnicy
rectified [ˈrektifaid] 1) poprawiony; 2) oczyszczony, rektyfikowany
rectify [ˈrektifai] 1) prostować; 2) oczyszczać, rektyfikować
rectocele [ˈrektɔsiːl] wypadanie lub przepuklina odbytnicy
rectoclysis [rekˈtɔklisis] wlew doodbytniczy
rectococcypexy [ˌrektəˈkɔksipeksi] umocowanie odbytnicy do kości guzicznej
rectocolitis [ˌrektəkouˈlaitis] zapalenie odbytnicy i okrężnicy
rectocystotomy [ˌrektəsisˈtɔtəmi] nacięcie pęcherza od odbytnicy
rectoperineorrhaphy [ˌrektəˌpəriniˈɔrəfi] plastyka odbytnicy i krocza
rectopexy [ˈrektəˌpeksi] umocowanie chirurgiczne odbytnicy
rectoplasty [ˈrektəˌplæsti] plastyka odbytnicy lub odbytu
rectoromanoscopy [ˌrektəˌrɔmæˈnɔskəpi] wziernikowanie odbytnicy i esicy
rectorrhaphy [rekˈtɔrəfi] zeszycie odbytnicy
rectoscopy [ˈrektəskoupi] wziernikowanie odbytnicy
rectostenosis [ˌrektɔstəˈnousis] zwężenie odbytnicy

rectostomy [rekˈtɔstəmi] wytworzenie przetoki odbytniczej
rectotomy [rekˈtɔtəmi] nacięcie odbytnicy
rectum [ˈrektəm] odbytnica, prostnica
rectus [ˈrektəs] mięsień prosty
recumbency [riˈkʌmbənsi] pozycja leżąca
recuperative [riˈkjuːpərətiv] tonizujący, wzmacniający
recurrence [riˈkʌrəns] nawrót
recurrent [riˈkʌrənt] nawracający, nawrotowy
recurvation [ˌriːkəˈveiʃən] skrzywienie tylne, wygięcie tylne
redistillation [ˈriːdistiˈleiʃn] redestylacja
redox [ˈredɔks] oksydacja-redukcja
redress [riˈdres] 1) prostować, wyprostować; 2) zmienić opatrunek
redressement [ridresˈmãŋ] 1) prostowanie zdeformowanej kończyny; 2) zmiana opatrunku
r. forcé prostowanie siłą zdeformowanej kończyny lub kręgosłupa
reduce [riˈdjuːs] 1) redukować, odtleniać; 2) zmniejszać; 3) odprowadzić (przepuklinę); 4) nastawić złamanie lub zwichnięcie
reduced [riˈdjust] zredukowany, zmniejszony, nastawiony
reducer [riˈdjuːsə] reduktor, osłabiacz
reducible [riˈdjuːsibl] 1) odprowadzalny (przepuklina); 2) nastawialny (złamanie)
reduction [riˈdʌkʃən] redukcja (*chem.*); 2) nastawienie złamania; 3) odprowadzenie przepukliny
r. of chromosomes redukcja chromosomów
closed r. of fractures zamknięte nastawianie złamań
delayed r. opóźnione nastawienie złamania
hydrostatic r. of intussuception hydrostatyczne odprowadzenie wgłobienia jelit (wlewem doodbytniczym itp.)
meiotic r. of chromosomes redukcja liczby chromosomów w mejozie
open r. of fractures otwarte nastawianie złamań
redundance [riˈdʌndəns] nadmiar, zbyteczność
redundant [riˈdʌndənt] nadmierny, zbyteczny
reduplication [riˌdjuːpliˈkeiʃən] zdwojenie, podwojenie
reek [riːk] 1) fetor, smród; 2) śmierdzieć
reel [riːl] zataczać się, chwiać się
re-entry [ˈriːentri] ponowne wejście, powrót (bodźca w układzie przewodzącym serca)
re-examination [ˈriːigˌzæmiˈneiʃən] badanie ponowne

re-expand [ˈriː-iksˈpænd] rozprężyć się (o zapadniętym płucu)
reference [riˈferəns] 1) odniesienie; 2) pozycja piśmiennictwa
  ideas of r. urojenia ksobne, urojenia odniesienia
  point of r. punkt odniesienia
refill [ˈriːfil] 1) wypełnienie; 2) wypełniać; 3) wkładka wymienna (*stom.*)
refine [riˈfain] oczyszczać ze składników dodatkowych
reflect [riˈflekt] 1) odbijać (promienie); 2) odginać
reflection [riˈflekʃən] 1) odgięcie; 2) odbijanie; 3) rozmyślanie
reflex [ˈriːfleks] odruch
  abdominal r. odruch brzuszny
  accomodation r. odruch nastawczy źrenic, odruch akomodacyjny
  Achilles r., Achilles tendon r. odruch skokowy, odruch ze ścięgna Achillesa
  acousticopalpebral r. odruch słuchowo-powiekowy, odruch uszno-powiekowy
  acquired r. odruch warunkowy, odruch nabyty
  adductor r. odruch przywodzicieli kończyn dolnych
  allied r. współodruch
  anal r. odruch odbytniczy
  ankle r. odruch skokowy
  aortic r. odruch z łuku aorty hamujący akcję serca
  aponeurotic r. odruch piętowy Weingrowa
  r. arc łuk odruchowy
  attention r. of the pupil zwężenie źrenicy przy skupieniu uwagi
  attitudinal r. odruch postawy
  automatic motor r. odruchowa czynność ruchowa
  avoidance r. odruch unikania
  axon r. odruch aksonowy
  behavio(u)r r. odruch warunkowy
  biceps r. odruch z mięśnia dwugłowego
  blink r. odruch mrugania
  body righting r. odruch utrzymujący właściwe położenie głowy i ciała
  brachioradial r. odruch promieniowy (z mięśnia ramienno-promieniowego)
  cardiac depressor r. odruch hamowania akcji serca
  carotid sinus r. odruch z zatoki szyjnej
  carpometacarpal r. odruch nadgarstkowo-śródręczny
  carpophalangeal r. odruch nadgarstkowo-paliczkowy
  chain r. odruch łańcuchowy
  chin r. odruch żuchwowy
  ciliary r. odruch rzęskowy (zwężenie źre-

nicy przy patrzeniu na bliski przedmiot)
  ciliospinal r. odruch rzęskowo-rdzeniowy
  cochleopalpebral r. odruch ślimakowo-powiekowy, odruch słuchowo-powiekowy
  coital r. odruch erekcji i ejakulacji przy uszkodzeniu rdzenia
  conditioned r. odruch warunkowy
  conjunctival r. odruch spojówkowy
  consensual light r. odruch źreniczny, konsensualny, odruch na światło skrzyżowany, odruch pośredni
  convulsive r. odruchowe nieskoordynowane wyładowanie rdzeniowe w zatruciu strychniną itp.
  coordinated r. odruch skoordynowany (z udziałem wielu mięśni)
  corneal r. odruch rogówkowy
  costal arch r. odruch z łuku żebrowego
  cough r. odruch kaszlowy
  cremasteric r. odruch nosidłowy
  crossed r. odruch skrzyżowany
  crossed light r. odruch na światło konsensualny
  cutaneous pupil r. = **ciliospinal r.**
  deep r. odruch głęboki
  defense r. odruch obronny
  deglutition r. odruch połykania
  delayed r. odruch opóźniony
  depressor r. odruch hamowania
  diffused r. współodruch
  direct r. odruch ipsilateralny (po stronie pobudzenia)
  direct light r. odruch na światło bezpośredni
  elbow r. odruch z mięśnia trójgłowego ramienia
  epipatellar r. odruch nadrzepkowy
  extension-adduction r. odruch wyprostu z przywiedzeniem Daginiego
  extrapyramidal r.'s odruchy pozapiramidowe
  fibular r. odruch strzałkowy
  finger flexor r. odruch zgięcia palców
  finger-thumb r. odruch zgięcia palców, odruch Mayera
  forced grasping r. odruch chwytania
  fundus r. refleks światła w źrenicy przy oftalmoskopii
  gag r. odruch gardłowy
  grasp r., grasping r. odruch chwytania
  great-toe r. odruch Babińskiego
  groping r. odruch sięgania
  gustatory-lacrimal r. odruch smakowo-łzowy
  gustatory-sudorific r. odruch smakowo-potowy

head retraction r. odruch cofania głowy
heel r. odruch piętowy Weingrowa
inborn r. odruch wrodzony, odruch bezwarunkowy
intrinsic r. odruch mięśniowy wywołany bodźcem wewnątrzmięśniowym
ipsilateral r. odruch po stronie działania bodźca
jaw r. odruch żuchwowy
jaw-winking r. zespół Marcusa Gunna
knee r. odruch kolanowy
knee-jerk r. odruch kolanowy
labyrinthine r.'s odruchy błędnikowe
labyrinthine righting r.'s odruchy błędnikowe ułożenia i postawy
lid r. odruch powiekowy, odruch rogówkowy
light r. 1) odruch źreniczny na światło; 2) refleks światła na błonie bębenkowej lub w źrenicy
lip r. odruch ryjkowy
lung r. odruch płucny (powiększenie sylwetki płuc po podrażnieniu skóry klatki piersiowej)
mass r. odruch masowy, zgięcie kończyny dolnej
micturition r. odruch pęcherzowy
milk-ejection r. odruch wyrzucania mleka (po podrażnieniu brodawki)
myenteric r. odruch mięśniówki jelita
myotatic r. odruch miotatyczny, odruch rozciągania
neck r.'s odruchy szyjne toniczne
nociceptive r. reakcja na bodziec szkodliwy (nocyceptywny), odruch masowy
oculocardiac r. odruch Aschnera, odruch oczno-sercowy
oculocephalogyric r. odruch zwrotu oczu i głowy w kierunku bodźca
optical righting r.'s odruchy wzrokowe postawy i ułożenia
orienting r. odruch orientacji (wg Pawłowa)
palatal r., palatine r. odruch podniebienny
palm-chin r. odruch dłoniowo-bródkowy, odruch Marinesco i Radoviciego
palmomental r. odruch dłoniowo-bródkowy
patellar r. odruch kolanowy, odruch rzepkowy
patello-adductor r. odruch skrzyżowany przywiedzenia uda po uderzeniu w ścięgno rzepki
pendular r. odruch wahadłowy (odruch kolanowy w pląsawicy)
periosteal r. odruch okostnowy
pharyngeal r. odruch gardłowy
phasic r. odruch fazowy, odruch masowy

pilomotor r. odruch włosoruchowy
plantar r. odruch podeszwowy
plantar muscle r. objaw Rossolimo
postural r. odruch postawy
pressoreceptor r. odruch z zatoki szyjnej
pronator r. odruch z kości łokciowej
proprioceptive r. odruch proprioceptywny
pupillary r. odruch źreniczny
pupillary-skin r. = **ciliospinal r.**
quadriceps r. odruch kolanowy, odruch rzepkowy
radial periosteal r. odruch promieniowy, odruch ramienno-promieniowy
reinforcement of r. wzmocnienie odruchu
renal r. odruchowy bezmocz po urazie dolnej części ciała
retching r. odruch wymiotny
righting r.'s odruchy postawy i ułożenia
scrotal r. odruch mosznowy
sinus r. odruch zatoki szyjnej
skin-pupillary r. odruch skórno-źreniczny
snapping r. odruch przytykania Hoffmanna
snout r. odruch ryjkowy
sole r. odruch podeszwowy
sole-tap r. odruch Weingrowa, odruch piętowy
spinal r. odruch rdzeniowy
startle r. odruch Moro
static r. odruch postawy
stepping r. odruch stąpania, odruch kroczenia
stretch r. odruch rozciągania, odruch miotatyczny
suckling r. odruch wyzwolenia prolaktyny przez bodziec działający na brodawkę sutka
superficial r. odruch powierzchowny
supporting r. odruch podparcia
swallowing r. odruch połykania
tendon r. odruch ścięgnisty
tonic r. odruch toniczny, objaw Gordona
tonic neck r.'s odruchy toniczne szyjne
unconditioned r. odruch bezwarunkowy
uvular r. odruch podniebienny
vasopressor r. odruch presyjny, odruch skurczu naczyń
vasovagal r. odruch wazowagalny, odruch naczyniowo-wagalny
visceral r. odruch trzewny
viscerocardiac r. odruch trzewno-sercowy
visceromotor r. odruch trzewno-ruchowy
viscerosensory r. odruch trzewno-czuciowy
visual r. odruch wzrokowy
visual righting r. odruch wzrokowy postawy i ułożenia
vomiting r. odruch wymiotny
withdrawal r. odruch cofania kończyny,

odruch masowy zginania kończyny dolnej
reflexogenic [ri‚fleksə'dʒenik] wywołujący odruch
r. area strefa refleksogenna
reflux ['ri:flʌks] odpływ, refluks, zarzucanie wstaczne treści
abdominojugular r. tętnienie żył szyjnych w zastoinowej niewydolności krążenia
gastroesophageal r. odpływ żołądkowo--przełykowy
hepatojugular r. = abdominojugular r.
ureterorenal r. odpływ moczowodowo--nerkowy
urinary r. odpływ moczu
vesicoureteral r. odpływ pęcherzowo-moczowodowy
refract [ri'frækt] 1) załamywać (światło); 2) wykryć wadę refrakcji i poprawić ją soczewką
refraction [ri'frækʃn] refrakcja, załamanie światła
angle of r. kąt załamania promieni
dynamic r. refrakcja oka w czasie akomodacji
index of r. wskaźnik refrakcji
static r. refrakcja po wyłączeniu akomodacji
refractivity [‚ri:fræk'tivity] refrakcja właściwa, załamywanie światła
refractometry [‚ri:fræk'tɔmitri] refraktometria
refractoriness [‚ri:fræk'tɔrinis] oporność (na leczenie lub bodziec)
refractory [ri'fræktəri] oporny (na leczenie lub bodziec)
absolute r. period okres refrakcji bezwzględnej
effective r. period okres refrakcji skuteczny
relative r. period okres refrakcji względnej
r. period okres refrakcji (niewrażliwości na bodziec)
refracture [ri:'fræktʃə] 1) ponowne złamanie; 2) złamać ponownie
refresh [ri'freʃ] odświeżać, oświeżać (brzegi rany)
refresher [ri'freʃə] kurs kształcenia podyplomowego
refrigerant [ri'fridʒərənt] 1) chłodzący; 2) chłodziwo
refrigeration [ri‚fridʒə'reiʃən] zamrażanie, oziębianie
refrigerator [ri'fridʒəreitə] chłodziarka
refringence [ri'frindʒəns] załamywanie światła
refusion [ri:'fjuːʒn] powrót krwi do naczyń przejściowo zamkniętych

regeneration [ri‚dʒənə'reiʃən] regeneracja, odnowa, odrodzenie
regenerative [ri'dʒənərətiv] regeneracyjny
regimen ['redʒimən] regulamin, tryb postępowania, tryb życia
dietary r. dieta, reżim dietetyczny
therapeutic r. tryb leczenia
region ['ri:dʒn] okolica (ciała itp.), rejon
buccal r. okolica policzkowa
epigastric r. okolica nadbrzuszna
frontal r. okolica czołowa
gluteal r. okolica pośladkowa
hypochondriac r. okolica podżebrowa
hypogastric r. okolica podbrzuszna
infraorbital r. okolica podoczodołowa
infratemporal r. okolica podskroniowa
occipital r. okolica potyliczna
perineal r. okolica kroczowa
pubic r. okolica łonowa
sacral r. okolica krzyżowa
scapular r. okolica łopatkowa
regional [ri:'dʒnl] regionalny, rejonowy
r. anatomy anatomia topograficzna
r. health centre rejonowy ośrodek zdrowia
registrant ['redʒistrənt] 1) rejestrator; 2) pielęgniarka dyplomowana
registration [‚redʒis'treiʃən] 1) rejestracja; 2) wycisk (stom.)
registry ['redʒistri] rejestracja, zapis
regress ['ri:gres] regresja, cofanie się
regression [ri'greʃən] regresja, cofanie się, ustępowanie
curvilinear r. regresja krzywoliniowa (stat.)
equation of r. równanie regresji (stat.)
joint r. regresja łączna (stat.)
linear r. regresja liniowa
regressive [ri'gresiv] regresywny, cofający się
r. changes zmiany wsteczne
regular ['regjulə] regularny, miarowy (tętno), normalny, prawidłowy
regularity [‚regju'læriti] regularność, miarowość, prawidłowość
regulation [‚regju'leiʃən] regulacja, kontrola miarowości lub prawidłowości procesu
down-r. regulacja w dół (obniżenie progu mechanizmu fizjologicznego)
humoral r. regulacja humoralna, regulacja hormonalna
nervous r. regulacja nerwowa
up-r. regulacja w górę (podwyższenie progu mechanizmu fizjologicznego)
regurgitant [ri'gə:dʒitənt] płynący wstecz, zarzucany wstecz (płyn)
regurgitation [ri‚gədʒi'teiʃən] zarzucanie wstecz, zwracanie (pokarmu), płynięcie wstecz (krwi w sercu)
aortic r. cofanie się krwi do serca przy niedomykalności zastawki aorty

mitral r. cofanie się krwi z lewej komory do przedsionka

rehabilitation [ˈriːəˌbiliˈteiʃən] rehabilitacja, usprawnianie, przywracanie utraconej zdolności ruchowej
  occupational r. rehabilitacja zawodowa
  social r. rehabilitacja społeczna
  therapeutic r. rehabilitacja lecznicza, leczenie rehabilitacyjne

rehydration [ˌrihaidˈreiʃən] ponowne nawodnienie (ustroju)

reimplantation [ˈriːˌimplænˈteiʃən] reimplantacja, ponowne umieszczenie wyjętego zęba (lub innego narządu)

reinfection [ˌriːinˈfekʃən] reinfekcja, zakażenie ponowne

reinforcement [ˈriːinˈfɔːsmənt] wzmocnienie, nasilenie
  r. of conditioned reflex wzmocnienie odruchu warunkowego

reinfusion [ˌriinˈfjuːʒən] ponowny wlew (np. krwi pobranej uprzednio od tego samego osobnika)

reinnervation [ˌriːinəːˈveiʃən] reinerwacja, ponowne unerwienie odnerwionego narządu
  collateral r. reinerwacja oboczna

reintubation [ˈriːintjuˈbeiʃən] reintubacja, ponowna intubacja

reinvasion [ˈriːinˈveiʒn] ponowna inwazja (*parazyt.*)

reject [riˈdʒekt] odrzucić

rejection [riˈdʒekʃən] odrzucenie
  graft r. odrzucenie przeszczepu
  reaction of r. reakcja odrzucenia

rejuvenation [riˈdʒuːviˈneiʃən] odmłodzenie

relapse [riˈlæps] 1) nawrót choroby; 2) nawracać

relapsing [riˈlæpsiŋ] nawracający
  r. fever dur powrotny

relation [riˈleiʃən] 1) stosunek, zależność; 2) krewny; 3) zwarcie
  acentric r. zwarcie pozacentralne
  centric r. zwarcie centralne
  rest r. zwarcie spoczynkowe
  temporal r. związek czasowy

relationship [riˈleiʃənʃip] 1) związek, stosunek; 2) pokrewieństwo
  cause-and-effect r. związek przyczynowy

relative [ˈrelətiv] 1) względny; 2) krewny

relativity [ˌreləˈtiviti] względność

relax [riˈlæks] rozluźnić, odprężyć, utracić napięcie, zwiotczeć

relaxant [riˈlæksənt] 1) rozluźniający, zwiotczający, odprężający; 2) czynnik zwiotczający
  muscle r. lek zwiotczający mięśnie

relaxation [ˌriːlækˈseiʃən] zwiotczenie, odprężenie, rozluźnienie
  cardioesophageal r. achalazja wpustu
  isometric r. zwiotczenie izometryczne mięśnia (bez zmian jego długości)
  isovolumetric r. zwiotczenie izowolumetryczne mięśnia sercowego (bez zmian objętości komory)

relaxed [riˈlæksd] zwiotczony, zwiotczały, rozluźniony

relaxin [riˈlæksin] relaksyna, hormon rozluźniający spojenie łonowe przed porodem

release [riˈliːs] 1) uwolnić, zwolnić; 2) uwolnienie, zwolnienie
  slow r. drug lek powoli uwalniany w ustroju
  r. symptoms objawy deliberacyjne
  r. valve zawór upustowy

releasing [riˈliːsiŋ] uwalniający, zwalniający
  r. hormones hormony podwzgórzowe uwalniające

relief [riˈliːf] 1) usunięcie (bólu itp. dolegliwości); 2) odciążenie tkanek od ucisku protezy

relieve [riˈliːv] odciążyć, przynieść ulgę, ulżyć, złagodzić
  r. symptoms złagodzić objawy

reline [riˈlain] podścielać protezę

relining [riˈlainiŋ] podścielanie protezy

reliner [riˈlainə] materiał używany do podścielania protezy

reluxation [ˌriːlʌkˈseiʃən] ponowne zwichnięcie

rem [rem] **(roentgen-equivalent-man)** biologiczny równoważnik radu

remedy [ˈremidi] lek, środek leczniczy
  local r. lek działający miejscowo
  systemic r. lek działający ogólnoustrojowo

remineralization [ˌreminərəlaiˈzeiʃən] remineralizacja

remission [riˈmiʃən] remisja, ustąpienie objawów, cofnięcie się
  complete r. remisja całkowita
  full r. remisja całkowita, remisja pełna
  incomplete r. remisja niecałkowita
  long-standing r. remisja długotrwała

remit [riˈmit] ustępować, cofać się (o objawach) przejściowo

remittent [riˈmitənt] zwalniający (o objawach lub gorączce)

remodelling [riˈmɔdəliŋ] przebudowa

remote [riˈmout] odległy
  r. metastasis przerzut odległy

ren [riːn] nerka

renal [ˈriːnəl] nerkowy
  r. function czynność nerek

maximal excretory tubular transport maksymalny kanalikowy transport wydalniczy

maximal glucose transport maksymalny transport glukozy

maximum tubular reabsorption maksymalne kanalikowe wchłanianie zwrotne

renewal [ri'njuəl] odnowa

reniform ['renifɔ:m] nerkowaty, w kształcie nerki

renin ['renin] renina

reninoma [rɔni'nouma] gruczolak wydzielający reninę, reninoma

renipuncture [ˌreni'pʌŋktʃə] nacięcie torebki nerkowej i nakłucie miąższu nerki

rennet ['renit] podpuszczka

rennin ['renin] podpuszczka, chymozyna

renninogen [re'ninɔdʒən] reninogen, prorenina, prekursor podpuszczki

rennogen ['renɔdʒən] reninogen

reno- ['rinɔ-] w złożeniach oznacza związek z nerką

renocystography [riˌnɔsis'tɔgæfi] renocystografia

renography [ri'nɔgrəfi] renografia, radiografia nerek

isotope r. renografia izotopowa

renovascular [ˌrinɔ'væskjulə] nerkowo-
-naczyniowy

reovirus ['riɔvaiərəs] = **respiratory enteric orphan virus** (*p.* **virus**)

repair [ri'pɛə] naprawiać, poprawiać

repellent [ri'pelənt] repelent, środek odstraszający owady

repercolation ['ri:pə:kə'leiʃən] powtórna filtracja

replantation [ˌriplen'teiʃən] reimplantacja

replete ['ripli:t] pełny, przysycony

repletion [ri:'pli:ʃn] nasycenie, napełnienie

replicate ['replikeit] replika, jedno z równoległych doświadczeń

in r. odnosi się do wykonywania doświadczeń lub oznaczeń równolegle i równocześnie

replication [ˌrepli'keiʃən] 1) powtarzanie równolegle oznaczeń; 2) replikacja, autoprodukcja, odtwarzanie się cząsteczki DNA

repolarization [ˌri:poulərai'zeiʃn] repolaryzacja

report [ri'pɔ:t] 1) donieść, zgłosić, zameldować; 2) raport, doniesienie

reportable [ri'pɔ:təbl] podlegający zgłoszeniu, zgłaszalny

r. disease choroba podlegająca zgłoszeniu

reposition [ˌripə'ziʃən] repozycja, nastawienie (zwichnięcia itp.)

repositioning [ˌripɔ'ziʃniŋ] repozycja, nastawienie

muscle r. przełożenie przyczepu mięśnia

repression [ri'preʃn] represja, przytłumienie, powstrzymanie

repressive [ri'presiv] tłumiący, przytłumiający, powstrzymujący

repressor [ri'presə] represor, białko wytwarzane pod kontrolą genu regulującego lub represyjnego, blokującego aktywność operatora (*gen.*)

active r. represor czynny (wiążący się z operatorem)

inactive r. represor nieczynny, aporepresor, represor aktywowany przez korepresor

reproduction [ˌri:prə'dʌkʃn] 1) rozmnażanie się, rozród (rozradzanie się); 2) odtwarzanie

sexual r. rozmnażanie płciowe

somatic r. rozmnażanie bezpłciowe przez amitozę lub pączkowanie

reproductive [ˌri:prə'dʌktiv] odnoszący się do rozmnażania

repulsion [ri'pʌlʃn] odpychanie, wstręt

requirement [ri'kwaiəmənt] wymaganie, zapotrzebowanie

conform with the r. spełniać wymagania

fulfil r. spełniać wymagania

meet r. spełniać wymagania

r. for protein zapotrzebowanie na białko

research [ri'sə:tʃ] badanie naukowe

researcher [ri'sə:tʃə] badacz

resection [ri'sekʃn] resekcja, wycięcie lub odcięcie części narządu

gastric r. wycięcie żołądka (częściowe)

root r. wycięcie wierzchołka korzenia zęba

transurethral r. wycięcie przezcewkowe

wedge r. resekcja klinowa

window r. wycięcie podśluzówkowe przegrody nosa

reserpine [ri'zə:pin] rezerpina

reserve [ri'zə:v] rezerwa, zapas

alkali r., alkaline r. zasób zasad, rezerwa alkaliczna

breathing r. rezerwa oddechowa

cardiac r. rezerwa sercowa

pituitary r. rezerwa przysadkowa

reset [ri'set] zastawić na nowo, złożyć

reshape ['ri:'ʃeip] przekształcić, zmienić kształt

resident ['rezidənt] lekarz pozostający w szpitalu po zakończeniu stażu podyplomowego celem dalszego kształcenia się

residual [ri'zidjuəl] resztkowy, szczątkowy, pozostały

r. air powietrze zalegające

r. urine mocz zalegający (po oddaniu moczu) w pęcherzu
residue ['rezidju:] pozostałość, resztka, szczątek
  combustion r. produkt spalania
  r.-free diet dieta bezresztkowa
  high-r. diet dieta bogata w błonnik i inne resztki
  low-r. diet dieta uboga w błonnik
  no-r. diet dieta bezresztkowa
resilience [ri'ziliəns] sprężystość, elastyczność
resin ['rezin] żywica
  acrylic r. akrylan
  anion-exchange r. żywica anionowymienna
  autopolymer r., autopolymerizing r. żywica samopolimeryzująca
  cation-exchange r. żywica kationowymienna
  cholestyramine r. cholestyramina, żywica cholestyraminowa
  epoxy r. żywica epoksydowa
  ion-exchange r. żywica jonowymienna
  methacrylate r. żywica metakrylanowa
resist [ri'zist] opierać się, stawiać opór
resistance [ri'zistəns] opór, oporność
  expiratory r. opór przy wydechu, opór wydechowy
  inductive r. reaktancja, oporność bierna (*elektr.*)
  peripheral vascular r. obwodowy opór naczyniowy
  synaptic r. opór synaptyczny
  viscosity r. opór lepkości
resistant [ri'zistənt] oporny, opierający się
  insulin-r. insulinooporny
  steroid-r. steroidooporny
resolution [ˌrezə'lu:ʃən] 1) wchłonięcie się (nacieku); 2) rozdzielczość, zdolność rozróżniania dwu bliskich punktów
resonance ['reznəns] 1) rezonans, odgłos; 2) odgłos opukowy
  amphoric r. odgłos opukowy dzbanowy (nad jamą)
  cavernous r. odgłos opukowy jamowy, odgłos opukowy dzbanowy
  cracked-pot r. odgłos opukowy czerepowy
  electron spin r. rezonans elektronowy spinowy, rezonans elektronowy paramagnetyczny
  nuclear magnetic r. rezonans jądrowy magnetyczny
  tympanitic r. odgłos opukowy bębenkowy, odgłos opukowy pudełkowy
  vesicular r. odgłos opukowy jawny (nad normalnymi płucami)

vocal r. odgłos mowy wysłuchiwany nad płucami
resorb [ri'sɔ:b] resorbować (się), wchłaniać (się), wsysać (się)
resorbent [ri'sɔ:bənt] środek pobudzający wchłanianie
resorcin [re'zɔ:sin] rezorcyna
resorcinol [re'zɔ:sinɔl] rezorcyna
resorption [ri'sɔ:pʃən] wchłanianie się, resorpcja
  bone r. resorpcja kości
  gingival r. zanik dziąseł
  internal r. resorpcja zęba wewnętrzna
  ridge r. resorpcja wyrostka zębodołowego
  root r. resorpcja korzenia zęba
resort [ri'zɔ:t] 1) ucieczka; 2) uciekać się
  health r. m̂iejscowość uzdrowiskowa, uzdrowisko
  last r. ostatnia deska ratunku, ostatnie wyjście
  summer r. letnisko
respiration [ˌrespə'reiʃən] 1) oddychanie; 2) szmer oddechowy
  aerobic r. oddychanie tlenowe
  amphoric r. szmer oddechowy dzbanowy
  anaerobic r. oddychanie beztlenowe
  artificial r. oddychanie sztuczne
  assisted r. oddychanie wspomagane
  augmented r. oddychanie wspomagane
  blowing r. szmer oddechowy oskrzelowy
  bronchial r. szmer oddechowy oskrzelowy
  bronchovesicular r. szmer oddechowy pęcherzykowo-oskrzelowy
  cavernous r. szmer oddechowy jamisty
  controlled r. oddychanie kontrolowane
  diaphragmatic r. oddychanie brzuszne, oddychanie torem przeponowym
  diffusion r. oddychanie przez cewnik wprowadzony do płuc
  electrophrenic r. oddychanie przy elektrycznym pobudzaniu nerwu przeponowego
  external r. oddychanie przez płuca (w odróżnieniu od tkankowego)
  forced r. hiperwentylacja dowolna
  internal r. oddychanie tkankowe
  interrupted r. oddychanie przerywane, oddech przerywany
  jerky r. oddech przerywany
  labo(u)red r. oddychanie wysilone
  mouth-to-mouth r. oddychanie usta-usta
  mouth-to-nose r. oddychanie usta-nos
  periodic r. oddech Cheyne-Stokesa
  positive pressure r. oddychanie przy dodatnim ciśnieniu
  r. rate częstość oddechów
  rude r. oddech szorstki
  r. symbols = **spirometric indices**

thoracic r. oddychanie piersiowe
tidal r. oddech okresowy Cheyne-Stokesa
tissue r. oddychanie tkankowe
tubular r. szmer oddechowy oskrzelowy
vesicular r. szmer oddechowy pęcherzykowy
vicarious r. oddychanie zastępcze (przy wyłączeniu części płuc)
respirator ['respəreitə] respirator, aparat do oddychania, wentylator płucny
body-tank r. „żelazne płuca", respirator Drinkera
chest cuirass r. respirator ciśnieniowozmienny obejmujący klatkę piersiową
respiratory [ris'paiərətəri] oddechowy
response [ris'pɔns] odpowiedź, reakcja na bodziec
alerting r. reakcja przebudzenia (w eeg)
alarm r. reakcja alarmowa
arousal r. odpowiedź rozbudzeniowa (eeg)
auditory evoked r. odpowiedź słuchowa wywołana (eeg)
cell-mediated immune r. odpowiedź immunologiczna komórkowa
cellular immune r. odpowiedź immunologiczna komórkowa
delayed immune r. odpowiedź immunologiczna opóźniona
depletion r. upośledzona odpowiedź metaboliczna na uraz u osobnika z obniżoną odpornością
evoked r. odpowiedź wywołana (eeg)
extensor plantar r. objaw Babińskiego
flexor plantar r. prawidłowy odruch podeszwowy
immediate immune r. odpowiedź immunologiczna bezpośrednia
immune r. odpowiedź immunologiczna
long-term immune r. odpowiedź immunologiczna odległa
recruiting r. reakcja rekrutacyjna, włączanie kolejno nowych jednostek czynnościowych w mięśniu
r. time czas reakcji
visual evoked r. odpowiedź wzrokowa wywołana (eeg)
responsiveness [ris'pɔnsivnis] reaktywność
rest [rest] 1) odpoczynek, spoczynek; 2) oparcie, podparcie, podstawa; 3) spoczynkowy; 4) odpoczywać, spoczywać; 5) opierać się (na czymś)
bed r. podpórka pod poduszkę w łóżku
head r. podpórka pod głowę
restenosis [ˌriste'nousis] nawrót zwężenia
resting ['restiŋ] spoczynkowy
restitution [ˌresti'tju:ʃn] restytucja, powrót do normy
restless ['restlis] niespokojny

r. legs zespół niespokojnych nóg
restlessness ['restlisnis] niepokój (zwł. ruchowy]
restoration [ˌrestɔ'reiʃn] 1) zastąpienie; 2) powrót do normy; 3) uzupełnienie protetyczne (stom.)
restrain [ri'strein] powstrzymać, powściągnąć, ograniczyć
restraint [ris'treint] powstrzymywanie, powściąganie
restriction [ris'trikʃən] ograniczenie, zawężenie, restrykcja
r. of patient admission ograniczenie przyjmowania chorych
restrictive [ris'triktiv] restrykcyjny, ograniczający
r. deoxyribonuclease dezoksyrybonukleaza restrykcyjna
resultant [ri'zʌltənt] 1) skutek wywołany; 2) produkt reakcji (chem.); 3) wypadkowa (mat.)
resume [riz'ju:m] wznowić, podjąć na nowo
resuscitate [ri'sʌsiteit] reanimować, ocucać
resuscitation [riˌsʌsi'teiʃən] reanimacja, ożywianie, cucenie
resuture ['ri'sjutʃə] 1) powtórny szew; 2) nałożyć powtórny szew
retain [ri'tein] zatrzymać, utrzymać
retainer [ri'teinə] zaczep, klamra (stom.)
retard [ri'ta:d] opóźniać, hamować
retardation [ˌri:ta:'deiʃən] opóźnienie
developmental r. opóźnienie rozwoju
mental r. opóźnienie rozwoju umysłowego, niedorozwój umysłowy
retch [ri:tʃ] mieć odruchy wymiotne
retching ['ri:tʃiŋ] odruchy wymiotne (bez wymiotów)
rete ['ri:ti] sieć (anat.)
retention [ri'tenʃən] 1) zatrzymanie, utrzymanie (protezy); 2) zapamiętywanie
r. defect upośledzenie zapamiętywania
denture r. utrzymywanie się protezy zębowej
milk r. zatrzymanie pokarmu w sutku
placental r. zatrzymanie łożyska
urinary r. zatrzymanie moczu
reticular [ri'tikjulə] siatkowy, siateczkowy
reticulin [ri'tikjulin] retykulina, białko tkanki łącznej układu chłonnego
reticulocyte [ri'tikjulɔsait] retykulocyt, erytrocyt o siateczkowej budowie cytoplazmy
reticulocytopenia [riˌtikjulɔsaitɔ'pi:niə] mała liczba retykulocytów we krwi obwodowej
reticulocytosis [riˌtikjulɔsai'tousis] retykulocytoza, obecność retykulocytów we krwi
reticuloendothelial [ri'tikjulɔˌendɔ'θiliəl] siateczkowo-śródbłonkowy

reticuloendothelioma [ri'tikjulɔ,endɔθi:li-
'oumə] siatkowiakośródbłoniak
reticuloendotheliosis [ri,tikjulɔ,endɔθi:li'ou-
sis] siatkowica
reticuloendothelium [ri,tikjulɔendɔ'θi:liəm]
układ siateczkowo-śródbłonkowy
reticuloma [ri,tikju'loumə] siatkowiak
reticulosarcoma [ri,tikjulɔsa:'koumə] mięsak siateczkowokomórkowy
reticulosis [ri,tikju'lousis] siatkowica
  benign inoculation r. choroba kociego pazura
  leuk(a)emic r. białaczka monocytowa
  malignant r. choroba Abta, Letterera i Siwego
  myeloid r. siatkowica szpiku
reticulum [ri'tikjuləm] 1) siateczka (anat.); 2)
  neuroglej; 3) czepiec (drugi żołądek prze-
  żuwaczy)
  agranular endoplasmic r. siateczka śródplazmatyczna gładka
  endoplasmic r. siateczka śródcytoplazma-
  tyczna
  granular endoplasmic r. siateczka śródplazmatyczna ziarnista (szorstka)
  rough-surfaced endoplasmic r. siateczka
  śródplazmatyczna szorstka (ziarnista)
  sarcoplasmic r. siateczka sarkoplazmatyczna
  smooth-surfaced endoplasmic r. siateczka
  śródplazmatyczna gładka
  stellate r. miazga narządu szkliwotwórczego
retina ['retinə] siatkówka
  ablation of the r. = detachment of the r.
  apposition of the r. przyłożenie siatkówki
  (odwarstwionej)
  concussion of the r. wstrząśnienie siatkówki
  detachment of the r. odwarstwienie siatkówki
  dialysis of the r. = disinsertion of the r.
  disinsertion of the r. at ora serrata oddzielenie siatkówki od rąbka zębatego
  rhegmatogenous detachment of the r. odwarstwienie siatkówki przedarciowe
retinaculum [,reti'nækjuləm] troczek
  r. cutis troczek skóry
retinal ['retinəl] 1) siatkówkowy
  r. break przedarcie siatkówki
  r. hole otwór siatkówki
  r. mottling cętkowatość siatkówki
  r. tear przedarcie siatkówki
retinitis [,reti'naitis] zapalenie siatkówki
  r. albuminurica zapalenie siatkówki białkomoczowe
  central angiospastic r. = central serous
  retinopathy

central exudative r. zapalenie siatkówki
  wysiękowe środkowe
circinate r. = circinate retinopathy
diabetic r. retynopatia cukrzycowa
exudative r. zapalenie siatkówki wysiękowe, choroba Coatsa
gravidic r. zapalenie siatkówki ciężarnych
leuk(a)emic r. zapalenie siatkówki białaczkowe
metastatic r. zapalenie siatkówki przerzutowe ropne
nephritic r. zapalenie siatkówki w zapaleniu kłębków nerkowych
r. pigmentosa barwnikowe zwyrodnienie
  siatkówki
r. proliferans zapalenie siatkówki rozrostowe
punctate r. retynopatia Moorena
septic r. zapalenie siatkówki ropne
serous r. zapalenie siatkówki surowicze
retinoangiography [,retinɔ,ændʒiɔ'grəfi] retynoangiografia
fluorescein r. retynoangiografia fluoresceinowa
retinoblastoma [,retinɔblæ'toumə] nabłoniak nerwowy z rozetkami prawdziwymi,
  glejak siatkówki
retinochoroiditis [,retinɔkɔrɔid'aitis] zapalenie siatkówki i naczyniówki
  juxtapapillary r. przybrodawkowe zapalenie siatkówki i naczyniówki
retinocytoma [,retinɔsai'toumə] glejak siatkówki
retinodialysis [,retinɔdai'ælisis] oddzielenie
  siatkówki
retinol ['retinɔl] witamina A, akseroftol
retinomalacia [,retinɔmə'leiʃiə] rozmięknienie siatkówki
retinopapillitis [,retinɔpæpi'laitis] zapalenie
  siatkówki i brodawki nerwu wzrokowego
retinopathy [,retinɔ'pæθi] retynopatia
  areolar r. zanik otaczający siatkówki
  aneurysmatic r. of Leber naczyniakowatość siatkówki Lebera
  arteriosclerotic r. retynopatia miażdżycowa
  central angiospastic r. = central serous r.
  central serous r. retynopatia naczynioskur-
  czowa środkowa
  chloroquine r. retynopatia chlorochinowa
  circinate r. retynopatia obrączkowa
  diabetic r. retynopatia cukrzycowa
  eclamptic r. retynopatia w toksemii ciążowej
  electric r. retynopatia elektryczna, fotoretynopatia
  exudative external r. retynopatia wysiękowa zewnętrzna, choroba Coatsa

gravidic r. retynopatia ciężarnych
hypertensive r. retynopatia nadciśnieniowa
idiopathic stellate r. of Leber retynopatia samoistna gwiaździsta Lebera
leuk(a)emic r. retynopatia białaczkowa
macular r. makulopatia, zwyrodnienie plamki żółtej
photo r. retynopatia elektryczna, fotoretynopatia
pigmentary r. barwnikowe zwyrodnienie siatkówki
r. of prematurity fibroplazja pozasoczewkowa
r. punctate albicans retynopatia Moorena
renal r. retynopatia nerkowa
rubella r. barwnikowe zwyrodnienie różyczkowe siatkówki
solar r. retynopatia słoneczna, fotoretynopatia
stellate r. retynopatia gwiaździsta
thioridazine r. retynopatia po leczeniu tiorydazyną
tox(a)emic r. of pregnancy retynopatia w toksemii ciążowej
venous-stasis r. retynopatia zastoinowa (przy zakrzepie tętnicy szyjnej)
retinopexy [ˌretiˈnɔpeksi] retynopeksja, wywołanie zrostu odwarstwionej siatkówki z naczyniówką
retinoschisis [ˌretiˈnɔskisis] rozwarstwienie siatkówki
retinoscopy [ˌretiˈnɔskəpi] skiaskopia, retynoskopia
retort [riˈtɔːt] retorta
retraction [riˈtrækʃən] 1) cofnięcie się, odciągnięcie; 2) skurczenie się
clot r. skurczenie się skrzepu
gingival r. recesja dziąsłowa
mandibular r. retrakcja żuchwy
r. of myometrium kurczenie się mięśnia macicy (po porodzie)
pulmonary r. retrakcja płuca, kurczenie się miąższu płuca w wyniku postępującego włóknienia
retractor [riˈtræktə] 1) retraktor, hak do rozchylania rany; 2) mięsień ciągnący do tyłu
abdominal r. hak brzuszny
flat r. hak płaski
orthop(a)edic r. hak ortopedyczny
self-retaining r. hak samoutrzymujący się
retransfusion [riˌtrænsˈfjuːʒn] retransfuzja, ponowne przetoczenie uprzednio pobranej od chorego krwi
retro- [ˈriːtrɔ-] w złożeniach oznacza: wstecz, do tyłu, poza
retroauricular [ˌriːtrouɔːˈrikjulə] pozauszny, zauszny

retrobuccal [ˌriːtrouˈbʌkəl] pozapoliczkowy
retrobulbar [ˌriːtrouˈbʌlbə] 1) pozagałkowy; 2) pozaopuszkowy
retroc(a)ecal [ˌriːtrouˈsiːkəl] zakątniczy, pozakątniczy
retrocatheterism [ˌriːtrouˈkæθitərizm] cewnikowanie wsteczne cewki moczowej przez przetokę nadłonową
retrocession [ˌriːtrouˈseʃən] 1) nawrót; 2) cofnięcie się
retrocollis [ˌriːtrouˈkɔlis] kręcz tylny karku
retroconduction [ˌriːtroukənˈdʌkʃən] przewodzenie wsteczne (bodźca)
retrodisplacement [ˌriːtroudisˈpleismənt] przemieszczenie do tyłu
retroflection, retroflexion [ˌretrouˈflekʃən] tyłozgięcie
retrognathism [ˌretrouˈgnæθizm] retrognacja
retrograde [ˈretrougreid] wsteczny
retrogression [ˌretrouˈgreʃn] inwolucja, katabolizm, degeneracja
retroinfection [ˌriːtrouinˈfekʃən] zakażenie matki przez płód
retrojection [ˌretrouˈdʒekʃən] przepłukiwanie jamy strumieniem płynu wypływającego wstecz
retrolental [ˌriːtrouˈlentəl] pozasoczewkowy
retromolar [ˌriːtrouˈmɔlə] pozatrzonowy
retroperitoneopneumography [ˌriːtrouˌperitɔniɔnjuˈmɔgrəfi] odma pozaotrzewnowa diagnostyczna
retroperitonitis [ˌriːtrouˌperitɔˈnaitis] zapalenie przestrzeni pozaotrzewnowej
retropharyngitis [ˌriːtroufærinˈdʒaitis] zapalenie przestrzeni pozagardłowej
retroplasia [ˌriːtrouˈpleiziə] zmiany zwyrodnieniowe
retroposition [ˌretroupɔˈziʃən] tyłopochylenie (macicy), cofnięcie
retrospective [ˌretrouˈspectiv] retrospektywny, analizowany wstecznie
retrospondylolisthesis [ˌretrouˌspondilɔlisˈθizis] kręgozmyk tylny
retrosternal [ˌretrouˈstəːnəl] zamostkowy
retrouterine [ˌriːtrouˈjuːtəriːn] pozamaciczny
retroversioflexion [ˌriːtrouˌvəːʃiɔˈflekʃən] tyłopochylenie ze zgięciem macicy
retroversion [ˌriːtrouˈvəːʃn] tyłopochylenie (macicy)
retroverted [ˌretrouˈvəːtid] tyłopochylony
retrovirus [ˌretrouˈvaiərəs] retrowirus
return [riˈtəːn] powrót, nawrót
venous r. powrót krwi żylnej do serca
reuptake [riˈʌpteik] wychwyt ponowny
reuse [riˈjuːs] użyć ponownie

revaccination [ˈriːˌvæksiˈneiʃən] szczepienie powtórne

revascularization [riˌvæskjuləraiˈzeiʃən] unaczynienie ponowne, rewaskularyzacja

reversal [riˈvəːsəl] odwrócenie, zwrot w przeciwnym kierunku, zmiana kontrastowa
sex r. zmiana płci

reverse [riˈvəːs] 1) odwrotność, przeciwieństwo; 2) odwrócić
r. mutation mutacja wsteczna, mutacja powrotna

reversible [riˈvəːsəbl] odwracalny, zwrotny

reversion [riˈvəːʃən] 1) odwrócenie, zmiana kierunku na wsteczny; 2) wystąpienie u osobnika cech atawistycznych
r. of mutation rewersja mutacji

revertant [riˈvəːtənt] rewertant, mutant odzyskujący cechy szczepu poprzedniego (*bakt.*)

revertase [ˌriːvəˈteiz] rewertaza, transskryptaza odwrotna

revitalization [ˈriːˌvaitelaiˈzeiʃən] rewitalizacja, ożywienie

revivification [riˌvivifaiˈkeiʃən] 1) ożywienie, pobudzenie do życia, wzmocnienie; 2) odświeżenie brzegów rany

revivify [riˈvivifai] 1) ożywić, wzmocnić; 2) odświeżyć ranę

revolution [ˌrevəˈluːʃən] obrót
r.'s per minute obroty na minutę

rhabdomyolysis [ˌræbdoumaiˈɔlisis] rozpad mięśni prążkowanych
exertional r. rozpad włókien mięśni prążkowanych po wysiłku
familial paroxysmal r. rodzinna napadowa rabdomioliza

rhabdomyoma [ˌræbdoumaiˈoumə] mięśniak prążkowanokomórkowy

rhabdomyosarcoma [ˌræbdɔmaiˌɔsaˈkoumə] mięśniakomięsak prążkowany
embryonal r. mięśniakomięsak prążkowany zarodkowy

rhabdosarcoma [ˌræbdousaːkoumə] mięśniakomięsak prążkowany

rhachi- [ræki-] *p.* **rachi-**

rhagades [ˈrægədiːz] rozpadliny, pęknięcia w okolicy przejścia skóry w śluzówkę, ragady

rhegma [ˈregmə] przedarcie, rozdarcie, szczelina

rhegmatogenous [ˌregməˈtɔdʒinəs] przedarciowy, wywołany rozdarciem
r. retinal detachment przedarciowe odwarstwienie siatkówki

rhenium [ˈriːniəm] ren, Re (*chem.*)

rheo- [ˈriːou-] w złożeniach oznacza związek z płynięciem (płynu lub prądu)

rheobase [ˈriːoubeis] reobaza, najmniejsze

napięcie prądu wywołujące pobudzenie mięśnia lub nerwu

rheochromatography [ˌriːouˌkroumətˈɔgrəfi] reochromatografia

rheoencephalography [ˌriːouensefəlˈɔgrəfi] reoencefalografia, pomiar mózgowego przepływu krwi

rheology [riːˈɔlədʒi] reologia, nauka o ruchu cieczy

rheometry [riːˈɔmitri] reometria, pomiar przepływu płynu lub prądu

rhesus [ˈriːsəs] makak rezus, rezus (*zool.*)

rheumarthritis [ˌruːmaːˈθraitis] ostry gościec stawowy

rheumatic [ruːˈmætik] gośćcowy, reumatyczny

rheumatism [ˈruːmətizm] 1) reumatyzm (potoczne wyrażenie); 2) dawna nazwa ostrego gośćca stawowego
acute articular r. ostry gościec stawowy
acute inflammatory r. ostry gościec stawowy
articular r. gościec stawowy
inflammatory r. ostry gościec stawowy
muscular r. gościec mięśniowy, *fibrositis*
osseous r. reumatoidalne zapalenie stawów
palindromic r. gościec nawracający (bez trwałych zmian); gościec palindromiczny

rheumatoid [ˈruːmətɔid] reumatoidalny
r. arthritis reumatoidalne zapalenie stawów, gościec przewlekły postępujący

rheumatology [ˌruːməˈtɔlədʒi] reumatologia

rhexis [ˈreksis] pęknięcie narządu lub naczynia

rhin- [rain-], **rhino-** [rainou-] w złożeniach oznacza związek z nosem

rhinal [ˈrainəl] nosowy

rhinencephalon [ˌrainenˈsefələn] węchomózgowie

rhinitis [raiˈnaitis] zapalenie śluzówki nosa, nieżyt nosa, katar
atrophic r. nieżyt nosa zanikowy
caseous r. nieżyt nosa serowaciejący
croupous r. nieżyt nosa rzekomobłoniasty
fibrinous r. nieżyt nosa rzekomobłoniasty, nieżyt nosa włóknikowy
gangrenous r. nieżyt nosa zgorzelinowy
hypertrophic r. nieżyt nosa przerostowy
membranous r. nieżyt nosa rzekomobłoniasty
perennial r. całoroczny nieżyt nosa
pseudomembranous r. nieżyt nosa rzekomobłoniasty
purulent r. nieżyt nosa ropny
r. sicca nieżyt nosa wysychający
vasomotor r. nieżyt nosa naczynioruchowy

rhinocleisis [ˌrainɔ'kleisis] zwężenie przewodów nosowych
rhinolalia [ˌrainɔ'læliə] mowa nosowa
r. **aperta** mowa nosowa otwarta
r. **clausa** mowa nosowa zamknięta
rhinolaryngology [ˌrainɔˌlærin'gɔlədʒi] rynolaryngologia
rhinology [rai'nɔlədʒi] rynologia, nauka o nosie i jego chorobach
rhinopathy [rai'nɔpəθi] choroba nosa
rhinopharyngitis [ˌrainɔˌfærin'dʒaitis] zapalenie śluzówki nosa i gardła
rhinopharynx [ˌrainɔ'færiŋks] nosowa część gardła
rhinophyma [ˌrainɔ'faimə] guzowatość nosa
rhinoplasty [ˌrainɔ'plæsti] plastyka nosa
rhinorrhaphy [rai'nɔrəfi] rynorafia, operacja fałdu mongolskiego
rhinorrh(o)ea [ˌrainɔ'ri:ə] wyciek wodnisty z nosa
cerebrospinal fluid r. wyciek płynu mózgowo-rdzeniowego z nosa
gustatory r. wyciek z nosa po bodźcu smakowym
rhinosalpingitis [ˌrainɔˌsælpin'dʒaitis] zapalenie śluzówki nosa i trąbek słuchowych
rhinoscleroma [ˌrainɔskliə'roumə] twardziel nosa
rhinoscopy [rai'nɔskəpi] rynoskopia, wziernikowanie jamy nosowej
anterior r. wziernikowanie nosa od przodu
posterior r. wziernikowanie nosa od tyłu
rhinostenosis [ˌrainɔste'nousis] zwężenie przewodów nosa
rhinovaccination [ˌrainɔˌvæksi'neiʃən] szczepienie donosowe
rhinovirus [rai'nɔvaiərəs] wirus nieżytu nosa
rhizo- [raizɔ-] w złożeniach oznacza korzeniowy
rhizoid ['raizɔid] podobny do korzenia
rhizome ['raizoum] kłącze
rhizomelic [ˌraizɔ'melik] dotyczący bliższych części kończyn
rhizotomy [rai'zɔtəmi] przecięcie korzeni nerwowych
trigeminal r. neurektomia poza zwojem Gassera
rhodanate ['roudeneit] rodanek, tiocyjanek, siarkocyjanek
rhodium ['rɔdiəm] rod, Rh (*chem.*)
rhodogenesis [ˌroudɔ'dʒenisis] synteza czerwieni wzrokowej
rhodopsin [rou'dɔpsin] rodopsyna, czerwień wzrokowa
rhombencephalon [ˌrɔmben'sefələn] tyłomózgowie
rhonchal ['rɔŋkəl], **rhonchial** ['rɔŋkiəl] rzężeniowy

rhonchus ['rɔŋkəs] rzężenie grubobańkowe
rhubarb ['ru:ba:b] rabarbar, rzewień, *Rheum plamatum* (*bot.*)
rhythm ['riðəm] rytm
agonal r. rytm agonalny (serca)
alpha r. rytm alfa (eeg)
atrioventricular r. rytm węzłowy, rytm węzła przedsionkowo-komorowego
A-V nodal r. rytm węzłowy, rytm z łącza przedsionkowo-komorowego
beta r. rytm beta (eeg)
bigeminal r. rytm bliźniaczy
circadian r. rytm okołodobowy (procesów fizjologicznych)
circus r. rytm nawrotny (ekg)
coronary sinus r. rytm zatoki wieńcowej (ekg)
coupled r. rytm bliźniaczy
delta r. rytm delta (ekg)
ectopic r. rytm pozazatokowy
fast r. rytm szybki (eeg)
gallop r. rytm cwałowy
idioventricular r. rytm komorowy
junctional r. rytm z łącza przedsionkowo--komorowego
nodal r. rytm węzłowy, rytm z łącza przedsionkowo-komorowego
pendulum r. rytm wahadłowy, rytm płodowy (serca)
quadrigeminal r. rytm czworaczy (ekg)
reciprocal r. rytm „echowy" (ekg)
respiratory r. rytm oddechowy
reversed r. rytm odwrócony (ekg)
sinus r. rytm zatokowy
theta r. rytm theta (eeg)
tic-tac r. rytm płodowy
trigeminal r. rytm trojaczy
ventricular r. rytm komorowy
rhythmic ['riðmik], **rhythmical** ['riðmikəl] rytmiczny
rib [rib] żebro
beading of the r.'s różaniec krzywiczy
cartilagineous r. żebro chrzęstne
cervical r. żebro szyjne
false r. żebro rzekome
floating r. żebro wolne
r. notches ubytki brzeżne (wręby) żebra
slipping r. nadwichnięcie chrząstki żebra
riboflavin [ˌraibou'flævin] ryboflawina, witamina B_2
ribonuclease [ˌraibou'nju:klieiz] rybonukleaza
ribonucleic acid (RNA) [ˌraibou'nju:kli:ik æsid] kwas rybonukleinowy, RNA
informational RNA RNA transferowy, RNA przenoszący, RNA adaptorowy
messenger RNA RNA transferowy, RNA akceptorowy

nuclear RNA RNA jądrowy
ribosomal RNA RNA rybosomalny
soluble RNA RNA transferowy, RNA rozpuszczalny
template RNA RNA matrycowy, RNA informacyjny
transfer RNA RNA transferowy, RNA przenoszący
ribonucleoprotein [ˌraibouˈnjuklioˈproutiin] rybonukleoproteid
ribonucleoside [ˌraibouˈnjukliɔsaid] rybonukleozyd
ribonucleotide [ˌraibouˈnjukliɔtaid] rybonukleotyd
ribose [raiˈbous] ryboza
riboside [ˈraibousaid] rybozyd
ribosomal [ˌraibouˈsɔməl] rybosomalny
ribosome [ˌraibɔˈsoum] rybosom
ribosuria [ˌraibɔsˈjuəriə] rybozuria
ribovirus [ˌraibouˈvaiərəs] rybowirus
rice [rais] ryż, *Oryza satira* (*bot.*)
ricin [ˈraisin] rycyna, fitotoksyczne białko z nasion rącznika
rickets [ˈrikits] krzywica
  adult r. krzywica dorosłych
  c(o)eliac r. krzywica trzewna (wywołana upośledzeniem wchłaniania wapnia)
  familial vitamin D-resistant r. krzywica rodzinna oporna na witaminę D, moczówka fosforanowa
  h(a)emorrhagic r. krzywica krwotoczna, gnilec dziecięcy, choroba Moellera i Barlowa
  renal r. krzywica nerkowa, osteomalacja nerkowa
  scurvy r. gnilec dziecięcy, choroba Moellera i Barlowa
Rickettsia [riˈketsiə] riketsja
  R. akamushi riketsja tsutsugamushi
  R. akari riketsja ospowa
  R. australis riketsja australijska
  R. burneti *Coxiella burnetti*
  R. conorii riketsja gorączki śródziemnomorskiej
  R. prowazekii riketsja duru wysypkowego
  R. psittaci *Myagawanella psittaci*
  R. quintana riketsja gorączki wołyńskiej
  R. rickettsii riketsja gorączki Gór Skalistych
  R. tsutsugamushi riketsja japońskiej gorączki rzecznej
  R. typhi riketsja duru endemicznego
  R. wolhynica riketsja gorączki wołyńskiej
rickettsial [riˈketsiəl] riketsjowy
rickettsiosis [riˌketsiˈousis] riketsjoza, choroba wywołana przez riketsje
rickety [ˈrikiti] krzywiczy
ridge [ridʒ] grzebień (*anat.*)

alveolar r. wyrostek zębodołowy
basal r. wyrostek zębodołowy
interpapillary r.'s listewki międzybrodawkowe na granicy skóry i naskórka
rifamycin [ˌrifəˈmaisin] rifamycyna
right-eyed [rait-aid] prawooczny, używający głównie prawego oka
right-handed [rait-ˈhændid] praworęczny
rigid [ridʒid] sztywny, wyprężony, niepodatny
rigidity [riˈdʒiditi] sztywność, wyprężenie, niepodatność
  anatomic r. normalna (fizjologiczna) niepodatność szyjki macicy przy porodzie
  cadaveric r. stężenie pośmiertne
  cerebellar r. sztywność móżdżkowa
  cervical r. niepodatność szyjki macicy
  clasp-knife r. objaw scyzoryka, napięcie scyzorykowe
  cogwheel r. objaw koła zębatego (w parkinsonizmie)
  decerebrate r. sztywność odmóżdżeniowa
  lead-pipe r. objaw rury ołowianej (wzmożenie napięcia mięśni w pewnych przypadkach parkinsonizmu)
  mental r. sztywność psychiczna
  mydriatic r. pupillotonia
  nuchal r. sztywność karku
  perineal r. niepodatność krocza (przy porodzie)
  r. of uterine cervix niepodatność szyjki macicy
rigor [ˈraigɔ:] 1) zesztywnienie, stężenie mięśni; 2) dreszcze
  acid r. koagulacja białek mięśni przez kwas
  calcium r. zatrzymanie serca przy zatruciu wapniem
  heat r. koagulacja białek mięśni przez gorąco
  r. mortis stężenie pośmiertne
rim [rim] brzeg, obwódka, krawędź
  occlusion r. wałek zwarciowy
  record r. wałek zwarciowy
rimless [ˈrimlis] bezobwódkowy
ring [riŋ] pierścień, obwódka, krąg
  abdominal r. pierścień pachwinowy
  amnion r. pierścień owodni (przyczep do pępowiny)
  benzene r. pierścień benzenowy (*chem.*)
  carbocyclic r. pierścień węglowodorowy
  casting r. forma odlewnicza (*stom.*)
  r. chromosome chromosom pierścieniowy
  ciliary r. pierścień rzęskowy
  conjunctival r. pierścień spojówki
  constriction r. pierścień skurczu macicy
  glaucomatous r. tęczowy pierścień wokół źródła światła widziany przez chorego na jaskrę

heterocyclic r. pierścień heterocykliczny (*chem.*)
homocyclic r. pierścień homocykliczny (*chem.*)
inguinal r., deep pierścień pachwinowy głęboki
inguinal r., superficial pierścień pachwinowy powierzchowny
tonsillar r. pierścień limfatyczny Waldeyera (w gardle)
tracheal r.'s pierścienie tchawicze
vascular r. pierścień naczyniowy (anomalia naczyniowa otaczająca tchawicę i przełyk)
ringworm ['riŋˌwəːm] grzybica wywoływana przez dermatofity, *tinea*
black-dot r. grzybica skóry głowy wywołana przez *Trichophyton*
r. of the body grzybica skóry
crusted r. grzybica woszczynowa
r. of the foot grzybica stóp
r. of the genitocrural region grzybica goleni i pachwin
honeycomb r. grzybica woszczynowa
r. of the scalp grzybica skóry owłosionej głowy
rinse [rins] płukać, przepłukiwać, przemywać
rinsing ['rinsiŋ] 1) popłuczyny; 2) płukanie
ripe [raip] dojrzały (o szyjce macicy przed porodem)
risk [risk] ryzyko
r. factor czynnik ryzyka, czynnik zwiększający niebezpieczeństwo zapadnięcia na daną chorobę
ristocetin [ˌristə'setin] rystocetyna
ritualistic [ˌritjueˈlistik] rytualistyczny
r. behavio(u)r rytualistyczne zachowanie się
roast [roust] prażyć, wypalać (*stom.*)
robust [rəˈbʌst] krzepki, silny
rock [rɔk] 1) kamień, skała; 2) kołysać się
rod [rɔd] pałeczka (*bakt.*), pręt, drążek, pręcik (*hist.*)
rodent ['roudənt] 1) gryzoń; 2) drążący
r. ulcer wrzód drążący
roentgen ['rentgən] rentgen, jednostka promieniowania X lub gamma
r. radiation promieniowanie rentgenowskie
r. rays promieniowanie rentgenowskie
roentgenkymography [ˌrəːntgənkaiˈmɔgrəfi] rentgenokimografia
roentgenocinematography [ˌrəːntgənoˌsinimətˈɔgrəfi] rentgenokinematografia
roentgenogram ['rəːntgənogræm] rentgenogram, radiogram, zdjęcie rentgenowskie
lateral oblique r. rentgenogram w projekcji boczno-skośnej

submental vertex r. rentgenogram w projekcji podbródkowo-szczytowej
roentgenography [ˌrəːntgeˈnɔgrəfi] rentgenografia, radiografia, wykonywanie zdjęcia rentgenowskiego
mucosal relief r. rentgenografia wykazująca rysunek śluzówki żołądka
sectional r. tomografia
serial r. seriografia, wykonywanie seryjnych rentgenogramów
spot-film r. wykonywanie zdjęcia celowanego
roentgenology [ˌrəːntgeˈnɔlədʒi] rentgenologia
roentgenoscopy [ˌrəːntgeˈnɔskəpi] prześwietlanie, fluoroskopia, rentgenoskopia
roentgenotherapy [ˌrəːntgenoˈθerəpi] rentgenoterapia
role [roul] rola, rola osobnika w grupie (*psych.*)
role-playing [roulˈpleiŋ] odgrywanie roli (w psychodramie)
roll [roul] wałek, zwitek, rulon
roller ['roulə] bandaż zwinięty w wałek
romanoscopy [rouˈmænɔskəpi] wziernikowanie esicy, romanoskopia
rongeur [rɔːnˈdʒə] obgryzacz, szczypce kostne
roof [ruːf] dach, pokrywa, strop
room [rum] pokój, sala, pomieszczenie, izba
admission r. izba przyjęć (do szpitala)
an(a)esthetic r. sala do wprowadzenia znieczulenia ogólnego
balance r. pokój badań przemiany materii
clean utility r. pomieszczenie na czystą bieliznę
clinical r. gabinet w przychodni
consulting r., consultation r. gabinet przyjęć lekarskich
delivery r. sala porodowa
disposal r. pomieszczenie na odpadki
dressing r. ubieralnia
emergency r. sala przypadków nagłych
examination r., examining r. pokój badań
instrument r. pomieszczenie na narzędzia
intensive care r. sala intensywnej opieki
linen r. skład na bieliznę
operating r. sala operacyjna
plaster r. gipsownia
postdelivery r. sala poporodowa
postmortem r. sala sekcyjna, prosektorium
predelivery r. sala przedporodowa
preparation r. sala przedoperacyjna
reception r. izba przyjęć
recovery r. sala pooperacyjna
rest r. pokój rekreacyjny (dla personelu)
resuscitation r. sala reanimacji

scrub r. umywalnia przedoperacyjna (na bloku operacyjnym)

shock r. sala wstrząsowa

sluice r. śluza (pokój oddzielający pomieszczenie sterylne)

soiled utility r. pomieszczenie na brudną bieliznę

treatment r. pokój zabiegowy

wet-viewing r. pokój oglądania zdjęć na mokro

rooming-in [rumiŋ-in] przyjmowanie matki z chorym dzieckiem do szpitala

root [ru:t] 1) korzeń (anat., bot.); 2) pierwiastek (mat.)
  anterior r. of spinal nerve korzeń przedni nerwu rdzeniowego
  cube r. pierwiastek sześcienny
  dorsal r. korzeń tylny, korzeń grzbietowy, korzeń czuciowy nerwu rdzeniowego
  hair r. korzeń włosa
  ipecac r. korzeń wymiotnicy, korzeń ipekakuany
  r. of the mesentery korzeń krezki
  motor r. korzeń przedni nerwu rdzeniowego, korzeń ruchowy, korzeń brzuszny
  nerve r. korzeń nerwu
  sensory r. korzeń czuciowy nerwu rdzeniowego
  square r. pierwiastek kwadratowy
  ventral r. korzeń brzuszny, korzeń przedni nerwu rdzeniowego

rosacea [rou'zeisi:ə] trądzik różowaty
  r. hypertrophica guzowatość nosa, rhinophyma

rosary ['rouzəri] różaniec
  rachitic r. różaniec krzywiczy (zgrubienie guzkowate żeber)

rose [rouz] 1) róża (kwiat i choroba); 2) rozetka
  r. rash różyczka

roseola [rə'ziələ] różyczka, rubella, roseola; 2) wysypka różowa
  epidemic r. różyczka
  idiopathic r. wysypka różowa (objaw)
  symptomatic r. wysypka różowa

rosette [rou'zet] rozetka
  active r. rozetka aktywna, rozetka ciepła
  antigen-specific r. rozetka antygenowoswoista
  cold r. rozetka zimna, rozetka nieczynna
  spontaneous erythrocyte r. samoistna rozetka erytrocytów, rozetka E
  warm r. rozetka ciepła, rozetka aktywna

rostral ['rɔstrəl] 1) rostralny, głowowy, dogłowowy; 2) podobny do dzioba

rostrum ['rɔstrəm] dziób
  r. of the corpus callosum dziób ciała modzelowatego

sphenoidal r. dziób klinowy

rot [rɔt] 1) próchnieć, gnić; 2) gnicie, próchnienie

rotary ['routəri], rotatory ['routəteri] obrotowy, rotacyjny

rotate [rou'teit] 1) obracać, wirować; 2) rotować (personel)

rotation [rou'teiʃən] 1) obrót, obracanie; 2) rotacja (personelu)
  molecular r. skręt optycznie czynnego związku
  optical r. skręcenie płaszczyzny załamywania światła

rotavirus ['routə‚vaiərəs] rotawirus

rotund [rou'tʌnd] okrągły

rough [rʌf] szorstki, chropowaty

roughage ['rʌfidʒ] niestrawne reszki pokarmu

rouleau [ru:'lou] rulon (krwinek czerwonych itp.)
  r. formation tworzenie rulonów przez krwinki czerwone

rounds ['raunds] obchód lekarski (w szpitalu lub terenie)

roundworm ['raund‚wə:m] obleniec (parazyt.)

routine [ru:'ti:n] 1) rutyna; 2) rutynowy
  r. examination rutynowe badanie
  r. management rutynowe postępowanie (w przypadku chorego)

rub [rʌb] nacierać, trzeć, ucierać
  r. down nacierać (ciało)
  r. in wcierać
  r. to powder utrzeć na proszek

rub [rʌb] tarcie, odgłos tarcia
  friction r. odgłos tarcia
  pericardial r. tarcie osierdziowe
  pleuritic r. tarcie w zapaleniu opłucnej

rubber ['rʌbə] guma, kauczuk

rubber-dam ['rʌbə‚dæm] ślinochron (stom.)

rubefacient [‚ru:bi'feiʃənt] powodujący zaczerwienienie skóry (środek)

rubella [ru:'belə] różyczka

rubeola [ru:'bi:ələ] różyczka

rubeosis [‚ru:bi'ousis] rubeoza, czerwonawe zabarwienie
  r. of the iris rubeoza tęczówki

rubidium [ru:'bidiəm] rubid, Rb (chem.)

rudiment ['ru:dimənt] zaczątek, niedorozwinięty narząd

rudimentary [‚ru:di'mentəri] zaczątkowy, szczątkowy, niedorozwinięty

ruga ['ru:gə] marszczka, zmarszczka, fałd
  r. gastrica fałd śluzówki żołądka
  r. palatina fałd podniebienny poprzeczny
  vaginal rugae marszczki pochwowe

rugged ['rʌgid] nierówny, poszarpany, pomarszczony

rugosity [ru:'gɔsiti] pomarszczenie, pofałdowanie

rule [ru:l] reguła, zasada

ruler ['ru:lə] linia z podziałką, podziałka

rumble [rʌmbl] dudnienie, dudniący odgłos

ruminant ['ru:minənt] przeżuwacz (*zool.*)

ruminate ['ru:mineit] 1) przeżuwać; 2) rozmyślać

rumination [ˌru:mi'neiʃən] 1) przeżuwanie; 2) rozmyślanie (zwł. chorobliwe)

running ['rʌniŋ] cieknący, płynący, bieżący
   r. ear wyciek z ucha
   r. nose wyciek z nosa

rupture ['rʌptʃə] 1) pęknięcie, rozerwanie; 2) przepuklina
   r. of fetal membranes pęknięcie lub przerwanie błon płodowych
   r. of perineum pęknięcie krocza
   r. of uterus pęknięcie macicy

rusty ['rʌsti] rdzawy
   r. sputum rdzawa plwocina

ruthenium [ru:'θiniəm] ruten, Ru (*chem.*)

rutherford ['rʌθəfɔːd] ruterford, jednostka rozpadu radioaktywnego (milion rozpadów na sekundę)

rutin ['ru:tin] rutyna, rutozyd

S

sabulum [ˈsæbjuləm] piasek (nerkowy, mózgowy, mózgowy)

saburra [səˈbʌrə] 1) rozkład pokarmu w żołądku powodujący cuchnienie z ust; 2) brunatny nalot na języku, wargach i dziąsłach odwodnionych osobników (**sordes**)

sac [sæk] 1) worek, torba, torebka ropnia, guza itp; 2) otorbiony ropień przywierzchołkowy zęba; 3) pęcherzyk
allantoic s. worek omoczniowy
alveolar s. pęcherzyk płucny
amniotic s. worek owodniowy
aneurysmal s. worek tętniakowy
conjunctival s. worek spojówkowy
dural s. worek opony twardej
hernial s. worek przepuklinowy
lacrimal s. woreczek łzowy
omental s. worek sieciowy, torba sieciowa
tear s. woreczek łzowy
vitelline s. pęcherzyk żółtkowy
yolk s. pęcherzyk żółtkowy

saccadic [səˈkædik] sakadowany, nierówny, urywany, odbywający się w krótkich odstępach czasu, skokowo (np. ruch, oddech)

saccharase [ˈsækəreis] sacharaza, beta--fruktofuranozydaza, inwertaza, sukraza

saccharate [ˈsækəreit] cukrzan, sól lub ester kwasu cukrowego

saccharide [ˈsækəraid] cukrowiec, sacharyd

saccharolytic [ˌsækərəˈlitik] rozkładający cukier

Saccharomyces [ˌsækərəˈmaisiːz] grzyby drożdżowcowe
S. cerevisiae drożdże piwne, drożdże
S. neoformans = **Cryptococcus neoformans**

saccharomycetic [ˌsækərəˈmaisitik] drożdżowy, drożdżakowy

saccharose [ˈsækərous] sacharoza, cukier trzcinowy, cukier buraczany

sacculus [ˈsækjuləs] woreczek

sacral [ˈseikrəl] krzyżowy, odnoszący się do kości krzyżowej

sacralgia [seiˈkrældʒiə] ból okolicy krzyżowej

sacralization [ˌseikrəlaiˈzeiʃən] sakralizacja, włączenie kręgu L$_5$ do kości krzyżowej

sacrectomy [seiˈkrektəmi] wycięcie częściowe kości krzyżowej

sacrifice [ˈsækrifais] poświęcać (wyrażenie używane do określenia zabijania zwierząt doświadczalnych)

sacroiliitis [ˌsækrouˈiliaitis] zapalenie stawów krzyżowo-biodrowych

sacrolisthesis [ˌsækroulisˈθiːsis] kręgozmyk kręgu L$_5$

sacrotomy [sæˈkrɔtəmi] wycięcie częściowe kości krzyżowej

sacrum [ˈseikrəm] kość krzyżowa
assimilation s. kość krzyżowa złączona z kręgiem L$_5$
promontory of the s. wzgórek kości krzyżowej

sacto- [ˈsæktou-] w złożeniach oznacza wypełniony

sactosalpinx [ˌsæktouˈsælpinks] torbiel jajowodowa

saddle [ˈsædl] 1) siodło (*anat.*); 2) siodło protezy (*stom.*)

sadism [ˈsædizm] sadyzm

sadomasochism [ˈsædɔmæsɔkizm] sadomasochizm

safe [seif] bezpieczny

safe period [seif piəriəd] okres niepłodności w cyklu miesiączkowym

safety [ˈseifti] bezpieczeństwo
s. clip zacisk zabezpieczający
s. control kontrola bezpieczeństwa
s. factor współczynnik bezpieczeństwa
s. measures przepisy bezpieczeństwa
s.-pin agrafka
s. valve zawór bezpieczeństwa
s. of work bezpieczeństwo pracy

sag [sæg] obwisać, zwisać

sagging [ˈsægiŋ] obwisły, zwisający
s. arm zwisające ramię
s. shoulders opuszczone, zwisające barki

sagittal ['sædʒitl] strzałkowy (*anat.*)
salaam seizures [sə'la:m 'si:ʒəz] napady zgięciowe, napady skłonów w zespole Westa
salicyl alcohol ['sælisil 'ælkəhɔl] spirytus salicylowy
salicylamide [,sæli'silæmaid] amid salicylowy
salicylate [sæ'lisilit, sæ'lisileit] salicylan
salicylic [,sæli'silik] salicylowy
salicylism [,sæli'silizm] objawy zatrucia salicylanami
salient ['sæliənt] sterczący punkt
  pulmonary s. w rentgenogramie klatki piersiowej wypukłość tętnicy płucnej w zarysie cienia serca i dużych naczyń
saline ['seilain] solanka, roztwór soli w wodzie
  normal s. roztwór izotoniczny soli kuchennej
  physiological s. roztwór izotoniczny soli, roztwór fizjologiczny
saliva [sə'laivə] ślina
  chorda s. ślina uzyskana drażnieniem struny bębenkowej
  ganglionic s. ślina uzyskana drażnieniem ślinianki podżuchwowej
  mixed s. ślina mieszana, ślina całkowita
  mucous s. ślina śluzowa
  resting s. ślina spoczynkowa
  sympathetic s. ślina uzyskana drażnieniem włókien współczulnych wokół ślinianki podżuchwowej
salivary ['sælivəri] ślinowy
  s. corpuscles ciałka śliny
  s. duct przewód ślinowy
  s. gland gruczoł ślinowy, ślinianka
salivation [,sæli'veiʃən] ślinienie się
salivolithiasis [sæ,livəli'θaiəsis] kamica ślinowa
salmine ['sælmin] salmina, protamina, protamina z mlecza pstrąga
Salmonella [,sælmən'ələ] rodzaj bakterii Gram-ujemnych rodziny *Enterobacteriaceae*
  S. hirschfeldii pałeczka duru rzekomego C
  S. paratyphi A, B, C pałeczka duru rzekomego A, B, C
  S. schottmuelleri pałeczka duru rzekomego B
  S. typhimurium pałeczka duru mysiego
  S. typhi pałeczka duru
salmonellosis [,sælmɔne'lousis] salmoneloza, zatrucie pokarmowe wywołane przez pałeczki *Salmonella*, lub choroba o przebiegu klinicznym podobnym do duru brzusznego wywołana przez *Salmonella*
salping- ['sælpiŋ-] w złożeniach oznacza narząd w kształcie trąbki

salpingectomy [,sælpiŋ'dʒektəmi] wycięcie jajowodu
salpingitis [,sælpiŋ'dʒaitis] zapalenie jajowodu lub trąbki słuchowej
  Eustachian s. zapalenie trąbki słuchowej
  follicular s. zapalenie jajowodu zarostowe z powstaniem licznych torbielek
  mural s. zapalenie jajowodu śródmiąższowe
  obliterative s. zapalenie jajowodu zarostowe
salpingocatheterism [,sælpiŋgo'kæθetərizm] cewnikowanie trąbki słuchowej
salpingography [,sælpiŋgo'græfi] salpingografia, radiografia kontrastowa jajowodu
salpingolysis [,sælpiŋ'gɔlisis] uwolnienie jajowodu ze zrostów
salpingo-oophorectomy [sæl,piŋgo-,ouɔfə'rəktəmi] wycięcie przydatków macicy, wycięcie jajników z jajowodami
salpingo-oophoritis [sæl,piŋgo-,oufə'raitis] zapalenie jajników i jajowodów, zapalenie przydatków
salpingo-oophorosyndesis [sæl,piŋgo-ouɔfərɔ'sindi:sis] przyszycie jajnika do ujścia jajowodu
salpingo-oothecitis [sæl,piŋgo-ouəθi:'saitis] zapalenie jajowodu i jajnika
salpingo-oothecotomy [sæl,piŋgo-ouəθi:kou'təmi] wycięcie jajowodu i jajnika
salpingo-ovariectomy [sæl,piŋgo-ou,vɛəri'ektəmi] wycięcie jajowodu i jajnika
salpingo-ovariotomy [sæl,piŋgo-ou,vɛəriə'təmi] nacięcie jajowodu i jajnika, wycięcie jajowodu z jajnikiem
salpingo-ovaritis [sæl,piŋgo-ouvɛəraitis] zapalenie jajowodu i jajnika
salpingoperitonitis [sæl,piŋgo,pəritə'naitis] zapalenie jajowodu i otrzewnej, zapalenie okołojajowodowe
salpingopexy [sæl'piŋgo,peksi] operacyjne przymocowanie jajowodu
salpingoplasty ['sælpiŋgo,plæsti] plastyka jajowodu, operacja wytwórcza jajowodu
salpingorrhaphy [,sælpiŋ'gorəfi] zeszycie jajowodu
salpingosalpingostomy [,sælpiŋgosæl'piŋgostəmi] odtworzenie ciągłości przeciętego jajowodu
salpingoscopy [,sælpiŋ'gɔskəpi] salpingoskopia, wziernikowanie jajowodu
salpingostomatoplasty ['sælpiŋgo'stoumætoplæsti] plastyka ujścia brzusznego jajowodu
salpingostomy [,sælpiŋ'gostəmi] odtworzenie drożności jajowodu przez wytworzenie w nim otworu, salpingostomia

salpingotomy [ˌsælpiŋ'gɔtəmi] nacięcie jajowodu, salpingotomia
salpinx ['sælpiŋks] 1) jajowód; 2) trąbka słuchowa
salt [sɔːlt] sól
  acid s. sól kwaśna
  alkaline s. sól zasadowa
  basic s. sól zasadowa
  bile s. sól jednego z kwasów żółciowych
  bitter s. sól gorzka, siarczan magnezowy
  buffer s. sól buforowa
  common s. sól kuchenna, sól jadalna
  effervescent s. sól musująca
  neutral s. sól obojętna
  normal s. sól obojętna
saltation [sæl'teiʃən] skakanie, podskakiwanie
salt-free ['sɔːltˌfriː] bezsolny, wolny od soli
salting out ['sɔːltiŋ 'aut] wysalanie, wysolenie
saltpetre, saltpeter ['sɔːltˌpiːtə] saletra, azotan potasowy
  chilean s. saletra chilijska, azotan sodowy
salt-poor ['sɔːltˌpuə] małosolny
salt-rich ['sɔːltˌritʃ] bogaty w sól, wysokosolny
salubrity [sə'luːbriti] zdrowotność, korzystny wpływ na zdrowie
saluresis [sæl'juərisis] wydalanie sodu z moczem, salureza
salve [saːv] 1) maść, balsam; 2) namaszczać, nacierać maścią
samarium [sə'mæriəm] samar, Sm (*chem.*)
sample ['saːmpl] 1) próbka; 2) pobierać próbki
  balanced s. próbka zrównoważona (*stat.*)
  random s. próba losowa (*stat.*)
  representative s. próbka reprezentacyjna (*stat.*)
  standard s. próbka wzorcowa (*stat.*)
  unbiased s. próbka nie obciążona, próbka beztendencyjna (*stat.*)
sampling ['saːmpliŋ] pobieranie próbek
  biased s. pobieranie próbek tendencyjne (*stat.*)
  blood s. pobieranie próbek krwi
  random s. pobieranie próbek losowe (*stat.*)
  sequential s. pobieranie próbek sekwencyjne (*stat.*)
  successive s. pobieranie próbek kolejne
sanatorium [ˌsænə'tɔːriəm] sanatorium
sand [sænd] piasek
  s.-blast puszczać strumień piasku z piaskownicy (*stom.*)
  s.-blasting machine piaskownica (*stom.*)
sandpaper [ˌsænd'peipə] papier ścierny (*stom.*)
sane [sein] zdrowy (psychicznie)

saneness ['seinnis] zdrowie (psychiczne)
sanioserous [ˌseiniɔ'siərəs] posokowato-surowiczy
sanious ['seiniəs] posokowaty
sanitarian [ˌsæni'tæriən] specjalista w sprawach higieny publicznej
sanitary ['sænitəri] zdrowotny, higieniczny, zapewniający zdrowie
  s. engineering inżynieria sanitarna
  s. towel podpaska higieniczna
sanitation [ˌsæni'teiʃən] warunki sanitarne i higieniczne otoczenia
sanitization [ˌsænitai'zeiʃən] podnoszenie stanu sanitarnego i higienicznego otoczenia
sanitize ['sænitaiz] poprawić stan sanitarny
sanity ['sæniti] zdrowie (psychiczne)
sap [sæp] sok
saphena [sæ'fiːnə] żyła odpiszczelowa
saphenectomy [ˌsæfin'ektəmi] wycięcie żyły odpiszczelowej
saphenous [sæ'fiːnəs] odpiszczelowy (nerw, żyła)
sapogenin [ˌsæpou'dʒenin] sapogenina
saponaceous [ˌsæpou'neiʃəs] mydlany
saponification [sæˌpɔnifi'keiʃən] zmydlenie, saponifikacja
  s. number liczba zmydlenia
saponify [sə'pɔnifai] zmydlać
saponin ['sæpɔnin] saponina
saporific ['sæpɔrifik] pobudzający łaknienie
saprophage ['sæproufeidʒ] saprofag, ustrój pożerający rozkładające się tkanki
saprophyte ['sæproufait] saprofit, ustrój rosnący na rozkładających się tkankach
Sarcina ['saːsinə] pakietowiec, czworniak, sześcianka (*bakt.*)
  S. lutea pakietowiec częsty na skórze ludzkiej
sarcitis [saː'saitis] zapalenie mięśnia
sarco- ['saːkou-] w złożeniach oznacza: mięśniowy
sarcocele ['saːkousiːl] mięsak jądra lub mięsisty guz jądra
sarcoenchondroma [ˌsaːkouenkən'droumə] chrzęstniakomięsak
sarcoid ['saːkɔid] 1) mięśniakowaty, mięsakowaty; 2) sarkoid
sarcoidosis [ˌsaːkɔi'dousis] sarkoidoza
  hypercalc(a)emic s. sarkoidoza z hiperkalcemią
  pernio s. sarkoid odmrozinowy
  subcutaneous s. sarkoidoza podskórna
sarcolemma [ˌsaːkou'lemə] omięsna, sarkolema
sarcolysis [saː'kɔulisis] rozpad mięśnia
sarcoma [saː'koumə] mięsak

angiogenic s. naczyniakomięsak, mięsak naczyniopochodny
Ewing's s. mięsak Ewinga
fusocellular s. mięsak wrzecionowatokomórkowy
giant cell s. mięsak olbrzymiokomórkowy
lymphoblastic s. mięsak limfatyczny limfoblastyczny
lymphocytic s. mięsak limfatyczny limfocytowy
medullary s. mięsak rdzeniasty
melanotic s. czerniak, czerniakomięsak
microcellular s. mięsak drobnokomórkowy
mixed cell s. mięsak różnokomórkowy
osteoid s. mięsak kostninowy
s. phyllodes mięsak liściasty
polymorphus s. mięsak różnokomórkowy
reticulum cell s. mięsak siateczkowokomórkowy, mięsak siateczkowy
round cell s. mięsak okrągłokomórkowy
spindle cell s. mięsak wrzecionowatokomórkowy
synovial s. maziówczak
sarcomatosis [ˌsa:kɔmæ'tousis] mięsakowatość
sarcomere ['sa:kɔmi:ə] sarkomer, miomer
sarcoplasm ['sa:kɔplæzm] sarkoplazma
Sarcoptes scabiei [sa:'kɔpti:z skæbii:] świerzbowiec ludzki
sarcoptosis [ˌsa:koup'tousis] świerzb
sarcosine [sa:'kousi:n] sarkozyna
sarcotubule [ˌsa:kɔ'tjubjul] sarkotubula, kanalik siateczki endoplazmatycznej mięśnia
sarin ['særin] sarin, ester izopropylowy kwasu metylofluorofosforowego
sate [seit] nasycać
satellite ['sætəlait] satelita
chromosome s. satelita chromosomalny
neural s. satelita nerwowy
nucleolar s. chromatyna płciowa, ciałko Barra
perineural s. komórka oligodendrogleju przy włóknie nerwowym
vascular s. satelita naczyniowy
satellitosis [ˌsætəli'tousis] satelitoza, nagromadzenie się komórek glejowych wokół neuronów
satiation [ˌseiʃi'eiʃən] nasycenie, przesycenie, zaspokojenie potrzeby
satiety [sə'taiəti] przesyt, nasycenie
saturant ['sætərənt] syciwo, środek nasycający (chem.)
saturate ['sætʃəreit] nasycać (chem.)
saturated ['sætʃəreitid] nasycony (chem.)
s. bond wiązanie nasycone
s. carbon ring pierścień węglowy nasycony
s. fatty acid kwas tłuszczowy nasycony

s. solution roztwór nasycony
s. steam para nasycona
saturation [ˌsætʃə'reiʃən] nasycenie, nasycanie
secondary s. metoda pogłębiania narkozy podtlenkiem azotu przez odłączenie tlenu
saturnism ['sætə:nizm] zatrucie ołowiem
satyriasis [ˌsæti'raiəsis] satyriaza, satyromania, nadmierny popęd płciowy u mężczyzn
sauna ['sɔ:nə] sauna, fińska łaźnia
savourless ['seivəlis] bez smaku
saw [sɔ:] piła
bone s. piła do kości
chain s. piła łańcuszkowa
crown s. trepan
large s. piła kostna
subcutaneous s. piła podskórna
scab [skæb] 1) strup; 2) pokrywać się strupem
scabby ['skæbi] 1) pokryty strupem (o ranie); 2) świerzbiący
scabicidal [ˌskæbi'saidəl] przeciwświerzbowy
scabicide ['skæbisaid] środek przeciwświerzbowy
scabies ['skeibi:z] świerzb
scala ['ska:lə] schody (anat.)
s. tympani schody bębenka
s. vestibuli schody przedsionka
scald [skɔ:ld] 1) oparzenie gorącą wodą lub parą; 2) oparzyć wodą lub parą
scalding ['skɔ:ldiŋ] 1) oparzenie wodą lub parą; 2) pieczenie w cewce przy oddawaniu moczu
scale [skeil] 1) skala, podziałka; 2) łuska; 3) łuszczyć się; 4) usuwać kamień nazębny; 5) test psychologiczny określający cechy intelektu lub osobowości
Apgar s. skala Apgar
s., arithmetic subtest rozumowanie arytmetyczne (W-B)
s., block design subtest wzory z klocków (W-B)
centigrade s. skala Celsjusza
s., comprehension subtest skala rozumienia (W-B)
s., digit span subtest powtarzanie liczb (W-B)
s., digit symbol subtest symbole cyfr (W-B)
hardness s. skala twardości
s., information subtest skala wiadomości (W-B)
Kelvin s. skala Kelwina
mensural ocular s. podziałka w okularze mikroskopu
s., non-verbal subtest skala bezsłowna, skala wykonawcza (W-B)

s., object assembly subtest układanka (W--B)

s., performance subtest skala wykonawcza, skala bezsłowna (W-B)

s., picture arrangement subtest porządkowanie obrazków (W-B)

s., picture completion subtest braki w obrazkach (W-B)

s., similarities subtest rozumienie podobieństw (W-B)

thermometer s. skala termometru

s., verbal subtest skala słowna (W-B)

s., vocabulary subtest skala słownictwa (W-B)

Wechsler-Bellevue s. iloraz inteligencji Wechslera-Bellevue (W-B)

scaled [skeild] pokryty łuskami, łuskowaty

scalenectomy [ˌskeile'nektəmi] wycięcie mięśnia pochyłego

scalenotomy [ˌskeile'nɔtəmi] przecięcie mięśnia pochyłego

scalenus [skei'li:nəs] mięsień pochyły

scales [skeils] waga

beam s. waga dźwigniowa

scaling ['skeiliŋ] 1) usuwanie kamienia nazębnego; 2) łuszczenie się

scalp [skælp] 1) owłosiona skóra głowy, skalp; 2) skalpować

scalpel ['skælpəl] skalpel

scan [skæn] 1) analizować, dokonywać przeglądu; 2) przegląd; 3) scyntygram; 4) wykonywać scyntygrafię

ventilation-perfusion s. scyntygrafia płuc dla oceny wentylacji i przepływu

scan [skæn] analizować, dokonywać przeglądu

scandium ['skændiəm] skand, Sc (*chem.*)

scanner ['skænə] analizator obrazu, przeszukiwacz, skener

scanning ['skæniŋ] 1) rejestracja rozkładu radioizotopu w ustroju na błonie fotograficznej; 2) skandowanie

scintillation s. scyntygram

scapho- ['skæfou-] w złożeniach oznacza: łódkowaty, czółenkowaty

scaphocephaly [ˌskæfou'sefəli] łódkogłowie

scapula ['skæpjulə] łopatka

s. alata łopatka odstająca

elevated s. choroba Sprengla

winged s. łopatka odstająca

scapulectomy [ˌskæpjul'ektəmi] wycięcie łopatki

scapulopexy [ˌskæpjulou'peksi] umocowanie łopatki do ściany klatki piersiowej

scar [ska:] 1) blizna; 2) blinowacieć

cicatricial s. blizna ściągająca

keloid s. bliznowiec

s. over zabliźniać się

scarification [ˌskɛərifi'keiʃən] skaryfikacja, płytkie nacięcie lub zadrapanie skóry

scarificator [ˌskɛərifi'keitə] skaryfikator, nożyk do skaryfikacji

scarlatina [ˌska:lə'ti:nə] płonica, szkarlatyna

malignant s. płonica złośliwa

puerperal s. płonica połogowa

scarring ['ska:riŋ] bliznowacenie

scatology [skæ'tɔlədʒi] skatologia, nauka o kale

scatter ['skætə] 1) rozrzut; 2) rozrzucać

s. of results rozrzut wyników

scavenge ['skævindʒ] usuwać resztki, oczyszczać

scavenger ['skævindʒə] usuwający resztki, usuwający odpadki, oczyszczający (komórka, owad itp.)

scene [si:n] scena

s. of accident miejsce wypadku

scent [sent] 1) zapach; 2) węszyć

schedule ['ʃedju:l] schemat

s. of treatment schemat leczenia

schema ['ski:mə] schemat

scheme [ski:m] plan, układ, projekt

occlusal s. zwarcie (*stom.*)

schisto- ['skisto-] w złożeniach oznacza rozszczepienie

schistocelia [ˌskistɔ'si:liə] szczelina ściany brzucha wrodzona

schistocephaly [ˌskistɔ'sefəli] wrodzony rozszczep czaszki

schistorrhachis [skis'tɔrækis] rozszczep kręgosłupa

schistosoma [ˌskistɔ'soumə] przywry z rodziny *Schistosomatidae*

schistosomiasis [ˌskistɔsɔ'maiesis] schistosomatoza

bladder s. schistosomatoza pęcherza

intestinal s. schistosomatoza jelitowa, choroba Mansona

schiz- [skiz-] w złożeniach oznacza rozszczep, rozszczepienie

schizoid ['skizɔid] schizoidalny

schizophasia [ˌskizou'feiziə] zaburzenia mowy u schizofreników

schizophrene ['skizoufri:n] schizofrenik

schizophrenia [ˌskizou'fri:niə] schizofrenia

ambulatory s. schizofrenia łagodna (nie wymagająca hospitalizacji)

catatonic s. schizofrenia katatoniczna

cyclic s. schizofrenia okresowa, schizofrenia cykliczna

hebephrenic s. schizofrenia hebefreniczna, hebefrenia

latent s. schizofrenia utajona

paranoid s. schizofrenia paranoidalna

pseudoneurotic s. schizofrenia pseudonerwicowa, schizofrenia rzekomonerwicowa
simple s. schizofrenia prosta
schizophreniac [ˌskizouˈfreniək] schizofrenik
schizophrenic [ˌskizouˈfrenik] schizofreniczny, schizofrenik
schizothymia [ˌskizouˈθaimiə] schizotymia, rozdwojenie nastroju
schizotrichia [ˌskizouˈtrikiə] rozszczepienie włosów
scholarship [ˈskɔləʃip] stypendium pobytowe
school [skuːl] szkoła
  s. of medicine wydział lekarski szkoły wyższej
  vocational s. szkoła zawodowa
schwannoma [ˌʃvænˈnoumə] nerwiak, nerwiak osłonkowy
  granular cell s. guz Abrikosowa
sciatic [saiˈætik] kulszowy
  s. pain rwa kulszowa
sciatica [saiˈætikə] rwa kulszowa, ischalgia
science [ˈsaiəns] nauka (zwłaszcza ścisła)
sciences [ˈsaiensiz] nauki przyrodnicze
scientific [ˌsaiənˈtifik] naukowy
scientist [ˈsaiəntist] naukowiec
scilla [siːlə] cebula morska, *Urginea maritima* (*bot.*)
scillaren [ˈsilærən] scylaren, glikozydy cebuli morskiej
scintigram [sinˈtigræm] scyntygram
scintigraph [sinˈtigræf] scyntygraf
scintigraphy [ˌsintiˈgræfi] scyntygrafia
  positron emission s. scyntygrafia pozytronowa
scintillation [ˌsintiˈleiʃən] 1) scyntylacja, światło emitowane przez kryształ lub płyn detektorowy, które absorbują promienie rtg lub gamma; 2) wrażenie wzrokowe iskrzenia
  s. probe głowica scyntylacyjna
scintillometer [ˌsintiˈloumitə] licznik scyntylacyjny
scintiscan [ˈsintiskən] scyntygram
scintiscanner [ˌsintiˈskænə] scyntygraf
scintiscanning [ˌsintiˈskæniŋ] scyntygrafia, scyntygrafowanie
scirrh- [skir-, sir-] w złożeniach oznacza: stwardnienie, twardy
scirrhous [ˈskirəs, ˈsirəs] włóknisty, stwardniały
scirrhus [ˈskirəs, ˈsirəs] nowotwór włóknisty, rak włóknisty
scission [ˈsiʒən] rozszczepienie, podział podłużny, rozszczep
scissors [ˈsizəz] nożyczki
  bandage s. nożyczki do opatrunków

plaster s. nożyczki do gipsu
scler- [skliər-] w złożeniach oznacza: twardówka, twardówkowy
sclera [ˈskliərə] twardówka
scleral [ˈskliərəl] twardówkowy
sclerectasia [ˌskliərekˈteiziə] wypuklenie się twardówki
sclerectoiridectomy [ˌskliərˌektɔiridˈektəmi] wycięcie twardówki i tęczówki
sclerectomy [ˌskliəˈrektəmi] 1) wycięcie twardówki; 2) usunięcie zrostów w uchu środkowym
scleriritomy [ˌskliərirˈitəmi] nacięcie twardówki i tęczówki
scleritis [ˌskliəˈraitis] zapalenie twardówki
  annular s. zapalenie twardówki obrączkowe
scleroconjunctivitis [ˌskliərɔˌkɔndʒəŋktiˈvaitis] zapalenie twardówki i spojówki
sclerodactyly [ˌskliərɔˈdæktili] twardzina skóry palców
scleroderma [ˌskliərɔˈdəːmə] twardzina skóry
  circumscribed s. twardzina skóry ograniczona, *morphea*
sclerodermatitis [ˌskliərədəːməˈtaitis] zapalenie i stwardnienie skóry
sclerodesmia [ˌskliərɔˈdesmiə] stwardnienie więzadła
sclerogenic [ˌskliərɔˈdʒenik] powodujący stwardnienie
scleroiritis [ˌskliərɔaiˈraitis] zapalenie twardówki i tęczówki
sclerokeratitis [ˌskliərɔˌkərəˈtaitis] zapalenie twardówki i rogówki
sclerokeratoiritis [ˌskliərɔˌkərətɔaiˈraitis] zapalenie twardówki, rogówki i tęczówki
sclerokeratosis [ˌskliərɔkərəˈtousis] postępujące zapalenie okołorogówkowe twardówki
scleroma [ˌskliəˈroumə] twardziel
  respiratory s. twardziel dróg oddechowych
scleromalacia [ˌskliərɔumeˈleiʃiə] rozmięknienie twardówki
sclerophthalmia [ˌskliərɔfˈθælmiə] wrodzone zachodzenie twardówki na rogówkę, skleroftalmia
sclerosant [ˌskliəˈrɔzənt] środek używany do obliteracji żylaków
scleroschisis [ˌskliərouˈskisis] rozwarstwienie twardówki
sclerosis [skliəˈrousis] stwardnienie
  amyotrophic lateral s. stwardnienie zanikowe boczne
  arterial s. stwardnienie tętnic
  arteriolar s. stwardnienie tętniczek
  combined s. zwyrodnienie powrózkowe rdzenia kręgowego

cutaneous s. twardzina skóry
diffuse infantile familial s. leukodystrofia dziecięca ostra rodzinna, choroba Krabbego
disseminated s. stwardnienie rozsiane
endocardial s. fibroelastoza wsierdzia
lateral spinal s. stwardnienie kurczowe rdzeniowe samoistne
mantle s. stwardnienie płaszczowe mózgu (guzkowy zanik mózgu w dziecięcym porażeniu mózgowym)
menstrual s. fizjologiczne stwardnienie tętnic jajnika pojawiające się po okresie pokwitania
multiple s. stwardnienie rozsiane
posterior spinal s. wiąd rdzenia
progressive systemic s. twardzina uogólniona
tuberous s. stwardnienie guzowate, choroba Bourneville'a
vascular s. stwardnienie naczyń
s. of white matter leukodystrofia
sclerostomy [ˌskliəˈrɔstəmi] wytworzenie przetoki w twardówce
sclerotherapy [ˌskliərəˈθerəpi] leczenie obliteracyjne żylaków
sclerotic [skliəˈrɔtik] 1) stwardniały; 2) twardówkowy
sclerotitis [ˌskliərouˈtaitis] zapalenie twardówki
sclerotomy [skliəˈrɔtəmi] nacięcie twardówki
scolex [ˈskɔleks] skoleks, główka tasiemca, czerwioch
scoliokyphosis [ˌskɔlioukaiˈfousis] kifoskolioza, skrzywienie tylno-boczne kręgosłupa
scoliosis [ˌskɔliˈousis] skrzywienie boczne kręgosłupa, skolioza
coxitic s. skolioza w chorobach stawu biodrowego
empyemic s. skolioza po ropniaku opłucnej
habit s. skolioza nawykowa
ischialgic s. skolioza w rwie kulszowej
myopathic s. skolioza miopatyczna (wywołana chorobą mięśni)
osteopathic s. skolioza w chorobie kręgosłupa
paralytic s. skolioza porażenna (po chorobie Heinego i Medina itp.)
rachitic s. skolioza krzywicza
rheumatic s. skolioza gośćcowa
sciatic s. skolioza w rwie kulszowej
static s. skolioza statyczna (wskutek różnicy długości nóg)
scoliotic [ˌskɔliˈoutik] odnoszący się do skrzywienia bocznego kręgosłupa

scombroid [ˈskɔmbrɔid] makrelowaty, odnoszący się do makreli
s. poisoning reakcja alergiczna na spożycie ryb makrelowatych
scoop [ˈskuːp] 1) łyżeczka; 2) wybierać łyżeczką (treść jam itp.)
scopolamine [skouˈpɔləmin] skopolamina
scorbutic [skɔːˈbjutik] szkorbutowy, gnilcowy
scorbutus [skɔːˈbjuːtəs] gnilec, szkorbut
scorch [skɔːtʃ] przypalać, przypiekać
score [skɔː] wynik oceniony w punktach, punktacja
Apgar s. skala Apgar, punktowa ocena stanu noworodka
scoto- [skoutɔ-] w złożeniach oznacza ciemność, mrok
scotoma [skouˈtoumə] mroczek, ubytek pola widzenia
annular s. mroczek obrączkowy
absolute s. mroczek bezwzględny z całkowitą ślepotą w jego obrębie
central s. mroczek środkowy obejmujący też plamę ślepą
circular s. mroczek obrączkowy
colo(u)r s. mroczek na barwy
flittering s. mroczek iskrzący
insular s. mroczek wysepkowy
negative s. mroczek niedostrzegalny subiektywnie
paracentral s. mroczek okołośrodkowy, mroczek przyśrodkowy
positive s. mroczek dostrzegalny subiektywnie
relative s. mroczek względny, z niepełną ślepotą
ring s. mroczek obrączkowy
scintillating s. mroczek iskrzący
scraper [ˈskreipə] skrobaczka
scrapings [ˈskreipiŋgs] wyskrobiny
uterine s. wyskrobiny maciczne
scratch [skrætʃ] 1) drapać; 2) zadrapanie
screen [skriːn] 1) ekran; 2) osłona, zasłona; 3) osłonić; 4) dokonywać masowych przeglądów populacji; 5) prześwietlać (*rtg*)
fluorescent s. ekran fluoroskopowy, ekran do prześwietleń
s. grid siatka ekranująca
protective s. osłona ochronna
s. voltage napięcie ekranu
screening [ˈskriːniŋ] 1) masowe badanie populacji w celu wykrycia określonej choroby, badanie przesiewowe, skrining; 2) ekranowanie, osłanianie
cytologic s. masowe badanie cytologiczne
screw [skruː] 1) śruba, 2) śrubować
scrofula [ˈskrɔfjulə] skrofuły, niewłaściwy

termin używany m. in. do określania gruźlicy węzłów chłonnych
scrofuloderma [ˌskrɔfjulə'də:mə] gruźlica
skóry
papular s. tuberkulid grudkowy
pustular s. tuberkulid krostkowy
tuberculous s. ziarninujące owrzodzenie
wokół ujścia przetoki gruźliczej węzła
lub kości
verrucous s. gruźlica brodawkowa skóry,
guzek anatomów
scrofulophyma [ˌskrɔfjulə'faimə] gruźlica
brodawkowa skóry
scrofulosis [ˌskrɔfju'lousis] gruźlica węzłów
chłonnych
scrotal ['skroutəl] mosznowy
scrotectomy [ˌskrou'tektəmi] wycięcie moszny częściowe
scrotitis [ˌskrou'taitis] zapalenie moszny
scrotocele ['skroutɔsi:l] przepuklina mosznowa
scrotoplasty ['skroutəˌplæsti] plastyka moszny
scrotum ['skroutəm] moszna
scrub [skrʌb] 1) krzew; 2) szorować, myć ręce
do operacji
s. nurse pielęgniarka instrumentująca do
operacji
s. room umywalnia przy sali operacyjnej
s. typhus choroba tsutsugamushi
scum [skʌm] szumowiny, kożuch na powierzchni płynu
scurvy ['skə:vi] gnilec, szkorbut
infantile s. choroba Barlowa, choroba
Moellera i Barlowa, gnilec dziecięcy
scute [skju:t] łuska, blaszka, tarczka
scutulum ['skju:tələm] tarczkowaty strup
w grzybicy woszczynowej
seal [si:l] 1) uszczelnienie, zamknięcie szczelne; 2) uszczelniać
palatal s. uszczelnienie podniebienne
(stom.)
peripheral s. uszczelnienie brzeżne (stom.)
posterior palatal s. uszczelnienie podniebienne (stom.)
postpalatal s. uszczelnienie podniebienne
(stom.)
search [sə:tʃ] poszukiwać, szukać
seasick ['si:sik] chory na chorobę morską
seasickness ['si:siknis] choroba morska
season ['si:zn] pora roku
seasonal ['si:zənl] sezonowy
s. incidence sezonowość (choroby)
seasoning ['si:zəniŋ] 1) leżakowanie (leku); 2)
przyprawianie (potraw)
seat [si:t] 1) siedlisko; 2) osadzić, posadzić
basal s. podłoże protezy (stom.)
sebaceous [si'beiʃəs] łojowy

sebocystoma [ˌsebɔsis'toumə] torbiel łojowa,
kaszak
sebocystomatosis [ˌsebɔsistɔmə'tousis] ka-
szaki mnogie, kaszakowatość
sebocyte ['sebousait] komórka łojowa
seborrhagia [ˌsebou'reidʒiə] łojotok
seborrh(o)ea [ˌsebɔ'ri:ə] łojotok
eczematoid s. wyprysk łojotokowy
senile s. starcze rogowacenie naskórka
seborrh(o)eic [ˌsebɔ'ri:ik] łojotokowy
sebum ['si:bəm] łój (skórny)
preputial s. mastka (smegma)
second ['sekənd] 1) sekunda; 2) drugi
s. sight gerontopia, poprawa widzenia bliskiego u starców
secondaries ['sekəndəriz] 1) przerzuty; 2)
objawy kiły drugorzędowej
secondary ['sekəndəri] wtórny, drugorzędowy
secreta [si'kri:tə] wydzieliny
secretagogue [si'kri:tægɔg] pobudzający wydzielanie
secrete [si'kri:t] wydzielać
secretin [si'kri:tin] sekretyna
secretinase [si'kri:tineis] sekretynaza, enzym
rozkładający sekretynę
secretion [si:'kriʃən] 1) wydzielina; 2) wydzielanie
external s. wydzielanie zewnętrzne
internal s. wydzielanie wewnętrzne
neurohumoral s. wydzielanie neurohumo-
ralne (na synapsie)
secretor [si'kritə] osobnik wydzielający (zwł.
odnosi się to do osobników wydzielających w ślinie rozpuszczalne w wodzie
antygeny grup krwi AB0)
secretory [si:'kri:təri] wydzielniczy
section ['sekʃən] 1) cięcie; 2) skrawek histologiczny; 3) segment, część; 4) przekrój; 5)
ciąć, przecinać
c(a)esarean s. cięcie cesarskie
celloidin s. skrawek zatopiony w celoidynie
coronal s. przekrój głowy w płaszczyźnie
szwu wieńcowego
cryostat s. skrawek przygotowany w krio-
tomie (mrozikowy)
cut into s. pociąć na skrawki
detached cranial s. kraniotomia bez tworzenia płata skórno-kostnego
frozen s. skrawek zamrożony
microscopic s. skrawek mikroskopowy
mount a s. osadzić skrawek na szkiełku
perineal s. nacięcie krocza
pituitary stalk s. przecięcie szypuły przysadki
sagittal s. przekrój w płaszczyźnie strzałkowej
semithin s. skrawek półcienki

serial s.'s skrawki cięte seryjnie
ultrathin s. skrawek ultracienki
sectional ['sekθənl] częściowy, odnoszący się do wycinka
s. area powierzchnia przekroju
sectioning ['sekʃəniŋ] przecięcie
secundigravida [si͵kʌndi'grævidə] kobieta w drugiej ciąży
secundina ['sekəndinə], secundines ['sekəndinz] popłód
secundipara [͵sekən'dipərə] dwuródka, kobieta rodząca powtórnie
secundiparity [͵sekəndi'pəriti] rodzenie drugi raz
security [si'kjuəriti] bezpieczeństwo
work s. bezpieczeństwo pracy
sedate [si'deit] uspokoić lekiem
sedation [si'deiʃən] uspokojenie polekowe
sedative ['sedətiv] 1) uspokajający; 2) środek uspokajający
sedentary ['sedntəri] siedzący (o trybie życia lub pracy)
sediment ['sedimənt] osad, opad
latericeous s., latericious s. osad ceglasty moczu
sedimentary [͵sedi'mentəri] osadowy, opadowy
sedimentation [͵sedimen'teiʃən] opadanie, osadzanie się
erythrocyte s. rate szybkość opadania krwinek, odczyn Biernackiego
s. rate szybkość opadania, szybkość sedymentacji
seed [si:d] 1) ziarno, ziarenko, nasienie; 2) posiewać (bakterie na pożywkę)
radium s. mała dawka radu w rurce wszczepiana w tkanki
seep [si:p] przeciekać, wyciekać
segment ['segmənt] segment, odcinek
anterior s. of the eye odcinek przedni oka
apical s. segment szczytowy (górny) płuca
basal anterior s. segment podstawny przedni płuca
basal lateral s. segment podstawny boczny płuca
basal medial s. segment podstawny przyśrodkowy płuca
basal posterior s. segment podstawny tylny płuca
bronchopulmonary s. segment oskrzelowo--płucny
internodal s. segment międzywęzłowy
lateral s. segment boczny płuca
lingular s. segment języczkowy płuca
lower uterine s. segment dolny macicy
medial s. segment przyśrodkowy płuca
neural s. neuromer
posterior s. tylny segment płuca

posterior s. of the eye tylny odcinek oka
P-R s. odcinek P-R elektrokardiogramu
Ranvier's s. segment międzywęzłowy
renal s. segment nerkowy
RS-T s. odstęp RS-T elektrokardiogramu
s. of the spinal cord segment rdzenia
S-T s. odcinek S-T elektrokardiogramu
subapical s. segment podszczytowy płuca
upper uterine s. górny segment macicy
segmentation [͵segmen'teiʃən] segmentacja, podział na odcinki
segmentectomy [͵segment'ektəmi] segmentektomia (płuca)
segregation [͵segri'geiθən] segregacja, rozdział alleli między poszczególne komórki (gen.)
seizure ['si:ʒə] napad, atak (padaczkowy itp.)
anosognosic s. napad nie uświadamiany przez chorego
psychic s. napad padaczkowy psychosensoryczny
select [si'lekt] dobierać, wybierać, selekcjonować
selection [si'lekʃən] selekcja, dobór, wybór
artificial s. dobór sztuczny
medical s. zjawisko przeżywania osobników z ciężkimi wadami genetycznymi, dzięki interwencji medycyny, co prowadzi do zwiększania się ich liczby
natural s. dobór naturalny
s. pressure presja doboru (gen.)
sexual s. dobór płciowy
selectivity [silek'tiviti] selektywność, wybiórczość
selenate ['selineit] selenian
selenic [si'lenik] selenowy
selenious [si'li:niəs] selenawy
selenosis [͵sili'nousis] zatrucie selenem, selenoza
selenide ['silinaid] selenek
selenium [si'li:njəm] selen, Se (chem.)
self-absorption [͵self͵əb'sɔ:pʃən] samopochłanianie, autoabsorpcja
self-analysis ['selfə'nælisis] autoanaliza (psych.)
self-assertion ['selfə'sə:ʃən] apodyktyczność
self-care ['self-kɛə] samoobsługa (chorego)
self-confidence ['self͵kənfidəns] pewność siebie
self-conscious ['self'kɔnʃəs] nieśmiały (pot.)
self-control ['selfkən'troul] samokontrola
self-criticism ['self'kriti͵sizəm] samokrytycyzm
self-dependence ['selfdi'pendəns] samodzielność, poleganie na sobie
self-dependent ['selfdi'pendənt] samodzielny, polegający na sobie

self-inflicted [ˈselfinˈfliktid] zadana sobie (rana), samouszkodzeniowy
self-limited [ˈselfˈlimitid] 1) samoistnie ustępujący; 2) samoograniczający się
self-mutilation [ˈselfˌmjutiˈleiʃən] samouszkodzenie
self-recognition [ˈselfrekəgˈniʃən] rozpoznawanie własnych antygenów przez immunokompetentne komórki płodu
self-regulation [ˈselfˌregjuˈleiʃən] autoregulacja
self-releasing [ˈselfriˈliːsiŋ] samouwalniający się
sella [ˈselə] siodło tureckie
sellar [ˈselə] odnoszący się do siodła tureckiego
semen [ˈsiːmen] nasienie, sperma
semenuria [ˌsiːmenˈjuəriə] wydalanie nasienia z moczem
semi- [ˈsemi-] w złożeniach oznacza: pół, połowa, na wpół
semicanal [ˈsemikəˈnæl], **semicanalis** [ˈsemikəˈnælis] półkanał
semicircular [ˈsemiˈsəːkjulə] półkolisty
semicoma [ˈsemiˈkoumə] stan przedśpiączkowy, półśpiączka
semiconscious [ˈsemiˈkɔnʃəs] półprzytomny, półświadomy
semiflexion [ˈsemiˈflekʃən] półzgięcie, zgięcie częściowe
semifluid [ˈsemiˈfluid] półpłynny
semilunar [ˈsemiˈluːnə] półksiężycowaty
semiluxation [ˈsemilʌkˈseiʃən] nadwichnięcie, podwichnięcie
seminal [ˈsiːminəl] nasienny
seminar [ˈsemiˌnaː] seminarium
seminarcosis [ˌseminaːˈkousis] wstępna faza narkozy
semination [ˌsemiˈneiʃən] inseminacja, unasiennienie
seminoma [ˌsemiˈnoumə] nasieniak
semiology [ˌsiːmaiˈɔlədʒi] semiologia, semiotyka
semiotics [ˌsimaiˈɔtiks] semiotyka
semipermeable [ˈsemiˈpəːmiəbl] półprzepuszczalny
semirecumbent [ˈsemiriˈkjumbənt] półleżący
semisynthetic [ˈsemisinˈθetik] półsyntetyczny
semitranslucent [ˈsemitrænsˈluːsənt] półprzezroczysty
semitransparent [ˈsemitrænsˈpærənt] półprzezroczysty
senescence [siˈnesəns] starzenie się
senile [ˈsiːnail] starczy
senilism [ˈsiːnilizm] starość przedwczesna
senility [siˈniliti] starość

sensation [senˈseiʃən] czucie, odczucie, wrażenie
after-s. odczucie utrzymujące się po ustąpieniu bodźca
articular s. czucie stawowe
concomitant s. odczucie towarzyszące
delayed s. odczucie opóźnione
general s. samopoczucie
girdle s. uczucie opasywania
joint s. czucie stawowe
objective s. czucie wywoływane realnym bodźcem
referred s. czucie odległe, projekcja wrażenia na obszar odległy od bodźca
reflex s. = referred s.
subjective s. wrażenie nie wywołane przez bodziec zewnętrzny
superficial s. czucie powierzchniowe
tickling s. wrażenie łaskotania
transferred s. = referred s.
sense [sens] 1) zmysł; 2) czucie, odczucie, wrażenie; 3) sens, znaczenie
s. of equilibrium zmysł równowagi
organ of s. narząd zmysłu
time s. poczucie czasu
senseless [ˈsenslis] 1) bez świadomości, nieprzytomny; 2) bez sensu
sensibility [ˌsensiˈbiliti] czucie, odczuwanie, wrażliwość
bone s. czucie kostne (wibracji)
deep s. czucie głębokie
dissociation of s. rozszczepienie czucia (utrata czucia bólu i ciepłoty)
epicritic s. czucie epikrytyczne
pall(a)esthetic s. czucie wibracji
proprioceptive s. czucie proprioceptywne
protopathic s. czucie protopatyczne
vibratory s. czucie wibracji, pallestezja
sensibilization [ˌsensiˌbilaiˈzeiʃən] uczulenie
sensitive [ˈsensitiv] wrażliwy, czuły
sensitivity [ˌsensiˈtiviti] wrażliwość, czułość
sensitization [ˌsensitaiˈzeiʃən] uczulenie
sensitize [ˈsensitaiz] uczulać, uwrażliwiać
sensitized [ˈsensitaizd] uczulony
sensitizer [ˈsensitaizə] 1) przeciwciało; 2) czynnik uczulający
sensorimotor [ˌsensəriˈmoutə] czuciowo-ruchowy
sensorimuscular [ˌsensəriˈmʌskjulə] czuciowo-mięśniowy
sensorivasomotor [ˌsensəriˌvæsoˈmoutə] odnoszący się do reakcji naczynioruchowej w odpowiedzi na bodziec
sensory [ˈsensəri] czuciowy
separable [ˈsepərəbl] rozdzielny
separate [ˈsepˌreit] 1) oddzielny, oddzielony; 2) oddzielać

separation [͵sepə'reiʃən] oddzielenie, rozdzielenie
sepsis ['sepsis] posocznica
 intestinal s. posocznica jelitowa
 s. lenta posocznica powolna
 puerperal s. posocznica połogowa
septa ['septə] przegrody
septal ['septəl] przegrodowy
septectomy [sep'tektəmi] wycięcie przegrody
septic ['septik] septyczny, zakaźny, posocznicowy
septic(a)emia [͵septi'si:miə] posocznica
 acute fulminating meningococceal s. zespół Waterhouse'a i Friderichsena
 cryptogenic s. posocznica skrytopochodna
 puerperal s. posocznica położnicza
 typhoid s. posocznica durowa
septic(a)emic [͵septi'si:mik] posocznicowy
septigravida [͵septi'grævidə] ciężarna po raz siódmy
septimetritis [͵septimit'raitis] posocznicowe zapalenie macicy
septipara [sep'tipərə] rodząca po raz siódmy
septivalent ['septi'veilənt] siedmiowartościowy (*chem.*)
septonasal [͵septə'neizəl] odnoszący się do przegrody nosa
septotomy [sep'tɔtəmi] nacięcie przegrody
septum ['septəm] przegroda
 atrioventricular s. przegroda przedsionkowo-komorowa
 cartilaginous s. przegroda chrząstkowa nosa
 s. of the cavernous corpora przegroda ciał jamistych
 femoral s. przegroda udowa
 s. of the frontal sinuses przegroda zatok czołowych
 gingival s. brodawka międzyzębowa
 s. of the glans przegroda żołędzi
 gum s. brodawka międzyzębowa
 hanging s. przegroda wisząca (zwiększona długość przegrody nosa)
 interalveolar s. 1) przegroda międzypęcherzykowa (płuc); 2) przegroda międzyzębodołowa
 interatrial s. przegroda międzyprzedsionkowa
 interdental s. przegroda międzyzębowa
 intermuscular s. przegroda międzymięśniowa
 interradicular s. przegroda międzykorzeniowa
 interventricular s. przegroda międzykomorowa
 s. lucidum = **s. pellucidum**
 mediastinal s. śródpiersie

membranous s. część błoniasta przegrody nosa
nasal s. przegroda nosa
orbital s. przegroda oczodołowa
osseous nasal s. część kostna przegrody nosa
s. pellucidum przegroda przezroczysta
s. of the penis przegroda prącia
rectovaginal s. przegroda odbytniczo-pochwowa
rectovesical s. przegroda odbytniczo-pęcherzowa
scrotal s. przegroda moszny
s. of the sphenoid sinuses przegroda zatok klinowych
urorectal s. przegroda moczowoodbytnicza
ventricular s. przegroda międzykomorowa
sequel ['si:kwəl], **sequela** [si'kwi:lə] następstwo (choroby)
sequence ['si:kwəns] kolejność, sekwencja
sequential [si'kwenʃəl] kolejny, następczy, następujący kolejno
sequester [si'kwestə] martwak
sequestration [͵si:kwes'treiʃən] 1) oddzielenie się martwaka; 2) sekwestracja krwinek (w śledzionie itp.); 3) izolowanie chorego zakaźnie
 bronchopulmonary s. sekwestracja płuca
 pulmonary s. sekwestracja płuca
sequestrectomy [͵si:kwes'trektəmi] wycięcie martwaka, sekwestrektomia
sequestrotomy [͵si:kwes'trɔtəmi] wycięcie martwaka
sequestrum [si'kwestrəm] martwak
serially ['si:riəli] seryjnie
series ['siəri:z] seria
 aromatic s. pochodne benzenu
 granulocytic s. seria granulocytowa szpiku
 lymphocytic s. seria limfocytowa tkanki chłonnej
 myeloid s. seria erytrocytowa i granulocytowa
 thrombocytic s. seria trombocytowa, ogół stadiów rozwoju płytek krwi
serine ['seri:n] seryna
seriograph ['siəriɔgræf] seriograf (*rtg*)
 automatic s. seriograf automatyczny
seriography [si:əri'ɔgrəfi] seriografia, radiografia seryjna
sero- ['siərou-] w złożeniach oznacza: surowiczy, surowica, surowicówka
seroconversion [͵siəroukɔn'və:ʃən] serokonwersja, wystąpienie przeciwciał po kontakcie z antygenem
seroconvert [͵siərou'kɔnvə:t] przechodzić serokonwersję

seroculture [ˌsiərou'kʌltʃə] posiew na podłoże z surowicą

serodiagnosis [ˈsiərouˌdaiəg'nousis] diagnostyka serologiczna

serofibrinous [ˌsiərou'faibrinəs] surowiczo-włóknikowy

serofibrous [ˌsiərou'faibrəs] surowiczo-włóknisty

seroflocculation [ˌsiərouflɔkju'leiʃən] odczyn kłaczkowania surowicy

serogrouping [ˌsiərou'gru:piŋ] podział według grup surowiczych

seroimmunity [ˌsiəroui'mju:niti] odporność bierna (po podaniu surowicy odpornościowej)

serologic [ˌsiərou'lɔdʒik], serological [siərɔ-'lɔdʒikəl] serologiczny

serology [siə'rɔlədʒi] serologia

serolysin [ˌsiərou'lisin] bakteriolizyna w surowicy

seroma [siə'roumə] miejscowe nagromadzenie płynu surowiczego

seromembranous [ˌsiərou'membreinəs] surowicówkowy

seromucoid [ˌsiərou'mju:kɔid] seromukoid

seromucous [ˌsiərou'mjukəs] surowiczo-śluzowy

seronegative [ˈsiərou'negətiv] surowiczo-ujemny (o próbie serologicznej)

seroperitoneum [ˌsiərouperi'tɔni:əm] puchlina brzuszna

seropneumothorax [ˈsiərouˌnju:mɔ'θɔræks] odma opłucnowa z wysiękiem surowiczym

seropositive [ˈsiərou'pɔzitiv] surowiczo-dodatni (o wyniku testu serologicznego)

seroprophylaxis [ˌsiərouprɔfi'læksis] profilaktyka drogą podawania surowic odpornościowych

seropurulent [ˈsiərou'pjuərulənt] surowiczo-ropny

seropus [ˈsiəroupʌs] ropa z domieszką płynu surowiczego

seroreaction [ˈsiərouri'ækʃən] 1) choroba posurowicza; 2) odczyn zachodzący w surowicy (np. serokonwersja)

serosa [siə'rousə] błona surowicza, surowicówka

serosamucin [siəˌrousə'mju:sin] śluzowaty materiał wydzielany przez błony surowicze

serosanguineous [ˈsiərousæn'gwiniəs] surowiczo-krwisty

serositis [ˌsiərou'saitis] zapalenie błony surowiczej

multiple s. zapalenie wielu błon surowiczych, polyserositis

serosity [siə'rousiti] 1) surowica; 2) surowiczość

serosynovial [ˌsiərɔsai'nouviəl] surowiczo-maziowy

serosynovitis [ˌsiərɔsainɔ'vaitis] zapalenie błony maziowej z wysiękiem surowiczym

serotaxis [ˌsiərou'tæksis] obrzęk skóry wywołany środkiem drażniącym

serotherapy [ˈsiərou'θerəpi] seroterapia, leczenie surowicami

serotina [ˈsiə'rɔ:tinə] doczesna

serotonin [ˌsiərou'tənin] serotonina, 5-hydroksytryptamina

serotonergic [ˌsiərou'tɔnərdʒik], serotoninergic [ˌsiəroutənin'erdʒik] serotoninoergiczny

serotype [ˈsiəroutaip] serotyp, odmiana drobnoustroju wykryta metodami serologicznymi

serous [ˈsiərəs] surowiczy

serovaccination [ˌsiərouvæksi'neiʃən] metoda uzyskiwania odporności biernej i czynnej podaniem surowicy odpornościowej i szczepionki

Serratia [se'reiʃiə] rodzaj barwnych pałeczek jelitowych

S. marcescens pałeczka krwawa, pałeczka cudowna

serration [se'reiʃən] ząbkowanie

serum [ˈsiərəm] 1) surowica krwi; 2) płyn surowiczy; 3) surowica odpornościowa; 4) serwatka

active s. surowica czynna (zawierająca dopełniacz)

acute phase s. surowica ostrej fazy

allergenic s. surowica uczulająca

antianthrax s. surowica przeciwwąglikowa

anticomplementary s. surowica przeciwdopełniaczowa

antidiphtheric s. surowica przeciwbłonicza

antidysenteric s. surowica przeciwczerwonkowa

antiglobulin s. surowica przeciwglobulinowa, antyglobulina

anti-influenza s. surowica przeciwgrypowa

antilymphocyte s. surowica antylimfocytarna

antimeningococcic s. surowica przeciwmeningokokowa

anti-ophidic s. surowica przeciw jadowi węży

antipneumococcic s. surowica przeciwpneumokokowa

antirabies s. surowica przeciw wściekliźnie

antireticular cytotoxic s. surowica przeciw komórkom układu siateczkowo-śródbłonkowego

antistreptococcic s. surowica przeciwpaciorkowcowa

antithymocyte s. surowica antytymocytarna
antitoxic s. surowica przeciwtoksynowa
blood s. surowica krwi
control s. surowica kontrolna
convalescent s. surowica ozdrowieńca
dried human s. suszona surowica krwi ludzkiej
foreign s. surowica obca (zwierzęca podawana innemu zwierzęciu)
human s. surowica ludzka
human measles immune s. surowica ozdrowieńca po odrze
hyperimmune s. surowica odpornościowa o wysokim mianie przeciwciał
immune s. surowica odpornościowa
polyvalent s. surowica wieloważna
pooled s. surowica zebrana od wielu dawców, surowica mieszana
reaginic s. surowica z przeciwciałami reaginowymi
s. sickness choroba posurowicza
specific s. surowica swoista, surowica odpornościowa
standard s. surowica wzorcowa
service ['sə:vis] 1) służba, 2) usługa
blood donation s. służba krwiodawstwa
blood transfusion s. służba krwiodawstwa
health s. służba zdrowia
servomechanism ['sə:vou'mekə nizəm] serwomechanizm, układ sprzężenia zwrotnego
sesamoid ['sesəmɔid] trzeszczkowaty, trzeszczka
s. bone trzeszczka
sesqui- ['seskwi-] w złożeniach oznacza półtora, w chemii zaś stosunek 3:2
sesquichloride ['seskwi'klɔ:raid] półtorachlorek
sessile ['sesail] osadzony na szerokiej podstawie (bez szypuły)
set [set] zestaw, zbiór (stat.); 2) nastawić (kość itp.)
s. of instruments zestaw narzędzi
seton ['si:tn] seton, sączek z gazy
setter ['setə] nastawiacz (kości)
bone s. nastawiacz kości (pot.)
setting ['setiŋ] 1) nastawianie, złożenie (kości); 2) ścięcie się, zestalenie, skrzepnięcie; 3) układ, otoczenie
sever ['sevə] odłączyć, odciąć
severe [si'viə] poważny, ciężki (przebieg choroby), surowy
severity [si'veriti] ciężkość (przypadku, przebiegu)
sew [sou] szyć
sewage ['sjuidʒ] ścieki, wody ściekowe
s. disposal usuwanie ścieków

s. disposal system system usuwania ścieków, kanalizacja
s. filter złoże filtracyjne
s. pipe rura kanalizacyjna
s. purification oczyszczanie ścieków
s. system kanalizacja
s. treatment plant oczyszczalnia ścieków
sewer ['sjuə] kanał ściekowy
sewerage ['sjuəridʒ] kanalizacja
sex [seks] płeć
chromosomal s. płeć chromosomalna
sex-linkage [seks'linkidʒ] sprzężenie z płcią
sex-linked [seks'linkd] sprzężony z płcią
sextigravida [seksti'gravidə] ciężarna szósty raz
sextipara [seks'tipærə] sześcioródka
sexual ['seksjuəl] seksualny, płciowy
sexuality [seksju'æliti] seksualność, płciowość
sexvalent ['seksvælent] sześciowartościowy (chem.)
shadow ['ʃædou] 1) cień; 2) cień krwinki; 3) zacieniać, zaciemniać
annular s. cień obrączkowy (rtg)
comma-shaped s. cień przecinkowaty (rtg)
dense s. cień gęsty
diffuse s. cień rozlany
ill-defined s. cień słabo odgraniczony
nodular s. cień guzkowy
reticular s. cień siateczkowaty
well-defined s. cień ostro odgraniczony
shadow-casting [ʃædou'ka:stiŋ] impregnacja metalem preparatu do badania w mikroskopie elektronowym
shaft [ʃa:ft] trzon (kości długiej), trzonek
shaker ['ʃeikə] wytrząsarka
shaking ['ʃeikiŋ] drżący, trzęsący (się)
s. palsy choroba Parkinsona, drżączka poraźna
sham [ʃæm] 1) udawanie, udanie; 2) udawać, symulować; 3) fałszywy
s. feeding karmienie rzekome
s. injection rzekome wstrzyknięcie
s. rage wściekłość rzekoma
shank [ʃæŋk] 1) goleń, piszczel, noga; 2) obsada (wiertarki dentystycznej); 3) część narzędzia tnącego między trzonkiem a ostrzem
shape [ʃeip] kształt, postać
shapeless ['ʃeiplis] bezkształtny
shave [ʃeiv] golić, ścinać
shavings ['ʃeiviŋz] wiórki, strużyny (np. kostne)
shear [ʃiə] strzyc, ścinać
shears [ʃiəz] nożyce
rib s. nożyce do przecinania żeber
sheath [ʃi:θ] pochewka, otoczka, osłonka
contraceptive s. prezerwatywa

medullary s. otoczka mielinowa
mucous s. of tendon pochewka maziowa ścięgna
synovial s. pochewka maziowa ścięgna
sheathed [ʃiːðd] mający pochewkę, otoczony osłonką
shed [ʃed] odrzucać, wylewać, linieć
s. viruses wydalać wirusy (ze złuszczonym nabłonkiem itp.)
shedding [ˈʃediŋ] odrzucanie, zrzucanie, wylewanie
s. of bacteria wydalanie bakterii
sheet [ʃiːt] 1) prześcieradło; 2) arkusz
shelf [ʃelf] 1) półka; 2) wystająca listwa, wystający próg
shell [ʃel] 1) skorupa (mięczaka itp.); 2) łupina (orzecha itp.)
shell-shock [ˈʃelˈʃɔk] nerwica frontowa, nerwica reaktywna u żołnierzy na froncie
shelter [ˈʃeltə] ochrona, osłona
shield [ʃiːld] tarcza, osłona, ochraniacz
nipple s. ochraniacz sutka
shift [ʃift] przesunięcie, odsunięcie, odchylenie
axis s. odchylenie osi (serca itp.)
s. to the left przesunięcie w lewo (wzoru Schillinga)
s. to the right przesunięcie w prawo
threshold s. przesunięcie progu (słyszalności)
shifting [ˈʃiftiŋ] przesuwanie się
s. dullness stłumienie przesuwalne
s. pacemaker wędrujący rozrusznik
Shigella [ˈʃigələ] pałeczka *Shigella*
shigellosis [ˌʃiːgəlˈlousis] zakażenie pałeczkami *Shigella*
shin [ʃin] przednia powierzchnia goleni
s. splints bolesność i obrzęk mięśni piszczelowych w zespole przeciążenia
shingles [ˈʃiŋglz] półpasiec (*pot.*)
shiver [ˈʃivə] 1) dreszcz; 2) mieć dreszcze
shivering [ˈʃivəriːŋ] dreszcze
shock [ʃɔk] 1) cios, uderzenie; 2) wstrząs; 3) powodować wstrząs
an(a)esthetic s. wstrząs po podaniu narkozy
anaphylactic s. wstrząs anafilaktyczny
cardiogenic s. wstrząs sercowy
colloid s. wstrząs anafilaktoidalny
delayed s. wstrząs opóźniony
delirious s. wstrząs z pobudzeniem ruchowym i omamami
electric s. wstrząs elektryczny
endotoxic s. wstrząs endotoksynowy
h(a)emorrhagic s. wstrząs krwotoczny
histamine s. wstrząs histaminowy
hypoglyc(a)emic s. wstrząs hipoglikemiczny

hypovol(a)emic s. wstrząs oligowolemiczny
insulin s. wstrząs insulinowy, wstrząs hipoglikemiczny
irreversible s. wstrząs nieodwracalny
olig(a)emic s. wstrząs oligowolemiczny
protein s. wstrząs po wstrzyknięciu obcego białka
reversible s. wstrząs odwracalny
septic s. wstrząs septyczny
serum s. wstrząs anafilaktyczny po podaniu surowicy
shell s. nerwica frontowa, zespół wyczerpania walką
spinal s. wstrząs rdzeniowy
surgical s. wstrząs chirurgiczny, wstrząs operacyjny
s. therapy leczenie wstrząsowe
thermal s. udar cieplny
toxic s. wstrząs toksyczny
traumatic s. wstrząs urazowy
vasogenic s. wstrząs naczynioruchowy ośrodkowego pochodzenia
s. wave fala udarowa
wound s. wstrząs pourazowy
shock-proof [ˈʃɔkˈpruːf] przeciwwstrząsowy, odporny na wstrząsy
short [ʃɔːt] krótki
shortage [ˈʃɔːtidʒ] niedobór, niedostateczna ilość
short-action [ˈʃɔːtˈækʃən] o krótkim działaniu (lek)
short-circuit [ˈʃɔːt-ˈsəːkit] krótkie spięcie (*elektr.*)
short-lived [ˈʃɔːt-ˈlivd] krótkotrwały
short-necked [ˈʃɔːt-ˈnekd] mający krótką szyję
shortness [ˈʃɔːtnis] 1) krótkość; 2) niedobór
s. of breath zadyszka, duszność
short-sight [ˈʃɔːtˈsait] krótki wzrok
short-sighted [ˈʃɔːtˈsaitid] krótkowzroczny
short-sightedness [ˈʃɔːtˈsaitidnis] krótkowzroczność
short-term [ˈʃɔːtˈtəːm] krótkotrwały
shot [ʃɔt] 1) zastrzyk; 2) strzał
s. wound rana postrzałowa
shoulder [ˈʃouldə] bark
s. blade łopatka
s. bone łopatka
frozen s. unieruchomienie barku wskutek zapalenia tkanek okołobarkowych
s. girdle obręcz kończyny górnej
sagging s.'s opuszczone barki
shower [ˈʃauə] natrysk
shower-bath [ˈʃauə-baːθ] natrysk
shrink [ʃriŋk] kurczyć się, marszczyć się
shrinkage [ˈʃriŋkidʒ] skurczenie się, pomarszczenie się
shrivel [ˈʃrivl] kurczć się, marszczyć się

shuffle [ʃʌfl] pociągać nogami idąc

shudder ['ʃʌdə] wstrząsać się dreszczem

shunt [ʃʌnt] 1) przeciek, mieszanie się krwi żylnej z tętniczą; 2) zmiana kierunku przepływu; 3) przyrząd zmieniający kierunek przepływu

arteriovenous s. 1) przeciek tętniczo-żylny (z pominięciem układu włośniczek); 2) sztuczna przetoka tętniczo-żylna dla celów hemodializy

dialysis s. sztuczna przetoka tętniczo-żylna do hemodializy

left-to-right s. przeciek lewo-prawy

portacaval s. zespolenie wrotno-czcze, zespolenie między żyłą wrotną i żyłą główną dolną

portasystemic vascular s. zespolenie wrotno-czcze

renal-splenic venous s. zespolenie żył nerkowych ze śledzionowymi w nadciśnieniu wrotnym

reversed s. = right-to-left s.

right-to-left s. przeciek prawo-lewy

ventriculocisternal s. połączenie komorowo-zbiornikowe w leczeniu wodogłowia

ventriculo-atrial s. połączenie komorowo--przedsionkowe w leczeniu wodogłowia

ventriculomastoid s. połączenie komorowo-sutkowe (do komory sutkowej)

sial- [saiəl-], sialo- ['saiələ-] w złożeniach oznacza ślinowy

sialadenitis [ˌsaiələde'naitis], sialoadenitis [ˌsaiəlouəde'naitis] zapalenie ślinianki

sialectasis [ˌsaiəl'ektæsis] rozszerzenie przewodów ślinowych

sialemesia [saiəl'eməsiə], sialemesis [ˌsaiəl'e-mesis] wymioty śliną

sialic ['saiəlik] ślinowy

sialidase ['saiəlideis] neuraminidaza

sialism ['saiəlizm] ślinotok

sialitis [saiə'laitis] zapalenie ślinianki

sialoadenectomy [ˌsaiəlouəde'nektəmi] wycięcie ślinianki

sialoadenitis [ˌsaiəlouəde'naitis] zapalenie ślinianki

sialoaerophagy [ˌsaiəlouəiə'rɔfədʒi] połykanie śliny i powietrza

sialocele ['saiələˌsi:l] torbiel ślinowa

sublingual s. torbiel ślinowa podjęzykowa, żabka

sialodochitis [ˌsaiələdou'kaitis] zapalenie przewodów ślinowych

sialodochoplasty [ˌsaiələ'doukəˌplæsti] plastyka przewodów ślinowych

sialogogue [sai'æləgog] środek ślinopędny

sialography [ˌsaiə'lɔgrəfi] sialografia, radiografia ślinianki

sialorrh(o)ea [ˌsaiələ'ri:ə] ślinotok

sialosis [ˌsaiə'lousis] ślinienie się

sialostenosis [ˌsaiəlouste'nousis] zwężenie przewodu ślinianki

sib [sib] skrót sibling

sibilant ['sibilənt] świszczący (odgłos osłuchowy itp.)

sibilation [ˌsibi'leiʃən] wydawanie świszczącego dźwięku

sibling ['sibliŋ] brat lub siostra

siblings ['sibliŋs] rodzeństwo

sibs [sibs] rodzeństwo

sibship ['sibʃip] rodzeństwo

siccative ['sikətiv] wysuszający, osuszający

sick [sik] 1) chory; 2) mający mdłości; 3) miesiączkująca

be s. mieć mdłości

be s. a-bed być obłożnie chorym

feel s. mieć mdłości

sick-allowance ['sikəˌlauəns] zasiłek chorobowy

sick-bed ['sikˌbed] łoże chorego

sick-benefit ['sik'benifit] zasiłek chorobowy

sick-call ['sikˌkɔ:l] zbiórka chorych do lekarza (w wojsku)

sicken [sikən] przyprawiać o mdłości

sickl(a)emia [sik'li:miə] niedokrwistość sierpowata, sierpowica

sickle [sikl] 1) sierp; 2) sierpowaty

s. cell krwinka czerwona sierpowata, drepanocyt

sick-leave ['sikˌli:v] zwolnienie chorobowe, urlop chorobowy

sickling ['sikliŋ] wytwarzanie krwinek czerwonych sierpowatych

sickness ['siknis] 1) choroba; 2) mdłości

s. absence nieobecność wywołana chorobą

s. absenteeism absencja chorobowa (jako całość)

air s. kinetoza lotnicza

altitude s. choroba górska

aviation s. = air s.

s. benefit zasiłek chorobowy

caisson s. choroba kesonowa

car s. kinetoza

compresse-air s. choroba kesonowa

decompression s. choroba kesonowa, zespół zapaści dekompresyjnej

s. insurance ubezpieczenie chorobowe

laughing s. 1) porażenie rzekomoopuszkowe; 2) kuru

monthly s. miesiączka

morning s. wymioty poranne (alkoholików, ciężarnych)

motion s. kinetoza

mountain s. choroba górska

radiation s. choroba popromienna

s. rate chorobowość (liczba przypadków choroby w populacji w danym okresie)

sea s. choroba morska
serum s. choroba posurowicza
space s. choroba kosmonautów, zespół wywołany wibracją statku i nieważkością
x-ray s. choroba popromienna
sick-nurse [´sik´nə:s] pielęgniarka
sick-room [´sik‚ru:m] pokój chorego
sick-ward [´sik‚wɔ:d] izba chorych
side [said] 1) bok, strona; 2) boczny
balancing s. strona balansująca łuków zębowych
side-chain [´said´tʃein] łańcuch boczny (*chem.*)
side-effect [´saidi´fekt] działanie uboczne
side-port [´said‚pɔ:t] boczny otwór (drenu, rurki itp.)
side-reaction [´saidri´ækʃən] działanie uboczne, efekt uboczny
sidero- [siderou-] w złożeniach oznacza żelazo, żelazny
sideroblast [´sideroublæst] syderoblast, erytroblast z ziarenkami ferrytyny
siderocyte [sai´derousait] syderocyt, erytrocyt zawierający ferrytynę
siderofibrosis [‚sideroufai´brousis] zwłóknienie z odkładaniem się żelaza
sideropenia [‚siderou´pi:niə] niedobór żelaza
siderophil [´sideroufil] żelazochłonny lub zawierający żelazo
siderophore [si´derofɔ:] makrofag w płucach zawierający hemosyderynę
siderosis [‚sidə´rousis] 1) pylica żelazowa, żelazica; 2) przebarwienie tkanek wskutek odkładania się barwnika zawierającego żelazo; 3) nadmiar żelaza we krwi; 4) przebarwienie tęczówki i soczewki wskutek obecności żelaza w gałce ocznej
hepatic s. żelazica wątrobowa
pulmonary s. pylica żelazowa płuc
sieve [siv] sito
molecular s. sito molekularne (sephadex itp.)
sift [sift] przesiewać
sifter [´siftə] sitko
sigh [sai] 1) westchnienie; 2) wzdychać
sight [sait] wzrok, zdolność widzenia
sigmoid [´sigmɔid] 1) esica; 2) esowaty, w kształcie S
sigmoidectomy [‚sigmɔid´ektəmi] wycięcie esicy
sigmoiditis [‚sigmɔid´aitis] zapalenie esicy
sigmoidopexy [sig´mɔidə‚peksi] umocowanie chirurgiczne esicy
sigmoidoproctostomy [‚sigmɔidəprɔk´tɔstəmi] zespolenie esiczo-odbytnicze
sigmoidorectostomy [‚sigmɔidərek´tɔstəmi] zespolenie esiczo-odbytnicze

sigmoidoscopy [‚sigmɔid´ɔskəpi] wziernikowanie esicy
sigmoidostomy [‚sigmɔid´ɔstəmi] wytworzenie sztucznego odbytu w esicy
sigmoidotomy [‚sigmɔid´ɔtəmi] nacięcie esicy
sign [sain] 1) objaw przedmiotowy; 2) znak; 3) podpisywać
antecedent s. objaw poprzedzający, objaw zapowiadający, objaw prodromalny
bandage s. objaw opaskowy, objaw Rumpla i Leedego
cogwheel s. objaw koła zębatego
coin s. objaw monetowy, metaliczny rezonans przy opukiwaniu
contralateral s. objaw Brudzińskiego (zgięcie nogi bierne powoduje odruchowe zgięcie drugiej nogi)
cushingoid s.'s objawy zespołu Cushinga
doll's eye s. objaw oczu lalki (rozkojarzenie ruchów głowy i oczu)
drawer s. objaw szufladowy (*ortop.*)
eyelash s. dotknięcie rzęs w omdleniu histerycznym powoduje ruch powiek
extinction s. objaw wygasania
ligature s. objaw opaskowy
neck s. objaw karkowy Brudzińskiego
presenting s. objaw wprowadzający, objaw początkowy
prodromic s. objaw zapowiadający, objaw prodromalny
pyramid s. objaw uszkodzenia drogi piramidowej
spinal s. objaw jednostronnego napięcia mięśni przykręgosłupowych w zapaleniu opłucnej
systemic s. objaw ogólny (dotyczący całego ustroju)
trepidation s. trząs (rzepkotrząs, stopotrząs itp.)
vital s.'s objaw czynności życiowych (oddech itp.)
significance [sig´nifikəns] znamienność, istotność (*stat.*)
statistical s. znamienność statystyczna
significant [sig´nifikənt] znamienny, istotny (*stat.*)
silent [´sailənt] milczący, bezobjawowy
silica [´silikə] krzemionka, dwutlenek krzemu
s. gel żel krzemionkowy, krzemionka koloidalna
s. granuloma ziarniniak krzemowy
silicate [´silikit] krzemian
silicic [´silisik] krzemowy
s. anhydride krzemionka
silicide [´silisaid] krzemek
silicon [´silikən] krzem, Si (*chem.*)
colloidal s. dioxide żel krzemionkowy

silicone ['silikoun] silikon, masa silikonowa
(*stom.*)
silicosiderosis [ˌsilikɔ'sidər'ousis] krzemoże-
lazica, pylica krzemowo-żelazowa
silicotuberculosis [ˌsilikɔˌtjubəkju'lousis]
krzemicogruźlica
silk [silk] jedwab
   surgical s. jedwab do szwów chirurgicznych
   virgin s. specjalny jedwab do szycia w okulistyce
silkworm ['silkˌwə:m] 1) jedwabnik; 2) nić
jedwabna
silver ['silvə] srebro, Ag (*chem.*)
   s. chloride chlorek srebra
   s. nitrate azotan srebra, lapis
   s. nitrate, fused kamień piekielny, lapis do
   przyżegania
   s. protein protargol
simple ['simpl] 1) prosty, niezłożony; 2) ziele
lekarskie
simpler ['simplə], simplist ['simplist] zielarz,
lekarz leczący ziołami
simples ['simplz] zioła lekarskie
simulate ['simjuleit] naśladować, udawać,
pozorować, symulować
simulation [ˌsimju'leiʃən] naśladowanie, po-
zorowanie, symulacja
simulator ['simjuleitə] symulator, aparat odtwarzający warunki doświadczenia
   space s. symulator przestrzeni pozaziems-
   kiej
sinal ['sainəl] zatokowy
Sinapis [si'næpiz] gorczyca, *Brassica* (*bot.*)
   S. alba gorczyca biała
sinapism ['sinəpizəm] plaster gorczyczny,
gorczycznik
sincipital [sin'sipitəl] czołowo-ciemieniowy
sinciput ['sinsipət] okolica czołowo-ciemie-
niowa
sine [sain] 1) sinus; 2) zatoka
   s. current prąd sinusoidalny
sinew ['sinju:] ścięgno
singe ['sindʒ] osmalać, przypiekać
single ['singl] pojedynczy
   s. handed jednoręczny
single-stage ['singlsteidʒ] jednoetapowy
single-step ['singlstep] jednoetapowy
singultation [ˌsingəl'teiʃən] czkawka
singultous [sin'gəltəs] odnoszący się do
czkawki
singultus [sin'gəltəs] czkawka
sinister ['sinistə] 1) lewy; 2) złowróżbny,
ponury
sinistrad ['sinistræd] w lewo
sinistral ['sinistrəl] 1) lewy; 2) leworęczny
sinistrality [ˌsini'stræliti] leworęczność
sinistraural [ˌsinis'trɔ:rəl] lewouszny

sinistrocardia [ˌsinistrɔ'ka:diə] przemieszczenie serca w lewo
sinistroflexion [ˌsinistrɔ'flekʃən] lewozgięcie
(macicy)
sinistromanual [ˌsinistrɔ'mænjuəl] leworęczny
sinistropedal [ˌsinistrɔ'pidəl] lewonożny
sinistrorotation [ˌsinistrɔrɔ'teiʃən] skręcenie
w lewo
sinistrotorsion [ˌsinistrɔ'tɔ:ʃən] skręcenie
w lewo, lewoskrętność
sinoatrial [ˌsainɔ'ætriəl] zatokowo-
-przedsionkowy
sinobronchitis [ˌsainɔbrɔŋ'kaitis] zespół zatokowo-oskrzelowy
sinter ['sintə] 1) wywar; 2) przygotowywać
wywar
sinuous ['sinjuəs] kręty, wijący się
sinus ['sainəs] 1) zatoka (*anat.*); 2) zatoka
(*hist.*), kanał do przepływu krwi; 3) kanał
przetoki
   anal s. zatoka odbytnicza
   aortic s. zatoka aorty
   barber's pilonidal s. zatoka włosowa u
   fryzjerów
   branchiogenic s. zatoka skrzelopochodna
   carotid s. zatoka tętnicy szyjnej
   cavernous s. zatoka jamista
   cerebral s. zatoka opony twardej
   circular s. splot żylny okołoprzysadkowy
   coccygeal s. zatoka guziczna
   coronary s. zatoka wieńcowa
   cranial s. zatoka opony twardej
   dermal s. zatoka skórna
   ethmoid s. zatoka sitowa
   frontal s. zatoka czołowa
   hilar s. zatoka wnęki
   intercavernous s. zatoka międzyjamista
   jugular s. opuszka żyły jarzmowej
   lactiferous s. zatoka mlekonośna
   laryngeal s. kieszonka krtaniowa
   lateral s. zatoka poprzeczna (opony twardej)
   longitudinal s. zatoka strzałkowa
   lymph s. zatoka węzła chłonnego
   lymphatic s. zatoka węzła chłonnego
   marginal s. of the placenta zatoka brzeżna
   łożyska
   mastoid s. jama sutkowa
   maxillary s. zatoka szczękowa
   s. node węzeł zatokowy
   occipital s. zatoka potyliczna
   petrous s. zatoka skalista
   pilonidal s. zatoka włosowa
   s. rectus zatoka prosta
   sagittal inferior s. zatoka strzałkowa dolna
   sagittal superior s. zatoka strzałkowa górna

sigmoid s. zatoka esowata
sphenoidal s. zatoka klinowa
straight s. zatoka prosta
tentorial s. zatoka prosta
transverse s. zatoka poprzeczna (opony twardej)
uterine s. zatoka naczyniowa w śluzówce macicy
uteroplacental s. zatoka naczyniowa łożyskowo-maciczna
venous s. zatoka żylna
vertebral longitudinal s.'s zatoki żylne kanału kręgowego
sinusal [ˈsainəsəl] zatokowy
sinusitis [ˌsainəˈsaitis] zapalenie zatok
sinusography [ˌsainəˈsɔgrefi] radiografia zatok
sinusoid [ˈsainəsɔid] 1) podobny do zatoki; 2) zatoka (śledziony)
uterine s. zatoka maciczna (*hist.*)
sinusoidal [ˌsainəˈsɔidəl] odnoszący się do zatoki (naczyniowej)
sinusotomy [ˌsainəˈsɔtəmi] nacięcie zatoki
siphon [ˈsaifən] 1) syfon, zgięta rurka; 2) przetaczać przez syfon
siphonage [ˈsaifənidʒ] płukanie żołądka lub innej jamy metodą syfonu
sister [ˈsistə] 1) w W. Brytanii przełożona pielęgniarek; 2) pielęgniarka w prywatnej praktyce
hospital s. przełożona pielęgniarek
theatre s. pielęgniarka operacyjna
ward s. pielęgniarka odcinkowa
site [sait] miejsce, lokalizacja, położenie
s. of action miejsce działania (leku)
active s. czynna część cząsteczki enzymu
working s. miejsce pracy, stanowisko pracy
sitology [saiˈtɔlədʒi] dietetyka
sitosterol [saiˈtɔstərɔl] sitosterol
sitotherapy [ˌsaitouˈθerəpi] leczenie dietetyczne
situs [ˈsaitəs] położenie, sytuacja, miejsce
s. of the fetus położenie płodu
s. inversus położenie odwrotne trzewi
s. perversus nieprawidłowe położenie (narządu)
skatole [ˈskætɔl] skatol, 3-metyloindol
skatology [skæˈtɔlədʒi] skatologia, nauka o kale
skein [skein] kłąb, plątanina (nitek chromatyny lub włókienek)
skeletal [ˈskelətəl] szkieletowy, odnoszący się do kośćca
s. traction wyciąg kostny
skeleton [ˈskelitn] kościec, szkielet, zrąb
appendicular s. kościec kończyn
articulated s. kościec posiadający stawy
axial s. kościec osiowy (tułowia i głowy)

skew [skju:] skośny
s. eye deviation skośne ustawienie oczu w uszkodzeniach móżdżku (jedno oko skierowane w dół i dośrodkowo, drugie przeciwnie)
skiagram [ˈskaiəgræm] radiogram (dawna nazwa; podobnie inne słowa zawierające przedrostek „skia" zastąpiono obecnie słowami zawierającymi „radio")
skiascotometry [ˌskaiəskɔˈtɔmitri] skiaskotometria, wyznaczanie mroczków perymetrem
skim [skim] zbierać z powierzchni płynu
skin [skin] 1) skóra; 2) zdzierać skórę
elastic s. skóra rozciągliwa
farmer's s. skóra wieśniacza (z cechami zwyrodnienia starczego)
glossy s. skóra lśniąca
loose s. skóra wiotka
nail s. obrąbek naskórkowy płytki paznokcia
parchment s. skóra pergaminowa
piebald s. skóra pstra, bielactwo
skin-bound [ˈskinˌbaund] zrośnięty ze skórą, oprawiony w skórę (oznacza nieprzesuwalność skóry w twardzinie)
skin-graft [ˈskinˈgra:ft] przeszczep skóry
skin-lotion [ˈskinˈlouʃn] mleczko do zmywania skóry
skinned [ˈskind] obdarty ze skóry
skin pencil [ˈskin ˈpensil] dermograf
skin test [ˈskin ˈtest] próba skórna
patch s. t. próba płatkowa
skull [skʌl] czaszka (*p. też*: **cranium**)
steeple s. czaszka wieżowata
tower s. czaszka wieżowata
slab [slæb] płat tkanki przy seryjnym cięciu (np. mózgu)
slant [slə:nt] 1) skośny, pochyły; 2) skośność, pochyłość, skos
s. culture skośna hodowla bakterii
slash [slæʃ] 1) cięcie, przecięcie; 2) ciąć (z rozmachem)
s. wound rana cięta
sleep [sli:p] 1) sen; 2) spać
hypnotic s. sen hipnotyczny
s. onset wystąpienie snu, początek snu
paradoxical s. sen paradoksalny (głęboki sen przy zapisie eeg wskazującym na czuwanie)
rapid eye movement s. faza szybkich ruchów oczu we śnie, REM
sleepless [ˈsli:plis] bezsenny
sleeplessness [ˈsli:plisnis] bezsenność
sleepwalker [ˈsli:pˌwɔ:kə] somnambulik
sleepwalking [ˈsli:pwɔ:kiŋ] somnambulizm, snowłóctwo

slide [slaid] 1) szkiełko podstawowe (przedmiotowe); 2) preparat histologiczny; 3) przezrocze; 4) ślizgać się
sliding ['slaidiŋ] ślizgowy, wślizgowy (przepuklina)
slim [slim] smukły, szczupły
slimming ['slimiŋ] wyszczuplający, odchudzający
  s. cure kuracja odchudzająca
  s. diet dieta odchudzająca
sling [sliŋ] 1) pętla, temblak; 2) proca; 3) zawieszać na temblaku
  open s. temblak z chusty trójkątnej
  rollerarm s. zawój kłosowy barku
  simple figure-of-eight s. zawój ósemkowy barku
slip-glass ['slip‚gla:s] szkiełko nakrywkowe mikroskopowe
slit [slit] 1) szczelina, szpara; 2) rozciąć
slit-lamp ['slit'læmp] lampa szczelinowa
sliver ['slivə] wiór (kostny itp.)
slope [sloup] 1) stok, nachylenie, pochyłość (ramienia zstępującego krzywej itp.); 2) tworzyć pochylenie
slough [slʌf] 1) tkanka martwicza wilgotna oddzielająca się od zdrowej; 2) oddzielać się od tkanki zdrowej
sludge [slʌdʒ] 1) szlam; 2) zagęszczone krwinki blokujące przepływ krwi w małych naczyniach; 3) tworzyć szlam
sludging ['slʌdʒiŋ] osiadanie składników stałych roztworu
sluggish [slʌgiʃ] leniwy, powolny, ospały
  s. reflex słaby, leniwy odruch (zwł. źrenicy)
sluggishness ['slʌgiʃnis] spowolnienie, lenistwo, ospałość
  psychomotor s. spowolnienie psychoruchowe
slur [slə:] wymawiać niewyraźnie łącząc dźwięki
slurred speech ['slə:d 'spi:tʃ] mowa zamazana
slurry ['slə:ri] 1) szlam; 2) rzadka zawiesina
smallpox ['smɔ:lpɔks] ospa
  modified s. ospa złagodzona
smart [sma:t] 1) boleć, pobolewać piekąco; 2) ból piekący
smarting eyes ['sma:tiŋ ais] pieczenie oczu
smear [smiə] 1) rozmaz; 2) smarować, mazać
  alimentary tract s. wymazy cytologiczne z przewodu pokarmowego
  bronchoscopic s. wymaz z oskrzeli w czasie bronchoskopii
  buccal s. wymaz śluzówki policzkowej
  cervical s. wymaz szyjki macicy
  cytologic s. rozmaz do badania cytologicznego

  ectocervical s. wymaz z zewnętrznej powierzchni szyjki macicy
  endocervical s. wymaz z kanału szyjki macicy
  endometrial s. rozmaz wyskrobin śluzówki macicy
  fast s. bezpośrednio badany rozmaz wyskrobin macicy i szyjki
  gastric s. wymaz śluzówki żołądka
  lower respiratory tract s. wymaz bronchoskopowy
  oral s. wymaz śluzówki jamy ustnej
  sputum s. rozmaz plwociny
  urinary s. rozmaz osadu moczu
  vaginal s. wymaz śluzówki pochwy
smegma ['smegmə] mastka, wydzielina gruczołów napletka
  s. of the clitoris wydzielina gruczołów łechtaczki
smell [smel] 1) zapach, woń; 2) pachnieć, wydawać woń; 3) węch; 4) wąchać
  organ of s. narząd węchu
  sense of s. zmysł węchu
smog [smɔg] smog, mieszanina dymu i mgły
smoke [smouk] 1) dym; 2) dymić; 3) palić (tytoń itp.); 4) wędzić
smoker ['smoukə] palacz
  heavy s. palacz palący dużo tytoniu dziennie
smudge [smʌdʒ] 1) plama, kleks; 2) plamić, brudzić
snag [snæg] 1) odłamany fragment, wyłamany ząb; 2) przeszkoda
snail [sneil] ślimak
snake [sneik] wąż
snap [snæp] 1) trzaśnięcie; 2) zatrzaskiwać
  closing s. trzask zamknięcia, zaakcentowany pierwszy ton serca w zwężeniu zastawki dwudzielnej
  opening s. wczesnorozkurczowy trzask otwarcia zastawki w zwężeniu zastawki dwudzielnej
snare [snɛə] 1) pętla, pętla do usuwania migdałków i polipów; 2) zakładać pętlę
sneeze [sni:z] 1) kichnięcie; 2) kichać
sneezing ['sni:ziŋ] kichanie
sniff [snif] 1) wciągać do nosa (powietrze itp.); 2) węszyć; 3) wdech
sniffing [snifiŋ] 1) wdychanie; 2) węszenie
  cocaine s. zażywanie kokainy przez wdychanie nosem
  glue s. wdychanie aromatycznych klejów dla oszołomienia się
snore [snɔ:] 1) chrapanie; 2) chrapać
snoring ['snɔ:riŋ] chrapanie
  s. rales furczenia
snow [snou] 1) śnieg; 2) zestalony dwutlenek węgla

snow-blindness [′snou′blaindnis] ślepota śniegowa
snuff [snʌf] 1) tabaka, tabaczka (lek w proszku wciągany do nosa); 2) wciągać do nosa
snuffles [′snʌfiz] sapka, katar dzieci
soak [souk] 1) nasiąkać, przesiąkać; 2) macerować
soap [soup] mydło
  green s. mydło szare (potasowe), mydło miękkie
  hard s. mydło twarde (sodowe)
  insoluble s. mydło nierozpuszczalne (kaolinowe itp.)
  marine s. mydło z oleju roślinnego i wody morskiej
  medicated s. mydło lecznicze
  medicinal soft s. mydło szare lecznicze
  soda s. mydło twarde
  soft s. mydło miękkie, mydło szare (potasowe)
  soluble s. mydło rozpuszczalne
  superfatted s. mydło przetłuszczone
sober [′soubə] trzeźwy
sobering-up [′soubəriŋ′ʌp] wytrzeźwienie
sobriety [sou′braiəti] trzeźwość
social [′souʃel] socjalny, społeczny
  s. insurance ubezpieczenia społeczne
  s. welfare opieka społeczna
sociodrama [′souʃiou′dra:mə] socjodrama (psych.)
sociopathy [‚souʃi′ɔpæθi] socjopatia, psychopatia socjopatyczna
socket [′sokit] 1) panewka stawu; 2) gniazdko elektryczne; 3) zagłębienie, wklęsłość
  dry s. zębodół suchy pusty
  eye s. oczodół
  tooth s. zębodół
soda [′soudə] węglan sodowy
  s. alum ałun sodowy
  s. ash węglan sodowy
  bicarbonate of s. dwuwęglan sodowy
  caustic s. soda kaustyczna, soda żrąca, wodorotlenek sodowy
  chlorinated s. mieszanina chlorku sodowego i podchlorynu sodowego, soda chlorowana
  hydroxide s. soda żrąca, wodorotlenek sodowy
  s. lime mieszanina wodorotlenku wapniowego i wodorotlenku sodowego lub potasowego
  s. water woda sodowa
sodium [′soudjəm] sód, Na (chem.)
  s. alginate algina
  s. benzoate benzoesan sodowy
  s. bicarbonate dwuwęglan sodowy
  s. bisulphite dwusiarczan sodowy

  s. calcium edetate wersenian dwusodowo-wapniowy
  s. carbonate węglan sodowy
  s. chloride chlorek sodu, sól kuchenna
  s. cromoglycate chromoglikan sodowy
  s. cyclamate cyklaminian sodowy
  s. fluoride fluorek sodowy
  s. glutamate glutaminian sodowy
  s. hydroxide wodorotlenek sodowy
  s. hyposulphite podsiarczyn sodowy
  s. nitrate azotan sodu, saletra chilijska
  s. peroxide nadtlenek sodowy
  s. phosphate ortofosforan sodowy
  s. sulphite siarczyn sodowy
  s. tartrate winian sodowy
  s. thiosulphate tiosiarczan sodowy
soft [sɔ:ft] 1) miękki; 2) łagodny; 3) cichy
  s. drink napój bezalkoholowy
  s. tissue tkanka miękka
soften [sɔ:fn] zmiękczać, rozmiękać
softener [′sɔ:fnə] środek zmiękczający (wodę itp.)
softening [′sɔ:fniŋ] rozmięknienie, zmiękczenie
  brain s. rozmięknienie mózgu
  colliquative s. rozmięknienie rozpływne tkanki
  h(a)emorrhagic s. krwotoczne rozmięknienie mózgu
  red s. krwotoczne rozmięknienie mózgu
soil [soil] 1) ziemia, gleba; 2) brudzić
  night s. odchody (kał i mocz)
soiled [′sɔild] zabrudzony, brudny
  s. dressings brudne opatrunki
  s. linen brudna bielizna
solar [′soulə] słoneczny
solation [sou′leiʃən] zmiana żelu w sol
sole [soul] 1) podeszwa; 2) jedyny
solid [′sɔlid] 1) bryła, ciało stałe; 2) zwarty, lity; 3) solidny, masywny
  s. organ narząd miąższowy (w odróżnieniu od narządu pustego)
solidification [sə‚lidifi′keiʃən] zestalenie (płynu)
solidify [sə′lidifai] zestalać, krzepnąć
solitary [′sɔlitəri] samotny, pojedynczy
solubility [‚sɔlju′biliti] rozpuszczalność
solubilizer [sɔlju′bilaizə] solubilizator
soluble [′sɔljubl] rozpuszczalny
solute [sɔ′lu:t] substancja rozpuszczona
solution [sə′lu:ʃən] roztwór
  acetic s. ocet
  aqueous s. roztwór wodny
  basal s. roztwór podstawowy, roztwór macierzysty
  buffer s. roztwór buforowy
  centinormal s. roztwór jednosetnonormalny, 0,01 normalny

decanormal s. roztwór dziesięcionormalny, 10 N
decimolar s. roztwór jednodziesięciomolarny, 0,1 M
decinormal s. roztwór jednodziesięcionormalny, 0,1 N
deodorant s. roztwór odwaniający
dilute s. roztwór rozcieńczony
gram-molecular s. roztwór molarny
hyperbaric s. roztwór o gęstości względnej większej niż gęstość względna płynu mózgowo-rdzeniowego
hypertonic s. roztwór hipertoniczny
hypobaric s. roztwór o gęstości względnej niższej niż gęstość względna płynu mózgowo-rdzeniowego
hypotonic s. roztwór hipotoniczny
isobaric s. roztwór o gęstości względnej równej gęstości względnej płynu mózgowo-rdzeniowego
isotonic s. roztwór izotoniczny
maternal s. roztwór macierzysty
millinormal s. roztwór jednotysięcznonormalny, 0,001 N
molal s. roztwór molalny, 1 mol/1 kg rozpuszczalnika
molar s. roztwór molarny, 1 mol/1 litr rozpuszczalnika
normal s. roztwór jednonormalny, roztwór normalny
physiologic salt s. roztwór fizjologiczny soli kuchennej
saturated s. roztwór nasycony
sclerosing s. roztwór do obliteracji żylaków
standard s. roztwór podstawowy, roztwór standardowy
supersaturated s. roztwór przesycony
volumetric s. roztwór wolumetryczny
solvable ['sɔlvəbl] 1) rozpuszczalny; 2) rozwiązalny
solve [sɔlv] 1) rozpuszczać; 2) rozwiązywać (problem itp.)
solvent ['sɔlvənt] rozpuszczalnik, solwent
non-polar s.'s rozpuszczalniki apolarne, rozpuszczalniki tłuszczów
polar s.'s rozpuszczalniki polarne (biegunowe)
s. power zdolność rozpuszczania
universal s. rozpuszczalnik uniwersalny
soman ['soumən] soman, kwas metylofosfonofluorowy (gaz bojowy)
somatagnosia [,soumætæg'nousiə] utrata zdolności rozpoznawania ciała własnego lub obcego
somatic [sɔ'mætik] somatyczny, cielesny
somatomedin [,soumætɔ'medin] somatomedyna, czynnik sulfurylujący, polipeptyd

przenoszący działanie hormonu wzrostu na tkanki
somatomegaly [,soumætɔ'megəli] gigantyzm
somatopathy [,soumə'tɔpæθi] choroba ciała
somatopsychosis [,soumætɔsai'kousis] psychoza organiczna
somatostatin [,soumætɔ'stætin] somatostatyna, hormon hamujący uwalnianie hormonu wzrostu
somatotrophic [,soumætɔ'trɔfik] somatotroficzny, pobudzający wzrost
somatotrophin [,soumætɔ'trɔfin], **somatotropin** [,soumætɔ'trɔpin] somatotropina, hormon wzrostu
somite ['soumait] somit
somnambulism [sɔm'næmbjulizəm] somnambulizm
somnambulist [sɔm'næmbjulist] somnambulik
somniloquy [sɔm'nilɔkwi] mówienie w hipnozie
somnolence ['sɔmnələns], **somnolency** ['sɔmnələnsi] senność
somnolescent [,sɔmnə'lesnt] senny, ospały
sonic ['sɔnik] dźwiękowy
sonorous [sə'nɔ:rəs] dźwięczny, dźwięczący
soor [su:ə] pleśniawka
soot [sut] sadza
soothing ['su:ðiŋ] uśmierzający, łagodzący
sophistication [səfisti'keiʃən] 1) fałszowanie (żywności itp.); 2) wysoki poziom techniczny (doświadczenia itp.)
sopor ['soupə] głęboki sen, sopor
soporific [,soupə'rifik] 1) nasenny, wywołujący sen; 2) środek nasenny
sorbite ['sɔ:bait] sorbitol
sorbitol ['sɔ:bitɔl] D-sorbitol
sore [sɔ:] 1) owrzodzenie, otwarta rana; 2) bolesny, bolący
bed s. odleżyna
hard s. wrzód twardy, pierwotna zmiana kiłowa
s. mouth opryszczkowe zapalenie jamy ustnej
pressure s. odleżyna
soft s. wrzód miękki, wrzód weneryczny
s. throat ból gardła
soreness ['sɔ:nis] bolesność
sorption ['sɔ:pʃən] sorpcja, pojęcie obejmujące adsorpcję, absorpcję i persorpcję
suffle [su:fl] podmuch, cichy szmer osłuchowy, szmer chuchający
cardiac s. szmer podmuchowy sercowy
placental s. podmuch łożyskowy
sound [saund] 1) dźwięk; 2) ton serca; 3) szmer; 4) sonda, zgłębnik; 5) sondować; 6) dźwięczeć
auscultatory s. szmer osłuchowy

bellows s. szmer miecha
bottle s. szmer oddechowy dzbanowy, szmer oddechowy amforyczny
cannon s. ton armatni serca, bardzo głośny I ton w bloku przedsionkowo-komorowym całkowitym
cardiac s. ton serca
coin s. odgłos opukowy trojaka, objaw trojaka
cracked pot s. odgłos pękniętego dzbanka
diastolic s. ton serca rozkurczowy
ejection s. wczesnoskurczowy ton nad aortą lub tętnicą płucną przy rozszerzeniu tych naczyń
fiapping s. ton kłapiący
friction s. szmer tarcia
gallop s. nieprawidłowy trzeci lub czwarty ton serca powodujący rytm cwałowy
heart s. ton serca
percussion s. odgłos opukowy
pericardial friction s. szmer tarcia osierdziowego
split s. ton serca rozdwojony
tic-tac s.'s rytm płodowy serca, embriokardia
to-and-fro s. szmer tarcia opłucnowego lub osierdziowego zależny od ruchów płuca lub serca
urethral s. zgłębnik cewkowy, cewnik
sounding ['saundiŋ] sondowanie, zgłębnikowanie
soundless ['saundlis] bezdźwięczny, bezszelestny
soundness ['saundnis] zdrowie (także przenośnie)
sound-proof ['saund'pru:f] dźwiękoszczelny
sour ['sauə] kwaśny
get s. skwaśnieć
sourness ['sauənis] kwaśność, smak kwaśny
soybean ['sɔi̦bi:n], **soya bean** ['sɔiə ̦bi:n] soja (nasiona)
spa [spa:] uzdrowisko, zdrojowisko
space [speis] przestrzeń
  anatomical dead s. przestrzeń martwa anatomiczna
  antecubital s. dół łokciowy
  arachnoid s. przestrzeń podpajęczynówkowa
  capsular s. przestrzeń torebkowa (kłębuszka nerkowego)
  cartilage s. jamka chrzęstna
  dead s. przestrzeń martwa, przestrzeń bezużyteczna
  denture s. przestrzeń międzywyrostkowa dla protezy (*stom.*)
  extracullar s. przedział pozakomórkowy
  intercostal s. przestrzeń międzyżebrowa, międzyżebrze

intracellular s. przedział wewnątrzkomórkowy
iridocorneal angle s. przestrzeń kąta tęczówkowo-rogówkowego
mediastinal s. śródpiersie
s. medicine medycyna kosmiczna
perisinusoidal s. przestrzeń okołozatokowa, przestrzeń Dissego (wątroby)
perivascular s. przestrzeń okołonaczyniowa
pharyngeal s. przestrzeń gardłowa
physiological dead s. przestrzeń martwa fizjologiczna
pleural s. jama opłucnej
pneumatic s. jedna z zatok nosowych
s. retainer utrzymywacz przestrzeni
retropharyngeal s. przestrzeń pozagardłowa
subarachnoid s. przestrzeń podpajęczynówkowa
subdiaphragmatic s. zachyłek podprzeponowy
subdural s. przestrzeń podtwardówkowa
submandibular s. przestrzeń podżuchwowa
subphrenic s. zachyłek podprzeponowy
temporal s. przestrzeń skroniowa (międzypowięziowa)
span [spæn] 1) piędź; 2) rozpiętość; 3) mierzyć rozpiętość; 4) opasywać
bridge s. przęsło mostu (*stom.*)
life s. okres życia od urodzenia do śmierci
sparer ['spɛərə] związek lub czynnik wywierający oszczędzające działanie
sparine ['spa:rin] sparyna, promazyna
sparing ['spɛəriŋ] oszczędzający
  s. action działanie oszczędzające
  s. effect działanie oszczędzające
  s. operation operacja oszczędzająca
sparse [spa:s] rzadki, nieliczny
spasm ['spæzəm] kurcz, skurcz, spazm
  s. of accomodation kurcz akomodacji
  bronchial s. skurcz oskrzeli
  carpopedal s. skurcz mięśni podudzia i stopy
  clonic s. skurcz kloniczny
  epidemic transient diaphragmatic s. choroba bornholmska
  facial s. tik twarzowy, skurcz mięśni twarzy
  fixed s. skurcz utrwalony
  functional s. kurcz zawodowy (np. kurcz pisarski)
  habit s. tik
  intention s. kurcz zamiarowy (przy próbach ruchów dowolnych)
  lock s. skurcz toniczny
  mobile s. skurcz toniczny przy próbach ruchów dowolnych w chorobie Little'a

nictitating s. kurcz mruganiowy
nodding s. napad skurczów (salaam) w padaczce
occupational s. kurcz zawodowy
progressive torsion s. dystonia torsyjna, kurcz torsyjny postępujący
respiratory s. skurcz mięśni oddechowych
retrocollic s. kręcz szyi ze skurczem mięśni karku
rotatory s. kręcz szyi kurczowy
salaam s. napad skłonów w padaczce, napad kiwania się
shoemaker's s. kurcz szewców
tonic s. skurcz toniczny
tonoclonic s. skurcz toniczno-kloniczny
torsion s. kurcz torsyjny, dystonia torsyjna
winking s. napadowe mruganie
writer's s. kurcz pisarski
spasmodic [spæz'mɔdik] konwulsyjny, spazmatyczny
spasmolytic [ˌspæzmɔ'litik] znoszący skurcz
spasmophilia [ˌspæzmɔ'filiə] spazmofilia, skłonność do tężyczki
spastic ['spæstik] kurczowy, spastyczny
spasticity [ˌspæs'tisiti] spastyczność, kurczowość
   clasp-knife s. objaw scyzorykowy w spastyczności
spatial ['speiʃəl] przestrzenny
spatula ['spætjulə] łopatka (narzędzie)
spatulate ['spætjulit] obrabiać łopatką
spatulation [ˌspætju'leiʃən] obrabianie łopatką
specialist ['speʃəlist] specjalista
specialistic [ˌspeʃə'listik] specjalistyczny
speciality [ˌspeʃi'æliti] specjalność
specialization [ˌspeʃəlai'zeiʃən] specjalizacja
specialize ['speʃəlaiz] specjalizować się
specialty ['speʃəlti] specjalność
species ['spi:ʃi:z] 1) gatunek (*biol.*); 2) ziółka
   diuretic s. ziółka moczopędne
   laxative s. ziółka na przeczyszczenie
   pectoral s. ziółka wykrztuśne
species-specific ['spi:ʃi:zspi'sifik] swoisty dla danego gatunku
specific [spi'sifik] 1) swoisty, specyficzny; 2) lek działający wybiórczo na daną chorobę lub objaw
specification [ˌspesifi'keiʃən] specyfikacja, wykaz, zestawienie
   patent s. opis patentowy
specificity [ˌspesi'fisiti] swoistość, specyficzność
specify ['spesifai] wyszczególniać, zestawiać w wykazie
specimen ['spesimin] próbka, okaz
   biopsy s. próbka tkanki pobrana w czasie biopsji, materiał biopsyjny

cytologic s. materiał cytologiczny
surgical s. materiał do badania pobrany w czasie operacji
speckle ['spekl] plamić, cętkować
spectacles ['spektəklz] okulary
   bifocal s. okulary dwuogniskowe
   bridge of s. część łącząca oprawkę okularów
   frame of s. oprawka okularów
   protective s. okulary ochronne
spectral ['spektrəl] spektralny, widmowy
spectre ['spektə] widmo, spektrum
spectro- ['spektrou-] w złożeniach oznacza związek z widmem
spectrocolorimetry [spektrouˌkʌlɔri'metri] spektrokolorymetria
spectrograph ['spektrougræf] spektrograf
   mass s. spektrograf mas
spectrography [spek'trɔgræfi] spektrografia, fotografowanie widma
spectrophotofluorimetry [spektrəˌfɔtəfluɔ'rimitri] spektrofotofluorymetria, spektroskopowy pomiar fluorescencji
spectrophotometry [ˌspektrəfə'tɔmitri] spektrofotometria, analiza spektrofotometryczna
   absorption s. spektrofotometria absorpcyjna
   atomic absorption s. spektrofotometria atomowo-absorpcyjna
   flame emission s. spektrofotometria płomieniowa emisyjna
spectropolarimeter [ˌspektrəpɔlə'rimitə] spektropolarymetr
spectroscope ['spektrəskoup] spektroskop, przyrząd do badania widma
spectroscopy [spekt'rəskəpi] spektroskopia
   infrared s. spektroskopia podczerwona, badanie widma podczerwieni
spectrum ['spektrəm] 1) widmo; 2) zakres, zasięg
   absorption s. widmo absorpcyjne, widmo pochłaniania
   s. analysis analiza widmowa
   antibacterial s. zakres przeciwbakteryjnego działania leku
   antimicrobial s. = antibacterial s.
   broad antibacterial s. szeroki zakres działania przeciwbakteryjnego
   chemical s. część widma w zakresie ultrafioletu
   emission s. widmo emisyjne, widmo światła emitowanego
   prismatic s. widmo pryzmatyczne
   visible s. widmo światła widzialnego
   x-ray s. widmo promieniowania Roentgena
speculum ['spekjuləm] wziernik

bivalve s. wziernik pochwowy dwułyżkowy

duckbill s. wziernik pochwowy dwułyżkowy

ear s. wziernik uszny

eye s. wziernik oczny

nasal s. wziernik nosowy

rectal s. wziernik odbytniczy

stop-s. wziernik rozszerzający z zatrzaskiem uniemożliwiającym rozszerzanie poza pewien zakres

univalve s. wziernik pochwowy jednołyżkowy

vaginal s. wziernik pochwowy

speech [spi:tʃ] mowa

articulate s. mowa artykułowana

blurred s. mowa zamazana, mowa niewyraźna

cerebellar s. mowa móżdżkowa, mowa eksplozywna

coherent s. mowa logiczna, mowa spójna

incoherent s. mowa nielogiczna, mowa niespójna

scanning s. mowa skandowana

slurring s. mowa niewyraźna, mowa zamazana

spastic s. utrudnienie mowy przy zwiększeniu napięcia mięśni

staccato s. mowa sylabowa, mowa skandowana (z wymawianiem każdej sylaby osobno)

speechless ['spi:tʃlis] oniemiały

speed [spi:d] szybkość

paper s. szybkość przesuwu papieru (w ekg, eeg itp.)

spell [spel] 1) atak choroby, dolegliwości itp.; 2) czar, oczarowanie

spellbound ['spelbaund] 1) oczarowany; 2) zahipnotyzowany

sperm [spə:m] 1) nasienie, sperma; 2) plemnik

spermatic [spə:'mætik] nasieniowy, nasienny

spermatid ['spə:mætid] spermatyda

spermatitis [ˌspə:mæ'taitis] zapalenie nasieniowodu

spermatoblast ['spə:mətouˌbla:st] spermatogonium

spermatoblastoma [ˌspə:mətou'blæstoumə] nasieniak zarodkowy

spermatocidal [ˌspə:məto'saidl] plemnikobójczy

spermatocide ['spə:mətosaid] środek plemnikobójczy

spermatocyst ['spə:mətəˌsist] pęcherzyk nasienny

spermatocystectomy [ˌspə:mætosis'tektəmi] wycięcie pęcherzyków nasiennych

spermatocystitis [ˌspə:mætosis'taitis] zapalenie pęcherzyków nasiennych

spermatocystotomy [ˌspə:mætosis'totəmi] nacięcie pęcherzyka nasiennego

spermatocyte ['spə:mətousait] spermatocyt

spermatogenesis [ˌspə:mətou'dʒenisis] spermatogeneza, tworzenie się plemników

spermatogeny [ˌspə:mə'todʒini] spermatogeneza

spermatogonium [ˌspə:mæto'gouniəm] spermatogonium, spermatogonia

spermatolysis [ˌspə:mæ'tolisis] niszczenie lub rozpad plemników

spermatopoietic [ˌspə:mətəpoi'etik] tworzący plemniki

spermatorrh(o)ea [ˌspə:mətou'ri:ə] nasieniotok

spermatovum [ˌspə:mət'ouvəm] zapłodnione jajo

spermatozoa [ˌspə:mətou'zouə] plemniki

spermatozoon [ˌspə:mətou'zouon] plemnik

spermaturia [ˌspə:mə'tjuəriə] wydalanie plemników z moczem

spermicidal ['spə:misaidəl] plemnikobójczy

spermicide ['spə:misaid] środek plemnikobójczy

spermophlebectasia [ˌspə:məˌflibek'teiziə] żylakowatość powrózka nasiennego

spheno- ['sfi:nou-] w złożeniach oznacza: klinowy

sphenoidal [ˌsfi:nou'idəl] 1) klinowaty; 2) odnoszący się do kości klinowej

sphenoidotomy [ˌsfi:noi'dotəmi] otwarcie zatoki klinowej

sphenotribe ['sfi:notraib] miażdż czaszki

sphenotripsy [ˌsfi:no'tripsi] zmiażdżenie podstawy czaszki płodu

sphere [sfiə] 1) kula; 2) sfera, zakres

spherical ['sferikəl] kulisty, sferyczny

spherocyte ['sfiərosait] sferocyt, erytrocyt kulisty

spherocytosis [ˌsfiərosai'tousis] sferocytoza, niedokrwistość sferocytowa

hereditary s. sferocytoza dziedziczna, wrodzona niedokrwistość hemolityczna

spherophakia [ˌsfiəro'feikiə] kulistość soczewki

sphincter ['sfiŋktə] zwieracz

anal s. zwieracz odbytu

anatomical s. zwieracz anatomiczny (w odróżnieniu od czynnościowego)

angular s. zwieracz (czynnościowy) żołądka na poziomie wcięcia kątowego

annular s. zwieracz pierścieniowy

antral s. zwieracz (czynnościowy) żołądka między trzonem a jamą odźwiernika

artificial s. zwieracz sztuczny (po plastyce)

basal s. zwieracz krętniczy na poziomie brodawki kątniczej
choledochal s. zwieracz przewodu żółciowego wspólnego
extrinsic s. zwieracz zewnętrzny
ostial s. zwieracz ujścia (obejmujący ujście przewodu)
pupillary s. zwieracz źrenicy
pyloric s. zwieracz odźwiernika
radiological s. zwieracz czynnościowy, zwieracz radiologiczny
rectal s. zwieracz odbytu
sphincterectomy [ˌsfiŋktə'rəktəmi] wycięcie zwieracza
sphincteroplasty ['sfiŋktərɔ'plæsti] plastyka zwieracza
sphincterospasm [ˌsfiŋktərɔ'spæzm] kurcz zwieracza
sphincterotomy [ˌsfiŋktərɔ'təmi] nacięcie zwieracza
transduodenal s. nacięcie zwieracza Oddiego przez dwunastnicę
sphingolipidosis [ˌsfiŋgɔˌlipi'dousis] sfingolipidoza
cerebral s. sfingolipidoza mózgowa, choroba Taya-Sachsa i podobne
sphingolipids [ˌsfiŋgɔ'lipids] sfingolipidy
sphingomyelinase [ˌsfiŋgɔ'maiəlineiz] sfingomielinaza
sphingomyelins [ˌsfiŋgɔ'maiəlins] sfingomieliny
sphingosine ['sfiŋgɔsi:n] sfingozyna
sphygm- [sfigm-] w złożeniach oznacza tętno
sphygmic ['sfigmik] odnoszący się do tętna
sphygmograph ['sfigmɔˌgra:f] sfigmograf
sphygmography [sfigmɔ'græfi] sfigmografia, zapis tętna
sphygmomanometer [ˌsfigmɔmæ'nɔmitə] sfigmomanometr, manometr do pomiaru ciśnienia tętniczego
sphygmomanometry [ˌsfigmɔmæ'nɔmitri] sfigmomanometria
sphygmopalpation [ˌsfigmɔpæl'peiʃən] wymacywanie tętna
sphygmopletysmograph [ˌsfigmɔplə'tizmɔgra:f] sfigmopletyzmograf, pletyzmograf tętna
spica ['spaikə] opaska kłosowa
spider ['spaidə] pająk
s. angioma naczyniak gwiaździsty, „pajączek" naczyniowy
arterial s. naczyniak gwiaździsty
s. fingers palce pająkowate, arachnodaktylia
s. n(a)evus naczyniak gwiaździsty, znamię pajakowate
vascular s. naczyniak gwiaździsty

spider-burst ['spaidə'bə:st] promieniste rozszerzenia włośniczek na skórze nóg
spike [spaik] 1) kolec; 2) kłos; 3) iglica, potencjał iglicowy
s. and dome complex zespół iglica-fala (eeg)
spill [spil] 1) przelanie się; 2) przelać się z pełnego naczynia
cellular s. wysianie się komórek nowotworowych powodujące przerzut
spin [spin] 1) szybki obrót, wirowanie; 2) spin (fiz.); 3) wirować, odwirowywać
spina ['spainə] 1) kolec, wyrostek kolczysty; 2) kręgosłup
s. bifida rozszczep kręgosłupa tylny
s. bifida aperta rozszczep kręgosłupa otwarty
s. bifida cystica rozszczep kręgosłupa z przepukliną oponową
s. bifida manifesta rozszczep kręgosłupa z widocznymi zmianami
s. bifida occulta rozszczep kręgosłupa zamknięty, tarń dwudzielna
s. ventosa wrzecionowate poszerzenie paliczka w gruźlicy
spinal ['spainl] 1) kręgowy; 2) kręgosłupowy; 3) kolcowy
s. column kręgosłup
s. cord rdzeń kręgowy
spinalis [spai'nælis] kręgowy, kręgosłupowy
spindle ['spindl] wrzeciono
s. cell komórka wrzecionowata
central s. wrzeciono mitotyczne
neuromuscular s. wrzeciono nerwowo-mięśniowe (Kühnego)
neurotendinous s. wrzeciono nerwowo--ścięgnowe (Golgiego)
nuclear s. wrzeciono mitotyczne
sleep s.'s wrzeciona senne (eeg)
tendon s. wrzeciono nerwowo-ścięgnowe (Golgiego)
spine [spain] 1) kolec; 2) kręgosłup; 3) wyrostek ościsty
bamboo s. kręgosłup bambusowy (w zesztywniającym zapaleniu stawów kręgosłupa)
cleft s. rozszczep kręgosłupa
iliac s. kolec biodrowy
ischiadic s. kolec kulszowy
kissing s. objaw (zespół) Baastrupa, stykanie się tarni kręgów lędźwiowych
neural s. wyrostek ościsty, wyrostek kolczysty, tarń
poker s. kręgosłup usztywniony
rigid s. kręgosłup usztywniony
thoracic s. kręgosłup piersiowy
spinocellular [ˌspainə'seljulə] kolczystokomórkowy

spiral ['spaiərəl] 1) spirala; 2) spiralny, heli-
koidalny
Curschmann's s. wężownica Curschmanna
Spirillaceae ['spairiləsi:ə] śrubowce, rodzina
bakterii
spirillosis [ˌspaiəri'lousis] krętkowica, choroba wywołana przez krętki
spirit ['spirit] 1) spirytus; 2) każdy destylat; 3)
duch
proof s. 49,5% alkohol etylowy
rectified s. spirytus rektyfikowany, spirytus
oczyszczony
spirit-stove ['spirit-stouv] maszynka spirytusowa, prymus
Spiroch(a)eta [ˌspaiərə'ki:tə] krętki, rodzaj
bakterii
S. pallida krętek blady, *Treponema pallidum*
Spirochaetaceae [ˌspaiərə'ki:təsi:ə] rodzina
bakterii należących do rzędu *Spirochaetales* — krętki
spiroch(a)et(a)emia [ˌspaiərəki:t'i:miə] obecność krętków we krwi
Spirochaetales [ˌspaiərə'ki:tələz] krętki, rząd
bakterii
spiroch(a)ete ['spaiərəki:t] krętek
spiroch(a)eticidal [ˌspaiərəki:ti'saidəl] krętkobójczy
spiroch(a)eticide [ˌspaiərə'ki:tisaid] lek krętkobójczy
spiroch(a)etosis [ˌspaiərəki'tousis] krętkowica, spirochetoza
icteroh(a)emorrhagic s. choroba Weila
spirograph [ˌspaiə'rəgra:f] spirograf
spirography [ˌspaiə'rəgræfi] spirografia
spirometer [ˌspaiə'rəmitə] spirometr
spirometry [ˌspaiə'rəmitri] spirometria
bronchoscopic s. spirometria bronchosko-
powa
s. indices wskaźniki spirometryczne
s., air velocity index wskaźnik szybkości
przepływu powietrza, AVI
s., alveolar ventilation wentylacja, pęcherzykowa, V_A
s., anatomical deadspace ventilation wentylacja przestrzeni martwej, V_o
s., breathing capacity pojemność życiowa
(vital capacity)
s., breathing reserve rezerwa oddechowa,
BR
s., expiratory reserve volume objętość zapasowa wydechowa, ERV
s., flow rate szybkość przepływu
s., forced expiratory volume maksymalna
pojemność wydechowa, FEV
s., forced inspiratory volume maksymalna
pojemność wdechowa, FIV

s., forced midexpiratory flow przepływ
w środku natężonego wydechu, FMF
s., forced vital capacity maksymalna pojemność życiowa, FVC
s., functional residual capacity czynnościowa pojemność zalegająca, FRC
s., inspiratory capacity pojemność wdechowa, IC
s., inspiratory reserve volume objętość zapasowa wdechowa, IRV
s., maximal expiratory flow rate maksymalny przepływ wydechowy, MEFR
s., maximal midexpiratory flow rate maksymalny przepływ w środkowej części
wydechu, MMFR
s., maximum breathing capacity maksymalna pojemność oddechowa, MBC
s., maximum midexpiratory flow 25-75%
średnia szybkość przepływu w środkowej części maksymalnej pojemności wy-
dechowej, MMEF lub FEF 25-75%
s., maximum voluntary ventilation = s.,
maximum breathing capacity, MVV
s., minute ventilation wentylacja minutowa, MV
s., one-second forced expiratory volume
jednosekundowa maksymalna pojemność wydechowa, FEV_1
s., peak expiratory flow rate przepływ na
szczycie wydechu, PEFR
s., peak inspiratory flow rate przepływ na
szczycie wdechu, PIFR
s., residual capacity objętość zalegająca,
RC
s., respiratory capacity pojemność życiowa
(vital capacity)
s., 0,75-second forced expiratory volume
maksymalna pojemność wydechowa
w czasie 0,75 sekundy, $FEV_{0,75}$
s., tidal volume objętość oddechowa, TV
s., tidal air = s., tidal volume
s., total lung capacity całkowita pojemność
płuc, TLC
s., ventilation factor wskaźnik wentylacji
s., vital capacity pojemność życiowa, VC
spironolactone [ˌspaiərɔnə'læktoun] spironolakton, aldakton
spit [spit] 1) pluć; 2) plwocina
s. negative bez prątków w plwocinie
s. positive z prątkami w plwocinie
spittle ['spitl] plwocina, ślina
splanchnic ['splæŋknik] trzewny
splanchnology [ˌsplæŋknɔ'lədʒi] splanchno-
logia, nauka o trzewiach
splanchnoptosis [ˌsplæŋknɔ'tousis] opuszczenie trzewi, choroba Glenarda
splanchnotribe ['splæŋknɔtraib] zaciskadło
jelitowe

spleen [spli:n] śledziona
bacon s. śledziona sadłowata w skrobiawicy
diffuse waxy s. śledziona sadłowata w skrobiawicy
lardaceous s. śledziona sadłowata
splen- [splin-] w złożeniach oznacza śledzionę
splenadenoma [ˌspli:nəde'noumə] przerost i powiększenie śledziony
splenectomized patient [spli:n'ektəmaizd 'peiʃənt] chory z wyciętą śledzioną
splenectomy [spli:'nektəmi] wycięcie śledziony, splenektomia
splenectopy [spli:'nektəpi] przemieszczenie śledziony
splenic ['splenik] śledzionowy
splenitis [spli:'naitis] zapalenie śledziony
splenocyte ['spli:nəsait] limfocyt śledzionowy
splenography [ˌspli:'nogrəfi] 1) radiologiczne badanie śledziony; 2) opis śledziony
splenohepatomegaly [ˌspli:no'həpətɔ'megəli] powiększenie śledziony i wątroby, splenohepatomegalia
splenomalacia [ˌspli:nɔmæ'leiʃiə] rozmiękanie śledziony
splenomegaly [ˌspli:nɔ'megəli] powiększenie śledziony, splenomegalia
　congestive s. splenomegalia przekrwienna
　h(a)emolytic s. splenomegalia w niedokrwistości hemolitycznej
　spodogenous s. splenomegalia wywołana pochłanianiem rozpadłych krwinek czerwonych
splenopexia ['spli:nɔˌpeksiə], **splenopexy** ['spli:nɔˌpeksi] umocowanie operacyjne ruchomej śledziony
splenophlebitis [ˌspli:nɔfli'baitis] zakrzepowe zapalenie żyły śledzionowej
splenoportography [ˌspli:nɔpɔ:'tɔgrəfi] splenoportografia, badanie radiologiczne układu wrotnego przez śledzionę
splenoptosia [ˌspli:nɔp'tousiə], **splenoptosis** [ˌspli:nɔ'ptousis] opuszczenie śledziony
splenorrhaphy [spli:'nɔrəfi] zeszycie śledziony
splenotomy [spli:'nɔtəmi] nacięcie śledziony
splint [splint] 1) szyna; 2) strzałka; 3) szynować
　airplane s. szyna odwiedzeniowa, „samolot", szyna odwodząca ramię
　anchor s. szyna nazębna umocowana do pręta
　banjo s. szyna wyciągowa na palec
　s. bone kość strzałkowa
　cap s. szyna kołpaczkowa, szyna nazębna

　coaptation s. szyna koaptacyjna, szyna zbliżająca do siebie odłamy
　contact s. płytka metalowa do łączenia odłamów kości
　dynamic s. szyna czynnościowa
　flexible s. szyna plastyczna (np. szyna Cramera)
　functional s. szyna czynnościowa
　guttered s. szyna żłobowa
　immobilizing s. szyna unieruchamiająca
　interdental s. szyna międzyzębowa, szyna łącząca zęby górne z dolnymi
　intermaxillary s. szyna międzyszczękowa
　intra-oral s. szyna wewnątrzustna
　labial s. szyna nazębna wargowa (od strony warg)
　lingual s. szyna nazębna językowa (od strony języka)
　plaster s. szyna gipsowa
　poroplastic s. szyna z porowatego plastyku
　silicone s. szyna silikonowa
　skeletal traction s. szyna wyciągowa
　wire s. szyna druciana
splinting ['splintiŋ] szynowanie
splinter ['splintə] odłamek, odprysk
split [split] 1) rozszczepić, rozdzielić; 2) rozszczepienie; 3) rozszczepiony
　s. personality rozdwojenie osobowości (*pot.*)
　s. product produkt rozszczepienia
　s. headache rozsadzający ból głowy
　s. of heart sounds rozszczepienie tonów serca
spondyl- ['spɔndil-], **spondylo-** ['spɔndilɔ-] w złożeniach oznacza kręgowy lub kręgosłupowy
spondylarthritis [ˌspɔndila:'θraitis] zapalenie stawów kręgosłupa
spondylexarthrosis [ˌspɔndilˌeksa:'θrousis] przemieszczenie kręgu
spondylitic [spɔndi'litik] odnoszący się do zapalenia kręgu
spondylitis [ˌspɔndi'laitis] zapalenie kręgosłupa
　ankylosing s. zesztywniające zapalenie stawów kręgosłupa
　s. deformans zniekształcające zapalenie kręgów, spondyloza
　hypertrophic s. = **s. deformans**
　osteoarthritis s. = **s. deformans**
　rheumatoid s. = **ankylosing s.**
　rhizomelic s. = **ankylosing s.**
　tuberculous s. gruźlicze zapalenie kręgu
　s. typhosa zapalenie kręgu w durze brzusznym
spondylodesis [ˌspɔndi'lɔdesis] spondylodeza, operacyjne usztywnienie kręgosłupa

spondylolisthesis [ˌspɔndilɔlis'θi:sis] kręgozmyk
retrospondylolisthesis kręgozmyk tylny
spondylolysis [ˌspɔndilɔ'lisis] 1) szczelina
w łuku kręgu boczna; 2) rozpad trzonu
kręgu
spondylomalacia [ˌspɔndilɔmə'leiʃiə] rozmiękanie kręgów
spondylopathy [ˌspɔndilɔ'pæθi] choroba kręgów
traumatic s. choroba Kümmella
spondyloptosis [ˌspɔndilɔ'tousis] kręgozmyk
spondyloschisis [ˌspɔndi'lɔskisis] rozszczep
łuku kręgu środkowy
spondylosis [ˌspɔndi'lousis] spondyloza,
zmiany zwyrodnieniowe kręgów
cervical s. spondyloza szyjna, zmiany zwyrodnieniowe kręgów szyjnych
hyperostotic s. zwyrodnienie kręgów z ob-
fitymi wyroślami
rhizomelic s. = **ankylosing spondylitis**
spondylosyndesis [ˌspɔndilɔ'sindesis] =
spondylodesis
spondylotomy [ˌspɔndilɔ'tɔmi] 1) przecięcie
kręgosłupa płodu; 2) laminektomia
sponge [spʌndʒ] 1) gąbka; 2) gazik, wacik,
każdy materiał absorpcyjny; 3) wycierać
gąbką, zmywać
absorbable gelatin s. żelatynowa gąbka
wchłanialna
bronchoscopic s. gazik do pobierania wydzieliny podczas bronchoskopii
compressed s. wysuszona i ściśnięta gąbka
używana do rozszerzania ujść (np. zatok)
s. count liczenie gazików w czasie operacji
decolorized s. gąbka odbarwiona
dissector s. gazik rozdzielający
fibrin s. gąbka fibrynowa
s. forceps szczypce gazikowe
gauze s. gazik
s. holder szczypce gazikowe
waxed s. gąbka nasycona woskiem
spongiform [ˌspʌndʒifɔ:m] gąbczasty
sponging ['spʌndʒiŋ] zmywanie gąbką
spongioblast ['spʌndʒiɔblæst] spongioblast
spongioblastoma [ˌspʌndʒiɔˌblæst'oumə]
spongioblastoma, gąbczak
s. multiforme = **glioblastoma multiforme**
s. polare gąbczak zarodkowy biegunowy
spongiocyte ['spʌndʒiɔsait] spongiocyt, 1)
komórka glejowa; 2) komórka gąbczasta
kory nadnerczy
spongiosis [ˌspʌndʒi'ousis] stan gąbczasty,
obrzęk międzykomórkowy naskórka
spongiositis [ˌspʌndʒiɔ'saitis] zapalenie ciał
gąbczastych prącia
spongy ['spʌndʒi] gąbczasty

spontaneous [spɔn'teinjes] spontaniczny, samorzutny
spoon [spu:n] łyżka
blunt s. tępa łyżeczka (*chir.*)
cataract s. łyżeczka do usuwania zaćmy
dental s. łyżeczka zębodołowa
excavator s. ekskawator dentystyczny, wydrążacz
sharp s. łyżeczka ostra (*chir.*)
s.-fed karmiony łyżką
spoonful ['spu:nful] łyżka jako miara objętości
spor- [spɔr], **sporo-** [spɔrɔ-] w złożeniach
oznacza związek z zarodnikiem
sporadic [spə'rædik] sporadyczny
spore [spɔ:] 1) zarodnik; 2) przetrwalnik
bakteryjny
sporicidal [ˌspɔri'saidl] zarodnikobójczy,
przetrwalnikobójczy
sporicide ['spɔrisaid] czynnik zarodnikobójczy
sporotrichosis [ˌspɔrətri'kousis] sporotry-
choza, grzybica sporotrychowa
Sporotrichum [spɔ:'rətrikəm] grzyb sporo-
trychowy
sporulation [ˌspɔ:ru'leiʃən] sporulacja, 1) zarodnikowanie; 2) przetrwalnikowanie
spot [spɔt] 1) plama; 2) miejsce, punkt; 3)
plamić
blind s. plama ślepa (miejsce w polu widzenia odpowiadające tarczy nerwu wzrokowego)
blue s. plama błękitna (na skórze), plama
mongolska
cafe au lait s. plama barwy kawy z mlekiem
(na skórze)
cotton-wool s.'s wysięk w siatkówce podobny do waty
s. film zdjęcie celowane (*rtg*)
flame s.'s drobne ogniska krwotoczne
w siatkówce
hysterogenic s. strefa histerogenna
liver s. ostuda
mongolian s. = **blue s.**
ruby s.'s naczyniaki starcze, „rubiny"
Tay's cherry red s. wiśniowa plamka na
dnie oka w chorobie Taya-Sachsa
tender s. punkt bolesny
yellow s. plamka żółta (oka)
spotless ['spɔtlis] bez plam, bez wad
spotlight ['spɔtlait] reflektor dający stożek
świetlny
spotting ['spɔtiŋ] 1) plamienie miesiączkowe;
2) śledzenie
sprain [sprein] 1) uraz stawu z naderwaniem
więzadeł bez zwichnięcia; 2) wykręcić sobie
staw

s. **of back** uraz kręgosłupa z naciągnięciem więzadeł
s. **of foot** skręcenie stopy
s. **fracture** oderwanie przyczepu ścięgna z odłamkiem kości
vertebral cervical s. naderwanie więzadeł kręgów szyjnych
spray [sprei] 1) rozpylony płyn; 2) rozpylać
sprayer ['spreiə] rozpylacz
spread [spred] 1) szerzenie się, rozciąganie się; 2) szerzyć (się), rozpościerać, rozkładać
spreader ['spredə] 1) szpatułka do pokrywania powierzchni maścią; 2) siewca, nosiciel (choroby)
root canal s. upychadło korzeniowe (*stom.*)
spring [spriŋ] 1) źródło; 2) sprężyna; 3) wiosna; 4) skakać
bath s. źródło solankowe
hot s. cieplica, terma, gorące źródło
sprout [spraut] 1) kiełkować, puszczać pędy; 2) pęd
spud [spʌd] narzędzie do usuwania ciał obcych z rany
spur [spə:] ostroga
calcaneal s. ostroga piętowa
olecranon s. wyrostek łokciowy
scleral s. ostroga twardówki
spurious ['spjuəriəs] rzekomy, pozorny
spurt [spət] zryw, nagły krótki wysiłek
adolescent s. przyspieszenie wzrostu w okresie dojrzewania
growth s. przyspieszenie wzrostu
sputum ['spju:təm] plwocina
bloody s. plwocina krwawa
currant-jelly s. plwocina podobna do galaretki porzeczkowej
foamy s. plwocina pienista
frothy s. plwocina pienista
Koch-negative s. plwocina bez prątków
Koch-positive s. plwocina z prątkami
mucopurulent s. plwocina śluzowo-ropna
purulent s. plwocina ropna
raspberry-jelly s. plwocina podobna do galaretki malinowej
rusty s. plwocina rdzawa
squad [skwɔd] drużyna, oddziałek
sanitary s. drużyna sanitariuszy
squalene ['skwɔli:n] skwalen
squama ['skweimə] łuska
frontal s. łuska kości czołowej
occipital s. łuska kości potylicznej
temporal s. łuska kości skroniowej
squamate ['skweimeit] łuskowy, łuskowaty
squamocellular [‚skweimə'seljulə] płaskokomórkowy
squamocolumnar [‚skweimə'kɔlʌmnə] płaskokomórkowo-walcowatokomórkowy (dotyczący miejsc przejść tych nabłonków)

squamous ['skweiməs] łuskowy, łuskowaty
squeeze [skwi:z] przełom kesonowy, nagły silny ból
squill [skwil] cebula morska, *Urginea maritima* (*bot.*)
squint [skwint], *p. też* **strabismus**, 1) zez; 2) zezować
accommodation s. zez akomodacyjny
alternating s. zez naprzemienny, zez zmienny
bilateral s. zez naprzemienny
binocular s. zez naprzemienny
comitant s. zez towarzyszący
concomitant s. zez towarzyszący
convergent s. zez zbieżny
divergent s. zez rozbieżny
external s. zez rozbieżny
intermittent s. zez okresowy
internal s. zez zbieżny
kinetic s. zez ostry wywołany skurczem mięśni
latent s. zez utajony
manifest s. zez jawny
mechanical s. zez mechaniczny wywołany uciskiem w oczodole
monocular s. zez jednooczny
paralytic s. zez porażenny
paretic s. zez porażenny
uniocular s. zez jednooczny
upward-and-downward s. zez pionowy
vertical s. zez pionowy
voluntary s. zez dowolnie wywoływany
stab [stæb] uderzyć nożem, przebić, wkłuć (*bakt.*)
s. **culture** hodowla kłuta (*bakt.*)
s. **wound** rana kłuta
stabile ['stæbail] stabilny, trwały, ustalony
stability [stə'biliti] stabilność, stałość, oporność na zmiany
denture s. stabilizacja protezy (*stom.*)
stabilization [‚steibilai'zeiʃən] stabilizacja, utrwalenie
stabilize ['steibilaiz] stabilizować, ustalać, ustalić
stabilizer ['stæbilaizə] stabilizator, utrwalacz
endodontic s. ćwiek mocujący śródkostny przezzębowy
stable ['steibl] 1) stały, trwały; 2) stajnia
stadium ['steidjəm] stadium, faza
staff [sta:f] 1) sonda żłobkowana; 2) personel fachowy; 3) kij
attending s. personel leczący (chorego)
consulting s. lekarze konsultanci w szpitalu
house s. zespół lekarzy szpitala leczących bezpośrednio chorych
stage [steidʒ] 1) stadium, faza; 2) stolik mikroskopu

defervescent s. faza spadku gorączki
eruptive s. okres wykwitów
expulsive s. okres wypierania płodu w porodzie
incubative s. okres wylęgania choroby
s. of invasion faza inwazji, faza inkubacji
microscope s. stolik mikroskopu
placental s. okres łożyskowy, trzeci okres płodu
resting s. faza spoczynkowa
vegetative s. faza spoczynkowa
stagger ['stægə] chwiać się, iść chwiejnie, zataczać się
staging ['steidʒiŋ] klasyfikacja według stadiów zaawansowania (nowotworu)
stagnation [stæg'neiʃən] stagnacja, zastój krwi lub innej krążącej cieczy
stain [stein] 1) plama; 2) barwnik (hist.); 3) barwić; 4) plamić
acid s. barwnik kwaśny
basic s. barwnik zasadowy
claret s. znamię naczyniowe płaskie
contrast s. barwnik kontrastowy
differential s. barwnik kontrastowy
s. fast oporny na barwienie
fluorescent s. barwnik fluoryzujący
hematoxylin and eosin s. barwienie hematoksyliną i eozyną
immunofluorescent s. barwnik immunofluoryzujący
intravital s. barwnik używany przyżyciowo
metachromatic s. barwnik metachromatyczny
neutral s. barwnik obojętny
nuclear s. barwnik zasadowy, barwnik jądrowy
periodic acid-Schiff s. barwienie kwasem nadjodowym wg Schiffa
plasma s., plasmic s. barwnik barwiący cytoplazmę
selective s. barwnik wybiórczy
supravital s. barwnik do barwienia żywych komórek poza ustrojem
vital s. barwnik przyżyciowy
staining ['steiniŋ] barwienie
differential s. barwienie różnicujące
stainless ['steinlis] nie mający plam, nierdzewny
stale [steil] nieświeży, zjełczały
stalk [stɔ:k] łodyga, szypuła
allantoic s. szypuła omoczniowa
optic s. szypuła oczna
staltic ['stæltik] hamujący krwawienie
stamina ['stæminə] 1) żywotność, siły życiowe, energia; 2) pręciki
stammer ['stæmər] jąkać się
stammerer ['stæmərə] osobnik jąkający się
stammering ['stæməriŋ] jąkanie się

stand [stænd] 1) stojak, statyw; 2) stać
test-tube s. statyw do probówek
standard ['stændəd] 1) standard, wzorzec, norma; 2) standardowy
s. of living stopa życiowa
reference s. wzorzec odniesienia, standard odniesienia
standardization [ˌstændədai'zeiʃən] standaryzacja, cechowanie, normowanie
standstill ['stændstil] zatrzymanie akcji, bezruch
atrial s. zatrzymanie akcji przedsionków
cardiac s. zatrzymanie akcji serca
sinus s. zatrzymanie akcji węzła zatokowego
ventricular s. zatrzymanie akcji komór
stannate ['stænit] cynian
stannic ['stænik] cynowy
stannite ['stænait] sól kwasu cynawego
stannous ['stænəs] cynawy
stapedectomy [ˌsteipi:'dektəmi] wycięcie strzemiączka
stapedial [stei'pi:diəl] strzemiączkowy
stapedius [stei'pi:diəs] mięsień strzemiączkowy
stapes ['steipi:z] strzemiączko
staphyl- ['stæfil-] w złożeniach oznacza: języczkowy lub groniasty
staphylectomy [ˌstæfi'lektəmi] wycięcie języczka
staphylitis [ˌstæfi'laitis] zapalenie języczka
staphyloangina [ˌstæfilɔ'ændʒainə] angina gronkowcowa
staphylocide ['stæfilɔsaid] gronkowcobójczy
staphylococc(a)emia [ˌstæfilɔkɔk'si:miə] posocznica gronkowcowa
staphylococcal [ˌstæfilɔ'kɔkəl] gronkowcowy
staphylococci [ˌstæfilɔ'kɔksai] gronkowce
staphylococcic [ˌstæfilɔ'kɔksik] gronkowcowy
staphylococcolysin [ˌstæfilɔkɔ'kɔlisin] stafilolizyna
staphylococcolysis [ˌstæfilɔkɔkilisis] rozpad lub zniszczenie gronkowców
Staphylococcus [ˌstæfilɔ'kɔkəs] gronkowiec
S. albus gronkowiec biały
S. aureus gronkowiec złocisty
S. epidermidis gronkowiec skóry
S. pyogenes gronkowiec ropotwórczy
staphylodermatitis [ˌstæfilɔdə:mə'taitis] gronkowcowe zapalenie skóry
staphylolysin [ˌstæfi'lɔlisin] 1) stafilolizyna, hemolizyna gronkowcowa; 2) przeciwciało niszczące gronkowce
staphyloma [ˌstæfi'loumə] garbiak
annular s. garbiak obrączkowy
anterior s. garbiak przedni, garbiak rogówki

ciliary s. garbiak rzęskowy
conical s. garbiak rogówki stożkowy, stożek rogówki
corneal s. garbiak rogówki
equatorial s. garbiak twardówkowy równikowy
posterior s. garbiak tylny
projecting s. garbiak rogówki stożkowy, stożek rogówki
scleral s. garbiak twardówki
uveal s. wypuklenie się tęczówki przez otwór w twardówce
staphylomatous [ˌstæfiˈlɔmətəs] garbiakowy
staphyloplasty [ˈstæfiləˌplæsti] plastyka języczka, zeszycie rozszczepu podniebienia miękkiego
staphyloptosia [ˌstæfiləˈtousiə], staphyloptosis [ˌstæfiləˈtousis] zwiotczenie lub wydłużenie języczka
staphyloschisis [ˌstæfiləˈskisis] rozszczep języczka i podniebienia miękkiego
staphylotomy [ˌstæfiˈlɔtəmi] 1) wycięcie lub nacięcie języczka podniebiennego; 2) wycięcie garbiaka
staphylotoxin [ˌstæfiləˈtɔksin] toksyna gronkowcowa
staple [ˈsteipl] 1) klamra; 2) spinać klamrą
stapler [ˈsteiplə] narzędzie do automatycznego zszywania brzegów przeciętego narządu pustego
gastric s. narzędzie do automatycznego szycia żołądka
stapling [ˈsteipliŋ] zszywanie automatyczne
star [staː] gwiazda
daughter s. gwiazda potomna (w mitozie)
lens s. 1) promienie soczewki; 2) zaćma wrodzona ze zmętnieniami wzdłuż linii szwów soczewki
mother s. gwiazda macierzysta, monaster (w mitozie)
polar s. = daughter s.
starch [staːtʃ] 1) skrobia, krochmal; 2) krochmalić
corn s. skrobia kukurydziana
s. equivalent równoważnik skrobi, ilość tlenu zużyta dla spalenia danej masy (wagi) tłuszczu w porównaniu z ilością zużytą do spalenia tej samej masy (wagi) skrobi
soluble s. skrobia rozpuszczalna
starchy [ˈstaːtʃi] bogaty w skrobię (o pokarmie)
stare [stɛə] wpatrywanie się w jeden punkt
starvation [staːˈveiʃən] głodzenie (się)
starve [staːv] głodzić (się), głodować
stasis [ˈstæsis] zastój (płynu krążącego)
diffusion s. zastój z wychodzeniem płynu poza naczynia

papillary s. obrzęk tarczy nerwu wzrokowego
pressure s. obrzęk tkanek głowy po zgnieceniu klatki piersiowej
absent s. stan nieświadomości w padaczce petit mal
state [steit] 1) stan; 2) stwierdzać
anxiety s. stan lękowy, nerwica lękowa
carrier s. nosicielstwo
confusional s. stan splątania świadomości
clouded epileptic s. pomroczny stan padaczkowy
convulsive s. stan drgawkowy, stan padaczkowy drgawkowy
dreamy s. stan marzeniowy (aura w padaczce skroniowej)
epileptic s. stan padaczkowy
s. of equilibrium stan równowagi
febrile s. stan gorączkowy
gaseous s. stan gazowy (materii)
health s. stan zdrowia
hypnagogic s. stan hipnagogiczny (poprzedzający zaśnięcie)
hypnopompic s. stan hipnopompiczny (przed przebudzeniem)
lacunar s. stan zatokowy (w miażdżycy mózgu)
liquid s. stan płynny (materii)
persistent vegetative s. mutyzm akinetyczny
precancerous s. stan przedrakowy
prediabetic s. stan przedcukrzycowy
refractory s. stan refrakcji (brak pobudliwości po reakcji na bodziec)
solid s. stan stały (materii)
steady s. stan równowagi dynamicznej
twilight s. stan pomroczny
station [ˈsteiʃən] stacja, punkt, stanowisko
aid s. punkt pierwszej pomocy
dressing s. punkt opatrunkowy
first aid s. = aid s.
s. hospital szpital polowy
stationary [ˈsteiʃnəri] stacjonarny, nieruchomy, stały
statistics [stəˈtistiks] statystyka
vital s. statystyka demograficzna, statystyka ludnościowa
statoconia [ˌstætəˈkɔniə] statokonia, kryształki węglanu wapnia i białka na plamkach łagiewki i woreczka
statocyst [ˈstætəsist] statocysta
statolith [ˈstætɔliθ] statokonium
stature [ˈstætʃə] postawa, wzrost
short s. niski wzrost
status [ˈsteitəs] stan
anginal s. stan dławicowy (częste ataki dusznicy bolesnej)
s. asthmaticus stan dychawiczy

s. **cribrosus** stan dziurkowany (mózgu)
s. **dysraphicus** stan dysraficzny, dysrafia
s. **epilepticus** stan padaczkowy
s. **lacunaris** stan zatokowy (mózgu)
s. **marmoratus** stan marmurkowy (mózgu)
s. **spongiosus** stan gąbczasty
stay [stei] pobyt
hospital s. pobyt w szpitalu
steal [sti:l] podkradanie
steam [sti:m] 1) para; 2) parować
s. **bath** kąpiel parowa
dry s. para sucha, para nienasycona
s. **kettle** inhalator
s. **pot** autoklaw
s. **tent** namiot do inhalacji
stearate ['stiæreit] stearynian
stearrh(o)ea [ˌstiəˈriːə] łojotok
steatadenoma [stiˌətədiˈnoumə] gruczolak łojowy
steatitis [ˌstiəˈtaitis] zapalenie tkanki tłuszczowej
steato- ['stiətɔ-] w złożeniach oznacza tłuszczowy
steatocystoma [ˌstiːətɔsisˈtoumə] kaszak
s. **multiplex** kaszakowatość
steatoma [stiəˈtoumə] 1) kaszak; 2) tłuszczak
steatomatosis [ˌstiətɔməˈtousis] kaszakowatość
steatonecrosis ['stiəˌtɔneˈkrousis] martwica tłuszczowa
steatopygia [ˌstiːətouˈpaidʒjə] steatopygia, przerost tkanki tłuszczowej pośladków
steatorrh(o)ea [ˌstiətouˈriːə] 1) stolce tłuszczowe, biegunka tłuszczowa; 2) łojotok
biliary s. biegunka tłuszczowa przy braku żółci w jelicie
intestinal s. biegunka tłuszczowa wywołana zaburzeniami wchłaniania jelitowego (w celiakii itp.)
pancreatic s. biegunka tłuszczowa trzustkopochodna
steel [sti:l] stal
steep [sti:p] 1) macerować, moczyć; 2) macerowanie
stellate ['stelit] gwiaździsty, w kształcie gwiazdy
stellectomy [steˈlektəmi] wycięcie zwoju gwiaździstego
stem [stem] 1) szypuła, łodyga, pień; 2) pochodzić
s. **cell** komórka macierzysta
brain s. pień mózgu
stench [stentʃ] smród, wstrętna woń
steno- [stenɔ-] w złożeniach oznacza zwężenie, zwężony
stenocardia [ˌstenɔˈkaːdiə] dusznica bolesna, stenokardia

stenopeic [ˌstenɔˈpiːk], **stenopaic** [ˌstenɔˈpeiik] mający wąski otwór lub szczelinę
s. **foramen** otwór stenopeiczny
stenosed [steˈnousd] zwężony
stenosis [steˈnousis] zwężenie, stenoza
cicatricial s. zwężenie bliznowate
concentric s. zwężenie koncentryczne (pola widzenia itp.)
coronary ostial s. zwężenie ujść tętnic wieńcowych
double aortic s. zwężenie podzastawkowe i zastawkowe aorty
granulation s. zwężenie wywołane przez ziarninę
hypertrophic pyloric s. zwężenie przerostowe odźwiernika
infundibular s. zwężenie drogi odpływu komory prawej serca poniżej zastawki
isthmic aortic s. zwężenie cieśni aorty
mitral s. zwężenie zastawki dwudzielnej, zwężenie mitralne
pulmonary s. zwężenie ujścia tętnicy płucnej
pyloric s. zwężenie odźwiernika
segmental s. zwężenie odcinkowe
spinal s. zwężenie kanału kręgowego
subaortic s. zwężenie aorty podzastawkowe
subvalvular s. zwężenie aorty podzastawkowe
supravalvular aortic s. zwężenie aorty nadzastawkowe
tricuspid s. zwężenie zastawki trójdzielnej
tubular s. lunetowate zwężenie pola widzenia
valvular aortic s. zwężenie zastawkowe aorty
stenotic [steˈnɔtik] ścieśniony, zwężony
stent [stent] rurka umieszczona w przewodzie dla utrzymania jego drożności
step [step] 1) krok; 2) stopień; 3) faza, stadium; 4) stąpać
step-up test [próba schodków Mastera
steppage ['stepidʒ] chód koguci w porażeniu nerwów strzałkowych
sterco- ['stɔːkɔ-] w złożeniach oznacza kał, kałowy
stercobilin [ˌstɔːkɔˈbilin] sterkobilina
stercobilinogen [ˌstɔːkɔbiˈlinɔdʒen] sterkobilinogen
stercolith ['stɔːkɔliθ] koprolit, kamień kałowy
stercoral [stɔːˈkɔrəl] kałowy
stereo- ['stiəriou-] trójwymiarowy, przestrzenny
stereoagnosis [ˌstiəriouəgˈnousis] astereognozja, niezdolność dotykowego rozpoznawania przedmiotów

stereoarthrolysis [ˌstiəriəa:ˈθrɔlisis] wytworzenie ruchomego stawu w zesztywnieniu stawu

stereocardiography [ˌstiəriəˌka:diˈɔgrəfi] stereokardiografia

stereochemistry [ˌstiəriəˈkemistri] stereochemia

stereoelectroencephalography [ˌstiəriəiˈlektrouˌensefæˈlɔgrəfi] stereoelektroencefalografia

stereoencephalometry [ˌstiəriɔˌensefəlˈɔmitri] chirurgia stereotaktyczna mózgu

stereognosis [ˌstiəriɔˈgnousis] stereognozja, rozpoznawanie przedmiotów dotykiem

stereognostic [ˌstiəriɔˈgnoustik] stereognostyczny

stereoisomer [ˌstiəriɔˈaisɔmɛə] izomer przestrzenny, stereoizomer

stereometry [ˌstiəriˈɔmitri] stereometria

stereoradiography [ˌstiəriɔˌreidiˈɔgræfi] stereoradiografia

stereoscopic [ˌstiəriəsˈkɔpik] stereoskopowy

s. vision widzenie stereoskopowe, widzenie przestrzenne

stereotaxic [ˌstiəriɔˈtæksik] stereotaktyczny

stereotaxis [ˌstiəriɔˈtæksis] stereotaksja, 1) trójwymiarowość; 2) stereotropizm

stereotaxy [ˌstiəriˈɔtəksi] stereotaksja neurochirurgiczna

stereotypy [ˈstiəriətaipi] stereotypia, 1) stereotypowe powtarzanie czynności lub słów; 2) długie utrzymywanie określonej pozycji ciała

sterile [ˈsterail] 1) jałowy, sterylny; 2) bezpłodny, niepłodny

sterility [steˈriliti] 1) jałowość, sterylność; 2) bezpłodność, niepłodność

aspermatogenic s. niepłodność wskutek braku żywych plemników

dysspermatogenic s. niepłodność wskutek zmian spermatogenezy

mechanical s. niepłodność mechaniczna

normospermatogenic s. niepłodność przy braku zmian plemników

segregational s. niepłodność segregacyjna

sterilization [ˌsterilaiˈzeiʃən] 1) sterylizacja, ubezpłodnienie; 2) sterylizacja, wyjałowienie

chemical s. sterylizacja chemiczna

s. by ethylene oxide sterylizacja tlenkiem etylenu

s. by flowing steam sterylizacja przepływającą parą

fractional s. sterylizacja frakcjonowana

s. by hot air sterylizacja gorącym powietrzem

intermittent s. sterylizacja frakcjonowana

s. by steam under pressure sterylizacja parą pod ciśnieniem

sterilize [ˈsterilaiz] sterylizować, ubezpładniać, wyjaławiać

sterilizer [ˈsterilaizə] sterylizator

sternal [ˈstə:nəl] mostkowy

sterno- [ˈstə:nɔ-] w złożeniach oznacza mostek, mostkowy

sternoschisis [stə:ˈnɔskisis] rozszczep mostka

sternotomy [stə:ˈnɔtəmi] nacięcie mostka

sternum [ˌstə:nəm] mostek (anat.)

cleft s. rozszczep mostka

sternutation [stənjuˈteiʃən] kichanie

steroid [ˈste:roid] steroid

sterol [ˈstə:rəl] sterol

plant s. sterol roślinny, fitosterol

s. X lumisterol

stertor [ˈstə:tɔ:] chrapliwy oddech, chrapanie

stertorous [ˈstə:tərəs] chrapliwy, charczący

steth- [steθ-], stetho- [ˈsteθə-] w złożeniach oznacza piersiowy

stethoscope [ˈsteθəskoup] stetoskop, słuchawka lekarska

binaural s. stetoskop dwuuszny

stethoscopic [ˌsteθəsˈkɔpik] stetoskopowy

stibial [ˈstibiəl] antymonowy

sticky [ˈstiki] lepki, klejący się

stiff [stif] sztywny, stężały, usztywniony

s. neck sztywny kark

s. spine sztywny kręgosłup

stiffness [ˈstifnis] sztywność, zesztywnienie

morning s. sztywność poranna (w chorobach reumatoidalnych)

stigma [ˈstigmə] stygmat, znamię, piętno

s. of degeneration znamię zwyrodnienia

stilb(o)estrol [ˈstilbestrɔl] dwuetylostylbestrol, stylbestrol

stilet [stiˈlet], stilette [stiˈlet] 1) mandryn igły; 2) usztywniacz cewnika

stillbirth [ˈstilbə:θ] poród martwego płodu

stillborn [ˈstilbɔ:n] płód martwo urodzony

stimulant [ˈstimjulənt] środek pobudzający, stymulant

cardiac s. środek pobudzający serce

cerebral s. środek pobudzający układ nerwowy

respiratory s. środek pobudzający oddychanie

stimulate [ˈstimjuleit] pobudzać, stymulować

stimulation [ˌstimjuˈleiʃən] pobudzanie, pobudzenie

photic s. stymulacja świetlna w eeg

stimulus [ˈstimjuləs] stimuli [ˈstimjulai] bodziec

acoustic s. bodziec dźwiękowy

adequate s. bodziec właściwy, bodziec działający na właściwy mu receptor
artificial s. bodziec sztuczny
chemical s. bodziec chemiczny
conditional s. bodziec warunkowy
conditioned s. bodziec warunkowy
conditioning s. bodziec warunkujący
heterologous s. bodziec niewłaściwy, bodziec działający na niewłaściwy mu receptor
homologous s. bodziec działający na właściwy mu receptor, bodziec właściwy
inadequate s. bodziec podprogowy
inhibitory s. bodziec hamujący
liminal s. bodziec progowy
maximal s. bodziec maksymalny, wywołujący maksymalną reakcję
nociceptive s. bodziec nocyceptywny, bodziec mogący uszkodzić tkankę
noxious s. = nociceptive s.
olfactory s. bodziec węchowy
propagation of s. przewodzenie bodźca
reinforcing s. bodziec wzmacniający
rectangular s. bodziec prostokątny (elektryczny)
sensory s. bodziec czuciowy
square wave s. bodziec prostokątny
subliminal s. bodziec podprogowy
subthreshold s. bodziec podprogowy
summation of stimuli sumowanie się bodźców
supraliminal s. bodziec nadprogowy
supramaximal s. bodziec supramaksymalny
threshold s. bodziec progowy
unconditional s. bodziec bezwarunkowy
s. word w testach asocjacyjnych — słowo wywoławcze
sting [stiŋ] 1) żądło; 2) ukłucie żądłem, poparzenie pokrzywą; 3) kłuć żądłem
stinging ['stiŋiŋ] kłujący żądłem, parzący (ból)
stipple ['stipl] nakrapiać, cętkować
stippling ['stipliŋ] nakrapianie, cętkowanie
basophilic s. obecność ziarnistości zasadochłonnych w krwinkach czerwonych
stir [stə:] mieszać (płyn), mącić, bełtać
stirrer ['stərə] mieszadło
stirring ['stə:riŋ] mieszanie, bełtanie
stitch [stitʃ] 1) szew; 2) nagły kłujący ból; 3) szyć
put stitches into a wound położyć szwy na ranę
stock [stɔk] 1) rasa, ród; 2) podstawa, początek
s. solution roztwór podstawowy
s. strain szczep muzealny (bakt.)

stom- [stɔm-], stoma- [stoumə-] w złożeniach oznacza ustny
stoma ['stɔmə] 1) sztuczny odbyt, sztuczna przetoka; 2) zespolenie; 3) usta; 4) por, drobny otworek
stomach ['stʌmək] żołądek
bilocular s. żołądek klepsydrowaty
cascade s. żołądek kaskadowy
drain-trap s. żołądek syfonowy z wysoko położonym odźwiernikiem
dumping s. żołądek po częściowej resekcji z plastyką odźwiernika, szybko opróżniający się
elongated s. żołądek wydłużony
hourglass s. żołądek klepsydrowaty
leather-bottle s. żołądek o sztywnych ścianach (w raku)
miniature s. mały żołądek Pawłowa
on empty s. na czczo
pit of the s. dołek żołądkowy, fossa epigastrica
s. reefing operacja sfałdowania żołądka
thoracic s. część żołądka nad przeponą przy przepuklinie przeponowej
trifid s. żołądek trójjamowy
waterfall s. żołądek kaskadowy
water-trap s. żołądek syfonowy, żołądek opuszczony z wysoko leżącym odźwiernikiem
stomal ['stoumǝl] 1) ustny; 2) odnoszący się do sztucznego odbytu lub przetoki
stomatalgia [ˌstoumæt'ældʒiǝ] ból w jamie ustnej
stomatic [stɔ'mætik] ustny
stomatitis [ˌstoumǝ'taitis] zapalenie jamy ustnej
acrylic s. zapalenie jamy ustnej wywołane przez akrylany
allergic s. zapalenie jamy ustnej alergiczne
angular s. zapalenie kątów ust
aphthobullous s. zapalenie jamy ustnej aftowo-pęcherzowe
aphthous s. zapalenie jamy ustnej aftowe
atrophic s. zapalenie jamy ustnej zanikowe
gangrenous s. zapalenie jamy ustnej zgorzelinowe, „rak wodny"
herpetic s. zapalenie jamy ustnej opryszczkowe
lead s. zapalenie jamy ustnej ołowicze
maculofibrinous s. zapalenie jamy ustnej aftowe
s. medicamentosa zapalenie jamy ustnej polekowe
membranous s. zapalenie jamy ustnej z obecnością błon rzekomych
mycotic s. zapalenie jamy ustnej grzybicze
scorbutic s. zapalenie jamy ustnej gnilcowe

ulcerative s. zapalenie jamy ustnej wrzodziejące
stomatognathic [ˌstoumətəgˈnæθik] stomatognatyczny, ustno-twarzowy
s. system układ stomatognatyczny, układ ustno-twarzowy, układ twarzowo--szczękowo-żuchwowo-zgryzowy
stomatologic [ˌstoumətəˈlɔdʒik] stomatologiczny
stomatologist [ˌstouməˈtələdʒist] stomatolog
stomatology [ˌstoumæˈtɔlədʒi] stomatologia
stomatomalacia [ˌstoumætəməˈleiʃiə] rozmiękanie tkanek jamy ustnej
stomatomycosis [ˌstoumætəmaiˈkousis] grzybica jamy ustnej
stomatonecrosis [ˌstoumætɔneˈkrousis] zgorzelinowe zapalenie jamy ustnej, *noma*
stomatonoma [ˌstoumætɔˈnoumə] = **stomatonecrosis**
stomatopathy [ˌstoumæˈtɔpəθi] stomatopatia, choroba jamy ustnej
stomatoplasty [ˈstɔmætɔˌplæsti] stomatoplastyka, operacja plastyczna jamy ustnej
stomatoschisis [ˌstɔmæˈtɔskisis] warga zajęcza, rozszczep wargi
stomatosis [stoumæˈtousis] choroba jamy ustnej
stone [stoun] kamień
  dendritic s. kamień koralowaty (nerki)
  pulp s. kamień miazgowy (*stom.*)
  vein s. flebolit
stone-crusher [ˈstounˈkrʌʃə] miażdż do kamieni
stool [stu:l] 1) stołek; 2) stolec, kał
  bilious s. kał żółciowy
  butter s. kał tłuszczowy
  fatty s. kał tłuszczowy
  formed s. kał uformowany
  frothy s. kał pienisty
  lienteric s. kał z nie strawionymi resztkami pokarmu
  pea-soup s. kał grochówkowaty
  pipe-stem s. kał ołówkowaty
  ribbon s. kał tasiemkowaty
  rice-water s. kał podobny do zupy ryżowej (w cholerze)
  unformed s. kał nieuformowany
stools [stu:lz] stolce, oddawanie kału
  loose s. rozwolnienie
stoop [stu:p] schylać się, garbić się
stop [stɔp] 1) zatrzymać, stanąć; 2) przeszkoda, zatrzymanie
  s. needle igła z tarczką uniemożliwiającą zbyt głębokie jej wprowadzenie
stoppage [ˈstɔpidʒ] 1) zatrzymanie; 2) zatkanie, wypełnienie
stopper [ˈstɔpə] korek (szklany), zatyczka
  s. ground to fit korek doszlifowany

stopping [ˈstɔpiŋ] 1) wypełnienie (jamy itp.); 2) zatrzymywanie
storage [ˈstɔːridʒ] magazynowanie, spichrzanie, gromadzenie
  s. disease spichlerzyca, choroba spichrzania
store [stoː] 1) magazyn, zapas; 2) magazynować
stout [staut] otyły, tęgi
stoutness [ˈstautnis] otyłość
stove [stouv] piec, nagrzewnica (*chem.*), suszarka
strabismometer [ˌstrəbisˈmɔmitə] strabizmometr, przyrząd do pomiaru kąta zeza
strabismus [strəˈbizməs] zez
  absolute s. zez zupełny
  accomodative s. zez akomodacyjny
  alternating s. zez naprzemienny
  bilateral s. zez naprzemienny
  binocular s. zez naprzemienny
  concomitant s. zez towarzyszący
  constant s. zez stały
  convergent s. zez zbieżny
  cyclic s. zez okresowy
  s. deorsum vergens hipotropia, zez ku dołowi
  divergent s. zez rozbieżny, egzotropia
  intermittent s. zez okresowy
  monolateral s. zez jednooczny
  periodic s. zez okresowy
  s. sursum vergens hipertropia, zez w górę
  vertical s. zez pionowy
strabometer [strəˈbɔmitə] strabometr
straboscopic [ˌstrəbˈɔskɔpik] straboskopowy, zniekształcający obraz
strabotomy [strəˈbɔtəmi] przecięcie mięśni zewnątrzgałkowych w operacji zeza
strain [strein] 1) szczep (*bakt.*); 2) rasa; 3) dziedziczna skłonność; 4) wysilać się; 5) uszkadzać wskutek nadmiernego wysiłku; 6) uszkodzenie powysiłkowe; 7) filtrować; 8) odkształcenie
  carrier s. szczep nosiciel faga, szczep pseudolizogenny
  s. at stool wysilać się przy oddawaniu stolca
  type s. szczep typowy, szczep wzorcowy
  ventricular s. przeciążenie komory serca
  vertebral cervical s. nadwerężenie układu więzadeł szyjnych
  wild-type s. szczep dziki, szczep uliczny
strainer [ˈstreinə] filtr, perkolator
strait [streit] cieśń miednicy
  s. jacket kaftan bezpieczeństwa
  s. waistcoat kaftan bezpieczeństwa
strand [strænd] nić, włókno, łańcuch
  double s. łańcuch podwójny (drobiny DNA)

strangle [ˈstræŋgl] dławić, dusić
strangulate [ˈstræŋgjuleit] zadzierzgnąć, zapętlić, zadusić
strangulated [ˈstræŋgjuˌleitid] zadzierzgnięty, zdławiony, zwężony
strangulation [ˌstræŋgjuˈleiʃən] zadzierzgnięcie, zadławienie
s. of hernia uwięźnięcie przepukliny
strangury [ˈstræŋgjuri], **stranguria** [stræŋˈgjuəriə] dyzuria, bolesne oddawanie moczu kroplami
strap [stræp] 1) przylepiec; 2) kłaść dachówkowato pasy przylepca
strapping [ˈstræpiŋ] nakładanie przylepca dla zbliżenia brzegów rany
stratification [ˌstrætifiˈkeiʃən] uwarstwienie, układ warstwowy
stratified [ˈstrætifaid] uwarstwiony, ułożony warstwami
stratigraphy [stræˈtigrəfi] stratygrafia, tomografia
stratum [ˈstra:təm] warstwa
s. basale warstwa podstawowa, warstwa podstawna (naskórka, śluzówki macicy)
s. corneum warstwa rogowa (naskórka, paznokcia)
s. germinativum warstwa rozrodcza Malpighiego (skóry)
s. granulosum warstwa ziarnista (siatkówki)
s. lucidum warstwa jasna (naskórka)
s. papillare warstwa brodawkowa (skóry)
s. spinosum warstwa kolczasta (naskórka)
s. spongiosum warstwa gąbczasta
s. vasculare warstwa naczyniowa
streak [ˈstri:k] pasmo, smuga, pręga
angioid s. rozszerzenie naczyń siatkówki w zespole Hippla i Lindaua
stream [stri:m] strumień, potok, prąd
s. of thoughts tok myśli
strength [streŋθ] siła, moc
biting s. siła zwarcia (*stom.*)
compressive s. siła ściskania, wytrzymałość na zgniatanie
disruptive s. siła rozdzierająca, wytrzymałość na rozdzieranie
ionic s. siła jonowa (roztworu)
tensile s. siła napięcia, wytrzymałość na rozciąganie
strengthen [ˈstreŋθən] wzmacniać
strepitus [ˈstrepitəs] szmer (osłuchowy)
strepto- [streptou-] w złożeniach oznacza paciorkowcowy
streptoangina [ˌstreptouænˈdʒainə] angina paciorkowcowa
Streptobacillus [ˌstreptouˈbæsiləs] rodzaj bakterii Gram-ujemnych

S. moniliformis zarazek gorączki ukąszenia szczura
streptococc(a)emia [ˌstreptoukɔkˈsi:miə] posocznica paciorkowcowa
streptococcal [ˌstreptouˈkɔkəl] paciorkowcowy
streptococci [ˌstreptouˈkɔksai] paciorkowce
streptococcic [ˌstreptouˈkɔksik] paciorkowcowy
streptococcosis [ˌstreptoukɔkˈkousis] zakażenie paciorkowcami
Streptococcus [ˌstreptouˈkɔkəs] paciorkowiec
S. alpha h(a)emolyticus paciorkowiec zieleniący, paciorkowiec alfa-hemolityczny
S. anginosus paciorkowiec wywołujący anginę
S. beta h(a)emolyticus paciorkowiec ropny, paciorkowiec beta-hemolityczny
S. faecalis paciorkowiec kałowy
S. gamma h(a)emolyticus paciorkowiec gamma-hemolityczny
S. lactis paciorkowiec mleczny
S. pneumoniae paciorkowiec zapalenia płuc
S. pyogenes paciorkowiec ropny, paciorkowiec beta-hemolityczny
S. viridans paciorkowiec zieleniący, paciorkowiec alfa-hemolityczny
streptodornase [ˌstreptəˈdɔ:neis] streptodornaza, dornaza
streptofuranose [ˌstreptəfjurəˈnous] streptofuranoza, streptoza
streptokinase [ˌstreptəˈkaineis] streptokinaza
streptolysin [strepˈtɔlizin] streptolizyna, hemolizyna paciorkowcowa
Streptomyces [ˌstreptəˈmaisiz] rodzaj Gram-dodatnich promieniowców
streptomycin [ˌstreptouˈmaisin] streptomycyna
streptoseptic(a)emia [ˌstreptəˌseptiˈsi:miə] posocznica paciorkowcowa
streptotrichosis [ˌstreptɔtriˈkousis] streptotrychoza
stress [stres] 1) stres; 2) obciążenie, obarczenie, napięcie
stress-breaker [stresˈbreikə] odciążacz (*stom.*)
stressor [ˈstresɔ:] czynnik powodujący stres, stresor
stretch [stretʃ] 1) rozciągnięcie; 2) napięcie; 3) przeciąg czasu; 4) rozciągać, napinać
stretcher [ˈstretʃə] 1) nosze; 2) rozciągacz
stretcher-bearer [ˈstretʃəˈbɛərə] noszowy
stretcher-car [ˈstretʃəˌka:] nosze na wózku
stria [ˈstraiə] prążek, smuga, rozstęp skórny
striae [straii:] prążki

acoustic s. prążki rdzeniowe komory czwartej
s. atrophicae rozstępy skórne
auditory s. = **acoustic s.**
s. distensae rozstępy skórne
s. gravidarum rozstępy skórne ciężarnych
vascular s. prążek naczyniowy
striatal ['straiətəl] prążkowiowy, odnoszący się do prążkowia
striation [strai'eiʃən] prążkowanie
striatum [strai'etəm] prążkowie, ciało prążkowane
stricken ['strikən] rażony, dotknięty
stricture ['striktʃə] zwężenie
  annular s. zwężenie obrączkowate
  bridle s. zwężenie wywołane uciskiem pasma tkanki
  cicatricial s. zwężenie bliznowate
  contractile s. zwężenie kurczliwe
  false s. zwężenie rzekome, zwężenie czynnościowe
  functional s. zwężenie czynnościowe, zwężenie rzekome
  impermeable s. zwężenie nieprzenikalne
  irritable s. zwężenie bolesne
  organic s. zwężenie organiczne
  permanent s. zwężenie organiczne
  recurrent s. = **contractile s.**
  spasmodic s. zwężenie czynnościowe, zwężenie kurczowe
  spastic s. zwężenie kurczowe, zwężenie czynnościowe
  temporary s. zwężenie kurczowe
stricturotomy [ˌstriktʃə'rɔtəmi] przecięcie zwężenia
strident ['straidnt] piskliwy, piszczący
stridor ['straidɔ:] szorstki wysoki świst oddechowy
  congenital s. świst krtaniowy u niemowląt
  expiratory s. świst krtaniowy wydechowy
  inspiratory s. świst krtaniowy wdechowy
stridulous ['stridjuləs] świszczący, piskliwy
string [striŋ] 1) struna; 2) strunowy; 3) sznurek; 4) nawlec na sznurek
  navel s. pępowina
striocellular [ˌstraiɔ'seljulə] prążkowanokomórkowy
strip [strip] 1) pasek, pasek ścierny (*stom.*); 2) rozebrać, obedrzeć; 3) wyciąć podskórnie żyłę; 4) wycisnąć treść z przewodu
stripe [straip] pasmo, smuga, prążek
striped [straipt] prążkowany, smugowaty
stripling ['stripliŋ] wyrostek, młodzieniec
stripped [stript] rozebrany, obdarty (z powłoki itp.)
  s. to the waist rozebrany do pasa
stripper ['stripə] zgłębnik metalowy wprowadzony do żyły dla jej usunięcia w operacji Babcocka
stroboscope ['stroubəˌskoup] stroboskop, lampa błyskowa
stroboscopic ['stroubəskoupik] stroboskopowy
stroke [strouk] 1) udar, porażenie, apopleksja; 2) kreska, pociągnięcie
  apoplectic s. udar mózgowy
  s. culture hodowla sztrychowa (*bakt.*)
  heart s. 1) uderzenie koniuszkowe; 2) dusznica bolesna
  heat s. udar cieplny
  lacunar s. udar zatokowaty mózgu
  lightning s. porażenie piorunem
  sun s. porażenie słoneczne
stroma ['stroumə] zrąb, podścielisko
  lymphatic s. zrąb tkanki limfatycznej
  ovarian s. zrąb jajnika
stroma-free ['strouməˌfri:] bezzrębowy, wolny od zrębu
stromal ['strouməl] zrębowy
Strongyloides [ˌstrɔŋdʒi'lɔidi:z] węgorki, rodzaj oblenców
  S. stercoralis węgorek jelitowy
strongyloidosis [ˌstrɔŋdʒilɔi'dousis] węgorczyca
strontium ['strɔnʃiəm] stront, Sr (*chem.*)
strophanthin [strɔ'fənθin] strofantyna, strofantyna K
  G-s. strofantyna G, ouabaina
structure ['strʌktʃə] budowa, struktura
  crystal s. układ krystaliczny
  denture-supporting s. tkanka podścieliskowa protezy
  fine s. ultrastruktura
struma ['stru:mə] wole
  s. aberrata przerost ektopowej tkanki tarczycy, wole zbłąkane
  s. basedowiana wole w chorobie Gravesa i Basedowa
  s. of the base of the tongue przerost tkanki tarczycowej u podstawy języka
  cast-iron s. wole Riedla, wole drewnowate
  colloid s. wole koloidowe
  colloid cystic s. wole koloidowe torbielowate
  congenital s. wole noworodków, wole wrodzone
  cystic s. wole torbielowate
  dystopic s. wole zbłąkane
  endemic s. wole endemiczne
  endothoracic s. wole śródpiersiowe
  fibrous s. wole włókniste
  follicular s. wole drobnopęcherzykowe
  gelatinous s. wole koloidowe
  Hashimoto's s. wole Hashimoto, podostre limfocytarne zapalenie tarczycy

hyperplastic s. wole włókniste
ligneous s. wole Riedla, wole drewnowate
s. lymphomatosa = Hashimoto's s.
macrofollicular s. wole koloidowe
s. maligna rak tarczycy
mediastinal s. wole śródpiersiowe
s. medicamentosa wole polekowe
microfollicular s. wole drobnopęcherzykowe
s. nodosa wole guzowate, gruczolak tarczycy
ovarian s. wole jajnikowe
parenchymatous s. wole miąższowe
s. petrosa wole włókniste
postbranchial s. gruczolakorak Getsowa (tarczycy)
proliferative s. wole rozrostowe
retrosternal s. wole zamostkowe
substernal s. wole zamostkowe
s. vasculosa wole naczyniowe
strumectomy [stru:'mektəmi] wycięcie tarczycy
strumiprivic [ˌstru:mi'privik], **strumiprivous** [ˌstru:mi'praivəs] wywołany brakiem tarczycy
strumitis [stru:'maitis] zapalenie tarczycy
strychnine ['strikni:n] strychnina
stub [stʌb] pieniek (zęba), krótki gruby kikut itp.
stubby ['stʌbi] krótki i gruby (zwł. palce)
study ['stʌdi] 1) badanie, studiowanie, nauka; 2) studiować, być na studiach
controlled s. badanie kontrolowane (grupą porównawczą)
gastrointestinal s. badanie przewodu pokarmowego (rtg)
longitudinal s. badanie przez dłuższy czas
prospective s. badanie prospektywne, obserwacja następstw
retrospective s. badanie retrospektywne, ocena wsteczna na podstawie wywiadu i dokumentacji
two-arm s. badanie dwutorowe
stuffiness nasal [stʌ'fines neizel] zmniejszenie drożności nosa przez obrzęk śluzówki
stump [stʌmp] 1) kikut; 2) utykać, kuleć, chromać
stumping ['stʌmpiŋ] kulejący, chromający
stun [stʌn] oszołomić, odurzyć, ogłuszyć
stunt [stʌnt] zahamować wzrost, zahamować rozwój
stunted ['stʌntid] karłowaty, zahamowany w rozwoju
stupefacient ['stju:pi'feiʃənt] odurzający (lek itp.)
stupefaction [ˌstju:pi'fækʃən] osłupienie
stupor ['stju:pə:] stupor, osłupienie
benign s. osłupienie łagodne (depresyjne)

catatonic s. osłupienie katatoniczne, zahamowanie katatoniczne
depressive s. zahamowanie depresyjne
malignant s. zahamowanie nie ustępujące
reactive s. zahamowanie reaktywne
stutter ['stʌtə] 1) jąkanie się; 2) jąkać się
stutterer ['stʌtərə] jąkała
stuttering ['stʌtəriŋ] jąkanie się
urinary s. mimowolne przerywanie oddawania moczu
sty [stai], **stye** [stai] jęczmyk
stylet ['stailit] mandryn (igły), drut usztywniający miękki zgłębnik, cienka sonda
endotracheal s. metalowy usztywniacz rurki dotchawiczej
stylo- [stailə-] w złożeniach oznacza: rylcowaty
stype [staip] tampon
stypsis ['stipsis] 1) działanie ściągające; 2) zastosowanie środka ściągającego
styptic ['stiptik] 1) ściągający, mający działanie ściągające; 2) hamujący krwawienie
sub- [sʌb-] w złożeniach oznacza: pod
subacetate [sʌb'æsiteit] octan zasadowy
subacid ['sʌb'æsid] lekko kwaśny
subacidity [sʌb'æsiditi] słaba kwaśność
subacute ['sʌbə'kju:t] podostry
subalimentation ['sʌbælimen'teiʃən] niedożywienie
subapical [sʌb'æpikəl] podszczytowy
subaponeurotic [ˌsʌbəpɔnjuə'rɔtik] podrozcięgnowy
subarachnoid [ˌsʌb'a:ræknɔid] podpajęczynówkowy
subauricular [ˌsʌbɔ'rikju:lə] poduszny
subaxial [sʌb'æksiəl] podosiowy
subaxillary [sʌb'æksiləri] podpachowy
subbasal [sʌb'beisəl] poniżej podstawy
subcallosal [ˌsʌbkə'lɔsəl] podmodzelowaty, pod spoidłem wielkim
subcapsular [sʌb'kæpsju:lə] podtorebkowy
subcarbonate [sʌb'ka:bəni:t] węglan zasadowy
subc(a)ecal [sʌb'si:kəl] podkątniczy
subchlorite [sʌb'klɔrait] podchloryn
subchondral [sʌb'kɔndrəl] podchrząstkowy
subchorionic [ˌsʌbkɔri'ɔnik] podkosmówkowy
subchoroidal [ˌsʌbkɔ'rɔidəl] podnaczyniówkowy
subclavian [sʌb'kleiviən] podobojczykowy
subclavicular [ˌsʌbklæ'vikju:lə] podobojczykowy
subclinical [sʌb'klinikəl] podkliniczny
subconjunctival [sʌb'kɔndʒektivəl] podspojówkowy
subconscious [sʌb'kɔnʃes] podświadomy

subconsciousness [sʌb'konʃəsnis] podświadomość
subcortex [sʌb'kɔ:teks] podkorze
subcortical [sʌb'kɔ:tikəl] podkorowy
subcostal [sʌb'kɔstəl] podżebrowy
subcranial [sʌb'kreiniəl] podczaszkowy
subcrepitation [sʌb‚krepi'teiʃən] lekkie trzeszczenie, subkrepitacja
subculture [sʌb'kʌltʃə] hodowla następcza, hodowla pochodna
subcutaneous ['sʌbkju'teiniəs] podskórny
subcuticular [‚sʌbkju'tikjulə] podnaskórkowy
subcutis [sʌb'kjutis] tkanka podskórna
subdiaphragmatic [‚sʌbdaiəfræg'mætik] podprzeponowy
subdivide ['sʌbdi'vaid] podzielić wtórnie
subdivision ['sʌbdi‚viʒən] podział wtórny (na mniejsze części)
subdural [sʌb'djuərəl] podtwardówkowy
subendocardial [‚sʌbendou'ka:diəl] podwsierdziowy
subendothelial [‚sʌbendou'θi:liəl] podśródbłonkowy
subendothelium [‚sʌbendou'θi:liəm] tkanka podśródbłonkowa
subependymal [‚sʌbə'pendiməl] podwyściółkowy
subepidermal [‚sʌbepi'də:məl] podnaskórkowy
subepithelial [‚sʌbepi'θi:liəl] podnabłonkowy
subepithelium [‚sʌbepi'θi:liəm] tkanka podnabłonkowa
subfascial [sʌb'fæʃiəl] podpowięziowy
subfebrile [sʌb'fi:brail] podgorączkowy
subfrontal [sʌb'frontəl] podczołowy
subgingival [‚sʌbdʒin'dʒivəl] poddziąsłowy
subglossitis [‚sʌbglɔ'saitis] zapalenie tkanek podjęzykowych
subglottic [sʌb'glɔtik] podgłośniowy
subhyoid [sʌb'haiɔid] podgnykowy
subicteric [sʌb'iktərik] podżółtaczkowy
subiliac [sʌb'iliək] odnoszący się do dolnej części kości biodrowej
subinfection [‚sʌbin'fækʃən] wtórne zakażenie w przebiegu infekcji
subinflammation [sʌb‚inflə'meiʃən] słaby odczyn zapalny
subinflammatory [sʌb'inflæmətəri] słabozapalny
subintimal [sʌb'intiməl] leżący pod błoną wewnętrzną naczynia
subjacent [sʌb'dʒeisənt] spodni, leżący pod
subject ['sʌbdʒikt] 1) osobnik badany lub leczony; 2) przedmiot pracy, badania itp.; 3) zwłoki do sekcji
subject [sʌb'dʒekt] poddawać (badaniu itp.)

subjective [sʌb'dʒektiv] subiektywny
sublation [sʌb'leiʃən] oddzielenie, oderwanie, odjęcie
retinal s. odwarstwienie siatkówki
sublethal [sʌb'li:θəl] subletalny, niecałkowicie śmiertelny
sublimate ['sʌblimeit] 1) sublimować, przechodzić ze stanu stałego w gazowy; 2) sublimować popędy (psychoanal.); 3) substancja poddana sublimacji
sublimation [‚sʌbli'meiʃən] 1) sublimacja (ciała stałego); 2) sublimacja popędu
subliminal [sʌb'liminl] podprogowy
sublingual [sʌb'liŋgwəl] podjęzykowy
subluminal [sʌb'lu:minəl] leżący poniżej światła przewodu
subluxation [‚sʌblʌk'seiʃən] podwichnięcie, nadwichnięcie
submammary [sʌb'mæməri] podsutkowy
submarginal [sʌb'ma:dʒinəl] leżący pod brzegiem
submaxilla ['sʌbmæk'silə] żuchwa
submaxillary [sʌb'mæksi‚ləri] 1) podszczękowy; 2) podżuchwowy
submaxillitis [‚sʌbmæksi'laitis] zapalenie ślinianki podżuchwowej
submental [sʌb'mentəl] podbródkowy
submerge [sʌb'mə:dʒ] zatopić, zanurzyć
submerged [sʌb'mə:dʒd] zatopiony, zalany śliną (stom.)
submersion [sʌb'mə:ʃən] zatopienie, zanurzenie
submicroscopic [‚sʌbmaikrɔ'skɔpik] submikroskopowy, poniżej siły rozdzielczej mikroskopu
submission [səb'miʃən] uległość, ustępliwość
submissive [səb'misiv] uległy, ustępliwy
submucosa [‚sʌbmju:'kousə] warstwa podśluzówkowa
submucosal [‚sʌbmju:'kəsəl] podśluzówkowy
submucous [sʌb'mju:kəs] podśluzówkowy
subnitrate [sʌb'neitreit] azotan zasadowy
subnormal ['sʌb'nɔ:məl] subnormalny, poniżej normy
subnutrition [‚sʌbnju:'triʃən] niedożywienie
suboccipital [‚sʌbɔk'sipitəl] podpotyliczny
suboxidation [‚sʌbɔksi'deiʃən] niepełne utlenienie
suboxide [sʌb'ɔksaid] podtlenek
subparietal [‚sʌbpə'raietəl] leżący pod warstwą ścienną
subpatellar [‚sʌbpæ'tələ] podrzepkowy
subpectoral [sʌb'pektərəl] leżący pod mięśniem piersiowym
subperiosteal [sʌb‚peri'ɔstiəl] podokostnowy
subperitoneal [‚sʌb‚peritɔ'niəl] podotrzewnowy

subpetrosal [ˌsʌbpi'trousəl] leżący poniżej kości skalistej
subpharyngeal [ˌsʌbfæ'rindʒiəl] podgardłowy
subphrenic [sʌb'frenik] podprzeponowy
subpial [sʌb'paiəl] pod oponą miękką
subpleural [sʌb'pluərəl] podopłucnowy
subpubic [sʌb'pju:bik] podłonowy
subscapular [sʌb'skæpju:lə] podłopatkowy
subscleral [sʌb'skliərəl] podtwardówkowy (oko)
subsequence ['sʌbsikwəns] kolejność, następowanie po sobie
subsequent ['sʌbsikwənt] następczy, kolejny, wynikający z
subserous [sʌb'siərəs] podsurowiczy
subset ['sʌbset] podzestaw, podzbiór
subside [səb'said] cofać się (o chorobie, objawie), ustępować
subsidence ['sʌbsaidens] cofanie się, ustępowanie, ubywanie
subsidiary [səb'sidjəri] pomocniczy
subsonic [sʌb'sonik] poddźwiękowy
subspecies ['sʌbˌspi:ʃi:z] podgatunek, rasa
substance ['sʌbstəns] istota, substancja, związek chemiczny
  adamantine s. szkliwo
  cement s. istota cementowa
  cortical s. istota korowa kości
  cytotoxic s. cytotoksyna, cytolizyna
  gelatinous s. istota galaretowata (rdzenia)
  gray s. istota szara
  ground s. istota podstawowa, substancja podstawowa
  intercellular s. istota międzykomórkowa
  medullary s. 1) mielina otoczki nerwu; 2) szpik
  perforated s. (anterior, posterior) istota dziurkowana (przednia, tylna)
  pressor s. związek presyjny, podnoszący ciśnienie tętnicze
  proper s. istota właściwa
  reticular s. 1) układ siatkowaty mózgu; 2) substancja ziarnisto-siateczkowo-włókienkowa retykulocytu
  slow-reacting s. czynnik wolno działający (w anafilaksji)
  spongious s. istota gąbczasta (kości)
  spongy s. istota gąbczasta
  white s. istota biała
substantial [səb'stænʃəl] istotny, ważny, znaczny
substernal [sʌb'stə:nəl] podmostkowy
substituent [sʌb'stitjuent] podstawnik (*chem.*), zastępczy składnik
  blood s. czynnik zastępujący krew (np. przetaczany płyn)
substitute ['sʌbstitju:t] 1) zastępować, podstawiać; 2) substytut, namiastka

substitution [ˌsʌbsti'tju:ʃən] zastąpienie, podstawienie
substitutive ['sʌbstitju:tiv] zastępczy, zastępujący
substrate ['sʌbstreit] podłoże, substrat
subsulphate [sʌb'sʌlfeit] siarczan zasadowy
subtarsal [sʌb'ta:səl] 1) podtarczkowy; 2) poniżej stępu
subtentorial [ˌsʌbten'tɔriəl] podnamiotowy
subthalamic [ˌsʌbθə'læmik] podwzgórzowy
subthalamus [sʌb'θæləməs] podwzgórze
subthreshold [sʌb'θrəʃould] podprogowy
subtotal [sʌb'toutəl] niepełny
subtrochanteric [ˌsʌbtrɔkən'terik] podkrętarzowy
subtympanic [ˌsʌbtim'pænik] podbębenkowy
subungual [sʌb'ʌngwəl] podpaznokciowy
subvolution [ˌsʌbvɔ'lu:ʃən] odwrócenie płata śluzówki przy operacji
subzonal [sʌb'zounl] podstrefowy
succeed [sək'si:d] 1) następować (w kolejności); 2) odnosić powodzenie
successful [sək'sesful] pomyślny, udany (leczenie)
succinate ['sʌksineit] bursztynian
succinic [sʌk'sinik] bursztynowy
succinylcholine [ˌsʌksinil'kɔlin] sukcynylocholina
succulent ['sʌkjulənt] soczysty
succumb [sə'kʌm] ulec (chorobie), umrzeć
succus ['sʌkəs] sok
succuss [sə'kʌs] wstrząsać ciałem
succusion [sə'kʌʃən] wstrząsanie ciałem dla wywołania pluskania
suck [sʌk] ssać
sucker ['sʌkə] osesek
sucking ['sʌkiŋ] ssanie
  s. baby osesek
suckle ['sʌkl] 1) karmić piersią; 2) ssać pierś
suckling ['sʌkliŋ] osesek
sucrose ['sju:krous] sacharoza, sukroza, cukier trzcinowy
suction ['sʌkʃən] ssanie, przyssanie
sudamen [su:'dəmən] potówka
sudanophil [sju:'dænɔfil] sudanochłonny, mający powinowactwo do sudanu
sudomotor [ˌsju:də'moutə] pobudzający wydzielanie potu
sudor ['sju:dɔ:] pot
sudoral ['sju:dərəl] potowy
sudorific [ˌsju:də'rifik] potowy, napotny
suet [sjuit] łój (zwierzęcy)
suffocant ['sʌfəkənt] duszący, dławiący (o gazie itp.)
suffocate ['sʌfəkeit] dusić, dławić
suffocation [ˌsʌfə'keiʃən] dławienie, duszenie się

suffuse [sə'fju:z] 1) zalać, oblać; 2) podbiegnąć (krwią); 3) wynaczyniać się
suffusion [sə'fju:ʒən] 1) podbiegnięcie krwią; 2) wynaczynienie; 3) zaczerwienienie
sugar ['ʃugə] cukier
  s. acids kwasy cukrowe
  amino s.'s. aminocukry
  beet s. cukier buraczany
  blood s. glukoza krwi
  cane s. cukier trzcinowy, sukroza
  fruit s. fruktoza
  grape s. cukier gronowy
  invert s. inwertyna (dekstroza + lewuloza)
sugar-coated ['ʃugə-koutid] powleczony cukrem (pastylka itp.)
suggestible [sə'dʒestibl] podatny na sugestię
suggestion [sə'dʒestʃən] sugestia
  posthypnotic s. sugestia pohipnotyczna, raport hipnotyczny
  s. therapy leczenie sugestią
suggestive [sə'dʒestiv] sugestywny
suggillation [ˌsʌdʒi'leiʃən] podbiegnięcie krwawe, plama opadowa
suicidal [ˌsjui'saidl] samobójczy
  s. attempt próba samobójcza
suicide ['sjuisaid] samobójstwo
  tentative s. próba samobójstwa
suit [sju:t] ubranie, strój
  antiblackout s. ubranie antygrawitacyjne, kombinezon antygrawitacyjny
  anti-gravitational s. ubranie antygrawitacyjne, kombinezon przeciwprzeciążeniowy
  counterpressure s. kombinezon przeciwprzeciążeniowy
  space s. kombinezon kosmonauty
suite [swi:t] blok, pomieszczenie kilkupokojowe
  operating s. blok operacyjny
sulcal ['sʌlkəl] rowkowy, bruzdowy
sulcate ['sʌlkit], **sulcated** ['sʌlkeitid] rowkowany, bruzdkowany
sulcus ['sʌlkəs], *pl* **sulci** ['sʌlsai] bruzda, rowek (*p. też* **groove, fissure, furrow**)
  central s. bruzda środkowa mózgu (Rolando)
  cerebral sulci bruzdy kory mózgu
  intertubercular s. bruzda międzyguzkowa kości ramiennej
  interventricular s. bruzda międzykomorowa serca
  sagittal s. bruzda zatoki strzałkowej górnej
  sigmoid s. bruzda zatoki esowatej
  venous sulci bruzdy żylne (kości ciemieniowej)
  ventral s. szczelina pośrodkowa przednia rdzenia
sulf-, sulfa- *p.* **sulph-, sulpha-**

sullage ['sʌlidʒ] ścieki, wody ściekowe
sulph- [sʌlf-], **sulpha-** ['sʌlfə-], **sulpho-** ['sʌlfə-] w złożeniach oznacza związek z siarką
sulpha ['sʌlfə] potoczna nazwa sulfonamidów
  s. drugs sulfonamidy
sulphadiazine [ˌsʌlfədaiə'zi:n] sulfadiazyna
sulphaguanidine [ˌsʌlfə'gwɔnidi:n] sulfaguanidyna
sulphanilamide [sʌlfə'niləmaid] sulfanilamid, sulfamid
sulphanilic [ˌsʌlfə'nilik] sulfanilowy
sulphapyridine [sʌlfə'pairidi:n] sulfapirydyna
sulphatase ['sʌlfeteis] sulfataza, sulfohydroksylaza
sulphate ['sʌlfeit] siarczan
  ferric s. siarczan żelazowy
  ferrous s. siarczan żelazawy
  magnesium s. sól gorzka, siarczan magnezu
sulphathiazole [sʌlfə'θaiəzoul] sulfatiazol
sulphatides ['sʌlfətaidz] sulfatydy, cerebrozydy zawierające siarkę
sulphation ['sʌlfeiʃən] siarkowanie
sulphatize ['sʌlfətaiz] siarkować, prażyć dla wytworzenia siarczanu lub siarczku
sulphide ['sʌlfaid] siarczek
  hydrogen s. siarkowodór
sulphite ['sʌlfait] siarczyn
sulphoacid [ˌsʌlfɔ'æsid] sulfokwas
sulphocyanate [ˌsʌlfə'saiəneit] tiocyjanek
sulphohydrate [ˌsʌlfɔ'haidreit] siarkowodorek
sulphokinase [ˌsʌlfɔ'kaineis] sulfokinaza, sulfotransferaza arylowa
sulpholipids ['sʌlfɔlipids] sulfolipidy
sulphonamide [sʌl'fɔnæmid] sulfonamid (sulfamid)
sulphonate ['sʌlfəneit] 1) sulfonian; 2) sulfonować
sulphone ['sʌlfoun] sulfon, grupa SO_2
sulphonic ['sʌlfɔnik] sulfonowy
sulphonium ['sʌlfouniəm] sulfonium, jon sulfoniowy
sulphonyl ['sʌlfɔnil] sulfonyl
sulphonylurea [ˌsʌlfɔnil'juəriə] sulfonylomocznik
sulphoxide ['sʌlfɔksaid] sulfotlenek
  dimethyl s. sulfotlenek dwumetylu, dwumetylosulfotlenek, DMSO
sulphur ['sʌlfə] siarka
  colloidal s. siarka koloidalna
  s. dioxide dwutlenek siarki
  sublimed s. siarka sublimowana, kwiat siarkowy
sulphurate ['sʌlfju:reit] siarkować, łączyć z siarką

sulphuration [ˌsʌlfjuːˈreiʃən] siarkowanie, łączenie z siarką
sulphuric [ˈsʌlfjurik] siarkowy
sulphurous [ˈsʌlfjurəs] siarkawy
sum [sʌm] 1) suma; 2) sumować
summation [sʌˈmeiʃən] sumacja, sumowanie
   spatial s. sumacja przestrzenna
   temporal s. sumacja czasowa
summer [ˈsʌmə] 1) lato; 2) letni
   s. catarrh katar sienny
   s. cholera biegunka letnia
   s. diarrh(o)ca biegunka letnia
sun-bath [ˈsʌnbaːθ] kąpiel słoneczna
sunburn [ˈsʌnbəːn] oparzenie słoneczne, opalenizna
sun-shield [ˈsʌnˈʃiːld] osłona przeciwsłoneczna (np. daszek nad oczami)
sunstroke [ˈsʌnstrouk] udar słoneczny
sun-struck [ˈsʌnˈstrʌk] porażony słońcem
super- [sjuːpə-] w złożeniach oznacza: powyżej, nad, ponad
superacidity [ˌsjuːpərəˈsiditi] nadkwaśność, nadkwasota
superactivity [ˌsjuːpərəkˈtiviti] nadczynność (zwł. ruchowa)
superalimentation [ˌsjuːpərˌælimenˈteiʃən] superalimentacja, hiperalimentacja, przekarmianie
superconception [ˈsjuːpəˌkʌnˈsəpʃən] = **superfetation**
supercool [ˈsjuːpəˌkuːl] przechłodzić
superdistension [ˌsjuːpədisˈtenʃən] nadmierne rozszerzenie
superexcitation [ˈsjupərˌeksiˈteiʃən] nadmierne pobudzenie
superfatted [ˌsjuːpəˈfætid] przetłuszczony (np. mydło)
superfecundation [ˈsjuːpəˌfiːkʌnˈdeiʃən] zapłodnienie dodatkowe
superfemale [ˌsjuːpəˈfimeil] supersamica, fenotypowo żeński osobnik z dodatkowym chromosomem X
superfetation [ˌsjuːpəfiˈteiʃən] obecność bliźniąt heterozygotycznych w jamie macicy
superficial [ˌsjuːpəˈfiʃəl] powierzchowny, powierzchniowy
superfluous [ˌsjuːˈpəːfluəs] zbędny, zbyteczny
superfuse [ˈsjuːpəfjuːz] 1) przechładzać; 2) zalewać, nalewać
supergene [ˌsjuːpəˈdʒiːn] supergen
superheat [ˌsjuːpəˈhiːt] przegrzewać
superheated [ˌsjuːpəˈhiːtid] przegrzany
superimpose [ˈsjuːpərimˈpouz] obciążyć dodatkowo, nałożyć dodatkowo, leżeć nad
superimposed [ˈsjuːpərimˈpouzd] nałożony
superimpregnation [ˌsjuːpərimpregˈneiʃən] dodatkowe zapłodnienie, nadpłodność

superinfection [ˌsjuːpərinˈfekʃən] nadkażenie, superinfekcja
superior [sjuːˈpiəriə] górny, wyższy
superiority [sjuːˌpiəriˈɔriti] wyższość
supermale [ˈsjuːpəmeil] supersamiec
supermotility [ˌsjuːpəmɔˈtiliti] nadmierna ruchliwość
supernatant [ˌsjuːpəˈneitənt] supernatant, nadsącz
supernate [ˈsjuːpəneit] 1) supernatant; 2) pływać na powierzchni
supernumerary [ˌsjuːpəˈnjuːmərəri] nadliczbowy
supernutrition [ˌsjuːpənjuːˈtriʃən] hiperalimentacja, przekarmianie
superovulation [ˌsjuːpərɔˈvjuleiʃən] jajeczkowanie mnogie, superowulacja
superoxide [ˌsjuːpəːˈɔksaid] ponadtlenek
superphosphate [ˌsjuːpəˈfɔsfeit] kwaśny fosforan
superpose [ˈsjuːpəˈpouz] nakładać (jedno na drugie)
superposed [ˈsjuːpəˈpouzd] nałożony
superposition [ˌsjuːpəpəˈziʃən] nałożenie, nakładanie (się)
   s. of images nałożenie się obrazów (*rtg*)
supersaturate [ˌsjuːpəˈsætʃəreit] przesycić
supersaturation [ˌsjuːpəˌsætʃəˈreiʃən] przesycenie
supersensitive [ˌsjuːpəˈsensitiv] nadwrażliwy
supersensitiveness [ˌsjuːpəˈsensitivinis] nadwrażliwość
supersonic [ˌsjuːpəˈsɔnik] naddźwiękowy
supinate [ˈsjuːpineit] odwracać, supinować (przedramię)
supination [ˌsjuːpiˈneiʃən] odwrócenie, supinacja
supinator [ˌsjuːpiˈneitə] supinator, mięsień odwracający
supine [ˈsjuːpain] leżący na plecach
supplement [ˈsʌplimənt] dodatek, uzupełnienie, suplement
supplementary [ˌsʌpliˈməntəri] uzupełniający, dodatkowy
supplementation [ˌsʌplimenˈteiʃən] uzupełnienie, dodanie
support [səˈpɔːt] 1) podpora; 2) podpierać
supportive [səˈpɔːtiv] podpierający, podtrzymujący
suppository [səˈpɔzitəri] czopek
suppress [səˈpres] przytłumić, stłumić, powstrzymać
suppression [səˈpreʃən] przytłumienie, stłumienie, zahamowanie
   bone marrow s. zahamowanie czynności szpiku
suppressive [səˈpresiv] tłumiący, hamujący
suppurate [ˈsʌpjuəreit] ropieć

suppuration [ˌsʌppjə'reiʃən] ropienie
suppurative ['sʌpjuəˌreitiv] ropny, ropiejący
supra- ['sju:prə-] w złożeniach oznacza: nad, ponad, powyżej, więcej
supracondylar [ˌsju:prə'kɔndilə] nadkłykciowy
supradiaphragmatic [ˌsju:prəˌdaiəfræg-'mætik] nadprzeponowy
supraepicondylar [ˌsju:prəepi'kɔndilə] leżący nad nadkłykciem
supraglenoid [ˌsju:prə'gli:nɔid] nad wydrążeniem stawowym
supraliminal [ˌsju:prə'liminəl] nadprogowy
supramarginal [ˌsju:prə'ma:dʒinəl] nadbrzeżny
supranormal [ˌsju:prə'nɔ:məl] nadprzeciętny, powyżej normy
supranuclear [ˌsju:prə'nju:kliə] nadjądrowy
supraocclusion [ˌsju:prəɔk'lu:ʒn] nadzgryz
supraorbital [ˌsju:prə'ɔ:bitəl] nadoczodołowy
suprarenal ['sju:prə'ri:nl] 1) nadnerkowy; 2) nadnerczowy
suprascleral [ˌsju:prə'skliərəl] nadtwardówkowy (okul.)
suprasellar [ˌsju:prə'selə] nadsiodłowy
suprasonic [ˌsju:prə'sɔnik] naddźwiękowy
  s. speed szybkość naddźwiękowa
supraspinal [ˌsju:prə'spainəl] 1) nadkręgowy; 2) nadkolcowy
suprathreshold [sju:prə'θrəʃould] nadprogowy
supratrochlear [ˌsju:prə'trɔkliə] nadbloczkowy
supraventricular [ˌsju:prəven'trikjulə] nadkomorowy
supravital [ˌsju:prə'vaitəl] przyżyciowy (barwienie itp.)
sura [suərə] łydka
sural [suərəl] odnoszący się do łydki
surdity ['sə:diti] głuchota
surdomute ['sə:dɔˌmju:t] głuchoniemy
surface ['sə:fis] 1) powierzchnia; 2) powierzchniowy
  s.-active powierzchniowo czynny
  s. activity aktywność powierzchniowa
  denture basal s. powierzchnia podparcia protezy
  denture foundation s. powierzchnia podparcia protezy
  grinding s. powierzchnia żująca zęba
  masticating s. powierzchnia żująca
  occlusal s. powierzchnia zwarciowa (zęba, łuków zębowych)
  s. tension napięcie powierzchniowe
surfactant [sə:f'æktənt] surfaktant, czynnik powierzchniowo czynny

surgeon ['sə:dʒən] chirurg, lekarz wojskowy, lekarz okrętowy
  chief s. naczelny chirurg lub naczelny lekarz urzędowy
  dental s. dentysta
  general s. chirurg ogólny
  house s. chirurg mieszkający przy szpitalu i pełniący dyżury
  oral s. chirurg stomatolog
  orthop(a)edic s. chirurg ortopeda
  veterinary s. weterynarz, lekarz weterynarii
surgeon-general [ˌsə:dʒən-'dʒenərəl] naczelny lekarz służby zdrowia różnych rodzajów broni w USA, naczelny lekarz społecznej służby zdrowia
surgery ['sə:dʒəri] 1) chirurgia; 2) operacja, zabieg operacyjny; 3) ambulatorium, gabinet przyjęć
  aseptic s. operacja w jałowych warunkach
  closed s. zabieg bez nacinania powłok (np. nastawienie zwichnięcia)
  conservative s. operacja oszczędzająca
  dental s. stomatologia
  general s. chirurgia ogólna, chirurgia „miękka"
  major s. operacja duża
  maxillofacial s. chirurgia szczękowa
  minor s. operacja mała
  open heart s. operacja na otwartym sercu
  operative s. chirurgia operacyjna
  oral s. chirurgia stomatologiczna
  orthop(a)edic s. chirurgia ortopedyczna
  p(a)ediatric s. chirurgia dziecięca
  plastic s. chirurgia plastyczna, operacja plastyczna
  reconstructive s. chirurgia odtwórcza
  sparing s. operacja oszczędzająca
  stereotaxic s. operacja stereotaktyczna (mózgu)
  transsexual s. operacja zmieniająca zewnętrzne cechy płciowe
  veterinary s. chirurgia weterynaryjna, ambulatorium weterynaryjne
surgical ['sə:dʒikəl] chirurgiczny
surrenal [sə:'ri:nəl] nadnerczowy
surveillance [sə:'veiləns] nadzór, nadzór kontrolujący
  immunological s. kontrolny mechanizm immunologiczny
survival [sə:'vaivəl] przeżycie
  adjusted s. rate poprawiony współczynnik przeżycia
  five-year s. rate odsetek przeżyć pięcioletnich
  s. rate przeżycie w odsetkach, współczynnik przeżycia
  s. time czas przeżycia
survive [sə'vaiv] przeżyć

survivor [sə:'vaivə] przeżywający
susceptibility [səˌseptə'biliti] podatność (na chorobę), skłonność, wrażliwość (na zakażenie itp.)
susceptible [sə'septəbl] podatny, wrażliwy
suscitation [ˌsʌsi'teiʃən] pobudzenie czynności
suspend [səs'pend] zawiesić
suspended [səs'pendid] zawieszony
s. animation zawieszenie czynności życiowych
s. matter zawiesina
suspensoid [səs'pensɔid] zawiesina koloidowa
suspensory [səs'pensəri] 1) wieszadło; 2) suspensorium, opaska podtrzymująca; 3) podtrzymujący, podwieszający
sustain [səs'tein] 1) odnieść; 2) podtrzymać, · utrzymać
s. an injury odnieść uraz
sustained [səs'teind] podtrzymywany, przewlekły
s. action o przedłużonym działaniu (lek)
sustentaculum [ˌsʌsten'tækjuləm] podpórka (anat.)
sutural ['sju:tʃərəl] szwowy
s. bone kość w szwie
suturation [ˌsju:tʃə'reiʃən] szycie
suture ['sju:tʃə] 1) szew (anat. lub chir.); 2) materiał do szycia; 3) szyć
absorbable surgical s. szew wchłanialny
apposition s. szew skórny zbliżający brzegi rany, szew adaptacyjny skórny
approximation s. szew zbliżający brzegi rany przechodzący przez głębsze warstwy, szew adaptacyjny głęboki
atraumatic s. szew atraumatyczny (nić wtopiona w igłę)
blanket s. szew materacowy
bolster s. szew wałeczkowy (na wałeczku podkładkowym)
buried s. szew pogrążony
button s. szew na guziku
catgut s. szew katgutowy
chain s. szew ciągły
circular s. szew obwódkowy
coaptation s. szew adaptacyjny, szew zbliżający brzegi
cobbler's s. szew szewski (nicią z igłami na obu końcach)
continuous s. szew ciągły
coronal s. szew wieńcowy (anat.)
cranial s. szew czaszkowy (anat.)
delayed s. szew pierwotny opóźniony, szew odroczony
dentate s. szew piłowaty (anat.)
dry s. szew suchy (przez pasek przylepca zbliżający brzegi rany)

end-on mattress s. szew materacowy pionowy
false s. szew rzekomy
far-and-near s. szew do szycia powięzi
figure-of-8 s. szew ósemkowy
frontal s. szew czołowy
harelip s. szew stosowany do szycia wargi zajęczej
implanted s. szew wiążący igły wbite w brzegi rany równolegle do jej przebiegu
interparietal s. szew międzyciemieniowy (anat.)
interrupted s. szew przerywany, szew węzełkowy
knotted s. szew węzełkowy
lace s. szew koronkowy
lambdoid s. szew węgłowy
loop s. szew węzełkowy
mattress s. szew materacowy
nerve s. szew nerwu
non-absorbable s. szew niewchłanialny
noose s. szew węzełkowy
occipitomastoid s. szew potyliczno-sutkowy (anat.)
palatine s. szew podniebienny (anat.)
pin s. szew ósemkowy na szpilkach
plastic s. szew plastyczny
presection s. szew przed nacięciem
primary s. szew pierwotny
primary delayed s. szew pierwotny odroczony
primo-secondary s. szew pierwotnie wtórny (prowizoryczny szew zastąpiony przez właściwy)
purse-string s. szew kapciuchowy
quilled s. szew na wałeczku (piórze lub rurce)
quilted s. szew materacowy
relaxation s. szew zwalniający (możliwy do rozluźnienia)
relief s. = relaxation s.
rubber s. szew z gumowymi wiązaniami (łączący szczękę z żuchwą)
sagittal s. szew strzałkowy (anat.)
secondary s. szew wtórny
seroserous s. szew surowicówkowo-surowicówkowy
spiral s. szew spiralny
spiroid s. szew rękawiczkowy
staple s. szew klamerkowy
subcuticular s. szew podnaskórkowy
sunk s. szew zagłębiony
tendon s. szew ścięgna
tension s. szew przez wyszystkie warstwy (na okrętkę)
tobacco-bag s. szew kapciuchowy
tongue-and-groove s. szew plastyczny
twisted s. szew ósemkowy

suturing ['sju:tʃəriŋ] szycie, zeszywanie
swab [swɔb] 1) wacik, gazik; 2) wymaz; 3)
brać wymaz; 4) pędzlować
medicated s. gazik nasycony lekiem
swabbing ['swɔbiŋ] pędzlowanie, wymazy-
wanie
swaddle ['swɔdl] 1) powijak; 2) zawijać w powijak
swaddling-bands ['swɔdliŋ,bændz] powijaki
swaddling-clothes ['swɔdliŋ,klouðz] powijaki
swallow ['swɔlou] połykać, łykać
swallowing ['swɔlouiŋ] połykanie
air s. aerofagia, połykanie powietrza
swarming ['swɔ:miŋ] stopniowe rozszerzanie się bakterii na płytce
swarthy ['swɔ:ði] śniady, smagły
swathe [sweið] obandażować, zawinąć
w bandaż
sway [swei] zataczać się, kołysać się
sweat [swet] 1) pot; 2) pocić się; 3) potowy
s. gland gruczoł potowy
night s. poty nocne
profuse s. obfite pocenie się
sweating ['swetiŋ] pocenie się
swelling ['sweliŋ] obrzęk, obrzmienie
albuminous s. przyćmienie miąższowe,
offuscatio parenchymatosa
brain s. obrzmienie mózgu
cloudy s. przyćmienie miąższowe
glassy s. zwyrodnienie skrobiowate
hunger s. obrzęk głodowy, obrzęk hipoalbuminemiczny
switch [switʃ] przełącznik (elektr.)
pole-changing s. przełącznik zmieniający
kierunek prądu
swollen ['swoulən] obrzmiały, opuchnięty
swoon [swu:n] zemdleć, omdleć
sycosis [sai'kousis] figówka, przewlekłe ropne zapalenie mieszków włosowych
chronic coccogenic s. figówka gronkowcowa
contagious s. figówka gronkowcowa
lupoid s. figówka bliznowata
non-parasitic s. figówka gronkowcowa
s. staphylogenes figówka gronkowcowa
symbiosis [,simbai'ousis] symbioza, współżycie
antagonistic s. pasożytnictwo
constructive s. współżycie korzystne
symblepharon [sim'blefərən] zrośnięcie się
powieki z gałką oczną
complete s. zrośnięcie się całkowite
partial s. zrośnięcie się częściowe
symmetry ['simitri] symetria
sympathectomy [,simpə'θektəmi] sympatektomia, wycięcie zwoju współczulnego lub
nerwu

chemical s. sympatektomia chemiczna
(blokada układu współczulnego)
periarterial s. obłuszczenie tętnicy, sympatektomia okołotętnicza
sympathetic [,simpə'θetik] współczulny
sympathic ['simpəθik] współczulny
sympathicectomy [,simpəθi'sektəmi] sympatektomia
sympathicolytic [sim,pəθiko'litik] sympatolityczny, znoszący aktywność układu
współczulnego
sympathicomimetic [sim,pəθikomi'metik]
sympatomimetyczny, sympatykomimetyczny, naśladujący działaniem aktywność
układu współczulnego
sympathicopathy [,simpəθi'kɔpəθi] choroba
układu współczulnego
sympathicotonia [sim,pəθiko'touniə] sympa-
totonia, sympatykotonia
sympathicotonic [sim,pəθiko'tɔnik] sympatykotoniczny
sympathicotropic [sim,pəθiko'trɔpik] sympa-
tykotropowy, wykazujący powinowactwo
do układu współczulnego
sympathoblast ['simpəθɔblæst] sympato-
blast, komórka zarodkowa zwoju współczulnego
sympathoblastoma [,simpəθɔblæs'toumə]
nerwiak niedojrzały współczulny
sympathogonioma [,simpəθɔ,gɔni'oumə]
zwojak zarodkowy współczulny
sympatholytic [,simpəθɔ'litik] sympatolityczny, sympatykolityczny
sympathomimetic [,simpəθɔmi'metik] sympatykomimetyczny
sympathoparalytic [,simpəθɔpərə'litik] sympatykolityczny
sympathy ['simpəθi] współczucie, sympatia
symphysic [sim'fizik] spojeniowy
symphysiectomy [sim,fizi'ektəmi] przecięcie
spojenia łonowego
symphysiorrhaphy [,simfizi'ɔrefi] zeszycie
spojenia łonowego
symphysiotomy [sim,fizi'ɔtəmi] przecięcie
spojenia łonowego
symphysis ['simfisis] 1) spojenie; 2) zrost
mandibular s. spojenie żuchwy
mental s. spojenie żuchwy
pubic s. spojenie łonowe
sacrococcygeal s. połączenie krzyżowo-guziczne
symptom ['simptəm] symptom, objaw subiektywny
abstinence s. objawy abstynencji (po odstawieniu środka powodującego przyzwyczajenie)
accessory s. objaw dodatkowy, objaw uboczny

accidental s. objaw przypadkowy, nie związany z chorobą
cardinal s. objaw wiodący, objaw główny
s. complex zespół objawów
concomitant s. objaw towarzyszący
consecutive s. objaw następczy
constitutional s. objaw uogólnienia się choroby
defective s. objaw ubytkowy (*psych.*)
deficiency s. objaw niedoboru (hormonu, witaminy itp.)
delayed s. objaw opóźniony
direct s. objaw bezpośredni
dissociation s. objaw rozkojarzenia
equivocal s. objaw dwuznaczny (sugerujący dwie możliwości diagnostyczne)
general s. objaw ogólny, objaw ogólnoustrojowy
girdle s. wrażenie opasywania
guiding s. objaw wiodący
halo s. widzenie tęczy wokół światła w jaskrze
indirect s. objaw pośredni
induced s. objaw wywołany
localizing s. objaw wskazujący umiejscowienie, objaw lokalizujący
objective s. objaw obiektywny
pathognomonic s. objaw patognomoniczny
precursory s. objaw zapowiadający, objaw poprzedzający
premonitory s. objaw zapowiadający
presenting s. objaw wprowadzający, objaw pierwszy
pressure s. objaw wywołany uciskiem
prodromal s. objaw zwiastunowy
productive s. objaw wytwórczy (*psych.*)
reflex s. objaw odruchowy
rainbow s. = halo s.
signal s. = presenting s.
subjective s. objaw subiektywny
target s. objaw docelowy (na który ukierunkowano leczenie)
withdrawal s.'s objawy abstynencji po odstawieniu narkotyku
symptomatic [ˌsimptəˈmætik] objawowy
symptomatology [ˌsimptəmæˈtɔlədʒi] symptomatologia
symptomatolytic [ˌsimptəmætɔˈlitik] usuwający objawy
symptomless [ˈsimptɔmlis] bezobjawowy
symptomolytic [ˌsimptɔmɔˈlitik] powodujący ustąpienie objawów
syn [sin-] w złożeniach oznacza: razem, złączony
syn(a)esthesia [ˌsinisˈθi:ziə] współtowarzyszące wrażenie czuciowe, synestezja
syn(a)esthesialgia [ˌsinisθiziˈældʒiə] synestezja bolesna

synalgia [sinˈældʒiə] ból odruchowy, ból rzutowany (w miejscu odległym od miejsca bodźca), synalgia
synapse [ˈsinəps] synapsa, złącze nerwowe
axoaxonic s. synapsa aksonoaksonalna
axodendritic s. synapsa aksonodendrytowa
axoepithelial s. synapsa aksononabłonkowa
axomuscular s. synapsa aksonomięśniowa
axovascular s. synapsa aksononaczyniowa
dendrodendritic s. synapsa dendrytodendrytowa
pericorpuscular s. synapsa aksonosomatyczna
synapsis [siˈnəpsis] łączenie się homologicznych chromosomów
synaptic [sinˈəptik] synaptyczny
synaptosome [ˌsinəptɔˈsoum] synaptosom
synarthrodia [ˌsinaːˈθroudiə] staw nieruchomy
synarthrodial [ˌsinaːˈθroudiəl] dotyczący stawu nieruchomego
synarthrophysis [sinˌaːθrɔˈfisis] wytwarzanie się zesztywnienia stawu
synarthrosis [ˌsinaːˈθrousis] staw nieruchomy
synchilia [sinˈkailiə] zrost warg
synchondrosis [ˌsinkɔnˈdrousis] chrząstkozrost
synchondrotomy [ˌsinkɔnˈdrɔtəmi] przecięcie chrząstkozrostu
synchronous [ˈsiŋkrɔnəs] synchroniczny
synchrony [siŋˈkrouni] synchronia
synclitism [ˈsiŋklitizm], **syncliticism** [ˈsiŋklitisizm] synklityzm, osiowe ustawienie się główki płodu
syncope [ˈsiŋkəpi] omdlenie
carotid sinus s. omdlenie w zespole nadwrażliwej zatoki szyjnej
hysterical s. omdlenie histeryczne
laryngeal s. omdlenie kaszlowe
local s. miejscowe niedokrwienie tkanek
micturition s. omdlenie mikcyjne
postural s. omdlenie posturalne
vasovagal s. atak wazowagalny
syncretion [sinˈkrəʃən] zrost
syncytial [sinˈsitiəl] syncycjalny, zespólniowy
syncytiolysin [ˌsinsitiˈɔlisin] syncycjolizyna, placentolizyna
syncytioma [ˌsinsitiˈoumə] kosmówczak
benign s. zaśniad groniasty
malignant s. rak kosmówkowy
syncytiotrophoblast [sinˌsitiəˈtrɔfəblæst] syncytiotrofoblast, syncytium trofoblastyczne
syncytium [sinˈsitiəm] *syncytium*, zespólnia, wielojądrowa masa protoplazmy wytworzona przez zespolenie kilku komórek

syndactylia [sin′dæktiliə], **syndactylism** [sin′dæktilizm] syndaktylia, zrost palców
syndectomy [sin′dæktəmi] wycięcie pasma spojówki w leczeniu łuszczki
syndesis [sin′desis] 1) p. **synapsis**; 2) usztywnienie chirurgiczne stawu, artrodeza
syndesmectomy [‚sindez′mektəmi] wycięcie więzadła
syndesmitis [‚sindez′maitis] zapalenie więzadła
syndesmology [‚sindez′mɔlədʒi] nauka o więzadłach, syndesmologia
syndesmoma [‚sindez′moumə] guz tkanki łącznej
syndesmopexy [sin′dezmɔpeksi] zeszycie lub przyszycie więzadła
syndesmoplasty [‚sindez′mɔplæsti] plastyka więzadła
syndesmorrhaphy [‚sindez′mɔrəfi] zeszycie więzadła
syndesmosis [‚sindez′mousis] więzozrost
syndesmotomy [‚sindez′mɔtəmi] przecięcie więzadła
syndrome [′sindrəm] zespół, syndrom
  acrofacial s. zespół kończynowo-sercowy, zespół Berry'ego
  acropar(a)esthesia s. zespół akroparestezji
  acute abdomen s. zespół ostrego brzucha
  acute radiation s. zespół popromienny ostry
  adherence s. zespół zrośnięcia się mięśni zewnątrzgałkowych
  adiposogenital s. zespół tłuszczowo-płciowy, zespół Fröhlicha-Babińskiego
  adrenal cortical s. zespół nadczynności kory nadnerczy
  adrenogenic s. zespół nadczynności kory nadnerczy
  adrenogenital s. zespół nadnerczowo--płciowy
  afferent loop s. zespół pętli doprowadzającej
  Alice in Wonderland s. zespół Alicji w krainie czarów, zespół zmian percepcji wywołany uszkodzeniem płata ciemieniowego
  amnestic s. zespół amnestyczny, zespół Korsakowa
  anorectal s. zespół dolegliwości odbytowych w wyniku stosowania antybiotyków
  anterior tibial compartment s. zespół tętnicy piszczelowej przedniej
  antibody deficiency s. zespół niedoboru przeciwciał
  anxiety s. zespół lękowy, nerwica krążeniowa

  aortic arch s. zespół łuku aorty, zespół Martorella
  s. of approximate answers zespół Gansera
  argentaffin s. zespół rakowiaka z przerzutami
  auriculotemporal s. zespół nerwu uszno--skroniowego, zespół Frey
  basal cell n(a)evus s. zespół rodzinny znamion ze zmianami żuchwy
  battered child s. zespół maltretowanego dziecka
  blind loop s. zespół ślepej pętli jelitowej
  brain s., chronic zespół psychoorganiczny
  burning feet s. zespół piekących stóp
  carcinoid s. zespół rakowiaka z przerzutami
  carotid sinus a. zespół zatoki tętnicy szyjnej
  carpal tunnel s. zespół cieśni nadgarstka
  cat-cry s. zespół krzyku kota, zespół miauczenia kota, zespół Lejeune'a
  cauda equina s. zespół ogona końskiego
  cavernous s. zespół zatoki jamistej
  cerebellar s. zespół móżdżkowy
  cerebellopontine angle s. zespół kąta mostowo-móżdżkowego
  cervical compression s. zespół dyskopatii szyjnej
  cervical disc s. zespół dyskopatii szyjnej
  cervical fusion s. zespół Klippla i Feila
  cervical rib s. zespół żebra szyjnego
  cervical tension s. = **whiplash injury**
  chiasma s. zespół skrzyżowania nerwów wzrokowych
  Chinese restaurant s. zespół restauracji chińskiej, nadwrażliwość na glutaminian sodu
  choleriform s. ostra biegunka przypominająca cholerę
  chronic hyperventilation s. zespół przewlekłej hiperwentylacji, spazmofilia
  c(o)eliac s. zespół trzewny, celiakia
  compression s. = **crush s.**
  compulsive-obsessive s. zespół anankastyczny
  conus s. zespół stożka końcowego
  cor pulmonale s. zespół serca płucnego
  costochondral s. zespół bolesności chrząstek żebrowych
  costoclavicular s. zespół żebrowo-obojczykowy
  cri-du-chat s. = **cat-cry s.**
  crocodile tears s. zespół krokodylich łez, zespół Bogorada, zespół Choróbskiego
  crush s. zespół zmiażdżenia
  cutaneomucouveal s. zespół Behçeta
  cystic duct stump s. zespół kikuta przewodu pęcherzykowego

DES (diethylstilboestrol) s. zespół zmian płodowych po DES
s. of deviously relevant answers zespół Gansera, zespół rzekomootępienny
diabetes nephrosis s. zespół Kimmelstiela i Wilsona
dialysis disequilibrium s. zespół zaburzeń równowagi elektrolitowej w czasie dializy
diencephalic s. of infancy zespół podwzgórzowy niemowląt wywołany przez guz
disc s. zespół dyskopatii lędźwiowej
disseminated intravascular clotting s. zespół rozsianego wykrzepiania wewnątrznaczyniowego
drug withdrawal s. zespół odstawienia leku
dumping s. zespół poposiłkowy, zespół poresekcyjny
dysmnesic s. zespół amnestyczny Korsakowa
ectopic ACTH s. zespół ektopowego wydzielania ACTH
efferent loop s. zespół pętli odprowadzającej
effort s. zespół wysiłkowy, nerwica krążeniowa
empty sella s. zespół pustego siodełka tureckiego
encephalotrigeminal s. zespół Sturge'a i Webera
endocrine polyglandular s. zespół gruczolakowatości wewnątrzwydzielniczej
exfoliative s. zespół złuszczeniowy (*okul.*)
external carotid steal s. zespół podkradania tętnicy szyjnej zewnętrznej
extrapyramidal s. zespół pozapiramidowy
exudative gastroenteropathy s. zespół ucieczki białka
fellow-eye s. zespół oka towarzyszącego
fetal alcohol s. zespół płodowy poalkoholowy
floppy infant s. amiotonia wrodzona Oppenheima
floppy valve s. zespół wypadania zastawki dwudzielnej
flush s. zespół czerwienienia skóry
f(o)etal distress s. zespół zaburzeń płodowych
frontal lobe s. zespół czołowy
gastrocardiac s. zespół żołądkowo-sercowy (dolegliwości sercowe pochodzenia żołądkowego)
gastrojejunal loop obstruction s. zespół pętli doprowadzającej
general-adaptation s. zespół adaptacji Selyego
gonadal dysgenesis s. zespół szczątkowych gonad, zespół Turnera

gracilis s. pourazowa martwica kości łonowej
gustatory sweating s. zespół nerwu uszno-skroniowego, zespół Frey
h(a)emolytic-ur(a)emic s. zespół hemolityczno-mocznicowy
hepatocutaneous s. zespół wątrobowo-skórny
hepatonephric s. zespół wątrobowo-nerkowy
hepatorenal s. zespół wątrobowo-nerkowy
hyaline membrane s. zespół błon szklistych
hydralazine s. zespół rzekomego tocznia rumieniowatego uogólnionego po hydralazynie
hyperabduction s. zespół hiperabdukcji
hyperactive child s. zespół nadmiernej ruchliwości dziecka
hyperkinetic s. zespół hiperkinetyczny, zespół nadczynności psychoruchowej małych dzieci
hyperkinetic-hypotonic s. zespół hiperkinetyczno-hipotoniczny
hypersensitive xiphoid s. zespół nadwrażliwego wyrostka mieczykowatego
hyperventilation s. zespół hiperwentylacji
hypokinetic-hypertonic s. zespół hipokinetyczno-hiperkinetyczny
hypophysis s. zespół przysadkowy
hypoplastic left heart s. zespół niedorozwoju lewej części serca
inappropriate antidiuretic hormone secretion s. zespół niewłaściwego wydzielania hormonu antydiuretycznego
internal capsule s. zespół torebki wewnętrznej
irritable bowel s. zespół nadwrażliwości jelita grubego
jugular foramen s. zespół otworu żyły szyjnej, zespół Avellisa
locked-in s. zespół zamknięcia, zespół centralnego uszkodzenia mostu
low output s. zespół zmniejszonej pojemności minutowej
low salt s. zespół niedoboru soli
low sodium s. zespół niedoboru soli
lower nephron s. zespół zmiażdżenia, zespół dolnego nefronu
malabsorption s. zespół złego wchłaniania
malignant neuroleptic s. zespół złośliwy poneuroleptyczny
malignant carcinoid s. = **carcinoid s.**
mandibulofacial dysostosis s. zespół Franceschettiego
massive bowel resection s. zespół rozległego wycięcia jelita
meconium blockage s. zespół smółkowej niedrożności jelit

megacystic s. zespół olbrzymiego moczowodu i pęcherza
metastatic carcinoid s. = carcinoid s.
middle lobe s. zespół środkowego płata
milk-alkali s. zespół mleczno-alkaliczny
mitral valve prolapse s. zespół wypadania
zastawki dwudzielnej
morning glory s. zespół powoju (okul.)
myeloproliferative s. zespół mieloproliferacyjny
nail-patella s. zespół paznokciowo-rzepko-
wy, artroonychodysplazja
nephrotic s. zespół nerczycowy
neurocutaneous s. zespół nerwowo-skórny,
pojęcie zbiorowe określające wrodzone
zmiany skórne i nerwowe
nonsense s. zespół Gansera
oculobuccogenital s. zespół Behçeta
oculocerebrorenal s. zespół Lowe'a
oculocutaneous s. zespół Vogta i Koyanagi
oculodentodigital s. dysplazja oczno-zębowo-palcowa
oculopharyngeal s. miopatia oczno-gardło-
wa
oculovertebral s. dysplazja oczno-kręgowa,
zespół Weyera
oculovestibulo-auditory s. zespół Cogana
oral-facial-digital s. zespół ustno-palcowo-
-twarzowy
osteomyelofibrotic s. zwłóknienie szpiku,
mielofibroza
otomandibular s. dysostoza uszno-żuch-
wowa
papillary muscle s. dysfunkcja mięśni bro-
dawkowych
parkinsonian s. zespół parkinsonowski
pericolic membrane s. zespół zrostów oko-
łookrężniczych
Pickwickian s. zespół Pickwicka, otyłość
z dusznością
pincer nail s. zespół wąskich paznokci
placental dysfunction s. zespół niewydolności łożyska
placental failure s. zespół niewydolności
łożyska
polycystic ovary s. zespół Steina i Leven-
thala
postcardiotomy s. zespół po kardiotomii
postcholecystectomy s. zespół po cholecystektomii
postcommissurotomy s. zespół pokomisurotomijny
postconcussion s. zespół po wstrząsie mózgu, cerebrastenia pourazowa
posterior inferior cerebellar artery s. zespół
tętnicy móżdżkowej tylnej dolnej, zespół
Wallenberga
postgastrectomy s. zespół poresekcyjny

postmyocardial infarction s. zespół poza-
wałowy
postpericardiotomy s. zespół poperykardiotomijny
postphlebitic s. zespół pozakrzepowy
postrubella s. zespół po różyczce przebytej
w życiu płodowym
posttraumatic s. zespół pourazowy, cerebrastenia pourazowa
posttraumatic neck s. = whiplash injury
postviral fatigue s. zespół męczliwości po
chorobie wirusowej
precordial catch s. ostry kłujący ból w klatce piersiowej ustępujący po głębokim
wydechu
pre-excitation s. zespół preekscytacji, zespół Wolffa, Parkinsona i White'a
preinfarction s. zespół przedzawałowy
premature ovarian failure s. zespół przedwczesnego wygasania czynności jajników
premenstrual tension s. zespół napięcia
przedmiesiączkowego
prune-belly s. wrodzony brak mięśni brzusznych
pulmonary dysmaturity s. zespół Wilson
i Mikity'ego
punch-drunk s. encefalopatia bokserska
radicular s. zespół korzeniowy
residual ovary s. zespół szczątkowego jajnika
**respiratory distress s. (of adults or new-
borns)** zespół zaburzeń oddechowych
dorosłych lub noworodków
restless legs s. zespół niespokojnych nóg,
zespół Ekboma
retraction s. zespół retrakcyjny gałki ocznej, zespół Clarka, Stillinga i Duane'a
retrosphenoidal s. zespół skalisto-klinowy,
zespół Jacoda
salaam seizure s. zespół skurczów zgięciowych, zespół Westa
salt depletion s. zespół niedoboru soli,
zespół niedoboru sodu
scalded skin s. martwica rozpływna toksyczna naskórka, zespół Lyella
scalenus anticus s. zespół mięśnia pochyłego przedniego
scapulocostal s. zespół łopatkowo-żebro-
wy, nagły silny ból łopatki
scimitar s. zespół bułata, niedorozwój
układu żylnego płuc i prawego płuca,
dekstropozycja serca i in.
Sertoli cell only s. zespół komórek Sertolego, zespół Del Castillo
shoulder-hand s. zespół bark-ręka
sicca s. niepełny zespół Sjögrena

sick sinus s. zespół chorego węzła zatokowego
sickle cell s. niedokrwistość sierpowatokomórkowa
sinobronchial s. zespół zatokowo-oskrzelowy
slit-ventricle s. zespół szczelinowatej komory mózgowej
steal s. zespół podkradania
steroid withdrawal s. zespół odstawienia steroidów
stiff-man s. zespół ogólnej sztywności, zespół stężałego człowieka
straight back s. zespół wyprostowania kręgosłupa piersiowego
string s. zespół zapętlenia (*okul.*)
subclavian steal s. zespół podkradania tętnicy podobojczykowej
sudden death s. zespół nagłej śmierci niemowląt
superior cerebellar artery s. zespół tętnicy móżdżkowej górnej
superior mesenteric artery s. zespół tętnicy krezkowej górnej
superior vena caval s. zespół żyły głównej górnej
superior orbital fissure s. zespół szczeliny oczodołowej górnej
supine hypotensive s. spadek ciśnienia tętniczego u ciężarnych w pozycji na plecach
supraspinatus s. zespół mięśnia nadgrzebieniowego
tarsal tunnel s. zespół cieśni stępu
tegmental s. zespół nakrywki mózgu
temporomandibular s. zespół Costena, zespół skroniowo-żuchwowy
temporomandibular joint pain-dysfunction s. artropatia skroniowo-żuchwowa z bólem twarzy
tendon sheath s. zespół skrócenia ścięgna górnego skośnego mięśnia gałki ocznej
testicular feminization s. zespół feminizujących jąder, zespół niewirylizujących jąder, zespół Goldberga i Maxwella, zespół Morrisa
thalamic s. zespół wzgórzowy, zespół Dejerine'a i Roussy
thoracic outlet s. zespół żebrowo-obojczykowy
thyrohypophysial s. zespół Sheehana
time-zone s. zespół stref czasowych, senność i zmęczenie ludzi przelatujących z jednej strefy czasowej do innej
transplant lung s. zespół płuca potransplantacyjnego, naciek płucny rozwijający się w czasie reakcji odrzucenia

trochanteric s. zespół krętarzowy, zapalenie kaletki krętarza
uveocutaneous s. zespół Vogta i Koyanagi
uveo-encephalitic s. zespół Behçeta
uveomeningitis s. zespół Harady
vasovagal s. napady wagalne
vertical retraction s. = **retraction s.**
vitreoretinal traction s. zespół pociągania (*okul.*)
synechia [si'nekiə] zrost, zwł. zrost tęczówki z rogówką
annular s. okrężny zrost tęczówki
synechiotomy [‚sine'kiətəmi] rozcięcie zrostów
synectenterotomy [‚sinekt‚entər'ɔtəmi] przecięcie zrostów jelitowych
synergetic [‚sinə'dʒetik] synergiczny, współdziałający
synergist ['sinədʒist] synergista, mięsień synergiczny
synergistic [‚sinə:'dʒistik] synergistyczny, synergiczny, współdziałający
synergy ['sinə:dʒi] synergia, współdziałanie
synkinesis [‚siŋki'ni:sis] współruch, synkineza, ruch towarzyszący
synkinetic [‚siŋki'netik] synkinetyczny
synopsis [sin'oupsis] streszczenie
synorchidism [sin'ɔ:kidizm], **synorchism** [sin'ɔ:kizm] wrodzony zrost jąder w jamie brzusznej
synosteotomy [‚sinɔsti'ɔtəmi] nacięcie stawu
synostosis [‚sinəs'tousis] kościozrost
synostotic [‚sinəs'tɔtik], **synosteotic** [‚sinəsti'ɔtik] kościozrostowy
synovectomy [‚sinə'vektəmi] wycięcie błony maziowej
synovia [sai'nouviə] maź stawowa
synovial [sai'nouviəl] 1) maziówkowy; 2) maziowy
synovioma [‚sainouvi'oumə] maziówczak
malignant s. maziówczak złośliwy, mięsak maziówkowy
synovitis [‚sainou'vaitis] zapalenie błony maziowej
bursal s. zapalenie kaletki maziowej
chronic h(a)emorrhagic villous s. przewlekłe kosmkowo-guzkowe zapalenie błony maziowej z przebarwieniem
dry s. suche zapalenie błony maziowej
pigmented villonodular s. przewlekłe kosmkowo-guzkowe zapalenie błony maziowej z przebarwieniem
purulent s. ropne zapalenie stawu
serous s. surowicze zapalenie stawu
tendinous s. zapalenie pochewki ścięgnistej
vaginal s. = **tendinous s.**
vibration s. zapalenie błony maziowej wibracyjne

synovium [si'nɔviəm] błona maziowa, maziówka
synthase ['sinθeis] syntaza
synthesis ['sinθisis] synteza, syntetyzowanie
synthesize ['sinθisaiz] syntetyzować
synthetic [sin'θetik], **synthetical** [sin'θetikəl] syntetyczny
synthetize ['sinθitaiz] syntetyzować
syntony ['sintəni] syntonia (*psych.*)
syntrophoblast [ˌsin'trɔfɔblæst] zespólnia trofoblastu łożyska
syphilid ['sifilid] skórna zmiana kiłowa, wykwit kiłowy
  acneiform s. wykwit kiłowy krostkowy
  acuminate papular s. wykwit kiłowy grudkowy kończysty
  annular s. wykwit kiłowy obrączkowy
  bullous s. wykwit kiłowy pęcherzowy
  ecthymatous s. niesztowica kiłowa
  erythematous s. wysypka kiłowa plamista
  flat papular s. wykwit kiłowy grudkowy płaski
  follicular s. liszaj kiłowy, wykwit kiłowy grudkowy
  gummatous s. kilak
  herpetiform s. wykwit kiłowy opryszczkowaty
  impetiginous s. wykwit kiłowy liszajcowaty
  lenticular s. wykwit kiłowy grudkowy płaski
  macular s. wysypka kiłowa plamista
  miliary papular s. wykwit kiłowy grudkowy prosowaty
  nodular s. kilak skórny
  palmar s. wykwit kiłowy na dłoni
  papular s. wykwit kiłowy grudkowy
  papulosquamous s. wykwit grudkowy kiłowy złuszczający się
  pemphigoid s. wykwit kiłowy pęcherzowy
  pigmentary s. wykwit kiłowy odbarwiony, bielactwo kiłowe
  plantar s. wykwit kiłowy na podeszwie
  pustular s. wykwit kiłowy krostkowy
  rupial s. brudziec kiłowy
  secondary s. wykwit w kile drugorzędowej
  serpiginous s. wykwit kiłowy pełzający
  tertiary s. wykwit w kile trzeciorzędowej
  varicelliform s. wykwit kiłowy typu ospy wietrznej
  varioliform s. wykwit kiłowy ospowaty
  vegetating s. kłykcina płaska, lepież płaski
  vesicular s. wykwit kiłowy pęcherzykowy
syphilis ['sifilis] kiła, syfilis, lues
  acquired s. kiła nabyta
  hereditary late s. kiła dziedziczna późna
  noduloulcerative s. kiła trzeciorzędowa guzkowo-wrzodziejąca

quaternary s. kiła czwartorzędowa, metasyfilis
secondary s. kiła drugorzędowa
tertiary s. kiła trzeciorzędowa
syphilitic [ˌsifi'litik] kiłowy, syfilityczny
syphiloma [ˌsifi'loumə] kilak
syphon ['saifən] syfon
syringe ['sirindʒ] strzykawka
  barrel of s. cylinder strzykawki
  chip s. dmuchawka stomatologiczna
  dental s. strzykawka dentystyczna
  disposable s. strzykawka jednorazowego użytku
  s. driver strzykawka automatyczna do ciągłego wlewu leku
  fountain s. irygator (odbytniczy, pochwowy)
  hypodermic s. strzykawka podskórna
  hot air s. dmuchawka stomatologiczna
  piston of s. tłok strzykawki
  rubber-bulb s. strzykawka (lub rozpylacz) z gumowym balonikiem
syringectomy [ˌsirin'dʒektəmi] wycięcie przetoki
syringing ['sirindʒin] przestrzykiwanie, przepłukiwanie strzykawką
syringitis [ˌsirin'dʒaitis] zapalenie trąbki słuchowej
syringobulbia [ˌsirinɡɔ'bʌlbiə] jamistość opuszki, jamistość rdzenia przedłużonego
syringocarcinoma [ˌsirinɡɔka:si'noumə] rak jamisty
syringocystadenoma [ˌsirinɡɔˌsistədi'noumə] gruczolak potowy
syringocystoma [siˌrinɡɔsis'toumə] torbiel gruczołu potowego
syringoencephalia [siˌrinɡɔense'fæliə] jamistość mózgu
syringoencephalomyelia [siˌrinɡɔenˌsefələmai'iliə] jamistość mózgu i rdzenia
syringomyelia [siˌrinɡɔmai'i:liə] jamistość rdzenia, syringomielia
syringomyelitis [siˌrinɡɔmaiə'laitis] jamiste zapalenie rdzenia
syringomyelocele [siˌrinɡou'maiilɔsi:l] przepuklina rdzeniowa z jamistością rdzenia typu hydromielii
syringopontia [siˌrinɡɔ'pɔnʃiə] jamistość mostu
syringotomy [ˌsirin'ɡɔtəmi] wycięcie przetoki
syrinx ['sirinks] 1) przetoka; 2) jama w rdzeniu
syrup ['sirəp] syrop, ulepek
syrupy ['sirəpi] syropowaty
system ['sistim] układ, system
  alimentary s. układ pokarmowy
  amine precursor uptake and decarboxyla-

tion s. układ komórek wychwytujących i dekarboksylujących prekursory amin, układ APUD
association s. układ włókien kojarzeniowych mózgu
autonomic nervous s. układ nerwowy autonomiczny (wegetatywny)
blood group s. układ grup krwi
blood-vascular s. układ naczyniowy
cardiovascular s. układ sercowo-naczyniowy, układ krążenia
central nervous s. układ nerwowy ośrodkowy
centrencephalic s. układ centrencefaliczny, układ dróg wzgórzowo-korowych
cerebellorubral s. układ móżdżkowo-czerwienny
cerebellorubrospinal s. układ móżdżkowo--czerwienno-rdzeniowy
cerebrospinal s. układ mózgowo-rdzeniowy
chromaffin s. układ komórek chromafinowych
circulatory s. układ krążenia
colloid s. układ koloidalny (faza rozproszona w fazie rozpraszającej)
conducting s. of the heart układ przewodzenia w sercu
conduction s. układ przewodzący
digestive s. układ trawienny
dispersion s. = colloid s.
endocrine s. układ gruczołów wydzielania wewnętrznego, układ endokrynologiczny, układ hormonalny
extrapyramidal s. układ pozapiramidowy
gamma motor s. układ gamma (komórek i włókien)
gastrointestinal s. układ żołądkowo-jelitowy, układ trawienny
genitourinary s. układ moczowo-płciowy
h(a)ematopoietic s. układ krwiotwórczy
Haversian s. układ osteonów
immune s. układ odpornościowy
limbic s. układ rąbkowy
locomotor s. układ ruchowy
lymphatic s. układ chłonny, układ limfatyczny
motor s. układ ruchowy
muscular s. układ mięśniowy
nervous s. układ nerwowy
neuromuscular s. układ nerwowo-mięśniowy
non-specific s. układ siateczkowy aktywujący
oculomotor s. układ okoruchowy

osteoarticular s. układ kostno-stawowy
oxidation-reduction s. układ oksydoredukcyjny
parasympathetic nervous s. układ przywspółczulny
periodic s. tablica Mendelejewa, układ okresowy pierwiastków
peripheral nervous s. układ nerwowy obwodowy
portal s. układ wrotny
pressoreceptor s. układ presoreceptorowy
redox s. układ oksydoredukcyjny
reproductive s. układ rozrodczy
respiratory s. układ oddechowy
reticular activating s. układ siatkowaty aktywujący
reticuloendothelial s. układ siateczkowo--śródbłonkowy
rubrospinal s. układ czerwienno-rdzeniowy
secretory s. układ wydzielniczy
skeletal s. układ kostny
stomatognathic s. układ stomatognatyczny, układ ustno-twarzowy
sympathetic nervous s. układ nerwowy współczulny
urinary s. układ moczowy
urogenital s. układ moczowo-płciowy
uropoietic s. układ wytwarzający mocz
vascular s. układ naczyniowy
vegetative s. układ wegetatywny, układ nerwowy autonomiczny
vertebral-basilar s. układ tętnic kręgowo--podstawnych
vertebral venous s. splot żylny kanału kręgowego
vestibular s. układ przedsionkowy
visceral s. układ trzewny
systematic [ˌsistiˈmætik] systematyczny
systematization [ˈsistimətaiˈzeiʃən] systematyzowanie, systematyzacja
systemic [sisˈtemik] układowy, ogólnoustrojowy
systole [ˈsistəli] skurcz serca
aborted s. skurcz serca poronny
anticipated s. skurcz serca przedwczesny
arterial s. skurcz tętnicy po przejściu fali tętna
atrial s. skurcz przedsionków
auricular s. skurcz przesionków
extra-s. skurcz serca dodatkowy, skurcz serca przedwczesny
premature s. skurcz serca przedwczesny, skurcz serca dodatkowy
ventricular s. skurcz komór
systolic [sisˈtɔlik] skurczowy

T

tabes ['teibi:z] wiąd rdzenia (lub wyniszczenie)
  abortive t. wiąd rdzenia skąpoobjawowy
  cervical t. wiąd rdzenia szyjnego
  t. dorsalis wiąd rdzenia
  marantic t. wiąd rdzenia z wyniszczeniem
  t. spinalis wiąd rdzenia
tabetic [tə'betik] wiądowy, tabetyczny
table [teibl] 1) tablica, tabela; 2) stół, stolik; 3) blaszka kości płaskiej
  colo(u)r t. tablica pseudoizochromatyczna do badania widzenia barw
  examining t. stół do badań
  instrument t. stolik instrumentacyjny
  operating t. stół operacyjny
  tilt-t., tilting t., tipping t. stół przechyłowy, stół pochylny, stół pionizacyjny
  x-ray t. stół do badań radiologicznych
table-spoon ['teiblspu:n] łyżka stołowa
tablespoonful [ˌteibl'spu:nful] łyżka stołowa (jako miara płynu)
tablet ['tæblit] tabletka
  buccal t. lingwetka, tabletka wchłaniająca się z jamy ustnej
  coated t. tabletka powleczona
  compressed t. tabletka sprasowana
  t. compressing machine urządzenie do produkowania tabletek
  enteric t. tabletka jelitowa
  film t. tabletka powlekana błonką
  hypodermic t. tabletka do wszczepienia podskórnego
  t. press tabletkarka
  scored t. tabletka z rowkiem
  sugar-coated t. drażetka
  sublingual t. tabletka podjęzykowa, lingwetka
  t. triturate tabletka tryturatka
taboo [tə'bu:] tabu (psych.)
taboparesis [ˌtæbəpə'resis], taboparalysis [ˌtæbəpə'rælisis] wiąd rdzenia z porażeniem postępującym
tache [ta:ʃ] plama, plama na skórze

cafe au lait t. plama koloru kawy z mlekiem
tachometer [tæ'kɔmitə] tachometr, przyrząd do pomiaru szybkości prądu krwi
tachy- [tæki-] w złożeniach oznacza: częsty, szybki
tachyarrhythmia [ˌtækia:'riθmiə] tachyarytmia, arytmia z częstością uderzeń serca ponad 100/min
tachycardia [ˌtæki'ka:diə] częstoskurcz, tachykardia
  atrial t. częstoskurcz przedsionkowy
  atrioventricular nodal t. częstoskurcz węzłowy
  auricular t. częstoskurcz przesionkowy
  bidirectional t. częstoskurcz dwukierunkowy
  double t. częstoskurcz podwójny (z dwu rozruszników)
  ectopic t. częstoskurcz ektopowy
  essential t. częstoskurcz samoistny
  nodal t. częstoskurcz węzłowy
  orthostatic t. częstoskurcz ortostatyczny (w pozycji stojącej)
  paroxysmal t. częstoskurcz napadowy
  reciprocal t. częstoskurcz nawrotowy
  re-entry t. częstoskurcz nawrotowy
  sinus t. częstoskurcz zatokowy
  ventricular t. częstoskurcz komorowy
tachyphrenia [ˌtæki'fri:niə] gonitwa myśli
tachyphylaxis [ˌtækifi'læksis] szybko rozwijająca się tolerancja leku
tachypn(o)ea [ˌtækip'ni:ə] szybkie oddychanie
tachyrhythmia [ˌtæki'riθmiə] przyspieszenie akcji serca
taciturn ['tæsitə:n] milkliwy, milczący
tactile ['tæktail] dotykowy
tactus ['tæktəs] zmysł dotyku
taenia ['ti:niə] tasiemiec
  T. dentata tasiemiec uzbrojony
  T. echinococcus tasiemiec bąblowcowy
  T. lata bruzdogłowiec szeroki

T. minima tasiemiec karłowaty
T. nana tasiemiec karłowaty
T. saginata tasiemiec nieuzbrojony, tasiemiec bydlęcy
T. solium tasiemiec uzbrojony, tasiemiec świński
t(a)enia ['ti:niə] taśma (*anat.*)
amniotic t. taśma owodniowa
t. choroidea taśma naczyniówkowa
t. hippocampi strzępek hipokampa
t(a)eniacide ['ti:niəsaid] tasiemcobójczy
t(a)enial ['ti:niəl] 1) taśmowy; 2) tasiemcowy
t(a)eniasis [ti:'naiəsis] tasiemczyca, zakażenie tasiemcem
t(a)enicide ['ti:nisaid] środek tasiemcobójczy
t(a)enifuge ['ti:nifju:dʒ] środek tasiemcopędny
tag [tæg] 1) marker, znak; 2) znakować, znaczyć; 3) mała wyrośl
anal skin t. polipowata wyrośl odbytu (zwykle zorganizowany hemoroid)
skin t. brodawka miękka skóry, brodawka starcza
tagged ['tægd] znakowany
tail [teil] ogon
take [teik] 1) brać; 2) przyjmować się (przeszczep); 3) przyjęcie się (przeszczepu)
taking ['teikiŋ] przyjęcie się (przeszczepu)
talalgia [tæl'ældʒiə] ból stępu lub pięty
talc [tælk] talk
talcosis [tæl'kousis] pylica talkowa płuc
taliped ['tæliped] mający zniekształconą stopę
talipes ['tælipi:z] wrodzone zniekształcenie stopy
t. adductus stopa przywiedziona
t. arcuatus stopa wydrążona
t. calcaneovalgus stopa piętowo-koślawa
t. calcaneovarus stopa piętowo-szpotawa
t. calcaneus stopa piętowa
t. cavus stopa wydrążona
t. contortus stopa piętowa
t. equinovalgus stopa końsko-koślawa
t. equinovarus stopa końsko-szpotawa
t. equinus stopa końska
t. plantaris stopa wydrążona
t. planus stopa płaska
t. spasmodicus stopa kurczowa
t. transversoplanus stopa poprzecznie płaska
t. valgus stopa koślawa
t. varus stopa szpotawa
tallow ['tælou] łój (zwierzęcy)
talus ['tæləs] kość skokowa
tampon ['tæmpən] 1) tampon; 2) tamponować

tamponade [‚tæmpə'neid], **tamponage** ['tæmpəna:ʒ] tamponada
baloon t. tamponada balonikiem (przełyku itp.)
cardiac t. tamponada serca
heart t. tamponada serca
tan [tæn] 1) garbnik, dębnik; 2) garbować; 3) opalać (się na słońcu); 4) tanina
tangle [tæŋgl] kłąb, splot, plątanina
tannate ['tæneit] taninian
tannic ['tænik] taninowy, garbnikowy
tannin ['tænin] tanina, garbnik, kwas taninowy
tanning ['tæniŋ] 1) garbowanie; 2) opalanie się na słońcu
tantalate ['tæntəleit] tantalan
tantalum ['tæntələm] tantal, Ta (*chem.*)
tantrum ['tæntrəm] nagły wybuch złości (zwł. u dzieci)
temper t. nagły wybuch złości
tap [tæp] 1) nakłucie; 2) kurek wodociągu, kran; 3) nakłuwać; 4) poklepać, klepnąć
bloody t. skrwawiony płyn mózgowo-rdzeniowy przy nakłuciu
heel t. nakłucie pięty
lumbar t. nakłucie lędźwiowe
spinal t. nakłucie lędźwiowe
suboccipital t. nakłucie podpotyliczne
ventricular t. nakłucie komory mózgowej
t. water woda z kranu
tape [teip] taśma, tasiemka
adhesive t. przylepiec, plaster przylepny
taper ['teipə] zwężać się stopniowo
t. off the doses stopniowo zmniejszać dawki
tapetoretinitis [tæ‚pitɔreti'naitis] zapalenie siatkówki i nabłonka barwnikowego
tapetum [tæ'pi:təm] 1) wyściółka komory bocznej mózgu; 2) warstwa błoniasta
tapeworm ['teipwə:m] tasiemiec, *p.* **taenia**
tapotage [‚tæpə'ta:ʒ] kaszel wywoływany opukiwaniem okolicy podobojczykowej
tapping ['tæpiŋ] nakłucie jamy
tar [ta:] smoła, dziegieć, smołować
coal t. smoła pogazowa
wood t. dziegieć
tardive ['ta:div] późny, opóźniony
target ['ta:git] 1) cel, obiekt; 2) docelowy
t. cell 1) komórka docelowa (na którą działa dany hormon itp.); 2) krwinka tarczowata, erytrocyt z koncentrycznymi kręgami
t. organ narząd docelowy
tarsadenitis [‚ta:sædi'naitis] zapalenie gruczołów tarczkowych (Meiboma)
tarsal ['ta:səl] 1) stępowy; 2) tarczkowy (odnoszący się do tarczki powieki)
tarsalgia [ta:'sældʒiə] ból stopy

tarsectomy [taːˈsektəmi] 1) wycięcie kości stępu; 2) wycięcie tarczki powieki, tarsektomia

tarsitis [taːˈsaitis] 1) zapalenie kości lub stawów stępu; 2) zapalenie tarczki powiekowej

tarsomalacia [ˌtaːsəmæˈleiʃiə] rozmiękanie tarczki powiekowej

tarsoplasia [ˌtaːsəˈpleiziə], tarsoplasty [ˌtaː-səˈplæsti] plastyka powieki

tarsorrhaphy [taːˈsɔrəfi] zeszycie powiek

tarsotomy [taːˈsɔtəmi] 1) nacięcie tarczki; 2) operacja stępu

tarsus [ˈtaːsəs] 1) stęp; 2) tarczka powiekowa

tartar [ˈtaːtə] 1) kamień nazębny; 2) osad w beczkach po winie
  cream of t. dwuwinian potasu
  t. emetic winian antymonowo-potasowy
  soluble t. winian potasowy

tartrate [ˈtaːtreit] winian

taste [teist] 1) smak; 2) smakować
  after-t. posmak
  t. bud kubek smakowy
  t. cell komórka smakowa

tasteless [ˈteistlis] bez smaku

tatooing [təˈtuːiŋ] tatuowanie, tatuaż

taurine [ˈtɔːrin] tauryna

taurochol(a)emia [ˌtɔːrəkɔˈliːmiə] obecność kwasu taurocholowego we krwi

taurocholate [ˌtɔːrəˈkɔleit] taurocholan

tautomerism [tɔːˈtɔmerizm] tautomeria, tautomeryzm (chem.)

taxis [ˈtæksis] 1) taksja, reakcja plazmy na bodziec; 2) ręczne odprowadzenie przepukliny lub nastawienie zwichnięcia; 3) klasyfikacja taksonomiczna

taxonomy [tæksˈɔnəmi] taksonomia, systematyka roślin i zwierząt

tea [tiː] 1) herbata; 2) napar ziołowy
  bush t. ziółka parzone przez tubylców z liści różnych krzewów

tear [tiə] łza
  crocodile t.'s objaw łez krokodylowych
  t. duct kanalik łzowy
  t. sac woreczek łzowy

tear [teə] rwać, rozrywać

tease [tiːz] rozdzielać igłą na włókna

teased [tiːzd] rozdzielany igłą
  t. preparation preparat (zwł. nerwu) rozdzielany igłą

teaspoon [ˈtiːspuːn] łyżeczka do herbaty

teaspoonful [ˈtiːspuːnful] łyżeczka do herbaty (jako miara objętości)

teat [tiːt] brodawka sutkowa

technetate [ˈtekniːteit] technecjan

technetium [tekˈniːʃiəm] technet

technical [ˈteknikəl] techniczny

technician [tekˈniːʃən] technik

dental t. technik dentystyczny

laboratory t. technik laborant

pharmaceutical t. technik farmaceutyczny

x-ray t. technik rentgenologiczny

technique [tekˈniːk] technika

technological [teknəˈlɔdʒikəl] techniczny
  t. error błąd techniczny

technologist [tekˈnɔlədʒist] technik, technolog

technology [tekˈnɔlədʒi] technika, technologia

tectocephaly [ˌtektɔˈsefəli] łódkogłowie

tectorium [tekˈtɔriəm] pokrywa, nakrywa

tectum [ˈtektəm] pokrywa, nakrywa
  mesencephalic t. pokrywa śródmózgowia

teeth [tiːθ] zęby
  accessional t. zęby trzonowe stałe
  artificial t. zęby sztuczne
  baby t. zęby mleczne
  barred t. zęby z nieprawidłowo rozgałęzionymi korzeniami
  bicuspid t. zęby dwuguzkowe, zęby przedtrzonowe
  canine t. kły
  cheek t. zęby do tyłu od kłów
  crosspin t. zęby sztyftowe z poziomym sztyftem
  crowded t. zęby stłoczone
  cuspid t. zęby guzkowe
  deciduous t. zęby mleczne
  gnashing of t. zgrzytanie zębami
  impacted t. zęby wklinowane
  incisor t. siekacze, zęby sieczne
  labial t. zęby sieczne, siekacze i kły
  malacotic t. zęby muszelkowe, zęby szalkowe, zęby malakotyczne
  milk t. zęby mleczne
  molar t. zęby trzonowe, trzonowce
  mottled t. zęby nakrapiane
  permanent t. zęby trwałe
  premolar t. zęby przedtrzonowe, przedtrzonowce
  protruding t. zęby wystające
  rake t. zęby rozstawione
  succedaneous t. zęby stałe
  supernumerary t. zęby nadliczbowe
  tricuspid t. zęby trójguzkowe
  unerupted t. zęby nie wyrznięte
  vital t. zęby żywe (z żywą miazgą)
  wisdom t. zęby mądrości

teethe [tiːð] ząbkować

teething [ˈtiːθiŋ] ząbkowanie

teetotalism [tiːˈtoutəlizm] abstynencja

teetotaller [tiːˈtoutlə] abstynent

tegmen [ˈtegmən] pokrywka

tegmentum [tegˈmentəm] nakrywka

tegument [ˈtegjumənt] powłoki, pokrycie

teichopsia [tiˈkɔpsiə] przejściowe wrażenie migocących błysków

telangiectasia [tel'ændʒiek'teiziə] telangiektazja, rozszerzenie drobnych naczyń
cephalo-oculocutaneous t. naczyniak skóry, opon i mózgu
hereditary h(a)emorrhagic t. choroba Oslera, choroba Rendu-Oslera i Webera
spider t. naczyniak pająkowaty
t. verrucosa angiokeratoma
telecardiogram [ˌteli'ka:diɔgræm] telekardiogram
telecobalt [ˌteli'koubəlt] bomba kobaltowa do teleradioterapii
telecurietherapy ['teliˌkjuəri'θerəpi] teleradioterapia, zdalne leczenie radem
telediastolic [ˌtelidaiəs'tɔlik] późnorozkurczowy
telemetry [tə'limitri] telemetria, mierzenie na odległość
cardiac t. telemetria kardiologiczna, telefoniczne lub radiowe przekazywanie zapisu ekg do odległego monitora
telencephalon [ˌtelen'sefələn] kresomózgowie
teleradiotherapy [ˌtelireidiɔ'θerəpi] teleradioterapia
teleradium [ˌteli'reidiəm] leczenie radem odległościowe
tellurate ['teljureit] telluran, sól kwasu tellurowego
telluride ['teljuraid] tellurek
tellurium [te'ljuəriəm] tellur, Te (*chem.*)
tellurous ['teljuərəs] tellurawy
telodendron [ˌtelɔ'dendrɔn] telodendron, końcowe rozgałęzienie aksonu
temperance ['tempərəns] wstrzemięźliwość, abstynencja
temperate ['tempərit] umiarkowany (klimat itp.)
temperature ['tempritʃə] temperatura, ciepłota
absolute t. temperatura absolutna (mierzona od zera absolutnego)
ambient t. temperatura otoczenia
body t. temperatura ciała
core t. temperatura wnętrza ciała, temperatura głęboka
critical t. temperatura krytyczna (gazu)
environmental t. temperatura otoczenia
t. fall spadek temperatury ciała
intracutaneous t. temperatura tkanki podskórnej
outdoor t. temperatura zewnętrzna (poza budynkiem)
t. regulation termoregulacja
room t. temperatura pokojowa
sensible t. temperatura odczuwalna
subnormal t. temperatura poniżej normalnej

surface t. temperatura powierzchni ciała
template, templet ['templit] forma, matryca, szablon, wzornik
t. RNA RNA matrycowy, matrycowy kwas rybonukleinowy
surgical t. forma chirurgiczna (*stom.*)
temporo- ['tempərə-] w złożeniach oznacza skroniowy
tenacious [tə'neiʃəs] 1) lepki, ciągnący się; 2) spoisty (metal); 3) uporczywy, wytrzymały
tenacity [tə'næsiti] 1) lepkość, przylepność; 2) wytrzymałość, nieustępliwość; 3) spoistość
cellular t. zdolność komórek do zachowania kształtu i czynności
tenaculum [tə'nækjuləm] 1) ostry haczyk chirurgiczny; 2) pęto ścięgna
tend [tend] 1) opiekować się, pielęgnować; 2) mieć tendencję do
tendency (for) ['tendənsi] tendencja (do)
tender ['tendə] 1) tkliwy uciskowo; 2) delikatny, czuły
tenderness ['tendənis] 1) tkliwość uciskowa; 2) delikatność
t. on palpation tkliwość palpacyjna
rebound t. objaw Blumberga, nagły ból przy cofnięciu ręki uciskającej odległą część jelit
tendinitis [ˌtendi'naitis] zapalenie ścięgna
ossifying traumatic t. urazowe kostniejące zapalenie ścięgna
tendinoplasty ['tendinɔˌplæsti] plastyka ścięgna
tendolysis [ten'dɔlisis] uwolnienie ścięgna ze zrostów
tendomucin [ˌtendə'mjusin] tendomucyna
tendomucoid [ˌtendə'mjukɔid] tendomukoid
tendon ['tendɔn] ścięgno
Achilles t. ścięgno piętowe (Achillesa)
calcaneal t. ścięgno piętowe
conjoined t. sierp pachwinowy
coronary t. pierścień włóknisty ujść żylnych serca
division t. przecięcie ścięgna
hamstring t. ścięgno podkolanowe
heel t. ścięgno piętowe
t. rupture zerwanie ścięgna
t. sheath pochewka ścięgna
t. transfer przesunięcie przyczepu ścięgna
trefoil t. środek ścięgnisty przepony
tendonitis [ˌtendə'naitis] = **tendinitis**
tendoplasty ['tendəˌplæsti] plastyka ścięgna
tendosynovitis [ˌtendə'sinəˌvaitis] = **tendovaginitis**
tendotomy ['tendətəmi] = **tenotomy**
tendovaginal [ˌtendə'vædʒinəl] odnoszący się do pochewki ścięgnistej
tendovaginitis [ˌtendəˌvædʒi'naitis] zapalenie pochewki ścięgna

t. crepitans zapalenie pochewki ścięgna trzeszczące

granulomatous t. zapalenie pochewki ścięgna ziarninujące

hypertrophic t. zapalenie pochewki ścięgna przerostowe

localized nodular t. guz olbrzymiokomórkowy pochewki ścięgna

purulent t. zapalenie pochewki ścięgna ropne

serous t. zapalenie pochewki ścięgna surowicze

stenosing t. zapalenie pochewki ścięgna zwężające

villous t. zapalenie pochewki ścięgna kosmkowe

tenectomy [te'nektəmi] resekcja części ścięgna

tenesmus [ti'nezməs] bolesne parcie na mocz lub stolec

rectal t. bolesne parcie na stolec

vesical t. bolesne parcie na mocz

tenial ['tiniəl] tasiemcowaty

tenicide ['tenisaid] tasiemcobójczy (lek)

tenifuge ['tenifjudʒ] lek tasiemcopędny

tennis elbow [tenis 'elbou] łokieć tenisisty, zapalenie nadkłykcia bocznego kości ramiennej

tenodesis [ten'ɔdisis] tenodeza, skrócenie ścięgna dla poprawy pozycji porażonego stawu

tenodynia [ˌtenə'diniə] ból ścięgna

tenofibril [tenə'faibril] włókno ścięgna

tenolysis ['tenəlisis] uwolnienie ścięgna ze zrostów

tenomyoplasty [ˌtenə'maiɔˌplæsti] plastyka ścięgna i mięśnia

tenomyotomy [ˌtenəmai'ɔtəmi] przecięcie ścięgna i mięśnia

tenonectomy [ˌtenə'nektəmi] = **tenectomy**

tenonitis [ˌtenə'naitis] 1) zapalenie ścięgna; 2) zapalenie pochewki gałki ocznej

tenontitis [ˌtenən'taitis] = **tendinitis**

tenoplasty ['tenəplæsti] = **tendoplasty**

tenorrhaphy [te'nɔrəfi] zeszycie ścięgna

tenostosis [ˌtenəs'tousis] skostnienie ścięgna

tenosuture [ˌtenə'sjutʃuə] zeszycie ścięgna

tenosynovectomy [ˌtenəˌsinɔ'vektəmi] wycięcie pochewki ścięgnistej

tenosynovitis [ˌtenəˌsinɔ'vaitis] = **tendovaginitis**

tenotomize ['tenətəmaiz] przecinać ścięgno

tenotomy [te'nɔtəmi] przecięcie lub nacięcie ścięgna

curb t. przesunięcie przeszczepu ścięgna skróconego mięśnia zewnątrzocznego w zezie

graduate t. częściowe nacięcie ścięgna zewnętrznego mięśnia ocznego w zezie

tenovaginitis [ˌtenəvædʒi'naitis] = **tendovaginitis**

tense [tens] napięty, naprężony

tenseness ['tensnis] napięcie, naprężenie

tenside ['tensaid] tenzyd, związek czynny powierzchniowo

tensile ['tensail] rozciągalny, ciągliwy

tension ['tenʃən] 1) napięcie, naprężenie; 2) ciśnienie

arterial t. ciśnienie tętnicze

electric t. napięcie elektryczne

emotional t. napięcie emocjonalne

t. of gases ciśnienie parcjalne gazów

interfacial surface t. napięcie powierzchniowe płynu między dwiema przyległymi powierzchniami

intraocular t. ciśnienie wewnątrzgałkowe, śródoczne

premenstrual t. napięcie przedmiesiączkowe (*psych.*)

surface t. napięcie powierzchniowe

tissue t. turgor tkankowy

tensive ['tensiv] napięciowy, odnoszący się do napięcia

tensor ['tensə] napinacz (mięsień)

tent [tent] 1) namiot; 2) tampon rozszerzający, rozszerzadło

laminaria t. rozszerzadło z blaszecznicy morskiej

oxygen t. namiot tlenowy

sponge t. rozszerzadło z gąbki

tentative ['tentətiv] próbny

teratoblastoma [ˌterætəblæs'toumə] = **teratoma immature**

teratocarcinoma [ˌterætəˌka:si'noumə] = **malignant teratoma**

teratogen ['terætədʒən] teratogen

teratogenesis [ˌterætə'dʒenisis] powstawanie ciężkich wad rozwojowych płodu

teratogenic [ˌterætə'dʒenik] teratogenny, powodujący wady rozwojowe

teratogenicity [ˌterætə'dʒenisiti] teratogenność, wpływ teratogenny (np. leku)

teratogeny [ˌteræ'tədʒeni] = **teratogenesis**

teratologic [ˌterætə'lɔdʒik] teratologiczny

teratology [ˌteræ'tɔlədʒi] teratologia, nauka o wadach rozwojowych

teratoma [ˌteræ'toumə] potworniak, nowotwór wielotkankowy

adult t. potworniak dojrzały

benign t. potworniak łagodny

cystic t. potworniak torbielowaty

embryonal t. potworniak zarodkowy, potworniak niedojrzały

immature t. potworniak zarodkowy, potworniak niedojrzały

malignant t. potworniak złośliwy
mature t. potworniak dojrzały
monodermal t. potworniak jednolistkowy (z jednego listka zarodkowego)
sacrococcygeal t. potworniak okolicy krzyżowo-guzicznej
solid t. potworniak lity
thyroid ovarian t. wole jajnikowe
triphyllomatous t. potworniak trójlistkowy
teratosis [ˌteræˈtousis] potworność, ciężka wada rozwojowa
atresic t. wada rozwojowa z atrezją (np. przełyku)
ceasmic t. wada rozwojowa z rozszczepami (np. podniebienia)
ectogenic t. wada rozwojowa z brakiem części ustroju
ectopic t. wada rozwojowa z przemieszczeniem narządów
hypergenic t. wada rozwojowa z nadmierną liczbą narządów
symphysic t. wada rozwojowa zrostowa
teratospermia [ˌterætəˈspɔːmiə] teratospermia, obecność zniekształconych plemników
terbium [ˈtɜːbiəm] terb, Tb (*chem.*)
terebinthine [ˌterəˈbinθin] preparat terpentynowy
terebrating [ˈteribreitiŋ] świdrujący (ból)
terebration [ˌteriˈbreiʃən] 1) świdrowanie, borowanie, trepanowanie; 2) świdrujący ból
teres [ˈteriːz] obły (mięsień)
tergo- [tɔːgə-] w złożeniach oznacza grzbietowy
term [tɔːm] termin, koniec, kres
at t. o czasie (poród)
born at t. urodzony o czasie
long-t. długoterminowy, długotrwały
short-t. krótkoterminowy, krótkotrwały
terminal [ˈtɔːminl] 1) końcowa, zacisk końcowy; 2) końcowy, krańcowy
t. alveolus końcowy pęcherzyk płucny
t. renal failure końcowa niewydolność nerek
terminate [ˈtɔːmineit] zakończyć, ukończyć
termination [ˌtɔːmiˈneiʃən] 1) zakończenie; 2) końcówka
terms [tɔːms] miesiączka
ternary [ˈtɔːnəri] trzeciorzędowy (*chem.*)
t. amine amina trzeciorzędowa
tertiary [ˈtɔːʃiəri] trzeciorzędowy
tertigravida [ˌtɔːʃiˈgrævidə] ciężarna trzeci raz
tertipara [tɔːˈʃipərə] trójródka
tervalent [ˈtɔːveilənt] trójwartościowy (*chem.*)

test [test] 1) test, próba; 2) testować, próbować
acetone t. próba na aceton
acidified serum t. próba na hemolizę w zakwaszonej surowicy
adhesion t. test adherencji krwinek czerwonych
adrenal ascorbic acid depletion t. test wypłukania kwasu askorbinowego z kory nadnerczy
adrenaline t. test adrenalinowy
agglutination t. test aglutynacyjny
albumin t. test na białkomocz
amytal t. test amytalowy (narkoanaliza)
angiotensin t. test angiotensynowy
anox(a)emia t. test niedotlenienia
antibody absorption t. test absorpcji przeciwciała
antidiuretin t. test antydiuretynowy
antiglobulin t. test antyglobulinowy (Coombsa]
antiglobulin consumption t. test zużycia antyglobulin
anti-human globulin t. test antyglobulinowy (Coombsa)
anti-insulin t. test antyinsulinowy
antithrombin t. test antytrombinowy
association t. test asocjacji słów
bactericidal t. test bakteriobójczości
bacteriolytic t. test bakteriolityczny
battery of t.'s zestaw testów, bateria testów
behavio(u)ral despair t. test rezygnacji
bentonite t. test bentonitowy
benzidine t. test benzydynowy
binding ability t. test zdolności wiązania
biuret t. test biuretowy
blank t. próba ślepa
blastic transformation t. test transformacji blastycznej limfocytów
blind t. próba ślepa
blister t. próba pęcherzowa
block design t. próba układania łamigłówki
bone conduction t. test przewodnictwa kostnego
bracelet t. test bransolety (ucisk przegubu)
breath analysis t. test analizy powietrza wydychanego
breath-holding t. test wstrzymania oddechu
butanol-extractable iodine t. próba na jod ekstrahowany butanolem
butter t. próba obciążenia masłem
capillary fragility t. próba odporności włośniczek (opaskowa)
capillary resistance t. próba odporności włośniczek

capon-comb-growth t. próba wzrostu grzebienia kapłona
carbohydrate tolerance t. test tolerancji węglowodanów
challenge t. próba prowokacji
chelation t., chelaton t. próba chelatonowa
chi-square t. test chi-kwadrat
clearance t. test klirensu
climbing t. test wspinania się
cold pressor t. test wzrostu ciśnienia pod wpływem zimna
complement fixation t. próba wiązania dopełniacza
Congo-red t. próba z czerwienią kongo
conjunctival t. próba spojówkowa (na uczulenie)
contact t. próba kontaktowa
cortisone t. próba kortyzonowa
creatine tolerance t. test tolerancji kreatyny
cross t. próba krzyżowa
cross-culture t. próba hodowli krzyżowej
cross-matching t. próba krzyżowa (przy transfuzji)
cuff t. próba opaskowa
cutaneous t. próba skaryfikacji
cytotoxicity t. test cytotoksyczności
dehydrocholate t. próba dehydrocholanowa
dexamethasone t. próba deksametazonowa
diastase t. próba diastazowa
direct t. próba bezpośrednia
double blind t. próba podwójnie ślepa
dye dilution t. próba z rozcieńczaniem barwnika
electric pulp t. test żywotności miazgi elektryczny
electrical skin resistance t. test oporności elektrycznej skóry
enzyme-linked immunosorbent t. test enzymatyczny immunosorpcji, ELISA
epidermal patch t. naskórkowa próba płatkowa
erythrocyte adherence t. test adhezji krwinek czerwonych
exercise t. test wysiłkowy
extinction t. próba wygasania (Schultza i Charltona w płonicy)
fatigue t. próba wysiłkowa (do zmęczenia)
fermentation t. próba fermentacji (na cukromocz)
fern t. test krystalizacji śluzu szyjki macicy
fetal acceleration t. test akceleracyjny płodowy
finger-to-ear t. próba palec-ucho
finger-to-nose t. próba palec-nos
fistula t. próba przetoki (otologia)
flocculation t. próba kłaczkowania

fluorescent t. test fluorescencyjny
fluorescent antibody t. test z przeciwciałem fluorescencyjnym
fluoroenzymoimmunological t. test fluoroenzymoimmunologiczny, FIST
fractional meal t. badanie frakcjonowane treści żołądka
fragility t. test łamliwości (krwinek lub włośniczek)
galactose tolerance t. test tolerancji galaktozy
glucagon t. test glukagonowy
glucose tolerance t. test tolerancji glukozy
gold sol t. próba złota koloidalnego (Lange)
guaiac t. próba gwajakowa
hanging drop t. próba wiszącej kropli
heel-to-knee t. próba pięta-kolano
hippuric acid t. test hipuranowy
histamine t. próba histaminowa
hormone t. for pregnancy test hormonalny ciążowy
hyperventilation t. test hiperwentylacji
hypox(a)emia t. test niedotlenienia
immune adhesion t. test immunoadhezji
immunologic pregnancy t. test immunologiczny na ciążę
indirect t. test pośredni
insulin t. test insulinowy
intelligence t. test na inteligencję
intracutaneous t. test śródskórny
intradermal t. test śródskórny
inulin t. test inulinowy
invasive t. próba inwazyjna
iodine t. test jodowy
labelled triiodothyronine erythrocyte uptake t. test wychwytu przez krwinki czerwone znakowanej trijodotyroniny
latent anxiety t. test ukrytego niepokoju (Cattella)
liver function t. próba czynnościowa wątroby
loading t. próba obciążeniowa
loudness balance t. test zrównoważenia głośności (audiometria)
lymphocyte blastic transformation t. test transformacji blastycznej limfocytów
macrophage migration inhibition t. test hamowania migracji makrofagów
masking t. test zagłuszania (audiometria)
maze t. test labiryntu
t. meal posiłek próbny
mechanical pulp t. test żywotności miazgi mechaniczny
methylene blue t. test błękitu metylenowego
metyrapone t. test metyraponowy
microprecipitation t. test mikroprecypitacji

mitogen stimulation t. test pobudzania mitogenem
mixed lymphocyte culture t. test mieszanej hodowli limfocytów
mouse specific locus t. test specyficznego *locus* myszy
nerve stretching t. test rozciągania nerwu (objaw Lasègue)
neutralization t. test neutralizacji
nictitating membrane t. test migotki
non-invasive t. test nieinwazyjny
occult blood t. próba na utajoną krew
ovarian ascorbic acid depletion t. test wypłukania kwasu askorbinowego z jajników
ovarian hyper(a)emia t. test przekrwienia jajników
pancreozymin-secretin t. próba pankreozymino-sekretynowa
t. paper papierek testowy (lakmusowy itp.)
passive h(a)emagglutination inhibition t. test biernego zahamowania aglutynacji krwinek czerwonych
passive h(a)emolysis inhibition t. test biernego zahamowania hemolizy
past-pointing t. próba mijania (*neurol.*)
patch t. próba płatkowa
pendulum t. test wahadłowy
percutaneous tuberculin t. próba Moro
performance t. testy wykonawcze (w badaniu inteligencji)
phentolamine t. próba fentolaminowa, próba regitynowa
pilot t. próba pilotowa
platelet aggregation t. test agregacji płytek
plaque forming cells t. test łysinkowy
precipitin t. próba precypitynowa
pregnancy t. próba ciążowa
prick t. test punktowy
protection t. test neutralizacji
prothrombin t. próba protrombinowa
provocation t. próba prowokacji
psychogalvanic t., psychogalvanic skin resistance t. test psychogalwaniczny
psychological t. test psychologiczny
psychometric t. test psychometryczny
pulp t. test żywotności miazgi zęba
pyrogen t. test na obecność pirogenów w preparacie
radioactive iodine uptake t. test wychwytu radioaktywnego jodu
radioallergosorbent t. test radioalergosorpcji, RAST
radioimmunosorbent t. test radioimmunosorpcji, RIST
renal function t. próba czynnościowa nerek
renin t. test reninowy
resin uptake t. test wychwytu żywicy

rhodanate t. test rodankowy
rotating t. test obracającego się pręta
rotation t. próba obrotowa
scarification t. próba skaryfikacyjna
scratch t. próba skaryfikacyjna
screening t. test przesiewowy, test skriningowy
secretin t. próba sekretynowa
sedimentation t. próba opadania (krwinek)
shadow t. skiaskopia, retynoskopia
skin t. próba skórna
skin window t. próba okienka skórnego (Rebucka)
split renal clearance t. rozdzielczy test klirensu nerkowego
station t. próba Romberga (równowagi)
step-up t. próba schodkowa Mastera
straight leg raising t. próba unoszenia prostej nogi (Lasègue)
submaximal exercise t. test submaksymalnego wysiłku
sweat t. próba potowa
tail flick t. test drgnięcia ogona szczura
thematic aperception t. próba apercepcji tematycznej obrazków
thermal pulp t. test żywotności miazgi termiczny
thermoprecipitation t. próba termoprecypitacji
three-glass t. próba trzech szklanek
threshold tone decay t. test zanikania progu (audiometria)
thymol turbidity t. próba tymolowa
tilt t., tilt-table t. test pionizacji
tolerance t. próba tolerancji
tourniquet t. próba opaskowa
treponemal immobilization t. test immobilizacji krętków
t. tube probówka
tuberculin t. próba tuberkulinowa
two-glass t. próba dwu szklanek
two-step t. próba schodkowa Mastera
two-point discrimination t. próba rozróżniania dwu punktów dotyku
uptake t. próba wychwytu
urea clearance t. próba klirensu mocznika
vaginal cornification t. próba rogowacenia nabłonka pochwy
vaginal mucification t. próba śluzowa (na ciążę)
verbal t. test słowny
vitality t. test żywotności miazgi zęba
washout t. próba wypłukania kontrastu (*rtg*)
water-loading t. próba obciążenia wodą
xylose absorption t. próba wchłaniania ksylozy
testalgia [test′ældʒiə] ból jądra

testectomy [tes'tektəmi] wycięcie jądra
testes ['testi:z] jądra
testicle ['testikl] jądro
  ectopic t. jądro niezstąpione
  retained t. jądro niezstąpione
  undescended t. jądro niezstąpione
testicular [tes'tikju:lə] jądrowy
testiculoma [tes‚tikju'loumə] nowotwór jądra
testis ['testis] jądro
  descent of the t. zstępowanie jądra
  inverted t. jądro skręcone w mosznie
  irritable t. jądro nadwrażliwe
testitis [tes'taitis] zapalenie jądra
testosterone [tes'tɔsterɔn] testosteron
tetania [ti'tæniə] = **tetany**
tetanic [ti'tænik] tężyczkowy
tetanization [‚tetənai'zeiʃən] wywoływanie skurczu tężcowego mięśnia
tetanoid ['tetənɔid] podobny do tężyczki
tetanolysin [‚tetə'nɔlisin] tetanolizyna, hemolizyna laseczki tężca
tetanus ['tetənəs] tężec
  idiopathic t. tężec samoistny (bez zranienia)
  neonatal t. tężec noworodków
  postoperative t. tężec pooperacyjny
  postpartum t. tężec połogowy
  puerperal t. tężec połogowy
  traumatic t. tężec pourazowy
  uterine t. tężcowy skurcz mięśnia macicy
  wound t. tężec przyranny
tetany ['tetəni] tężyczka
  t. of alkalosis tężyczka w zasadowicy
  epidemic t. tężyczka epidemiczna
  gastric t. tężyczka żołądkowa (w przedłużonych wymiotach)
  guanidine t. tężyczka guanidynowa
  hyperventilation t. tężyczka hiperwentylacyjna
  hypocalc(a)emic t. tężyczka hipokalcemiczna
  hypoparathyroid t. tężyczka w niedoczynności przytarczyc
  infantile t. tężyczka dziecięca
  latent t. spazmofilia
  t. of magnesium deficiency tężyczka w niedoborze magnezu
  manifest t. tężyczka jawna
  neonatal t. tężyczka noworodków
  parathyroid t. tężyczka w niedoczynności przytarczyc, tężyczka pooperacyjna
  phosphate t. tężyczka fosforanowa (po spożyciu zasadowych fosforanów)
  postoperative t. tężyczka pooperacyjna
tethering structures ['teθəriŋ 'strʌkʃəz] struktury wiążące (np. struny ścięgniste w sercu)
tetra- ['tetrə-] w złożeniach oznacza: cztery, poczwórny

tetrabasic ['tetrə'beisik] czterozasadowy
tetracycline ['tetrə'saiklin] tetracyklina
tetraethyl lead ['tetræθil led] czteroetylek ołowiu
tetralogy [te'trælədʒi] tetralogia, zespół czterech objawów lub wad
tetraparesis [‚tetrə'pæresis] niedowład czterokończynowy
tetraplegia [‚tetrə'pli:dʒiə] porażenie czterokończynowe
tetraplegic [‚tetrə'pledʒik] osobnik z tetraplegią
tetraterpene [‚tetrə'tə:pin] tetraterpen
tetravaccine [‚tetrə'væksin] szczepionka wieloważna przeciw czterem bakteriom
tetravalent [‚tet'rəvælənt] czterowartościowy (*chem.*)
tetrazolium [‚tetrə'zəliəm] tetrazol
  t. blue błękit tetrazolowy
tetroxide [tet'rɔksaid] czterotlenek
texture ['tekstʃə] utkanie (tkanki)
  granular t. utkanie ziarniste
thalamic [θæ'læmik] wzgórzowy
thalamus ['θæləməs] wzgórze wzrokowe
thallium ['θæliəm] tal, Tl (*chem.*)
thaw [θɔ:] tajać, powodować odtajanie
theatre ['θiətə] sala operacyjna z miejscami dla studentów
theca ['θi:kə] osłonka
thecal ['θi:kəl] otoczkowy, osłonkowy
thecoma [θi:'koumə] otoczkowiak
thelalgia [θi:'lældʒiə] ból brodawki sutkowej
theleplasty ['θi:le‚plæsti] plastyka brodawki sutkowej
thelerethism [θi:l'eriθizm] erekcja brodawki sutkowej
thelitis [θi:'laitis] zapalenie brodawki sutkowej
thenal ['θi:nəl] kłębowy, odnoszący się do kłębu kciuka
thenar ['θi:nə] 1) kłąb kciuka; 2) kłębowy
theobromine [‚θi:ə'brɔmin] teobromina
  t. calcium gluconate teobrominian wapnia z glukonianem wapnia
  t. calcium salicylate teobrominian wapnia z salicylanem wapnia
  t. sodium salicylate teobrominian sodu z salicylanem sodu, diuretyna
theophylline [‚θi:ɔ'filin] teofilina
  t. calcium salicylate teofilinian wapnia z salicylanem sodu
  t. ethylenediamine eufilina, aminofilina
theory ['θiəri] teoria
therapeutic [‚θerə'pju:tik], **therapeutical** [‚θerə'pju:tikəl] terapeutyczny, leczniczy
therapeutics [‚θerə'pju:tiks] terapeutyka, lecznictwo
  empirical t. terapeutyka empiryczna

massive sterilizing t. leczenie uderzeniowe choroby zakaźnej, a zwłaszcza pierwotniakowej, jedną dawką
mediate t. leczenie pośrednie oseska podawaniem leków matce
specific t. leczenie swoiste
suggestive t. leczenie hipnozą
therapeutist [ˌθerəˈpjuːtist] terapeuta
therapic [θəˈræpik] terapeutyczny
therapist [ˈθerəpist] terapeuta
physical t. fizykoterapeuta, fizjoterapeuta
therapy [ˈθerəpi] leczenie, terapia
adjuvant t. leczenie dodatkowe, leczenie wspomagające
alimentary t. leczenie dietą
alkali t. leczenie zasadami
anticoagulant t. leczenie przeciwzakrzepowe
autoserum t. autoseroterapia, leczenie przestrzykiwaniem własnej surowicy
aversion t. leczenie awersyjne drogą wytwarzania negatywnych odruchów warunkowych
bacterial t. leczenie szczepionkami bakteryjnymi
bedside t. leczenie obłożnie chorego
biological t. leczenie lekami biologicznego pochodzenia
chelating t. leczenie chelatujące (związkami tworzącymi kompleksy z ciężkimi metalami w zatruciu tymi metalami)
collapse t. leczenie zapadowe (wyłączeniem płuca)
combined t. leczenie skojarzone
complementary t. leczenie uzupełniające
consolidation t. leczenie utrwalające (dotychczasowe wyniki)
depot t. leczenie wszczepieniem leku wchłaniającego się powoli
diathermic t. leczenie diatermią
diet t. leczenie dietą
electric shock t. leczenie elektrowstrząsami
electroconvulsive t. leczenie elektrowstrząsami
electroshock t. leczenie elektrowstrząsami
fever t. leczenie gorączką
foreign protein t. leczenie gorączką wywoływaną wstrzyknięciem obcego białka
geriatric t. leczenie chorób wieku starczego
group t. psychoterapia grupowa
heterovaccine t. leczenie szczepionką przygotowaną z innego zarazka niż wywołujący chorobę
high voltage radiation t. radioterapia wysokowoltażowa
hunger t. leczenie głodem
hyperbaric oxygen t. leczenie tlenem w hiperbarii

hypoglycaemic t. leczenie insulinowymi stanami subkomatycznymi
immunization t. leczenie szczepionkami
immunosuppressive t. leczenie immunosupresyjne
immunization t. leczenie szczepionkami
inhalation t. leczenie inhalacjami
insulin shock t. leczenie wstrząsami insulinowymi
intravenous t. leczenie wstrzyknięciami dożylnymi
long-term t. leczenie przewlekłe
malarial t. leczenie gorączką zimnicową, malarioterapia
megavoltage t. leczenie radioterapią wysokowoltażową
metrazol shock t. leczenie wstrząsami metrazolowymi (kardiazolowymi)
microwave t. leczenie mikrofalami
multiagent t. leczenie wieloczynnikowe
non-specific t. leczenie nieswoiste
occupational t. terapia zajęciowa
opsonic t. leczenie szczepionkami
organic t. organoterapia
orthodontic t. leczenie ortodontyczne
oxygen t. tlenoterapia
palliative t. leczenie łagodzące objawy
parenteral t. leczenie pozajelitowe
physical t. fizjoterapia
preventive t. leczenie zapobiegawcze
prophylactic t. leczenie zapobiegawcze, leczenie profilaktyczne
protein shock t. = **foreign protein t.**
psychedelic t. psychoterapia przy użyciu leków halucynogennych
psychoanalytic t. leczenie psychoanalizą
pulse t. leczenie uderzeniową dawką leku
radium t. radoterapia
radium beam t. zdalna radioterapia
reflex t. leczenie wytwarzaniem odruchów
replacement t. terapia substytucyjna
sclerosing t. leczenie obliteracyjne żylaków
serum t. leczenie surowicą, seroterapia
shock t. leczenie wstrząsowe
short wave t. leczenie diatermią krótkofalową
sleep t. leczenie snem
solar t. leczenie światłem słonecznym
sparing t. leczenie oszczędzające
specific t. leczenie swoiste
stimulation t. leczenie bodźcowe
substitution t. leczenie substytucyjne, leczenie zastępcze
substitutive t. leczenie bodźcowe
supportive t. leczenie wspomagające
teleradium t. radioterapia zdalna
thyroid t. leczenie preparatami tarczycy
ultrasonic t. leczenie ultradźwiękami

vaccine t. leczenie szczepionkami
work t. leczenie zajęciowe
theriac ['θə:riək], **theriaca** [θə'raiəkə] dria-
kiew, antidotum z różnych składników
theriatrica [θə:'riətrikə] weterynaria
therm [θə:m] mała kaloria, duża kaloria
(termin niedokładny, oznaczający pewną
ilość energii cieplnej)
therm(a)esthesia [ˌθə:məs'θi:ziə] czucie ciepła
therman(a)esthesia [ˌθə:mənis'θi:ziə] zniesienie czucia ciepła i zimna
thermanalgesia [ˌθə:mənəl'dʒi:ziə] zniesienie czucia temperatury
thermhyp(a)esthesia [ˌθə:mhaipes'θi:ziə] obniżenie czucia temperatury
thermic ['θə:mik] termiczny, cieplny
thermoan(a)esthesia [ˌθə:mɔɔnəs'θi:ziə]
= **therman(a)esthesia**
thermocautery [ˌθə:mɔ'kɔtəri] przyżeganie
żegadłem, termokauteryzacja
thermochemistry [ˌθə:mɔ'kemistri] termo-
chemia
thermocoagulation [ˌθə:mɔˌkɔəgju'leiʃən] termokoagulacja tkanek
thermocouple ['θə:mɔˌkʌpl] termopara, ogniwo termoelektryczne
thermodiffusion [ˌθə:mɔdi'fjuʒən] dyfuzja
cieplna (gazów itp.)
thermodilution [ˌθə:mɔdai'lju:ʃən] obniżenie
temperatury płynu po dodaniu płynu chło-
dniejszego
thermodynamics [ˌθə:mɔdai'næmiks] termo-
dynamika
thermogenesis [θə:mɔ'dʒenisis] termogeneza, wytwarzanie ciepła
  non-shivering t. termogeneza niedrżeniowa
  shivering t. termogeneza drżeniowa
thermogenous [ˌθə:mɔ'dʒinəs] termogenny
thermography [θə:'mɔgræfi] termografia,
wykonywanie mapy temperatury ciała
thermohyp(a)esthesia [ˌθə:mɔˌhaipɔis'θi:ziə]
niedoczulica cieplna
thermohyper(a)esthesia [ˌθə:mɔˌhaipəris-
'θi:ziə] nadwrażliwość na ciepło
thermohyperalgesia [ˌθə:mɔˌhaiperæl'dʒi:-
ziə] nadwrażliwość bólowa na ciepło
thermoinhibitory [ˌθə:mouin'hibitəri] hamujący wytwarzanie ciepła
thermolabile [ˌθə:mɔ'leibil] ciepłochwiejny
thermolysis [θə:'mɔlisis] rozpad pod wpływem ciepła, termoliza
thermometer [θə'mɔmitə] termometr
  absolute t. termometr mierzący w skali
    Kelvina
  alcohol t. termometr alkoholowy
  clinical t. termometr lekarski

  depth t. termometr do mierzenia ciepłoty
    wnętrza ciała
  mercury t. termometr rtęciowy
  resistance t. termometr opornościowy
  t. scale podziałka termometru
  spirit t. termometr alkoholowy
  surface t. termometr do mierzenia tem-
    peratury powierzchni ciała
thermometry [θə:'mɔmitri] pomiar temperatury
thermonuclear [ˌθə:mɔ'njukliə] termojądro-
wy
thermophilic [ˌθəmɔ'filik] ciepłolubny (*bakt.*)
thermophore ['θə:mɔfɔ:] termofor, grzałka
thermopile ['θə:moupail] stos termoelektry-
czny
thermoplacentography [ˌθə:moupleisen'tɔ-
grəfi] termoplacentografia, ocena termo-
graficzna położenia łożyska
thermopolypn(o)ea [ˌθə:mɔˌpolip'ni:ə] przyspieszenie oddychania pod wpływem gorąca
thermoreceptor [ˌθə:mɔri'septə] termoreceptor, receptor ciepła
thermoregulation ['θə:mouˌregju'leiʃən] termoregulacja, regulowanie temperatury
ustroju
thermoregulatory ['θə:mouˌregju'leitəri] ter-
moregulacyjny
thermoresistance [ˌθə:mouri'zistəns] oporność na ciepło
thermosetting [ˌθə:mou'setiŋ] ulegający
utwardzeniu w cieple (materiał plastyczny
w stomatologii)
thermostabile [ˌθə:mou'steibail], **thermostable** [ˌθə:mou'steibl] ciepłostały
thermostat ['θə:mɔstæt] termostat
thermotaxis [ˌθə:mɔ'tæksis] termotaksja,
ruch do lub od źródła ciepła
thermotherapy [ˌθəmou'θerəpi] leczenie cie-
płem
thermotracheotomy [ˌθə:mouˌtræki'ɔtəmi]
tracheotomia wykonana termokauterem
thesaurosis [ˌθi:sɔ'rousis] spichrzanie, spichlerzyca, choroba spichrzania
  amyloid t. skrobiawica
  cholesterol t. choroba Handa, Schüllera
    i Christiana
  glycogen t. glikogenoza
  kerasin t. choroba Gauchera
  lipoid t. lipidoza
  phosphatide t. choroba Niemana i Picka
thesis ['θi:sis] 1) praca dyplomowa; 2) teza
  doctoral t. praca doktorska
thiamin, thiamine ['θaiəmin] tiamina, witamina B_1
thick [θik] 1) gruby; 2) gęsty

thicken ['θikən] 1) zgrubić, pogrubić; 2) zagęścić
thickening ['θikəniŋ] pogrubienie, zgrubienie
thickness ['θiknis] 1) grubość; 2) gęstość
thickset ['θik'set] krępy, przysadkowaty
thigh [θai] udo
thigmotaxis [,θigmɔ'tæksis] tigmotaksja, reakcja tkanki na dotyk
thimble ['θimbl] naparstek
    fat-extracting thimbles gilzy ekstrakcyjne
thin [θin] 1) cienki; 2) rzadki
thinking ['θiŋkiŋ] myślenie
thinning ['θiniŋ] 1) ścieńczenie; 2) rozrzedzenie
    t. of bones ścieńczenie warstwy korowej kości
    t. of hair przerzedzenie włosów
thio- ['θaiə-] w złożeniach oznacza siarkę
thioalcohol [,θaiɔ'ælkɔhɔl] merkaptan
thioamide [,θaiɔ'æmid] tioamid
thiocarbamide [,θaiɔ'ka:bæmid] tiokarbamid, tiomocznik
thiocyanate [,θaiɔ'saiəneit] rodanek, tiocyjanian
thiol ['θaiɔl] tiol, grupa tiolowa
thiopexy ['θaiɔpeksi] wiązanie siarki
thiosulphate [θaiɔ'sʌlfeit] tiosiarczyn
thiouracil [,θaiɔ'ju:rəsil] tiouracyl
thiourea [,θaiɔ'ju:əriə] tiomocznik, tiokarbamid
thirst [θə:st] pragnienie
thorac- [θɔ:ræk-] w złożeniach oznacza związek z klatką piersiową
thoracectomy [,θɔ:ræ'sektəmi] wycięcie kilku żeber
thoracic [θɔ:'ræsik] piersiowy, odnoszący się do klatki piersiowej
    t. cage klatka piersiowa
    t. limbs kończyny górne
thoracocautery [,θɔ:rəkɔ'kɔ:təri] przecinanie zrostów opłucnowych
thoracocentesis [,θɔ:ræ kɔsen'tisis] nakłucie klatki piersiowej
thoracolaparotomy [,θɔ:rækɔ,læpə'rɔtəmi] otwarcie klatki piersiowej i jamy brzusznej
thoracolysis [θɔ:ræ kɔ'lisis] przecięcie zrostów opłucnowych
thoracophrenolaparotomy [θɔ:ræ kɔ,frenəlæpə'rɔtəmi] otwarcie klatki piersiowej i jamy brzusznej przez przeponę
thoracoplasty [,θɔ:ræ kɔ'plæsti] torakoplastyka
thoracopneumoplasty [,θɔ:ræ kɔ'njumɔplæsti] torakoplastyka z operacją na płucu
thoracoschisis [,θɔ:ræ'kɔskisis] szczelina klatki piersiowej

thoracoscopy [,θɔ:ræ'kɔskəpi] wziernikowanie jamy opłucnej
thoracostenosis [,θɔ:ræ kɔste'nousis] zwężenie klatki piersiowej
thoracostomy [,θɔ:ræ'kɔstəmi] torakostomia, wytworzenie otworu w ścianie klatki piersiowej dla drenowania ropy
thoracotomy [,θɔ:ræ'kɔtəmi] torakotomia, otworzenie klatki piersiowej
thorax ['θɔ:ræks] klatka piersiowa
    piriform t. klatka piersiowa gruszkowata
thorium ['θɔ:riəm] tor, Th (chem.)
thoron ['θɔ:rɔn] emanacja toru, radon-220
thread [θred] 1) nić, nitka; 2) nawlekać nić
threadworm ['θredwə:m] owsik, Enterobius vermicularis
threaten [θretn] zagrażać, grozić
threatening ['θretiniŋ] zagrażający
    t. abortion zagrażające poronienie
    life-t. zagrażający życiu
threonine ['θreɔni:n] treonina
threshold ['θreʃhould] próg
    absolute t. próg odczuwania bodźca
    auditory t. próg słyszalności
    t. of consciousness próg świadomości
    convulsant t. próg drgawkowy
    t. dose dawka progowa
    double-point t. próg rozróżniania dwóch punktów na skórze
    erythema t. próg rumieniowy (rtg)
    ketosis t. próg ketozy (stężenie ketonów we krwi powodujące ich pojawienie się w moczu)
    t. level poziom progowy
    periodontium sensitivity t. próg wrażliwości ozębnej
    t. point punkt progowy
    renal t. próg nerkowy
    stimulus t. próg bodźca
    swallowing t. próg połykania, krytyczny moment zaczynający połykanie kęsa
    t. value wartość progowa
thrill [θril] wibracja wyczuwalna dotykiem, drżenie wodunkowe, mruk
    purring t. koci mruk
thrive [θraiv] prawidłowo rosnąć i rozwijać się (o dziecku)
    failure to t. brak prawidłowego rozwoju i wzrostu
throat [θrout] gardło
    clear one's t. odchrząknąć
    t. cough pochrząkiwanie
    hoarse t. chrypka
    sore t. ból gardła
throat-painting ['θrout'peintiŋ] pędzlowanie gardła
throat-wash ['θrout'wɔʃ] płukanka do gardła
throaty ['θrouti] gardłowy

throb [θrɔb] 1) tętnić, pulsować (o bólu);
2) tętnienie, pulsowanie
throbbing [ˈθrɔbiŋ] tętniący, pulsujący
thromb- [θrɔmb-], **thrombo-** [θrɔmbɔ-]
w złożeniach oznacza skrzeplinę
thrombectomy [θrɔmˈbektəmi] trombektomia, wycięcie skrzepliny
thrombelastogram [θrɔmbˈilestɔgræm] trom-
boelastogram
thrombelastography [ˌθrɔmbiləsˈtɔgrəfi] tromboelastografia
thrombin [ˈθrɔmbin] trombina
thrombintimectomy [ˌθrɔmbˌintimˈektəmi]
tromboendarterektomia, wycięcie skrzepliny z błoną wewnętrzną tętnicy
thrombinogen [θrɔmˈbinɔdʒen] protrombina
thromboangiitis [ˌθrɔmbɔˌændʒiˈaitis] zakrzepowe zapalenie naczynia
  t. obliterans zakrzepowo-zarostowe zapalenie naczynia, choroba Winiwartera
  i Buergera
thromboarteritis [ˌθrɔmbɔˌaːteˈraitis] zakrzepowe zapalenie tętnicy
thromboclastic [θrɔmbɔˈklæstik] trombolityczny, rozpuszczający skrzeplinę
thrombocyte [ˈθrɔmbɔsait] płytka krwi,
trombocyt
thrombocyth(a)emia [ˌθrɔmbɔsaiˈθiːmiə]
trombocytoza, nadmierna liczba płytek we
krwi
thrombocytolysis [ˌθrɔmbɔsaiˈtɔlisis] rozpuszczanie płytek
thrombocytopenia [ˌθrɔmbɔˌsaitɔˈpiːniə] małopłytkowość
  congenital t. małopłytkowość wrodzona
  essential t. małopłytkowość samoistna,
  choroba Werlhofa
  familial t. with eczema zespół Wiscotta
  i Aldricha
  symptomatic t. małopłytkowość wtórna
thrombocytopenic [ˌθrɔmbɔˌsaitɔˈpiːnik] małopłytkowy
thrombocytopoiesis [ˌθrɔmbɔˌsaitɔpɔiˈiːsis]
wytwarzanie płytek, trombocytopoeza
thrombocytosis [ˌθrɔmbɔsaiˈtousis] trombocytoza, nadmierna liczba płytek we krwi
thromboembolectomy [ˌθrɔmbɔembɔlˈektə-
mi] tromboembolektomia, wycięcie skrzepliny zatorowej
thromboembolism [ˌθrɔmbɔˈemboulism] zakrzep z zatorami
thromboendarterectomy [ˌθrɔmbɔˌendaːte-
ˈrektəmi] wycięcie skrzepliny z błoną wewnętrzną naczynia, tromboendarterektomia
thromboendocarditis [ˌθrɔmbɔˌendɔkaːˈdai-
tis] zapalenie wsierdzia z wytwarzaniem
się skrzeplin w sercu

thrombogen [ˈθrɔmbɔdʒən] protrombina
thrombogene [ˈθrɔmbɔdʒiːn] czynnik
V krzepliwości
thrombogenic [ˈθrɔmbɔˈdʒenik] tworzący
skrzepliny
thrombokinase [ˌθrɔmbɔˈkaineis] trombokinaza, tromboplastyna
thrombokinesis [ˌθrɔmbɔkiˈnisis] przemiany
skrzepu lub skrzepliny
thrombolysis [ˌθrɔmˈbɔlisis] rozpuszczenie
skrzepliny lub skrzepu
thrombolytic [ˌθrɔmbɔˈlitik] rozpuszczający
skrzeplinę
  t. therapy leczenie rozpuszczaniem skrzepliny
thrombonecrosis [ˌθrɔmbɔnekˈrousis] martwica ściany naczynia wokół skrzepliny
thrombopathy [ˌθrɔmˈbɔpæθi] zaburzenie
krzepliwości
thrombopenia [ˌθrɔmbɔˈpiːniə] małopłytkowość
thrombophilia [ˌθrɔmbɔˈfiliə] skłonność do
zakrzepicy
thrombophlebitis [ˌθrɔmbɔfliˈbaitis] zakrzepowe zapalenie żył
  t. migrans wędrujące zakrzepowe zapalenie żył
thromboplastin [ˌθrɔmbɔˈplæstin] tromboplastyna, trombozym
thromboplastinogen [θrɔmbɔˌplæstiˈnɔdʒən]
czynnik VIII krzepliwości
thrombopoiesis [ˌθrɔmbɔpɔiˈiːsis] tworzenie
się płytek
thrombopoietic [ˌθrɔmbɔpɔiˈitik] dotyczący
tworzenia się płytek
thrombosed [ˈθrɔmbouzd] zamknięty skrze-
pliną (o naczyniu)
thrombosinusitis [ˌθrɔmbɔˌsainjuˈsaitis] zakrzepowe zapalenie zatoki żylnej opony
twardej
thrombosis [θrɔmˈbousis] zakrzepica
  atrophic t. zakrzepica charłacza
  coagulation t. zakrzepica spowodowana
  odłożeniem się włóknika w naczyniu
  compression t. zakrzepica uciskowa
  coronary t. zakrzepica tętnicy wieńcowej
  creeping t. stopniowo narastający zakrzep
  dilation t. zakrzepica z rozszerzenia naczynia
  mural t. zakrzepica przyścienna
  placental t. zakrzepica żył łożyska
  platelet t. zakrzepica płytkowa
thrombostasis [θrɔmˈbɔstæsis] miejscowy zastój krwi w zakrzepicy
thrombotic [θrɔmˈbɔtik] zakrzepowy
thromboxane [ˈθrɔmbɔksæn] tromboksan
thrombus [ˈθrɔmbəs] skrzeplina
  agglutinative t. skrzeplina szklista

agonal t., agony t. skrzeplina agonalna, skrzeplina przedśmiertna
annular t. skrzeplina obrączkowa
antemortem t. skrzeplina przedśmiertna, skrzeplina agonalna
ball t. skrzeplina kulista (w przedsionku serca)
ball-valve t. skrzeplina o działaniu wentylowym
bile t. skrzeplina żółciowa
fibrinous t. skrzeplina włóknikowa
globular t. skrzeplina kulista
hyaline t. skrzeplina szklista
laminated t. skrzeplina warstwowa
laying-down of t. odkładanie się skrzepliny
marasmic t. skrzeplina charłacza
milk t. guz sutka wywołany zastojem mleka
mural t. skrzeplina przyścienna
obstructive t. skrzeplina w zamknięciu naczynia
parietal t. skrzeplina przyścienna
postmortem t. skrzeplina pośmiertna
propagated t. skrzeplina narastająca
red t. skrzeplina czerwona
secondary t. skrzeplina wtórna
stratified t. skrzeplina warstwowa
white t. skrzeplina biała
thrush [θrʌʃ] pleśniawka
thulium ['θʌliəm] tul, Tm (chem.)
thumb [θʌm] kciuk
stave of the t. złamanie Benneta (pierwszej kości śródręcza w jej bliższej części)
tennis t. kciuk tenisisty (zapalenie ścięgna długiego zginacza kciuka)
thymectomize [ˌθaim'ektəmaiz] wycinać grasicę
thymectomy [θai'mektəmi] wycięcie grasicy, tymektomia
-thymia [-θaimiə] w złożeniach oznacza związek z duszą, emocją
thymic ['θaimik] grasiczy
thymidine ['θaimidin] tymidyna, dezoksyrybonukleozyd tyminy
thymine ['θaimi:n] tymina, 5-metylouracyl
t. nucleotide nukleotyd tyminy, kwas tymidylinowy
thymitis [θai'maitis] zapalenie grasicy
thymo- ['θaimə-] w złożeniach oznacza grasicę lub emocję, duszę
thymocyte ['θaiməsait] tymocyt, komórka grasicy lub limfocyt grasiczopochodny
thymogenic [ˌθaimə'dʒenik] grasiczopochodny
thymol ['θaiməl] tymol
t. turbidity test próba tymolowa
thymoma [θai'moumə] grasiczak
thymoprivic [ˌθaiməprivik], thymoprivous

[ˌθaimə'privəs] odnoszący się do zaniku grasicy lub jej usunięcia
thymosin [θai'mousin] tymozyna
thymotoxic [ˌθaimə'tɔksik] działający toksycznie na grasicę
thymotrophic [ˌθaimə'trɔfik] tymotropowy, wpływający na grasicę
thymus ['θaiməs] grasica
persistent t. grasica przetrwała
thyr- [θair-], thyro- [θairə-] w złożeniach oznacza tarczycę lub chrząstkę tarczowatą
thyreo- [θairiə-] = thyro-
thyroaplasia [ˌθairəə'pleiziə] niedorozwój tarczycy
thyrocalcitonin [ˌθairəˌkælsi'tounin] kalcytonina
thyrocarditis [ˌθairəka:'daitis] uszkodzenie serca w nadczynności tarczycy
thyrochondrotomy [ˌθairəkɔn'drɔtəmi] nacięcie chrząstki tarczowatej
thyrocolloid [ˌθairə'kɔlɔid] koloid tarczycy
thyrofissure [ˌθairəfiʃə] rozcięcie krtani zupełne
thyroglobulin [ˌθairə'glɔbjulin] tyroglobulina
thyroid ['θairɔid] 1) tarczyca; 2) tarczycowy; 3) suszony wyciąg tarczycy
aberrant t. tarczyca dodatkowa
accessory t. tarczyca dodatkowa
t. gland tarczyca, gruczoł tarczowy
t. gland extract wyciąg tarczycy
lingual t. tarczyca językowa, wole językowe
thyroidea [θai'rɔidiə] tarczyca
thyroidectomize [ˌθairɔid'ektəmaiz] wycinać tarczycę
thyroidectomy [ˌθairɔid'ektəmi] wycięcie tarczycy, tyroidektomia
chemical t. zniszczenie tarczycy radioizotopami lub zahamowanie jej czynności lekami tyreostatycznymi
medical t. tyroidektomia chemiczna
thyroiditis [ˌθairɔi'daitis] zapalenie tarczycy
autoimmune chronic t. wole Hashimoto
chronic atrophic t. zapalenie tarczycy przewlekłe zanikowe
chronic fibrous t. wole drewnowate, wole Riedela
focal lymphocytic t. zapalenie tarczycy Hashimoto, podostre limfocytarne
invasive t. wole Riedela
ligneous t. wole drewnowate, wole Riedela
subacute granulomatous t. zapalenie tarczycy podostre ziarninowe de Quervaina, zapalenie tarczycy olbrzymiokomórkowe
thyroidomania [ˌθairɔidɔ'meiniə] stan maniakalny w nadczynności tarczycy

thyroidotomy [͵θairɔi'dɔtəmi] rozcięcie zupełne krtani
thyrolysin [θai'rɔlisin] tyrolizyna
thyrolytic [θairɔ'litik] niszczący tarczycę
thyronine ['θairɔnin] tyronina
thyroparathyroidectomy [͵θairɔpærə-
͵θairɔid'ektəmi] wycięcie tarczycy z przytarczycami
thyroprival [͵θairɔ'privəl] wywołany brakiem czynności tarczycy
thyrotoxic [͵θairɔ'tɔksik] odnoszący się do nadczynności tarczycy
thyrotoxicosis [͵θairɔtɔksi'kousis] tyreotoksykoza, nadczynność tarczycy
thyrotrophic [͵θairɔ'trɔfik], **thyrotropic**
[͵θairɔ'trɔpik] tyreotropowy, wpływający na tarczycę
thyrotrophin [͵θairɔ'trɔfin], **thyrotropin**
[͵θairɔ'trɔpin] tyreotropina, hormon tyreotropowy
t. releasing hormone hormon uwalniający tyreotropinę
thyroxine [θai'rɔksin] tyroksyna T₄
t. binding globulin globulina wiążąca tyroksynę
effective t. tyroksyna efektywna
effective t. ratio współczynnik efektywnej tyroksyny, ETR
tibia ['tibiə] piszczel, kość piszczelowa
sabre t. piszczel szablowata
tic [tik] tik
convulsive t. tik twarzowy
t. douloureux nerwoból nerwu trójdzielnego
facial t. tik twarzowy
mimic t. tik twarzowy
rotary t. kurczowy kręcz szyi
tick [tik] kleszcz
adobe t. obrzeżek perski, *Argas persicus*
bird t. *Haemphysalis chordeilis*
black-legged t. *Ixodes scapularis*
brown dog t. kleszcz psi, *Rhipicephalus sanguineus*
castor bean t. kleszcz pastwiskowy, *Ixodes ricinus*
dog t. kleszcz psi, *Rhipicephalus sanguineus*
fowl t. obrzeżek perski, *Argas persicus*
paralysis t. *Ixodes pilosus*
Persian t. obrzeżek perski, *Argas persicus*
pigeon t. obrzeżek gołębi, *Argas reflexus*
Rocky Mountain t. kleszcz leśny, *Dermacentor andersoni*
seed t. larwa kleszcza
shoulder t. *Ixodes scapularis*
spotted fever t. = **Rocky Mountain t.**
wood t. kleszcz leśny, *Dermacentor andersoni*
tidal ['taidəl] przepływowy, pływowy

t. air powietrze oddechowe
tide [taid] pływ, przypływ, odpływ, naprzemienne podnoszenie się i opadanie
acid t. wzrost przejściowy kwasoty moczu w czasie głodówki
alkaline t. przejściowy spadek kwasoty moczu po jedzeniu
fat t. przejściowy wzrost lipemii po posiłku
tight [tait] 1) ciasny, obcisły; 2) szczelny
t. closure szczelne zamknięcie
light t. światłoszczelny
tight-fitting [͵tait'fitiŋ] obcisły, dopasowany szczelnie
tigrolysis [taig'rɔlisis] tigroliza, rozpad tigroidu
tilt [tilt] 1) nachylanie, przechył; 2) nachylać, przechylać
t. table stół przechyłowy, stół pionizacyjny
timbre [tɛ:mbr] barwa głosu, timbre
time [taim] czas
activated partial thromboplastin t. czas częściowej generacji tromboplastyny
association t. czas kojarzenia, czas asocjacji (*psychol.*)
t. base podstawa czasu
calcium t. czas krzepnięcia uwapnionego osocza
calcium clotting t. = **calcium t.**
circulation t. czas krążenia
clot retraction t. czas retrakcji (kurczenia się) skrzepu
clotting t. czas krzepnięcia
coagulation t. czas krzepnięcia
euglobulin lysis t. czas rozpuszczania skrzepu euglobulin
half-t. półokres trwania (*p.* half-time)
inertia t. czas bezwładności (między bodźcem a reakcją mięśnia)
kaolin-kephalin t. czas kaolinowo-kefalinowy
t. marker znacznik czasu (na kimografie itp.)
platelet production t. czas produkcji płytek
prothrombin t. czas protrombinowy
reaction t. czas reakcji (na bodziec)
recalcination t. = **calcium t.**
sedimentation t. czas sedymentacji (krwinek)
survival t. czas przeżycia
thrombin t. czas trombinowy
transit t. czas przechodzenia (np. przez przewód pokarmowy)
timid ['timid] lękliwy, bojaźliwy
tin [tin] 1) cyna; 2) blaszany; 3) puszka blaszana
tincture ['tiŋkʃə] nalewka
alcoholic t. nalewka spirytusowa (na nie rozcieńczonym alkoholu)

iodine t. jodyna
tinea ['tiniə] grzybica skóry i jej przydatków
  axillary t. grzybica pach
  t. barbae figówka
  t. capitis grzybica skóry owłosionej głowy
  t. favosa grzybica woszczynowa
  t. nigra łupież czarny
  t. sycosis figówka
  t. versicolor łupież pstry
tingle [tiŋgl] 1) odczuwać mrowienie skóry, odczuwać cierpnięcie; 2) słyszeć dzwonienie w uszach
tingling ['tiŋgliŋ] 1) mrowienie, cierpnięcie; 2) dzwonienie w uszach
tinnitus [ti'naitəs] szum w uszach, brzęczenie w uszach
tip [tip] 1) koniuszek (palca, języka itp.); 2) przechylić
tiredness ['taiədnis] zmęczenie, znużenie
tiring ['taiəriŋ] męczący
tissue ['tiʃju:] tkanka
  adenoid t. tkanka limfatyczna, tkanka chłonna
  adipose t. tkanka tłuszczowa
  areolar t. tkanka łączna wiotka
  bone t. tkanka kostna
  cancellous t. tkanka kostna gąbczasta
  cartilaginous t. tkanka chrzęstna
  cavernous t. tkanka jamista
  chromaffn t. tkanka chromafinowa, tkanka chromochłonna
  chromophil t. tkanka barwnikochłonna
  cicatricial t. tkanka bliznowata
  compact t. tkanka kostna zbita
  connective t. tkanka łączna
  t. culture hodowla tkankowa
  dartoic t. tkanka podobna do błony kurczliwej (*tunica dartos*)
  elastic t. tkanka sprężysta
  erectile t. tkanka jamista
  fatty t. tkanka tłuszczowa
  fibrohyaline t. tkanka chondroidalna
  fibrous t. tkanka włóknista
  gelatinous t. tkanka galaretowata
  glandular t. tkanka gruczołowa
  granulation t. tkanka ziarninowa, ziarnina
  ground t. tkanka podstawowa
  h(a)emopoietic t. tkanka krwiotwórcza
  interstitial t. tkanka śródmiąższowa
  lymphatic t. tkanka chłonna, tkanka limfatyczna
  mesenchymal t. tkanka mezenchymalna
  mucous connective t. tkanka galaretowata
  osseous t. tkanka kostna
  osteogenic t. tkanka kościotwórcza
  osteoid t. tkanka osteoidalna (tkanka kostna przed zwapnieniem)
  reticular t. tkanka siateczkowa

  scar t. tkanka bliznowata
  soft t. tkanka miękka
  subcutaneous t. tkanka podskórna
  supporting connective t. tkanka łączna podporowa
titanic [tai'tænik] tytanowy
titanium [tai'teiniəm] tytan, Ti (*chem.*)
titanous [tai'tænəs] tytanawy
titer ['taitə] = **titre**
titrant ['taitrənt] roztwór miareczkowany
titratable ['taitrətəbl] miareczkowalny
titrate ['taitreit] 1) miareczkować; 2) roztwór miareczkujący
titration [tai'treiʃən] miareczkowanie
  colorimetric t. miareczkowanie kolorymetryczne
  potentiometric t. miareczkowanie potencjometryczne
titrient ['taitriənt] roztwór miareczkowany
titrimetry [ˌtaitri'mitri] miareczkowanie
titubant ['titjubənt] chwiejący się przy chodzeniu
titubation [ˌtitju'beiʃən] potykanie się i chwianie przy chodzeniu
lingual t. jąkanie się
tobacco [tə'bækou] tytoń
tocodynamometer [ˌtekədai'nəmomitə] tokometr
tocography [tə'kəgræfi] tokografia, zapis skurczów macicy
tocology [tə'kələdʒi] położnictwo
tocopherol [tə'kəferɔl] tokoferol
toddle [tɔdl] chodzić chwiejnie (o dziecku)
toddler [ˈtɔdlə] dziecko uczące się chodzić
toe [tou] palec nogi
  great t. paluch
  hammer t. palec stopy młotkowaty
  stiff t. sztywny paluch
  webbed t.'s zrośnięte palce stopy
toilet ['tɔilit] toaleta, ustęp
  t. habits kontrolowanie zwieraczy
tolerance ['tɔlərəns] tolerancja
  cross t. tolerancja krzyżowa
  drug t. tolerancja leku
  immunological t. tolerancja immunologiczna
  species t. tolerancja gatunkowa
tolerate ['tɔləreit] tolerować
toluene ['tɔljuin] toluen, toluol
toluidine [tə'ljuidin] toluidyna
  t. blue błękit toluidyny
toluol ['tɔljuɔl] toluol, toluen
tomogram ['təmɔgræm] tomogram, zdjęcie warstwowe (*rtg*)
tomography [tə'mɔgrəfi] tomografia, radiografia warstwowa
  computer t., computerized t. tomografia komputerowa

positron emission t. tomografia pozytronowa emisyjna
single photon emission t. emisja pojedynczego fotonu
tomolevel [ˈtəmɔləvel] warstwa tomograficzna
tomomania [ˌtəmɔˈmeiniə] skłonność do wykonywania zbędnych operacji
tone [toun] 1) ton; 2) napięcie
　affective t. napięcie afektywne
　emotional t. napięcie emocjonalne
　feeling t. napięcie emocjonalne
　muscle t. napięcie mięśniowe
tongue [tʌŋ] język
　baked t. język spieczony
　beefy t. język o wyglądzie surowego mięsa
　black t. język czarny, powierzchowne hiperkeratotyczne zapalenie języka
　cleft t. język rozszczepiony
　coated t. język obłożony
　t. depressor szpatułka językowa
　dotted t. język nakrapiany (z białym nalotem na każdej brodawce)
　t. forceps kleszczyki językowe, językotrzymacz
　furred t. język obłożony
　furrowed t. język rowkowany, język bruzdowaty
　geographical t. język geograficzny, język mapiasty
　hairy t. język włochaty, język kosmaty, język z przerosłymi brodawkami
　scrotal t. język bruzdowaty, język mosznowy
　smoker's t. język palaczy, z leukoplakią
　t. swallowing zapadanie się języka
　tied t., t.-tie przyrośnięcie języka (krótkie wędzidełko)
tonic [ˈtɔnik] 1) toniczny (skurcz mięśnia); 2) wzmacniający, tonizujący fizycznie lub psychicznie; 3) lek tonizujący
　bitter t. goryczka wzmagająca apetyt, np. chinina, gencjana
tonicity [tɔˈnisiti] 1) napięcie mięśniowe, tonus; 2) ciśnienie osmotyczne, toniczność roztworu
tonography [ˈtɔnɔgræfi] ciągłe zapisywanie ciśnienia krwi
tonometer [tɔˈnɔmitə] przyrząd do pomiaru ciśnienia, tonometr
tonometry [tɔˈnɔmitri] tonometria, pomiar ciśnienia krwi lub ciśnienia wewnątrzocznego
tonsil [ˈtɔnsil] migdałek
　cerebellar t. migdałek móżdżku
　Eustachian t. migdałek trąbkowy
　faucial t. migdałek podniebienny
　t. guillotine tonsilotom

　laryngeal t. grudki chłonne krtani
　lingual t. migdałek językowy
　palatine t. migdałek podniebienny
　pharyngeal t. migdałek gardłowy
　third t. migdałek gardłowy
　tube t. migdałek trąbkowy
tonsillary [ˈtɔnsiləri] migdałkowy
tonsillectomy [ˌtɔnsiˈlektəmi] tonsylektomia, wycięcie migdałków
tonsillitis [ˌtɔnsiˈlaitis] zapalenie migdałków, *p.* **angina**
　follicular t. zapalenie migdałków mieszkowe
　lacunar t. zapalenie migdałków zatokowe
　ulcerative t. zapalenie migdałków wrzodziejące, angina Plauta i Vincenta
tonsillotomy [ˌtɔnsiˈlɔtəmi] odcięcie części migdałka, tonsylotomia
tonus [ˈtounəs] napięcie mięśniowe
tooth [tu:θ] *pl* **teeth** [ti:θ] ząb (*p. też* **teeth**)
　acrylic resin t. ząb akrylanowy
　bicuspid t. ząb dwuguzkowy, ząb przedtrzonowy
　t. bone zębina
　t. bud zawiązek zęba
　canine t. kieł
　carious t. ząb próchniczy
　cheek t. ząb trzonowy
　cuspid t. kieł
　dead t. ząb zdewitalizowany, ząb martwy
　devitalized t. ząb zdewitalizowany, ząb bezmiazgowy
　t. extraction ekstrakcja zęba
　t. extrusion wydłużanie się zęba, ekstruzja zęba
　impacted t. ząb wklinowany
　incisor t. siekacz
　molar t. ząb trzonowy
　multicuspid t. ząb trzonowy, ząb wieloguzkowy
　neck of a t. szyjka zęba
　pillar t. ząb filarowy
　pin t. ząb ćwiekowy
　porcelain t. ząb porcelanowy
　premolar t. ząb przedtrzonowy
　pulpless t. ząb bez miazgi, ząb zdewitalizowany
　supernumerary t. ząb nadliczbowy
　tricuspid t. ząb trójguzkowy
　tube t. ząb tutkowy (sztuczny)
　unerupted t. ząb nie wyrżnięty, ząb zatrzymany
　vital t. ząb żywy, ząb z miazgą
　wang t. ząb trzonowy
　wisdom t. ząb mądrości
tooth-ache [ˈtu:θeik] ból zęba
tooth-borne [ˈtu:θbɔ:n] oparty na zębie (o moście)

tooth-decay ['tuθ: dikei] próchnica zębów
toothed [tu:θt] ząbkowany, zębaty (o narzędziu)
toothing['tu:θiŋ] ząbkowanie
toothless ['tu:θlis] bezzębny
tooth-plugger ['tu:θ,plʌgə] upychadło (*stom.*)
tooth-root ['tu:θ'ru:t] korzeń zęba
tooth-socket ['tu:θ'sɔkit] zębodół
topagnosis [,tɔpəg'nousis] niemożność lokalizacji bodźca dotykowego
tophus ['toufəs] 1) guzek dnawy; 2) dnawy; 3) kamień ślinowy; 4) kamień nazębny
gouty t. guzek dnawy
topical ['tɔpikəl] miejscowy, lokalny
topographic [tɔpə'græfik] topograficzny
torpidity [tɔ:'piditi] nieczynność, bierność, stupor
torpor ['tɔ:pə] = **torpidity**
torsion ['tɔ:ʃən] skręcenie, skręt
torso ['tɔ:sou] tors, tułów
torticollis [,tɔ:ti'kɔlis] kręcz szyi
congenital t. kręcz szyi wrodzony
dermatogenic t. kręcz szyi wywołany uszkodzeniem skóry (blizna)
fixed t. kręcz szyi utrwalony (w odróżnieniu od kurczowego)
intermittent t. kręcz szyi kurczowy
mental t. kręcz szyi psychogenny
rheumatic t. kręcz szyi wywołany bólem
spasmodic t. kręcz szyi kurczowy
spastic t. kręcz szyi kurczowy
spurious t. kręcz szyi wywołany chorobą kręgów
symptomatic t. kręcz szyi objawowy
tortuosity [,tɔ:tju'ɔsiti] krętość, kręty przebieg
tortuous ['tɔ:tjuəs] kręty
torulosis [,tɔ:ru'lousis] kryptokokoza
torus ['tɔ:rəs] wał (*anat.*)
t. frontalis wał czołowy
t. palatinus wał podniebienny
totipotency [,tɔti'pɔtensi] zdolność wielokierunkowego różnicowania się komórki
totter ['tɔtə] iść chwiejnie (o starcach)
touch [tʌtʃ] dotyk, dotknięcie
tourniquet ['tuənikei] krępulec, opaska uciskowa
towel ['tauəl] ręcznik, serweta operacyjna
towelette [,tauə'let] serwetka chirurgiczna
tower skull ['tauə ,skʌl] wieżogłowie, czaszka wieżowa
tox(a)emia [tɔk'si:miə] toksemia, zatrucie z obecnością toksyn we krwi
alimentary t. zatrucie pokarmowe
eclamptic t. zatrucie ciążowe z rzucawką
t. of pregnancy toksemia ciążowa
tox(a)emic [tɔ'ksimik] toksemiczny
toxic ['tɔksik] toksyczny

toxicide ['tɔksisaid] antytoksyna, *antidotum*
toxicity [tɔk'sisiti] toksyczność
acute t. toksyczność ostra (*farmakol.*)
cumulative t. toksyczność skumulowana (*farmakol.*)
long-term t. toksyczność przewlekła (*farmakol.*)
short-term t. toksyczność ostra (*farmakol.*)
subacute t. toksyczność podostra (*farmakol.*)
toxicodermatitis [,tɔksikɔ,də:mə'taitis] toksyczne zapalenie skóry
toxicologist [,tɔksi'kɔledʒist] toksykolog
toxicology [,tɔksi'kɔlədʒi] toksykologia
toxicomania [,tɔksikɔ'meiniə] pociąg do trucizn i narkotyków
toxicopathy [,tɔksi'kɔpæθi] choroba wywołana zatruciem, toksykopatia
toxicopexis [,tɔksikɔ'peksis] neutralizacja toksyn
toxicosis [,tɔksi'kousis] toksykoza, zatrucie
endogenous t. autointoksykacja, toksykoza endogenna
exogenous t. toksykoza zewnątrzpochodna
retention t. toksykoza wywołana zatrzymywaniem w ustroju produktów przemiany materii
toxin ['tɔksin] toksyna, jad, trucizna organiczna
bacterial t. toksyna bakteryjna
botulinus t. toksyna laseczki jadu kiełbasianego, jad kiełbasiany
extracellular t. toksyna pozakomórkowa, egzotoksyna
fatigue t. toksyna zmęczenia (powstająca w zmęczonych mięśniach)
intracellular t. endotoksyna, toksyna wewnątrzkomórkowa
toxin(a)emia [,tɔksi'ni:miə] toksemia
Toxocara [,tɔksə'kʌrə] rodzaj glist (*parazyt.*)
T. canis glista psia
toxocariasis [,tɔksɔkɛər'aiəsis] toksokaroza
toxoid ['tɔksɔid] toksoid, anatoksyna
toxolysin [tɔ'ksɔlisin] antytoksyna
toxonosis [,tɔksɔ'nousis] toksykoza
Toxoplasma gondii [,tɔksə'plæzmə gɔndi] toksoplazma
toxoplasmosis [,tɔksəplæz'mousis] toksoplazmoza
acquired t. in adults toksoplazmoza nabyta dorosłych
congenital t. toksoplazmoza wrodzona
trabecula [trə'bekjulə] beleczka (*anat.*)
trabeculae carneae beleczki mięśniowe serca
trabecular [trə'bekjulə] beleczkowaty

trabeculate [trə'bekjuleit] beleczkowany, beleczkowaty
trabeculation [trə‚bekju'leiʃən] beleczkowatość, beleczkowanie
trace [treis] 1) ślad; 2) śledzić; 3) śladowy
t. element pierwiastek śladowy
tracer ['treisə] 1) znacznik; 2) przyrząd do wypreparowywania nerwów i naczyń; 3) rysownica ruchów żucia
trachea [trə'kiə] tchawica
tracheal [trə'kiəl] tchawiczy
tracheitis [‚trəki'aitis] zapalenie tchawicy
trachel- ['trəkil-] w złożeniach oznacza szyję lub szyjkę macicy
trachelectomy [‚trəki'lektəmi] amputacja szyjki macicy
trachelopexia [‚trəkilɔ'peksiə], trachelopexy ['trəkilɔ‚peksi] umocowanie szyjki macicy
tracheloplasty ['trəkilə‚plæsti] plastyka szyjki macicy
trachelorrhaphy [‚trəki'lɔrəfi] zeszycie szyjki macicy
trachelos ['trəkiləs] szyja
trachelotomy [‚trəki'lətəmi] nacięcie szyjki macicy
tracheo- [trəkiə-] w złożeniach oznacza tchawicę
tracheobronchitis [‚trækiəbrɔŋ'kaitis] zapalenie tchawicy i oskrzeli
tracheobronchoscopy [‚trækiəbrɔŋ'kɔskəpi] wziernikowanie tchawicy i oskrzeli
tracheoectasia [‚trækiɔek'teiziə] rozszerzenie tchawicy
tracheolaryngotomy [‚trækiə‚læriŋ'gɔtəmi] nacięcie tchawicy i krtani
tracheomalacia [‚trækiəmæ'leiʃiə] rozmięknienie chrząstek tchawicy
tracheopathia osteoplastica [‚trækiə'pæθiə ‚ɔstiɔ'plæstikə] tracheopatia osteoplastica, wytwarzanie się wyrośli kostnych i chrzęstnych w tchawicy
tracheoplasty ['trækiə‚plæsti] plastyka tchawicy
tracheorrhaphy [‚træki'ɔrəfi] zeszycie tchawicy
tracheoscopy [‚træki'ɔskəpi] wziernikowanie tchawicy, tracheoskopia
tracheostenosis [‚trækiɔste'nousis] zwężenie tchawicy
tracheostoma [‚træki'ɔstoumə] otwór tracheostomijny
tracheostomy [‚træki'ɔstəmi] tracheostomia, tracheotomia
t. tube rurka tracheostomijna
tracheotomize [‚træki'ɔtəmaiz] wykonywać tracheotomię
tracheotomy [‚træki'ɔtəmi] tracheotomia

inferior t. tracheotomia dolna
superior t. tracheotomia górna
trachoma [trə'koumə] jaglica
brawny t. jaglica z rozległą ziarniną
follicular t. jaglica z jagłami (ziarniną)
granular t. jaglica z jagłami (ziarniną)
trachomatous [trə'kɔmətəs] jagliczy
tracing ['treisiŋ] 1) kreślenie (stom.); 2) śledzenie
track [træk] bieżnia
running t. bieżnia ruchoma
tract [trækt], tractus ['træktəs] droga, przewód, szlak (nerwowy)
alimentary t. przewód pokarmowy
anterior cerebrospinal t. droga piramidowa przednia, droga korowo-rdzeniowa przednia
anterior pyramidal t. droga piramidowa przednia
ascending t. droga wstępująca
association t.'s drogi kojarzeniowe (nerwowe)
auditory t. wstęga boczna
cerebellorubral t. droga móżdżkowo-czerwienna
cerebellothalamic t. droga móżdżkowo-wzgórzowa
cerebrospinal t. droga piramidowa
comma t. pęczek międzypęczkowy, pęczek półksiężycowaty Schultzego
corticospinal t. (anterior, lateral) droga piramidowa (przednia, boczna), droga korowo-rdzeniowa
crossed pyramidal t. droga piramidowa boczna
dentatothalamic t. droga móżdżkowo-wzgórzowa
descending t. droga zstępująca
digestive t. przewód pokarmowy
direct pyramidal t. droga piramidowa przednia
dorsolateral t. droga grzbietowo-boczna
frontopontine t. droga czołowo-mostkowa
genital t. drogi płciowe
habenular t. pęczek tyłozgięty
habenulopeduncular t. pęczek tyłozgięty
internodal t. układ przewodzący serca
lateral cerebrospinal t. droga piramidowa boczna
lateral pyramidal t. droga piramidowa boczna
mesencephalic t. of the trigeminal nerve pasmo śródmózgowe nerwu trójdzielnego
motor t. droga ruchowa
nerve t. droga nerwowa
olfactory t. pasmo węchowe

olivocerebellar t. droga oliwkowo-móżdż-
kowa
olivospinal t. pęczek oliwkowo-rdzeniowy
optic t. pasmo wzrokowe
pyramidal t. (anterior, lateral) droga piramidowa (przednia, boczna)
respiratory t. drogi oddechowe
reticulospinal t. droga siatkowo-rdzeniowa
rubrospinal t. droga czerwienno-rdzenio-
wa
sensory t. droga czuciowa
septomarginal t. pęczek przegrodowo-
-brzeżny
solitary t. pasmo samotne
spinal t. droga rdzeniowa
spinal t. of the trigeminal nerve pasmo
rdzeniowe nerwu trójdzielnego
spinocerebellar t. (anterior, posterior) droga rdzeniowo-móżdżkowa (przednia,
tylna)
spino-olivary t. pęczek rdzeniowo-oliwko-
wy
spinotectal t. droga rdzeniowo-pokrywo-
wa, droga rdzeniowo-czworacza
spinothalamic t. (anterior, lateral) droga
rdzeniowo-wzgórzowa (przednia, boczna)
tectobulbar t. droga pokrywkowo-opusz-
kowa
tectospinal t. droga pokrywkowo-rdzenio-
wa
tegmental t., central droga środkowa nakrywki
temporofrontal t. droga skroniowo-czoło-
wa (kojarzeniowa)
temporopontine t. droga skroniowo-mos-
towa
thalamocortical t. konar wzgórza
thalamo-olivary t. droga środkowa nakrywki
urinary t. drogi moczowe
vestibulospinal t. droga przedsionkowo-
-rdzeniowa
traction ['trækʃən] wyciąg (chirurgiczny),
pociąganie, trakcja
axis t. trakcja w linii osiowej (kleszczami
położniczymi)
external t. trakcja zewnętrzna (w złamaniach szczęki)
intermaxillary t. wyciąg międzyszczękowy
internal t. wyciąg wewnętrzny, wyciąg wewnątrzustny
skeletal t. wyciąg kostny
tractor ['træktə] przyrząd do stosowania
wyciągu
tractotomy [træk'tɔtəmi] traktotomia, przecięcie szlaku nerwowego

anterolateral t. chordotomia, przecięcie
szlaku rdzeniowo-wzgórzowego
descending root t. trigeminotomia
intramedullary t. przecięcie zstępującego
korzenia nerwu trójdzielnego na bocznej powierzchni opuszki
pyramidal t. przecięcie drogi piramidowej
spinal t. chordotomia
spinothalamic t. przecięcie szlaku rdzeniowo-wzgórzowego (w rdzeniu, opuszce
lub śródmózgowiu)
trigeminal t. trigeminotomia, operacja
Sjöqvista
tragus ['trægəs] skrawek ucha
train [trein] 1) ciąg (sekwencja potencjałów)
w badaniach elektrofizjologicznych; 2)
szkolić, trenować; 3) uzjadliwiać szczep
bakterii
training ['treiniŋ] szkolenie, trenowanie
postgraduate t. szkolenie podyplomowe
trait [treit] cecha, rys charakterystyczny
dominant t. cecha dominująca
recessive t. cecha recesywna
tralphium ['trælfiəm] izotop helu, He-3
trance [tra:ns] trans (hipnotyczny itp.)
death t. śmierć pozorna
induced t. trans wywołany (hipnotyczny)
somnambulistic t. trans lunatyczny, trans
somnambuliczny
tranquil ['træŋkwil] spokojny, uspokojony
tranquillize ['træŋkwilaiz] uspokajać
tranquillizer ['træŋkwilaizə] lek trankwilizujący, lek uspokajający
transacetylase [ˌtrænsæsi'tileis] acetylotransferaza
transacetylation [ˌtrænsˌæsiti'leiθən] transacetylacja
transacylase [ˌtræns'æsileis] transacylaza,
acylotransferaza
transaldolase [ˌtræns'ældɔleis] transaldolaza
transaldolation [ˌtrænsældɔ'leiʃən] transal-
dolacja
transamidinase [ˌtræns'æmidineis] amidyno-
transferaza, transamidynaza
transamidination [ˌtrænsæmidi'neiʃən]
transamidynacja
transaminase [ˌtræns'æmineis] aminotransferaza, transaminaza
glutamic oxaloacetic t. aminotransferaza
asparaginianowa, transaminaza gluta-
minianowo-szczawiooctowa, AspAT,
EC 2.6.1.1
glutamic pyruvic t. aminotransferaza alaninowa, transaminaza glutaminiano-pirogronowa, AlAT, EC 2.6.1.2
transamination [ˌtrænsˌæmi'neiʃən] transaminacja

transanimation [ˌtrænsˌæni'meiʃən] reanimacja noworodka

transcapsidation [ˌtrænsˌkæpsi'deiʃən] transkapsydacja (*wirol.*)

transcarboxylase [trænsˌka:bɔksi'leis] karboksytransferaza

transcortin [træns'kɔ:tin] transkortyna, globulina wiążąca kortykosteroidy

transcriptase [ˌtræns'kripteiz] transkryptaza
reverse t. transkryptaza odwrotna

transcription [ˌtræns'kripʃən] transkrypcja
complement t. transkrypcja dopełniacza

transcutaneous [ˌtrænskju'teiniəs] przezskórny

transdermic [træns'də:mik] przezskórny

transducer [træns'dju:sə] przetwornik

transduction [træns'dʌkʃn] 1) przetwarzanie (energii); 2) transdukcja (bakterii)

transection [ˌtræn'sekʃən] przecięcie, przekrój

transesterification [ˌtrænsˌestərifi'keiʃən] transestryfikacja

transfection [træns'fekʃən] transfekcja (*wirol.*)

transfer [træns'fə:] 1) transfer, przenoszenie; 2) przenosić
t.-RNA RNA transferowy

transferase [træns'fereis] transferaza

transference ['trænsfərəns] przekazanie, przeniesienie

transferrin [træns'ferin] transferryna, białkowy nośnik żelaza

transfix [træns'fiks] przekłuć, przebić

transfixion [træns'fikʃən] przebicie, przekłucie

transforation [ˌtrænsfɔ'reiʃən] przebicie, perforacja

transform [træns'fɔ:m] przekształcać, przemieniać (się)

transformation [ˌtrænsfɔ:'meiʃən] transformacja, przemiana
lymphoblastic t. przemiana blastyczna limfocytów
malignant t. zezłośliwienie, zwyrodnienie nowotworowe

transfuse [træns'fju:z] przetaczać, przelewać

transfusion [træns'fju:ʒən] przetoczenie, transfuzja
arterial t. wlew dotętniczy
blood t. przetoczenie krwi
direct t. przetoczenie bezpośrednie (od dawcy do biorcy)
drip t. przetaczanie kroplowe
exchange t. przetoczenie wymienne, transfuzja wymienna
exsanguination t. przetoczenie wymienne
fetomaternal t. przenikanie krwi płodu do ustroju matki

immediate t. = direct t.

incompatible blood t. przetoczenie niezgodnej grupowo krwi

indirect t. przetaczanie pośrednie

intra-arterial t. przetaczanie dotętnicze

mediate t. przetaczanie pośrednie

mismatched t. przetoczenie niezgodnej grupowo krwi

overtransfusion przetoczenie nadmiernej ilości krwi

peritoneal t. wlew dootrzewnowy

reciprocal t. podawanie wlewu surowicy rekonwalescenta choremu

replacement t. przetoczenie uzupełniające ubytek krwi albo przetoczenie wymienne

subcutaneous t. wlew podskórny

substitution t. przetoczenie wymienne

total t. przetoczenie wymienne

venous t. przetoczenie dożylne

transglucosylase [ˌtrænsglu'kɔsileis] glukozylaza, transglukozylaza

transhydrogenase [ˌtræns'haidrɔdʒineis] transhydrogenaza

transient ['trænziənt] przejściowy, tymczasowy

transillumination [ˌtrænsiˌljumi'neiʃən] diafanoskopia

transit ['trænsit] przejście, przebieg
t. time czas przebiegu, czas obiegu (krwi itp.)

transition [træn'siʒən] przejście, zmiana
cervicothoracic t. połączenie między kręgami szyjnymi i piersiowymi

transitional [træn'siʒnl] przejściowy, przemijający, przechodni

transitory ['trænsitəri] przejściowy, przelotny

transketolase [træns'ketoleis] transketolaza, glikoaldehydotransferaza

translation [træns'leiʃən] translacja, przeniesienie znaków kodu genetycznego mRNA

translocation [ˌtrænslou'keiʃən] przemieszczenie, translokacja (chromosomów)
balanced t. translokacja zrównoważona (*gen.*)
reciprocal t. translokacja wzajemna
unbalanced t. translokacja niezrównoważona

translucency [trænz'lu:snsi] przejrzystość, przezroczystość, półprzezroczystość (*rtg*)

translucent [trænz'lu:snt] przejrzysty, przezroczysty, półprzezroczysty (*rtg*)

transmembrane [træns'membrein] przezbłonowy

transmethylase [træns'meθileis] transmetylaza, metylotransferaza

transmethylation [ˌtrænsmeθiˈleiʃən] transmetylacja

transmigration [ˌtrænzmaiˈgreiʃən] przechodzenie (z jednego miejsca na inne lub przez bariery)

ovular t. przejście jajeczka do przeciwległego jajowodu

transmission [trænzˈmiʃən] przekazywanie, przenoszenie

transmit [trænzˈmit] przekazać, przenieść

transmitter [ˈtrænzˈmitə] osobnik lub czynnik przenoszący

transmural [trænzˈmjuːrəl] przezścienny

transmutation [ˌtrænzmjuːˈteiθən] przemiana, transmutacja

transocular [trænsˈɔkjulə] przezgałkowy, przezoczny

transorbital [trænsˈɔːbitəl] przezoczodołowy

transparence [trænsˈpɛərəns] przejrzystość, przezroczystość (rtg)

transparent [trænsˈpɛərənt] przejrzysty, przezroczysty (rtg)

transparietal [ˌtrænspəˈraiitl] przezścienny

transpeptidase [trænsˈpeptideis] transpeptydaza

transperitoneal [ˌtrænsˌperitɔˈniəl] przezotrzewnowy

transphosphatase [ˌtrænsˈfɔsfəteis] fosfotransferaza

transphosphorylation [ˌtrænsfɔsfɔriˈleiʃən] transfosforylacja

transpirable [trænsˈpaiərəbl] możliwy do wypocenia, wypacalny

transpiration [ˌtrænspiˈreiʃən] pocenie się, utrata płynu w postaci pary przez błonę

pulmonary t. utrata wody z ustroju przez płuca

transpire [trænsˈpaiə] pocić się

transplacental [ˌtrænspləˈsentəl] przezłożyskowy

transplant [trænsˈplaːnt] 1) przeszczepiać, transplantować; 2) przeszczep, transplant

t. bed łoże przeszczepu

microvascular t. przeszczep z zachowanymi drobnymi naczyniami

transplantar [ˈtrænzˈplaːntə] przezpodeszwowy

transplantation [ˌtrænsplaːnˈteiʃən] przeszczepienie, transplantacja

renal t. przeszczepienie nerki

tendon t. przeszczepienie ścięgna

transport [ˈtrænspɔːt] transport, przeniesienie

active t. transport aktywny (przez błonę komórkową)

transpose [trænsˈpouz] przestawić, przenieść w inne miejsce

transposition [ˌtrænspəˈziʃən] przełożenie, przestawienie, transpozycja

t. of arterial stems transpozycja wielkich pni tętniczych

t. of the great vessels transpozycja wielkich pni tętniczych

t. of pulmonary veins transpozycja żył płucnych

transseptal [trænsˈseptəl] przezprzegrodowy

transsexualism [trænsˈseksjuəlism] transseksualizm, zmiana zewnętrznych cech płciowych metodami chirurgicznymi

transthoracotomy [ˌtrænsθɔræˈkɔtəmi] transtorakotomia, operacja przecięcia klatki piersiowej

transubstantiation [ˈtrænsəbˌstænʃiˈeiʃən] zastępowanie jednej tkanki drugą w operacjach naprawczych

transudate [ˈtrænsjudeit] 1) przesięk; 2) przesiąkać

transudation [ˌtrænsjuˈdeiʃən] przesiąkanie (przez surowicówkę)

transude [trænˈsjuːd] przesiąkać

transverse [ˈtrænzvəːs] 1) poprzeczny; 2) poprzecznie

transversectomy [ˌtrænzvəːˈsektəmi] wycięcie wyrostka poprzecznego kręgu

transversion [trænsˈvəːʃən] przemieszczenie zęba

transvestite [trænsˈvestait] transwestyta

transvestitism [trænsˈveztitism], **transvestism** [trænsˈvestizm] transwestytyzm, przebieranie się w strój płci przeciwnej

trapezium [trəˈpiːzjəm] 1) trapez; 2) ciało czworoboczne

trapezoid [trəˈpiːzɔid] 1) trapezoid; 2) trapezoidalny; 3) kość czworoboczna

trauma [ˈtrɔːmə] uraz

birth t. uraz porodowy

blunt abdominal t. tępy uraz brzucha

mechanical t. uraz mechaniczny

occlusal t. uraz zgryzowy

penetrating t. uraz przenikający

psychic t. uraz psychiczny

thermal t. uraz termiczny

traumatic [trɔːˈmætik] urazowy

traumatism [ˈtrɔːmætizm] urazowość

traumatize [ˈtrɔːmətaiz] powodować uraz

traumatology [ˌtrɔːməˈtɔlədʒi] traumatologia

tray [trei] taca, tacka, miseczka

impression t. łyżka wyciskowa (stom.)

treat [triːt] leczyć, traktować

treated [ˈtriːtid] leczony, traktowany, potraktowany

treatment [ˈtriːtmənt] leczenie, traktowanie (p. też **therapy**)

active t. leczenie czynne, leczenie energiczne

after-care outpatient t. leczenie poszpitalne
bomb t. leczenie bombą kobaltową
causal t. leczenie przyczynowe
chronic t. leczenie przewlekłe
combination t. leczenie skojarzone
combined t. leczenie skojarzone
completion of t. ukończenie leczenia
compulsory t. leczenie przymusowe
conservative t. leczenie zachowawcze
continuous t. leczenie stałe
t. course cykl leczenia, kuracja
curative t. leczenie prowadzące do wyleczenia
dialysis t. leczenie dializami
dietetic t. leczenie dietą
t. discontinuation przerwanie leczenia
drug t. leczenie farmakologiczne
elective t. leczenie celowane
electroshock t. leczenie wstrząsami elektrycznymi
emergency t. leczenie doraźne w nagłym przypadku
empirical t. leczenie empiryczne (oparte na doświadczeniu)
expectant t. leczenie wyczekujące
fever t. leczenie gorączką
heroic t. leczenie agresywne (mogące zaszkodzić)
hygienic t. leczenie metodami higienicznymi
hypoglyc(a)emic shock t. leczenie wstrząsami insulinowymi
insulin shock t. leczenie wstrząsami insulinowymi
institution of t. wdrożenie leczenia
intermittent t. leczenie przerywane
isoserum t. leczenie surowicą rekonwalescenta
light t. światłolecznictwo
long-term t. leczenie przewlekłe
maintenance t. leczenie podtrzymujące, leczenie dawkami podtrzymującymi
maintenance dialysis t. leczenie podtrzymujące dializami
malarial t. leczenie wszczepieniem zimnicy
medicinal t. farmakoterapia
t. on an inpatient basis leczenie szpitalne
t. on an outpatient basis leczenie ambulatoryjne
organ t. organoterapia, leczenie wyciągami narządów
palliative t. leczenie paliatywne, leczenie objawowe
pharmacological t. farmakoterapia, leczenie farmakologiczne
preventive t. leczenie zapobiegawcze
prophylactic t. leczenie zapobiegawcze

prolonged sleep t. leczenie snem przedłużonym
radical t. leczenie radykalne
rational t. leczenie przyczynowe
rest t. leczenie odpoczynkiem
root canal t. leczenie kanału zęba
sand t. leczenie kąpielami piaskowymi
shock t. leczenie wstrząsami
solar t. leczenie kąpielami słonecznymi
spa t. leczenie uzdrowiskowe
specific t. leczenie swoiste
supporting t. leczenie podtrzymujące (podtrzymujące siły chorego)
surgical t. leczenie chirurgiczne
symptomatic t. leczenie objawowe
termination of t. zakończenie leczenia
terrain t. leczenie pobytem w określonej miejscowości
tonic t. leczenie wzmacniające
underwater t. leczenie ćwiczeniami w wodzie
whey t. kuracja serwatkowa
withdrawal of t. przerwanie leczenia
tree [tri:] drzewo
 bronchial t. drzewo oskrzelowe
 family t. drzewo genealogiczne
 genealogical t. drzewo genealogiczne
trehalose [tri′hælous] trehaloza
Trematoda [′trematoudə] płazińce (*parazyt.*)
trematode [′trematoud] przywra
trematodiasis [ˌtreməto′daiəsis] przywrzyca, zakażenie przywrą
tremble [′trembl] trząść się, drżeć
tremogram [′tri:məgræm] zapis drżenia
tremograph [′tri:məgra:f] instrument do zapisu drżenia
tremor [′tremə] drżenie
 alternating t. drżenie w chorobie Parkinsona, polegające na wykonywaniu naprzemiennych ruchów
 arsenical t. drżenie w zatruciu arszenikiem
 benign t. drżenie samoistne, drżenie rodzinne
 coarse t. drżenie grubofaliste
 continuous t. drżenie stałe (przy ruchach i w spoczynku)
 essential t. drżenie samoistne
 familial t. drżenie rodzinne
 fibrillary t. drżenie włókienkowe
 fine t. drżenie drobnofaliste
 flapping t. drżenie rąk trzepoczące (w chorobie Wilsona i chorobach wątroby)
 forced t. drżenie przy ruchach dowolnych
 hereditary t. drżenie dziedziczne, drżenie samoistne
 heredofamilial t. drżenie dziedziczno-rodzinne, drżenie samoistne

intention t. drżenie zamiarowe
kinetic t. drżenie przy ruchach dowolnych
mercurial t. drżenie przy zatruciu rtęcią
metallic t. drżenie przy zatruciach metalami
motor t. = **kinetic t.**
passive t. drżenie spoczynkowe
perioral t. drżenie warg i mięśni bródki
persistent t. = **continuous t.**
physiologic t. drżenie fizjologiczne
postural t. drżenie posturalne, drżenie statyczne (przy próbach utrzymania określonej pozycji kończyny)
progressive cerebellar t. zespół Hunta
resting t. drżenie spoczynkowe
saturnine t. drżenie ołowicze
senile t. drżenie starcze
volitional t. 1) drżenie zamiarowe 2) drżenie możliwe do opanowania wysiłkiem woli
wing-beating t. drżenie trzepoczące rąk
tremorgram ['tremɔ:græm] = **tremogram**
tremulous ['tremjuləs] drżący
trench [trentʃ] okop
t. fever gorączka okopowa, gorączka wołyńska
t. foot stopa okopowa, odmroziny stóp
t. mouth wrzodziejące zapalenie jamy ustnej
trend [trend] tendencja, skłonność, dążność
secular t. trend sekularny, zmiany w fenotypie na przestrzeni pokoleń
trepan [tri'pæn] 1) trepan; 2) trepanować
trepanation [ˌtripæ'neiʃən] trepanacja
trepanopuncture [ˌtrepənɔ'pʌŋktʃə] trepanopunkcja
trephination [ˌtrefi'neiʃən] trepanacja
trephine [tri'fai:n] trepanować
trephining [tri'fai:niŋ] trepanowanie
trepidant ['trepidənt] drżący
trepidation [ˌtrepi'deiʃən] 1) drżenie; 2) lęk, obawa
treponema ['treponi:mə] krętek
T. pallidum krętek blady
T. refringens krętek Noguchiego
T. vincenti krętek Vincenta
treponematosis [ˌtrepɔˌneme'tousis] krętkowica
treponemiasis [ˌtrepəne'maiəsis] krętkowica
treponemicidal [ˌtrepɔˌni:mi'saidəl] krętkobójczy
triacetate [trai'æsitit] trójoctan
triad ['traiəd] triada, trójca (objawów itp.)
triage ['triaʒ] selekcja rannych do transportu wg ciężkości stanu ich zdrowia
trial ['traiəl] próba, badanie próbne
blind t. próba ślepa (w której chory nie wie, jaki lek dostaje)

t. case kaseta z soczewkami do dobierania okularów
clinical t. próba kliniczna (leku)
controlled t. próba kontrolowana (z grupą kontrolną)
double blind t. próba podwójnie ślepa (chory i lekarz nie wiedzą, jaki lek jest zażywany)
t. frame oprawa próbna do dobierania szkieł
t. lenses soczewki próbne (do dobierania szkieł)
open label clinical t. próba kliniczna otwarta (podawanie leku znanego lekarzowi i choremu)
randomized t. próba losowa (z losowym doborem chorych)
triangle ['traiæŋgl] trójkąt
subclavian t. trójkąt podobojczykowy
triangular [trai'æŋgjulə] trójkątny
tribade ['tribæd] trybada (lesbijka uprawiająca trybadyzm)
tribadism ['tribædizm], **tribady** ['tribædi] trybadyzm (stosunek lesbijski z wzajemnym pocieraniem przyłożonych genitalii)
tribasic [trai'beisik] trójzasadowy
tribe [traib] podrodzina (w klasyfikacji biologicznej)
tributary ['tribjutəri] 1) dopływ (żylny itp.); 2) dopływowy
lymphatic t. dopływ limfatyczny (naczynie limfatyczne)
venous t. dopływ żylny, żyła dopływowa
trichalgia [trik'ældʒiə] ból przy dotknięciu włosów
trichatrophia [ˌtraikə'trɔfiə] zanik cebulek włosowych
Trichina [tri'kainə] = **Trichinella**
trichina [tri'kainə] włosień kręty, *Trichinella spiralis* (*parazyt.*)
Trichinella [ˌtrikai'nelə] włosień kręty
T. spiralis włosień kręty, *Trichinella spiralis* (*parazyt.*)
trichinelliasis [ˌtrikinel'aiəsis] włośnica, trychinoza
trichinellosis [ˌtrikinel'ousis] włośnica, trychinoza
trichiniasis [ˌtrikin'aiesis] włośnica, trychinoza
trichinoscopy [tri'kainɔskoupi] trychinoskopia, poszukiwanie włośni
trichinosis [ˌtriki'nousis] włośnica, trychinoza
trichinous ['trikinəs] zakażony włośniami
trichloride [trai'klɔraid, trai'klourid] trójchlorek
trichloroethylene [ˌtraiklɔrɔ'eθəli:n] trójchloroetylen, chlorek etylu

tricho- [traikɔ-, trikɔ-] oznacza włos (wymowa [trikɔ] jest używana w Anglii)

trichobezoar [ˌtrikɔ'bə:zɔa:] kamień włosowy w żołądku, bezoar włosowy

Trichocephalus [ˌtrikɔ'sefələs] = **Trichuris**

trichoclasia [ˌtrikɔ'kleisiə], **trichoclasis** [tri'kɔkleisis] łamliwość włosów

trichoepithelioma [ˌtrikɔepiθi:li'oumə] nabłoniak gruczolakowaty torbielowy, guz Brooke'a

trichofolliculoma [ˌtrikɔfɔlikjul'oumə] znamię mieszkowe

trichoglossia [ˌtrikɔ'glɔsiə] język czarny, język kosmaty, język włochaty

trichology [tri'kɔlədʒi] nauka o włosach

trichoma [tri'koumə] 1) podwinięcie rzęs; 2) kołtun

trichomonacidal [ˌtrikɔˌmɔnə'saidəl] rzęsistkobójczy

Trichomonas [tri'kɔmɔnəs] rzęsistek

T. **tenax** rzęsistek policzkowy

T. **vaginalis** rzęsistek pochwowy

trichomoniasis [ˌtrikɔmɔ'naiəsis] rzęsistkowica

vaginal t. rzęsistkowica pochwy

trichomycosis [ˌtrikɔmai'kousis] grzybica włosów pach

t. **axillaris** grzybica włosów pach wywołana przez *Corynebacterium tenuis*

trichophytobezoar [ˌtrikɔfaitɔ'bəzɔa:] guz włosowo-roślinny w żołądku

Trichophyton [tri'kɔfitɔn] grzyby strzygące

T. **rubrum** grzyb czerwony

T. **schoenleini** grzyb woszczynowy

T. **tonsurans** grzyb strzygący, grzyb kraterowaty

T. **verrucosum** grzyb brodawkowy

T. **violaceum** grzyb fiołkowy

trichophytosis [ˌtrikɔfai'tousis] grzybica strzygąca

trichorrhexis [ˌtri'kɔreksis] łamliwość włosów

Trichosporon [tri'kɔspɔrən] rodzaj grzybów

trichosporosis [ˌtrikɔspɔ'rousis] zakażenie grzybami *Trichosporon*

trichromatism [trai'kroumætism] rozróżnianie trzech głównych barw

trichromatopsia [ˌtraikroumə'tɔpsiə] rozróżnianie trzech głównych barw

trichuriasis [ˌtrikjuə'raiæsis] zakażenie włosogłówką, włosogłówczyca

Trichuris [trik'juris] włosogłówka

T. **trichiura** włosogłówka ludzka (*parazyt.*)

tricrotic [trai'krɔtik] trójbitny (tętno)

tricrotism [trai'krɔtism] trójbitność (tętna)

tricuspid [trai'kʌspid] trójdzielny, trójpłatkowy, trójguzkowy (ząb)

triethylene [trai'eθilin] trójetylen

trifascicular [ˌtraifə'sikjulə] trójpęczkowy

trifurcation [ˌtraifʌ:'keiʃən] podział na trzy części

trigeminal [trai'dʒeminəl] trójdzielny (nerw)

trigeminus [trai'dʒeminəs] 1) trójdzielny (nerw); 2) trójbitny (tętno)

trigeminy [trai'dʒemini] tętno trójbitne

trigger [ˈtrigə] 1) wyzwalacz, spust; 2) wyzwolić (reakcję, odruch)

t. **factor** czynnik wyzwalający (reakcję, odruch)

t. **point** punkt, z którego wyzwala się reakcję lub odruch

t. **zone** strefa wyzwalająca

triglyceride [trai'glisəraid] trigliceryd, trójgliceryd

(**long, medium, short) chain t.** trigliceryd długo-, średnio-, krótkołańcuchowy

trigonal [trai'gɔnəl] trójkątny

trigone [ˈtraigɔn] trójkąt

t. **of the auditory nerve** trójkąt nerwu słuchowego

t. **of the bladder** trójkąt pęcherza

collateral t. trójkąt poboczny

t. **of fillet** trójkąt wstęgi przyśrodkowej

t. **of the habenula** trójkąt uzdeczki

t. **of the hypoglossal nerve** trójkąt nerwu podjęzykowego

inguinal t. trójkąt pachwinowy

olfactory t. trójkąt węchowy

t. **of the vagus nerve** trójkąt nerwu błędnego

t. **of the ventricle** trójkąt poboczny

trigonitis [ˌtraigɔ'naitis] zapalenie trójkąta pęcherza

trigonocephalic [ˌtraigɔnɔ'sefelik] trójkątnogłowy

trigonocephalus [ˌtraigɔnɔ'sefələs] osobnik z trójkątną głową

trigonocephaly [ˌtraigɔnɔ'sefəli] trójkątnogłowie

trigonum [trai'gounəm] trójkąt

trihybrid [trai'haibrid] trójhybryda, mieszaniec wykazujący trzy cechy odziedziczone różniące go od rodziców

trihydrate [trai'haidreit] trójwodzian

trihydric [trai'haidrik] trójwodorowy, mający trzy wymienne wodory

trihydroxide [ˌtraihaid'rɔksaid] trójwodorotlenek

triiodide [trai'aiədaid, trai'aiədid] trijodek

triiodothyronine [ˌtraiˌaiɔdə'θairɔnin] trijodotyronina

reverse t. rewers trijodotyronina

trilabe [ˈtraileib] szczypce trójzębne do usuwania kamieni z pęcherza

trilaminar [trai'læminə] trójwarstwowy, trójblaszkowy
trilobate [trai'loubeit] trójpłatkowy
trilobed [trai'loubd] trójpłatowy
trilocular [trai'lɔkju:lə] trójkomorowy
trimester [trai'mestə] trymestr, okres trzymiesięczny
trimorphism [trai'mɔ:fism] trójpostaciowość
trinitroglycerin [ˌtrainaitrɔ'gliserin] nitrogliceryna
triorchidism [trai'ɔ:kidism], **triorchism** [trai'ɔ:kism] posiadanie trzech jąder
trioxide [trai'ɔksaid] trójtlenek
tripara ['tripærə] trójródka
triphasic [trai'feizik] trójfazowy
triple ['tripl] potrójny
  t. flexion reflex odruch potrójnego zgięcia kończyny dolnej
triplegia [trai'pli:dʒiə] porażenie trzech kończyn
triplet ['triplit] 1) potrójny; 2) jedno z trojaczków
  t. potential potencjał potrójny, tryplet (*emg*)
triplets ['triplits] trojaczki
triplicate ['triplikit] potrójny
  in t. potrójnie
triploidy ['triplɔidi] triploidia
triplopia [tri'ploupiə] widzenie potrójne
tripod ['traipɔd] 1) trójnóg; 2) trójnożny
tripsis ['tripsis] 1) ucieranie na proszek; 2) masaż
triquetrum [trai'kwetrəm] kość trójgraniasta
triradial [trai'reidiəl] trójpromienny, rozchodzący się w trzech kierunkach
trismus ['trisməs] szczękościsk
trisomy ['traisɔmi] trisomia, obecność dodatkowego chromosomu jednej z par chromosomów
tritanopia [ˌtritə'noupiə] ślepota na barwę błękitną
tritiated [ˌtriti'eitid] zawierający atom trytu
tritium ['tritiəm] tryt, wodór-3
triturate ['tritjureit] sproszkować, ucierać na proszek
trituration [ˌtritju'reiʃən] proszkowanie, ucieranie na proszek
trivalence [trai'væləns] trójwartościowość (*chem.*)
trivalent [trai'veilənt] trójwartościowy
trocar [trou'ka:] trokar, trójgraniec
trochanter [trɔ'kæntə] krętarz
  greater t. krętarz większy
  lesser t. krętarz mniejszy
  third t. krętarz trzeci
troche ['trouki:] kołaczyk
trochlea ['trɔkliə] bloczek

trophic ['trɔfik] troficzny, dotyczący odżywiania się
trophism ['trɔfism] odżywianie się
trophoblast ['trɔfɔblæst] trofoblast
trophoblastic [ˌtrɔfɔ'blæstik] trofoblastyczny
trophoblastoma [ˌtrɔfɔbləs'toumə] rak kosmówkowy
trophoderm ['trɔfɔdə:m] trofoblast
trophotaxis [ˌtrɔfɔ'tæksis] trofotaksja, dążenie ustroju do źródła pożywienia
trophotropism [ˌtrɔfɔ'trɔpism] trofotropizm, trofotaksja
tropism ['trɔpizm] tropizm, ruch ustroju do lub od bodźca
trough [trɔf] 1) koryto, bruzda; 2) najniższy punkt wykresu (fali itp.),
  synaptic t. szczelina synaptyczna
truncate ['trʌŋkeit] obcięty prostopadle do powierzchni
truncated [trʌŋ'keitid] = **truncate**
trunk [trʌŋk] 1) pień (nerwu, tętnicy itp.); 2) tułów
  brachiocephalic t. pień ramienno-głowowy
  celiac t. pień trzewny
  nerve t. pień nerwowy
  pulmonary t. pień płucny (tętniczy)
  sympathetic t. pień współczulny
  thyrocervical t. pień tarczowo-szyjny (tętniczy)
truss [trʌs] pas przepuklinowy
try-in [trai-in] dopasowywanie protezy zębowej
trypanocide [trai'pənɔsaid] środek świdrowcobójczy
Trypanosoma [ˌtraipənɔ'soumə] świdrowce, rodzaj pierwotniaków
trypanosome [trai'pənɔsoum] świdrowiec
trypanosomiasis [ˌtraipənɔsou'maiəsis] trypanosomatoza, inwazja świdrowców
  African t. śpiączka afrykańska
trypsin ['tripsin] trypsyna, EC 3.4.4.4
trypsinization [ˌtripsinai'zeiʃən] poddawanie działaniu trypsyny
trypsinogen [trip'sinɔdʒen] trypsynogen
tryptamine ['triptæmin] tryptamina
tryptophan ['triptɔfæn] tryptofan
tub [tʌb] 1) wanna; 2) leczyć kąpielami
tubal ['tju:bəl] 1) trąbkowy; 2) jajowodowy
  t. pregnancy ciąża jajowodowa
tube [tju:b] 1) rura, rurka; 2) zgłębnik; 3) lampa rentgenowska; 4) rurka radowa
  armoured t. usztywniona rurka dotchawicza
  auditory t. trąbka słuchowa (Eustachiusza)
  capillary t. rurka włosowata
  cuffed t. rurka dotchawicza uszczelniająca
  drainage t. dren, sączek
  duodenal t. zgłębnik dwunastniczy

endobronchial t. zgłębnik oskrzelowy
endotracheal t. rurka dotchawicza
Eustachian t. trąbka słuchowa (Eustachiusza)
Fallopian t. jajowód
feeding t. zgłębnik do sztucznego karmienia
intubation t. rurka intubacyjna
nasogastric t. zgłębnik nosowo-żołądkowy
pharyngotympanic t. trąbka słuchowa (Eustachiusza)
radium t. pojemnik z radem
reinforced t. usztywniona rurka dotchawicza
stomach t. zgłębnik żołądkowy
T-tube rurka w kształcie T
test t. probówka
tracheotomy t. rurka tracheotomijna
uterine t. jajowód
vacuum t. lampa próżniowa (*rtg*)
x-ray t. lampa rentgenowska
tubectomy [tju'bektəmi] wycięcie jajowodu
tuber ['tju:bə] guz (*anat.*)
calcaneal t. guz piętowy
t. cinereum guz popielaty
ischiadic t. guz kulszowy
tubercle ['tju:bə:kl] 1) guzek (*anat.*); 2) gruzełek gruźliczy; 3) guzek zęba
dissection t. guzek anatomów
miliary t. gruzełek prosówkowy
necrogenic t. guzek anatomów
postmortem t. guzek anatomów
tubercular [tju:'bəkjulə] guzkowy, gruzełkowy
tuberculid [tju'bə:kjulid] tuberkulid
papular t. tuberkulid grudkowy
papular necrotic t. tuberkulid guzkowo--zgorzelinowy
tuberculin [tju'bə:kjulin] tuberkulina
old t. tuberkulina stara Kocha
purified t. tuberkulina oczyszczana
purified protein derivative t. tuberkulina oczyszczana, PPD
vacuum t. stara tuberkulina zagęszczona w próżni
tuberculinization [tju,bə:kjuli,nai'zeiʃən] użycie tuberkuliny do badań diagnostycznych
tuberculoid [tju'bə:kjulɔid] podobny do gruzełka
tuberculolytic [tju,bə:kjulɔ'litik] prątkobójczy
tuberculoma [tju,bə:kju'loumə] gruźliczak
tuberculosis [tju,bə:kju'lousis] gruźlica
acute t., acute miliary t. prosówka, gruźlica prosówkowa
adnexal t. gruźlica przydatków
adrenal t. gruźlica nadnerczy

aerogenic t. zakażenie gruźlicze kropelkowe
anthracotic t. gruźlica płuc w przebiegu pylicy węglowej
apical fibrotic t. gruźlica włóknista szczytu płuca
attenuated t. gruźlica przewlekła przebiegająca łagodnie
avian t. gruźlica ptasia
bovine t. gruźlica bydlęca
caseous t. gruźlica serowaciejąca
cavernous t. gruźlica jamista (płuc)
colliquative t. gruźlica rozpływna
cutaneous t. gruźlica skóry
dermal t. gruźlica skóry
disseminated t. gruźlica prosówkowa, gruźlica rozsiana
fibrosocavernous t. gruźlica włóknisto-jamista
fibrotic t. gruźlica włóknista
fungous cutaneous t. gruźlica grzybiasta skóry
general t. gruźlica prosówkowa
h(a)ematogenous t. gruźlica krwiopochodna
hilar t. gruźlica węzłów chłonnych wnęki płuc
infiltrative pulmonary t. gruźlica naciekowa płuc
laryngeal t. gruźlica krtani
t. luposa gruźlica toczniowa
lymphatic t. gruźlica układu chłonnego
lymphoid t. gruźlica z naciekami limfocytarnymi zamiast gruzełków
lymphonodular t. gruźlica węzłów chłonnych
mesenteric lymphonodular t. gruźlica węzłów chłonnych krezki
miliary t. gruźlica prosówkowa, prosówka
nodular pulmonary t. gruźlica guzkowa płuc
nodulofibrotic t. gruźlica guzkowo-włóknista płuc
open t. gruźlica otwarta płuc, gruźlica z prątkowaniem
osteoarticular t. gruźlica kostno-stawowa
ovarian t. gruźlica jajnika
papulonecrotic t. tuberkulid guzkowo-zgorzelinowy
postprimary t. gruźlica popierwotna, reinfekcja gruźlicza
primary t. gruźlica pierwotna
pulmonary t. gruźlica płuc
renal t. gruźlica nerek
sputum-negative t. gruźlica bez prątkowania
sputum-positive t. gruźlica z prątkowaniem
surgical t. gruźlica kostno-stawowa

ulcerous t. gruźlica wrzodziejąca skóry
urinary tract t. gruźlica dróg moczowych
urogenital t. gruźlica układu moczopłciowego
t. verrucosa toczeń brodawkowaty
tuberculostatic [tjuˌbɔːkjuloˈstætik] tuberkulostatyczny
tuberculous [tjuˈbɔːkjuləs] gruźliczy
tuberculum [tjuˈbɔːkjuləm] = **tubercle**
tuberosity [ˌtjubəˈrɔsiti] guzowatość
   ischial t. guz kulszowy
tuberous [ˈtjubərəs], **tuberose** [ˈtjuːbərous] guzowaty
tubing [ˈtjubiŋ] rura, rurka, przewód
tubocurarine [ˌtjuboˈkjurærin] tubokuraryna
tubo-ovariectomy [ˌtjubɔɔværiˈektəmi] wycięcie jajnika i jajowodu
tubo-ovaritis [ˌtjubɔɔvæˈraitis] zapalenie jajnika i jajowodu
tubouterine [ˌtjuboˈjutərin] jajowodowo-maciczny
tubovaginal [ˌtjubɔˈvædʒinəl] jajowodowo-pochwowy
tubular [ˈtjuːbjulə] cewkowy, kanalikowy, przewodowy, rurkowy
tubule [ˈtjuːbjuːl] cewka, kanalik, przewodzik, rurka
   biliferous t. przewodzik żółciowy
   collecting t. kanalik zbiorczy (nerki)
   connecting t. kanalik łączący (nerki)
   convoluted t. kanalik kręty (nerki)
   galactiferous t. przewód mleczny
   glandular t. przewód gruczołowy
   junctional t. kanalik łączący
   lactiferous t. przewód mleczny
   seminiferous t. kanalik nasienny
   trophoblastic t. kanalik trofoblastu
tubuli [ˈtjuːbjuːlai] kanaliki, cewki
tubulorrhexis [ˌtjubjuloˈreksis] pęknięcie kanalika
tuck [tʌk] zawijać, podwijać
tuft [tʌft] kępka, czub
tug [tʌg] pociągać
tularemia [ˌtuːlæˈriːmiə] tularemia
tumefaction [ˌtjuːmiˈfækʃən] obrzmienie
tumescence [ˈtjuːmesns] = **tumefaction**
tumidity [ˈtjuːmiditi] obrzęk, obrzmiałość
tummy [ˈtʌmi] brzuszek (dziecka)
tumoricidal [ˌtjuːmɔriˈsaidəl] niszczący nowotwór
tumorigenesis [ˌtjuːmɔriˈdʒenisis] onkogeneza, rozwój nowotworu
tumo(u)r [ˈtjuːmə] 1) guz; 2) nowotwór
   acute splenic t. ostre zapalenie śledziony
   adenomatoid t. gruczolakowłókniakośniak, międzybłoniak łagodny dróg płciowych
   adenomatoid t. of the genital tract guz v. Recklinghausena, gruczolakowłókniakomięśniak gładkokomórkowy
   advanced t. guz zaawansowany
   ameloblastic adenomatoid t. gruczolakoszkliwiak
   amyloid t. guzek skrobiawiczy
   aortic body t. guz kłębka aorty
   argentaffin t. guz srebrochłonny
   benign t. guz łagodny
   brain t. guz mózgu
   brown t. guz brązowy kości w pierwotnej nadczynności przytarczyc
   Brunner t. guz z komórek gruczołów Brunnera, *brunneroma*
   carcinoid t. rakowiak
   carotid body t. guz kłębka zatoki szyjnej
   cauda equina t. guz ogona końskiego
   cavernous t. guz jamisty
   cellular t. guz złożony głównie z komórek
   cerebellopontine angle t. guz kąta mostowo-móżdżkowego
   chemoreceptor t. *chemodectoma*
   chromaffin t. guz przyzwojowy
   colloidal t. guz koloidalny, guz galaretowaty
   cystic t. guz torbielowaty
   dermoid t. skórzak
   desmoid t. twardy włókniak
   dumb-bell t. guz klepsydrowaty (w kanale kręgowym, wychodzący poza kanał przez otwór międzykręgowy)
   embryonal t., embryonic t. guz zarodkowy (nazwa ogólna)
   encysted t. guz otorbiony
   endodermal sac t. guz zatoki endodermalnej
   endometrial t. guz śluzówki macicy, guz endometrialny
   endometrial ovarian t. guz endometrialny jajnika
   epidermal t. guz naskórkowy
   epithelial t. guz nabłonkowy
   erectile t. guz wyprężny, guz z tkanki jamistej
   Ewing's t. mięsak Ewinga
   extradural t. guz zewnątrztwardówkowy, guz nadtwardówkowy
   extraspinal t. guz zewnątrzrdzeniowy
   f(a)ecal t. guz kałowy, koprolit
   false t. guz rzekomy
   fibrocellular t. włókniak
   fibroid t. włókniak
   fibroplastic t. 1) guz włókniakotwórczy, włókniak; 2) mięsak wrzecionowatokomórkowy włóknotwórczy
   follicular t. kaszak, torbiel łojowa
   gelatinous t. śluzak

giant cell t. guz olbrzymiokomórkowy
gigantocellular t. guz olbrzymiokomórkowy
glomus t. naczyniakonerwiakomięśniak, *angioneuromyoma, pericytoma*
glomus jugulare t. chemodektoma kłębka żyły szyjnej
granular cell t. guz ziarnistokomórkowy, nerwiak ziarnistokomórkowy
granulation t. ziarniniak
granulosa cell t. guz z komórek warstwy ziarnistej jajnika, błoniak ziarnisty, ziarniszczak
hourglass t. guz klepsydrowaty
infiltrating t. guz naciekający
intradural t. guz wewnątrztwardówkowy
intramedullary t. guz wewnątrzrdzeniowy
intraspinal t. guz wewnątrzrdzeniowy
islet cell t. guz komórek wysp Langerhansa, wyspiak
Leydig cell t. guz z komórek śródmiąższowych jądra (Leydiga)
lipid cell t. guz z komórek lipidowych (jajnika)
malignant t. guz złośliwy
medullary t. rak rdzeniasty
melanotic t. guz czerniakowy
melanotic neuroectodermal t. nadziąślak barwnikowy, czerniakoszkliwiak
mesenchyma t. guz mezenchymalny
mesonephric t. guz śródnercza
mixed t. guz mieszany
mixed mesodermal t. guz mieszany mezodermalny, mięsak trzonu macicy
mixed t. of salivary gland guz mieszany ślinianki
mixed t. of the skin gruczolak potowy guzkowaty
mucoepidermoid t. rak śluzowonaskórkowy
myoepithelial t. guz mięśniowo-nabłonkowy, guz mioepitelialny
neoplastic t. guz nowotworowy
oil t. ziarniniak wywołany przez olej, *paraffinoma*
oozing t. guz sączący
organoid t. potworniak
osteoclastic t. guz kościogubny, *osteoclastoma*
palpable t. guz wyczuwalny
papillary t. brodawczak
paraffin t. = **oil t.**
parasitic t. ziarniniak pasożytniczy
pedunculated t. guz uszypułowany
phantom t. guz rzekomy płuca
phyllode t. guz liściasty, włókniakogruczolak wewnątrzprzewodowy
pituitary t. guz przysadki

plasma cell t. *plasmocytoma*
potato t. of the neck przyzwojak kłębka tętnicy szyjnej
sand t. piaszczak
scrotal t. wodniak jądra z powiększeniem moszny
sebaceous t. kaszak, torbiel łojowa
Sertoli cell t. guz z komórek nasiennych (Sertolego), *sertoloma*
solid t. guz lity
spinal t. guz kręgosłupa lub guz rdzenia
spinal cord t. guz rdzenia
spongy t. guz gąbczasty
stercoral t. guz kałowy
stromal t. guz stromalny
subtentorial t. guz podnamiotowy
supratentorial t. guz nadnamiotowy
teratoid t. potworniak
theca cell t. otoczkowiak
turban t. guz turbanowy, oblak skóry czaszki
villous t. brodawczak kosmkowy
tungsten [ˈtʌŋstən] wolfram, W, tungsten
tunic [ˈtjunik] osłonka, otoczka, błona
tunica [ˈtjunikə] = **tunic**
  t. adventitia przydanka
  t. albuginea błona biaława
  t. dartos błona kurczliwa
  t. fibrosa błona włóknista
  t. serosa błona surowicza
  t. vasculosa błona naczyniowa
tunicary [ˈtjunikəri] osłonkowy
tuning [ˈtjuːniŋ] strojenie
  t. fork kamerton, widełki stroikowe
tunnel [ˈtʌnl] 1) tunel, kanał; 2) wytwarzać kanał
  carpal t. kanał nadgarstka
turbid [ˈtəːbid] mętny, zmętniały
turbidimeter [ˌtəːbiˈdimitə] turbidymetr, przyrząd do oznaczania stopnia mętności płynu
turbidity [təˈbiditi] zmętnienie, mętność
turbinal [ˈtəːbinəl] małżowinowy (odnosi się do małżowiny nosa)
turbinotomy [ˌtəːbiˈnɔtəmi] nacięcie lub wycięcie małżowiny nosa
turbulence [ˈtəːbjuləns] zawirowanie, tworzenie się wirów, turbulencja
turbulent [ˈtəːbjulənt] wykazujący wiry, zawirowania, burzliwy
turgent [ˈtəːdʒənt] nabrzmiały, napęczniały
turgescence [təːˈdʒesns] obrzmienie, napęcznienie, spęcznienie
turgor [ˈtəːgə] napięcie tkankowe
turn [təːn] 1) obrót (położniczy); 2) wykonywać obrót
turning [ˈtəːniŋ] obrót (położniczy)
turnover [ˈtəːnouvə] obrót metaboliczny

(ilość związku metabolizowana w jednostce czasu)

t. rate szybkość obrotu metabolicznego

turpentine ['tə:pəntain] terpentyna

turricephaly [ˌtəri'sefeli] wieżogłowie

tussiculation [ˌtʌsikju'leiʃən] pokasływanie, pokaszliwanie

tussive ['tʌsiv] kaszlowy

tweezers ['twi:zə:z] kleszczyki, szczypczyki

twig [twig] gałązka

nerve t. gałązka nerwowa

twilight ['twailait] 1) półmrok, pomrok; 2) pomroczny, mroczny

t. sleep 1) półsen; 2) lekka narkoza, rausz

t. state stan pomroczny (ekwiwalent ataku padaczkowego)

twin [twin] 1) bliźniak; 2) bliźniaczy

binovular t.'s bliźnięta dwujajowe

conjoined t.'s bliźnięta zrośnięte, zroślak

diovular t.'s bliźnięta dwujajowe

dizygotic t.'s bliźnięta dwujajowe, bliźnięta heterozygotyczne

heterozygotic t.'s bliźnięta dwujajowe

monovular t.'s bliźnięta jednojajowe

monozygotic t.'s bliźnięta jednojajowe, bliźnięta homozygotyczne

t. pregnancy ciąża bliźniacza

uniovular t.'s bliźnięta jednojajowe

twinge [twindʒ] nagły ostry ból

twist [twist] 1) skręcenie, skręt; 2) skręcić

twitch [twitʃ] drgnięcie

twitching ['twitʃiŋ] drganie

muscle t. drganie mięśni, fascykulacje

two-step ['tu:ˌstep] dwufazowy, dwustopniowy

two-way ['tu:ˌwei] dwukierunkowy (o zastawce, przewodzie itp.)

tyloma [tai'loumə] modzel

tylosis [tai'lousis] modzelowatość

tympanectomy [ˌtimpən'ektəmi] wycięcie błony bębenkowej

tympanic [tim'pænik] bębenkowy

tympanitis [ˌtimpæ'naitis] zapalenie błony bębenkowej

tympanoplasty [ˌtimpænɔ'plæsti] plastyka błony bębenkowej

tympanotomy [ˌtimpæ'nɔtəmi] nacięcie błony bębenkowej

tympanum ['timpænəm] jama bębenkowa

tympany ['timpəni] odgłos bębenkowy (przy opukiwaniu)

type [taip] 1) typ; 2) typować, klasyfikować wg typów

asthenic t. typ asteniczny, typ leptosomiczny

basic personality t. podstawowy typ osobowości

leptosomic t. typ leptosomiczny, typ asteniczny

pyknic t. typ pykniczny

t.-specific typowy, swoisty dla typu

typhlectomy [tif'lektəmi] wycięcie jelita ślepego

typhlitis [tif'laitis] zapalenie jelita ślepego

typhlo- [tiflɔ-] w złożeniach oznacza kątniczy

typhlocele ['tiflɔsi:l] przepuklina jelita ślepego

typhloempyema [ˌtiflɔəm'pai:imə] ropień jelita ślepego

typhlology [tif'lɔlədʒi] nauka o ślepocie

typhlomegaly [ˌtiflɔ'megəli] jelito ślepe olbrzymie

typhlon ['tiflən] jelito ślepe (kątnica)

typhlopexy ['tiflɔˌpeksi] umocowanie jelita ślepego do ściany brzucha

typhloptosis [ˌtiflɔp'tousis] opuszczenie jelita ślepego

typhlorrhaphy [ˌtiflɔ'ræfi] zeszycie jelita ślepego

typhlosis ['tiflousis] ślepota

typhlostomy [tif'lɔstəmi] wytworzenie przetoki kątniczej zewnętrznej (sztucznego odbytu kątniczego)

typhlotomy [tif'lɔtəmi] nacięcie jelita ślepego

typhloureterostomy [ˌtiflɔˌjuəritə'rɔstəmi] zespolenie moczowodowokątnicze

typho- [taifɔ-] w złożeniach oznacza związek z durem brzusznym

typhoid ['taifɔid] 1) durowy; 2) dur brzuszny

abortive t. dur brzuszny poronny

ambulatory t. dur brzuszny poronny

apyretic t. dur brzuszny bezgorączkowy (lub z niską gorączką)

bilious t. of Griesinger dur powrotny

t. fever dur brzuszny

t. state stan durowy

typhomania [ˌtaifɔ'meiniə] stan durowy (oszołomienie)

typhous ['taifəs] odnoszący się do duru plamistego

typhus ['taifəs] dur plamisty, dur osutkowy

epidemic t. dur plamisty, dur osutkowy

t. fever dur plamisty

mite t. gorączka tsutsugamushi

murine t. dur mysi, dur endemiczny, dur plamisty przenoszony przez pchły

North Queensland tick t. dur wywoływany przez *Rickettsia australis*

petechial t. dur plamisty

recrudescent t. nawrót duru plamistego po latach, choroba Brilla i Zinssera

recurrent t. dur powrotny

scrub t. gorączka tsutsugamushi

tick t. nazwa ogólna riketsjoz przenoszonych przez kleszcze

typic [ˈtipik], **typical** [ˈtipikəl] typowy
typify [ˈtipifai] personifikować, uosabiać
typing [ˈtaipiŋ] typowanie, klasyfikowanie
wg typów (*bakt.*, *wirol.*)
  t. of blood określanie grup krwi
  phage t. fagotypowanie
tyraminase [tirˈæmineis] tyraminaza, mono-
aminooksydaza
tyramine [ˈtiræmiːn] tyramina
tyroketonuria [ˌtairɔkitɔˈnjuəriə] wydalanie z moczem ketonów pochodnych ty-
rozyny
tyrosin(a)emia [ˌtairɔsinˈiːmiə] nadmiar ty-

rozyny we krwi, tyrozynemia, hipertyrozy-
nemia
tyrosinase [taiˈrɔsineiz] tyrozynaza, oksydaza alfa-dwufenolowa
tyrosine [taiˈrousin] tyrozyna
tyrosinosis [ˌtairɔsinˈousis] tyrozynoza
tyrosinuria [ˌtairɔsinˈjuəriə] wydalanie tyro-
zyny z moczem
tyrotoxism [ˌtairɔˈtɔksizm], **tyrotoxicosis**
[ˌtairɔˌtɔksiˈkousis] zatrucie serem lub
mlekiem
tysonitis [ˌtaisɔˈnaitis] zapalenie gruczołów
napletka

U

ubiquitous [juːˈbikwitəs] wszechobecny
ulcer [ˈʌlsə] wrzód, owrzodzenie
   adherent u. wrzód zrośnięty z podłożem
   anastomotic u. wrzód w miejscu zespolenia (jelita z żołądkiem)
   atonic u. wrzód ze słabą tendencją do gojenia się
   u. bed krater wrzodu
   callous u. wrzód modzelowaty (o twardych uniesionych brzegach z małą tendencją do gojenia się)
   chancroid u. szankier
   corrosive u. owrzodzenie w zgorzelinowym zapaleniu jamy ustnej (*noma*)
   crateriform u. wrzód kraterowaty
   creeping u. wrzód pełzający
   Curling's u. wrzód dwunastnicy w chorobie oparzeniowej
   decubitus u. odleżyna
   dendriform u., dendritic u. wrzód pełzający rogówki
   duodenal u. wrzód dwunastnicy
   gastric u. wrzód żołądka
   hard u. wrzód twardy (kiłowy)
   hypopyon u. pełzający wrzód rogówki z ropostkiem komory przedniej
   indolent u. wrzód bez tendencji do gojenia się
   inflamed u. wrzód zapalny
   peptic u. wrzód trawienny
   perforating u. of the foot wrzód drążący stopy
   radium u. owrzodzenie po napromienianiu radem
   ring u. wrzód obrączkowy rogówki
   rodent u. wrzód żrący rakowy
   round u. wrzód trawienny
   serpent u. of the cornea wrzód pełzający rogówki
   serpiginous u. wrzód pełzający
   sloughing u. owrzodzenie żrące (z oddzielaniem się mas martwiczych)
   soft u. wrzód miękki, szankier, wrzód weneryczny
   stasis u. wrzód zastoinowy
   stercoral u. wrzód odleżynowy wywołany przez kamień kałowy
   stomal u. = **anastomotic u.**
   stress u. owrzodzenie trawienne wywołane ostrym stresem
   trophic u. owrzodzenie troficzne
   undermining u. wrzód z podminowanymi brzegami
   varicose u. owrzodzenie żylakowe
   venereal u. wrzód miękki, wrzód weneryczny, szankier
   x-ray u. owrzodzenie popromienne
ulcerate [ˈʌlsəreit] wrzodzieć, owrzodzieć
ulceration [ˌʌlsəˈreiʃən] owrzodzenie
   tracheal u. owrzodzenie odleżynowe tchawicy
ulcerative [ˈʌlsəˌreitiv] wrzodziejący
ulcerogenic [ˌʌlsərəˈdʒenik] powodujący wrzód
ulna [ˈʌlnə] kość łokciowa
ulnar [ˈʌlnə] łokciowy
uloglossitis [ˌjuːləgləˈsaitis] zapalenie dziąseł i języka
ulosis [juːˈlousis] bliznowacenie
ulotomy [juːˈlɔtəmi] 1) nacięcie dziąsła; 2) nacięcie blizny
ultra- [ʌltrə-] w złożeniach oznacza: nadmierny
ultracentrifugation [ˌʌltrəˌsentrifjuˈgeiʃən] ultrawirowanie
ultracentrifuge [ˌʌltrəˈsentrifjudʒ] ultrawirówka
ultrafiltrate [ˌʌltrəˈfiltreit] ultrafiltrat
ultrafiltration [ˌʌltrəfilˈtreiʃən] ultrafiltracja, ultrasączenie
ultrafiltre, ultrafilter [ˌʌltrəˈfiltə] ultrafiltr, ultrasączek
ultramicrofiltration [ˌʌltrəˌmaikrəfilˈtreiʃən] ultramikrofiltracja
ultramicrometry [ˌʌltrəmaiˈkrɔmitri] ultramikrometria
ultramicroscope [ˌʌltrəˈmaikrəskoup] ultramikroskop (z bocznym oświetleniem)

ultramicroscopic [ˌʌltrəˌmaikrɔ'skoupik] ultramikroskopowy

ultramicrotome [ˌʌltrə'maikrɔtoum] ultramikrotom

ultrared ['ʌltrərəd] podczerwony (promieniowanie)

ultrasonic [ˌʌltrə'sɔnik] naddźwiękowy

ultrasonogram [ˌʌltrə'sɔnɔɡræem] ultrasonogram

ultrasonography [ˌʌltrəsɔ'nɔɡrəfi] ultrasonografia

Doppler u. pomiar szybkości przepływu oparty na zjawisku Dopplera

presentation A (one-dimensional) u. prezentacja A ultrasonografii, technika jednowymiarowa ultrasonografii

presentation B (two-dimensional) u. prezentacja B ultrasonografii, technika dwuwymiarowa ultrasonografii

real time u. ultrasonografia w rzeczywistym czasie

ultrasonosurgery [ˌʌltrəsənə'sɔːdʒeri] chirurgia ultradźwiękowa

ultrasound ['ʌltrəsaund] ultradźwięk, ponaddźwięk

ultrastructural [ˌʌltrə'strʌktʃərəl] ultrastrukturalny (dotyczący struktur widzianych w mikroskopie elektronowym)

ultrastructure [ʌltrə'strʌktʃə] ultrastruktura

ultrathin ['ʌltrəθin] ultracienki

ultraviolet [ˌʌltrə'vaiəlit] ultrafioletowy (promieniowanie)

extravital u. zakres fal 2900-1850 Å

intravital u. zakres fal 3900-3200 Å

vital u. zakres fal 3200-2900 Å, obejmuje promieniowanie biorące udział w procesach życiowych ustroju

ultravirus [ˌʌltrə'vaiərəs] wirus przesączalny

ululation [ˌjuːluː'leiʃən] zawodzenie, bezprzyczynowy płacz chorych psychicznie

umbilical [ʌm'bilikəl] pępkowy

umbilicate [ʌm'bilikeit] pępkowaty, podobny do pępka

umbilication [ʌm'bilikeiʃən] 1) pępkowate wgłębienie; 2) tworzenie się pępkowatych wgłębień

umbilicoportography [ʌmbilikɔpɔ:'tɔɡrəfi] umbilikoportografia (rtg)

umbilicus [ʌm'bilikəs] pępek

unabating ['ʌnə'beitiŋ] nie słabnący, nie ustępujący (gorączka)

unabsorbable ['ʌnəb'sɔːbəbl] niewchłanialny

unabsorbed ['ʌnəb'sɔːbd] nie wchłonięty

unaccentuated ['ʌnæk'sentjuˌeitd] nie zaakcentowany, nie uwydatniony

unacclimatized ['ənə'klaimetaizd] nie zaaklimatyzowany

unaccustomed ['ʌnə'kʌstəmd] nie przyzwyczajony

unadapted ['ʌnə'dæptid] nie przystosowany

unadulterated ['ʌnə'dʌltəˌreitid] nie fałszowany, nie skażony

unadvisable ['ʌnəd'vaisəbl] niewskazany

unaffected ['ʌnə'fektid] nie dotknięty (chorobą, urazem itp.)

unaided [ʌn'eidid] bez pomocy, samodzielny

walk u. chodzić samodzielnie (bez pomocy)

with the u. eye gołym okiem

unassimilable ['ʌnə'similəbl] nieprzyswajalny

unassisted ['ʌnə'sistid] = **unaided**

unattended ['ʌnə'tendid] nie leczony, nie pielęgnowany, pozbawiony opieki lub dozoru

unavailable ['ʌnə'veiləbl] nieosiągalny, niedostępny

unbalance ['ʌn'bæləns] 1) brak równowagi; 2) wytrącić z równowagi

unbalanced ['ʌn'bælənst] niezrównoważony, wytrącony z równowagi

u. personality osobowość niezrównoważona

unbearable [ʌn'bɛɔrəbl] nie do zniesienia, nie do wytrzymania

unborn ['ʌnbɔːn] nie narodzony, nie urodzony

unbranched [ʌn'bræntʃt] nie rozgałęziony

unbreakable ['ʌn'breikəbl] niełamliwy

unburden [ʌn'bɔːdn] odciążyć, uwolnić od obciążenia

uncal ['ʌnkəl] hakowy

unchecked ['ʌn'tʃekt] 1) nie sprawdzony; 2) niepowstrzymany, niepohamowany

unciform ['ʌnsifɔːm] hakowaty, podobny do haka

Uncinaria [ˌʌnsi'næriə] rodzaj nicieńców

U. duodenalis tęgoryjec dwunastnicy

uncinariasis [ˌʌnsinə'raiəsis] choroba tęgoryjcowa, ankylostomiaza

uncinate ['ʌnsinit] hakowy (zakręt)

unclamp [ʌn'klæmp] zdjąć zacisk (z naczynia itp.)

unclean ['ʌn'kliːn] nieczysty

uncommunicative ['ʌnkə'mjuːnikeitiv] nie nawiązujący kontaktu

uncompensated ['ʌn'kɔmpənseitəd] niewyrównany, zdekompensowany

unconditional ['ʌnkən'diʃnl] bezwarunkowy

unconditioned ['ʌnkən'diʃnd] bezwarunkowy (odruch), nie uwarunkowany

unconscious ['ʌn'kɔːʃəs] nieprzytomny

unconsciousness [ʌn'kɔnʃesnis] nieprzytomność, utrata przytomności

uncontaminated [ˌʌnkɔn'tæmineitid] nieskażony, nie zakażony

uncontrollable [ˌʌnkɔn'troulǝbl] nieopanowany, nie dający się powstrzymać
uncontrolled [ˌʌnkɔn'trɔld] nie kontrolowany, nie sprawdzany
uncouple ['ʌn'kʌpl] rozłączyć, odłączyć, rozdzielić
uncouplers ['ʌn'kʌplǝrs] związki rozdzielające w mitochondriach fosforylację od utleniania
unctuous ['ʌŋktʃjuǝs] oleisty, mazisty
uncus ['ʌŋkǝs] hak (*anat.*)
undecomposable [ʌnˌdikǝm'pouzǝbl] nie rozkładający się
undecylenate [ʌn'desileneit] undecylenian, sól kwasu undecylenowego
undelivered [ˌʌndi'livǝd] nie urodzony, nie wydobyty (płód)
underage [ˌʌndǝr'eidʒ] małoletni, niepełnoletni
underbelly ['ʌndǝ'beli] podbrzusze
undercut ['ʌndǝkʌt] 1) podcienie (*stom.*); 2) podcinać
underdevelopment [ˌʌndǝdi'velǝpmǝnt] niedorozwój
underdosage ['ʌndǝ'dousidʒ] podawanie za małych dawek leku
underdose ['ʌndǝˌdous] dawka niedostateczna
underestimate ['ʌndǝr'estimit] niedoceniać
underexposed ['ʌndǝriks'pousd] niedoświetlony (*fot.*)
underfed ['ʌndǝ'fed] niedożywiony, niedokarmiony
underfeeding ['ʌndǝ'fidiŋ] niedożywianie, niedokarmianie
undergo ['ʌndǝgou] przechodzić, być poddawanym (leczeniu, operacji)
undergraduate ['ʌndǝ'grædjuit] student
underlie ['ʌndǝˌlai] leżeć pod
underlip ['ʌndǝˌlip] dolna warga
underlying ['ʌndǝˌlaiiŋ] 1) zasadniczy; 2) przyczynowy, powodujący
u. disease choroba powodująca (objawy), choroba zasadnicza
undermine ['ʌndǝˌmain] podminować (brzegi rany itp.)
undermineralization ['ʌndǝminerǝlai'zeiʃǝn] upośledzona mineralizacja (kości)
undernourished [ˌʌndǝ'nʌriʃt] niedożywiony
undernutrition ['ʌndǝnju'triʃǝn] niedożywienie
underpin ['ʌndǝpin] podkłuć (*chir.*)
undersaturated [ˌʌndǝ'sætʃǝˌreitid] niedosycony (roztwór)
undersized ['ʌndǝ'saizd] poniżej normalnej wielkości
understain ['ʌndǝstein] niedobarwić
understandable [ˌʌndǝ'stændǝbl] zrozumiały

understanding [ˌʌndǝ'stændiŋ] zrozumienie, pojmowanie, pojęcie
undersurface ['ʌndǝ'sǝːfis] powierzchnia dolna
underweight ['ʌndǝˌweit] 1) niedobór wagi; 2) mający niedobór wagi
undescended ['ʌndi'sendid] niezstąpiony (o jądrze)
undesirable ['ʌndi'zaiǝrǝbl] niepożądany
undetermined ['ʌndi'tǝːmind] nieokreślony
undifferentiated [ʌnˌdifǝren'ʃieitid] nie zróżnicowany
undifferentiation [ʌnˌdiffǝren'ʃieiʃn] niezróżnicowanie
undigested ['ʌndi'dʒestid] nie strawiony
undigestible ['ʌndi'dʒestibl] niestrawny
undine ['ʌndain] undynka, naczynie do przepłukiwania spojówek
undissociated ['ʌndi'souʃieitid] nie zdysocjowany
undissolved ['ʌndi'zɔlvd] nie rozpuszczony
undiversion [ʌndi'vǝrʃǝn] przywrócenie właściwego odpływu po sztucznym odprowadzeniu (np. moczu)
undulation [ˌʌndju'leiʃǝn] falowanie
uneatable ['ʌn'iːtǝbl] niejadalny
unequal ['ʌn'iːkwǝl] nierówny
unequivocal ['ʌni'kwivǝkǝl] niedwuznaczny
unerupted ['ʌni'rʌptid] nie wyrżnięty (ząb), nie wysypany (o wysypce)
unevaporated [ˌʌnivepɔ'reitid] nie wyparowany
uneven ['ʌni:vn] nierówny, szorstki
uneventful ['ʌni'ventful] bez powikłań (przebieg)
unexposed ['ʌniks'pouzd] nie narażony (na zakażenie, promieniowanie itp.)
unfavo(u)rable ['ʌn'feivǝrǝbl] niekorzystny
unfertilized [ʌn'fǝ:tilaizd] nie zapłodniony
unfiltered [ʌn'filtǝd] nie przesączony, nie filtrowany
unfit ['ʌnfit] niestosowny, nie nadający się, niezdatny
unfitness ['ʌn'fitnis] niezdatność, nieprzydatność
ungual ['ʌŋgwǝl] paznokciowy
unguinal ['ʌŋgwinǝl] paznokciowy
unguis ['ʌŋgwis] paznokieć
incarnated u. wrastający paznokieć
unhealed ['ʌn'hi:ld] nie zagojony, nie wyleczony
unhealthy [ʌn'helθi] niezdrowy
unhelpful ['ʌn'helpful] niepomocny
unhurt ['ʌnhǝ:t] nie zraniony, nie uszkodzony
unibasal [ˌju:ni'beisǝl] jednopodstawowy
unicellular [ˌju:ni'seljulǝ] jednokomórkowy
unicorn ['ju:nikɔ:n] jednorożny

unicuspid [ˌjuːniˈkʌspid] jednoguzkowy (ząb)

unicuspidate [ˌjuːniˈkʌspideit] jednoguzkowy

unidirectional [ˌjuːnidiˈrekʃnəl] jednokierunkowy

unifocal [ˌjuːniˈfoukəl] jednoogniskowy

uniform [ˈjuːnifɔːm] jednolity, jednakowy, jednostajny

unigravida [ˌjuːniˈɡrævidə] pierwiastka

unilateral [ˌjuːniˈlætərəl] jednostronny

unilocular [ˌjuːniˈlɔkjulə] jednokomorowy

unimolecular [ˌjuːnimɔˈlejkulə] jednodrobinowy, jednocząsteczkowy

uninephrectomy [ˌjuninefˈrektəmi] wycięcie jednej nerki

unintelligible [ˌʌninˈtelidʒəbl] niezrozumiały (mowa)

unintentional [ˈʌninˈtenʃnl] nieumyślny

uninuclear [ˌjuːniˈnjuːkliə], **uninucleate** [ˌjuːniˈnjuːklieit], **uninucleated** [ˌjuːniˈnjuːklieitid] jednojądrowy, jednojądrzasty

uninvolved [ˈʌninˈvɔlvd] nie wciągnięty (w proces chorobowy)

union [ˈjuːnjən] 1) związek, połączenie; 2) zrost złamanej kości; 3) zrost brzegów rany

  bone u. zrost złamanej kości

  delayed u. zrost opóźniony

  faulty u. zrost kości z wytworzeniem stawu rzekomego

  primary u. zrost pierwotny (*per primam intentionem*)

  secondary u. zrost wtórny (*per secundam intentionem*)

  vicious u. zrost kości pod niewłaściwym kątem

unionized [ʌnˈaiənaizd] niezjonizowany

unipara [juːˈnipərə] jednoródka

uniparous [juːˈnipərəs] 1) rodzący tylko jedno młode na raz; 2) jednoródka

unipolar [ˌjuːniˈpoulə] jednobiegunowy

unipotent [ˌjuːniˈpotənt], **unipotential** [ˌjuːnipɔˈtenʃəl] mający zdolność rozwoju tylko w jednym kierunku (odnosi się do komórek zarodkowych)

uniseptate [ˌjuːniˈsepteit] jednoprzegrodowy

unit [ˈjuːnit] jednostka

  activity u. jednostka aktywności

  antistreptolysin u. jednostka antystreptolizyny 0

  antitoxin u. jednostka antytoksyczna

  antivenene u. jednostka antyweniny

  base u.'s jednostki podstawowe (odległości, czasu, masy itp.)

  bird u. jednostka ptasia (prolaktyny)

  cat u. jednostka kocia

  clinical u. jednostka kliniczna (miareczkowania soku żołądkowego)

  colony-forming u. jednostka kolonizująca (*bakt.*)

  digitalis u. jednostka naparstnicowa

  dog u. jednostka psia

  emergency u. oddział nagłych przypadków

  enzyme activity u. jednostka aktywności enzymu

  erythropoietin u. jednostka erytropoetyny

  flocculation u. jednostka flokulacji

  heparin u. jednostka heparyny

  insulin u. jednostka insuliny

  intensive care u. oddział intensywnej opieki lekarskiej

  international u. jednostka międzynarodowa

  maximum security u. oddział dla chorych niebezpiecznych

  motor u. jednostka ruchowa (neuron ruchowy z włóknami mięśniowymi)

  mouse u. jednostka mysia

  mouse protective u. jednostka ochronna dla myszy

  nosologic u. jednostka chorobowa, jednostka nozologiczna

  pigeon u. jednostka gołębia (witaminy B_{12})

  plaque forming u. jednostka tworzenia łysinek

  protective u. jednostka ochronna

  u. of radioactivity jednostka radioaktywności

  roentgen u. jednostka promieniowania rtg

  x-ray u. jednostka promieniowania Roentgena

unite [juːˈnait] łączyć, złączyć

univalence [ˌjuːniˈveiləns] jednowartościowość

univalent [ˌjuːniˈveilənt] jednowartościowy

unleavened [ˈʌnˈlevnd] przaśny (chleb)

unlimited [ʌnˈlimitid] nieograniczony

unloading [ʌnˈloudiŋ] odciążenie

unmanageable [ʌnˈmænidʒəbl] nie do opanowania

unmask [ˈʌnˈmaːsk] zdemaskować, ujawnić się spod maski innych objawów

unmedullated [ʌnˈmedəleitid] bezrdzenny (nerw)

unmitigable [ʌnˈmitigeibl] niemożliwy do złagodzenia (ból itp.)

unmodified [ˈʌnˈmɔdifaid] niezmodyfikowany

unmyelinated [ʌnˈmaiəlineitid] bezrdzenny (nerw), bezmielinowy

unofficial [ˈʌnəˈfiʃəl] pozafarmakopealny (lek)

  u. medicine medycyna nienaukowa

unofficinal [ˈʌnəˈfisinl] pozafarmakopealny (lek)

unpolarized [ʌnˈpouləraizd] niespolaryzowany

unpredictable [ˈʌnpriˈdiktəbl] niemożliwy do przewidzenia

unproductive [ˈʌnprɔˈdʌktiv] nieproduktywny, nie wytwarzający

u. cough kaszel bez odkrztuszania

unrecognizable [ˈʌnˈrekɔgnaizəbl] nierozpoznawalny

unreliable [ˈʌnriˈlaiəbl] niepewny

unrelieved [ˈʌnriˈli:vd] nie złagodzony, nie zmniejszony (ból itp.)

unremediable [ˌʌnriˈmi:diəbl] nieuleczalny

unremitting [ˈʌnriˈmitiŋ] nieustępujący, nieprzerwany

unresolved [ˈʌnriˈzɔlvd] nie rozstrzygnięty, nie rozwiązany, nie rozpuszczony

unrest [ˈʌnˈrest] niepokój

unrestrained [ˈʌnriˈstreind] niepowściągliwy, niepohamowany

unripe [ˈʌnˈraip] niedojrzały (szyjka macicy)

unsanitary [ˈʌnˈsænitəri] niehigieniczny

unsatisfactory [ˌʌnsætisˈfæctəri] niewystarczający, niezadowalający

unsaturated [ʌnˈsætʃəreitid] nienasycony

u. fatty acid nienasycony kwas tłuszczowy

u. solution nienasycony roztwór

unsettled [ˈʌnˈsetld] nie ustalony, nie załatwiony

unskilful [ˈʌnˈskilful] niezręczny, niezgrabny, niewprawny

unsolvable [ʌnˈsɔlvəbl] 1) nierozpuszczalny; 2) nierozwiązalny

unstable [ˈʌnˈsteibl] niestały, chwiejny

unstained [ʌnˈsteind] nie zabarwiony

unsteadiness [ˈʌnˈstedinis] niestałość, chwiejność

u. of gait chwiejność chodu

unsteady [ˈʌnˈstedi] chwiejny, niestały

unsuccessful [ˈʌnsəkˈsesful] nieudany, bez powodzenia, nieskuteczny

unsusceptible [ˈʌnsəˈseptəbl] niepodatny, niewrażliwy

unsustained [ˈʌnsəˈsteind] nie podtrzymywany (o leczeniu)

untraceable [ˈʌnˈtreisəbl] nie do wyśledzenia, niewykrywalny

untrained [ˈʌnˈtreind] nie wyszkolony, nie wyćwiczony

untreated [ʌnˈtri:tid] nie leczony

untried [ˈʌnˈtraid] nie wypróbowany

untroubled [ʌnˈtrʌbld] niezakłócony, niezakłopotany

untrue [ˈʌnˈtru:] nieprawdziwy

untwist [ˈʌnˈtwist] odkręcić (coś skręconego)

ununited [ˈʌnjuˈnaitid] nie złączony, nie zrośnięty (kość)

unvaccinated [ˈʌnˈvæksineitid] nie szczepiony

unvariable [ʌnˈvɛəriəbl] niezmienny, nie zmieniający się

unvarying [ʌnˈvɛəriiŋ] niezmienny

unverified [ˈʌnˈverifaid] nie potwierdzony

unwasted [ˈʌnˈweistid] nie wyniszczony

unweaned [ˈʌnˈwi:nd] nie odstawiony od piersi

unwedge [ʌnˈwedʒ] odklinować

unwell [ˈʌnˈwel] niezdrów

unyielding [ʌnˈji:ldiŋ] nie ustępujący (pod naciskiem), nie poddający się

upbringing [ˈʌpˌbriŋgiŋ] wychowanie (dziecka)

update [ʌpˈdeit] modernizować, unowocześniać

upgrade [ˈʌpgreid] podnosić na wyższy poziom (kwalifikacje itp.), podciągać

upright [ˈʌprait] pionowy, stojący pionowo

upset [ʌpˈset] 1) przewrócić; 2) zdenerwować; 3) rozstroić; 4) rozstrój

emotional u. rozstrój emocjonalny

gastrointestinal u. rozstrój żołądkowy

upstroke [ˈʌpstrouk] wznosząca się część krzywej

uptake [ˈʌpteik] wychwyt

iodine u. wychwyt jodu

uracil [ˈjuərəsil] uracyl

ur(a)emia [juəˈri:miə] mocznica

convulsive u. mocznica drgawkowa

eclamptic u. mocznica drgawkowa

hypercalc(a)emic u. mocznica w hiperkalcemii

ur(a)emic [juəˈri:mik] mocznicowy

uragogue [ˈjuərəgɔg] moczopędny (lek)

uranium [juəˈreiniəm] uran, U (*chem.*)

urano- [juərəno-] w złożeniach oznacza podniebienny

uranoplasty [ˈjuərənɔplæsti] plastyka podniebienia rozszczepionego

uranoplegia [ˌjuərənɔˈpli:dʒiə] porażenie podniebienia miękkiego

uranorrhaphy [ˌjuərəˈnɔrəfi] zeszycie podniebienia, plastyka podniebienia

uranoschisis [ˌjuərəˈnɔskisis] podniebienie rozszczepione

uranyl [ˈjuərənil] grupa uranylowa

urate [ˈjuəreit] moczan

uratolytic [ˌjuərətɔˈlitik] rozkładający moczany, rozpuszczający moczany

uraturia [ˌjuərəˈtju:riə] wydalanie moczanów w zwiększonej ilości z moczem

urea [ˈjuəriə] mocznik

u. clearance klirens mocznika

ureameter [ˌjuəriˈəmitə] urometr, przyrząd mierzący poziom mocznika

ureametry [ˌjuəriˈəmitri] pomiar stężenia mocznika we krwi

ureapoiesis [juəˌriəpɔiˈisis] tworzenie mocznika

urease [ˈjuərieis] ureaza

ureide [ˈjuriid] ureid

uresis [juəˈrisis] oddawanie moczu, moczenie

ureter [juəˈriːtə] moczowód

ureteral [juəˈriːtərəl] moczowodowy

ureteralgia [ˌjuəriːtərˈældʒiə] ból moczowodu

uretercystoscope [juəˌriːtərˈsistɔskoup] wziernik pęcherzowo-moczowodowy

ureterectasia [ˌjuəriːtərˈektæsiə] rozszerzenie moczowodu

ureterectomy [ˌjuəriːtərˈektəmi] wycięcie moczowodu

ureteric [ˌjuəriːˈtərik] moczowodowy

ureteritis [juəˌriːtəˈraitis] zapalenie moczowodu

ureterocele [juəˈriːtərɔsil] 1) przepuklina moczowodu; 2) torbiel ujścia moczowodu

ureterocolostomy [juəˌriːtərɔkɔˈlɔstəmi] zespolenie moczowodowo-okrężnicze

ureterocutaneostomy [juəˌriːtərɔˌkjutəniˈɔstəmi] wytworzenie przetoki moczowodowo-skórnej

ureterocystanastomosis [juəˌriːtərɔˌsistænəstɔˈmousis] zespolenie moczowodowo-pęcherzowe

ureterocystoscopy [juəˌriːtərɔsisˈtɔskəpi] wziernikowanie moczowodu

ureterocystostomy [juəˌriːtərɔsisˈtɔstəmi] zespolenie moczowodowo-pęcherzowe

ureteroenterostomy [juəˌriːtərɔˌəntərˈɔstəmi] zespolenie moczowodowo-jelitowe

ureterography [juəˌriːtərˈɔgrəfi] badanie radiologiczne moczowodów

ureterohydronephrosis [juəˌriːtərɔˌhaidrɔnefˈrousis] wodonercze z rozszerzeniem moczowodu

ureteroileostomy [juəˌriːtərɔiliˈɔstəmi] zespolenie moczowodowo-krętnicze

ureterolithiasis [juəˌriːtərɔliˈθaiəsis] kamica moczowodowa

ureterolithotomy [juəˌriːtərɔliˈθɔtəmi] nacięcie moczowodu dla usunięcia kamienia

ureterolysis [juəˌriːtərɔˈlisis] pęknięcie moczowodu

ureteroneocystostomy [juəˌriːtərɔˌniːɔsistˈɔstəmi] przeszczepienie ujścia moczowodu w inne miejsce w pęcherzu

ureteroneopyelostomy [juəˌriːtərɔˌniːɔpaiilˈɔstəmi] przeszczepienie moczowodu w inne miejsce w miedniczce

ureteronephrectomy [juəˌriːtərɔnefˈrəktəmi] wycięcie nerki z moczowodem

ureteropathy [juəˌriːtəˈrɔpəθi] choroba moczowodu

ureteroplasty [juəˈriːtərɔˌplæsti] plastyka moczowodu, operacja wytwórcza moczowodu

ureteropyelitis [juəˌriːtərɔˌpaiəˈlaitis] zapalenie moczowodu i miedniczki nerkowej

ureteropyelography [juəˌriːtərɔpaiəlˈɔgrəfi] pielografia

ureteropyeloneostomy [juəˌriːtərɔˌpaiəlɔniˈɔstəmi] zespolenie moczowodowo-miedniczkowe

ureteropyelonephritis [juəˌriːtərɔˌpaiəlɔnefˈraitis] zapalenie moczowodu, miedniczki i nerki

ureteropyelonephrostomy [juəˌriːtərɔˌpaiəlɔnəfrˈɔstəmi] zespolenie moczowodowo-miedniczkowo-nerkowe

ureteropyeloplasty [juəˌriːtərɔˌpaiəlɔˈplæsti] plastyka moczowodu i miedniczki

ureteropyelostomy [juəˌriːtərɔpaiəˈlɔstəmi] zespolenie moczowodowo-miedniczkowe

ureterorectostomy [juəˌriːtərɔrekˈtɔstəmi] = ureteroproctostomy

ureterorrhagia [juəˌriːtərɔˈreidʒiə] krwotok moczowodowy

ureterorrhaphy [juəˌriːtərˈɔrəfi] zeszycie moczowodu

ureterosigmoidostomy [juəˌriːtərɔˌsigmɔidˈɔstəmi] zespolenie moczowodowo-esicze

ureterostenosis [ˌjuəˌriːtərɔsteˈnousis] zwężenie moczowodu

ureterostoma [juəˌriːtərɔˈstoumə] przetoka moczowodu

ureterostomy [juəˌriːtərˈɔstəmi] wytworzenie przetoki moczowodu

ureterotomy [juəˌriːtərˈɔtəmi] nacięcie moczowodu

intubated u. nacięcie moczowodu na cewniku wprowadzonym do niego

ureterotrigonoenterostomy [juəˌriːtərɔtraiˌgɔnɔentərˈɔstəmi] wszczepienie ujścia moczowodu i części trójkąta pęcherza do jelita

uretero-ureterostomy [juəˌriːtərɔjuəˌriːtərˈɔstəmi] zespolenie moczowodowo-moczowodowe

ureterovesicostomy [ˌjuəˌriːtərɔˌvesikˈɔstəmi] zespolenie moczowodowo-pęcherzowe

urethan, urethane [ˈjuərəθən] uretan

urethr- [juəˈriːθr-], **urethro-** [juəˈriːθrɔ-] w złożeniach oznacza związek z cewką moczową

urethra [juəˈriːθrə] cewka moczowa

female u. cewka moczowa kobieca

male u. cewka moczowa męska

membranous u. część błoniasta cewki moczowej

penile u. część gąbczasta cewki moczowej

primitive u. cewka moczowa pierwotna

prostatic u. część sterczowa cewki moczowej

spongy u. część gąbczasta cewki moczowej

urethral [juə'ri:θrəl] odnoszący się do cewki moczowej, cewkowy

u. meatus ujście cewki moczowej

urethralgia [ˌjuəri:'θrældʒiə] ból cewki moczowej

urethratresia [juəˌri:θra'tri:ziə] atrezja cewki moczowej

urethrectomy [ˌjuəˌri:'θrektəmi] wycięcie cewki moczowej

urethremorrhagia [ˌjuəri:θrimə'reidʒiə] krwotok z cewki moczowej

urethreurynter [juəˌri:θru'rintə] rozszerzacz cewki moczowej

urethrism ['juəri:θrizm] bolesny skurcz cewki moczowej lub podrażnienie jej

urethritis [ˌjuəri:'θraitis] zapalenie cewki moczowej

anterior u. zapalenie przedniej części cewki moczowej męskiej

gonorrh(o)eal u. zapalenie cewki moczowej rzeżączkowe

herpetic u. zapalenie cewki moczowej opryszczkowe

non-specific u. zapalenie cewki moczowej nieswoiste

posterior u. zapalenie tylnej części cewki moczowej męskiej

postgonorrh(o)eal u. zapalenie cewki moczowej porzeżączkowe

specific u. zapalenie cewki moczowej rzeżączkowe

traumatic u. zapalenie cewki moczowej pourazowe

trichomonal u. zapalenie cewki moczowej rzęsistkowe

urethroblennorrh(o)ea [juəˌri:θrəˌblenə'ri:ə] wyciek ropny z cewki moczowej

urethroc(o)ele [juə'ri:θrəsi:l] wypadnięcie cewki moczowej kobiecej

urethrocystitis [juəˌri:θrəsis'taitis] zapalenie cewki i pęcherza

urethrocystometry [ˌjuəri:θrəsis'təmitri] uretrocystometria, pomiar ciśnienia w cewce i pęcherzu

urethrocystopexy [ˌjuəri:θrə'sistəpeksi] uretrocystopeksja, umocowanie szwem pęcherza i cewki w nietrzymaniu moczu

urethrography [ˌjuəri'θrəgrəfi] uretrografia, radiografia cewki

urethrometry [ˌjuəri:θ'rəmitri] uretrometria, pomiar światła cewki

urethroplasty [juəˌri:θrə,plæsti] plastyka cewki moczowej

urethrorrhagia [juəˌri:θrə'reidʒiə] krwotok z cewki moczowej

urethrorrhaphy [ˌjuəri:'θrərəfi] zeszycie cewki moczowej

urethroscopy [juəri:θ'rəskəpi] wziernikowanie cewki moczowej

urethrospasm [juə'ri:θrəspæzm] skurcz cewki moczowej

urethrostaxis [ˌjuəri:θrə'stæksis] krwawienie z cewki moczowej

urethrostenosis [juəˌri:θrəste'nousis] zwężenie cewki moczowej

urethrostomy [ˌjuəri:'θrəstəmi] wytworzenie przetoki cewki moczowej

urethrotomy [ˌjuəri:'θrətəmi] nacięcie cewki moczowej dla usunięcia zwężenia, uretrotomia

anterior-posterior u. uretrotomia zewnętrzno-wewnętrzna

external u. uretrotomia zewnętrzna

internal u. uretrotomia wewnętrzna (od światła cewki)

internal-external u. uretrotomia wewnętrzno-zewnętrzna

perineal u. uretrotomia zewnętrzna, uretrotomia kroczowa

-uretic [-juə'retik] w złożeniach oznacza związek z moczem

urge [ə:dʒ] 1) popędzać, naglić; 2) popęd, pociąg

urgency ['ə:dʒənsi] 1) nagła potrzeba; 2) nagłe parcie na mocz

urgent ['ə:dʒent] pilny, nagły, naglący

uricase ['juərikeis] urykaza, oksydaza moczanowa

uricolysis [ˌjuəri'kɔlisis] rozkład kwasu moczowego

uricometer [ˌjuəri'kəmitə] przyrząd do mierzenia kwasu moczowego w moczu

uricosuria [ˌjuərikɔ'sjuəriə] nadmierne wydalanie kwasu moczowego z moczem

uridine ['juəridin] urydyna

uridyl ['juəridil] grupa urydylowa

urinal ['juərinl] urynał, naczynie do moczu

urinalysis [ˌjuəri'nælisis] analiza moczu

urinary ['juərinəri] moczowy

urinate ['juərineit] oddawać mocz

urination [ˌjuəri'neiʃən] oddawanie moczu, moczenie

precipitate u. moczenie naglące, z nagłym parciem

stuttering u. moczenie przerywane

urine ['juərin] mocz

cloudy u. mocz mętny, mocz z obłoczkami

first catch u. pierwsza porcja moczu

24-hour u. mocz dobowy

24-hour u. collection dobowa zbiórka moczu

nebulous u. = **cloudy u.**

residual u. mocz zalegający

u. retention zatrzymanie moczu

supracystic diversion of u. nadpęcherzowe odprowadzenie moczu

urinoma [ˌjuəri'noumə] torbiel zawierająca mocz

urinometry [ˌjuəri'nomitri] pomiar gęstości względnej moczu, urometria

urisolvent [ˌjuəri'sɔlvənt] rozpuszczający kwas moczowy

uro- [juərə-] w złożeniach oznacza mocz

urobilin [ˌjuərə'bilin] urobilina, urohematoporfiryna

urobilinogen [ˌjuərəbili'nɔdʒen] urobilinogen

urobilinogen(a)emia [ˌjuərɔbiˌlinɔdʒi'ni:miə] urobilinogenemia

urobilinuria [ˌjuərɔˌbili'njuəriə] wydalanie bilirubiny z moczem

urochesia [ˌjuərə'ki:ziə] wyciekanie moczu przez odbyt

urochrome ['juərəkroum] urochrom

urocrisis [ˌjuərə'kraisis] 1) przełom pęcherzowy w wiądzie rdzenia; 2) przełom choroby z wydalaniem dużych ilości moczu

urocystitis [ˌjuərəˌsis'taitis] zapalenie pęcherza moczowego

urodynamics [ˌjuərədai'næmiks] hydrodynamika moczu

urodynia [ˌjuərə'diniə] ból przy oddawaniu moczu

urodysfunction [ˌjuərədis'fʌŋkʃən] zaburzenia oddawania moczu

uroedema [ˌjuəri'di:mə] naciek moczowy w tkankach

uroflowmetry [ˌjuərə'flɔmitri] pomiar szybkości odpływu moczu

urogastrone [ˌjuərə'gæstroun] urogastron

urogenital [ˌjuərə'dʒenitl] moczowo-płciowy

uroglossitis [ˌjuərəglɔ'saitis] zapalenie dziąseł i języka

urography [juə'rɔgrəfi] urografia, radiografia dróg moczowych

  ascending u. urografia wstępująca

  cystoscopic u. urografia wstępująca

  descending u. urografia zstępująca, urografia dożylna

  drip infusion u. urografia infuzyjna

  excretory u. urografia zstępująca po doustnym podaniu kontrastu

  functional u. urografia minutowa

  intravenous u. urografia zstępująca

  micturition u. urografia mikcyjna

  retrograde u. urografia wstępująca

urokinase [juərə'kaineis] urokinaza

urolithiasis [ˌjuərəli'θaiəsis] kamica moczowa

urologic [juərɔ'lədʒik] urologiczny

urologist [juə'rɔlədʒist] urolog

urology [juə'rɔlədʒi] urologia

urometer [juə'rɔmitə] urometr

uronephrosis [ˌjuərɔnef'rousis] wodonercze

uropathy [juə'rɔpəθi] choroba dróg moczowych, uropatia

  obstructive u. uropatia z niedrożności dróg moczowych

uropepsin [ˌjuərɔ'pepsin] urokinaza, uropepsyna

uroplania [ˌjuərɔ'pleiniə] wyciekanie moczu do tkanek

uropoiesis [ˌjuərɔpɔi'i:sis] tworzenie się moczu

uroporphyrin [ˌjuərɔ'pɔ:firin] urochrom, uroporfiryna

uropsammus [ˌjuərɔ'sæməs] piasek moczowy, żwir moczowy, osad

urorrh(o)ea [ˌjuərɔ'riə] moczenie mimowolne

uroschesis [juə'rɔski:sis] zatrzymanie moczu

uroscopy [juə'rɔskəpi] badanie moczu

urosepsis [ˌjuərɔ'sepsis] posocznica moczopochodna

urothelium [ˌjuərɔ'θi:liəm] nabłonek dróg moczowych

urotoxicity [ˌjuərətɔk'sisiti] toksyczność moczu, urotoksyczność

urotoxin [ˌjuərɔ'tɔksin] toksyna moczowa

urticaria [ˌə:ti'kɛəriə] pokrzywka

  u. bullosa pokrzywka pęcherzykowa

  chronic u. pokrzywka przewlekła

  cold u. pokrzywka wywoływana przez zimno

  u. conferta pokrzywka z bąblami zgrupowanymi

  congelation u. = **cold u.**

  u. deafness and amyloidosis zespół Muckle'a i Wellsa

  drug-induced u. pokrzywka polekowa

  endemic u. pokrzywka endemiczna (zwykle wywołana przez gąsienice)

  factitious u. pokrzywka wywołana, dermografizm

  giant u. obrzęk naczyniowo-nerwowy, obrzęk Quinckego

  u. gigantea = **giant u.**

  u. gyrata pokrzywka festonowata

  h(a)emorrhagic u. pokrzywka krwotoczna

  u. maculosa pokrzywka plamista

  u. maritima pokrzywka morska (po kąpieli w słonej wodzie)

  u. medicamentosa pokrzywka polekowa

  neonatal u. pokrzywka noworodków

(o)edematous u. obrzęk naczyniowo-nerwowy, obrzęk Quinckego
papular u. pokrzywka grudkowa, liszaj
pokrzywkowy
u. papulosa liszaj pokrzywkowy
u. pigmentosa pokrzywka barwnikowa,
mastocytoza skórna
pressure u. pokrzywka po ucisku
provoked u. pokrzywka wywołana
solar u. pokrzywka słoneczna
subcutaneous u. pokrzywka ze świądem
bez bąbli
tuberous u. obrzęk naczyniowo-nerwowy,
obrzęk Quinckego
u. vesiculosa = u. bullosa
white u. pokrzywka porcelanowa
urticarial [ˌəːtiˈkɛəriəl] pokrzywkowy
urtication [ˌəːtiˈkeiʃən] 1) bicie pokrzywami
dla wywołania bąbli; 2) pokrzywka; 3)
piekący świąd
ustus [ˈʌstəs] prażony, palony
uteralgia [ˌjuːtərˈældʒiə] ból macicy
uterectomy [ˌjuːtəˈrektəmi] wycięcie macicy
uterine [ˈjuːtərin, ˈjuːtərain] maciczny
uterismus [juːˈtərizməs] bolesne skurcze macicy
uteritis [ˌjuːtəˈraitis] zapalenie macicy
uterocystostomy [ˌjuːtərəsisˈtəstəmi] wytworzenie przetoki szyjkowo-pęcherzykowej
uterofixation [ˌjuːtərəfikˈseiʃən] umocowanie macicy
uterogestation [ˌjuːtərədʒesˈteiʃən] ciąża maciczna
uterography [ˌjuːtəˈrəgrəfi] badanie radiologiczne macicy, histerografia
uteropexy [ˌjuːtərəˈpeksi] umocowanie macicy
uteroplasty [ˈjuːtərəˌplæsti] plastyka macicy
uterosalpingography [ˌjuːtərəˌsælpiŋˈgəgrəfi]
histerosalpingografia, badanie radiologiczne macicy i jajowodów
uteroscopy [juːtəˈrəskəpi] wziernikowanie
macicy
uterotomy [ˌjuːtəˈrətəmi] nacięcie macicy
uterotonic [juːtərəˈtənik] zwiększający skurcze macicy
uterotubography [ˌjuːtərətjuˈbəgrəfi] histerosalpingografia
uterus [ˈjuːtərəs] macica
u. acollis macica bezszyjkowa
u. arcuatus macica siodełkowata
u. bicornis macica dwurożna
bifid u. macica dwurożna jednoszyjkowa
u. biforis macica przegrodzona, macica
z przegrodzoną szyjką
u. bilocularis macica przegrodzona
bipartite u. macica przegrodzona

capped u. toniczny skurcz mięśnia dna
macicy
u. cordiformis macica sercowata
u. didelphys macica podwójna (z podwójną
szyjką i pochwą)
u. duplex macica podwójna
gravid u. macica ciężarna
u. incudiformis macica kowadłowata
u. planifundalis macica kowadłowata
saddle-shaped u. macica siodełkowata
septate u. macica przegrodzona
u. septus macica przegrodzona
u. subseptus macica niecałkowicie przegrodzona
u. triangularis macica kowadłowata
u. unicornis macica jednorożna
utilization [ˌjuːtilaiˈzeiʃən] używanie, użyt-
kowanie
utilize [ˈjuːtiˌlaiz] używać, użytkować
utricle [ˈjuːtrikl] łagiewka
utricular [juːˈtrikjulə] łagiewkowy
utriculitis [ˌjuːtrikjuˈlaitis] zapalenie łagiewki
utriculus [juːˈtrikjuləs] łagiewka
u. prostaticus łagiewka sterczowa
uvea [ˈjuːviːə] błona naczyniowa oka, jagodówka
uveal [ˈjuːviːəl] jagodówkowy
uveitis [ˌjuːviːˈaitis] zapalenie błony naczyniowej oka
anterior u. zapalenie błony naczyniowej
przedniego odcinka oka
heterochromic u. zapalenie błony naczyniowej różnobarwne
phacoanaphylactic u. zapalenie błony naczyniowej po ekstrakcji zaćmy
posterior u. zapalenie błony naczyniowej
tylnego odcinka
sympathetic u. zapalenie błony naczyniowej oka współczulne
uveoencephalitis [ˌjuːviəˌensəfæˈlaitis] zapalenie błony naczyniowej i mózgu, zespół
Harady
uveoparotitis [ˌjuːviəˌpærəˈtaitis] zapalenie
błony naczyniowej i przyusznicy, zespół
Heerfordta
uveoplasty [ˈjuːviəˌplæsti] plastyka błony naczyniowej
uveoscleritis [ˌjuːviəskliˈraitis] zapalenie
błony naczyniowej i twardówki
uvula [ˈjuːvjulə] języczek, czopek
bifid u. języczek rozszczepiony, języczek
rozdwojony
u. cerebelli czopek robaka
u. palatina języczek podniebienny
u. vermis czopek robaka
vesical u. języczek pęcherza moczowego

uvulaptosia [ˌjuːvjuləˈtousiə] opadanie języczka

uvulectomy [ˌjuːvjuˈlektəmi] wycięcie języczka

uvulitis [ˌjuːvjuˈlaitis] zapalenie języczka

uvuloptosis [ˌjuːvjuləˈtousis] opadnięcie języczka (podniebienia)

uvulotomy [ˌjuːvjuːˈlətəmi] nacięcie języczka, częściowe wycięcie języczka

V

vaccigenous [væk'sidʒinəs] wytwarzający szczepionkę
vaccina ['væksinə] = vaccinia
vaccinable ['væksinəbl] nadający się do zaszczepienia
vaccinal ['væksinəl] szczepionkowy, szczepienny
v. fever odczyn gorączkowy po szczepieniu
vaccinate ['væksineit] szczepić
vaccinated ['væksineitid] zaszczepiony, szczepiony
get v. zostać zaszczepionym
vaccination [ˌvæksi'neiʃən] szczepienie (zwł. ospy)
arm-to-arm v. szczepienie płynem ze zmian krowiankowych z ramienia szczepionego osobnika
animal v. szczepienie szczepionką krowią
bacterial v. szczepienie hodowlą zabitych bakterii
bovine v. = animal v.
vaccinator ['væksiˌneitə] 1) osobnik wykonujący szczepienie; 2) skaryfikator do szczepienia
vaccine ['væksi:n] szczepionka (zwł. przeciwospowa)
anthrax v. szczepionka przeciw wąglikowi
aqueous v. szczepionka w roztworze izotonicznym soli
autogenous v. szczepionka autogenna
bacterial v. szczepionka bakteryjna (zawierająca bakterie)
bovine v. szczepionka krowiankowa
brucella v. szczepionka przeciw brucelozie
Calmette-Guérin v. szczepionka BCG
cowpox v. krowianka, szczepionka krowiankowa
diphtheria-tetanus v. szczepionka podwójna przeciw błonicy i tężcowi
diphtheria-tetanus-pertussis v. szczepionka potrójna przeciw błonicy, tężcowi i krztuścowi (Di-Per-Te)
glycerinated v. szczepionka glicerynowana
heterogenous v. szczepionka heterogenna

homologous v. szczepionka homologiczna
humanized v. szczepionka humanizowana (ze zmiany ospowej człowieka)
intradermal v. szczepionka śródskórna
intranasal v. szczepionka donosowa
killed v. szczepionka zawierająca zabite drobnoustroje
live v. szczepionka zawierająca atenuowane drobnoustroje
lysate v. szczepionka zawierająca lizat bakteryjny
measles v. szczepionka przeciwodrowa
mixed v. szczepionka wielowaźna
multipartial v. szczepionka wielowaźna
multivalent v. szczepionka wielowaźna
mumps v. szczepionka przeciw wirusowi zapalenia przyusznicy
non-specific v. szczepionka nieswoista
oil v. szczepionka olejowa
polyvalent v. szczepionka wielowaźna
rabies v. szczepionka przeciw wściekliźnie
virus v. szczepionka zawierająca wirusa
vaccinia [væk'siniə] krowianka, ospa krowia
gangrenous v. krowianka zgorzelinowa
generalized v. krowianka uogólniona
progressive v. krowianka zgorzelinowa
vaccinial [væk'siniəl] krowiankowy
vaccinid ['væksinid] odczyn uczuleniowy na szczepionkę
vaccinization [ˌvæksini'zeiʃən] szczepienie powtarzane do pełnego uodpornienia
vaccinogen [væk'sinɔdʒən] źródło szczepionki (np. jałówka)
vaccinoid ['væksinɔid] 1) podobny do krowianki; 2) krowianka uogólniona
vaccinostyle [væk'sinɔstail] skaryfikator do szczepienia ospy
vaccinotherapy [ˌvæksinɔ'θerəpi] leczenie szczepionkami, wakcynoterapia
vacillation [ˌvæsi'leiʃən] chwianie się, chwiejność
vacuity [væk'juiti] próżnia
vacuolar ['vækjuˌɔlə] wodniczkowy, pęcherzykowy

vacuolate ['vækjueleit] mający wodniczki
vacuolated ['vækjuə,leitid] mający wodniczki
vacuolation [,vækjuə'leiʃən] wakuolizacja, tworzenie się wodniczek
vacuole ['vækjuoul] wodniczka, wakuola
  autophagic v. lizosom
  contractile v. wakuola kurczliwa (u pierwotniaków)
  diffusion v. wodniczka dyfuzyjna
  digestive v. wodniczka trawienna
  gas v. wodniczka gazowa
vacuolization [,vækjuɔlai 'zeiʃən] wakuolizacja, tworzenie się wodniczek
vacuome ['vækjuoum] system wodniczek komórkowych
vacuous ['vækjuəs] pusty, próżny
vacuum ['vækjuəm] próżnia, pustka
  v. extractor próżniociąg położniczy, wyciągacz próżniowy
  v. flask termos
  v. treatment leczenie podciśnieniem
  v. tube lampa próżniowa, lampa katodowa
vagal ['veigl] błędny, odnoszący się do nerwu błędnego
vagina [və'dʒainə] 1) pochwa; 2) pochewka (*anat.*)
  artificial v. pochwa sztuczna
  v. bulbi pochewka gałki ocznej
  v. carotica pochewka naczyń szyjnych
  v. duplex pochwa przegrodzona, pochwa podwójna
  v. fibrosa tendinis pochewka włóknista ścięgna
  v. septa pochwa przegrodzona, pochwa podwójna
  v. synovialis pochewka maziowa
vaginal [və'dʒainəl] pochwowy, pochewkowy
vaginalectomy [,vədʒinəl'ektəmi] wycięcie osłonki pochwowej jądra
vaginalitis [və,dʒinə'laitis] zapalenie osłonki pochwowej jądra
vaginapexy [və,dʒainə'peksi] umocowanie operacyjne pochwy
vaginectomy [,vədʒai'nektəmi] wycięcie pochwy
vaginism ['vædʒinizm] pochwica
vaginitis [,vədʒi'naitis] zapalenie pochwy (*p.* **colpitis**)
  adhesive v. zapalenie pochwy zarostowe
  atrophic v. zapalenie pochwy zanikowe
  cystic v. zapalenie pochwy torbielowate
  desquamative inflammatory v. zapalenie pochwy złuszczające
  emphysematous v. pęcherzyca gazowa pochwy

gaseous v. pęcherzyca gazowa pochwy
pneumocystic v. pęcherzyca gazowa pochwy
senile v. zapalenie pochwy starcze
vaginocele ['vədʒinɔsi:l] 1) przepuklina pochwowa; 2) wypadnięcie pochwy
vaginofixation [,vədʒinɔfik'seiʃən] umocowanie pochwy
vaginography [,vədʒi'nɔgrəfi] waginografia, radiografia pochwy
vaginomycosis [,vədʒinɔmai'kousis] grzybica pochwy
vaginopathy [vədʒi'nɔ,pæθi] choroba pochwy
vaginoperineorrhaphy [,vədʒinɔ,perini:'ɔrəfi] zeszycie pochwy i krocza
vaginoperineotomy [,vədʒinɔ,perini:'ɔtəmi] nacięcie pochwy i krocza
vaginopexy [və'dʒinɔpeksi] umocowanie pochwy
vaginoplasty [və'dʒinɔ,plæsti] plastyka pochwy
vaginoscopy [,vədʒi'nɔskəpi] wziernikowanie pochwy
vaginothermometry [,vədʒinɔ'θəmɔmitri] pomiar ciepłoty pochwy
vaginotomy [,vədʒi'nɔtəmi] nacięcie pochwy
vagitus [və'dʒaitəs] kwilenie noworodka
  uterine v. kwilenie śródmaciczne
  vaginal v. kwilenie śródpochwowe
vagolytic [,veigɔ'litik] blokujący czynność nerwu błędnego
vagomimetic [,veigɔmi'metik] naśladujący efekt pobudzenia nerwu błędnego, wagomimetyczny
vagotomize [vei'gɔtəmaiz] przeciąć nerw błędny
vagotomy [və'gɔtəmi] wagotomia, przecięcie nerwu błędnego
vagotonia [,veigɔ'touniə] wagotonia, wzmożona pobudliwość nerwu błędnego
vagovagal [,veigɔ'vægəl] wagowagalny, działający na czuciowe i ruchowe włókna nerwu błędnego
vagus ['veigəs] błędny (nerw)
valence ['veiləns], **valency** ['veilənsi] wartościowość chemiczna
valerate ['vələreit] walerianian
valeric [və'lerik] walerianowy
valgoid ['vælgɔid] koślawy
valgus ['vælgəs] koślawy
  v. deformity koślawość
valine ['vælin] walina
vallecula [væ'lekjulə] dolinka, dołek, zagłębienie
vallecular [væ'lekjulə] odnoszący się do dolinki, dołkowy

valproate [ˌvæl'prɔeit] walproinian
value ['vælju:] 1) wartość; 2) oceniać
  buffering v. liczba buforowa
  breeding v. wartość hodowlana
  calorific v. wartość kaloryczna (pokarmu)
  critical v. wartość krytyczna
  equilibrium v. stała równowagi
  genotypic v. wartość genotypowa
  mean v. wartość średnia
  median v. wartość środkowa
  nutritional v. wartość odżywcza
  pH v. wartość pH
  predicted v. wartość przewidywana
  relative v. wartość względna
  threshold v. wartość progowa
valval ['vælvəl], **valvar** ['vælvə] zastawkowy
valve ['vælv] 1) zastawka (*anat.*); 2) wentyl,
  zawór; 3) lampa elektroniczna
  aortic v. zastawka aorty
  artificial v. sztuczna zastawka
  atrioventricular v. zastawka przedsionko-
    wo-komorowa
  auriculoventricular v. zastawka przedsion-
    kowo-komorowa
  ball and cage v. zastawka koszyczkowa
  bicuspid v. zastawka dwudzielna
  caval v. zastawka żyły głównej dolnej
  control v. zawór regulujący
  coronary v. zastawka zatoki wieńcowej
  v. of the foramen ovale zastawka otworu
    owalnego
  ileoc(a)ecal v. zastawka krętniczo-kątnicza
  ileoc(a)ecocolic v. zastawka krętniczo-kąt-
    nicza
  ileocolic v. zastawka krętniczo-kątnicza
  v. of the inferior caval vein zastawka żyły
    głównej dolnej
  mitral v. zastawka dwudzielna, zastawka
    mitralna
  non-rebreathing v. zawór zapobiegający
    ponownemu wdychaniu gazu w apara-
    cie do anestezji
  pulmonary v. zastawka pnia płucnego
  rectal v. fałd poprzeczny odbytnicy
  semilunar v. zastawka półksiężycowata (a-
    orty)
  spiral v. fałd spiralny przewodu pęcherzy-
    kowego
  tilting disc v. zastawka dyskowa
  tricuspid v. zastawka trójdzielna
  venous v. zastawka żylna
valvectomy [vɔlv'æktəmi] wycięcie zastawki
valvoplasty ['vælvɔplæsti] plastyka zastawki
valvotomy [væl'vɔtəmi] przecięcie zastawki
  closed pulmonary v. przezkomorowe prze-
    cięcie zastawki tętnicy płucnej
  transventricular closed v. przezkomorowe
    przecięcie zastawki

valvula ['vælvjulə] 1) zastawka; 2) zasłona
  rdzenna górna
  lymphatic v. zastawka naczynia chłon-
    nego
  venous v. zastawka żylna
valvulitis [ˌvælvju'laitis] zapalenie zastawki
valvuloplasty ['vælvjulɔˌplæsti] plastyka zastawki serca
valvulotomy [ˌvælvjul'ɔtəmi] przecięcie zastawki
vanadate ['vænedeit] wanadian
vanadium [və'nædiəm] wanad, V (*chem.*)
vanillate [və'nileit] sól kwasu waniliowego
vanillin [və'nilin] wanilina
vapocauterization [ˌveipəˌkɔ:terai'zeiʃən]
  przyżeganie gorącą parą
vaporate ['veipɔreit] parować
vaporization [ˌveipərai'zeiʃən] 1) parowanie;
  2) leczenie parą
vaporize ['veipəraiz] parować, ulatniać się
vaporizer [ˌveipə'raizə] odparowywacz
vaporous ['veipərəs] parujący, ulatniający się
vapo(u)r ['veipə] 1) para; 2) parowy
  v. bath kąpiel parowa
  v. cabinet skrzynia do kąpieli parowych
  v. pressure ciśnienie pary
  water v. para wodna
variability [ˌvɛəriə'biliti] zmienność, niestałość
variable ['vɛəriəbl] 1) zmienny; 2) zmienna
  (*mat.*)
variance ['vɛəriəns] 1) zmiana; 2) wariancja
  (*stat.*)
  environmental v. wariancja środowiskowa
  genetic v. wariancja genetyczna
  genotypic v. wariancja genotypowa
  phenotypic v. wariancja fenotypowa
  population v. wariancja populacji
  random v. wariancja losowa
  regression v. wariancja regresyjna
  remainder v. wariancja resztowa
variant ['vɛəriənt] wariant, odmiana
variate ['vɛərieit] zmienna
variation [ˌvɛəri'eiʃən] zmiana, odmiana
  zmienność (*mat.*)
  chance v. zmienność przypadkowa
  inborn v. zmienność genetyczna
variceal [ˌværi'siəl] odnoszący się do żylaków
varicella [ˌværi'selə] ospa wietrzna
varices ['værisi:z] żylaki
  crural v. żylaki podudzi
  h(a)emorrhoidal v. żylaki odbytu
  (o)esophageal v. żylaki przełyku
varico- [værikɔ-] w złożeniach oznacza: odnoszący się do żylaka
varicocele ['værikɔsi:l] żylak powrózka nasiennego

varicophlebitis [ˌværikɔfləb'aitis] zapalenie żylaków

varicosclerosation [ˌværikɔˌskliərə'zeiʃən] obliteracyjne leczenie żylaków

varicose ['værikous] żylakowy, żylakowaty

varicosis [ˌværi'kousis] żylakowatość

varicosity [ˌværi'kousiti] żylakowatość

varicotomy [ˌværi'kɔtəmi] wycięcie żylaków

variola [və'raiələ] ospa (*p.* **smallpox**)
  benign v. ospa złagodzona
  haemorrhagic v. ospa krwotoczna
  v. major ospa
  v. minor *alastrim*
  v. vaccinia ospa krowia
  v. verrucosa ospa grudkowa

variolization [ˌvɛəriɔlai'zeiʃn] szczepienie szczepionką ospową

varix ['væriks] żylak
  anastomotic v. żylak zespolony
  aneurysmal v. żylak tętniakowy
  cirsoid v. żylak kędzierzasty

varnish (dental) ['va:niʃ] materiał na podkład (pod wypełnienie)

varus ['veirəs] szpotawy

vas- [væs-] w złożeniach oznacza: odnoszący się do naczynia

vas [væs] *pl* **vasa** [veisə] naczynie
  afferent v. naczynie doprowadzające
  anastomotic v. naczynie zespalające
  v. deferens nasieniowód

vasal ['veisəl] naczyniowy

vascular ['væskjulə] naczyniowy

vascularity [ˌvæskju'læriti] unaczynienie (obecność naczyń)

vascularization [ˌvæskjulərai'zeiʃən] unaczynienie (tworzenie się naczyń)

vascularize ['væskjuləraiz] unaczyniać

vascularized ['væskjuləraizd] unaczyniony

vasculature ['væskjulətʃə] układ naczyniowy

vasculitis [ˌvæskju'laitis] zapalenie naczyń
  v. nodosa zapalenie naczyń guzkowe

vasculo- [væskjulɔ-] w złożeniach oznacza związek z naczyniami

vasculocardiac [ˌvæskjulə'ka:diək] naczyniowo-sercowy

vasculomotor [ˌvæskjulə'moutə] naczynioruchowy

vasectomy [væs'ektəmi] wycięcie nasieniowodu, wazektomia

vaseline ['væzili:n] wazelina

vaso- ['veisou-] w złożeniach oznacza związek z naczyniem lub nasieniowodem

vasoactive [ˌveisə'æktiv] naczyniowoczynny

vasoconstriction [ˌveisoukɔns'trikʃən] zwężenie naczynia

vasoconstrictive [ˌveisoukɔns'triktiv] zwężający naczynia

vasodepression [ˌveisoudi'preʃn] zmniejszenie napięcia naczyń

vasodilatation [ˌveisoudailə'teiʃn], **vasodilation** [ˌveisoudai'leiʃn] rozszerzenie naczyń

vasodilator [ˌveisoudai'leitə] środek rozszerzający naczynia

vasoepididymostomy [ˌveisɔˌepididi'mɔstəmi] zespolenie nasieniowodu z najądrzem

vasoligation [ˌveisouli'geiʃn] podwiązanie nasieniowodu

vasomotor [ˌveisou'moutə] naczynioruchowy

vasomotoricity [ˌveisouˌmoutə'risiti] wazomotoryka, czynność naczynioruchowa

vaso-orchidostomy [ˌveisɔɔrkid'ɔstəmi] wszczepienie nasieniowodu do jądra, wazoorchidostomia

vasopressin [ˌveisou'presin] wazopresyna
  arginine v. wazopresyna argininowa
  lysine v. wazopresyna lizynowa

vasopuncture [ˌveisou'pʌŋktʃə] nakłucie nasieniowodu lub naczynia

vasoreflex [ˌveisou'ri:fleks] odruch naczyniowy

vasorelaxation [ˌveisouˌri:læk'seiʃn] obniżenie napięcia naczyń

vasoresection [ˌveisouri:'sekʃn] wycięcie nasieniowodu

vasorrhaphy [vei'sɔrəfi] zeszycie nasieniowodu

vasospasm [ˌveisou'spæzm] skurcz naczynia

vasostomy ['vei'soustəmi] wytworzenie przetoki nasieniowodu

vasotomy ['veisoutəmi] przecięcie nasieniowodu

vasotonic [ˌveisou'tɔnik] 1) odnoszący się do napięcia naczyń; 2) lek podnoszący napięcie naczyń

vasotribe [ˌveisou'traib] miażdż naczyniowy, kleszcze naczyniowe

vasotripsy ['veisoutripsi] miażdżenie naczynia kleszczami

vasovagal [ˌveisou'vægəl] odnoszący się do wpływu nerwu błędnego na naczynia

vasovasostomy [ˌveisouvei'sɔstəmi] zeszycie przeciętego nasieniowodu

vasovesiculectomy [ˌveisouveˌsikju'lektəmi] wycięcie nasieniowodu z pęcherzykami nasiennymi

vasovesiculitis [ˌveisouveˌsikju'laitis] zapalenie nasieniowodu i pęcherzyków nasiennych

vault [vɔ:lt] sklepienie
  cranial v. sklepienie czaszki
  v. of the conjunctiva sklepienie worka śluzówki
  v. of pharynx sklepienie gardła
  v. of the vagina sklepienie pochwy

vector ['vektə] 1) przenosiciel, nosiciel (zarazka, pasożytów itp.); 2) wektor
  biological v. nosiciel biologiczny zarazka, nosiciel aktywny
  mechanical v. nosiciel bierny, nosiciel mechaniczny
  spatial v. wektor serca przestrzenny
vectorcardiography [,vektə:,ka:di'ɔgrəfi] wektokardiografia
vegan ['vədʒən] = **vegetarian**
veganism ['vədʒənizm] = **vegetarianism**
vegetable ['vedʒitəbl] roślina, jarzyna
vegetarian [,vedʒi'tɛəriən] wegetarianin, jarosz
vegetarianism [,vedʒi'tɛəriənizəm] wegetarianizm
vegetation [,vedʒi'teiʃən] 1) wegetacja; 2) wyrośle, szczególnie na zastawkach serca; 3) mało aktywne, leniwe życie
  bacterial v.'s on mitral valve wyrośle złożone z bakterii i płytek na zastawce dwudzielnej
vegetative ['vedʒiteitiv] wegetatywny
vehicle ['vi:ikl] 1) wehikuł; 2) zaróbka, podłoże, *vehiculum (farm.)*
vein [vein] żyła
  accompanying v. żyła towarzysząca
  anastomotic v. żyła zespalająca
  angular v. żyła kątowa
  anonymous v. żyła ramienno-głowowa
  antecubital v. jedna z żył dołu łokciowego
  arcuate v. żyła łukowata (nerki)
  arterial v. żyła rozgałęziająca się jak tętnica (np. żyła wrotna)
  axillary v. żyła pachowa
  azygos v. (major azygos v.) żyła nieparzysta
  azygos minor inferior v. żyła nieparzysta krótka
  basal v. żyła podstawna
  basilic v. żyła odłokciowa
  brachial v. żyła ramieniowa
  brachiocephalic v. żyła ramienno-głowowa
  capacity v.'s żyły pojemnościowe
  cardiac v. (anterior, great, middle, small, smallest) żyła serca (przednia, wielka, średnia, mała, najmniejsza)
  caval v. (inferior, superior) żyła główna (dolna, górna)
  central v.'s żyły centralne
  cephalic v. żyła odpromieniowa
  cerebellar v. (inferior, superior) żyła móżdżkowa (dolna, górna)
  cerebral v. anterior żyła przednia mózgu
  cerebral v. great żyła wielka mózgu
  cerebral v. inferior żyła dolna mózgu
  cerebral v. internal żyła wewnętrzna mózgu
  cerebral v. middle (deep, superficial) żyła środkowa mózgu (głęboka, powierzchowna)
  cerebral v. superior żyła górna mózgu
  communicating v. żyła łącząca
  femoral v. żyła udowa
  femoral v. deep żyła udowa głęboka
  gastric v. (left, right) żyła żołądkowa (lewa, prawa)
  gastroepiploic v. (left, right) żyła żołądkowo-sieciowa (lewa, prawa)
  hemiazygos v. żyła nieparzysta krótka
  hemiazygos accessory v. żyła nieparzysta krótka dodatkowa
  hepatic v. żyła wątrobowa
  iliac v. common żyła biodrowa wspólna
  iliac v. (external, internal) żyła biodrowa (zewnętrzna, wewnętrzna)
  interlobar v. of the kidney żyła międzypłatowa nerki
  jugular v. (anterior, external, internal) żyła szyjna (przednia, zewnętrzna, wewnętrzna)
  meningeal v. żyła oponowa
  mesenteric v. (inferior, superior) żyła krezkowa (dolna, górna)
  portal v. żyła wrotna
  pulmonary v. (left, right) żyła płucna (lewa, prawa)
  puncture of v. nakłucie żyły
  renal v. żyła nerkowa
  saphenous v., great żyła odpiszczelowa
  stripping of v. wyrwanie żyły podskórne
  subclavian v. żyła podobojczykowa
  tibial v. (anterior, posterior) żyła piszczelowa (przednia, tylna)
  trabecular v. żyła beleczkowa
  umbilical v. żyła pępkowa
veined [veind] pożyłkowany
velocity [vi'lɔsiti] szybkość, prędkość
  angular v. prędkość kątowa
  flow v. prędkość przepływu
  sound v. szybkość dźwięku
velum ['vi:ləm] zasłona
  v. medullare zasłona rdzeniowa
vena ['vi:nə] żyła
venacavography [,vi:nəkei'vɔgræfi] wenokawografia
vene- [vi:ne-] w złożeniach oznacza: odnoszący się do żyły
venectasia [,vi:nek'teiziə] rozszerzenie żyły
venectomy [vi:'nektəmi] wycięcie żyły
venepuncture [,vi:ni'pʌŋktʃə] nakłucie żyły
venereal [vi'niəriəl] 1) weneryczny; 2) odnoszący się do stosunku płciowego
venereologist [vi,niəri'ɔlədʒist], **venerologist** [,viniər'ɔlədʒist] wenerolog
venereology [,vi'niəri'ɔlədʒi], **venerology** [,viniə'rələdʒi] wenerologia

venesection [ˌviːniˈsekʃn] nacięcie żyły, wenesekcja

veni- [viːni-], **veno-** [viːnɔ-] w złożeniach oznacza: odnoszący się do żyły

venipuncture [ˌviːniˈpʌŋktʃə] nakłucie żyły

venoclysis [viːˈnɔklisis] wlew dożylny

venofibrosis [ˌviːnɔfaiˈbrousis] zwłóknienie ściany żyły

venography [viːˈnɔgræfi] flebografia
  caval v., **cavography, inferior, superior** kawografia, flebografia żyły głównej dolnej lub górnej
  portal v., **portography** flebografia żyły wrotnej
  splenic portal v. przezśledzionowa flebografia żyły wrotnej
  transosseous v. flebografia śródkostna
  transumbilical portal v. flebografia żyły wrotnej przez żyły pępkowe
  vertebral v. flebografia śródkostna kręgowa

venom [ˈvenəm] jad węży, skorpionów, pająków, owadów

venomous [ˈvenəməs] jadowity, trujący

venosclerosis [ˌviːnɔskliəˈrousis] stwardnienie ścian żyły

venostasis [viːˈnɔstæsis] zastój żylny

venostomy [viːˈnɔstəmi] nacięcie żyły dla wprowadzenia cewnika

venotomy [viːˈnɔtəmi] nacięcie żyły

venous [ˈviːnəs] żylny
  v. return krew powracająca do serca z krążenia wielkiego

venovenostomy [ˌviːnɔviˈnɔstəmi] zespolenie żylne

vent [vent] otwór jamy ciała (naturalny)

ventilation [ˌventiˈleiʃən] 1) wentylacja, przewietrzanie; 2) dostarczanie tlenu do płuc
  artificial v. wentylacja sztuczna

ventral [ˈventrəl] brzuszny

ventricle [ˈventrikl] komora (*anat.*)
  cardiac v. komora serca
  cerebral v. komora mózgowa
  fifth v. jama przegrody przezroczystej (mózgu)

ventricular [venˈtrikjulə] komorowy

ventriculoatriostomy [ventˌrikjulɔætrˈiɔstəmi] połączenie komory bocznej mózgu z przedsionkiem serca, wentrykuloatriostomia

ventriculocisternostomy [venˌtrikjulɔˈsisterˈnɔstəmi] połączenie komory bocznej mózgu ze zbiornikiem podpajęczynówkowym, wentrykulocysternostomia

ventriculojugulostomy [venˌtrikjulɔˌdʒuguloˈɔstəmi] połączenie komory bocznej mózgu z żyłą szyjną, wentrykulojugulostomia

ventriculoperitoneostomy [venˌtrikujlɔˌperi-

toniˈɔstemi] połączenie komory bocznej mózgu z jamą otrzewnej, wentrykuloperytoneostomia

ventriculography [ˌventrikjuˈlɔgrəfi] wentrykulografia
  left v. wentrykulografia lewej komory serca
  radionuclide v. wentrykulografia radioizotopowa

ventriculomastoidostomy [venˌtrikjulɔˌmæstɔidˈɔstəmi] wentrykulomastoidostomia, zespolenie komorowo-sutkowate

ventriculoplasty [venˈtrikjulɔplæsti] plastyka komory serca (korekcja wady)

ventriculopuncture [venˈtrikjulɔˌpʌŋktʃə] nakłucie komory mózgu

ventriculoscopy [venˌtrikjuˈlɔskəpi] wziernikowanie komór bocznych mózgu

ventriculostium [venˌtrikjuəˈlɔstiəm] wytworzenie połączenia między komorą mózgu a przestrzenią podpajęczynówkową

ventriculostomy [venˌtrikjuˈlɔstəmi] wentrykulostomia, wytworzenie przetoki komorowej w leczeniu wodogłowia
  third v. wentrykulostomia komory trzeciej

ventriculotomy [venˌtrikjuˈlɔtəmi] otworzenie komory

ventrifixation [ˌventrifikˈseiʃn] przymocowanie do ściany brzucha

ventrocystorrhaphy [ˌventrɔsisˈtɔrəfi] przyszycie pęcherza lub torbieli do ściany brzucha

ventrofixation [ˌventrɔfikˈseiʃn] = **ventrifixation**

ventrohysteropexy [ˌventrɔˈhisterɔˌpeksi] przyszycie macicy do ściany brzusznej

ventroptosia [ˌventrɔpˈtousiə] opuszczenie żołądka

ventroscopy [venˈtrɔskoupi] laparoskopia

ventrovesicofixation [ˌventrɔˈvesikɔˌfikseiʃn] przymocowanie pęcherza do ściany brzucha

venula [ˈvenjulə], **venule** [ˈvenjul] żyłka

verbal [ˈvəːbəl] słowny

verbigeration [ˌvəːbidʒəˈreiʃn] werbigeracja, stereotypia słowna

verification [ˌverifiˈkeiʃən] weryfikacja

verify [ˈverifai] weryfikować

vermicidal [ˌvəːmiˈsaidəl] robakobójczy, czerwiobójczy

vermiculation [vəːˌmikjuˈleiʃən] ruch robaczkowy

vermin [ˈvəːmin] robactwo

vermis [ˈvəːmis] robak móżdżku

verruca [veˈruːkə] brodawka
  v. acuminata kłykcina kończysta
  v. digitata brodawka palczasta
  filiform v. brodawka nitkowata

necrogenic v. brodawka anatomopatologów
verrucous ['veru:kəs] brodawkowaty
verrucosis [‚veru:'kousis] brodawkowatość
version ['və:ʃən] obrót położniczy, zwrot
　bimanual v. obrót oburęczny
　bipolar v. obrót oburęczny
　cephalic v. obrót na główkę
　combined v. obrót złożony
　external v. obrót zewnętrzny
　internal v. obrót wewnętrzny
　pelvic v. obrót na pośladki
　podalic v. obrót na nóżki
　postural v. obrót drogą zmiany pozycji matki
　spontaneous v. obrót samoistny
vertebra ['və:tibrə] kręg
　cranial v. proatlas
　lumbar v. kręg lędźwiowy
　odontoid v. obrotnik, kręg obrotowy
　v. plana spłaszczenie trzonu kręgu
　thoracic v. kręg piersiowy
　toothed v. kręg obrotowy
vertebral ['və:tibrəl] kręgowy
　v. body trzon kręgu
　v. column kręgosłup
　telescopic v. fracture złamanie kompresyjne trzonu kręgu
vertebrate ['və:tibrit] kręgowiec
vertex ['və:teks] wierzchołek (głowy), szczyt
vertical ['və:tikəl] pionowy
vertiginous [və:'tidʒinəs] przyprawiający o (lub mający) zawrót głowy
vertigo ['və:tigou] zawrót głowy
　auditory v. choroba lub zespół Ménière'a
　aural v. usznopochodny zawrót głowy
　epidemic v. choroba Gerliera, kubisagari, napadowe zawroty z porażeniami
　horizontal v. zawrót głowy w pozycji leżącej
　labyrinthine v. zawrót głowy błędnikowy w chorobie Ménière'a
　lateral v. zawrót głowy przy patrzeniu na poziomy ruch przedmiotów
　ocular v. zawrót głowy przy wadach refrakcji
　postural v. zawrót głowy przy zmianie położenia ciała
　rotary v. zawrót głowy przy obrotach ciała
　sham-movement v. zawrót głowy z wrażeniem wirowania przedmiotów
　vertical v. zawrót głowy przy patrzeniu w dół lub w górę
vesica [ve'sikə] 1) pęcherz (anat.); 2) pęcherz (dermat.)
vesical ['vesikəl] pęcherzowy

vesicant ['vesikənt] 1) powodujący pęcherze; 2) pryszczydło
vesication [‚vesi'keiʃn] powstawanie pryszczy lub pęcherzy
vesicatory ['vesikə‚təri] pryszczydło, wezykatoria
vesicle ['vesikl] 1) pęcherzyk (dermat.); 2) pęcherzyk w komórce; 3) pęcherzyk (anat.)
　acrosomal v. pęcherzyk akrosomalny
　air v. pęcherzyk płucny
　cytoplasmic v. pęcherzyk cytoplazmatyczny
　lysosomal v. pęcherzyk lizosomalny, lizosom
　pinocytic v. pęcherzyk pinocytowy
　seminal v. pęcherzyk nasienny
　synaptic v. pęcherzyk synaptyczny
　umbilical v. pęcherzyk żółtkowy
vesicofixation [‚vesikəfik'seiʃən] 1) umocowanie pęcherza, cytopeksja; 2) przyszycie macicy do pęcherza
vesicorectostomy [‚vesikərək'təstəmi] zespolenie pęcherzowo-odbytnicze
vesicosigmoidostomy [‚vesikəsigməi'dəstəmi] zespolenie pęcherzowo-esicze
vesicotomy [‚vesi'kətəmi] nacięcie pęcherza, cystotomia
vesiculation [vi'sikju'leiʃən] 1) powstawanie pęcherzyków lub pryszczy; 2) obecność pęcherzyków
vesiculectomy [vi‚sikju'lektəmi] wycięcie pęcherzyków nasiennych
vesiculitis [vi‚sikju'laitis] zapalenie pęcherzyków nasiennych
　seminal v. zapalenie pęcherzyków nasiennych
vesiculography [vi‚sikjulə'græfi] badanie rtg pęcherzyków nasiennych
vesiculoprostatitis [vi‚sikjuləprəstə'taitis] zapalenie pęcherzyków nasiennych i gruczołu krokowego
vesiculotomy [visi'kjulətəmi] nacięcie pęcherzyków nasiennych
vessel ['vesl] naczynie
　absorbent v. naczynie chłonne
　afferent v. naczynie doprowadzające
　anastomotic v. naczynie zespalające
　blood v. naczynie krwionośne
　capacitance v.'s naczynia pojemnościowe
　capillary v. naczynie włosowate, włośniczka
　chyle v. naczynie mleczowe
　chyliferous v. naczynie mleczowe
　collateral v. naczynie oboczne
　communicating v.'s naczynia połączone
　coronary v.'s naczynia wieńcowe
　efferent v. naczynie odprowadzające
　lacteal v. naczynie mleczowe

lymph v., **lymphatic v.** naczynie chłonne
v.'s of nerves naczynia nerwów, *vasa nervorum*
nutrient v. tętnica odżywcza kości
resistance v. naczynia oporowe
seminal v. nasieniowód
v.'s of vessels naczynia naczyń, *vasa vasorum*
vestibule ['vestibju:l] przedsionek
aortic v. część lewej komory przed początkiem aorty
buccal v. przedsionek jamy ustnej
labial v. przednia część przedsionka jamy ustnej
oral v. przedsionek jamy ustnej
vaginal v. przedsionek pochwy
vestibuloplasty [ves,tibjulɔ'plæsti] plastyka przedsionka jamy ustnej
vestibulotomy [ves,tibju'lɔtəmi] otwarcie przedsionka błędnika
veterinarian [,vetəri'nɛəriən] weterynarz
veterinary ['vetərinəri] weterynaryjny
v. surgeon lekarz weterynarii (chirurg)
viability [,vaiə'bility] żywotność, zdolność do życia
viable ['vaiəbl] żywotny, zdolny do życia
vial ['vaiəl] fiolka
vibrate [vai'breit] wibrować, drgać
vibration [vai'breiʃən] wibracja, drganie
sense of v. czucie wibracji
sonic v. ultrasonifikacja, wywoływanie dezintegracji komórek stosowaniem ultradźwięków
ultrasonic v. = **sonic v.**
vibrator [vai'breitə] wibrator
vibratory ['vaibrətəri] wibracyjny, drgający
vibrio ['vibri,ou] przecinkowiec
V. cholerae przecinkowiec cholery
V. comma przecinkowiec cholery
V. El Tor przecinkowiec cholery El Tor
vibromassage [,vaibrɔ'ma:saʒ] masaż wibracyjny
vicarious [vai'kɛriəs] zastępczy
vicious ['viʃəs] szkodliwy, błędny
v. circle błędne koło
victim ['viktim] ofiara (choroby, wypadku)
vigil ['vidʒil] bezsenność, czuwanie
coma v. stan półśpiączkowy
vigilance ['vidʒiləns] czuwanie, bezsenność
vigorous ['vigɔrəs] silny, mocny
villi ['vilai] kosmki
villiferous [vi'lifərəs] pokryty kosmkami
villikinin [vili'kinən] wilikinina
villose ['vilous] kosmkowy, kosmaty
villositis [,vilɔ'saitis] zapalenie kosmówki łożyska
villosity [vi'lɔsiti] kosmkowatość
villous ['viləs] kosmkowy

villus ['viləs] kosmek
anchoring v. kosmek czepny kosmówki
arachnoid v. ziarnistość pajęczynówki
chorioallantoic v. kosmek kosmówki omoczniowej
chorionic v. kosmek kosmówki
floating v. wolny kosmek kosmówki
free v. kosmek kosmówki
intestinal v. kosmek jelitowy
pericardiac v. kosmek osierdziowy
pleural v. kosmek opłucnowy
synovial v. kosmek maziówki
villusectomy [,vilə'sektəmi] wycięcie kosmka maziówki
vinblastine [vin'blæstin] winblastyna, alkaloid barwinka
vincaleucoblastine [,vinkə'lju:kɔ'blæstin] winkaleukoblastyna
vincristine [,vin'kristin] winkrystyna
vinegar ['vinigə] ocet
vinleurosine ['vinlju:rousin] winleurozyna
vinrosidine ['vinrousidin] winrozydyna
vinyl ['vainil] winyl
violence ['vailəns] przemoc, gwałt
violent ['vaiələnt] gwałtowny
violet ['vaiəlit] 1) fiolet; 2) fioletowy
cresyl v. fiolet krezylowy
gentian v. fiolet gencjany
viomycin [,vaiə'maisin] wiomycyna
viosterol [vai'əsterɔl] ergokalcyferol
viper ['vaipə] żmija
vir(a)emia [vaiə'ri:miə] wiremia
virago [vi'rɔgou] kobieta o męskich cechach psychiki
viral ['vaiərəl] wirusowy
virgin ['və:dʒin] 1) dziewica; 2) dziewiczy (także przenośnie)
virginal ['və:dʒinl] dziewiczy (także przenośnie)
virginity [və:'dʒiniti] dziewictwo
viricidal [,viri'saidl] wirusobójczy
virile ['virail] męski
virilism ['virilizm] cechy męskie u kobiety
adrenal v. wirylizm nadnerczowy
virility [vi'riliti] męskość
virilization [,virilai'zeiʃən] wirylizacja
virilizing ['virilaiziŋ] powodujący wirylizację
virion ['viriən] wirion
virologist [,vaiə'rɔlədʒist] wirusolog
virology [,vaiə'rɔlədʒi] wirusologia, wirologia
virucidal [,viru'saidl] wirusobójczy
virulence ['viruləns] wirulencja, zjadliwość
virulent ['virulənt] zjadliwy, wirulentny
viruria [vair'juəriə] wiruria, obecność wirusów w moczu
virus ['vairəs] wirus

adenoidal-pharyngeal-conjunctival v.'s adenowirusy
adenoviruses adenowirusy
animal v.'s wirusy zwierzęce
arboviruses (arthropod-borne v.'s) arbowirusy
attenuated v. wirus atenuowany, wirus odzjadliwiony
Australian X disease v. = Murray Valley encephalitis v.
bacterial v.'s wirusy bakterii, bakteriofagi
Bornholm disease v. wirus choroby bornholmskiej
Bunyamwera v. wirus gorączki Bunyamwera
Cache Valley v. wirus gorączki Cache Valley
California v. wirus kalifornijskiego zapalenia mózgu
Central European tick-borne encephalitis v. wirus środkowoeuropejskiego kleszczowego zapalenia mózgu
Chikungunya v. wirus gorączki Chikungunya
Coe v. wirus Coe, wirus z grupy *Coxsackie* powodujący nieżyt nosa u rekrutów
Colorado tick fever v. wirus gorączki kleszczowej Colorado
coryzaviruses = rhinoviruses
cowpox v. wirus krowianki
Coxsackie v.'s wirusy *Coxsackie*
croup-associated v. wirus parainfluenzy 2
cytomegalic inclusion disease v. wirus cytomegalii człowieka
cytomegaloviruses cytomegalowirusy, wirusy chorób wtrętowych
defective v. wirus ułomny
dengue v. wirus dengi
DNA v.'s wirusy DNA, wirusy dezoksyrybonukleinowe
ECHO v. (enteric cytopathogenic human orphan v.) wirus ECHO
enteric v.'s enterowirusy
enteric cytopathogenic human orphan v. wirus ECHO
enteric orphan v.'s enterowirusy uważane dawniej za niechorobotwórcze
enteroviruses enterowirusy
epidemic keratoconjunctivitis v. adenowirus nagminnego zapalenia (kąpielowego) spojówek i rogówki
epidemic myalgia v. wirus choroby bornholmskiej
epidemic parotitis v. wirus nagminnego zapalenia przyusznicy, wirus świnki
epidemic pleurodynia v. wirus choroby bornholmskiej

Epstein-Barr v. wirus Epsteina-Barr
filtrable v. wirus przesączalny
fixed v. wirus ustalony
German measles v. wirus różyczki
h(a)emadsorption v. wirus hemadsorbujący, wirus parainfluency 1 lub 3
hand, foot and mouth disease v. wirus *Coxsackie* typu A-16 lub A-5
hepatitis A v. wirus zapalenia wątroby A
hepatitis B v. wirus zapalenia wątroby B
hepatitis v. non-A, non-B wirus zapalenia wątroby nie-A, nie-B
herpes simplex v. wirus opryszczki pospolitej
herpesviruses wirusy opryszczkowe
human immunodeficiency v. wirus nabytego ludzkiego niedoboru odporności
inclusion v.'s wirusy powodujące wtrętowe zapalenie spojówek (obecnie za przyczynę tej choroby uważa się chlamydia)
infectious warts v. wirus brodawek ludzkich
influenza v.'s wirusy grypy
Japanese B encephalitis v. wirus japońskiego zapalenia mózgu
Junin v. wirus Junin, wirus argentyńskiej gorączki krwotocznej
Kyasanur Forest disease v. wirus gorączki kraju Kyasanur
Lassa v. wirus Lassa, wirus gorączki Lassa
lymphocytic choriomeningitis v. wirus limfocytowego zapalenia opon mózgowych
Machupo v. wirus Machupo, wirus boliwijskiej gorączki krwotocznej
masked v. wirus skryty, wirus zamaskowany
Mayaro v. wirus gorączki Mayaro
measles v. wirus odry
milker's nodes v. wirus brodawek dojarek
molluscum contagiosum v. wirus mięczaka zakaźnego
mumps v. wirus nagminnego zapalenia przyusznicy, wirus świnki
Murray Valley encephalitis v. wirus zapalenia mózgu Doliny Murray
myxoviruses miksowirusy
neurotropic v.'s wirusy neurotropowe
Omsk h(a)emorrhagic fever v. wirus krwotocznej gorączki omskiej
O'nyong-nyong v. wirus gorączki O'Nyong-Nyong
Oropouche v. wirus gorączki Oropouche
orphan v.'s nazwa określająca wirusy, których patogenny wpływ nie był jasny w czasie ich wykrycia
papilloma v.'s wirusy brodawek
papovaviruses wirusy papowa

pappataci fever v.'s wirusy gorączki pappataci, wirusy gorączek od much piaskowych
parainfluenza v.'s wirusy parainfluency
pharyngoconjunctival fever v. wirus nieżytu gardła i spojówek
picornaviruses pikornawirusy
pleurodynia v. wirus choroby bornholmskiej, wirus *Coxsackie*
poliomyelitis v. wirus choroby Heinego i Medina, wirus zapalenia rogów przednich rdzenia
poliovirus = **poliomyelitis v.**
poxviruses wirusy ospy
poxvirus officinalis wirus krowianki
poxvirus variolae wirus ospy
rabies v. wirus wścieklizny
reoviruses (respiratory enteric orphan v.'s) reowirusy, *Diplornavirus*
respiratory syncytial v. wirus oddechowy, wirus oskrzelowy
rhinoviruses rynowirusy, wirusy nieżytu nosa
riboviruses wirusy RNA
Rift Valley fever v. wirus gorączki doliny Rift
RNA v. wirusy RNA
rubella v. wirus różyczki
Russian autumn encephalitis v. wirus japońskiego zapalenia mózgu B
Russian spring-summer encephalitis v. wirus kleszczowego rosyjskiego zapalenia mózgu, wirus środkowoeuropejskiego kleszczowego zapalenia mózgu
sandfly fever v. wirus gorączki od much piaskowych
Semliki Forest v. wirus gorączki Semliki Forest
Sendai v. wirus parainfluency 1, wirus Sendai
serum hepatitis v. wirus zapalenia wątroby B
St. Louis encephalitis v. wirus zapalenia mózgu St. Louis
street v. wirus uliczny
Tahyna v. wirus Tahyna
tumo(u)r v.'s wirusy nowotworowe
ultravirus ultrawirus
vaccine v. wirus osłabiony lub zabity używany do szczepionek
vaccinia v. wirus krowianki
varicella-zoster v. wirus ospy wietrznej i półpaśca
variola v. wirus ospy
visceral disease v. wirus cytomegalii, cytomegalowirus
wart v. wirus brodawek

West Nile v. wirus gorączki zachodniego Nilu
yellow fever v. wirus żółtej gorączki
Zika v. wirus Zika
virustatic [ˌvirəˈstætik] wirusostatyczny, hamujący rozwój wirusa
viscera [ˈvisərə] trzewia, wnętrzności
visceral [ˈvisərəl] trzewny
visceralgia [ˌvisəˈrældʒiə] ból trzewny
visceroptosis [ˌvisərəˈtousis] opadnięcie trzewi, opuszczenie trzewi
viscerotropic [ˌvisərəˈtropik] mający powinowactwo do trzewi
viscid [ˈvisid] lepki
viscidity [viˈsiditi] lepkość
viscosimeter [ˌviskəˈsimitə] wiskozymetr, lepkościomierz
viscosimetry [ˌviskəˈsimitri] pomiar lepkości
viscosity [visˈkɔsiti] lepkość
 coefficient of v. współczynnik lepkości
viscous [ˈviskəs] lepki
viscus [ˈviskəs] narząd trzewny, trzewie
visibility [ˌviziˈbiliti] widoczność, widzialność
visible [ˈvizəbl] widoczny, widzialny
vision [ˈviʒən] wzrok, widzenie
 achromatic v. ślepota na barwy
 acuity of v. ostrość wzroku
 after v. powidok
 alternating v. widzenie naprzemienne
 binocular v. widzenie dwuoczne, widzenie obuoczne
 blurred v. widzenie niewyraźne, widzenie zatarte
 central v. widzenie środkowe
 chromatic v. widzenie barw
 colo(u)r v. widzenie barw
 cone v. widzenie czopkowe, widzenie w świetle dziennym
 distant v. widzenie na odległość
 double v. widzenie podwójne
 far v. widzenie na odległość
 field of v. pole widzenia
 halo v. widzenie tęczowej obwódki wokół źródła światła
 line of v. oś widzenia
 monocular v. widzenie jednooczne
 near v. widzenie bliskie
 night v. widzenie nocne
 oscillating v. oscylopsja, drganie obrazu przy oczopląsie itp.
 peripheral v. widzenie obwodowe
 photopic v. widzenie dzienne, widzenie fotopowe
 rod v. widzenie pręcikowe, widzenie skotopowe
 scotopic v. widzenie w półmroku, widzenie skotopowe

shaft v. widzenie lunetowe
stereoscopic v. widzenie stereoskopowe
tube v. widzenie lunetowe
tubular v. widzenie lunetowe
twilight v. widzenie w półmroku
visit ['vizit] wizyta u lekarza, przyjęcie przez lekarza
trial v. warunkowe zwolnienie psychicznie chorego do domu
visual [‚vizjuəl] wzrokowy
visualization [‚vizjuəlai'zeiʃən] uwidocznienie
visualize ['vizjuəlaiz] uwidocznić, przedstawić naocznie
vital ['vaitəl] życiowy, życiowo ważny
v. staining barwienie przyżyciowe tkanek
v. statistics statystyki demograficzne (urodzeń i zgonów)
vitality [vai'tæliti] żywotność
vitalize ['vai‚təlaiz] ożywiać
vitamin ['vitæmin, 'vaitæmin] witamina
antineuritic v. witamina B$_1$
antirachitic v. witamina D
antiscorbutic v. witamina C, kwas askorbinowy
antisterility v. witamina E
fat-soluble v.'s witaminy rozpuszczalne w tłuszczach
fertility v. witamina E
permeability v. witamina P
water-soluble v.'s witaminy rozpuszczalne w wodzie
vitellus [vi'teləs] żółtko
vitiation [‚viʃi'eiʃn] zepsucie, uszkodzenie, zanieczyszczenie
vitiligo [‚viti'ligou, viti'laigou] bielactwo nabyte
vitium ['vi:ʃiəm] wada
vitreous ['vitriəs] 1) ciało szkliste, szklistka; 2) szklisty
anterior detachment of the v. przednie odwarstwienie ciała szklistego
anterior hyperplastic primary v. przednia hiperplazja pierwotnego ciała szklistego
v. floater męt w ciele szklistym
liquefaction of the v. rozpływ ciała szklistego
persistent hyperplastic primary v. przetrwałe hiperplastyczne pierwotne ciało szkliste
posterior detachment of the v. tylne odwarstwienie ciała szklistego
posterior hyperplastic primary v. tylna hiperplazja pierwotnego ciała szklistego
viva-voce (examination) ['vaivə'vousi] ustny (egzamin)
vivification [‚vivifi'keiʃən] 1) odświeżenie brzegów rany; 2) przemiana białka pokarmu w białko ustroju
vivify ['vivifai] ożywiać

viviparity [‚vivi'pæriti] żyworodność
vivisection [‚vivi'sekʃən] wiwisekcja, operacja doświadczalna
vocal ['voukəl] głosowy
v. bands struny głosowe
v. cords struny głosowe
voice [vɔis] głos
cavernous v. odgłos dzbanowy głosu
eunuchoid v. głos eunuchoidalny
myx(o)edema v. głos w obrzęku śluzowatym
whispered v. szept
voiceless ['vɔislis] bezgłośny, bezgłosowy
void [vɔid] 1) próżny, pusty; 2) opróżniać
v. urine oddawać mocz
voidance ['vɔidəns] opróżnianie, oddawanie (moczu, kału)
vol(a)emia [vɔl'i:miə] objętość krwi krążącej
volar ['voulə] dłoniowy
volatile ['vɔlətail] lotny
volatility [‚vɔlə'tiliti] lotność
volatilization [‚vɔlətilai'zeiʃən] ulatnianie się, parowanie
volatilize ['vɔlətilaiz] ulatniać się, powodować ulotnienie się
volition [vou'liʃən] wola
volitional [vou'liʃnəl] odnoszący się do woli, dowolny
volley ['vɔli] seria potencjałów w nerwie lub mięśniu
volsella [vɔl'selə] kulociąg
volt [vɔlt] wolt, jednostka napięcia prądu elektrycznego
voltage ['voultidʒ] napięcie prądu elektrycznego, woltaż
volume ['vɔljum] 1) objętość; 2) tom, (p. też: spirometry)
v. of distribution objętość rozdziału, objętość, w której dana ilość substancji zostaje rozmieszczona
expiratory reserve v. objętość zapasowa wydechowa
inspiratory reserve v. objętość zapasowa wdechowa
minute v. pojemność minutowa serca
packed cell v. objętość krwinek w hematokrycie
residual v. objętość zalegająca (płuc)
stroke v. pojemność wyrzutowa serca
tidal v. objętość oddechowa
volumetric [‚vɔlju'metrik] wolumetryczny, dotyczący pomiaru objętości
volumometer [‚vɔlju'mɔmitə] wolumetr
voluntary ['vɔləntəri] ochotniczy, dobrowolny
volunteer [‚vɔlən'tiə] 1) ochotnik; 2) zgłosić się na ochotnika
volvulus ['vɔlvjuləs] skręt jelita, zawężenie

gastric v. skręt żołądka
vomit ['vɔmit] 1) wymiociny; 2) wymiotować; 3) emetyk
  black v. wymioty fusowate
  bloody v. wymioty krwawe
  coffee-ground v. wymioty fusowate
  f(a)ecal v. wymioty kałowe
vomiting ['vɔmitiŋ] wymioty, wymiotowanie
  cyclic v. wymioty okresowe
  dry v. odruchy wymiotne bez wymiotów
  epidemic v. wymioty epidemiczne
  f(a)ecal v. wymioty kałowe
  hyperacid v. wymioty w nadkwaśności soku żołądkowego
  morning v. wymioty poranne
  pernicious v. wymioty trudne do opanowania prowadzące do odwodnienia, wymioty niepowściągliwe
  v. of pregnancy wymioty ciężarnych
  projectile v. wymioty chlustające
  uncontrollable v. wymioty niepowściągliwe
vomitive ['vɔmitiv] wymiotny
vomitory ['vɔmitəri] emetyk, środek wymiotny
vomitus ['vɔmitəs] wymioty
voraciousness [vɔ'reiʃəsnis] żarłoczność
vortex ['vɔ:teks] wir (włosów, skóry)
vorticose ['vɔ:tikous] wirowaty
voyeur [vwa:'jə:] oglądacz, osobnik doznający zaspokojenia płciowego oglądaniem scen erotycznych
voyeurism [vwa:'jə:rizəm] oglądactwo
vulnerability [ˌvʌlnərə'biliti] wrażliwość na uszkodzenie
vulnerable ['vʌlnərəbl] wrażliwy na uszkodzenie, na uraz itp.
vulnerate ['vʌlnəreit] zranić
vulnus ['vʌlnəs] rana, uraz, uszkodzenie
vulsella [vʌl'selə], **vulsellum** [vʌl'seləm] kulociąg, szczypczyki z haczykami na końcu ramion
vulva ['vʌlvə] srom niewieści
vulval ['vʌlvəl], **vulvar** ['vʌlvə] sromowy
vulvectomy [vʌl'vɔktəmi] wycięcie sromu
vulvitis [vʌl'vaitis] zapalenie sromu
  chronic atrophic v. przewlekłe zanikowe zapalenie sromu
  chronic hypertrophic v. przewlekłe przerostowe zapalenie sromu
  diffuse v. rozlane zapalenie sromu
  follicular v. grudkowe zapalenie sromu
  gangrenous v. zgorzelinowe zapalenie sromu
  leucoplakic v. leukoplakia sromu
vulvovaginitis [ˌvʌlvouˌvædʒi'naitis] zapalenie sromu i pochwy
  desquamative v. of the newborn złuszczające zapalenie sromu i pochwy noworodków

W

wad [wɔd] 1) tampon, poduszeczka, podściółka z waty itp.; 2) zatkać
wadding ['wɔdiŋ] wata lub lignina w ar-
kuszach na podściółki
waddle ['wɔdl] kołysać się idąc
waddling gait ['wɔdliŋ geit] chód kaczkowaty
wafer ['weifə] 1) opłatek do leków itp.;
2) wafel
waist ['weist] talia, pas, kibić
waiting room ['weitiŋ rum] poczekalnia
wakefulness ['weikfulnis] czuwanie, bezsenność
waking ['weikiŋ] czuwający, bezsenny
w. dream sen na jawie
w. hours godziny bezsenne
w. state stan czuwania
walking ['wɔ:kiŋ] chodzenie, chód
heel w. chód na piętach
moon-w. somnambulizm, lunatyzm
sleep-w. somnambulizm
tiptoe w. chodzenie na palcach
wall [wɔ:l] ściana, mur, przepierzenie
cavity w. ściana jamy
cell w. ściana komórki
nail w. wał paznokciowy
pulpal w. ściana komory zęba
vascular w. ściana naczyniowa
wander ['wɔndə] wędrować, błądzić
wandering ['wɔndəriŋ] wędrujący, błądzący,
nadmiernie ruchomy
w. attention trudno koncentrująca się uwaga
w. kidney wędrująca nerka
w. pacemaker wędrujący rozrusznik
w. thoughts myśli błądzące, trudność koncentracji
wane ['wein] znikać, zanikać, ubywać
waning ['weiniŋ] zanikający, znikający, uby-
wający
ward [wɔ:d] sala chorych w szpitalu
accident w. sala chorych pourazowych
casualty w. sala chorych pourazowych
emergency w. sala przypadków nagłych
hospital w. sala chorych w szpitalu

isolation w. sala izolacyjna
maternity w. sala poporodowa
neonatal w. sala noworodków
w. nurse pielęgniarka odcinkowa
probationary w. sala obserwacyjna
psychopathic w. sala dla chorych psychicznie w szpitalu ogólnym
w. round obchód lekarski
six-bed w. sala sześciołóżkowa
temporary w. sala obserwacyjna
warming-cushion ['wɔ:miŋ'kuʃən] poduszka
elektryczna
warmth ['wɔ:mθ] ciepło
wart [wɔ:t] brodawka, kłykcina
anatomical w. brodawka anatomiczna, gruźliczy wykwit skórny na ręce anatomo-
patologa wywołany zakażeniem od
zwłok
butcher's w. brodawka rzeźnika (p. anatomical wart)
cattle w. brodawczak zakaźny nabyty od
krowy przy dojeniu
common w. brodawka zwykła
fig w. kłykcina kończysta
flat w. brodawka płaska młodzieńcza
fugitive w. brodawka płaska młodzieńcza
infectious w. brodawka zakaźna, brodawka
zwykła wirusowa
moist w. kłykcina kończysta
mosaic w. brodawka mozaikowa, skupienie
kilku brodawek
mother w. brodawka macierzysta
necrogenic w. = anatomical w.
pedunculated w. brodawka szypułkowa,
brodawka wisząca
pitch w. brodawka smołowa występująca
u robotników pracujących przy smole
i jej pochodnych
plantar w. brodawka podeszwowa
pointed w. kłykcina kończysta
postmortem w. = anatomical w.
prosector's w. = anatomical w.
seborrh(o)eic w. brodawka łojotokowa
seed w. brodawka przeszczepiona

senile w. brodawka starcza
soft w. brodawczak włóknistonabłonkowy
telangiectatic w. nabłoniak skórny rogowaciejący, *angiokeratoma*
tuberculous w. gruźlica skóry brodawkująca
venereal w. kłykcina kończysta
viral w. brodawka wirusowa
wartpox ['wɔ:tpɔks] poronna ospa, warioloid
warty ['wɔ:ti] brodawkowaty
wash [wɔθ] 1) myć, zmywać, płukać; 2) mycie, zmywanie, płukanie
  w. clean umyć do czysta
  eye w. płyn do przemywania oczu, *collyrium*
  mouth w. płukanie ust, płukanka, *collutorium*
  w. out wypłukać, usunąć płukaniem
wash-basin ['wɔʃˌbeisn] miednica do mycia
wash-bottle ['wɔʃˌbɔtl] zlewka, kolba do płukania
washing ['wɔʃiŋ] popłuczyny
  bronchial w. popłuczyny oskrzelowe
  gastric w. popłuczyny żołądkowe
washing-stand ['wɔʃiŋˌstænd] umywalka
washout period ['wɔʃaut 'piəriəd] okres pozbywania się z ustroju uprzednio stosowanego leku przed podaniem innego
wastage ['weistidʒ] odpadki
waste ['weist] 1) odpadki, odpady; 2) ulec zanikowi, wyniszczeniu
  w. away obumierać, zanikać
  w. disposal uprzątanie odpadków, śmieci
  w. products odpadki, resztki niepotrzebne, także zbyteczne produkty przemiany materii
  w. water ścieki
wasted ['weistid] wyniszczony, zanikający
wastes ['weists] odpadki
  community w. śmiecie miejskie itp.
  community w. disposal system system uprzątania śmieci miejskich
wastewater ['weistˌwɔtə] ścieki płynne
  w. treatment plant oczyszczalnia ścieków
wasting ['weistiŋ] wyniszczenie, zanik tkanek z bezczynności, głodu
water ['wɔ:tə] 1) woda; 2) podlewać; 3) oddawać mocz (*pot.*)
  acidulous w. woda kwasowęglowa, szczawa
  aerated w. woda gazowana
  alkaline w. woda alkaliczna
  ammonia w. woda amoniakalna
  baryta w. nasycony roztwór wodorotlenku baru, woda barytowa
  w. bed materac napełniany wodą
  bitter w. woda mineralna z siarczanem magnezu
  boiled w. woda gotowana
  boiling w. wrzątek, ukrop
  bound w. woda chemicznie związana

bromine w. woda bromowa, mineralna woda zawierająca bromki, również nasycony roztwór bromowy w laboratorium
calcic w. woda wapienna
carbonated w. woda kwasowęglowa
carbonic w. woda kwasowęglowa
carbon-dioxide w. woda gazowana
carbon-dioxide-free w. woda pozbawiona dwutlenku węgla gotowaniem
chemically pure w. woda chemicznie czysta
chlorinated w. woda chlorowana
combined w. woda wchodząca w skład drobin, woda konstytucyjna
condensation w. woda kondensacyjna
w. of constitution woda konstytucyjna, woda w drobinach związków
w. of crystallization woda krystalizacyjna
current w. woda bieżąca
deionized w. woda dejonizowana
distilled w. woda destylowana, woda przekroplona
Epsom w. woda gorzka, z siarczanem magnezu
extracellular w. woda pozakomórkowa
fennel w. woda koperkowa
free w. woda wolna (*chem.*)
fresh w. woda słodka
ground w. woda podskórna
w. gruel kleik
hard w. woda twarda
heavy w. woda ciężka
w. of hydration woda hydratacyjna
intracellular w. woda wewnątrzkomórkowa
lime w. woda wapienna
w. of metabolism woda powstająca w procesach przemiany materii
mineral w. woda mineralna
pass w. oddawać mocz
peptone w. woda peptonowa
pollution of w. zanieczyszczenie wody
potable w. woda pitna
purification of w. oczyszczanie wody
w.-purification plant oczyszczalnia wody
rain w. woda deszczowa
saline w. solanka, woda zawierająca sole obojętne
siliceous w. szkło wodne
soda w. woda sodowa
soft w. woda miękka
stagnant w. woda stojąca
sterilized w. woda wyjałowiona
tap w. woda wodociągowa
waste w. woda ściekowa
well w. woda studzienna
water balance ['wɔ:tə 'bæləns] równowaga wodna w ustroju
water-borne ['wɔ:təˌbɔ:n] przenoszony przez wodę (epidemia itp.)

water-brash [ˈwɔːtəˈbræʃ] zgaga
water-cure [ˈwɔːtəˌkjuə] kuracja wodna
water-glass [ˈwɔːtəglaːs] szkło wodne, roztwór krzemianu sodu
watering [ˈwɔːtəriŋ] 1) polewanie; 2) ślinienie się (*pot.*)
   w. place miejscowość kąpieliskowa
water-pang [ˈwɔːtəpæŋ] zgaga
water-permeable [ˌwɔːtəˈpəːmjebl] przepuszczający wodę
waterproof [ˈwɔːtəpruːf] wodoszczelny, nieprzemakalny
water-repellent [ˈwɔːtəˌripələnt] hydrofobny
waters [ˈwɔːtəs] wody płodowe
   bag of w. pęcherz płodowy
   false w. rzekome odejście wód płodowych
water-softener [ˈwɔːtəsəfnə] środek zmiękczający wodę
water-soluble [ˈwɔːtəˌsɔljubl] rozpuszczalny w wodzie
water-supply [ˈwɔːtəsəplai] urządzenie dostarczające wodę, zaopatrzenie w wodę
watertight [wɔːtəˈtait] wodoszczelny
watertightness [ˈwɔːtəˌtaitnis] wodoszczelność
water-vapo(u)r [ˈwɔːtəˌveipə] para wodna
watery [ˈwɔːtəri] 1) wodnisty, rzadki; 2) łzawiący (o oczach)
watt [wɔt] wat
wave [ˈweiv] fala
   anacrotic w. fala anakrotyczna
   antiperistaltic w. fala antyperystaltyczna, przeciwrobaczkowa
   brain w.'s fale bioelektryczne mózgu w zapisie eeg
   catacrotic w. fala katakrotyczna, fala na zstępującej części fali tętna w sfigmogramie
   contraction w. fala skurczu (mięśnia macicy)
   depolarization w. fala depolaryzacji (mięśnia, nerwu)
   dicrotic w. fala dykrotyczna, druga fala sfigmogramu przy tętnie dykrotycznym
   electrocardiographic w.'s załamki ekg
   electroencephalographic w.'s fale w zapisie eeg
   electromagnetic w.'s fale elektromagnetyczne
   explosive shock w. fala uderzenia wybuchu
   fast w.'s fale szybkie (eeg)
   fibrillary w.'s fale migotania (ekg), przy migotaniu przedsionków
   high-frequency w.'s fale wysokiej częstotliwości
   light w.'s fale świetlne
   longitudinal w. fala podłużna
   low-frequency w.'s fale niskiej częstotliwości

medium w.'s fale średniej długości
microelectric w.'s mikrofale, fale mikroelektromagnetyczne
P. w. załamek P w ekg
percussion w. fala główna dodatnia sfigmogramu
peristaltic w. fala perystaltyczna, fala robaczkowa
postextrasystolic T w. załamek T po skurczu dodatkowym
pressure w. fala ciśnienia, fala uderzeniowa wybuchu
pulse w. fala tętna
Q w. załamek Q ekg
R w. załamek R ekg
reflected w. fala odbita
retrograde w. fala wsteczna
S w. załamek S
short w.'s fale krótkie
slow w.'s fale wolne eeg
sonic w.'s fale dźwiękowe, słyszalne fale akustyczne
sound w.'s fale dźwiękowe
supersonic w.'s fale naddźwiękowe
T w. załamek T ekg
theta w.'s fale theta eeg
U w. załamek U ekg
ultrashort w.'s fale ultrakrótkie
ultrasonic w.'s fale naddźwiękowe
wavelength [ˈweivleŋθ] długość fali
wax [wæks] wosk
   bone w. wosk kostny (do tamowania krwawienia z kości)
   boxing w. wosk dentystyczny modelowy (do puszkowania)
   carnauba w. wosk karnauba
   casting w. wosk dentystyczny odlewowy
   ear w. woskowina
   grave w. wosk trupi
   mineral w. parafina twarda
   palm w. wosk karnauba
   paraffin w. parafina twarda
   vegetable w. wosk pochodzenia roślinnego
   white w. wosk pszczeli biały (dentystyczny)
   yellow w. wosk żółty, wosk modelowy (dentystyczny)
waxbite [ˈwæksbait] wycisk zgryzu w wosku
wax-cotton [ˈwæksˌkɔtn] ceratka nieprzemakalna, pielucha nieprzemakalna
waxy [ˈwæksi] woskowy
weak [wiːk] słaby, wątły
weak-minded [wiːkˈmaindid] upośledzony umysłowo
weakness [ˈwiːknis] słabość, osłabienie
weal [wiːl] bąbel skórny, pręga
wean [wiːn] 1) odstawić dziecko od piersi; 2) odzwyczaić od nałogu

w. somebody of a habit odzwyczaić kogoś od nałogu

weaning ['wi:niŋ] odstawianie od piersi, odzwyczajanie

weanling ['wi:nliŋ] dziecko (lub zwierzę) odstawiane od karmienia

wear [wɛə] zużycie, zużywanie się

occlusal w. starcie zębów

web [web] 1) tkanka; 2) błona, fałd skórny lub śluzówkowy; 3) łączyć błoną

(o)esophageal w. cienka błona poprzeczna w przełyku

webbed [webd] złączony błoną, fałdem skóry

w. fingers palce rąk zrośnięte

w. neck szyja z podłużnym fałdem skórnym łączącym ją z klatką piersiową

w. toes palce stóp złączone fałdem skórnym, palce płetwowate

wedge [wedʒ] 1) klin; 2) zaklinować, wklinować się

dental w. klin zębowy, separator zębów

w. pressure ciśnienie w tętnicy płucnej

w. resection resekcja klinowa

wedged ['wedʒd] zaklinowany, wklinowany

weep [wi:p] płakać, sączyć się (krew z rany, wysięk itp.)

weeping ['wi:piŋ] 1) płacz; 2) sączenie się z rany itp.

w. eczema wyprysk sączący

w. fungus grzyb domowy, *Merulius lacrimans* (*bot.*)

wehnelt ['wenelt] wenelt, jednostka twardości promieni rentgenowskich

weigh [wei] ważyć, ważyć coś

weight [weit] 1) masa, waga; 2) obciążyć

atomic w. masa atomowa

birth w. masa przy urodzeniu, masa urodzeniowa

body w. masa ciała

w. by volume masa objętościowa

combining w. gramorównoważnik

dry w. sucha waga, ciężar suchej masy

equivalent w. gramorównoważnik

w. gain przybranie masy ciała

gain w. przybrać masę ciała

gram-molecular w. gramorównoważnik

lean w. masa ciała beztłuszczowa

lose w. tracić masę ciała

w. loss utrata masy ciała

molecular w. masa cząsteczkowa

specific w. masa gatunkowa, gęstość właściwa

weightlessness ['weitlesnis] nieważkość

welfare ['welfɛə] opieka społeczna, pomoc społeczna

w. centre ośrodek opieki społecznej

w. institution instytucja opieki społecznej

w. work praca w opiece społecznej

well [wel] 1) studnia; 2) dołek w płytce agarowej w elektroforezie

well-being ['wel'bi:iŋ] dobre samopoczucie

well-fed ['welfed] dobrze odżywiony

well-nourished ['wel nʌriʃt] dobrze odżywiony

welt [welt] pręga po uderzeniu

wet [wet] 1) mokry, wilgotny; 2) moczyć (się)

wet-dressing ['wet'dresiŋ] kompres

wet-nurse ['wetnə:s] mamka

wet-packing ['wet'pækiŋ] zawijanie w mokre prześcieradła, kocowanie

wetting ['wetiŋ] 1) zwilżanie; 2) moczenie się (nocne lub dzienne)

wheal [wi:l] bąbel pokrzywkowy, bąbel po ukłuciu owada, bąbel po śródskórnym wstrzyknięciu płynu

wheat [wi:t] pszenica, *Triticum sativum* (*bot.*)

wheat germ oil ['wi:t dʒə:m 'oil] olej kiełków pszenicy

wheel [wi:l] koło, kółko

w. chair fotel na kółkach (inwalidzki)

w. chair-bound patient chory przykuty do fotela na kółkach

w. stretcher nosze na kółkach

wheeze [wi:z] świszczący oddech, chrapliwe sapanie, sapka

asthmatic w. świszczący oddech w dychawicy

wheezing ['wi:ziŋ] sapanie

whey [wei] serwatka

whiplash injury ['wip læʃ 'indʒəri] odgięciowy uraz kręgosłupa szyjnego, uraz z szarpnięcia

whipworm ['wip wɔ:m] włosogłówka, *Trichuris trichiura* (*parazyt.*)

whirl [wə:l] 1) wir, wirowanie; 2) wirować

whirlpool ['wə:lpu:l] wir

whisper ['wispə] 1) szept; 2) szeptać

whistle [wisl] 1) gwizd; 2) gwizdać

white [wait] 1) biały; 2) biel

w. cell krwinka biała

w. cell count liczba krwinek białych

differential w. cell count wzór białokrwinkowy

w. of eye białkówka oka

whites [waits] upławy

whitlow ['witlou] zastrzał, zanokcica

melanotic w. czerniak okołopaznokciowy

painless w. zastrzał niebolesny w jamistości rdzenia

thecal w. zastrzał obejmujący kość ostatniego paliczka

wholemeal [houl'mi:l] razowy (chleb, mąka)

whoop [hu:p] głośny wdech na końcu ataku kaszlu

whooping cough ['hu:piŋ 'kɔf] krztusiec, koklusz

whorl [wɔ:l] 1) skręt spirali; 2) wir (włosów)
wick [wik] seton, tampon
wide-awake [ˈwaidə͵weik] w pełni rozbudzony, czuwający
wide-bore [ˈwaid bɔ:] o szerokim świetle, grubokalibrowy (igła itp.)
width [widθ] szerokość, rozstawienie
  orbital w. rozstawienie oczodołów
wind [wind] 1) wiatr; 2) oddech (*pot.*)
  w. colic kolka ze wzdęcia
wind [waind] nakręcać, skręcać
windchill [ˈwindtʃil] przeziębnięcie od wiatru
window [ˈwindou] okno, okienko
  aortic w. okienko aortalne (*rtg*) (przejrzysta przestrzeń poniżej łuku aorty w rzucie przednim skośnym lewym)
  oval w. okienko owalne, *fenestra vestibuli*
  round w. okienko okrągłe, *fenestra cochleae*
winds [winds] wiatry, wzdęcie
wipe [waip] wytrzeć, wycierać, zetrzeć
wire [ˈwaiə] 1) drut; 2) drutować; 3) gwóźdź chirurgiczny
  arch w. szyna druciana nazębna
wiring [waiəriŋ] drutowanie (*chir.*)
  circumferential w. wiązanie drutem złamanej żuchwy z wyprowadzeniem końców drutu do jamy ustnej
  continuous loop w. wiązanie zębów pętlami z drutu dla późniejszego założenia gumek
  craniofacial suspension w. wiązanie drutem odłamów żuchwy z zawieszeniem ich na innych kościach twarzoczaszki
withdraw [wiðˈdrɔ:] cofnąć, wycofać
withdrawal [wiðˈdrɔ:əl] wycofanie (leku)
withering [ˈwiðəriŋ] więdnięcie, zanikanie, kurczenie się
wizened [ˈwiznd] pomarszczony, zeschnięty, wysuszony
wobble [ˈwɔbl] chwiać się, iść chwiejnie
womb [wu:m] macica
  falling of the w. wypadanie macicy
wood [wud] drewno
  w. wool wełna drzewna
wool [wul] wełna
  w. fat lanolina
  styptic w. wata hemostatyczna
word [wə:d] słowo
  w. blindness aleksja, ślepota słowna
  w. deafness afazja słuchowa
work [wə:k] praca
workplace [ˈwə:kpleis] miejsce pracy, stanowisko pracy
worksite [ˈwə:ksait] stanowisko pracy
worm [wə:m] robak
  pork w. włosień kręty, trychina, *Trichinella spiralis*
  w. powder proszek przeciw robakom

seat w. owsik, *Enterobius vermicularis*
worn-out [ˈwɔ:nˈaut] zużyty, zniszczony, wytarty
wort [ˈwə:t] 1) brzeczka piwna; 2) ziele (nazwa ogólna)
wound [wu:nd] 1) rana; 2) ranić
  bite w. rana kąsana
  blowing w. odma opłucnowa otwarta
  bone exposure w. rana z obnażeniem kości
  bullet w. rana postrzałowa
  burn w. rana oparzeniowa
  w. clip klamerka do łączenia brzegów rany
  contused w. rana tłuczona
  crease w. of the head rana styczna głowy
  crush w. rana miażdżona
  w. debridement wycięcie rany, opracowanie chirurgiczne rany
  w. dehiscence rozejście się brzegów rany
  w. entrance rana wlotowa
  excision of w. wycięcie rany
  w. exit rana wylotowa
  flesh w. rana tkanek miękkich
  gunshot w. rana postrzałowa
  gutter w. rana styczna
  incised w. rana cięta
  infected w. rana zakażona
  w. infection zakażenie rany
  lacerated w. rana szarpana
  non-penetrating w. rana nie drążąca
  open w. rana otwarta
  penetrating w. rana drążąca, rana przenikająca
  perforating w. rana przebijająca na wylot
  puncture w. rana kłuta
  w. sepsis zakażenie rany z odczynem ogólnym
  septic w. rana zakażona
  w. shock wstrząs po zranieniu
  slicing w. rana płatowa
  soft tissue w. rana tkanek miękkich
  stab w. rana kłuta
  subcutaneous w. rana docierająca tylko do tkanki podskórnej
  sucking w. odma opłucnowa otwarta
  surgical w. rana chirurgiczna, rana operacyjna
  w. suture zeszycie rany
  w. tamponade tamponada rany
  tangential w. rana styczna
  traumatic w. rana urazowa (w przeciwieństwie do operacyjnej)
  traumatopn(o)eic w. otwarta odma opłucnowa
wounded [ˈwu:ndid] ranny, zraniony
wounding [ˈwu:ndiŋ] raniący
wrap [ræp] owijać, otulać, zawijać
wrapping [ˈræpiŋ] zawijanie, owijanie
wreck [rek] ruina człowieka (*przen.*)

nervous w. „kłębek nerwów" (*przen.*)
wring [riŋ] wykręcać wyciskając, wyżymać
wrinkle [′riŋkl] 1) zmarszczka; 2) marszczyć
wrist [rist] nadgarstek, przegub ręki
wrist-bone [′rist‚boun] jedna z kości nadgarstka

wrist-drop [′rist‚drɔp] opadanie ręki w porażeniu nerwu promieniowego
writing [raitiŋ] pisanie, pismo
  mirror w. pismo zwierciadlane, pismo odwrócone
wry [rai] krzywy, wykrzywiony
  w. neck kręcz karku, kręcz szyi

X

xanchromatic [ˌzænkrɔ'mætik] ksantochromatyczny, żółty

xanth(a)emia [zæn'θi:miə] ksantemia, karotynemia

xanthate ['zænθeit] ester kwasu ksantynowego, ksantynian

xanthein ['zænθi:n] ksantyna

xanthelasma [ˌzænθel'æzmə] żółtak płaski, kępka żółta

xanthelasmatosis [ˌzænθelˌæzmæ'tousis] żółtaki mnogie, żółtakowatość

xanthene ['zænθi:n] ksanten

xanthic ['zænθik] 1) żółty, 2) ksantynowy

xanthine ['zænθain] ksantyna, 2,6-dihydroksypuryna

  x. nucleotide fosforan ksantozyny, rybonukleozyd ksantyny

  x. ribonucleoside rybonukleozyd ksantyny

xanthinuria [ˌzænθin'jueri:ə] 1) nadmiar ksantyny w moczu, 2) ksantynuria

xantho- [zænθɔ-], xanth- [zænθ-] w złożeniach oznacza żółty

xanthochromatic [ˌzænθəˌkroumætik] ksantochromatyczny, żółtawy

xanthochromia [ˌzænθəˌkroumiə] ksantochromia, żółte zabarwienie skóry lub płynu mózgowo-rdzeniowego

xanthochromic [ˌzænθə'kroumik] ksantochromiczny, żółty

xanthocyte ['zænθɔsait] ksantocyt, komórka zawierająca barwnik żółty

xanthoma [zæn'θoumə] żółtak, kępka żółta

  diabetic x. kępka żółta cukrzycowa

  multiple x. żółtaki mnogie, ksantomatoza

  palpebral x. kępka żółta powieki

  tendinous x. kępka żółta na ścięgnie

  tuberous x. kępka żółta guzowata

xanthomatosis [ˌzænθɔmə'tousis] żółtakowatość, kępki żółte mnogie, ksantomatoza

  familial hypercholesterol(a)emic x. hiperlipoproteinemia rodzinnna typu II

  normal cholesterolaemic x. choroba Handa, Schüllera i Christiana

xanthomatous [ˌzæn'θɔmætəs] żółtakowy

xanthomyeloma ['zænθɔˌmaiəloumə] szpiczak mięsakowy zawierający żółty barwnik

xanthopia [zæn'θoupiə] widzenie na żółto, ksantopsja

xanthoprotein [ˌzænθɔ'prouti:n] ksantoproteina, żółty produkt działania gorącego kwasu azotowego na białko

xanthopsia [zæn'θɔpsiə] widzenie na żółto

xanthosarcoma [ˌzænθɔsa:'koumə] szpiczak mięsakowy zawierający żółty barwnik

xanthous ['zænθəs] żółty

xanthuria [zæn'θjuəriə] obecność ksantyny w moczu

xanthyl ['zænθil] ksantyl, grupa ksantylowa

Xao [zɔo] symbol ksantozyny

Xe [ze] symbol ksenonu

xenogeneic [ˌzinɔdʒen'eik] ksenogenny, obcopochodny (odnosi się szczególnie do przeszczepów między obcymi gatunkami)

xenogenic [ˌzinɔ'dʒinik], xenogenous [ziˈnɔdʒinəs] obcopochodny

xenograft ['zinɔgra:ft] heteroprzeszczep, przeszczep między różnymi gatunkami

xenomenia [ˌzinɔ'mi:niə] zastępcze krwawienie menstruacyjne

xenon ['zenɔn] ksenon

xerasia [zi'reisi:ə] suchość włosów

xerocheilia [ˌzirɔˌkailiə], xerochilia [ˌzirɔ'kailiə] suchość warg

xeroderma [ˌzi:rɔ'də:mə], xerodermia [ˌzi:rɔ'də:miə] kserodermia, skóra pergaminowata, poronna rybia łuska

  follicular x. rogowacenie mieszków włosów

  x. pigmentosum skóra pergaminowata barwnikowa

xerodermosteosis [ˌzi:rɔdə:mˌɔsti'ousis] kserodermosteoza, zmiany skórno-śluzówkowo-kostne w upośledzonej czynności gruczołowej

xeroma [zi:'roumə] kseroftalmia

xeromenia [ˌzi:rɔ'miniə] miesiączkowanie bez krwawienia

xeronosus [zi:'rɔnosəs] skłonność do rogowacenia spojówek i śluzówek

xerophthalmia [ˌzi:rɔf'θælmiə] kseroftalmia, zeskórnienie spojówek

xeroradiography [ˌzi:rouˌrædi'ɔgrəfi] kserora-diografia

xerosis [zi:rousis] nadmierne rogowacenie spojówek lub skóry

xerostomia [ˌzi:rou'stoumiə], **xerostoma** [ˌzi:rou'stoumə] suchość ust

xerotic [zi:'rɔtik] suchy

xerotocia [ˌzi:rou'tousiə] poród suchy

xiphisternum [ˌzifi'stə:nəm] wyrostek mieczy-kowaty

x-irradiation ['eksiˌreidi'eiʃən] napromienia-nie promieniami Roentgena

x-radiation ['eksˌreidi'eiʃən] promieniowanie rentgenowskie

x-ray ['eks'rei] promień Roentgena, prześwie-tlać promieniami Roentgena
  x-r. **apparatus** aparat rentgenowski
  x-r. **burn** oparzenie promieniami rentgeno-wskimi
  x-r. **cancer** rak popromienny
  x-r. **changes** zmiany radiologiczne
  x-r., **chest** prześwietlenie klatki piersiowej
  x-r., **control** kontrola rentgenowska
  x-r. **department** oddział radiologiczny
  x-r. **dose** dawka promieniowania rentgeno-wskiego
  x-r. **equipment** sprzęt rentgenowski
  x-r. **examination** badanie rentgenowskie
  x-r. **film** błona rentgenowska
  x-r. **findings** objawy rentgenowskie
  x-r. **fluorescence** fluorescencja wywołana promieniami rentgenowskimi
  x-r. **fluoroscopy** prześwietlenie rentgeno-wskie
  full-wave x-r. **apparatus** aparat rentgeno-wski pełnozakresowy
  x-r. **grid** kratka przeciwrozproszeniowa
  half-wave x-r. **apparatus** aparat rentgeno-wski półzakresowy
  x-r. **image** obraz rentgenowski
  x-r. **image amplifier** wzmacniacz obrazu rentgenowskiego
  x-r. **laboratory** laboratorium rentgeno-wskie, pracownia rentgenowska
  x-r. **mass examination** masowe badanie radiologiczne
  x-r. **opacity** cień na radiogramie
  x-r. **photofluorographic unit** aparat do zdjęć małoobrazkowych

  x-r. **picture** obraz rentgenowski
  x-r. **plate** klisza rentgenowska
  portable x-r. **apparatus** aparat rentgenowski przenośny
  (to) **position an** x-r. **film** ustawić błonę do zdjęcia rentgenowskiego
  x-r. **protection** ochrona przed promieniami rentgenowskimi
  x-r. **reaction** odczyn na promieniowanie rentgenowskie
  x-r. **resistance** odporność na promieniowa-nie rentgenowskie
  x-r. **screen** ekran rentgenowski
  x-r. **sensitivity** wrażliwość na promienie rentgenowskie
  x-r. **shadows** cienie na radiogramie
  x-r. **spectrum** widmo rentgenowskie
  x-r. **study** badanie rentgenowskie
  x-r. **table** stół rentgenowski
  x-r. **tabletop** stół rentgenowski
  (to) **take** (to make) an x-r. **film** zrobić zdjęcie rentgenowskie
  x-r. **technician** technik rentgenolog
  therapeutic x-r. **apparatus** aparat rentgeno-wski terapeutyczny
  x-r. **therapy** leczenie rentgenowskie
  x-r. **tube** lampa katodowa do aparatu rent-genowskiego
  x-r. **tube, effective focus** ognisko rzeczywiste lampy rentgenowskiej
  x-r. **tube housing** obudowa lampy rentgeno-wskiej, kołpak lampy rentgenowskiej
  x-r. **ulcer (ulceration)** owrzodzenie popro-mienne
  x-r. **unit** aparat rentgenowski

x-rays ['eks'reis] promienie Roentgena

xylene ['zaili:n] ksylol, ksylen, dwumetylo-benzen

xylidine ['zailidi:n] ksylidyna, dwumetyloani-lina

xylo- ['zailou-] w złożeniach oznacza: od-noszący się do drewna

xylogen ['zailədʒin] lignina

xylol ['zailɔl] ksylol, ksylen

xylometazoline ['zailɔmetazoulin] ksylometa-zolina

xylopyranose ['zailou'paiərənous] ksyloza

xylose ['zailous] ksyloza, cukier drzewny

xylulose ['zailəlous] ksyluloza, treopentuloza

xyster ['zistə] raspator, skrobaczka chirur-giczna

Y

yaw [jɔ:] pojedynczy wykwit frambezji (mali-
nicy)
  mother y. duża zmiana pierwotna we frambezji
yawn [′jɔ:n] ziewać
yawning [′jɔ:niŋ] ziewający lub ziejący, rozwarty
yaws [jɔ:z] frambezja, malinica, jagodzica
yeast [ji:st] drożdże
  brewers' y. drożdże piwne
  cultivated y. drożdże paszowe
  wild y. drożdże dzikie (bezużyteczne do
   fermentacji)

yellow [′jelou] 1) żółty; 2) żółty barwnik,
żółcień
  y. fever żółta febra
  y. softening rozmiękanie żółte mózgu
  y. spot plamka żółta
yersinia [jə:′siniə] pałeczka yersinia
  y. pestis pałeczka dżumy
yolk [jouk] żółtko (jaja)
yolk-bag [′jouk′bæg] woreczek żółtkowy
yolk-sac [′jouk′sæk] woreczek żółtkowy
yperite [′i:pərait] iperyt, gaz musztardowy
ytterbium [i′tə:bjəm] iterb, Yb (chem.)
yttrium [′itriəm] itr, Y (chem.)

Z

zeatin [′zi:ətin] zeatyna, cytokinina z kukurydzy
zein [′zi:in] zeina, białko kukurydzy
zeism [′zi:izm] pelagra
zero [′ziərou] zero
  absolute z. zero absolutne
  z. point punkt zerowy
zerogravity [‚ziərou′græviti] ciążenie zero-
we
zeroing [′ziərouiŋ] nastawianie na zero wskazówki skali
zinc [ziŋk] cynk, Zn (chem.)
  z. chloride chlorek cynku
  z. hydroxide wodorotlenek cynku
  z. oxide tlenek cynku
  z. peroxide nadtlenek cynku
zincate [′ziŋkeit] cynkan
zincic [′ziŋkik] cynkowy
zincous [′ziŋkəs] cynkawy
zirconium [zə:′kounjəm] cyrkon, Zr (chem.)
zona [′zounə] 1) strefa, pas; 2) półpasiec
zon(a)esthesia [‚zounis′θi:ziə] uczucie opasywania
zone [zoun] strefa, pas
  ciliary z. obwódka rzęskowa
  epileptogenic z. strefa epileptogenna (której
    pobudzenie prowokuje atak)
  erogenous z. strefa erotogenna, strefa ero-
    genna
  erotogenic z. strefa erotogenna
  language z. strefa mowy kory mózgowej
  latent z. strefa niema (kory mózgowej)
  motor z. strefa ruchowa kory mózgowej
  reflexogenic z. strefa refleksogenna
  trigger z. strefa spustowa, strefa wyzwalają-
    ca (reakcję po zadrażnieniu)
zoning [′zouniŋ] 1) rejonizacja (szpitali); 2)
występowanie silniejszej reakcji serologicznej kiłowej w mniejszej niż zwykle ilości
surowicy

zonipetal [zou′nipi:təl] dostrefowy, w kierunku strefy
zonula [′zounjulə], zonule [′zounjul] obwódka. mała strefa
  z. adherens strefa przylegania (wokół komó-
    rki)
  z. ciliaris obwódka rzęskowa
  z. occludens obwódka zamykająca (desmo-
    somalna)
zonular [′zonjulə] obwódkowy, dotyczący
obwódki
zonule [′zounjul] obwódka
  z. of Zinn obwódka rzęskowa, więzadełko
    Zinna
zonulitis [‚zounju′laitis] zapalenie obwódki
rzęskowej
zonulolysin [‚zounjulə′lisin] zonulolizyna, al-
fa-chymotrypsyna używana do zonulolizy
zonulolysis [‚zounjlə′lisis] zwolnienie obwódki rzęskowej
zoograft [′zouəgra:ft] przeszczep tkanki zwierzęcej
zoolagnia [zouə′lægniə] pociąg płciowy do
zwierząt
zoospermia [‚zouə′spə:miə] obecność żywych
plemników w nasieniu
zoster [′zɔstə] półpasiec
zygal [′zaigəl] jarzmowy
zygomatic [‚zaigə′mætik] jarzmowy
zygote [′zaigout] zygota, jajo zapłodnione
przez plemnik
zygotic [zai′gɔtik] zygotyczny
zymase [′zaimeis] zymaza, enzym drożdży
powodujący fermentację alkoholową
zymogen [′zaimodʒin] zymogen, proenzym
zymogenesis [‚zaimɔ′dʒenisis] proces zmiany
proenzymu w enzym
zymology [zai′mɔlədʒi] enzymologia
zymolysis [zai′mɔlisis] fermentacja, rozkład
enzymatyczny

SŁOWNIK POLSKO-ANGIELSKI

abarognozja abarognosis
abazja abasia
  a. ataktyczna atactic abasia
  a., odnoszący się do abasic, abatic
  a. pląsawicza choreic abasia
  a. wywołana drżeniem abasia trepidans
aberracja aberration
  a. astygmatyczna astigmatic aberration
  a. chromatyczna chromatic aberration
  a. chromatydowa chromatid aberration
  a. chromosomowa chromosome aberration
  a. optyczna optic aberration
  a. sferyczna spheric aberration, dioptic aberration
abetalipoproteinemia abetalipoprotein(a)emia
abiogeneza abiogenesis
abiotrofia abiotrophy, abiosis
ablucja ablution
ablutomania ablutomania
abrazja abrasion
absencja absenteeism, absence
  a. chorobowa (jednego człowieka) sick absence, sickness absence
  a. chorobowa (w populacji) sick absenteeism, sickness absenteeism
  a. chorobowa, nasilenie extent of sick absenteeism
  a. chorobowa, okres spell of sick absence
  a. chorobowa udokumentowana zwolnieniem lekarskim certified sickness absence
absolwent szkoły wyższej 1) bez stopnia naukowego undergraduate; 2) ze stopniem naukowym graduate
absorbancja absorbance, absorbancy, optical density
absorbat absorbate
absorbent absorbent
absorber absorber
absorbować absorb
absorbujący absorbing
absorpcja absorption

  a. akustyczna acoustic absorption
  a. fotoelektryczna photoelectric absorption
  a., pasmo absorption band
  a. promieniowania radiation absorption
  a. rezonansu elektronów electron resonance absorption
  a. światła absorbance, optical density
  a., współczynnik absorption coefficient
  a. wybiórcza selective absorption
absorpcyjność absorptiveness, absorbing capacity
abstynencja abstinence
  a. alkoholowa temperance, abstinence, teetotalism
abstynent abstinent, teetotaller, total abstainer
abulia abulia, aboulia
acefalocysta acephalocyst, a form of echinococcus without daughter cysts
acetaldehyd acetaldehyde, acetic aldehyde
acetal acetal
  a. glukozy glucoside
acetazolamid acetazolamide
aceton acetone
acetonuria acetonuria
acetooctan acetoacetate
acetyl acetyl, acetyl radical
acetylacja acetylation
acetylaza acetylase
acetylen acetylene
acetylocholina acetylcholine
acetylocholinoesteraza acetylcholinesterase
acetyloesteraza acetylesterase
acetylotransferaza acetyltransferase
achalazja achalasia, failure to relax
acheilia acheilia, achilia, absence of lips
achlorhydria achlorhydria, absence of hydrochloric acid from the gastric juice
acholia acholia, suppressed bile excretion
acholuria acholuria, absence of bile pigments from urine

achondroplazja achondroplasia, achondroplasty, chondrodysplasia, chondrodystrophy
achromatopsja achromatopsia, achromatopsy, monochromatism, complete colo(u)r blindness
achromatoza achromatosis, achromia, achromasia, 1) deficiency of natural pigment; 2) failure to stain
achromatyczny achromatic, 1) colo(u)rless; 2) not staining
achromatyna achromatin, weakly staining cell nucleus components
acykliczny acyclic
acyl acyl, acyl radical
acylotransferazy acyltransferases
adaktylia adactyly, adactylia, adactylism
adamantoblast adamantoblast, ameloblast
adaptacja adaptation, adjustment
  a. biologiczna biological adaptation
  a. do ciemności dark adaptation, scotopic adaptation
  a. światła light adaptation, photopic adaptation
  a. fenotypowa phenotype adaptation, somatic modification
  a. genotypowa genotype adaptation, spontaneous mutation
  a. główki (w czasie porodu) fetal head moulding
  a. siatkówki retinal adaptation (dark or light adaptation)
adaptacyjny adaptive
adaptować adapt, adjust
addytywny additive
adencja adencja, toothlessness
adenoidalny adenoidal
adenoidy (pl) adenoids
adenopatia adenopathy
adenotomia adenotomy
adenaza adenase, adenine deaminase
adenozyna adenosine
adenozynodwufosforan adenosine-5'-diphosphate, ADP
adenozynomonofosforan adenosine-5'-monophosphate, AMP
  a. cykliczny cyclic adnosine-3', 5'-monophosphate, cAMP
adenozynotrójfosforan adenosine-5'-triphosphate, ATP
adenylilotransferaza adenylyltransferase
adhezja adhesion
adhezyjność adhesiveness
adhezyjny adhesive
adiadochokineza adiadochokinesis, adiadochokinesia
adicylina adicillin, penicillin N, cephalosporin N

adiunkt lecturer
adiuretyna antidiuretic hormone, vasopressin
adiuwant adjuvant
adonidyna adonidine
adonitol adonitol
adopcja adoption
adrenalektomia adrenalectomy
adrenalina adrenaline, epinephrine
adrenalinemia adrenalin(a)emia, epinephrin(a)emia
adrenalinuria adrenalinuria, epinephrinuria
adrenergiczny adrenergic
adrenokortykotropina adrenocorticotropin, corticotropin, adrenocorticotropic hormone, ACTH
adrenolityczny adrenolytic, inhibiting catecholamines
adrenomimetyczny adrenomimetic, having the action of adrenaline or noradrenaline
adrenoreceptory adrenoreceptors
adrenosteron adrenosterone
adrenotropowy adrenotropic, adrenotrophic
adsorbat adsorbate, any substance adsorbed
adsorbent adsorbent, adsorber, an adsorbing substance
adsorbować adsorb, take up by adsorption
  a. chemicznie chemisorb
adsorpcja adsorption
  a. chromatograficzna chromatographic adsorption
adsorpcyjny adsorptive
adynamia adynamia
  a. okresowa dziedziczna episodic hereditary adynamia, hyperkal(a)emic periodic paralysis, Gamstorp's syndrome
adypinian adipinate
aeracja aeration, airing, saturating a fluid with air or other gas
aeroby (pl) aerobes, aerobic organisms
aerodontalgia aerodontalgia
aeroembolizm aeroembolism
aerofagia aerophagia, aerophagy
aerofobia aerophobia, abnormal dread of fresh air or wind
aeropatia aeropathy, any disease caused by changes of atmospheric pressure, e.g. caisson disease, mountain sickness
aeropletyzmografia aeropletysmography
aerozol aerosol, 1) a liquid agent dispersed in air as a mist; 2) a pharmaceutical product packaged under pressure producing aerosol after release
  a. donosowy nasal spray
aerożel aerogel
afakia aphakia, absence of crystalline lens
afatyczny aphasic

afazja aphasia
  a. agramatyczna paraphasia, paraphrasia, paragrammatism, pseudagrammatism, jargon, jargon aphasia
  a. amnestyczna amnestic aphasia, amnesic aphasia
  a. całkowita global aphasia, total aphasia
  a. czuciowa sensory aphasia, psychosensory aphasia, impressive aphasia, receptive aphasia, Wernicke's aphasia
  a. czynnościowa functional aphasia
  a. insularna associative aphasia, conduction aphasia
  a. korowa cortical aphasia
  a. mieszana mixed aphasia, expressive-receptive aphasia, sensorimotor aphasia
  a. motoryczna motor aphasia, expressive aphasia, ataxic aphasia, Broca's aphasia
  a. nazewnicza paranomia
  a. nominatywna nominal aphasia, anomic aphasia, optic aphasia
  a. pamięciowa amnestic aphasia, amnesic aphasia
  a. podkorowa subcortical aphasia
  a. ruchowa motor aphasia
  a. semantyczna semantic aphasia
  a. sensoryczna = **a. czuciowa**
  a. słowna verbal aphasia, acoustic aphasia, word deafness
  a. syntaktyczna syntactic aphasia, syntactial aphasia
  a. wzrokowa visual aphasia, 1) nominal aphasia; 2) word blindness
afekt affect, affectation, the sum of emotion
  stępienie a. blunted affect
afektywność affectivity
afektywny affective
aferentacja afferentation
  a., wyłączenie deafferentation
aferentny afferent
afibrynogenemia afibrinogen(a)emia
aflatoksyna aflatoxin
afonia aphonia, loss of voice
  a. czynnościowa functional aphonia
  a. kurczowa spastic aphonia
  a. porażenna paralytic aphonia
afrazja aphrasia, inability to speak
aftoid aphthoid
aftowy aphthous, aphthoid
aftoza aphthosis
  a. nawrotowa recurrent aphthosis, habitual aphthosis
  a. uogólniona generalized aphthosis
afty (*pl*) aphthae
agammaglobulinemia agammaglobulin-(a)emia

a. typu szwajcarskiego Swiss type agammaglobulin(a)emia
aganglionoza aganglionosis
  a. okrężnicy aganglionosis of the colon
  a. przełyku aganglionosis of the (o)esophagus
agar agar, agar-agar
  a. fuksynowy fuchsin agar, Endo's fuchsin agar
  a. laktozo-lakmusowy lactose-litmus agar
  a. mięsno-peptonowy meat infusion agar
  a. odżywczy nutrient agar
  a. skośny slanting agar
  a. z brzeczką beer wort agar, wort agar
  a. z krwią blood agar
  a. z płynem puchlinowym ascitic agar
  a. z surowicą serum agar
  a. z żółcią bile agar, bile salt agar
agenezja agenesis, agenesia
ageuzja ageusia, loss of the sense of taste
aglaukopsja aglaucopsia, green blindness
aglomeracja agglomeration, cluster
aglomerat agglomerate, cluster
aglukon aglucon, aglucone, aglycon, aglycone
aglutynacja agglutination
  a. bakteryjna bacteriogenic agglutination
  a. bierna passive agglutination
  a. grudkowa = **a. komórkowa**
  a. grupowa group agglutination, cross agglutination
  a. komórkowa somatic agglutination, O agglutination
  a. kwaśna acid agglutination
  a. obłoczkowa = **a. rzęskowa**
  a. płytkowa platelet agglutination
  a. rzęskowa flagellar agglutination, H agglutination
  a. zimna cold agglutination
aglutynat agglutinate
aglutynina agglutinin, antibody causing clumping of cells
  a. bakteryjna bacterioagglutinin
  a. częściowa partial agglutinin, minor agglutinin, coagglutinin, co-agglutinin
  a. główna chief agglutinin, major agglutinin
  a. grudkowa = **a. komórkowa**
  a. grup krwi blood group agglutinin
  a. grupowe group agglutinins
  a. komórkowa somatic agglutinin, O agglutinin
  a. płytkowa platelet agglutinin
  a. roślinna plant agglutinin
  a. rzęskowa flagellar agglutinin, H agglutinin
  a. zimna cold agglutinin
aglutynować agglutinate, clump

agnatia agnathia, absence of the mandible
agnozja agnosia, lack of sensory ability to recognize objects
  a. apraktyczna apractic agnosia
  a. dotykowa astereognosia, tactile agnosia
  a. kończyn acroagnosia, acroagnosis
  a. lokalizacyjna localization agnosia
  a. palców finger agnosia
  a. połowy ciała agnosia of body half
  a. słuchowa auditory agnosia
  a. smakowa gustatory agnosia
  a. topograficzna autotopagnosia
  a. ułożenie kończyn position agnosia
  a. wzrokowa visual agnosia, optic agnosia, cortical blindness
  a. wzrokowo-przestrzenna visual-spatial agnosia
agonalny agonal
agonia agony, the act of dying
agonista agonist
agonistyczny agonist
agorafobia agoraphobia
agrafia agraphia, logographia, loss of the ability to write
  a. całkowita absolute agraphia, literal agraphia, atactic agraphia
  a. literowa literal agraphia, absolute agraphia
  a. motoryczna motor agraphia (due to muscular incoordination)
  a. mózgowa cerebral agraphia, graphic aphasia, graphomotor agraphia
  a. muzyczna musical agraphia (loss of power to write musical notation)
  a. pamięciowa amnemonic agraphia
  a. ruchowa = a. motoryczna
  a. słowna verbal agraphia
  a. słuchowa acoustic agraphia (inability to write from dictation)
  a. wzrokowa optic agraphia (inability to copy)
agrafka safety pin
agramatyzm agrammatism, agrammatologia
agranulocyt agranulocyte, non-granular leucocyte
agranulocytowy agranulocytic
agranulocytoza agranulocytosis, agranulocytopenia
agrawacja malingering, feigning of disease, exaggeration of existing symptoms and signs
agregacja aggregation
agregat komórkowy cell aggregate
agresja aggression
agresywność aggressivity
ahaptoglobinemia ahaptoglobin(a)emia, absence of haptoglobins
AIDS acquired immunodeficiency syndrome

AIDS kompleks AIDS complex
akademia medyczna medical academy
akalkulia acalculia
akantocyt acanthocyte, acanthrocyte
akantocytoza acanthocytosis
akantoliza acantholysis
akantoza acanthosis
akapnia acapnia, absence of carbon dioxide in blood
akarbia acarbia, low bicarbonate level in blood
akatalazemia acatalas(a)emia, acatalasia
akatyzja acathisia, akathisia
akcelerator accelerator
akceleryna accelerin, accelerator globulin
akceptacja acceptance
akceptor acceptor
akcja action
akinestezja akin(a)esthesia, absence of perception of movements
akinetyzm akinetism
akinezja akinesia, akinesis
aklimatyzacja acclimation, acclimatization
akomodacja accommodation
  a. bezwzględna absolute accommodation
  a. dodatnia positive accommodation
  a. dynamiczna dynamic accommodation
  a., niedostateczność accommodative asthenopia
  a., porażenie cycloplegia
  a. ujemna negative accommodation
  a. względna relative accommodation
akomodacyjny accommodative
akomodować adjust, adapt
akonityna aconitine
akrania acrania
akroagnozja acroagnosia, absence of limb sensitivity
akroasfiksja acroasphyxia, dead finger, Raynaud's phenomenon
akrocefalia acrocephaly, acrocephalia, oxycephalia
akrocefalosyndaktylia acrocephalosyndactyly, Apert's syndrome
akrocyjanoza acrocyanosis
akrodynia acrodynia, erythroedema, trophodermatoneurosis, pink disease, dermatopolyneuritis, Swift's disease, Feer's disease
akrogeria acrogeria, premature aging of the skin of the hands and feet
akromegalia acromegaly, acromegalia
akromelalgia acromelalgia, erythromelalgia
akromikria acromicria
akroosteoliza acro-osteolysis
akroosteoskleroza acro-osteosclerosis
akropachia acropachy, hypertrophic osteoarthropathy

akropachyderma acropachyderma, Uehlinger's syndrome
akroparestezje (*pl*) acropar(a)esthesiae
akroskleroderma acroscleroderma, sclerodactyly
akrosom acrosome
akrosomalny acrosomal
akrydyna acridine, dibenzopyridine
akryflawina acryflavine, neutral trypaflavine
akrylan acrylate
akseroftol axerophthol, retinol
akson axon, axone, axis cylinder, neuraxon, neuraxis
aksonema axoneme, 1) central thread in a chromosome; 2) central cylinder in all cilia and flagella
aksoplazma axoplasm
aktualny current, present, topical, up-to-date
aktyn actinium, AC
aktynomycyna actinomycin
aktywacja activation
  a. eeg EEG activation, low voltage fast pattern of wakefulness
aktywator activator
aktywność activity
  a. bioelektryczna bioelectric activity
  a. blokująca blocking activity
  a. enzymatyczna enzymatic activity
  a. mitotyczna mitotic activity of a cell
  a. molarna molar activity
  a. nieprawidłowa abnormal activity
  a. optyczna optical activity, the ability of rotating the plane of polarized light
  a. płciowa sexual activity
  a. właściwa specific activity
  a. zmniejszona hypoactivity
  a. zwiększona hyperactivity
aktywny active
aktywowany activated
akumulacja accumulation
akumulator accumulator, storage battery
  a., wyładowanie accumulator discharge
akupunktura acupuncture, stylostixis
akustyczny acoustic
akustyka acoustics
akuszeria midwifery, obstetrics
akuszerka midwife, accoucheuse, female obstetrician
akuszeryjny obstetric, obstetrical
alanina alanine, aminopropionic acid
alastrim alastrim, variola minor, Cuban itch, glass-pox
albinizm albinism, albinoism
  a. oczny ocular albinism
  a. skórny cutaneous albinism
  a. uogólniony total albinism
albinos albino
albumina albumin, albumen

a. białka jaja ovalbumin, egg albumin
a. mleka lactalbumin
a. natywna native albumin
a. surowicza serum albumin, blood albumin
a. surowicza znakowana jodem radioaktywnym iodinated human serum albumin, radioiodinated human serum albumin
albuminian albuminate
albuminemia albumin(a)emia
albuminometria albuminometry
albuminuria albuminuria, proteinuria
  a. młodzieńcza adolescent albuminuria
  a. ortostatyczna orthostatic albuminuria, postural albuminuria
  a. wysiłkowa albuminuria of athletes
aldakton aldacton, spironolactone
aldehyd aldehyde
  a. benzoesowy benzoic aldehyde
  a. glicerylowy glyceraldehyde, glyceric aldehyde
  a. glutarowy glutaraldehyde
  a. mrówkowy formaldehyde, formicic aldehyde
  a. octowy acetaldehyde, acetic aldehyde
aldoheksoza aldohexose
aldoksym aldoxime
aldolaza aldolase, aldehyd lyase
aldosteron aldosterone
aldosteronizm aldosteronism, hyperaldosteronism
aldosteronoma aldosteronoma
aleksja alexia, word blindness or text blindness
  a. agnostyczna agnostic alexia
  a. czuciowa sensory alexia, optical alexia
  a. motoryczna motor alexia, aphemia or anarthria
  a. muzyczna musical alexia, music blindness
  a. wzrokowa visual alexia, optical alexia, sensory alexia
alergen allergen
  a. pokarmowy food allergen
  a. pyłkowy pollen allergen
alergia allergy, allergia
  a. bakteryjna bacterial allergy
  a. grzybicza fungal allergy
  a. kontaktowa contact allergy
  a. lekowa drug allergy, drug-induced allergy
  a. skórna cutaneous allergy, skin allergy allergodermia, allergic dermatitis
  a. stykowa contact allergy
  a. wczesna immediate allergy
alergiczny allergic
alergizujący allergenic, allergy-inducing

aleukemia 1) aleuk(a)emia; 2) subleuk(a)emia, leukopenic myelosis
aleukemiczny aleuk(a)emic
aleukocytoza aleucocytosis, aleukocytosis, leukopenia
algezymetria algesimetry, algometry
alginat alginate
algolagnia algolagnia
   a. czynna active algolagnia, sadism
alicykliczny alicyclic
alienacja alienation
alifatyczny aliphatic
alimentacja alimentation
alizaryna alizarin, 1,2-dihydroxyanthraquinone
alkalemia alkal(a)emia
alkalescencja alkalescence, slight alkalinity
alkalia (*pl*) alkalis, alkalies
alkaliczność alkalinity
alkaliczny alkaline
alkalipenia alkalipenia
alkalizacja alkalization, alkalinization
alkalizować alkalize, alkalinize
alkalizowanie alkalization, alkalinization
alkaloid alkaloid
alkaloza alkalosis
   a. gazowa gaseous alkalosis, respiratory alkalosis, acapnial alkalosis
   a. metaboliczna metabolic alkalosis
   a. niewyrównana uncompensated alkalosis
   a. oddechowa respiratory alkalosis, gaseous alkalosis, acapnial alkalosis
   a. wyrównana compensated alkalosis
alkany (*pl*) alkanes, saturated acyclic hydrocarbons
alkaptonuria alkaptonuria, alcaptonuria
alkil alkyl, alkide
alkilacja alkylation
alkilowanie alkylation
alkohol alcohol
   a. absolutny absolute alcohol, anhydrous alcohol, dehydrated alcohol
   a. aromatyczny aromatic alcohol
   a. benzylowy benzyl alcohol
   a. bezwodny anhydrous alcohol, dehydrated alcohol, absolute alcohol
   a. drzewny wood alcohol
   a. dwuwodorotlenowy dihydric alcohol, diatomic alcohol
   a. etylowy ethyl alcohol, ethanol
   a. izopropylowy isopropyl alcohol
   a. jednowodorotlenowy monohydric alcohol, monoatomic alcohol
   a. propylowy propyl alcohol
   a. rozcieńczony diluted alcohol
   a. skażony denatured alcohol
   a. trzeciorzędowy tertiary alcohol

alkoholan alcoholate
alkoholik alcoholic
alkoholizacja alcoholization, permeation or saturation with alcohol
   a. nerwu alcoholization of nerve
alkoholizm alcoholism, addiction to alcoholic beverages
alkoholomierz alcoholometer
alkoholowy alcoholic
allantoina allantoin
allel allele, allelomorph
   a. dominujący dominating allele
   a. mutacyjny mutating allele, mutation-inducing allele
   a. recesywny recessive allele
allelizm allelism, allelomorphism
allelomorfizm allelomorphism, allelism
alloestezja allo(a)esthesia, all(a)esthesia
alloksan alloxan
allopatia allopathy
allopatyczny allopathic
alloprzeszczep allograft, allotransplant
allotetraploid allotetraploid, double diploid
allotransplantacja allotransplantation, allografting
allotriofagia allotriophagy, eating of unusual substances
allyl allil, allil radical
alochia alochia, absence of lochia after childbirth
aloes *Aloe*, a genus of plants (*bot.*)
aluminioza aluminosis, a respiratory disease of workers with occupational exposure to alum or aluminum
aluminium = glin
amakrynowy amacrine
amalgamat amalgam
amalgamować amalgamate
amauroza amaurosis, blindness
ambiwalencja ambivalence
ambiwalentny ambivalent
ambliopia amblyopia, partial loss of vision
amboceptor amboceptor, complement-fixing antibody
ambulans ambulance, ambulance car
ambulatorium outpatient clinic, outpatient department, dispensary
ambulatoryjny ambulant, ambulatory, able to walk
   a. chory outpatient, ambulatory patient, ambulant patient
ameba am(o)eba
amebobójczy am(o)ebacide, am(o)ebicide, am(o)ebicidal
amebocyt am(o)ebocyte
amebowaty am(o)eboid
ameboza am(o)ebiasis, am(o)ebiosis

amelia amelia, congenital absence of limbs or limb
ameloblast ameloblast
ameryk americium
ametopteryna amethopterin, methotrexate
ametropia ametropia
  a. osiowa axial ametropia
  a., wskaźnik ametropia index
amfetamina amphetamine, benzedrine
amfiboliczny amphibolic, ambiguous
amficyt amphicyte, capsule cell, satellite cell of spinal ganglia
amfochromatofilny amphochromatophil, amphochromophil
amfoterycyna amphotericin
amfoteryzm amphoterism, amphotericity
amid amide
  a. kwasu asparaginowego asparagine
  a. kwasu glutaminowego glutamine
  a. kwasu nikotynowego nicotinic acid amide, nicotinamide, niacinamide
amidaza amidase, amidohydrolase
  a. penicyliny penicilllin amidase
amidohydrolaza amidohydrolase, deamidase, amidase, deamidizing enzyme
amidoksym amidoxime
amidoligaza amidoligase
amidopiryna amidopyrine, aminopyrine, pyramidon
amimia amimia, loss of the power to express ideas by gestures or signs
amina amine
  a. adrenergiczna adrenergic amine
  a. adrenomimetyczna adrenomimetic amine, adrenergic amine
  a. biogenna biogenic amine
  a. drugorzędowa secondary amine
  a. czwartorzędowa quaternary amine
  a. katecholowa catecholamine
  a., końcowa grupa aminowa amino--terminal
  a. pierwszorzędowa primary amine
  a. presyjna pressor amine
  a. sympatomimetyczna sympathomimetic amine, sympathetic amine, adrenergic amine
  a. trzeciorzędowa tertiary amine
aminian aminate
aminoacydia aminoacid(a)emia
aminoacyduria aminoaciduria
aminofenazon aminophenazone, aminopyrine, amidopyrine
aminofilina aminophylline, theophylline, ethylenediamine
aminofluorki (*pl*) aminofluorides
aminoglikozyd aminoglycoside, aminoglucoside

aminoglukozyd = **aminoglikozyd**
aminokwas amino acid
  a. egzogenny exogenous amino acid, essential amino acid
  a. endogenny endogenous amino acid
  a. niezbędny essential amino acid
  a., obecność we krwi aminoacid(a)emia
  a. rozgałęziony branched amino acid
  a., wydalanie z moczem aminoaciduria
aminopeptydaza aminopeptidase
aminopiryna = **amidopiryna**
aminopteryna aminopterin
aminotransferaza aminotransferase, transaminase
  a. alaninowa alanine aminotransferase
  a. asparaginianowa aspartate aminotransferase
  a. cysteinowa cysteine aminotransferase
aminować aminate
aminowanie amination
aminozuria aminosuria, aminuria
amiotrofia amyotrophy
  a. neuralgiczna neuralgic amyotrophy, Parsonage-Turner syndrome
amitoza amitosis, direct cell division
amitryptylina amitryptyline
amnezja amnesia
  a. dotykowa tactile amnesia, astereognosis
  a. słowna verbal amnesia
  a. słuchowa auditory amnesia, word deafness, acousmatamnesia
  a. wsteczna retrograde amnesia
  a. wysepkowa lacunar amnesia, localized amnesia, patchy amnesia
  a. wzrokowa visual amnesia
amnestyczny amnestic, amnesic
amniopunkcja amniocentesis
amnioskopia amnioscopy
amniotomia amniotomy
amok amuck, amok
  a., dostać go amuck run amuck
amon ammonium
  a., bromek ammonium bromide
amoniak ammonia
  a., obecność we krwi ammoni(a)emia
  a., zawierający ammoniated
amoniakoliazy ammonia-lyases
amoniakowy ammoniacal
amorfagnozja amorphagnosia, inability to recognize the shape and size of objects
amorficzny amorphous, 1) without a definite shape; 2) not crystallized
amorfizm amorphism, amorphia
amper ampere
ampicylina ampicillin
amplifikacja amplification
amplifikator amplificator
amplifikować amplify

amplituda amplitude
ampułka ampoule, ampule, ampul
amputacja amputation
  a. bezkrwawa bloodless amputation, dry amputation
  a. bezpłatowa flapless amputation
  a. dolnej części ciała hemicorporectomy
  a. dwupłatowa double flap amputation
  a. gilotynowa guillotine amputation, chop amputation, linear amputation, transverse amputation
  a. kineplastyczna cineplastic amputation, cinematic amputation
  a. kończyny powyżej ręki lub stopy major amputation
  a. korzenia zęba root amputation
  a. miazgi zęba pulp amputation, pulpotomy
  a. międzyłopatkowo-piersiowa interscapulothoracic amputation, forequarter amputation
  a. okrężna circular amputation
  a. osteoplastyczna osteoplastic amputation
  a. płatowa flap amputation
  a. płatowa z jednym płatem długim coat-sleeve amputation
  a. płatowa z pozostawieniem płata skórno-mięśniowego musculocutaneous amputation
  a. płatowa z pozostawieniem płata skóry cutaneous amputation
  a. płatowa z równą długością dwu płatów central amputation
  a. podokostnowa subperiosteal amputation, aperiosteal amputation, periosteoplastic amputation
  a. rakietowa racket amputation
  a. samoistna spontaneous amputation
  a. skośna oblique amputation, elliptical amputation, oval amputation
  a. stopy lub ręki minor amputation
  a. szyjki macicy cervical amputation
  a. śródmiedniczno-brzuszna interpelviabdominal amputation, hindquarter amputation
  a. urazowa traumatic amputation, accidental amputation
  a. wewnątrzmaciczna intrauterine amputation, amniotic amputation, congenital amputation
  a. wtórna secondary amputation, consecutive amputation
  a. wypadkowa accidental amputation, traumatic amputation
amputować amputate
amputowany 1) amputee (an individual after amputation); 2) amputated (limb)

amuzja amusia, loss of the faculty of music recognition or musical expression
  a. czuciowa sensory amusia
  a. głosowa vocal amusia, inability to sing
amyl amyl
  a., azotyn amyl nitrite
amylaza amylase
  α-**a. trzustkowa** pancreatic alpha-amylase, amylopsin
amylazuria amylasuria, diastasuria
amylodekstryna amylodextrin
amyloid amyloid
amyloidoza = **skrobiawica**
amylopektyna amylopectin
amylopektynoza amylopectinosis, glycogenosis due to brancher enzyme deficiency
amyloza amylose, unbranched glucan in starch
anabiotyczny anabiotic
anabioza anabiosis
anaboliczny anabolic
anabolit anabolite
anabolizm anabolism
anaerob anaerobe, anaerobic organism
anaerobioza anaerobiosis
anafaza anaphase
anafilaksja anaphylaxis
  a. bierna passive anaphylaxis
  a. czynna active anaphylaxis
anafilaktogen anaphylactogen
anafilaktoidalny anaphylactoid
anafilaktyczny anaphylactic
anaforeza anaphoresis
analbuminemia analbumin(a)emia
analfalipoproteinemia analphalipoprotein-(a)emia. Tangier disease, familial high density lipoprotein deficiency
analgetyczny analgesic, analgetic
analgezja analgesia
analityczny analytical
analityk analyst
analiza analysis (*pl* analyses)
  a. adsorpcyjna adsorption analysis
  a. aktywacyjna activation analysis
  a. automatyczna indywidualna automatic analysis, analysis with an autoanalyzer
  a. ciągła automatyczna automatic continuous analysis
  a. densytometryczna densitometric analysis
  a. dyskryminacyjna discrimination analysis (*math.*)
  a. elementarna elemental analysis
  a. epidemiologiczna epidemiological analysis
  a. fotometryczna photometric analysis
  a. gazometryczna gasometric analysis
  a. ilościowa quantitative analysis

a. **jakościowa** qualitative analysis
a. **kolorymetryczna** colorimetric analysis
a. **miareczkowa** volumetric analysis
a. **mikrochemiczna** microchemical analysis
a. **moczu** urine analysis
a. **objętościowa** volumetric analysis
a. **pierwiastkowa** elemental analysis
a. **płomieniowa** flame photometric analysis
a. **polarograficzna** polarographic analysis
a. **półautomatyczna** semiautomatic analysis
a. **półilościowa** semiquantitative analysis
a. **probitów** probit analysis
a. **przez spalanie** combustion analysis, flame photometry
a. **saturacyjna** saturation analysis
a. **scyntygraficzna** scintiscanning, scanning
a. **spektralna** spectrum analysis
a. **spektrofotometryczna** spectrophotometric analysis
a. **spektroskopowa** spectroscopic analysis
a. **stratograficzna** stratographic analysis, chromatography
a. **treści żołądkowej** gastric analysis
a. **treści żołądkowej frakcjonowana** fractional gastric analysis
a. **wagowa** gravimetric analysis
a. **widmowa** spectrum analysis
a. **zgryzu** bite analysis, occlusal analysis
analizator analyzer, analyzor 1) the prism in a polariscope; 2) the neural basis of conditioned reflex in Pavlov's theory; 3) an instrument attached to the EEG apparatus determining the frequency and amplitude of waves
a. **automatyczny** autoanalyzer
a. **fal** wave analyzer (*EEG*)
a. **scyntygraficzny** scanner, scanning camera, scintiscanner
analizować analyse
analog analogue, analog
analogowy analogical
a., **maszyna** analog computer
anamnestyczny anamnestic
anamneza history taking, anamnesis
anaplastyczny anaplastic
anaplazja anaplasia
anartria anarthria, loss of articulate speech
anatoksyna anatoxin, toxoid
a. **błonicza** diphtheria anatoxin
a. **tężcowa** tetanus anatoxin
anatom anatomist
anatomia anatomy
a. **chirurgiczna** surgical anatomy
a. **człowieka** human anatomy
a. **fizjologiczna** physiologic anatomy
a. **lekarska** medical anatomy

a. **makroskopowa** macroscopic anatomy, gross anatomy
a. **mikroskopowa** microscopic anatomy, histology
a. **ogólna** general anatomy
a. **opisowa** descriptive anatomy, systematic anatomy
a. **patologiczna** pathologic anatomy, morbid anatomy, anatomical pathology
a. **porównawcza** comparative anatomy
a. **prawidłowa** normal anatomy
a. **radiologiczna** radiological anatomy
a. **rozwoju** developmental anatomy
a. **stomatologiczna** dental anatomy
a. **stosowana** applied anatomy
a. **topograficzna** topographic anatomy, regional anatomy
anatomiczny anatomical, anatomic
a. **nóż** dissecting knife
a., **pracownia** anatomic laboratory, dissecting room
a. **preparat** anatomic preparation, anatomical specimen (nie spreparowany)
a., **sala** dissecting room
anatomopatologiczny anatomicopathologic
ancylostomatoza ancylostomiasis, ankylostomiasis, hookworm disease, dochmiasis, tropical chlorosis, Egyptian chlorosis, tunnel disease, miner's an(a)emia, brickmaker's an(a)emia, mountain an(a)emia
androblastoma androblastoma, 1) tubular testicular adenoma, Sertoli cell tumo(u)r; 2) ovarian arrhenoblastoma
androgen androgen
androgeneza androgenesis
androgenny androgenic
androgynia androgyny, androgynism, female pseudohermaphroditism
andrologia andrology
androsteron androsterone
anelektrotonus anelectrotonus
anemia an(a)emia (*p. niedokrwistość*)
anemiczny an(a)emic
anemizacja production of local ischaemia
anemometr anemometer
anencefalia anencephaly, anencephalia
a. **całkowita** total anencephaly
a. **częściowa** partial anencephaly
anergia anergy, anergia
anergiczny anergic
anestetyczny an(a)esthetic
anestetyk an(a)esthetic (drug, agent)
anestezja an(a)esthesia; *p. znieczulenie*
anestezjolog an(a)esthesiologist
anestezjologia an(a)esthesiology
aneuploidia aneuploidy
aneuryna aneurine, thiamin
angina angina, pharyngitis, sore throat

a. agranulocytowa agranulocytic angina
a. błonicza diphtheritic angina, pharyngeal diphtheria
a. Ludwiga Ludwig's angina
a. martwicza necrotic angina, Henoch's angina
a. mieszkowa follicular angina, follicular tonsillitis
a. monocytowa monocytic angina, lymphatic angina, infectious mononucleosis
a. nieżytowa catarrhal angina
a. opryszczkowa herpangina
a. paciorkowcowa streptococcal angina
a. Plauta-Vincenta Plaut-Vincent angina, ulceromembranous angina, Vincent's disease, Plaut's ulcer, fusospiroch(a)etal disease, trench mouth, ulcerative necrotizing gingivitis
a. ropowicza phlegmonous angina
a. rzekomobłoniasta membranous croup, pseudomembranous angina
a. wrzodziejąca ulcerative angina, ulceromembranous angina, Plaut-Vincent's angina
a. zatokowa lacunar angina, lacunar tonsillitis
a. zgorzelinowa gangrenous angina, malignant angina
anginowy anginal
angioblast angioblast
angioblastoma angioblastoma, h(a)emangioblastoma
angiochirurgia angiosurgery, vascular surgery
angiografia angiography
a. cyfrowa subtrakcyjna digital subtraction angiography
a. mózgowa cerebral angiography
a. prawego serca dextrocardiography
a. tętnicy kręgowej vertebral angiography
a. tętnicy szyjnej carotid angiography
angiogram angiogram
angiohemofilia angioh(a)emophilia, von Willebrand's disease
angiokardiografia angiocardiography
a. transseptalna transseptal angiocardiography
a. wybiórcza selective angiocardiography
angiokeratoma angiokeratoma, teleangiectatic wart, keratoangioma
angiologia angiology
angiopatia angiopathy
a. siatkówki młodzieńcza juvenile retinal angiopathy
a. siatkówki urazowa traumatic retinal angiopathy
angioplastyka angioplasty
a. balonikowa balloon angioplasty

angiotensyna angiotensin, hypertensin
angiotensynamid angiotensin amide
angiotensynaza angiotensinase, hypertensinase
angiotensynogen angiotensinogen
anhedonia anhedonia, inability to feel pleasure
anhydraza anhydrase
a. węglanowa carbonic anhydrase, carbonate hydro-lyase
aniołkowatość twarzy = cherubizm
anion anion
a., wymiana anion-exchange
a., wymiennik anion-exchanger
anionowy anionic
anirydia aniridia, irideremia
anizocytoza anisocytosis
anizodoncja anisodontia
anizokoria anisocoria
anizomastia anisomastia, asymmetrical breasts
anizomelia anisomelia, inequality of limbs
anizometropia anisometropia
anizopieza anisopiesis, unequal arterial pressure on two sides of the body
anizopoikilocytoza anisopoikilocytosis
anizosfigmia anisophygmia
anizotropia anisotropia, double refractiveness
anizotropowy anisotropic, anisotropous
ankieta inquiry, enquête
ankyloglosja ankyloglossia
ankylostomatoza ancylostomiasis, ancylostomatosis, ankylostomiasis
ankyloza ankylosis
a. kostna bony ankylosis, true ankylosis, synostosis
a. rzekoma false ankylosis, spurious ankylosis, fibrous ankylosis, ligamentous ankylosis
a. sztuczna artificial ankylosis, arthrodesis
a. wewnątrztorebkowa intracapsular ankylosis
a. zewnątrztorebkowa extracapsular ankylosis, spurious ankylosis
anoda anode, anelectrode
anodowy anodal
anoksemia anox(a)emia
anoksja anoxia
a. anemiczna an(a)emic anoxia
a. anoksemiczna anox(a)emic anoxia
a. dyfuzyjna diffusion anoxia (after nitrous oxide an(a)esthesia)
a. histotoksyczna histotoxic anoxia
a. wysokościowa altitude anoxia, hypobaropathy
a. zastoinowa stagnant anoxia
anomalia anomaly

a. rozwojowa developmental anomaly
anomaloskopia anomaloscopy
anomia anomia, visual aphasia
anorchia anorchia, anorchism
anorchizm anorchism, anorchia
anoreksja anorexia
    a. nerwowa anorexia nervosa
anorgazmia anorgasmia, anorgasmy
anoskopia anoscopy
anosmia anosmia
anozognozja anosognosia
anseryna anserine
antabus antabuse
antagonista antagonist
antagonistyczny antagonistic
antagonizm antagonism
antidotum antidote
antrachinon anthraquinone
antrektomia antrectomy, 1) excision of mastoid antrum wall; 2) hemigastrectomy
antrografia antrography
antropologia anthropology
antroskopia antroscopy
antrostomia antrostomy
antrotomia antrotomy
antyaglutynina antiagglutinin
antyalergiczny antiallergic
antyarytmiczny antiarrhythmic
antyastmatyczny antiasthmatic
antybiogram antibiogram
antybiotyczny antibiotic
antybiotyk antibiotic
    a. o szerokim działaniu broad spectrum antibiotic
antybiotykogram = **antybiogram**
antybiotykooporność antibiotic-resistance
antybiotykowrażliwość antibiotic-sensitivity
antybiotykowrażliwy antibiotic-sensitive
antycholinergiczny anticholinergic
antycholinesteraza anticholinesterase
antycholinesterazowy anticholinesterase (agent)
antycytotoksyna anticytotoxin
antycząsteczka antiparticle
antydepresyjny antidepressive
antydiuretyczny antidiuretic
antydromowy antidromic
    a., przewodzenie antidromic conduction
antyenzym antienzyme, antiferment
antyfibrynolityczny antifibrinolytic
antyfibrynoliza antifibrinolysis
antyfibrynolizyna antifibrinolysin
antygen antigen
    a. australijski Australia antigen, surface antigen of hepatitis B virus
    a. autogeniczny autoantigen
    a. częsty = **a. publiczny**

a. heterofilny heterophil antigen, heterogenetic antigen
a. heterogenetyczny heterogenetic antigen
a indywidualny private antigen, low-frequency blood group antigen
a. krzyżowo reagujący cross-reacting antigen
a. ksenogeniczny xenogenous antigen
a. niepełnowartościowy incomplete antigen, partial antigen, hapten
a. obcy foreign antigen
a. ochronny protective antigen
a. otoczkowy capsular antigen
a. pełnowartościowy complete antigen
a. przypominający recall antigen, booster antigen
a. publiczny public antigen, high frequency blood group antigen
a. rakowopłodowy carcinoembryonic antigen
a. resztkowy partial antigen, hapten, incomplete antigen
a. rzadki low frequency blood group antigen
a. rzęskowy flagellar antigen, H antigen
a. sercowy heart antigen, cardiolipin
a. somatyczny somatic antigen, O antigen
a. wirusa zapalenia wątroby B powierzchniowy hapatitis B surface antigen
a. wirusa zapalenia wątroby B rdzeniowy hepatitis B core antigen
a. wstrząsorodny shock antigen
a. znakowany labelled antigen
antygeny (grup krwi) blood group antigens
a. narządowo swoiste organ-specific antigens
a. tkankowo swoiste tissue-specific antigens
a. transplantacyjne = **a. zgodności tkankowej**
a. zgodności tkankowej histocompatibility antigens, HLA
antygenoterapia antigenotherapy
antygenowość antigenicity
antygenowy antigenic
antyglobulina antiglobulin
antygrawitacyjny antigravity, antigravitational
    a., ubranie antigravity suit
antyhemolityczny antih(a)emolytic
antyhemoliza antih(a)emolysis
antyhistaminowy antihistamine, antihistaminic
antyhormon antihormone
antykoagulacja anticoagulation
antykoagulacyjny anticoagulative
antykoagulant anticoagulant
antykoncepcja contraception

a. mechaniczna barrier contraception
antykoncepcyjny contraceptive
  tabletka a. birth control pill, the pill
  **tabletka a. stosowana kolejno (estrogeny-
-progestageny)** sequential pill
  **tabletka a. estrogenowa zażywana po
stosunku** morning-after pill
antymalaryczny antimalarial
antymateria antimatter
antymer antimer, enantiomer
antymetaboliczny antimetabolic
antymetabolit antimetabolite
antymitotyczny antimitotic
antymon antimony
antymonawy antimonous, a compound with
  trivalent antimony
antymonek antimonide
antymonowy antimonial, antimonic
antyneuralgiczny antineuralgic
antyperystaltyczny antiperistaltic
antyperystaltyka antiperistalsis
antypiryna phenazone, antipyrin
antyplazmina antiplasmin, antifibrinolysin
antypolimeraza antipolymerase
antyprecypityna antiprecipitin
antyprotrombina antiprothrombin
antyprotrombinaza antiprothrombinase
antysanitarny unhygienic
antyseptyczny antiseptic
antyseptyka antisepsis
antyserum antiserum
antyspołeczny antisocial
antysurowica antiserum
antytoksyczny antitoxic, antidotal
antytoksyna antitoxin
  a. błonicza diphteria antitoxin
  a. jadu kiełbasianego botulism antitoxin
  a. tężcowa tetanus antitoxin
  a. zgorzeli gazowej gas gangrene antitoxin
antytrombina antithrombin
antytrypsyna antitrypsin
antyutleniacz antioxidant
antywitamina antivitamin
anuria anuria
aorta aorta
  a., ból aortalgia
  a. brzuszna abdominal aorta
  a. brzuszna, tętnienie nadmierne dynamic
  aorta
  a., choroba aortopathy
  a. ,,jeździec'' overriding aorta, right-sided
  aorta (in Fallot's tetralogy aorta straddling the ventricular septum)
  a., kamień aortolith
  a., łuk aortic arch
  a., nacięcie aortotomy
  a., obniżenie się (w opuszczeniu trzewi)

aortoptosis, aortoptosia (in splanchnoptosis)
  a., pęknięcie rupture of the aorta, aortoclasia
  a. piersiowa thoracic aorta
  a., radiogram aortogram
  a., rozmiękanie aortomalacia
  a., rozszerzanie aortectasis, dilation of
  aorta
  a., rozwarstwienie ściany aortic wall dissection
  a., stwardnienie aortosclerosis
  a., szew aortorrhaphy, suture of the aorta
  a., szmer nad aortic bruit, aortic murmur
  a., ujście aortic opening
  a. wstępująca ascending aorta
  a., wycięcie aortectomy
  a. wydłużona elongated aorta
  a., zapalenie aortitis
  a., zapalenie błony środkowej mesaortitis
  a., zapalenie błony wewnętrznej endaortitis
  a., zapalenie zarostowe błony wewnętrznej
  obliterative endaortitis
  a., zapalenie kiłowe syphilitic aortitis,
  syphilitic mesaortitis
  a., zapalenie okołoaortalne periaortitis
  a., zapalenie olbrzymiokomórkowe giant
  cell aortitis
  a., zastawka aortic valve; *p. zastawki*
  a. zstępująca descending aorta
  a., zwężenie aortostenosis, aortarctia, aort-
  artia, narrowing of the aorta
  a., zwężenie cieśni aortic coarctation
  a., zwężenie cieśni rzekome pseudocoarcta-
  tion, buckled aorta, kinked aorta
  a., zwężenie nadzastawkowe supravalvular
  aortostenosis
  a., zwężenie podzastawkowe subvalvular
  aortostenosis
  a., zwężenie wrodzone aorty wstępującej
  aorta angusta
  a., zwężenie zastawkowe valvular aortostenosis
aortalny aortic, aortal
aortografia aortography, aortic radiography
  using contrast media
  a. nadzastawkowa supravalvular aortography
  a. przezskórna lędźwiowa translumbar aortography
  a. wsteczna retrograde aortography, ascending aortography
  a. wstępująca ascending aortography,
  retrograde aortography
aparat 1) apparatus, appliance, device, instrument, unit; 2) system
  a. destylacyjny distillation apparatus

a. do inhalacji za pomocą sprężonego powietrza high-pressure nebulizer

a. do inhalacji za pomocą ultradźwięków ultrasonic nebulizer

a. do mierzenia ciśnienia = manometr

a. do mierzenia ciśnienia tętniczego sphygmomanometer

a. do odsysania suction apparatus, suction unit, aspiration pump

a. do odsysania wmontowany w ścianę piped-in wall suction installation

a. do pobierania próbek pyłu dust-sampling unit

a. do wytwarzania aerozoli aerosol-producing apparatus, nebulizer, atomizer

a. do wytwarzania ultradźwięków ultrasound generator, ultrasonic generator

a. do znieczulania ogólnego an(a)esthetic machine

a. elektroencefalograficzny electroencephalographic unit, electroencephalograph

a. elektrokardiograficzny electrocardiographic unit (apparatus), electrocardiograph

a. elektromiograficzny electromyographic unit (apparatus), electromyograph

a. fotograficzny camera

a. Golgiego Golgi apparatus

a. łzowy lacrimal apparatus

a. mitotyczny central apparatus

a. ortodontyczny orthodontic apparatus, orthodontic device

a. polikardiograficzny polycardiographic apparatus, polycardiograph

a. poligraficzny polygraph, polygraphic apparatus

a. przenośny portable apparatus

a. przykłębuszkowy juxtaglomerular apparatus

a. rentgenowski x-ray unit, x-ray apparatus

a. rentgenowski dentystyczny x-ray dental unit

a. rentgenowski terapeutyczny x-ray therapy unit

a. rentgenowski wysokowoltażowy high--voltage x-ray unit

a. ruchomy mobile apparatus

a. scyntygraficzny radioisotope scanning unit, scintiscanner, scanner, gamma camera

a. słuchowy hearing aid

a. stereotaktyczny stereotaxic apparatus

a. sterylizacyjny sterilizing unit, sterilizing apparatus, sterilizer

a. zastępujący serce i płuca heart-lung apparatus

a. zawieszeniowy zęba alveolodental ligament

a. żucia masticatory system, stomatognathic system

apatia apathy

apatyczny apathetic

apeksokardiografia apexcardiography

apeksokardiogram apexcardiogram

apercepcja apperception

apetyt = **łaknienie**

aplastyczny aplastic

aplazja 1) aplasia, congenital absence or defective development of an organ; 2) in h(a)ematology cessation of the usual regenerative process

a. szpiku panmyelophthisis, myelophthisis

aplikator applicator

a. pochwowy radu vaginal radium applicator

a. powierzchniowy radu radium surface applicator, surface moud

apoenzym apoenzyme, apoferment

apoferment apoenzyme, apoferment

apoferrytyna apoferritin

apokamnoza apocamnosis, rapidly induced fatigue

apokrynowy apocrine

apolarny apolar

apolipoproteid apolipoprotein

apomorfina apomorphine

apopleksja apoplexy, apoplectic stroke, stroke, ictus; *p.* **udar**

a., doznać suffer a stroke

a. zakrzepowa thrombotic apoplexy

a. zatorowa embolic apoplexy, embolic stroke

apoplektyczny apoplectic

apostilb apostilb, a unit of brightness

apraksja apraxia

a. akinetyczna akinetic apraxia

a. amnezyjna amnestic apraxia

a. czuciowa sensory apraxia, ideational apraxia, ideatory apraxia

a. ideacyjna ideational apraxia, sensory apraxia

a. ideokinetyczna ideokinetic apraxia, ideomotor apraxia, transcortical apraxia

a. idemotoryczna ideomotor apraxia, ideokinetic apraxia

a. korowa cortical apraxia, motor apraxia

a. ruchowa motor apraxia, cortical apraxia, innervation apraxia, limb-kinetic apraxia

a. wyobrażeniowa ideational apraxia, sensory apraxia

a. wyobrażeniowo-ruchowa ideokinetic apraxia, ideomotor apraxia, transcortical apraxia

apteczka (szafka) medicine chest, medicine cabinet

apteczka (podręczna) first-aid kit, medicine kit

apteczny pharmaceutic, pharmaceutical
  a. punkt dispensary
  a. skład drug store

apteka pharmacy, chemist's shop, druggist's shop, drug store
  a. szpitalna hospital pharmacy

aptekarski pharmaceutic

aptekarstwo pharmaceutics, the science of pharmaceutical systems

aptekarz pharmaceutist, pharmacist, druggist, apothecary

aptializm aptyalism

arabinoza arabinose
  a., wydalanie z moczem arabinosuria

arabinozyd arabinoside
  a. cytozyny cytosine arabinoside, arabinosylcytosine, cytarabine

arachidan arachidate

arachidonian arachidonate

arachnodaktylia arachnodactylia, arachnodactyly, spider fingers

arachnofobia arachnophobia

arbowirus arbovirus

archiwum 1) a periodical — archive, archives; 2) record store — file, file room
  a. bieżące active file
  a. naukowe scentific file

arefleksja areflexia

arenawirus arenavirus

areometria areometry

arginina arginine
  a., deziminaza arginine deiminase, arginine desimidase

argininobursztynian argininosuccinate

argininobursztynuria argininosuccinuria

argininooksytocyna arginine oxytocin

argininowazopresyna arginine vasopressin

argon argon, Ar

arkada arcade (*anat.*)

aromat aroma, fragrance, flavo(u)r (food)

aromatyczny aromatic, fragrant

aromatyzować aromatize, make fragrant, flavo(u)r (food, drugs)

arsen arsenic, As
  a., zatrucie przewlekłe arseniasis, arsenism, arsenicalism

arsenawy arsenious, arsenous

arsenek arsenide, arseniuret

arsenian arsenate, a salt of arsenic acid

arsenin arsenite, a salt of arsenious acid

arsenooporny arsenic-fast

arsenowodór arsine, arsenic trihydride, arseniureted hydrogen, arsenous hydride

arsenowy arsenic

arsyna arsine

arszenik arsenic trioxide, arsenous oxide, white arsenic

artefakt artifact, artefact

artefaktowy artifactitious

arteria artery; *p.* **tętnica**

arterializacja arterialization, 1) aeration of blood; 2) vascularization

arteriografia arteriography, angiography
  a. dwupłaszczyznowa biplane arteriography
  a. jednopłaszczyznowa one-plane arteriography
  a. pnia trzewnego c(o)eliac arteriography
  a. półselektywna semiselective arteriography
  a., strzykawka automatyczna do arteriografii automatic injector
  a. superselektywna superselective arteriography
  a. tętnicy krezkowej dolnej (górnej) inferior (superior) mesenteric arteriography
  a. tętnicy kręgowej vertebral arteriography
  a. tętnicy szyjnej carotid arteriography
  a. wieńcowa coronary arteriography, coronarography
  a. wybiórcza selective arteriography

arteriotomia arteriotomy

artretyzm arthritis, gout

artrodeza arthrodesis
  a. wewnątrzstawowa intra-articular arthrodesis
  a. zewnątrzstawowa extra-articular arthrodesis

artrografia arthrography
  a. cieniująca contrast arthrography
  a. powietrzna pneumoarthrography, arthropneumography

artrometria arthrometry, measurement of the range of movements in a joint

artropatia arthropathy
  a. cukrzycowa diabetic arthropathy
  a. kesonowa caisson arthropathy
  a. krwawiączkowa h(a)emophilic arthropathy, bleeders' joints
  a. łuszczycowa psoriatic arthropathy
  a. menopauzalna menopausal arthropathy
  a. neurogenna neurogenic arthropathy, neuropathic arthropathy, atrophic arthropathy
  a. ochronozowa ochronotic arthropathy, alkaptonuric arthropathy
  a. urazowa traumatic arthropathy, static arthropathy
  a. wiądowa tabetic arthropathy

a. w jamistości rdzenia syringomyelic arthropathy

a. zanikowa atrophic arthropathy, neurogenic arthropathy

a. żuchwowa temporomandibular arthropathy

artroplastyka arthroplasty

artroryza (zaryglowanie operacyjne stawu) arthrorisis, arthroerisis

artroskopia arthroscopy, arthroendoscopy

artrotomia arthrotomy

artykulacja 1) articulation, enunciation, distinct connected speech; 2) articulation of teeth

a. centralna centric articulation

a. spoczynkowa rest articulation

a. wyrównana balanced articulation; *p.* **zwarcie**

artykulator articulator; *p.* **zgryzadło**

artykułować articulate, speak distinctly and coherently

artykułowany articulated, articulate

aryboflawinoza ariboflavinosis

aryl aryl, aryl radical

aryloamidaza arylamidase

aryloesteraza arylesterase

arylosulfataza arylsulphatase

arytmia arrhythmia, loss of rhythm, irregularity of rhythm; *p.* **niemiarowość**

arytmiczny arrhythmic

asenizacja sanitation improvement

aseptyczny aseptic

aseptyka aseptics

asfiksja asphyxia; *p.* **zamartwica**

asfiktyczny asphyxial

askarydoza ascaridiasis, ascariasis, infestation by ascarides

askorbinian ascorbate

askorbinowy ascorbic

asocjacja association

a. jądrowa nuclear association (*gen.*)

asocjalny asocial

asparagina asparagine

asparaginaza asparaginase, L-asparagine amidohydrolase, colaspase

asparaginian apartate, *β*-amide of aspartic acid

asparaginianowy aspartic

aspergiloza aspergillosis

a. płuc pulmonary aspergillosis

a. uszna aural aspergillosis

aspiracja aspiration, removal by suction of fluid

aspirator aspirator, sucking device

aspirować aspirate, remove by suction

aspiryna aspirin, acetylsalicylic acid

astazja astasia, inability to stand due to muscular incoordination

astazja-abazja astasia-abasia, inability to stand and walk normally

astenia asthenia

a. nerwowo-krążeniowa neurocirculatory asthenia

asteniczny asthenic

astenopia asthenopia, eyestrain

a. akomodacyjna accomodative asthenopia

a. mięśniowa muscular asthenopia

a. siatkówkowa retinal asthenopia

astereognozja astereognosis, stereoagnosis, stereoan(a)esthesia

astma asthma

a. atopowa atopic asthma, bronchial asthma

a. bakteryjna bacterial asthma

a. infekcyjna infectious asthma, bacterial asthma

a. nieżytowa catarrhal asthma, bronchitic asthma

a. odruchowa reflex asthma, symptomatic asthma

a. sercowa cardiac asthma

astmatyczny asthmatic

astmatyk asthmatic

astroblast astroblast

astroblastoma astroblastoma

astrocyt astrocyte

a. protoplazmatyczny protoplasmic astrocyte

a. protoplazmatyczny reaktywny (pobudzony) reactive astrocyte, protoplasmic astrocyte, am(o)eboid astrocyte, gemistocyte, am(o)eboid cell

a. włóknisto-plazmatyczny fibroplasmatic astrocyte

a. włóknisty fibrous astrocyte

astrocytoma astrocytoma

astrocytoza astrocytosis

astroglej astroglia

astygmatometria astigmatometry

astygmatoskopia astigmatoscopy

astygmatyzm astigmatism; *p.* **niezborność**

a. krótkowzroczny myopic astigmatism

a. mieszany mixed astigmatism

a. nieprawidłowy irregular astigmatism

a. odwrotny reversed astigmatism, astigmatism against the rule

a. prosty direct astigmatism, astigmatism with the rule

a. prosty krótkowzroczny simple myopic astigmatism

a. prosty nadwzroczny simple hyperopic astigmatism

a. rogówkowy corneal astigmatism

a. soczewkowy lenticular astigmatism

a. złożony krótkowzroczny compound myopic astigmatism
a. złożony nadwzroczny compound hyperopic astigmatism
asymbolia asymbolia, sign blindness, asemasia, asemia
asymetria asymmetry
asymetryczny asymmetric, asymmetrical
asymilacja assimilation, incorporation of digested material
a. kręgu szczytowego atlas assimilation, atlanto-occipital fusion
asynchronia asynchrony, asynchronism
asynchronizm asynchronism
asynergia asynergy, asynergia
asystent assistant
a. starszy senior assistent
asystolia asystole, asystolia, cardiac standstill
asystoliczny asystolic
asystować assist
a. chirurgowi do operacji assist a surgeon during an operation
asystowanie assisting, assistance
atak attack, fit, seizure, spell, bout
a. apoplektyczny stroke, apoplexy
a. kaszlu coughing fit
a. padaczki epileptic seizure, fit
a. serca heart attack
ataksja ataxia
a. dziedziczna hereditary ataxia
a. dziedziczna móżdżkowa hereditary cerebellar ataxia
a. dziedziczna rdzeniowa hereditary spinal ataxia, Friedreich's disease
a. ksobna proximoataxia
a. mięśniowa amyotaxy, amyotaxia
a. móżdżkowa cerebellar ataxia
a. rdzeniowa spinal ataxia
a. rdzeniowo-móżdżkowa spinocerebellar ataxia
a. ruchowa motor ataxia, kinetic ataxia
a. statyczna static ataxia
a. teleangiektazja ataxia telangiectasia
a. tylnosznurowa funicular ataxia
ataktyczny atactic, ataxic
ataraksja ataraxy, ataraxia
ataraktyki (*pl*) ataractics, tranquilizers
atebryna atabrine, mepacrine
atelektaza atelectasis, pulmonary collapse
atelektatyczny atelectatic
atenuacja zarazków attenuation of bacteria
atetoidalny athetoid, athetosic, athetotic
atetoza athetosis
a. obustronna double athetosis
a. połowicza hemiathetosis
atmosfera atmosphere
a. otaczająca ambient atmosphere

a., skażenie pollution of atmosphere
atmosferyczny atmospheric
a., ciśnienie atmospheric pressure
a., opady atmospheric precipitation
atoksyczny atoxic, non-toxic
atom atom
a. radioaktywny radioactive atom
a. wzbudzony activated atom, excited atom
a. zjonizowany ionized atom
a. znakowany label(l)ed atom, tagged atom
atomistyka atomics
atomizacja atomisation
atomizator atomizer, sprayer
atomizować atomize
atomowy atomic
a., energia atomic energy
a., liczba atomic number
a., masa atomic mass
atonia atonia, atony, atonicity
a. jelit intestinal atonia
a. macicy uterine atonia
a. mięśni muscular atonia
atoniczny atonic
atopia atopy
atopowy atopic
atopognozja atopognosia, atopognosis, inability to localize a sensation correctly
atrepsja athrepsia, marasmus, athrepsy
atreptyczny athreptic
atrezja atresia
a. cewki moczowej urethral atresia
a. dwunastnicy duodenal atresia
a. macicy uterine atresia
a. nozdrzy tylnych choanal atresia
a. pochwy vaginal atresia
a. przełyku (o)esophageal atresia
a. przewodu pokarmowego alimentary tract atresia
a. szyjki macicy cervical atresia
a. tęczówki atretopsia, absence of pupil
a. zastawki trójdzielnej tricuspid atresia
atrializacja atrialization, surgical incorporation of a part of the right ventricle into the right atrium in Ebstein's anomaly
atriografia atriography
atriokomisuropeksja atriocommissuropexy
atriopeptydaza atriopeptidase, enzyme decomposing atrial natriuretic peptide
atrioseptopeksja atrioseptopexy
atrioseptostomia balonikowa balloon atrioseptostomy, Rashkind's operation
atriotomia atriotomy
atrocytoza athrocytosis, absorption of electronegative colloids by cells
atrofagocytoza athrophagocytosis
atrofia atrophy; *p.* zanik
atroficzny atrophic
atropina atropine

a., przewlekłe zatrucie atropinism
atropinizacja atropinization
attykoantrotomia atticoantrotomy
atypia atypy, atypia, atypism
  a. komórkowa cellular atypy
audiogram audiogram
audiologia audiology
audiometria audiometry
  a. mowy speech audiometry
  a. nadprogowa suprathreshold audiometry
  a. obrazkowa peep-show audiometry
  a. odpowiedzi korowych wywołanych evoked response audiometry
  a. tonalna pure tone audiometry
  a. zabawowa play audiometry
auksanologia auxanology
aura aura
  a. padaczkowa epileptic aura
aureomycyna chlortetracycline, aureomycin
auroterapia aurotherapy, chrysotherapy
auskultacja auscultation
autoaglutynacja autoagglutination
autoaglutynina autoagglutinin, auto-agglutinin
autoagresja 1) autoimmunity, autoimmunization; 2) self-aggression
autoalergia autoallergy, autoimmunity
autoanalizator auto-analyzer
autoantygen auto-antigen
autocytoliza autocytolysis
autocytotoksyna autocytotoxin
autoerotyzm autoerotism
autofagia autophagy, autophagia
autofluorescencja autofluorescence
autofluoroskopia autofluoroscopy
autofobia autophobia, self-hatred, fear of solitude
autofonia autophony
autohemoaglutynacja autoh(a)emagglutination
autohemoaglutynina autoh(a)emagglutinin
autohemoliza autoh(a)emolysis
autohemolizyna autoh(a)emolysin
autohemoterapia autoh(a)emotherapy
autoimmunizacja autoimmunization
autoinfekcja autoinfection, autoreinfection, self-infection
autoinokulacja autoinoculation
autoklaw autoclave
  a., wyjaławianie w autoclaving
autoliza autolysis, autodigestion, autodestruction
autolizat autolysate
autologiczny autologous
automatyzm automatism
  a. lokomocyjny ambulatory automatism
  a. oddechowy respiratory automatism
  a. padaczkowy epileptic automatism

  a. serca heart automatism
autonomiczny autonomous, autonomic
  a. układ autonomous nervous system
autoplastyka autoplasty
autoploidia autoploidy
autopolimer autopolymer
autopolimeryzacja autopolymerization
autoprzeciwciało autoantibody
autopsja autopsy, autopsia, postmortem examination
autoradiografia autoradiography, radioautography
autoradiogram autoradiogram, radioautogram
autoregulacja autoregulation
autoreinfekcja autoreinfection
autoseroterapia autoserotherapy
autosom autosome
autosomalny autosomal
autosomatognozja autosomatognosia
autosugestia autosuggestion
autosugestywność autosuggestibility
autoszczepionka autovaccine
autotoksyna autotoxin
autotopagnozja autotopagnosia
autotransfuzja autotransfusion
autotransplantacja autotransplantation
autotransplantat autograft, autotransplant
autotrofizm autotrophism
autoutlenianie auto-oxidation
  a., podatny na auto-oxidizable
autystyczny autistic
autyzm autism
awersja aversion
  a. do dzieci misopedy, misopedia
  a. do kobiet misogyny
  a. do ludzi misanthropy
  a. do małżeństwa misogamy
  a. do mężczyzn misandria
  a. do mówienia misologia
  a. do nowości misocainia, misoneism
awirulentny avirulent
awitaminoza avitaminosis, hypovitaminosis
  a. B₁ beri-beri
  a. B₂ ariboflavinosis
  a. C scurvy
azatiopryna azathioprine
azbest asbestos
azbestoza asbestosis
azocica azot(a)emia
azoospermia azoospermia
azot nitrogen
  a. białkowy protein nitrogen
  a. całkowity total nitrogen
  a. mocznikowy urea nitrogen
  a. mocznikowy krwi blood urea nitrogen, BUN

a., podtlenek nitrous oxide, nitrogen monoxide, laughing gas
a. pozabiałkowy non-protein nitrogen, rest
nitrogen
azotan nitrate
  a. bizmutawy zasadowy bismuth subnitrate, magistery of bismuth
  a. potasowy potassium nitrate
  a. sodowy sodium nitrate
  a. srebra silver nitrate
azotawy nitrous
azotek nitride
azotemia azot(a)emia
  a. pozanerkowa non-renal azot(a)emia
azotobakter *Azotobacter*, *Nitrobacter*

azotometria azotometry
azotować nitrify, azotize
azotowanie nitrification
azotowce (*pl*) nitrogen group
azotowany nitrogenized, nitrified, azotized
azotowy nitric
  a., równowaga nitrogen balance
  a. równoważnik nitrogen equivalent
azoturia azoturia
azotyn nitrite
  a. amylu amyl nitrite
  a. sodowy sodium nitrite
azozwiązek azo-compound
azydek azide
azygografia azygography

B

bacytracyna bacitracin
badać examine, investigate, study, test, explore
badacz investigator, student, research worker
badanie examination, investigation, research, study, testing, exploration
  b. bakteriologiczne wstępne bacteriological examination
  b. bakteriologiczne metodą hodowli bacteriological investigation (by culture methods)
  b. bioptyczne biopsy examination, bioptic investigation
  b. celowane selective examination, elective examination
  b. cieniujące (radiologiczne) contrast examination
  b. ciśnienia tętniczego arterial blood pressure determination
  b. cytogenetyczne cytogenetic examination, karyotype determination
  b. cytologiczne cytological examination
  b. czynnościowe nerek renal function tests
  b. czynnościowe wątroby liver function tests
  b. diagnostyczne diagnostic investigation
  b. dna oka ophthalmoscopy, funduscopy
  b. dotykiem palpation
  b. elektroencefalograficzne electroencephalographic investigation, electroencephalography
  b. elektrokardiograficzne electrocardiographic investigation
  b. elektromiograficzne electromyographic investigation
  b. endoskopowe endoscopic examination
  b. epidemiologiczne epidemiologic investigation, epidemiologic study
  b. fizykalne physical examination
  b. ginekologiczne gyn(a)ecological examination
  b. gołym okiem naked-eye examination, macroscopic inspection, gross inspection
  b. grup krwi blood group determination
  b. hematologiczne h(a)ematological investigation
  b. histologiczne histological examination
  b. histologiczne śródoperacyjne intra-operative histological examination
  b. histopatologiczne histological examination, histopathological examination
  b. inteligencji intelligence testing, intelligence quotient determination
  b. izotopowe isotope study, radioisotope study, radionuclide investigation
  b. kliniczne clinical examination, clinical trial
  b. kontrastowe contrast (radiological) examination
  b. kontrolne follow-up examination
  b. kontrolowane controlled trial, controlled study
  b. krwi morfologiczne blood cell count determination
  b. krwi ze wzorem Schillinga differential blood cell count
  b. krzyżowe cross test, cross trial
  b. laboratoryjne laboratory investigation
  b. lekarskie medical examination
  b. lekarskie gruntowne medical overhaul
  b. longitudinalne longitudinal study
  b. makroskopowe macroscopic inspection, gross inspection
  b. masowe mass examination
  b. metodą podwójnie ślepą double-blind trial (study)
  b. metodą podwójnie ślepą naprzemienną double-blind cross test study
  b. metodą ślepą blind test study, blind trial
  b. mięsa na włośnie trichinoscopy
  b. mikologiczne mycological examination
  b. mikrobiologiczne microbiological examination
  b. mikroskopem elektronowym electron

microscopic examination, electron microscopy

b. mikroskopowe microscopic examination, microscopy

b. moczu urine analysis, urinalysis, analysis of urine

b. na nosicielstwo carrier state testing

b. neurologiczne neurological examination

b. oburęczne bimanual palpation examination

b. odbytnicy palpacyjne rectal palpation, per rectum examination

b. oglądaniem inspection

b. ojcostwa paternity determination

b. okulistyczne ophthalmological examination

b. organoleptyczne organoleptic examination

b. ostrości słuchu audiometry

b. ostrości wzroku visual acuity determination, optometry

b. palcami digital palpation

b. pilotowe pilot study

b. pochwy vaginal examination, vaginoscopy, culdoscopy

b. pomocnicze laboratory investigation, auxiliary investigation

b. profilaktyczne prophylactic examination, preventive examination

b. prospektywne prospective study, prospective investigation

b., prowadzić carry out (investigation, examination), conduct (research, studies, tests)

b. przekrojowe cross-sectional study

b. przesiewowe screening examination, screening

b. przesiewowe, osoba poddawana tym badaniom screenee

b. przez odbyt rectal examination, rectal palpation

b. przez pochwę vaginal examination

b. psychiatryczne psychiatric examination, psychiatric interview

b. psychologiczne psychological testing

b. radiograficzne radiography, radiographic examination, roentgenography

b. radioimmunologiczne radioimmunoassay

b. radiologiczne (prześwietlenie) x-ray examination, radiological examination, fluoroscopy, roentgenoscopy

b. radiologiczne małoobrazkowe miniature mass radiography, fluorography, fluorophotography, fluororadiography

b. radiologiczne naczyń angiography, arteriography

b. radiologiczne okrężnicy barium enema

examination, contrast examination of the colon

b. radiologiczne przetok fistulography

b. radiologiczne przewodu pokarmowego barium passage, gastrointestinal barium series

b. radiologiczne ślinianki sialography, ptyalography

b. radiologiczne torbieli contrast cystography

b. radiologiczne układu żylnego phlebography

b. retrospektywne retrospective study

b. ręczne manual examination

b. sądowo-lekarskie forensic medical examination, medico-legal examination

b. sekcyjne autopsy, postmortem examination, pathological examination, necropsy

b. serologiczne serological investigation

b. seryjne serial investigation

b. skriningowe screening

b. stomatologiczne stomatoscopy, dental examination

b. tętna sphygmoscopy, sphygmography, sphygmometry

b. tkanek pobranych operacyjnie examination of surgical specimen

b. treści żołądkowej gastric juice investigation

b. węchu olfactometry

b. wstępne preliminary examination

b. wstępne przed podjęciem pracy entrance medical examination

b. w warunkach polowych field study, field trial

b. wziernikowe esicy sigmoidoscopy

b. wziernikowe krtani laryngoscopy

b. wziernikowe nosa rhinoscopy

b. wziernikowe odbytnicy proctoscopy, rectoscopy

b. wziernikowe okrężnicy coloscopy

b. wziernikowe ucha otoscopy

b. zewnętrzne external examination

b. zwłok autopsy, postmortem examination, necropsy

b. żołądka (wziernikiem) gastroscopy

badawczy investigative, research, exploratory

bagassoza bagassosis

bagietka glass rod (for spreading ointment)

bakteria bacterium

bakterie bacteria

b. atypowe atypical bacteria

b. azotowe *Azotobacter*

b. bakteriocynogenne bacteriocinogenic bacteria, bacteriocinogenes

b. barofilne barophilic bacteria

b. bezrzęse atrichous bacteria
b. beztlenowe anaerobic bacteria, anaerobes
b. beztlenowe bezwzględne obligate anaerobes
b. beztlenowe względne facultative anaerobes
b. brodawkowe kolorowe *Chromobacteria*
b. chorobowe pathogenic bacteria, pathogens
b. ciepłolubne thermophilic bacteria
b. ciepłotwórcze thermogenic bacteria
b. cudzożywne heterotrophic bacteria
b. czuborzęse lopotrichous bacteria
b. denitryfikacyjne denitrifying bacteria
b. dwurzęse ditrichous bacteria
b. gnilne putrefactive bacteria
b. gorączkotwórcze pyrogenic bacteria
b. Gram-dodatnie Gram-positive bacteria
b. Gram-ujemne Gram-negative bacteria
b. grzybopodobne *Mycoplasmatales*
b. halofilne halophilic bacteria, osmophilic bacteria
b. jednorzęse monotrichous bacteria
b. komensalne commensal bacteria
b. kwasolubne acidophilic bacteria
b. kwasooporne acid-fast bacteria
b. lipolityczne lipolytic bacteria
b. lizogenne lysogenic bacteria
b. mlekowe milk bacteria, lactic bacteria
b. nieruchome non-motile bacteria, immobile bacteria
b. niezarodnikujące non-sporing bacteria
b. nitryfikujące nitrifying bacteria
b. octowe *Acetobacter*
b. osmofilne osmophilic bacteria, halophilic bacteria
b. pirogenne pyrogenic bacteria
b. proteolityczne proteolytic bacteria
b. prymitywne primitive bacteria
b. przetrwalnikujące sporing bacteria, spore-forming bacteria
b. ropotwórcze pyogenic bacteria
b., rozpad bacterioclasis, bacteriolysis
b. różnokształtne polymorphous bacteria
b. saprofitujące saprophytic bacteria
b. sololubne halophilic bacteria, osmophilic bacteria
b. spiralne spiroch(a)eta
b. symbiotyczne symbiotic bacteria
b. świecące fluorescent bacteria, luminous bacteria, photogenic bacteria
b. tlenowe aerobic bacteria, aerobes
b., unieruchomienie bacteriopexy, immobilization of bacteria
b. wokołorzęse peritrichous bacteria
b. wrzecionowate fusiform bacteria, spindle-shaped bacteria

b., wzrost bacterial growth, growth of bacteria
b., hamujący wzrost bacteriostatic
b., środek hamujący wzrost bacteriostatic agent
b., zahamowanie wzrostu bacteriostasis
b. zarodnikujące spore-forming bacteria, sporing bacteria
b. złośliwe virulent bacteria
bakteremia, bakteriemia bacter(a)emia, bacteri(a)emia
bakterioaglutynacja bacterioagglutination
bakterioaglutynina bacterioagglutinin
bakteriobójczy bactericidal, germicidal
b., aktywność bactericidal activity
b. środek bactericide, germicide
bakteriocyny bacteriocins
bakteriofag bacteriophage
b. defektywny defective bacteriophage
b. dojrzały mature bacteriophage
b. lizogenny lysogenic bacteriophage
b. pałeczki duru typhoid bacteriophage
b. pomocnik helper bacteriophage
b. umiarkowany temperate bacteriophage
b. zjadliwy virulent bacteriophage
bakteriofagia bacteriophagy, bacteriophagia
bakteriohemoaglutynacja bacterioh(a)emagglutination
bakteriohemoaglutynina bacterioh(a)emagglutinin
bakteriolizyna bacteriolysin
bakteriolityczny bacteriolytic
bakteriolog bacteriologist
bakteriologia bacteriology
bakteriologiczny bacteriological
bakteriomocz bacteriuria, bacteruria
bakterioopsonina bacteriopsonin
bakteriopochodny bacteriogenic, bacteriogenous
bakteriostat bacteriostat, a thermostat for culture of bacteria
bakterioterapia bacteriotherapy
bakteriotoksyna bacteriotoxin
bakterioza bacteriosis, a disease caused by bacteria
bakteroidoza bacteroidosis, a disease caused by *Bacteroides*
bakteryjny bacterial
balantidioza balantidiasis, balantidosis
balistokardiografia ballistocardiography
balistokardiogram ballistocardiogram
balneolog balneologist
balneologia balneology
balneologiczny balneological
balneoterapeutyka balneotherapeutics
balneoterapia balneotherapy
balon balloon
b. maciczny metreurynter, hystereurynter

b. położniczy = **b. maciczny**
b. przełykowy Sengstaken-Blakemore tube
b. zatokowy sinus balloon, antral balloon
balotowanie ballotement
balotujący ballotting
balsam balsam, balm 1) a fragrant resinous exudate of certain trees and plants; 2) a soothing ointment
balsamować (zwłoki) embalm
balsamowanie embalment
bank bank
b. danych bank of data
b. krwi blood bank
b. kostny bone bank
b. mleka human milk bank
b. narządów bank of organs for transplantation
b. tkanek bank of tissues
bańka 1) ampulla (*anat.*); 2) bubble (of air in fluid); 3) cup, cupping glass
b. błoniasta membranous ampulla, membranaceous ampulla (semicircular canals)
b. jajowodu ampulla of uterine tube
b. kostna osseous ampulla (of a semicircular canal)
b. nasieniowodu ampulla of vas (ductus) deferens
b. odbytnicy rectal ampulla, ampulla of the rectum
b. przewodu mlecznego ampulla of milk duct
b. wątrobowo-trzustkowa hepatopancreatic ampulla, Vater's ampulla
b., zapalenie ampullitis
bańki cups, cupping glasses, suction cups
b. cięte wet cupping
b. suche dry cupping
b., stawianie cupping
b., stawiać cup
bar 1) barium, Ba (*chem.*); 2) bar, a unit of pressure
b., siarczan barium sulphate
b., tlenek barium oxide, barium monoxide, baryta, calcined baryta
baragnozja baragnosis
barbituran barbiturate
b., zatrucie przewlekłe barbiturism, barbitalism, barbituism
barbituromania barbiturate dependence
barestezja bar(a)esthesia
bariera barrier
b. dźwiękowa sound barrier
b. krew-ciecz wodnista blood-aqueous barrier
b. krew-mózg blood-brain barrier
b. krew-powietrze blood-air barrier
b. łożyskowa placental barrier

b. pęcherzykowo-włośniczkowa alveolo-capillary barrier, blood-air barrier
b. wyściółkowa ependymal barrier
bark shoulder
b., ból omalgia, omodynia
b. „zamrożony" frozen shoulder
b., zapalenie omarthritis
b., zesztywnienie frozen shoulder
b., zwyrodnienie omarthrosis
barognozja barognosis
baroreceptor baroreceptor, baroceptor
barorefleks baroreflex
barotaksja barotaxis, barotropism
barotrauma barotrauma
b. uszna otic barotrauma
b. zatokowa sinus barotrauma, aerosinusitis
barowy baric, relating to barium
bartoneloza bartonellosis, Oroya fever, Carrion's disease, verruca peruviana
barwa colo(u)r, colouring, hue, tint, tinge
b. dźwięku tone colo(u)r, timbre
barwiak chromochłonny ph(a)eochromocytoma, chromaffinoma
barwić colo(u)r, stain (*hist.*), dye (*chem.*)
barwienie stain, staining (*hist.*), dyeing (*chem.*) colo(u)ring
b. fluorescencyjne fluorescent staining
b. hematoksyliną i eozyną hematoxylin and eosin stain
b. immunofluorescencyjne immunofluorescent stain
b. kontrastowe counterstain
b. metachromatyczne metachromatic stain
b. metodą Grama Gram stain
b. metodą Schiffa kwasem nadjodowym periodic acid-Schiff stain
b. podwójne double stain
b. potrójne triple stain
b. pozażyciowe postvital stain
b. przyżyciowe vital stain, intravital stain, supravital stain
b. różnicujące differential stain, contrast stain
b. różnorodne heterochromasia, heterochromatism
b. wybiórcze selective stain
barwinek pospolity periwinkle, *Vinca minor*
barwiony dyed, stained (*hist.*)
barwliwość stainability, the ability of taking stain
b. nadmierna hyperchromatism, hyperchromasia
b. niedostateczna hypochromia, hypochromatism
b. nieprawidłowa abnormal staining
b. prawidłowa normochromia

barwnik dye (*chem.*), stain (*hist.*), pigment (*biol.*)
b. **azowy** azo dye
b., **brak** achromia, achromatosis
b. **fluoryzujący** fluorescent stain
b. **jądrowy** nuclear stain (*hist.*)
b. **kontrastowy** contrast stain
b. **krwi** blood pigment
b. **kwaśny** acid dye, acid stain
b., **nadmiar** hyperpigmentation (of skin etc.)
b., **niedobór** hypopigmentation
b., **nietrzymanie** pigment incontinence, Naegele's syndrome
b. **obojętny** neutral stain
b. **oddechowy** respiratory pigment
b. **protoplazmatyczny** plasma stain
b. **przyżyciowy** vital stain, intravital stain
b. **siatkówki** retinal pigment, rhodopsin, visual purple, erythropsin
b. **wzrokowy** visual pigment, photopigment
b. **wzrokowy czopków** photopsin
b. **wzrokowy pręcików** scotopsin
b. **zasadowy** basic stain
b. **żółci** bile pigment
b. **żywnościowy** food dye
barwnikochłonność chromophilia, chromatophilia
barwnikonośny chromophoric, chromatophore, chromatophorous
barwnikooporność chromophobia
barwny colo(u)r, colo(u)red
barwy colo(u)rs
b. **dopełniające** complementary colo(u)rs
b., **pomiar intensywności** colorimetry
b., **różnorodność** heterochromia
b., **widmo** colo(u)r spectrum, chromatic spectrum
b., **widzenie** colo(u)r vision
b., **zmiana** metachromia, metachromatism
baryczny baric
b., **ciśnienie zmniejszone** hypobaria
b., **ciśnienie zwiększone** hyperbaria
baryt barium sulphate
barytowy barite
b., **papka** barium meal
b. **wlew doodbytniczy** barium enema
basen dla chorych bedpan
basen pływacki swimming pool
bateria battery
b., **ustawienie szeregowe** arrangement of batteries in series
batmotropizm bathmotropism
batyanestezja bathyan(a)esthesia
batyestezja bathy(a)esthesia
bawełna cotton
bazalioma basalioma, basal cell carcinoma

bazocyt basocyte, basophilic leucocyte
bazocytopenia basocytopenia
bazocytoza basocytosis, basophilic leucocytosis
bazofil basophil, basophile, basophilic leucocyte
bazofilia basophilia, basophilism
bąbel wheal, urtica
bąblowcowy hydatiform, echinococcal
b., **choroba** hydatidosis, echinococcosis
bąblowiec hydatid, hydatid cyst, *Echinococcus*
b. **jednojamowy** unilocular echinococcus
b. **wielojamowy** multilocular echinococcus (hydatid), *Echinococcus multilocularis*
behawiorystyczny behavio(u)ral
behawioryzm behavio(u)rism
bek kozi (a)egophony, (a)egophonia
beleczka trabecula
b. **cytoplazmatyczna** cytoplasmic trabecula
b. **mięśniowa** trabecula carnea
b. **przegrodowo-brzeżna** septomarginal trabecula
b. **śledziony** lienal trabecula
beleczkowanie trabeculation, trabecularism
bełkotanie dyslalia, mumbling speech, jabbering
bełkotliwy dyslalic, mumbling, jabbering, stammering
benzaldehyd benzaldehyde
benzedryna amphetamine, benzedrine
benzen benzene, benzol, coal tar naphtha
benzenosulfonian besylate
benzenowy benzene
b. **pierścień** benzene ring, benzene nucleus
benzoantracen benzanthracene, benzanthrene
benzoesan benzoate
benzoil benzoyl, the benzoic acid radical
benzydyna benzidine
benzyl benzyl, a hydrocarbon radical
b. **benzoesan** benzyl benzoate
benzylowy benzylic
benzylopenicylina benzylpenicillin, penicillin G
benzyna 1) benzin, benzine, petroleum benzin, petroleum ether, purified benzin, naphtha; 2) petrol, gasoline (*am.*)
beri-beri beriberi, endemic panneuritis, vitamin-B deficiency polyneuritis
berkel berkelium, Bk
beryl beryllium, Be
beryloza berylliosis
betaina betaine
bezalkoholowy non-alcoholic, alcohol-free
bezbakteryjny abacterial, non-bacterial

bezbarwność achromia, achromasia, colo(u)rlessness
 b. skóry achromoderma
 b. włosów achromotrichia
bezbarwny colo(u)rless, achromic, achromatic, achromatous
bezbiałkowy non-protein, protein free
bezbolesność painlessness, analgia, analgesia, aponia
bezbolesny painless, pain-free, analgic, analgesic, aponic
bezczynność inactivity, inaction, inertia
bezczynny inactive, idle
bezdech apn(o)ea
 b., napady (u dzieci) apn(o)eic attacks, breath-holding spells
 b. przysenny sleep apn(o)ea
 b. we śnie sleep apn(o)ea
 b. zaporowy we śnie obstructive sleep apn(o)ea (syndrome)
bezdechowy apn(o)eic
bezdzietność childlessness
bezdzietny childless
bezdźwięczność soundlessness
bezdźwięczny 1) soundless; 2) unvoiced, surd, breathed (speech sound)
bezechowy echoless, anechoic
bezgłos aphonia, loss of voice
 b. częściowy partial aphonia
 b. histeryczny hysterical aphonia, functional aphonia
 b. kurczowy spastic aphonia
 b. porażenny paralytic aphonia
bezgorączkowy afebrile, non-febrile, apyretic, apyrexial
 b. stan apyrexia, afebrile state
bezimienny anonymous, innominate (*anat.*)
bezjądrowy non-nucleated
bezkrwawy bloodless
bezkrwistość an(a)emia
bezkształtność shapelessness, amorphism, amorphia
bezkształtny shapeless, amorphous, amorphic, formless
bezkwaśność anacidity, failure to form acid
 b. treści żołądkowej achlorhydria
bezkwaśny anacid
bezład ataxia
 b. dziedziczny móżdżkowy hereditary cerebellar ataxia
 b. dziedziczny rdzeniowy hereditary spinal ataxia
 b. dziedziczny z neuropatią hereditary ataxia with neuropathy, Refsum's disease
 b. móżdżkowy cerebellar ataxia
 b. tylnosznurowy funicular ataxia
 b. ruchowy dyssynergia

bezładny ataxic, atactic
bezmięsny meat-free, vegetarian (diet), vegan (diet)
bezmleczność agalactia
bezmocz anuria, anuresis
 b. fizjologiczny physiological anuria (of newborns)
 b. nerkowy renal anuria, true anuria, secretory anuria
 b., odnoszący się do anuric, anuretic
 b. pozanerkowy extrarenal anuria, spurious anuria, excretory anuria
 b. prawdziwy true anuria, renal anuria, secretory anuria
 b. przednerkowy prerenal anuria
 b. rzekomy extrarenal anuria, excretory anuria
 b. wydalniczy excretory anuria, extrarenal anuria
 b. wydzielniczy secretory anuria, renal anuria
bezmózgowość anencephaly, anencephalia
beznadziejny hopeless
beznerkowy anephric
bezoar bezoar
 b. roślinny phytobezoar, foodball
 b. z włosów trichobezoar, hairball
 b. z włosów i włókien roślinnych trichophytobezoar
bezobjawowy asymptomatic, symptomless
bezocze eyelessness, anopia, anophthalmia
bezodruchowość areflexia
bezpieczeństwo safety
 b., margines margin of safety
 b. i higiena pracy work safety and hygiene
 b. pracy work safety, occupational safety
 b., stopień grade of safety
bezpłciowy asexual, non-sexual, sexless, agamous (reproduction)
bezpłodność sterility, infertility, barrenness
 b. kobiety female infertility, infecundity, barrenness, atocia
 b. męska male infertility, sterility
 b. popromienna postirradiation sterility
bezpłomienny flameless
bezpostaciowość amorphism, amorphia, shapelessness
bezpostaciowy amorphous, amorphic, shapeless
bezpośredni direct
bezpowietrzny airless, apneumatic
bezpowrotny irreversible, irrevocable, irretrievable
bezradność helplessness
bezrdzenny non-myelinated (nerve), non-medullary, coreless
bezrodna nullipara, nulliparous woman
bezrodność nulliparity

bezruch akinesis, akinesia
bezsenność insomnia, sleeplessness, agrypnia, anhypnia, ahypnosis
bezsenny sleepless, agrypnotic
bezsilny powerless, adynamic
bezsiniczy acyanotic
bezskuteczność ineffectiveness, inefficiency
bezskuteczny ineffective, inefficient
bezsoczewkowość aphakia
bezsoczewkowy aphakial, aphakic
bezsoczność achylia, achylosis
  b. trzustkowa pancreatic achylia
  b. żołądkowa gastric achylia
bezsoczny achylous
bezsolny salt-free, saltless
bezszmerowy noiseless, murmurless
bezszypułowy (guz) sessile, non.-pedunculated
bez śledziony asplenic
beztarczyczność athyria, athyreosis
beztęczówkowość aniridia, irideremia
beztlenowiec anaerobe
  b. bezwzlgędny obligate anaerobe
  b. względny facultative anaerobe
beztlenowy anaerobic
beztłuszczowy fat-free, fatless, no-fat (diet), alipoid
bezwarunkowy unconditional, unconditioned
  b. odruch unconditional reflex, unconditioned reflex
bezwład inertia, inactivity, paralysis, paresis
  b. macicy uterine inertia
bezwładność inertia
bezwładny 1) inert, inactive; 2) paralytic, paretic
bezwodnik anhydride
  b. kwasowy acid anhydride
  b. zasadowy basic anhydride
bezwodny anhydrous
bezwolność abulia, aboulia, loss of will power
bezwonny odo(u)rless, inodorous, scentless
bezwymiarowy non-dimensional
bezwypustkowy anaxonal (nerve cell)
bezwzględny absolute
bezzębie toothlessness
bezzębny toothless, edentate, edentulate, edentulous
bez zwojów nerwowych aganglionic
bezżółciowy acholic, acholous
bezżółtaczkowy anicteric
bębenek 1) drum; 2) ear-drum, eardrum, tympanic membrane, tympanum, myringa, myrinx, drumhead (anat.)
  b. Mareya Marey's drum
bębenkowy tympanic, tympanal, tympanous, tympano-, myringo-
  b., błona p. błona
  b., struna p. struna bębenkowa

bębnica meteorism, tympanites, tympany, tympania, tympanism, drum belly, flatulence
  b. żołądka aerogastria, aerogastry
  b. żołądka ze skurczem przełyku blocked aerogastria
bębnicowy tympanitic, tympanous, flatulent, bloated, hoven (vet.), hooven (vet.)
białaczka leuk(a)emia
  b. aleukemiczna aleuk(a)emic leuk(a)emia
  b. aplastyczna aplastic leuk(a)emia
  b. bazochłonna basophilic leuk(a)emia, basophilocytic leuk(a)emia, mast cell leuk(a)emia
  b. bazocytowa = b. bazochłonna
  b. bezbiałaczkowa = b. aleukemiczna
  b. eozynocytowa eosinophilic leuk(a)emia, eosinophilocytic leuk(a)emia
  b. granulocytowa = b. szpikowa
  b. histocytowa = b. monocytowa
  b. kosmatokomórkowa hairy cell leuk(a)emia
  b. limfatyczna lymphatic leuk(a)emia, lymphocytic leuk(a)emia, lymphoid leuk(a)emia
  b. limfatyczna ostra lymphoblastic leuk(a)emia, acute lymphocytic leuk(a)emia
  b. limfatyczna przewlekła chronic lymphocytic leuk(a)emia
  b. limfatyczna z komórkami B B-cell lymphocytic leuk(a)emia
  b. limfatyczna z komórkami T T-cell lymphocytic leuk(a)emia
  b. limfatyczna z komórkami zerowymi null-cell lymphocytic leuk(a)emia
  b. limfoblastyczna lymphoblastic leuk(a)emia
  b. megakariocytowa megakaryocytic leuk(a)emia
  b. mieloblastyczna myeloblastic leuk(a)emia
  b. mielocytowa = b. szpikowa
  b. mielomonocytowa myelomonocytic leuk(a)emia, Naegeli type of monocytic leuk(a)emia
  b. monocytowa monocytic leuk(a)emia
  b. paramieloblastyczna paramyeloblastic leuk(a)emia
  b. plazmocytowa plasma cell leuk(a)emia
  b. promielocytowa promyelocytic leuk(a)emia
  b. rzekoma pseudoleuk(a)emia
  b. skóry cutaneous leuk(a)emia, lymphoderma
  b. szpikowa myeloid leuk(a)emia, granulocytic leuk(a)emia, myelogenic leuk(a)emia, myelogenous leuk(a)emia, myelocytic leuk(a)emia

b. szpikowa ostra acute granulocytic leuk(a)emia, myeloblastic leuk(a)emia
b. szpikowa przewlekła chronic myeloid leuk(a)emia, chronic granulocytic leuk(a)emia
b. układu nerwowego ośrodkowego central nervous system leuk(a)emia
b. z komórkami niezróżnicowanymi stem cell leuk(a)emia, embryonal leuk(a)emia, undifferentiated cell leuk(a)emia
b. z małą liczbą komórek białaczkowych subleuk(a)emic leuk(a)emia, hypocytic leuk(a)emia
b. z dużą liczbą komórek białaczkowych high cell count leuk(a)emia
białaczkopodobny leuk(a)emoid
białaczkotwórczy leuk(a)emogenic
b. czynnik leuk(a)emogen
białaczkowy leuk(a)emic
b. odczyn leuk(a)emoid reaction
b. odczyn limfocytowy lymphocytic leuk(a)emoid reaction
b. odczyn mielocytowy myelocytic leuk(a)emoid reaction
b. odczyn monocytowy monocytic leuk(a)emoid reaction
b. odczyn plazmocytowy plasmocytic leuk(a)emoid reaction
białczan albuminate
b. taniny albumin tannate, tannalbin
białko 1) protein, albumin, albumen (*chem.*); 2) egg white
b. Bence-Jonesa Bence Jones protein, Bence-Jones albumin
b. C-reaktywne C-reactive protein
b. denaturowane denatured protein
b. energetyczne energy protein
b. fazy ostrej acute phase protein
b. fibrylarne fibrillar protein, fibrous protein
b. heterologiczne heterologous protein, foreign protein
b., hydrolizat protein hydrolysate
b. jaja egg white, ovalbumin, ovalbumen
b. jodowane iodinated protein
b. miofibrylarne myofibrillary protein
b. monoklonalne monoclonal protein
b., niedobór we krwi hypoprotein(a)emia, hypoalbumin(a)emia, hypalbumin(a)emia
b. natywne native protein
b. nośnikowe carrier protein
b. obce foreign protein
b. odpornościowe immune protein, immunoglobulin
b. osocza plasma protein
b. ostrej fazy acute phase protein, C-reactive protein

b. proste simple protein
b. rodzime native protein
b., rozkład proteolysis, albuminolysis
b. strukturalne structural protein
b. surowicy krwi serum protein
b. ścięte coagulated protein
b. włókienkowe fibrous protein, filamentous protein
b. zajmujące całą grubość błony komórkowej transmembrane protein
b., zespół kliniczny niedoboru hypoproteinosis, kwashiorkor
b. złożone compound protein, conjugated protein
b. zwierzęce animal protein
białkomocz albuminuria, proteinuria
b. ciężarnych gestational proteinuria, albuminuria of pregnancy
b. czynnościowy functional albuminuria
b. fizjologiczny physiological albuminuria
b. gorączkowy febrile albuminuria
b. kanalikowy tubular albuminuria
b. kłębkowy glomerular albuminuria
b. łagodny benign albuminuria
b. napadowy paroxysmal albuminuria, transitory functional albuminuria
b. nawracający recurrent albuminuria, intermittent albuminuria, cyclic albuminuria
b. nerkowy renal albuminuria
b. nocny nocturnal albuminuria
b. okresowy cyclic albuminuria, pseudoalbuminuria, recurrent albuminuria
b. ortostatyczny orthostatic albuminuria, postural albuminuria, lordotic albuminuria
b. pokarmowy dietetic albuminuria, digestive albuminuria
b. popalpacyjny palpation albuminuria
b. przejściowy transient albuminuria
b. przypadkowy accidental albuminuria, adventitious albuminuria, incidental albuminuria, false albuminuria, pseudoalbuminuria
b. rzekomy pseudoalbuminuria, false albuminuria
b. sercowy cardiac albuminuria
b. w chorobach krwi h(a)ematogenous albuminuria, h(a)emic albuminuria
b. wysiłkowy exertional albuminuria, exercise-induced albuminuria, albuminuria of athletes, regulatory albuminuria
białkowy albuminous
białkówka = twardówka
białokrwinkowy leucocytic, leukocytic
biceps biceps muscle
bicie serca heart beating
b. serca nasilone throbbing of the heart

b. serca odczuwane subiektywnie palpitation
biczowanie flagellation
bidet bidet
biegły expert
  b. sądowo-lekarski forensic medicine expert, legal medicine expert
biegun pole, end
  b. czołowy frontal pole
  b. główkowy płodu cephalic pole of the fetus, cephalic end
  b. jajowodowy jajnika tubal end of the ovary
  b. maciczny jajnika uterine end of the ovary
  b. pośladkowy płodu pelvic pole of the fetus, breech end
  b. potyliczny occipital pole
  b. skroniowy temporal pole
biegunka diarrh(o)ea, flux
  b. alimentacyjna alimentary diarrhoea
  b. biała white diarrhoea, 1) c(o)eliac disease; 2) steatorrh(o)ea; 3) diarrhoea alba of chicken
  b. chlorowa chlorine diarrhoea
  b. choleryczna choleraic diarrhoea, summer diarrhoea of infants
  b. czerwonkowa dysenteric diarrhoea (bacillary or am(o)ebic)
  b. emocjonalna emotional diarrhoea, nervous diarrhoea
  b. epidemiczna noworodków epidemic diarrhoea of the newborns, epidemic enteritis of newborns
  b. fermentacyjna fermentative diarrhoea
  b. krwawa dysenteric diarrhoea, bloody diarrhoea
  b. niemowląt diarrhoea of infants, infantile diarrhoea
  b. nocna nocturnal diarrhoea
  b. odwadniająca colliquative diarrhoea
  b. pełzakowa am(o)ebic diarrhoea
  b. podróżnych traveller's diarrhoea, tourist's diarrhoea, tourista
  b. poranna morning diarrhoea
  b. skrobiowa amylorrh(o)ea
  b. śluzowa mucous diarrhoea, mucomembranous enteritis
  b. tłuszczowa steatorrh(o)ea, fatty diarrhoea
  b. tropikalna tropical diarrhoea, sprue
  b. trzustkowa pancreatogenous diarrhoea
  b. w bezsoczności żołądka gastrogenous diarrhoea
  b. wodnista watery diarrhoea, serous diarrhoea
  b. z nie strawionym pokarmem w kale lienteric diarrhoea
  b. z ropą w kale purulent diarrhoea

biegunkowy diarrh(o)eal, diarrh(o)eic
biegunowo diametrically
  b. różny diametrically opposite
biegunowość polarity
biegunowy polar
  b., ciałko polar body
bielactwo vitiligo, albinism, leucoderma, leukoderma, leucodermia, cutaneous achromasia, alphoderma, achromodermia
  b., dotknięty vitiliginous, leukodermatous, albino
  b. nabyte vitiligo, acquired leucoderma
  b. oczne ocular albinism
  b. ograniczone circumscribed leucoderma, vitiligo, piebaldness
  b. paznokci leuconychia
  b. wrodzone albinism, congenital achromasia, congenital leucoderma
bielaczy albinotic, albinoid
bielizna clothes, underwear, underclothes, underclothing, linen
  b. operacyjna operating clothes, 1) operating gowns; 2) sheetings, drapes (for covering the patient)
  b. pościelowa bed-clothes, linen
bielmo leucoma, leukoma, keratoma
  b. zrośnięte z tęczówką adherent leucoma
bielmowy leucomatous
bielnica candidiasis, moniliasis, moniliosis
bielnik biały *Candida albicans*, *Monilia albicans*
bierny passive
bieżący current
bieżnia track
  b. ruchoma moving track
bifurkacja bifurcation, forking
bigeminia bigeminy; *p.* **rytm bliźniaczy**
bilans balance, equilibrium
  b. azotowy nitrogen balance
  b. białkowy protein balance
  b. cholesterolowy cholesterol balance
  b. cieplny heat balance
  b. elektrolityczny electrolyte balance
  b. energetyczny energy balance
  b. wodny water balance, fluid balance
bilharcja *p.* **przywra**
bilharcjoza (przywrzyca) bilharziosis, schistosomiasis
bilirubina bilirubin
  b. nie związana unconjugated bilirubin, non-conjugated bilirubin, indirect-reacting bilirubin
  b. związana conjugated bilirubin, direct-reacting bilirubin
bilirubinemia bilirubin(a)emia
  b. nadmierna hyperbilirubin(a)emia
bilirubinoglobulina bilirubinoglobulin
bilirubinuria bilirubinuria

biliuria choluria, biliuria
biliwerdyna biliverdin
biliwerdynoglobina biliverdinoglobin, verdoglobin
bimodalny bimodal (denoting a frequency curve with two peaks)
biocenoza bioc(o)enosis
  b. klimaksowa climax bioc(o)enosis
  b. sztuczna artificial bioc(o)enosis
biochemia biochemistry, biological chemistry, physiological chemistry
biochemik biochemist
biocybernetyka biocybernetics
biodro hip, coxa, ilium, haunch
  b., ból coxalgia, coxodynia, coxagra, pain in the hip
  b., ból przelotny coxalgia fugax
  b. koślawe coxa valga
  b. płaskie coxa plana, epiphysial aseptic necrosis of the hip
  b. szpotawe coxa vara, coxa adducta, coxa flexa
  b. szpotawe wskutek zapalenia chrząstki wzrostowej epiphysial coxa vara
  b. trzaskające snapping hip
biodrowo-guziczny iliococcygeal
biodrowo-kręgowy iliospinal
biodrowy iliac, hip
  b. grzebień iliac crest
  b. staw hip joint, coxa
  b. talerz ilium
biodynamika biodynamics
biofagia biophagy, biophagia
biogenny biogenic, biogenous
  b., amina biogenic amine, bioamine
bioindykator bioindicator
bioinżynieria bioengineering
biokataliza biocatalysis, enzymatic chemical processes
biokatalizator biocatalyzer, enzyme
biolog biologist
biologia biology
  b. molekularna molecular biology
biologiczny biological, biologic
  b. test bioassay
biomasa biomass
bionika bionics
bionoza bionosis (any disease caused by living organisms)
biopolimer biopolymer
biopsja biopsy
  b. aspiracyjna aspiration biopsy, suction biopsy
  b. celowana guided biopsy
  b. chirurgiczna surgical biopsy, open biopsy
  b. cienkoigłowa thin-needle biopsy, fine--needle biopsy

b. eksfoliacyjna exfoliative biopsy, sponge biopsy, brush biopsy
b. endoskopowa endoscopic biopsy
b. gąbkowa sponge biopsy
b. klinowa wedge biopsy
b. operacyjna open biopsy, surgical biopsy
b. ssąca suction biopsy, aspiration biopsy
b. szczoteczkowa brush biopsy
b. szpiku bone marrow biopsy
b. ścierająca exfoliative biopsy
b. ścierna abrasive biopsy (in dentistry)
b. transkawalna transcaval biopsy
b. trepanacyjna trephine biopsy, punch biopsy
biopsyjny bioptic, biopsy
bioptat bioptate, biopsy specimen
biorca recipient
  b. krwi blood recipient
  b. narządu organ recipient
biorytm biorhythm
biostatystyka biostatistics
biosynteza biosynthesis
bioterapia biotherapy
biotoksyna biotoxin
biotransformacja biotransformation
biotropizm biotropism
biotyna biotin
biotyp biotype
biseksualizm bisexualism
biseksualny bisexual
bituminowy bituminous
bituminoza bituminosis
biuret biuret, allophanamide, carbamoylurea
biureta buret, burette
bizmut bismuth, Bi (*chem.*)
bizmutan bismuthate
bizmutek bismuthide
bizmutoza bismuthosis
bizmutyl bismuthyl
bladość pallor, paleness
blady pale, pallid
blastema blastema, 1) a primordium of an organ; 2) a cluster of cells capable of starting regeneration
blastocele blastocele, cleavage cavity
blastocysta blastocyst, blastodermic vesicle
blastocyt blastocyte, an undifferentiated cell of the morula or blastula
blastocytoma blastocytoma, a neoplasm composed of immature cells
blastoderma blastoderm, blastoderma
  b. dwublaszkowa bilaminar blastoderm
  b. pozazarodkowa extraembryonic blastoderm
  b. zarodkowa embryonic blastoderm
blastoma = **blastocytoma**
blastomer blastomere
blastomikoza blastomycosis

blastula blastula, blastophere
blaszecznica laminaria, tangle, *Laminaria saccharina* (*bot.*)
blaszka lamina, lamella, a thin plate or sheet
  b. błoniasta membranous lamina
  b. czworacza = **b. pokrywy**
  b. graniczna przednia rogówki anterior elastic layer, elastica anterior, entocornea, lamina limitans anterior
  b. graniczna tylna rogówki posterior elastic layer, vitreous membrane, Descemet's membrane, posterior limitans lamina, posterior elastic lamina
  b. graniczna tylna rogówki, przepuklina descemetocele
  b. koncentryczna concentric lamella, Haversian lamina
  b. kostna lamella of bone, any lamina in bone
  b. krańcowa terminal plate, velum terminale, lamina cinerea
  b. łuku kręgowego lamina of the vertebral arch
  b. macierzysta w łupieżu różowym herald patch
  b. mięśniowa błony śluzowej lamina muscularis of the mucosa, muscular layer of the mucosa
  b. nadnaczyniówkowa suprachoroid lamina
  b. naczyń włosowatych naczyniówki choroidocapillaris, lamina choriocapillaris, choriocapillary layer
  b. nadtwardówkowa episcleral lamina
  b. nadtwardówkowa, zapalenie episcleritis
  b. osteonu concentric lamella, ground lamella, Haversian lamella
  b. podstawna basement lamina, basilar lamina, basal lamina
  b. podstawna naczyniówki basal lamina of the choroid, basal layer of the choroid, lamina vitrea, vitreous lamella, vitreous membrane
  b. pokrywy tectal lamina, quadrigeminal lamina
  b. przedtchawicza pretracheal lamina of the cervical fascia
  b. przegrody przezroczystej lamina of the septum pellucidum
  b. rdzenna medullary lamina (of the striatum, thalamus etc.)
  b. sitowa cribriform plate of the ethmoid bone, cribrum
  b. sprężysta tętnic elastic lamina of the arteries
  b. szkliwa enamel lamella
  b. trzewna opłucnej visceral layer of the pleura

  b. trzewna osierdzia epicardium
  b. trzewna otrzewnej visceral layer of the peritoneum
  b. wewnętrzna czaszki inner table of the skull
  b. właściwa śluzówki lamina propria of the mucosa
  b. włóknista fibrous lamina
  b. współśrodkowa concentric lamella, Haversian lamella
  b. zewnętrzna czaszki outer table of the skull
blaszkowaty lamellar, laminated, laminar
blednąć pale, blanch, turn pale
blednica chlorosis, green sickness, chloran(a)emia, chlor(a)emia
blednięcie blanching
blefaroplast blepharoplast, kinetosome, basal granule at the base of each cilium or flagellum
blizna scar, cicatrix
  b. filtrująca filtering cicatrix (after operation for glaucoma)
  b. kostna callus
  b., nacięcie cicatricotomy, cicatrisotomy, uletomy
  b. pooperacyjna postoperative scar
  b. powrzodowa ulcer scar, ulcer cicatrix
  b. pozawałowa healed infarct
  b. przerostowa hypertrophied scar
  b. szpecąca deforming scar, vicious cicatrix
  b., wycięcie cicatrectomy, cicatricotomy uletomy
  b. zanikowa atrophic scar
bliznowacenie cicatrization, scarring, scar formation
  b., powodujący cicatrizant
bliznowacieć cicatrize, scar, scar over
bliznowaty cicatricial, relating to scar
bliznowiec keloid, keloma, cheloid, cheloma
  b., operacja plastyczna keloplasty
bliznowcowatość keloidosis
bliźniaczy twin, bigeminal, geminate
bliźniaczka twin sister
bliźniak twin, twin brother, cotwin
bliźniaki (*pl*) twins
  b. dwujajowe dizygotic twins, diovular twins, dichorial twins, binovular twins, fraternal twins, heterologous twins
  b. jednojajowe monozygotic twins, enzygotic twins, identical twins, monochorial twins, monovular twins, uniovular twins
  b. zrośnięte conjoined twins; *p. też* **zroślaki**
  b. zrośnięte asymetryczne asymmetrical conjoined twins, unequal conjoined twins

b. zrośnięte symetryczne symmetrical conjoined twins, conjoined equal twins
bliższy proximal, nearer to the trunk (*anat.*)
bloczek trochlea
b. strzałkowy trochlea peronealis, peroneal pulley, trochlear process
bloczkowy trochlear, trochleiform
blok block, 1) arrest of impulse passage; 2) blockade; 3) fusion of bones; 4) suite; 5) cube
b. arboryzacyjny arborization block
b. całkowity complete block
b. depolaryzacyjny depolarization block
b. dwuwiązkowy bifascicular block
b. gałązki pęczka Hisa = b. odnogi pęczka
b. jednokierunkowy unidirectional block
b. kręgów blocks vertebral
b. metaboliczny metabolic block, biochemical block
b. naprzemienny alternating block
b. niecałkowity incomplete block
b. ochronny protective block
b. odnogi pęczka Hisa (lewej, prawej) (left, right) bundle branch block
b. okołozawałowy peri-infarction block
b. operacyjny operating suite
b. parafinowy paraffin-embedded tissue block, paraffin block
b. połowiczy lewej odnogi pęczka left hemiblock (anterior, posterior)
b. przedsionkowo-komorowy I, II, III stopnia atrioventricular block first degree, second degree, third degree; anterograde block
b. przerywany intermittent block
b. przestrzeni płynowych rdzenia blockade of the subarachnoid space of the spine
b. przewodzenia conduction block
b. rozkrzewienia arborization block
b. serca heart block
b. śródkomorowy intraventricular block
b. śródprzedsionkowy intra-atrial block
b. tkanki tissue block
b. trójwiązkowy trifascicular block
b. wejścia entrance block, protective block
b. węzłowo-przedsionkowy sinus block, sinoatrial block, sinoauricular block
b. wiązki przednio-górnej lewej odnogi left anterior hemiblock
b. wiązki tylno-dolnej lewej odnogi left posterior hemiblock
b. wsteczny retrograde block
b. wyjścia exit block
b. zupełny complete block
blokada blockade, block
b. adrenergiczna adrenergic blockade
b. adrenergiczna α alpha-adrenergic blockade

b. adrenergiczna β beta-adrenergic blockade
b. cholinergiczna cholinergic blockade
b. podpajęczynówkowa subarachnoideal blockade
b. połączeń nerwowo-mięśniowych myoneural blockade
b. przedzwojowa preganglionic blockade
b. przykręgowa paravertebral blockade
b. układu siateczkowo-śródbłonkowego reticuloendothelial blockade
b. współczulna sympathetic blockade
b. zewnątrzoponowa epidural blockade
b. zwojowa ganglionic blockade
b. zwoju gwiaździstego stellate blockade
bloker blocker, adrenergic blocking agent
błąd error, mistake, fault, blunder
b. analizy analytical error
b. diagnostyczny diagnostic error
b. dietetyczny dietary indiscretion
b. dopuszczalny acceptable error, admissible error
b. doświadczenia experimental error
b. estymatora estimator error
b. losowy chance error, random error
b. metody error of method
b. nie obciążony unbiased error
b. obserwacji observation error
b. odczytu reading error
b. przybliżenia approximation error
b. przypadkowy incidental error, random error, chance error
b. standardowy standard error, mean error
b. sumaryczny pooled error
b. średni mean error, standard error
b. techniczny technical error
b. w sztuce lekarskiej malpractice, malpraxis, mistreatment of a disease
b. względny relative error
b. znacznego stopnia gross error, major error
b. z próbki sampling error
błądzący wandering, erratic
błędne koło vicious circle
błędnik labyrinth
b. błoniasty mebranous labyrinth
b. błoniasty, zapalenie endolabyrinthitis
b. kostny bony labyrinth, osseous labyrinth
b., obrzęk labyrinthine hydrops, endolymphatic hydrops
b. sitowy ethmoidal labyrinth
b. sitowy, zapalenie ethmoiditis
b., wstrząs concussion of the labyrinth
b., wycięcie labyrinthectomy
b., zapalenie labyrinthitis
b., zapalenie ropne pyolabyrinthitis
błędnikowy labyrinthine

b., kamyczki statoliths, statoconia, otoliths
błędny erroneous, faulty, false, incorrect
błękit blue
b. bromofenolowy bromphenol blue
b. bromotymolowy bromthymol blue
b. krezylowy cresyl blue
b. metylenowy methylene blue, Swiss blue
b. toluidynowy toluidine blue
b. trypanowy trypan blue
b. tymolowy thymol blue
błona membrane, coat, tunica
b. bębenkowa tympanic membrane, drum membrane, eardrum, drumhead, myringa, myrinx, tympanum
b. bębenkowa, grzybica myringomycosis, mycomyringitis
b. bębenkowa, nacięcie myringotomy, tympanotomy, ototomy, paracentesis of the eardrum
b. bębenkowa, nakłucie paracentesis of the eardrum, auripuncture
b. bębenkowa, plastyka myringoplasty, tympanoplasty
b. bębenkowa, refleks światła na cone of light on the eardrum
b. bębenkowa, wycięcie myringectomy, tympanectomy
b. bębenkowa, zapalenie myringitis, tympanitis
b. bębenkowa i przewód słuchowy zewnętrzny, zapalenie myringitis bulbosa, myringodermatitis
b. biaława tunica albuginea, albugineous coat
b. biaława jajnika tunica albuginea of the ovary
b. biaława jądra tunica albuginea of the testis
b. biaława, nacięcie albugineotomy
b. cytoplazmatyczna cytoplasmatic membrane
b. dializacyjna dialysing membrane, dialyzer
b. doczesna decidual membrane, deciduous membrane; *p. też* **doczesna**
b. dziewicza hymen
b. dziewicza, odnoszący się do hymenal
b. dziewicza, przecięcie hymenotomy
b. dziewicza, wycięcie hymenectomy
b. dziewicza, zapalenie hymenitis
b. fotograficzna film, photographic film
b. graniczna siatkówki limiting membrane of the retina
b. jądrowa nuclear membrane
b. komórkowa cell membrane, plasma membrane, cytomembrane, cytolemma
b. komórkowa jaja ovolemma

b. kosmówkowo-omoczniowa allantochorion, chorioallantoic membrane
b. kurczliwa tunica dartos, dartos coat
b. maziowa synovial membrane
b. maziowa, mięsak synovioma
b. maziowa, wycięcie synovectomy
b. maziowa, zapalenie synovitis
b. maziowa, zapalenie drzewkowate dendritic synovitis
b. maziowa, zapalenie przewlekłe krwotoczne kosmkowe chronic h(a)emorrhagic villous synovitis, pigmented villonodular synovitis
b. maziowa, zapalenie ropne purulent synovitis, suppurative synovitis
b. maziowa, zapalenie suche dry synovitis, synovitis sicca
b. maziowa, zapalenie surowicze serous synovitis, hydrarthrosis
b. maziowa, zapalenie włóknikowe fibrinous synovitis
b. maziowa, zapalenie w przebiegu chorób wysypkowych exanthematous synovitis
b. maziowa, zniszczenie radioizotopem synoviorthosis
b. międzykostna goleni crural interosseous membrane
b. międzykostna przedramienia interosseous membrane of forearm
b. międzyżebrowa intercostal membrane
b. mięśniowa muscular coat, muscularis, muscular layer
b. mięśniowa jelita myenteron, muscular coat of the intestine
b. mitochondrialna mitochondrial membrane
b. naczyniowa vascular membrane
b. naczyniowa gałki ocznej uvea, uveal tract, vascular coat of the eye, pigmentary coat
b. naczyniowa i mózg, zapalenie uveoencephalitis, Harada's syndrome
b. naczyniowa i przyusznica, zapalenie uveoparotitis
b. naczyniowa i twardówka, zapalenie uveoscleritis
b. naczyniowa, odnoszący się do uveal
b. naczyniowa, zapalenie uveitis
b. naczyniowa, zapalenie heterochromiczne heterochromic uveitis
b. naczyniowa, zapalenie przedniego odcinka anterior uveitis
b. naczyniowa, zapalenie tylnego odcinka posterior uveitis
b. naczyniowa, zapalenie współczulne sympathetic uveitis
b. okienkowa fenestrated membrane
b. plazmatyczna plasma membrane

b. **podstawna** basement membrane, basilemma
b. **podśluzówkowa** submucosa
b. **pokrywająca** tectorial membrane
b. **postsynaptyczna** postsynaptic membrane
b. **półprzepuszczalna** semipermeable membrane
b. **presynaptyczna** presynaptic membrane
b. **przedsionkowa** vestibular membrane
b. **przepuszczalna** permeable membrane
b. **rentgenowska** x-ray film
b. **rentgenowska bez folii wzmacniającej** no-screen film
b. **rentgenowska z ekranem wzmacniającym** screen film
b. **rentgenowska zębowa** dental film
b. **ropotwórcza** pyogenic membrane, prophylactic membrane
b. **rzekoma** false membrane, pseudomembrane, accidental membrane, croupous membrane
b. **skrzydłowata szyi** cervical patagium
b. **sprężysta** elastic membrane
b. **surowicza** serous membrane
b. **surowicza, zapalenie** serositis
b. **szczytowo-potyliczna przednia, tylna** anterior, posterior atlanto-occipital membrane
b. **szklista** 1) hyaline membrane; 2) hyaloid membrane, vitreous membrane of the lens
b. **śluzowa** mucous membrane, tunica mucosa, mucosa
b. **śluzowa jajowodu** endosalpinx
b. **śluzowa jamy ustnej** oral mucosa, buccal membrane
b. **śluzowa jelita** intestinal mucosa
b. **śluzowa macicy** endometrium
b. **śluzowa odbytnicy** rectal mucosa
b. **śluzowa pęcherza** vesical mucosa
b. **środkowa** middle coat, media
b. **środkowa aorty** aortic media
b. **wewnętrzna naczynia** intima, tunica intima
b. **włóknista** fibrous membrane
b. **włóknisto-sprężysta** fibroelastic membrane
b. **zasłonowa** obturator membrane
b. **zewnętrzna naczynia** adventitia, tunica adventitia
b. **źreniczna przetrwała** persistent pupillary membrane
błoniak ziarnisty jajnika folliculoma, granulosa cell tumo(u)r
błoniasty membranous, membranaceous
błonica diphtheria
b. **gardła** pharyngeal diphtheria

b. **krtani** laryngeal diphtheria
b. **pępka** umbilical diphtheria
b. **ran** wound diphtheria, surgical diphtheria
b. **rzekoma** false diphtheria, pseudodiphtheria, diphtheroid
błoniczy diphtherial, diphtheritic
błonnik cellulose
b. **pokarmowy** dietary fibre
błony membranes, coats, tunics
b. **płodowe** fetal membranes
b. **surowicze, zapalenie** polyserositis
błotny peat, peloid
błoto mud, peat
błysk flash
b. **w oczach** photopsia
bocianek clip extractor forceps
boczny lateral, side-
boczniactwo paraspadias, paraspadia
bodziec stimulus, impulse
b. **bezwarunkowy** unconditional stimulus, unconditioned stimulus
b. **czuciowy** sensory stimulus
b. **nadprogowy** supraliminal stimulus
b. **nerwowy** nerve impulse, nervous impulse
b. **niewłaściwy** heterologous stimulus
b. **podprogowy** subthreshold stimulus, subliminal stimulus, inadequate stimulus
b. **progowy** threshold stimulus, liminal stimulus
b. **prostokątny** square wave stimulus, rectangular stimulus
b., **przewodzenie** propagation of stimulus or impulse, conduction of stimulus
b. **przewodzenie ephaptyczne** ephaptic transmission
b., **przewodzenie synaptyczne** synaptic transmission
b. **słowny** verbal stimulus
b., **sumowanie się** summation of stimuli
b. **supramaksymalny** supramaximal stimulus
b. **sztuczny** artificial stimulus
b. **świetlny** light stimulus
b. **uszkadzający** nociceptive stimulus, noxious stimulus
b. **warunkowy** conditional stimulus, conditioned stimulus
b. **warunkujący** conditioning stimulus
b. **wewnątrzpochodny** impulse
b. **węchowy** olfactory stimulus
b. **właściwy** adequate stimulus, homologous stimulus
b. **wzmacniający** reinforcing stimulus
b. **wzrokowy** visual stimulus
b. **zewnątrzpochodny** stimulus, exogenous stimulus
bodźce (*pl*) stimuli

bodźcotwórczy stimulogenic, triggering
bogaty rich
  b. w białko rich in protein
bok side, flank
bolący sore, aching, painful
bolączka illness, trouble, painful state
boleć ache, hurt, smart
bolesność painfulness, tenderness, localized pain
  b. dotykowa tenderness, tenderness on palpation, pain on palpation
  b. uciskowa tenderness on deep palpation, pain on pressure
  b. z odbicia rebound tenderness
bolesny painful, aching, sore, dolorous
boleści (*pl*) pains, colicky pains
bolometria bolometry
bomba bomb
  b. kalorymetryczna calorimetric bomb
  b. kobaltowa cobalt therapy unit
  b. radowa radium therapy unit
bombardowanie bombardment (*phys.*)
  b. neutronami neutron bombardment
bombaż bulging of tin cans caused by gas
bor 1) boron, B (*chem.*); 2) drill, bur, burr
  b. dentystyczny dental drill, dental drilling machine
  b., zatrucie borism
boraks borax, sodium borate
boran borate
borelia borrelia (*bact.*)
  b. berberyjska Borrelia berbera
  b. Lyme Lyme disease
  b. duru powrotnego Borrelia recurrentis
  b. jamy ustnej Borrelia buccalis
  b. kaukaska Borrelia caucasica
  b. meksykańska Borrelia turicatae
  b. perska Borrelia persica
borelioza borreliosis
borny boric
borować drill, burr
borowanie drilling, burring, cutting
  b. szybkoobrotowe ultrasonic cutting
borowina peat, mud, moorpeat, peloid
  b., leczenie pelotherapy, pelopathy, peat treatment
  b. lecznicza therapeutic mud
  b. torfowa peat bog
borowinowy related to peat, peat
borowy boronic, boric, boracic
boso barefooted
botanika botany
botulina botuline, botulinus toxin
botulizm botulism, allantiasis
ból pain, ache, aching, soreness
  b. aorty aortalgia
  b. barku omalgia, omodynia, shoulder pain, omagra

  b. brzucha abdominal pain, abdominalgia, c(o)eliagra, bellyache
  b. cewki moczowej urethralgia, urethrodynia
  b. ciągły continuous pain
  b. dnawy gouty pain, arthritic pain, -agra
  b. dotykowy haphalgesia
  b. drący gnawing pain, grinding pain
  b. dusznicowy anginal pain
  b. dziąseł gingivalgia
  b. fantomowy phantom limb pain
  b. gardła sore throat, pharyngalgia, pharyngodynia
  b. głodowy hunger pain
  b. głowy headache, cephalalgia, cephalea, cephalodynia
  b. głowy gromadny cluster headache, histaminic headache, Horton's pain
  b. głowy histaminowy = b. głowy gromadny
  b. głowy migrenowy migraine, migrainous headache, bilious headache, blind headache, sick headache, vascular headache
  b. głowy naczynioruchowy vasomotor headache
  b. głowy napięciowy tension headache
  b. głowy połowiczy hemicrania, hemicephalalgia
  b. głowy popunkcyjny spinal headache
  b. gruczołu adenalgia, adenodynia
  b. grzbietu back pain, dorsalgia
  b. grzbietu (części dolnej) low back pain
  b. guziczny coccygodynia, coccygalgia, coccydynia
  b. jajnika ovarialgia, oophoralgia
  b. jamy ustnej stomalgia, stomatalgia, stomatodynia
  b. jądra testalgia, orchialgia, orchiodynia
  b. jelita enteralgia
  b. języka glossodynia, glossalgia
  b. karku cervicalgia
  b. klatki piersiowej thoracalgia, thoracodynia
  b. kłujący stabbing pain
  b. kolana gonalgia, gonagra, gonatagra
  b. kolkowy colicky, pain, colic
  b. kończyny melalgia
  b. korzeniowy radiculalgia, root pain
  b. kości osteodynia, ostealgia
  b. kości o dużym nasileniu osteocopic pain
  b. kręgosłupa rachialgia, rachiodynia, spondylalgia, spondylodynia, spinalgia
  b. krtani laryngodynia, laryngagia
  b. krzyża sacralgia, sacrodynia, low back pain
  b. kurczowy cramplike pain, colic
  b. lędźwiowy lumbalgia, lumbago, lumbodynia, low back pain

b. maciczny hysteralgia, hysterodynia
b. miejscowy homotopic pain, local pain
b., mierzenie algesimetry, algometry
b. miesiączkowy algomenorrh(o)ea, dysmenorrh(o)ea
b. mięśniowy myalgia, muscular pain, myodynia
b. nadbrzusza epigastric pain, epigastralgia
b. nadmierny hyperalgia, megalalgia
b., nadwrażliwość na hyperalgesia, alg(a)esthesia
b. nagły sudden pain, lightning pain
b. neuralgiczny neuralgic pain, neuralgia
b. nie do zniesienia agonizing pain, insufferable pain
b. nieprawidłowy paralgia, paralgesia
b. nocny nocturnal pain, nyctalgia
b. obręczowy girdle pain
b. odbytnicy proctalgia
b. odbytnicy nagły krótki proctalgia fugax
b. oddalony heterotopic pain, referred pain
b., odczuwanie alg(a)esthesia
b. oka ophthalmalgia, ophthalmodynia
b. okrężnicy colonalgia, colic
b. opasujący girdle pain
b. opłucnowy pleurodynia, pleuralgia
b. ostry sharp pain, acute pain
b. otrzewnej peritoneal pain, peritonealgia
b. pachwiny inguinal pain, bubonalgia
b. palący causalgia, burning pain
b. paznokcia onychalgia
b. pęcherza moczowego cystalgia
b. piekący causalgia, burning pain
b. pięty calcaneodynia, heel pain
b. piorunujący fulgurant pain, lightning pain
b. po ekstrakcji zęba postextraction pain (after tooth extraction)
b. po jedzeniu postprandial pain
b. pochwy colpodynia, vaginodynia, colpalgia
b. poporodowy post partum pain, afterpains
b. powodujący bolesne skurcze mięśni algiomotor pain, algiomuscular pain
b. późny delayed pain
b. promieniujący radiating pain
b., próg pain threshold
b. przełyku (o)esophagodynia, (o)esophagalgia
b. przeniesiony heterotopic pain, referred pain
b. przeponowo-sercowy phrenocardia
b. przepony phrenalgia
b. przeszywający lancinating pain, piercing pain, darting pain
b., przyjemność przy odczuwaniu lub zadawaniu algophilia, algolagnia

b. przy oddawaniu kału tenesmus
b. przy oddawaniu moczu painful miction, pain on micturition, dysuria, strangury
b. przy ruchach kinesalgia, cinesalgia, oxykinesia, kinesialgia
b., przyrząd do mierzenia algometer, algesimeter
b. psychogenny psychogenic pain, mind pain, psychalgia, phrenalgia
b. pulsujący throbbing pain, pulsating pain
b. ramienia brachialgia
b. ręki chiralgia
b. reumatyczny rheumatic pain
b. rogówki keratalgia
b. rozdzierający excruciating pain, agonizing pain, tearing pain, crushing pain, lacerating pain
b. serca cardiac pain, anginal pain, precordial pain, cardialgia, cardiodynia, cardiagra
b. spoczynkowy rest pain
b. stawowy arthralgia, arthrodynia, joint pain
b. stercza prostatalgia
b. strzelający shooting pain, darting pain
b. stępu tarsalgia
b. sutka mastodynia, mastalgia
b. ścięgna tenalgia, tenodynia
b. ścięgna Achillesa achillodynia
b. ściskający gripping pain
b., środek zmniejszający analgesic, pain reliever, pain killer, anodyne
b. śródstopia metatarsalgia
b. świdrujący terebrant pain, boring pain, terebrating pain
b. tchawicy tracheodynia, trachealgia
b. tępy dull pain, aching pain
b. tętniący throbbing pain, pulsating pain
b. ucha otalgia, earache, otodynia
b. uogólniony generalized pain, pantalgia
b. utrwalony fixed pain
b. w boku flank pain
b. w czasie snu hypnalgia, dream pain
b. w plecach back pain, dorsalgia
b. wątroby hepatalgia, hepatodynia
b. wędrujący wandering pain, shifting pain
b. więzadła desmodynia
b. współczulny sympathalgia
b. wywołany przez gorąco thermalgia
b. wywołany przez hałas odynacusis, noise pain
b. wywołany przez światło photalgia, photodynia
b. zamostkowy retrosternal pain
b. zęba toothache, dentalgia, dentagra, odontodynia
b., zmniejszający pain relieving

b., zmniejszenie wrażliwości na hypalgesia, hypalgia
b. z nadmiernego używania narządu epersalgia
b., zniesienie analgesia, relief of pain
b., zniesienie połowicze hemianalgesia
b. z odbicia rebound pain
b. z oziębienia cryalgesia, crymodynia
b. zwalniający remitting pain
b., zwiększenie wrażliwości na hyperalgesia
b. żołądka gastralgia
b. żołądka i jelit gastroenterodynia
bóle (*pl*) pains
b. miesiączkowe menstrual pains
b. międzymiesiączkowe intermenstrual pains, middle pains
b. mięśniowe kesonowe caisson bends, diver's bends
b. mięśniowe lotników flier's bends
b. okresu rozwierania ujścia macicy dilating pains
b. pooperacyjne postoperative pains
b. poporodowe afterpain, post partum pains, post parturition pains
b. porodowe labo(u)r pains
b. porodowe parte bearing-down pains, expulsive pains, effective labo(u)r pains
b. porodowe przedwczesne false labo(u)r pains
b. porodowe przepowiadające premonitory pains
b. wzrostowe growing pains, aching pains
b. wzgórzowe thalamic pains
bradyartria bradyarthria, slowness of speech
bradyarytmia bradyarrhythmia, any arrhythmia with heart rate below 60/minute
bradyfagia bradyphagia, slowness of eating
bradyfazja bradyphasia, bradyarthria, bradyphemia
bradyfrenia bradyphrenia, sluggish mentality
bradykardia bradycardia, brachycardia, areocardia, bradyrrhythmia
b. komorowa ventricular bradycardia
b. ośrodkowa central bradycardia
b. poinfekcyjna postinfectious bradycardia
b. samoistna essential bradycardia, idiopathic bradycardia
b. węzłowa nodal bradycardia
b. zatokowa sinus bradycardia
bradykineza bradykinesia, bradycinesia, slowness of movements
bradykinina bradykinin, kallidin I
bradykininogen bradykininogen
bradyleksja bradylexia, slowness of reading
bradypraksja bradypraxia, sluggish movements
bradyuria bradyuria, slowness of miction
brak lack, absence, deficiency, defect, loss

b. albumin we krwi analbumin(a)emia
b. apetytu anorexia, asitia, lack of appetite, loss of appetite
b. bólu analgia, analgesia
b. ciągłości struktury asynechia, discontinuity of structure
b. czucia an(a)esthesia
b. czynności serca asystole, cardiac standstill
b. górnej części ciała płodu acephalogasteria
b. odczucia istnienia ustroju acen(a)esthesia
b. odczucia przyjemności anhedonia
b. odczuwania ruchu akin(a)esthesia
braki (*pl*) **uzębienia** loss of teeth, dental defects
brakujący missing
b., ogniwo missing link (*anthrop.*)
b. ząb missing tooth
bramka gate
bramkować gate
bramkowanie gating
bredzenie delirium
brew eyebrow, brow, supercilium
broda 1) chin (*anat.*); 2) beard (hair on face)
b. druga double chin
brodawczak papilloma
b. epidermoidalny epidermal papilloma, planoepithelial papilloma
b. kolczystokomórkowy spinocellular papilloma
b. kosmkowy villous papilloma
b. krtani laryngeal papilloma
b. miękki soft papilloma, cylindrical cell papilloma
b. nabłonka płaskiego planoepithelial papilloma
b. oskrzeli bronchial papilloma
b. powierzchniowy superficial papilloma
b. twardy hard papilloma
b. uszypułowany pedunculated papilloma
b. wewnątrzprzewodowy intraductal papilloma, ductal papilloma
b. wewnątrztorbielowy intracystic papilloma
b. włóknisto-nabłonkowy fibroepithelial papilloma
b., wycięcie papillectomy
brodawczakowatość papillomatosis
b. rozlana diffuse papillomatosis
brodawka 1) papilla (*anat.*) 2) wart, verruca (*pathol.*)
b. cewkowa urethral papilla, urethral caruncula
b. dotykowa skóry tactile papilla, nerve papilla
b. dwunastnicy duodenal papilla
b. języka lingual papilla

b. języka grzybowata fungiform papilla, clavate papilla
b. języka okolona circumvallate papilla, vallate papilla
b. kończysta acuminate condyloma, venereal wart
b. łojotokowa seborrh(o)eic wart, seborrh(o)eic verruca
b. łzowa lacrimal papilla, lacrimal caruncle
b. macierzysta mother wart
b. międzyzębowa interdental papilla
b. nerkowa renal papilla
b. nerwu wzrokowego optic papilla, optic disc
b. płaska flap wart, verruca plana
b. płaska młodzieńcza juvenile verruca plana
b. przeszczepiona seed wart
b. skórna dermal papilla, papilla of the corium
b. sutkowa nipple, mammilla
b. sutkowa, brak athelia
b. sutkowa, dodatkowa hyperthelia, supernumerary nipple
b. sutkowa, zapalenie thelitis
b. szypułkowa pedunculated wart
b. wisząca pendulous wart
b. włosa hair papilla
b. zakaźna infectious wart, viral wart
b. zwykła common wart
brodawkowy papillous, verrucous
brodzik łazienkowy shower tray
brom bromine, Br *(chem.)*
bromatologia bromatology
bromatoterapia bromatotherapy
bromek bromide
bromian bromate
bromoderma bromoderma
bromować bromate, bind with bromine
bromowany bromated
bromowodorek hydrobromide
bromowodorowy hydrobromic
bromowodór hydrogen bromide
bromowy bromic
bronchit = oskrzela, zapalenie
bronchoaspiracja bronchoaspiration
bronchofonia bronchophonia, bronchophony, bronchiloquy
bronchografia bronchography
b. powietrzna air bronchography
bronchogram bronchogram
bronchoskopia bronchoscopy
bronchoskopowy bronchoscopic
bronchospirografia bronchospirography
bronchospirometr bronchospirometer
bronchospirometria bronchospirometry
bronchotomia bronchotomy
bronchotomografia bronchotomography

bródka chin, mentum (*anat.*)
b., plastyka genioplasty
bródkowy mental
bruceloza brucellosis, undulant fever, Mediterranean fever, abortus fever
b., odnoszący się do brucellar
b., obecność pałeczek we krwi brucell(a)emia
b. z objawami kostno-stawowymi osteoarticular brucell(a)emia
b. z objawami nerwowymi neurobrucellosis
brud dirt, filth, squalor, soil, smudge
brudny dirty, soiled, smudged, filthy
brudownik soiled linen closet
brudzić soil, smudge, smut
brudziec rupia
bruksizm bruxism, bruxomania, brycomania
bruksomania = **bruksizm**
brunneroma brunneroma, adenoma of Brunner's glands
bruzda groove, sulcus, furrow, fissure, crease (on the skin)
b. czepna tasiemców bothrium
b. hipokampa hippocampal fissure, dentate fissure
b. kory mózgowej boczna lateral sulcus, lateral fissure (of Sylvius)
b. macierzy paznokcia nail groove
b. międzyguzkowa (kości ramiennej) intertubercular groove
b. międzykomorowa (serca) interventricular groove
b. nerwu promieniowego radial groove, spiral groove, musculospiral groove
b. podobojczykowa subclavian sulcus
b. przedśrodkowa (kory mózgowej) precentral sulcus
b. rdzenia boczna tylna posterolateral sulcus, posterior paramedian groove
b. rdzenia tylna posterior median sulcus
b. środkowa central sulcus, central fissure (of Rolando)
b. śródciemieniowa interparietal sulcus
b. tętnicy oponowej środkowej sulcus for the middle meningeal artery
b. węchowa olfactory groove
b. wieńcowa coronary sulcus, atrioventricular sulcus, auriculoventricular sulcus
b. zaśrodkowa postcentral sulcus
b. zatoki esowatej sigmoid groove
b. zatoki strzałkowej sagittal groove
bruzdkowanie cleavage, fissuration, blastulation
bruzdogłowiec Diphyllobothrium, Dibothriocephalus, a genus of tapeworms
b. szeroki Diphyllobothrium latum, broad fish tapeworm

b., zakażenie diphyllobothriasis
bruzdy sulci
  b. kory mózgowej sulci of the cerebral cortex
  b. kory móżdżku fissures
brwi eyebrows, supercilia
  b., wyłysienie madarosis
brwiowy superciliary
bryła block, lump, solid body (*math.*), mass
  b. pośrednia massa intermedia, interthalamic adhesion
bryłka lump, clump, cake
bryłowacenie clumping
brzeg border, margin, edge, brim, rim
  b. ostry sharp border, sharp edge
  b. powieki palpebral margin, margin of the eyelid
  b. przyśrodkowy medial margin
  b. rany margin of wound, lip of wound
  b. rzęskowy ciliary margin (of the iris)
  b. sieczny incisive margin, incisive edge, incisive border (of tooth)
  b. wolny free margin, free border
  b. źreniczny pupillary margin (of the iris)
brzemienna pregnant
brzemienność pregnancy, gravidity
brzeżek edge, rim, margin, border
brzeżny border, marginal
brzęczenie w uchu ear-buzzing, tinnitus, ringing
brzuch abdomen, belly
  b., ból abdominalgia, bellyache
  b. deskowaty wooden belly, board-hard abdomen
  b. łódkowaty wklęsły boat-shaped abdomen, navicular abdomen, scaphoid abdomen
  b. łódkowaty wypukły carinate abdomen
  b., nacięcie laparotomy, c(o)eliotomy
  b., nakłucie abdominocentesis, c(o)elioparacentesis, paracentesis of the abdomen
  b. obwisły pendulous abdomen, sagging belly
  b. ostry acute abdomen, surgical abdomen
  b. wypukły protuberant abdomen, protruding abdomen
  b. wzdęty drum belly, meteorism, tympanites
  b., wziernikowanie laparoscopy, abdominoscopy
  b., zeszycie powłok suture of abdominal wound, c(o)eliorrhaphy
  b. żabi frog belly
brzuchaty corpulent, ventricose, big-bellied
brzuchomówca ventriloquist
brzuchomówstwo ventriloquy, ventriloquism
brzusiec belly (of a muscle), venter

b. mięśnia belly of a muscle
b. palca digital pulp
brzuszny abdominal
  b., odma pneumoperitoneum
  b. odruch abdominal reflex
  b., przepuklina abdominal hernia
  b., puchlina ascites
buczenie żylne venous hum, nun's murmur, venous murmur
budka chroniąca oparzone ciało cradle
budka świetlna electrothermal bath (Polano)
budowa structure, build, constitution
  b. anatomiczna anatomic structure
  b. antygenowa antigenic structure
  b. asteniczna asthenic constitution, asthenic habitus
  b. atletyczna athletic body build. athletic constitution
  b. chemiczna chemical structure
  b. ciała constitution, body build, body structure, habitus, physical makeup of the body
  b. histologiczna histologic structure
  b. krystaliczna crystal structure
  b. mikroskopowa microscopic structure
  b. morfologiczna morphological structure
  b. przestrzenna spatial structure
  b. pykniczna pyknic constitution, pyknic body build
  b. siateczkowa reticular structure
  b. smukła gracile habitus, leptosomic constitution, leptosomatic constitution
  b. ultrastrukturalna ultractructure, submicroscopic structure
  b. zbita compact structure
budzić wake, waken, awaken
bufor buffer
  b., działanie bu er action
  b., nadmiar buffer excess
  b., pojemność buffer capacity
  b., wartość buffer value
buforować buffer
buforowy buffer
buforujący buffering
  b. roztwór buffer solution
bujać proliferate (*hist.*)
bujający proliferating (*hist.*)
bujanie proliferation (*hist.*)
  b. nowotworowe malignant proliferation, neoplastic proliferation
bulbokapnina bulbocapnine
bulgotać bubble, gurgle
bulgotanie bubbling, gurgling (sound)
bulion broth, bouillon, clear soup
  b. cukrowy sugar broth, dextrose broth
  b. mięsno-peptonowy meat infusion broth
  b. mięsny meat broth
  b. odżywczy nutrient broth

b., pożywka broth medium
b. z krwią blood broth
b. z płynem puchlinowym ascitic broth
b. wzbogacony enriched broth
bulionowy broth, bouillon
b., hodowla broth culture
bulwa bulb, tuber (*bot.*)
buławka knob, button, bulb, clava
burczenie jelitowe borborygmus, rumbling
bursotomia bursotomy
bursztyn amber
bursztynian succinate (*chem.*)
burzący się effervescent
burzenie się effervescence
burzliwy violent, dramatic, peracute
b. przebieg dramatic course, peracute course

butan butane
butanol butanol, butyl alcohol
buteleczka vial
butelka bottle, flask
b. do karmienia niemowląt feeding bottle
b. lejdejska Leyden bottle
b. z dziobkiem drop-bottle
b. ze szklanym korkiem glass-stoppered bottle
butla cylinder, carboy, demijohn, balloon
b. z tlenem oxygen cylinder
b. z powietrzem sprężonym compressed-air cylinder
butwieć mould, rot
butwiejący rotting
butyl butyl
bydlęcy bovine

C

całkowicie completely, wholly, totally, entirely, fully
całkowity complete, whole, entire, full, total
całodobowy circadian, round-the-clock
całość the whole, a whole, entirety, totality
cążki (*pl.*) pliers, pincers
  c. do opatrunków dressing forceps
cecha trait, character, feature, mark, attribute
  c. A aluminum marker (*virol.*)
  c. adaptacyjna adaptative trait
  c. androidalna android trait
  c. d delayed marker (*virol.*)
  c. dominująca dominant trait
  c. dziedziczna inherited trait, hereditary trait
  c. E eluate (*virol.*)
  c. G guanidine (*virol.*)
  c. gatunkowa species-specific trait
  c. iF interferon
  c. kontrolowana przez płeć sex-linked trait
  c. łysinkowa plaque marker (*virol.*)
  c. M morphology marker (*virol.*)
  c. męska masculine trait
  c. międzypłciowa intersexual trait
  c. monogeniczna monogenous trait
  c. MS monkey stable cell marker (*virol.*)
  c. N neurotrophic marker (*virol.*)
  c. nabyta acquired trait
  c. osobowości personality trait
  c. płciowa pierwszorzędowa primary sex character
  c. płciowa drugorzędowa secondary sex character
  c. płciowa trzeciorzędowa tertiary sex character
  c. rct reproductive capacity temperature marker (*virol.*)
  c. recesywna recessive trait
  c. selektywna selective trait
  c. szczególna specific trait
  c. T temperature marker (*virol.*)
  c. ts temperature sensitive marker
  c. wrodzona inborn trait

  c. złożona compound trait (*virol.*)
cechować characterize, mark
cedzenie straining, percolation, filtration
cedzak colander, strainer, drainer
cedzić strain, percolate, colander, filter
cefaleksyna cephalexin
cefalorydyna cephaloridine
cefalosporyna cephalosporin
cefalotomia cephalotomy
cefalotyna cephalitin, cephalothin
ceglasty brick-colo(u)red
celiakia c(o)eliac disease, diarrh(o)ea chylosa, diarrh(o)ea alba, non-tropical sprue, white diarrh(o)ea
celiakografia c(o)eliacography, radiography of the c(o)eliac trunk
celioskopia c(o)elioscopy, endoscopy of the serous cavities
celobioza cellobiose, cellose
celofan cellophane
celoidyna celloidin
celowany guided
celowy purposeful, on purpose, intentional
celuloid celluloid
celuloza cellulose
  c. mikrokrystaliczna microcrystalline cellulose
  c. utleniona oxidized cellulose, cellulosic acid
cement cement
  c. dentystyczny tooth cement
  c. dentystyczny cynkowo-eugenolowy zinc-eugenol cement
  c. dentystyczny cynkowy zinc-phosphate cement, oxyphosphate of zinc cement
  c. dentystyczny krzemowy silicate cement
  c. dentystyczny miedziowo-fosforanowy oxyphosphate of copper cement
  c. dentystyczny poliakrylanowy polyacrylate cement
  c. dentystyczny tymczasowy provisional cement

c. zębowy cement, cementum; *p. też* **kostniwo**
c. zębowy, niszczenie przez cementoklasty cementoclasia
c. zębowy, tworzenie się cementogenesis
cementoblast cementoblast
cementoblastoma cementoblastoma, cementifying fibroma
cementocyt cementocyte, cement corpuscle
cementoklast cementoclast
cementoma cementoma
cementować cement
cementowanie cementation
cenestezja cen(a)esthesia
centralny central
centrator centering device (*radiol.*)
centrencefaliczny centrencephalic
centriol centriole, attraction particle
c. bliższy proximal centriole
c. dalszy distal centriole
centromer centromere, kinetochore
centrosfera centrosphere
centrosom centrosome, central body, cytocentrum, cell centre
centrowanie focusing (*radiol.*)
centrum centre, center
c. aktywne active centre, catalytic centre
c. komórkowe centrosome
centryczny centric
centryfuga = **wirówka**
centygram centigram
centyl centile, percentile
centylowy centile, percentile
c., siatka centile chart
centylitr centilitre
centymetr centimeter
cer cerium, Ce (*chem.*)
cera complexion, carnation
c. biała fair skin
c. ciemna dark skin
c. smagła swarthy complexion
c. ziemista tallowy skin
ceramid ceramide
ceramika dentystyczna dental ceramics
cerata oilcloth, oil-skin, wax-cloth
ceratka cerecloth
c. do kompresów jaconet
c. pod pieluszki waterproof sheet
cerawy cerous (*chem.*)
cerebrastenia cerebrasthenia, neurasthenia
cerebron cerebron
cerebrozyd cerebroside
cerkaria cercaria, free floating larva of a trematode
cerkarioza cercariasis, invasion by cercariae
cerkomer cercomer, the caudal appendage of a larval cestode
cerowy ceric (*chem.*)

ceruloplazmina c(o)eruloplasmin
cerwikografia cervicography (*radiol.*)
cesarski caesarean, cesarean
c. cięcie caesarean section, caesarean operation
cestodoza = **tasiemczyca**
cewa tube, tuba, a hollow elongated organ
cewiak nerwowy medulloblastoma, medulloepithelioma, neurospongioma
cewka solenoid, coil (*el.*)
cewka tube, duct, canal, tubule (*anat.*)
c. gruczołowa glandular duct
c. mitochondrialna mitochondrial tubule
c. moczowa urethra
c. moczowa, atrezja urethratresia, atretourethria
c. moczowa, ból urethralgia, urethrodynia, urodynia
c. moczowa, ból przy oddawaniu moczu dysuria, stranguria
c. moczowa, część błoniasta membranous urethra
c. moczowa, część jamista penile urethra, spongy urethra
c. moczowa, część sterczowa prostatic urethra
c. moczowa, guz urethrophyma
c. moczowa i pęcherz, radiografia urethrovesicography
c. moczowa i pęcherz, umocowanie urethrocystopexy
c. moczowa i pęcherz, zapalenie urethrocystitis
c. moczowa męska male urethra
c. moczowa, nacięcie urethrotomy
c. moczowa, nacięcie kroczowe perineal urethrotomy, external urethrotomy
c. moczowa, nacięcie wewnętrzne internal urethrotomy
c. moczowa, nacięcie zewnętrzne external urethrotomy
c. moczowa, nacięcie zwężonego ujścia meatotomy, porotomy
c. moczowa, niedrożność urethrempraxis, urethropraxis
c. moczowa, opuszka bulb of the urethra
c. moczowa, plastyka urethroplasty
c. moczowa, przyrząd do pomiaru światła urethrometer
c. moczowa, radiografia urethrography
c. moczowa, rozszerzacz urethrourynter, sound, bougie
c. moczowa, skurcz urethrospasm, urethrism
c. moczowa, uchyłek urethroc(o)ele
c. moczowa, ujście urethral meatus
c. moczowa, wypadnięcie urethroc(o)ele

c. moczowa, wytworzenie chirurgiczne przetoki urethrostomy

c. moczowa, wziernik urethroscope

c. moczowa, wziernikowanie urethroscopy

c. moczowa, wyciek urethrorrh(o)ea, discharge from the urethra

c. moczowa, wycięcie urethrectomy

c. moczowa, zapalenie urethritis

c. moczowa, zapalenie nieswoiste non--specific urethritis

c. moczowa, zapalenie okołocewkowe periurethritis

c. moczowa, zapalenie opryszczkowe herpetic urethritis

c. moczowa, zapalenie porzeżączkowe postgonorrh(o)eal urethritis

c. moczowa, zapalenie pourazowe traumatic urethritis

c. moczowa, zapalenie przycewkowe paraurethritis

c. moczowa, zapalenie rzeżączkowe gonorrh(o)eal urethritis

c. moczowa, zapalenie rzęsistkowe trichomonal urethritis

c. moczowa, zapalenie swoiste specific urethritis

c. moczowa, zapalenie w okolicy wzgórka nasiennego colliculitis

c. moczowa, zarośnięcie obliteration of the urethra, ankylourethria

c. moczowa, zeszycie urethrorrhaphy

c. moczowa, zwężenie urethrostenosis, ankylourethria

c. moczowa zwężona, nacięcie coarctotomy, division of urethral stricture

c. moczowa żeńska female urethra

c. moczowa żeńska, przepuklina urethroc(o)ele

c. nasienna seminiferous tubule

c. nasienna kręta convoluted seminiferous tubule, contorted seminiferous tubule

c. nasienna prosta straight seminiferous tubule

c. nerkowa kręta convoluted renal tubule

c. nerkowa prosta straight renal tubule, collecting tubule

cewkowy 1) urethral; 2) tubular

cewnik catheter

c. dwukanałowy double-lumen catheter, double-channel catheter, double-barrelled catheter

c. dwukierunkowy two-way catheter (for irrigations)

c. giętki flexible catheter, elastic catheter

c. gumowy rubber catheter

c. kobiecy female catheter

c. miękki soft catheter, flexible catheter

c. moczowodowy ureteral catheter

c. naczyniowy vascular catheter

c. na stałe catheter à demeure, indwelling catheter

c. pęcherzowy vesical catheter, winged catheter

c. sercowy cardiac catheter, intracardiac catheter

c. sercowy z rozrusznikiem pacing catheter

c. skrzydełkowy winged catheter

c. twardy hard catheter

c. uszny Eustachian catheter

c. utrzymujący się w pęcherzu self-retaining catheter

c. użyty do szynowania moczowodu splinting catheter

c., wprowadzić introduce a catheter, insert a catheter

c., wprowadzić przezskórnie introduce a catheter percutaneously

c., wprowadzić wzdłuż naczynia pass a catheter along a vessel, advance a catheter

c. współosiowy coaxial catheter

c. zagięty elbowed catheter, angulated catheter, coudate catheter, prostatic catheter

c. z balonikiem balloon catheter

c. zgięty podwójnie bicoudate catheter

c. z otworem bocznym catheter with side hole(s)

c. z otworem na końcu catheter with one end-hole

cewnikować catheterize, introduce a catheter

cewnikowanie catheterization

c. aorty catheterization of the aorta

c. dróg żółciowych catheterization of bile ducts

c. moczowodów ureteral catheterization

c. serca cardiac catheterization, catheterization of the heart

c. serca lewego catheterization of the left heart

c. serca prawego catheterization of the right heart

cez c(a)esium

cętka spot, speckle, dot

cętkowany spotted, mottled, speckled, macular, maculate

chalaza chalaza, the suspensory ligament of the yolk in a bird's egg

chaotyczny chaotic

charakter character

charakterologia characterology

charakteropatia characteropathy

ch. padaczkowa epileptic characteropathy

charakterystyczny characteristic, distinctive

charakterystyka characteristics

charakteryzować characterize

charczący stertorous, wheezing, rattling

charczeć wheeze, rattle
charczenie wheeze, wheezing, stertor
charłactwo cachexia, cachexy, marasmus, marantic atrophy, athrepsia (in children)
  ch. gruźlicze tuberculous cachexia
  ch. popromienne postradiation cachexia
  ch. po wycięciu tarczycy cachexia strumipriva, cachexia thyreopriva, cachexia thyroidea
  ch. przysadkowe pituitary cachexia, hypophysial cachexia, cachexia hypophyseopriva, Simmonds' disease
charłaczy cachectic, marantic, athreptic
chelacja chelation
chelatacja chelation
chelaton ethylenediaminetetraacetic acid, calcium disodium versenate
chelatować chelate
chelaty (*pl*) chelates, chelating agents
chełbotać fluctuate
chełbotanie fluctuation
  ch. rzekome pseudofluctuation
chemia chemistry
  ch. analityczna analytic chemistry
  ch. biologiczna biological chemistry, biochemistry
  ch. doświadczalna experimental chemistry
  ch. farmaceutyczna pharmaceutical chemistry, medicinal chemistry
  ch. fizjologiczna physiological chemistry, biochemistry
  ch. fizyczna physical chemistry
  ch. jądrowa nuclear chemistry
  ch. kliniczna clinical chemistry
  ch. koloidów colloid chemistry, collochemistry
  ch. komórki cytochemistry, histochemistry
  ch. lekarska medical chemistry
  ch. nieorganiczna inorganic chemistry
  ch. organiczna organic chemistry
  ch. przemysłowa industrial chemistry
  ch. radiacyjna radiochemistry
  ch. roślin phytochemistry
  ch. sądowo-lekarska forensic chemistry
  ch. stosowana applied chemistry
  ch. środków spożywczych chemistry of food
chemicznie chemically
  ch. czynny chemically active
  ch. czysty chemically pure, chemically purified
  ch. związany chemically bound
chemiczno-fizyczny chemicophysical
chemiczny chemical
chemik chemist
chemikalia (*pl*) chemicals
chemioprofilaktyka chemoprophylactics
chemioreceptor chemoreceptor
chemioterapeutyczny chemotherapeutic

chemioterapeutyka chemotherapeutics
chemioterapeutyk chemotherapeutic agent
chemioterapia chemotherapy
  ch. indukująca induction chemotherapy (before surgery)
  ch. niszcząca szpik myelosuppressive chemotherapy
  ch., oporność na chemoresistance
  ch. utrwalająca remisję consolidating chemotherapy
  ch., wrażliwość na chemosensitivity
  ch. złożona combination chemotherapy, combined chemotherapy
chemodektoma chemodectoma, non-chromaffin paraganglioma
chemokinetyczny chemokinetic
chemokineza chemokinesis
chemoliza chemolysis
chemoluminiscencja chemoluminiscence
chemopalidektomia chemopallidectomy, chemopallidotomy
chemosorpcja chemosorption
chemosorpcyjny chemosorptive
chemosynteza chemosynthesis
chemotaksja chemotaxis, chemotropism
chemotaktyczny chemotactic
chemotropizm chemotropism, chemotaxis
  ch. dodatni positive chemotropism
  ch. ujemny negative chemotropism
cherubizm cherubism, familial fibrous dysplasia of the jaws
chiazma chiasm, the crossing of intertwined chromosomes during prophase
  ch., interferencja chiasm interference
chimera chim(a)era
  ch. krwi blood chim(a)era
  ch. popromienna radiation chim(a)era
chimerowatość chim(a)erism
chimerowaty chim(a)eric
chinidyna quinidine
chinina quinine
chinolina quinoline
chinon quinone
chinosol quinosol, chinosol
chirologia chirology, dactylology
chirurg surgeon
chirurgia surgery
  ch. aseptyczna aseptic surgery
  ch. bólu pain surgery
  ch. brzuszna abdominal surgery
  ch. duża major surgery
  ch. dziecięca p(a)ediatric surgery
  ch. jamy ustnej oral surgery
  ch. klatki piersiowej chest surgery, thoracic surgery, thoracosurgery
  ch. kosmetyczna cosmetic surgery, featural surgery

ch. kostno-stawowa osteoarticular surgery, arthrosteopedic surgery
ch. mała minor surgery
ch. mózgu neurosurgery
ch. odtwórcza reconstructive surgery
ch. otwartego serca open heart surgery
ch. ogólna general surgery
ch. operacyjna operative surgery
ch. ortopedyczna orthop(a)edic surgery
ch. plastyczna plastic surgery, restorative surgery
ch. plastyczna twarzy featural surgery, facial surgery
ch. polowa field surgery
ch. przypadków nagłych emergency surgery, casualty surgery
ch. reumatologiczna rheumosurgery, rheumatological surgery
ch. serca cardiosurgery, heart surgery
ch. stereotaktyczna stereotaxic surgery, stereotactic surgery
ch. stomatologiczna dental surgery
ch. szczękowa maxillofacial surgery
ch. weterynaryjna veterinary surgery
ch. wytwórcza reconstructive surgery, restorative surgery
ch. zachowawcza conservative surgery
ch. zimna cryosurgery
chirurgiczny surgical
ch. zabieg surgical procedure, surgical intervention
Chlamydia (*pl*) Chlamydia, a genus of *Chlamydiaceae*
chleb bread
ch. pszenny wheat bread, white flour bread
ch. pytlowy wholemeal bread, whole-grain bread
ch. razowy brown bread, wholemeal bread
chloazma = ostuda
chlor chlorine
ch. czynny active chlorine
ch. wolny free chlorine
ch. związany bound chlorine
chloral chloral, trichloracetic aldehyde, anhydrous chloral
ch., przewlekłe zatrucie chloralism
ch., wodzian chloral hydrate
chlorambucyl chlorambucil, leukeran
chloramfenikol chloramphenicol, chloromycetin
chloramina chloramine
chloran chlorate
ch. potasowy potassium chlorate
ch. sodowy sodium chlorate
chlorawy chlorous
chlorek chloride
ch. amonowy ammonium chloride

ch. etylu ethyl chloride, chloroethane, hydrochloric ether, chlorethyl
ch. metylu methyl chloride
ch. rtęciawy mercurous chloride, calomel
ch. rtęciowy mercuric chloride, corrosive sublimate
ch. sodowy sodium chloride
ch. srebra silver chloride
ch. wapniowy calcium chloride
ch. żelazawy ferrous chloride
ch. żelazowy ferric chloride
chlorki (*pl*) chlorides
ch., niedobór w soku żołądkowym hypochlorhydria
ch., niedobór we krwi hypochlor(a)emia
ch., obniżone wydalanie z moczem hypochloruria
ch., podwyższone stężenie we krwi chlor(a)emia, hyperchlor(a)emia
ch., podwyższony poziom w moczu hyperchloruria
ch., wydalanie z moczem chloruria, chloriduria, chloruresis
chlorochina chloroquine
ch., fosforan chloroquine phosphate, arequine
ch., siarczan chloroquine sulphate, Nivaquin
chloroetylen vinyl chloride, chloroethylene
chlorofil chlorophyll
chloroform chloroform, trichloromethane, methylene trichloride
chloroformować chloroformize
chloroformowanie chloroformization
chloroheksydyna chlorhexidine
chloromycetyna chloramphenicol. chloromycetin
chloropenia chloropenia, hypochlor(a)emia
chloropromazyna chlorpromazine, thorazine
chlorotetracyklina chlortetracycline, aureomycin
chlorotiazyd chlorothiazide
chlorować chlorinate
chlorowanie chlorination
chlorowce (*pl*) halogens, chlorine group
chlorowcowanie halogenation
chlorowcowy halide, halogenic
chlorowodorek hydrochloride
chlorowodór hydrogen chloride, hydrochloric acid
chlorowy chloric
ch., organiczne związki organochlorine compounds, organic chlorine compounds
ch., woda chlorine water
chloryn chlorite
chłodnia freezer, refrigerator, freezing plant
chłodniczy cooling, refrigerating

chłodny cool, tepid, frigid
chłodzący cooling, refrigerant, chilling, frigorific, algefacient
ch., środek refrigerant
chłodzenie cooling, refrigeration
chłodziarka cryostat, refrigerator, freezing chamber
chłodziwo coolant, refrigerant
chłonąć absorb, resorb, imbibe
chłoniak lymphoma
  ch. Burkitta Burkitt's lymphoma
  ch. centroblastyczny centroblastic lymphoma
  ch. centrocentryczny centrocentric lymphoma
  ch. immunoblastyczny immunoblastic lymphoma
  ch. immunocytowy immunocytic lymphoma, lymphoplasmoid lymphoma
  ch. limfatyczny lymphocytoma
  ch. łagodny benign lymphoma
  ch. mięsakowy lymphosacroma
  ch. nieziarniczy non-Hodgkin lymphoma
  ch. olbrzymiogrudkowy giant follicular lymphoblastoma, follicular lymphoma, Brill-Symmers disease
  ch. rzekomy płuca pulmonary pseudolymphoma
  ch. złośliwy malignant lymphoma
chłoniakomięsakowatość lymphosarcomatosis
chłoniakomięsak lymphosarcoma
  ch. skóry cutaneous lymphosarcoma
chłoniakonabłoniak lymphoepithelioma, Schmincke's tumo(u)r
chłoniakowaty lymphomatous
chłonięcie absorption, resorption, imbibition
chłonka lymph
  ch. bezwłóknikowa aplastic lymph, corpuscular lymph
  ch. bogata we włóknik fibrinous lymph, euplastic lymph, croupous lymph
  ch., brak alymphia
  ch., krążenie lymphokinesis, lymphocinesis
  ch., odżywianie tkanek przez lymphotrophy
  ch. pozawęzłowa postnodal lymph, corpuscular lymph, aplastic lymph
  ch. przedwęzłowa prenodal lymph, euplastic lymph
  ch., tworzący lymphogenic, lymphogenous
  ch., tworzenie lymphogenesis, lymphization, production of lymph
  ch., wyciek lymphorrh(o)ea, lymphorrhagia
  ch., wydalanie z moczem lymphuria
  ch., zastój lymphostasis

chłonność absorptiveness, absorptive power
chłonny 1) absorptive, resorptive, absorpting, absorbent; 2) lymphatic
chodzący ambulant, walking, ambulatory
  ch. chory ambulant patient
chodzenie walking, stepping
  ch. na czworakach walking on all fours
  ch. na palcach walking on tiptoes, tiptoe walking
  ch. na piętach heel walking
  ch., niemożność (czynnościowa) abasia, atremia
  ch., trudność dysbasia
  ch. we śnie sleep walking, somnambulism, lunatism, moon walking, somnambulance
chodzić walk, step, go
  ch. ciężko tramp, stamp
  ch. na czworakach crawl on all fours
  ch. o kulach walk on crutches
cholan cholate, a salt or ester of cholic acid
cholangiocholecystografia cholangiocholecystography
cholangiografia cholangiography
  ch. bezpośrednia direct cholangiography
  ch. bezpośrednia do przewodu pęcherzykowego cystic duct cholangiography
  ch. infuzyjna infusion cholangiography
  ch. dożylna intravenous cholangiography
  ch. laparoskopowa laparoscopic cholangiography
  ch. przezskórna przezwątrobowa percutaneous transhepatic cholangiography
  ch. śródoperacyjna intraoperative cholangiography
cholangiomanometria cholangiomanometry
cholantren cholanthrene
cholekalcyferol cholecalciferol
cholecystektomia cholecystectomy
cholecystografia cholecystography
  ch. dodwunastnicza cholecystography by duodental route
  ch. doustna oral cholecystography
cholecystokinaza cholecystokinase
cholecystokinina cholecystokinin
cholecystopatia cholecystopathy, any disease of the gallbladder, but mainly functional (dyskinesis etc)
cholecystostomia cholecystostomy
choledochostomia choledochostomy
choledochotomia choledochotomy, incision into the common bile duct
cholemia chol(a)emia, the presence of bile salts in the circulating blood
cholera cholera
  ch. azjatycka Asiatic cholera, epidemic cholera

choleryk a choleric person, irascible, short-tempered person

choleryna cholerine, a mild form of diarrhoea occurring during epidemics of true cholera

cholerynka dziecięca infantile cholera

cholesterol cholesterol, cholesterin

ch. **całkowity** total cholesterol

ch. **we frakcji lipoprotein bardzo niskiej gęstości** very low density lipoprotein fraction cholesterol, VLDL-cholesterol

ch. **we frakcji lipoprotein niskiej gęstości** low density lipoprotein fraction cholesterol, LDL-cholesterol

ch. **we frakcji lipoprotein wysokiej gęstości** high density lipoprotein fraction cholesterol, HDL-cholesterol

ch. **wolny** free cholesterol

ch. **zestryfikowany** esterified cholesterol

cholesterol, obecność we krwi cholesterol(a)emia, cholesterin(a)emia, cholester(a)emia

ch., **obecność w moczu** cholesteroluria, cholesterinuria

ch., **obniżone stężenie we krwi** hypocholesterol(a)emia

ch., **odkładanie się w tkankach** cholesterolosis, cholesterosis, cholesterinosis

ch., **podwyższone stężenie we krwi** hypercholesterol(a)emia

ch., **prawidłowe stężenie we krwi** normocholesterol(a)emia

ch., **tworzenie się** cholesterologenesis, the biosynthesis of cholesterol

cholesterolowy cholesterolic, cholesterol

cholestyramina cholestyramine

cholina choline

cholinergiczny cholinergic

ch. **receptor** cholinergic receptor, cholinoreceptor, cholinoceptive site

cholinesteraza cholinesterase, pseudocholinesterase, non-specific cholinesterase, serum cholinesterase

ch. **właściwa** acetylcholinesterase, specific cholinesterase, true cholinesterase

cholinofosfokinaza choline phosphokinase, choline kinase

cholinofosfotransferaza choline phosphotransferase

cholinolityczny cholinolytic, preventing the action of acetylcholine

cholinomimetyczny cholinomimetic, simulating the action of acetylcholine

chomik syryjski Syrian hamster, golden hamster, *Mesocricetus auratus*

chondriom chondrioma, chondriosome, the entire complex of mitochondria in the cell

chondriomit chondriomite

chondroblast chondroblast, chondroplast

chondroblastoma chondroblastoma, Codman's tumo(u)r

chondrocyt chondrocyte, cartilage cell

chondrodysplazja chondrodysplasia, chondrodystrophy, achondroplasia

chondrodystrofia chondrodystrophy, chondrodysplasia

ch. **wrodzona wapniejąca** chondrodystrophia punctata

chondroid chondroid, atypical cartilage

chondroityna chondroitin

chondroklast chondroclast, cartilage-absorbing cell

chondroliza chondrolysis

chondromukoid chondromucoid, chondromucin

chondropatia chondropathy, chondropathia

chondrozamina chondrosamine, galactosamine

chondryfikacja chondrification, cartilaginifaction

chondryna chondrin

chordotomia chordotomy, cordotomy, spinothalmic tractotomy, anterolateral tractotomy, spinal tractotomy

choreoatetotyczny choreo-athetotic

choristoma = guz zarodkowy

choroba disease, illness, sickness, ailment, affliction, affection

ch. **autoagresyjna** autoimmune disease

ch. **autoimmunizacyjna** autoimmune disease

ch. **bez tętna** pulseless disease, aortic arch syndrome, Takayasu disease

ch. **błękitna** blue disease, cyanotic congenital heart disease

ch. **błon szklistych noworodków** hyaline membrane disease of the newborn

ch. **bornholmska** Bornholm disease, epidemic pleurodynia, benign dry pleurisy, diaphragmatic pleurisy, epidemic myositis, devil's grip, epidemic myalgia, Sylvest's disease

ch. **Christmasa** hemofilia B

ch., **cierpieć na** suffer from a disease

ch. **ciężkich łańcuchów** heavy chain disease, Franklin's disease

ch. **cywilizacyjna** civilization-related disease

ch. **czwarta** fourth disease, scarlatinoid, scarlatinella, Dukes-Filatov disease

ch. **czynnościowa** functional disease

ch. **dekompresyjna** decompression sickness, caisson disease

ch. **demielinizacyjna** demyelinating disease, demyelination disease

ch. **długotrwała** long-standing disease, chronic disease

ch., dotknięty affected with a disease
ch. dziecięca p(a)ediatric disease, childhood disease, infantile disease
ch. dziedziczna hereditary disease, inherited disease, inheritable disease
ch. endemiczna endemic disease
ch. epidemiczna epidemic disease, epidemic
ch. glikogenowa glycogen storage disease
ch. glutenowa gluten-dependent enteropathy
ch. głodowa hunger disease
ch. gośćcowa rheumatic disease, rheumatic fever
ch. górska mountain sickness, altitude sickness, hypobaropathy, altitude anoxia, aviator's sickness
ch. gruczołów dokrewnych endocrinopathy, endocrine disease
ch. grzybicza mycosis, mycotic disease, fungal infection
ch. Hartnupów Hartnup disease
ch. hemolityczna noworodków h(a)emolytic disease of the newborn, fetal erythroblastosis
ch. hipokinetyczna a syndrome caused by immobilization
ch. hodowców ptaków bird-breeder's disease, bird-breeder's lung, pigeon-fancier's disease, allergic pneumonia due to inhalation of allergens of avian origin
ch. inwazyjna infestation, invasive disease
ch. islandzka Iceland disease, Akuryeri disease, epidemic neuromyasthenia
ch. jatrogenna iatrogenic disease
ch. jajnika ovariopathy
ch. jelit enteropathy
ch. kesonowa caisson disease, decompression sickness, tunnel disease
ch. kobieca gyn(a)ecological disease
ch. kociego pazura cat-scratch fever, cat-scratch disease, benign inoculation reticulosis, non-bacterial regional lymphadenitis
ch. kociego ukąszenia cat-bite disease, cat-bite fever, rat-bite disease
ch. kolagenowa collagen disease, collagenosis
ch. kompleksów immunologicznych immune complex disease
ch. kompresyjna compressed-air sickness, hyperbaropathy
ch. konstytucyjna constitutional disease
ch. krążka międzykręgowego discopathy
ch. kręgosłupa spondylopathy, rachiopathy
ch. krwotoczna noworodków h(a)emor-

rhagic disease of the newborn, mel(a)ena of the newborn
ch. legionistów Legionnaires' disease
ch. lokomocyjna motion sickness, car-sickness, kinetosis, kinesia, swing-sickness, seasickness
ch. lotnicza air sickness
ch. ludzi nabyta od niższych kręgowców anthropozoonosis, anthroponosis
ch. Lyme Lyme disease, Lyme borreliosis
ch. łagodna mild disease, benign disease
ch. macicy metropathy
ch. marmurowa marble bone disease, osteopetrosis
ch. morska sea-sickness, seasickness
ch. motylicza fascioliasis
ch. moya moya moya moya disease (brain isch(a)emia with peculiar collateral circulation)
ch. mózgu encephalopathy
ch., nabycie contraction of a disease, catching of a disease
ch. nabyta acquired disease
ch. naczyniowa mózgu cerebrovascular disease
ch. naczyń angiopathy
ch. nadciśnieniowa chronic hypertensive disease
ch. nagminna epidemic disease
ch. napadowa paroxysmal disease
ch., nasilenie exacerbation of disease
ch., nawrót relapse of disease, recurrence
ch. nerek nephropathy
ch. nerwowa neuropathy, nervous disease
ch. neuronu ruchowego motor neuron disease
ch. niedoborowa deficiency disease
ch. niedoboru przeciwciał antibody deficiency disease, agammaglobulin(a)emia
ch. niedokrwienna serca isch(a)emic heart disease
ch. nieuleczalna incurable disease
ch., nieuznawanie swojej anosognosia
ch. nowotworowa neoplastic disease, malignant disease
ch. obłożna a disease requiring lying in bed
ch., obostrzenie exacerbation of disease
ch. odzwierzęca zoonosis, epizootia, epizootic disease
ch. ogólnoustrojowa systemic disease
ch., okres narastania anabasis, a stage of disease worsening
ch., okres szczytowy acme, peak of a disease
ch., okres ustępowania catabasis, declining stage of a disease
ch. okresowa periodic disease

ch. okrężnicy colopathy
ch. oparzeniowa burn disease
ch. organiczna organic disease
ch. ostra acute disease
ch. papuzia psittacosis
ch. pasożytnicza parasitic disease
ch. paznokci onychosis, onychopathy, onychonosus
ch. piąta fifth disease, erythema infectiosum
ch. pierwotna primary disease, main disease
ch. pierwotniakowa protozoal infestation, protozoosis, protozoiasis
ch. płciowa sexually transmitted disease
ch. poadjuwantowa adjuvant-caused disease, postadjuvant disease
ch., początek onest of a disease
ch. podlegająca zgłoszeniu notifiable disease
ch. podostra subacute disease, subchronic disease
ch. polekowa drug disease, drug-induced disease
ch. pooperacyjna postoperative disease
ch. popromienna radiation sickness
ch., postać form of disease
ch., postęp progression of disease
ch. posurowicza serum sickness, serum disease, serum eruption
ch. powietrzna aeropathy
ch., przebieg course of disease
ch. przemiany materii metabolic disease
ch. przenoszona przez stawonogi arthropod-borne disease
ch., przenoszenie transmission of disease, pathophoresis
ch. przewlekła chronic disease, long-standing disease
ch. przewlekła ziarniniakowa chronic granulomatous disease, congenital dysphagocytosis
ch. przyzębia parodontopathy
ch. psychiczna psychic disease, mental disease, psychosis, insanity, alienation, abalienation
ch. reumatoidalna rheumatoid disease
ch. reumatyczna rheumatic disease, rheumatic fever, acute rheumatic fever
ch. robacza helminthiasis, helminthic infection
ch. robotników w silosach silo-filler's disease, pulmonary damage due to nitrogen oxides
ch. roztoczowa acariasis, acaridiasis, acarinosis, acariosis
ch. samoistna idiopathic disease, essential disease, spontaneous disease

ch. serca heart disease, cardiac disease, cardiopathy
ch. skóry dermatosis, dermatopathy, skin disease
ch. skóry barwnikowa pigmentary dermatosis
ch. skóry kontaktowa contact dermatosis
ch. skóry zawodowa occupational dermatosis
ch. somatyczna somatic disease
ch. spichrzeniowa storage disease, thesaurosis
ch. społeczna social disease
ch. stawów arthropathy
ch. stawów i kości osteoarthropathy
ch. sutka mastopathy
ch. swoista specific disease
ch. symulowana simulated disease, malingering
ch. syropu klonowego maple syrup disease, maple syrup urine disease, branched-chain ketonuria, branched-chain ketoaciduria
ch. szlifierzy grinder's disease, pneumonoconiosis
ch. szyi pęcherza moczowego sclerosis of bladder neck
ch. śmiertelna lethal disease, fatal disease
ch. świdrowcowa trypanosomiasis
ch. tangerska Tangier disease, familial high-density lipoprotein deficiency
ch. tasiemcowa t(a)eniasis
ch. tęgoryjcowa ancylostomiasis hookworm disease, miner's an(a)emia, tropical chlorosis, tunnel disease, brickmaker's an(a)emia, mountain an(a)emia
ch. towarzysząca underlying disease, concomitant disease, accompanying disease
ch. tropikalna tropical disease
ch., trwanie duration of disease
ch. trzewna c(o)eliac disease
ch., udawanie malingering, simulation
ch. układowa systemic disease
ch. urojona nosomania
ch., ustępowanie abatement of symptoms, decrudescence, decline, catabasis
ch. wątroby hepatopathy
ch. wątroby i śledziony splenohepatopathy
ch. weneryczna venereal disease, sexually transmitted disease
ch. wewnętrzna internal disease
ch. węgorkowa strongyloidosis, strongyloidiasis
ch. wibracyjna vibration disease, pneumatic hammer disease
ch. wieku dziecięcego childhood disease
ch. wieku rozwojowego developmental age disease

ch. wieńcowa coronary heart disease, coronary arterial disease, coronary artery disease, ischaemic heart disease

ch. wikłająca complicating disease, intercurrent disease, concurrent disease

ch. wirusowa viral disease, virus disease

ch. wrodzona congenital disease

ch. wrzodowa chronic peptic ulcer disease

ch. wrzodowa dwunastnicy chronic duodenal ulcer disease

ch. wrzodowa żołądka chronic gastric ulcer disease

ch. współistniejąca concomitant disease, concurrent disease

ch. wtórna secondary disease, deuteropathy

ch. wtrętowa inclusion body disease, cytomegalic inclusion disease

ch. wyniszczająca devastating disease, wasting disease

ch. wyniszczeniowa wasting disease (in athymic animals)

ch. wysokościowa altitude sickness, hypobaropathy

ch., występowanie incidence of a disease (in a population)

ch. wysypkowa exanthematous disease, exanthema, eruptive disease

ch. wywołana przez krętki spirochaetosis, treponemiasis, treponematosis

ch. wywołana przez nicienie filariasis

ch., wznowa relapse, recurrence

ch. zaawansowana advanced disease

ch. zajęcza tularemia

ch. zakaźna infectious disease, communicable disease, transmissible disease, contagious disease, germ disease

ch., zakończenie apostasis

ch. zaniedbana neglected disease

ch. zaraźliwa contagious disease, catching disease, communicable disease

ch. zasadnicza primary disease, main disease

ch., zaostrzenie exacerbation of disease

ch. zawodowa occupational disease

ch., zejście outcome of disease

ch. zęba dental disease

ch. ziarniniakowa rodzinna sprzężona z płcią chronic familial X-linked granulomatosis

ch. z napadami paroxysmal disease

ch. zwyrodnieniowa stawów degenerative joint disease

ch. żołądka gastropathy

chorobliwość morbidity, proneness to disease

chorobliwy morbid, disease-prone

chorobotwórczość pathogenicity

chorobotwórczy pathogenic, pathogenetic

ch. czynnik pathogen

chorobowość morbidity rate, prevalence of a disease in a given population

chorobowy pathologic, pathological, morbid

ch., objawy pathological symptoms (signs), morbid symptoms

ch., ubezpieczenie sickness insurance

ch. urlop sick leave

ch. zasiłek sick allowance, sick benefit

ch., zwolnienie sickness certificate

choroideremia choroideremia, progressive tapetoretinal dystrophy

chorować have a disease, be ill, be sick, ail, be unwell, suffer from a disease, be subject to a disease, be affected with a disease

ch. na zapalenie płuc have pneumonia, be ill with pneumonia

chorowitość infirmity, sickliness, sickly constitution

chorowity sickly, infirm, ailing, unhealthy

chorujący ailing, sick, ill

chory ill, sick, diseased, unwell, infirm

chory patient, sick person

ch. ambulatoryjny outpatient, ambulatory patient

ch. chirurgiczny surgical patient

ch. chodzący ambulant patient

ch. cierpiący (na) patient afflicted (with), patient suffering (from), patient affected (with)

ch. gorączkujący febrile patient

ch. leczony intensywnie intensive-care patient

ch. leżący bedridden patient, patient confined to bed, patient staying in bed

ch. majaczący deliriant patient, delirious patient

ch. na akromegalię acromegalic (patient)

ch. na cukrzycę diabetic

ch. na dychawicę asthmatic

ch. na hemofilię h(a)emophiliac

ch. na kiłę syphilitic (patient)

ch. na padaczkę epileptic

ch. na raka cancerous patient

ch. na serce cardiac patient

ch. na trąd leper

ch. na wściekliznę rabid patient, rabietic patient, rabiate patient

ch. nerwicowy neurotic patient

ch. neurochirurgiczny neurosurgical patient

ch. nie chodzący non-ambulant patient

ch. nie gorączkujący afebrile patient

ch. niezdyscyplinowany uncooperative patient, undisciplined patient

ch. obłożnie bedridden patient, patient confined to bed, bedfast patient

ch. otyły obese patient

ch., pielęgnacja nursing of patient, nursing care
ch. pierwszy raz first-visit patient
ch. pierwszy z daną chorobą index patient
ch. po amputacji amputee
ch. pod specjalną opieką special-care patient
ch. po wycięciu grasicy thymectomized patient
ch. po wycięciu gruczołu krokowego prostatectomized patient
ch. po wycięciu migdałów tonsillectomized patient
ch. po wycięciu nadnerczy adrenalectomized patient
ch. po wycięciu nerek nephrectomized patient
ch. po wycięciu okrężnicy colectomized patient
ch. po wycięciu pęcherzyka żółciowego cholecystectomized patient
ch. po wycięciu przydatków adnexectomized patient
ch. po wycięciu przysadki hypophysectomized patient
ch. po wycięciu śledziony splenectomized patient
ch. po wycięciu tarczycy thyreoectomized patient, thyroidectomized patient
ch. po wycięciu wątroby hepatectomized patient
ch. po wycięciu żołądka gastrectomized patient
ch. przebywający w szpitalu patient staying in hospital, inpatient
ch. przewlekle chronic patient
ch. przychodzący do szpitala patient visiting a doctor
ch. przyjęty do szpitala patient admitted to hospital
ch. psychicznie psychotic (patient), insane (patient), lunatic
ch. reagujący na leczenie responder, patient responding to treatment
ch. samoobsługujący się self-care patient
ch. umierający (na) patient dying (from), patient succumbing (to)
ch. w ciężkim stanie patient in a serious condition
ch. współpracujący cooperative patient, cooperating patient
ch. w starszym wieku elderly patient
ch. wenerycznie venereal patient
ch. wycieńczony debilitated patient, emaciated patient
ch. wyniszczony cachectic patient, emaciated patient

ch. wypisany ze szpitala patient discharged from a hospital
ch. wypisany do domu patient discharged home
ch. zdyscyplinowany disciplined patient, cooperative patient, compliant patient
ch. ze sztucznym odbytem stoma patient
ch. ze znacznym ryzykiem (złym rokowaniem) high-risk patient
ch. z niedowładem połowiczym hemiplegic (patient)
ch. z porażeniem paralytic (patient)
ch. z przerwanym rdzeniem spinal patient
ch. z tracheotomią tracheotomized patient, patient with tracheotomy
chód (sposób chodzenia) gait, walk
ch. ataktyczny ataxic gait
ch. bezładny ataxic gait
ch. bezładny móżdżkowy cerebellar ataxic gait, cerebellar gait
ch. bezładny rdzeniowy spinal ataxic gait, tabetic gait
ch. bociani steppage, equine gait, high steppage gait
ch. brodzący steppage
ch. chwiejny staggering gait, wavering gait
ch. chwiejny dziecięcy toddling gait
ch. chwiejny starczy tottering gait
ch. drobnymi krokami z przyspieszeniem (w chorobie Parkinsona) festinating gait
ch. gwiaździsty (w chorobach móżdżku) compass gait
ch. hemiplegiczny hemiplegic gait, helicopod gait
ch. histeryczny hysterical gait
ch. kaczkowaty waddling gait, goose gait, duck gait
ch. koguci steppage gait
ch. koński equine gait, steppage
ch. kołyszący waddling gait, duck gait
ch. koszący helicopod gait
ch. móżdżkowy cerebellar gait
ch. na czubkach palców walking on tiptoes
ch. na szerokiej podstawie wide-based gait, brachybasic gait
ch. niedowładny paralytic gait, paretic gait
ch. niepewny unsteady gait
ch. niezborny incoordination of gait
ch. nożycowy scissor gait
ch. połowiczoniedowładny hemiplegic gait, hemiparetic gait
ch. porażenny paralytic gait
ch. porażenny przy niedowładzie kończyn dolnych paraparetic gait
ch. potykający się stumbling gait
ch. starczy tottering gait, senile gait
ch. spastyczny spastic gait
ch. szurający shuffling gait

ch. tabetyczny tabetic gait
ch. utrudniony dysbasia, abasia
ch. w chorobie Parkinsona parkinsonian gait
ch. w płaskostopiu flat-footed gait
ch. zataczający się swaying gait, reeling gait
ch. z odchylaniem tułowia w tył (w dystrofii mięśniowej) gluteus maximus gait
ch. z unikaniem bólu antalgic gait
chów breeding
ch. krzyżowy crossbreeding
ch. wsobny inbreeding
chrapać snore, breathe stertorously
chrapanie snore, snoring, stertor
chrapliwy stertorous, hoarse, husky
chrom chromium, chrome
ch., trójtlenek chromium trioxide, chromic acid
chromaffinocyt chromaffinocyte
chromaffinoma chromaffinoma, a tumour derived from chromaffinocytes
chroman chromane, chromone
chromanie claudication, limping, hobbling
ch. mózgowe cerebral claudication
ch. przestankowe intermittent claudication, intermittent dysbasia
chromatofor chromatophore, 1) a pigment--bearing cell; 2) colo(u)r radical in a compound; 3) a chlorophyll-containing plastid in certain protozoa
chromatograf chromatograph
chromatografia chromatography
ch. adsorpcyjna adsorption chromatography, adsorptive chromatography
ch. bibułowa paper chromatography, filter paper chromatography
ch. cieczowa liquid chromatography
ch. cieczowa wysokociśnieniowa high pressure liquid chromatography
ch. cieczowa wysokowydajna high performance chromatography
ch. cienkowarstwowa thin-layer chromatography
ch. dwuwymiarowa two-dimensional chromatography
ch., faza nieruchoma stationary phase
ch., faza ruchoma moving phase
ch. gazowa gas chromatography
ch. gazowo-cieczowa gas-liquid chromatography
ch. jonowymienna ion-exchange chromatography
ch. kolumnowa column chromatography
ch., ładować kolumnę pack the column
ch., nośnik carrier
ch., nośnik gazowy carrier gas
ch., piec do oven

ch., płytka do chromatoplate
ch. przepływowa buffer-flow chromatography
ch., przepuszczać substancję przez kolumnę pass substance through a column
ch. rozdzielcza partition chromatography, resolution chromatography
ch. sitowa molecular sieve chromatography, gel filtration chromatography
ch. wstępująca ascending chromatography
ch., wykonywać chromatograph
ch., plamy barwne na colo(u)r spots
ch., zdolność rozdzielcza separating power
ch. zstępująca descending chromatography
ch. żelowa gel filtration chromatography, molecular sieve chromatography
chromatopsja chromatopsia, colo(u)red vision, seeing of all objects in abnormal colo(u)r
chromatotropizm chromatotropism
chromatoza chromatosis, pigmentation, chromatodermatosis
chromatyda chromatid
ch., nierozdzielenie non-disjunction
ch. siostrzana sister chromatid
chromatydowy chromatid
ch., aberracja chromatid aberration
ch. mostek chromatid bridge
ch., pęknięcie chromatid break
chromatyna chromatin
ch., eliminacja chromatin elimination
ch. jąderkowa nucleolar chromatin
ch. płciowa sex chromatin, Barr chromatin
chromatynowy chromatinic
chromawy chromous
chromian chromate
chromidium chromidium
chromin chromite
chromoblast chromoblast
chromoblastomikoza chromoblastomycosis, chromomycosis
chromochłonność chromaffinity
chromocystoskopia chromocystoscopy
chromomer chromomere, 1) the dense part of a chromosome; 2) a part of blood platelet
chromon chromone, chromane, chromene
chromosom chromosome
ch. acentryczny acentric chromosome
ch. akrocentryczny acrocentric chromosome
ch. Christchurch Christchurch chromosome (in chronic lymphatic leuk(a)emia)
ch. dodatkowy accessory chromosome, odd chromosome, heterotopic chromosome, monosome, unpaired allosome
ch., duplikacja duplication of chromosome
ch. dwuwartościowy bivalent chromosome

ch., endoreduplikacja endoreduplication of chromosome
ch., endoreplikacja = **ch., interreplikacja**
ch. filadelfijski Philadelphia chromosome (in chronic myelocytic leuk(a)emia)
ch., fuzja fusion of chromosomes
ch., garnitur chromosome complement
ch., garnitur prawidłowy euploidy
ch., garnitur nieprawidłowy aneuploidy
ch., garnitur zmniejszony hypoploidy
ch., garnitur zwiększony hyperploidy
ch., gromadzenie się eongression of chromosomes
ch. heterologiczny heterologous chromosome, allosome, heterotypical chromosome
ch. holocentryczny holocentric chromosome
ch. homologiczny homologous chromosome
ch., interreplikacja interreplication of chromosomes, endoreplication of chromosomes
ch., inwersja inversion of chromosomes
ch. jąderkotwórczy nucleolar chromosome
ch., koniugacja pairing of chromosomes
ch., łączenie się rejoining of chromosomes
ch. megameryczny megameric chromosome
ch. metacentryczny metacentric chromosome
ch. nieprawidłowy allosome
ch., odwrócenie odcinka = **inwersja**
ch. olbrzymi giant chromosome.
ch. opóźniony lagging chromosome
ch. pierścieniowy ring chromosome
ch. płciowy sex chromosome
ch., podwojenie odcinka duplication of chromosome
ch. potomny daughter chromosome
ch., redukcja reduction of chromosomes
ch., redukcja mejotyczna meiotic reduction
ch., redukcja mitotyczna mitotic reduction, somatic reduction
ch., rozdział disjunction of chromosomes
ch. satelitarny satellite chromosome
ch., sczepianie się interlocking of chromosomes
ch. szczoteczkowy lampbrush chromosome (in oocytes of certain animals)
ch. telocentryczny telocentric chromosome
ch., translokacja translocation of chromosomes
ch., ubytek części chromosome deletion
ch., wymiana exchange of chromosomes
ch., wymiana odcinków między = **translokacja**
ch., zespół chromosome complex

ch., zestaw chromosome set
ch., złamanie chromosome breakage, chromosome break
chromosomowy chromosomal
ch. chimeryzm chromosomal chim(a)erism
ch. dobór assortment of chromosomes
ch., mapa chromosome map
ch. mostek chromosomal bridge
ch. wzór chromosome pattern
chromotropizm chromotropism, chromatotropism
chromowy chromic
chromy lame
chronaksja chronaxie, chronaxy, chronaxia, chronaxis
chronić (przed) protect (against, from)
chronienie protection
chroniczność chronicity
chroniczny chronic
chronobiologia chronobiology
chronofizjologia chronophysiology
chronokardiografia chronocardiography
chronometria chronometry
chronotropizm chronotropism (*cardiol.*)
chronotropowy chronotropic
chropowatość roughness, coarseness, harshness
chropowaty rough, coarse, harsh
chrypieć speak in a hoarse (husky) voice
chrypienie hoarse voice
chrypka hoarseness, hoarse voice
chryzoderma chrysoderma, aurochromoderma
chryzoterapia chrysotherapy, aurotherapy
chrząkać clear one's throat, hawk
chrząkanie clearing of one's throat, hawking
chrząstka cartilage, chondrus
ch. beleczkowata trabecular cartilage
ch. boczna nosa lateral nasal cartilage
ch., ból chondrodynia, chondralgia
ch., heterotopia chondroalloplasia
ch. kostniejąca ossifying cartilage, calcifying cartilage, secondary cartilage, temporary cartilage
ch. krtani, rozmiękanie laryngeal chondromalacia
ch. łącząca = **ch. międzykostna**
ch. małżowiny usznej auricular cartilage, conchal cartilage
ch., martwica chondronecrosis
ch., martwica popromienna radiochondronecrosis
ch. międzykostna (w szwach kostnych) interosseous cartilage, connecting cartilage, uniting cartilage
ch., nacięcie chondrotomy
ch. nagłośniowa epiglottic cartilage

ch. nalewkowata arytenoid cartilage, triquetrous cartilage of the larynx
ch. nasadowa epiphysial cartilage
ch., nóż do nacięcia chondrotome, ecchondrotome
ch., odżywczy dla chondrotrophic
ch. pierścieniowata cricoid cartilage, annular cartilage, innominate cartilage
ch. pierwotna primordial cartilage
ch., plastyka chondroplasty
ch. płodowe, rozmiękanie fetal chondromalacia
ch. potyliczna occipital cartilage
ch. przegrody nosa nasal septum cartilage, septal cartilage, quadrangular cartilage
ch., przemiana w chondrification, cartilaginification
ch. przewodu słuchowego meatal cartilage, cartilage of the acoustic meatus
ch., resorpcja chondrolysis
ch., rozmiękanie chondromalacia
ch., rozmiękanie uogólnione generalized chondromalacia
ch., rozpad chondrolysis
ch., rozwój chondrogenesis, chondrosis
ch. rożkowata corniculate cartilage, supra-arytenoid cartilage, cartilage of Santorini
ch. rzekoma pseudocartilage
ch. rzepki, rozmiękanie patellar chondromalacia
ch. skrzydłowa mniejsza lesser alar cartilage, accessory quadrate cartilage
ch. skrzydłowa większa greater alar cartilage
ch. sprężysta elastic cartilage, collageno-elastic cartilage, yellow cartilage
ch. stawowa articular cartilage, arthrodial cartilage, diarthrodial cartilage, investing cartilage
ch. stawowa, zapalenie arthrochondritis
ch. szklista hyaline cartilage
ch. śródstawowa (krążek śródstawowy) interarticular cartilage, intra-articular cartilage, articular disc
ch. tarczkowa powieki tarsal cartilage, ciliary cartilage
ch. tarczowata thyroid cartilage
ch. tarczowata, nacięcie thyrotomy, thyrochondrotomy
ch. tchawicy tracheal cartilage
ch. trąbki słuchowej cartilage of the pharyngotympanic tube, tubal cartilage
ch. trójkątna kości promieniowej triangular cartilage, triquetral cartilage
ch. trzeszczkowata sesamoid cartilage, accessory cartilage, epactile cartilage

ch. trzeszczkowata nosa sesamoid cartilage of the nose
ch. trzeszczkowata krtani sesamoid cartilage of the larynx
ch., tworzący chondrogenic
ch. włóknista fibrocartilage, hyalinofibrous cartilage
ch. włóknista, odnoszący się do fibrocartilaginous
ch. włóknista wyściełająca rowek dla ścięgna stratiform cartilage
ch. włóknista, zapalenie fibrochondritis
ch., wycięcie chondrectomy
ch., wyrośl chondrophyte
ch. Y Y cartilage, hypsiloid cartilage, a cartilage in the acetabulum of children
ch., zapalenie chondritis
ch. ziarnista cartilago triticea
ch., zmieniać się w chondrify
ch., zrzeszotnienie chondroporosis
ch., zwapnienie chondrocalcinosis
ch. żebra drugiego prawego aortic cartilage
ch. żebra drugiego lewego pulmonary cartilage
ch. żebrowa costal cartilage
ch. żebrowe łączące się z mostkiem sternal cartilages
ch. żuchwowa mandibular cartilage, Meckel's cartilage
chrząstkopodobny cartilaginiform, cartilaginoid
chrząstkowacieć chondrify
chrząstkowy cartilaginous, chondral
chrząstkozrost synchondrosis
ch. czaszki cranial synchondrosis
ch. klinowo-potyliczny sphenooccipital synchondrosis
ch. klinowo-skalisty sphenopetrous synchondrosis
ch. mostkowy sternal synchondrosis
ch. nalewkowato-rożkowy arycorniculate synchondrosis
ch. nasadowy epiphysial synchondrosis
ch., przecięcie synchondroseotomy, synchondrotomy
ch. śródpotyliczny przedni, tylny intra-occipital synchondrosis, anterior, posterior
ch. skalisto-potyliczny petro-occipital synchondrosis
chrzęstniak chondroma, ecchondroma, ecchondrosis
ch. mnogi multiple chondroma, chondromatosis
ch. przykostny periosteal chondroma
ch. śluzowaciejący myxoid chondroma
ch. śródkostny central chondroma, enchondroma

ch. śródkostny, odnoszący się do enchondromatous
ch. śródkostny włókniakowaty fibro-enchondroma
ch. zarodkowy chondroblastoma
ch. zarodkowy łagodny benign chondroblastoma
ch. zarodkowy złośliwy malignant chondroblastoma
ch. z chrząstki szklistej hyaloenchondroma
ch. zewnątrzkostny ecchondroma, ecchondrosis
chrzęstniakokostniak osteochondroma
chrzęstniakomięsak chondrosarcoma
ch. śluzowaciejący myxoid chondrosarcoma, chondromyxosarcoma
ch. śródkostny central chondrosarcoma, endochondrosarcoma
chrzęstniakomięśniak chondromyoma
chrzęstniakonaczyniak chondro-angioma
chrzęstniakośluzak chondromyxoma
chrzęstniakotłuszczak chondrolipoma
chrzęstniakowatość chondromatosis
ch. maziówkowa synovial chondromatosis, synovial chondrocalcinosis
ch. sutka mammary chondromatosis
chrzęstniakowłókniak chondrofibroma, fibrochondroma
chrzęstniakowaty chondromatous
chrzęstnienie chondrification, cartilaginification
chrzęstnokostny chondro-osseous, osteochondrous, osteochondral
chrzęstny cartilaginous, chondral, chondro-
chudnąć lose weight, get thin
chudnięcie weight loss, wasting, slimming
chudość leanness, thinness, gauntness, slimness
chudy thin, fatless, lean, gaunt
ch., mleko defatted milk, fatless milk
chusta czworokątna quadrangular bandage
chusta trójkątna triangular bandage
chwast weed
chwastobójczy herbicide, weed-killing
ch. środek herbicide, weed-killer
chwiać się stagger, reel, totter, falter
chwianie się staggering, reeling, tottering, faltering
ch. się zębów gomphiasis, looseness of teeth, agomphiasis
chwiejność 1) instability, lability, unsteadiness; 2) indecision, irresolution
ch. emocjonalna emotional lability, emotional instability, affective instability, mood swings
chwiejny unstable, labile
chwyt graps, hold, grip
ch. ręki handgrip

ch. położniczy obstetric manipulation, manual assistance
ch. położniczy dwuręczny conjoined manipulation
ch. wspomagający wydalenie łożyska manipulation for expression of placenta
chwytacz bone forceps
chwytać grasp, grip, clasp
chwytanie grasping, prehension
chwytny prehensile
chylemia chyl(a)emia
chylomikron chylomicron
chylomikronemia chylomicron(a)emia
chylotoraks chylothorax
chyluria chyluria, presence of chyle in urine
chymopapaina chymopapain
chymotrypsyna chymotrypsin
chymotrypsynogen chymotrypsinogen
chymozyna chymosin, rennin
chymozynogen chymosinogen
ciała (*pl*) bodies, corpora, solids, substances
c. acetonowe acetone bodies
c. gorączkotwórcze pyrogens, pyrogenic agents
c. jamiste cavernous bodies
c. jamiste łechtaczki cavernous bodies of the clitoris
c. jamiste prącia cavernous bodies of the penis
c. jamiste prącia, stwardnienie fibrous cavernitis, Peyronie's disease
c. jamiste, zapalenie cavernitis, cavernositis
c. ketonowe ketone bodies
c. mielinowe myelin bodies, myelin figures
c. Nissla Nissl bodies, tigroid, chromophil substance in neurons
c. piaszczakowate psammoma bodies, sand bodies
c. purynowe purine bodies
c. rakotwórcze cancerogenic bodies, carcinogens
c. rujotwórcze (o)estrogens
c. skrobiowate amyloid corpuscles, amylaceous corpuscles, amyloid bodies, amniotic corpuscles, colloid bodies
c. wolne śródstawowe loose bodies, articular mice, articular bodies, melon-seed bodies, rice bodies
c. wtrętowe inclusion bodies
c. wtrętowe cytoplazmatyczne cytoplasmic inclusion bodies
c. wtrętowe jądrowe nuclear inclusion bodies
ciałka (*pl*) corpuscles, bodies, small bodies
c. blaszkowate lamellated corpuscles, lamellar corpuscles (of Vater and Pacini)

c. **bułeławkowate** bulboid corpuscles, bulbs of Krause

c. **dotykowe** tactile corpuscles, oval corpuscles, touch corpuscles, Meissner's corpuscles

c. **metachromatyczne** metachromatic granules, Babés-Ernst bodies

c. **przyaortowe** para-aortic bodies

c. **przyzwojowe** paraganglia, chromaffin bodies

c. **ryżowate** rice bodies

c. **szkliste alkoholowe** alcoholic hyaline bodies, alcoholic hyalin, Mallory's bodies in the liver

ciałko corpuscle, body, corpus

c. **Barra** Barr chromatin body, sex chromatin

c. **białawe** corpus albicans, atretic corpus luteum

c. **grasicze** thymus corpuscle, Hassal's concentric corpuscle

c. **guziczne** coccygeal body

c. **kierunkowe** polar body, polocyte

c. **mięczaka zakaźnego** molluscum contagiosum corpuscle

c. **przyzwojowe nadsercowe** aortic body

c. **żółte** corpus luteum, yellow body

c. **żółte ciążowe** luteum verum corpuscle

c. **żółte menstruacyjne** luteum spurium corpuscle

c. **żółte rzekome** luteum spurium corpuscle

ciało 1) body, corpus; 2) substance; 3) principal mass of any structure, particularly anatomical

c. **brodawkowate skóry właściwej** papillary body, papillary layer of the corium

c., **budowa** habitus, physique, constitution, bodily build

c., **budowa asteniczna** leptosomic habitus, leptosomatic habitus

c., **budowa pykniczna** pyknic habitus, pyknic constitution

c. **gąbczaste** spongy body

c. **gąbczaste cewki moczowej żeńskiej** spongy body of the female urethra

c. **gąbczaste prącia** spongy body of the penis

c. **kolankowate boczne** lateral geniculate body

c. **kolankowate przyśrodkowe** medial geniculate body

c. **komórki nerwowej** nerve cell body, perikaryon

c. **ludzkie** human body

c., **mechanika** biomechanics

c. **modzelowate** corpus callosum, commissura magna

c. **modzelowate, brak** agenesia of the corpus callosum

c. **obce** foreign body

c. **obce, lokalizowanie** localization of a foreign body

c. **powrózkowate** restiform body, inferior cerebellar peduncle

c. **prążkowane** striatum, striate body

c. **rzęskowe** ciliary body, ciliary apparatus

c. **rzęskowe, część płaska** pars plana of the ciliary body

c. **rzęskowe, diatermokoagulacja** cyclodiathermy

c. **rzęskowe i naczyniówka, odwarstwienie** ciliochoroid detachment

c. **rzęskowe i naczyniówka, zapalenie** cyclochoroiditis

c. **rzęskowe i rogówka, zapalenie** cyclokeratitis

c. **rzęskowe, lek porażający** cycloplegic

c. **rzęskowe, krioterapia** cyclocryotherapy, cyclocryoapplication

c. **rzęskowe, nacięcie** cyclotomy, cyclicotomy

c. **rzęskowe, oddzielenie operacyjne** cyclodialysis

c. **rzęskowe, odwarstwienie** detachment of the ciliary body

c. **rzęskowe, porażenie** cycloplegia

c. **rzęskowe, przecięcie (nerwów)** ciliotomy

c. **rzęskowe, wycięcie** cyclectomy, ciliectomy

c. **rzęskowe, zapalenie** cyclitis

c. **rzęskowe, zapalenie izolowane** pure cyclitis

c. **rzęskowe, zapalenie ropne** purulent cyclitis

c. **rzęskowe, zapalenie surowicze** serous cyclitis

c. **rzęskowe z różnobarwnością tęczówek, zapalenie** heterochromic cyclitis

c. **rzęskowe z wysiękiem włóknikowym, zapalenie** plastic cyclitis

c. **stałe** solid body

c. **suteczkowate** mamillary body, mammillary body

c. **szkliste** vitreous body, vitreous

c. **szkliste, męty** floaters

c. **szkliste, odwarstwienie** vitreous detachment

c. **szkliste, przednia hiperplazja** anterior hyperplastic primary vitreous

c. **szkliste, rozpływ** liquefaction of vitreous

c. **szkliste, tylna hiperplazja** posterior hyperplastic primary vitreous

c. **szkliste, tylne odwarstwienie** posterior detachment of vitreous

c. **śródstawowe wolne** intra-articular loose body, melon-seed body
c. **tłuszczowe dołu kulszowo-odbytniczego** fat body of the ischiorectal fossa
c. **tłuszczowe oczodołu** fat body of the orbit
c. **tłuszczowe policzka** fat body of the cheek, sactorial pad, sucking pad, sucking cushion
ciałopalenie cremation
ciałopalny crematory, cremating
ciąć cut, cut into, incise, clip, slice
ciąg (w emg) train
ciągłość continuity, unbroken succession, uninterrupted sequence
c., **brak** discontinuity
c., **odtworzenie** restoration of continuity
c., **pozbawiony** discontinuous
c., **przerwać** break the continuity, discontinue
ciągły continuous, uninterrupted, continued, unremitting, permanent
ciągota sex-urge
ciągotka priapism
ciąża pregnancy, gestation, gravidity, cyesis, cyophoria
c. **bańkowa** ampullar pregnancy
c. **bliźniacza** bigeminal pregnancy, twin pregnancy, gemellary pregnancy
c. **bliźniacza dwujajowa** dizygotic pregnancy, binovular pregnancy
c. **bliźniacza jednojajowa** monozygotic pregnancy, uniovular pregnancy
c. **brzuszna** abdominal pregnancy
c. **cieśni jajowodu** isthmic pregnancy
c., **donosić** carry pregnancy to term
c. **donoszona** full-term pregnancy, pregnancy carried to term
c. **ektopiczna** ectopic pregnancy, extrauterine pregnancy
c. **histeryczna** hysteric pregnancy, nervous pregnancy
c. **jajnikowa** ovarian pregnancy
c. **jajowodowa** tubal pregnancy, Fallopian pregnancy, oviductal pregnancy
c. **jajowodowo-brzuszna** tuboabdominal pregnancy
c. **jajowodowo-jajnikowa** tubo-ovarian pregnancy
c. **jajowodowo-maciczna** tubouterine pregnancy
c. **jajowodowo-śródścienna** intramural pregnancy, interstitial pregnancy
c. **jednojajowa** monovular pregnancy, uniovular pregnancy
c. **jednopłodowa** monocyesis
c. **maciczna** uterine pregnancy
c. **międzywięzadłowa** intraligamentary pregnancy

c. **mnoga** multiple pregnancy, plural pregnancy
c., **nauka o** cyesiology
c. **niedonoszona** pregnancy ending before term, incomplete pregnancy
c. **niepomyślnie zakończona** unsuccessful pregnancy
c. **obumarła** missed labo(u)r
c. **pojedyncza** unifetal pregnancy
c. **pomyślnie zakończona** successful pregnancy
c., **powodujący** cyogenic
c. **pozakosmówkowa** extrachorial pregnancy
c. **pozamaciczna** extrauterine pregnancy, ectopic pregnancy
c. **pozaowodniowa** extra-amniotic pregnancy
c. **pozorna** = c. **rzekoma**
c. **prawidłowa** normal pregnancy, entopic pregnancy, encyesis
c. **przenoszona** prolonged pregnancy, postmaturity, postmature pregnancy
c., **rozpoznanie** diagnosis of pregnancy, cyesiognosis
c. **ryzykowna** high-risk pregnancy
c. **rzekoma** false pregnancy, spurious pregnancy, pseudogestation, afetal pregnancy, pseudocyesis, phantom pregnancy
c. **strzępkowa** fimbrial pregnancy
c. **szyjkowa** cervical pregnancy
c. **udawana** simulated pregnancy
c. **wewnątrzowodniowa** intra-amniotic pregnancy
c. **wewnątrzotrzewnowa** intraperitoneal pregnancy
c. **w rogu macicy** cornual pregnancy, angular pregnancy
c., **zajście w** conception
c., **zajść w** conceive
c., **zapobiegać** protect against pregnancy
c., **zapobiegający** contraceptive
c., **zapobieganie** contraception
ciążenie gravitation
ciążowy gestational, related to pregnancy, cyetic, cyophoric
c., **testy** tests for pregnancy
c., **zatrucie** gestosis, tox(a)emia of pregnancy
ciecz liquid, fluid, humo(u)r
c., **nauka o ruchach** rheology
c. **oczna** ocular fluid, intraocular fluid
c. **szklista** vitreous fluid, liquid part of the vitreous
c. **wodnista oka** aqueous (humo(u)r)
ciekły liquid, fluid, molten (metal)
cielesny corporeal, corporal

ciemiączko fontanel, fontanelle
  c. klinowe sphenoidal fontanel, anterolateral fontanel
  c. przednie anterior fontanel, frontal fontanel, bregmatic fontanel
  c. sutkowe mastoid fontanel, posterolateral fontanel
  c. przednioboczne anterolateral fontanel, sphenoidal fontanel
  c. tylnoboczne posterolateral fontanel, mastoid fontanel
ciemieniowy parietal
ciemieniucha cradle cap, crusta lactea
ciemię vertex, top of the head, crown of the head
ciemnia dark-room
ciemność darkness
cieniodajny (środek) contrast medium (radiol.)
cieniujący (środek) contrast medium, radiopaque agent (radiol.)
cienki thin, slender
cienkościenny thin-walled
cienkowarstwowy thin-layer
cień shadow
  c. drobnoplamiste płuc pulmonary mottling
  c. gęsty dense shadow, density
  c. guzkowaty płuc nodular shadow of the lungs
  c. jednolity homogenous shadow
  c. klinowaty wedge-shaped shadow
  c. krwinki czerwonej phantom corpuscle, achromocyte, shadow erythrocyte, ghost corpuscle, Ponfick's shadow, shadow corpuscle
  c. motylowaty butterfly shadow, batswing shadow in the lung
  c. naczyniowy płuc vasculature pattern, vasculature markings
  c., naddatek niche, barium-filled crater (in gastroduodenal film)
  c. naczyniowy płuc nadmierny prominent vasculature pattern
  c. obrączkowy annular shadow, ring-shaped shadow
  c. odgraniczony well-delineated shadow
  c. okrągły płuca round shadow in the lung
  c. oskrzelowy bronchial pattern (in radiograms)
  c. ostro zarysowany sharply outlined shadow, well defined shadow
  c. pasmowaty płuc linear shadow in the lung
  c. pierścieniowaty = c. obrączkowy
  c. przecinkowaty comma-shaped shadow
  c. przedkręgosłupowy prevertebral shadow
  c. przykręgosłupowy paravertebral shadow

  c. rozlany diffuse shadow, poorly outlined shadow, ill-defined shadow
  c. rentgenowski radio-opaque area, x-ray shadow
  c. siateczkowaty płuc reticular shadow of the lung
  c. siatkowaty płuc weblike shadow of the lung, webbing
  c. smugowaty streaky shadow, streak
  c. typu plastra miodu honeycomb shadow
  c., ubytek filling defect (in gastrointestinal films)
  c. wnęki płuca hilar shadow
  c. wnęki płuca gęstszy increased hilar shadowing
  c. zamostkowy retrosternal shadow
  c. zaokrąglony curvilinear shadow
cieplarka thermostat
cieplny thermal, thermic, caloric, calorific
  c., izolacja heat insulation, thermal insulation
  c., jednostka thermal unit
  c., przewodnictwo thermal conductivity
cieplawy lukewarm, tepid
ciepło warmth, heat
  c. adsorpcji heat of adsorption
  c. atomowe atomic heat
  c. cząsteczkowe molecular heat
  c., czucie thermo(a)esthesia
  c. dysocjacji heat of dissociation
  c., fobia thermophobia
  c., konwekcja convection of heat
  c. konwekcyjne convective heat
  c. konwersyjne conversive heat (developing in tissues by absorption of waves which are not hot)
  c. krystalizacji heat of crystallization
  c. krzepnięcia heat of coagulation
  c. molowe molar heat
  c. odczuwalne sensible heat
  c. parowania heat of evaporation, heat of vaporization
  c. promieniowania radiant heat
  c. przemiany heat of transition
  c., przenoszenie heat transfer
  c., przewodzenie conduction of heat
  c. reakcji heat of reaction
  c. rozcieńczenia heat of dilution
  c. rozkładu heat of decomposition
  c. rozpadu radioaktywnego heat of radioactivity
  c. rozpuszczania heat of dissolution
  c. skraplania heat of condensation
  c. spalania heat of combustion
  c., środek wytwarzający calefacient, calorifacient
  c. topnienia heat of fusion
  c. utajone latent heat

c. utleniania heat of oxidation
c., utrata heat loss
c. właściwe specific heat
c., wymiana heat exchange
c., wymiennik heat exchanger
c., wytwarzający thermogenic, calorifacient
c., wytwarzanie heat production, thermogenesis
c., zniesienie czucia thermoan(a)esthesia, thermoanalgesia
ciepłochwiejny thermolabile
ciepłokrwisty warm-blooded
ciepłolubny thermophilic (*bact.*), stenothermal
ciepłorost mesotherm (*bot.*)
ciepłostały thermostable, homoiothermal (*zool.*)
ciepłota temperature
c. absolutna absolute temperature
c. ciała body temperature
c. głęboka core temperature, deep temperature
c. krytyczna critical temperature
c. odczuwalna sensible temperature
c. otoczenia ambient temperature
c. pokojowa room temperature
c. powierzchniowa surface temperature
c. skraplania condensation temperature
c. spalania temperature of combusition
c., spadek temperature drop, temperature fall
c. topnienia temperature of fusion
c. w odbycie rectal temperature, core temperature
c. wrzenia boiling temperature
c. zewnętrzna outdoor temperature
c. zmienna variable temperature
ciepłozmienność poikilothermy, poikilothermism
ciepłozmienny poikilothermic, poikilotherm
ciepły warm
cierpiący (na) suffering (from), ailing
cierpieć suffer, ail
cierpienie suffering
cierpki acrid, pungent (smell, taste)
cierpkość acridity, pungency
cierpnąć 1) become numb, benumb; 2) feel creeping of flesh
cierpnięcie 1) numbness; 2) creeping of flesh, feeling of pins and needles
cieśń isthmus, angusty, constriction of passage
c. aorty aortic isthmus
c. chrząstki ucha isthmus of the cartilage of the auricle
c. gardzieli isthmus of the fauces
c. jajowodu isthmus of the uterine tube

c. macicy isthmus of the uterus
c. trąbki słuchowej isthmus of the auditory tube (Eustachian tube)
cięcie cut (into), incision, section, cutting
c. brzuszne laparotomy, abdominal section, c(o)eliotomy incision
c. cesarskie c(a)esarean section, c(a)esarotomy, abdominal delivery
c. cesarskie pozaotrzewnowe extraperitoneal c(a)esarean section
c. cesarskie przezotrzewnowe transperitoneal c(a)esarean section
c. cesarskie przez pochwę i jamę brzuszną laparocolpohysterotomy
c. cesarskie szyjkowe cervical c(a)esarean section, low c(a)esagastrotrachelotomy
c. cesarskie w dolnym odcinku = c. cesarskie szyjkowe
c. eksploracyjne explorative incision, exploratory incision
c. nadłonowe suprapubic incision, epicystotomy
c. okrężne circumferential incision
c. pośrodkowe median incision
c. pararektalne pararectal incision, paramedian incision
c. pochwowo-kroczowe vaginoperineal incision
c. pozaotrzewnowe retroperitoneal incision, extraperitoneal incision
c. skośne oblique incision
ciężar weight, gravity load; *p.* **masa**
c. właściwy specific weight, specific gravity, density; *p.* **gęstość względna**
ciężarna pregnant, gravida, gravid
c. po raz pierwszy primipara, para 1, unipara
c. po raz drugi secundipara, secundigravida, para 2
c. po raz trzeci tertipara, tertigravida, para 3
c. wielokrotnie multipara, pluripara, plurigravida
ciężkość weight, heaviness
c., siła gravity, force of gravity
c., środek centre of gravity
ciswestytyzm (ubieranie się w sposób nieodpowiedni do pozycji społecznej) cisvestitism
ciśnienie pressure, tension
c. atmosferyczne atmospheric pressure, standard pressure
c. atmosferyczne obniżone hypobaric pressure, hypobarism
c. częściowe partial pressure
c., czynnik podnoszący pressor
c. filtracyjne filtration pressure
c. gazu gas pressure
c. hydrostatyczne hydrostatic pressure

c. koloidoosmotyczne oncotic pressure
c. komorowe w lewej, prawej komorze left-ventricular pressure, right-ventricular pressure
c. końcowe end pressure
c. wydechowe, końcowe end-expiratory pressure
c. krwi blood pressure
c. napełniania komór serca ventricular filling pressure
c. niskie low pressure, hypotension
c., obniżający (środek) hypotensive agent
c., obniżać lower pressure, decompress
c. obniżone lowered pressure, reduced pressure, decreased pressure
c. onkotyczne oncotic pressure, osmotic pressure of colloids
c. ortostatyczne orthostatic pressure
c. osmotyczne osmotic pressure
c. parcjalne = c. częściowe
c. piezometryczne piesometric pressure
c. płynu mózgowo-rdzeniowego cerebrospinal fluid pressure
c., podnoszący (środek) pressor, hypertensive agent
c. podwyższone raised pressure, increased pressure, hypertension
c., pomiar pressure measurement, tonometry
c., instrument do pomiaru tonometer
c. pęcherzykowe alveolar pressure
c. powietrza air pressure
c. przedsionkowe (lewe, prawe) left-atrial pressure, right-atrial pressure
c. dodatnie przerywane intermittent positive pressure
c. prześcienne transpulmonary pressure
c. rozkurczowe diastolic pressure
c. skurczowe systolic pressure
c., spadek pressure fall, pressure decrease
c. śródbrzuszne intra-abdominal pressure
c. śródczaszkowe intracranial pressure
c. śródczaszkowe zwiększone intracranial hypertension
c. śródgałkowe intraocular pressure, intraocular tension
c. śródoczne intraocular pressure
c. śródpłucne intrapulmonary pressure
c. śródsercowe endocardiac pressure
c. śródtorebkowe intracapsular pressure
c. tętna pulse pressure
c. tętnicze arterial blood pressure
c. tętnicze niskie arterial hypotension, low arterial pressure
c. tętnicze podstawowe basal arterial pressure, baseline arterial pressure
c. tętnicze, pomiar sphygmomanometry, blood pressure taking

c. tętnicze przygodne instantaneous arterial pressure, incidental arterial pressure
c. tętnicze, różnica po obu stronach ciała anisopiesia
c. tętnicze średnie mean arterial pressure
c. tętnicze wysokie high arterial pressure, hypertension
c. tętnicze w pozycji siedzącej, stojącej sitting, standing blood pressure
c. w drogach oddechowych airways pressure
c. ujemne negative pressure
c. wdechu inspiratory pressure
c. wewnątrzgałkowe intraocular pressure
c. wewnątrzkomorowe intraventricular pressure
c. wewnątrzmaciczne intrauterine pressure
c. wewnątrzopłucnowe intrapleural pressure
c. wewnątrzpęcherzowe intravesical pressure
c. wewnątrzpłucne intrapulmonary pressure
c. wewnątrzsercowe intracardiac pressure, endocardiac pressure
c. wewnątrzprzełykowe intra(o)esophageal pressure
c. wewnątrzżołądkowe intragastric pressure
c. wklinowania wedge pressure
c. włośniczkowe capillary pressure
c. włośniczkowe zaklinowane capillary wedge pressure
c. wsteczne back pressure
c. wydechowe dodatnie positive expiratory pressure
c. wysokie high pressure, hypertension, hyperpiesis
c., wzrost pressure rise, pressure increase
c. żylne venous pressure
c. żylne ośrodkowe central venous pressure
ciśnieniomierz manometer
clearance p. klirens
codziennie daily, every day
codzienny daily, everyday
cofanie się (choroby, objawów itp.) regression, subsidence
coroczny annual, yearly
cotygodniowy weekly
cucący (środek) analeptic, stimulant
cucenie restoration to consciousness, reviving
cuchnący fetid, stinking
c. oddech bad breath, offensive breath
c. pot bromidrosis
cuchnięcie fetor, stench, stinking, offensive smell
c. z ust halitosis, fetor ex ore, bad breath
c. z ust wątrobowe hepatic fetor

cucić revive, bring back to consciousness
cudzołóstwo adultery
cukier sugar, saccharide
  c. buraczany beet sugar, beetroot sugar
  c. drzewny xylose, beech-wood sugar, wood sugar
  c. gronowy grape sugar, glucose, dextrose
  c. inwertowany = c. odwrócony
  c. mleczny lactose, milk sugar
  c. owocowy fructose, fruit sugar, l(a)evulose, l(a)evulogen
  c. prosty monosaccharide
  c., rozszczepienie saccharolysis
  c. słodowy maltose, malt sugar
  c., stężenie we krwi blood-glucose level, glyc(a)emia
  c., stężenie we krwi obniżone hypoglyc(a)emia
  c., stężenie we krwi podwyższone hyperglyc(a)emia
  c. trzcinowy cane sugar
  c., wydalanie z moczem glycosuria, glucosuria
  c. złożony polysaccharide
cukromierz saccharometer, saccharimeter
cukromocz glucosuria, glycosuria, mellituria
  c. cukrzycowy diabetic glucosuria
  c. emocjonalny emotional glucosuria
  c. nerkowy renal glucosuria, benign glucosuria, negligible glucosuria
  c. normoglikemiczny normoglyc(a)emic glucosuria
  c. poadrenalinowy adrenaline glucosuria
  c. pokarmowy alimentary glucosuria, digestive glucosuria
  c. przysadkowy pituitary glucosuria, hypophyseal glucosuria
cukry (pl) saccharides
  c. proste monosaccharides
  c. złożone polysaccharides
cukroza saccharose, sucrose
cukrzan saccharate
cukrzyca diabetes, diabetes mellitus
  c. bez ketozy non-ketotic diabetes
  c. brązowa bronzed diabetes, h(a)emochromatosis
  c. chemiczna chemical diabetes
  c., chory na diabetic
  c. chwiejna labile diabetes, brittle diabetes
  c. dorosłych adult-type diabetes, adulthood diabetes, maturity-onset diabetes
  c. dziecięca childhood diabetes, infantile diabetes
  c. insulinoniezależna insulin-independent diabetes, non-insulin-dependent diabetes
  c. insulinozależna insulin-dependent diabetes

  c. jawna overt diabetes, manifest diabetes
  c. młodzieńcza juvenile diabetes, juvenile-onset diabetes, growth-onset diabetes
  c. nerkowa renal diabetes, renal glycosuria
  c. niewyrównana uncontrolled diabetes
  c., powodujący diabetogenic
  c. regulacyjna diet-controlled diabetes, adult diabetes
  c., stan przedcukrzycowy prediabetes
  c. steroidowa steroid diabetes
  c. tiazydowa thiazide diabetes
  c. trzustkopochodna pancreatic diabetes
  c. utajona latent diabetes
  c. wyrównana controlled diabetes
  c., wyrównanie diabetes control
  c. wyrównywana dietą regulatory diabetes
  c. z ketozą i kwasicą ketoacidotic diabetes
  c. z otyłością lipogenous diabetes
  c. z zanikiem tkanki tłuszczowej lipoatrophic diabetes
cukrzycowy diabetic
curie curie
curieterapia curietherapy, radium therapy
cybernetyczny cybernetic
cybernetyka cybernetics
cyjanek cyanide
  c. potasowy potassium cyanide
  c. winylu acrylonitrile
cyjanian cyanate
cyjanohemoglobina cyanh(a)emoglobin
cyjanokobalamina cyanocobalamin
cyjanomethemoglobina cyanometh(a)emoglobin
cyjanometmioglobina cyanometmyoglobin
cyjanomioglobina cyanmyoglobin
cyjanowodór hydrogen cyanide, hydrocyanide, cyanide gas
cyjanoza cyanosis
cykl cycle, period
  c. bezjajeczkowy anovulatory cycle
  c. ciążowy gestational cycle
  c. glikolityczny glycolysis, glycolytic cycle
  c. jajnikowy ovarian cycle
  c. komórkowy cell growth cycle
  c. kwasu cytrynowego citric acid cycle, citrate cycle, tricarboxylic acid cycle
  c. leczenia treatment course
  c. miesiączkowy menstrual cycle
  c. mitotyczny mitotic cycle
  c. mocznikowy urea cycle, ornithine cycle, Krebs urea cycle
  c. ornitynowy ornithine cycle, urea cycle
  c. owulacyjny ovulatory cycle
  c. płciowy sex cycle, sexual cycle
  c. pochwowy vaginal cycle
  c. replikacji wirusa virus replication cycle
  c. rozwoju komórki jajowej ovarian cycle
  c. rozrodczy reproductive cycle

c. **rujowy** (o)estrus cycle
c. **sercowy** cardiac cycle
c. **utleniania kwasów tłuszczowych** fatty acid oxidation cycle
cyklamian cyclamate, a salt of cyclohexanosulphamic acid
cyklaza cyclase
  c. **adenylanowa** adenyl cyclase, adenylyl cyclase, EC 4.6.1.1
  c. **guanylanowa** guanylyl cyclase, EC 4.6.1.2
cykliczność periodicity
  c. **nawrotów zimnicy** malarial periodicity
cykliczny cyclical, cyclic, periodic
  c. **monofosforan adenozyny** cyclic adenosine monophosphate, cAMP
  c. **monofosforan guaniny** cyclic guanine monoshosphate, cGMP
  c. **związek** cyclic compoud
cyklodializa cyclodialysis, Heine's operation (*ophth.*)
cyklodiatermia cyclodiathermy, diathermy applied to the ciliary body
cykloforia cyclophoria, heterophoria due to lack of equilibrium between the oblique muscles of the eye
  c. **akomodacyjna** accomodative cyclophoria
cyklofosfamid cyclophosphamide
cyklofrenia cyclophrenia, manic-depressive psychosis
cykloheksan cyclohexane
cyklokrioaplikacja cyclocryoapplication
cyklokrioterapia cyclocryotherapy
cykloplegia cycloplegia, paralysis of accomodation
cyklosporyna cyclosporin, cyclosporine
cyklotomia cyclotomy
cyklotron cyclotron
cyklotymia cyclothymia, cyclophrenia
cylinder cylinder
  c. **strzykawki** barrel
cyna tin, Sn (*chem.*)
cynawy stannous
cynian stannate
cynk zinc, Zn (*chem.*)
  c., **chlorek** zinc chloride
  c., **siarczan** zinc sulphate
  c., **tlenek** zinc oxide
cynowy stannic
cyrkiel caliper(s) (*gyn., orthop.*), compasses (*geom.*)
  c. **wyciągowy** ice-tong calipers (*surg.*)
cyrkon zirconium, Zr (*chem.*)
cyrulik (felczer) barber-surgeon
cysta cyst, 1) a bladder-like structure; 2) a developmental stage of protozoa

c. **jodowa** iodine cyst, *Iodamoeba buetschlii* cyst
c. **pierwotniakowa** protozoan cyst
c. **pasożytów, wydalający (osobnik)** cyst-passer
cystamina cystamine, cysteamine
cysteina cysteine
cysterna cistern; *p.* **zbiornik**
cysternografia cisternography
  c. **izotopowa** radioisotope cisternography, radionuclide cisternography
  c. **mostowo-móżdżkowa** pontocerebellar cisternography
  c. **powietrzna** pneumocisternography
  c. **pozytywna** positive contrast cisternography
cystografia cystography
  c. **cystometryczna** cystometric cystography
  c. **gazowa sutka** pneumography of breast cyst
  c. **powietrzna** double-contrast cystography
  c. **stopniowana** polycystography
cystojejunostomia cystojejunostomy, drainage of pancreatic cyst into jejunum
cystometria cystometry
cystometrografia cystometrography
cystopielografia cystopyelography
cystopneumografia cystopneumography
cystosfinkterometria cystosphincterometry
cystoskop cystoscope
cystoskopia cystoscopy
cystostomia cystostomy
cystotomia cystotomy
cystoureterografia cystoureterography
cystouretrografia cystourethrography
  c. **mikcyjna** miction cystourethrography, voiding cystourethrography
cytarabina cytarabine, arabinosylcytosine
cytoanalizator cytoanalyzer
cytoarchitektonika cytoarchitectonics, cytoarchitecture
cystobiologia cytobiology
cytoblast cytoblast
cytochemia cytochemistry
cytochimera cytochim(a)era
cytochimeryzm cytochim(a)erism
cytochrom cytochrome
cytodiagnostyka cytodiagnostics
cytogenetyka cytogenetics
cytogeneza cytogenesis
cytogram cytogram
  c. **z jamy ustnej** buccocytogram
  c. **z moczu** urocytogram
  c. **z pochwy** colpocytogram
  c. **sutka** mammocytogram
cytokina cytokine

cytokineza cytokinesis, cytocinesis, cytodieresis
cytokininy (*pl*) cytokinins
cytolityczny cytolytic, cytoclastic
cytoliza cytolysis, cytoclasis, cell fragmentation
cytolizosom cytolysosome
cytolizyna cytolysin
cytologia cytology
  c. aspiracyjna aspiration cytology
  c. eksfoliatywna exfoliative cytology
  c. topograficzna topographic cytology
cytomegalia cytomegaly, cytomegalic inclusion disease
cytomegalowirus cytomegalovirus
cytometria cytometry
  c. przepływowa flow cytometry
cytomorfologia cytomorphology
cytopatologia cytopathology
cytopatyczny cytopathic
  c. efekt cytopathic effect, degenerative changes in cells caused by viruses or other factors
cytopatogenny cytopathogenic
cytopenia cytopenia, reduction of cellular elements in the circulating blood
cytoplazma cytoplasm
  c. neurytu axoplasm
  c. podstawowa basal cytoplasm
  c. okołojądrowa perikaryon
cytoplazmatyczny cytoplasmic
cytopodium cytopodium, pseudopodium
cytopoeza cytopoiesis, formation of cells
cytosom cytosome
cytostatyczny cytostatic
cytostatyk cytostatic, cytostatic agent, cytostatic drug
cytotaksja cytotaxia, cytotaxis
cytotaktyczny cytotactic, cytotaxic
cytotoksyczny cytotoxic
cytotoksyna cytotoxin
cytotropizm cytotropism, affinity for cells
cytoza cytosis, pleocytosis
cytozyna cytosine
  c., arabinozyd cytosine arabinoside
  c., dezaminaza cytosine deaminase
  c., rybonukleozyd cytosine ribonucleoside, cytidine
cytrulina citrulline, 5-ureidonorvaline
cytrulinuria citrullinuria
cytrynian citrate
  c. amonowo-żelazowy ferric ammonium citrate
  c. litu lithium citrate
czad carbon monoxide
czapeczka cap
czapka Hipokratesa Hippocrates' bandage, Hippocrates' cap

cz. frygijska phrygian cap (x-ray sign)
czarkowaty pitlike, dimpled, umbilicate, crateriform
  cz., paznokcie koilonychia, spoon nails
czas time
  cz. biologiczny biological time
  cz. generacji generation time (*bact.*)
  cz. kaolinowo-kefalinowy kaolin-kephalin time
  cz. kojarzenia association time (*psych.*)
  cz. krążenia circulation time
  cz. krwawienia bleeding time
  cz. krzepnięcia clotting time, coagulation time
  cz. krzepnięcia uwapnionego osocza calcium clotting time, calcium time
  cz., podstawa time base
  cz. połowicznego rozpadu radioizotopu radioisotope half-life
  cz. postrzegania perception time, recognition time
  cz. półtrwania = okres półtrwania
  cz. protrombinowy prothrombin time
  cz. przejścia transit time (*rtg*)
  cz. przeżycia survival time
  cz. reakcji reaction time
  cz. rekalcynacji calcium clotting time
  cz. retrakcji skrzepu clot retraction time
  cz. rozpuszczania skrzepu euglobuliny euglobulin lysis time
  cz. sedymentacji sedimentation time
  cz. trombinowy thrombin time
  cz. trwania choroby disease duration
  cz. życia life span
czasochłonny time-consuming
czasowy 1) temporary, provisional, transient; 2) time, of time
czaszka skull, cranium
  cz., brak wrodzony acrania
  cz. geograficzna maplike skull
  cz. i kręgosłup, rozszczepienie occult bifid skull
  cz. i mózg, uraz craniocerebral trauma, cranial injury
  cz., jama cranial fossa
  cz. kwadratowa caput quadratum
  cz. łódkowata scaphocephaly, scaphocephalism, cymbocephaly
  cz. mózgowa cerebral cranium, calvaria, brain pan
  cz., nacięcie craniotomy
  cz., nacięcie rozległe poziome craniomphitomy
  cz., nakłucie craniopuncture, tapping of the skull
  cz., opukiwanie z osłuchiwaniem craniotonoscopy
  cz., otwarcie craniotomy

cz., otwarcie osteoplastyczne attached craniotomy, osteoplastic craniotomy, bone flap craniotomy, attached cranial section

cz., otwarcie z oddzieleniem płata kostnego detached craniotomy, free bone flap craniotomy, detached cranial section

cz., operacja plastyczna cranioplasty

cz. płaska platycrania, platycephaly

cz. płodu, zmiażdżenie cranioclasia, cranioclasis, crushing of fetal head

cz., podstawa cranial base, base of the skull

cz., spłaszczenie podstawy (płaskopodstawie) platybasia

cz., wgniecenie podstawy basilar impression, basilar invagination

cz., rozmiękanie kości craniomalacia, craniotabes

cz., rozszczepienie utajone occult bifid skull

cz. siodłowata saddle head, clinocephaly

cz., sklepienie cranial vault, calvaria, skullcap

cz. stożkowata oxycephaly, acrocephaly, conical head, hypsicephaly, tower head, turricephaly, steeple head, tower skull

cz., szczelina cranioschisis, diastematocrania

cz., szczyt vertex, sinciput

cz. szeroka platycrania

cz., ścieśnienie craniostenosis

cz., transiluminacja cranial transillumination

cz., trepanacja trephining of the skull, craniotrypesis

cz. twarzowa facial skeleton, visceral cranium

cz., uraz cranial trauma, cranial injury

cz. wąska stenocephaly, leptocephaly

cz., wgłobienie compressed cranial fracture

cz. wieżowa = **cz. stożkowata**

cz., wycięcie części craniectomy

cz., zarośnięcie przedwczesne szwów craniostosis, craniosynostosis

cz. zatokowa craniolacunia, craniofenestria

cz., zgrubienie kości craniosclerosis

cz., złamanie skull fracture, cranial fracture

cz., złamanie gwiaździste stellate skull fracture

cz., złamanie linijne linear skull fracture

cz., złamanie otwarte open skull fracture, compound skull fracture

cz., złamanie sklepienia cranial vault fracture

cz., złamanie wieloodłamowe comminuted skull fracture

cz., złamanie zamknięte closed skull fracture, simple skull fracture

cz., złamanie z rozejściem się szwów diastatic skull fracture

cz., złamanie z wgnieceniem depressed skull fracture, dish pan fracture, derby hat fracture, pingpong fracture

cz., złamanie z wypchnięciem kości expressed skull fracture

cz., zrzeszotnienie ograniczone circumscribed cranial osteoporosis

czaszkogardlak craniopharyngioma, Rathke's pouch tumo(u)r, Erdheim's tumo(u)r, craniopharyngeal adamantinoma, pituitary adamantinoma, suprasetlar cyst

czaszkowy cranial, skull

cząsteczka molecule, particle, corpuscle

cząsteczkowy molecular, corpuscular

cząstka particle, fragment, fraction

cz. elementarna elementary particle

cz. naładowana charged particle

cz. replikacyjna replication form (*vir.*)

cz. wzbudzona activated particle, excited particle

cz. znakowana label(l)ed particle, tagged particle

cząstkowy fractional, fragmentary, partial

czczość a feeling of emptiness in the stomach

czczy 1) empty, void; 2) jejunal (*anat.*)

czepcowy 1) cap-like, capeline; 2) galeal

cz. opatrunek capeline bandage, Hippocrates' bandage

czepiec 1) galea (*anat.*); 2) cap; 3) reticulum (*vet.*)

cz. płodowy caul

cz. ścięgnisty galea aponeurotica, epicranial aponeurosis, tendinous galea

czerniaczka melanosis

czerniak melanoma, melanosarcoma, melanotic cancer, melanotic sarcoma

cz. łagodny młodzieńczy benign juvenile melanoma

cz. złośliwy malignant melanoma

cz. złośliwy bezbarwnikowy amelanotic melanoma

cz. złośliwy podpaznokciowy subungual melanoma

czerniakomięsak melanosarcoma, melanoma

czerniakorak melanocarcinoma, melanoma

czerniakoszkliwiak melanoameloblastoma

czerniakowatość melanomatosis

czernieć get black, become black

czerstwy 1) stale (bread); 2) healthy (appearance)

czerwienica polycyth(a)emia, erythr(a)emia, erythrocytosis

cz. bolesna kończyn erythromelalgia, red neuralgia, rodonalgia

cz. nadciśnieniowa hypertonic polycyth(a)emia

cz. objawowa symptomatic polycyth(a)emia, secondary, polycyth(a)emia

cz. prawdziwa true polycyth(a)emia, erythr(a)emia, erythrocyt(a)emia, polyglobulia, polyglobulism, Vaquez's disease, Osler's disease

cz. wyrównawcza compensatory polycyth(a)emia, secondary polycyth(a)emia

czerwienić się blush, flush, get flushed

czerwienienie się blushing, flushing, reddening

czerwiogubny vermicidal, anthelminthic, vermifuge, helminthagogue

czerwonka dysentery, bloody flux

cz. bakteryjna bacterial dysentery, bacillary dysentery, lyingdown dysentery

cz. balantidiowa balantidial dysentery (caused by *Balantidium coli*)

cz. pełzakowa am(o)ebic dysentery, walking dysentery

cz. wirusowa viral dysentery

czerwonokrwinkowy erythrocytic, erythrocyte

cz., linia erythrocyte line, population of erythropoietic cells and erythrocytes in bone marrow

częstomocz pollakiuria

częstoskurcz tachycardia

cz. ektopowy ectopic tachycardia

cz. komorowy ventricular tachycardia

cz. napadowy paroxysmal tachycardia

cz. nawrotny reciprocal tachycardia, re-entry tachycardia

cz. odruchowy reflex tachycardia

cz. ortostatyczny orthostatic tachycardia

cz. podwójny double tachycardia

cz. przedsionkowy atrial tachycardia, auricular tachycardia

cz. samoistny essential tachycardia, idiopathic tachycardia

cz. węzłowy nodal tachycardia

cz. zatokowy sinus tachycardia

częstość frequency, rate

cz. akcji serca heart rate

cz. napadów attack rate

cz. nawrotów recurrence rate

cz. oddechów respiratory rate, respiration rate, rate of breathing

cz. tętna pulse rate

cz. urodzin birth rate

cz. urodzin płodów martwych stillbirth rate

cz. zgonów death rate, mortality rate

częstotliwość frequency

cz. akustyczna audiofrequency

cz. drgań vibration frequency, oscillation frequency

cz. graniczna threshold frequency

cz. skurczów macicy uterine contraction frequency

cz. słyszalna audiofrequency

cz. ultrawysoka ultrasonic frequency, ultrasound frequency

cz. wysoka high frequency

części (*pl*) parts, portions

cz. ciała ludzkiego parts of the human body

cz. płciowe zewnętrzne external genitals, private parts

część part, portion

czkać hiccup, hiccough

czkawka hiccups, hiccoughing, singultus

człon segment, part

członek member, limb, extermity

cz. honorowy honorary member

cz. korespondent corresponding member

cz. męski penis

członkostwo membership

człowieczy human

człowiek human, human being, man

czoło forehead

czołowo- fronto-

czołowy frontal

czop plug

cz. migdałkowy epithelial plug and bacterial mass in tonsillary crypt

cz. nabłonkowy epithelial plug

cz. ropny purulent plug

cz. śluzowy mucous plug

cz. zatorowy embolus

czopek suppository

cztero- tetra-, quadr-, quadri-

czterobitny tetracrotic

czterochlorek tetrachloride

cz. węgla carbon tetrachloride

czterocząsteczkowy quadrimolecular

czteroetylek tetraethyl

cz. ołowiu lead tetraethyl, tetraethyl lead

czterojamowy quadrilocular

czterokątny quadrangular

czterokomorowy quadrilocular

czteroródka quadripara, para-4

czterotlenek tetroxide

cz. azotu nitrogen tetroxide

cz. osmu osmium tetroxide

czterowartościowość tetravalence

czterowartościowy tetravalent

czterozasadowy tetracid

czubek tip (of the nose or tongue)

czucie sensation, sensibility, sensitivity, feeling, perception, (a)esthesia

cz. bodźca, zaburzenie dys(a)esthesia

cz. bodźca, zaburzenie połowicze hemidys(a)esthesia

cz. bodźca, zaburzenie lokalizacji allo-(a)esthesia, syn(a)esthesia

cz. bodźca, zaburzenie lokalizacji z odczuwaniem go po przeciwnej stronie ciała allochiria

cz. bólu pain sensitivity, pain sensation, algesia, alg(a)esthesia
cz. bólu, mierzenie algesimetry, algometry
cz. bólu głębokiego deep pain sensitivity
cz. bólu osłabione hypalgesia, diminished pain sensitivity
cz. bólu powierzchownego superficial pain sensitivity
cz. bólu wzmożone hyperalgesia, algesia
cz. bólu zniesione analgesia, loss of pain sensibility
cz. bólu zniesione połowiczo hemianalgesia
cz. ciepła heat sensibility
cz. ciepłoty thermo(a)esthesia, therm(a)esthesia
cz. ciepłoty bolesne thermalgesia, thermoalgesia, thermohyperalgesia
cz. ciepłoty obniżone thermohyp(a)esthesia
cz. ciepłoty wzmożone thermohyper(a)esthesia
cz. ciepłoty zniesione thermanalgesia, therman(a)esthesia, thermoanalgesia, thermoan(a)esthesia, thermoanalgesia, thermoan(a)esthesia, thermalgesia
cz. ciężkości bar(a)esthesia
cz. ciężaru barognosis, weight perception
cz. dotyku touch sensibility, tactile sense
cz. dotyku lekkiego thigm(a)esthesia
cz. dotyku lekkiego zniesione thigman(a)esthesia
cz. dotyku obniżone hyp(a)esthesia, tactile hyp(a)esthesia
cz. dotyku rozróżniające miejsce bodźca top(a)esthesia, critical tactile sensibility
cz. dotyku wzmożone hyper(a)esthesia, tactile hyper(a)esthesia
cz. dotyku zniesione an(a)esthesia, tactile an(a)esthesia, loss of touch sensibility
cz. eksteroceptywne exteroceptive sensibility
cz. fantomowe phantom sensation
cz. głębokie bathy(a)esthesia, deep sensibility
cz. głębokie zniesione bathyan(a)esthesia
cz. kinestetyczne kin(a)esthetic sensibility, muscular sense, my(a)esthesia
cz. kłucia acanth(a)estesia
cz. miejsce bodźca top(a)esthesia, topognosia
cz., mierzenie (a)esthesiometry
cz., narząd organ of sense, sense organ
cz. obniżone hyp(a)esthesia, hypo(a)esthesia
cz. odległe referred sensation, reflex sensation, transferred sensation
cz. położenia ciała posture sense
cz. powierzchowne superficial sensibility

cz. proprioceptywne proprioceptive sensibility
cz. przestrzenne stereognosis, space sense
cz. rozpoznające litery i cyfry pisane na skórze graph(a)esthesia
cz. rozróżniające dwa punkty bodźca two-point discrimination sense, spatial discrimination sense
cz., rozszczepienie dissociation of sensation
cz. ruchu kin(a)esthesia
cz. skórne cutaneous sensibility
cz. smaku gustatory sensibility, sense of taste
cz. stawowe articular sensibility, joint sense
cz. światła light sensibility
cz. trzewne visceral sense, splanchno(a)esthetic sensibility, visceral sensation
cz. ucisku pressure sense, bar(a)esthesia, pies(a)esthesia
cz. ułożenia ciała lub kończyny posture sense, position sense
cz. węchowe smell sensibility, olfactory sense
cz. wibracji pall(a)esthesia, vibratory sensibility
cz. wibracji zniesione pallan(a)esthesia
cz. zimna cry(a)esthesia
cz. zimna zmniejszone hypocry(a)esthesia
cz. zimna zwiększone hypercry(a)esthesia, hypercryalgesia
cz. złożone combined sensation, perception, cerebral sensory function
czuciowo-ruchowy sensorimotor, sensomotor
czuciowy sensory
czuć feel
czujnik sensor, sensing device, gauge
cz. tensometryczny strain gauge
czujność alertness, vigilance
czujny alert, vigilant
czułość sensitivity, sensitiveness
czuły sensitive
cz. na promieniowanie radiosensitive
cz. na światło photosensitive
czuwanie wakefulness, waking state
czwartaczkowy quartan
czwartorzędny quaternary
czworaczki (*pl*) 1) quadruplets; 2) bacteria tetragena
czworaczy quadrigeminal, fourfold
czworobitny tetracrotic
czworoboczny quadrilateral, quadrate
czworobok quadrangle, tetragon
czworogłowy quadriceps
czworokąt quadrangle
czworokątny quadrangular, quadrate, square, tetragonal
czynnik factor, agent

cz. **antymitotyczny** antimitotic factor
cz. **bakteriocynogenny** bacteriocin factor
cz. **blokujący** blocking factor, blocker
cz. **Castle'a wewnętrzny** Castle's intrinsic factor
cz. **Castle'a zewnętrzny** Castle's extrinsic factor
cz. **chemotaktyczny** chemotactic factor
cz. **cukrzycorodny** diabetogenic factor
cz. **cytotoksyczny** cytotoxic factor
cz. **denaturujący** denaturing agent
cz. **działający** active substance, active factor, agent
cz. **erytropoetyczny** erythropoietic factor
cz. **hamujący** inhibitory factor, inhibitory agent
cz. **hamujący klon** clone inhibitory factor
cz. **hamujący migrację makrofagów** macrophage migration inhibiting factor
cz. **hamujący tworzenie się krwinek czerwonych** erythropoiesis inhibiting factor
cz. **hamujący prolaktynę** prolactin-inhibiting factor
cz. **hamujący wydzielanie prolaktyny** prolactin release-inhibiting factor
cz. **krzepnięcia** clotting factor, coagulation factor
cz. **krzepnięcia osoczowy** plasma clotting factor
cz. **krzepnięcia płytkowy** platelet clotting factor
cz. **krzepnięcia I** factor I, fibrinogen
cz. **krzepnięcia II** factor II, prothrombin
cz. **krzepnięcia III** factor III, tissue thromboplastin
cz. **krzepnięcia IV** factor IV, calcium ions
cz. **krzepnięcia V** factor V, proaccelerin, labile factor, plasma ac-globulin, prothrombinase, prothrombokinase, prothrombin accelerator, thromboplastin cofactor
cz. **krzepnięcia VI** factor VI, accelerin
cz. **krzepnięcia VII** factor VII, proconvertin, stable factor, kappa factor, prothrombinogen, serum accelerator
cz. **krzepnięcia VIII** factor VIII, antih(a)emophilic globulin — AHG, antih(a)emophilic globulin A, antih(a)emophilic factor, prothrombokinase
cz. **krzepnięcia IX** factor IX, Christmas factor, antih(a)emophilic globulin B, plasma thromboplastin factor
cz. **krzepnięcia X** factor X, Stuart factor, Stuart-Prower factor
cz. **krzepnięcia XI** factor XI, Rosental antih(a)emophilic factor
cz. **krzepnięcia XII** Hageman factor, glass factor, factor XII

cz. **krzepnięcia XIII** factor XIII, fibrin-stabilizing factor, Laki-Lorand factor
cz. **LE** LE factor, lupus erythematodes factor
cz. **letalny** lethal factor
cz. **losowy** random factor (*stat.*)
cz. **martwicy nowotworów** tumo(u)r necrosis factor
cz. **mobilizujący tłuszcze** lipid-mobilizing factor, lipotropin
cz. **mutagenny** mutagenic factor, mutagen
cz. **neutralizujący endotoksyny** endotoxin-neutralizing factor
cz. **ograniczający** limiting factor
cz. **opornościowy** resistance factor (*bact.*)
cz. **pobudzający mitozę** mitogenic factor
cz. **pobudzający powstawanie kolonii bakteryjnych** colony-stimulating factor
cz. **przeciwjądrowy** antinuclear factor
cz. **przeciwkrwawienny** antibleeding factor
cz. **przedsionkowy sodopędny** atrial natriuretic factor (hormon)
cz. **przejaśniający osocze** clearing factor, lipoprotein lipases
cz. **przenoszący oporność** resistance transfer factor (*bact.*)
cz. **przepuszczalności włośniczek** capillary permeability factor
cz. **rakotwórczy** carcinogenic factor, carcinogen
cz. **regulacyjne tkankowe** = **chalony**
cz. **reumatoidalny** rheumatoid factor
cz. **Rh** Rhesus factor, Rh factor
cz. **rozprzestrzeniania** spreading factor
cz. **rozprzęgający** uncoupling factor, uncoupler
cz. **sprzęgający** coupling factor
cz. **szkodliwy** harmful agent, noxious agent
cz. **teratogenny** teratogenic factor, teratogen
cz. **tromboplastyczny płytek** platelet thromboplastic factor
cz. **(hormon) uwalniający hormon folikulotropowy** follicle-stimulating hormone-releasing factor
cz. **(hormon) uwalniający hormon luteinizujący** luteinizing-hormone-releasing factor
cz. **(hormon) uwalniający hormon wzrostu** growth hormone-releasing factor, somatotropin-releasing factor
cz. **(hormon) uwalniający kortykotropinę** corticotrophin-releasing factor, ACTH-releasing factor
cz. **(hormon) uwalniający tyreotropinę** thyrotropin-releasing factor, TSH-releasing factor
cz. **wzrostu** growth factor

cz. wzrostu transformujący transforming growth factor
cz. zagrożenia risk factor
cz. zakaźny infectious agent
czynnościowy functional
czynność function, activity, action
　cz. bioelektryczna bioelectric activity
　cz. blokująca blocking activity
　cz. dowolna voluntary activity
　cz. hamująca inhibitory activity
　cz. intelektualna intellectual activity, noopsyche
　cz. kloniczna clonic activity
　cz. kojarzeniowa function of association, associative function
　cz. mimowolna involuntary activity
　cz. nadmierna hyperfunction, hyperactivity, overactivity
　cz. niedostateczna hypofunction, hypoactivity
　cz. nieswoista non-specific function
　cz. odruchowa reflex action, reflex activity
　cz. przymusowa compulsory activity, compulsive action
　cz. regulacyjna regulatory activity
　cz. rekrutacyjna recruitment, recruitment activity
　cz. rozbudzająca arousal activity, alerting activity
　cz. rozrodcza reproductive function, reproductive activity

cz. serca cardiac activity, heart action
cz. toniczna tonic activity
cz. umysłowa mental activity, mentation, intellectual activity
cz. wydzielnicza secretory function
cz. wyrównawcza compensatory function
cz., wypadnięcie loss of function
cz. wyzwalająca releasing activity, trigger activity
cz., zaburzenie dysfunction, function disturbances
cz. zastępcza vicarious activity
czynny active, functioning
　cz. nadmiernie hyperactive, hyperfunctioning
　cz. niedostatecznie hypoactive, hypofunctioning
czyraczność furunculosis, carbunculosis
czyrak furuncle, boil
czystość cleanliness, purity
　cz. radioaktywna radioactive purity
　cz. radiochemiczna radiochemical purity
czysty clean, pure, clear
　cz. chemicznie chemically pure
　cz. do analizy pure for analysis
czyszczący 1) laxative, purgative; 2) detergent, cleaning
czyszczenie 1) purgation, laxation; 2) cleaning, cleansing; 3) diarrh(o)ea
czytanie reading
　cz. z ruchu warg lip-reading, labiomancy

Ć

ćwiartka quarter, one-fourth, quadrant
ćwiartować divide into quarters, quarter
ćwiczebny training, schooling
ćwiczenia exercises, training, schooling, classes
  ć. fizyczne physical exercise, exercise, gymnastics (indoor exercise), athletics (outdoor exercise)
  ć. kliniczne studentów classes
  ć. kliniczne, prowadzić have classes

ć. lecznicze medical gymnastics, therapeutic exercise
ć. pod wodą hydrogymnastics
ć. rehabilitacyjne rehabilitation exercises
ćwiek nail, pin, dowel (*stom.*), metal pin, peg
  ć. gutaperkowy gutta-percha cone (*stom.*)
  ć. kanałowy dowel
  ć. korzeniowy dental root pin
  ć. metalowy metal pin
ćwierć quarter, one-fourth

D

dachówkowaty overlapping, imbricate, imbricated
dakron dacron
dalekowzroczność farsightedness, hyperopia
dalszy distal
daltonizm daltonism
dane (pl) data
  d. brakujące missing data
  d. dla cech attribute data
  d. doświadczalne experimental data
  d. uporządkowane ranked data
darcie gnawing pain
dawca donor
  d. krwi blood donor
  d. narządu organ donor
  d. tkanki tissue donor
  d. uniwersalny universal donor
dawka dose
  d. akceptowana accepted dose
  d. bezpieczna safe dose
  d. czynna active dose, effective dose
  d. czynna minimalna minimal effective dose, MED
  d. dobowa daily dose, 24 hours dose
  d. dopuszczalna acceptable dose, permissible dose
  d. dzielona divided dose, fractionated dose
  d. dzienna daily dose
  d. ekspozycyjna powierzchniowa surface dose
  d. epilacyjna epilation dose
  d. frakcjonowana fractionated dose, fractional dose
  d. genetyczna genetic dose (of radiation)
  d. głębinowa depth dose
  d. głęboka depth dose
  d. hipertermiczna hyperthermic dose
  d. homeopatyczna homeopathic dose
  d. indywidualna individual dose
  d. izotopu diagnostyczna isotope diagnostic dose
  d. izotopu lecznicza isotope therapeutic dose

d. jednorazowa single dose
d. kastracyjna castration dose
d. kolejna successive dose
d. kumulacyjna cumulative dose, accumulated dose
d. lecznicza therapeutic dose
d. lecznicza najmniejsza minimal therapeutic dose
d. lecznicza średnia median effective dose
d. maksymalna maximal dose
d. maksymalna dopuszczalna maximal permissible dose, MPD
d. minimalna minimal dose
d. na całe ciało total-body dose
d. nadmierna overdose
d. na guz tumo(u)r dose
d. na kurację curative dose
d. nasycająca loading dose, saturating dose
d. niedostateczna underdose
d. niszcząca destructive dose
d. ogólna total dose
d. optymalna optimal dose, optimum dose
d. paliatywna palliative dose
d. pełna full dose
d. pobudzająca stimulating dose
d. pochłonięta absorbed dose
d. początkowa initial dose
d. początkowa nasycająca bolus, bolus dose
d. podprogowa subthreshold dose, subliminal dose
d. podtrzymująca maintenance dose
d. podzielona divided dose, fractionated dose
d. pojedyncza single dose
d. powierzchniowa surface dose, skin dose
d. progowa threshold dose
d. promieniowania radiation dose
d. przypominająca recall dose, booster dose
d. przypadkowa accidental dose (radiol.)
d. radykalna radical dose
d., reakcja na dose response
d. rumieniowa erythema dose

d. skórna skin dose
d. skuteczna effective dose
d. skuteczna średnia median effective dose, MED
d. śmiertelna lethal dose
d. śmiertelna minimalna minimal lethal dose, MLD
d. śmiertelna średnia median lethal dose LD_{50}, DL_{50}
d. średnia average dose, mean dose
d. toksyczna toxic dose
d. tolerowana tolerance dose
d. uczulająca sensitizing dose
d. uderzeniowa initial loading dose
d., ustalić establish the dose, set the dose
d. wejściowa entrance dose (*radiol.*)
d. wielokrotna multiple dose
d. wspomagająca booster dose
d. wstrząsowa shock-producing dose
d. wyjaławiająca sterilization dose
d. wyjściowa exit dose (*ratiother.*)
d. wyniszczająca (zarazki) eradicating dose
d. zakażająca najmniejsza minimal infecting dose, MID
d. zapobiegawcza preventive dose
d. złuszczająca naskórek peeling dose
d., zmniejszać stopniowo taper-off the dose
związek d. z efektem dose-effect relationship
dawkomierz dosimeter
d. densytymetryczny densitimetric dosimeter, film badge
d. kondensatorowy condenser dosimeter
dawkować dose
dawkowanie dosage
d., dobieranie stopniowe dosage titration
d. niewłaściwe misdosing
d. za niskie underdosing, underdosage
d. za wysokie overdosage
d. w dużych odstępach czasu widely spaced doses
d. z dawkomierza metered doses
deaferentacja deafferentation, loss of sensory nerves in a part of the body
dearterializacja dearterialization, blood deoxygenation
debil moron, a grade of feeblemindedness above imbecility
debilizm moronism, moronity, morosis
debilowaty feeble-minded
deceleracja deceleration
deceracja deceration, paraffin removal from histological section
decerebracja decerebration
decybel decibel
decygram decigram
decylitr decilitre, deciliter
decymetr decimeter

decynormalny decinormal, 0,1 normal
dedukcja deduction
dedyferentacja dedifferentiation
deeferentacja de-efferentation, loss of motor innervation
defekacja def(a)ecation, cacation, passage of stools
defekt defect
d. ektodermalny wrodzony congenital ectodermal defect
defeminizacja defemination
deferoksamina deferoxamine
defibrylacja defibrillation
d. elektryczna electrical defibrillation, electrical cardioversion
defibrynacja defibrination
d., zespół defibrination syndrome
defloracja defloration, deflowering, depriving of virginity
deformacja deformation, deformity, malformation
deformowanie deformation, disfiguration
defosforylacja dephosphorylation
defosforylować dephosphorylate
degeneracja degeneration, degeneracy
degenerat degenerate
degradacja degradation, deterioration
d. alkoholowa alcoholic degradation
d. starcza senile degradation
d. psychiczna mental degradation
degradować degrade, deteriorate
degranulacja degranulation
dehydratacja dehydration, exsiccation, desiccation
dehydrataza dehydratase
d. węglanowa carbonic dehydratase, carbonic anhydrase, carbonate hydrolyase
dehydrocholan dehydrocholate
dehydrogenacja dehydrogenation
dehydrogenaza dehydrogenase
d. tlenowa aerobic dehydrogenase
dehydrokortykosteron dehydrocorticosterone
1-dehydrokortyzon 1-dehydrocortisone, prednisone
deiminaza deiminase
dejonizacja deionization
dekagram decagram
dekan decane (*chem.*)
dekantacja decantation
dekantować decant
dekapitacja decapitation
d. płodu decollation, decapitation
d., narzędzie do płodu decollator, decapitator
dekapitować decapitate
dekapsulacja decapsulation
dekarboksylacja decarboxylation
dekarboksylaza decarboxylase

dekarbonizacja decarbonization, removal of CO_2 from the blood in the lungs
dekompensacja decompensation
dekompresja decompression
    d. nagła explosive decompression, rapid decompression
dekontaminacja decontamination
dekortykacja decortication, decapsulation
dekortykować decorticate, decapsulate
deksametazon dexamethasone
dekstran dextran
    d. niskocząsteczkowy low molecular weight dextran
    d. wysokocząsteczkowy high molecular weight dextran
dekstrokardia dextrocardia
    d. odosobniona isolated dextrocardia (without transposition of other viscera)
    d. rzekoma false dextrocardia, corrected dextrocardia
    d. wtórna secondary dextrocardia, dextroposition of the heart
dekstrowersja dextroversion
dekstroza dextrose, glucose
delecja deletion (*gen.*)
delikatnie delicately, gently, softly
delirium delirium; *p.* **majaczenie**
demarkacja demarcation
    d., linia line of demarcation
    d. powierzchowna surface demarcation
demencja dementia; *p.* **otępienie**
dementywny demented, suffering from dementia
demielinizacja demyelination, demyelinization, myelin breakdown
demineralizacja demineralization
    d. kości demineralization of bones, skeletal demineralization, halisteresis, deossification
demonstrować demonstrate
denaturacja denaturation
denaturat denatured alcohol, methylated spirit
denaturować denature
dendryt dendrite, dendron
    d. odchodzący bezpośrednio od ciała komórki cytodendrite
dendrytowy dendritic, dendric
denerwacja denervation
denerwować (się) make nervous, irritate, exasperate, be nervous
denerwujący unnerving, irritating, exasperating
denga dengue, dandy, date, Aden fever, bouquet fever, solar fever, breakbone fever, sun fever
denitryfikować denitrify
deniwelacja depression of baseline

densytometr densimeter, densitometer
dentysta dentist, stomatologist, dental surgeon
dentystyczny dental
    d. fotel dentist's chair
    d. technik dental technician, dental prosthetist
    d., protetyka dental prosthetics
    d., wiertarka dental drill
dentystyka dentistry, stomatology; *p.* **stomatologia**
denudacja denudation
deontologia deontology
depersonalizacja depersonalization (*psych.*)
depigmentacja depigmentation, pigment loss
depilacja depilation, epilation
depilator depilatory agent, decalvant, epilatory agent
depolaryzacja depolarization
    d. błony postsynaptycznej postsynaptic depolarization
    d. komórki cell depolarization
depolimeryzacja depolymerization
depresja depression
    d. endogenna endogenous depression
    d. hipochondryczna depression with hypochondriasis
    d. lekowa drug-induced depression
    d. maskowana masked depression
    d. nerwicowa depressive neurosis
    d. okresowa unipolar manic-depressive psychosis
    d. psychogenna reactive depression, barythmia
    d. reaktywna reactive depression
    d. sytuacyjna situational depression
    d. urojeniowa delusional depression
    d. z pobudzeniem agitated depression
depressor depressor, a factor depressing functional activity
depresyjny depressive
deprywacja sensoryczna sensory deprivation
deratyzacja extermination of rats
derealizacja derealization
dermatofit dermatophyte
dermatoglifika dermatoglyphics, dactyloscopy
dermatoglify (*pl*) dermatoglyphs
dermatografia dermatography, dermatographism, dermographia
dermatol dermatol, bismuth subgallate
dermatolog dermatologist
dermatologia dermatology
dermatologiczny dermatological
dermatom dermatome, 1) an instrument for cutting skin slices; 2) a part of the embryonic somite; 3) skin area supplied by a single nerve root

dermatoza dermatosis
dermofit dermophyte
dermografia dermography, dermographism, dermatography, dermatographism, skin writing, factitious urticaria
dermografizm = dermografia
dermotropowy dermotropic, dermatotropic
desaturacja desaturation
desensybilizacja desensibilization
desensytyzacja desensitization
desferrioksamina desferrioxamine B, deferoxamine
desmodontoza desmodontosis
desmoenzym desmoenzyme
desmopatia desmopathy
desmosom desmosome, bridge corpuscle, macula adherens
desmurgia desmurgy
destrukcja destruction, destroying
destrukcyjny destructive, destroying
destylacja distillation
   d. ciągła continuous distillation
   d. cząsteczkowa molecular distillation
   d. ekstrakcyjna extractive distillation
   d. frakcjonowana fractional distillation
   d. periodyczna batch distillation
   d. pod ciśnieniem pressure distillation
   d. powtórna redistillation
   d. próżniowa vacuum distillation
   d. sucha dry distillation, destructive distillation
   d. sucha drewna wood distillation
destylat distillate
destylować distil
desynaptyzacja desynaptization
detektor detector
   d. diagnostyczny diagnostic detector (*nucl. med.*)
   d. igłowy needle detector (*nucl. med.*)
   d. oczny ophthalmic detector (*nucl. med.*)
   d. promieniowania radiation detector
detergent detergent
   d. amfoteryczny amphoteric detergent, ampholytic detergent
   d. anionoczynny anionic detergent
   d. kationoczynny cationic detergent
   d. niejonogenny non-ionic detergent
detergentowy detergent
deterioracja deterioration, mental deterioration, dementia
   d. alkoholowa alcoholic deterioration
   d. starcza senile deterioration, senile dementia
determinacja determination
   d. płci sex determination
determinant determinant
   d. antygenowy antigenic determinant

   d. cytoplazmatyczny cytoplasmic determinant, non-chromosomal determinant
determinować determine
detoksykacja detoxication
detryt detritus
detubowanie extubation, detubation
deuter deuterium, D
   d., tlenek deuterium oxide, heavy water
deuterek deuteride
dewalgizacja correction of valgus deformity
dewaryzacja correction of varus deformity
dewaskularyzacja devascularization, devasation
dewastacja devastation, destruction, ravage
dewiacja deviation, deviance
   d. immunologiczna immunological deviation
   d. psychiczna psychic deviation
   d. seksualna sexual deviation
dewitalizowany devitalized (in dentistry usually dental pulp)
dezaktywacja deactivation, inactivation
dezaminować deaminize
dezartykulacja disarticulation, exarticulation, amputation through the joint, amputation in contiguity
dezinsercja disinsertion, 1) tendon rupture near its attachment; 2) surgical division of a tendon
dezintegracja disintegration
dezintegrować disintegrate
dezodoracja deodorization
dezodorant deodorant, deodorizer
dezoksykortykosteron deoxycorticosterone, deoxycortone
dezoksyrybonukleaza deoxyribonuclease
dezorganizacja disorganization
   d. budowy disorganized structure, disorganized pattern
dezorganizować disorganize
dezorientacja disorientation
   d. w czasie i miejscu disorientation with respect to time and place
dezynfekcja disinfection
   d. bieżąca concurrent disinfection, concomitant disinfection
dezynfekcyjny disinfectant, disinfecting
dezynfekować disinfect
dezynsekcja extermination of insects, disinfecting of vermin, delousing, disinsectization, deinsectization, disinfestation
dezynsekować desinfest, disinsect
diabetyk diabetic
diadochokineza diadochokinesia, diadochokinesis, diadochocinesia
diafanometria diaphanometry
diafanoskop diaphanoscope, polyscope
diafanoskopia diaphanoscopy

diafragma diaphragm (in optic instruments)
diagnosta diagnostician
diagnostyczny diagnostic, diacritic, diacritical
   d. zabieg diagnostic procedure
diagnostyka diagnostics
diagnoza diagnosis, diacrisis
   d. bakteriologiczna bacteriological diagnosis
   d. biologiczna biological diagnosis
   d. cytohormonalna cytohormonal diagnosis
   d. cytologiczna cytological diagnosis, cytohistological diagnosis, cytodiagnosis
   d. czynnościowa functional diagnosis
   d. endokrynologiczna endocrinological diagnosis, hormonal diagnosis
   d. histologiczna histological diagnosis
   d. immunologiczna immunological diagnosis
   d. izotopowa radioisotope diagnosis
   d. kliniczna clinical diagnosis
   d. komputerowa computer-assisted diagnosis
   d. laboratoryjna laboratory diagnosis
   d. okołoporodowa perinatal diagnosis
   d. położnicza obstetrical diagnosis
   d. przedkliniczna preclinical diagnosis
   d. przedporodowa prenatal diagnosis
   d. próbna tentative diagnosis
   d. przy przyjęciu do szpitala diagnosis on admission
   d. rentgenowska roentgen diagnosis, x-ray diagnosis, radiological diagnosis
   d. różnicowa differential diagnosis
   d. serologiczna serologic diagnosis
   d. topograficzna topographic diagnosis
   d. ultradźwiękowa ultrasonic diagnosis
   d. wirusologiczna virological diagnosis
diagnozować diagnose, establish diagnosis, make the diagnosis, reach the diagnosis, diagnosticate
   d. błędnie misdiagnose, make an erroneous diagnosis
diagnozowanie diagnostication
diagram diagram, graph, graphic presentation
dializa dialysis
   d. ambulatoryjna ambulatory dialysis
   d. otrzewnowa peritoneal dialysis
   d. podtrzymująca maintenance dialysis
   d. pozaustrojowa extracorporeal dialysis
dializat dialysate
dializować dialyze, dialyse
diamid diamide
diamina diamine
diapedeza diapedesis

diapozytyw slide, diapositive, transparency
diaskopia diascopy, examination of superficial skin lesions with a glass plate pressed against the skin
diastaza diastase
diastazuria diastasuria, amylasuria
diatermia diathermy, diathermia, transthermia, thermopenetration
   d. chirurgiczna surgical diathermy, electrocoagulation
   d. długofalowa long-wave diathermy
   d. krótkofalowa short-wave diathermy
   d. mikrofalowa microwave diathermy
diatermokoagulacja diathermocoagulation, surgical diathermy
diazepam diazepam
dichotomia dichotomy
dichromatopsja dichromatopsia, dichromatism, dichromasia, dichromasy, parachromatopsia, partial colo(u)r blindness
dien diene (*chem.*)
diesteraza diesterase, phosphodiesterase
dieta diet
   d. alkalizująca alkali-ash diet, alkaline-ash diet, basic diet
   d. bezbiałkowa protein-free diet, non-protein diet
   d. bezbłonnikowa smooth diet
   d. bezglutenowa gluten-free diet
   d. bezmleczna milk-free diet
   d. bezpurynowa purine-free diet
   d. bezresztkowa no-residue diet, low residue diet, smooth diet
   d. bezsolna salt-free diet
   d., błąd w dietetic indiscretion
   d. bogata w błonnik high fibre diet, high cellulose diet
   d. bogata w sód high sodium diet
   d. bogata w sól high salt diet
   d. cukrzycowa diabetic diet
   d. dla chorych na serce cardiac diet
   d. dla ozdrowieńców convalescent diet
   d. eliminująca elimination diet
   d. głodowa absolute diet, starvation diet, complete fasting
   d. jarska vegetarian diet, vegan diet
   d. ketogenna ketogenic diet
   d. kontrolowana controlled diet
   d., leczenie dietotherapy, bromatherapy, dietetic treatment
   d. lekka light diet, bland diet
   d. łatwostrawna protective diet
   d. małosolna low-salt diet
   d. miażdżycorodna atherogenic diet
   d. mieszana mixed diet
   d. miękka soft diet
   d. mięsna meat diet
   d. nie drażniąca bland diet

d. **niewystarczająca** inadequate diet
d. **niskobiałkowa** low protein diet
d. **niskokaloryczna** low calorie diet
d. **niskopotasowa** low potassium diet
d. **niskosodowa** low sodium diet
d. **niskotłuszczowa** low fat diet
d. **odchudzająca** reducing diet, slimming diet, weight-losing diet
d. **oszczędzająca** protective diet
d. **płynna** liquid diet
d. **podstawowa** basal diet, diet sufficient for maintaining basal metabolism
d. **pooperacyjna** postoperative diet
d. **przeciwketogenna** antiketogenic diet
d., **przestrzeganie** adherence to diet
d. **sanatoryjna** sanatorium diet
d., **utrzymywać** keep diet, maintain diet, be on diet
d. **wysokobiałkowa** high protein diet
d. **wysokokaloryczna** high calorie diet
d. **wysokotłuszczowa** high fat diet
d., **dobowy wywiad dietetyczny** 24-hour dietary history
d. **zakwaszająca** acidifying diet, acid-ash diet
d. **z kwaśnego mleka** sour-milk diet
d. **zwykła** standard diet, simple diet
dietetyczny dietary, dietetic
dietetyk dietician, dietetician
dietetyka dietetics, sitology, sitiology
digitalizacja digitalization
d. **nadmierna** overdigitalization
digitoksyna digitoxin
digitonina digitonin
dihydralazyna dihydralazine
dihydroergotamina dihydroergotamine
dihydrokortyzon dihydrocortisone
dijodotyronina diiodothyronine
dijodotyrozyna diiodotyrosine
diketon diketone
diktioma dictyoma, retinal tumo(u)r
dikumarol dicoumarol
dilator dilator
dimer dimer
dimetyloketon dimethylketone, acetone
dimetylosulfotlenek dimethylsulphoxide, DMSO
dioksygenaza dioxygenase, direct oxidase
dioptria dioptre, diopter, dioptry
dioptryczny dioptric, refractive
dioptryka dioptrics
dipeptydaza dipeptidase
diplegia diplegia, double hemiplegia
diploidalność diploidy
diploidalny diploid
diplokok diplococcus
diplornawirusy (*pl*) diplornaviruses
dipol dipole

dipsomania dipsomania, recurrent compulsive drinking of alcohol
distomiaza distomiasis, distomatosis
diuretyczny diuretic
diuretyk diuretic (drug)
diureza diuresis
d. **osmotyczna** osmotic diuresis
d. **sodowa** natriuresis
d. **wodna** water diuresis
d. **wymuszona** forced diuresis, enforced diuresis
dizygotyczny dizygotic
dizygotyzm dizygotism
dławcowy croupous, croupy
dławiący choking
dławica angina pectoris; *p.* **dusznica bolesna**
d. **kesonowa** caisson chokes
d. **piersiowa** angina pectoris
dławicowy anginal, anginous, anginose, anginiform
dławić strangle, choke
d. **się** choke
dławiec croup, croupous laryngitis
d. **błoniczy** croupous laryngitis
d. **krtaniowy** spasmodic croup, laryngismus stridulus, false croup
d. **rzekomy** = d. **krtaniowy**
dławienie strangling
d. **się** choking
dłoniowy palmar
dłoń palm
dług tlenowy oxygen debt
długoczaszkowy dolichocranial, dolichocephalic
długofalowy long-wave
długogłowie dolichocephaly, dolichocephalism
długogłowy dolichocephalic
długołańcuchowy long-chain
długopalczystość arachnodactyly, arachnodactylia, spider fingers
długość length
d. **ciała** body length
d. **ciemieniowo-piętowa** crown-heel length
d. **ciemieniowo-pośladkowa** crown-rump length
d. **fali** wavelength
d. **życia** life span, length of life
długotrwałość long duration
długotrwały long-lasting, long-standing (disease etc.), long-term (treatment), chronic
długotwarzowy dolichofacial, dolichoprosopic, dolichoprosopous
długowieczność longevity
długowieczny long-lived
dłutko chisel
dłuto chisel, gouge
d. **chirurgiczne** gouge

d. kostne gouge
dłutować chisel, gouge
dłutowanie chiselling, gouging
dmuchać blow
dmuchawka chip-blower (*stom.*), blow-pipe
dna gout
    d. guzkowa tophaceous gout, chalky gout
    d. maskowana masked gout
    d. pozastawowa abarticular gout, irregular gout
    d. stawowa articular gout, gouty arthritis
    d. w okresie między obostrzeniami interval gout
    d. z objawami trzewnymi (w okresie cofania się objawów stawowych) retrocedent gout
dnawy gouty
    d., zapalenie stawów gouty arthritis
    d. guzek tophus
    d., skaza gouty diathesis, goutiness
dno fundus, bottom, floor, base, ground
    d. macicy fundus of the uterus, uterine fundus
    d. oka fundus of the eye, eyegrounds
    d. oka o wyglądzie pieprzu i soli pepper and salt eye fundus
    d. oka plamkowate flavimaculate fundus
    d. pęcherza moczowego fundus of the urinary bladder, base of the bladder
    d. żołądka fundus of the stomach
doba twenty-four hours
dobowy twenty-four hours, 24-hour long, circadian
dobór choice, selection, assortment
    d. losowy random selection
    d. naturalny natural selection, „survival of the fittest"
    d. medyczny medical selection, preservation by medical care of pathological genotypes
    d. płciowy sexual selection
    d. sztuczny artificial selection
dobrać choose, select, match
dobrany matched, selected, chosen
    d. pod względem wieku i płci age and sex matched, matched for age and sex
dobrotliwy (nowotwór, choroba) benign, mild
dobrowolny voluntary
docelowy target
    d. narząd target organ
docent assistant professor, reader
docentura readership
dociekać inquire, investigate, conduct research work, search
dociekanie inquiry, investigation, research work
dociekliwość inquisitiveness, inquiring disposition

doczesna (błona) decidua, deciduous membrane, caduca, caducous membrane
    d. ektopowa ectopic decidua, deciduosis
    d. miesiączkowa menstrual decidua
    d. podstawna basal decidua, decidua serotina
    d. pokrywająca capsular decidua, decidua reflexa
    d. prawdziwa true decidua, parietal decidua
    d. ścienna parietal decidua, true decidua
    d. torebkowa capsular decidua, decidua reflexa
    d., zapalenie deciduitis
doczesnowy decidual, deciduous
    d. nowotwór deciduoma
docześniak deciduoma
dodatkowy accessory, additional, supplementary
dodatni positive, favo(u)rable, advantageous
    d. wynik positive result
doglądać (chorego) care (for), nurse, tend
doglądanie nursing, caring, tending
dojrzałość maturity, ripeness, adulthood
    d. płciowa sexual maturity
    d. przedwczesna precocious puberty
dojrzewać mature, ripen, grow ripe
dojrzewanie maturation, ripening
    d., okres puberty, pubescence
    d. płciowe sexual maturation, pubescence
    d. przedwczesne precocity
    d. przedwczesne płciowe precocious puberty, sexual precocity
    d., przyspieszenie wzrostu w okresie puberty spurt, adolescence spurt
    d., wiek age of puberty, adolescence
    d. wrzodu gathering head (ulcer)
dokanałowy intrathecal, intraspinal, intrarachidian
dokrewny endocrine
dokształcanie podyplomowe postgraduate education (training)
doktor doctor
    d. medycyny doctor of medicine, medicine doctor
    d. nauk przyrodniczych doctor of sciences
doktorant candidate for doctor's degree
doktorat doctorate, doctor's degree
    d., nadać confer the doctor's degree upon somebody
    d., uzyskać take one's doctor's degree, obtain a doctorate
doktorski doctoral, doctor's
    d., praca doctoral thesis
doktoryzować confer a doctorate on somebody
doktoryzować się take one's doctor's degree
dokumentacja documentation

d. medyczna medical documentation
doleczyć complete one's cure
dolegać hurt, distress, trouble, ail
dolegliwość ailment, complaint, trouble, suffering
dolędźwiowy lumbar, intralumbar
dolny lower, inferior
   d., kończyna lower (inferior) extremity, lower limb
   d., warga lower lip
doleczek foveola, faveolus, dimple, small pit
   d. guziczny coccygeal foveola
   d. ziarenkowy granular pit, Pacchionian depression
   d. żołądkowy gastric foveola, gastric pit
dołek fovea, pit, fossette, cup-shaped depression, indentation
   d. głowy kości udowej fovea of the femoral head, pit of the head of the femur
   d. sercowy epigastric fossa, pit of the stomach
   d. siatkówki, powiększenie w jaskrze glaucomatous depression
   d. siatkówki środkowy central retinal fovea, central pit of the retina, physiologic depression
   d. smakowy gustatory foveola
dom house, home
   d. dla psychicznie chorych asylum, insane asylum
   d. dziennego pobytu day-care centre
   d. opieki foster home
   d. sierot orphanage, orphan asylum, children's home
   d. starców home for the aged, old age home
   d. ubogich alms house
   d. wypoczynkowy home for rest, sanatorium
domena domain (*gen.*)
domieszać admix, add
domieszka admixture, additive
domięśniowy intramuscular
dominacja dominance, domination, predominance
   d. półkuli mózgowej dominance of cerebral hemisphere
   d. genów gene dominance
dominanta dominant
dominowanie dominance (*gen.*) predominance
dominujący dominant (*gen.*) predominant, prevailing
   d., cecha dominant trait (*gen.*)
   d., półkula mózgu dominant hemisphere
domózgowy intracerebral, cerebripetal, encephalopetal
donacja donation (*gen.*)
donator donor (*transpl.*, *chem.*)

doniesienie report, communication
   d. wstępne preliminary communication
donosić carry to term (a fetus)
donoszony at term, born at term, full-term
doodbytniczo rectally, per rectum
doodbytniczy rectal, intrarectal
doopłucnowy intrapleural
dooponowy intrathecal
dootrzewnowy intraperitoneal
dopamina dopamine
dopaminergiczny dopaminergic
dopasować fit, adjust, adapt, shape (to)
dopasowanie adjustment, adaptation, fitting, shaping (to)
dopełniacz complement, alexin
   d., alternatywna droga pobudzenia alternative complement pathway
   d., brak acomplement(a)emia
   d. dominujący dominant complement
   d., niedobór hypocomplement(a)emia
   d. nie dominujący subordinate complement, non-dominant complement
   d., odchylenie complement deviation, complement deflection, complement diversion
   d., odczyn wiązania complement-binding test
   d., wiązanie complement binding, complement fixation
dopełniaczowy complement, complemental
dopełniający complementary, complementing
dopływ inflow, flow
   d. bodźców inflow of impulses (stimuli)
   d. krwi blood flow
   d. powietrza air inflow
   d. żylny venous tributary (vessel)
doprowadzający afferent
   d., włókno nerwowe afferent nerve fibre
dopuszczalny permissible, admissible, acceptable
doradzać advise, counsel, recommend
dorastać grow up
dorastający adolescent
dorastanie adolescence
doraźny immediate, direct
   d., operacja emergency operation
   d., przygotowanie leku extemporaneous preparation of drug
dordzeniowy intraspinal
dorosły adult, grown up, mature
dosercowy intracardiac, intracardial
doskonalenie perfectioning, improvement, betterment
   d. zawodowe professional training, skill upgrading
doskonalić improve, make perfect, upgrade the quality

doskórny intradermal
dosłyszalny audible, within hearing range
  d. ledwie barely audible
dostatecznie sufficiently, adequately, fairly
dostateczność podniebiennogardłowa velopharyngeal adequacy
dostateczny sufficient, adequate
dostawka denture, artificial denture, artificial dentition, dental prosthesis
  d. całkowita complete denture, full denture
  d. częściowa partial denture, bridgework
  d. częściowa ruchoma removable partial denture, removable bridge
  d. częściowa stała fixed partial denture, bridge
  d. próbna trial denture, wax model denture
  d. ruchoma removable denture, removable dental prosthesis
  d. tymczasowa interim denture, temporary denture, provisional denture
dostawowy intra-articular
dostęp access, approach
  d. chirurgiczny surgical approach, surgical access
  d., uzyskać obtain an approach to
dostępność accessibility, availability
  d. biologiczna biological availability, bioavailability
dostępny accesible, available
  d. biologicznie bioavailable, biologically available
dostosować adjust, adapt, conform, fit, shape according to
dostosowanie adjustment, adaptation, conformation, fitting
dostrzegać perceive
dostrzegalny perceptible, discernible, distinguishable, perceivable
  d. ledwie barely perceptible, barely discernible
dostrzeganie perception, apprehension
doszczepianie revaccination, administration of a booster dose of a vaccine
doszczętnie radically, utterly, completely, totally
doszkolenie supplementary education, supplementary training
doświadczać (odczuwać) experience
doświadczalny experimental, test
doświadczenie 1) experiment, test, trial; 2) experience
  d. kliniczne clinical trial
  d. kontrolne control experiment
  d. kontrolowane controlled experiment, controlled trial
  d. krzyżowe cross trial, cross test
  d. metodą podwójnie ślepą double blind experiment (trial)

  d. metodą ślepą blind experiment (trial)
  d. na zwierzętach animal experiment
  d. przewlekłe long-term experiment, chronic experiment
  d. wstępne pilot experiment, preliminary experiment
dotchawiczy intratracheal
dotętniczy intra-arterial
dotknięcie touch, palpation
dotyk touch
  d., czucie tactile sensation
  d., brak czucia an(a)esthesia, loss of tactile sensation, anahaphia, apselaphesia
  d., obniżenie czucia hyp(a)esthesia, amblyaphia
  d., zmysł tactile sense
dotykalny palpable, tangible, touchable
dotykanie touching, palpation, taction
dotykowy tactile, tactual
  d., przeczulica tactile hyper(a)esthesia, hyperaphia
doustny oral
dowcipkowanie patologiczne moria, witzelsucht
do woli ad libitum, ad lib
dowolny arbitrary, optional
dowód evidence, proof
  d. pośredni indirect evidence, circumstantial evidence
doza dose, dosis
doznać sustain, suffer, experience
  d. urazu sustain an injury, suffer an injury
  d. uczucia experience a feeling
  d. wrażenia receive an impression
doznanie experience, sensation, feeling
dozować dose
dozowanie dosage
dozymetr dosimeter
dozymetria dosimetry
dożyć live to, survive to
dożylnie intravenously
dożylny intravenous
dożywiać supply additional nutrition
dół fossa, pit
  d. biodrowy iliac fossa
  d. kłykciowy condylar fossa
  d. kostki bocznej fossa of the lateral malleolus
  d. krętarzowy trochanteric fossa, digital fossa
  d. kulszowo-odbytniczy ischiorectal fossa
  d. łokciowy cubital fossa, bend of the elbow, antecubital space
  d. międzykłykciowy intercondylar fossa of the femur
  d. międzykonarowy interpeduncular fossa
  d. pachowy axillary fossa, armpit, axilla
  d. pachwinowy inguinal fossa

d. panewki acetabular fossa
d. podkolanowy popliteal fossa
d. przedni czaszki anterior cranial fossa
d. skroniowy temporal fossa
d. środkowy czaszki middle cranial fossa
d. tylny czaszki posterior cranial fossa
drachma drachm, dram, $^1/_8$ of an ounce
— apothecaries' weight, or $^1/_{16}$ of an ounce
— avoirdupois weight
drapać scratch, scrape
drapanie scratching, scraping
drasnąć scratch, scarify
draśnięcie scratching, scarification
drastyczny drastic
drażetka coated tablet, dragée
d. do ssania lozenge
d. musująca effervescent coated tablet
d. powleczona cukrem sugar-coated tablet
d. warstwowa layered coated tablet
d. z powłoką ochronną przed sokiem żołądkowym enteric coated tablet
drażliwość irritability, irascibility
drażliwy irritable
drażniący irritating, irritative
d. lek irritant
drażnić irritate
drążący penetrating, piercing
d., rana penetrating wound, piercing wound
drążyć penetrate, pierce, excavate
dren drain; *p. też* **sączek**
drenaż drainage; *p. też* **sączkowanie**
d. grawitacyjny dependent drainage, downward drainage
d. irygujący irrigating drainage
d. otwarty open drainage
d. płynu puchlinowego do pęcherza vesico-c(o)elomic drainage
d. pooperacyjny postoperative drainage
d. przepływowy irrigation drainage
d. ssący ciągły continuous suction drainage
d. zamknięty closed drainage
drenować drain
drenowanie draining
drepanocyt drepanocyte, sickle cell
drepanocytoza drepanocytosis, drepanocyth(a)emia, sickle cell an(a)emia
dreszcz chill, shiver, algor, rigor
dreszcze (*pl*) chills, shivering, rigor
d., mieć have a chill, be shivering
drętwieć 1) get numb; 2) have par(a)esthesiae of the „pins and needles" type, have formication
drętwienie 1) numbness, numb sensation; 2) formication, sensation of „pins and needles"
drgać 1) twitch (muscle); jerk (extremity); 2)

oscillate, vibrate (*phys,*); 3) flicker (light); 4) pulsate, throb (artery)
drgający 1) twitching, jerking; 2) oscillating, vibrating; 3) pulsating, throbbing
drganie 1) twitching, jerking; 2) vibration, oscillation; 3) flicker; 4) pulsation, throbbing
d. akustyczne acoustic vibration, acoustic oscillation
d. harmoniczne harmonic vibration
d. pęczkowe fasciculation (of muscle)
d. ultradźwiękowe ultrasonic vibration, ultrasonic oscillation
d. włókienkowe fibrillation (of muscle)
drgawki convulsions, fits, seizures, twitches, jerks, jerking
d. asfiktyczne przy skurczu krtani crowing convulsions
d. ciążowe eclampsia, puerperal convulsions
d. dziecięce inflantile convulsions
d. epileptyczne epileptic convulsions, epileptic seizures, epileptic fits
d. gorączkowe febrile convulsions
d., hamujący (środek) anticonvulsant (drug)
d. histeryczne hysterical convulsions, hysteroid convulsions
d. kloniczne clonic convulsions
d. kloniczne skoordynowane coordinate clonic convulsions
d. miokloniczne myoclonic jerks, myoclonic convulsions
d. padaczkopodobne epileptiform convulsions
d. padaczkowe epileptic convulsions
d., powodujący convulsant (factor)
d. tężcowe tetanic convulsions
d. toniczne tonic convulsions
drgawkowy convulsive, spasmodic, spasmatic
drgnąć twitch, jerk
drgnięcie twitch, jerk
drobiazgowy detailed
d. w mowie circumstantial, meticulous
drobiazgowość circumstantiality, meticulousness, minuteness
drobina molecule, particle
drobinowy molecular
drobnobańkowy (odgłos osłuchowy) fine bubbling (rales)
drobnogrudkowy micropapular
drobnoguzkowy micronodular
drobnokomórkowy microcellular
drobnokrystaliczny microcrystalline
drobnoogniskowy microfocal
drobnopęcherzykowy microfollicular
drobnoustrój micro-organism, microorganism, organism

d. beztlenowy anaerobic micro-organism, anaerobe
d. komensalny commensal micro-organism
d. przesączalny filtrable micro-organism, filterable micro-organism
d. saprofitowy saprophytic micro-organism, saprophyte, necroparasite
d. tlenowy aerobic micro-organism, aerobe
drobnozarodnikowiec microsporon
d. Audouina *Microsporon audouini*
d. pobielany *Microsporon gypseum*
d. psi *Microsporon canis*
drobnoziarnisty microgranular, finely grained
droga way, pathway, tract, passage, route, path
d. czuciowa sensory tract
d. dopływu (krwi) inflow route (of blood)
d. fałszywa false passage, false route
d. inwazji invasion route
d. jelitowa (podania leku) enteral route
d. nerwowa nerve tract
d. nerwowa, przecięcie tractotomy
d. odpływu (krwi) outflow route
d. piramidowa nieskrzyżowana direct pyramidal tract, uncrossed pyramidal tract, anterior pyramidal tract
d. piramidowa skrzyżowana crossed pyramidal tract, indirect pyramidal tract, lateral pyramidal tract
d. pozajelitowa (podania leku) parenteral route
d. zakażenia portal of infection
drogi ways, pathways, tracts, passages, ducts
d. chłonne lymphatics, lymphatic vessels
d. łzowe lacrimal ducts; *p. też* **narząd łzowy**
d. łzowe, torbiel zastoinowa dacryoma, dacryops
d. łzowe, wyciek ropny dacryopyorrh(o)ea, dacryopyosis
d. łzowe, zapalenie dacryosolenitis
d. moczowe urinary tract
d. moczowo-płciowe genitourinary tract
d. naturalne natural passage
d. oddechowe airways, respiratory tract, air passages
d. oddechowe dolne lower airways
d. oddechowe górne upper airways
d. płciowe genital tract
d. żółciowe bile ducts, biliary ducts, gall ducts
d. żółciowe, choroba cholepathy
d. żółciowe, dyskineza spastic cholepathy
d. żółciowe, endoskopia cholangioscopy
d. żółciowe, nacięcie cholangiotomy
d. żółciowe, nadmierne rozszerzenie cholangiectasia, cholangiectasis
d. żółciowe, nowotwór cholangioma

d. żółciowe, przetoka chirurgiczna cholangiostomy
d. żółciowe wewnątrzwątrobowe intrahepatic bile ducts
d. żółciowe, zapalenie cholangitis, angiocholitis, cholangiolitis
d. żółciowe zewnątrzwątrobowe extrahepatic bile ducts
dromotropizm dromotropism
dromotropowy dromotropic
drożdżaki anascogenic yeasts, yeast-like fungi
drożdże yeast, *Saccharomycetes*
d. lecznicze medicinal yeast
d. piekarskie baker's yeast
d. piwne brewer's yeast
d. prasowane compressed yeast
d. suche dried yeast
drożdżowate *Saccharomycetaceae*
drożdżowce *Saccharomyces*, fungus yeasts, yeast fungi
drożdżyca blastomycosis, cryptococcosis
d. europejska cryptococcosis, torulosis, European blastomycosis, Busse--Buschke disease
d. południowoamerykańska South American blastomycosis, paracoccidiomycosis
drożność patency, perviousness
d., przywrócenie restoration of patency
drożny patent, non-obstructed, non--obliterated, unobstructed
drugostronny contralateral
drut wire
drutować wire
drutowanie wiring; *p. też*: **szynowanie**
druza druse, a degenerative hyaline or colloid body in Bruch's membrane
drzazga splinter, sliver, chip
d. kostna bone splinter, bone chip
drzeć tear, rend, lacerate (flesh)
drzemać nap, drowse, doze, slumber
drzewkowaty arborescent, dendriform, dendritic, dendroid, dendroidal
drzewo tree
d. genealogiczne pedigree, family tree, genealogical tree
d. oskrzelowe bronchial tree
drżący trembling, shaking (hands), quavering, quivering (voice), shivering (from cold), tremulous (voice)
drżączka tremor, trembling, shivers, trembles (*vet.*)
d. poraźna shaking palsy, paralysis agitans, Parkinson's disease
drżeć tremble, shake, shiver (from cold), shudder, vibrate, oscillate
drżenie 1) tremor, trembling, shaking; 2)

fremitus, thrill (a sensation felt by palpation); 3) trepidation, quavering; 4) oscillate, vibrate (*phys.*)
d. drobnofaliste fine tremor
d. dziedziczno-rodzinne heredofamilial tremor, essential tremor
d. głosowe vocal fremitus, pectoral fremitus
d. grubofaliste coarse tremor
d. mięśni statyczne tremor at rest
d. oskrzelowe bronchial fremitus, rhonchal fremitus
d. pęczkowe fasciculation
d. piersiowe pectoral fremitus, vocal fremitus
d. piersiowe przy kaszlu tussive fremitus
d. posturalne postural tremor (of the extremities during trials of maintaining a given position)
d. rąk trzepoczące flapping tremor, liver flap, wing-beating tremor, asterixis
d. rodzinne hereditary tremor, essential tremor, heredofamilial tremor
d. spoczynkowe tremor at rest, passive tremor
d. stałe continuous tremor, persistent tremor
d. starcze senile tremor
d. tęczówki iridodonesis (flapping of the iris when it is not supported by the lens), iridoplania, iridotromos
d. trzepoczące flapping tremor, wing-beating tremor, asterixis
d. włókienkowe fibrillation
d. zamiarowe intention tremor, volitional tremor
d. z zimna shivering, shivers
dudniący rumbling, hollow, rolling
dudnić rumble
duodenografia hipotoniczna hypotensive duodenography
duplikacja duplication (*gen.*), reduplication
dur typhus
d. brzuszny typhoid fever, abdominal typhus, enteric typhus
d. brzuszny poronny abortive typhoid fever, walking typhoid, ambulatory typhoid, latent typhoid
d. brzuszny z zajęciem stawów arthrotyphoid
d. kleszczowy tick fever
d. osutkowy = d. plamisty
d. plamisty typhus fever, exanthematic fever, petechial fever, macular fever, ship fever, jail fever, epidemic typhus
d. plamisty endemiczny endemic typhus, murine typhus, red fever, red fever of the Congo, Maxcy's disease, rat typhus, shop typhus

d. plamisty, nawrót recrudescent typhus fever
d. powrotny relapsing fever, recurrent fever
d. powrotny wywoływany przez Borrelia recurrentis louse-borne relapsing fever, billious typhoid, Griesinger's disease
d. rzekomy paratyphoid fever, Schottmüller's disease
durowy typhoid, typhoidal, typhous, typhose
d., posocznica typhosepsis, typhoid septic(a)emia
dusić strangle, strangulate, throttle, choke, stifle
dusić się suffocate, choke, asphyxiate
duszenie strangling, strangulation, choking
duszenie się suffocation, asphyxiaton, asphyxia
dusznica bolesna angina pectoris, stenocardia
d. bolesna brzuszna abdominal angina, intestinal angina
d. bolesna czynnościowa vasomotor angina, false angina, reflex angina, spurious angina
d. bolesna naczynioruchowa vasomotor angina
d. bolesna narastająca crescendo angina
d. bolesna przekrwienna hypercyanotic angina
d. bolesna spoczynkowa angina at rest, decubitus angina
d. bolesna wysiłkowa angina of effort, effort angina
dusznicowy anginal, anginous, anginose
duszność dyspn(o)ea, breathlessness, shortness of breath
d. napadowa paroxysmal dyspn(o)ea
d. napadowa nocna paroxysmal nocturnal dyspn(o)ea
d. sercowa cardiac dyspn(o)ea
d. wdechowa inspiratory dyspn(o)ea
d. wydechowa expiratory dyspn(o)ea
d. wysiłkowa effort dyspn(o)ea
dwoinka diplococcus
d. Gram-dodatnia diplococcus
d. Gram-ujemna *Neisseria*
d. malutka *Veillonella parvula*
d. nerkopodobna *Veillonella reniformis*
d. nieżytowa *Branhamella catarrhalis*
d. rzeżączki *Neisseria gonorrh(o)eae*
d. zapalenia opon mózgowych meningococcus, *Neisseria meningitidis*
d. zapalenia pochwy *Veillonella vulvovaginitidis*
d. zapalenia płuc pneumococcus, *Diplococcus pneumoniae*
dwoisty dual, double, twofold
dwojenie (w oczach) diplopia
d. jednoimienne homonymous diplopia

(with false image on the side of the affected eye), direct diplopia, simple diplopia
d. jednooczne monocular diplopia
d. obuoczne binocular diplopia
d. różnoimienne heteronymous diplopia (with false image on the side of the healthy eye)
d. skrzyżowane crossed diplopia
dwuazowy diazo
dwubiegunowy bipolar
dwubitność tętna dicrotism
dwubitny dicrotic
dwubrzuścowy biventer, digastric, biventral
dwucukier disaccharide
dwudzielny bipartite, bifid, dichotomous
dwuetapowy two-stage, two-step
dwuetylostilbestrol diethylstilb(o)estrol
dwufazowy diphasic, biphasic, two-stage
dwufenyl diphenyl, biphenyl
dwugliceryd diglyceride
dwuguzkowy bicuspid, bicuspidal, bicuspidate (tooth)
dwujajowy biovular, binovular
dwujamowy bilocular, bicameral, bicellular, biloculate, dicelous, two-chamber
dwujądrowy binuclear, binucleate
dwukierunkowy bidirectional
dwukomorowy bicameral, two-chamber
dwukomórkowy bicellular
dwułomność birefringence, double refraction
dwunastnica duodenum
  d. i przewód żółciowy wspólny, nacięcie duodenocholedochotomy
  d., nacięcie duodenotomy
  d. olbrzymia megaduodenum
  d., opuszka duodenal bulb, duodenal cap, pyloric cap
  d., plastyka duodenoplasty
  d., radiografia duodenography
  d. ruchoma mobile duodenum
  d., uchyłek duodenal diverticulum
  d., uwolnienie ze zrostów duodenolysis
  d., wrzód duodenal ulcer
  d., wycięcie duodenectomy
  d., wycięcie z trzustką duodenopancreatectomy
  d. wydłużona dolichoduodenum
  d., wytworzenie przetoki zewnętrznej duodenostomy
  d., wziernikowanie duodenoscopy, duodenofibroscopy
  d., zapalenie duodenitis
  d., zapalenie okołodwunastnicze periduodenitis
  d., zespolenie; *p.* **zespolenie**
dwunastniczy duodenal
dwuniciowy double-stranded (DNA)

dwunitrobenzen dinitrobenzene
dwunitrozwiązek dinitrate
dwuoctan diacetate
dwuoczny binocular
dwupierwiastkowy binary
dwupłatkowy bicuspid (valve)
dwupłatowy bilobate, bilobed
dwupłciowość 1) bisexuality, ambisexuality; 2) hermaphroditism
dwupostaciowość dimorphism
dwuprzegródkowy biseptate
dwuramienny dibrachial, dibrachus, double-branched, biramous, two-arm
dwuręczny bimanual
dwurożny bicornuate, bicornual, two-horned
dwuródka bipara, secundipara, para II
dwusacharyd disaccharide
dwusiarczan bisulphate
dwusiarczek bisulphide, disulphide
  d. węgla carbon disulphide
dwusiarczyn bisulphite
dwuskładnikowy binary, two-component
dwustronny bilateral
dwuszczytowy two-peaked, bimodal
dwutlenek dioxide, binoxide
  d. azotu nitrogen dioxide
  d. krzemu silicon dioxide
  d. siarki sulphur dioxide
  d. węgla carbon dioxide
  d. węgla, niedobór we krwi hypocapnia
dwuwarstwowy bistratal, bilaminar, two-layered
dwuwartościowość bivalence, bivalency
dwuwartościowy bivalent, divalent
dwuwęglan bicarbonate, dicarbonate
  d. sodowy sodium bicarbonate
dwuwklęsły biconcave, concavoconcave, amphicelous
dwuwypukły biconvex, convexoconvex
dwuwodzian dihydrate
dwuzasadowy bibasic, dibasic
dychawica asthma
  d. alergiczna allergic asthma
  d. atopowa atopic asthma
  d. bakteryjna bacterial asthma
  d. nerwowa nervous asthma
  d. nieżytowa catarrhal asthma, bronchitic asthma
  d. odruchowa reflex asthma
  d. oskrzelowa bronchial asthma
  d. sercowa cardiac asthma, cardiasthma
  d. sienna hay asthma, asthmatic stage of hay fever
  d. wysiłkowa exercise-induced asthma
dychawiczny asthmatic
dydaktyczny didactic, instructive, teaching
dyfteria diphtheria

dyfuzja diffusion
  d. jonów ion diffusion
  d., ulegający diffusible
  d. zwrotna back diffusion
dykrotyczny dicrotic, relating to dicrotism
dymienica bubo
  d. ziarnicowata lymphogranuloma venereum, climatic bubo
dymorfizm dimorphism
  d. płciowy sexual dimorphism
dyna dyne
dynamiczny dynamic, dynamical
dynamika dynamics
dypsomania dipsomania
dyrektoskopia direct laryngoscopy
dysautonomia rodzinna familial dysautonomia
dysbazja dysbasia, difficulty in walking
dyschondroplazja dyschondroplasia, Ollier's disease
dysdiachokineza dysdiachokinesia, dysdiachocinesia
dysfagia dysphagia, difficult or painful swallowing, aphagia, aphagopraxia, aglutition
  d. atoniczna atonic dysphagia, dysphagia due to (o)esophageal hypotonia
  d. hipertoniczna hypertonic dysphagia, spastic dysphagia
  d. wywołana uciskiem przełyku przez tętnicę podobojczykową dysphagia lusoria
  d. wywołana uwięźnięciem kęsa nad nagłośnią vallecular dysphagia
dysforia dysphoria
dysfunkcja dysfunction
dysgammaglobulinemia dysgammaglobulin(a)emia
dysgenezja dysgenesia, dysgenesis
  d. gonad gonadal dysgenesia
  d. kanalików krętych Sertoli cell only syndrome
  d. kanalików nasieniotwórczych seminiferous tubule dysgenesia
  d. mezodermalna tęczówki i rogówki iridocorneal dysgenesia
dysgerminoma dysgerminoma, disgerminoma
dyshidroza dyshidrosis, dyshidria, pompholyx, acrodermatitis perstans, Hallopeau's disease
dyskinezja dyskinesia
  d. torsyjna samoistna = dystonia torsyjna
dyskografia discography
dyskomfort discomfort, a painful sensation
dyskopatia discopathy, any disease of the intervertebral disc
dyskwalifikować disqualify
dysleksja dyslexia, incomplete alexia

dyslipidemia dyslipid(a)emia
dyslokacja dislocation, displacement, luxation
dysmetria dysmetria
dysmutacja dismutation (*chem.*)
dysmutaza ponadtlenkowa superoxide dysmutase
dysocjacja dissociation
  d. białkowo-komórkowa albuminocytologic dissociation
  d. elektrolityczna electrolytic dissociation
dysontogeneza dysontogenesis, defective development of an individual
dyspanseryzacja active counselling
dysparacja disparation, retinal disparation
  d. pionowa obrazów vertical disparation of images
dyspareunia dyspareunia, pain occurrence in sexual act
dyspepsja *p.* niestrawność
dyspeptyczny dyspeptic
dyspersja dispersion
dyspersoid dispersoid, dispersion colloid
dysplazja dysplasia, abnormal tissue development
  d. czaszkowo-przynasadowa craniometaphysial dysplasia, metaphysial dysplasia, Pyle's disease
  d. ektodermalna ectodermal dysplasia, hereditary ectodermal dysplasia
  d. ektodermalna typu anhidrotycznego anhidrotic ectodermal dysplasia
  d. ektodermalna typu hidrotycznego hidrotic ectodermal dysplasia
  d. grasicy z hipogammaglobulinemią thymic dysplasia with hypogammaglobulin(a)emia
  d. językowo-twarzowa linguofacial dysplasia
  d. komorowo-promieniowa ventriculoradial dysplasia (ventricular septal defect with absence of thumb or radius)
  d. nabłonka epithelial dysplasia
  d. nasad punkcikowata punctate epiphysial dysplasia, stippled epiphysis
  d. nasad wielomiejscowa multiple epiphysial dysplasia
  d. nerkowo-siatkówkowa dziedziczna hereditary renal-retinal dysplasia
  d. neuroektomezodermalna neuroectomesodermal dysplasia, one of the group of phacomatoses
  d. oczno-kręgowa oculovertebral dysplasia, Weyer's syndrome
  d. oczno-zębowo-palcowa oculodentodigital dysplasia
  d. płuc pulmonary dysplasia

d. przedsionkowo-palcowa atriodigital dysplasia, Holt-Oram syndrome
d. przynasadowa metaphysial dysplasia
d. pseudoachondroplastyczna pseudoachondroplastic dysplasia
d. siateczkowata reticular dysplasia
d. stawu biodrowego dysplasia of the hip
d. sutka mammary dysplasia, fibrocystic disease of the breast
d. szyjki macicy cervical dysplasia
d. tętnic nerkowych dysplasia of renal arteries
d. trzonowa diaphysial dysplasia, Camurati-Engelmann disease
d. włóknista kości fibrous dysplasia of bones, Jaffe-Lichtenstein disease
d. włóknista kości jednoogniskowa monostotic fibrous dysplasia
d. włóknista kości wieloogniskowa polyostotic fibrous dysplasia, multifocal osteitis fibrosa
d. włóknista rodzinna szczęk familial fibrous dysplasia of jaws, cherubism
d. włóknisto-mięśniowa (tętnic) fibromuscular dysplasia
d. zębowo-twarzowa dentofacial dysplasia
d. żuchwowo-twarzowa mandibulofacial dysplasia, mandibulofacial dysostosis
dyspraksja dyspraxia, dyspragia, impaired or painful function of an organ
dysproporcja disproportion, out of proportion
dysproz dysprosium, Dy (*chem.*)
dysrafizm dysraphia
dysrytmia dysrhythmia, rhythm abnormality
d. elektroencefalograficzna electroencephalographic dysrhythmia
d. mózgowo-napadowa paroxysmal cerebral dysrhythmia (in eeg)
dyssymulacja dissimulation
dyssynergia dyssynergia, ataxia
d. móżdżkowa miokloniczna dyssynergia cerebellaris myoclonica, Hunt's syndrome
dystalny distal
dystocja dystocia
d. pochwowa vaginal dystocia
d. szyjkowa cervical dystocia
dystonia dystonia
d. mięśniowa zniekształcająca dystonia musculorum deformans, Ziehen-Oppenheim disease, myodystonia
d. torsyjna torsion spasm
dystorsja distorsion, distortion (*orthop.*)
dystrofia dystrophy, dystrophia
d. kończyn pourazowa sympathetic reflex dystrophy
d. mięśni muscular dystrophy

d. mięśni dziecięca childhood muscular dystrophy, pseudohypertrophic dystrophy, pseudomuscular hypertrophy, Duchenne's dystrophy
d. mięśni łopatkowo-ramieniowa scapulohumeral muscular dystrophy
d. mięśni płodowa arthrogryposis multiplex congenita
d. mięśni postępująca progressive muscular dystrophy
d. mięśni przedramienno-podudziowa antebrachiocrural muscular dystrophy
d. mięśni rzekomoprzerostowa pseudohypertrophic muscular dystrophy, Duchenne's muscular dystrophy
d. mięśni twarzowo-łopatkowo-ramieniowa facioscapulohumeral muscular dystrophy, Landouzy and Déjerine dystrophy
d. mięśni zanikowa limb-girdle muscular dystrophy, Leyden-Möbius muscular dystrophy
d. miotoniczna myotonic dystrophy, atrophic myotonia, Steinert's disease
d. wewnątrzmaciczna płodu intrauterine f(o)etal dystrophy
dystroficzny dystrophic
dystrybucja distribution
d., objętość distribution volume
d., współczynnik distribution coefficient
dyszeć pant, breathe laboriously
dyzartria dysarthria
d. kurczowa aphtongia, speaker's cramp
dyzenteria dysentery
dyzostoza dysostosis
d. czaszkowo-obojczykowa craniocleidodysostosis, cleidocranial dysostosis, clidocranial dysostosis, Crouzon's syndrome
d. czaszkowo-twarzowa craniofacial dysostosis, ocular hypertelorism
d. żuchwowo-twarzowa mandibulofacial dysostosis
dyzuria dysuria, difficulty or pain on urination
dyżur turn of duty
d. ostry emergency service
dyżurny lekarz physician on duty
dyżurka duty-room, nurse's station
dyżurować be on duty
działać act, exert an effect, produce an effect
działanie action, activity
d. agonistyczne agonistic action, cooperation
d. antagonistyczne antagonistic action
d. bakteriobójcze bacterial activity, antimicrobial activity
d. bakteriostatyczne bacteriostatic activity

d. bezpośrednie direct action, immediate action
d. blokujące blocking activity
d. batmotropowe bathmotropic action
d. błędne misaction
d. buforowe buffering action
d. chorobotwórcze pathogenic activity
d. chronotropowe chronotropic action
d. drażniące irritating action
d. dromotropowe dromotropic action
d. hamujące inhibitory activity, inhibiting activity
d. inotropowe inotropic action
d. instynktowne instictive activity
d. jonizujące ionizing action
d. lecznicze therapeutic action
d. moczopędne diuretic action
d. odruchowe reflex activity
d. opóźnione delayed activity
d. opsoniczne opsonic action
d. parasympatykomimetyczne parasympathicomimetic activity
d. parasympatykotoniczne parasympathicotonic activity
d. pośrednie indirect action
d. przeciwbakteryjne antibacterial activity, antimicrobial activity
d. przeciwbólowe analgesic activity
d. przeciwzapalne anti-inflammatory activity
d. przedłużone prolonged activity, sustained activity
d. radiomimetyczne radiomimetic activity
d. rakotwórcze carcinogenic activity
d. swoiste specific activity
d. swoiste dynamiczne specific dynamic activity
d. sympatykomimetyczne sympathicomimetic activity
d. synergiczne synergistic activity
d. szkodliwe harmful activity, noxious activity, adverse effect
d. toksyczne toxic action
d. uboczne side effect
d. utleniające oxidizing activity
d. wybiórcze selective activity
d. wyzwalające trigger activity, releasing activity
d. żółciopędne cholagogic action
dziąsło gingiva, gum
d., ból gingivalgia
d. brzeżne marginal gingiva
d., krwawienie z gingivorrh(o)ea, ulorrh(o)ea
d., krwotok z gingivorrhagia, ulorrhagia, ulemorrhagia
d. i jama ustna, zapalenie gingivostomatitis
d. i język, zapalenie gingivoglossitis

d., masaż gum massage, gum rubbing, ulotripsis
d. nieruchome attached gingiva
d., obniżenie gingival recession, gum recession, gingival regression, ulatrophy, gingival retraction
d., plastyka gingivoplasty
d., ropień gingival abscess, gumboil, parulis
d. właściwe alveolar gingiva
d. wolne free gingiva
d., wycięcie gingivectomy, ulectomy
d. zębodołowe alveolar gingiva
d., zapalenie gingivitis
d., zapalenie białaczkowe leuk(a)emic gingivitis
d., zapalenie białaczkowe rozrostowe leuk(a)emic hypertrophic gingivitis
d., zapalenie bizmutowe bismuth gingivitis
d., zapalenie brzeżne marginal gingivitis
d., zapalenie hydantoinowe hydantoin-induced gingivitis, hydantoin gingivitis
d., zapalenie martwicze necrotizing gingivitis
d., zapalenie martwiczo-wrzodziejące necrotizing ulcerative gingivitis
d., zapalenie od kamienia nazębnego calculous gingivitis
d., zapalenie opryszczkowe herpetic gingivitis
d., zapalenie przerostowe hypertrophic gingivitis, hyperplastic gingivitis
d., zapalenie ropne suppurative gingivitis
d., zapalenie w czasie ząbkowania eruptive gingivitis
d., zapalenie wrzodziejące ulcerative gingivitis, fusospiroch(a)etal gingivitis
d., zapalenie wrzodziejąco-błoniaste ulceromembranous gingivitis
d., zapalenie zanikowe atrophic gingivitis
d., zapalenie ziarninowe granulomatous gingivitis
d., zapalenie złuszczające desquamative gingivitis
dziąsłowy gingival
d. rąbek marginal gum, free gingiva
dzieci children
d. małe small children, young children
d. w wieku przedszkolnym pre-school children
d. w wieku szkolnym school children
dziecięcy infantile, puerile
dzieciniec kindergarten, infant-school, nursery school
dziecinnieć sink into dotage, grow childish
dziecinny infantile, puerile, childish
dzieciństwo childhood
d. późne late childhood
d. wczesne early childhood, babyhood

dzieciobójstwo infanticide
dziecko child
  d. wiotkie floppy child, flaccid child; *p.*
  hipotonia mięśniowa dziecięca
dziedziczenie inheritance
  d. cech inheritance of characters, inheritance of traits
  d. chromosomowe chromosomal inheritance, Mendelian inheritance, alternative inheritance
  d. cytoplazmatyczne cytoplasmic inheritance, extranuclear inheritance
  d. dominujące dominant inheritance
  d. matczyne maternal inheritance
  d. mendlowskie Mendelian inheritance, chromosomal inheritance, alternative inheritance
  d. mozaikowe mosaic inheritance
  d. pozachromosomalne extrachromosomal inheritance
  d. pozajądrowe extranuclear inheritance, cytoplasmic inheritance
  d. recesywne recessive inheritance
  d. związane z płcią sex-linked inheritance
dziedziczność heredity
dziedziczny hereditary, inherited
dziedziczyć inherit
dziedzina sphere, field, scope, range (of activity), branch
dzięgieć tar, birch tar
dziekan dean
dziekanat dean's office
dziennie daily
dzienny diurnal
dziesięcioródka decipara, para X
dziesiętny decimal
  d. układ decimal system
  d. znak decimal point

dziewica virgin
dziewictwo virginity, maidenhood
dziewiczy virginal
dzieworództwo parthenogenesis, apogamia, asexual reproduction
dziki wild
  d. szczep wild strain (of virus etc.)
dzikie mięso proud flesh
dziobaty pock-marked, pitted (face)
dziób beak, bill, rostrum
  d. ciała modzelowatego rostrum of corpus callosum
dziurawiący perforating, penetrating
dziurawić perforate, make a hole
dziurkowatość porosity
dziurowatość mózgu porencephaly, porencephalia
dziwaczny odd, eccentric, queer, paradoxical
dzwonienie w uszach tinnitus, ear buzzing, ringing in the ears
dźwięczny sonorous, resonant, ringing
dźwięk sound, tone
dźwiękochłonny sound-absorbing
dźwiękoszczelny soundproof
dźwigacz levator, elevator (muscle)
dźwignia lever, elevator (dental), vectis (*obstetr.*)
  d. chirurgiczna surgical elevator
  d. dwuramienna double-arm lever
  d. jednoramienna single-arm lever
dżul joule
dżuma plague, pest, pestilence, black death, bubonic fever
  d. dymienicza bubonic plague, glandular plague
  d. płucna pneumonic plague, plague pneumonia
  d. posocznicza septic(a)emic plague

E

echinokok *Echinococcus*; p. **bąblowiec**
echinokokoza echinococcosis
echo echo
   bez e. echoless
echoaortografia echoaortography
echoencefalografia echoencephalography
echoencefalogram echoencephalogram
echofrazja echolalia, echophrasia
echogenność echogenicity
echogenny echogenic
echografia echographia
echokardiografia echocardiography, ultrasound cardiography
   e. dwuwymiarowa two-dimensional echocardiography, cross-sectional echocardiography
echokinezja echokinesia, echopraxia, echomatism, echomotism
echolalia echolalia, echophrasia
echolokacja echolocation
echopraksja echopraxia, echokinesia, echomotism, echomatism
echowirusy echoviruses (ECHO viruses), enteric cytopathogenic human orphan viruses
efebologia ephebology
efedryna ephedrine
efekt effect
   e. addycyjny additive effect
   e. cytopatyczny cytopathic effect
   e. depresji faga phage depression effect
   e. kumulacyjny cumulative effect
   e. masy mass effect
   e. następczy after-effect
   e. pierwszego przejścia first-pass effect (*pharmacol.*)
   e. stroboskopowy stroboscopic effect
   e. swoiście dynamiczny białka specific dynamic effect of protein
   e. tlenowy oxygen effect
   e., wywołać exert an effect
efektor effector
efektywność effectiveness, efficacy, efficiency

efektywny effective, efficacious
eferentny efferent
egocentryczny egocentric, self-centered, self-centred
egocentryzm egocentrism
egoista egoist
egoizm egoism, selfishness
egotyzm egotism
egzamin examination
   e. konkursowy competitive examination
   e., poddać kogoś put somebody through an examination
   e. ustny oral examination, viva voce examination
   e., zdać pass examination
   e., zdawać sit for an examination, take an examination
egzaminacyjny examination
   e., komisja examination board
egzaminator examiner
egzema = wyprysk
egzoforia exophoria
egzoftalmometr exophthalmometer
egzogenny exogenous, exogenetic
egzoplazma exoplasma, ectoplasm
egzotermiczny exothermic
egzotoksyna exotoxin
egzotropia exotropia, divergent squint
egzystencja existence
egzystencjalistyczny existential
egzystować exist, subsist
Eimeria *Eimeria*, a genus of coccidia
eimerioza eimeriosis
einstein 1) einstein (a unit of energy); 2) einsteinium, Es (*chem.*)
ejakulat ejaculate
ejakulacja = wytrysk
ekolog ecologist
ekologia ecology
ekologiczny ecological
ekosystem ecosystem
ekran screen, shield

e. **Bjerruma** Bjerrum's campimeter, Bjerrum's screen, tangent screen
e. **do prześwietleń** fluoroscopic screen
e. **oscyloskopu** oscilloscopic screen
e. **wzmacniający** image intensifier, intensifying screen
ekranować screen, shield
ekranowanie screening
ekscentryczny eccentric, excentric
ekshalacja exhalation
ekshaustor exhaustor
ekshibicjonista exhibitionist
ekshibicjonizm exhibitionism
ekshumacja exhumation, disinterment
ekshumować exhume, disinter
ekskawacja excavation (*stom.*), hollowing out
ekskawator excavator (*stom.*); *p. też* **wydrążacz**
ekskrementy (*pl*) excrement, f(a)eces
ekspander osocza plasma expander
ekspansja expansion
e. **gipsu** setting, expansion of plaster (*stom.*)
e. **termiczna** thermic expansion (*stom.*)
ekspansywność expansiveness
ekspansywny expansive, expanding
ekspert expert
ekspertyza expert's report, expert's opinion
e. **lekarska** medical expertise
eksperyment experiment
e. **kliniczny** clinical trial, clinical experiment
e. **kontrolowany** controlled experiment
e. **metodą podwójnie ślepą** double blind experiment
eksperymentalny experimental
eksperymentator experimenter
eksperymentować experiment
eksplantacja explantation
eksplantat explant
eksplantować explant
eksplodować explode
eksploracja exploration
eksplorować explore
eksploracyjny explorative, exploratory
e., **operacja** exploratory operation
eksponować expose
ekspozycja exposure
ekspresja expression
e. **fenotypowa** phenotypic expression
ekstensywny extensive
eksteroreceptor exteroceptor
ekstrahować extract
ekstrahent extractant
ekstrakcja extraction
e. **zęba** extraction of a tooth
ekstrakcyjny extractive
ekstrakt extract; *p. też* **wyciąg**
e. **alkoholowy** alcoholic extract

ekstraktor extractor
ekstrasystolia presence of extrasystolic beats
ekstrasystoliczny extrasystolic
ekstyncja extinction
ekstyrpacja extirpation
e. **miazgi zęba** pulp extirpation
eksykator exsiccator
ektoderma ectoderm
e. **nabłonkowa** epithelial ectoderm, superficial ectoderm
e. **nerwowa** neuroectoderm
e. **pozazarodkowa** extraembryonic ectoderm
e. **zarodkowa** embryonic ectoderm
ektodermalny ectodermal
ektoenzym ecto-enzyme, ectoenzyme
ektopia ectopy, ectopia
e. **doczesnowa** decidual ectopy
e. **endocerwikalna** endocervical ectopy
e. **endometrialna** endometrial ectopy
ektoplazma ectoplasm
ektopowy ectopic
ekwiwalent equivalent; *p.* **równoważnik**
elastancja elastance
elastaza elastase, pancreatopeptidase
elastoma elastoma, pseudoxanthoma elasticum
elastoza elastosis, degeneration of elastic tissue
e. **dystroficzna** elastosis dystrophica, angioid streaks, Grönblad-Strandberg syndrome
e. **popromienna** actinic elastosis
e. **starcza** senile elastosis
elastyczność elasticity
elastyna elastin
elastynaza elastase, elastinase
eleidyna eleidin, a form of keratin in the epidermis
elektrochirurgia electrosurgery
elektroda electrode
e. **aktywna** = e. **czynna**
e. **bierna** indifferent electode, dispersing electrode, silent electrode
e. **czynna** active electrode, exciting electrode, stimulating electrode, therapeutic electrode
e. **depolaryzująca** depolarizing electrode
e. **igłowa** needle electrode
e. **izolowana (pokryta izolacją)** insulated electrode, coated electrode
e. **przedsercowa** precordial electrode
e. **wodorowa** hydrogen electrode
elektrodiagnostyka electrodiagnostics
elektrodiagnoza electrodiagnosis
elektrodializa electrodialysis
elektroencefalograf electroencephalograph

e. sześciokanałowy six-channel electroencephalograph
elektroencefalografia electroencephalography
elektroencefalograficzny electroencephalographic
elektroencefalogram electroencephalogram, electroencephalographic curve, electroencephalographic record
Niektóre terminy odnoszące się do eeg:
aktywacja e. electroencephalographic activation
czynność napadowa seizure activity, paroxysmal activity
czynność napadowa uogólniona generalized paroxysmal activity
czynność ogniskowa focal activity
czynność podstawowa background activity, background rhythm
elektrody nałożone na głowę electrodes applied to scalp
iglice spikes
odprowadzenia leads
pobudzanie bodźcami świetlnymi photic stimulation, stroboscopic stimulation
serie fal iglicowych bursts of spikes
serie fal ostrych bursts of sharp waves
spłaszczenie zapisu flat activity
uśrednianie averaging
wodzenie stroboscopic driving, photic driving, photic pacing
wyładowania fal ostrych sharp wave discharge
wyładowania fal wolnych uogólnione generalized slow wave activity
zapis niskonapięciowy low voltage record
zapis, uśredniać average the record
zespół iglica-fala spike-and-dome complex, spike-and dome discharge
elektrofizjologia electrophysiology
elektroforetyczny electrophoretic
elektroforeza electrophoresis
e. bibułowa paper electrophoresis
e. cienkowarstwowa thin-layer electrophoresis
e. pionowa vertical electrophoresis
e. pozioma horizontal electrophoresis
e., prowadzić run electrophoresis
e., ruchliwość w electrophoretic mobility
e. w żelu agarowym agar-gel electrophoresis
e. w żelu krochmalowym starch-gel electrophoresis
e. żelowa gel electrophoresis
elektrokardiograf electrocardiograph, electrocardiographic apparatus, electrocardiographic unit

e. jednokanałowy one-channel electrocardiograph
e. wielokanałowy multichannel electrocardiograph
elektrokardiografia electrocardiography
e. przestrzenna vectorcardiography, spatial electrocardiography
elektrokardiograficzny electrocardiographic
e., monitorowanie electrocardiographic monitoring, oscilloscopic electrocardiographic monitoring, continuous electrocardiographic monitoring, electrocardioscopy
elektrokardiogram electrocardiogram
e. powysiłkowy postexercise electrocardiogram
e. spoczynkowy resting electrocardiogram
Niektóre terminy odnoszące się do ekg:
dekstrogram dextrogram
elektrody electrodes; *p.* **elektrody**
faza ranliwa vulnerable phase
krzywa ECG curve
objaw akordeonowy concertina sign
odchylenie osi w lewo left-axis deviation
odchylenie osi w prawo right-axis deviation
odcinek segment
odcinek ST, obniżenie ST segment depression
odcinek ST, uniesienie ST segment elevation
odprowadzenie lead; *p.* **odprowadzenie**
odstęp interval
pobudzenie beat
pobudzenie złożone fusion beat, combination beat, summation beat
próba Mastera Master's test, two-step test
próba wysiłkowa exercise test
próba wysiłkowa na ergometrze rowerowym cycle ergometer test
przechwycenie komór ventricular capture
przechwycenie przedsionków atrial capture
rozmieszczenie elektrod arrangement of electrodes
rozrusznik wędrujący wandering pacemaker, shifting pacemaker
skalowanie calibration
skręcenie osi w lewo sinistrogyria, sinistrogyration, sinistrotorsion
skręcenie osi w prawo dextrogyria, dextrogyration, dextrotorsion
wychylenie deflection
wychylenie wewnętrzne intrinsic deflection
wychylenie wzorcowe calibrating deflection
załamek wave, deflection
załamek dodatni positive wave
załamek dwufazowy biphasic wave
załamek dwugarbny two-peak wave
załamek kopulasty dome-like wave

załamek spłaszczony flattened wave
załamek, spłaszczenie flattened wave
załamek spiczasty peaked wave, pointed wave
załamek ujemny negative wave
załamek zaokrąglony rounded wave
załamek zazębiony notched wave
zespół QRS QRS complex, QRS deflection
zespół przedsionkowy atrial complex, auricular complex
zespół przedsionkowy, poszerzenie widening of complex
elektrokardioskop electrocardiographic monitor, electrocardioscope
elektrokardioskopia electrocardiographic monitoring, electrocardioscopy
elektrokauteryzacja electrocauterization
elektrokimograf electrokymograph
elektrokinetyka electrokinetics
elektrokoagulacja electrocoagulation
elektrokonizacja szyjki cervical electroconization
elektrolit electrolyte
elektrolitotrypsja electrolithotrity
elektrolityczny electrolytic
elektroliza electrolysis
elektromagnetyczny electromagnetic
elektromiografia electromyography
   Niektóre terminy odnoszące się do emg:
   ciąg miotoniczny myotonic train
   czas trwania potencjału duration of potential
   potencjał czynnościowy action potential
   potencjał wielofazowy polyphasic potential
   potencjały, sumowanie się summation of potentials
   zapis interferencyjny pattern of interference
   zapis wysiłkowy pattern during sustained effort
elektromiograficzny electromyographic
elektromiogram electromyogram
elektromotoryczny electromotive
elektron electron
   e., para electron pair
   e., przepływ electron flow
   e., sprzężenie electron coupling
   e. wartościowości chemicznej valence electron
   e., wiązka electron beam
   e., wychwyt electron capture
elektroniczny electronic
elektronowy electron, electronic
   e. mikroskop electron microscope; *p.* **mikroskop**
   e., mikroskopia electron microscopy
elektronarkoza electronarcosis
elektronowolt electron-volt

elektronystagmografia electronystagmography
elektroogniskowanie electrofocusing
elektroresekcja electroresection
   e. przezcewkowa transurethral electroresection
elektroretynografia electroretinography
elektrospektrofotometria electrospectrophotometry
elektrospektrografia electrospectrography
elektrostatyka electrostatics
elektrostymulacja electrostimulation
elektrosynteza electrosynthesis
elektrotaksja electrotaxis, electrotropism
elektroterapeutyczny electrotherapeutic
elektroterapia electrotherapy, electrotherapeutics, electropathy
elektrowstrząs electroshock
elektryczność electricity
   e. atmosferyczna atmospheric electricity
elektryczny electric, electrical
   e., gęstość electric density
   e. koc electric blanket
   e. prąd electric current
elektryzacja electrization
element element
elementarny elementary
elementy (*pl*) **morfotyczne krwi** morphotic elements of blood
eleoma eleoma, oleoma, lipogranuloma, oleogranuloma, paraffinoma
elewator elevator, 1) a muscle; 2) a surgical instrument
eliksir elixir
eliptocyt elliptocyte, ovalocyte, cameloid cell
eliptocytoza elliptocytosis, elliptocytic an(a)emia, cameloid an(a)emia, ovalocytosis
eluat eluate
eluent eluent, eluant
eluować elute
elucja elution
emalia enamel
emanacja emanation
embolektomia embolectomy
embolia embolism; *p.* **zator**
embolizacja embolization
embonian embonate, pamoate, a salt of embonic or pamoic acid
embrioblast embryoblast
embriolog embryologist
embriologia embryology
embrioma embryoma; *p.* **zarodczak**
embrion embryon
embrionalny embryonic, embryonal
embriopatia embryopathy
   e. różyczkowa rubeolar embryopathy, rubella embryopathy

embriotomia embryotomy
emeryt pensioner, retired employee
emerytowany pensioned, retired
emerytura pension
emetropia emmetropia
emetyk emetic
emisja emission
e. elektronów electron emission
emitować emit
emocja emotion
emocjonalność emotionality
emocjonalny emotional
e., zaburzenia emotional disturbances
empatia empathy
empiryczny empirical, empiric
empiryzm empiricism
emulgator emulgator (apparatus), emulgent (substance)
emulgować emulsify
emulgowanie emulsification, emulsifying
emulsja emulsion
e. koloidalna colloidal emulsion, emulsoid
emulsoid emulsoid, colloid emulsion
enancjomeria enantiomerism, enantioisomerism
enantema enanthem, enanthema
encefalodysplazja encephalodysplasia
encefalografia encephalography
e. izotopowa gammaencephalography
e. pozytywna contrast encephalography
e. powietrzna air encephalography, pneumoencephalography
encefalogram encephalogram
encefalomalacja encephalomalacia, brain softening, cerebromalacia
encefalomeningopatia encephalomeningopathy
encefalometria encephalometry
encefalomielopatia encephalomyelopathy
encefalopatia encephalopathy, encephalopathia, cerebropathy
e. bokserska pugilistic encephalopathy, punch drunk syndrome
e. cytomegaliczna wrodzona cytomegalic congenital encephalopathy
e. gąbczasta spongiform encephalopathy
e. nadciśnieniowa hypertensive encephalopathy
e. nadnerczowa addisonian encephalopathy
e. ołowicza lead encephalopathy, saturnine encephalopathy
e. pourazowa traumatic encephalopathy, posttraumatic encephalopathy
e. rtęciowa Minamoto disease, mercurial encephalopathy
e. tarczycowa thyrotoxic encephalopathy
e. toksyczna toxic encephalopathy

e. Wernickiego Wernicke's encephalopathy, Wernicke's disease
e. wrotna portal-systemic encephalopathy, hepatic encephalopathy
encefalotomia encephalotomy
endarterektomia endarterectomy
e. gazowa gas endarterectomy
e. wieńcowa coronary endarterectomy
endemia endemia, endemic disease
endemiczny endemic, endemial
endoaneuryzmoplastyka endoaneurysmoplasty
endoantytoksyna endoantitoxin
endoderma entoderm, endoblast, endoderm
endokrynolog endocrinologist
endokrynologia endocrinology
endokrynologiczny endocrinological
endokrynopatia endocrinopathy
endokrynoterapia endocrinotherapy
endolimfa endolymph
endometrioma endometrioma
endometrioza endometriosis
endoplazma endoplasm
endoskop endoscope
e. z boczną optyką side-viewing endoscope
endoskopia endoscopy
endotelina endothelin
endotelioza endotheliosis
endotoksyczny endotoxic
endotoksyna endotoxin
enema enema, clyster, rectal injection, lavement
energetyczny energetic
energetyka energetics
energia energy
e. aktywacji energy of activation
e. atomowa atomic energy, nuclear energy
e., bilans energy balance
e. cieplna thermal energy
e. elektromagnetyczna electromagnetic energy
e., ładunek energy charge
e. pochłonięta absorbed energy
e. promienista radiation energy
e., rozproszenie dissipation of energy
e. słoneczna solar energy
e. swobodna free energy
e. termojądrowa thermonuclear energy
e., wydatek energy expenditure, energy output
e. wzbudzenia energy of excitation
e., zachowanie conservation of energy
e., zapotrzebowanie na energy requirements
engram engram
enol enol
enolaza enolase
entameboza entamebiasis, entam(o)ebiasis

enteramina serotonin, enteramine, 5-hydro-
xytryptamine
enterocenteza enterocentesis
enterocyt enterocyte
enterografia enterography
enterokinaza enterokinase
enterokok enterococcus
enterologia enterology
enteromegalia enteromegaly, enteromegalia,
megaloenteron
enteropatia enteropathy
  e. z utratą białka protein-losing enteropathy
enteropeksja enteropexy
enterostomia enterostomy
  e. dwulufowa gun-barrel enterostomy
enterotoksyna enterotoxin
enterotomia enterotomy
enterowirus enterovirus
entoderma entoderm, endoderm, endoblast,
hypoblast
entropia entropy
enzym enzyme, ferment
  e. amylolityczny amylolytic enzyme,
amylase, diastase
  e. cytoplazmatyczny cytoplasmatic enzyme
  e. flawinowy flavoprotein
  e. hydrolityczny hydrolytic enzyme, hydrolase, hydrolyzing enzyme
  e. indukcyjny 1) induced enzyme (whose
synthesis is induced by inductor); 2)
inducible enzyme (produced only in
response to requirements)
  e. lipolityczny lipolytic enzyme
  e. lizosomalny lysosomal enzyme
  e. mitochondrialny mitochondrial enzyme
  e. niweczący rozgałęzianie glikogenu debrancher enzyme
  e. oddechowy respiratory enzyme
  e. proteolityczny proteolytic enzyme, protease
enzymatyczny enzymatic, enzymic
enzymoimmunoelektroforeza enzymatic immunoelectrophoresis
enzymolityczny enzymolytic, fermentative
enzymoliza enzymolysis, fermentation
enzymologia enzymology
enzymopatia enzymopathy
eozyna eosin, tetrabromofluorescein sodium
eozynocyt eosinocyte, eosinophilic leucocyte
eozynofil eosinophil, eosinocyte, eosinophilic
leucocyte
eozynofilia eosinophilia
eozynopenia eosinopenia
ependyma ependyma
ependymalny ependymal
ependymoblast ependymoblast
ependymocyt ependymocyte

ependymoma ependymoma
epidemia epidemic
  e. powszechna pandemia
epidemiczny epidemic
epidemiolog epidemiologist
epidemiologia epidemiology
epidermodysplasia epidermodysplasia
epidermoliza epidermolysis
  e. pęcherzowa epidermolysis bullosa
epifizjoliza epiphysiolysis
epikrytyczny epicritic
epikryza 1) epicrisis, a second crisis in a disease; 2) analysis of a disease after its end
  e. wypisowa discharge abstract
epilacja epilation, depilation
epilacyjny epilatory, depilatory
epilepsja epilepsy; *p.* **padaczka**
epileptologia epileptology
epileptyczny epileptic
epileptyk epileptic
epinefryna epinephrine, adrenaline
epitelializacja epithelialization, epithelization
epitelializować epithelialize
epiteliopatia barwnikowa pigment epitheliopathy
epitelizacja epithelization, epithelialization
epizod episode
epizodyczny irregular, occasional
epoksydy (*pl*) epoxy resins
erb erbium, Er (*chem.*)
erekcja erection
erekcyjny erectile
ergastoplazma ergastoplasma, ergastoplasm
ergokalcyferol ergocalciferol, calciferol, viosterol
ergometr ergometer
  e. rowerowy cycle ergometer
ergometria ergometry
ergotamina ergotamine
ergotropowy ergotropic
ergotyzm ergotism
erotogenny erotogenic, erotogenous
  e., strefa erotogenic zone
erotomania erotomania
erozja erosion
erozyjny erosive
erytralgia erythralgia, erythromelalgia
erytroblast erythroblast
  e. olbrzymi megaloblast
  e. ortochromatyczny normoblast
  e. wielobarwliwy polychromatic normoblast
  e. zasadochłonny basophilic normoblast
erytroblastoza erythroblastosis
  e. płodowa erythroblastosis fetalis, fetal
erythroblastosis, h(a)emolytic disease of
the newborn
erytrocyt *p.* **krwinka czerwona**
erytrocytoliza erythrocytolysis, h(a)emolysis

erytrocytopatia erythrocytopathy
erytrocytopenia erythrocytopenia
erytrocytoza erythrocytosis, polycyth(a)emia
erytroderma erythroderma, erythrodermia, erythrodermatitis
  e. białaczkowa leuk(a)emic erythroderma
  e. łuszczycowa psoriatic erythroderma
  e. złuszczająca Leinera desquamative erythroderma of Leiner
erytrodoncja erythrodontia
erytrofag erythrophage
erytrofagia erythrophagia, erythrophagy, erythrophagocytosis
erytrofagocytoza erythrophagocytosis
erytroleukemia erythroleuk(a)emia, Di Guglielmo's disease
erytroliza erythrolysis
erytromycyna erythromycin
erytropenia erythropenia
erytroplazja erythroplasia
erytropoetyna erythropoietin
erytropoeza erythropoiesis
  e. pozaszpikowa extramedullary erythropoiesis
esencja essence
esica sigmoid, sigmoid colon
  e. nadmiernie długa dolichosigmoid
  e., nacięcie sigmoidotomy
  e. olbrzymia megasigmoid, macrosigmoid
  e., umocowanie sigmoidopexy
  e., wycięcie sigmoidectomy
  e., wytworzenie przetoki sigmoidostomy, sigmoidoproctostomy, sigmoidorectostomy
  e., wziernikowanie sigmoidoscopy
  e., zapalenie sigmoiditis
esowaty S-shaped, sinuous, sigmoid
ester ester
esteraza esterase
  e. acetylocholinowa acetylcholinesterase
  e. cholesterolowa cholesterol esterase
  e. cholinowa cholinesterase
estradiol (o)estradiol
estrogen (o)estrogen
estrogenowy (o)estrogenic
  e. zespół substancji conjugated (o)estrogenic substances
estron (o)estrone, folliculin, theelin, follicular hormone, ketohydroxy(o)estrin
estryfikacja estrification, esterification
estryfikować esterify
estryfikowany esterified
etan ethane
etanol ethanol, ethyl alcohol
eter ether
  e. do narkozy an(a)esthetic ether, purified ether

  e. etylowy ethyl ether, diethyl ether, sulphuric ether
  e. naftowy petroleum ether, petroleum benzin
eterowy of ether, ether, ethereal
eteryczny ethereal, volatile
etiologia (a)etiology
etiologiczny (a)etiological
etiopatogeneza (a)etiopathogenesis
etykieta (nalepka) label, tab, tag
etykietować label, tag
etykietowany labelled, labeled, tagged
etyl ethyl
  e., azotyn ethyl nitrite
  e., chlorek ethyl chloride
etylen ethylene, ethene, olefiant gas
etylenodwuamina ethylenediamine
eufilina theophylline, ethylenediamine, aminophylline
euforia euphoria
euforyczny euphoric
eugenika eugenics
euglobulina euglobulin
eukaliptusowy eucalyptus (oil, wood etc.)
eukapnia eucapnia
eukarion eukaryon
eunuch eunuch, castrate
eunuchoidalny eunuchoid
eunuchoidyzm eunuchoidism, male hypogonadism
  e. hipergonadotropowy hypergonadotropic eunuchoidism
  e. hipogonadotropowy hypogonadotropic eunuchoidism, eunuchoid hypogonadism
euploidalny euploidal
euploidia euploidy, euploidism
eupraksja eupraxia
europ europium, Eu (*chem.*)
eutanazja euthanasia
eutyreoza euthyreosis, euthyroidism
ewakuacja evacuation
ewakuator evacuator (*chir.*)
ewakuować evacuate
ewentracja eventration
ewolucja evolution
  e. drogą doboru naturalnego the survival of the fittest
ewolucjonizm evolutionism
ewoluować evolve
eza oese, loop, platinum loop
ezeryna eserine, physostigmine
ezofagoskopia (o)esophagoscopy
ezofagotomia (o)esophagotomy
ezoforia esophoria, tendency for inward deviation of one eye
ezotropia esotropia, convergent strabismus
ezotropowy esotropic

F

fag phage
  f. gronkowców staphylophage
  f. pałeczki okrężnicy coliphage
fagocyt phagocyte, scavenger cell
fagocytolityczny phagocytolytic
fagocytoliza phagocytolysis, breakdown of phagocytes
fagocytować phagocytize, phagocytose
fagocytoza phagocytosis, cytophagy
  f. samoistna spontaneous phagocytosis
  f. wywołana induced phagocytosis
fagoliza phagolysis, phagocytolysis
fagotyp phagotype
fagotypować phage type
fagotypowanie phage typing
fakoemulsyfikacja phacoemulsification
fakoliza phacolysis
fakoma phacoma, phakoma, 1) a tumo(u)r-like swelling of the lens; 2) a hamartoma found in phacomatosis
fakomatoza phacomatosis
fakometr phacometer, lensometer
fakoskopia phacoscopy
fakultatywny facultative, optional
fakultet faculty
  f. medyczny faculty of medicine
fala wave
  f. akustyczna acoustic wave
  f. anadykrotyczna anadicrotic wave, anacrotic wave
  f. anakrotyczna anacrotic wave, ascending limb of pulse tracing
  f. antyperystaltyczna antiperistaltic wave
  f. ciśnienia pressure wave
  f. depolaryzacji depolarization wave
  f., długość wavelength
  f. dykrotyczna dicrotic wave, recoil wave, the second elevation of dicrotic pulse tracing
  f. dźwiękowa sound wave, sonic wave
  f. katakrotyczna catacrotic wave, secondary wave on the descending limb of pulse tracing

f. migotania fibrillary wave, in ECG in atrial fibrillation
f. naddźwiękowa supersonic wave, ultrasonic wave
f. niskiej częstotliwości low-frequency wave
f. odbita reflected wave
f. ostra (w eeg) sharp wave (in EEG)
f. perystaltyczna peristaltic wave
f. szybkie (eeg) fast waves
f. teta (eeg) theta waves
f. tętna pulse wave
f. tętna, część wstępująca ascending wave, ascending limb (arm)
f. tętna, część zstępująca descending wave, descending limb (arm)
f. tętna, główna część percussion wave, papillary wave
f. uderzeniowa (wybuchu) explosive shock wave
f. ultrakrótkie ultrashort waves
f. wolna (eeg) slow wave
f. wsteczna retrograde wave
f. wysokiej częstotliwości high-frequency wave
f. zwrotna recoil wave, dicrotic wave
falisty undulant, undulatory, wave-like, wavy, sinuous (line)
falliczny phallic, phalloid
falowanie undulation, waving
fałd fold, plica
  f. błony śluzowej mucosal fold
  f. głosowy vocal fold, true vocal cord
  f. głosowy, wycięcie chordectomy
  f. głosowy, zapalenie chorditis, chorditis vocalis
  f. głosowy, zapalenie guzkowe chorditis nodosa, singer's nodes
  f. głosowy, zapalenie włóknikowe fibrinous chorditis
  f. jajowodowe tubal folds, tubal fimbriae
  f. jądrowodu plica gubernatrix, gubernacular fold

f. nalewkowo-nagłośniowy aryepiglottic fold
f. paznokcia nail fold
f. tęczówki fold of the iris
fałdować fold, plicate, crease
fałdowany plicated, folded, rugous, rugose, corrugated (steel etc.)
fałdowanie plication, folding, rugosity, puckering
fałszować falsify, fake, gloss (text), adulterate (food)
fałszujący adulterating (food), falsifying
f., środek adulterant (a substance added to food products)
fałszywie dodatni wynik false positive result
fałszywie ujemny wynik false negative result
fałszywy false, erroneous, spurious, artificial (not genuine)
fanatyzm fanaticism
fantasta phantast, dreamer
fantom phantom, a model of a part of the body
faradyzacja faradization
faradyzować faradize
farmaceuta pharmacist, pharmaceutist, pharmaceutical chemist, druggist, apothecary
farmaceutyczny pharmaceutic, pharmaceutical, pharmacal
f., chemia pharmacochemistry
farmaceutyk pharmaceutical agent, drug, pharmaceutical preparation
farmaceutyka pharmaceutics
farmacja pharmacy, pharmaceutics
f. stosowana applied pharmacy
farmakodynamiczny pharmacodynamic
farmakodynamika pharmacodynamics
farmakognozja pharmacognosy
farmakokinetyczny pharmacokinetic
farmakokinetyka pharmacokinetics
farmakolog pharmacologist
farmakologia pharmacology
farmakomania pharmacomania
farmakopea pharmacop(o)eia
farmakopealny pharmacopeal
farmakopsychoza pharmacopsychosis
farmakoterapia pharmacotherapy, chemotherapy
fartuch apron
f. ochronny lead rubber apron
faryngoplastyka pharyngoplasty
fasować divide a drug into smaller equal portions
faza phase, stage
f. adsorpcji adsorption phase (of a virus)
f. anaboliczna anabolic phase
f. ciekła liquid phase
f. dojrzewania maturation phase (of virus)

f. eklipsy eclipse phase (of virus)
f. folikularna follicular phase
f. gazowa gaseous phase
f. implantacyjna implantation phase (of ovum)
f. kataboliczna catabolic phase
f. latencji latency phase
f. lutealna luteal phase
f. lutealna, brak luteal phase defect, luteal phase deficiency
f. łożyskowa placental phase
f. maniakalna maniacal phase
f. penetracji penetration phase (of virus)
f. pęcherzykowa follicular phase
f. przedimplantacyjna preimplantation phase
f. rozpraszająca dispersion phase, external phase, continuous phase
f. rozproszona dispersed phase, internal phase
f. równowagi equilibrium phase (*bact.*)
f. stacjonarna stationary phase
f. stała solid phase
f. uwalniania release phase (of virus)
f. wodna aqueous phase
f. wykładnicza logarithmic phase (*bact.*)
f. zastoju lag phase (*bact.*)
f. zwiastunów prodromal phase
fazowy phasic
fekalia (*pl*) f(a)eces
felczer barber-surgeon, feldsher
feminizacja feminization
fenacetyna phenacetin
fenantren phenanthrene
fenestracja fenestration
fenformina phenformin
fenobarbital phenobarbital, phenobarbitone, luminal
fenol phenol, phenyl alcohol, carbolic acid
f., mieszać z carbolate, carbolize, phenolize
fenolosulfonoftaleina phenolsulphono-phthalein, phenol red
fenolowy phenolic
fenomen phenomenon
fenotiazyna phenothiazine
fenotyp phenotype
fenotypowanie phenotyping
fenyloalanina phenylalanine
fenyloketonuria phenylketonuria, phenylpyruvic oligophrenia, Folling's disease
fenytoina phenytoin, diphenylhydantoin
ferm fermium, Fm (*chem.*)
ferment enzyme, ferment
fermentacja fermentation, enzymolysis
f. bakteryjna bacterial fermentation
f. drożdżowa yeast fermentation
f. glikolityczna glycolytic fermentation
f. masłowa butyric fermentation

f. mlekowa lactic fermentation, lactic acid fermentation
f. w jelitach intestinal fermentation
fermentować ferment
feromony (*pl*) pheromones
ferrytyna ferritin
fetopatia fetopathy
fetoskopia fetoscopy
fetyszysta fetishist
fetyszyzm fetishism
fibrat fibrate
fibroblast fibroblast
fibroblastoma fibroblastoma
fibrocyt fibrocyte
fibroelastoza fibroelastosis
f. wsierdzia endocardial fibroelastosis, endomyocardial fibroelastosis
fibronektyna fibronectin
fibroplazja fibroplasia
f. błony wewnętrznej intimal fibroplasia
f. pozasoczewkowa retrolental fibroplasia, Thierry's disease
f. zaotrzewnowa samoistna idiopathic retroperitoneal fibrosis, idiopathic fibrous retroperitonitis, plastic periureteritis, Ormond's disease
fibroskop fibroscope, fiberoscope, fiberscope
fibroskopia fibroscopy, fiberoscopy, fiberscopy
fibrylacja fibrillation, twitching of isolated muscle fibres
fibrynogen fibrinogen, factor I
f., niedobór we krwi hypofibrinogen(a)emia
f., produkty rozpadu fibrinogen degradation products
f. znakowany labelled (labeled) fibrinogen
fibrynogenoliza fibrinogenolysis
fibrynogenopatia fibrinogenopathy
fibrynogenopenia fibrinogenopenia, hypofibrinogen(a)emia
fibrynoliza fibrinolysis
fibrynolizyna fibrinolysin, plasmin
fibrynopenia fibrinopenia
fibrynoplastyna fibrinoplastin
fibrynoskopia fibrinoscopy
fibrynoza fibrinosis, fibrination, excessive formation of fibrin
figówka sycosis, ficosis, acne mentagra, tinea, ringworm
f. bliznowaciejąca lupid sycosis
f. brody tinea sycosis, parasitic sycosis, staphylococcal sycosis, common sycosis
f. gronkowcowa staphylococcal sycosis
f. karku acne keloid of the nape of the neck
figura figure, form, shape
f. mielinowa myelin figure
fiksacja fixation (*ophth.*)
f., linia line of fixation

f. niezgodność fixation disparity
f. obuoczna binocular fixation
filament filament
f. kolagenowy collagen filament
filar pillar, abutement (*stom.*)
filarioza filariasis
film film
f. dozymetryczny film badge (*rtg*)
filogenetyczny phylogenetic, phylogenic
filogeneza phylogenesis, phylogeny
filtr filter
f. bakteryjny bacterial filter
f. ceramiczny ceramic filter
f. ciśnieniowy pressure filter
f. membranowy membranous filter
f. pochłaniający absorbing filter
f. porcelanowy porcelain filter
f. próżniowy vacuum filter
f. wolnosączący trickling filter
filtracja filtration, percolation, colation
f. kłębkowa glomerular filtration
f. kłębkowa (szybkość) glomerular filtration rate
f. przez żel gel filtration
filtrat filtrate, colature
f. kłębkowy glomerular filtrate
filtrować filter, percolate, strain
filtrowanie filtration, straining, percolation
fiolka vial, phial
fistulografia fistulography (*rtg*)
fistulotomia fistulotomy
fitoaglutynina phytoagglutinin
fitobezoar phytobezoar, phytotrichobezoar
fitocholesterol phytocholesterol, phytosterol
fitohemoaglutynina phytoh(a)emagglutinin
fitoterapia phytotherapy
fityna phytin, calcium-magnesium salt of phytic acid
fizjolog physiologist
fizjologia physiology
f. człowieka human physiology, hominal physiology
f. doświadczalna experimental physiology
f. kliniczna clinical physiology
f. komórki cytophysiology
f. kosmiczna space physiology, aerospace physiology, cosmic physiology
f. patologiczna pathophysiology, physiopathology, pathologic physiology
f. porównawcza comparative physiology
f. pracy work physiology
f. wieku rozwojowego developmental physiology
fizjopatologiczny physiopathologic
fizjopatologia physiopathology
fizjoterapeuta physiotherapeutist, physiotherapist, physiatrist
fizjoterapia physiotherapy, physiatrics

fizostygmina physostigmine, eserine
fizyczny physical
fizyka physics
  f. jądrowa nuclear physics
  f. lekarska medical physics
fizykochemia physicochemistry, physical chemistry
fizykoterapia physiotherapy, physical therapy
flavina flavin, flavine, 1) riboflavin; 2) an acridine dye
flawon flavone
flawonoid flavonoid
flawoproteina flavoprotein
flebektomia phlebectomy
flebografia venography
  f. kręgowa vertebral venography, intraosseous venography
  f. miednicy małej pelvic venography
  f. nadnerczy adrenal venography
  f. nerkowa renal venography
  f. oczodołu orbital venography
  f. śródkostna transosseous venography, vertebral venography
  f. żyły głównej górnej superior cavography
flebogram venogram
  f. żyły głównej cavogram, cavagram
  f. żyły wrotnej portogram, portovenogram
flebolit phlebolith, venous calculus, blood calculus
flebotomia phlebotomy
flokulacja flocculation; *p.* **kłaczkowanie**
flora flora
  f. bakteryjna bacterial flora
  f. jelitowa intestinal flora
  f. ustna oral flora
flotacja flotation
  f. dziąsła gingival hypermotility
fluidyzacja fluidization
fluktuacja fluctuation
fluor fluorine, F (*chem.*)
fluoran fluorate
fluorek fluoride
  f. aminowy aminofluoride
fluoresceina fluorescein, resorcinolphthalein
fluorescencja fluorescence
fluorescencyjny fluorescent
  f. barwnik fluorescent dye, fluorescent stain
fluorkować fluoridate, fluoridize, fluorinate
fluorkowanie fluoridation, fluorination, fluoridization, addition of fluorides to drinking water
fluoroskopia fluoroscopy
fluorouracyl fluorouracil
fluorowodór hydrogen fluoride
fluoroza fluorosis

f. przewlekła endemiczna chronic endemic fluorosis, enamel fluorosis
f. zębów enamel fluorosis, endemic dental fluorosis
fluoryzacja fluorization, fluoridization
  f. kontaktowa contact fluorization
fluorzyca fluorosis
fobia phobia
  f. błyskawic keraunophobia, astrapophobia
  f. bólu algophobia, odynephobia
  f. chodzenia i stania basistasiphobia
  f. choroby nosophobia, pathophobia
  f. choroby serca cardiophobia
  f. choroby umysłowej maniaphobia
  f. choroby wenerycznej venereophobia, syphilidophobia, cypridophobia
  f. ciemności noctophobia, nyctophobia, achluophobia
  f. głębokich miejsc bathophobia
  f. gruźlicy phthisiophobia
  f. grzechu hamartophobia
  f. grzeszenia peccatiphobia
  f. grzmotów brontophobia, keraunophobia, ceraunophobia, tonitrophobia
  f. golenia się keirophobia
  f. jazdy koleją siderodromophobia
  f. kobiet gynephobia, gynophobia
  f. kotów gatophobia, allurophobia, aelurophobia
  f. małżeństwa gamophobia
  f. mężczyzn androphobia
  f. mostów gephyrophobia
  f. nocy nyctophobia
  f. nowości kainophobia, cainophobia, kainotophobia, neophobia
  f. obcych ludzi xenophobia
  f. ognia pyrophobia
  f. ostro zakończonych przedmiotów belonephobia, aichmophobia
  f. ostrych przedmiotów tomophobia
  f. przestrzeni zamkniętej claustrophobia
  f. raka cancerophobia, carcinomatophobia
  f. rzek potamophobia
  f. schodów climacophobia
  f. słuchania przemówień homilophobia
  f. starców gerontophobia
  f. stosunków płciowych coitophobia, cypridophobia
  f. szczepień vaccinophobia
  f. szkła crystallophobia, hyalophobia
  f. śmierci necrophobia, thanatophobia
  f. światła photophobia, phengophobia
  f. tłumu coinophobia, ochlophobia
  f. towarzystwa anthropophobia
  f. ulic agyiophobia
  f. wysokości acrophobia

f. zarazków microphobia, microbiophobia
f. złodziei kleptophobia
fobijny phobic
fokomelia phocomelia
folikulina folliculin
folikuloma folliculoma, 1) granuloma cell tumo(u)r; 2) cystic enlargement of a Graafian follicle
foliowy folic
fon phon
fonacja phonation
fonacyjny phonatory
fonastenia phonesthenia
fonem phoneme
fonendoskop phonendoscope
fonetyka phonetics
foniatra phoniatrist
foniatria phoniatrics
fonokardiografia phonocardiography
fonokardiogram phonocardiogram
fonoreceptor phonoreceptor
foreza phoresis, 1) the movement of ions caused by electric current; 2) epizoic commensalism
formacja formation
formaldehyd formaldehyde
formalina formalin
formalinować formalinize, formolize, fix in formalin (*hist.*)
fosfagen phosphagen, creatine phosphate
fosfataza phosphatase
  f. alkaliczna alkaline phosphatase
  f. fosforylazowa phosphorylase phosphatase
  f. kwaśna acid phosphatase
  f. zasadowa alkaline phosphatase
  f. zasadowa, niedobór we krwi hypophosphatasia
fosfatemia phosphat(a)emia, an abnormally high concentration of phosphates in blood
fosfaturia phosphaturia, excessive urinary excretion of phosphates
fosfatydy (*pl*) phosphatides, phospholipids
fosfatydylocholina phosphatidylcholine, lecithin
fosfatydyloinozytol phosphatidylinositol
fosfatydyloseryna phosphatidylserine
fosfodysmutaza phosphodismutase
fosfoglicerol glycerophosphate
fosfogliceromutaza phosphoglyceromutase
fosfoheksokinaza phosphohexokinase, phosphofructokinase
fosfokinaza phosphokinase, phosphotransferase
fosfokreatyna phosphocreatine, creatine-phosphate, phosphagen
fosfolipidy (*pl*) phospholipids
fosfoproteina phosphoprotein

fosfor phosphorus, P (*chem.*)
  f. biały white phosphorus
  f. czarny black phosphorus, metallic phosphorus
  f. czerwony red phosphorus, amorphous phosphorus
  f. metaliczny metallic phosphorus, black phosphorus
  f., przewlekłe zatrucie phosphorism
  f. radioaktywny radioactive phosphorus
  f. znakowany labelled phosphorus
fosforan phosphate
  f. dwuzasadowy dibasic phosphate, monohydric phosphate
  f. jednozasadowy monobasic phosphate, dihydric phosphate
  f. wysokoenergetyczny high energy phosphate, energy-rich phosphate
fosforanowy phosphatic
fosforany phosphates
  f., małe stężenie we krwi hypophosphat(a)emia
  f., małe stężenie w moczu hypophosphaturia, oligophosphaturia
  f., duże stężenie we krwi hyperphosphat(a)emia
  f., duże stężenie w moczu hyperphosphaturia, phosphaturia
fosforawy phosphorous
fosforek phosphide
fosforescencja phosphorescence
fosforowy phosphoric
fosforylacja phosphorylation
  f. oksydacyjna oxidative phosphorylation
fosforylaza phosphorylase
fosforylowanie phosphorylation
fosforan phosphate
fosforyzujący phosphorescent
fosforzyca phosphorism
fosfosfingozydy (*pl*) phosphosphingosides
fosfotransferaza phosphotransferase
fotel dentystyczny dental chair
fotodermatoza photodermatosis, photodermatitis, photodermia
fotoelektronystagmografia photoelectronystagmography
fotofobia photophobia
fotokauteryzacja photocauterization, laser beam cauterization
fotokoagulacja photocoagulation, laser beam coagulation
fotokoagulator photocoagulator
  f. ksenonowy xenon-arc photocoagulator
  f. laserowy laser photocoagulator
fotokolorymetr photocolorimeter
fotokolorymetria photocolorimetry
fotokomórka photo-cell, photoelement
fotoliza photolysis

fotoluminescencja photoluminiscence
fotometr photometer
f. płomieniowy flame photometer
fotometria photometry
fotopsja photopsia, photopsy
fotoretynopatia photoretinopathy
fotoscyntygram photoscintigram
fotosensytyzacja photosensitization
fototropizm phototropism
fototropowy phototropic
fragilocytoza fragilocytosis, excessive brittleness of red blood cells
fragmentacja fragmentation
frakcja fraction
f. filtracyjna filtration fraction
f. lipoprotein lipoprotein fraction
f. białek osocza plasma protein fraction
frakcjonować fractionate
frakcjonowanie fractionation
f. dawki dose fractionation
f. dawki przerywane split dose fractionation (rtg)
frans francium, Fr (chem.), virginium
frekwencja frequence, frequency
f. mutacji mutation frequence
frenastenia phrenasthenia, psychasthenia
frenologia phrenology, craniology
frenozyna phrenozin, cerebron, cerebrin
freza fraise, a burr for enlargement of trephination holes
fruktoza fructose
fruktozo-1,6-dwufosforan   fructose-1,6-di-
phosphate

fruktozo-1-fosforan fructose-1-phosphate
fruktozuria fructosuria
fruktozyd fructoside
frustracja frustration
ftyzjatra phthisiologist, phthisiotherapist
ftyzjatria phthisiology
ftyzjologia phthisiology
ftyzjoterapia phthisiotherapy, phthisiothera-
peutics
fuksyna fuchsin
fumaran fumarate
fumarowy fumaric
fumigacja fumigation
fungicyd fungicide
fungistatyczny fungistatic
funkcja function
funkcjonalny functional
furan furan, furane
furanozyd furanoside
furczenie dry rale
furfurol furfurol, furfural
furia fury, rage
furiat raving madman
furor furor
f. chirurgiczny tomomania
furosemid furosemide, frusemide
fuscyna fuscin
fusospiryloza fusospirillosis, Plaut-Vincent
angina
fusy (pl) coffee grounds
fuzja fusion
f. komórek cell fusion

G

gabinet office, room, study
- g. **badań** examination room, examining room
- g. **badań przemiany materii** metabolic room
- g. **chirugiczny** surgery
- g. **dentystyczny** dentist's office, surgery
- g. **do gimnastyki leczniczej** gymnasium
- g. **fizjoterapii** physiotherapy room, mechanotherapy room
- g. **lekarski** consultation room, consulting room, physician's office, dispensary (where drugs are dispensed), reception room
- g. **pielęgniarki oddziałowej** sister's office
- g. **przyjęć** consultation room
- g. **radiologiczny** x-ray office
- g. **zabiegowy** treatment room
- g. **lekarskie (zespół)** consulting suite

gadolin gadolinium
gal gallium
galaktan galactan, pectic acid
galaktocele galactocele, a retention cyst in breast gland
galaktografia galactography, an x-ray diagnostic method
galaktolipid galactolipid, galactolipin, cerebroside
galaktoza galactose
galaktozamina galactosamine, chondrosamine
galaktozemia galactos(a)emia
galaktozuria galactosuria
galaktozyd galactoside
galakturonian galacturonate
galakturonid galacturonide
galareta jelly
galaretowacenie gelatinization
galaretowaty jelly-like, gelatinous, gelatinoid
galop gallop
galopujący fulminating, fulminant, peracute
galwanizacja galvanization
galwanokauteryzacja galvanocautery

gałązka 1) twig, sprig, spray; 2) small branch, small ramus
gałąź branch, ramus
gałęziasty branching, ramified, dendriform
gałka ball, bulb, sphere, globule
- g. **blada** globus pallidus, pale globe, pallidum
- g. **blada, odnoszący się do** pallidal
- g. **blada, wycięcie** pallidectomy
- g. **blada, zniszczenie** pallidotomy
- g. **blada, zniszczenie zimnem** cryopallidectomy
- g. **blada, zwyrodnienie postępujące** progressive pallidal degeneration, Winkelman's disease
- g. **dopochwowa** intravaginal globule, vaginal tablet
- g. **histeryczna** globus hystericus, apopnixis
- g. **oczna** eyeball
- g. **oczna, diafanoskopia** ophthalmodiaphanoscopy
- g. **oczna, krwotok do** h(a)emophthalmia
- g. **oczna, odcinek przedni** anterior segment of the eyeball
- g. **oczna, odcinek tylny** posterior segment of the eyeball
- g. **oczne wypatroszenie** evisceration of eyeball
- g. **oczne, zapadnięcie** enophthalmia, enophthalmos
- g. **oczne, zapalenie** panophthalmia, panophthalmitis
- g. **oczne, zapalenie wnętrza** endophthalmitis

gameta gamete
gametobójczy gametocidal, gametocide
gammaencefalograf brain scanner
gammaencefalografia brain scanning, brain scintigraphy
gammaencefalogram brain scan, gamma encephalogram
gammaglutamylotranspeptydaza gamma glutamyltranspeptidase

gammapatia gammapathy
  g. monoklonalna monoclonal gammapathy
gangliektomia gangliectomy, excision of a ganglion
gangliocytoma gangliocytoma
ganglion ganglion, a cyst attached to a tendon sheath
ganglioneuroblastoma ganglioneuroblastoma
ganglioneuroma ganglioneuroma, ganglioma
ganglioplegia ganglioplegia, ganglioparalysis
ganglioplegiczny ganglioplegic
gangliozydy gangliosides
gangliozydoza gangliosidosis, ganglioside lipidosis
gangrena gangrene; *p.* **zgorzel**
garb kyphosis, gibbus, hump, humpback
garbaty gibbous, humped, humpbacked
garbiak staphyloma
  g. obrączkowy annular staphyloma
  g. rogówki corneal staphyloma, anterior staphyloma, conical staphyloma, projecting staphyloma
  g. równikowy equatorial staphyloma
  g. rzęskowy ciliary staphyloma
  g. twardówki scleral staphyloma, equatorial staphyloma
garbić się stoop, arch, bend
garbnik tannin
gardło pharynx, throat
  g., ból sore throat, pharyngodynia, pharyngalgia
  g., część krtaniowa laryngeal pharynx, laryngopharynx
  g., część nosowa nasal pharynx, nasopharynx
  g., część ustna oral pharynx, oropharynx
  g. i migdałki, zapalenie pharyngotonsillitis
  g., krwotok z pharyngorrhagia
  g., kurcz mięśni pharyngospasm, pharyngism
  g., nacięcie pharyngotomy
  g., nacięcie przezgnykowe transhyoid (anterior) pharyngotomy
  g., nacięcie przejęzykowe translingual (median) pharyngotomy
  g., nacięcie przeztarczycowe transthyroid pharyngotomy
  g., plastyka pharyngoplasty
  g., porażenie pharyngoplegia
  g., suchość pharyngoxerosis
  g., twardziel pharyngoscleroma
  g., uchyłek pharyngeal diverticulum, pharyngocele
  g., wycięcie części pharyngectomy
  g., zapalenie pharyngitis

  g., zapalenie błoniaste membranous pharyngitis
  g., zapalenie grudkowe follicular pharyngitis, granular pharyngitis, glandular pharyngitis
  g., zapalenie krupowe croupous pharyngitis, fibrinous pharyngitis
  g., zapalenie martwicze necrotic pharyngitis
  g., zapalenie mieszkowe follicular pharyngitis, granular pharyngitis
  g., zapalenie opryszczkowe herpetic pharyngitis
  g., zapalenie wrzodziejąco-błoniaste ulceromembranous pharyngitis
  g., zapalenie zanikowe atrophic pharyngitis, pharyngitis sicca
  g., zapalenie zgorzelinowe gangrenous pharyngitis, putrid sore throat, ulcerated sore throat
  g., zwężenie pharyngostenosis, pharyngoperistole
gardłowy pharyngeal, guttural (voice)
gardziel fauces
gargoilizm gargoylism
gastrodiafanoskopia gastrodiaphanoscopy
gastroduodenoskopia gastroduodenoscopy
gastroenterologia gastroenterology
gastroenterostomia gastroenterostomy
gastrologia gastrology
gastroplastyka gastroplasty
gastroskopia gastroscopy
gastrostomia gastrostomy, gastric fistula
gastrula gastrula
gastrulacja gastrulation
gastryna gastrin
gastrynemia gastrin(a)emia
gastrynoma gastrinoma
gatunek species (*biol.*)
gatunkowoswoisty species specific
gaworzenie cooing (of an inflant)
gaz gas
  g. duszący choking gas, asphyxiating gas, suffocating gas
  g. łzawiący tear gas, lacrimating gas
  g. nośny carrier gas
  g. obojętny inactive gas, inert gas, neutral gas
  g. płynny liquid gas
  g. rozweselający laughing gas, nitrous oxide
  g. skroplony liquefied gas, condensed gas
  g. spalinowy combustion gas, exhaust gas
  g. sprężony pressurized gas
  g. szlachetny noble gas, rare gas, inert gas
  g. świetlny lighting gas, water gas, illuminating gas
  g. trujący poison gas

gaza gauze
  g., bandaż z gauze bandage
  g. fibrynowa gauze sponge
  g. gęsta fine gauze
  g. higroskopijna absorbent gauze
  g., poduszeczka z gauze pad
  g., podściółka z gauze pad
  g., przylepiec z adhesive gauze
  g., tampon z gauze pack, gauze pad
  g., tamponowanie gauze packing
gazik gauze swab, gauze pad
gazometria gasometry
gazometryczny gasometric
gazoszczelny gas-proof, gas-tight
gazowanie gassing, 1) poisoning with gas; 2) fluid saturation with gas
gazowy gaseous, gassy (water etc.)
gąbczak spongioblastoma
  g. zarodkowy biegunowy spongioblastoma polare, spongioblastoma unipolare
gąbczasty spongy, spongiform, sponge-like, spongiose
gąbka sponge
  g. fibrynowa gauze sponge, fibrin sponge
  g. żelatynowa absorbable gelatin sponge
gen gene
  g. allelowy allelic gene
  g. antymutacyjny antimutation gene
  g. autosomalny autosomal gene (located on a non-sex chromosome)
  g. dominujący dominant gene
  g., ekspresja expression of gene
  g. zgodności tkankowej histocompatibility gene
  g. kontrolujący control gene (operator gene or regulator gene)
  g. letalny lethal gene
  g., łączenie się gene splicing
  g. modyfikujący modifying gene, minor gene
  g. mutagenny mutagenic gene
  g. niezależny non-allelic gene
  g. ograniczający restriction gene
  g. operator operator gene, gene activating formation of messenger RNA
  g. przełączający switching gene
  g. recesywny recessive gene
  g., redukcja segregation of genes in meiosis
  g. regulator regulator gene
  g. rekombinacyjny recombination gene
  g. strukturalny structural gene
  g. sprzężony z chromosomem X X-linked gene
  g. sprzężony z chromosomem Y Y-linked gene, holandric gene
  g. sprzężony z płcią sex-linked gene
  g. supresorowy suppressing gene
  g., wymiana crossing over of genes

g. znacznikowy marker gene
genealogia genealogy, pedigreee
generacja generation
genetyczny genetic, genetical
  g., poradnictwo genetic counselling
genetyk geneticist
genetyka genetics
  g. molekularna molecular genetics
genitalia genitals
genom genome
  g., mutacja genome mutation
  g., segregacja genome segregation
genotyp genotype
genotypowy genotypic
genowy genic
gentamycyna gentamycin, garamycin
geny (*pl*) genes
  g. addytywne additive genes
  g. histologicznej zgodności histocompatibility genes
  g. kumulatywne cumulative genes
  g., pula gene pool
geoda pseudocyst in a bone, subchondral cyst
geofagia geophagy, geophagia, geophagism, earth eating, dirt eating, geotragia, chthonophagia, African cachexia
geriatria geriatrics, geratology
geriatryczny geriatric, geratic
german germanium, Ge (*chem.*)
gerontofilia gerontophilia
gerontofobia gerontophobia
gerontokson gerontoxon
gerontolog gerontologist
gerontologia gerontology
gerontoterapia gerontotherapeutics
gestagen gestagen
gestagenowy gestagenic
gestoza gestosis
gęsia skórka goose-flesh, goose-pimples
gęstnieć thicken, become dense, become thick
gęstnienie inspissation (of a solution), densification, condensation, thickening
gęstościomierz densimeter, densitometer, areometer
gęstość density, thickness
  g. elektronowa electron density
  g. impulsów w scyntygrafie count density, photon density
  g. optyczna optical density
gęsty dense, thick
giardiaza giardiasis, lambliasis
gibkość woskowata flexibilitas cerea
giętki elastic, flexible, supply, pliable
giętkość flexibility, suppleness, elasticity, pliability
gigantocyt gigantocyte, a giant cell, a macrocyte

gigantyzm gigantism, giantism
g. akromegaliczny acromegalic gigantism
g. eunuchoidalny eunuchoid gigantism
g. przysadkowy pituitary gigantism
gimnastyka gymnastics, exercise, physical exercise
g. korekcyjna corrective exercise
g. wyrównawcza compensatory exercise
ginekolog gyn(a)ecologist
ginekologia gyn(a)ecology
ginekologiczny gyn(a)ecological, gyn(a)ecologic
ginekomastia gyn(a)ecomastia
gingiwoplastyka gingivoplasty
gips plaster, plaster of Paris, gypsum, dried gypsum
g. chirurgiczny surgical plaster of Paris
g. dentystyczny dental plaster
gipsowanie the procedure of preparing plaster cast for immobilization of extremity
gipsowy of plaster, plaster
g., łuska plaster splint
g. opatrunek plaster cast
g., szyna plaster splint
gleba soil
glej glia, neuroglia
g. cytoplazmatyczny cytoplasmic glia
g. bezwypustkowy adendric glia
g. drobnokomórkowy microglia
g. skąpodrzewiasty oligodendroglia, oligoglia
g. włókienkowy fibrillary glia, fibroglia
glejak glioma
g. ependymy ependymoma
g. siatkówki retinal glioma
g. skąpowypustkowy oligodendroglioma
g. wielopostaciowy glioblastoma multiforme, spongioblastoma multiforme
g. wrzecionowatokomórkowy gliosarcoma
g. wyściółkowy = **g. ependymy**
g. zarodkowy glioblastoma
g. zwojowokomórkowy ganglioneuroma
glejakomięsak gliosarcoma
glejakonerwiak glioneuroma
glejakośluzak gliomyxoma
glejakowatość gliomatosis
glejakowaty gliomatous
glejoza gliosis
glibenklamid glybenclamide, glybenzcyclamide
gliadyna gliadin, glutin
glicemia glyc(a)emia, glyk(a)emia, gluc(a)emia, blood glucose level
glicerofosfataza glycerophosphatase
glicerofosforan glycerophosphate, phosphoglycerate
glicerol glycerol, glycerin
gliceryna glycerin, glycerol

glicyna glycine, aminoacetic acid, glycocol
glicynemia glycin(a)emia, hyperglycin(a)emia, hyperglycocol(a)emia
glikemia glyc(a)emia, blood glucose level
glikemiczny glyc(a)emic, gluc(a)emic
glikocholan glycocholate
glikogen glycogen
glikogeneza glycogenesis, glycogeny
glikogenogeneza glycogenogenesis
glikogenoliza glycogenolysis
glikogenowy glycogenic
glikogenoza glycogenosis, glycogen thesaurosis, glycogen storage disease
g. typ I type I glycogenosis, von Gierke's disease, glucose-6-phosphatase hepatorenal glycogenosis
g. typ II type II glycogenosis, generalized glycogenosis, Pompe's disease
g. typ III type III glycogenosis, Cori's disease, Forbes' disease, limit dextrinosis, debrancher deficiency limit dextrinosis
g. typ IV type IV glycogenosis, Andersen's disease, brancher deficiency amylopectinosis
g. typ V type V glycogenosis, McArdle's disease, myophosphorylase deficiency glycogenosis
g. typ VI type VI glycogenosis, hepatophosphorylase deficiency glycogenosis, Her's disease
glikohydrolaza glycohydrolase
g. mukopeptydowa mucopeptide glycohydrolase, lysozyme
glikokaliks glycocalyx
glikokol glycocol, glycine, glycocin, aminoacetic acid
glikokortykoid glycocorticoid, glucocorticoid
glikokortykosteroid glycocorticosteroid, glucocorticosteroid
g. butylenowy butylene glycol
g. propylenowy propylene glycol
glikolipid glycolipid, glycosphingolipid
glikolipidoza glycolipid lipidosis, Fabry's disease
glikolityczny glycolytic
glikoliza glycolysis
glikoneogeneza glyconeogenesis
glikonian gluconate
glikopenia glycopenia
glikopeptydy (*pl*) glycopeptides, mucopeptides
glikoproteidy (*pl*) glycoproteins, glucoproteins
glikozylacja glycosylation
glin aluminum, aluminium, Al (*chem.*)
glinian aluminate

glinka bole, bolus
g. białka bolus alba, white bole
glioblast glioblast
gliocyt gliocyte
glioksal glyoxal
glioksalan glyoxalate
glioza gliosis
g. okołonaczyniowa perivascular gliosis
glista ascaris, earthworm
g. ludzka *Ascaris lumbricoides*, human ascaris
glistnica ascariasis, ascaridiasis, ascaridosis, ascariosis, lumbricosis
glistobójczy ascaricide
glistowaty lumbricoid, worm-like
globina globin
globulina globulin
g. alfa alpha$_1$-globulin, alpha$_2$-globulin
g. antyhemofilowa antih(a)emophilic globulin
g. beta beta-globulin
g. gamma gamma-globulin
g. gamma, brak we krwi agammaglobulin(a)emia
g. gamma, duże stężenie we krwi hypergammaglobulin(a)emia
g. gamma, małe stężenie we krwi hypogammaglobulin(a)emia
g. gamma, stężenie we krwi gammaglobulin(a)emia
g. mleka lactoglobulin
g. surowicy seroglobulin
g. wiążąca hormony płciowe sex hormone binding globulin
globulinemia globulin(a)emia
globulinuria globulinuria
globulka intravaginal tablet
glomangioma glomangioma, glomus tumo(u)r
glomektomia glomectomy
glon alga
glukagon glucagon
g. jelitowy gut glucagon
g. trzustkowy pancreatic glucagon
glukagonoma glucagonoma, glucagon secreting tumour
glukoceramid glucoceramide
glukocukrzan glucosaccharate
glukohydrolaza glucohydrolase
glukokinina glucokinin
glukokortykoidy (*pl*) glucocorticoids, glycocorticoids
glukokortykosteroidy (*pl*) glucocorticosteroids, glycocorticosteroids
glukoneogeneza gluconeogenesis
glukonian gluconate
glukoza glucose, dextrose, grape sugar
g., niedobór glucopenia

g., niedobór w komórce cytoglucopenia
g., zużycie glucose utilization, glucose consumption
glukozo-1,6-dwufosforan glucose-1,6-diphosphate
glukozo-1-fosfataza glucose-1-phosphatase
glukozo-1-fosforan glucose-1-phosphate
glukozuria glucosuria, glycosuria
glukozyd glucoside, glycoside
g. nasercowy cardiac glucoside
glukozylotransferazy (*pl*) glucosyltransferases, transglycolases
glukuronian glucuronate
glukuronid glucuronide
glukuronidaza glucuronidase
glukuronylotransferaza glucuronyltransferase
glutamina glutamine
glutaminian glutamate
glutaran glutarate
glutation glutathione
gluten gluten
glutenina glutenin
glutyna glutin, gliadin
gładki smooth, sleek
gładzizna glabella
głęboki deep, profound
głębokość depth, profoundness
głodny hungry
głodowanie starvation, fasting
g., umrzeć śmiercią starve to death, die of starvation
głodówka starvation, fasting
głodzenie starvation
głodzić starve, fast, deprive of food
głos voice
g. bezdźwięczny aphonic voice
g. dźwięczny sonorous voice, resonant voice
g. gruby baryglossia, barylalia, baryphonia
g. ostry harsh voice, oxyphonia, shrill voice
g. piersiowy pectoriloquy
g. szepczący whispering voice
g. szorstki rough voice, raucuous voice, hoarse voice
głosowy vocal
głośnia glottis
głośny loud
głowa head, caput
g., brak acephalia, acephaly, acephalism
g. długa long head (of muscle), dolichocephaly
g. jądra ogoniastego head of caudate nucleus, caput of caudate nucleus
g. kości łokciowej head of ulna
g. kości udowej head of femur, caput of femur

g. krótka short head (of muscle), brachycephaly
g., krwiak cephalh(a)ematoma
g. mała microcephaly
g. mięśnia head of muscle
g. płodu, zmiażdżenie cephalotripsy, crushing of the fetal head
g. prostokątna caput quadratum
g., spłaszczenie platycrania
g., szczyt sinciput, vertex, top of the head
g. trzustki head of pancreas
głowica head, probe
g. naddźwiękowa ultrasonic probe, ultrasound probe, ultrasound applicator
g. scyntylacyjna scintillation detector, scintillation head
głowowy cephalic
głód hunger, famine
g. narkotyków craving for narcotics
g. soli salt hunger, craving for salt
g. tlenowy oxygen hunger
g. wilczy bulimia, canine appetite
główka capitulum, head (of fetus)
g., balotowanie ballotment of fetal head
g. balotująca floating head
g., nacięcie cephalotomy
g. następująca aftercoming head
g. nieustalona unengaged head
g., przerzynania się crowning
g., przystosowanie się w kanale porodowym head moulding
g. ustalona engaged head
g., wstawianie się engagement of the head
głuchawy 1) hard of hearing; 2) dull (percussion sound)
głuchnąć lose hearing, grow deaf
głuchoniemota deaf-mutism, surdimutism
głuchoniemy deaf-mute, deaf and dumb, surdomute
głuchota deafness, surdity, total hearing loss
g. częściowa partial deafness
g. korowa cortical deafness, cerebral deafness
g. muzyczna music deafness, amusia, tone deafness
g. na tony wysokie high-frequency deafness
g. odbiorcza perceptive deafness
g. ośrodkowa central deafness
g. pochodzenia woszczynowego ceruminous deafness
g. przewodzeniowa conductive deafness, transmission deafness
g. słowna verbal deafness, verbal aphasia
g. starcza senile deafness, presbyacousia
g. symulowana malingered deafness, simulated deafness
głuchy 1) deaf, hard of hearing; 2) dull (sound on percussion)

głuptactwo imbecility, anoesia, anonia, anility
głuptak imbecile
gniazdo nest
g. komórek cluster of cells, cell aggregate
gnicie putrefaction, decay
gnić putrefy, decay, rot
gniecenie w żołądku heaviness in stomach
gnieść press, squeeze, squash, crush
gniew anger, irritation, temper
gniewliwość irascibility, irritability, quick temper
gnilec scurvy
g. dziecięcy Möller-Barlow disease, infantile h(a)emorrhagic osteopathy, infantile scurvy
gnilny putrescent, putrid, decaying
gnykowy hyoid
goić się heal, cicatrize, skin over
gojenie się healing of wound
g. doraźne healing by first intention
g. opóźnione healing by second intention, delayed healing
g. przez bliznowacenie cicatrization, healing with scar formation
g. przez rychłozrost healing by first intention
g. przez ziarninowanie healing by second intention, healing by granulation
g. rany wound healing
g. wtórne healing by second intention
golenie shaving
goleniowy crural, tibial, cnemial
goleń shin, crus, tibia, lower leg
g., ból (po wysiłku) shin splints
g. szablowata saber shin
g. wygięta ku przodowi cucumber shin
golić shave
gonada gonad
g. męska male gonad, testis
g. niezróżnicowana indifferent gonad, embryonal gonad
g. żeńska female gonad, ovary
gonadektomia gonadectomy
gonadoblastoma gonadoblastoma, dysgenetic gonocytoma
gonadoliberyna gonadoliberin, gonadotropin-releasing hormone
gonadoterapia gonadotherapy
gonadotropina gonadotrophin, gonadotropin, gonadotrophic hormone
g. kosmówkowa chorionic gonadotrophin
g. ludzka kosmówkowa human chorionic gonadotrophin
g. ludzka pomenopauzalna human postmenopausal gonadotrophin
g. luteinizująca luteinizing hormone

g. **łożyskowa** chorionic gonadotrophin, choriongonadotrophin
g. **pęcherzykowa** follicle-stimulating hormone
g. **przysadkowa** pituitary gonadotrophin
g. **z surowicy ciężarnych klaczy** pregnant mare's serum gonadotrophin, equine gonadotrophin
gonadotropowy gonadotrophic, gonadotropic
gonartroza gonarthrosis
gonitwa myśli flight of ideas
gonocyt gonocyte
gonocytoma gonocytoma, dysgerminoma
gonokok gonococcus, *Neisseria gonorrh(o)eae*
gonokokobójczy gonocide, gonococcocide
gonokokowy gonococcal
gorączka fever, hyperthermia, pyrexia
g. **aseptyczna** aseptic fever, fever caused by resorption of necrotic tissue
g. **biała** delirium tremens, alcoholic delirium
g. **błotna** mud fever, swamp fever, harvest fever, field fever, field leptospirosis
g. **boliwijska krwotoczna** Bolivian h(a)emorrhagic fever
g., **brak** apyrexia
g. **ciągła** continuous fever, continued fever, acmastic fever
g. **codzienna** quotidian fever
g. **cynkowa** brass founders' fever, zinc-fume fever
g. **drutu kolczastego** barbed wire fever, acute camp psychosis
g. **etiocholanolowa** steroid fever
g. **falista** undulant fever, brucellosis
g. **hektyczna** hectic fever
g. **kleszczowa** tick fever, any infection transmitted by ticks
g. **kleszczowa Colorado** Colorado tick fever
g. **maltańska** Malta fever, Maltese fever, brucellosis
g. **mandżurska krwotoczna** Manchurian h(a)emorrhagic fever
g. **nadmierna** hyperpyrexia, hyperthermia
g. **napadowa** paroxysmal fever
g. **narastająca** epimastic fever, rising fever
g. **nawracająca** relapsing fever, recurrent fever
g. **nieznanego pochodzenia** fever of unknown origin
g. **od ukąszenia szczura** rat-bite fever, sodoku, headache fever
g. **okopowa** trench fever, Volhynian fever, five-day fever, quintan fever, Ikwa fever, shin-bone fever

g. **osutkowa** petechial fever
g. **perska kleszczowa** Persian relapsing fever, infection by *Borrelia persica*
g. **plamista Gór Skalistych** Rocky Mountains spotted fever, black fever, blue fever, spotted fever
g. **po cewnikowaniu pęcherza** catheter fever, urethral fever, urinary fever
g. **podwzgórzowa** hypothalamic hyperthermia
g. **połogowa** puerperal fever, childbed fever
g. **poszczepienna** vaccinal fever
g. **pourazowa** traumatic fever, symptomatic fever, wound fever
g., **powodujący** pyrogenic, pyretogenic, pyretogenous, febrifacient, febriferous
g. **prosówkowa** miliary fever
g. **przelotna** ephemeral fever, febricula
g. **przerywana** intermittent fever
g. **Q** Q fever, nine mile fever, infection by *Coxiella* (*Rickettsia*) *burneti*
g. **septyczna** septic fever, septic(a)emia
g. **sienna** hay fever, autumnal catarrh
g. **śródziemnomorska** Mediterranean fever, periodic abdominalgia
g. **śródziemnomorska wysypkowa** Mediterranean exanthematous fever
g. **trawiąca** hectic fever
g. **wywołana** induced fever, artificial fever
g. **wywołana dla celów leczniczych** therapeutic fever, pyretotherapia
g., **zmniejszający** antipyretic
g. **z odwodnienia** dehydration fever, thirst fever, inanition fever, exsiccation fever, salt fever
g. **żółta** yellow fever transmitted by *Aedes aegypti*
gorączkować have a fever
gorączkowy febrile, feverish, pyretic, pyrectic, pyrexial
gorączkujący having fever, febrile
gorset jacket, corset, brace
g. **gipsowy** plaster jacket
g. **gipsowy do chodzenia** ambulatory plaster jacket
g. **gipsowy w złamaniach kręgosłupa** Minerva jacket
gorycz bitter taste, bitterness, acor
goryczka gentian, bitter weed, *Gentiana* (*bot.*)
goryczki (*pl*) amara, bitters
gorzki bitter
g. **smak w ustach** bitter taste in the mouth, picrogeusia
g. **zapach** pungent smell, acrid smell
gospodarka metabolism, balance, equilibrium
g. **azotowa** nitrogen balance

g. **białkowa** protein metabolism, nitrogen equilibrium
g. **cholesterolowa** cholesterol balance
g. **elektrolitowa** electrolyte equilibrium
g. **mineralna** mineral balance
g. **solna** salt balance
g. **tłuszczowa** fat metabolism
g. **wapniowa** calcium metabolism
g. **węglowodanowa** carbohydrate metabolism
g. **wodna** water balance
gospodarz host
g. **końcowy** final host, definitive host
g. **pośredni** alternate host, intermediate host, secondary host
g. **utajony** reservoir host
gościec rheumatism, rheumatoid disease, polyarthritis
g. **dnawy** gouty arthritis
g. **łuszczycowy** psoriatic arthropathy; *p.* zapalenie stawów
g. **mięśniowo-ścięgnisty** fibrositis
g. **mięśniowy** muscular rheumatism, fibrositis
g. **przewlekły postępujący** rheumatoid arthritis
g. **stawowy** rheumatic arthritis
g. **stawowy ostry** acute rheumatic fever, acute rheumatic disease, acute articular rheumatism, acute inflammatory rheumatism
g. **stawowy przewlekły** rheumatoid arthritis, chronic polyarthritis
g. **wielostawowy** polyarticular rheumatism
g. **zwyrodniający** degenerative articular disease, degenerative joint disease, degenerative arthritis, hypertrophic arthritis, osteoarthritis, osteoarthrosis
gośćcowy rheumatic, rheumatoid
g., **choroba serca** rheumatic heart disease
gotować 1) boil; 2) cook (food)
gotowanie boiling, ebullition, coction
górnoprzepustowy high-pass (filter)
grabieć grow numb with cold
gradacja gradation
gradient gradient
g. **cieplny** thermal gradient
g. **ciśnień** pressure gradient
g. **gęstości** density gradient
g. **przedsionkowo-komorowy** atrioventricular gradient
g. **stężeń** concentration gradient
gradówka chalazion, Meibomian cyst, tarsal cyst
grafit graphite, plumbago, black lead
grafitoza graphitosis
gram gram
Gram-dodatni Gram-positive

Gram-ujemny Gram-negative
gramoatom gram-atom
gramocząsteczka gram-molecule, grammole
gramojon gram-ion
gramorównoważnik gram-equivalent
gran grain
granica limit, border, boundary, line, demarcation line
g. **istotności** significance limit
na **dolnej (górnej) granicy normy** at the lower (upper) normal range
g. **rozpuszczalności** solubility limit
g. **skórno-naskórkowa** dermoepidermal border
g. **słyszalności** audibility limit
g. **tolerancji** tolerance limit
g. **ufności** confidence limit
w **granicach normy** within normal range
graniczny border, borderline, liminal
graniczyć border (on), adjoin
granulat granulated mass, granulated drug
g. **musujący** effervescent granules
granulka granule
granulocyt granulocyte, mature granular leucocyte
g. **kwasochłonny** eosinophilic granulocyte
g. **kwasochłonny niedojrzały** acidophilic metamyelocyte
g. **młody** metamyelocyte, immature granulocyte
g. **obojętnochłonny** neutrophilic granulocyte, neutrophil
g. **obojętnochłonny niedojrzały** neutrophilic metamyelocyte
g. **pałeczkowaty** stab cell, rod neutrophil
g. **zasadochłonny** basophilic granulocyte, basophil
g. **z płatowym jądrem** polymorphonuclear cell, polymorphonuclear granulocyte
granulocytoliza granulocytolysis
granulocytopenia granulocytopenia
granulocytopoeza granulocytopoiesis
granulowanie granulation
grasica thymus
g., **brak** athymism
g., **komórka** thymocyte
g., **niewydolność** hypothymism
g. **przerosła** hypertrophic thymus
g. **przetrwała** persistent thymus
g., **wycięcie** thymectomy
g., **zanik** atrophy of thymus
g., **zapalenie** thymitis
grasiczak thymoma
grasicozpochodny thymogenic
grasiczy thymic
grasować rage, prevail
grawireceptor gravireceptor
grawitacja gravitation

gromadny in clusters, collective
gromadzenie collecting, accumulation, storage, cumulation, agglomeration
gromadzić accumulate, collect, cumulate
groniasty grape-like, acinous, aciniform, racemose, racemous, botryoid, acervuline
g., zaśniad hydatidiform mole
gronkowcowy staphylococcal
gronkowiec staphylococcus
  g. biały *Staphylococcus albus*
  g. hemolizujący h(a)emolytic staphylococcus
  g. ropny *Staphylococcus pyogenes*
  g. skóry *Staphylococcus epidermidis*
  g. złocisty *Staphylococcus aureus*
grozić threaten, impend, be imminent
groźba threat, menance
groźny dangerous, menacing
  g. dla życia life threatening
grubokrystaliczny coarse-crystalline
gruboskórny pachydermatous, pachydermic
grubościenny thick-walled
grubość thickness
gruboziarnisty coarse-grained, macrogranular
gruby 1) thick; 2) obese, fat, stout
gruczolak adenoma
  g. apokrynowy apocrine adenoma (derived from an apocrine gland)
  g. barwnikooporny chromophobe adenoma
  g. barwnikooporny brodawkowaty papilliferous chromophobe adenoma
  g. barwnikooporny zatokowaty sinusoidal chromophobe adenoma
  g. beleczkowaty trabecular adenoma
  g. cewkowaty tubular adenoma
  g. chromafinowy phaeochromocytoma
  g. groniasty acinous adenoma, acinar adenoma
  g. gruczołu potowego hidradenogenous adenoma, papillary hidradenoma
  g. gruczołu tarczkowego Meibomian adenoma
  g. jasnokomórkowy clear cell adenoma
  g. jądra przewodzikowy testicular tubular adenoma, androblastoma
  g. jelita grubego brodawkowaty papillary adenoma of large intestine, villous adenoma
  g. koloidowy colloid adenoma, gelatinous adenoma
  g. kory nadnercza adrenal cortical adenoma
  g. kory nerek renal cortical adenoma
  g. kosmkowaty jelita villous adenoma
  g. kosmówkowy chorioadenoma

g. kwasochłonny acidophil adenoma, eosinophil adenoma, oxyphil adenoma
g. limfatyczny lymphadenoma, lymphoadenoma
g. lity solid adenoma
g. lity pęcherzykowy solid alveolar adenoma
g. łojowy sebaceous adenoma
g. macicy endometrial adenoma
g. mnogi polyadenoma, adenomatosis, multiple adenoma
g. nadnercza adrenal adenoma
g. oskrzela typu obłaka cylindrocellular adenoma
g. oskrzela typu rakowiaka bronchial carcinoid adenoma
g. oskrzela śródścienny intramural bronchial adenoma
g. oskrzela zewnątrzścienny extramural bronchial adenoma
g. płodowy fetal adenoma (hypophysial, thyroid)
g. potowy adenoma of the sweat gland, syringocystadenoma, syringoadenoma, syringoma, hidradenoma
g. potowy brodawkowaty papilliferous syringocystadenoma, papillary hidradenoma
g. potowy guzkowaty nodular hidradenoma
g. Pringle'a adenoma sebaceum
g. przydatków skóry adnexal adenoma
g. przysadki hypophysial adenoma
g. przysadki barwnikooporny chromophobe hypophysial adenoma
g. przysadki kwasochłonny acidophil hypophysial adenoma, eosinophil adenoma, oxyphilic adenoma
g. przysadki laktotropowy lactotropic hypophysial adenoma, prolactinoma
g. przysadki zasadochłonny basophil hypophysial adenoma
g. przytarczyc parathyroid adenoma
g. stercza prostatic adenoma
g. tarczycy thyroid adenoma
g. tarczycy drobnopęcherzykowy microcellular thyroid adenoma
g. tarczycy koloidowy colloid adenoma, macrofollicular adenoma
g. tarczycy toksyczny toxic adenoma
g. tarczycy torbielowaty cystic thyroid adenoma, cystadenoma
g. tarczycy wielkopęcherzykowy macrocellular thyroid adenoma
g. tarczycy zarodkowy embryonal adenoma
g. tarczycy z komórek Hürthlego Hürthle cell adenoma, oxyphil adenoma, oncocytic thyroid adenoma

g. torbielowaty cystic adenoma, cystadenoma

g. walcowatokomórkowy cylindrocellular adenoma

g. wątrobowokomórkowy hepatocellular adenoma

g., wycięcie adenomectomy

g. wysepkowatokomórkowy islet cell adenoma, insuloma, insulinoma, nesidioblastoma

g. zasadochłonny basophil adenoma, basophilic adenoma

g. z komórek Sertolego Sertoli cell adenoma, testicular tubular adenoma, androblastoma

g. z komórek wydzielających gastrynę gastrinoma

g. złośliwy malignant adenoma, adenocarcinoma

g. zrazikowy acinar adenoma, acinose adenoma, acinous adenoma

gruczolakokolcowiak adenoacanthoma
gruczolakomięsak adenosarcoma
gruczolakomięśniak adenomyoma
gruczolakomięśniak śluzakowy adenomyxomyoma
gruczolakomięśniakomięsak adenomyosarcoma
gruczolakomięśniakowłókniak adenomyofibroma
gruczolakonabłoniak adenoepithelioma
gruczolakorak adenocarcinoma, malignant adenoma

g. apokrynowy apocrine adenocarcinoma

g. błony śluzowej macicy endometrial adenocarcinoma

g. brodawkowaty papillary adenocarcinoma

g. cewkowaty (kanalikowy) tubular adenocarcinoma

g. galaretowaty gelatinous adenocarcinoma

g. lity solid adenocarcinoma

g. nerki renal adenocarcinoma, clear cell renal carcinoma, hypernephroma, Gravitz tumour

g. niskozróżnicowany anaplastic adenoma, undifferentiated adenocarcinoma

g. oblakowaty cylindroma, cylindrocellular adenocarcinoma, cystic adenocarcinoma

g. pęcherzykowo-oskrzelikowy bronchioloalveolar adenocarcinoma

g. pęcherzykowy ślinianki salivary acinic--cell tumour

g. polipowaty polypoid adenocarcinoma

g. śluzowaciejący muciparous adenocarcinoma, mucinous adenocarcinoma

g. torbielowaty cystic adenocarcinoma

g. walcowatokomórkowy cylindrocellular adenocarcinoma

g. wewnątrzszyjkowy endocervical adenocarcinoma

g. włókniejący sutka scirrhous adenocarcinoma of the breast

gruczolakorakowiec macicy adenoacanthoma of the uterus
gruczolakoszkliwiak adamantinoma, adenomeloblastoma
gruczolakotłuszczak adenolipoma
gruczolakotorbielak cystadenoma, adenocystoma
gruczolakowłókniak adenofibroma, fibroid adenoma
gruczolakowłókniakomięśniak gładkokomórkowy adenoleiomyofibroma
gruczolakowatość adenomatosis

g. macicy uterine adenomatosis

g. płuc pulmonary adenomatosis

g. sutka fibrosing adenomatosis of the breast, sclerosing adenosis, adenofibrosis

g. wewnątrzwydzielnicza polyendocrine adenomatosis, polyglandular endocrine adenomatosis, pluriglandular endocrine adenomatosis

g. wewnątrzwydzielnicza rodzinna familial polyendocrine adenomatosis, Zollinger--Ellison syndrome

gruczolakowaty adenomatous, pertaining to adenoma or adenomatosis
gruczolistość adenomyosis, ectopic implantation of adenomatous tissue in muscle

g. macicy endometriosis, ectopic implantation of endometrial tissue

g. macicy guzkowa cieśni jajowodu nodular endometriosis of the tubal isthmus

g. macicy jajnikowa ovarian endometriosis

g. macicy wewnętrzna uterine endometriosis

g. macicy zewnętrzna extrauterine endometriosis

g. macicy zrębowa stromal endometriosis, endometrial stromal sarcoma, stromatosis

g. mięśnia macicy adenomyosis, uterine adenomyosis, adenomyometritis

g. otrzewnej peritoneal endometriosis

g. pępka umbilical endometriosis

g. pochwy vaginal endometriosis

g. pęcherza moczowego vesical endometriosis

gruczolisty endometriotic, pertaining to endometriosis

g. guz endometrioma
gruczoł gland, glandule

g. **Bartholina** *p.* **gruczoł przedsionkowy większy**
g. **bezprzewodowy** ductless gland, closed gland, blood gland
g., **brak** anadenia
g. **cewkowy** tubular gland
g., **choroba** adenopathy, adenosis
g. **docelowy** target gland
g. **dokrewny** endocrine gland, incretory gland, blood gland
g. **dwunastniczy** duodenal gland, Brunner's gland
g. **dwunastnicze, przerost** brunnerosis
g. **główne żołądka** *p.* **g. żołądkowe właściwe**
g. **gronowo-cewkowy** acinotubular gland
g. **gronowy** acinous gland, alveolar gland
g. **i tkanka okołogruczołowa, zapalenie** adenocellulitis, adenophlegmon
g. **jednorodny** homocrine gland
g. **kłębuszkowy** coil gland, convoluted gland, glomiform gland
g. **krokowy** prostate, prostata, prostatic gland
g. **krokowy, ból** prostatodynia
g. **krokowy, gruczolak** prostatic adenoma
g. **krokowy i pęcherz, nacięcie** prostatocystotomy
g. **krokowy i pęcherz, wycięcie** prostatocystectomy
g. **krokowy i pęcherz, zapalenie** prostatocystitis
g. **krokowy i pęcherzyki nasienne, wycięcie** prostatovesiculectomy
g. **krokowy i pęcherzyki nasienne, zapalenie** prostatovesiculitis
g. **krokowy, kamica** prostatolithiasis
g. **krokowy, kamień** prostatolith
g. **krokowy, nacięcie** prostatotomy
g. **krokowy, nacięcie w celu usunięcia kamienia** prostatolithotomy
g. **krokowy, odnoszący się do** prostatic
g. **krokowy, pęcherz i cewka moczowa, zapalenie** prostatocystourethritis
g. **krokowy, powiększenie** prostatic enlargement, prostatic hypertrophy, prostatomegaly, prostatauxe
g. **krokowy, przerost** prostatic hypertrophy, prostatomegaly, prostatauxe, enlargement of the prostate
g. **krokowy, resekcja przezcewkowa** transurethral resection
g. **krokowy, wyciek wydzieliny** prostatorrh(o)ea
g. **krokowy, wycięcie** prostatectomy; *p.* **prostatektomia**
g. **krokowy, wycięcie kroczowe** perineal prostatectomy

g. **krokowy, wycięcie nadłonowe** suprapubic prostatectomy
g. **krokowy, wycięcie połowicze** hemiprostatectomy
g. **krokowy, wycięcie przezpęcherzowe** transvesical prostatectomy
g. **krokowy, wycięcie załonowe** retropubic prostatectomy
g. **krokowy, zapalenie** prostatitis
g. **krokowy, zapalenie miąższowe** parenchymatous prostatitis
g. **krokowy, zapalenie nieżytowe** catarrhal prostatitis
g. **krokowy, zapalenie okołogruczołowe** periprostatitis
g. **krokowy, zapalenie ropne** purulent prostatitis
g. **krokowy, zapalenie rzeżączkowe** gonorrh(o)eal prostatitis
g. **krokowy, zapalenie twardniejące** lignous prostatitis
g. **krokowy, zapalenie włókniste** fibrosing prostatitis, sclerosing prostatitis
g. **krokowy, zespół objawów przerostu** prostatism
g. **łojowe, choroba** steatocryptosis, steatosis
g. **łojowy** sebaceous gland, sebiferous gland, sebaceous crypt, oil gland
g. **łojowy, kamień** sebolith
g. **łojowy, torbiel** sebocystoma, steatocystoma, steatoma
g. **łojowy, torbielowatość** sebocystomatosis, steatocystomatosis
g. **łojowy włosa** hair gland, pilous gland
g. **łzowy** lacrimal gland
g. **łzowy, ból** dacryoadenalgia
g. **łzowy, torbiel** dacryops
g. **łzowy, zapalenie** dacryoadenitis, dacryadenitis
g. **maciczny** uterine gland
g. **merokrynowy** merocrine gland
f. **mlekowy** = g. **sutkowy** lactiferous gland, mammary gland
g. **napletkowy** preputial gland
g. **odźwiernikowy** pyloric gland
g. **opuszkowo-cewkowy** bulbourethral gland, bulbocavernous gland, antiprostate
g. **pęcherzykowy** acinous gland, alveolar gland, follicular gland
g. **płciowy** gonad, sexual gland, genital gland
g. **płciowy obojnaczy** ovotestis
g. **płciowy, wycięcie** gonadectomy, castration
g. **potowy** sweat gland, sudoriparous gland, sudoriferous gland, perspiratory gland, miliary gland

g. **potowy ekrynowy** eccrine sweat gland
g. **potowy, gruczolak** hidradenoma
g. **potowy, gruczolak guzkowy** nodular hidradenoma, solid hidradenoma, clear cell hidradenoma
g. **potowy, gruczolak torbielkowaty** cystic hidradenoma, hidrocystoma
g. **potowy pachowy, zapalenie** axillary hidradenitis
g. **potowy, zapalenie** hidradenitis
g. **potowy, zapalenie ropne** suppurative hidradenitis
g. **powiekowy** palpebral gland, tarsal gland
g. **przedsionkowy większy** greater vestibular gland, Bartholin's gland
g. **przedsionkowy większy, zapalenie** bartholinitis
g. **surowiczy** serous gland, albuminous gland
g. **sutkowy** mammary gland, breast gland; *p. też* **sutek**
g. **ślinowy** salivary gland; *p. też* **ślinianka**
g. **śluzowy** mucous gland, muciferous gland, muciparous gland
g. **śluzowy, zapalenie** blennoadenitis
g. **śródmiąższowy** interstitial gland, puberty gland, Leydig's gland
g. **śródnabłonkowy** intraepithelial gland, endoepithelial gland
g. **tarczkowy, zapalenie** adenophthalmia, meibomitis, blepharoadenitis
g. **tarczkowy, zapalenie ropne** internal sty, internal hordeolum, purulent meibomitis
g. **tarczowy** thyroid gland; *p. też* **tarczyca**
g. **wewnątrzwydzielniczy** endocrine gland, ductless gland, blood gland
g. **wewnątrzwydzielniczy, choroba** endocrinopathy
g., **wycięcie** adenectomy
g., **zapalenie** adenitis
g. **zewnątrzwydzielniczy** exocrine gland
g. **zewnątrzwydzielniczy złożony** compound exocrine gland
g., **zniszczenie enzymatyczne (autoliza)** adenolysis
g. **zwłóknienie** adenofibrosis, fibrosing adenosis, sclerosing adenosis
g. **żołądkowy właściwy** gastric gland, peptic gland, acid gland, fundus gland, oxyntic gland
gruczołowaty adenoid, adeniform, gland-like
gruczołowy glandular, glandulous, adenous, adenose
grudka 1) papule, papula (*derm.*); 2) nodulus (of cerebellum); 3) follicle (lymphatic), nodule (lymphatic)

g. **chłonna** lymphatic follicle, lymph follicle, lymph nodule
g. **chłonne jelitowe** intestinal lymph follicles
g. **chłonne jelitowe samotne** solitary intestinal lymph follicles
g. **chłonne jelitowe skupione** aggregated intestinal lymph follicles, Peyer's patches
g. **chłonne pojedyncze** solitary lymph follicles
g. **chłonne, przerost** folliculosis
g. **chłonne samotne** solitary lymph follicles
g. **chłonne skupione** aggregated lymph follicles, aggregated lymph nodules
g. **chłonne śledzionowe** splenic follicles, splenic corpuscles
g. **kiłowe przerosłe (kłykciny płaskie)** moist papules, mucous papules
g. **mieszkowe** follicular papules
grudkowo-krostkowy papulopustular
grudkowo-łuskowaty papulosquamous
grudkowo-pęcherzykowy papulovesicular
grudkowo-rumieniowy papuloerythematous
grudkowy papular, follicular
grupa group, cluster
g. **badana** studied group, investigated group
g. **doświadczalna** experimental group
g. **kontrolna** control group
g. **krwi** blood group
g. **krwi, oznaczenie** blood grouping
grupować group
grupować się group, cluster
grupowanie się clustering, grouping
gruszkowaty piriform, pear-shaped
gruzełek tubercle
g. **prosówkowy** miliary tubercle
gruźlica tuberculosis, phthisis, consumption
g. **błon surowiczych** tuberculous serositis, tuberculous polyserositis
g. **bydlęca** bovine tuberculosis
g. **chirurgiczna** surgical tuberculosis, osteoarticular tuberculosis
g. **dróg moczowych** urinary tract tuberculosis
g., **fobia** phthisiophobia
g. **gardła** pharyngeal tuberculosis, tuberculosis of the pharynx
g. **górnych dwu kręgów szyjnych** Rust's disease
g. **gruczołu krokowego** prostatic tuberculosis, tuberculous prostatitis
g. **grudkowo-zgorzelinowa skóry** papulonecrotic tuberculosis, papulonecrotic tuberculid
g. **jajników** tuberculosis of the ovary, ovarian tuberculosis
g. **jamista** cavitary tuberculosis, cavernous tuberculosis

g. **jajowodów** tuberculous salpingitis
g. **jamy ustnej** oral tuberculosis
g. **jądra** tuberculosis of the testicle
g. **jelit** intestinal tuberculosis, abdominal phthisis
g. **kątnicy** c(a)ecal tuberculosis
g. **kostno-stawowa** osteoarticular tuberculosis, tuberculosis of bones and joints
g. **kręgosłupa** tuberculous spondylitis, Pott's disease
g. **krtani** tuberculosis of the larynx, laryngeal tuberculosis
g. **krwiopochodna** h(a)ematogenous tuberculosis
g., **leczenie** phthisiotherapy
g. **liszajowata** papular tuberculid, papular scrofuloderma
g. **nadnerczy** adrenal tuberculosis
g. **narządów moczowo-płciowych** urogenital tuberculosis
g. **narządów płciowych** genital tuberculosis
g., **nauka o** phthisiology
g. **opon** meningeal tuberculosis, tuberculous meningitis
g. **opon i mózgu** tuberculous encephalomeningitis
g. **otrzewnej** tuberculous peritonitis, peritoneal tuberculosis
g. **otwarta** open tuberculosis
g. **pierwotna** primary tuberculosis
g. **płuc** pulmonary tuberculosis, tuberculosis of the lungs
g. **płuc, chory prątkujący** sputum-positive patient
g. **płuc guzkowa** nodular pulmonary tuberculosis
g. **płuc guzkowo-włóknista** nodulofibrotic pulmonary tuberculosis
g. **płuc naciekowa** infiltrative pulmonary tuberculosis
g. **płuc włóknista** fibrotic pulmonary tuberculosis
g. **płuc włóknisto-jamista** fibrosocavernous pulmonary tuberculosis
g. **płuc galopująca** galloping consumption
g. **płuc jamista** cavernous pulmonary tuberculosis
g. **płuc otwarta** open tuberculosis, sputum-positive tuberculosis
g. **płuc, prątkowanie** expectoration of bacilli, sputum-positivity
g. **prosówkowa** miliary tuberculosis, acute miliary tuberculosis, disseminated tuberculosis, general tuberculosis
g. **przydatków** adnexal tuberculosis
g. **rozpływna** colliquative tuberculosis
g. **rozsiana** disseminated tuberculosis, miliary tuberculosis

g. **serowaciejąca** caseous tuberculosis
g. **serowaciejąca jamista** caseating cavernous tuberculosis
g. **skóry** tuberculosis of the skin, dermal tuberculosis, cutaneous tuberculosis
g. **skóry brodawkująca** lupus verrucous, tuberculous wart
g. **skóry grudkowo-martwicza** papular necrotic tuberculid
g. **skóry grzybiasta** fungous cutaneous tuberculosis
g. **skóry toczniowa** tuberculosis luposa
g. **skóry wrzodziejąca** tuberculosis ulcerosa, tuberculosis orificialis
g., **specjalista od** phthisiologist
g. **stawów** articular tuberculosis, tuberculosis of the joints
g. **układu chłonnego** lymphatic tuberculosis
g. **węzłów chłonnych krezkowych** mesenteric lymphonodular tuberculosis
g. **węzłów chłonnych obwodowych** lymphonodular tuberculosis
g. **węzłów chłonnych wnękowych** hilar tuberculosis
g. **włóknista szczytowa** apical fibrous tuberculosis
g. **z pylicą węglową** pneumoanthracosis, pneumoanthracotic tuberculosis
gruźlicokrzemica tuberculosilicosis
gruźliczak tuberculoma
g. **mózgu** intracerebral tuberculoma
gruźliczy phthisic, phthisical, tuberculous, tuberculotic
gruźlik tuberculotic patient, consumptive
grypa influenza, flu, grippe
g. **brzuszna** abdominal influenza, influenza with abdominal complications
g. **nagminna** pandemia of influenza, epidemic influenza
g. **rzekoma** parainfluenza
grypowy influenzal
gryzący 1) acrid, pungent, sharp, acrimonious (smell); 2) corrosive, caustic (*chem.*)
gryzoń rodent
gryźć bite, gnaw, chew, sting (insects)
grzałka thermophore, hot-water bottle
grzbiet back, dorsum
g., **ból** dorsalgia, dorsodynia, pain in the back
g. **nosa** dorsum of the nose, ridge of the nose
grzbietowy dorsal, back
g., **struna** notochord, chorda dorsalis
grzebień 1) crest, crista, ridge, pecten (*anat.*); 2) comb
g. **biodrowy** iliac crest
g. **cewki moczowej** urethral crest
grzyb mushroom, fungus

g. brodawkowaty *Trichophyton verrucosum*
g. domowy dry-rot, weeping fungus, *Merulius lacrimans* (*bot.*)
g. dyskowaty *Trichophyton verrucosum*
g. fiołkowy *Trichophyton violaceum*
g. jadalny edible mushroom
g. kraterowaty *Trichophyton tonsurans*
g. łupieżowy *Malassezia furfur*
g. naskórkowy *Epidermophyton*
g. różowy *Trichophyton rosaceum*
g. strzygący trichophyton, *Trichophyton tonsurans*
g. wewnątrzwłosowy endothrix
g. woszczynowy *Trichophyton schoenleini, Trichophyton ceratophagus*
g. zewnątrzwłosowy exothrix
grzybiasty fungiform, fungoid, fungaceous
grzybica mycosis
g. błony bębenkowej myringomycosis, mycomyringitis
g. drobnozarodnikowa microsporosis, microsporia, Gruby's disease
g. drożdżakowa blastomycosis
g. gardła pharyngomycosis
g. kropidlakowa aspergillosis, aspergillomycosis
g. madurska maduromycosis, mycetoma, Madura boil, Madura foot, fungus foot
g. naskórkowa epidermophytosis, dermatophytosis
g. obrębna pachwin epidermophytosis inguinalis, ringworm of the genitocrural region, tinea cruris, tinea inguinalis
g. paznokci onychomycosis
g. powierzchowna skóry gładkiej tinea glabrosa, ringworm of the hairless skin
g. skóry dermatomycosis, ringworm tinea
g. sporotrychowa sporotrichosis
g. stóp i dłoni ringworm of the feet and hands
g. stóp międzypalcowa tinea interdigitalis, dermatomycosis pedis, athlete's foot, ringworm of the foot, Hong Kong foot, Hong Kong toe, dermatophytosis of the foot
g. stóp potnicowa tinea dyshidrotica
g. strzygąca trichophytosis
g. strzygąca brody ringworm of the beard, tinea sycosis
g. strzygąca głęboka trichophytosis profunda
g. strzygąca skóry owłosionej głowy ringworm of the scalp
g. ucha otomycosis
g. włosów trichomycosis
g. włosów pachowych trichomycosis axillaris, leptothrix, trichonocardiasis, tri-

chomycosis nodosa, trichomycosis rubra
g. woszczynowa favus, tinea favosa
g. woszczynowa opryszczkowata favus herpeticus
g. woszczynowa paznokci favus of the nails
g. woszczynowa skóry owłosionej głowy favus of the scalp
g. woszczynowa uogólniona generalized favus
g. z wysiewem krwiopochodnym fung(a)emia
g. żołądka gastromycosis
grzybiczy mycotic, fungoid
grzybnia mycelium
grzybniak mycetoma
g. kropidlakowy aspergilloma
grzybobójczy fungicidal, fungitoxic
g. środek fungicide
grzybostatyczny fungistatic
grzyby (*pl*) fungi, mycetes, mushrooms
g. chorobotwórcze pathogenic fungi
g. drobnozarodnikowe *Microsporidia*
g. naskórkowe *Epidermophyton*
g., nauka o mycology
g., zatrucie mushroom poisoning, mycetism
g., zatrucie z objawami neurologicznymi nervous mycetism
g., zatrucie z objawami wątrobowymi choliform mycetism
guanidyna guanidine
guanina guanine
guanozyna guanosine
guanozynodwufosforan guanosine diphosphate
guanozynomonofosforan guanosine monophosphate
g. cykliczny cyclic guanosine monophosphate, cGMP
guanozynotrójfosforan guanosine triphosphate
gulardowa woda Goulard water
guma rubber, gum
g. arabska arabic gum, acacia
gumowy gummous, rubber, rubbery, of gum, of rubber
gumożywica gum resin
gutaperka gutta-percha
guz 1) tuber, eminence, protuberance (*anat.*); 2) tumo(u)r (*path.*); 3) bump, boss, lump, swelling
g. brązowy brown tumo(u)r (of bone in primary hyperparathyroidism)
g. chemoreceptorowy chemoreceptor tumo(u)r, chemodectoma
g. chromochłonny chromaffinoma, ph(a)eochromocytoma

g. ciążowy granuloma of pregnancy (gingival granuloma)
g. czerniakowy melanotic tumo(u)r
g. ciemieniowy parietal tuber
g. czołowy frontal tuber, frontal eminence
g. dobrotliwy bening tumo(u)r, benign neoplasm
g. endometrialny jajnika endometrial ovarian tumo(u)r
g. gąbczasty spongy tumo(u)r
g. groniasty acinous tumo(u)r
g. gruczołowaty adenomatoid tumo(u)r
g. gruźliczy tuberculoma
g. jajnika ovarian tumo(u)r
g. jamisty cavernous tumo(u)r, cystic tumo(u)r
g. jamy brzusznej abdominal tumo(u)r
g. kąta mostowo-móżdżkowego pontine angle tumo(u)r, cerebellopontine angle tumo(u)r
g. kieszonki Rathkego craniopharyngioma, Rathke's pouch tumo(u)r, craniopharyngeal adamantinoma, pituitary adamantinoma, Erdheim's tumo(u)r, suprasellar cyst
g. klepsydrowaty hourglass tumo(u)r, dumbbell tumo(u)r
g. kłębka aorty aortic body tumo(u)r, chemodectoma
g. kłębka żyły szyjnej glomus jugulare tumo(u)r
g. koloidalny colloidal tumo(u)r
g. kostny bone tumo(u)r, osseous tumo(u)r
g. kościopochodny osteogenic tumo(u)r
g. kościotwórczy osteoplastic tumo(u)r
g. krwawniczy h(a)emorrhoid
g. kulszowy ischiadic tuber, sciatic tuber
g. liściasty phyllodes tumo(u)r, phyllodes sarcoma, adenofibrosarcoma phyllodes
g. lity solid tumo(u)r
g. luteinowy luteinoma, luteoma
g. łagodny benign tumo(u)r, innocent tumo(u)r
g. mieszany mixed tumo(u)r
g. mieszany mezodermalny mixed mesodermal tumo(u)r (uterine sarcoma)
g. mózgu brain tumo(u)r, cerebral tumo(u)r
g. naciekający infiltrating tumo(u)r
g. nadnamiotowy supratentorial tumo(u)r
g. nadtwardówkowy epidural tumo(u)r
g. nowotworowy neoplastic tumo(u)r, neoplasm, newgrowth
g. ogona końskiego cauda tumo(u)r, cauda equina tumo(u)r
g. olbrzymiokomórkowy gigantocellular tumo(u)r, giant cell tumo(u)r
g. pasożytniczy parasitic tumo(u)r, a tumo(u)r formed by parasites

g. piętowy calcanean tuber
g. plazmatycznokomórkowy plasma cell tumo(u)r, plasmocytoma, plasmoma
g. podnamiotowy subtentorial tumo(u)r
g. popielaty tuber cinereum
g. promieniczy actinomycoma
g. przysadki pituitary tumo(u)r, hypophysial tumo(u)r
g. przyzwojowy chromaffinoma, chromaffin tumo(u)r, paraganglioma
g. rakowiakowy carcinoid tumo(u)r, carcinoid
g. rdzenia spinal tumo(u)r, spinal cord tumo(u)r
g. rdzeniasty medullary tumo(u)r
g. robaka tuber vermis
g. rzekomy kości w hemofilii pseudotumo(u)r of h(a)emophilia
g. rzekomy mózgu pseudotumo(u)r cerebri
g. rzekomy płuca pseudotumo(u)r of the lung
g. serowaty caseoma
g. sieciowy omental tumo(u)r
g. srebrochłonny argentaffinoma
g. stromalny stromal tumo(u)r
g. szczęki maxillary tuber, tuberosisty of the maxilla
g. szyszynki pinealoma
g. torbielowaty cystic tumo(u)r
g. uszypułowany pedunculated tumo(u)r
g. wewnątrzrdzeniowy intraspinal tumo(u)r
g. wielobarwny pleochromocytoma
g. włóknotwórczy fibroplastic tumo(u)r
g. wyczuwalny palpable tumo(u)r
g. zapalny inflammatory tumo(u)r
g. zewnątrzrdzeniowy extraspinal tumo(u)r
g. z histiocytów histiocytic tumo(u)r, histiocytoma, dermatofibroma
g. ziarnistokomórkowy granulocellular tumo(u)r
g. z komórek kościogubnych osteoclastoma
g. z komórek Leydiga Leydig cell tumo(u)r
g. z komórek osłonki theca cell tumo(u)r, thecoma
g. z komórek Sertolego Sertoli cell tumo(u)r
g. z komórek warstwy ziarnistej granulosa cell tumo(u)r
g. złośliwy malignant tumo(u)r
g. z tkanki łącznej connective tissue tumo(u)r, histoid tumo(u)r
g. z tkanek zarodkowych embryoma, hyloma, hylic tumo(u)r
guzek nodule, tuberculum, tubercle, cusp, eminence
g. anatomów anatomical tuberculum, postmortem tuberculum, prosector's tuberculum, dissection tuberculum, postmor-

tem wart, necrogenic wart, tuberculosis verrucosa of the skin on the hands of prosectors due to infection contracted during postmortem examination

g. ciepły (tarczycy) warm nodule (of the thyroid)

g. Darwina Darwinian tuberculum (of the auricle)

g. dnawy gouty nodule, tophus

g. gorący (tarczycy) hot nodule

g. gośćcowy arthritic tuberculum, Heberden's nodule

g. gruźliczy tuberculous nodule

g. korony (zęba) cusp

g. małżowiny usznej auricular tuberculum, Darwinian tuberculum

g. zimny (tarczycy) cold nodule (of the thyroid)

guziczny coccygeal, coccygeus

guzki nodules

g. gośćcowe rheumatoid nodules

g. śpiewacze singer's nodules, vocal nodules, tuberous chorditis

g. wykładowców teacher's nodules, preacher's nodules, tuberous chorditis

guzkowaty nodular, nodulated, nodulous

guzowatość 1) tuberosity, protuberance (*anat.*); 2) outgrowth, boss

g. chrzęstnokostna osteochondrophyte

guzy tubers, tubera, tumo(u)rs, bosses

g. krwawnicowe h(a)emorrhoids, piles

g. krwawnicowe, odnoszący się do h(a)emorrhoidal

g. krwawnicowe wewnętrzne internal h(a)emorrhoids

g. krwawnicowe, wycięcie h(a)emorrhoidectomy

g. krwawnicowe, zanik h(a)emorrhoidolysis

g. krwawnicowe zewnętrzne external h(a)emorrhoids

g. włóknistokomórkowe fibroepithelial tumo(u)rs

gwiazda aster, star

g. macierzysta mother star, monaster

g. nasienna sperm-aster, sperm-star

g. potomna daughter star, polar star

gwiazdowaty stellate

gwiaździak astrocytoma

g. protoplazmatyczny protoplasmic astrocytoma, gemistocytic astrocytoma, gemistocytoma

g. włókienkowy fibrillary astrocytoma, pilocytic astrocytoma

g. zarodkowy astroblastoma, glioblastoma

g. złośliwy malignant astrocytoma

gwiaździsty asteroid, stellate

gwoździopłytka nail-plate

gwoździowanie nailing, nail driving, intramedullary nailing

gwóźdź nail, pin (*surg.*)

g. z listewkami bocznymi flanged nail

g. z trzema listewkami three-flanged nail, trifin nail

H

habilitować qualify somebody as assistant professor

habilitować się qualify oneself as assistant professor

haczyk hamulus (*anat.*), small hook
 h. łzowy lacrimal hamulus, hamular process of the lacrimal bone

haczykowaty unciform, uncinate, hamate, hamular, hook-like

hafn hafnium, Hf (*chem.*)

hak 1) hook, retractor, écarteur (*surg.*); 2) uncus, hook (*anat.*)
 h. do dekapitacji i wydobycia płodu crotchet
 h. do podnoszenia sklepienia czaszki calvarial hook
 h. do tracheotomii tracheotomy hook
 h. ostry sharp hook
 h. rozchylający rany retractor
 h. tępy blunt hook

hakowy uncinate

halo halo
 h. jaskrowe glaucomatous halo

halogen halogen

halogenek halide

halogenowy haloid

halotan halothane, fluothane

halucynacja hallucination; *p.* omam

halucynacyjny hallucinatory

halucynogen hallucinogen

halucynoza hallucinosis
 h. alkoholowa alcoholic hallucinosis
 h. konarowa Lilliputian hallucinosis

hałas noise
 h., narażenie na exposure to noise

hamartia hamartia

hamartoblastoma hamartoblastoma

hamartochondromatoza hamartochondromatosis

hamartoma hamartoma

hamować inhibit, suppress, depress, block, repress

hamowanie inhibition, suppression, depression, blocking, repression

h. bezwarunkowe unconditioned inhibition

h. korowe cortical inhibition

h. kompetytywne (enzymów) competitive inhibition

h. kontaktowe contact inhibition, density-dependent inhibition

h. następcze subsequent inhibition

h. niekompetytywne non-competitive inhibition (of enzymes)

h. ochronne protective inhibition

h. odruchowe reflex inhibition

h. ośrodkowe central inhibition

h. przez produkt końcowy end-product inhibition

h. przez substrat substrate inhibition

h. różnicowe differential inhibition

h. warunkowe conditioned inhibition

h. współzawodniczące (enzymów) competitive inhibition

h. wybiórcze selective inhibition

h. wygasające extinction inhibition

h. wzajemne reciprocal inhibition, reciprocal innervation

h. zwrotne feedback inhibition

hamujący inhibitory, inhibitive

haploid haploid, monoploid

haploidalność haploidy

haploidalny haploid, haploidal

haploidyzacja haploidization

hapten hapten, haptene

haptoglobina haptoglobin

harmonia harmony

harmoniczny harmonic

harmonijny harmonious

hartowanie hardening, annealing, tempering (*stom.*)

hasło indeksowe key word

haustracja haustration

hebefrenia hebephrenia, hebephrenic schizophrenia

hedonizm hedonism

heksoza hexose

hektogram hectogram, 100 g

hektolitr hectolitre, hectoliter
hektyczny hectic
h. rumieniec hectic flush
hel helium, He (*chem.*)
hel-3 helium-3, tralphium
hel-4 helium-4
helikopodia helicopodia, helicopod gait
heliotropizm heliotropism, heliotaxis
helisa helix, natural conformation of many polymers
helmintolog helminthologist
helmintologia helminthology
helmintoma helminthoma, granuloma caused by helminths
helmintoza helminthiasis
hełm przeciwudarowy crash helmet
hem heme, hem, haem
hemadsorpcja h(a)emadsorption
hemaglutynacja h(a)emagglutination
h. bakteriogenna bacterial h(a)emagglutination
hemaglutynacyjny h(a)emagglutinating, h(a)emagglutinative
hemaglutynina h(a)emagglutinin
hemangioblast h(a)emangioblast
hemangioblastoma h(a)emangioblastoma, angioblastoma
h. móżdżku cerebellar h(a)emangioblastoma, cerebellar angioblastoma
hemangioendolioblastoma h(a)emangioendothelioblastoma
hemangioendotelioma h(a)emangioendothelioma
hematoblast h(a)ematoblast, h(a)ematocytoblast, h(a)emocytoblast, h(a)emoblast, primitive stem cell in bone marrow
hematofagia h(a)ematophagia, h(a)emophagia, h(a)emophagocytosis
hematogeneza h(a)ematopoiesis, h(a)ematogenesis
hematogenny h(a)ematogenous, h(a)emogenous, blood borne
hematoidyna h(a)ematoidin
hematokryt h(a)ematocrit, a centrifuge for separating blood cells
hematokryt (stosunek objętości krwinek do osocza) h(a)ematocrit value
hematoksylina hematoxylin
hematologia h(a)ematology
hematometria h(a)ematometry
hematomielia h(a)ematomyelia, internal h(a)ematorrhachis
hematopoeza h(a)ematopoesis, h(a)ematopoiesis, h(a)emopoesis, h(a)emopoiesis
h. płodowa f(o)etal h(a)ematopoesis
hematoporfiryna h(a)ematoporphyrin
hematoskopia h(a)ematoscopy
hematospektroskopia h(a)ematospectroscopy

hematospermia h(a)ematospermia, h(a)emospermia
h. prawdziwa h(a)ematospermia vera, true h(a)ematospermia (bleeding from seminal vesicles)
h. rzekoma h(a)ematospermia spuria, false h(a)ematospermia (bleeding from prostatic urethra)
hematuria h(a)ematuria
hematyna h(a)ematin
hemeralopia hemeralopia, day blindness
hemiacetal hemiacetal, a hydrated aldehyde
hemianalgezja hemianalgesia
hemianestezja hemian(a)esthesia
hemianopsja hemianopsia, hemianopia
hemiatetoza hemiathetosis
hemiatrofia hemiatrophy
h. języka postępująca progressive lingual hemiatrophy
h. twarzy facial hemiatrophy, Romberg's disease
hemibalizm hemiballism
hemiceluloza hemicellulose
hemihepatektomia hemihepatectomy
hemihiperestezja hemihyper(a)esthesia
hemikolektomia hemicolectomy
hemikrania hemicrania, migraine
hemilaminektomia hemilaminectomy
hemilaryngektomia hemilaryngectomy
hemimelia hemimelia, unilateral defects in limb development
heminefrektomia heminephrectomy
hemineuryna hemineurine, chloromethiazole
hemipareza hemiparesis
hemiplegia hemiplegia
hemizygotyczność hemizygosity
hemoaglutynacja h(a)emoagglutination, h(a)emagglutination
hemobilia h(a)emobilia
hemobilinuria h(a)emobilinuria
hemochromatoza h(a)emochromatosis, h(a)emosiderosis
h. egzogenna exogenous h(a)emochromatosis (after repeated transfusions)
h. kości osteoh(a)emochromatosis
hemocytoblastoma h(a)ematocytoblastoma, h(a)emocytoblastoma
hemocytolityczny h(a)emocytolytic
hemocytoliza h(a)emocytolysis, h(a)ematocytolysis
hemodializa h(a)emodialysis, extracorporeal dialysis
h., leczenie przewlekłe long-standing h(a)emodialysis programme
h. podtrzymująca maintenance h(a)emodialysis
hemodializator h(a)emodialyzer
hemodylucja h(a)emodilution

h. sterowana controlled h(a)emodilution
hemodynamiczny h(a)emodynamic
hemodynamika h(a)emodynamics
hemofag h(a)emophage, h(a)ematophage
hemofilia h(a)emophilia
  h. A h(a)emophilia A (due to deficiency of factor VIII)
  h. B h(a)emophilia B, Christmas disease
  h. naczyniowa vascular h(a)emophilia, von Willebrand's disease
hemofilik h(a)emophiliac
hemoglobina h(a)emoglobin
  h. dorosłych adult h(a)emoglobin
  h. glikozylowa glycosylated h(a)emoglobin
  h. mięśniowa muscle h(a)emoglobin, myoglobin
  h. płodowa fetal h(a)emoglobin
  h., roztwór bez zrębu komórkowego stroma-free h(a)emoglobin
  h. tlenkowęglowa carboxyh(a)emoglobin, carboxylated h(a)emoglobin, carbon monoxide h(a)emoglobin
  h. utleniona oxygenated h(a)emoglobin, oxyh(a)emoglobin
  h. w niedokrwistości sierpowatej sickle cell h(a)emoglobin
  h. zarodkowa fetal h(a)emoglobin
  h. zredukowana reduced h(a)emoglobin
hemoglobinemia h(a)emoglobin(a)emia
hemoglobinometria h(a)emoglobinometry
hemoglobinopatia h(a)emoglobinopathy
hemoglobinuria h(a)emoglobinuria
  h. epidemiczna noworodków epidemic h(a)emoglobinuria of newborns
  h. marszowa march h(a)emoglobinuria
  h. napadowa paroxysmal h(a)emoglobinuria
  h. napadowa nocna paroxysmal nocturnal h(a)emoglobinuria, Marchiafava-Micheli syndrome
  h. napadowa z oziębienia paroxysmal cold h(a)emoglobinuria
  h. nocna nocturnal h(a)emoglobinuria
  h. połogowa puerperal h(a)emoglobinuria
  h. zimnicza malarial h(a)emoglobinuria
hemokoncentracja h(a)emoconcentration
hemolityczny h(a)emolytic, h(a)emocytolytic, h(a)ematolytic
hemoliza h(a)emolysis, h(a)emocytolysis, erythrocytolysis
hemolizat h(a)emolysate
hemolizować h(a)emolyze
hemolizyna h(a)emolysin, 1) a substance destroying red blood cells; 2) an antibody destroying these cells
  h. bakteryjna bacterial h(a)emolysin
  h. heterofilna heterophil h(a)emolysin (a sensitizing antibody)

h. odpornościowa immune h(a)emolysin, (a h(a)emolyzing antibody)
h. zimna cold h(a)emolysin (a cold autoantibody causing h(a)emolysis)
hemopatia h(a)emopathy
hemopoeza h(a)emopoesis, h(a)emopoiesis, h(a)emocytopoesis, h(a)ematopoesis
  h. heterotopowa heterotopic h(a)emopoesis, extramedullary h(a)emopoesis
  h. płodowa fetal h(a)emopoesis
  h. pozaszpikowa extramedullary h(a)emopoesis
hemopoetyna h(a)emopoetin, h(a)ematopoietin, erythropoetin
hemoporfiryna h(a)emoporphyrin
hemoroid h(a)emorrhoid, pile
hemoroidalny h(a)emorrhoidal
hemoroidektomia h(a)emorrhoidectomy
hemostaza h(a)emostasia, h(a)emostasis
hemosyderoza h(a)emosiderosis
  h. płuc pulmonary h(a)emosiderosis
  h. pokarmowa nutritional h(a)emosiderosis
hemosyderyna h(a)emosiderin
hemoterapia h(a)emotherapy, h(a)emotherapeutics, h(a)ematotherapy
henr henry, the unit of electrical induction
heparyna heparin
heparynaza heparinase
heparynemia heparin(a)emia
heparynizować heparinize
hepatektomia hepatectomy
hepatoblastoma hepatoblastoma
hepatocyt hepatocyte
hepatologia hepatology
hepatoma hepatoma, hepatocarcinoma, hepatocellular carcinoma
hepatomegalia hepatomegaly
hepatonektyna hepatonectin
hepatopeksja hepatopexy
hepatosplenografia hepatosplenography
hepatosplenomegalia hepatosplenomegaly
hepatotoksyczność hepatotoxicity, hepatocellular toxicity
hepatotoksyczny hepatotoxic
hepatyzacja hepatization
heptan heptane
herbata tea
herbicydy (*pl*) herbicides
herc hertz, cycle per second
hermafrodyta hermaphrodite
hermafrodytyzm hermaphroditism, hermaphrodism
  h. prawdziwy true hermaphroditism
  h. rzekomy false hermaphroditism, spurious hermaphroditism, pseudohermaphroditism
hermetyczny hermetic, hermetical, airtight
herniotomia herniotomy

heroina heroin, diacetylmorphine
heroinista heroin-addict
heroinizm heroin-addiction
herpangina herpangina, herpetic angina
herpeswirusy (*pl*) herpesviruses
heteroantygen heteroantigen
heterochromia heterochromia
  h. tęczówek heterochromia of the iris
heterochromiczny heterochromic, heterochromous
heterochromatynizacja heterochromatinization
heterogenetyczny heterogenetic, heterogenous, heterologus
heteromorficzny heteromorphic, heteromorphous
heteromorfizm heteromorphism
heteroosteoplastyka hetero-osteoplasty
heteroplastyczny heteroplastic
heteroplastyka heteroplasty
heteroplazja heteroplasia, alloplasia
heteroseksualny heterosexual
heterotopia heterotopia, ectopia, displacement of parts
heterotopowy heterotopic
heterotransplantacja heterotransplantion, heterografting
heterotypowy heterotypic
heterozygota heterozygote
heterozygotyczny heterozygotic
hialina hyalin
hialinizacja hyalinization
hialinowy hyaline
hialinoza hyalinosis, hyaline degeneration
hialomer hyalomere, the clear periphery of a platelet
hialomukoid hyalomucoid, the mucoid in vitreous humor
hialoplazma hyaloplasm, hyaloplasma, the protoplasmic fluid substance in a cell
hialuronian hyaluronate, hyalurate, a salt of hyaluronic acid
hialuronidaza hyaluronidase, alidase
hibernacja hibernation
  h. sztuczna artificial hibernation
higiena hygiene, sanitation, sanitary sciences
  h. jamy ustnej oral hygiene
  h. komunalna community hygiene, public sanitation
  h. osobista personal hygiene
  h. płciowa sex hygiene
  h. pracy occupational hygiene, work hygiene
  h. przemysłowa industrial hygiene
  h. psychiczna mental hygiene
  h. radiologiczna radiation hygiene
  h. seksualna sex hygiene
  h. społeczna social hygiene

  h. szkolna school hygiene
  h. szpitalna hospital hygiene
  h. środowiska environmental hygiene
  h. tropikalna tropical hygiene
  h. żywienia food hygiene
higieniczny hygienic, sanitary
higienista hygienist
higienistka hygienist
  h. stomatologiczna dental hygienist
  h. szkolna school hygienist
higrometria hygrometry, psychrometry
higroskopijność the capability of absorbing moisture
higroskopijny hygroscopic
hioscyjamina hyoscyamine, daturine, duboisine
hioscyna hyoscine, scopolamine
hiperadiuretyzm hyperadiuretism, excessive secretion of antidiuretic hormone
hiperakuzja hyperacusia, hyperacusis, auditory hyper(a)esthesia
hiperaldosteronizm hyperaldosteronism, aldosteronism
  h. pierwotny primary hyperaldosteronism, Conn's syndrome, true hyperaldosteronism
  h. wtórny secondary hyperaldosteronism
hiperalgezja hyperalgesia, hyperalgia
  h. słuchowa auditory hyperalgesia
hiperalimentacja hyperalimentation, superalimentation
  h. pozajelitowa parenteral hyperalimentation
hiperamonemia hyperammon(a)emia, ammoni(a)emia
  h. rodzinna familial hyperammon(a)emia
hiperbaria 1) hyperbarism; 2) treatment with hyperbaric gas
hiperbaryczny hyperbaric
hiperbetalipoproteinemia hyperbetalipoprotein(a)emia
  h. rodzinna familial hyperbetalipoprotein(a)emia, familial hyperlipoprotein(a)emia, familial hypercholesterol(a)emia
hiperbilirubinemia hyperbilirubin(a)emia
hipercementoza hypercementosis, cementum hyperplasia
hiperchloremia hyperchlor(a)emia
hiperchlorhydria hyperchlorhydria, hyperchloria
hiperchloruria hyperchloruria
hipercholesterolemia hypercholesterol(a)emia, hypercholester(a)emia
  h. rodzinna familial hypercholestrol(a)emia, type II familial hyperlipoprotein(a)emia
  h. rodzinna z hiperlipemią familial hyper-

cholesterol(a)emia with hyperlip(a)emia, type III familial hyperlipoprotein-(a)emia
hiperdiploidia hyperdiploidy, polydiploidy
hiperegzoforia hyperexophoria
hipereozynofilia hypereosinophilia
hiperergia hyperergia, allergic hypersensitivity
hiperergiczny hyperergic, hypergic
hiperestezja hyper(a)esthesia, oxy(a)esthesia
hiperfibrynogenemia hyperfibrinogen(a)emia
hiperfosfatemia hyperphosphat(a)emia
hiperfosfaturia hyperphosphaturia
hipergammaglobulinemia hypergammaglobulin(a)emia
hipergenitalizm hypergenitalism
hiperergiczny hypergic, hyperergic
hiperglikemia hyperglyc(a)emia
hiperglikemiczny hyperglyc(a)emic
hiperglobulia polyglobulia, hyperglobulia, hyperglobulism
hiperglobulinemia hyperglobulin(a)emia
hipergonadyzm hypergonadism, hypergenitalism
hiperhidroza hyperhidrosis, hyperidrosis, polyidrosis
hiperimmunizacja hyperimmunization
hiperinsulinizm hyperinsulinism
hiperkalcemia hypercalc(a)emia
hiperkalciuria hypercalciuria
h. absorpcyjna absorptive hypercalciuria
h. nerkowa renal hypercalciuria
h. resorpcyjna resorptive hypercalciuria
hiperkaliemia hyperkal(a)emia, hyperkali-(a)emia, hyperpotass(a)emia
hiperkaliuria hyperkaliuria, hyperkaluresis
hiperkapnia hypercapnia
hiperkarbia hypercarbia, hypercapnia
hiperkeratoza hyperkeratosis, keratosis, keratodermia
hiperkineza hyperkinesis, hyperkinesia
hiperkinetyczny hyperkinetic
hiperkompensacja overcompensation
hiperlipemia hyperlip(a)emia
hiperlipidemia hyperlipid(a)emia
hiperlipoproteinemia hyperlipoprotein(a)emia
h. nabyta acquired hyperlipoprotein(a)emia
h. rodzinna familial hyperlipoprotein(a)emia
h. rodzinna typu I type I hyperlipoprotein(a)emia, familial fat-induced hyperlipoprotein(a)emia, familial hyperchylomicron(a)emia
h. rodzinna typu II type II familial hyperlipoprotein(a)emia, familial hyperbetalipoprotein(a)emia, familial hyperchole-

sterol(a)emia, familial cholesterol(a)emic xanthomatosis
h. rodzinna typu III type III familial hyperlipoprotein(a)emia, carbohydrate-induced hyperlip(a)emia
h. rodzinna typu IV type IV familial hyperlipoprotein(a)emia, familial hyperprebetalipoprotein(a)emia
h. rodzinna typu V type V familial hyperlipoprotein(a)emia, mixed hyperlip(a)emia
hipermetria hypermetria
hipernatremia hypernatr(a)emia
hiperoksaluria hyperoxaluria
hiperosmotyczność hyperosmolality, hyperosmolarity
hiperosmotyczny hyperosmotic
hiperostoza hyperostosis
h. czołowa hyperostosis frontalis interna
hiperpatia hyperpathia
hiperpigmentacja hyperpigmentation
hiperplazja hyperplasia
hiperploidalność hyperploidy, polyploidy
hiperpolaryzacja hyperpolarization
hiperprebetalipoproteinemia hyperprebetalipoprotein(a)emia
hiperproteinemia hyperprotein(a)emia
hiperrefleksja hyperreflexia
hipersekrecja hypersecretion
hiperseksualizm hypersexualism
hipersensytyzacja hypersensitization, supersensitization
hipersomnia hypersomnia, somnolence
hipersplenism hypersplenism
hiperteloryzm hypertelorism, abnormal distance between two paired organs
h. oczny ocular hypertelorism, craniofacial dysostosis
hipertensja hypertension
hipertensyjny hypertensive
hipertensyna hypertensin, angiotensin
hipertensynaza hypertensinase, angiotensinase
hipertensynogen hypertensinogen, angiotensinogen
hipertermia hyperthermia, hyperpyrexia
h. złośliwa malignant hyperpyrexia, fulminant hyperthermia
hipertonia hypertonia, hypertonicity
h. kurczowa spastic hypertonia
hipertoniczny hypertonic
h. roztwór hypertonic solution
hipertoniczność hypertonicity
hipertrofia hypertrophy, hypertrophia
hipertroficzny hypertrophic
hipertrychoza hypertrichosis
hipertyreoza hyperthyroidism, hyperthyreosis

hipertyroksynemia hyperthyroxin(a)emia
hiperwentylacja hyperventilation
hiperwolemia hypervol(a)emia
hiperwolemiczny hypervol(a)emic
hipnagogiczny hypnagogic
hipnoterapia hypnotherapy
hipnotyzm hypnotism
hipnotyzować hypnotize
hipnotyzowanie hypnotization
hipnoza hypnosis, hypnotism, hypnotic state
  h. letargiczna lethargic hypnosis
  h. zbiorowa collective hypnosis, group hypnosis
hipoakuzja hypoacusia, hypoacusis, hypacusis
hipoalbuminemia hypoalbumin(a)emia
hipobaria hypobarism
hipobaropatia hypobaropathy, altitude sickness, aviators' sickness
hipobaryczny hypobaric
hipochlorhydria hypochlorhydria
hipochondria hypochondria, hypochondriasis
hipochondryczny hypochondriac, hypochondriacal
hipochondryk hypochondriac
hipodensyjność hypodensity
hipodensyjny hypodense, low-attenuation (area)
hipofizektomia hypophysectomy, ablation of the hypophysis
hipofosfatemia hypophosphat(a)emia
hipofosfaturia hypophosphaturia
hipofunkcja hypofunction
hipogammaglobulinemia hypogammaglobulin(a)emia, hypogammaglobin(a)emia
hipogenitalizm hypogenitalism, hypogonadism
hipoglikemia hypoglyc(a)emia
hipoglikemiczny hypoglyc(a)emic
hipogonadyzm hypogonadism
  h. hipogonadotropowy hypogonadotrophic hypogonadism, secondary hypogonadism
  h. z anosmią hypogonadism with anosmia, Kallmann's syndrome
hipokalcemia hypocalc(a)emia
hipokaliemia hypokal(a)emia, hypokali(a)emia, hypopotass(a)emia
hipokamp hippocampus, Ammon's horn, hippocamp
hipokapnia hypocapnia, hypocarbia
hipokinetyczny hypokinetic
hipokineza hypokinesis, hypokinesia, hypocinesia
hipoksantyna hypoxanthine, sarcine
hipoksemia hypox(a)emia
hipoksemiczny hypox(a)emic

hipoksja hypoxia, anoxia
hiponatremia hyponatr(a)emia
hipoparatyreoza hypoparathyroidism
  h. rzekoma pseudohypoparathyroidism
  h. rzekomo-rzekoma pseudo-pseudohypoparathyroidism
hipopituitaryzm hypopituitarism
hipoploidalność hypoploidy
hipoploidia hypoploidy
hipopotasemia = hipokaliemia
hipoproteinemia hypoprotein(a)emia
hipoprotrombinemia hypoprothrombin(a)emia
  h. noworodków neonatal hypoprothrombin(a)emia, hypoprothrombin(a)emia of the newborn
hipotensja hypotension
  h. kontrolowana controlled hypotension, induced hypotension
  h. ortostatyczna orthostatic hypotension, postural hypotension, positional hypotension
  h. śródczaszkowa intracranial hypotension
hipotensyjny hypotensive
hipotermia hypothermia
  h. przypadkowa accidental hypothermia
  h. noworodków neonatal hypothermia
  h. wcześniaków hypothermia in premature babies
hipotermiczny hypothermal
hipoteza hypothesis
  h. alternatywna alternative hypothesis
  h. losowości hypothesis of randomness
  h. robocza working hypothesis
  h., wysunąć put forward a hypothesis, hypothesize
hipotonia hypotonia
  h. mięśniowa muscular hypotonia, amyotonia
  h. mięśniowa dziecięca amyotonia congenita
  h. móżdżkowa cerebellar hypotonia
  h. pęcherzyka żółciowego hypotonia of the gallbladder
  h. zwieracza sphincter hypotonia
hipotoniczny hypotonic
hipotyreoza hypothyreosis, hypothyroidism
hipotyroksynemia hypothyroxin(a)emia
hipourycemia hypouric(a)emia
hipowentylacja hypoventilation
hipowitaminoza hypovitaminosis
hipowolemia hypovol(a)emia, olig(a)emia
hipowolemiczny hypovol(a)emic, olig(a)emic
hipsarytmia hypsarrhythmia, EEG changes in infantile spasm
hirsutyzm hirsutism
  h. samoistny idiopathic hirsutism
hirudyna hirudin

histamina histamine, 4-imidazolethylamine
  h., fosforan histamine phosphate
histaminaza histaminase
histaminooporny histamine-fast
histaminuria histaminuria
histerektomia hysterectomy
  h. brzuszna abdominal hysterectomy, gastrohysterectomy, laparohysterectomy
  h. brzuszno-pochwowa abdominovaginal hysterectomy
  h. doszczętna radical hysterectomy, total hysterectomy
histeria hysteria, pithiatism
  h. konwersyjna conversion hysteria, conversion neurosis
  h. lękowa anxiety hysteria
  h. pourazowa traumatic hysteria, hysterotraumatism
histeroepilepsja hysteroepilepsy
histerofor hysterophore, a pessary for prolapsed uterus
histerografia hysterography
histerolaparotomia hysterolaparotomy, abdominal hysterotomy
histerometria hysterometry
histeropeksja hysteropexy, fixation of uterus
  h. brzuszna abdominal hysteropexy, laparohysteropexy, gastrohysteropexy, ventrohysteropexy
  h. pochwowa vaginal hysteropexy, colpohysteropexy
histerosalpingografia hysterosalpingography
histeryczność hystericism
histeryczny hysteric, hysterical
  h. atak hysterics, hysterical fit
  h., dostać ataku go into hysterics
histeryk hysteriac, hysteric
histiocyt histiocyte, a connective-tissue macrophage
histiocytoma histiocytoma, dermatofibroma
histiocytoza histiocytosis, a generalized proliferation of histiocytes
  h. X a general term covering eosinophilic granuloma, Hand-Schüller-Christian disease, and Abt-Letterer-Siwe disease
histochemia histochemistry, cytochemistry
histolog histologist
histologia histology
  h. patologiczna histopathology
  h. prawidłowa normal histology
histologiczny histological, histologic
  h., barwienie staining
  h., barwienie kontrastowe counterstaining
  h. barwnik histological stain, histological dye
  h. preparat histological slide, histological preparation, histological specimen
  h. preparat odwodnić w kolejnych stęże-

niach etanolu dehydrate tissue fragment in graded ethanol
  h. preparat rozszczepiony igłą teased preparation
  h. skrawek section
  h. skrawek osadzać mount a section
  h., skrawki ciąć cut sections
  h. skrawek, technika mrożeniowa skrawania freezing microtomy
  h. skrawek, utrwalenie fixation
  h. skrawek, zatopienie embedding
histon histone
histopatologia histopathology
histoplazma histoplasma
histoplazmina histoplasmin
histoplazmoza histoplasmosis, Darling's disease
historia history
  h. choroby case record, case history
  h. naturalna (choroby) natural history (of a disease)
histrionizm histrionizm, acting out in neuroses
histydaza histidase
histydyna histidine
  h., dekabroksylaza histidine decarboxylase
histydynaza = histydaza
hodować raise, breed, rear (animals), culture (bacteria), grow, cultivate (plants)
hodowany cultured, cultivated, grown, reared, raised
hodowanie cultivation, culturing, growing, breeding, rearing
hodowla culture (of bacteria), breeding (of animals)
  h. agarowa agar culture
  h. bakteryjna bacterial culture
  h. beztlenowa anaerobic culture
  h. bulionowa broth culture, bouillon culture
  h. ciągła continuous culture
  h. czysta pure culture
  h. kłuta stab culture, needle culture, thrust culture
  h. komórkowa cell culture
  h. liniowa streak culture, stroke culture
  h. macierzysta stock culture
  h. na szkiełku nakrywkowym coverglass culture
  h. na płytce Petriego plate culture
  h. na surowicy serum culture
  h. narządu organ culture
  h. o dodatnim wyniku positive culture
  h. o ujemnym wyniku negative culture
  h. plwociny sputum culture
  h. płynna liquid culture
  h. płytkowa plate culture

h., posiewać bakterie sow bacteria, plant bacteria
h. probówkowa tube culture, test-tube culture
h. rotacyjna roll-tube culture
h. rozmazowa smear culture
h. składowa stock culture, a culture kept solely for maintaining an organism in viable condition
h. skośna slant culture, slope culture
h. symbiotyczna symbiotic culture
h. synchroniczna synchronized culture
h. tkanki explant culture
h. tkankowa tissue culture (of viruses)
h. tlenowa aerobic culture
h. wsobna inbreeding
h. w wiszącej kropli hanging drop culture
h. w wiszącym bloku agaru hanging block culture
h. wspólna coculture
h. wybiórcza selective culture
h. wytrząsana shake culture
h. żelatynowa gelatin culture
holm holmium, Ho (*chem.*)
holodiastoliczny holodiastolic
holosystoliczny holosystolic
homatropina homatropine
homeopata homeopath, homeopathist
homeopatia homeopathy
homeopatyczny homeopathic
homeostatyczny homeostatic
homeostazja homeostasia
homocysteina homocysteine
homocystyna homocystine
homocystynuria homocystinuria
homogenat homogenate
homogenetyczny homogenetic
homogenizacja homogenization
homogenizować homogenize
homogenizowany homogenized
homogentyzuria homogentisuria, alkaptonuria
homolateralny homolateral
homologiczność homology
homoprzeszczep homograft, homotransplant
homoseksualista homosexual
homoseksualizm homosexuality
h. kobiecy female homosexuality, lesbianism
h. podświadomy unconscious homosexuality
homoseksualny homosexual
homozygota homozygote
homozygotyczność homozygosity, homozygosis
homozygotyczny homozygous
hormon hormone

h. adrenokortykotropowy adrenocorticotrophic (-tropic) hormone, adrenotrophic hormone, corticotrophic hormone
h. antydiuretyczny antidiuretic hormone, vasopressin hormone
h. ciałka żółtego progesterone, corpus luteum hormone, luteohormone, luteal hormone, lutein
h. dojrzewania pęcherzyków follicle-stimulating hormone
h. erytropoetyczny erythropoietin, erythropoetic hormone, h(a)ematopoetin
h. estrogenny (o)estrogen, (o)estrogenic hormone
h. folikulotropowy follicle-stimulating hormone
h. glomerulotropowy glomerulotrophin
h. gonadotropowy gonadotrophic (-tropic) hormone
h. hamujący inhibitory hormone, chalone
h. laktogenny prolactin, galactopoetic hormone, lactogenic hormone
h. laktotropowy prolatin, mammotrophic hormone, galactin
h. lipotropowy adipokinetic hormone, adipokinin, lipid-mobilizing hormone, lipid-mobilizing factor
h. luteinizujący luteinizing hormone, interstitial cell-stimulating hormone, lutein-stimulating hormone
h. luteotropowy luteotrophic (-tropic) hormone, luteotrophin
h. melanoforowy melanocyte-stimulating hormone
h. melanotropowy melanocyte-stimulating hormone, intermedin, melanostimulin, chromatophorotrophin
h. pęcherzykowy follicular hormone, (o)estradiol
h. pęcherzykozwrotny folliculotrophin
h. pobudzający komórki śródmiąższowe interstitial cell-stimulating hormone, luteinizing hormone
h. przytarczyc parathyroid hormone
h. somatostatyczny somatostatin, somatotrophin release-inhibiting hormone
h. somatotropowy growth hormone, somatotrophin, somatotrophic hormone
h. tyreotropowy thyrotrophic hormone, thyroid-stimulating hormone, thyrotrophin
h. wzrostu growth hormone, somatotrophin, somatotrophic hormone
h. wzrostu, niedobór hyposomatotropism, growth hormone deficiency
hormony hormones
h. asymilacyjne anabolic hormones
h. dwunastnicy enterogastrones

h. dysymilacyjne catabolic hormones
h. gonadotropowe gonadotrophins, gonadotrophic hormones
h. jajnikowe ovarian hormones
h. komórkowe cell hormones, intracellular hormones
h. kory nadnerczy adrenocortical hormones, adrenocorticoids, adrenocorticosteroids, cortical hormones, corticoids, cortical steroids
h. łożyska placental hormones
h. męskie male hormones, androgens
h., oznaczanie assay of hormones, determination of hormones
h., oznaczanie biologiczne hormonal bioassay
h., oznaczanie radioimmunologiczne hormonal radioimmunoassay
h., oznaczanie radiokompetycyjne radiocompetitive assay of hormones
h. płciowe sex hormones
h. pobudzające wydzielanie innych gruczołów crinins
h. podwzgórzowe hypothalamic hormones
h. podwzgórzowe hamujące hypothalamic inhibitory hormones
h. podwzgórzowe hipofizotropowe hypophysiotrophic hormones
h. podwzgórzowe wyzwalające hypothalamic releasing hormones
h. podwzgórzowe wyzwalające tyreotropinę thyrotrophin-releasing hormones
h. przedniego płata przysadki anterior pituitary lobe hormones
h. roślinne phytohormones
h. rujotwórcze (o)estrogens
h. tarczycy thyroid hormones
h. tkankowe tissue hormones
h. trzustkowe pancreatic hormones
h. zewnętrzne ectohormones, pheromones
h. żeńskie female hormones
hormonalny hormonal, hormone
h., niewydolność hypoendocrinism, hypocrinism
h. niedobór hormone deficiency, hormonoprivia
hormonoterapia hormonotherapy, hormonal treatment
hospitalizacja hospitalization, admission to hospital
hospitalizować hospitalize, admit to hospital, refer to hospital
humanitarność humaneness, humane attitude
humanitarny humane, humanitarian
humanitaryzm humanitarianism
humanizować humanize
humanizowanie humanization

humor humo(u)r, mood, temper
humoralny humoral
hybryda hybrid, crossbreed
hybrydoma hybridoma (fused cell derived from lymphoma and spleen of a sensitized mouse)
hybrydowy hybrid
hybrydyzacja hybridization
hybrydyzm hybridism
hybrydyzować hybridize
hydantoina hydantoin
hydantoinal phenytoin, 5,5-diphenylhydantoin
hydralazyna hydralazine
hydrat hydrate
hydratacja hydration
hydrataza hydratase
h. fosfopirogronianowa phosphopyruvate hydratase, enolase
hydrazon hydrazone
hydrazyd hydrazid, hydrazide
hydrazyna hydrazine
hydrodynamika hydrodynamics
hydrofilia hydrophilia
hydrofilny hydrophilic, hydrophil, hydrophilous
hydrofobia hydrophobia, rabies
hydrogenaza hydrogenase
hydrogenizacja hydrogenation, hydrogenization
hydrokinetyczny hydrokinetic
hydrokinetyka hydrokinetics
hydrokortykosteroid hydrocorticosteroid
hydrokortyzon hydrocortisone
hydroksykortykosteron hydroxycorticosterone
hydroksyl hydroxyl (group)
hydroksylacja hydroxylation
hydroksylaza hydroxylase
hydroksylowanie hydroxylation
hydroksylowy hydroxylic
hydroksyprogesteron hydroxyprogesterone
hydroksyprolina hydroxyproline
hydroksyprolinemia hydroxyprolin(a)emia
hydrolaza hydrolase
hydroliaza hydro-lyase
hydrolityczny hydrolytic
hydroliza hydrolysis, hydrolytic cleavage
hydrolizat hydrolysate
hydrolizować hydrolyze
hydromielia hydromyelia
hydropatia hydropathy, hydrotherapy
hydrostatyczny hydrostatic
hydrostatyka hydrostatics
hydroterapia hydrotherapy, hydrotherapeutics, hydropathy
hydrożel hydrogel

I

ichtiol ichthyol, ichthammol, ichthiosulpho-
nate, sulphonated bitumen
idea idea, notion
ideacja ideation, formation of ideas
  i. autystyczna autistic ideation, autism
identyczny identical, similar
identyczność identity, sameness
identyfikacja identification
identyfikować identify, establish identity
ideomotoryczny ideomotor, ideokinetic, ideo-
muscular
idioaglutynina idioagglutinin, naturally occurring agglutinin
idiochromosom idiochromosome, sex chromosome
idiogram idiogram, 1) karyotype; 2) graphic
representation of chromosomes
idiolalia idiolalia, the use of a language
invented by oneself
idiosynkrazja idiosyncrasy
idiota idiot
idiotyzm idiotism, idiocy, severe mental
deficiency
  i. amaurotyczny cerebral sphingolipidosis,
familial amaurotic idiocy, Tay-Sachs
disease
  i. mikrocefaliczny microcephalic idiocy,
Aztec idiotism
  i. padaczkowy epileptic idiotism
  i. po urazie porodowym traumatic idiotism
  i. w wodogłowiu hydrocephalic idiotism
idoksurydyna idoxuridine
iduronian iduronate
iglica spike, spike potential (EEG)
  i. i fala spike and dome
igła needle
  i. aspiracyjna aspirating needle
  i. atraumatyczna atraumatic needle
  i. chirurgiczna surgical needle, suturing
needle
  i. dentystyczna broach
  i. dentystyczna gładka smooth broach
  i. do angiografii mózgowej cerebroangio-
graphic needle

  i. do nakłucia lędźwiowego lumbar puncture needle
  i. do nakłucia mostka sternal puncture
needle
  i. do spychania zaćmy couching needle
  i. do usuwania zaćmy cataract needle
  i. do wstrzyknięć podskórnych hypodermic
needle
  i. punkcyjna puncture needle
  i. radowa radium needle, probe
  i. szpatułkowa spatula needle
  i. zgłębnikowa exploring needle
igłotrzymacz needle-holder, needle-carrier,
needle forceps
igłowy needle, acicular
ignipunktura ignipuncture, caloripuncture,
pyropuncture, pyronyxis, cauterization
with hot needles
ikonolagnia iconolagnia, pygmalionism
ikonolatria iconolatria, iconomania, morbid
impulse to worship images
ileocystoplastyka ileocystoplasty
ileoileostomia ileoileostomy
ileokolostomia ileocolostomy
ileosigmoidostomia ileosigmoidostomy
ileostomia ileostomy
iloczyn product
iloraz quotient
  i. inteligencji intelligence quotient
ilościowy quantitative
ilość quantity, amount
  i. śladowa trace amount
ilustracyjny illustrative
iluzja illusion, a false perception
iluzoryczny illusory, illusive, delusive, unreal
imadło holder
  i. do igieł needle-holder, acutenaculum
imago imago, the last stage of an insect
imbecyl imbecile
imbecylizm imbecility, weak-mindedness
imbibicja imbibition
  i. hemoglobinowa tkanek h(a)emoglobin
imbibition of tissues

imid imide
imidazol imidazole
imidazolyl imidazolyl, iminazolyl
iminopeptydaza iminopeptidase, proline aminopeptidase
iminomocznik iminourea, guanidine
immersja immersion (placing of a fluid medium on the slide under the microscope for excluding air)
  i. jednorodna homogeneous immersion
  i. olejowa oil immersion
  i. wodna water immersion
immunizacja immunization
  i. bierna passive immunization, the production of passive immunity
  i. czynna active immunization, specific immunization
immunizowany immunized
immunizujący immunizing
immunoaglutynacja autoimmunoagglutination
immunobiologia immunobiology
immunobiologiczny immunobiological
immunoblast immunoblast, activated lymphocyte
immunochemia immunochemistry
immunochemiczny immunochemical
immunocyt immunocyte
immunocytologia immunocytology
immunocytologiczny immunocytological
immunodepresyjny immunodepressant, immunosuppressant
immunodiagnostyka immunodiagnostics
immunodyfuzja immunodiffusion
  i. radialna radial immunodiffusion
  i. w żelu agarozowym agarose gel immunodiffusion
immunoelektroforeza immunoelectrophoresis
  i., płytka do immunoelectrophoresis plate
  i., zagłębienie w płytce do well
immunoelektroforetyczny immunoelectrophoretic
immunoelektroprecypitacja immunoelectroprecipitation
immunofarmakologia immunopharmacology
immunofiltracja immunofiltration
immunofluorescencja immunofluorescence
  i. bezpośrednia direct immunofluorescence
  i. pośrednia indirect immunofluorescence
immunogen immunogen
immunogenetyczny immunogenetic
immunogenetyka immunogenetics
immunogenność immunogenicity
immunogenny immunogenic
immunoglobulina immunoglobulin, immunoprotein

  i. wydzielnicza secretory immunoglobulin, exocrine immunoglobulin (IgA)
immunohematologia immunoh(a)ematology
immunohematologiczny immunoh(a)ematological
immunokataliza immunocatalysis
immunokompetentny immunocompetent
immunokonglutynina immunoconglutinin
immunolog immunologist
immunologia immunology
  i. porównawcza comparative immunology
  i. transplantacyjna transplantation immunology
immunologiczny immunological
  i., modulacja immunomodulation
  i. nadzór immunosurveillance
immunomorfologia immunomorphology
immunopatologia immunopathology
immunoonkologia immuno-oncology
immunopolisacharyd immunopolysaccharide
immunoprecypitacja immunoprecipitation
immunoprofilaktyka immunoprophylaxis
immunoreakcja immunoreaction
immunosupresja immunosuppression
immunosupresyjny immunosuppressive
  i. środek immunosuppressant
immunosympatektomia immunosympathectomy
immunoterapia immunotherapy
immunoterapeutyczny immunotherapeutic
immunoterapeutyka immunotherapeutics
immunotolerancja immunotolerance
immunotransfuzja immunotransfusion
impedancja impedance
  i. akustyczna acoustic impedance
impetyginizacja impetiginization
implantacja implantation, 1) tissue grafting; 2) the attachment of the fertilized ovum to endometrium
implantant implant
impotencja impotence, impotency
  i. neurogenna neurogenic impotence, paretic impotence, atonic impotence
  i. objawowa symptomatic impotence
  i. psychogenna psychic impotence, neurotic impotence
  i. rdzeniowa paretic impotence
  i. z brakiem orgazmu orgastic impotence
  i. z niemożnością odbycia stosunku inability to cohabit, impotentia coeundi
  i. z niezdolnością zapłodnienia inability to reproduce
impotent impotent
impregnacja 1) impregnation; 2) saturation
  i. srebrem impregnation with silver
impregnować impregnate, saturate
impuls impulse, pulse
  i. aferentny afferent impulse

i. chorobliwy morbid impulse, compulsion, compulsive urge, irresistible impulse
i. eferentny efferent impulse
i. elektryczny electric impulse, electrical impulse
i. elektryczny prostokątny rectangular impulse
i. elektryczny trapezoidalny truncated impulse
i. nerwowy nervous impulse, nerve impulse, neural impulse
impulsacja impulsation
impulsywny impulsive
imuran imuran, azathioprine
inaktywacja inactivation, inaction
inaktywować inactivate
incykloforia incyclophoria
ind indium, In (*chem.*)
indeks index; *p.* wskaźnik
indol indole, 2,3-benzopyrole
indolopirogronian indolopyruvate
indoluria indoluria
indometacyna indomethacin
indukcja induction
    i. elektromagnetyczna electromagnetic induction
    i. elektrostatyczna electrostatic induction
    i. elektryczna electric induction
    i. embrionalna embryonal induction
    i. enzymatyczna enzymatic induction
    i. genetyczna genetic induction
    i. magnetyczna magnetic induction
    i. porodu induction of labo(u)r
    i. własna self induction
    i. wzajemna reciprocal induction
    i. zygotyczna zygotic induction, prophage conversion to its vegetative form
indukcyjność inductance, inductiveness
indukcyjny inductive
indukować induce
indykan indican
    i., obecność we krwi indican(a)emia
    i., obecność w moczu indicanuria
    i., obecność w pocie indicanidrosis
indykator indicator
    i. izotopowy isotope indicator
    i. pH pH indicator
    i. uniwersalny universal indicator
indywidualność individuality, personality
indywidualny individual, separate, peculiar
inercja inertia
inercyjny inert
infantylizm infantilism
    i. kachektyczny cachectic infantilism
    i. płciowy sexual infantilism
    i. psychiczny mental infantilism
    i. w wadach rozwojowych naczyń angioplastic infantilism

infantylny infantile, childish
infekcja infection; *p.* zakażenie
infestacja infestation
infiltracja infiltration
influenza influenza
informacja information
    i. genetyczna genetic information
informacyjny informational
    i. RNA informational RNA, messenger RNA
informatyka informatics
infradźwiękowy infrasonic
infuzja infusion; *p.* wlew
ingerencja interference
ingredient ingredient
inhalacja inhalation
inhalator inhaler, inhalator
inhalować inhale
inhibicja inhibition; *p.* hamowanie
inhibitor inhibitor
    i. dopełniacza complement inhibitor
    i. nieswoisty non-specific inhibitor
    i. swoisty specific inhibitor
    i. trypsyny trypsin inhibitor
    i. wirusowy virus inhibitor
iniekcja injection; *p.* wstrzyknięcie
iniektor injector
inkluzja inclusion; *p.* wtręt
inkoherencja incoherence
inkoordynacja incoordination
inkorporacja incorporation
inkubacja incubation
inkubator incubator, couveuse
inkubacyjny incubatory
    i. okres incubation period
inkubować incubate
innerwacja innervation, nerve supply
innerwacyjny innervating
innowacja innovation, novelty
inokulacja inoculation
inotropizm inotropism, influence on muscular contractility
inotropowy inotropic
inozyna inosine, ribosylhypoxanthine
inozynomonofosforan inosine monophosphate
inozynotrójfosforan inosine triphosphate
inozyt = inozytol
inozytol inositol, inosite, hexahydrocyclohexane
insektycyd insecticide
    i. fosforoorganiczny organic phosphate insecticide, organic phosphorus insecticide
    i. polichlorowcowy polychlorinated insecticide
inseminacja insemination
    i. heterologiczna heterologous insemination

i. homologiczna homologus insemination (with husband's semen)
i. sztuczna artificial insemination
instrument instrument, tool, device
instrumentacja instrumentation, the use of instruments
instrumentariuszka instrumenter, scrub nurse
instynkt instinct
i. agresji aggressive instinct, death instinct
i. macierzyński maternal instinct
i. płciowy sexual instinct, life instinct
i. stadny herd instinct
instynktowny instinctive, instinctual
insuflacja insufflation
insulina insulin
i. cynkowo-protaminowa zinc-protamine insulin
i. immunoreaktywna immunoreactive insulin
i. krystaliczna crystalline insulin
i., nadmiar we krwi hyperinsulin(a)emia
i., tworzenie insulinogenesis
insulinemia insulin(a)emia
insulinoniezależny insulin-independent
insulinopodobny insulin-like
i., aktywność insulin-like activity
insulinozależny insulin-dependent
integracja integration
intelekt intellect
intelektualny intellectual
inteligencja intelligence
i. abstrakcyjna abstract intelligence
inteligentny intelligent
intencja intention
intencjonalny intentional
intensyfikacja intensification
intensywność intensity
intensywny intensive, intense
interaglutynacja interagglutination
interakcja interaction
i. leków drug interaction
interfaza interphase
interferencja interference
interferon interferon
interferować interfere
interleukina interleukin
intermedyna intermedin, melanocyte-stimulating hormone
intermitujący intermitting, intermittent
interna internal medicine
internalizacja internalization
internista internist, a specialist in internal medicine
internistyczny pertaining to internal medicine
interoceptor interoceptor
interpolacja interpolation
interpolacyjny interpolative, interpolating
interpolować interpolate

interpretacja interpretation
interpretować interpret
interseks intersex, an individual exhibiting intersexuality
interseksualizm intersexuality, coexistence of male and female sex characteristics
interseksualny intersexual
interwencja intervention
i. chirurgiczna surgical intervention
interweniować intervene
intoksykacja intoxication, poisoning
intorsja intorsion, adtorsion, inward torsion of eyeball
introspekcja introspection (*psych.*)
introwersja introversion
introwertyk introvert
intubacja intubation, insertion of a tube into an opening
i. dotchawicza endotracheal intubation, intratracheal intubation
i. dotchawicza przez nos nasotracheal intubation
i. dotchawicza przez usta orotracheal intubation
intubacyjny intubating
intubator intubator
intubować intubate, insert a tube
intuicja intuition
intuicyjny intuitive
inwalida disabled person, cripple
inwalidzki pertaining to a disabled person
i., renta disability pension
inwalidztwo invalidity, disability, invalidism, disablement
inwazja invasion
i. bakteryjna bacterial invasion
i. bezobjawowa asymptomatic invasion
i. dopełniająca superinvasion
i. nowotworu malignant invasion
i. powtórna reinvasion
inwazyjność invasiveness
inwazyjny invasive
i., metoda invasive method
i. nowotwór invasive neoplasm, infiltrating neoplasm
inwentarz inventory
i. osobowości personality inventory
inwersja inversion
i. chromosomów inversion of chromosomes
i. seksualna homosexuality
inwersyjny inversive
inwertaza invertase, beta-fructofuranosidase
inwolucja involution
i. macicy involution of the uterus
i. macicy nadmierna superinvolution
i. macicy niedostateczna subinvolution

i. starzejącego się ustroju old age decline, senile involution
inwolucyjny involutional
  i., psychoza involutional psychosis, senile psychosis
inżynieria genetyczna genetic engineering
inżynieria medyczna medical engineering
iperyt mustard gas
  i. azotowy nitrogen mustard
irracjonalny irrational
iryd irydium, Ir (*chem.*)
irydektomia iridectomy
  i. obwodowa peripheral iridectomy, buttonhole iridectomy, stenopeic iridectomy
  i. optyczna optic iridectomy
  i. przygotowawcza preparatory iridectomy
irydenklezja iridencleisis
irydocyklektomia iridocyclectomy
irydodeza iridodesis
irydodiagnostyka iridodiagnosis
irydologia iridology
irydopatia iridopathy
irydoplegia iridoplegia, iridoparalysis
  i. całkowita complete iridoplegia, stiff pupil
irydosklerotomia iridosclerotomy
irydotomia iridotomy, incision into the iris
irygacja irrigation, washing out of a cavity with a stream of fluid
  i. pochwy vaginal douching, vaginal irrigation
irygator irrigator
irytacja irritation, vexation
ischialgia ischialgia, ischias, ischiodynia, ischioneuralgia, sciatic pain
ischias = **ischialgia;** *p.* **nerwoból kulszowy**
ischuria ischuria
istnieć exist, be
istniejący existent, existing, being
istnienie existence, subsistence, being
istota 1) substance, matter (*anat.*); 2) being, creature; 3) essence, nature (of a thing or problem)
  i. biała (mózgu) white matter, white substance
  i. biała mózgu, zapalenie leucoencephalitis
  i. biała mózgu, zwyrodnienie leucodystrophy; *p.* **leukodystrofia**
  i. cementowa międzykomórkowa intercellular cement
  i. czarna substantia nigra, black substance, ganglion of Soemmering
  i. dziurkowana przednia anterior perforated substance
  i. dziurkowana tylna posterior perforated substance
  i. galaretowata gelatinous substance (of Rolando)

  i. gąbczasta spongy substance, spongious substance (of bone)
  i. gruczołowa glandular substance (of prostate)
  i. kitowa intercellular substance
  i. korowa cortical substance, cortex (of bone, hair etc.)
  i. ludzka human being
  i. międzykomórkowa intercellular substance
  i. mięśniowa muscular substance (of prostate)
  i. podstawowa ground substance
  i. pośrednia boczna lateral intermediate substance, lateral gray matter (in spinal cord)
  i. pośrednia środkowa central intermediate substance, central gelatinous substance, central gray matter
  i. rdzenna medullary substance (of bone marrow or myelin in nerve sheath)
  i. siatkowata reticular substance, 1) in brain stem; 2) in erythrocytes
  i. soczewki substance of the crystalline lens
  i. szara gray matter, gray substance, cinerea
  i. szara mózgu, zapalenie polioencephalitis
  i. szara rdzenia, zapalenie poliomyelitis
  i. szara środkowa = **i. pośrednia środkowa**
  i. właściwa proper substance (of an organ)
  i. właściwa rogówki proper substance of the cornea
  i. właściwa twardówki proper substance of the sclera
  i. zbita compact substance (of bone)
  i. żelazista ferruginous substance (in brain)
iterb ytterbium, Yb (*chem.*)
itr yttrium, Y (*chem.*)
izba (chorych) sick-quarters, infirmary
  i. chorych na statku sick-bay
  i. porodowa delivery room, labo(u)r room
  i. pooperacyjna recovery room
  i. przyjęć admission room
izoaglutynacja isoagglutination
izoaglutynina isoagglutinin
izoaglutynogen isoagglutinogen
izochromatyczny isochromatic
izoelektryczny isoelectric
izoenzym isoenzyme, isozyme
izohemaglutynacja isoh(a)emagglutination
izohemaglutynina isoh(a)emagglutinin
izohemoliza isoh(a)emolysis
izohemolizyna isoh(a)emolysin
izoimmunizacja isoimmunization
izokoria isocoria, equality of pupils
izolacja 1) isolation; 2) insulation (*el.*)
izolatka isolation room, isolation ward
izolować 1) isolate; 2) insulate (*el.*)

izoleucyna isoleucine
izomer isomer
  i. jądrowy metastable isomer
  i. metastabilny metastable isomer
  i. metatrwały metastable isomer
izomeraza isomerase
izomeria isomerism
izoniazyd isoniazid, isonicotinic acid, hydrazide
izonikotynowy isonicotinic

izonikotynylohydrazyna isonicotinyl hydrazine, isoniazid
izoprenalina isoprenaline
izotop isotope
  i. promieniotwórczy radioactive isotope
  i. radioaktywny radioactive isotope, radionuclide
  i. stały stable isotope, non-radioactive isotope
izotopowy isotopic

J

jabłczan malate
jad toxin, venom, poison
j. kiełbasiany botulinus toxin, botuline, botulismotoxin
j. kiełbasiany, zatrucie botulism, allantiasis, loin disease, midland disease, duck sickness, lamziekte
j. mitotyczny mitosis-arresting toxin
j. pszczeli bee venom, apitoxin
j. żmii viper venom
jadalny edible, comestible, eatable, esculent
jadło food, eatables
jadłowstręt sitophobia
j. psychiczny anorexia nervosa
jadowitość toxicity, virulence
jadowity venomous, toxic
jaglica trachoma, contagious granular conjunctivitis, granular ophthalmia, granular lids, trachomatous conjunctivitis, Egyptian ophthalmia
jagliczy trachomatous
jagła trachomatous granulation, trachomatous granule
jagoda berry
jagodówka uvea; p. błona naczyniowa gałki ocznej
jajeczko ovum, ovule
jajeczkowanie ovulation
j. bezmiesiączkowe amenstrual ovulation
j. bolesne painful ovulation
j., brak anovulation
j. dodatkowe paracyclic ovulation
j. jednojajowe uniovulatory ovulation, monovulatory ovulation
j. mnogie superovulation
j., odnoszący się do braku anovulatory
j. wielojajowe polyovular ovulation, multiovulatory ovulation
jajnik ovary, ovarium, oarium, ootheca, oophoron
j., ból ovarialgia, ovaralgia, ovarian pain, ovarian neuralgia, oophoralgia, ovariodysneuria, oothecalgia

j., brak ovarian aplasia
j., choroba ovariopathy, oothecopathy, oophoropathy
j. dodatkowy accessory ovary, third ovary
j. dwudzielny bipartite ovary
j. i jajowód, wycięcie ovariosalpingectomy, oophorosalpingectomy
j. i jajowód, zapalenie oophorosalpingitis, salpingo-oophoritis
j. i macica, wycięcie ovariohysterectomy, oophorohysterectomy
j., krwotok z ovarian h(a)emorrhage, oophororrhagia
j., nacięcie ovariotomy, oariotomy
j., nakłucie ovariocentesis
j., niedoczynność hypoovarianism
j., niewydolność ovarian failure
j., obrzęk hydrovarium
j., pęknięcie ovariorrhexis
j., plastyka oophoroplasty
j. płatowy lobate ovary
j., powiększenie enlargement of the ovary, oothecauxe, oophorauxe
j., przepuklina ovariocele, oothecocele
j., rozmiękanie oothecomalacia, oophoromalacia, softening of ovary
j., torbiel ovarian cyst, ovarian dropsy, oothecocyst
j., torbiel czekoladowa chocolate ovarian cyst
j., torbiel, przyszycie do otworu w ścianie brzusznej marsupialization
j., torbiel, wytworzenie przetoki oothecostomy, ovariostomy
j., torbielowatość polycystic ovaries, oophorocystosis, oothecocystosis
j., umocowanie ovariopexy, oothecopexy, oophoropexy, adnexopexy, oophoropelliopexy, oothecorrhaphy, annexopexy
j. wielopęcherzykowy polycystic ovary
j. wielotorbielkowy polycystic ovary

j., wycięcie ovariectomy, ovariotomy, oophorectomy, oothectomy, ovariosterosis
j., wycięcie torbieli oophorocystectomy
j., wycinać ovariectomize, perform ovariectomy
j., wypadnięcie ovariocele
j., zapalenie ovaritis, oophoritis, oothecitis, oaritis
j., zapalenie okołojajnikowe perioophoritis, periovaritis
jajnikowy ovarian
jajo ovum, egg
jajowaty oviform, egg-shaped
jajowodowy tubal, oviductal, oviducal
jajowód uterine tube, salpinx, Fallopian tube, oviduct
j., bańka ampulla of the uterine tube
j., cewnikowanie salpingocatheterization
j., ciąża tubal pregnancy, salpingosterocyesis, salpingocyesis
j., cieśń isthmus of the uterine tube
j., gruczolakomięśniak endosalpingoma
j., gruczolakomięśniakowatość endosalpingosis
j. i jajnik, nacięcie salpingo-ovariotomy
j. i jajnik, przepuklina salpingo-oophoroc(o)ele, salpingo-oothecoc(o)ele
j. i jajnik, torbiel tubo-ovarian cyst
j. i jajnik, wycięcie salpingo-ovariectomy, salpingo-oophorectomy, salpingo-oothectomy, tubo-ovariectomy, adnexectomy
j. i jajnik, zapalenie tubo-ovaritis, salpingo-oophoritis, salpingo-oothecitis
j., krezka mesosalpinx
j., krwiak h(a)emosalpinx, h(a)ematosalpinx
j., krwotok z salpingorrhagia
j., lejek infundibulum of the uterine tube, tubal infundibulum
j., nacięcie salpingotomy
j., niedrożność tubal occlusion, tubal obliteration, salpingemphraxis
j., niedrożność wrodzona congenital tubal atresia
j., odma physosalpinx
j., plastyka salpingoplasty
j., plastyka ujścia brzusznego salpingostomatoplasty
j., podwiązanie tubal ligation
j., przedmuchanie tubal insufflation
j., przepuklina salpingoc(o)ele
j., przyszycie jajnika do ujścia salpingo-oophorosyndesis
j., puchlina hydrosalpinx
j., puchlina wyciekająca intermittent hydrosalpinx

j., radiografia kontrastowa salpingography
j., radiogram kontrastowy salpingogram
j., ropniak pyosalpinx
j., skręt tubal torsion, tubotorsion
j., strzępki fimbriae of the uterine tube
j., śluzówka endosalpinx
j., torbiel sactosalpinx
j., torbiel śluzowa mucosalpinx
j., udrożnienie ujścia brzusznego salpingostomatolysis, fimbriolysis
j., ujście ostium of the uterine tube
j., ujście brzuszne abdominal ostium of the uterine tube
j., ujście maciczne uterine ostium of the uterine tube
j., umocowanie chirurgiczne salpingopexy
j., uwolnienie ze zrostów salpingolysis
j., wodniak hydrosalpinx
j., wszczepienie implantation of the uterine tube into the uterus, tubal implantation
j., wycięcie salpingectomy, tubectomy
j., wycięcie drogą brzuszną laparosalpingectomy
j., wytworzenie otworu w salpingostomy, salpingostomatomy
j., zapalenie salpingitis
j., zapalenie nieżytowe catarrhal salpingitis
j., zapalenie okołojajowode perisalpingitis, salpingoperitonitis
j., zapalenie pęcherzykowe follicular salpingitis
j., zapalenie ropne purulent salpingitis, pyosalpingitis
j., zapalenie śluzówki endosalpingitis
j., zapalenie śródmiąższowe interstitial salpingitis, mural salpingitis, hypertrophic salpingitis
j., zapalenie śródmiąższowe przerostowe hypertrophic salpingitis
j., zapalenie śródmiąższowe ze zgrubieniem ścian pachysalpingitis
j., zapalenie zarostowe obliterative salpingitis
j., zarastanie tubal obliteration
j., zatkanie salpingemphraxis
j., zeszycie salpingorrhaphy
j., zeszycie rozdzielonych części salpingosalpingostomy
j. z ropniakiem, odma physopyosalpinx
j., zwężenie tubal stenosis
jajowodowy tubal, oviductal, oviducal, salpingian
jajowy ovular
jakościowy qualitative
jakość quality
jałowość 1) asepsis, sterility; 2) infertility, sterility, infecundity, barrenness

jałowy 1) aseptic, sterile, germ-free; 2) sterile, infertile, barren

jama cavity, cavern, hollow, pit, cave, antrum
j. bębenkowa tympanic cavity, tympanum
j. brzuszna abdominal cavity, enteroc(o)ele
j. brzuszna, nakłucie abdominocentesis, abdominal paracentesis
j. brzuszna, otwarcie laparotomy, abdominal incision, c(o)eliotomy
j. brzuszna, otwarcie ponowne relaparotomy
j. brzuszna, otwierać laparotomize, perform laparotomy
j. brzuszna, wziernikowanie laparoscopy, abdominoscopy, peritoneoscopy, c(o)elioscopy; *p.* **laparoskopia**
j. brzuszna, zeszycie laparorrhaphy, c(o)eliorrhaphy, closure of laparotomy wound
j. ciała body cavity, c(o)elom, somatic cavity, splanchnic cavity, visceral cavity
j. ciała pozazarodkowa extraembryonal c(o)elom
j. ciała śródzarodkowa intraembryonal c(o)elom
j. czaszki cranial cavity, intracranial cavity
j. czaszki, otworzenie craniotomy, craniectomy
j. gardła pharyngeal cavity, faucial cavity
j. gruźlicza tuberculous cavity, tuberculous cavern
j. klatki piersiowej thoracic cavity; *p.* **klatka piersiowa**
j. klatki piersiowej, nakłucie thoracocentesis, thoracentesis, tapping of the thorax
j. klatki piersiowej, otwarcie thoracotomy
j. klatki piersiowej, zarośnięcie fibrothorax
j. macicy uterine cavity
j. macicy, zarośnięcie hysteratresia, atretometria
j. Meckela Meckel's cave or cavity, trigeminal cavity
j. miednicy pelvic cavity; *p. też* **miednica**
j. muszli cavity of the concha
j. nadtwardówkowa epidural cavity
j. nosowa nasal cavity
j. nosowo-gardłowa nasopharyngeal cavity, nasopharynx
j. odźwiernikowa pyloric antrum
j. omoczni allantoic cavity
j. opłucnej pleural cavity
j. osierdzia pericardial cavity
j. otrzewnej peritoneal cavity
j. owodni amniotic cavity
j. podgłośniowa subglottic cavity, infraglottic cavity

j. podpajęczynówkowa subarachnoid cavity
j. podtwardówkowa subdural cavity
j. poudarowa apoplectic cyst, apoplectic cavern
j. przegrody przezroczystej cavity of the septum pellucidum
j. serca cardiac cavity, cardiac chamber
j. stawowa articular cavity, joint cavity
j. stawowa, krwiak h(a)emarthrosis, h(a)emarthros
j. stawowa, otwarcie arthrotomy
j. sutkowa mastoid antrum; *p.* **wyrostek sutkowy**
j. szpikowa marrow cavity
j. ustna oral cavity, mouth, stoma
j. ustna, ból stomatalgia, stomalgia, stomatodynia
j. ustna, choroba stomatopathy, stomatosis; *p.* **stomatopatia**
j. ustna, krwawienie z stomatorrhagia
j. ustna, operacja plastyczna w stomatoplasty
j. ustna, przedsionek vestibule of the mouth, oral vestibule
j. ustna, suchość oral dryness, xerostomia
j. ustna, zapalenie stomatitis
j. ustna, zapalenie aftowe aphthous stomatitis
j. ustna, zapalenie aftowo-pęcherzowe aphthobullous stomatitis
j. ustna, zapalenie alergiczne allergic stomatitis
j. ustna, zapalenie błoniaste membranous stomatitis
j. ustna, zapalenie gnilcowe scorbutic stomatitis
j. ustna, zapalenie grzybicze mycotic stomatitis, stomatomycosis
j. ustna, zapalenie martwicze wrzodziejące ulceromembranous stomatitis, necrotizing ulcerative gingivitis, trench mouth, fusospirochaetal disease, Vincent's disease
j. ustna, zapalenie opryszczkowe herpetic stomatitis
j. ustna, zapalenie pleśniawkowe oral candidiasis, thrush, mycotic stomatitis
j. ustna, zapalenie polekowe stomatitis medicamentosa
j. ustna, zapalenie protetyczne prosthetic stomatopathy
j. ustna, zapalenie pryszczykowe aphthous stomatitis
j. ustna, zapalenie rzeżączkowe gonococcal stomatitis, gonorrhoeic stomatitis
j. ustna, zapalenie wrzodziejące ulcerative stomatitis, stomatocace

j. ustna, zapalenie wrzodziejące nawracające recurrent ulcerative stomatitis, maculofibrinous stomatitis
j. ustna, zapalenie zanikowe atrophic stomatitis
j. ustna, zapalenie zgorzelinowe gangrenous stomatitis, noma, stomatonoma, stomatonecrosis
j. w płucu pulmonary cavity, cavity in the lung
j. w zębie cavity in the tooth
j. zęba pulp cavity
j. zwoju nerwu trójdzielnego trigeminal cavity. Meckel's cavity
jamistość presence of multiple cavities
j. mózgu porencephaly, porencephalia
j. opuszki syringobulbia
j. rdzenia syringomyelia
jamisty cavernous, cavitary
jamka lacuna, small cavity
j. cementu cemental lacuna
j. chrzęstna cartilage lacuna
j. komórkowa cellular caveola
j. kostna osseous lacuna
jamki (*pl*) lacunae
j. ciał jamistych lacunae of the corpora cavernosa
j. ciała gąbczastego lacunae of the corpus spongiosum
j. międzykosmkowe łożyska intervillous lacunae
jarosz vegetarian
jarzenie luminiscence
jarzmowy zygomatic, jugular
jarzyny (*pl*) vegetables
j. strączkowe legumes
jaskra glaucoma
j. barwnikowa pigmentary glaucoma
j. dokonana absolute glaucoma
j. dziecięca infantile glaucoma
j. fakogenetyczna phacogenic glaucoma, phacotoxic glaucoma, phacoanaphylactic glaucoma, phacolytic glaucoma
j. krwotoczna h(a)emorrhagic glaucoma
j. ostra zamykającego się kąta acute angle closure glaucoma
j. piorunująca fulminating glaucoma, acute congestive glaucoma
j. prosta simple glaucoma, open angle glaucoma
j. torebkowa pseudoexfoliative glaucoma
j., widzenie halo wokół źródła światła iridization, appearance of halo around light
j. wrodzona congenital glaucoma, buphophthalmia, buphophthalmos, hydrophthalmia
j. w różnobarwności tęczówek heterochromic glaucoma

j. wtórna secondary glaucoma
j. wyrównana simple glaucoma
j. zapalna inflammatory glaucoma
j. z otwartym kątem przesączania open angle glaucoma, simple glaucoma
j. z szerokim kątem przesączania wide angle glaucoma
j. z wąskim kątem przesączania narrow angle glaucoma, closed angle glaucoma
j. z zamkniętym kątem przesączania closed angle glaucoma, narrow angle glaucoma
jaskrowy glaucomatous
j., zagłębienie tarczy nerwu wzrokowego glaucomatous cup
jasność brightness, clearness, translucency
j. pól płucnych translucency of lung fields
jasny bright, light, clear, lucid
jatrogenia iatrogeny
jatrogenny iatrogenic
jawny manifest, overt, evident, visible
jaźń ego, self
jąderko nucleolus (*pl*. nucleoli)
j. ruchome karyosome, false nucleolus, chromatin nucleolus
j. rzekome false nucleolus, karyosome
jąderkowy nucleolar
jądra 1) nuclei; 2) testes, testicles
j. nerwów czaszkowych nuclei of the cranial nerves
j. podstawy mózgu basal ganglia
j. podstawy mózgu, żółtaczka kernicterus
j. układu siatkowatego reticular nuclei
jądro 1) nucleus; 2) testis, testicle
j. atomowe atomic nucleus
j., ból testalgia, orchidalgia, orchialgia, orchiodynia, orchioneuralgia, didymalgia, didymodynia
j., brak anorchism, anorchidism, anorchidia
j. czerwienne nucleus ruber, red nucleus
j. czopowate emboliform nucleus, embolus
j. czuciowe główne trójdzielne main sensory nucleus of the trigeminal nerve
j., czynność żerna phagokaryosis
j. dwuznaczne ambiguous nucleus
j., fragmentacja fragmentation of nucleus, nucleorrhexis, karyorrhexis, karyoclasia
j. galaretowate *p.* **j miażdżyste**
j. grzbietowo-przyśrodkowe podwzgórza dorsomedial hypothalamic nucleus
j., guz orchidoncus, orchioncus, orchiocele, sarcocele
j., guz miękki orchiencephaloma, orchiomyeloma
j., guz twardy orchioscirrhus
j. i najądrze, zapalenie epididymo-orchitis, orchiepididymitis

j. interfazalne interphase nucleus
j. klinowate cuneate nucleus
j. klinowate dodatkowe accessory cuneate nucleus
j. komórkowe nucleus, cell nucleus, karyon
j. kulkowate nucleus globosus, spherical nucleus
j. miażdżyste nucleus pulposus
j. miażdżyste, chemonukleoliza chemonucleolysis
j. miażdżyste, wycięcie nucleotomy
j. miażdżyste, wypadnięcie herniation of the nucleus pulposus, prolapse of the nucleus pulposus
j., mierzenie karyometry
j. międzykonarowe interpeduncular nucleus, interpeduncular ganglion
j. międzypodziałowe interphase nucleus
j., mięsak rdzeniasty medullary sarcoma of the testis, pulpy testis
j., nacięcie orchiotomy, orchotomy
j. nadwzrokowe supraoptic nucleus
j., nauka o karyology
j. nerwu bloczkowego nucleus of the trochlear nerve
j. nerwu dodatkowego nucleus of the accessory nerve
j. nerwu językowo-gardłowego nucleus of the glossopharyngeal nerve
j. nerwu odwodzącego nucleus of the abducent nerve
j. nerwu okoruchowego nucleus of the oculomotor nerve
j. nerwu podjęzykowego nucleus of the hypoglossal nerve
j. nerwu trójdzielnego nucleus of the trigeminal nerve
j. nerwu twarzowego nucleus of the facial nerve
j., niedorozwój testicular hypoplasia
j., niezstąpienie cryptorchism, non-descent of the testicle, cryptorchidism
j., niezstąpienie jednego monorchidism, monorchidia
j. niezstąpione undescended testis, retained testis, ectopic testis, orchiocele
j., niszczący orchiolytic
j., nowotwór testiculoma
j., obrzęk swelling of the testis, orchidoncus, orchiauxe, gonocele
j. odwrócone inverted testis (testicle)
j. ogoniaste caudate nucleus
j. ogonowe środkowe central caudal nucleus
j. oliwki olivary nucleus, olivary body, dentoliva, inferior olivary nucleus
j., opis nucleography
j., opuszczenie orchidoptosis

j., osłonka pochwowa tunica vaginalis testis, serous sheath of the testis
j., osłonka pochwowa, wycięcie vaginalectomy
j., osłonka pochwowa, zapalenie vaginalitis
j., osobnik z brakiem nabytym castrate
j., osobnik z brakiem wrodzonym anorchid
j., osobnik z jednym monorchid, monorchis
j., osobnik z niezstąpionym cryptorchid, testicond
j., osobnik z trzema triorchid, triorchis
j., osobnik z więcej niż dwoma polyorchid, polyorchis
j. pałeczkowate stab nucleus, rod nucleus
j. pasma rdzeniowego nerwu trójdzielnego nucleus of the spinal tract of the trigeminal nerve, descending root of the trigeminal nerve
j. pasma samotnego nucleus of the solitary tract
j. pasma śródmózgowiowego nerwu trójdzielnego nucleus of the descending root of the trigeminal nerve, mesencephalic root nucleus
j., plastyka orchidoplasty, orchioplasty, orcheoplasty
j., plazma karyoplasm
j., pląsawica orchichorea
j. płatowate lobate nucleus, segmented nucleus, polymorphous nucleus
j. podwzgórzowe subthalamic nucleus
j. pośrednio-boczne nucleus intermediolateralis, intermediolateral cell column
j., powiększenie enlargement of the testis, orchiauxe
j. prokariotyczne prokaryon
j. przedpokrywowe pretectal nucleus
j., przepuklina mosznowa orchiocele
j. pyknotyczne pyknotic nucleus
j., rozpad karyorrhexis, karyoclasis, karyolysis
j., segmentacja karyolobism
j. segmentowane segmented nucleus, lobate nucleus
j., siateczka nucleoreticulum
j. skręcone w mosznie inverted testis
j., skręt torsion of the testis
j. szwu nucleus raphe
j., torbiel w osłonce (wskutek wylania mleczu) chylocele
j., umocowanie szwem orchidopexy, orchiopexy, orchiorrhaphy
j., wodniak hydrocele, scrotal hydrocele
j., wycięcie orchectomy, orchidectomy, orchiectomy, testectomy, castration, semicastration
j., wycięcie niezstąpionego cryptorchidectomy

j., **zagęszczenie struktury** karyopyknosis
j., **zanik** orchiatrophy, atrophy of testis
j., **zapalenie** orchitis, orchiditis, didymitis, testitis
j., **zapalenie gruźlicze** tuberculous orchitis
j., **zapalenie kilakowe** gummous orchitis
j., **zapalenie kiłowe włókniste** syphilitic fibrous orchitis
j., **zapalenie okołojądrowe** periorchitis
j., **zapalenie przerzutowe** metastatic orchitis
j., **zapalenie śródmiąższowe** interstitial orchitis
j., **zapalenie świnkowe** mumps orchitis, orchitis parotidea
j., **zapalenie zrostowe** adhesive orchitis
j. **zapłodnionego jaja** synkaryon
j., **zeszycie** orchidorrhaphy, orchiorrhaphy
j., **zrost wrodzony** synorchizm, synorchidism, fusion of the testes
j., **zstępowanie** descent of the testis, orchiocatabasis
jądrowód gubernaculum of the testis
jądrowy 1) nuclear; 2) testicular
jądrzak arrhenoblastoma, arrhenoma
jądrzasty nucleated
jąkać się stammer, stutter
jąkanie się stammering, stuttering, dysarthria literalis, dysarthria syllabaris
jątrzący się festering, ulcerating
jednoamina monoamine, monamine
jednobarwliwość monochromasia, monochromatism
jednobiegunowy monopolar, unipolar
jednobitny monocrotic
jednobitność monocrotism
jednocukrowce (pl) monosaccharides
jednocząsteczkowy monomolecular, unimolecular
jednoczesny simultaneous
jednodrobinowy monomolecular, unimolecular
jednodziesięcionormalny decinormal
jednofazowy monophasic, one-step
jednoimienny homonymous
jednojajowy monovular, uniovular, monozygotic (twins)
jednojądrzasty mononuclear, mononucleated
jednokanałowy one-channel
jednokierunkowy unidirectional
jednokomorowy monolocular, one-chamber, unicameral, unilocular
jednokomórkowiec unicellular organism, monad
jednokomórkowy unicellular
jednolity homogenous, homogeneous, uniform
jednoobjawowy monosymptomatic

jednooczny cyclops
jednoogniskowy unifocal
jednopłatowy unilobate
jednopostaciowość monomorphism
jednorodność homogeneity
jednorodny homogeneous, homogenous
jednoródka unipara, primipara
jednostawowy uniarticular, monarticular, monarthric
jednostka unit, entity
j. **aktywności enzymu** enzyme activity unit, catal
j. **antytoksyny błoniczej** diphtheria antitoxin unit
j. **biologiczna** biological unit
j. **chorobowa** disease entity, nosological entity
j. **gołębia** pigeon unit
j. **insulinowa** insulin unit
j. **kocia** cat unit
j. **międzynarodowa** international unit
j. **motoryczna** motor unit
j. **mysia** mouse unit
j. **naparstnicy** digitalis unit
j. **nozologiczna** nosological unit, disease unit
j. **ruchowa** motor unit
j. **szczurza** rat unit
j. **wiążąca** binding unit
jednostkowy relating to a unit
jednostopniowy one-step, one-stage
jednostronny unilateral, one-sided
jedność unity, entity, wholeness
jednowarstwowy monolayer, monostratal, monostratified
jednowartościowość monovalence, monovalency
jednowartościowy monovalent, univalent
jednowodorotlenowy monohydric
jednowodzian monohydrate
jednozasadowy monobasic
jednoznaczny unequivocal
jedwab silk
jedzenie eating, meal
j. **niejadalnych rzeczy** pica, citta, cissa, cittosis, craving for uneatable food
j., **po** after meal, postprandial
j., **przed** before meal
j. **suchych pokarmów** xerophagia, xerophagy
jejunektomia jejunectomy
jejunocekostomia jejunoc(a)ecostomy
jejunoileostomia jejunoileostomy
jejunojejunostomia jejunojejunostomy
jejunokolostomia jejunocolostomy
jejunoplastyka jejunoplasty
jejunotomia jejunotomy
jelito intestine, bowel, gut

j. biodrowe = krętnica
j., biopsja intestinal biopsy
j., ból enteralgia, enterodynia, colic, intestinal colic, intestinal pain
j., choroba enteropathy
j. cienkie small intestine, small bowel
j. cienkie, wypełnienie wsteczne reflux examination of the small intestine (*rtg*)
j. czcze jejunum
j. czcze i biodrowe, zapalenie jejunoileitis
j. czcze, nacięcie jejunotomy
j. czcze, plastyka jejunoplasty
j. czcze, przetoka jejunostomy
j. czcze, wycięcie jejunectomy
j. czcze, zapalenie jejunitis
j. czcze, zespolenie z okrężnicą jejunocolostomy
j. czcze, zeszycie jejunorrhaphy
j. drażliwe irritable colon
j. grube large intestine, large bowel, colon; *p.* **okrężnica, kątnica, esica, odbytnica**
j. i sieć, przepuklina enterepiplocele, enteroepiplocele
j., kamica enterolithiasis
j., kamień enterolith, coprolith
j. kręte ileum
j. kręte, nacięcie ileotomy
j. kręte, umocowanie chirurgiczne ileopexy
j. kręte, wycięcie ileoectomy
j. kręte, wywrócenie odcinka ileoentectropy, eversion of a segment of the ileum
j. kręte, wytworzenie przetoki ileostomy
j. kręte, zapalenie ileitis
j. kręte, zapalenie odcinkowe distal ileitis, regional ileitis, regional enteritis, terminal ileitis, Crohn's disease
j. kręte, zapalenie wsteczne (we wrzodziejącym zapaleniu okrężnicy) backwash ileitis
j. kręte, zapalenie krętniczo-czcze ileojejunitis
j. kręte, zapalenie krętniczo-okrężnicze ileocolitis
j. kręte, zeszycie ileorrhaphy, suturing of the ileum
j., krwawienie z (o małej intensywności) enterostaxis, oozing of blood from the intestinal wall
j., krwotok z enterorrhagia, intestinal h(a)emorrhage
j., nacięcie enterotomy, incision into the intestine
j., nacięcie podczas laparotomii c(o)elioenterotomy
j., nakłucie enterocentesis, puncture of the intestine
j., niedrożność ileus, obstruction of the intestine, occlusion of the intestine

j., niedrożność kurczowa spastic ileus, dynamic ileus
j., niedrożność mechaniczna mechanical ileus, occlusive ileus
j., niedrożność porażenna paralytic ileus, adynamic ileus
j., niedrożność smółkowa meconium ileus
j., niedrożność wrodzona intestinal atresia, enteroatresia
j., niedrożność wywołana przez robaki verminous ileus
j., niedrożność żółciowa gallstone ileus
j., nieżyt enteritis
j., nieżyt grudkowy nodular enteritis
j., nieżyt spastyczny spastic enteritis, spastic colitis
j., nieżyt śluzowo-błoniasty membranous enteritis, mucomembranous enteritis, mucous enteritis, myxomembranous enteritis, pellicular enteritis
j., odma pęcherzykowa intestinal pneumatosis
j., opadnięcie enteroptosis, enteroptosia, splanchnoptosis, visceroptosis
j., owrzodzenie intestinal ulceration, enterelcosis
j., pasaż przez intestinal passage, intestinal series (*rtg*)
j., pęknięcie enterorrhexis, rupture of the intestine
j., plastyka enteroplasty
j., płukanie bowel washout
j., porażenie enteroplegia, enteroparalysis, enteroparesis
j., przedziurawienie perforation of the intestine, enterobrosis
j., przelewanie się w borborygmus, rumbling noise in the bowel
j., przepuklina enterocele, intestinal hernia
j., przywrócenie ciągłości restoration of intestinal continuity
j., rozedma pęcherzykowa intestinal emphysema, pneumatosis cystoides of the intestine
j., rozszerzenie enterectasia, enterectasis, dilation of the intestine
j., ruchy enterokinesis, peristalsis
j., skurcz enterospasm
j. ślepe = kątnica
j., torbiel enterocyst, enterocystoma
j., uchyłek intestinal diverticulum
j., uchyłkowatość intestinal diverticulosis
j., umocowanie enteropexy
j., uwolnienie ze zrostów enterolysis
j., wgłobienie intussusception; *p.* **wgłobienie**
j., wlew do enteroclysis, enteroclysm
j., wycięcie enterectomy, resection of an intestinal segment

j., **wyłączenie części** intestinal shunting, intestinal shunt operation, shutting out of a part of the bowel, enteroapocleisis

j., **wzdęcie** tympanites, meteorism, flatulence, gaseous distention

j., **wziernikowanie** enteroscopy, enteroendoscopy

j., **zamknięcie światła** occlusion of the intestine, enterocleisis

j., **zapalenie** enteritis

j., **zapalenie błonicowate** diphtheritic enteritis

j., **zapalenie mocznicowe** ur(a)emic enteritis

j., **zapalenie pełzakowe** am(o)ebic enteritis

j., **zapalenie pierwotniakowe** protozoan enteritis

j., **zapalenie polipowate** polypous enteritis

j., **zapalenie przerostowe** hypertrophic enteritis

j., **zapalenie ropowicze** phlegmonous enteritis

j., **zapalenie rzekomobłoniaste** pseudomembranous enteritis, pseudomembranous enterocolitis

j., **zapalenie torbielkowate** cystic enteritis

j., **zapalenie węzłów chłonnych** enteradenitis

j., **zapalenie włóknikowe** fibrinous enteritis

j., **zapalenie zanikowe** atrophic enteritis

j., **zapalenie zgorzelinowe** necrotizing enteritis

j., **zastój treści w** intestinal stasis, enterostasis

j., **zawartość** intestinal content

j., **zespolenie** enteroenterostomy, enteroanastomosis

j., **zeszycie** enterorrhaphy

j., **zwężenie** enterostenosis, stricture of the intestine

jelitopochodny enterogenous, enterogenic

jelitowy intestinal, enteric

j., **gazy** intestinal gases

j., **toksyna** enterotoxin

jełczeć grow rancid, rancidify

jełczenie rancidity

jęczeć moan, groan

jęczmyk sty, stye, hordeolum

jęk moan, groan, whine

języczek lingula, small tongue, a tongue-like anatomical structure, uvula

j. **móżdżku** lingula cerebelli, tongue of the cerebellum

j. **pęcherza** uvula of the bladder

j. **płuca lewego** lingula of the left lung

j. **płuca lewego, wycięcie** lingulectomy

j. **podniebienny** uvula, staphylion, kion, cion

j. **podniebienny, kleszczyki do** staphylagra

j. **podniebienny, krwiak** h(a)ematoma of the uvula, uvular apoplexy

j. **podniebienny, nacięcie** staphylotomy, uvulotomy, kionotomy

j. **podniebienny, plastyka** staphyloplasty, uraniscoplasty

j. **podniebienny, rozszczep** cleft uvula, bifid uvula, staphyloschisis, split uvula, forked uvula

j. **podniebienny, wycięcie** staphylectomy, uvulectomy, kionectomy

j. **podniebienny, wydłużenie** elongation of the uvula, staphyloptosia, staphyloptosis, uvuloptosia, kionoptosia

j. **podniebienny, zapalenie** staphylitis, uvulitis, kionitis

j. **podniebienny, zeszycie** staphylorrhaphy

j. **podniebienny, zwiotczenie** relaxation of the uvula, staphylodialysis, staphyloptosia, uvuloptosia

j. **robaka** uvula of the vermis, lingula of the cerebellum

j. **żuchwy** lingula of the mandible

języczkowy uvular, staphyline

język tongue, glossa

j., **ból** glossodynia, glossalgia, glossagra

j. **brodawkowaty** cobblestone tongue, hobnail tongue, interstitial glossitis

j. **bruzdowaty** fissured tongue, wrinkled tongue, grooved tongue, scrotal tongue, cerebriform tongue, crocodile tongue, fluted tongue, furrowed tongue, ribbed tongue

j. **burakowy** beet-tongue (in pellagra)

j., **choroba** glossopathy

j. **czarny** black tongue, glossophytia, melanoglossia, parasitic glossitis, glossotrichia

j. **czerwony podobny do mięsa** beefy tongue, raw beef tongue, Hunter's glossitis

j. **geograficzny** geographical tongue, mappy tongue, glossitis areata exfoliativa

j., **kleszczyki do** tongue forceps, tongue holder, glossotilt

j. **kosmaty (włochaty)** hairy tongue, glossotrichia

j. **malinowy** raspberry tongue, strawberry tongue

j. **mapiasty** mappy tongue, geographic tongue

j. **mosznowy** scrotal tongue

j., **nacięcie** glossotomy, incision into tongue

j., **nacięcie wędzidełka** ankylotomy

j. **nakrapiany** stippled tongue, dotted tongue

j. **obłożony** furred tongue, coated tongue

j., **odnoszący się do** glottic, lingual

j., oglądanie examination of tongue, glossoscopy

j. palaczy smoker's tongue, leucoplakia of tongue, smoker's patches

j., pieczenie glossopyrosis

j. piekący burning tongue

j., plastyka glossoplasty, plastic surgery of tongue

j. płatowaty lobated tongue

j. podwójny prawdziwy diglossia, double tongue

j. pofałdowany plicated tongue, furrowed tongue

j., porażenie glossoplegia, glossolysis

j. przyrośnięty ankyloglossia, tongue-tie

j., rogowacenie białe lingual leucoplakia, psoriasis of tongue

j. rowkowany grooved tongue, furrowed tongue

j., rozszczep glossoschisis, bifid tongue, split tongue, cleft tongue, schistoglossia

j. spieczony baked tongue

j., szew glossorrhaphy, suture of tongue wound

j., szpatułka do tongue depressor

j. włochaty hairy tongue, glossotrichia, trichoglossia, pityriasis of tongue, black hairy tongue

j., wycięcie glossectomy, glossosteresis

j. wygładzony smooth tongue, bald tongue, atrophic glossitis

j. wygładzony i połyskujący glossy tongue

j., zanik połowiczy hemiatrophy of tongue

j., zapadanie się glossoptosis, tongue swallowing

j., zapalenie glossitis, glottitis, glottiditis

j., zapalenie aftowe aphthous glossitis

j., zapalenie bruzdowate glossitis dissecans

j., zapalenie elektrogalwaniczne electrogalvanic glossitis

j., zapalenie grzybicze parasitic glossitis, black tongue

j., zapalenie Huntera Hunter's glossitis, beefy tongue, raw beef glossitis

j., zapalenie miąższowe parenchymatous glossitis, idiopathic glossitis

j., zapalenie powierzchowne z hiperkeratozą black hairy tongue

j., zapalenie środkowej części grzbietu rhomboid glossitis

j., zapalenie złuszczające brzeżne marginal exfoliative glossitis

j. zgrubiały pachyglossia

j. z nalotami filmy tongue

j. zrazikowy lobulated tongue

językotrzymacz tongue holder, tongue forceps, glossotilt

językowy glossal, glottic, lingual

jod iodine, **I** (*chem.*)

j. dający się ekstrahować butanolem butanol-extractable iodine

j. promieniotwórczy radioactive iodine

j. radioaktywny radioactive iodine

j. związany z białkiem protein-bound iodine

jodan iodate

j. potasowy potassium iodate

jodek iodide

j. potasowy potassium iodide

j. sodowy sodium iodide

jodochwytność iodine uptake

j. tarczycy thyroid iodine uptake

jododerma iododerma, ioderma

jodoform iodoform

jodometria iodometry

jodotyronina iodothyronine

jodotyrozyna iodotyrosine

jodyna tincture of iodine, iodine

jodynować paint with iodine

jogurt yogurt, yoghurt

jon ion

j. amfoteryczny ampholyte ion, amphion, zwitterion

j. dodatni cation, positive ion

j. dwubiegunowy dipolar ion

j. hydroniowy hydronium ion

j. karboniowy carbonium ion

j. obojnaczy zwitterion, ampholytic ion

j. oksoniowy oxonium ion

j. ujemny anion, negative ion

j. wodorotlenowy hydroxyl ion

j. wodorowy proton, hydrogen ion

jonit ion-exchanger

jonizacja ionization

j. właściwa specific ionization

jonizacyjny ionization

j., komora ionization chamber

jonizowany ionized

jonizujący ionizing

jonoforeza iontophoresis, iontotherapy

jonogram ionogram

jonometria ionometry

jonoterapia iontotherapy, iontophoresis

jonowy ionic

j., siła ionic strength

jonowymiennik ion-exchanger

jonowymienność ion-exchange (anion-exchange, cation-exchange)

jontoforeza iontophoresis, galvano-ionization, ionic medication

K

kabina cubicle, cabin, chamber
k. do rozbierania się cubicle
k. dźwiękoszczelna soundproof chamber, anechoic chamber
k. niskich ciśnień low pressure chamber, hypobaric chamber
k. obrotowa human centrifuge (for experiments on the effect of gravitational force on humans and animals)
k. wysokich ciśnień high-pressure chamber, hyperbaric chamber, recompression chamber
kabłąkowatość curvature (of legs), arcuation
kacheksja *p.* **wyniszczenie**
kaczka szpitalna invalid's urinal
kadłub 1) trunk, carcass (in butcher's terminology); 2) body (of an aircraft etc.)
kadm cadmium, Cd
kadmowy cadmic
kadzić fumigate
kadź tub, vat
k. fermentacyjna tun, gyle
kaftan bezpieczeństwa strait jacket, straight jacket, camisole, straitjacket
kalcemia calc(a)emia
kalciuria calciuria
kalcyferol calciferol, ergocalciferol
kalcynacja calcination, roasting (of bone, metals etc.)
kalcynować calcine, roast (bone, metals etc.)
kalcynoza calcinosis, deposition of calcium salts in nodular foci in various tissues other than parenchymatous organs
kalcypenia calcipenia
kalcytonina calcitonin
kalectwo cripplehood, lameness, invalidism
kaleczyć lacerate, hurt, mutilate, maim, cripple
kaleka cripple, invalid, disabled person
kaletka bursa
k. maziowa, zapalenie bursitis
k., nacięcie bursotomy
k. śluzowa bursa mucosa, synovial bursa

k., wycięcie bursectomy
kaliber caliber, gauge (of a needle etc.)
kalibracja calibration
kalibrować calibrate, gauge
kalidyna kallidin, bradykinin
kaliemia kali(a)emia, kal(a)emia, potass(a)emia
kaliforn californium, Cf (*chem.*)
kalikreina kallikrein, callikrein
kalomel calomel, mild mercurous chloride
kaloria calorie
k. duża large calorie, kilocalorie
k. mała small calorie, gram calorie
kalorie efektywne net calories
kaloryczność caloricity
kaloryczny caloric
kalorymetria calorimetry
kalorymetryczny calorimetric
kał f(a)eces, stool, excrement
k., badanie scatoscopy, examination of f(a)eces
k., nietrzymanie f(a)ecal incontinence, encopresis, scatocratia
k. twardy scybalum
kałowy f(a)ecal, stercoral, stercoraceous, stercorous
k. guz f(a)ecaloma, stercoroma, scatoma, coproma, f(a)ecal mass
k. kamień f(a)ecalith, stercolith, coprolith
k., przetoka f(a)ecal fistula
k., zaklinowanie f(a)ecal impaction
kamerton tuning fork
kamica calculosis, lithiasis
k. jelitowa enterolithiasis, intestinal calculosis
k. moczowa urolithiasis
k. moczowodowa ureterolithiasis
k. nerkowa nephrolithiasis, renal calculosis
k. pęcherza moczowego cystolithiasis
k. pęcherzyka żółciowego cholecystolithiasis
k. pęcherzykowa płuc pulmonary alveolar microlithiasis

k. przewodu żółciowego wspólnego choledocholithiasis
k. ślinowa sialolithiasis, ptyalolithiasis
k. trzustkowa pancreatolithiasis
k. wątrobowa hepatolithiasis
k. żołądkowa gastrolithiasis
k. żółciowa cholelithiasis, gall stones, biliary calculosis
kamień calculus, stone, deposit
k. barwnikowy pigment calculus
k. cholesterolowy cholesterol calculus
k. cystynowy cystine calculus
k. fosforanowo-wapniowy phosphate-calcium gall stone
k. fosforanowy phosphate calculus
k. gruczołu łojowego sebolith
k. jelitowy enterolith, intestinal calculus
k. kałowy stercolith, coprolith, alvine calculus, scybalum
k. koralowy coral calculus
k., kruszenie lithotripsy, lithrotrity
k., kruszenie pozaustrojowe falą uderzeniową extracorporeal shock-wave lithotripsy
k. łojowy sebolith
k. łzowy dacryolith, tear stone, lacrimal calculus
k. miazgowy pulp stone, pulp nodule, denticle (*stom.*)
k. miedniczkowy calyceal calculus
k. moczanowy urate calculus
k. moczowodowy ureterolith, ureteral calculus
k. moczowodowy, usunięcie ureterolithotomy
k. moczowy urolith, urinary calculus
k. nazębny tartar, dental calculus, dental deposits
k. nerkowy renal calculus, nephrolith
k. odlewowy miedniczki coral calculus, stag-horn calculus
k. oskrzelowy bronchiolith, bronchial calculus
k. pęcherzowy vesical stone, bladder stone, cystolith, vesical calculus
k. pęcherzyka nasiennego spermatic calculus
k. pęcherzyka żółciowego cholecystolith, gallbladder stone
k. pęcherzyka żółciowego, pływający floating gall stone
k. pęcherzyka żółciowego, usunięcie przez nacięcie cholecystolithotomy
k. płucny lung stone, pulmolith, lung calculus
k. poddziąsłowy subgingival calculus, serumal calculus
k. pokarmowy bezoar

k. przewodu wątrobowego hepaticolith
k. przewodu wątrobowego, kruszenie hepaticolithotripsy
k. przewodu wątrobowego, usunięcie przez nacięcie hepaticolithotomy
k. przewodu żółciowego wspólnego choledocholith
k. przewodu żółciowego wspólnego, kruszenie choledocholithotripsy
k. stawowy articular calculus, arthrolith, chalkstone, tophus
k. sterczowy prostatic calculus, prostatolith
k. szczawiowy oxalate calculus
k. ścierny abrasive stone
k. ślinowy sialolith, salivary calculus, ptyalolith
k. ślinowy, usunięcie przez nacięcie sialolithotomy, ptyalolithotomy
k. trzustkowy pancreatic calculus, pancreolith, pancreatolith
k. wątrobowy hepatic calculus
k. w komorze zęba pulp stone, denticle
k. w kształcie morwy mulberry calculus
k. żołądkowy gastrolith, gastric calculus
k. żółciowy gall stone, cholelith, biliary calculus
k. żółciowy, kruszenie cholelithotripsy
k. żółciowy, rozpuszczanie dissolution of gall stone
k. żółciowy, usunięcie przez nacięcie cholelithotomy
k. żylny phlebolith, vein stone
kampimetr campimeter
kampimetria campimetry
kamptokormia camptocormia, prosternation, neurotic flexion of the spine and hips
kanalik canaliculus, tubule
k. cementu cemental canaliculus
k. kostny bone canaliculus
k. łzowy lacrimal canaliculus
k. nerkowy renal tubule, uriniferous tubule
k. nerkowy kręty convoluted tubule
k. nerkowy łączący connecting renal tubule
k. nerkowy prosty straight tubule, collecting tubule
k. nerkowy zbiorczy collecting tubule
k. wydzielniczy secretory canaliculus, intercellular canaliculus
k. zębiny dental tubule, dentinal tubule
k. żółciowy biliary canaliculus
k. żółciowy włosowaty bile capillary, bile canaliculus
kanalizacja sewage system, sewerage
kanalizacyjny sewage
kanał canal, channel, duct
k. czaszkowo-gardłowy craniopharyngeal

canal, pituitary diverticulum, Rathke's pouch
k. jonowy ion channel
k. kręgowy vertebral canal, spinal canal
k. korzenia zęba root canal, pulp canal
k. krzyżowy sacral canal
k. nadgarstka carpal canal, carpal tunnel
k. nerwu twarzowego facial canal, Fallopian canal
k. nerwu wzrokowego optic canal
k. nosowo-łzowy nasolacrimal canal, nasal canal, lacrimal canal
k. odźwiernika pyloric canal
k. pachwinowy inguinal canal, abdominal canal
k. podoczodołowy infraorbital canal
k. porodowy birth canal, parturient canal
k. skrzydłowy pterygoid canal, Vidian canal
k. sodowo-potasowy sodium-potassium channel
k. szyjki macicy cervical canal
k. środkowy rdzenia central canal
k. tętnicy szyjnej carotid canal
k. udowy femoral canal, crural canal
kanamycyna kanamycin
kancerofobia cancerophobia, carcinophobia
kandydiaza candidiasis, moniliasis
k. dróg moczowych urinary tract candidiasis (moniliasis)
k. jamy ustnej oral candidiasis (moniliasis)
k. płuc pulmonary candidiasis
kandydioza, kandydoza = **kandydiaza**
kaniula cannula
k. irygacyjna washout cannula
k. perfuzyjna perfusion cannula
kaniulacja cannulation, cannulization
kaniulować cannulate
kanka nozzle
k. odbytnicza nozzle for enema
k. pochwowa nozzle for vaginal douche
kantoplastyka canthoplasty
kantorafia canthorrhaphy, suture of the eyelids at the canthus
kantotomia canthotomy, cantholysis
kapilara 1) capillary tube; 2) capillary vessel
kapilaroektazja capillarectasia
kapilaropatia capillaropathy
kapilaroskopia capillaroscopy
kapnograf capnograph
kapnogram capnogram, a continuous record of CO_2 in the expired air
kapronian caproate
kapronowy caproic
kaprylan caprylate
kaprynian caprate
kaprynowy capric

kapsomer capsomer, a protein element of viral capsid
kapsulotomia capsulotomy
kapsuła kosmiczna space capsule
kapsułka capsule, cachet
k. telemetryczna telemetering capsule, Crosby capsule
kapsyd capsid, a protein capsule of viral genome
kapturek cap, hoodlet
k. antykoncepcyjny diaphragm, diaphragm pessary, occluding diaphragm
k. dziąsłowy tooth cap
k. pochwowy occluding pessary, diaphragm
k. śródmaciczny stem pessary
karb notch, indentation, crena
karboanhydraza carboanhydrase
karbogen carbogen
karbohemoglobina carboh(a)emoglobin
karbohydraza carbohydrase
karboksyhemoglobina carboxyh(a)emoglobin
karboksyl carboxyl group (—COOH)
karboksylacja carboxylation
karboksylaza carboxylase
k. pirogronianowa pyruvate carboxylase
karboksyliaza carboxylyase
karboksymetyloceluloza carboxymethyl cellulose
karboksypolipeptydaza carboxypolypeptidase
karboksytransferaza carboxytransferase, transcarboxylase
karbonylek carbonyl
karborund carborundum, silicon carbide
karbowanie notching, indenting, crenation
karbunkuł carbuncle
karcynogen carcinogen, a cancer-producing substance
karcynogeneza carcinogenesis
karcynogenny carcinogenic, cancerigenic
karcynomatoza carcinomatosis, carcinosis
karcynostatyczny carcinostatic, arresting the growth of cancer
kardioangiografia cardioangiography, angiocardiography
kardioangiologia cardioangiology, cardiovasology
kardiocenteza cardiocentesis, cardicentesis
kardiochirurgia cardiosurgery
kardiogenny cardiogenic
kardiogram cardiogram
kardiokineza cardiokinesis
kardiolipina cardiolipin
kardioliza 1) cardiolysis, operation for removing pericardiac adhesions; 2) cardiomalacia

kardiolog cardiologist
kardiologia cardiology
kardiologiczny cardiologic
kardiomegalia cardiomegaly, macrocardia, megalocardia
kardiomiopatia cardiomyopathy, myocardiopathy
  k. alkoholowa alcoholic cardiomyopathy
  k. połogowa puerperal cardiomyopathy, postpartum cardiomyopathy
  k. przekrwienna = k. zastoinowa
  k. przerostowa hypertrophic cardiomyopathy
  k. restrykcyjna restrictive cardiomyopathy
  k. rozstrzeniowa dilated cardiomyopathy, primary hypertrophic cardiomyopathy
  k. u piwoszów beer-drinker's cardiomyopathy
  k. zaporowa obstructive cardiomyopathy, hypertrophic obstructive cardiomyopathy, idiopathic hypertrophic subaortic stenosis
  k. zastoinowa congestive cardiomyopathy, non-dilated cardiomyopathy
kardiomiotomia cardiomyotomy, incision into the cardia
kardioomentopeksja cardio-omentopexy
kardioperykardiopeksja cardiopericardiopexy
kardioplastyka cardioplasty
kardioplegia cardioplegia
kardioplegiczny cardioplegic
kardiostymulator pacemaker; *p.* **rozrusznik**
kardiotokografia cardiotocography
kardiotoksyczność cardiotoxicity
kardiotoksyczny cardiotoxic
kardiotomia cardiotomy
kardiotoniczny cardiotonic
kardiotyreoza cardiothyrotoxicosis, thyrocarditis
kardiowalwulotomia cardiovalvulotomy
kardiowersja cardioversion, reversion of arrhythmia by means of electrical countershock
  k., aparat do cardioverter
  k., bodziec w countershock, direct current countershock
  k., przerwanie arytmii reversion of arrhythmia, electroconversion, termination of arrhythmia by cardioversion
  k., przywrócić rytm zatokowy restore sinus rhythm
  k., zastosować bodziec elektryczny deliver countershock
kardiowertor cardioverter
karetka pogotowia ambulance, ambulance car

kariogeneza cariogenesis, development of dental caries
kariogenny cariogenic
kariogram karyogram, karyotype
kariokinetyczny karyokinetic, mitotic
kariokineza karyokinesis, mitosis, indirect division of cell nucleus
kariolimfa karyolymph, nuclear sap
karioliza karyolysis
karioplazma karyoplasm, nucleoplasm
karioplazmatyczny karyoplasmic, nucleoplasmatic
kariopiknoza karyopyknosis
karioreksja karyorrhexis, fragmentation of cell nucleus
kariostatyczny cariostatic
kariotyp karyotype
kariotypowanie karyotyping
kark nape, nucha, nape of the neck
karkowy nuchal
karłowatość dwarfizm, nanism, microsomia, dwarfishness, dwarfness
  k. jajnikowa residual ovary syndrome
  k. kończyn nanomelia
  k. mózgowa cerebral dwarfism
  k. nerkowa renal rickets, renal fibrocystic osteosis, renal osteitis fibrosa, renal infantilism, pseudorickets
karłowaty dwarfish, stunted, nanous, nanoid
karma fodder (for cattle and horses), chow (for laboratory animals)
karmicielka feeder, nourisher, wet nurse
karmić feed, nourish, suckle (with breast)
karmienie feeding, alimentation, nourishing
  k. intensywne hyperalimentation
  k. dożylne intravenous alimentation
  k. piersią breast-feeding, suckling
  k. pozajelitowe parenteral alimentation, parenteral feeding
  k. pozorne (zwierząt doświadczalnych) sham feeding
  k., okres lactation
  k. przez zgłębnik dożołądkowy intragastric feeding, gavage
  k. przez zgłębnik nosowy nasal feeding
  k. przymusowe forced feeding, enforced feeding, forcible feeding
karmiony fed
  k. łyżeczką spoon-fed
  k. piersią breast-fed
  k. z butelki bottle-fed
karnacja complexion
karnifikacja carnification
karnina carnine
karność chorego discipline of the patient, compliability
karnozyna carnosine, ignotine
karoten carotene

karotenemia carotin(a)emia, caroten(a)emia, xanth(a)emia
karotenoidy (*pl*) carotenoids
karotenoza skóry carotinosis cutis, aurantiasis cutis
karpektomia carpectomy, excision of the carpus
karta card, chart, record
  k. ciepłoty temperature card
  k. diet diet card
  k. gorączki temperature card
  k. perforowana punched card
  k. zgonu death certificate
karzeł dwarf, nanus
  k. achondroplastyczny achondroplastic dwarf
  k. beztarczycowy athyroid dwarf, hypothyroid dwarf
  k. polidystroficzny polydystrophic dwarf (with mucopolysaccharidosis type IV)
  k. proporcjonalnie zbudowany ateliotic dwarf, idiopathic dwarf, physiologic dwarf, normal dwarf
  k. przysadkowy pituitary dwarf
  k. niedorozwojowy ateliotic dwarf, idopathic dwarf
  k. z fokomelią phocomelic dwarf
  k. z infantylizmem infantile dwarf
  k. z małymi kończynami micromelic dwarf
  k. z niedorozwojem cech płciowych asexual dwarf
  k. z normalnie rozwiniętymi genitaliami sexual dwarf
  k. z oznakami przedwczesnej starości senile dwarf
kaseta rentgenowska casette, plate holder
kaseta szkieł próbnych trial case (*ophth.*)
kaskada cascade
  k. dopełniacza complement cascade
  k. kwasu arachidonowego arachidonic acid cascade
kastracja castration, sterilization, asexualization, emasculation (of males)
kaszak atheroma, atheromatous cyst, sebaceous cyst, steatoma, steatocystoma, sebocystoma, sebaceous tumo(u)r, wen
kaszel cough
  k. bez odkrztuszania non-productive cough, ineffective cough
  k. metaliczny brassy cough, gander cough (caused by tracheal compression)
  k. napadowy paroxysmal cough, convulsive cough
  k. suchy dry cough, non-productive cough, ineffective cough
  k. wilgotny moist cough, productive cough
  k. z odkrztuszaniem productive cough, effective cough

  k. z omdleniem cough syncope
kaszlać cough
kaszlanie coughing
katabioza catabiosis
katabolit catabolite
katabolizm catabolism
katalepsja catalepsy
kataleptyczny cataleptic
katalityczny catalytic
kataliza catalysis
  k. dodatnia positive catalysis
  k. kontaktowa contact catalysis
  k. powierzchniowa surface catalysis
  k. selektywna selective catalysis
  k. ujemna negative catalysis
katalizator catalyst, catalyzer
  k. biochemiczny biocatalyst enzyme
  k. hamujący inhibiting catalyst
katalizować catalyze
katamneza catamnesis, follow-up
kataplazm cataplasm, poultice
katapleksja cataplexy
kataplektyczny cataplectic
katar rhinitis, nasal catarrh, coryza, cold in the head
  k. cuchnący oz(a)ena
  k. naczynioruchowy vasomotor rhinitis
  k. sienny hay fever, vernal catarrh, autumnal catarrh, spring catarrh
  k. zanikowy atrophic rhinitis
katarakta cataract; *p.* **zaćma**
kataralny catarrhal
katatonia catatonia — a type of schizophrenia, catatony
  k. ostra acute catatonia, fatal catatonia
katecholamina catecholamine
katedra chair
  k., kierownik holder of a chair
  k., otrzymać to be appointed to professorship
katepsyna cathepsin
kateter = cewnik
kateteryzacja = cewnikowanie
katgut catgut
  k. srebrzony silverized catgut
kation cation, cathion
  k., wymiana cation-exchange
  k., wymiennik cation-exchanger
kationogen cationogen
kationowy cationic
katoda cathode
katodowy cathodal, cathodic
kauczuk caoutchouc
kauczukowy rubber
kaustyczność causticity
kaustyczny caustic
kauter cauter
  k. elektryczny electric cauter

k. laserowy laser-beam cauter
kauteryzacja cauterization
   k. chemiczna chemical cauterization, che-
     mocautery
   k. elektryczna electric cauterization, elect-
     rocauterization, electrocautery
   k. galwaniczna galvanocauterization, elec-
     tric cauterization
   k. gazowa gas cauterization
   k. gorącą parą steam cauterization, at-
     mocausis
   k. laserowa laser light cauterization, laser
     beam cauterization
   k. zimnem cold cauterization, cryocauteri-
     zation
kauteryzować cauterize, apply a cautery
kauzalgia causalgia
kauzalgiczny causalgic
kawerna cavern, cavity
kawernostomia cavernostomy, speleostomy,
   opening of a cavity for establishing drainage
kawitacja cavitation
kawografia cavography (rad.)
kazeina casein
   k. jodowana iodinated casein, casein io-
     dine, caseo-iodine
   k. podpuszczkowa rennet casein, paracase-
     in
kazić pollute, contaminate
kazirodczy incestuous
kazirodztwo incest
kazuistyczny casuistic, referring to case reports
kazuistyka casuistry, case reports as illustrative clinical material
każący contaminating, contaminative, polluting
kąpiel bath
   k. błotna mud bath, moor bath, peat bath,
     bog bath
   k. borowinowa peat bath
   k. do połowy ciała half bath
   k. fińska sauna, Finnish bath
   k. kwasowęglowa carbonic acid bath, car-
     bon dioxide bath
   k., leczenie balneotherapy
   k. lecznicza, nauka o balneology
   k. letnia temperate bath, tepid bath, luke-
     warm bath
   k. mineralna mineral bath, mineral-water
     bath
   k. mułowa moor bath
   k. napotna sweat bath, Finnish bath, Rus-
     sian bath
   k. naprzemienna alternating bath, hot-and-
     -cold bath, contrast bath
   k. nasiadowa hip bath, sitz bath

k. natryskowa shower bath
k. ochładzająca cool bath
k. oczna eye bath, ocular bath
k. oczyszczająca cleansing bath
k. otrębowa bran bath
k. parafinowa paraffin bath, wax bath
k. parowa vapo(u)r bath, Russian bath,
   Finnish bath
k. pienista foam bath
k. piaskowa sand bath, psammotherapy
k. powietrzna air bath
k. powietrzna gorąca hot-air bath
k. przeciwgorączkowa antipyretic bath
k. radioaktywna radioactive bath
k. radonowa radium emanation bath, radon bath
k. rąk arm bath
k. siarkowa sulphur bath
k. słoneczna solar bath, sun bath
k. solankowa saline bath, brine bath
k. stopniowana graduated bath
k. stóp foot bath
k. sucha dry bath (in anhydrous CO_2)
k. ściągająca detergent bath
k. świetlna light bath
k. tlenowa oxygen bath, gas-bubble bath
k. turecka Turkish bath, a hot-air bath
   followed by rubbing and dousing
k. uspokajająca sedative bath
k. utrwalająca fixative bath (histol.)
k. we krwi blood bath
k. wirowa whirlpool bath
k. wodno-elektryczna hydroelectric bath
k. w wodzie morskiej sea bath, sea-water
   bath
k. zasadowa alkaline bath
k. z ciągłym przepływem wody continuous
   bath
k. zimna cold bath
k. ziołowa herb bath
k. z masażem podwodnym kinetotherapeu-
   tic bath
kąpać bathe, take a bath
kąpielisko 1) institution: baths, public baths,
   balneary; 2) place: watering-place, water-
   ing-resort, spa, health resort
kąpielowy bathing, relating to bath
kąt angle
   k. móżdżkowo-mostowy cerebellopontine
     angle, pontine angle
   k. nachylenia kości krzyżowej lumbosacral
     angle
   k. nachylenia miednicy pelvic inclination
   k. odbicia angle of reflection
   k. odchylenia osi elektrycznej serca angle of
     deviation of the electrical axis of the
     heart
   k. oka angle of the eye, canthus

k. ostry acute angle
k. padania angle of incidence
k. polaryzacji polarization angle
k. prosty right angle
k. przeponowo-żebrowy costophrenic angle
k. przesączania filtration angle
k. rozbieżności (oczu) angle of divergence
k. rozwarty obtuse angle
k. sercowo-przeponowy cardiophrenic angle
k. skręcenia angle of torsion (of long bone)
k. tęczówkowo-rogówkowy iridocorneal angle, angle of the iris, filtration angle
k. ust angle of the mouth
k. widzenia visual angle
k. załamania angle refraction, angle of deviation
k. zbieżności (oczu) angle of convergence
k. zeza angle of squint
kątnica 1) c(a)ecum, typhlon, blind gut; 2) contra-angle handpiece (*stom.*)
k., kamica typhlolithiasis
k., nacięcie typhlotomy, c(a)ecotomy
k. nadwrażliwa irritable c(a)ecum
k. olbrzymia typhlomegaly
k., opadanie c(a)ecoptosis
k. przepuklina c(a)ecocele, typhlocele
k., rozszerzenie typhlectasis
k. ruchoma mobile c(a)ecum
k., sfałdowanie c(a)ecoplication
k., sztuczny odbyt w c(a)ecostomy, typhlostomy
k., umocowanie c(a)ecofixation, c(a)ecopexy
k., wycięcie typhlectomy
k., wytworzenie przetoki c(a)ecostomy, typhlostomy
k., zaleganie treści w c(a)ecostatis
k., zapalenie typhlitis, typhlocolitis, c(a)ecitis, typhlenteritis
k., zapalenie okołokątnicze perityphlitis
k., zespolenie kątniczo-esicze c(a)ecosigmoidostomy
k., zespolenie kątniczo-krętnicze c(a)ecoileostomy
k., zespolenie kątniczo-okrężnicze c(a)ecocolostomy
k., zespolenie moczowodowo-kątnicze typhloureterostomy
k., zeszycie c(a)ecorrhaphy
kątniczy c(a)ecal
kątowy angular
kciuk thumb
kefalina cephalin, kephalin
keloid keloid, keloma, cheloid, cheloma
keloidoza keloidosis, cheloidosis
kelwin kelvin
keratektazja keratectasia, keratoectasia

keratektomia keratectomy
keratocenteza keratocentesis, keratonyxis
keratodermia keratoderma, keratodermia
k. podeszwowo-dłoniowa plantar and palmar keratoderma, keratoderma symmetrica
k. ropna blennorrhagic keratoderma, blennorrhagic keratosis
keratolityczny keratolytic, desquamative
keratoliza keratolysis
k. złuszczająca exfoliative keratolysis
keratomalacja keratomalacia, xerotic keratitis
keratoplastyka keratoplasty
k. optyczna optic keratoplasty
k. warstwowa lamellar keratoplasty, tectonic keratoplasty
keratoproteza keratoprosthesis
keratoskopia keratoscopy
keratotomia keratotomy
keratoza keratosis
k. pochwy colpokeratosis
keratyna keratin, ceratin
keratynizacja keratinization, keratin formation
keratynizować keratinize, become horny
keratynowy keratinous
keratynocyt keratinocyte
keson caisson
ketogeneza ketogenesis
ketoglutaran ketoglutarate
keton ketone
ketonemia keton(a)emia
ketonuria ketonuria
ketoreduktaza ketoreductase
ketoza 1) ketose, a ketone-containing carbohydrate; 2) ketosis
kępki (*pl*) patches, plaques, tufts
k. żółte xanthelasma, xanthoma
k. żółte cukrzycowe xanthelasma in diabetics
k. żółte guzowate xanthelasma tuberosum
k. żółte pierwotne hipercholesterolemiczne familial hypercholesterol(a)emic xanthomatosis
k. żółte powiek palpebral xanthelasma
k. żółte rozsiane multiple xanthelasma, xanthelasma multiplex
k. żółte ścięgien tendinous xanthelasma
k. żółte wysiewne eruptive xanthelasma
kęs bolus, morsel
kichać sneeze
kichanie sneezing
kielich calyx
k., nacięcie calycotomy
k. nerkowy renal calyx
k., rozszerzenie calycectasis, calicectasis, caliectasis

k., w kształcie caliciform, cup-shaped
k., wycięcie calicectomy, calycectomy
k., zszycie calirrhaphy
kielichowy calyceal, caliceal
kieliszek oczny eye cup
kieł canine tooth, eye tooth, cuspid tooth, fang
kiełbasiany botuliform, sausage-like
k. jad botulin
kiełek sprout, seedling
kiełkować germinate, sprout
kieszeń pocket, pouch
kieszonka pocket, pouch
k. dziąsłowa gingival pocket
k. dziąsłowa patologiczna periodontal pocket
k. dziąsłowa rzekoma spurious gingival pocket
k. krtaniowa laryngeal pouch
k. poddziąsłowa subcrestal pocket, infrabony pocket
k. przysadkowa Rathke's pocket, pituitary diverticulum, craniopharyngeal canal
k. przyzębna patologiczna periodontal pocket
k. skrzelowa branchial cleft
kifolordoza kypholordosis
kifoskolioza kyphoscoliosis
kifoza kyphosis, cyphosis
kifotyczny kyphotic
kikut stump
kilak gumma
kilakowy gummatous, gummous
kilogram kilogram(me)
kilogramometr kilogram(me)metre
kilokaloria kilocalorie
kilowolt kilovolt
kiła syphilis, lues
k. bezobjawowa asymptomatic syphilis
k. dziedziczna hereditary syphilis, inherited syphilis
k. nabyta acquired syphilis
k. naczyniowa mózgu i rdzenia cerebrospinal vascular syphilis
k., nawrót relapse of syphilis
k. oponowo-naczyniowa mózgu meningovascular cerebral syphilis
k. oponowo-naczyniowa rdzenia spinal meningovascular syphilis
k. pierwotna primary syphilis
k. późna syphilis tarda
k. surowiczo-dodatnia seropositive syphilis
k. surowiczo-ujemna seronegative syphilis
k. trzeciorzędowa tertiary syphilis
k. układu naczyniowo-sercowego cardiovascular syphilis
k. utajona latent syphilis, asymptomatic syphilis

k. wczesna early syphilis
k. wrodzona congenital syphilis, hereditary syphilis
k. wtórna secondary syphilis
kiłowy syphilitic, luetic
kimografia kymography
kimograficzny kymographic
kinaza kinase
k. adenozynowa adenosine kinase
k. fosfoglicerynianowa phosphoglycerate kinase
k. fosforylazowa phosphorylase kinase
k. glicerolowa glycerol kinase
k. kreatynowa creatine kinase
k. pirogronianowa pyruvate kinase
k. pirydoksalowa pyridoxal kinase
kineangiokardiografia cineangiocardiography
kinefluoroskopia cinefluoroscopy
kinestezja kin(a)esthesia
kinestetyczny kin(a)esthetic
kinetochor kinetochore, centromere
kinetosom kinetosome, blepharoplast
kinetoza motion sickness, kinesipathy
kinetyczny kinetic
kinetyka kinetics
kinezyterapeuta kinesitherapeutist, kinesipathist
kinezyterapia kinesitherapy, kinesiotherapy, kinetotherapy, kinesiatrics
kinina kinin
kininogenaza = **kininogenina**
kininogenina kininogenin, kallikrein
kinurenina kynurenine
kiretaż curettage (*stom.*)
k. okołowierzchołkowy periapical curettage
k. poddziąsłowy subgingival curettage
kiretka curette
kiszka intestine; *p.* **jelito**
kit pszczeli propolis
kitel lekarski doctor's coat, white coat, lab-coat
kiur curie
kiuweta cuvet, cuvette
klamerka clip, clasp
k. hemostatyczna haemoclip, haemostatic clip
k., nakładać clip
klamra clasp
k. zębowa ciągła continuous clasp, continuous bar retainer
k. zębowa ramienna bar clasp
k. zębowa okrężna circumferential clasp
klarować (płyn) clarify, purify, clear, filter
klarowanie clarification, purification
klarownica clarifier, clarifying tank, purifier
klarowność clarity, purity, limpidness
klarowny clear

klasyfikacja classification, grading
  k. wg zaawansowania (nowotworów) staging
klasyfikować classify, grade
klatka cage
  k. metaboliczna metabolic cage
  k. piersiowa chest, breast, thorax
  k. piersiowa asteniczna asthenic chest, phthinoid chest, pterygoid chest
  k. piersiowa beczkowata barrel chest
  k. piersiowa cepowata flail chest (fracture of sternum and ribs)
  k. piersiowa gruszkowata piriform chest
  k. piersiowa i brzuch, otworzenie thoracolaparotomy
  k. piersiowa krzywicza rachitic chest
  k. piersiowa kurza pigeon breast, chicken breast, keeled chest
  k. piersiowa lejkowata funnel chest, funnel breast, koilosternia
  k. piersiowa, nakłucie thoracocentesis, pleural tap, pleurocentesis
  k. piersiowa, odnoszący się do thoracal, thoracic, chest
  k. piersiowa, otworzenie thoracotomy
  k. piersiowa, plastyka thoracoplasty
  k. piersiowa płaska flat chest
  k. piersiowa, płyn w hydrothorax
  k. piersiowa rozedmowa emphysematous chest, barrel chest
  k. piersiowa, rozszczepienie thoracoschisis, schizothorax
  k. piersiowa szewska cobbler's chest, shoemaker's chest
  k. piersiowa wąska stenothorax, thoracostenosis
  k. piersiowa wklęsła caved-in chest, funnel chest
  k. piersiowa, wytworzenie przetoki thoracostomy
  k. piersiowa, zniekształcenie chest deformity
  k. piersiowa z odstającymi łopatkami alar chest
klaustrofobia claustrophobia
klazmatocytoza clasmatocytosis
kleik gruel, pap, mash
klej glue, gum
  k. kostny bone glue
  k. tkankowy tissue adhesive, biological adhesive
klejodajny collagenous
klejorodny collagenous
kleptoman kleptoman
kleptomania kleptomania
kleszcz tick
  k. leśny wood tick, Rocky Mountains tick, *Dermacentor andersoni*

  k., obrzeżek gołębi fowl tick, *Argas reflexus*
  k., obrzeżek perski adobe tick, *Argas persicus*
  k. pastwiskowy castor bean tick, *Ixodes ricinus*
  k., przenoszony przez tick-borne
  k. tajgowy *Ixodes persulcatus*
kleszczyca ixodiasis, a disease caused by ticks
kleszcze forceps
  k. dentystyczne dental forceps
  k. ekstrakcyjne extracting forceps
  k. kostne bone forceps, bone-holding forceps
  k. kostne do cięcia bone-cutting forceps
  k. kostne do obgryzania bone-nibbling forceps, gouge forceps, rongeur forceps
  k. niskie (zabieg położniczy) low forceps
  k. położnicze obsterical forceps
  k. położnicze okienkowate fenestrated obstetrical forceps
  k. położnicze o krótkich uchwytach leniceps
  k. położnicze płaskie flat forceps, non-fenestrated forceps
  k. próżniowe (zabieg położniczy) mid-plane forceps, median forceps
  k. wysokie (zabieg położniczy) high forceps, inlet forceps
kleszczowy forcipate
  k. poród instrumental delivery, forceps delivery
kleszczyki small forceps, forceps
  k. bez ząbków non-toothed forceps
  k. do biopsji biopsy forceps
  k. do gazików swab-holding forceps, sponge-holding forceps
  k. do gąbek sponge-holding forceps
  k. do gradówki chalazion forceps
  k. do guzów krwawniczych h(a)emorrhoid forceps
  k. do jaja płodowego ovum forceps
  k. do kruszenia kamieni żółciowych gallstone forceps, cholelithomy forceps
  k. do łąkotki cartilage forceps
  k. do migdałków tonsil forceps
  k. do nakładania klamerek clip-applying forceps, clip compressing forceps
  k. do narzędzi jałowe sterilized forceps
  k. do narzędzi jałowe używane w czasie operacji circulating forceps
  k. do odłamków plinter forceps
  k. do opatrunków dressing forceps
  k. do preparowania dissecting forceps
  k. do torebki capsule forceps (for removing lens capsule)
  k. do usuwania kul bullet forceps
  k. do usuwania martwaków necrosis forceps, sequestrum forceps

k. do wyrośli adenoidalnych adenoid forceps

k. do zaciskania (zaciskacze) clamp forceps, clamp, compressing forceps

k. do zaciskania okrężnicy colectomy forceps

k. do zaciskania przewodu pęcherzykowego cholecystectomy forceps

k. do zakładania klamry ślinochronu rubber dam clamp forceps

k. do zdejmowania klamerek (bocianek) clip-removing forceps, clip extractor

k. hemostatyczne h(a)emostatic forceps, clip forceps

k. jelitowe intestinal forceps for laying sutures

k. kątowe bayonet forceps, alligator forceps, crocodile forceps

k. Kochera Kocher's forceps

k. krtaniowe do ciał obcych tracheal forceps

k. krzywe curved forceps

k. naczyniowe Halsteada mosquito forceps

k., nałożenie application of forceps

k. okienkowate fenestrated forceps

k. Péana Péan's forceps

k. proste straight forceps

k., ramię blade

k. tkankowe tissue forceps

k., ucho ring

k. wielozębkowe mouse-teeth forceps

k., zamek lock

k., zapadka ratchet

k. ząbkowane forceps with teeth, toothed forceps, serrated forceps, basting forceps

klękać kneel down

klik click

k. mitralny mitral click

k. skurczowy systolic click

k. wyrzutowy ejection click

klimakterium menopause, climacterium, climax

klimakteryczny climacteric, menopausal

klimat climate

k. podzwrotnikowy subtropical climate

k. umiarkowany tropical climate

k. zwrotnikowy tropical climate

klimatyczny climatic

k., miejscowość health resort, spa

klimatyzacja air-conditioning

klimatyzowany air-conditioned

klin wedge

klinicysta clinician

kliniczny clinical

klinika teaching hospital, department of clinical sciences in a medical school

klinowaty wedge-shaped, V-shaped, cuneiform

klinowy 1) wedge-shaped, wedge, cuneiform (writing etc.); 2) sphenoid (*anat.*)

k., resekcja wedge resection

klips clip

klirens clearance, clearance rate

k. kreatyninowy creatinine clearance

k. mocznikowy urea clearance

kloaka 1) latrine, cesspool; 2) cloaca (*zool.*)

kloksacylina cloxacillin

klon 1) clone; 2) maple-tree (*bot.*)

kloniczny clonic

klonus clonus, clonospasm, clonism; *p.* **trząs**

klozet lavatory, toilet, water-closet, w.c.

kłaczek 1) flocculus (*anat.*); 2) flake, floccule, tuft (of cotton etc.); 3) flock (*chem.*)

kłaczkować flocculate

kłaczkowanie flocculation, flocculence

k., odczyn flocculation reaction

kłaczkowaty floccular, flocculent, flocky

kłamanie lying, lie

k. patologiczne pathological lying, pseudomania, pseudologia phantastica

kłąb 1) thenar, ball (*anat.*); 2) skein

kłąb kciuka thenar, ball of the thumb

kłąb palca piątego = **kłębik**

kłąb palucha ball of the great toe

kłącze rhizome, root-stock (*bot.*)

kłączowy rhizomic

kłębczak glomus tumo(u)r, glomangioneuroma, angioneuroma

kłębek glomus, glome

k. aorty aortic body, aortic glomus

k. gruczołu potowego sweat gland glomus

k. guziczny coccygeal glomus

k. naczyniówkowy choroid glomus

k. płucny pulmonary glomus

k. szyjny carotid glomus, intercarotid body

k. szyjny, guz caroid body tumo(u)r, carotid chemodectoma

k., wycięcie glomectomy

k. żyły szyjnej jugular glomus

kłębik hypothenar

kłębkowy glomal, glomic

kębuszek glomerule, glomerulus

k. naczyń włosowatych = **kłębek naczyniowy skóry**

k. nerkowy renal glomerule, renal corpuscle, Malpighian glomerulus

k. nerkowy, stwardnienie glomerulosclerosis

k. nerkowy, zapalenie glomerulonephritis, glomerulitis; *p.* **nerki**

k. węchowy olfactory glomerule

kłębuszkowy glomerular, glomerulose

kłucie 1) pricking, piercing; 2) shooting pains, piercing pains

kłuć prick, sting (insect), stab

kłujący pricking, stinging (insect), stabbing (pain)
kłuty pricked, stabbed, stab
  k., hodowla stab culture (*bact.*)
  k., rana stab wound
kłykcina condyloma
  k. kończysta pointed condyloma, condyloma acuminatum, cauliflower excrescence, moist fig, pointed fig, venereal wart
  k. płaska flat condyloma, condyloma latum
kłykcinowatość pęcherzycowata condylomatosis pemphigoides
kłykcinowaty condylomatous
kłykciowy condylar, condyloid
kłykieć condyle, knuckle
  k. kości piszczelowej boczny, przyśrodkowy lateral, medial condyle of the tibia
  k. kości potylicznej occipital condyle
  k., nacięcie condylotomy
  k., wycięcie condylectomy
  k. zewnętrzny ectocondyle, external condyle
koacerwat coacervate, cohesil, cluster of molecules
koacerwacja coacervation, formation of a coacervate from emulsion
koaglutynacja coagglutination
koaglutynina coagglutinin
koagulacja coagulation
  k. prądem elektrycznym electrocoagulation, electrocauterization, surgical diathermy
  k. kwasem acid coagulation
  k. zimnem cryocoagulation, cryocauterization
koagulacyjny coagulative
koagulant coagulant
koagulat coagulate, clot
koagulaza coagulase
koagulometria coagulometry
koagulopatia coagulopathy
  k. ze zużycia consumption coagulopathy
koagulować coagulate
koagulowanie coagulation, clotting, clot formation
koaptacja coaptation, joining together and fitting of two surfaces (of broken bone, lips of a wound etc.)
koarktacja coarctation
  k. aorty coarctation of the aorta
  k. aorty odwrócona reversed coarctation
  k. komór bocznych coarctation of the lateral ventricles
kobalamina cobalamin
kobalt cobalt, Co
  k. radioaktywny radioactive cobalt

kobaltawy cobaltous
kobaltowy cobaltic
kobiecość feminity, womanhood
kobiecy female, feminine
kobieta woman, female
  k. ciężarna pregnant woman, gravida
  k. rodząca parturient, woman in labo(u)r
  k. wieloródka multipara, multigravida, plurigravida, multigesta
kociokwik hangover
kocowanie packing, wet-packing, wet-pack, blanket bath
kod code
  k. genetyczny genetic code
  k. genetyczny, miejsce rozpoznawania coding-recognition site
  k., współczynnik coding ratio
kodeina codeine, methylmorphine
kodekarboksylaza codecarboxylase, pyridoxal phosphate
kodon codon
  k. inicjujący start codon
  k. kończący stop codon = **k. terminalny**
  k. modulujący modulation codon
  k. niesensowny nonsense codon
  k. początkowy start codon
  k. terminalny stop codon
  k., wielokrotne rozpoznanie multiple codon recognition
kodować code
kodowany coded
koenzym coenzyme, coferment
kofaktor cofactor
kofeina caffeine, methylotheobromine, theine, guaranine
  k. z kwasem cytrynowym caffeine citrate
kofeino-sodowy benzoesan caffeine and sodium benzoate
kofeino-sodowy salicylan caffeine and sodium salicylate
koferment coferment, coenzyme
koherencja coherence
kohezja cohesion, attraction between molecules
koić soothe, calm, alleviate
kojarzący associative, associating, inducing association
kojarzenie 1) association (*psychol.*); 2) mating (*gen.*)
  k. krewniacze inbreeding, endogamy
  k. krzyżowe cross-breeding, hybridization
  k. losowe random mating
  k. niekrewniacze outbreeding, exogamy
  k. nielosowe assortative mating
  k. selektywne assortative mating
  k. wsobne inbreeding
kojarzeniowy associative

kojec dziecięcy baby's pen, playing coop, play-pen
kokaina cocaine
kokainista cocainist
kokainizacja cocainization
kokainizować cocainize, use cocain for producing analgesia
kokarboksylaza cocarboxylase, thiamin pyrophosphate
koklusz whooping cough, pertussis
koktail lityczny lytic coctail
kolagen collagen
kolagenaza collagenase
kolagenolityczny collagenolytic
kolagenoliza collagenolysis
kolagenowy collagenic, collagenous
kolagenoza collagen disease, collagenosis, connective tissue disease
kolano knee, genu
  k. koślawe genu valgum, knock-knee, in--knee, cross-knee
  k. szpotawe genu varum, bowleg, bandy--leg
  k. torebki wewnętrznej genu of the capsula interna
  k. tyłozgięte genu recurvatum, back-knee
kolapsoterapia collapsotherapy
kolateralny collateral
kolba flask, laboratory flask
  k. destylacyjna distillation flask
  k. do miareczkowania titration flask
  k. kulista round-bottomed flask
  k. miarowa calibrated flask, measuring flask
  k. płaskodenna flat-bottomed flask
  k. stożkowata conical flask, Erlenmayer's flask
  k. z szeroką szyjką wide-necked flask
  k. z wąską szyjką narrow-necked flask, matrass
kolchicyna colchicine
kolczysty spinous, spinose
kolec spine (*anat.*), thorn, thorn-like process
  k. biodrowy przedni dolny anterior inferior iliac spine
  k. biodrowy przedni górny anterior superior iliac spine
  k. biodrowy tylny dolny posterior inferior iliac spine
  k. biodrowy tylny górny posterior superior iliac spine
kolejno successively, in succession
kolejność sequence, succession
kolejny consecutive, successive
kolektomia colectomy, excision of the colon
  k. połowicza hemicolectomy
kolibakterioza colibacillosis
kolibakteriuria colibacteriuria

kolimacja collimation
kolimator collimator
  k. scyntygraficzny scanning collimator
kolisty circular, round, in the shape of a circle
kolka colic, colicky pain, crampy abdominal pain, gripes, gripping pain
  k. jelitowa intestinal colic
  k. kałowa stercoral colic
  k. maciczna uterine colic, menstrual colic
  k. miesiączkowa menstrual colic, uterine colic
  k. nerkowa renal colic
  k. ołowicza lead colic, saturnine colic, painter's colic
  k. smółkowa meconial colic
  k. trzustkowa pancreatic colic
  k. wątrobowa hepatic colic, biliary colic, gallstone colic
  k. ze wzdęcia flatulent colic, wind colic
  k. żółciowa biliary colic, gallstone colic, hepatic colic
koloboma coloboma
kolocenteza colocentesis, colopuncture, colipuncture
kolodium collodion, collodium
  k. hemostatyczne h(a)emostatic collodion, styptic collodion
koloid colloid
  k. dyspersyjny dispersion colloid, dispersoid
  k. hydrofilowy hydrophilic colloid, hydrophil colloid, emulsoid
  k. hydrofobowy hydrophobic colloid, suspensoid
  k. liofilowy lyophilic colloid, emulsoid, emulsion colloid
  k. liofobowy lyophobic colloid, suspensoid, suspension colloid
  k. nieodwracalny irreversible colloid, unstable colloid
  k. ochronny protective colloid
  k. odwracalny reversible colloid, stable colloid
  k. promieniotwórczy radioactive colloid
  k. stały stable colloid, reversible colloid
  k. tarczycowy thyroid colloid
  k., zachwianie równowagi w ustroju colloidoclasia
  k., utrwalenie równowagi w ustroju colloidopexy
  k., zestalenie się setting of colloid
koloidowy colloidal
koloidoklazja colloidoclasia
kololiza cololysis, freeing of the colon from adhesions
kolonia colony
  k. bakteryjna bacterial colony
  k. gładka smooth colony, S colony

k. karłowata dwarf colony
k. lśniąca glossy colony, shining colony
k. macierzysta mother colony
k. pierwotna mother colony, primary colony
k. powierzchowna surface colony
k., przyrząd do liczenia colonometer
k. punkcikowata dustlike colony
k. ruchliwa moving colony
k. szorstka rough colony
k. śluzowata mucoid colony
k. wtórna daughter colony, secondary colony
kolonizacja colonization
k. bakteryjna bacterial colonization
kolor colo(u)r
kolorymetr colorimeter
kolorymetria colorimetry
k. fotoelektryczna photoelectric colorimetry
k. płomieniowa flame colorimetry
kolorymetryczny colorimetric
kolpomikroskopia colpomicroscopy
kolposkop colposcope
kolposkopia colposcopy, vaginal endoscopy
kolumb (termin nieprawidłowy) columbium, Cb (*chem.*); *p.* **niob**
kolumna column
k. absorpcyjna absorbing column
k. chromatograficzna chromatographic column
k. nerkowa renal column
k. odbytnicza anal column
kolumnizacja columnization, vaginal tamponade preventing uterine prolapse
kołaczyk troche, lozenge, pastil
kołatanie serca palpitation
kołnierz collar
koło circle, wheel
k. błędne vicious circle
k. tętnicze mózgu arterial circle of the brain, Willis' circle
k. tętnicze większe tęczówki great arterial circle of the iris
k. zębate (objaw) cogwheel sign, cogwheel resistance
kołowy circular
kołtun plica, matted hair
komar mosquito, gnat, Culex
k. widliszek *Anopheles maculipennis*
komatyczny comatose
kombinezon kompensacyjny anti-G suit
komensal commensal
komensalizm commensalism (*biol.*)
komisja committee, board
k. ekspertów expert committee, board of experts
k. lekarska medical board

komisurotomia commissurotomy, surgical division of any commissure
k. mitralna mitral commisurotomy
k. tylna rdzenia midline myelotomy
komora chamber, ventricle
k. boczna lateral ventricle of the brain
k. chromatograficzna chromatographic chamber
k. do liczenia krwinek counting chamber
k. dźwiękoszczelna sound-proof chamber
k. jonizacyjna równoważna tkance tissue-equivalent ionization chamber
k. lewa left ventricle (of the heart)
k. lewa, przeciążenie left-ventricular strain
k. lewa, przerost left-ventricular hypertrophy
k. lewa, rozszerzenie left-ventricular dilatation
k. mózgu cerebral ventricle, ventricle of the brain
k. niskich ciśnień hypobaric chamber, low-pressure chamber
k. prawa right ventricle (of the heart)
k. przednia oka anterior chamber
k. przednia, pogłębienie angle recession
k. przednia, krwistek hypnema
k. przednia, ropostek hypopyon
k. tylna oka posterior chamber
k. wysokich ciśnień hyperbaric chamber
komorowy ventricular
komórczak syncytium
komórka cell
k. adelomorficzna = k. żołądka główna
k. akantolityczna acantholytic cell (in psoriasis)
k. ameboidalna am(o)eboid cell (any cell with amoeboid movements)
k., analizator cell analyser, cytoanalyser
k. anaplastyczna anaplastic cell
k. apokrynowa apocrine cell
k. astroglejowa = k. glejowa
k. barwnikowa pigment cell, melanocyte
k. barwnikotwórcza melanoblast
k. barwnikooporna chromophobe cell
k. bezziarnista agranular cell, agranulocyte
k. biegunowa polar cell
k. blastyczna blast cell
k. Browicza i Kupffera Kupffer cell, stellate cell of the liver
k., chemia cytochemistry
k. chromochłonna chromaffin cell, ph(a)eochrome cell
k. chromochłonna śródzwojowa intraganglionic chromaffin cell
k. chromochłonna jelit enterochromaffin cell
k. chrząstkogubna chondroclast

k. chrząstkotwórcza chondroblast, chondroplast
k. chrzęstna chondrocyte, cartilage cell
k. ciała obcego foreign-body cell
k. ciałka żółtego corpus luteum cell
k. ciałka żółtego luteinowa luteal cell, lutein cell, granulosa lutein cell, granulosa cell
k. ciałka żółtego paraluteinowa paralutein cell, theca-lutein cell
k. ciałka żółtego, warstwy wewnętrznej theca cell
k. ciałka żółtego, warstwy zewnętrznej granulosa cell
k. ciążowa pregnancy cell (in the hypophysis)
k., cień ghost cell, smudge cell
k. czuciowa sensory cell, neurosensory cell
k. docelowa target cell
k. doczesna decidual cell
k. dotykowa tactile cell, touch cell, tactile corpuscle
k. dwubiegunowa bipolar cell
k. dwujądrzasta binuclear cell, binucleated cell
k. efektorowa effector cell
k. fagocytarna phagocyte, phagocytic cell, scavenger cell, carrier cell
k. fotoelektryczna photo-electric cell, photocell, selenium cell
k. gąbczasta spongiocyte
k. glejowa glia cell, glial cell, neuroglia cell
k. glejowa gwiaździsta obrzmiała bloated astrocyte
k. glejowa gwiaździsta pobudzona gemistocyte, reactive cell, am(o)eboid cell, gemästate cell, gemistocytic cell
k. glejowa gwiaździsta protoplazmatyczna protoplasmic astrocyte
k. glejowa gwiaździsta włóknista fibrous astrocyte
k. glejowa satelitarna pericellular cell, satellite cell, capsule cell, amphicyte
k. glejowa skąpowypustkowa oligodendrocyte, oligodendroglia cell
k. główna (szyszynki, przytarczyc, żołądka) chief cell, principal cell (of the epiphysis, parathyroid gland, stomach)
k. grasicy thymocyte
k. gruczołowa adenocyte, gland cell
k. gwiaździsta stellate cell, star cell
k. gwiaździsta kory mózgowej stellate cell of the cerebral cortex
k. gwiaździsta warstwy kolczystej naskórka Langerhans' cell
k. gwiaździsta wątroby stellate cell of the liver, Kupffer cell
k. Hargravesa Hargraves' cell, lupus erythematosus cell, L.E. cell

k. HeLa HeLa cell (cells cultured continuously from a case of cervical carcinoma used for cultivation of viruses)
k. immunokompetentna immunocompetent cell
k. jajnika ovarian cell
k. jajowa egg cell
k. jajowa, rozwój oogenesis, ovogenesis
k. jądrzasta nuclear cell, nucleated cell
k. jednojądrzasta mononuclear cell
k. kolczysta prickle cell, heckle cell, spine cell
k. kostna osteocyte, osseous cell, bone cell
k. kostniwa cementocyte
k. kostniwotwórcza cementoblast
k. koszyczkowa basket cell (of the cerebral cortex, salivary gland)
k. kościogubna osteoclast
k. kościogubne, guz z osteoclastoma
k. kościotwórcza osteoblast, osteogenic cell, osteochondroblast
k. kościotwórcze, guz z osteoblastoma
k. kubkowa goblet cell, caliciform cell, chalice cell, beaker cell
k. kurczliwa contractile cell
k. kwasochłonna acidophil cell, eosinophil cell
k., liczenie cell counting
k., licznik cell counter
k. limfoidalna lymphoid cell
k. luteinowa lutein cell
k. luteinowa osłonkowa theca-lutein cell
k. luteinowa warstwy ziarnistej granulosa lutein cell
k. macierzysta mother cell, parent cell, brood cell
k. macierzysta krwinek h(a)ematoblast, h(a)emocytoblast, stem cell
k. makroglejowa macroglia cell, astrocyte
k. maziówki synovial cell
k. mezangialna mesangial cell, intercapillary cell
k. mezenchymy mesenchymal cell
k. miąższowa parenchymal cell
k. mięśniowa muscle fibre, muscle cell
k. mięśniowa gładka smooth muscle cell
k. mięśniowa prążkowana striate muscle cell
k. migawkowa ciliated cell
k. mikroglejowa microglia cell, Hortega's cell
k. mikrogleju makrofagowa compound granule cell, gitter cell
k. mionabłonkowa myoepithelial cell
k. nabłonka epithelial cell
k. nabłonka brukowego pavement cell
k. nabłonka jelitowego enterocyte

k. nabłonka krezki naczyniowej = k. mezangialna

k. nabłonka nerwowego neuroepithelial cell

k. nabłonka pęcherzyków gruczołowych alveolar cell, acinar cell, follicular cell

k. nabłonka płaska squamous cell

k. nabłonka śródjamowego mesothelial cell

k. nabłonka wstawkowa intercalated epithelial cell

k. nabłonkowata epithelioid cell

k. naczyniotwórcza h(a)emangioblast

k. nakrapiana stipple cell

k. nasienna seminal cell

k. naskórkowa epidermal cell, epidermic cell

k., nauka o cytology

k. nerwowa nerve cell, neuron, neurone

k. nerwowa bezbiegunowa apolar neuron

k. nerwowa biegunowa polar neuron

k. nerwowa jednobiegunowa unipolar neuron

k. nerwowa rzekomojednobiegunowa unipolar neuron, pseudounipolar neuron

k. nerwowo-wydzielnicza neurosecretory cell

k. nie zróżnicowana undifferentiated cell, indifferent cell

k. nowotworowa malignant cell, neoplastic cell

k. nowotworowa, zniszczenie oncolysis

k. obojętnochłonna neutrophil cell

k., obumarcie necrocytosis

k. okładzinowa żołądka = k. żołądka okładzinowa

k. okołowłośniczkowa pericyte, pericapillary cell, spider cell

k. olbrzymia giant cell

k. olbrzymia trofoblastu giant cell of the trophoblast

k. osłonki pęcherzyka theca cell, thecal cell

k. owalna ovalocyte, elliptocyte, cameloid cell

k. owsiana oat cell

k. paj- kowata spider cell, 1) astrocyte; 2) pericyte; 3) a cell type in cardiac rhabdomyoma

k. pamięci memory cell (in the immune system)

k. paraluteinowa paralutein cell, theca-lutein cell

k., patologia cytopathology

k. pęcherzyka jajnika follicular cell

k. pęcherzyków gruczołowych acinar cell, alveolar cell, follicular cell

k. pęcherzyków płucnych, wielkie, jądrzaste great alveolar cells

k., pęknięcie cell rupture

k. piankowata foam cell, xanthoma cell

k. pierwotna (w wyniku podziału jaja) elementary cell

k. piramidowa pyramidal cell

k. plazmatyczna plasma cell, plasmacyte, plasmocyte

k. plemnikotwórcza spermatogenic cell

k. plemnikowa sperm, sperm cell, spermatic cell, spermatozoon

k. płciowa sex cell, sexual cell, gamete

k. podporowa supporting cell, sustentacular cell

k. podstawna basal cell, basilar cell

k., podział cell division

k., podział bezpośredni direct cell division, amitosis

k., podział pośredni mitosis, karyomitosis, karyokinesis, indirect cell division

k. powietrzna pneumatic cell, air cell (*anat.*)

k., powstanie cytogenesis

k. pozioma horizontal cell (of the cerebral cortex or retina)

k. półksiężycowata demilune cell, serous demilune (of the salivary glands)

k. przegrody międzypęcherzykowej septal cell

k. przejściowa transitional cell

k. przydanki adventitial cell, pericyte

k. przykłębkowa juxtaglomerular cell

k. przytarczyc główna chief cell of the parathyroid gland

k. przytarczyc jasna clear cell, water-clear cell

k. przytarczyc oksyfilna oxyphil cell

k. pyłowa dust cell (loaded with dust particles in the lungs)

k. rakowa cancer cell

k. receptorowa receptor cell

k. rogów rdzenia przednich, tylnych anterior horn cell, posterior horn cell

k. rogówki keratocyte

k., rozpad cytolysis, cytoclesis, cell disintegration, cell dissolution

k., rozpad powodujący cytolytic

k. rozrodcza sex cell, gamete

k. ruchowa motor cell, motoneuron

k. rzęskowa = k. migawkowa

k. satelitarna satellite cell, capsule cell, amphicyte cell

k. Schwanna Schwann's cell, lemmocyte, neurolemmal cell

k. siateczki reticulum cell

k. siateczkowa reticulocyte, skein cell

k. siatkówki retinal cell

k. sitowa ethmoid cell (*anat.*)

k. sitowa, zapalenie ethmoiditis

k. smakowa gustatory cell, taste cell

k. srebrochłonna argentaffin cell, argentaffine cell

k. struny grzbietowej i struniaka physaliphorous cell
k. surowicza serous cell
k. sutkowa mastoid cell (*anat.*)
k. sygnetowata signet ring cell
k. sześcienna cuboid cell
k. szkliwotwórcza ameloblast, adamantoblast, enamel cell, enameloblast, ganoblast
k. szpiku marrow cell, myeloid cell
k. szpiku olbrzymia megakaryocyte
k. szpiku serii białokrwinkowej myeloid cell
k. szyszynki pineal cell, pinealocyte, chief cell of the pineal gland
k. ścięgna tendon cell
k. śluzowa mucous cell, goblet cell
k. śródbłonkowa endothelial cell
k. śródmiąższowa interstitial cell
k. śródmiąższowa jądra interstitial cell of the testis, Leydig's cell
k. śródpęcherzykowa trzustki centro-acinar cell
k. światłoczuła light-sensitive cell, photosensitive cell
k. tarczowata (krwinka czerwona tarczowata) target cell, Mexican hat cell
k. tarczycy międzypęcherzykowa parafollicular cell of the thyroid
k. tarczycy nabłonka pęcherzykowego follicular epithelial cell of the thyroid
k. tkanki łącznej connective tissue cell, desmocyte
k. tłuszczowa fat cell, adipose cell, adipocyte, lipocyte
k. tłuszczowa wielopęcherzykowa multivesicular fat cell
k. tocznia rumieniowatego lupus erythematosus cell, L. E. cell
k. tuczna mast cell, mastocyte, granule cell of connective tissue
k. uczulona sensitized cell
k. układu siateczkowo-śródbłonkowego reticulo-endothelial cell, rhagiocrine cell
k. walcowata cylindric cell, columnar cell
k. warstwy ziarnistej pęcherzyka granulosa cell
k. wątrobowa liver cell, hepatic cell, hepatocyte
k. wchłaniająca jelit absorptive intestinal cell, enterocyte
k. wędrująca wandering cell, migrating cell, am(o)eboid cell
k. wielojądrzasta multinucleated cell, polynuclear cell
k., wprowadzenie do wnętrza komórki (internalizacja) internalization
k., wprowadzić do wnętrza internalize
k. wrzecionowata spindle cell, fusiform cell

k. w spoczynku resting cell
k. wydzielnicza secretory cell
k. wysp trzustkowych islet cell
k. wyściółki ependymal cell, ependymocyte
k. wyściółki migawkowa ciliated ependymal cell
k., wzrost hamujący cytostatic
k. zapalna inflammatory cell
k. zasadochłonna basophilic cell, basophil cell
k. zespólni syncytial cell
k. zębinogubna odontoclast, odontoclastic cell
k. zębinotwórcza odontoblast, odontoblastic cell
k. ziarnista granule cell
k. zrębowa interstitial cell
k. zrębowa jądra Sertoli cell, nurse cell, nursing cell of the testis
k. z wodniczkami vacuolated cell
k. zwojowa ganglion cell, neuron
k. z wtrętami cytomegalicznymi cytomegalic cell
k. żerna phagocyte, macrophage, scavenger cell
k. żerna z ziarnistościami lipidowymi fatty granule cell
k. żołądka główna chief cell, adelomorphous cell, principal cell, zymogenic cell of the stomach
k. żołądka okładzinowa parietal cell, acid cell, peptic cell, oxynthic cell, delomorphous cell
k. żołądka powierzchniowa surface cell of the stomach, foveolar cell, theca cell of the stomach
k. żołądka w szyjce gruczołu wydzielająca śluz mucous neck cell
komórkobójczy cytocidal, cellulicidal
k. środek cytocide
komórkowy cellular
komórkożerny cytophagus, cytophagic
kompendium compend, compendium, abstract
kompensacja compensation
kompensacyjny compensatory
kompensować compensate
kompetencja competence
k. immunologiczna immunocompetence, immunological competence
kompetycyjność competitiveness
kompetycyjny competitive (the word is used for describing a chemical compound competing with another for a receptor site)
kompleks complex (*psych.*, *chem.*)
k. immunologiczny immune complex
k. niższości inferiority complex
k. prześladowczy persecution complex

k. wyższości superiority complex
k. zgodności tkankowej histocompatibility complex
kompleksowy 1) complex; 2) comprehensive (approach, solution etc.)
k. związek complex, complex compound
kompleksy (*pl*) complexes
  k. albuminy znakowanej labelled albumin complex
  k. chelatowe znakowane labelled chelates, labelled chelating complexes
komplement = **dopełniacz**
komplet set, complete set, full set
  k. narzędzi complete set of instruments
komplikacja complication
komplikować complicate
kompozyt composite material, composite (*stom.*)
kompres compress, poultice
kompulsja compulsion, an irresistible impulse to perform an act
kompulsywny compulsive
komputer computer
  k. analogowy analogue computer, analog computer
  k. cyfrowy digital computer
konać be in agonal condition, be dying, expire
konający dying, moribund
konar peduncle, pedunculus (*anat.*), stalk, stem, brachium
  k. mózgu cerebral peduncle
  k., przecięcie pedunculotomy
konarowy peduncular, pedunculate
koncentracja concentration; *p.* **stężenie**
koncentrat concentrate
koncentrować concentrate
koncentryczny concentric
kondensacja condensation
kondensat condensate
kondensator 1) condenser, capacitor (*el.*); 2) plugger, packer condenser (*stom*)
kondom condom
konfabulacja confabulation
konfekcjonowanie preparation of drugs for ready use
konflikt conflict, incompatibility
  k. matczyno-płodowy fetomaternal incompatibility
  k. serologiczny serologic incompatibility, fetomaternal incompatibility
konglomerat conglomerate
koniec end, extremity, apex
konikotomia coniotomy, cricothyrotomy
koniotomia = **konikotomia**
koniuszek apex, end, tip
  k. serca apex of the heart
koniuszkowy apical

k. szmer apex murmur
k., uderzenie apex beat, apical beat, apical thrust
konizacja conization, excision of a cone of tissue
konkanawalina concanavalin
konkrementy (*pl*) **nazębne** dental concrements, tartar
konsensualny consensual
  k. odruch consensual reflex (of the pupil), indirect light reflex
konserwacja preservation, conservation
konserwant preservative
konserwować preserve
konserwy (*pl*) preserves, canned food, tinned food
konsolidacja consolidation
konstytucja (budowa ciała) constitution, the physical makeup of the body
  k. asteniczna asthenic constitution, leptosomic constitution
  k. cyklotymiczna pyknic constitution
  k. hipoplastyczna hypoplastic constitution
  k. pykniczna pyknic constitution
konstytucjonalny constitutional
konsultacja consultation
konsultant consultant
konsultować consult
konsumować consume
konsumpcja consumption, utilization
konsylium consultation given by several physicians
konsystencja consistency
kontakt contact (*stom.*, *epid.*)
  k. bezpośredni direct contact, immediate contact (*epid.*)
  k. domowy household contact (*epid.*)
  k. pośredni indirect contact, mediate contact (*epid.*)
  k. zwarciowy occlusal contact
  k. zwarciowy przedwczesny premature contact, deflective occlusal contact, interceptive occlusal contact, cuspal interference (*stom.*)
kontaktowy contact, contactant
  k., soczewki contact lenses
kontaminacja contamination, pollution
kontaminant contaminant
kontener container, a vessel for transporting diagnostic material
kontrapulsacja counterpulsation, intra-aortic counterpulsation
kontrast contrast
  k. doustny contrast meal
  k. podwójny double contrast
  k. radiologiczny contrast medium
kontrastować contrast
kontrastowy contrast, contrasting

k. środek contrast medium
kontrola control, checking, supervision, check-up, monitoring
k. urodzeń birth control
kontrolny control
k., grupa control group
k., zwierzę control animal
kontrolować control, monitor, check, supervise
kontuzja contusion
k. mózgu brain contusion
k. od wybuchu wind contusion
k. od wybuchu pocisku shell-shock
kontuzjować contuse
konwekcja convection
k. cieplna thermal convection, the conveyance of heat
konwergencja convergence; *p.* zbieżność
konwertaza converting enzyme, convertase
k. angiotensyny angiotensin converting enzyme
konwertyna convertin
konwulsje (*pl*) convulsions, violent spasms
konwulsyjny convulsive
końcowy terminal, final, end-
końcówka end-part, ending, termination, terminal, end-piece
kończyna extremity, limb
kończyny extremities, limbs, legs (*zool.*)
k., ból acromelalgia
k., brak bliższych części phocomelia
k., brak czucia w acroan(a)esthesia
k., brak wrodzony amelia, ectromelia, lipomeria
k. dolne lower extremities, lower limbs
k. fantomowe phantom limbs
k. górne upper extremities, upper limbs
k., nerwoból acromelalgia, erythromelalgia
k., neurogenne zaburzenia troficzne acrotrophoneurosis, acrotrophodynia
k., osteoliza acro-osteolysis
k., parestezja acropar(a)esthesia, acrodyst(a)esthesia
k., twardzina skóry acrosclerosis, acroscleroderma
k., zapalenie skóry acrodermatosis, acrodermatitis
k., zapalenie stawów acroarthritis
k., zasinienie acrocyanosis
k., zgrubienie skóry acropachyderma, Uehlinger's syndrome, Brugsch's syndrome, idiopathic Bamberg-Marie disease
k., znieczulica acroan(a)esthesia
koński equine
końskostopie equinovarus foot
końsko-szpotawy equinovarus
koordynacja coordination
k. ruchów coordination of movements

koordynować coordinate
kopiasta łyżka heaped spoonful
kopolimer copolymer
kopolimeryzacja copolymerization
koproporfiryna coproporphyrin
kopulacja copulation, coitus, coition, sexual intercourse
kopulacyjny copulative
kopulasty dome-like, dome-shaped
kopulować copulate
kopuła dome, cupula, cupola
k. przepony phrenic dome, diaphragmatic leaf
kora bark, cortex (*anat.*, *bot.*)
k. jajnika cortex of the ovary
k. mózgu cerebral cortex
k. mózgu archaiczna archicortex, archipallium
k. mózgu bezziarnista agranular cortex
k. mózgu dawna paleocortex
k. mózgu heterogenna allocortex, unlaminated cortex, heterogenic cortex
k. mózgu homogenna neocortex, homogenic cortex, laminated cortex
k. mózgu nowa neocortex, homogenic cortex, isocortex, neopallium
k. mózgu stara archicortex
k. mózgu ziarnista granular cortex
k. móżdżku cerebellar cortex
k. nadnercza adrenal cortex, suprarenal cortex
k. nadnercza, nadczynność adrenocortical hyperfunction, hyperadrenocorticalism
k. nadnercza, niedoczynność adrenocortical failure, adrenocortical insufficiency, hypocorticoidism
k. nerki renal cortex
kordon sanitarny sanitary cordon
kordotomia chordotomy, cordotomy
korek cork, stopper
k. doszlifowany stopper ground to fit
k. szklany glass stopper
korekcja correction
korekcyjny corrective, correctant, corrigent
korekta 1) correction (*stom.*); 2) proof reading
k. zgryzu occlusal correction (*stom.*)
korelacja correlation
k. fenotypowa phenotypic correlation
k. genetyczna genetic correlation
k. genotypowa genotypic correlation
k. liniowa linear correlation
k. ujemna negative correlation
korepraksja corepraxy, corepexy, operation for pupil shifting
korepresor corepressor (*gen.*)
korespondencja siatkówkowa retinal correspondence

k. siatkówkowa harmonijna harmonious retinal correspondence
k. siatkówkowa nieprawidłowa anomalous retinal correspondence
korkować cork, plug, stopper
korona crown, corona (*anat.*), corolla (*bot.*)
  k. akrylowa acrylate crown, acrylic crown (*stom.*)
  k. anatomiczna anatomical crown (*stom.*)
  k. ceramiczna ceramic crown, porcelain crown (*stom.*)
  k. całkowita total crown, full crown (*stom.*)
  k. częściowa partial crown (*stom.*)
  k. lana cast crown (*stom.*)
  k. licowana crown with porcelain facing, crown with porcelain veneer
  k. zęba, nałożenie capping of a tooth, crowning of a tooth
  k. zęba, nałożyć cap a tooth, crown a tooth
koronarografia coronarography
koronawirusy corona viruses
korowy cortical
korozyjny corrosive, corrodent
korpus trunk, body, torso
kortykoid corticoid, corticosteroid
kortykosteroid corticosteroid, corticoid
kortykosteron corticosterone
kortykoterapia corticotherapy
kortykotrofina = **kortykotropina**
kortykotropina corticotropin, corticotrophin, adrenocorticotropic hormone, ACTH
kortykotropowy corticotropic
kortyzol cortisol, hydroxycortisone
kortyzon cortisone
koryzawirusy (*pl*) coryzaviruses
korzenie (*pl*) roots, radices (*anat.*)
  k., ból radicularalgia
  k., choroba radiculopathy
  k. nerwowe nerve roots
  k. nerwowe, zapalenie radiculitis, radiculoneuritis
  k., zapalenie wielokorzeniowe polyradiculitis, polyradiculoneuritis
korzeń root, radix (*anat., bot.*)
  k. brzuszny ventral root, anterior root of a spinal nerve
  k. grzbietowy dorsal root, posterior root of a spinal nerve
  k. nerwu nerve root
  k. tylny nerwu rdzeniowego posterior root, dorsal root, sensory root of a spinal nerve
  k., wycięcie radiculectomy
  k. zęba root of the tooth
  k. zęba, resekcja resection of a tooth root
  k. zęba, resorpcja resorption of a tooth root
korzonkowy radicular
kosmaty hairy, shaggy, hirsute

kosmek villus, tuft
  k. jelitowy intestinal villus
  k. kosmówki chorionic villus
  k. kosmówki omoczniowej chorioallantoic villus
  k. maziówki synovial villus
  k. omoczniowy allantoic villus
  k. osierdzia pericardial villus
  k. pajęczynówki arachnoid villus
  k. pierwotny primary villus
kosmetologia cosmetology
kosmetyczny cosmetic
  k. gabinet beauty parlo(u)r
kosmetyk cosmetic
kosmetyka cosmetics
kosmiczny cosmic
kosmki (*pl*) villi, tufts
  k. opłucnowe pleural villi
  k. otrzewnowe peritoneal villi
  k., zapalenie villositis
kosmkowatość villosity
kosmkowaty villiform
kosmkowy villous, villose
kosmobiologia cosmobiology, space biology
kosmonauta cosmonaut
kosmówczak chorionepithelioma, choriocarcinoma, chorionic epithelioma, malignant syncythioma, trophoblastoma
kosmówka chorion
  k. gładka smooth chorion, chorion laeve
  k. i owodnia, zapalenie chorioamnionitis
  k. kosmata chorion frondosum, shaggy chorion
  k., zapalenie chorionitis
kosteczka ossicle, bonelet
kosteczki (*pl*) **słuchowe** auditory ossicles, ear ossicles, ear bones
  k. słuchowe, plastyka ossiculoplasty
  k. słuchowe, przecięcie ossiculotomy
  k. słuchowe, wycięcie ossiculectomy
kosteczkowy ossicular
kostka bonelet
  k. boczna lateral ankle
  k. przyśrodkowa medial ankle
kostniak osteoma
  k. gąbczasty osteospongioma, cancellous osteoma
  k. kostnawy osteoid osteoma
  k. śródkostny endosteal osteoma
  k. zarodkowy osteoblastoma, giant osteoid osteoma
kostniakochrzęstniak osteochondroma
kostniakochrzęstniakomięsak osteochondrosarcoma
kostniakomięsak osteosarcoma
kostniakotłuszczak osteolipoma
kostniakotłuszczakochrzęstniak osteolipochondroma

kostniakowłókniak osteofibroma
kostniakowatość osteomatosis
kostniakochrzęstniakowatość osteochondromatosis, hereditary multiple exostoses
kostnieć ossify, change into bone
kostniejący ossifying
kostnienie ossification, formation of bone, change into bone
  k. metaplastyczne metaplastic ossification
  k. na podłożu błoniastym intramembranous ossification, membranous ossification
  k. na podłożu chrząstkowym chondrous ossification
  k. niedoskonałe osteogenesis imperfecta
  k. odchrzęstne perichondral ossification
  k. śródchrzęstne endochondral ossification
kostnina callus
  k. ostateczna definitive callus
  k. otaczająca ensheathing callus
  k. przejściowa provisional callus, temporary callus
  k. śródkostna central callus (within the medullary cavity)
kostniwiak cementoma
kostniwo cement
kostnochrzęstny osteocartilaginous, osteochondrous
kostnookostnowy osteoperiosteal
kostnostawowy osteoarticular
kostny osseous, bony, osteal
  k., tkanka osseous tissue, bone tissue
  k., tkanka odmineralizowana osteoid
  k., wyrośl osteophyte, osteophyma, a bony outgrowth
  k., wyrośl kostnochrzęstna osteochondrophyte
  k., wyrośl wewnętrzna endostosis
  k., wyrośl zewnętrzna exostosis
kości bones
  k., ból osteodynia, ostalgia, ostealgia, osteoneuralgia
  k., choroba osteopathy; *p.* **osteopatia**
  k. czaszki nadmiernej grubości pachycephaly, hyperostosis cranialis
  k., dystrofia osteodystrophy; *p.* **osteodystrofia**
  k. i błona maziowa, zapalenie osteosynovitis
  k. i chrząstka, zapalenie osteochondritis
  k. i okostna, zapalenie osteoperiostitis
  k. i stawy, choroba osteoarthropathy, osteoarthrosis
  k. i staw, zapalenie osteoarthritis
  k. i szpik, zapalenie osteomyelitis, central osteitis, endosteitis
  k., łamliwość wrodzona osteogenesis imperfecta, fragility of bones, osteopsathyrosis

  k., martwica osteonecrosis
  k., martwica aseptyczna aseptic bone necrosis, osteochondronecrosis
  k., martwica popromienna osteoradionecrosis
  k., nadmierny rozrost hyperostosis
  k., nauka o osteology
  k., odwapnienie decalcification of bones, demineralization of bones, osteohalisteresis, halisteresis, halosteresis
  k. plamiste osteopoikilia, osteopetrosis
  k., plastyka osteoplasty
  k. podudzia crural bones
  k., przecinanie osteotomy
  k. przedramienia forearm bones
  k., resekcja wraz ze stawem osteoarthrotomy
  k., rozmiękanie osteomalacia, ossifluence, osteohalisteresis, halisteresis, malacosteon
  k. stępu tarsal bones
  k., stwardnienie condensing osteitis, osteosclerosis, bone sclerosis, sclerosing osteitis, eburnation
  k., szew osteorrhaphy, osteosuture, wiring together of the fragments of a broken bone
  k. śródręcza metacarpal bones
  k. śródstopia metatarsal bones
  k. twarzoczaszki facial bones, facial skeleton
  k., tworzący osteogenous, osteogenic, osteogenetic, ossific
  k., tworzenie się osteogenesis, osteosis, osteogeny, ostosis
  k., zanik atrophy of bones, osteomalacia, osteolysis, osteoclasis
  k., zapalenie osteitis, ostitis
  k., zapalenie gruźlicze caseous osteitis, tuberculous osteitis, tuberculous caries of bone
  k., zapalenie przerostowe hyperplastic osteitis
  k., zapalenie rozrzedzające rarefying osteitis, vascular osteitis
  k., zapalenie włókniste rosiane localized fibrous osteitis, disseminated fibrous osteitis, Albright's disease
  k., zapalenie włóknisto-torbielowate osteitis fibrosa cystica, vascular Recklinghausen's disease of bones
  k., zapalenie zniekształcające osteitis deformants
  k., zgąbczenie osteoporosis
  k., złamanie *p.* **złamanie**
  k., zrzeszotnienie osteoporosis, skeletal atrophy
  k., zwłóknienie osteofibrosis

k., zwyrodnienie degeneration of bones, osteoarthrosis
kościec skeleton
k. głowy i tułowia axial skeleton
kościogubczak osteoclastoma, giant cell bone tumo(u)r
kościogubny osteoclastic
kościotwórczy osteogenic, osteoplastic, bone-forming
kościozrost synostosis
k. śródstawowy bony ankylosis, true ankylosis
kość bone
k. beleczkowata trabecular bone
k. blaszkowata lamellar bone
k. długa long bone, pipe bone
k. gąbczasta spongy bone, cancellous bone
k. jarzmowa zygomatic bone, yoke bone, jugular bone, cheek bone, malar bone
k. klinowa sphenoid bone
k. krzyżowa sacral bone
k. łokciowa ulnar bone, elbow bone
k. łonowa pubic bone
k. marmurkowata marble bone, osteopetrosis
k., nakłucie puncture of bone, trephining of bone, osteostixis
k., oszkieletowanie bone denudation
k. patologicznie łamliwa brittle bone
k. płaska flat bone, tabular bone
k. potyliczna occipital bone
k. promieniowa radial bone, spoke bone
k., przemieszczenie ostectopy, osteoectopy
k. ramienna humeral bone
k. skroniowa temporal bone
k. strzałkowa fibula, calf bone
k. udowa femoral bone, thigh bone
k., wycięcie ostectomy, osteoectomy
k. zbita compact bone
koślawość valgity
koślawy valgus
kowadełko incus, anvil
k., wycięcie incudectomy
kowalencja covalence
kowalencyjny covalent
krajać cut, carve
kran tap, cock, faucet (*am.*)
kranik small cock, adaptor with stop-cock (*rad.*)
k. trójkanałowy three-way stop-cock
k. z kanałem bocznym adaptor with side arm
kranioklast cranioclast, basiotribe
kraniolakunia craniolacunia, craniofenestria
kraniostenoza craniostenosis
kraniotomia craniotomy
krasnoludkowatość leprechaunism
krater crater

kraterowaty crater-like, crateriform
kratka grid
k. Bucky'ego Bucky grid (*rad.*)
krawędź edge, border, margin
k. sieczna incisal edge, cutting edge (*stom.*)
krążek disc, disk (*am.*)
k. karborundowy carborundum disc (*stom.*)
k. maciczny pessary, hysterophore (for supporting prolapsed uterus)
k. maciczny kapturkowy diaphragm, vaginal diaphragm
k. międzykręgowy intervertebral disc
k. międzykręgowy, zapalenie discitis, diskitis
k. wewnątrzmaciczny intrauterine (contraceptive) device, IUD
k. wewnątrzmaciczny Lippesa Lippes' loop
krążenie circulation
k. duże systemic circulation, greater circulation
k. łożyskowe placental circulation
k., niewydolność circulatory failure
k., niewydolność lewokomorowa left-ventricular circulatory failure
k., niewydolność prawokomorowa right-ventricular circulatory failure
k., niewydolność zastoinowa congestive circulatory failure
k. oboczne collateral circulation
k. obwodowe peripheral circulation
k. omijające shunt, bypass
k. płodowe fetal circulation
k. płucne pulmonary circulation, lesser circulation
k. pozaustrojowe extracorporeal circulation, cardiopulmonary bypass
k. sztuczne artificial circulation
k. tętnicze arterial circulation
k., układ circulatory system
k., ustanie circulatory arrest
k. wątrobowo-jelitowe (żółci) enterohepatic circulation
k. wieńcowe coronary circulation, coronary blood flow
k. włośniczkowe capillary circulation, microcirculation
k. wrotne portal circulation
k. wspomagane assisted circulation
k. wspomagane przeciwpulsacją wewnątrz-aortalną intra-aortic counterpulsation
k. wyrównawcze compensatory circulation, collateral circulation
k. zwolnione sluggish circulation, hyposphyxia
k. żylne venous circulation
krążeniowy circulatory
krążyć circulate

kreatyna creatine, (N-methylguanidino)-acetic acid
kreatynina creatinine
  k., klirens creatinine clearance
kreatynaza creatinase
kreatynokinaza creatine kinase
kreatynuria creatinuria
kreda chalk, creta
krem cream
  k. beztłuszczowy greaseless cream
  k. do masażu lubricating cream
  k. kosmetyczny cold cream
  k. oczyszczający cleansing cream
  k. zwykły aqueous cream
kremowy creamy, creamy-white
kresa line, linea
kresomózgowie telencephalon, endbrain
kretyn cretin
kretynizm cretinism, infantile hypothyroidism
krew blood
  k. arterializowana arterialized blood, aerated blood
  k., bank blood bank
  k., biorca blood recipient
  k. całkowita whole blood
  k., cechy grupowe blood group characters
  k., chimeryzm blood chim(a)erism
  k., choroba h(a)emopathy, h(a)ematopathy
  k., ciałka blood corpuscles, blood cells
  k., ciśnienie blood pressure
  k. cytrynianowa citrated blood
  k., dawca blood donor
  k., elementy morfotyczne morphotic elements of the blood
  k., filtracja h(a)emofiltration
  k., grupa blood group
  k., grupa, dobieranie blood matching
  k., grupa, niezgodność blood incompatibility
  k., grupy główne major blood groups
  k., grupy, oznaczanie blood typing, blood grouping, determination of blood groups
  k., grupy, układ blood group system
  k., grupy, zgodność blood compatibility
  k. heparynizowana heparinized blood
  k. konserwowana stored blood
  k. krążąca circulating blood
  k., krzepliwość blood coagulability, h(a)ematopexis, h(a)emopexis
  k., krzepnięcie blood clotting, blood coagulation
  k., leczenie h(a)emotherapy
  k., leczenie własną autoh(a)emotherapy
  k., lepkość blood viscosity
  k., obliczanie morfotycznych elementów blood cell count

  k., obliczanie wzoru Schillinga differential blood cell count
  k., nadkrzepliwość hypercoagulability of blood
  k., nadmiar cholesterolu we hypercholesterol(a)emia
  k., nadmiar cukru we hyperglyc(a)emia, high blood glucose level
  k., nadmiar lipoprotein we hyperlipoprotein(a)emia
  k., nadmiar potasu we hyperpotass(a)emia, hyperkali(a)emia, hyperkal(a)emia
  k., nadmiar sodu we hypernatr(a)emia
  k., nadmiar tłuszczów we hyperlip(a)emia, hyperlipid(a)emia
  k., nadmiar triglicerydów we hypertriglycerid(a)emia
  k., nadmiar wapnia we hypercalc(a)emia
  k., napowietrzenie aeration of blood
  k., nauka o h(a)ematology
  k., niedobór białka we hypoprotein(a)emia, hypoalbumin(a)emia
  k., niedobór chloru we hypochlor(a)emia
  k., niedobór cukru we hypoglyc(a)emia
  k., niedobór fibrynogenu we hypofibrinogen(a)emia
  k., niedobór gamma-globulin we hypogammaglobulin(a)emia
  k., niedobór potasu we hypopotass(a)emia, hypokal(a)emia, hypokali(a)emia
  k., niedobór protrombiny we hypoprothrombina(a)emia
  k., niedobór sodu we hyponatr(a)emia
  k., niedobór trombiny we hypothrombin(a)emia
  k., niedobór wapnia we hypocalc(a)emia
  k., niedocukrzenie hypoglyc(a)emia
  k., niedostateczne tworzenie an(a)emia, anh(a)ematosis
  k., niedotlenienie hypox(a)emia, anox(a)emia
  k., niedotlenienie, odnoszący się do hypox(a)emic, anox(a)emic
  k., obecność bakterii we bacter(a)emia
  k., obecność białka we albumin(a)emia, protein(a)emia
  k., obecność kwasu moczowego we uric(a)emia
  k., obecność lipoproteidów we lipoprotein(a)emia
  k., obecność tlenku węgla we carboh(a)emia
  k. obecność tłuszczów we lip(a)emia, lipid(a)emia
  k., obecność triglicerydów we triglycerid(a)emia
  k., obecność wapnia we calc(a)emia
  k., obecność włóknika we fibryn(a)emia
  k., objętość blood volume

k., objętość krążącej circulating blood volume
k., objętość prawidłowa normovol(a)emia
k., objętość zmniejszona oligovol(a)emia, hypovol(a)emia
k., objętość zwiększona hypervol(a)emia
k., obraz blood picture
k. obwodowa peripheral blood
k., odmrażanie defreezing of blood, thawing of blood
k., odwłóknienie defibrination of blood
k., odwodnienie anhydr(a)emia, blood concentration
k., osocze blood plasma
k. pełna whole blood
k., perfuzja h(a)emoperfusion
k., perfuzja przez węgiel charcoal h(a)emoperfusion
k., perfuzja przez żywicę resin h(a)emoperfusion
k. pępowinowa cord blood
k., płytka blood platelet, thrombocyte
k., pobierać draw blood
k. poddana próbie krzyżowej cross-matched blood
k., pojemność buforowa buffer capacity of blood
k., powietrze we aer(a)emia
k., prawidłowe stężenie białka we normoprotein(a)emia
k., prąd blood stream
k., preparat zastępujący blood substitute
k., próbka blood sample
k. przedatowana time-expired blood, overdue blood, aged blood
k., przepływ blood flow
k., przetoczenie blood transfusion, h(a)emotransfusion
k., przetoczenie niezgodnej grupowo mismatched transfusion
k., pyłki h(a)emoconia, blood dust, dust corpuscles, blood motes
k., rozcieńczenie h(a)emodilution
k., rozmaz blood smear, blood film
k., rozmaz barwiony stained blood film
k., skaza blood dyscrasia, a more or less permanent change of blood cells
k., składnik blood element, blood component, blood constituent
k., stężenie cukru we blood glucose level, glyc(a)emia
k. sucha dry blood
k., surowica blood serum
k. szczawianowa oxalated blood
k. świeża fresh blood
k. tętnicza arterial blood
k., tworzenie h(a)emopoiesis, h(a)ematopoi-

esis, h(a)ematogenesis, h(a)emogenesis, h(a)ematoplasty, formation of blood
k., upust bloodletting
k. utajona occult blood
k., utrata blood loss
k. włośniczkowa capillary blood
k. w nasieniu h(a)emospermia
k., wodnistość h(a)emodilution
k., wskaźnik barwny colo(u)r index
k. wynaczyniona extravasated blood
k., zagadki blood puzzles, foreign bodies or cell fragments in blood misinterpreted as infectious agents
k., zagęszczenie pachyh(a)emia, pachy-(a)emia, h(a)emoconcentration
k., zamrażanie blood freezing, blood refrigeration
k. zhemolizowana h(a)emolysed blood, laky blood
k. żylna venous blood
krewny relative
krezka mesentery
k. jajnika mesovarium
k. jajowodu mesosalpinx
k. jądra mesorchium
k. jelita czczego mesojejunum
k. jelita krętego mesoileum
k. okrężnicy mesocolon
k. okrężnicy esowatej mesosigmoid
k. okrężnicy esowatej, umocowanie chirurgiczne mesosigmoidopexy
k. okrężnicy esowatej, zapalenie mesosigmoiditis
k. okrężnicy poprzecznej transverse mesocolon
k. okrężnicy poprzecznej skróconej, umocowanie mesocolopexy, mesocoloplication
k. okrężnicy wstępującej ascending mesocolon
k. okrężnicy zstępującej descending mesocolon
k., zapalenie mesenteritis
krezkowy mesenteric, mesaraic, mesareic
kręcz szyi torticollis, wry-neck, stiff neck
k. szyi oczny ocular torticollis
k. szyi spastyczny spasmodic torticollis, spastic torticollis, intermittent torticollis, rotatory spasm, rotatory tic, sphagiasmus
k. szyi objawowy symptomatic torticollis, rheumatic torticollis
k. szyi skórnopochodny dermatogenic torticollis (caused by skin scar)
k. wrodzony congenital torticollis, 1) muscular (due to fibrosis of muscles); 2) osseous (due to vertebral malformation)
kręg vertebra (*pl.* vertebrae)
k., choroba spondylopathy

k., gruźlica tuberculous spondylitis, spondylocace, spondyloarthrocace
k. guziczny coccygeal vertebra, caudal vertebra, tail vertebra
k. krzyżowy sacral vertebra
k. lędźwiowy lumbar vertebra
k., łuk vertebral arch
k., łuk, rozszczepienie spondyloschisis, rachischisis
k., łuk, wycięcie laminectomy, spondylotomy
k. motyli butterfly vertebra
k. obrotowy axis, odontoid vertebra, toothed vertebra
k. piersiowy thoracic vertebra
k. połowiczy hemivertebra
k. potyliczny occipital vertebra
k. przejściowy transitional vertebra
k., rozmiękanie spondylomalacia
k. rybi fish vertebra
k. szczytowy atlas
k. szczytowy, odnoszący się do atlantal
k. szyjny cervical vertebra
k., trzon vertebral body
k., usztywnienie operacyjne spondylodesis, spondylosyndesis
k., wycięcie vertebrectomy
k., wycięcie wyrostka poprzecznego transversectomy, facetectomy
k., wycięcie wyrostka poprzecznego z częścią żebra costotransversectomy
k., wyrostek kolczysty spinous process
k., stykanie się wyrostków kolczystych kissing spine, Baastrup's sign
k., wyrostek ościsty = wyrostek kolczysty
k. wyrostek poprzeczny transverse process of the vertebra
k., wyrostek stawowy dolny i górny articular process of the vertebra inferior and superior
k. wystający prominent vertebra
k., zapalenie spondylitis
k., zapalenie, dotyczący spondylitic
k., zapalenie gruźlicze tuberculous spondylitis
k., zapalenie ropne purulent spondylitis, spondylopyosis
k., zespolenie chirurgiczne spinal fusion, vertebral fusion, spondylodesis
k., złamanie vertebral fracture, spinal fracture
k., złamanie kompresyjne compression fracture of the vertebra, comminuted fracture of the vertebra
k., zrost wrodzony vertebral block
k. zwichnięcie vertebral luxation, vertebral subluxation, spondyloexarthrosis
kręgarstwo chiropraxis, chiropractic

kręgarz chiropractor
kręgosłup vertebral column, spinal column, spine, dorsal column, backbone, rachis
k. bambusowy bamboo spine (in ankylosing spondylitis)
k., ból rachialgia, rachiodynia, spinalgia, spondylodynia, spondylalgia
k., gruźlica tuberculous spondylitis, Pott's disease, Pott's caries, spinal caries, spondylocace, spondyloarthrocace, trachelocyrtosis, trachelokyphosis
k., krzywizna spinal curvature
k., krzywizna przednia lordosis
k., krzywizna tylna kyphosis
k., operacja otwarcia kanału kręgowego laminectomy, spondylotomy
k., przecięcie kręgów płodu rachiotomy, spondylotomy
k., przyrząd do pomiaru krzywizn rachiometer
k., rozszczep rachischisis, schistorachis, spinal cleft, vertebral cleft, spina bifida
k., rozszczep całkowity holorachischisis, total rachischisis
k., rozszczep częściowy partial rachischisis, merorachischisis
k., rozszczep przedni anterior rachischisis, anterior vertebral cleft, cleft vertebral body
k., rozszczep tylny posterior rachischisis, spina bifida; *p.* tarń dwudzielna
k., skrzywienie boczne lateral spinal curvature, scoliosis, rachiscoliosis; *p.* skolioza
k., skrzywienie przednie lordosis, hollow back, saddle back, hyperlordosis
k., skrzywienie tylne kyphosis, cyrtosis
k. skrzywienie tylno-boczne kyphoscoliosis
k. szyjny cervical spine
k. szyjny, uraz biczowy whiplash injury
k. szyjny, uraz zgięciowo-odgięciowy whiplash injury
k. szyjny, zmiany zwyrodnieniowe cervical spondylosis
k., usztywnienie chirurgiczne spinal arthrodesis, spondylodesis, spondylosyndesis, spinal fusion, vertebral fusion, surgical ankylosis of the spine
k. usztywniony (chorobowo) poker spine, rigid spine
k., zapalenie spondylitis
k., zapalenie stawów spondylarthritis
k., zapalenie stawów zesztywniające ankylosing spondylitis, rheumatoid spondylitis, rhizomelic spondylitis, rhizomelic spondylosis, Marie's disease, Marie-Strümpell disease

k., zapalenie zniekształcające spondylitis deformans

k., zesztywnienie vertebral ankylosis, spondylosis

k., złamanie spinal fracture

k., zmiany zwyrodnieniowe spondylosis, hyperostotic spondylitis

kręgosłupowy spinal, vertebral, rachial, rachidian, rachidial

kręgowce vertebrates, *Vertebrata*

kręgowy vertebral, spondylous

kręgozmyk spondylolisthesis

k. przedni spondylolisthesis, spondyloptosis

k. tylny retrospondylolisthesis

kręgozmykowy spondylolisthetic

krępulec tourniquet

krępy thickset, stocky, squat

krętarz trochanter

k. mniejszy lesser trochanter, trochanter minor, small trochanter

k., plastyka trochanteroplasty, trochanterplasty

k. trzeci third trochanter, trochanter tertius

k. większy greater trochanter, trochanter major

krętarzowy trochanterian, trochanteric

krętek treponema

k. blady *Treponema pallidum*

k. choroby Lyme *Borrelia burgdorferi*

k. duru powrotnego *Borrelia recurrentis, Spirochaeta obermeieri,* Obermeier's spirillum

k. jamy ustnej *Treponema buccalis*

k. żółtaczki zakaźnej *Leptospira icteroh(a)emorrhagica*

krętkobójczy treponemicidal, spirocheticidal, spirillicidal

krętkowate *Treponemataceae, Spirochaetaceae*

krętkowica treponematosis, treponemiasis, spirochaetosis, spirillosis, leptospirosis, any disease caused by treponema, spirochaeta, spirilla or leptospira

k. oskrzelowo-płucna bronchopulmonary spiroch(a)etosis, h(a)emorrhagic bronchitis, Castellani's bronchitis, bronchospiroch(a)etosis

k. żółtaczkopodobna icteroh(a)emorrhagic leptospirosis, leptospiral jaundice, spiroch(a)etal jaundice, Weil's disease; *p.* **leptospirozy**

krętnica *p.* **jelito kręte**

kręty tortuous, sinuous, winding, anfractuous

k. przebieg tortuosity

krioaglutynacja cryoagglutination

krioanestezja cryoan(a)esthesia, refrigeration an(a)esthesia, cryan(a)esthesia, crymoan(a)esthesia

krioaplikacja cryoapplication

krioaplikator cryoapplicator, cryoprobe, cryopill

kriochirurgia cryosurgery

krioekstracja cryoextraction (of the cataract)

krioekstraktor cryoextractor, cryode, cryostylet, cryostylette

kriofibrynogenemia cryofibrinogen(a)emia

kriogeniczny cryogenic, producing low temperature or produced by low temperature

krioglobulina cryoglobulin

krioglobulinemia cryoglobulin(a)emia

kriokauter cryocautery, cryoprobe, cryoapplicator

k., substancja kriokauteryzująca cryocautery, any substance which produces tissue destruction by freezing

kriometria cryometry, cryoscopy, freezing point determination

kriopeksja cryopexy, sealing of detached retina to choroid with a cryoprobe

krioprecypitacja cryoprecipitation

krioproteina cryoprotein

krioskopia cryoscopy, cryometry

kriostat cryostat, a freezing chamber

krioterapia cryotherapy

krochmal = skrobia

krocze perineum, crotch

k. i pochwa, plastyka episioperineoplasty

k. i pochwa, zeszycie episioperineorrhaphy, colpoperineorrhaphy, perineauxesis

k., nacięcie perineotomy, episiotomy

k., plastyka perineoplasty, perineosynthesis

k., przepuklina perineocele, perineal hernia

k., zeszycie perineorrhaphy

kroczowy perineal

kropelka droplet

kropelkowy droplet

k., zakażenie droplet infection

kropidlak *Aspergillus*

k. czarny *Aspergillus niger, Aspergillus auricularis*

k. pałkowaty *Aspergillus clavatus*

k. popielaty *Aspergillus fumigatus*

k. żółty *Aspergillus flavus*

kropidlakowica aspergillosis, aspergillomycosis

k. płucna pulmonary aspergillosis

k. uszna aural aspergillosis, otomycosis due to *Aspergillus* organism

kropla drop, gutta

k. wisząca hanging drop, a method of microscopic examination of bacteria

krople drops

k. do nosa nasal drops

k. do oczu eye drops
k. do uszu ear drops
kroplomierz dropper, dropping tube, stactometer
kroplówka drip infusion, drip
k. doodbytnicza rectal drip infusion
k. dożylna intravenous drip infusion
k., stosować administer drip infusion
krosta pustule, pustula, pimple
k., podobny do pustuliform
k., powstawanie pustulation
k. przymieszkowa perifollicular pustule
k. rozwijająca się z grudki papulo-pustule
krostkowy pustular
krostowatość pustulosis
krostostrupowy pustulocrustaceous
krowianka 1) vaccine against smallpox; 2) vaccinia, cowpox
k. poronna vaccinella, false vaccinia
k. przeszczepiona inoculated vaccinia
k. uogólniona generalized vaccinia
k. zgorzelinowa gangrenous vaccinia, progressive vaccinia
królik rabbit
krótkogłowie brachycephaly, brachycephalism
krótko działający short-acting, short-action (drug)
krótkołańcuchowy short-chain
krótkopalcowość brachydactylia, brachydactyly
krótkoszyjność brevicollis, short-neck
krótkotrwały short-term, short-lasting, short--lived, transient
krótkowidz myope, near-sighted individual, short-sighted individual
krótkowzroczność myopia, near-sightedness, short-sightedness, short sight, near sight
k. nierówna na obojgu oczach anisomyopia
k. refrakcyjna curvature myopia, refraction myopia, index myopia
k. wysoka high myopia
k. złośliwa malignant myopia, progressive myopia with fundus changes
krótkowzroczny myopic, near-sighted, short--sighted
krtaniowy laryngeal
k. świst stridor, laryngeal stridor
k. świst wdechowy inspiratory stridor, inspiratory crowing sound
k. świst wrodzony congenital stridor
k. świst wydechowy expiratory stridor (during an(a)esthesia)
krtań larynx
k., badanie rtg laryngography
k., błonica diphtheritic laryngitis
k., ból laryngalgia
k., brodawczak laryngeal papilloma

k., choroba laryngopathy
k., gruźlica laryngeal tuberculosis, laryngophthisis
k. i gardło, wycięcie laryngopharyngectomy
k. i gardło, zapalenie laryngopharyngitis
k. i oskrzela, wziernikowanie laryngobronchoscopy
k. i oskrzela, zapalenie laryngobronchitis
k. i tchawica, nacięcie laryngotracheotomy
k. i tchawica, zapalenie laryngotracheitis
k., krup croupous laryngitis
k., krup rzekomy laryngismus stridulus
k., kurcz laryngospasm, laryngismus, glottidospasm
k., modzelowatość pachyderma laryngis
k., nacięcie laryngotomy
k., nacięcie dolne inferior laryngotomy, cricothyrotomy
k., nacięcie górne superior laryngotomy
k., nacięcie między chrząstką pierścieniowatą i tarczowatą intercricothyrotomy, cricothyroidotomy
k., nacięcie środkowe median laryngotomy, laryngofissure
k., nadmierne wydzielanie śluzu w laryngorrh(o)ea
k., nakłucie laryngocentesis
k., opadnięcie laryngoptosis
k., plastyka laryngoplasty
k., porażenie laryngoplegia, laryngoparalysis
k., ropowica phlegmonous laryngitis
k., rozcięcie zupełne laryngofissure, thyrofissure, thyroidotomy, thyrotomy, thyrochondrotomy
k., rozmiękanie laryngomalacia, chondromalacia of the larynx
k., suchość laryngoxerosis
k. sztuczna artificial larynx
k., twardziel laryngoscleroma
k., uchyłek laryngeal diverticulum
k., wycięcie laryngectomy, excision of the larynx, glottidectomy
k., wycięcie połowy hemilaryngectomy
k. wystająca Adam's apple
k., wytworzenie przetoki laryngostomy
k., wziernik do laryngoscope
k., wziernikowanie laryngoscopy
k., wziernikowanie bezpośrednie direct laryngoscopy
k., wziernikowanie pośrednie indirect laryngoscopy
k., zapalenie laryngitis, glottitis, glottidis
k., zapalenie błonicze diphtheritic laryngitis
k., zapalenie gruźlicze tuberculous laryngitis

k., zapalenie nieżytowe catarrhal laryngitis
k., zapalenie okołokrtaniowe perilaryngitis
k., zapalenie podgłośniowe subglottic laryngitis
k., zapalenie podśluzówkowe submucous laryngitis
k., zapalenie zanikowe atrophic laryngitis, dry laryngitis
k., zeszycie laryngorrhaphy
k., zwężenie laryngostenosis, laryngoemphraxis
kruchość fragility, friability, brittleness
k. kości osteopsathyrosis, brittleness of bones
kruchy fragile, friable, brittle
kruczenie w żołądku borborygmus, rumbling in stomach
krup croup, 1) laryngotracheobronchitis in infants caused by parainfluenza virus; 2) any laryngitis with formation of pseudomembranes
k. rzekomy false croup, laryngismus stridulus, laryngitis stridulosa
krupowy croupous, croupy
kruszenie crushing, crumbling, breaking, trypsis
k. kamieni lithotrypsis
krwawiący bleeding
krwawiączka h(a)emophilia, h(a)ematophilia, bleeder's disease
k. A h(a)emophilia A, due to deficiency of factor VIII
k. B h(a)emophilia B, Christmas disease, h(a)emophilia due to deficiency of factor IX
k. naczyniowa angioh(a)emophilia, von Willebrand's disease
krwawić bleed
krwawiec bleeder, h(a)emophiliac
krwawienie bleeding
k., hamować control bleeding, arrest bleeding, stop bleeding
k., hamujący controlling bleeding, arresting bleeding, styptic, astringent
k. maciczne metrorrhagia
k. maciczne mięśniakopochodne myomatous metrorrhagia
k. miąższowe parenchymatous bleeding
k. miesiączkowe menorrh(o)ea
k. miesiączkowe obfite menorrhagia, excessively profuse menstruation
k. miesiączkowe skąpe oligomenorrh(o)ea, scanty menstruation
k. miesiączkowe zastępcze vicarious menstrual bleeding, menoxenia, menoplania, xenomenia, atopomenorrh(o)ea
k. miesiączkowe zastępcze z odbytnicy proctomenia

k. miesiączkowe zastępcze z sutka mastomenia
k. międzymiesiączkowe breakthrough bleeding
k. obfite massive bleeding, profuse bleeding, major bleeding
k. płodowo-matczyne f(o)etomaternal bleeding
k. poporodowe postpartum bleeding
k. po przerwaniu przyjmowania tabletek antykoncepcyjnych withdrawal bleeding
k. punkcikowate petechial bleeding
k. skąpe scant bleeding
k. ukryte occult bleeding
k. tętnicze arterial bleeding
k. włośniczkowe capillary bleeding, parenchymatous bleeding
k. z nosa epistaxis
k. z płuc pneumorrhagia, h(a)emoptysis
k. z żołądka gastrorrhagia, h(a)ematemesis
k. żylne venous bleeding
krwawnice (pl) h(a)emorrhoids, piles
krwawnicowy h(a)emorrhoidal
krwawy bloody, sanguineous
krwiak h(a)ematoma
k. jajowodu tubal h(a)ematoma, h(a)ematosalpinx
k. macicy h(a)ematometra, h(a)emometra
k. małżowiny usznej auricular h(a)ematoma, oth(a)ematoma
k. miednicy pelvic h(a)ematoma
k. międzywięzadłowy intraligamentous h(a)ematoma
k. moszny scrotal h(a)ematoma, h(a)ematoscheocele
k. nadtwardówkowy epidural h(a)ematoma, extradural h(a)ematoma
k. nadnamiotowy supratentorial h(a)ematoma
k. okołomaciczny periuterine h(a)ematoma
k. okołonerkowy perirenal h(a)ematoma
k. okołopochwowy perivaginal h(a)ematoma
k. pępka h(a)emomphalos
k. pępowiny h(a)ematoma of the umbilical cord
k. pochwy h(a)ematocolpos
k. podnamiotowy subtentorial h(a)ematoma
k. podokostnowy subperiosteal h(a)ematoma
k. podokostnowy czaszki pericranial h(a)ematoma
k. podtorebkowy subcapsular h(a)ematoma
k. podtwardówkowy subdural h(a)ematoma

k. pozałożyskowy retroplacental h(a)ematoma

k. pozamaciczny retrouterine h(a)ematocele, rectouterine h(a)ematoma

k. pozaotrzewnowy extraperitoneal h(a)ematoma

k. przymaciczny parametral h(a)ematocele

k. szyjki macicy h(a)ematotrachelos

k. śródczaszkowy intracranial h(a)ematoma

k. śródmózgowy intracerebral h(a)ematoma

k. śródotrzewnowy intraperitoneal h(a)ematoma

k. śródpiersia h(a)ematomediastinum

k. śródrdzeniowy intraspinal h(a)ematoma, intramedullary h(a)ematoma

k. śródścienny intramural h(a)ematoma

k. zaotrzewnowy retroperitoneal h(a)ematoma

krwinka blood cell, blood corpuscle, h(a)emocyte, h(a)ematocyte

k. biała white blood cell, leucocyte

k. biała bezziarnista agranular leucocyte, non-granular leucocyte, agranulocyte

k. biała eozynochłonna eosinophil, eosinophilic leucocyte, eosinocyte, acidocyte

k. biała kwasochłonna eosinophilic leucocyte, acidopilic leucocyte, oxyphil, oxyphilic leucocyte, acidocyte, eosinophil

k. biała obojętnochłonna neutrophil, neutrophilic leucocyte, neutrophilic granulocyte, polymorphonuclear leucocyte

k. biała zasadochłonna basophilic leucocyte, basophil, basocyte, basophilocyte, mast leucocyte

k. biała zasadochłonna, degranulacja degranulation of basophils

k. biała ziarnista granulocyte, granular leucocyte

k. biała z jądrem pałeczkowatym stab cell, band cell, staff cell

k. biała z jądrem płatowym polymorphonuclear leucocyte, segmented leucocyte

k. czerwona red blood cell, erythrocyte, red blood corpuscle

k. czerwona bezbarwna achromacyte, achromatocyte, phantom cell, anerythrocyte, shadow cell, ghost cell, lympherythrocyte, smudge cell

k. czerwona, cień shadow cell, ghost cell, phantom cell, achromatous erythrocyte without h(a)emoglobin

k. czerwona, czas trwania erythrocyte survival time

k. czerwona duża macrocyte, megalocyte, macroblast, megaloblast

k. czerwona kolczasta crenated erythrocyte, crenated cell, crenocyte, burr cell

k. czerwona mała microcyte, microblast

k. czerwona nakrapiana stipple cell, stippled erythrocyte

k. czerwona niedobarwliwa achromatophil, achromatocyte

k. czerwona owalna ovalocyte

k. czerwona pierścieniowata annulocyte

k. czerwona, przeciętna objętość mean corpuscular volume

k. czerwona sierpowata sickle cell, drepanocyte, crescent cell, meniscocyte

k. czerwona zniekształcona poikilocyte

k. czerwona, zrąb erythrocyte stroma, discostroma

k. czerwona z ziarnistościami zasadowymi baso-erythrocyte

k. płytkowa platelet, thrombocyte, Bizzozero's corpuscle

k. płytkowa, adhezyjność płytek platelet adhesiveness

k. płytkowa, agregacja płytek platelet aggregation

k. płytkowa, agregat płytek platelet aggregate

k. płytkowa, rozpad płytek thrombocytolysis

k. płytkowa, zmniejszenie liczby płytek = **małopłytkowość**

k. płytkowa, zwiększenie liczby płytek thrombocytosis

krwinki blood cells, blood corpuscles, h(a)emocytes, h(a)ematocytes

k. białe white blood cells, leucocytes

k. białe, liczba white blood cell count, leucocyte count

k. białe, niedobór leucopenia, leucocytopenia, oligoleucocyth(a)emia, aleucocytosis, hypoleucocytosis

k. białe, rozpad leucocytolysis

k. białe, wzór odsetkowy differential white blood cell count

k. białe, zwiększenie liczby p. **leukocytoza**

k. czerwone erythrocytes, red blood cells, red blood corpuscles

k. czerwone, brak tworzenia się aneryth-roplasia, anerythropoiesis

k. czerwone, kruchość fragility of erythrocytes

k. czerwone, liczba erythrocyte count

k. czerwone, masa czerwonokrwinkowa erythrocyte mass, packed erythrocytes

k. czerwone, niedobarwliwość achromatocytosis

k. czerwone, niedobór erythropenia, erythrocytopenia, an(a)emia

k. czerwone, obecność dużych macrocytosis, megalocytosis
k. czerwone, obecność kolczastych crenocytosis
k. czerwone, obecność młodych erythroblast(a)emia
k. czerwone, obecność owalnych ovalocytosis
k. czerwone, obecność sierpowatych drepanocytosis, sickl(a)emia
k. czerwone, obecność zniekształconych poikilocytosis, poikilocyth(a)emia
k. czerwone, opadanie erythrocyte sedimentation
k. czerwone, rozpad h(a)emolysis, fragmentation of red blood cells, erythroclasis, erythrocytorrhexis, plasmorrhexis, erythrocytoschisis, plasmoschisis, erythrocytolysis, erythrolysis
k. czerwone, czynnik powodujący rozpad h(a)emolysin, erythrolysin
k. czerwone, różna wielkość anisocytosis
k. czerwone, rulon rouleau of red blood cells
k. czerwone, tworzenie erythropoiesis, erythrocytopoiesis
k. czerwone, zlepianie się adhesion of erythrocytes
k. czerwone, zlepność adhesiveness of erythrocytes
k. czerwone, zmniejszenie liczby erythrocytopenia, an(a)emia, hypoglobulia, aglobulia, oligoh(a)emia
k. czerwone, zwiększenie liczby polycyth(a)emia, erythrocyth(a)emia, erythr(a)emia, polyglobulia, hyperglobulia
krwinkomocz microscopic h(a)ematuria, erythrocyturia
krwiobieg circulation of blood, blood stream
k. duży systemic circulation, greater circulation
k. mały pulmonary circulation, lesser circulation
k. płucny pulmonary circulation, lesser circulation
krwiobiorca blood recipient, donee
krwiodawca blood donor
k. honorowy volunteer blood donor
krwiodawstwo blood donation
k. honorowe volunteer blood donation
k., służba blood donation service
k., stacja blood donation centre
krwiomocz h(a)ematuria
k. cewkowy urethral h(a)ematuria
k. końcowy terminal h(a)ematuria (in the three-glass test)
k. nerkopochodny renal h(a)ematuria

krwotoczność h(a)emorrhagic diathesis, bleeding tendency
krwotoczny h(a)emorrhagic
krwotok h(a)emorrhage, major bleeding
k. do gałki ocznej h(a)emophthalmia
k. do kanału kręgowego h(a)emorrhachis, external h(a)emorrhachis
k. dokomorowy intraventricular h(a)emorrhage
k. dordzeniowy h(a)ematomyelia, internal h(a)emorrhachis
k. jelitowy intestinal h(a)emorrhage, enterorrhagia, melaena
k. maciczny metrorrhagia, uterine h(a)emorrhage
k. miąższowy parenchymatous h(a)emorrhage, parenchymatous bleeding
k. miesiączkowy menorrhagia
k. mózgowo-oponowy meningocerebral h(a)emorrhage
k. mózgowy cerebral h(a)emorrhage
k. nadtwardówkowy epidural h(a)emorrhage, extradural h(a)emorrhage
k. odbytniczy proctorrhagia
k. oponowy meningeal h(a)emorrhage
k. opóźniony delayed h(a)emorrhage, secondary h(a)emorrhage
k. oskrzelowy bronchial h(a)emorrhage, pulmonary h(a)emorrhage
k. płucny pulmonary h(a)emorrhage
k. pochwowy colporrhagia, vaginal h(a)emorrhage
k. podpajęczynówkowy subarachnoid h(a)emorrhage
k. poekstrakcyjny postextraction h(a)emorrhage
k. połogowy postpartum h(a)emorrhage
k. porodowy intrapartum h(a)emorrhage
k. pozałożyskowy retroplacental h(a)emorrhage
k. punkcikowaty petechial h(a)emorrhage, punctate h(a)emorrhage
k. śródmiąższowy interstitial h(a)emorrhage
k. śródmózgowy intracerebral h(a)emorrhage, cerebral h(a)emorrhage
k. śróddrzeniowy h(a)ematomyelia
k. utajony latent h(a)emorrhage
k. wewnątrzczaszkowy intracranial h(a)emorrhage
k. wewnątrzgałkowy h(a)emophthalmia
k. wewnętrzny internal h(a)emorrhage
k. zaotrzewnowy retroperitoneal h(a)emorrhage
k. z jamy ustnej oral h(a)emorrhage, stomatorrhagia
k. z nosa epistaxis

k. żołądkowo-jelitowy gastrointestinal h(a)emorrhage

k. żołądkowy gastric h(a)emorrhage, gastrorrhagia

k. żylny venous h(a)emorrhage

kryminolog criminologist

krypta crypt, niche

krypton krypton, Kr (*chem.*)

kryptoskopia fluoroscopy, cryptoscopy

krystaliczny crystalline

krystalizacja crystallization

k. frakcjonowana fractional crystallization

krystalizować crystallize

krystalografia crystallography

kryształ crystal

k. fosforanu magnezowo-potasowego ammoniomagnesium phosphate crystal, knife-rest crystal

k. ksantyny w moczu xanthine crystal, whetstone crystal

k. moczanowy urate crystal

k. moczanu amonu ammonium urate crystal, thornapple crystal

k. scyntylacyjny scintillation crystal

krytyczny critical, crucial, decisive

krytycyzm criticism, critical approach

kryzys crisis; *p.* **przełom**

krzem silicon, Si (*chem.*)

krzemek silicide

krzemian silicate

krzemianowy siliceous, silicious

krzemica silicosis, stone-mason's disease

krzemionka silica, silicon dioxide, silicic anhydride

k., żel silica gel

krzepiący tonic

krzepliwość coagulability, clotting capability

krzepliwy coagulable

krzepnąć clot, coagulate, curd, curdle, congeal, solidify

krzepnienie wewnątrznaczyniowe rozsiane disseminated intravascular clotting

krzepnięcie coagulation, clotting, curdling, solidification

k., czas clotting time, coagulation time

k. krwi blood clotting

k., powodujący coagulant, coagulative

krzesło chair

k. dentystyczne dentist's chair

k. obrotowe rotating chair, swiveling chair

k. położnicze obstetric chair

krztusić się choke

krztusiec whooping cough, pertussis

krzywa curve

k. ciepłoty temperature curve

k. ciśnienia pressure curve

k. cukru we krwi blood glucose curve, sugar curve

k. dzwonowa bell-shaped curve

k. gorączki fever curve, temperature curve

k. osłabienia attenuation curve (*bact.*)

k. przeżycia survival curve

k. rozpadu decay curve (of radioactive isotope)

k. stężenia barwnika dye-dilution curve

k. śmiertelności mortality curve

k. tętna sphygmogram, pulse curve

k. wykładnicza exponential curve

krzywica rickets, rachitis

k. dorosłych adult rickets, late rickets

k. nerkowa renal rickets, renal fibrocystic osteosis, renal osteitis fibrosa, renal infantilism, pseudorickets

k. w celiakii c(o)eliac rickets

k. w gnilcu dziecięcym scurvy rickets, infantile scurvy rickets, h(a)emorrhagic rickets

k. witamino-D-oporna vitamin D resistant rickets

k. z niedoboru fosfatazy phosphatase-deficiency rickets

k. z niedoboru witaminy D rickets in vitamin D deficiency

krzywiczy rachitic, ricketty

k. różaniec beading of the ribs, beaded ribs

krzywizna curvature

k. kręgosłupa spinal curvature

k. kręgosłupa przednia lordosis, anterior curvature

k. kręgosłupa tylna kyphosis, backward curvature

k. mniejsza żołądka lesser curvature of the stomach

k. większa żołądka greater curvature of the stomach

krzywy curved, bent

krzyż 1) cross; 2) sacrum, low back

k., ból low back pain, sacralgia, sacrodynia, sacral pain

krzyżować cross, crossbreed, interbreed, hybridize

krzyżowanie cross-breeding, interbreeding, hybridization, cross-fertilization

krzyżowy sacral

k. test cross-matching

krzyżówka cross (*gen.*)

k. wsteczna back cross

ksanten xanthene

ksantoderma xanthoderma, xanthodermia, xanthochromia, xanthochochroia, xanthopathy, presence of yellow skin patches

ksantoma xanthoma, xanthelasma, vitiligoidea

ksantomatoza xanthomatosis, xanthelasmatosis, multiple xanthoma

ksantopsja xanthopsia

ksantyna xanthine
ksantynowy xanthic
ksantynuria xanthinuria, xanthuria
ksenograft xenograft, xenotransplant
ksenon xenon, Xe (*chem.*)
ksenoprzeszczep = ksenograft
ksenotransplantacja xenotransplantation
kseroderma xeroderma, xerodermia
kseroform xeroform, bismuth tribromphenate
kseroftalmia xerophthalmia, xerophthalmus, ophthalmoxerosis, xeroma
kseroradiografia xeroradiography
kserostomia xerostomia
księga chorych case-book
ksobny proximal
k., iluzje ideas of reference
ksylen xylene, xylol
ksylidyna xylidine, dimethylanilin
ksylokaina xylocaine
ksylol xylol, xylene, dimethylbenzene
ksyloza xylose
kształt shape, form, frame
kształcenie medyczne medical education
kształtka matrix (*stom.*), moulder
kształtować shape, trim into shape, form, mo(u)ld
kształtowanie formation, forming, shaping
kubek cup, caliculus
k. smakowy taste bud, gustatory bud, gustatory bulb
kubeł z pokrywą uruchamianą stopą kick bucket, tilt-top hamper
kucać squat
kulawy lame
kulejący limping, hobbling
kule (*pl*) crutches
k. łokciowe elbow crutches
k. pachowe axillary crutches
kulisty spherical, globose, spheroid
kulminacja culmination
kulociąg vulsella, vulsella forceps, bullet forceps
kulszowy ischiadic, sciatic
k. ból ischialgia, ischalgia, sciatic pain
kultura culture; *p.* **hodowla**
k. czysta pure culture
kumaryna coumarin, cumarin, coumaric anhydride
kumulacja cumulation, accumulation, piling up
kumulować cumulate, accumulate, pile up
kuracja a course of treatment, cure
k. dietetyczna dietotherapy, diet cure
kuracjusz a patient in a health resort
kuraropodobny curariform, curarimimetic
kuraryzacja curarization

kurcz 1) cramp, spasm, painful contraction of muscles; 2) occupational neurosis
k. bolesny algospasm
k. fryzjerski shaving cramp, keirospasm, xyrospasm
k. garstkowo-stopowy carpopedal spasm
k. głośni laryngospasm, laryngismus
k. głośni ze świstem oddechowym laryngismus stridulus
k. górników miner's cramp (due to heat and dehydration)
k. jednostronny hemispasm
k. jednostronny twarzy facial hemispasm
k. mięśniowy myospasm
k. maszynistek typist's cramp, dactylographer's cramp
k. muzyków musician's cramp
k. mrugający spasmus nicticans, nictitating spasm
k. pianistów pianist's cramp, piano-player's cramp
k. pisarski writer's cramp, graphospasm, cheirospasm, chirospasm, mogigraphia
k. odźwiernika pylorospasm
k. skrzypków violinist's cramp
k. szyi intermittent torticollis, wryneck, stiff-neck
k. torsyjny postępujący torsion spasm, progressive torsion spasm, Ziehen-Oppenheim disease, dystonia musculorum deformans
k. wpustu achalasia of the cardia
k. z gorąca heat cramp, miner's cramp, stoker's cramp
k. zwieraczy sphincteral achalasia, sphincterospasm
k. zwieraczy odbytu proctospasm, pelvirectal spasm
kurczenie się shrinkage, shrinking, contraction
kurczliwość contractility
kurczliwy contractile
kurczowy spastic, spasmatic, spasmodic
kurczyć się contract, shrink
kurek stopcock
kurs course
k., chodzić na attend a course, take courses
k., prowadzić hold a course
k. szkoleniowy training course
k., ukończyć complete a course
kuweta cuvet, cuvette
kwadrant quadrant
kwadrat square
kwadratowy square
kwarc quartz
kwarcówka quartz lamp
kwas acid

k. **acetooctowy** acetoacetic acid, acetylacetic acid, diacetic acid

k. **acetylosalicylowy** acetylsalicylic acid, aspirin

k. **adenilowy** adenylic acid

k. **adenozynodwufosforowy** adenosine diphosphoric acid, ADP

k. **adenozynomonofosforowy** adenosine monophosphoric acid, AMP

k. **adenozynotrójfosforowy** adenosine triphosphoric acid, ATP

k. **adypinowy** adipic acid

k. **δ-aminolewulinowy** delta-aminol(a)evulinic acid

k. **γ-aminomasłowy** gamma-aminobutyric acid, GABA

k. **aminooctowy** aminoacetic acid, glycocoll, glycin

k. **arachidonowy** arachidonic acid, 5,8,11,14-eicosatetranoic acid

k. **arachidowy** arachidic acid, eicosanoic acid, arachic acid

k. **aromatyczne** aromatic acids

k. **arsenawy** arsenous acid, arsenic trioxide

k. **arsenowy** arsenic acid

k. **askorbinowy** ascorbic acid, cevitamic acid, vitamin C

k. **asparaginowy** aspartic acid, asparaginic acid, alpha-aminosuccinic acid

k. **aspergilowy** aspergillic acid

k. **azotawy** nitrous acid

k. **azotowy** nitric acid

k. **azotowy dymiący** fuming nitric acid

k. **barbiturowy** barbituric acid, malonylurea

k. **benzoesowy** benzoic acid, benzoyl hydrate

k. **borowy (borny)** boric acid

k. **bromowodorowy** hydrobromic acid

k. **bromowy** bromic acid

k. **bursztynowy** succinic acid, butandioic acid

k. **chenodezoksycholowy** chenodeoxycholic acid

k. **chinolinowy** quinolinic acid

k. **chlorawy** chlorous acid

k. **chlorooctowy** chloracetic acid

k. **chlorowodorowy** hydrochloric acid, muriatic acid

k. **chlorowy** chloric acid

k. **cholanowy** cholanic acid

k. **cholowy** cholic acid, cholalic acid

k. **chondroitynosiarkowy** chondroitin sulphuric acid

k. **chondroitynowy** chondroitic acid

k. **cyjanowodorowy** hydrocyanic acid, prussic acid, cyanhydric acid

k. **cytrynowy** citric acid

k. **dezoksycholowy** deoxycholic acid

k. **dezoksyrybonukleinowy** deoxyribonucleic acid, DNA

k. **dihydroksybursztynowy** dihydroxysuccinic acid, tartaric acid

k. **dikarboksylowe** dicarboxylic acids

k. **dodekanowy** dodecanoic acid, lauric acid

k. **n-dokozanowy** behenic acid, n-docosanoic acid

k. **dokozatetraenowy** docosatetraenoic acid

k. **dokozenowy** docosenoic acid

k. **dwuoctowy** diacetic acid, acetoacetic acid

k. **dwupierwiastkowy** binary acid

k. **dwuzasadowy** dibasic acid

k. **dymiący** fuming acid

k. **edetowy** ethylenediamine tetra-acetic acid, EDTA

k. **eikozanowy** eicosanoic acid, arachidic acid

k. **eikozatetraenowy** eicosatetraenoic acid, arachidonic acid

k. **erukowy** erucic acid

k. **etylenodiaminoczterooctowy** ethylenediamine tetra-acetic acid, edetic acid

k. **fenoyloetylobarbiturowy** phenylethylbarbituric acid, phenobarbital

k. **fitanowy** phytanic acid

k. **fitynowy** phytic acid

k. **fluorowy** fluoric acid

k. **folinowy** folinic acid, citrovorum factor, leucovorin

k. **foliowy** folic acid, pteroylglutamic acid

k. **fosfoglicerynowy** phosphoglyceric acid

k. **fosforawy** phosphorous acid

k. **fosforowy** phosphoric acid

k. **fosforowy lodowaty** glacial phosphoric acid

k. **glicerofosforowy** glycerophosphoric acid

k. **glicerynowy** glyceric acid

k. **glikocholowy** glycocholic acid

k. **glikolowy** glycolic acid

k. **glukonowy** gluconic acid, aldonic acid

k. **glukuronowy** glucuronic acid, glycuronic acid

k. **glutaminowy** glutamic acid, glutaminic acid

k. **glutarowy** glutaric acid

k. **heksadekanowy** hexadecanoic acid, palmitic acid

k. **heksanowy** hexanoic acid, caproic acid

k. **hialuronowy** hyaluronic acid

k. **homowanilinowy** homovanillic acid

k. **hydroksybenzoesowy** hydroxybenzoic acid, salicylic acid

k. jabłkowy malic acid
k. jednonienasycony monounsaturated acid
k. jodooctowy iodoacetic acid
k. jodowy iodic acid
k. kapronowy caproic acid
k. kaprylowy caprilic acid, octanoic acid
k. kaprynowy capric acid
k. krzemowy silicic acid
k. laurynowy lauric acid, dodecanoic acid
k. lewulinowy l(a)evulinic acid
k. linolenowy linolenic acid, octadecatrienoic acid
k. linolowy linoleic acid, linolic acid, octadecadienoic acid
k. lizerginowy lysergic acid
k. maleinowy maleic acid
k. malonowy malonic acid
k. masłowy butyric acid, butanoic acid
k. mefenamowy mefenamic acid
k. migdałowy mandelic acid, amygdalic acid
k. mirystynowy myristic acid
k. mlekowy lactic acid, 2-hydroxypropionic acid
k. mlekowy, obecność we krwi lactacid-(a)emia, lacticacid(a)emia
k. mlekowy, nadmiar we krwi hyperlactacid(a)emia
k. moczowy uric acid, lithic acid
k. moczowy, lek zwiększający wydalanie uricosuric agent
k. moczowy, obecność we krwi uric(a)emia, uricacid(a)emia, lith(a)emia
k. moczowy, nadmiar we krwi hyperuric-(a)emia
k. moczowy, nadmiar w moczu hyperuriciduria, uricaciduria, uricosuria
k. moczowy, obniżenie w moczu hypouricuria
k. monochlorooctowy monochloracetic acid
k. monojodooctowy monoiodoacetic acid
k. mrówkowy formic acid, aminic acid
k. mukoitynosiarkowy mucoitin-sulphuric acid
k. mukoitynowy mucoitic acid, mucoitin--sulphuric acid
k. muraminowy muramic acid
k. nadchlorowy perchloric acid
k. nadjodowy periodic acid
k. nadmanganowy permanganic acid
k. nadmrówkowy performic acid
k. nalidyksynowy nalidixic acid
k. nasycony tłuszczowy saturated fatty acid
k. neuraminowy neuraminic acid
k. nienasycony tłuszczowy unsaturated fatty acid
k. nieorganiczny inorganic acid

k. nikotynowy nicotinic acid
k. nukleinowy nucleic acid, nucleinic acid
k. octowy acetic acid, ethanoic acid, vinegar acid (*pot.*)
k. octowy, amid acetamide
k. octowy drzewny pyroligneous acid, pyracetic acid, wood vinegar
k. octowy lodowaty glacial acetic acid
k. oksyoctowy oxyacetic acid
k. oleinowy oleic acid, oleinic acid
k. olejowy oleic acid, oleinic acid
k. organiczny organic acid
k. orotowy orotic acid, 4-carboxyuracil
k. ortofosforowy orthophosphoric acid
k. osmowy osmic acid
k. palmitooleinowy palmitoleic acid
k. palmitynowy palmitic acid, hexadecanoic acid
k. pantotenowy pantothenic acid
k. para-aminobenzoesowy para-aminobenzoic acid
k. para-aminosalicylowy para-aminosalicylic acid
k. parafinowy paraffinic acid
k. penicylanowy penicillanic acid
k. penicylinowy penicillic acid
k. pirogronowy pyruvic acid
k. podchlorawy hypochlorous acid
k. podfosforawy hypophosphorous acid
k. podsiarkowy hyposulphuric acid, dithionic acid
k. polienowe polyenic acids
k. poliaminowe polyaminic acids
k. pruski prussic acid, hydrocyanic acid
k. pteroiloglutaminowy pteroylglutamic acid, folic acid
k. rybonukleinowy ribonucleic acid; *p.* RNA
k. salicylowy salicylic acid, hydroxybenzoic acid
k. salicylowy, zatrucie przewlekłe salicylism
k. salicylooctowy salicylacetic acid
k. salicylosulfonowy salicylsulphonic acid
k. siarkawy sulphurous acid
k. siarkowy sulphuric acid
k. siarkowy stężony concentrated sulphuric acid, vitriolic acid
k. sialowy sialic acid, N-acetylneuraminic acid
k. solny hydrochloric acid, muriatic acid
k. stearynowy stearic acid
k. sulfonowy sulphonic acid
k. sulfosalicylowy sulphosalicylic acid
k. szczawiowooctowy oxaloacetic acid
k. szczawiowy oxalic acid
k. śluzowy mucic acid, tetrahydroxyadipic acid
k. taurocholowy taurocholic acid

k. tetrakozanowy tetracosanoic acid, lignoceric acid
k. tłuszczowe fatty acids
k. tłuszczowe wolne free fatty acids
k. trójchlorooctowy trichloracetic acid
k. walerianowy valeric acid, valerianic acid, pentanoic acid
k. walpronowy valproic acid
k. wanilinomigdałowy vanilylmandelic acid
k. wanilinowy vanillic acid, methylprotocatechuic acid
k. wersenowy edetic acid, ethylenediamine-tetra-acetic acid
k. węglowy carbonic acid
k. wielonienasycony polyunsaturated acid
k. żelazicyjanowodorowy ferricyanic acid
k. żelazocyjanowodorowy ferrocyanic acid
k. żółciowe bile acids
k. żywiczne resin acids
kwashiorkor kwashiorkor, protein-calorie malnutrition

kwasica acidosis
k. cukrzycowa diabetic acidosis
k. gazowa gaseous acidosis, respiratory acidosis, carbon-dioxide acidosis
k. hiperchloremiczna hyperchlor(a)emic acidosis, congenital acidosis
k. kanalikowo-nerkowa renal acidosis, congenital acidosis
k. ketonowa ketoacidosis
k. metaboliczna metabolic acidosis
k. mleczanowa lactic acidosis
k. nerkowa renal acidosis
k. niewyrównana uncompensated acidosis, decompensated acidosis
k. oddechowa respiratory acidosis, carbon-dioxide acidosis
k. wrodzona congenital acidosis, renal tubular acidosis, hyperchlor(a)emic acidosis
k. wyrównana compensated acidosis

L

labilność lability, unsteadiness
labilny labile, unsteady, unstable
labirynt labyrinth, maze; p. błędnik
  l. test maze test
labiryntektomia labyrinthectomy
labiryntotomia labyrinthotomy
labiryntowy labyrinthine
laborant laboratory technician, laboratory assistant, manipulator
laboratorium laboratory, lab
  l. analityczne laboratory of clinical pathology
  l. rentgenologiczne x-ray laboratory, radiogical laboratory, roentgenodiagnostic laboratory
  l. protetyczne dental prosthetics laboratory
  l. toksykologiczne toxicological laboratory
laboratoryjny laboratory, laboratorian
  l., badanie laboratory investigation
lakmus litmus, lacmus
lakmusowy papier litmus-paper
laktacja lactation
  l., brak agalactia, agalactosis, agalorrh(o)ea
  l. obfita lactorrh(o)ea, galactorrh(o)ea
  l. skąpa oligogalactia
laktacyjny lactational
laktarium lactarium
laktam lactam, abbreviation of lactoneamine and lactoneimine
laktamaza lactamase
β-laktamaza I beta-lactamase I, penicillinase
laktaza lactase, beta-galactosidase
laktoalbumina lactalbumin
laktobakterie (pl) lactobacilli
laktobioza lactose, lactobiose
laktoza lactose
laktozuria lactosuria
lakuny (pl) trofoblastyczne trophoblastic lacunae
lamblia Lamblia intestinalis, Giardia intestinalis (parasit.)
lamblioza (lambliaza) lambliasis, giardiasis, cercomoniasis

laminarny laminar, lamellar
  l. przepływ lamellar flow
laminektomia laminectomy
laminotomia laminotomy
lampa lamp
  l. bakteriobójcza bactericidal lamp
  l. bezcieniowa shadowless lamp
  l. błyskowa flash lamp
  l. czołowa headlight, headlamp
  l. jarzeniowa fluorescent tube
  l. kwarcowa quartz lamp, sunlamp
  l. podczerwona infrared lamp, sollux lamp
  l. pozafiołkowa ultraviolet lamp
  l. rentgenowska x-ray tube, x-ray valve
  l. rtęciowa mercury vapo(u)r tube
  l. soluksowa sollux lamp, infrared lamp
  l. szczelinowa slit lamp
  l. uwiolowa uviol lamp
lanatozyd lanatoside
lancet lancet, lance
lantan lanthanum, La (chem.)
lantanowce (pl) lanthanides, rare earth elements
laparektomia laparectomy
laparocystektomia laparocystectomy, abdominal cyst removal through abdominal incision
laparocystotomia laparocystotomy, suprapubic cystotomy
laparoenterostomia laparoenterostomy, formation of artificial anus
laparogastroskopia laparogastroscopy
laparogastrostomia laparogastrostomy, c(o)eliogastrostomy
laparohisterektomia laparohysterectomy
laparohisteropeksja laparohysteropexy, abdominal hysteropexy
laparohisterotomia laparohysterotomy
laparokolektomia laparocolectomy, colectomy
laparokolostomia laparocolostomy, colostomy, formation of colonic artifical anus
laparonefrektomia laparonephrectomy

laparosalpingektomia laparosalpingectomy
laparoskop laparoscope
laparoskopia laparoscopy
   l. **celowana** guided laparoscopy
laparotomia laparotomy, c(o)eliotomy
   l. **cięciem przyśrodkowym** paramedian laparotomy
   l. **cięciem skośnym** oblique laparotomy
   l. **doraźna** emergency laparotomy
   l. **eksploracyjna** exploratory laparotomy
   l. **poprzeczna** transverse laparotomy
   l. **przez nacięcie mięśnia prostego** transrectal laparotomy
   l. **w linii środkowej** median laparotomy
   l., **wykonywać** laparotomize
   l., **wykonywać powtórnie** relaparotomize
   l. **zwiadowcza** exploratory laparotomy
lapis silver nitrate
lapisować cauterize with silver nitrate, apply silver nitrate
lapisowanie cauterization with silver nitrate
larwa larva
   l. **wędrująca** larva migrans
   l. **wędrująca skórna** cutaneous larva migrans
   l. **wędrująca trzewna** visceral larva migrans
laryngektomia laryngectomy
   l. **połowicza** hemilaryngectomy
laryngolog laryngologist
laryngologia laryngology
laryngologiczny laryngologic
laryngoplastyka laryngoplasty, plastic operation on the larynx
laryngoplegia laryngoplegia, laryngoparalysis
laryngorynologia laryngorhinology
laryngoskop laryngoscope
laryngoskopia laryngoscopy
   l. **bezpośrednia** direct laryngoscopy
   l. **pośrednia** indirect laryngoscopy
laryngoskopowy laryngoscopic
laryngostenoza laryngostenosis
laryngostomia laryngostomy
laryngotomia laryngotomy
   l. **dolna** inferior laryngotomy
   l. **górna** superior laryngotomy
   l. **pośrodkowa** median laryngotomy
laryngotracheoskopia laryngotracheoscopy
laryngotracheotomia laryngotracheotomy
laseczka bacillus (*bact.*), clostridium (*bact.*), rod
   l. **beztlenowa** anaerobe
   l. **hemolityczna** *Clostridium haemolyticum*
   l. **jadu kiełbasianego** *Clostridium botulinum*
   l. **masłowa** *Clostridium butyricum*
   l. **obrzęku złośliwego** *Clostridium novyi, Clostridium oedematiens*
   l. **saprofityczna** saprophytic bacillus
   l. **septyczna** *Clostridium septicum*
   l. **sienna** *Bacillus subtilis*

l. **szelestnicy** *Clostridium chauvoei*
l. **szklana** glass rod
l. **tężca** *Clostridium tetani*
l. **tkankobójcza** *Clostridium histolyticum*
l. **wąglika** *Bacillus anthracis*
l. **zarodnikująca** sporogenic bacillus
l. **zgorzeli gazowej** *Clostridium perfringens*, gas bacillus, Welch's bacillus
laseczki (*pl*) bacilli
   l. **beztlenowe** *Clostridia*
   l. **tlenowe** *Bacilli*, aerobic rods
laseczkowaty rod-shaped, bacilliform
lasecznik bacillus, rod-shaped bacterium
laser laser, light amplification by stimulated emission of radiation
   l., **koagulacja za pomocą** laser coagulation
   l., **wiązka** laser beam
lateks latex
lateksowy latex
lateralizacja lateralization, laterality
lateropulsja lateropulsion
latryna latrine
laurylosiarczan estolate
lazaret field hospital
lecytyna lecithin
lecytynaza lecithinase, phospholipase
leczenie treatment, therapy, cure, medication
   l. **agresywne** aggressive treatment, heroic treatment
   l. **aktywne** active treatment, energetic treatment, curative treatment
   l. **alkaliami** alkalitherapy, alkalotherapy, alkali therapy
   l. **ambulatoryjne** outpatient treatment, ambulatory treatment
   l. **białkiem obcym** foreign protein therapy, protein shock treatment
   l. **borowinowe** peat therapy, mud therapy, earth therapy
   l., **być pozbawionym** be off therapy
   l. **celowane** selective therapy, elective treatment
   l. **chemiczne** chemotherapy
   l. **chirurgiczne** surgical treatment
   l. **chorób starczych** geriotherapy, gerontotherapy, geriatric therapy
   l. **ćwiczeniami** kinesitherapy, kinetotherapy, kinesiotherapy
   l. **dietą** dietotherapy, dietetic treatment, alimentary therapy, sitotherapy, trophotherapy, alimentotherapy
   l. **elektrowstrząsami** electroshock treatment
   l. **endokrynologiczne** endocrinological therapy, hormonal therapy
   l. **falami krótkimi** short wave treatment, short wave diathermy
   l. **farmakologiczne** drug treatment, pharmacological treatment

l. **fizykalne** physiotherapy, physical therapy
l. **gorączką** fever treatment, pyretotherapy, pyrotherapy
l. **hormonalne** hormonal treatment, hormonotherapy
l. **immunomodulacyjne** immunomodulatory treatment
l. **immunosupresyjne** immunosuppressive treatment
l. **insulinowymi śpiączkami** insulin coma therapy
l. **insulinowymi stanami subkomatycznymi** subcoma insulin treatment
l. **jadem pszczelim** melissotherapy, bee-venom treatment
l. **jodem** iodotherapy
l. **kanału zęba** root canal therapy
l. **kąpielami** balneotherapy, treatment with baths
l. **kąpielami błotnymi** pelotherapy, peat treatment, mud therapy
l. **kąpielami morskimi** sea-water treatment, thalassotherapy, sea-bathing cure
l. **klimatyczne** climatotherapy
l. **kompleksowe** comprehensive treatment
l. **krwią** h(a)emotherapy, treatment with blood
l. **lekami** drug treatment, pharmacotherapy, medicinal therapy
l. **miejscowe** local treatment
l. **mikrofalami** microwave therapy
l. **naparstnicą** digitalis treatment, digitalization
l. **nieswoiste** non-specific treatment
l. **objawowe** symptomatic treatment, palliative treatment
l. **obliteracyjne żylaków** sclerosing therapy, sclerotherapy
l. **odczulające** desensibilization treatment, desensitization treatment
l. **odmą** collapse therapy
l. **odmą opłucnową** artificial pneumothorax, therapeutic pneumothorax
l. **odpornościowe** immunotherapy
l. **odwykowe** withdrawal treatment
l. **okładami błotnymi** peat therapy, fango therapy, treatment with mud poultices
l. **opsoninowe** opsonic therapy, vaccine treatment
l. **osoczem** plasma therapy
l. **oszczędzające** sparing treatment
l. **parafiną płynną** keritherapy
l. **podtrzymujące** maintenance treatment
l. **pooperacyjne** postoperative treatment
l. **pozajelitowe** parenteral treatment
l. **pracą** occupational therapy, work therapy, ergotherapy
l. **preparatami tarczycy** thyroid therapy

l. **promieniami pozafioletowymi** ultraviolet light therapy
l. **promieniami rentgenowskimi** x-ray therapy, x-radiation treatment, radiotherapy, actinotherapy
l. **protetyczne** prosthetic treatment
l. **przeciwzakrzepowe** anticoagulant treatment
l. **przyczynowe** causal treatment
l. **psychoterapią** psychotherapy
l. **psychoanalizą** psychoanalytic therapy, analytic treatment
l. **radem** radium treatment, curietherapy
l. **radem z odległości** telecurietherapy, teleradium treatment, radium beam therapy
l. **radioizotopami śródtkankowe** interstitial radiation therapy
l. **radykalne** radical treatment
l. **rehabilitacyjne** rehabilitation treatment
l. **ruchem** kinesitherapy
l. **skojarzone** combined treatment
l. **snem** sleep therapy, prolonged sleep treatment
l. **snem wywołanym elektrycznie** electrotherapeutic sleep therapy
l. **solami złota** chrysotherapy
l. **stymulujące** stimulation therapy, irritation treatment
l. **substytucyjne** replacement therapy, substitution therapy
l. **surowicą** serum therapy, serotherapy
l. **surowicą ozdrowieńca** convalescent serum treatment, isoserum therapy
l. **surowicą własną** autoserum therapy
l. **swoiste** specific therapy
l. **szczepionką** vaccine therapy, opsonic treatment
l. **szczepionką własną** autovaccine therapy
l. **szczepionką obcą** heterovaccine therapy
l. **szpitalne** inpatient treatment, hospital treatment, hospitalization
l. **tkankowe** organotherapy, opsotherapy
l. **tlenem hiperbarycznym** hyperbaric oxygen therapy
l. **ultradźwiękowe** ultrasound treatment, ultrasonic therapy
l. **uspokajające** sedation, sedative treatment, ataractic treatment, tranquilizing treatment
l. **usprawniające** rehabilitation treatment
l. **uzdrowiskowe** spa-treatment, treatment in health resorts
l. **wewnętrzne** medical therapy
l. **wodą** hydrotherapy, water cure
l. **wstrząsami** shock treatment
l. **wstrząsami insulinowymi** insulin shock treatment, hypoglyc(a)emic shock treatment

l. wyczekujące expectant therapy
l. wypoczynkiem rest therapy, rest cure
l. wzmacniające supportive treatment
l. zachowawcze conservative therapy, medical treatment
l. zajęciowe occupational therapy, work cure
l. zapadowe collapse therapy
l. zapobiegawcze preventive therapy, prophylactic treatment
l. zimnem cryotherapy, crymotherapy, cryoaerotherapy
l. zimnicą malarial therapy, malariotherapy
l. złotem chrysotherapy, treatment with gold salts, aurotherapy
lecznica an institution for inpatient or outpatient treatment, hospital, polyclinic, outpatient clinic
lecznictwo health care, health service, medical practice
l. otwarte outpatient health service
l. pozaszpitalne outpatient health service, non-institutional health service
l. szpitalne inpatient health service, hospital health service
l. uspołecznione national health service
l. zamknięte inpatient health service, hospital health service
leczniczy therapeutic, healing, curative, medicinal
l. środek medicine, drug, therapeutic agent
leczyć treat, give treatment, practice medicine
leczyć się undergo treatment, be treated, have a cure, take a cure
lejek funnel, infundibulum (*anat.*)
l. przysadki hypothalamic infundibulum
lejkowaty funnel-shaped, infundibuliform, infundibular
lek drug, medicine, therapeutic agent, medication
l. analeptyczny analeptic drug
l. antycholinergiczny anticholinergic drug
l. antydiuretyczny antidiuretic drug
l. antymitotyczny antimitotic drug
l. antyseptyczny antiseptic drug
l. bakteriobójczy bactericidal drug, microbicidal drug, disinfectant, disinfecting agent
l. bakteriostatyczny bacteriostatic drug
l. blokujący receptory adrenergiczne adrenergic blocking drug, adrenergic blocker, adrenolytic drug
l., brać take a drug, receive a drug
l. chelatujący chelating agent, chelating drug
l. cholinergiczny cholinergic drug
l. cucący analeptic drug
l., cykl course of drug

l. cytostatyczny cytostatic drug
l. cytotoksyczny cytotoxic drug
l. czerwiogubny anthelminthic, anthelmintic, helminthagogue, helminthic, vermifuge
l. do stosowania domięśniowego intramuscular drug
l. do stosowania doustnego oral drug
l. do stosowania dożylnego intravenous drug
l. do stosowania podjęzykowego sublingual drug
l., dostępność drug availability, commercial drug availability
l., dostępność biologiczna biological availability of drug, drug bioavailability
l. dostępny na rynku commercially available drug
l. doustny oral drug
l. do wstrzyknięć injectable drug
l. drażniący irritant drug, counterirritant
l., działanie drug action
l. farmaceutyczny pharmaceutical agent
l. fungistatyczny fungistatic drug
l. galenowy galenic
l. gametobójczy gametocidal drug, gametocide
l. gorączkotwórczy pyrogen, pyrogenic drug, pyretogenic drug
l. grzybobójczy fungicide, fungicidal drug
l. hamujący wydzielanie potu antisudoral drug
l. hemostatyczny h(a)emostatic drug, styptic, h(a)emostyptic
l. hipertensyjny hypertensive drug
l. hipoglikemiczny hypoglyc(a)emic drug
l. hipoglikemiczny doustny oral hypogly-c(a)emic drug
l. hipotensyjny hypotensive drug
l. hormonalny hormonal drug
l. immonosupresyjny immunosuppressive drug
l. kardiotoniczny cardiotonic drug, cardiac drug
l. keratolityczny keratolytic drug
l. kojący soothing drug, symptom-alleviating drug
l. krętkobójczy spiroch(a)etocidal drug, treponemocidal drug
l. krwiotwórczy hematinic drug, hematinic
l. kuraryzujący curare-like drug
l., leżakowanie seasoning
l. miejscowo znieczulający local an(a)esthetic
l. mikostatyczny mycostatic drug
l. moczopędny diuretic
l. mukolityczny mucolytic drug
l. naparstnicowy digitalis drug
l. napotny diaphoretic drug, sudorific drug

l. **nasenny** hypnagogue, hypnotic drug, soporific drug, sleep-inducing drug
l. **nasercowy** cardiac drug, cardiotonic drug
l. **neuroleptanalgetyczny** neuroleptanalgesic drug
l. **neurotropowy** neurotropic drug
l. **obniżający ciśnienie** hypotensive drug
l. **odciągający** counterirritant
l. **odkażający** disinfectant
l. **odprężający** tranquillizer, tranquilizer
l., **odtworzenie przed podaniem** drug reconstitution
l. **odurzający** narcotic
l. **odwadniający** dehydrating drug
l. **odwaniający** deodorant, deodorizer
l., **okres pozbywania się z ustroju** washout period
l. **o opóźnionym działaniu** delayed-action drug
l. **o opóźnionym uwalnianiu** delayed-release drug
l. **o opóźnionym wchłanianiu** delayed-absorption drug
l. **o przedłużonym działaniu** sustained-action drug
l. **o przedłużonym uwalnianiu** sustained-release drug
l. **osłaniający** protective drug
l. **o szerokim działaniu** broad spectrum drug
l., **otrzymywać** receive drug
l. **paliatywny** palliative drug
l. **parasympatykomimetyczny** parasympathomimetic drug, parasympathicomimetic drug
l. **pełzakobójczy** am(o)ebicidal drug, am(o)ebocide
l. **pobudzający** analeptic drug, stimulant
l. **pobudzający układ nerwowy** neuroleptic drug
l., **podawać** administer drug, give drug
l., **podawanie** administration of drug
l. **powodujący przyzwyczajenie** habit-forming drug
l. **przeciwastmatyczny** antiasthmatic drug, antasthmatic
l. **przeciwbakteryjny** antibacterial drug, antimicrobial drug
l. **przeciwbólowy** analgesic, antalgic drug, antalgesic
l. **przeciwcukrzycowy** antidiabetic drug, hypoglyc(a)emic drug
l. **przeciwczerwiowy** anthelminthic, anthelmintic, vermifuge
l. **przeciwdepresyjny** antidepressive drug, antidepressant
l. **przeciwdrgawkowy** anticonvulsant
l. **przeciwgnilcowy** antiscorbutic drug
l. **przeciwgorączkowy** antipyretic drug

l. **przeciwgośćcowy** antirheumatic drug
l. **przeciwgruźliczy** antituberculous drug, tuberculostatic drug
l. **przeciwhistaminowy** antihistaminic drug, antihistamine
l. **przeciwkaszlowy** antitussive drug, antibechic drug
l. **przeciwkiłowy** antisyphilitic drug, antiluetic drug
l. **przeciwkrwotoczny** antih(a)emorrhagic drug, anth(a)emorrhagic drug, styptic drug, h(a)emostatic drug
l. **przeciwkrzepliwy** anticoagulant
l. **przeciwkurczowy** antispasmodic drug, spasmolytic drug
l. **przeciw nadciśnieniu** antihypertensive drug, hypotensive drug
l. **przeciw nadkwasocie** antacid, antacid drug
l. **przeciw niedokrwistości** antian(a)emic drug
l. **przeciw mdłościom** antinauseant
l. **przeciwpadaczkowy** antiepileptic drug
l. **przeciwpasożytniczy** antiparasitic drug
l. **przeciwreumatyczny** antirheumatic drug, antirheumatoid drug
l. **przeciw robakom** anthelminthic drug, anthelmintic drug, vermicide, vermifuge, helminthagogue
l. **przeciwskurczowy** spasmolytic drug, antispastic drug
l. **przeciwświądowy** antipruritic drug, antipsoric drug
l. **przeciwwymiotny** antiemetic drug
l. **przeciwwysiękowy** antiexudative drug
l. **przeciwzakaźny** anti-infectious drug
l. **przeciwzakrzepowy** anticoagulant
l. **przeciwzapalny** anti-inflammatory drug, antiphlogistic drug
l. **przeciwzimniczy** antimalarial drug, antipaludian drug
l. **przeczyszczający** purgative, cathartic, laxative, aperient
l., **przerwanie podawania** drug withdrawal, discontinuation of drug
l. **przywracający siły** restorative drug
l. **przyżegający** cauterizing drug
l. **psychomimetyczny** psychomimetic drug
l. **psychotropowy** psychotropic drug
l. **recepturowy** magistery, magistral preparation
l. **robakobójczy** vermicide, antihelminthic drug
l. **roślinny** plant drug
l., **rozkład w ustroju** drug distribution
l. **rozpuszczający kamienie** litholytic drug
l. **rozpuszczający śluz** mucolytic drug
l. **rozszerzający naczynia** vasodilating drug

l. rozszerzający oskrzela bronchodilating drug, broncholytic drug
l. silnie działający potent drug, powerful drug
l. skuteczny effective drug, efficacious drug
l. spazmolityczny spasmolytic drug
l. sprzedawany bez recepty over the counter drug
l. sprzedawany na receptę prescription drug
l. stopniowo odstawiać withdraw drug gradually, phase out drug
l., stosować wewnętrznie administer drug
l., stosować zewnętrznie apply drug
l. sympatykomimetyczny sympathomimetic drug, sympathicomimetic drug
l., tolerancja drug tolerance
l. tonizujący tonic drug
l. trombolityczny thrombolytic drug
l., trwałość w archiwum shelf-life
l. tuberkulostatyczny tuberculostatic drug
l. uniwersalny panaceum, universal remedy
l. uspokajający sedative, calmant, tranquilizer, ataractic, sedating drug, calmative
l. wiatropędny carminative
l., wrażliwość na drug sensitivity
l., wrażliwy na drug sensitive
l. wspomagający adjuvant drug
l., wstępna postać prodrug
l. wyboru drug of choice
l. wyboru pierwszego drug of first choice, first-line drug
l. wyboru drugiego drug of second choice, second-line drug
l. wykrztuśny expectorant
l. wymiotny emetic
l., wywołany przez drug-induced
l. wywołujący gorączkę pyrogen, pyretogenic drug
l. wywołujący łzawienie lacrimator
l. wziewny inhalant
l. znieczulający an(a)esthetic
l. zwężający naczynia vasoconstricting drug
l. zwiotczający muscle-relaxant
l. żółciopędny cholagogue
lekarstwo drug, medicine, remedy, therapeutic drug agent
lekarz physician, doctor
l. analityk clinical pathologist
l. anatomopatolog pathologist
l. anestezjolog an(a)esthesiologist, specialist in an(a)esthesiology
l. anestezjolog dający narkozę an(a)esthetist
l. chirurg surgeon
l. chorób dziecięcych p(a)ediatrician, p(a)ediatrist
l. chorób kobiecych gyn(a)ecologist
l. chorób krtani laryngologist
l. chorób nerwowych neurologist

l. chorób nosa, ucha i gardła oto-rhino-laryngologist
l. chorób ocznych ophthalmologist, oculist, eye specialist
l. chorób psychicznych psychiatrist
l. chorób psychicznych i nerwowych neuropsychiatrist
l. chorób skórnych dermatologist
l. chorób usznych otiatrist
l. chorób wewnętrznych internist, specialist in internal medicine
l. chorób zębów i jamy ustnej stomatologist
l. dentysta dentist, stomatologist, odontologist, dental surgeon, oral surgeon
l. dietetyk dietetician
l. domowy family doctor
l. dyżurny physician-on-duty
l. epidemiolog epidemiologist
l. fabryczny plant physician, industrial health officer
l. fizykoterapeuta physiotherapeutist, physicotherapist, physicotherapeutist
l. ftyzjolog phthisiologist, phthisiatrist
l. homeopata homeopathist
l. klimatolog climatotherapeutist
l. klinicysta clinician
l. leczący therapeutist
l. leczący danego chorego attending physician
l. naczelny head doctor, chief physician
l. nefrolog nephrologist
l. ogólny general practitioner
l. ortopeda orthop(a)edic surgeon, orthop(a)edist
l. otolaryngolog otolaryngologist
l. pogotowia ratunkowego ambulance service doctor
l. położnik obstetrician
l. powiatowy district health officer
l. praktyk practitioner, practicing physician
l. radiolog radiologist
l. radioterapeuta radiotherapeutist
l. rentgenolog roentgenologist
l. rzeczoznawca medical expert
l. sanitarny health officer
l. sądowy forensic medicine specialist, legal medicine expert
l. specjalista specialist
l. specjalista medycyny kosmicznej space medicine specialist
l. specjalista medycyny lotniczej aviation medicine specialist
l. stomatolog stomatologist, dentist, dental surgeon
l. szkolny school health officer, school physician
l. szpitalny miejscowy resident surgeon, resident physician, house physician

l. **transplantolog** transplantologist, specialist in transplantology
l. **ubezpieczalni** panel doctor
l. **urolog** urologist, urological surgeon
l. **uzdrowiskowy** health resort physician, spa physician
l. **wenerolog** venereologist
l. **weterynarii** veterinary surgeon
l. **wojskowy** military surgeon
lekoman drug-addict
lekomania drug-addiction, pharmacomania, pharmacophilia
lekooporność drug-resistance, drug-fastness
lekooporny drug-resistant, drug-fast
lekospis Pharmacopeia, Pharmacopoeia
lekospisowy pharmacopoeal
lekowrażliwość drug-sensitiveness
lekowrażliwy drug-sensitive
lekozależność drug-dependence
lekozależny drug-dependent
lekoznawstwo pharmacognosy, pharmacognostics
leontiaza leontiasis
lepież = **kłykcina**
lepiszcze cement substance, glue
lepki viscid, viscous, sticky
lepkościomierz viscosimeter, viscometer
lepkość viscosity, stickiness, viscidity
l. **chromosomów** chromosome stickiness
l. **krwi** blood viscosity
l. **myślenia** circumstantiality
leprechaunizm leprechaunism, Donohue-Uchida syndrome
leptosomatyczny leptosomic, leptosomatic
leptosomik leptosome
leptospira leptospire
L. **żółtaczki zakaźnej** Leptospira icterohaemorrhagica
leptospiroza leptospirosis
lesbijka lesbian, female homosexual
lesbijski lesbian, pertaining to lesbism
letalność lethality, mortality, fatality
letalny lethal, mortal, fatal
letarg lethargy
letargiczny lethargic
letni tepid, lukewarm
leucyna leucine
leucynoza leucinosis, maple syrup disease
leucynuria leucinuria
leuk-, leuko- leuc-, leuco- (ang.); leuk-, leuko- (am.)
leukemia = **białaczka**
leukina leukin, endolysin
leukoaglutynina leucoagglutinin
leukoblast leucoblast, an immature white blood cell
leukoblastoza leucoblastosis, presence of leucoblasts in peripheral blood

leukocydyna leucocidin
leukocyt p. **krwinka biała**
leukocytoblast leucocytoblast
leukocytofagia leucocytophagy
leukocytoliza leucocytolysis
leukocytolizyna leukocytolysin
leukocytolityczny leucocytolytic
leukocytopenia leucocytopenia, leucopenia
leukocytoza leucocytosis, hyperleucocytosis
l. **całkowita** absolute leucocytosis
l. **limfocytowa** lymphocytic leucocytosis, lymphocytosis
l. **monocytowa** monocytic leucocytosis, monocytosis
l. **obojętnochłonna** neutrophilic leucocytosis, neutrophilia
l. **trawienna** digestive leucocytosis
l. **wysiłkowa** exertional leucocytosis, myogenic leucocytosis
l. **względna** relative leucocytosis
l. **zasadochłonna** basophilic leucocytosis, basocytosis, basophilia
leukocyturia leucocyturia
leukodiapedeza leucodiapedesis
leukodystrofia leucodystrophy, leucodystrophia, leucoencephalopathy
l. **metachromatyczna** metachromatic leucodystrophy, sulphatide lipidosis
leukoencefalopatia leucoencephalopathy, leucodystrophy
leukoerytroblastoza leucoerythroblastosis, myelophthisic an(a)emia, osteosclerotic an(a)emia
leukogram differential white blood cell count, leucogram
leukofereza leucopheresis
l. **filtracyjna** filtration leucopheresis
leukomielopatia leucomyelopathy
leukopedeza leucopedesis, leucodiapedesis
leukopenia leucopenia, hypoleucocytosis, aleucocytosis, aleukia
l. **obojętnochłonna** neutrophilic leucopenia, neutropenia
leukoplakia leucoplakia
l. **jamy ustnej** oral leucoplakia, buccal leucoplakia, smoker's tongue
l. **pochwy** vaginal leucoplakia
l. **prącia** penile leucoplakia
l. **przełyku** (o)esophageal leucoplakia
l. **sromu** leucoplakia of the vulva
l. **włochata** hairy leucoplakia
leukotaksja leucotaxis, leucocytotaxia, leucotaxia
leukotaktyczny leucotactic, leucocytotactic
leukoworyna leucovorin, N_5-formyltetrahydrofolic acid
leukoza leucosis, abnormal proliferation of a leucopoietic tissue

lewatywa enema, clysma, clyster
  l., wykonać administer enema
  l. z kontrastem contrast enema, barium enema
  l. z mydlinami soapsuds enema
lewitacja levitation, support of patient on a cushion of air
lewogram levogram
leworęczność left-handedness, sinistrality, mancinism
leworęczny left-handed
lewoskrętność levorotation, levogyration
lewoskrętny levorotatory, levogyrate, levogyrous
lewuloza l(a)evulose, D-fructose
lewy left, sinister
leydigoma Leydig-cell tumo(u)r
lędźwie (pl) loins, loin, lumbus
  l., ból lumbalgia, lumbodynia, lumbago, low back pain
lędźwiowy lumbar
lęk anxiety, fear; p. też **fobia**
  l. chorobliwy morbid fear, phobia
  l. dzienny day terror, pavor diurnus
  l. neurotyczny anxiety, neurotic anxiety
  l. nocny night terror, pavor nocturnus
  l. rozdzielenia fear of separation (in children)
  l. sytuacyjny situation anxiety
  l., usuwający anxiolytic
liaza lyase
  l. hialuronowa hyaluronidase, mucinase, spreading factor
libido libido, sexual desire
licówka facing, veneer (stom.)
  l. porcelanowa porcelain veneer, porcelain facing
  l. wymienna removable facing
liczba number, count
  l. acetylowa acetyl number
  l. atomowa atomic number, charge number
  l. bezwzględna absolute number
  l. haploidalna haploid number
  l. izotopowa isotopic number
  l. jodowa iodine numer
  l. krwinek blood cell count
  l. kwasowa acid number
  l. masowa mass number, atomic mass number
  l. wodorowa relative number
  l. względna relative number
  l. zmydlenia saponification number
licznik 1) counter, meter; 2) numerator (math.)
  l. całego ciała whole body counter
  l. impulsów impulse counter
  l. scyntylacyjny scintillation counter, scintillator, scintillascope
  l. scyntylacyjny studzienkowy well-type scintillation counter

ligamentopeksja ligamentopexy
ligand ligand, an organic molecule bound to a central metal ion by coordination bonds
ligatura ligature (stom.)
  l. druciana wire ligature (stom.), a wire binding together teeth
  l. metalowa metal ligature, wire ligature
  l. zębowa tooth ligature
ligaturowanie ligation, tooth ligation
  l. chirurgiczne surgical ligation (stom.)
ligaza ligase, synthetase
  l. DNA DNA ligase
lignina wood-wool, xylogen
limfa lymph
  l. krzepnąca (bogata w fibrynogen) plastic lymph, inflammatory lymph
  l. krzepnąca tworząca błony rzekome euplastic lymph, croupous lymph, fibrinous lymph
  l. międzykomórkowa intercellular lymph
  l. nie krzepnąca (bez fibrynogenu) aplastic lymph, corpuscular lymph
  l. ospowa bydlęca vaccine lymph, vaccinia lymph, bovine lymph, calf lymph, animal lymph
  l. ospowa ludzka humanized lymph
  l., zastój lymphostasis
limfadenografia lymphadenography
limfadenopatia lymphadenopathy
  l. angioimmunoblastyczna angioimmunoblastic lymphadenopathy, immunoblastic lymphadenopathy
limfangiografia lymphangiography
limfatyczny lymphatic, lymphaceous
  l. obrzęk lymph(o)edema
  l. obrzęk nabyty acquired lymph(o)edema
  l. obrzęk pierwotny primary lymph(o)edema, hereditary lymph(o)edema, troph(o)edema, Nonne-Milroy-Meige disease
  l. obrzęk wrodzony congenital lymph(o)edema, Nonne-Milroy disease
  l. układ lymphatic system
limfoblast lymphoblast
limfoblastoma lymphoblastoma
limfoblastoza lymphoblastosis, lymphoblastic leuk(a)emia
limfocyt lymphocyte, lymph cell, lymphoid cell
  l. B B lymphocyte, B cell, lymphocyte derived from bursa and bone marrow
  l., brak alymphocytosis
  l. cytotoksyczny killer cell, cytotoxic lymphocyte
  l. grasicy T lymphocyte, T cell, thymocyte
  l. null null lymphocyte, null cell, lymphocyte not belonging to B or T cells
  l. pomocniczy helper cell, helper lymphocyte

l. supresyjny suppressor cell, suppressor lymphocyte

l., tworzenie lymphocytopoiesis, lymphopoiesis, lymphopoesis

l. wspomagający helper lymphocyte, helper cell

l. zerowy null cell

limfocytopenia lymphocytopenia, lymphopenia

limfocytowy lymphocytic

limfocytoza lymphocytosis, lymph(a)emia, lymphocytic leucocytosis

   l. zakaźna ostra acute infectious lymphocytosis, Smith's disease

limfogeneza lymphogenesis, lymphopoiesis

limfografia lymphography

   l. barwnikowa colour lymphography, dye lymphography

   l. bezpośrednia direct lymphography

   l. izotopowa radioisotope lymphography

   l. pośrednia indirect lymphography

   l. pozaotrzewnowa retroperitoneal lymphography

   l. szyjna cervical lymphography

   l. tarczycy thyroid lymphography, cervical lymphography

limfoidalny lymphoid

limfokineza lymphokinesis

limfokiny (*pl*) lymphokines

limfomatoza lymphomatosis, presence of multiple lymphomas

limfopenia lymphopenia, lymphocytopenia, hypolymphoh(a)emia

limfosarkomatoza lymphosarcomatosis

lingwetka linguette, sublingual tablet

linia line, band

   l. absorpcyjna absorption line

   l. demarkacyjna demarcation line

   l. dłoni palmar creases

   l. izoelektryczna isoelectric line

   l. komórek szpikowych myeloid series

   l. komórkowa cell line

   l. krwinek białych leucocytic series, granulocytic series

   l. krwinek czerwonych erythrocytic series

   l. limfocytarna lymphocytic series

   l. papilarne epidermal ridges, dermatoglyphics

   l. podstawy czaszki basilar line, base line (*radiol.*)

   l. przymostkowa parasternal line, costoclavicular line

   l. środkowa midline

   l. środkowo-obojczykowa midclavicular line, mammillary line

   l. środkowo-pachowa midaxillary line

   l. zerowa baseline

   l. zwarcia occlusion

liniowy linear

linkomycyna lincomycin

linolan linoleate, a salt of linoleic acid

linolenian linolenate, a salt of linolenic acid

liofilizacja lyophilization, freeze-drying

liofilizować lyophilize, freeze-dry

lipaza lipase

   l. lipoproteinowa lipoprotein lipase, clearing factor

   l. trzustkowa pancreatic lipase, steapsin

lipektomia lipectomy, excision of fatty tissue

lipemia lip(a)emia, lipid(a)emia, lipoid(a)emia

   l. pokarmowa alimentary lip(a)emia, postprandial lip(a)emia

   l. poposiłkowa postprandial lip(a)emia

lipid lipid, lipoid, lipin, fat

lipidemia lipid(a)emia, lip(a)emia

lipiduria lipiduria, lipuria, adiposuria

lipoatrofia lipoatrophy

   l. ograniczona circumscribed lipoatrophy

lipochondrodystrofia lipochondrodystrophy, Hurler's syndrome

lipodystrofia lipodystrophy, lipodystrophia

   l. całkowita wrodzona congenital total lipodystrophy

   l. jelitowa intestinal lipodystrophy, Whipple's disease

   l. poinsulinowa insulin lipodystrophy

   l. postępująca progressive lipodystrophy, Barraquer-Simons disease

lipogranulomatoza lipogranulomatosis

lipoid lipoid, lipid

lipoidowy lipid, lipoid, fatty

lipoliza lipolysis, hydrolysis of fats

lipolityczny lipolytic

lipomatoza lipomatosis; *p.* tłuszczakowatość

lipoproteiny (*pl*) lipoproteins

   l., duże stężenie we krwi hyperlipoprotein(a)emia; *p.* hiperlipoproteinemia

   l., małe stężenie we krwi hypolipoprotein(a)emia

   l. o bardzo małej gęstości very low density lipoproteins, VLDL

   l. o dużej gęstości high density lipoproteins, HDL

   l. o dużej gęstości, małe stężenie we krwi Tangier disease, familial high-density lipoprotein deficiency

   l. o małej gęstości low density lipoproteins, LDL

   l. o średniej gęstości intermediate density lipoproteins, IDL

liposom liposome, fat globule

lipotropina lipotropic hormone

lipotropowy lipotropic

listek 1) small leaf; 2) layer (*anat.*); 3) folium, leaf-like structure (*bot.*)

l. zarodkowy germ layer (*embr.*), primordial cell layer, blastodermic layer

l. zarodkowy środkowy mesoderm, mesoblast, middle germ layer

l. zarodkowy wewnętrzny entoderm, endoderm, hypoblast, endoblast

l. zarodkowy zewnętrzny ectoderm, epiblast, ectoblast

listeria listeria

listerioza listeriosis

listewka ledge, lamina, shelf ridge

l. skórna epidermal ridge

l. szkliwa enamel ledge

l. zębowa dental ledge, dental lamina, dental shelf, dentogingival lamina

listny folic, leaf

liszaj lichen (*derm.*)

l. amyloidowy lichen amyloidosus, cutaneous amyloidosis

l. czerwony lichen planus, lichen ruber

l. lśniący lichen nitidus, Pinkus' disease

l. mieszkowy lichen pilaris, keratosis pilaris, keratosis suprafollicularis, pityriasis pilaris, ichthyosis follicularis

l. pasmowaty lichen striatus

l. płaski lichen planus, lichen acuminatus, lichen ruber, Wilson's lichen

l. płaski barwnikowy pigmented lichen planus

l. płaski brodawkujący lichen planus hypertrophicus, lichen planus verrucosus

l. płaski mieszkowy lichen planus pilaris, lichen planopilaris

l. płaski sprowokowany provocated lichen planus, induced lichen planus

l. płaski śluzówki jamy ustnej nie wrzodziejący non-erosive oral lichen planus

l. płaski śluzówki jamy ustnej wrzodziejący erosive oral lichen planus

l. pokrzywkowy lichen urticatus, prurigo infantilis, papular urticaria

l. rumieniowaty lupus erythematosus, lupus erythematodes

l. rumieniowaty narządowy visceral lupus erythematosus, systemic lupus erythematosus, disseminated lupus erythematosus

l. rumieniowaty ogniskowy discoid lupus erythematosus, chronic discoid lupus erythematosus

l. rumieniowaty powierzchowny superficial lupus erythematosus

l. rumieniowaty przewlekły discoid lupus erythematosus

l. rumieniowaty trzewny visceral lupus erythematosus, systemic lupus erythematosus, disseminated lupus erythematosus

l. rumieniowaty układowy systemic lupus erythematosus, visceral lupus erythematosus, disseminated lupus erythematosus

l. rumieniowaty uogólniony systemic lupus erythematosus

l. śluzowaty lichen myx(o)edematous, scleromyx(o)edema, papular mucinosis, fibromucinoidosis, papular myx(o)edema

l. tępy lichen obtusus

l. twardzinowy zanikowy lichen sclerosus et atrophicus, Hallopeau's disease

liszajcowaty impetiginous

liszajec impetigo, contagious impetigo

l. gronkowcowy Bockhart's impetigo

l. obrączkowaty contagious circinate impetigo

l. opryszczkowaty herpetiform impetigo

l. pęcherzowy impetigo bullosa, bullous impetigo

l. suchy impetigo sicca

l. wypryskowy impetigo eczematodes, eczema pustulosum

liszajowacenie lichenization, lichenification

liszajowaty licheniform, lichenoid

liściasty foliate, leafy, phyllode

l. guz phyllode tumo(u)r, phyllode sarcoma, adenofibrosarcoma phyllode

liścień cotyledon, a unit of placenta

l. łożyskowy cotyledon

liść leaf, folium

lit lithium, Li (*chem.*)

l., węglan lithium carbonate

litocystotomia lithocystotomy, vesical lithotomy

litotryptor lithotriptor, lithoclast, lithotrite

litr litre, liter

lity solid, compact

lityczny lytic

liza lysis

l. bakterii bactrial lysis

l. komórek cellular lysis

l., powodujący lysogenic

lizat lysate

lizergid lysergide, lysergic acid diethylamide

lizofagosom lysophagosome

lizofosfolipaza lysophospholipase

lizogeniczność lysogenicity, the ability of inducing lysis

lizolecytyna lysolecithin

lizosom lysosome, cytolysosome

lizozym lysozyme

lizyna lysine

lobektomia lobectomy

lobelina lobeline

lobotomia lobotomy

locus locus, the place of a gene in a chromosome

lodowaty ice, of ice, glacial

lodowy ice, of ice
lodówka refrigerator, ice box
lokalizacja (miejsce) location
lokalizacja (umiejscowienie, zlokalizowanie) localization
lokalizować localize
lokalizator locator, localizer
l. elektroakustyczny electroacoustic locator
lokomotoryczny locomotor, locomotorial, locomotory
lordotyczny lordotic
lordoza lordosis, anterior spinal curvature
lorens lawrentium, Lr (*chem.*)
losowo at random, randomly
losowy random
l. dobór random selection, randomization
l., dobierać randomize, select at random
l., próbka random sample
lotność volatility
lotny volatile, gasiform
loża site
l. narządu site of an organ, or site of organ removal
lód ice
l. suchy carbon dioxide snow
lśniący glossy, lustrous, shiny, brilliant
lucidum intervallum lucid interval; *p.* przerwa jasna
ludność population
ludobójczy genocidal
ludobójstwo genocide
ludzki human

luka gap
l. osłuchowa auscultatory gap
luks lux, a unit of illumination
luksomierz luxometer
lumbago lumbago, low back pain, lumbalgia, lumbodynia
lumen lumen, meter candle
luminiscencja luminiscence
luminiscencyjny luminiscent
lunatyczny somnambulistic
lunatyk sleepwalker, somnambulist
lunatyzm sleepwalking, somnambulism
lupa magnifying glass, lupe
lusterko mirror, looking-glass
l. czołowe head mirror, front mirror
l. dentystyczne dental mirror, mouth mirror
l. do rynoskopii tylnej rhinoscope
lustrzany mirror, mirror-like
l. pismo mirror-writing
lutealny luteal
luteina lutein, yellow pigment in corpus luteum
luteinizacja luteinization
luteinoma luteinoma, luteoma, an ovarian tumo(u)r with luteinization
luteohormon progesterone
luteotropina luteotropin, luteotrophin, luteotrophic hormone, luteotrophic gonadotrophin
luteotropowy luteotrophic, luteotropic
lutet lutetium, Lu (*chem.*)

Ł

ładunek load, charge
  ł. elektryczny electric charge
  ł. elementarny electronic charge
  ł. kolumny chromatograficznej column charge
łagiewka utricle, utriculus (*anat.*)
  ł. sterczowa prostatic utricle, vesica prostatica, alveus urogenitalis, uterus masculinus
  ł. sterczowa, zapalenie utriculitis
łagiewkowy utricular
łagodny mild, benign, lenient, bland
łagodzący soothing, alleviating, relieving (pain), palliative
łagodzenie alleviation, palliation, relief, relieving
łagodzić alleviate, relieve, palliate, soothe
łaknienie appetite
  ł., brak anorexia, asitia, lack of appetite
  ł. nadmierne excessive appetite, bulimia, cynorexia
  ł., pobudzający appetite stimulating, appetizing, appetizer, aperitive
  ł. spaczone pica, pervert appetite, citta, cissa, cittosis, allotriogeustia
  ł., środek znoszący anorectic, anoretic, anorexigenic, anorexiant
  ł. zniesione anorexia
łamać break, fracture, crack
łamliwość fragility, brittleness
  ł. kości fragility of bones, osteopsathyrosis
  ł. kości późna osteogenesis imperfecta tarda
łamliwy fragile, brittle, breakable
łańcuch chain
  ł. boczny side chain, lateral chain
  ł. ciężki heavy chain
  ł. długi long chain
  ł. kostek słuchowych ossicular chain
  ł. krótki short chain
  ł. lekki light chain
  ł. otwarty peptide chain
  ł. peptydowy peptide chain
  ł. polipeptydowy polypeptide chain
  ł. rozgałęziony branched chain

  ł. węglowy carbon chain
  ł. zamknięty closed chain
łata patch
łatać patch
łatwo strawny digestible
łazienka bathroom, bath-room
łączący connecting, connective, uniting, binding together, anastomosing
łącze junction (*anat.*)
łącznik connector, connecter, link, connecting bar (*chem.*)
łączność connection, connexion, communication
łąkotka 1) meniscus, semilunar cartilage, articular meniscus; 2) tactile disc
  ł. boczna lateral meniscus, external semilunar cartilage
  ł. przyśrodkowa medial meniscus, falciform cartilage, internal semilunar fibrocartilage of the knee
  ł. stawowa articular meniscus, articular crescent
  ł., wycięcie meniscectomy
  ł., zapalenie meniscitis
łechtaczka clitoris
  ł., erekcja przewlekła clitorism
  ł. olbrzymia macroclitoris, clitoridauxe, hypertrophy of the clitoris
  ł., powiększenie clitoromegaly
  ł., wycięcie clitoridotomy, clitoridectomy, clitorotomy
  ł., zapalenie clitoriditis, clitoritis
  ł., zapalenie żołędzi i napletka balanochlamyditis
łechtaczkowy clitoridean, relating to clitoris
łechtać tickle, titillate
łechtanie titillation, tickling
łodyga stem, stalk, shaft, pedicle
  ł. włosa hair shaft
łojak steatoma
łojotok seborrh(o)ea, steatorrh(o)ea
  ł. oleisty seborrh(o)ea oleosa, adipose seborrh(o)ea
  ł. skóry głowy seborrh(o)ea of the scalp

ł. starczy senile seborrh(o)ea, senile keratosis
ł. suchy seborrh(o)ea sicca, furfuraceous
seborrh(o)ea
ł. twarzy facial seborrh(o)ea
łojotokowy seborrh(o)eic, steatorrh(o)eic, se-
borrh(o)eal, seborrhoic
łokciowy ulnar, elbow, anconeal
łokieć elbow, cubitus
ł. koślawy cubitus valgus
ł. szpotawy cubitus varus
ł. tenisisty tennis elbow
łono pubis
łonowy pubic
ł., włosy pubic hair
ł., wyłysienie pubomadesis, pubic baldness
łopatka 1) shoulder-blade, scapula, blade bone, scapular bone (*anat.*); 2) spatula (*instr.*)
ł. łódkowata scaphoid scapula
ł., obrabiać spatulate (*stom.*)
ł., obróbka spatulation (*stom.*)
ł. odstająca winged scapula, scapula alata
ł., umocowanie scapulopexy, surgical fixation of the scapula
ł. uniesiona high position of the scapula
ł., wycięcie scapulectomy
łoże bed
ł. wodne water bed
łożysko 1) bed; 2) placenta
ł., badanie radiologiczne placentography
ł. beleczkowate trabecular placenta
ł. błoniaste velamentous placenta
ł. dodatkowe accessory placenta, supernumerary placenta, succenturiate placenta
ł. dwudzielne bipartite placenta, bilobe placenta, bilobate placenta
ł. kosmkowe villous placenta
ł. kosmówkowo-omoczniowe chorioallantoic placenta
ł. kosmówkowo-owodniowe chorioamniotic
placenta
ł. księżycowate lunate placenta
ł. naczyniowe vascular bed
ł. obrzeżone marginate placenta
ł. obwałowane circumvallate placenta
ł. odgięte placenta reflexa
ł., odklejenie się detachment of the placenta
ł., odklejenie się przedwczesne premature
detachment of the placenta, ablatio placentae, abruptio placentae
ł. paznokcia nail bed
ł. pierścieniowe annular placenta, zonary
placenta
ł. podkowiaste horseshoe placenta
ł. podwójne placenta duplex, duplicated
placenta
ł. przerośnięte placenta percreta
ł. przodujące placenta pr(a)evia

ł. przodujące brzeżnie marginal placenta
pr(a)evia
ł. przodujące centralnie central placenta
pr(a)evia
ł. przodujące częściowo partial placenta
pr(a)evia
ł. przyrośnięte placenta accreta, adherent
placenta
ł. rozproszone diffuse placenta, membranaceous placenta
ł. tarczowate discoid placenta
ł. uwięźnięte incarcerated placenta, trapped
placenta
ł. włośniczkowe capillary bed
ł. wrośnięte placenta increta
ł., wygniatanie expression of the placenta
ł., zapalenie placentitis
ł. zatrzymane retained placenta
ł., zraz cotyledon
łożyskowy placental
łódkogłowie scaphocephaly, scaphocephalism
łódkogłowy scaphocephalic, scaphocephalus,
scaphocephalous
łój tallow, suet
ł. skórny sebum
ł. skórny, brak wydzielania asteatosis
łóżeczko dziecinne cot, crib
łóżko bed
ł., podpórka pod głowę bedrest
ł. porodowe maternity bed
ł., przykuty w wyniku choroby do bedridden
ł., rama nad overhead frame
ł. szpitalne hospital bed
ł. szpitalne, odsetek zajętych percentage bed
occupancy
ł. szpitalne, wykorzystanie bed usage, bed
utilization, bed occupancy
ł. wezgłowie bedhead, head of the bed
łubek splint
ług lye, alkali, alcali
ł. kaustyczny akali lye, caustic alkali
łuk arch, arc, arcus, bow
ł. aorty aortic arch
ł. aorty, zespół aortic arch syndrome
ł. histeryczny arc de cercle, hysterical opisthotonus
ł. kręgu vertebral arch, neural arch, hemal
arch
ł. nadgarstka carpal arch
ł. odruchowy reflex arc
ł. odruchowy dwusynaptyczny bisynaptic
reflex arc
ł. odruchowy jednosynaptyczny monosynaptic reflex arc
ł. odruchowy somatyczny somatic reflex arc
ł. odruchowy wegetatywny autonomic reflex
arc

ł. odruchowy wielosynaptyczny polysynaptic reflex arc
ł. podniebienny palatine arch
ł. podniebienno-językowy palatoglossal arch
ł. precypitacyjny precipitation arch, precipitation line
ł. skrzelowy branchial arch
ł. stopy poprzeczny transverse plantar arch
ł. tężcowy opisthotonus, opisthotonos
ł. zębodołowy alveolar arch
łukowaty arched, arcuate, arciform, arcual, arch-like, bowed, bow-like, bow-shaped
łupież 1) dandruff, seborrh(o)ea sicca; 2) pityriasis
ł. biały pityriasis alba
ł. czerwony pityriasis rubra, exfoliative dermatitis
ł. czerwony mieszkowy lichen ruber, lichen ruber pilaris, pityriasis pilaris
ł. łojotokowy seborrh(o)eic pityriasis
ł. pstry pityriasis versicolor, tinea versicolor
ł. rumieniowy erythrasma
ł. suchy dandruff, pityriasis, furfuracea
ł. tłusty pityriasis steatoides
łuska 1) squama, scale, scab; 2) shell
ł. rybia ichthyosis, fish skin disease
ł. rybia blaszkowata lamellar ichthyosis
ł. rybia jeżasta ichthyosis hystrix, ichthyosis spinosa, hystricism, saurodermia, porcupine disease
ł. rybia płodowa collodion baby, intrauterine ichthyosis, fetal ichthyosis
ł. rybia wężowa serpentine ichthyosis
ł. rybia wrodzona congenital ichthyosis, fetal ichthyosis, intrauterine ichthyosis
łuskowaty squamous, scaly
łuskowy squamous, scale-like
łuszczenie się desquamation, exfoliation, shedding, flaking away
ł. otrębiaste furfuraceous desquamation
ł. płatowe flaky desquamation
łuszczący się desquamating, exfoliating, exfoliative, desquamatory, peeling off, shredding, scaling, shedding, flaking away
łuszczka corneal pannus, vasculonebulous keratitis
ł. jaglicza trachomatous pannus
ł. mięsista pannus carnosus, pannus crassus
ł. pryszczykowa phlyctenular pannus
ł. reumatoidalna rheumatoid pannus
ł. sucha pannus siccus
ł. zołzowa scrophulous pannus
łuszczyca psoriasis
ł. brodawkująca verrucous psoriasis
ł. brudźcowa psoriasis osteacea, psoriasis rupioides
ł. figurowa psoriasis figurata, psoriasis geographica

ł. krążkowata discoid psoriasis
ł. kropelkowata guttate psoriasis
ł. kropkowa punctate psoriasis
ł. krostkowa pustular psoriasis
ł. monetowata nummular psoriasis, discoid psoriasis
ł. obrączkowata annular psoriasis, circinate psoriasis
ł. pełzająca serpiginous psoriasis
ł. stawowa arthropathic psoriasis
ł. uogólniona generalized psoriasis, universal psoriasis
ł. wysiękowa exudative psoriasis
ł. zadawniona inveterate psoriasis
łuszczycowaty psoroid
łuszczycowy psoriatic, psoriasic, psoriasiform
łuszczyć się desquamate, exfoliate, peel off, shed the epidermis
łydka calf, sura
ł. gnoma gnome's calf
łyk gulp, draught
łykać gulp, swallow
łykanie swallowing, gulping
ł., zaburzenia dysphagia, swallowing disturbances; *p. połykanie*
łysieć grow bald, lose hair
łysienie hair loss, growing bald, baldness, alopecia development
ł. łojotokowe seborrh(o)eic alopecia
ł. neurogenne neurotic alopecia, trophoneurotic alopecia
ł. plackowate alopecia areata, alopecia circumscripta
ł. plackowate rzekome alopecia pseudobareata, alopecia atrophicans
ł. plackowate złośliwe malignant alopecia, universal alopecia, alopecia totalis
ł. popromienne roentgenological alopecia, x-ray alopecia, radiation alopecia
ł. starcze senile alopecia
ł. śluzowate mucinous alopecia
ł. toksyczne toxic alopecia
łysina baldness, alopecia, acomia, calvity
ł. brzeżna marginal alopecia
łyżeczka teaspoon
ł. chirurgiczna curette
ł. (dawka) teaspoonful
ł. ostra sharp spoon, curette
łyżeczkowanie curettage
łyżka tablespoon, tablespoonful (a dose)
ł. wyciskowa impression tray, bite plate (*stom.*)
ł. wyciskowa anatomiczna anatomical impression tray
ł. wyciskowa czynnościowa functional impression tray
łza tear, dacryon

łzawiący lacrimogenic, lacrimatory, lachrymatory, dacryogenic, dacryagogue
ł. środek (gaz) lacrimator, lachrimator (gas)
łzawienie lacrimation, dacryorrh(o)ea
  ł. patologiczne przy niedrożności dróg łzowych epiphora, excessive lacrimation due to occlusion of nasolacrimal canal
łzowa lacrimal, dacryo-
  ł. przetoka dacryosyrinx
  ł. torbiel dacryocyst, dacryoma
łzowy lacrimal, lachrymal, dacryo-
  ł. gruczoł lacrimal gland
  ł. gruczoł, zapalenie dacryadenitis, dacryoadenitis
  ł. kamień dacryolith
  ł. kanalik lacrimal canaliculus
  ł. kanalik, torbiel dacryops
  ł. kanalik, zapalenie dacryosolenitis
  ł. kanalik, zarośnięcie dacryagogatresia
  ł. kanalik, zwężenie dacryostenosis
  ł. przewód lacrimal duct, dacryagogue
  ł., przewód nosowo-łzowy nasolacrimal duct, nasal duct
  ł., przewód nosowo-łzowy, zwężenie dacryocystorhinostenosis

ł. śluzotok dacryoblennorrh(o)ea
ł. woreczek lacrimal sac, dacryocyst, tear sac
  ł. woreczek, badanie rtg kontrastowe dacryocystography
  ł. woreczek, ból dacryocystalgia
  ł. woreczek, nacięcie dacryocystotomy, lacrimotomy
  ł. woreczek, opuszczenie dacryocystoptosis
  ł. woreczek, owrzodzenie dacryohelcosis
  ł. woreczek, ropowica dacryophlegmon
  ł. woreczek, rozstrzeń dacryocystectasia
  ł. woreczek, śluzotok dacryocystoblennorrh(o)ea
  ł. woreczek, wycięcie dacryocystectomy
  ł. woreczek, zapalenie dacryocystitis
  ł. woreczek, zespolenie workowo-nosowe dacryocystorhinostomy
  ł. woreczek, zespolenie workowo-sitowe dacryocystoethmoidostomy
  ł. woreczek, zwężenie dacryocystostenosis
łzy tears, dacryons
  ł. krokodyle crocodile tears (a neurological sign)

M

macać palpate, examine by touch
  m. tętno feel the pulse
macalny palpable
macanie palpation, touching
  m. głębokie deep palpation
  m. powierzchowne light-touch palpation
maceracja maceration, steeping
macerować macerate, steep
macica uterus, womb, metra
  m., amputacja nadpochwowa supracervical hysterectomy, supravaginal hysterectomy, subtotal hysterectomy
  m. bezszyjkowa uterus acollis, a uterus with atresia or absence of cervix
  m., ból metrodynia, hysteralgia, hysterodynia, uteralgia, uterine colic, metralgia
  m., brak ametria
  m., choroba metropathy, hysteropathy
  m., ciężarna pregnant uterus, gravid uterus
  m., czynność skurczowa contractile activity of the uterus, uterine contractions
  m., instrument do rejestrowania czynności skurczowej tocograph, tocodynagraph, tocodynamometer, hysterograph
  m., rejestrowanie czynności skurczowej tocography, hysterography
  m., dno uterine fundus
  m., dno, wycięcie defundation
  m. dwudzielna bipatrite uterus, septate uterus, bilocular uterus
  m. dwurożna bifid uterus, uterus bicornis
  m. dwurożna dwuszyjkowa uterus bicornis bicollis
  m. dwurożna jednoszyjkowa uterus bicornis unicollis
  m. dziewicza virginal uterus, pubescent uterus
  m. i jajniki, wycięcie hystero-oophorectomy, hystero-oothecectomy
  m. i jajniki, zapalenie metrosalpingitis
  m. i jajowody, radiografia hysterosalpingography, hysterotubography, metrosalpingography

  m. i jajowody, wycięcie hysterosalpingectomy
  m. i pęcherz, umocowanie do ściany brzusznej hysterocystopexy
  m., instrument do pomiaru hysterometer, metrometer, uterometer
  m., jajowody i jajniki, wycięcie hysterosalpingo-oophorectomy, hysterosalpingo-oothecectomy
  m. jednorożna uterus unicornis, one-horned uterus
  m., kamień w uterolith, hysterolith, lithometra, womb stone, uterine calculus
  m., krwawienie metrorrhagia, uterine bleeding
  m., krwiak h(a)ematometra, metroh(a)emia
  m., kurcz hysterospasm, hysterotrismus, metrypercinesia
  m. łukowata arcuate uterus, saddle-shaped uterus
  m., mięśniak uterine myoma, hysteromyoma
  m., nacięcie hysterotomy, metrotomy, uterotomy
  m., nacięcie drogą brzuszną hysterolaparotomy, abdominal hysterotomy, c(o)eliohysterotomy
  m., nacięcie mięśnia hysteromyotomy
  m., nacięcie przez pochwę colpohysterotomy, vaginal hysterotomy
  m., nacięcie szyjki hysterotrachelotomy, hysterostomatomy, hysterostomatotomy, incision of the uterine cervix
  m., nadmierna czynność skurczowa metryperkinesia, excessive labo(u)r pains
  m., nadwrażliwość metryper(a)esthesia
  m., niedokrwienie metran(a)emia, ametroh(a)emia
  m. niedokształcona hypoplastic uterus
  m. niedorozwinięta pubescent uterus
  m., niedowład metratonia, atony of the uterus
  m. niekształtna deformed uterus

m., **nóż do nacinania** metrotome, hysterotome

m., **nóż do nacinania szyjki** hysterostomatome

m., **odchylenie** deflection of the uterus

m., **opadnięcie** descent of the uterus

m., **pęknięcie** metrorrhexis, rupture of the uterus

m., **plastyka** uteroplasty, hysteroplasty

m., **plastyka szyjki** hysterotracheloplasty

m., **pochylenie w lewo (lewopochylenie m.)** sinistroversion of the uterus

m., **pochylenie w prawo (prawopochylenie m.)** dextroversion of the uterus

m. **podwójna** uterus duplex, dimetria, dihysteria, double uterus

m. **podwójna dwuszyjkowa** uterus didelphys

m., **pomiar ciepłoty** hysterothermography

m. **powiększona** metrauxe, uterine hypertrophy

m. **przegrodzona** septate uterus, uterus septus

m. **przegrodzona częściowo** uterus subseptus, incomplete septate uterus

m. **przegrodzona jednoszyjkowa** uterus septus unicollis

m., **przekrwienie** uterine hyper(a)emia, metrhyper(a)emia

m., **przemieszczenie** metrectopia, metrectopy

m., **przepuklina** hysterocele, metrocele, uterine hernia

m., **przepuklina do pachwiny** hysterobubonocele

m., **przerost** metrhypoatrophia, metrauxe

m., **przetoka maciczno-pochwowa** uterovaginal fistula

m., **przodopochylenie** anteversion of the uterus

m., **przodoustawienie** anteposition of the uterus

m., **przodozgięcie** anteflexion of the uterus

m., **radiografia** hysterography, metrography

m., **rak** metrocarcinoma, endometrial carcinoma, hysterocarcinoma

m., **ropniak** pyometra

m., **rozmiękanie** hysteromalacia, metromalacia

m., **rozszerzadło Hegara** Hegar's dilator

m., **rozszerzadło balonikowe (balon maciczny)** metreurynter

m., **rozszerzanie szyjki** metreurysis, hysterurysis

m., **rozszerzenie** metrectasia, dilation of the uterus

m., **róg** horn of the uterus

m., **skurcze** uterine contractions

m., **skurcze porodowe** pains, labo(u)r contractions

m., **skurcze bolesne** uterismus

m., **szyjka** cervix of the uterus; *p.* **szyjka macicy**

m., **torbiel** metrocyst

m., **torbielowatość** metrocystosis

m., **trzon** body of the uterus, corpus of the uterus, uterine body

m., **tyłopochylenie** retroversion of the uterus

m., **tyłoustawienie** retroposition of the uterus

m., **tyłozgięcie** retroflexion of the uterus

m., **ujście wewnętrzne** internal os of the uterus

m., **ujście zewnętrzne** external os of the uterus

m., **umocowanie chirurgiczne** uterofixation, uteropexy, hysteropexy

m., **umocowanie do pochwy** vaginal hysteropexy, colpohysteropexy, colpohysterorrhaphy

m., **umocowanie do pęcherza** hysterocystocleisis

m., **umocowanie do ściany brzusznej** hysterocataphraxis, abdominal hysteropexy

m., **umocowanie więzadeł długich do ściany brzusznej** desmopexy

m., **umocowanie więzadeł skróconych obłych do ściany pochwy** desmopyknosis

m., **uwolnienie ze zrostów** hysterolysis

m., **włókniak** metrofibroma

m., **wodniak** hydrometra

m., **wycięcie** hysterectomy, metrectomy, uterectomy, metrosteresis

m., **wycięcie częściowe** subtotal hystrectomy

m., **wycięcie drogą brzuszną** abdominal hysterectomy, gastrohysterectomy, c(o)eliohysterectomy, laparohysterectomy

m., **wycięcie drogą brzuszno-pochwową** abdominovaginal hysterectomy

m., **wycięcie nadpochwowe** supravaginal hysterectomy

m., **wycięcie przez pochwę** vaginal hysterectomy, colpohysterectomy

m., **wycięcie przypochwowe** paravaginal hysterectomy

m., **wycięcie mięśniaka** hysteromyomectomy

m., **wycięcie szyjki** hysterotrachelectomy

m., **wynicowanie** inversion of the uterus

m., **wypadnięcie** metroptosis, hysteroptosis, prolapse of the uterus, metrocolpocele

m., **wziernik maciczno-pochwowy** hysterocolposcope

m., **wziernikowanie** hysteroscopy, metroscopy

m., zamknięcie operacyjne ujścia szyjki hysterocleisis, hysterostomatocleisis
m., zanik metratrophy, uterine atrophy
m., zapalenie metritis, uteritis, hysteritis
m., zapalenie błony mięśniowej myometritis
m., zapalenie błony mięśniowej i śluzowej metroendometritis
m., zapalenie naczyń chłonnych metrolymphangitis
m., zapalenie otrzewnej metroperitonitis, perimetritis
m., zapalenie połogowe puerperal metritis, lochiometritis, lochometritis
m., zapalenie ropne pyometritis
m., zapalenie szyjki cervicitis, trachelitis, endocervicitis
m., zapalenie śluzówki endometritis
m., zapalenie śluzówki gruczołowe glandular hyperplastic endometritis
m., zapalenie śluzówki posocznicowe septic endometritis
m., zapalenie żył metrophlebitis
m., zapis czynności hysterography
m., zarośnięcie hysteratresia, uterine atresia, atretometria
m., zespolenie maciczno-jajowodowe hysterosalpingostomy
m., zespolenie maciczno-pęcherzowe uterocystostomy
m., zeszycie hysterorrhaphy
m., zeszycie szyjki hysterotrachelorrhaphy, trachelorrhaphy
m., zgięcie w lewo sinistroflexion
m., zgięcie w prawo dextroflexion
m. z pochwą, wycięcie colpohysterectomy
m., zwapnienie lithometra
m., zwężenie metrostenosis
maciczny uterine
m., ciąża uterogestation, uterine pregnancy
m. irygator metroclyst, uterine irrigator
m. krążek podtrzymujący pessary, hysterophore
m. krążek zamykający uterine diaphragm, occlusive diaphragm
m., krwawienie metrorrhagia, uterine bleeding
m., krwawienie, stałe nieznaczne metrostaxis
m. śluzotok metrorrh(o)ea
m. wziernik metroscope
m. zgłębnik hysterometer, uterometer, metrometer
macierz matrix
m. chrząstki cartilage matrix
m. cytoplazmatyczna hyaloplasm, hyaloplasma
m. kostna bone matrix, intercellular substance of bone

m. mitochondrialna mitochondrial matrix
m. paznokcia nail matrix, nailbed, matrix unguis
m. paznokcia, zapalenie matrixitis
macierzyński maternal, motherly
m. urlop maternity leave
macierzyństwo maternity, motherhood
m. świadome birth control, oligogenics
macierzysty maternal, native
m. roztwór stock solution, mother solution
maczugowce (*pl*) *Corynebacterium*
m. inne niż maczugowce błonicy diphtheroids
maczugowiec *Corynebacterium*
m. błonicy *Corynebacterium diphtheriae*
m. ropny *Corynebacterium pyogenes*
m. skórny *Corynebacterium xerosis*
m. trądzika *Corynebacterium acnes, Propionibacterium acnes*
magazynowanie storage, storing
magister master
m. farmacji master of pharmacy
m. biologii master of sciences
magisterium master's degree
magnes magnet
magnetyczny magnetic
magnetyzm magnetism
magnez magnesium, Mg (*chem.*)
m., niedobór we krwi hypomagnes(a)emia
m., siarczan magnesium sulphate
m., stężenie we krwi magnes(a)emia
m., tlenek magnesium oxide, magnesia
m., wodorotlenek magnesium hydroxide
magnezja magnesia, magnesium oxide
magnezowy magnesium, magnesic
majaczenie delirium, raving
m. alkoholowe alcoholic delirium, delirium tremens
m. gorączkowe febrile delirium
m. lękowe anxious delirium
m. maniakalne maniacal delirium
m. ostre acute delirium, grave delirium
m. pourazowe posttraumatic delirium
m. prześladowcze persecutory delirium, delirium of persecution
m. starcze senile delirium
m. toksyczne toxic delirium
m. wywołane krańcowym wyczerpaniem collapse delirium
majaczeniowy deliriant, delirious, delirifacient
majaczyć be in delirium, be delirious, rave
majak hallucination, phantom
mak poppy, *Papaver* (*bot.*)
m. lekarski opium poppy, *Papaver somniferum*
makak rhesus, *Macaccus rhesus* (*zool.*)
makowcowy opiate
makowiec opium

makroblast macroblast, a large erythroblast, megaloblast
makrocefalia macrocephaly, macrocephalia
makrochylomikronemia macrochylomicron(a)emia
makrocyt macrocyte, a large erythrocyte
makrocytemia macrocyth(a)emia, macrocytosis
  m. **nadbarwliwa** hyperchromatic macrocyth(a)emia
makrocytoza macrocytosis, macrocyth(a)emia
makrocząsteczka macromolecule
makrocząsteczkowy macromolecular
makroerytroblast macroerythroblast, macroblast
makrofag macrophage
  m. **osiadły** fixed macrophage
  m. **pęcherzykowy** alveolar macrophage (in lungs)
  m. **wolny** free macrophage, wandering macrophage, polyblast
makroglej macroglia
makroglobulina macroglobulin
makroglobulinemia macroglobulin(a)emia
makrografia macrography
makrogyria macrogyria
makrokrioglobulinemia macrocryoglobulin-(a)emia
makromieloblast macromyeloblast
makromonocyt macromonocyte
makronormoblast macronormoblast
makropromielocyt macropromyelocyte
makropsja macropsia, macropia, megalopia, megalopsia
makroskopia macroscopy
makrostruktura macrostructure
makrotrombocytoza macrothrombocytosis
malakoplakia malacoplakia, malakoplakia
  m. **pęcherza i cewki** vesicourethral malacoplakia
malaria malaria
  m. **codzienna** quotidian malaria, double tertian malaria, quotidian fever
  m. **czterodniowa** quartan malaria
  m. **mózgowa** cerebral malaria, comatose malaria
  m. **nawracająca** relapsing malaria
  m. **przerywana** intermittent malaria
  m. **tropikalna** tropical malaria, falciparum malaria, malignant malaria
  m. **trzydniowa** tertian malaria, vivax malaria
  m. **wszczepiona** induced malaria, inoculated malaria
  m. **wywołana** induced malaria
  m. **wywołana przez zarodźca sierpowego** falciparum malaria, malignant malaria, malignant tertian fever

  m. **złośliwa** pernicious malaria, falciparum malaria with severe complications
malarioterapia malariotherapy
malonian malonate
malonowy malonic
malonylowy malonyl
maltoza maltose, malt sugar
maltretować ill-treat, maltreat, batter
małogłowie microcephaly, microcephalia, microcephalism
małokaloryczny low-calorie
małoletni minor, under age
małoletność minority, low age
małomózgowie micrencephaly, micrencephalia, micrencephalon
małomózgowy micrencephalous
małoocze microphthalmia, microphthalmus, microphthalmos
małooki microphthalmus
małopłytkowość thrombocytopenia, thrombopenia
  m. **samoistna ostra** Werlhof's disease, thrombocytopenic purpura
małopłytkowy thrombocytopenic, thrombopenic
małosolny salt-poor, low-salt
małowodzie oligohydramnios, oligoamnios
małżeński conjugal, marital, matrimonial, connubial
małżeństwo marriage, matrimony, married couple
małżowina nosowa turbinated bone, nasal concha
  m. **nosowa dolna** inferior nasal concha, inferior turbinated bone
  m. **nosowa, dotyczący** conchal, turbinate
  m. **nosowa górna** superior nasal concha, superior turbinated bone
  m. **nosowa, nacięcie** turbinotomy, conchotomy
  m. **nosowa średnia** middle nasal concha, middle turbinated bone
  m. **nosowa, wycięcie** turbinectomy, turbinotomy
  m. **nosowa, zapalenie** conchitis
  m. **uszna** auricle, ear concha, pinna (in animals)
  m. **uszna, deformacja kalafiorowata** cauliflower ear
  m. **uszna niedorozwinięta** microtia
  m. **uszna, plastyka** auriculoplasty
małżowinowy turbinate, conchal
mamka wet-nurse
mammografia mammography
mammogram mammogram
mammoplastyka mammoplasty, mammaplasty
mandryn mandrin, mandrel, mandril

mangan manganese, Mn (*chem.*)
manganawy manganous
manganowy manganic
manganian manganate
manganizm manganism, chronic poisoning with manganese
mania 1) manic-depressive psychosis, cyclophrenia, affective psychosis, alternating psychosis, cyclic psychosis, circular insanity, periodic insanity; 2) an irresistible impulse, compulsive behavio(u)r; 3) manic state, maniacal excitement; *p.* **popęd**
  m. prześladowcza delusions of persecution, delirum of persecution
  m. wielkości megalomania, delirium of grandeur
maniak maniac
maniakalno-depresyjny manic-depressive
maniakalny manic, maniacal
manieryczny manneristic
manieryzm mannerism
manipulacja manipulation
manipulator manipulator
manipulowanie manipulation, manipulating
  m. oburęczne conjoined manipulation, bimanual manipulation
mankiet 1) sleeve (of a manometer); 2) cuff, an infiltration around a vessel, perivascular cuff
mannit mannite, mannitol, manna sugar
mannitol mannitol, mannite
manometr manometer
  m. membranowy aneroid manometer, dial manometer
  m. rtęciowy mercurial manometer
  m. wodny water manometer
manometria manometry
manometryczny manometric
manualny manual
  m., zręczność manual skill
mańkuctwo left-handedness
mańkut left-handed individual
mapa map
  m. chromosomów chromosomal map
  m. crossing-over crossing-over map
  m. elektrokardiograficzna electrocardiographic map (a map of ECG abnormalities over myocardial infarct)
  m. genetyczna genetic map
  m. mutacji mutation map
  m. radioaktywności radioactivity map
mapowanie mapping
mapować map
margines bezpieczeństwa safety margin, margin of safety
marihuana marihuana, marijuana, mariguana
marker marker
  m. genetyczny genetic marker

  m. radioaktywny radioisotope marker
marmurkowatość marmoration, marble-like pattern
  m. kości marble bone disease, osteopetrosis, Albers-Schönberg disease
marmurkowaty marble-like, resembling marble
marski cirrhotic
marskość cirrhosis (of the liver), fibrosis, sclerosis
  m. nerek nephrosclerosis
  m. pęcherza fibrosis of the bladder, vesical sclerosis
  m. płuca pulmonary fibrosis
  m. płuc gruźlicza chronic fibroid tuberculosis of the lungs
  m. sromu kraurosis of the vulva, leucokraurosis
  m. wątroby cirrhosis, hepatic cirrhosis
  m. wątroby alkoholowa alcoholic cirrhosis
  m. wątroby barwnikowa pigmentary cirrhosis, h(a)emochromatosis
  m. wątroby drobnoguzkowa micronodular cirrhosis
  m. wątroby młodzieńcza juvenile cirrhosis
  m. wątroby pomartwicza postnecrotic cirrhosis, necrotic cirrhosis
  m. wątroby pozapalna posthepatitic cirrhosis
  m. wątroby przerostowa hypertrophic cirrhosis
  m. wątroby sercowa cardiac cirrhosis, stasis cirrhosis, cardiac liver, cyanotic atrophy of the liver, pseudocirrhosis, cardiocirrhosis
  m. wątrobowa torebkowa capsular cirrhosis, Glisson's cirrhosis
  m. wątrobowa tłuszczowa fatty cirrhosis
  m. wątrobowa toksyczna toxic cirrhosis
  m. wątrobowa wieloguzkowa macronodular cirrhosis
  m. wątrobowa w przewlekłym zapaleniu wewnątrzwątrobowych dróg żółciowych cholangiolithic cirrhosis
  m. wątrobowa wrotna portal cirrhosis, Laënnec's cirrhosis, hobnail liver
  m. wątrobowa zanikowa atrophic cirrhosis
  m. wątrobowa zastoinowa = **m. wątrobowa sercowa**
  m. wątrobowa z niedoborów żywnościowych nutritional cirrhosis
  m. wątrobowa żółciowa biliary cirrhosis, primary biliary cirrhosis, Hanot's cirrhosis
marsupializacja marsupialization, ventrocystorrhaphy, production of a pouch from a cyst with external orifice

marszczenie corrugation, wrinkling, puckering
marszczyć corrugate, wrinkle, pucker
martwak sequester, sequestrum
m., oddzielenie się sequestration, desequestration
m., wycięcie sequestrectomy, sequestrotomy
martwakowy sequestral
martwica necrosis, gangrene
  m. aseptyczna = m. jałowa
  m. błony środkowej tętnicy medionecrosis
  m. błony środkowej aorty torbielkowata cystic medial necrosis, mucoid medial degeneration
  m. brodawek nerkowych renal papillary necrosis, necrotizing papillitis
  m. gnilna putrefactive necrosis
  m. jałowa aseptic necrosis
  m. jałowa głowy kości ramiennej epiphysial aseptic necrosis of the humeral head, Panner's disease
  m. jałowa głowy kości II śródstopia epiphysial aseptic necrosis of the head of the second metatarsal bone, Frieberg's disease
  m. jałowa górnej nasady kości udowej aseptic epiphysial necrosis of the upper end of the femur, quiet hip disease, Legg-Calvé--Perthes disease
  m. jałowa kostno-chrzęstna oddzielająca osteochondrosis dissecans, osteochondritis dissecans
  m. jałowa guzowatości piszczeli epiphysial aseptic necrosis of the tibial tubercle, Osgood-Schlatter disease
  m. jałowa kłykcia przyśrodkowego piszczeli epiphysial aseptic necrosis of the medial tibial condyle, Blount's disease, non-rachitic bowleg
  m. jałowa kości księżycowatej lunatomalacia, Kienboeck's disease
  m. jałowa kości łódkowatej epiphysial aseptic necrosis of the tarsal navicular bone, Köhler's disease I
  m. jałowa trzonów kręgów epiphysial aseptic necrosis of the vertebral bodies, Scheuermann's disease
  m. kanalików nerkowych acute tubular necrosis
  m. kęsowa piecemeal necrosis
  m. kory mózgu warstwowa laminar cortical necrosis
  m. kory nerek renal cortical necrosis
  m. miazgi zęba pulp necrosis
  m. mięśnia sercowego myocardial necrosis
  m. mięśni myonecrosis
  m. niedokrwienna isch(a)emic necrosis

m. odcinkowa jelita intestinal local necrosis
m. podniebienna palatine necrosis
m. poporodowa przysadki postpartum hypophysial necrosis
m. popromienna radionecrosis, postradiation necrosis
m. rozpływna colliquative necrosis, liquefactive necrosis
m. samoistna kolana spontaneous osteonecrosis of knee
m. serowata caseous necrosis, caseation necrosis, cheesy necrosis
m. skrzepowa coagulative necrosis, coagulation necrosis
m. sucha dry necrosis, mummification necrosis
m. szkliwiejąca hyaline necrosis
m. termiczna szczęk thermic necrosis of the jaws
m. tkanki tłuszczowej fat necrosis, steatonecrosis, adiponecrosis
m. tkanki tłuszczowej podskórnej noworodka subcutaneous fat necrosis of newborn
m. trzustki pancreatic necrosis
m. trzustki krwotoczna h(a)emorrhagic pancreatic necrosis
m. uciskowa pressure necrosis
m. wątroby hepatonecrosis, necrosis of the liver
m. wilgotna moist necrosis
m. włóknikowata fibrinoid necrosis
m. woskowa waxy necrosis, Zenker's degeneration
m. zakrzepowa thrombotic necrosis
m. z braku naczyń avascular necrosis
m. zgorzelinowa gangrenous necrosis
martwiczy necrotic
martwo urodzony stillborn
martwy dead, deceased
  m. punkt deadlock
  m., przestrzeń dead space
marzenie daydream
  m. senne dream, dreaming
marznąć freeze, get frozen
masa mass
  m. atomowa atomic weight
  m. całkowita total weight
  m. ciała body mass
  m. ciała beztłuszczowa lean body mass
  m. ciała, przyrost weight gain
  m. ciała urodzeniowa birth weight
  m. ciała, utrata weight loss
  m. czerwonokrwinkowa packed erythrocyte mass
  m. drobinowa molecular weight
  m. gramocząsteczkowa gram molecular weight
  m. krytyczna critical mass

m. objętościowa weight by volume
m. równoważnikowa equivalent weight, combining weight
m. pigułkowa pilular mass
m. spoczynkowa rest mass
m. wyciskowa impression material (*stom.*)
masaż massage
  m. błony bębenkowej auditory massage
  m. serca bezpośredni direct cardiac massage, open chest massage
  m. serca pośredni indirect cardiac massage, closed chest massage
  m. wibracyjny vibratory massage
maska mask
  m. chirurgiczna surgical mask
  m. przeciwgazowa gas-mask
  m. tlenowa oxygen-breathing mask
  m. twarzowa face mask
maskować mask
maskowanie masking
maskulinizacja masculinization
masło butter, butyrum
  m. kakaowe butter of cocoa, cocoa butter, cacao butter, theobroma oil
masłowy butyric
masochista masochist
masochizm masochism, algolagnia
masować massage
masowy mass
mastektomia mastectomy, mammectomy, amputation of breast
  m. kwadrantowa quadrantectomy
mastka smegma
mastocyt mastocyte, mast cell, tissue basophil, labrocyte
mastocytoma mastocytoma
mastocytoza mastocytosis
mastopatia mastopathy, mazopathy
masturbacja masturbation
maszkaronizm gargoylism, Hurler-Hunter syndrome
maszyna machine
  m. cyfrowa digital computer
  m. licząca computer
maść ointment, salve, unguent
  m. borna boric ointment
  m. cynkowa zinc ointment
  m. glicerynowa glycerin ointment
  m. ichtiolowa ichthyol ointment
  m. łagodząca soothing ointment, cold--cream
  m. ochronna protective ointment
  m. oczna eye ointment, ophthalmic ointment
  m. ołowiowa diachylon ointment
  m. rtęciowa mercurial ointment, blue ointment

  m. rtęciowa biała white precipitate ointment, ammoniated mercury ointment
  m. rtęciowa szara mercurial ointment, blue ointment
  m. salicylowa salicyl ointment
  m. siarkowa sulphur ointment
  m., wcieranie ointment application by rubbing, inunction, anointment
  m. woskowa wax ointment
maślan butyrate
matczyny maternal, mother
materac mattress
  m. powietrzny air mattress
  m. wodny water mattress
materacowy mattress
  m. szew mattress suture
materia 1) matter, substance; 2) pus
  m., przemiana metabolism
  m., przemiana podstawowa basal metabolism
materiał material, mass
  m. dentystyczny na podstawę protezy base material
  m. do pokrycia miazgi capping material
  m. genetyczny genetic material
  m. inokulacyjny inoculum
matołectwo cretinism
matołek cretin
matryca mould, die, matrix, template (*gen.*)
mazidło liniment
maziowy synovial
maziówczak synovioma
  m. złośliwy malignant synovioma, synovial sarcoma
maziówka synovial membrane
  m. pochewki ścięgnistej, zapalenie tendinous synovitis, vaginal synovitis, tendovaginitis
  m., wycięcie synovectomy
  m., zapalenie synovitis
  m., zapalenie przewlekłe krwotoczne chronic h(a)emorrhagic villous synovitis, pigmented villonodular synovitis
  m., zapalenie ropne purulent synovitis, suppurative synovitis
  m., zapalenie suche dry synovitis, synovitis sicca
  m., zapalenie surowicze serous synovitis
maziówkowy synovial
maź grease, magma
  m. płodowa vernix caseosa
  m. stawowa synovia, joint oil, synovial fluid
mączka meal, flour, starch
mąka flour, meal, fine powder
mdleć faint, swoon
mdłości (*pl*) nausea, sickness at the stomach, qualm

m. ciężarnych the morning nausea of pregnant women

m., mieć feel sick, be nauseated, be qualmish

m., powodujący nauseating, nauseant

meatotomia meatotomy, porotomy, incision for enlarging the urethral meatus

mechaniczny mechanical

mechanizm mechanism

m. immunologiczny immune mechanism

m. obronny defense mechanism

m. odpornościowy immune mechanism

m. sprzężenia zwrotnego feedback mechanism

m. unikania avoidance mechanism

mechanolecznictwo mechanotherapy

mechanoreceptor mechanoreceptor, mechanicoreceptor

mechanoterapia mechanotherapy

mediastinoskopia mediastinoscopy

mediastinotomia mediastinotomy

mediator mediator, transmitter

m. chemiczny chemical mediator

m. nerwowy neurotransmitter

medycyna medicine

m. domowa domestic medicine, treatment of minor ailments by simple remedies by family members

m. doświadczalna experimental medicine

m. empiryczna empiric medicine

m. fizyczna physical medicine

m. geriatryczna geriatric medicine, geriatrics

m. jądrowa nuclear medicine

m. kliniczna clinical medicine

m. kolejowa railway medicine

m. kosmiczna space medicine, aerospace medicine, cosmic medicine

m. lotnicza aviation medicine, air medicine

m. ludowa folk medicine

m. nuklearna nuclear medicine

m. pracy occupational medicine, work medicine

m. przemysłowa industrial medicine

m. przypadków nagłych emergency medicine

m. psychosomatyczna psychosomatic medicine

m. sądowa forensic medicine, legal medicine

m. społeczna socialized medicine, state medicine

m. tropikalna tropical medicine

m. uspołeczniona socialized medicine

m. weterynaryjna veterinary medicine

m. wewnętrzna internal medicine

m. wieku dojrzewania adolescent medicine

m. wieku dziecięcego p(a)ediatric medicine

m. wojskowa military medicine, war medicine

m. zapobiegawcza preventive medicine

medyczny medical, medicinal

medyk medical student

megadawka megadose

megakarioblast megacaryoblast

megakariocyt megacaryocyte, megakaryocyte

megakariocytopoeza megacaryocytopoiesis

megaloblast megaloblast

megalocyt megalocyte

megalocytoza megalocytosis, megalocyth(a)emia, macrocytosis

megalografia megalographia, macrography

megalokariocyt megalokaryocyte

megalomania megalomania, delusion of grandeur

megawolt megavolt

megawoltaż megavoltage

mejoza meiosis

melalgia melalgia, burning pain in a limb

melancholia melancholy, melancholia, depression

m. inwolucyjna senile depression, involutional melancholia

m. z pobudzeniem agitated depression, agitated melancholia

melanina melanin

m., nie zawierający amelanotic

melanizm melanism, melanosis

melanoblast melanoblast, melanophore

melanoblastoma melanoblastoma

melanocyt melanocyte, melanodendrocyte

melanocytoma melanocytoma, a pigmented naevus on the optic disc

melanogeneza melanogenesis

melanoma p. **czerniak**

melanomatoza melanomatosis

melanosom melanosome, a pigment granule in a melanocyte

melanotropowy melanotropic, melanotrophic

melanoza melanosis, melanism, abnormal dark pigmentation

melanżer melangeur

meldowanie chorób notification of diseases

mendelew mendelevium, Md (*chem.*)

mendlowski Mendelian

meningoblastoma meningoblastoma

meningoencefalopatia meningoencephalopathy

meningokok meningococcus

meningokokcemia meningococc(a)emia, meningococcal septic(a)emia

meningokokowy meningococcal

menisk meniscus

menopauza menopause

menstruacja = miesiączkowanie, miesiączka

menstruacyjny = miesiączkowy

meralgia meralgia, pain in the thigh

m. parestetyczna meralgia par(a)esthetica, Roth-Bernhardt's disease
meszek lanugo, very fine hair
metaboliczny metabolic
metabolit metabolite
metabolizm metabolism, tissue change
  m. beztlenowy anaerobic metabolism
  m. białek protein metabolism
  m. elektrolitów electrolyte metabolism
  m. tlenowy aerobic metabolism
  m. tłuszczów fat metabolism
  m. węglowodanów carbohydrate metabolism
  m. wodny water metabolism
metachromatyczny metachromatic
metachromazja metachromasia, metachromatism
metafaza metaphase
metal metal
metaliczny metallic
metamer metamere, somite, mesoblastic segment
metamielocyt metamyelocyte
  m. kwasochłonny eosinophilic metamyelocyte
  m. obojętnochłonny neutrophilic metamyelocyte
metamorfopsja metamorphopsia
metamorfoza metamorphosis
metan methane
metanol methanol, methyl alcohol, carbinol
metaplazja metaplasia
  m. kostniwa cementification
  m. nadmierna hypermetaplasia
metatarsalgia metatarsalgia
meteoropatia meteoropathy
methemoglobina meth(a)emoglobin
methemoglobinemia meth(a)emoglobin(a)emia
  m. enterogenna enterogenic meth(a)emoglobin(a)emia, acquired meth(a)emoglobin(a)emia
  m. nabyta acquired meth(a)emoglobin(a)emia
methemoglobinuria meth(a)emoglobinuria
metionina methionine
  m. aktywna active methionine, S-adenosylmethionine
metoda method; *p. też* **mikrometoda**
  m. flokulacyjna flocculation method
  m. flotacyjna flotation method
  m. immunofluorescencyjna immunofluorescence method
  m. radioimmunologiczna radioimmunoassy
metodologia methodology
metodologiczny methodological
metodyczny methodical
metotreksat methotrexate, amethopterin

metr metre, meter
metreuryza metreurysis, dilation of the uterine cervix
metrografia metrography, hysterography
metropatia metropathy
  m. krwotoczna h(a)emorrhagic metropathy
metropatyczny metropathic
metrosalpingografia metrosalpingography
metryczny metric
metryka birth certificate
metycylina methicillin
metyl methyl, the radical $-CH_3$
metylen methylene, the radical $-CH_2$
metylenowy methylene
  m. błękit methylene blue
metyloceluloza methylcellulose
metylomorfina methylmorphine, codeine
metylooctan pivalate, methylacetate
metylosulfonian mesylate, methylsulphonate
metylować methylate
metylowanie methylation
metylowany methylated
metylowy methylic
  m. alkohol methyl alcohol, methanol
  m. dawca methyl donor
mewalonian mevalonate
mezangium mesangium, extension of connective tissue into the glomerulus
mezangialny mesangial
mezenchyma mesenchyma, mesenchyme
mezenchymocyt mesenchymocyte
mezoderma mesoderm, mesoblast
  m. boczna lateral mesoderm
  m. kosmówkowa chorionic mesoderm
  m. omoczniowa allantoic mesoderm
  m. pozazarodkowa extraembryonic mesoderm
mezoglej mesoglia, microglia
mezon meson
mezotelioma mesothelioma
męczliwość fatigability
  m. miasteniczna apocamnosis, apokamnosis
męka agony, suffering, torture
męski male, masculine, virile, manly, android
męskość 1) masculinity, manhood, virility, manliness; 2) male genitals
męt w szklistce vitreous floater
mętnieć get turbid, become turbid, become clouded, become opaque
mętność turbidity, opacity, clouding, haziness, mistiness
mętny turbid, misty, hazy, cloudy, opaque, dim
mgła lecznicza therapeutic mist, aerosol
miałki powdered, fine-grained, finely ground
miano titre, titer
  m. aglutynacji agglutination titre

mianowany titrated
mianownictwo nomenclature, terminology
  m. anatomiczne anatomical terminology, anatomical nomenclature
  m. chorób nomenclature of diseases
  m. lekarskie medical terminology
miara measure
miareczkować titrate
miareczkowanie titration
  m. elektrometryczne electrometric titration
  m. jodu iodometry
  m. kalorymetryczne colorimetric titration
  m. potencjometryczne potentiometric titration
miareczkowany titrated, titrate
miareczkowy titrometric
miarka measure
  m. skalowana calibrated measure
miarowość 1) rhythm; 2) regularity, steadiness
miarowy 1) rhythmic; 2) regular, steady; 3) graduated, measured, mensural
miastenia myasthenia, myasthenia gravis
  m. oczna ocular myasthenia
miasteniczny myasthenic
miatonia amyotonia, myatonia
  m. wrodzona congenital amyotonia, Oppenheim's disease
miazga pulp
  m. korony zęba crown pulp
  m. korzenia zęba radicular pulp
  m. narządu szkliwotwórczego enamel pulp, stellate reticulum
  m. pokarmowa chyme
  m. pokarmowa, brak achymia
  m. śledziony biała white splenic pulp
  m. śledziony czerwona red splenic pulp
  m. zęba dental pulp, tooth pulp, dentinal pulp
  m. zęba martwa dead pulp, non-vital pulp, devitalized pulp, devital pulp
  m. zęba, obnażenie denuded pulp, exposed pulp
  m. zęba, przykrycie pulp capping
  m. zęba, wycięcie pulpectomy, pulpotomy, pulp amputation
  m. zęba, zapalenie pulpitis
  m. zęba, zapalenie przerostowe hyperplastic pulpitis, hypertrophic pulpitis
  m. zęba, zapalenie ropne purulent pulpitis, suppurative pulpitis
  m. zęba, zapalenie surowicze serous pulpitis
  m. zęba, zapalenie włókniste fibrous pulpitis
  m. zęba, zapalenie ziarniniakowe granulomatous pulpitis
  m. zęba zgorzelinowa gangrenous pulp, necrotic pulp
  m. zęba żywa living pulp, vital pulp
miazgociąg pulp extractor (*stom.*)

miazgowy 1) pulpal, pulpiform, pulpy; 2) chymic
miażdż an instrument for crushing
  m. czaszkowy cephalotribe, craniotome, cranioclast, basiotribe
  m. do kamieni lithotryptor
  m. naczyniowy angiotribe, vasotribe
  m. pępowinowy omphalotribe
miażdżenie crushing
miażdżyca atheromatosis, atherosclerosis
  m. naczyń mózgu cerebral atherosclerosis, cerebrovascular disease
  m., powstawanie atherogenesis
  m. wieńcowa coronary atheromatosis
  m. zarostowa obliterative atheromatosis
miażdżycorodny atherogenic, atherogenous
miażdżycowy atheromatous, atherosclerotic
  m., płytka atheromatous plaque, atheroma
  m., zakrzepica atherothrombosis
miąższ parenchyma
  m., zapalenie parenchymatitis
miąższowy parenchymatous
micela micelle
micelarny micellar
miednica 1) pelvis (*anat.*); 2) basin
  m. ginekoidalna gyn(a)ecoid pelvis, female-type pelvis
  m., instrument do pomiaru nachylenia pelvicliseometer
  m. kauczukowa caoutchouc pelvis, rubber pelvis, elastic pelvis (in osteomalacia)
  m. kifotyczna kyphotic pelvis, spondylizema
  m. kifoskoliotyczna kyphoscoliotic pelvis
  m. kręgozmykowa spondylolisthetic pelvis, Prague pelvis
  m. krzywicza rachitic pelvis
  m. lejkowata funnel pelvis, funnel-shaped pelvis
  m. lordotyczna lordotic pelvis
  m. mniejsza pelvis minor, true pelvis, small pelvis
  m., nacięcie pelvitomy, pelvotomy
  m. nerkowata reniform pelvis
  m. okrągła round pelvis, mesatipellic pelvis
  m. owalna oval pelvis
  m. owalna podłużnie dolichopellic pelvis
  m. owalna poprzecznie brachypellic pelvis
  m. płaska flat pelvis, platypelloid pelvis
  m. płasko-owalna platypellic pelvis
  m., płaszczyzna cieśni midpelvic plane, plane of least pelvic dimensions
  m., płaszczyzna próżni plane of greatest pelvic dimensions
  m., płaszczyzna wchodu pelvic plane of inlet, superior strait
  m., płaszczyzna wychodu pelvic plane of outlet, inferior strait

m., pomiar pelvimetry, pelycometry
m., przewlekłe bolesne stwardnienie tkanek ligneous pelvic cellulitis
m. rozszczepiona split pelvis, inverted pelvis (congenital absence of symphysis pubis)
m. skoliotyczna scoliotic pelvis
m., sprzężna conjugate, conjugate diameter
m., sprzężna anatomiczna anatomic conjugate
m., sprzężna efektywna effective conjugate, false conjugate (in spondylolisthesis)
m., sprzężna położnicza obstetric conjugate, true conjugate
m., sprzężna przekątna diagonal conjugate
m., sprzężna wewnętrzna internal conjugate
m., sprzężna zewnętrzna external conjugate
m., stwardnienie tkanek frozen pelvis, hardened pelvis
m. szczelinowata fissured pelvis
m. ścieśniona contracted pelvis
m. ścieśniona poprzecznie transversely contracted pelvis
m. ścieśniona skośnie obliquely contracted pelvis
m. ścieśniona symetrycznie symmetrically contracted pelvis
m., wejście pelvic inlet, superior pelvic aperture, superior strait, pelvic brim, plane of inlet
m. większa pelvis major, large pelvis, false pelvis
m., wyjście pelvic outlet, inferior pelvic aperture, inferior strait, plane of outlet
m., wymiar podkrzyżowo-podłonowy subsacrosubpubic diameter
m., wymiar poprzeczny transverse pelvic diameter (of inlet, of outlet)
m., wymiar prosty anteroposterior diameter (of inlet, of outlet)
m., wymiar skośny oblique diameter
m., wymiar wzgórkowo-nadłonowy promontosuprapublic diameter
m., wymiar wzgórkowo-podłonowy promontosubpubic diameter
m. zwężona contracted pelvis
miednicomierz pelvimeter, pyelometer, pelycometer
miednicowy pelvic
miedniczka nerkowa renal pelvis, pelvis of the kidney
m. nerkowa, badanie radiologiczne pyelography, pyeloscopy, pyeloureterography, pyelofluoroscopy
m. nerkowa, choroba pyelonephrosis
m. nerkowa i kielichy, rozszerzenie pyelocalycectasis
m. nerkowa i moczowód, rozszerzenie pyeloureterectasia

m. nerkowa i pęcherz, zapalenie pyelocystitis, cystopyelitis
m. nerkowa, nacięcie pyelotomy, pelviotomy
m. nerkowa, nacięcie w celu usunięcia kamienia pyelolithotomy, pelvilithotomy
m. nerkowa, operacja sfałdowania pyeloplication
m. nerkowa, plastyka pyeloplasty
m. nerkowa, przetoka zewnętrzna chirurgiczna pyelostomy, pyelocutaneostomy
m. nerkowa, radiografia pyelography, pyeloureterography
m. nerkowa, rentgenoskopia pyelofluoroscopy, pyeloscopy
m. nerkowa, rozszerzenie pyelectasis, pyelectasia, dilation of renal pelvis, nephrectasia
m. nerkowa, zapalenie pyelitis
m. nerkowa, zapalenie odmiedniczkowe nerek pyelonephritis
miedniczkowo-kielichowy pyelocalyceal
miedziawy cuprous
miedziowy cupric
m. dwuchlorek cupric chloride, cupric bichloride
m. siarczan cupric sulphate
miedź copper
m., obecność we krwi cupr(a)emia
miejsce 1) place, site; 2) locus (*gen.*)
m. działania place of action, site of action
m. zmniejszonego oporu place of lesser resistance
miejscowy local, topical
mielina myelin
m., rozpad myelinoclasis, myelinolysis, demyelination
m., tworzenie myelinogenesis, myelination
mielinizacja myelinization, myelination
mielinopatia myelinopathy
mielinowany myelinated
mielinowy myelinic
m., figury myelin figures, myelin bodies
mieloblast myeloblast, lymphomyelocyte
mieloblastoma myeloblastoma, a nodule of myeloblasts
mielocyt myelocyte
m. kwasochłonny eosinophilic myelocyte
m. obojętnochłonny neutrophil myelocyte
m. zasadochłonny basophilic myelocyte
mielocytoma myelocytoma, a nodule of myelocytes
mielocytomatoza myelocytomatosis
mielocytowy myelocytic
mielodysplazja myelodysplasia, an abnormality in spinal cord development
mielofibroza myelofibrosis, myelosclerosis
mielografia myelography

m. izotopowa radionuclide myelography, radioisotope myelography
m. powietrzna pneumomyelography, air myelography
m. pozytywna positive contrast myelography
mielogram myelogram
mielony ground, minced
mielopatia myelopathy, a disease of the spinal cord
m. popromienna radiation myelopathy
m. szyjna cervical myelopathy
mieloscyntygrafia myeloscintigraphy
mieloskleroza myelosclerosis, myelofibrosis
mielotomia myelotomy
m. środkowa commissural myelotomy, midline myelotomy
mierzenie measurement, measuring
mierzyć measure
miesiączka menstruation, menses, catamenia, menorrh(o)ea, courses, period, flux, eumenia
m. nadmiernie obfita menometrorrhagia, menorrh(o)ea, profuse menstruation, menorrhagia
m., oddzielanie się części śluzówki macicy w czasie deciduation
m., odnoszący się do braku amenorrh(o)eic, amenorrh(o)eal
m. pierwsza menarche, menophania
m. przedłużona menostaxis, prolonged menstruation
m. skąpa oligomenorrh(o)ea, hypomenorrh(o)ea, spanomenorrh(o)ea
m. zbyt częsta polymenorrh(o)ea
miesiączkować menstruate
miesiączkowanie menstruation, menorrh(o)ea
m. bez jajeczkowania anovular menstruation, anovulational menstruation, non--ovulational menstruation
m. bez krwawienia xeromenia
m. bolesne dysmenorrh(o)ea, algomenorrh(o)ea, menorrhalgia, menstrual colic, uterine colic
m. bolesne błoniaste membranous dysmenorrh(o)ea
m. bolesne kurczowe spasmodic dysmenorrh(o)ea
m. bolesne mechaniczne mechanical dysmenorrh(o)ea, obstructive dysmenorrh(o)ea
m. bolesne przekrwienne congestive dysmenorrh(o)ea
m. bolesne w chorobach jajnika ovarian dysmenorrh(o)ea
m. bolesne w chorobach jajowodu tubal dysmenorrh(o)ea

m. bolesne w chorobach macicy uterine dysmenorrh(o)ea
m. bolesne w chorobach pochwy vaginal dysmenorrh(o)ea
m. bolesne wskutek skurczu moczowodu ureteric dysmenorrh(o)ea
m. bolesne zapalne inflammatory dysmenorrh(o)ea
m., ból w połowie cyklu mid-cycle pain
m., brak amenorrh(o)ea, amenia, menostasis
m., brak jajnikowy ovarian amenorrh(o)ea (in (o)estrogen deficiency)
m., brak poporodowy postpartum amenorrh(o)ea, permanent amenorrh(o)ea after childbirth
m., brak pierwotny primary amenorrh(o)ea (no appearance of menses)
m., brak psychogenny emotional amenorrh(o)ea
m., brak rzekomy cryptomenorrh(o)ea
m., brak wtórny secondary amenorrh(o)ea
m. dodatkowe supplementary menstruation (in endometriosis)
m. nieprawidłowe paramenia, menoxenia, abnormal menstruation
m. obfite hypermenorrh(o)ea
m. opóźnione delayed menstruation
m. prawidłowe eumenorrh(o)ea
m., ustanie trwałe menopause
m. wsteczne retrograde menstruation (flux into the peritoneal cavity)
m., zahamowanie przejściowe suppressed menstruation, menostasis, menoschesis, menolipsis, ischomenia
m., zanik menopause
m. zastępcze z gruczołów potowych menhidrosis, menidrosis
m. zastępcze z jelit enteromenia
m. zastępcze z sutka mastomenia
m. zbyt częste i obfite epimenorrh(o)ea, epimenorrhagia
miesiączkowy menstrual, menstruous, catamenial
mieszać mix
mieszać 1) **(bełtać)** stir; 2) **(wstrząsając)** shake, agitate
mieszadło stirrer
mieszalnik stirrer, mixer, mélangeur
mieszalny miscible, mixable
mieszanie 1) mixing; 2) stirring
mieszaniec hybrid (*biol.*), mongrel (*zool.*), half--breed
mieszanina mixture
m. buforowa buffered solution, buffered mixture
m. do natychmiastowego użycia extemporaneous mixture

m. oziębiająca freezing mixture, frigorific mixture
mieszanka mixture
m. wiatropędna carminative mixture
m. wykrztuśna expectorant mixture
mieszany mixed, cross-bred (*bot.*, *zool.*)
mieszek follicle, folliculus, crypt
m. językowy lingual follicle
m. migdałkowy tonsillar crypt
m. włosa hair follicle
m. włosa brody, zapalenie ropne tinea, sycosis, folliculitis barbae
m. włosa, zapalenie ropne folliculitis, staphylococcal folliculitis
m. włosa, zapalenie ropne przewlekłe sycosis
m. włosa, zapalenie wyłysiające alopecia follicularis, folliculitis decalvans, Quinquaud's disease
m. zębowy dental follicle, dental sac
mieszkowy follicular
mięczak mollusc
m. zakaźny molluscum contagiosum, molluscum sessile, molluscum epitheliale, molluscum verrucosum, subcutaneous condyloma
międzybiegunowy interpolar
międzyblaszkowy interlamellar
międzybłoniak mesothelioma
m. niezłośliwy gruczolakowaty benign adenomatous mesothelioma
m. niezłośliwy włóknisty benign fibrous mesothelioma
m. złośliwy brodawkowaty papillomatous malignant mesothelioma
m. złośliwy cewkowaty tubular malignant mesothelioma
międzybłonowy intermembranous
międzycewkowy intertubular
międzycząsteczkowy intermolecular
międzydyscyplinarny interdisciplinary
międzyguzkowy intertubercular, internodular
międzykolcowy interspinal, interspinous
międzykomorowy interventricular
międzykomórkowy intercellular
międzykostny interosseous
międzykręgowy intervertebral
międzymiesiączkowy intermenstrual
międzymózgowie diencephalon, interbrain
międzymózgowiowy diencephalic
międzynapadowy interparoxysmal, interictal
międzyodcinkowy intersegmental
międzyoponowy intermeningeal
międzypęcherzykowy interalveolar
międzypęczkowy interfascicular
międzypłacikowy interlobular
międzypłatowy interlobar
międzypłciowość intersexuality

międzypółkulowy interhemispheric, interhemicerebral
międzyprzedsionkowy interatrial, interauricular
międzyskurczowy intersystolic
międzystawowy interarticular
międzysutkowy intermammary
międzywęzłowy internodal
międzywęźle internode, internodal segment (of a nerve)
międzywięzadłowy interligamentous
międzywłośniczkowy intercapillary
międzywłókienkowy interfibrillary, interfibrillar, interfilamentous
międzywłóknowy interfibrous
międzyzębodołowy interalveolar
międzyzębowy interdental
międzyzwojowy interganglionic
międzyżebrowy intercostal
międzyżebrze intercostal space
mięsak sarcoma
m. białaczkowy leucosarcoma
m. brodawczakowaty papillosarcoma
m. drobnokomórkowy microcellular sarcoma
m. endometrialny endometrioid sarcoma, endometrial stromal sarcoma, stromal endometriosis, stromatosis
m. groniasty botryoid sarcoma
m. gruczolakośluzakowaty adenomyxosarcoma
m. Kaposiego Kaposi's sarcoma, multiple idiopathic h(a)emorrhagic sarcoma
m. kostninowy osteoid sarcoma
m. kostny osteosarcoma
m. kościopochodny osteogenic sarcoma, osteosarcoma
m. limfatyczny lymphosarcoma, lymphatic sarcoma, lymphoblastic sarcoma
m. liściasty cystosarcoma phyllodes, adenomyxoma, sarcoma phyllodes
m. maziówkowy synovial sarcoma, synovioma
m. mięśni gładkich leiomyosarcoma
m. mięśni poprzecznie prążkowanych rhabdomyosarcoma
m. naczyniopochodny angiosarcoma
m. nerwopochodny neurogenic sarcoma
m. oblakowaty cylindrosarcoma
m. okostnowy periosteal sarcoma
m. okrągłokomórkowy round cell sarcoma, encephaloid sarcoma, globocellular sarcoma
m. olbrzymiokomórkowy giant cell sarcoma
m. pęcherzykowy tkanek miękkich alveolar soft part sarcoma
m. pęczkowaty fascicular sarcoma, spindle cell sarcoma

m. popromienny postradiation sarcoma

m. przykorowy juxtacortical osteogenic sarcoma

m. różnokomórkowy polymorphocellular sarcoma, mixed cell sarcoma, myeloid sarcoma

m. siateczkowokomórkowy reticulosarcoma, reticulum cell sarcoma

m. siateczkowy reticulosarcoma

m. sutka breast sarcoma, mammary sarcoma

m. szpikowy myelogenic sarcoma, myelosarcoma

m. wrzecionowatokomórkowy fusocellular sarcoma, spindle cell sarcoma

mięsakorak sarcocarcinoma, carcinosarcoma

mięsakowatość sarcomatosis

m. szpiku myelosarcomatosis

mięsakowaty sarcomatous

mięsień muscle

m. biodrowo-lędźwiowy iliopsoas muscle

m. biodrowy iliac muscle

m. bródkowo-językowy genioglossus muscle, genioglossal muscle

m. brzuchaty łydki gastrocnemius muscle, calf muscle

m., brzusiec belly of a muscle

m. czworoboczny trapezius muscle, cucullaris muscle, cowl muscle, shawl muscle

m. czworogłowy uda quadriceps muscle of thigh

m. dwubrzuścowy biventer muscle, digastric muscle, two-bellied muscle

m. dźwigacz levator muscle

m. dźwigacz powieki górnej levator muscle of upper eyelid, orbitopalpebral muscle

m. gładki smooth muscle, non-striated muscle, unstriated muscle, unstriped muscle

m. kapturowy cucullaris muscle, trapezius muscle, cowl muscle, shawl muscle

m. lędźwiowy większy, mniejszy psoas muscle, greater, lesser

m. mostkowo-obojczykowo-sutkowy sternocleidomastoid muscle

m. naczaszny epicranial muscle, occipitocranial muscle, scalp muscle

m. najszerszy grzbietu muscle latissimus dorsi, latissimus muscle of back

m. naramienny deltoid muscle

m. nawrotny pronator muscle

m. nawrotny czworoboczny quadrate pronator muscle

m. nawrotny obły round pronator muscle

m. obły mniejszy, większy teres muscle, minor, major

m. obszerny boczny lateral vastus (great) muscle

m. obszerny pośredni vastus intermedius muscle, crureus muscle, femoral muscle, great intermediate muscle

m. obszerny przyśrodkowy medial vastus muscle, medial great muscle

m. oczodołowy orbital muscle, Müller's muscle

m. odwodziciel abductor muscle

m. odwracacz długi long supinator muscle, brachoradial muscle

m. okrężny orbicular muscle

m. piersiowy, większy, mniejszy pectoral muscle, greater, smaller

m. prostownik extensor muscle

m. prosty brzucha straight muscle of abdomen, rectus muscle of abdomen

m. przeciwstawiacz opponens muscle, opponent muscle, opposer muscle

m. przeponowy diaphragm, phrenic muscle, midriff

m., przyczep insertion of muscle, attachment of muscle

m. przywodziciel adductor muscle

m. ramienno-promieniowy brachioradial muscle, long supinator muscle

m. ramienny brachial muscle

m. rzęskowy ciliary muscle

m. sercowy myocardium, cardiac muscle, heart muscle

m. skroniowy temporal muscle

m. tarczowy dolny, górny tarsal muscle, inferior, superior

m. trójgłowy łydki triceps muscle of calf

m. trójgłowy ramienia triceps muscle of arm

m. wypieracz moczu detrusor muscle

m. zginacz nadgarstka łokciowy ulnar flexor muscle of wrist

m. zginacz nadgarstka promieniowy radial flexor muscle of wrist

m. zginacz palców głęboki deep flexor muscle of fingers

m. zginacz palców powierzchowny superficial flexor muscle of fingers

m. zwieracz sphincter, constrictor, compressor

m. zwieracz cewki moczowej sphincter muscle of urethra, constrictor muscle of urethra, compressor muscle of urethra

m. zwieracz odbytu wewnętrzny, zewnętrzny anal sphincter muscle, internal, external

m. zwieracz pęcherza sphincter muscle of bladder

m. zwieracz źrenicy sphincter muscle of pupil, pupillary sphincter; *p. też* **zwieracz**

m. żwacz masseter muscle

mięso meat, flesh

m. dzikie proud flesh, caro vegetans

mięśniak myoma

m. **gładkokomórkowy** leiomyoma, levicellular myoma
m. **macicy** uterine myoma
m. **macicy podsurowicówkowy** subserous myoma
m. **macicy podśluzówkowy** submucous myoma
m. **macicy śródścienny** intramural myoma
m. **macicy torbielowaty** cystomyoma
m. **macicy, wycięcie** myomectomy
m. **macicy, wycięcie drogą brzuszną** abdominal myomectomy, c(o)eliomyomectomy
m. **macicy, wycięcie przez pochwę** colpomyomectomy, vaginal myomectomy
m., **nacięcie** myomotomy, incision into a myoma
m. **niedojrzały** myoblastoma, myoblastomyoma, myoblastic myoma
m. **prążkowanokomórkowy** rhabdomyoma, striocellular myoma
m. **uszypułowany** pedunculated myoma
m. **zarodkowy ziarnistokomórkowy złośliwy** malignant granular myoblastoma
mięśniakomięsak myosarcoma
m. **gładkokomórkowy** leiomyosarcoma
m. **prążkowanokomórkowy** rhabdomyosarcoma
mięśniakotłuszczak myolipoma
mięśniakowłókniak myofibroma
mięśniakowatość myomatosis
mięśniakowaty myomatous
mięśnie muscles
m. **brzucha** abdominal muscles
m. **brzucha, ból** myoc(o)elialgia
m. **gładkie** smooth muscles
m. **i ścięgna, zapalenie** myotendinitis
m. **i tkanka łączna, zapalenie** myocellulitis
m., **kostnienie** ossification of muscles, sarcostosis
m., **martwica** myonecrosis
m., **nacięcie** myotomy
m., **napięcie** muscle tone, muscular tonus, myotonus
m., **nauka o** myology
m., **niedokrwienie** myoisch(a)emia, muscle isch(a)emia
m., **obrzęk** myoedema
m. **okoruchowe** external eye muscles
m. **okoruchowe, skrócenie operacyjne** cinching of eye muscles
m. **oddechowe** respiratory muscles
m., **odżywianie** myotrophy
m., **osłabienie** amyosthenia, weakness of muscles
m., **pęknięcie** myorrhexis, rupture of muscles
m., **rozmiękanie** myomalacia
m., **rozpad** myolysis

m., **zanik** myatrophy, amyotrophy, amyotrophia
m., **zanik rdzeniowy** spinal muscular atrophy
m., **zanik rdzeniowy dziecięcy** infantile spinal muscular atrophy. Werdnig-Hoffmann disease
m., **zanik rdzeniowy młodzieńczy** juvenile spinal muscular atrophy, Kugelberg-Welander disease
m., **zanik rdzeniowy postępujący** progressive spinal muscular atrophy
m., **zanik strzałkowy** peroneal muscular atrophy, Charcot-Marie-Tooth disease
m., **zapalenie** myositis
m., **zapalenie kostniejące** myositis ossificans
m., **zapalenie włókniejące** myositis fibrosa
m., **zeszycie** myorrhaphy
m., **zwłóknienie** myofibrosis
m., **zwyrodnienie** myodegeneration
m., **zwyrodnienie woskowate** myocerosis
mięśnioból myalgia, myodynia
mięśniowy muscular, muscle, myo-
m., **biopsja** muscle biopsy
m., **cytoplazma** myoplasm, sarcoplasm
m., **czucie** myo(a)esthesia, myo(a)esthesis, my(a)esthesia
m., **drganie** twitching of muscles, myokymia, myopalmus
m., **drganie pęczkowe** fasciculation
m., **drganie włókienkowe** fibrillation
m., **dystonia** myodystonia
m., **dystrofia** myodystrophy, muscular dystrophy
m., **hemoglobina** myoglobin, myoh(a)emoglobin
m., **komórka** myocyte, muscle fibre, muscle cell
m., **komórka pierwotna** myoblast, sarcoblast, sarcogenic cell
m. **kurcz** muscle spasm, myospasm
m., **siła** muscular strength, muscle power, myodynamia
m. **skurcz** muscular contraction
m. **skurcz kloniczny** clonic muscular contraction, myoclonus
m., **skurcz toniczny** tonic muscular contraction
m., **tubula** myotubule
m., **włókienko** myofibril
m., **wrzeciono** muscle spindle
mięśniówka muscular coat, muscular layer on organ wall
miganie flicker, flickering
migawka cilium, kinetocilium
migdałek tonsil, amygdala
m. **gardłowy** pharyngeal tonsil, third tonsil
m. **gardłowy przerosły** adenoid(s)

m. gardłowy przerosły, wycięcie adenoidectomy, adenoidotomy
m. gardłowy przerosły, zapalenie adenoiditis, adenoitis
m. gardłowy, zespół objawów przerostu adenoidism
m. językowy lingual tonsil
m. móżdżku cerebellar tonsil
m. podniebienny palatine tonsil, faucial tonsil
m. trąbkowy tube tonsil, tubal tonsil, eustachian tonsil
migdałki tonsils
  m., choroba tonsillopathy
  m., pętla do wycięcia tonsil snare
  m., wycięcie tonsillectomy, tonsillotomy
  m., zapalenie tonsillitis, angina; *p. też* angina
  m., zapalenie miąższowe parenchymatous tonsillitis
  m., zapalenie mieszkowe follicular tonsillitis
  m., zapalenie opryszczkowe herpetic tonsillitis
  m., zapalenie okołomigdałkowe peritonsillitis
  m., zapalenie ropne purulent tonsillitis
  m., zapalenie wrzodziejące ulcerative tonsillitis
  m., zapalenie wrzodziejąco-błoniaste ulceromembranous tonsillitis
  m., zapalenie zatokowe lacunar tonsillitis
migdałkowy tonsillar, tonsillary, amygdaline
migocący scintillating
migotać scintillate, flicker
migotanie 1) scintillation, flickering (of light); 2) fibrillation (of myocardium)
  m. komór ventricular fibrillation
  m. przedsionków atrial fibrillation, auricular fibrillation
  m. przedsionków napadowe paroxysmal atrial fibrillation
migototrzepotanie flutter-fibrillation
migracja migration
migrena migraine, hemicrania
  m. brzuszna abdominal migraine
  m. hemiplegiczna hemiplegic migraine
  m. oczna ophthalmic migraine
  m. okoporażenna ophthalmoplegic migraine
  m. typowa classic migraine
migrować migrate
migrujący migrating
mikcja miction, micturition, urination, uresis
mikologia mycology
  m. lekarska medical mycology
mikologiczny mycological
mikoplazma *Mycoplasma*, asterococcus
  m. ludzka *Mycoplasma hominis*

m. zapalenia płuc *Mycoplasma pneumoniae*, Eaton's agent
mikoplazmoza mycoplasmosis
mikotoksykoza mycotoxicosis
mikroaerofilia microaerophilia
mikroaerozol microaerosol
mikroanaliza microanalysis
mikroangiografia microangiography
mikroangiopatia microangiopathy
mikroangioskopia microangioscopy
mikrobiolog microbiologist
mikrobiologia microbiology
mikrobiologiczny microbiological, microbiologic
mikroblast microblast, a small nucleated red blood cell
mikrocefalia microcephaly, microcephalia
mikrochirurgia microsurgery, micrurgia
mikrocyt microcyte, microerythrocyte
mikrocytemia microcyth(a)emia, microcytosis
mikrocytoza microcytosis, microcyth(a)emia
mikrodawka microdose
mikroelement microelement, trace element
mikrofala microwave
mikroflora microflora
mikrofon microphone
mikroftalmia microphthalmia, microphthalmos, microphthalmus
mikrogenitalizm microgenitalism
mikroglej microglia, mesoglia, Hortega cells
mikroglejocyt microgliocyte
mikroglejoza microgliosis
mikrognacja micrognathia
mikrokaloria microcalorie
mikroklimat microclimate
mikroklimatyczny microclimatic
mikrokok micrococcus
mikrokolposkopia microcolposcopy
mikrokolorymetria microcolorimetry
mikrokosmek microvillus
  m. komórkowy cellular microvillus
mikrokrystaliczny microcrystalline
mikrolaryngoskopia microlaryngoscopy
mikrolitr microlitre, microliter
mikromanipulacja micromanipulation
mikromanipulator micromanipulator
mikrometoda micromethod
  m. Astrupa micro-Astrup method
  m. Kjeldahla micro-Kjeldahl method
mikrometr micrometer
mikromol micromole
mikromolarny micromolar
mikron micron, micrometer
mikronowy micronic
mikroorganizm microorganism
miikropipeta micropipette, micropipet
mikropsja micropsia
mikrorównoważnik microequivalent

mikroskop microscope
  m. barwnokontrastowy colo(u)r contrast microscope
  m. do badań porównawczych comparator microscope
  m. dwuokularowy binocular microscope
  m. elektronowy electron microscope
  m. elektronowy emisyjny emission electron microscope
  m. fazowo-kontrastowy phase contrast microscope
  m. fluorescencyjny fluorescence microscope
  m. interferencyjny interference microscope
  m. jednookularowy monocular microscope, simple microscope
  m., kondensor condensor, condenser
  m., kółko do śruby mikrometrycznej pinion
  m. laserowy laser microscope
  m., listewka zębata przy śrubie mikrometrycznej rack
  m., lusterko mirror
  m., łapki do przytrzymywania szkiełka slide holders
  m. nadfioletowy ultraviolet microscope
  m., nastawianie adjustment of a microscope
  m., nastawianie śrubą makrometryczną coarse adjustment
  m., obiektyw objective
  m., okular eyepiece
  m. operacyjny operating microscope
  m. optyczny optic microscope
  m. podczerwony infrared microscope
  m., podstawa base
  m. polaryzacyjny polarization microscope
  m., przesłona diaphragm
  m. radiologiczny x-ray microscope
  m., rewolwer z obiektywami revolving nosepiece
  m. skaningowy scanning microscope
  m. stereoskopowy stereoscopic microscope
  m., stolik stage
  m. świetlny light microscope
  m. telewizyjny television microscope
  m., tubus tube
  m. ultradźwiękowy ultrasonic microscope
  m. z ciemnym polem dark-field microscope
  m. z lampą szczelinową slit lamp microscope
  m. złożony compound microscope
mikroskopia microscopy
mikroskopijny microscopic
mikroskopowy microscopic, microscopical
mikrosom microsome
mikrosporon microsporon, microsporum
mikrosporoza microsporosis
mikrostruktura microstructure
mikrotom microtome

  m., ciąć na cut on a microtome, section on a microtome
  m. mrożeniowy freezing microtome
  m. obrotowy rotating microtome
  m. ślizgowy sliding microtome
mikstura mixture
miliekwiwalent miliequivalent
miligram milligram
mililitr millilitre, milliliter
milimetr millimetre, millimeter
milimikron millimicron
milimol millimole
milirównoważnik milliequivalent
miłosierdzie charity
  m., siostra sister of charity
mimetyczny mimetic, stimulating
mimetyk mimetic agent
mimetyzm mimetism
mimiczny mimic, mimical
mimika mimical facial movements
  m., brak amimia
mimowolny involuntary, unvoluntary
mineralizacja mineralization
mineralizować mineralize
mineralny mineral
mineralokortykoidy (*pl*) mineralocorticoids
mineralokortykosteroidy (*pl*) mineralocorticosteroids
minerał mineral
mioblast myoblast, sarcogenic cell
mioblastoma myoblastoma
mioblastyczny myoblastic
miodystrofia myodystrophy
mioepitelium myoepithelium
miofibryla myofibril
miofilament myofilament
mioglobina myoglobin, myoh(a)emoglobin
mioglobinuria myoglobinuria
  m. napadowa rodzinna familial paroxysmal myoglobinuria
mioglobulinemia myoglobulin(a)emia
  m. napadowa samoistna idiopathic paroxysmal myoglobulin(a)emia
mioglobuliny myoglobulins
miokimia myokymia
mioklonie (*pl*) myoclonus
  m. nocne nocturnal myoclonus
  m. podniebienne palatal myoclonus
miologia myology
miopatia myopathy
  m. łopatkowo-ramienna scapulohumeral myopathy
  m. łopatkowo-strzałkowa scapuloperoneal myopathy
  m. nemalinowa nemaline myopathy, rod myopathy
  m. mitochondralna mitochondrial myopathy

m. nemalinowa nemaline myopathy
m. obwodowa distal myopathy
m. oczna ocular myopathy, Kiloh-Nevin syndrome
m. rakowa carcinomatous myopathy, Lambert-Eaton syndrome
m. steroidowa corticosteroid-induced myopathy
m. tyreotoksyczna thyrotoxic myopathy
m. wrodzona central core disease, centronuclear myopathy, myotubular myopathy
m. ziarniniakowa granulomatous myopathy
miopatyczny myopathic
miot (zwierząt) litter
miotonia myotonia
m. nabyta acquired myotonia, Talma's disease
m. obwodowa acromyotonia
m. wrodzona congenital myotonia, Thomsen's disease
m. zanikowa atrophic myotonia, Steinert's disease, myotonia dystrophica, myodystrophy, dystrophia myotonica
miotoniczny myotonic
miotubula myotubule
miód honey, mel
miseczka cupule (*anat.*), bowl, saucer
miska nerkowa kidney-bowl
mitochondria (*pl*) mitochondria
m., zespół w komórce chondrosome, chondriome
mitochondrium mitochondrion
mitogen mitogen
m. roślinny phytomitogen
mitogeneza mitogenesis
mitomania mythomania
mitotyczny mitotic
mitoza mitosis, karyokinesis
mitralny mitral
mitralizacja mitralization (*rtg*)
mitramycyna mithramycin
miyagawanela Miyagawanella, a genus of *Chlamydiaceae*
mizantropia misanthropia, misanthropy
mlecz chyle
m., kuleczka tłuszczu w chylomicron
m., obecność we krwi chyl(a)emia
m., zbiornik cistern of chyle, chylocyst
mleczan lactate
mleczanowy lactate
m., dehydrogenaza lactate dehydrogenase, lactic acid dehydrogenase
m., oksydaza lactate oxidase, lactic acid oxidase
mleczko pszczele royal jelly
mleczny lacteous, milky

m., dieta milk diet
m., produkty dairy products
mleczotok chylorrh(o)ea
mleczowy chylous
m. naczyniak chylangioma
m., naczynie lacteal, chyle vessel
m., torbiel chylocele
mleko milk, lac
m., bank milk bank, lactarium
m., brak wydzielania agalactia
m. bułgarskie yoghurt
m., hamujący wydzielanie galactophygous, lactifuge, ischogalactic, antigalactic, antigalactagogue
m. homogenizowane homogenized milk
m. humanizowane modified milk
m. kobiece human milk
m. kwaśne sour milk
m. matki mother's milk
m., niedostateczne wydzielanie hypogalactia
m., niewłaściwy skład galactocrasia
m., odciągacz breast pump
m. odtłuszczone defatted milk, skim milk, skimmed milk, bottom milk
m. pełnotłuste whole milk
m. sproszkowane powdered milk, milk powder, dried milk
m. sterylizowane sterilized milk
m., ustanie wydzielania galactischia, galactoschesia, galactoschesis
m., wydzielanie lactation
m., wydzielanie heterotopowe galactometastasis, galactoplania
m., wydzielanie nadmierne hypergalactia, polygalactia, lactorh(o)ea
m., wytwarzanie lactogenesis, galactopoiesis, galactosis
m. wzbogacone fortified milk
m., zahamowanie wydzielania galactostasis, galactostasia
m. zbierane skimmed milk, skim milk
m. zsiadłe sour milk, curdled milk
m. z laktarium banked milk
mlekonośny lactiferous, lactigerous, galactophorous
mlekopędny lactagogue, galactagogue
mlekotok galactorrh(o)ea
mlekowe pałeczki lactobacilli
mlekowy lactic, milk
m. gruczoł milk gland, lactiferous gland
m. kwas lactic acid
m. kwas we krwi lactacid(a)emia
m. kwas w moczu lactaciduria
m., dehydrogenaza kwasu lactic acid dyhydrogenase, lactate dehydrogenase
m., dekarboksylaza kwasu lactic acid decarboxylase, lactic acid oxidase, lactate oxidase

m., oksydaza kwasu lactic acid oxidase, lactate oxidase, lactic acid oxidative decarboxylase
m. przewód lactiferous duct, galactophore
m., torbiel retencyjna przewodu galactocyst, galactocele, lactocele
m., zapalenie przewodów galactophoritis
młodociany minor, teen-ager
młodzieńczy juvenile
młodość youth, young age
młoteczek malleus
młotek hammer
m. chirurgiczny mallet
mnogość multiplicity, manifoldness
mnożenie multiplication
mnożyć multiply
mobilizacja mobilization, making mobile
mobilizować mobilize, make mobile
moc power, force, strength, might
m. dawki pochłoniętej strength of absorbed dose
m. jonowa ionic strength (of a solution)
m. reakcji reaction power
mocny powerful, strong, forceful
mocz urine
m., badanie urine analysis, urinalysis
m., barwnik urochrome, urinary pigment
m. bezbarwny achromaturia
m., brak wydzielania anuria
m., brak wydalania anuresis
m., czucie parcia na urina(a)esthesia
m. dobowy 24-hour urine
m., gubienie dribble incontinence
m. kwaśny aciduria, oxyuria
m., kwaśność urine acidity
m., mała ilość oliguria, oliguresis; *p. też* **skąpomocz**
m. mętny cloudy urine, nebulous urine, turbid urine
m. mleczny milky urine, chyluria, galacturia, galactosuria
m., naciek w tkankach ur(o)edema, urinoma, urine infiltration
m., nietrzymanie urinary incontinence, enuresis, acraturesis, anischuria, uroclepsia, urorrh(o)ea
m., nietrzymanie przy nagłym parciu urgency incontinence
m., nietrzymanie wysiłkowe stress incontinence, effort incontinence
m., nietrzymanie ze śmiechu giggle incontinence
m., obecność acetonu w acetonuria
m., obecność aminokwasów w aminoaciduria
m., obecność białka w albuminuria, proteinuria

m., obecność cukru w glucosuria, glycosuria, dextrosuria, carbohydraturia, mellituria
m., obecność cystyny w cystinuria
m., obecność fosforanów w phosphaturia
m., obecność fruktozy w fructosuria, levulosuria
m., obecność globulin w globulinuria
m., obecność hemoglobiny w h(a)emoglobinuria
m., obecność krwi w h(a)ematuria, h(a)ematuresis
m., obecność krwinek białych w leucocyturia
m., obecność krwinek czerwonych w h(a)emacyturia, microscopic h(a)ematuria
m., obecność kryształów w crystalluria
m., obecność kwasów tłuszczowych w lipaciduria
m., obecność laktozy w lactosuria
m., obecność mleczu w chyluria
m., obecność ropy w pyuria
m., obecność szczawianów w oxaluria
m., obecność tłuszczów w lipiduria, lipoiduria, lipuria, adiposuria
m., obecność wałeczków w cylindruria
m., obecność wapnia w calciuria
m., obecność włóknika w fibrinuria
m., obecność żółci w choluria
m., oddać pass urine, urinate, pass water (*pop.*)
m., oddawanie miction, micturition, passage of urine, bladder voiding, urination, uresis
m., oddawanie kroplami z przepełnionego pęcherza ischuria paradoxa
m., oddawanie nadmiernej ilości polyuria, diuresis, hyperuresis, hydruria
m., oddawanie zawierającego włosy lub nitki śluzu pilimiction
m., odprowadzenie nadpęcherzowe supracystic urine diversion
m. o dużej gęstości względnej baruria
m., osad urinary sediment, urocheras, uropsammus
m., oznaczanie gęstości względnej urinometry
m., parcie na urgency
m., parcie bolesne tenesmus, dysuria
m. przejrzysty clear urine
m., różowa barwa po spożyciu buraków beeturia
m., utrzymać hold urine
m., wyciekanie do tkanek extravasation of urine, ureclysis
m., wydalanie przez odbyt urochezja
m., wydalanie żwiru z lithuresis
m., zabarwienie nieprawidłowe chromaturia
m., zaburzenie oddawania dysuria
m. zalegający residual urine

m., **zaleganie** retention of urine, ischuria
m., **zasadowość** alkalinuria
m., **zatrzymanie** retention of urine, ischuria
m., **zbieranie** collection of urine
m., **zmniejszenie zdolności stężenia** hypostenuria
moczan urate
  m., **choroba wywołana odkładaniem się** uratosis
  m. **kwaśny** biurate
  m., **obecność we krwi** urat(a)emia
  m., **rozkładanie** uratolysis, decomposition of urates
  m., **wydalanie z moczem** uraturia
moczanowy uratic
  m., **skaza** uric acid diathesis, gouty diathesis
moczący się enuretic, bed-wetter
moczenie miction, micturition, urination, passing of urine, passing water, wetting
  m. **bolesne** dysuria, alginuresis, alginuria
  m. **częste** pollakisuria, pollakiuria, abnormally frequent miction
  m. **mimowolne** enuresis, bed-wetting, aconuresis
  m. **naglące** imperative desire to pass urine, miction imperieuse
  m. **nadmierne** polyuria
  m. **nocne nadmierne** nycturia, nocturia
  m. **powolne** bradyuria
  m. **przerywane** intermittent miction, stuttering urination
  m. **skąpe** oliguria, oliguresis, scanty urination
  m. **utrudnione** dysuria, strangury, stranguria
mocznica ur(a)emia, azot(a)emia
  m. **drgawkowa** ur(a)emia with convulsions
  m. **hiperkalcemiczna** hypercalc(a)emic ur(a)emia
  m. **hipochloremiczna** hypochlor(a)emic ur(a)emia
  m. **pozanerkowa** extrarenal ur(a)emia
  m. **prawdziwa** true ur(a)emia
mocznicowy ur(a)emic
mocznik urea, carbamide
  m., **klirens** urea clearance
  m., **przyrząd do pomiaru** ureameter
mocznikowy ureal, ureic
moczopędny diuretic
  m. **środek** diuretic, diuretic agent, uragogue
  m. **środek bezpośredni** direct diuretic (acting directly on renal tubules)
  m. **środek pętlowy** loop diuretic (acting on Henle's loop)
  m. **środek pośredni** indirect diuretic (cardiac diuretic)
  m. **środek sercowy** cardiac diuretic (acting on the heart)

moczowa posocznica urosepsis
moczowa torbiel urinoma, urinary cyst
moczownik urachus
  m. **przetrwały** persisting urachus
moczowodowy ureteral, ureteric, uretal
moczowo-płciowy urogenital
moczowód ureter
  m., **badanie radiologiczne** ureterography
  m., **choroba** ureteropathy
  m. **i miedniczka, plastyka** ureteropyeloplasty
  m., **kamień** ureterolith, calculus in the ureter
  m., **kamica** ureterolithiasis
  m., **krwawienie z** ureterorrhagia
  m., **nacięcie** ureterotomy
  m., **nacięcie przez pochwę i pęcherz** colpocystoureterotomy
  m. **olbrzymi** megaureter, megaloureter
  m., **pęknięcie** rupture of an ureter, ureterolysis, ureterodialysis
  m., **plastyka** ureteroplasty, reconstructive surgery of an ureter
  m. **podwójny** double ureter, duplicated ureter
  m. **położony za żyłą główną dolną** retrocaval ureter
  m., **przemieszczenie ujścia** ectopy of ureteral orifice
  m., **przepuklina** ureterocele
  m., **przeszczepienie ujścia do pęcherza** ureterocystoneostomy, ureterocystostomy, ureteroneocystostomy
  m., **rozszerzenie** ureterectasia, hydroureter, distension of ureter, dilation of ureter
  m., **usunięcie kamienia z** ureterolithotomy (surgical procedure)
  m., **uwolnienie ze zrostów** ureterolysis
  m., **wycięcie** ureterectomy
  m., **wycięcie z nerką** ureteronephrectomy
  m., **wytworzenie przetoki zewnętrznej** ureterostomy
  m., **wziernikowanie** ureterocystoscopy
  m., **zapalenie** ureteritis
  m., **zapalenie okołomoczowodowe** periureteritis
  m., **zapalenie torbielkowate** cystic ureteritis
  m., **zespolenie z esicą** ureterosigmoidostomy
  m., **zespolenie z jelitem** ureteroenterostomy
  m., **zespolenie z krętnicą** ureteroileostomy
  m., **zespolenie z miedniczką** ureteropyeloneostomy, ureteroneopyelostomy
  m., **zespolenie z moczowodem** uretero.-ureterostomy
  m., **zespolenie z odbytem** ureteroproctostomy, ureterorectostomy
  m., **zespolenie z okrężnicą** ureterocolostomy

m., **zespolenie z pęcherzem** ureterovesicostomy, ureterocystostomy, ureterocystanastomosis
m., **zeszycie** ureterorrhaphy
m., **zwężenie** ureterostenosis, ureterosteg-
nosis, stricture of an ureter
moczowy urinary, urinous, uric
m. **kamień** urolith, urinary calculus, urinary
stone
m. **kwas** uric acid
m. **kwas, duże stężenie we krwi** hyperu-
ric(a)emia
m. **kwas, obecność we krwi** uric(a)emia,
uricacid(a)emia, lith(a)emia
m. **kwas, pomiar w moczu** uricometry
m. **kwas, rozkład** uricolysis
m. **kwas, środek rozkładający** uricolytic,
uricolytic agent
m. **kwas, tworzenie** uricopoiesis
m. **pęcherz** p. **pęcherz moczowy**
m. **piasek** uropsammus, gravel in urine,
urocheras
m. **ropień** uropostema
moczówka fosforanowa phosphatic diabetes,
phosphaturia, congenital vitamin D-resistant rickets
moczówka prosta diabetes insipidus
m. **prosta nerkowa** renal diabetes insipidus,
nephrogenic diabetes insipidus, vasopressin-resistant diabetes insipidus
moczyć wet, moisten, soak, steep, macerate
model 1) die, cast, model (*stom.*); 2) model
m. **diagnostyczny** diagnostic model, diagnostic cast (*stom.*)
m. **doświadczalny** experimental model
modelować model, mo(u)ld
modelowanie modelling, molding
modulacja modulation
modyfikacja modification
modyfikator modifier
m. **wzorca** pattern modifier (*gen.*)
modyfikować modify
modzel callus, callosity, tylosis, keratoma,
poroma
modzelowatość callosity
modzelowaty callous
mol mol, mole
molalność molality
molalny molal
molarność molarity
molarny molar
molekularny molecular
molekuła molecule
molibden molybdenium, Mb (*chem.*)
molibdenawy molybdous
molibdenian molybdate
molibdenowy molybdic, molybdenic
molowy molar

moment moment
m. **pędu** momentum
mongolizm mongolism, Down's syndrome
monilia *Candida albicans, Monilia albicans*
moniliaza candidiasis, moniliasis
monitor monitor
monitorować monitor
monoamina monoamine, monamine
monochromatyczność monochromatism, monochromasia
monocyt monocyte
monocytoblast monocytoblast
monocytopenia monocytopenia
monocytoza monocytosis, monocytic leucocytosis
monofazja monophasia
monofazowy monophasic
monokrotyzm monocrotism
monomania monomania, monopsychosis
mononuklearny mononuclear
mononukleoza mononucleosis
m. **zakaźna** infectious mononucleosis, glandular fever, benign lymphadenosis, monocytic angina, Pfeiffer's disease
monooksygenaza mono-oxygenase
monoplegia monoplegia
monoploid monoploid, haploid
monoploidia monoploidy, haploidy
monosacharyd monosaccharide
monotypia monotypy
monozygotyczny monozygotic, monovular
monozygotyzm monozygotism
moralny moral
morfina morphine
morfinista morphinist, morphine addict
morfinizm morphine addiction, morphinism,
morphinomania
morfocytologia morphocytology
morfogeneza morphogenesis
morfolog morphologist
morfologia morphology
m. **krwi** blood cell count
morski maritime, marine
moskit mosquito
most 1) bridge, bridgework (*stom.*); 2) pons
(*anat.*)
m., **filar** bridge abutment
m. **jednobrzeżny** distal extension, partial
denture
m., **przęsło** bridge span, spanning part of
a bridge
m. **ruchomy** removable bridge, removable
partial denture
m. **stały** fixed partial denture, fixed bridge
m. **tymczasowy** provisional bridge, interim
bridge, temporary partial denture
mostek 1) sternum (*anat.*); 2) bond (*chem.*); 3)
bridge (*cytol.*)

m., **brak** asternia
m. **i żebra, plastyka** costosternoplasty
m. **międzykomórkowy** intercellular bridge, cell bridge
m., **nakłucie** puncture of the sternum, sternotrypesis, trephining of the sternum
m., **przecięcie** sternotomy
m. **rozszczepiony** cleft sternum
m. **wodorowy** hydrogen bond
moszna scrotum
m., **ropniak** empyocele
m., **zapalenie** scrotitis
m., **zapalenie zgorzelinowe** gangrenous scrotitis
m., **zastój chłonki w** lymph scrotum
mosznowy scrotal
motoryczny motor, motoric
m., **układ** motor system, locomotor system
motoryka motor activity
motyczka zębinowa hatchet (*stom.*)
motyl butterfly
m., **wykwit w kształcie** butterfly eruption, butterfly patch, butterfly rash
motylica fluke
m., **zakażenie** fascioliasis
motywacja motivation
mowa speech
m. **artykułowana** articulated speech
m. **artykułowana, utrata** anarthria, jumbled speech
m. **migowa** sign speech, finger speech
m. **móżdżkowa** cerebellar speech, explosive speech, logospasm
m., **narząd** organ of speech
m. **niewyraźna** indistinct speech, slurring speech, asaphia
m. **niewyraźna pospieszna z opuszczaniem słów** cluttering speech
m. **niezborna** incoherent speech
m. **niezrozumiała** unintelligible speech
m. **nosowa** rhinolalia, rhinophonia, nasonnement
m. **palcowa** finger language, sign language
m., **powtarzanie słów** perseveration, verbigeration, catalogia
m. **przełykowa** (o)esophageal speech
m. **skandowana** scanned speech, scanning speech, measured speech
m. **spastyczna** spastic speech
m. **spowolniała** bradylalia, bradyarthria, bradyglossia, hypophrasia
m. **wybuchowa** explosive speech, logospasm
m. **zrozumiała** intelligible speech
mozaicyzm mosaicism
m. **erytrocytowy** erythrocyte mosaicism
mozaika mosaic
mówienie speaking

m. **szybkie** tachyphasia, tachyphrasia, tachylalia, tachyphemia
m. **we śnie** somniloquy, somniloquism, talking in sleep
mózg brain, encephalon, cerebrum
m., **brak** anencephaly, anencephalia
m., **choroba** encephalopathy, cerebropathy; *p.* **encefalopatia**
m., **guz** brain tumo(u)r, encephaloma, cerebroma
m., **guz rzekomy** pseudotumo(u)r cerebri
m. **i mięsień sercowy, zapalenie** encephalomyocarditis
m. **i opony, zapalenie** encephalomeningitis, meningoencephalitis
m. **i rdzeń, choroba** encephalomyelopathy
m., **rdzeń i korzenie, choroba** encephalomyeloradiculopathy
m. **i rdzeń, przepuklina** encephalomyelocele
m **i rdzeń, zapalenie** encephalomyelitis
m. **i rdzeń, zapalenie doświadczalne alergiczne** experimental allergic encephalomyelitis
m. **izolowany** encéphale isolé, an animal with midbrain section
m., **jamistość** porencephaly, porencephalia
m., **krwotok do** stroke, h(a)emorrhagic stroke, apoplexy, ictus, cerebral h(a)emorrhage encephalorrhagia
m. **mały** micrencephaly, micrencephalia
m., **miażdżyca** atherosclerosis of the brain
m., **mikrouszkodzenie** minimal brain injury
m., **nacięcie** incision into the brain, encephalotomy, cerebrotomy
m., **nakłucie** cerebrocentesis, cephalocentesis, cerebrotomy
m., **nakłucie komór** ventricular tap, ventriculocentesis, puncture of the ventricles
m., **niedokrwienie** brain isch(a)emia, cerebral isch(a)emia, acephal(a)emia, anencephal(a)emia
m., **obrzęk** brain (o)edema, brain swelling
m., **odbarczenie** decompression of the brain, cerebral decompression
m., **pień** brain stem
m., **płaszcz** pallium, mantle of the brain
m., **podstawa** base of the brain
m., **półkula** cerebral hemisphere
m., **przepuklina** craniocele, encephalocele, brain hernia
m., **przepuklina torbielowata** encephalocystocele
m., **przepuklina z wodogłowiem** hydrencephalocele
m., **przepuklina ze zrostami** synencephalocele
m., **punkcja** = m., **nakłucie**
m., **ropień** brain abscess

m., rozmięknienie brain softening, encephalomalacia, cerebromalacia
m., stłuczenie brain contusion
m., stwardnienie cerebrosclerosis, encephalosclerosis
m. trzewny visceral brain, limbic system
m., ucisk brain compression, encephalothlipsis
m., uraz cerebral trauma, brain trauma, brain injury
m., wklinowanie brain herniation, brain stem herniation
m., wklinowanie do otworu wielkiego foraminal herniation
m., wklinowanie do wcięcia namiotu transtentorial herniation
m., wklinowanie do wcięcia namiotu w dół caudal transtentorial herniation
m., wklinowanie do wcięcia namiotu w górę rostral transtentorial herniation
m., wklinowanie haka uncal herniation
m., wklinowanie migdałków móżdżku tonsillar herniation
m., wklinowanie zakrętu obręczy cingulate herniation
m., wstrząśnienie brain concussion, cerebral concussion
m., zanik brain atrophy, cerebral atrophy
m., zapalenie encephalitis, cephalitis, cerebritis
m., zapalenie gruźlicze tuberculous encephalitis
m., zapalenie grypowe influenzal encephalitis
m., zapalenie istoty szarej polioencephalitis
m., zapalenie kleszczowe tick-borne encephalitis
m., zapalenie kleszczowe, podtyp środkowoeuropejski Central European subtype of tick-borne encephalitis, biundulant meningoencephalitis, diphasic milk fever
m., zapalenie kleszczowe, podtyp wschodni Russian tick-borne encephalitis, Eastern subtype of tick-borne encephalitis, spring-summer encephalitis, vernal encephalitis, woodcutter's encephalitis
m., zapalenie nagminne epidemic encephalitis, lethargic encephalitis
m., zapalenie odrowe measles encephalitis
m., zapalenie podkorowe subcortical encephalitis
m., zapalenie podostre stwardniające subacute sclerosing panencephalitis
m., zapalenie poszczepienne vaccinal encephalitis, postvaccination encephalitis
m., zapalenie przyzakaźne parainfectious encephalitis
m., zapalenie rozlane stwardniające diffuse

periaxial encephalitis, Flatau-Schilder disease
m., zapalenie różyczkowe rubella encephalopathy
m., zapalenie śpiączkowe Economo's encephalitis, lethargic encephalitis
m., zapalenie świnkowe mumps encephalitis
m., zapalenie wirusowe virus encephalitis, viral encephalitis
m., zapalenie wtrętowe inclusion body encephalitis
m., zawał brain infarction, cerebral infarction
m., zator cerebral embolism
m., zwyrodnienie istoty białej leucodystrophy
mózgowie brain
m. izolowane cerveau isolé, detached brain, an animal with low brain stem section
mózgowy cerebral, encephalic
m. udar apoplexy, stroke
móżdżek cerebellum
m., postępujące pierwotne zwyrodnienie primary progressive cerebellar degeneration
m., zapalenie cerebellitis
móżdżkowy cerebellar
mroczek scotoma
m. bezwzględny absolute scotoma
m. dostrzegalny subiektywnie positive scotoma
m. fizjologiczny blind spot, physiologic scotoma
m. iskrzący scintillating scotoma, flittering scotoma, teichopsia
m. na barwy colo(u)r scotoma
m. naczyniowy angioscotoma
m. obwodowy peripheral scotoma
m. okołośrodkowy paracentral scotoma
m. środkowy central scotoma
mroczkowy scotomatous
mrowienie formication, tingling sensation, "pins and needles", pricking sensation, acanth(a)esthesia
mrozić freeze
mrozik freezing microtome (*hist.*)
mrożący freezing
m. środek cryogen
mrożenie freezing
mrówczan formate, a salt of formic acid
mrówkowy formic
mruczenie murmur, murmuring
mruganie winking, nictitation, nictation, blinking
mruk koci fremitus, thrill, purr, bruissement
mrużyć screw the eyes
muchomor toadstool, *Amanita*, fly agaric
mucyna mucin
mucynoza mucinosis

m. mieszkowa follicular mucinosis
mukoid mucoid, mucin, mucoprotein
mukolityczny mucolytic
mukoliza mucolysis
mukopolisacharyd mucopolysaccharide
mukopolisacharydoza mucopolysaccharidosis
  m. typu I. type I mucopolysaccharidosis,
  Hurler's syndrome
  m. typu II. type II mucopolysaccharidosis,
  Hunter's syndrome
  m. typu III. type III mucopolysaccharidosis,
  Sanfilippo syndrome
  m. typu IV. type IV mucopolysaccharidosis,
  Morquio syndrome
  m. typu V. type V mucopolysaccharidosis,
  Scheie's syndrome
  m. typu VI. type VI mucopolysaccharidosis,
  Maroteaux-Lamy syndrome
mukoproteid mucoprotein
mukowiscydoza fibrocystic disease (of the pancreas), cystic fibrosis of the pancreas, mucoviscidosis
multiplet multiplet, multiple potential
muł mud, slime, sludge, peloid
muramidaza muramidase, lysozyme
muskaryna muscarine
muskularny muscular
musować effervesce, foam, froth
musowanie effervescence
musujący effervescent
muszki (*pl*) **latające** opplotentes, muscae volitantes, flitting flies, myiodesopsia
muszyca myiasis, myasis, myiosis
  m. oczna ocular myiasis, ophthalmomyiasis
  m. podskórna subcutaneous myiasis, larva migrans, linear myiasis, creeping myiasis
  m. rany wound myiasis, traumatic myiasis
mutacja 1) mutation (*gen.*); 2) breaking of voice in boys
  m. genowa gene mutation, point mutation
  m. głosu breaking of voice in adolescent boys
  m. letalna lethal mutation

m. nonsensowna nonsense mutation, chain terminating mutation
m. popromienna radiation-induced mutation
m. punktowa point mutation, gene mutation, Mendelian mutation
m. supresorowa suppressor mutation
m. wielomiejscowa multisite mutation
m. wyprzedzająca forward mutation
mutagen mutagen
mutant mutant
mutaza mutase
mutyzm mutism, dumbness, speechlessness
  m. akinetyczny akinetic mutism
mycie washing, lavage
  m. rąk chirurgiczne scrubbing
myć wash
  m. ręce przed operacją scrub hands
mydlany saponaceous, soapy, soap
mydlenie saponification (*chem.*)
mydliny (*pl*) soap-suds, suds
mydło soap
  m. lecznicze medicated soap
  m. odkażające disinfecting soap
  m. potasowe green soap, soft soap, medicinal soft soap
  m. przetłuszczone superfatted soap
  m. sodowe soda soft, hard soap, domestic soap, animal soap, tallow soap, curd soap
  m. szare green soap, soft soap
mydriatyki mydriatics
mysz mouse
myszki mice
  m. stawowe joint mice, loose joint bodies, free joint bodies, melon seed bodies, rice bodies, floating cartilage, loose cartilage
  m. (znamiona) moles, birthmarks
myśl thought, idea
  m. nadwartościowa hyperquantivalent idea, dominant idea
  m. natrętna fixed idea, obsession, compulsive idea
myślenie thinking, reasoning

N

nabawić się contract, get, develop
  n. choroby contract a disease (an illness)
  n. gorączki develop a fever
  n. przeziębienia catch a cold, get a cold
  n. zakażenia contract an infection
nabłonek epithelium
  n. barwnikowy pigmented epithelium, pigmentary epithelium
  n. brukowy simple squamous epithelium, pavement epithelium
  n. czuciowy sensory epithelium
  n. gruczołowy glandular epithelium
  n. jamy ustnej oral epithelium
  n. jednowarstwowy simple epithelium, one-layer epithelium
  n. jednowarstwowy brukowy pavement epithelium
  n. jednowarstwowy płaski simple squamous epithelium
  n. jednowarstwowy sześcienny simple cuboid epithelium
  n. jednowarstwowy walcowaty simple columnar epithelium, columnar epithelium
  n. mezodermalny mesodermal epithelium
  n. migawkowy ciliated epithelium
  n., niszczenie epitheliolysis
  n. oddechowy respiratory epithelium
  n. plemnikotwórczy seminiferous epithelium
  n. płaski squamous epithelium
  n. płaski jednowarstwowy simple squamous epithelium
  n. płciowy germinal epithelium
  n. przejściowy transitional epithelium
  n. rogowy horny epithelium, keratinized epithelium
  n. rogówki przedni (tylny) antrior (posterior) epithelium of the cornea
  n. stykowy dziąsła gingival epithelium
  n. surowiczy mesothelium
  n. sześcienny cuboidal epithelium
  n. szkliwny enamel cuticle, enamel epithelium, cuticula dentis, skin of the teeth

  n. walcowaty columnar epithelium, cylindrical epithelium
  n. węchowy olfactory epithelium
  n. wielowarstwowy stratified epithelium, laminated epithelium, multilayer epithelium
  n. wielowarstwowy płaski stratified squamous epithelium
  n. wielowarstwowy walcowaty migawkowy stratified ciliated columnar epithelium
  n. zmysłowy neuroepithelium, sensory epithelium
nabłoniak epitelioma (an essentially benign tumo(u)r)
  n. gruczołowo-torbielowaty trichoepithelioma, cystic adenoidal epithelioma, benign cystic epithelioma, Brooke's tumo(u)r
  n. gruczołów łojowych sebaceous epithelioma
  n. kosmówkowy chorionepithelioma, choriocarcinoma, chorionic epithelioma
  n. limfatyczny lymphoepithelioma, Schmincke's tumo(u)r
  n. nerwowy węchowy (a)esthesioneuroepithelioma
  n. oblakowaty p. oblak
  n. podstawnokomórkowy basal cell epithelioma, basal cell carcinoma
  n. powierzchowny superficial epithelioma
  n. śródmiąższowy interstitial epithelioma
nabłoniakowaty epitheliomatous
nabłonkowaty epithelioid
nabłonkowy epithelial
nabrzmiały swollen, (o)edematous, turgescent, tumid, tumescent, bloated, puffy
nabrzmieć swell, become (o)edematous, tumefy
nabrzmienie swelling, (o)edema, tumefaction, turgescence, puffiness
nabyty acquired
naciągnąć pull taut, pull tight, stretch
naciągnięcie stretching, pulling, tensioning, tightening, pulling taut

nacieczenie infiltration
  n. amyloidowe amyloid infiltration
  n. glikogenowe glycogen infiltration
  n. ogniskowe focal infiltration
  n. tłuszczowe fatty infiltration, adipose infiltration
naciek infiltration, infiltrate
  n. drobnokomórkowy microcellular infiltration
  n. komórkowy cellular infiltration
  n. kwasochłonny acidophilic infiltration, eosinophilic infiltration
  n. moczowy urinous infiltration
  n. nowotworowy malignant infiltration, neoplastic infiltration
  n. okołonaczyniowy perivascular infiltration
  n. okołonerwowy perineural infiltration
  n. okołoogniskowy perifocal infiltration
  n. okołowyrostkowy periappendicular infiltration
  n. okrągłokomórkowy round-cell infiltration
  n. podobojczykowy infraclavicular infiltration
  n. zapalny inflammatory infiltration
naciekający infiltrating, infiltrative
  n., wzrost infiltrating, growth, infiltrating spread, infiltrating extension
naciekanie infiltration
naciekowy infiltrative
nacierać rub, rub down, give a rub, give a friction, smear (with ointment), embrocate
nacieranie rubbing, rub-down, rub, friction, embrocation
nacięcie incision, cut; *p. też* **cięcie, otwarcie**
  n. aorty aortotomy
  n. błony bębenkowej myringotomy, tympanotomy
  n. cewki moczowej urethrotomy
  n. dziąsła gingivotomy
  n. główki płodu cephalotomy
  n. gruczołu krokowego prostatotomy
  n. jajnika ovariotomy, oophorotomy, incision into ovary
  n. jajowodu salpingotomy
  n. jamy brzusznej laparotomy, c(o)eliotomy
  n. jądra orchiotomy
  n. jelita enterotomy
  n. koliste circular incision
  n. kołnierzowate = **n. półkoliste**
  n. kości osteotomy
  n. krocza perineotomy
  n. krtani laryngotomy, laryngofissure, thyrotomy, thyrofissure, thyroidotomy, thyrochondrotomy
  n. krzyżowe criss-cross incision
  n. linijne linear incision
  n. macicy hysterotomy

  n. macicy drogą brzuszną abdominal hysterotomy
  n. macicy drogą pochwową vaginal hysterotomy
  n. miedniczki nerkowej pyelotomy
  n. moczowodu ureterotomy
  n. mostka sternotomy
  n. nerki nephrotomy
  n. nerwu błędnego vagotomy
  n. odbytnicy proctotomy
  n. odźwiernika pylorotomy
  n. okrężne circular incision
  n. okrężnicy colotomy
  n. osierdzia pericardiotomy
  n. oskrzela bronchotomy
  n. owodni amniotomy
  n. pęcherza vesicotomy
  n. pęcherzyka nasiennego vesiculotomy
  n. pęcherzyka żółciowego cholecystotomy
  n. płuca pneumotomy, pneumonotomy, incision into the lung
  n. pochwy colpotomy
  n. pochwy i krocza vagoperineotomy
  n. półkoliste semicircular incision
  n. próbne exploratory incision
  n. przełyku (o)esophagotomy
  n. przewodu pęcherzykowego cysticotomy
  n. przewodu żółciowego wspólnego choledochotomy
  n. rogówki keratotomy
  n. ropnia incision of an abscess
  n. serca cardiotomy
  n. skóry powierzchowne (skaryfikacja) scarification
  n. sromu episiotomy
  n. stawu arthrotomy
  n. sutka mastotomy
  n. szyjki macicy hysterotrachelotomy
  n. śródpiersia mediastinotomy
  n. tchawicy tracheotomy
  n. tęczówki iridotomy
  n. tętnicy arteriotomy
  n. torebki capsulotomy
  n. trzustki pancreatotomy
  n. twardówki sclerotomy
  n. wątroby hepatotomy
  n. wewnątrzuszne endaural incision
  n. wyrostka sutkowego mastoidotomy
  n. zwieracza sphincterotomy
  n. żebra costotomy
  n. żołądka gastrotomy
  n. żyły phlebotomy, venesection
nacięty incised, cut
nacinać incise, cut
  n. powierzchownie scarify, nick
  n. (robić karby) notch
nacinanie cutting
naciskać press

naciskanie pressure
na czczo in fasting state, before breakfast, on empty stomach
naczyniak angioma
n. chłonny lymphangioma, angiolymphoma
n. gwiaździsty spider angioma
n. jamisty cavernous angioma, cavernoma, angiocavernoma
n. jamisty chłonny cavernous lymphangioma
n. krwionośny h(a)emangioma
n. krwionośny groniasty racemous h(a)emangioma, cirsoid aneurysm
n. krwionośny kostniejący ossifying angioma
n. krwionośny płaski flat cutaneous h(a)emangioma, h(a)emangioma planum
n. krwionośny tętniczy arterial h(a)emangioma
n. krwionośny włośniczkowy capillary h(a)emangioma, congenital h(a)emangioma, simple h(a)emangioma
n. krwionośny żylny venous h(a)emangioma
n. limfatyczny lymphangioma
n. limfatyczny mnogi lymphangioma tuberosum multiplex
n. limfatyczny jamisty cavernous lymphangioma, lymphatic cavernoma
n. limfatyczny przerosły hypertrophic lymphangioma
n. limfatyczny torbielowaty cystic lymphangioma
n. limfatyczny włośniczkowy capillary lymphangioma, circumscribed lymphangioma, lupus lymphaticus
n. mięsakowy sarcomatous angioma
n. mózgowy intracranial angioma
n. otorbiony encysted angioma
n. pająkowaty spider angioma, spider naevus
n. płodowy h(a)emangioblastoma, angioblastoma
n. rogowaciejący verrucous angioma
n. śródczaszkowy włośniczkowy intracranial telangiectasia
n. tętniczo-żylny arteriovenous h(a)emangioma
n. tętniczo-żylny śródczaszkowy intracranial arteriovenous angioma, intracranial arteriovenous malformation
n. twarzy facial angioma
n. włośniczkowy capillary h(a)emangioma, telangioma
naczyniakochrzęstniak angiochondroma
naczyniakoglejak angioglioma
naczyniakomięsak angiosarcoma
naczyniakomięśniakowłókniak angiomyofibroma

naczyniakośródbłoniak krwionośny h(a)emangioendothelioma, h(a)emendothelioma
naczyniakośródbłoniak krwionośny niedojrzały h(a)emangioendothelioblastoma
naczyniakośródbłoniak limfatyczny lymphangioendothelioma
naczyniakośródbłoniak limfatyczny niedojrzały lymphangioendothelioblastoma
naczyniakotłuszczak angiolipoma
naczyniakowłókniak angiofibroma, telangiectatic fibroma
naczyniakowatość angiomatosis, multiple angiomas
n. mózgowo-trójdzielna encephalotrigeminal angiomatosis, encephalofacial angiomatosis, cephalotrigeminal angiomatosis, Sturge-Weber syndrome
n. siatkówki retinal angiomatosis, von Hippel-Lindau disease
n. siatkówki prosowata aneurysmatic retinopathy of Leber
naczyniakowaty angiomatous
naczynie vessel
n., badanie radiologiczne *p.* **angiografia**
n., chirurgia vascular surgery, angiosurgery
n. chłonne lymphatic vessel, lymph vessel, absorbent vessel
n. chłonne, nacięcie lymphangiotomy
n. chłonne, odnoszące się do lymphangial
n. chłonne podpowięziowe subfascial lymphatic vessels
n. chłonne, rozszerzenie lymphangiectasis, lymphangiectasia, lymphatic telangiectasia
n. chłonne, śródbłoniak lymphendothelioma lymphangioendothelioma
n. chłonne, wycięcie lymphangiectomy
n. chłonne, zapalenie lymphangiitis, lymphangitis
n. chłonne, zapalenie rakowate carcinomatous lymphangitis
n. chłonne zbiorcze collecting lymphatic vessel
n., choroba angiopathy, angiosis
n. doprowadzające afferent vessel
n. i serce, choroba angiocardiopathy
n., komórka tworząca angioblast, h(a)emangioblast
n. krwionośne blood vessel
n. krwionośne oporowe resistance vessels
n. krwionośne pojemnościowe capacitance vessels
n. krwionośne przedwłosowate precapillary blood vessels, precapillaries
n. krwionośne, rozszerzenie h(a)emangiectasia, h(a)emangiectasis, dilation of blood vessels

n., krwionośne, zapalenie zakrzepowe thrombangiitis, thrombangitis
n. krwionośne, zapalenie zakrzepowo-zarostowe obliterative thrombangitis, obliterating thrombangitis
n. krwionośne, zapalenie zarostowe obliterative vasculitis
n. laboratoryjne laboratory vessel
n., łamliwość fragility of vessels, capillary fragility
n., miażdżenie angiotripsy, vasotripsy
n., miażdżyca *p.* **miażdżyca**
n. mózgowe cerebral vessels
n. mózgowe, choroba cerebrovascular disease
n. naczyń vessels of vessels, vasa vasorum
n., napięcie vasotonus, angiotonus, angiotonia
n., nerwica angioneurosis, vasoneurosis
n. nerwów vessels of nerves, vasa nervorum
n. oboczne collateral vessels
n. odprowadzające efferent vessel
n. odżywcze nutrient vessel (of the bone)
n., pęknięcie angiorrhexis, rupture of a vessel
n. pępowinowe przodujące vasa previa, umbilical vessels presenting in advance of the fetal head
n., plastyka angioplasty, vasoplasty
n., podkłucie acupressure, filopressure, underpining of a vessel
n., podwiązanie ligation of a vessel, vasoligation
n., porażenie angioparalysis, angioparesis, vasomotor paralysis
n., rozmiękanie angiomalacia
n., rozszerzenie angiectasia, angiectasis, vasodilation, vasodilatation
n., rozszerzenie dysplastyczne wrodzone congenital dysplastic angiectasia, Klippel-Trenaunay syndrome
n., rozszerzenie, odnoszący się do angiectatic
n., rozszerzający vasodilating, vasodilatory, vasodilative
n., środek rozszerzający vasodilator
n., rozszerzenie tętniczek końcowych angiotelectasia, angiotelectasis
n., rozwój angiogenesis, angiopoiesis, vasifaction
n., ruch vasomotion, angiokinesis
n. skórne, zapalenie angiodermatitis
n., skurcz vasospasm, vasoconstriction, angiospasm
n., skurcz, odnoszący się do vasospastic, angiospastic
n., skurcz, powodujący vasopressive, vasopressor
n., stwardnienie angiosclerosis

n., stwardnienie, odnoszący się do angiosclerotic
n. tętnicze arterial vessel
n., tworzenie nowych neovascularization
n. wieńcowe coronary vessel
n. włosowate capillary vessel, capillary
n. włosowate, badanie capillaroscopy
n. włosowate, choroba capillaropathy, telangiosis
n. włosowate krwionośne blood capillary
n. włosowate, rozszerzenie telangiectasia, telangiectasis, capillarectasia
n. włosowate tętnicze arterial capillary
n. włosowate, zapalenie capillaritis, telangiitis
n. włosowate żółciowe bile capillary, biliary canaliculus
n. włosowate żylne venous capillary
n. wnikające perforating vessel
n., wycięcie angiectomy
n., wytworzenie przetoki angiostomy
n., wytworzenie przetoki tętniczo-żylnej arteriovenous shunting, creation of arteriovenous communication (shunt)
n., zaburzenie czynności, odnoszący się do angioneurotic
n., zapalenie angiitis, angitis, vasculitis
n., zapalenie całej ściany panvasculitis
n., zapalenie odcinkowe szkliwiejące segmental hyalinizing vasculitis
n., zapalenie okołonaczyniowe perivasculitis
n., zapalenie okołonaczyniowe guzkowe perivasculitis nodosa
n., zapalenie uczuleniowe hypersensitivity vasculitis, allergic angiitis
n., zapalenie zakrzepowe thrombangiitis
n., zapalenie zakrzepowo-zarostowe obliterative thrombangiitis
n., zapalenie zarostowe obliterative angiitis, obliterating angiitis, obliterative angiosclerosis
n., zapalenie ziarniniakowe alergiczne allergic granulomatosis
n., zapalenie zmartwiające necrotizing angiitis
n. zatokowe (śledziony) sinusoid
n., zespalające anastomotic vessel
n., zeszkliwienie angiohyalinosis
n., zeszycie angiorrhaphy
n., zwężający vasoconstricting, vasospasm-inducing
n., zwężający (czynnik) vasoconstrictor
n., zwężenie angiostenosis, vasoconstriction
n., zwłóknienie angiofibrosis
n. żylne venous vessel
naczyniopochodny angiogenic, vasogenic
naczynioruchowy vasomotor
naczynioskurczowy vasospastic, angiospastic

naczyniowy vascular angio-
  n., dystrofia angiodystrophy, angiodystrophia
naczyniówka choroid, choroidea, chorioidea
  n. i ciało rzęskowe, uniesienie cilio-choroidal detachment
  n. i ciało rzęskowe, zapalenie choroidocyclitis
  n. i siatkówka, zapalenie chorioretinitis, choroidoretinitis
  n. i siatkówka, zwyrodnienie postępujące zanikowe choroideremia, progressive tapetochoroidal dystrophy, progressive choroidal atrophy, progressive choroid degeneration
  n. i tęczówka, zapalenie choroidoiritis, iridochoroiditis
  n., tęczówka i ciało rzęskowe, zapalenie iridocyclochoroiditis
  n., uniesienie detachment of the choroid
  n., zapalenie choroiditis, posterior uveitis
  n., zapalenie centralne central choroiditis
  n., zapalenie odcinka przedniego anterior choroiditis
  n., zapalenie rozlane diffuse choroiditis
  n., zapalenie rozsiane disseminated choroiditis
  n., zapalenie typu „plaster miodu" honeycomb choroiditis
  n., zwyrodnienie choroidopathy, choroidosis
  n., zwyrodnienie okalające areolar choroidopathy
  n., zwyrodnienie pełzające geographic helicoid peripapillary choroidopathy, serpiginous choroiditis
  n., zwyrodnienie typu „pieprz i sól" pepper and salt fundus
  n., zwyrodnienie typu „plaster miodu" honeycomb choroidopathy
  n., zwyrodnienie starcze senile guttate choroidopathy, Tay's disease, Hutchinson's disease
naczyniówkowy choroidal, choroid, choroidonadbarwliwość hyperchromatism, hyperchromia
nadbarwliwy hyperchromatic, hyperchromic
nadbębenkowy epitympanic, supratympanic
  n. zachyłek epitympanic recess, epitympanum, tympanic attic
nadbrzusze epigastrium, epigastric region, pit of the stomach
  n., przepuklina w epigastrocele, epigastric hernia
  n., zeszycie rany epigastrorrhaphy
nadbrzuszny epigastric
nadchloran perchlorate
  n. potasowy potassium perchlorate

n. sodowy sodium perchlorate
nadchlorek perchloride
nadchlorowy perchloric
nadciśnienie hypertension
  n. płucne pulmonary hypertension
  n. płucne hiperkinetyczne hyperkinetic pulmonary hypertension
  n. płucne na dużej wysokości high altitude pulmonary hypertension
  n. płucne obturacyjne obliterative pulmonary hypertension
  n. płucne pierwotne primary pulmonary hypertension, essential hypertension
  n. płucne wtórne secondary pulmonary hypertension
  n. tętnicze arterial hypertension
  n. tętnicze graniczne borderline hypertension
  n. tętnicze łagodne mild hypertension, benign hypertension, red hypertension
  n. tętnicze nerkopochodne renal hypertension, nephrogenic hypertension
  n. tętnicze nerkowo-naczyniowe renovascular hypertension
  n. tętnicze powstrząsowe posttraumatic hypertension
  n. tętnicze rozkurczowe diastolic hypertension
  n. tętnicze samoistne essential hypertension, primary hypertension
  n. tętnicze skurczowe systolic hypertension
  n. tętnicze w guzie chromochłonnym adrenal hypertension
  n. tętnicze złośliwe malignant hypertension
  n. wewnątrzczaszkowe intracranial hypertension
  n. wrotne portal hypertension
  n. żylne venous hypertension
nadciśnieniowy hypertensive
  n. skutek pressor effect
  n. środek pressor agent, pressor, hypertensor
nadczułość hypersensitivity, hypersensitiveness
nadczuły hypersensitive
nadczynność hyperfunction
  n. gonad hypergonadism
  n. jajników hyperovarianism, ovarian hyperfunction
  n. nadnerczy hyperadrenalism, hyperadrenia, hyperadrenalcorticalism, hypercorticoidism, hypercortisonism
  n. przysadki hyperpituitarism, hypophysial hyperfunction
  n. przytarczyc hyperparathyroidism
  n. szyszynki hyperpinealism
  n. tarczycy hyperthyroidism, hyperthyreosis

n. wewnątrzwydzielnicze hyperendocrinism, hyperendocrisia
n. wysp trzustki hyperinsulinism
naddatek cieniowy barium-filled crater, niche (*rtg*)
naddźwiękowy supersonic, ultrasonic, ultrasound
nadfiolet ultraviolet
nadfioletowy ultraviolet
nadgarstek wrist, carpus
nadgarstkowy carpal, wrist
n. kanał carpal tunnel
nadgrzebieniowy supraspinous
nadjodan periodate
nadkażenie superinfection
nadkłykciowy epicondylar, supracondylar, epicondylic
nadkłykieć epicondylus, epicondyle
n. boczny lateral epicondylus
n. boczny, zapalenie tennis elbow, lateral epicondylitis
n., ból epicondylalgia
n. przyśrodkowy medial epicondylus
n., zapalenie epicondylitis
nadkolcowy supraspinous
nadkomorowy supraventricular
nadkręgosłupowy supraspinal
nadkrwistość polycyth(a)emia, polyglobulia
nadkrzepliwość hypercoagulability
nadkwasowość hyperacidity
n. treści żołądkowej hyperchlorhydria, gastric hyperacidity
nadkwaśny hyperacid
nadliczbowy supernumerary
nadłamanie infraction
nadmanganian permanganate
n. potasu potassium permanganate
nadmiar excess
n. adrenaliny we krwi hyperadrenalin-(a)emia
n. aldosteronu we krwi hyperaldosteron-(a)emia
n. aminokwasów we krwi hyperaminoacid-(a)emia
n. aminokwasów w moczu hyperaminoacid-uria
n. amoniaku we krwi hyperammon(a)emia, hyperammoni(a)emia
n. azotu we krwi hyperazot(a)emia, excessive amount of non-protein nitrogen in the blood
n. barwnika hyperpigmentation
n. białka we krwi hyperprotein(a)emia
n. bilirubiny we krwi hyperbilirubin(a)emia
n. chlorków we krwi hyperchlor(a)emia
n. chlorków w soku żołądkowym hyperchlorhydria

n. cholesterolu we krwi hypercholesterol(a)e-mia
n. cukru we krwi hyperglyc(a)emia
n. dwutlenku węgla we krwi hypercapnia, hypercarbia
n. fibrynogenu we krwi hyperfibrinogen-(a)emia
n. fosforanów we krwi hyperphosphat(a)e-mia
n. fosforanów w moczu hyperphosphaturia
n. gamma-globulin we krwi hypergamma-globulin(a)emia
n. globulin we krwi hyperglobulin(a)emia
n. glukozy we krwi hyperglyc(a)emia
n. glukozy w moczu hyperglycosuria
n. hemoglobiny w osoczu hyperh(a)emo-globin(a)emia
n. insuliny we krwi hyperinsulin(a)emia
n. ketonów we krwi hyperketon(a)emia
n. komórek (w tkance, narządzie, płynie) hypercytosis
n. kortykosteroidów w ustroju hypercortico-idism
n. krwinek białych we krwi hyperleucocyto-sis
n. krwinek czerwonych we krwi hypereryth-rocyth(a)emia, hypercyth(a)emia
n. krwinek eozynochłonnych we krwi hyper-eosinophilia
n. krwinek płytkowych we krwi thrombo-cyth(a)emia, hyperthrombocyth(a)emia
n. kwasu moczowego we krwi hyperuric-(a)emia, hyperuricacid(u)emia
n. kwasu moczowego w moczu hyperuric-uria, hyperuricaciduria
n. lipidów we krwi hyperlip(a)emia, hyper-lipid(a)emia
n. lipoproteidów we krwi hyperlipoprote-in(a)emia
n. potasu we krwi hyperpotass(a)emia, hyper-kali(a)emia, hyperkal(a)emia
n. potasu w moczu hyperkaluria, hyper-kaliuria
n. serotoniny we krwi hyperserotonin(a)e-mia
n. sodu we krwi hypernatr(a)emia
n. szczawianów we krwi hyperoxal(a)emia, oxal(a)emia
n. szczawianów w moczu hyperoxaluria
n. tłuszczów we krwi hyperlip(a)emia, hyper-lipid(a)emia
n. triglicerydów we krwi hypertriglyce-rid(a)emia
n. wapnia we krwi hypercalc(a)emia
n. wapnia w moczu hypercalciuria
n. wody w ustroju hyperhydration
n. wody we krwi hydr(a)emia
n. żółci hypercholia

nadmierny excessive, exorbitant, undue, immoderate, redundant
nadmuchać inflate
nadnamiotowy supratentorial
nadnerczak clear-cell renal carcinoma, renal adenocarcinoma (former name: hypernephroma)
nadnercze adrenal gland, suprarenal gland, surrenal gland
n., kora adrenal cortex
n., mający wycięte adrenalectomized
n., nadczynność hyperadrenalism, hyperadrenia, hyperadrenocorticalism, adrenal hypersecretion
n., niedoczynność adrenal insufficiency, adrenal failure
n., niedoczynność ostra adrenal failure, acute adrenal failure, adrenal crisis
n., niedoczynność pierwotna primary adrenal failure
n., powiększenie adrenomegaly
n., rdzeń adrenal medulla
n., wyciąć adrenalectomize
n., wycięcie adrenalectomy
nadnerczopochodny adrenogenic, adrenogenous
nadnerczowy adrenal, suprarenal
nadobojczykowy supraclavicular
nadoctan peracetate
nadoczodołowy supraorbital
nadoponowy suprameningeal, epidural
nadpępkowy supraumbilical
nadpłytkowość thrombocyt(a)emia
nadpobudliwość hyperexcitability, irritability
nadpobudliwy hyperexcitable, irritable
nadprogowy supraliminal
nadprzeponowy supradiaphragmatic, supraphrenic
nadprzewodnictwo superconductivity
nadprzewodnik superconductor
nadrzędny superior, of higher order
nadsącz supernatant
nadsiarczan persulphate
nadsiarczek persulphide
nadsiodłowy suprasellar
nadskroniowy supratemporal
nadtarczyczność hyperthyreosis, hyperthyroidism
nadtarczyczny hyperthyroid
nadtlenek peroxide
n. magnezu magnesium peroxide
n. wodoru hydrogen peroxide
nadtlenoboran perborate
nadtlenochromian perchromate
nadtwardówka episclera
n., zapalenie episcleritis
nadtwardówkowy 1) epidural, supradural, extradural; 2) episcleral

nadużycie abuse, misuse
nadwaga overweight
nadwątrobowy suprahepatic
nadwichnięcie subluxation, semiluxation, incomplete (partial) dislocation
n. kręgu vertebral subluxation
n. kręgu szczytowego atlanto-axial subluxation
n. kręgu szyjnego vertebral cervical subluxation
n. nawykowe habitual subluxation, habitual dislocation
n. soczewki subluxation of the lens
n. żuchwy mandibular dislocation
nadwrażliwość 1) hypersensitivity, hyperergia; 2) allergy
n. bólowa hyperalgesia
n. dotykowa tactile hyper(a)esthesia, hyperaphia, hyperpselaphesia
n. kontaktowa contact allergy
n. na światło photophobia
n. opóźniona delayed hypersensitivity
n. przeszczepowa hyperacute graft rejection
n. skórna cutaneous hypersensitivity
n. słuchowa auditory hyper(a)esthesia, hyperacusia, hyperacusis
n. typu późnego delayed-type hypersensitivity
n. wzrokowa photophobia
nadwzgórze epithalamus
nadwzgórzowy epithalamic
nadwzroczność hypermetropia, hyperopia
n. bezwzględna absolute hypermetropia
n. jawna manifest hypermetropia
n. osiowa axial hypermetropia
nadwzroczny hypermetropic, hyperopic
nadzgryz supraocclusion
nadziąślak epulis
n. mięsakowaty epulis sarcomatosa
n. olbrzymiokomórkowy giant-cell epulis
n. włóknisty fibrous epulis
n. ziarninowy granulomatous epulis
nadźwiękowiać sonicate
nadźwiękowienie sonication, ultrasonication
nadżarcie erosion
nadżelazian ferrate
nadżerać erode, produce erosion
nadżerka erosion
n. kostna bone erosion
n. szyjki macicy cervical erosion
n. szyjki macicy brodawkowata papillary cervical erosion
n. szyjki macicy gruczołowa glandular cervical erosion
n. szyjki macicy rzekoma pseudoerosion
nadżerki błony śluzowej żołądka erosive gastritis
nadżuchwowy supramandibular

nafta paraffin oil, petroleum oil, kerosene
naftalen naphthalene, naphthalin, tar camphor
naftazolina naphthazoline, naphazoline
naftol naphthol
β-naftol betanaphthol
nagałkowy epibulbar
nagi nude, naked, bare
naglący urgent, pressing, emergency
  n., potrzeba urgent need
nagłośnia epiglottis
  n., wycięcie epiglottectomy, epiglottidectomy
  n., zapalenie epiglottitis, epiglottiditis
nagłośniowy epiglottic, epiglottidean
nagły sudden, abrupt, instant, instantaneous
  n. przypadek emergency case
  n. wypadek emergency
nagminny epidemic
nagniotek corn, clavus
  n., plaster na corn plaster
  n., środek na corn remover
nagość nudity, nakedness
nagromadzenie accumulation, cumulation, agglomeration
nagromadzić accumulate, cumulate, amass, build up
najądrze epididymis
  n., głowa head of the epididymis
  n. i jądra, zapalenie epididymo-orchitis
  n. i nasieniowód, wycięcie epididymodeferentectomy
  n. i nasieniowód, zapalenie epididymodeferentitis
  n., nacięcie epididymotomy, incision into the epididymis
  n., ogon tail of the epididymis
  n., wycięcie epididymectomy, epididymidectomy
  n., zapalenie epididymitis
nakładanie się superposition
  n. się częściowe overlapping
nakładka dentystyczna onlay, overlay
  n. ruchoma removable overlay
nakłucie puncture, paracentesis, tap, tapping, centesis, nyxis
  n. błon płodowych amniocentesis
  n. błon płodowych przez jamę brzuszną transabdominal amniocentesis
  n. czaszki cephalocentesis
  n. diagnostyczne diagnostic puncture, diagnostic tap
  n. grzebienia kości biodrowej puncture of the iliac crest
  n. igłą acupuncture
  n. jajnika ovariocentesis
  n. jamy brzusznej abdominocentesis, paracentesis of the abdominal cavity

  n. jelita enterocentesis
  n. klatki piersiowej thoracocentesis
  n. komorowe ventricular tap, ventricular puncture
  n. lędźwiowe lumbar puncture, lumbar tap, spinal puncture, rachicentesis, spinal tap, rachiocentesis
  n. miedniczki nerkowej puncture of the renal pelvis
  n. mostka sternal puncture
  n. nerki renal puncture
  n. opłucnej pleurocentesis, pleuracentesis, pleural tap
  n. osierdzia pericardiocentesis, pericardial tap
  n. otrzewnej peritoneal tap, peritoneocentesis, abdominocentesis
  n. owodni amniocentesis
  n. pęcherza moczowego bladder puncture
  n. pięty heel prick, heel stab
  n. płuca pneumocentesis, pneumonocentesis
  n. podpotyliczne suboccipital puncture, suboccipital tap
  n. śledziony splenic puncture
  n. tylnego sklepienia pochwy culdocentesis
  n. wątroby liver puncture
  n. wyrostka ościstego puncture of the spinous process
  n. zagłębienia odbytniczo-macicznego culdocentesis
  n. zatoki strzałkowej puncture of the sagittal sinus
  n. zatoki szczękowej puncture of the maxillary sinus
  n. zbiornika cisternal puncture, suboccipital puncture
  n. zwiadowcze exploratory puncture
  n. żyły venipuncture
nakłuć puncture, tap, insert a needle
nakrapianie stippling, dotting, speckling
nakrywka tegmentum
  n. mostu tegmental portion of the pons
  n. tyłomózgowia tegmentum of the rhombencephalon
  n., nacięcie tegmentotomy
nakrywkowy tegmental
  n., szkiełko cover glass
nalewka tincture
  n. alkoholowa alcoholic tincture
  n. gorzka bitter tincture
  n. jodowa iodine tincture, tincture of iodine
nalewkowaty arytenoid
nalidyksyna nalidixic acid, nalidixin
nalot deposit, coating, fur (on the tongue), pseudomembrane
nałogowiec addict
nałogowy habitual

nałóg addiction, habit
n. alkoholowy alcohol addiction
n., wrócić do backslide
namacać palpate, feel
namacalność palpability
namiastka substitute
namiot tent, tentorium (*anat.*)
  n. chirurgiczny surgical tent
  n. móżdżku tentorium of the cerebellum
  n. tlenowy oxygen tent
namiotowy tentorial
namoczyć soak
nanogram nanogram
nanometr nanometer
nanomol nanomol
napad attack, seizure, fit, bout, spell, paroxysm, convulsion
  n. choroby bout, spell
  n. duży grand mal seizure
  n. hakowy uncinate fit
  n. histeryczny hysterical seizure, hysterical fit
  n. jelitowy abdominal epilepsy seizure
  n. kataplektyczny cataplectic attack
  n. mały petit mal seizure
  n. niedokrwienia mózgu przejściowy transient cerebral isch(a)emia
  n. nieświadomości absence, epileptic attack
  n. nieświadomości atoniczny cataplectic attack, petit mal
  n. odmóżdżeniowy decerebrate fit
  n. padaczkowy epileptic seizure, epileptic fit
  n. padaczkowy adwersyjny adversive attack
  n. padaczkowy akinetyczny akinetic epileptic attack
  n. padaczkowy amnestyczny amnestic attack
  n. padaczkowy atoniczny atonic attack, epileptic seizure with loss of muscle tonus
  n. padaczkowy autonomiczny autonomic epileptic seizure
  n. padaczkowy brzuszny abdominal epileptic attack
  n. padaczkowy częściowy partial epileptic attack, focal epilepsy
  n. padaczkowy częściowy wtórnie uogólniony partial epileptic attack with secondary generalization
  n. padaczkowy czuciowy sensory epileptic attack
  n. padaczkowy drgawkowy convulsive epileptic seizure
  n. padaczkowy elektroencefalograficzny electroencephalographic burst activity, eeg seizure activity
  n. padaczkowy fotogenny photogenic epileptic seizure

n. padaczkowy gorączkowy febrile convulsions
n. padaczkowy jacksonowski Jacksonian seizure, focal epilepsy with march of the attack
n. padaczkowy kloniczny clonic epileptic seizure
n. padaczkowy miokloniczny myoclonic epileptic attack
n. padaczkowy muzykogenny musicogenic epileptic attack
n. padaczkowy obrotowy rotatory epileptic attack
n. padaczkowy oczno-zwrotny epileptic attack with adversive deviation of eyes
n. padaczkowy odruchowy reflex epileptic attack
n. padaczkowy ogniskowy focal epileptic attack
n. padaczkowy omamowy hallucinatory epileptic attack
n. padaczkowy prokursywny procursive epileptic attack, accelerative attack
n. padaczkowy psychomotoryczny psychomotor epileptic attack
n. padaczkowy psychosensoryczny psychosensory epileptic attack
n. padaczkowy psychiczny psychic epileptic attack
n. padaczkowy retrokursywny retrocursive epileptic attack
n. padaczkowy retropulsywny retropulsive epileptic attack
n. padaczkowy samowywołany self-induced epileptic attack
n. padaczkowy skłonów salaam spasm, flexion spasm, salaam seizure, nodding spasm, infantile massive spasm
n. padaczkowy słuchowy odruchowy audiogenic epileptic attack
n. padaczkowy somatoczuciowy somatosensory epileptic attack
n. padaczkowy środkowomózgowy centrencephalic epileptic attack
n. padaczkowy światłoczuły photogenic epileptic attack
n. padaczkowy toniczno-kloniczny tonic-clonic seizure
n. padaczkowy uogólniony generalized epileptic seizure (attack)
n. padaczkowy wegetatywny autonomic epileptic attack, vasovagal attack, vasomotor attack
n. padaczkowy węchowy olfactory epileptic attack
n. padaczkowy wędrujący marching epileptic attack

n. padaczkowy wskutek czytania reading epilepsy
n. padaczkowy wywołany induced epileptic seizure (attack)
n. padaczkowy z automatyzmami automatic epilepsy, psychomotor epileptic attack
n. padaczkowy zwrotny adversive epileptic attack
n. padaczkowy z zawrotami głowy tornado epilepsy
n. padaczkowy żucia masticatory epileptic attack
n. padania drop attack
n. wskutek zatrzymania oddechu anoxic spell, crying spell
n. zawrotu głowy vertigo attack, dizziness
napadowy paroxysmal, seizure-like
napar infusion
naparstnica fox-glove, digitalis
n., glikozyd digitalis glycoside
n., leczenie digitalization
n., zatrucie digitalism
naparzanie infusion preparation, steeping
napastliwość aggressiveness
napęczniały swollen, distended, bloated, inflated
napęcznienie turgidity, turgor, turgescence, bloating, distension, inflation
napęd drive
n. psychoruchowy psychomotor drive
napięcie tension, tone, tonus
n., bez atonic
n., brak atonicity
n. emocjonalne emotional tension, emotional tone, affective tone, feeling tone
n. macicy myometrial tone
n. mięśniowe muscular tone, muscle tone, muscle tonus, myotonus
n. mięśniowe, brak amyotonia, myatonia
n. mięśniowe obniżone hypotonia, hypotonicity, decreased muscle tone
n. mięśniowe, utrata loss of muscle tone
n. mięśniowe wzmożone hypertonus, hypertonia, increased muscle tone
n. mięśnowe, znoszący muscle relaxing, muscle relaxant
n. naczyniowe vascular tone, vascular tonus
n. powierzchniowe surface tension
n. przedmiesiączkowe premenstrual tension
n., pomiar tonometry
n. skóry turgor of the skin
n. sutka bolesne mastodynia
n. ściany tętnic arterial wall tone, arteriotone
n. układu przywspółczulnego parasympathicotonia, parasympathotonia, vagotonia, vagotonus

n. układu współczulnego sympathicotonia, sympathotonus
napięty tense, stretched, drawn tight
napinacz tensor (muscle)
napinać stretch tight, stretch taut, make tense
napletek prepuce, foreskin
n. i żołądź, zapalenie balanoposthitis
n. łechtaczki prepuce of the clitoris
n., nacięcie preputiotomy, incision of prepuce
n., plastyka posthioplasty
n. prącia prepuce, prepuce of the penis
n., wycięcie posthectomy, circumcision, peritomy
n., zadzierzgnięcie paraphimosis
n., zapalenie posthitis, acrobystitis
n., zwężenie phimosis
napletkowy preputial
napływ inflow (of fluid or impulses), influx
napotny diaphoretic, sudorific, perspiratory, diapnoic, perspiration-promoting
napowietrzanie aeration, bubbling
napowietrzyć aerate, bubble with air
napój drink, beverage, potion
n. alkoholowy alcoholic beverage, strong drink
n. bezalkoholowy soft drink
naprawczy reconstructive, corrective
n., operacja reconstructive operation
naprężenie tension
naprężony tense, taut
napromieniać irradiate
napromienianie irradiation, exposure to radiation
n. całego ciała total body irradiation
n. głębokie deep irradiation
n. radem radium irradiation
n. rentgenowskie roentgen irradiation, x-ray irradiation
n. śródtkankowe interstitial irradiation
n. wewnętrzne promieniami gamma internal irradiation, radioisotope irradiation
n. zdalne telegammatherapy
n. zewnętrzne external irradiation
naprzemiennie alternatingly
narażać się be exposed
narażenie exposure
n. zawodowe occupational exposure
narażony exposed to, at risk of
narkolepsja narcolepsy
narkoleptyczny narcoleptic
narkoman drug-addict, narcomaniac
narkomania drug addiction, craving for narcotics, narcomania
narkotyk narcotic, dope, a drug inducing stupor
narkotyzer an(a)esthetist
narkotyzować narcotize

narkotyzowanie się narcotization
narkoza 1) general an(a)esthesia; 2) narcosis
n. azotowa nitrogen narcosis (a form of narcosis developing in divers at great depths)
n. dożylna intravenous narcosis, phlebonarcosis, intravenous general an(a)esthesia
n. eterowa ether narcosis, ether general an(a)esthesia
n. ogólna general an(a)esthesia
n. podstawowa basal an(a)esthesia, premedication
n. wziewna inhalation narcosis, inhalation general an(a)esthesia
narośl excrescence, outgrowth, tumo(u)r
n. chrzęstna ecchondroma, exchondroma
n. chrzęstne mnogie ecchondrosis
n. kostna osteophyte, osteophyma
narząd organ, system, apparatus
n. Cortiego Corti's organ, spiral organ
n. docelowy target organ
n. dodatkowy accessory organ, supernumerary organ
n. lity solid organ, parenchymatous organ
n. miąższowy parenchymatous organ, parenchymal organ, solid organ
n. moczowy urinary organ, urinopoietic organ
n. oddechowy respiratory system
n. podspoidłowy subcommissural organ
n., powinowactwo do organotropism, organotropy
n. powonienia organ of smell, organ of olfaction
n. próżny hollow organ (intestine etc.)
n. słuchu organ of hearing
n. smaku taste organ, gustatory organ
n. swoisty dla organ-specific
n. szczątkowy vestigial organ, rudimentary organ
n. trawienny digestive system
n., umocowanie organopexy
n. wędrujący wandering organ, excessively mobile organ
n. wzroku organ of vision, organ of sight
n. zmysłu sense organ
n. żucia stomatognathic system, masticatory organ
narządy organs, systems
n. moczowo-płciowe genitourinary system
n. płciowe sex organs, sexual organs, genitals, private parts
n. płciowe męskie male genitals, virilia
n. płciowe żeńskie female genitals, muliebria
n. płciowe zewnętrzne external genitals, edea
n. płciowe zewnętrzne, operacja wytwórcza genitoplasty

n. płciowe żeńskie, operacja wytwórcza gynoplasty
n. rozrodcze reproductive organs, organs of reproduction
n. rozrodcze męskie małe reproductive organs
n. rozrodcze żeńskie female reproductive organs
narzędzie instrument, tool, utensil
n. chirurgiczne sugical instrument
n. dentystyczne dental instrument
nasada epiphysis, radix, base
n. kości epiphysis
n. kości chrzęstna chondroepiphysis
n. kości chrzęstna, zapalenie chondroepiphysitis
n. kości, oddzielenie epiphysiolysis
n. kości, zapalenie epiphysitis
n. kości, zarośnięcie przedwczesne epiphysiodesis, epiphysial arrest, premature fusion of epiphysis with diaphysis
n. łuku kręgowego vertebral pedicle
n. prącia root of the penis
nasadka adapter, socket
nasadowy epiphyseal, epiphysial
nasenny hypnotic, sleep-inducing, sleep-promoting, somniferous, soporific, narcotic
nasercowy cardiac (drug)
nasiąkać soak, imbibe, steep, macerate, impregnate
nasiąkający spongy, saturable
nasiąkanie imbibition, impregnation, soaking
nasieniak seminoma, dysgerminoma
n. zarodkowy spermatoblastoma
nasienie 1) sperm, semen; 2) seed (*bot.*)
n., brak aspermia, aspermatism
n., brak ruchów plemników w asthenospermia
n. krwawe h(a)ematospermia, h(a)emospermia
n., przenoszący seminiferous
n., tworzący spermatopoietic, spermatogenetic, spermatogenic, spermatogenous
n., tworzenie spermatogenesis, spermatopoiesis
n., wyciek dzienny spermatorrh(o)ea, diurnal pollution
n., wyciek nocny nocturnal emission, nocturnal pollution
n., wydalanie z moczem semenuria, seminuria, spermaturia
nasieniotok spermatorrh(o)ea
nasieniowodowy deferential
nasieniowód deferent duct, spermatic duct, vas deferens
n., nacięcie vasotomy
n., nakłucie vasopuncture

n., podwiązanie vasoligation, ligation of the deferens
n., przecięcie vasotomy
n., wycięcie vasectomy, deferentectomy
n., zapalenie deferentitis, spermatitis, vasitis, funiculitis
n., zeszycie vasorrhaphy
nasienny spermatic, seminal, spermato-
nasierdzie epicardium
n., nacięcie epicardiotomy
nasilenie intensification
nasilony intense, intensive, intensified
naskórek epidermis, epiderm, epiderma, cuticle, cuticula
n., choroba warstwy rogowej keratonosis
n., dysplazja epidermodysplasia
n., rogowacenie nadmierne keratoderma, keratodermia
n., oddzielanie się epidermolysis
n., oddzielanie się pęcherzowe epidermolysis bullosa
n., rozpuszczanie się warstwy rogowej keratolysis
n., zapalenie epidermitis
n., zapalenie grzybicze epidermomycosis, dermatomycosis
n., zwyrodnienie balonowate balloon degeneration of the epidermis
naskórkowanie epidermization, epidermilization
naskórkowaty epidermoid
naskórkowy epidermal, epidermic, epidermatic
naskórny situated or placed on the skin
naskórzak epidermoma, epidermoid tumo(u)r
nasmarować rub with ointment, salve
nastawiać 1) adjust, set; 2) reduce sprain of fracture
nastawienie 1) reduction, reposition, diorthosis, diaplesis (*surg.*); 2) adjustment, adjusting, setting, fixation
n. na ostrość focusing
n. odłamów kostnych reduction of fracture
n. zwichnięcia reduction of dislocation
nastawność accommodation
n., amplituda accommodation amplitude
n. kurczowa tonic accommodation
n. nadmierna excessive accommodation
n., porażenie accommodation paralysis
następstwo sequel, sequela, result, consequence
nastrój mood
n. depresyjny depressive mood
n. euforyczny euphoric mood
n. maniakalny maniacal mood
n., obniżenie mood depression
n., zmiana nagła mood swing
n., zmienność changing mood

nastrzykiwać inject
nastrzykiwanie injection
nasycać saturate (*chem.*), satiate
nasycenie saturation (*chem.*), satiation
naśladowanie simulation, imitation
naśladowczy imitative
naświetlać irradiate, expose to radiation
naświetlanie irradiation, exposure to radiation
natężenie intensity, exertion, effort
n. prądu intensity of current
n. promieniowania rtg intensity of roentgen radiation
natlenić oxygenate, saturate with oxygen
natlenienie oxygenaton
n. hiperbaryczne hyperbaric oxygenation
natlenowanie oxygenation, saturate with oxygen
n. krwi blood oxygenation
n. krwi niedostateczne hypox(a)emia
natłuszczać grease
natremia natr(a)emia
natręctwo obsession-complusion, anancastia (*psych.*)
n. lękowe phobia, morbid fear
n. liczenia arythmomania
n. myślowe compulsive thinking, compulsive ideas
n. ruchowe compulsive movement
natrętny obsessional, obsessive, obsessive-
-compulsive
n., czynność compulsive activity
natrysk shower-bath, douche
n. strumieniem cienkim (bicz) needle douche, jet douche
natura nature
naturalny natural
n. dobór natural selection, survival of the fittest
n., historia natural history
nauka 1) science; 2) education
naukowiec scientist, scientific worker
naukowy scientific
n., badanie scientific study, scientific investigation, research
n. ośrodek scientific centre, research centre
n., praca 1) scientific study, scientific work; 2) scientific paper, paper
n. pracownik scientific worker
n. stopień scientific degree
n., towarzystwo scientific society, scientific association
n., zebranie scientific meeting
nawadnianie ustroju hydration
nawarstwiać overlay, stratify, arrange in layers
nawarstwienie stratification, overlaying, arrangement in layers
n. czynnościowe functional overlay

n. okostnowe periosteal proliferation, periosteal thickening
naważka weighed amount
nawilżacz humidifier
nawilżać humidify, moisten
nawodnić hydrate
nawracać 1) return, relapse, recur (disease); 2) pronate (hand)
nawracanie 1) returning, return, recurrence; 2) pronation
nawrotny recurrent, relapsing, returning
nawrót recurrence, relapse, recrudescence, recidivation
nawyk habit
nawykowy habitual
na wznak supine, on the back
nazewnictwo nomenclature, terminology
nazwa name
   n. fabryczna trade name
   n. handlowa marketing name
   n. monograficzna (leku) monograph name
   n. rodzajowa generic name
   n. zarejestrowana registered name
nebulizacja nebulization, spraying
nefroblastoma nephroblastoma, Wilms' tumo(u)r
nefrokalcynoza nephrocalcinosis
nefrolitotomia nephrolithotomy
nefroliza nephrolysis, 1) freeing of kidney from adhesions; 2) destruction of renal tissue by nephrolysin
nefrologia nephrology
nefron nephron
nefropatia nephropathy
   n. analgetyczna analgesic nephropathy
   n. cukrzycowa diabetic nephropathy
   n. dnawa gouty nephropathy, uric acid nephropathy, urate nephropathy
   n. popromienna radiation-induced nephropathy
nefrostomia nephrostomy
nefrotoksyczność nephrotoxicity
nefrotomia nephrotomy
nekrobioza necrobiosis
nekroza necrosis
nematodoza nematodosis
neocystostomia neocystostomy
neodym neodymium, Nd (*chem.*)
neon neon, Ne (*chem.*)
neoplazja neoplasia, neoplasm development
neptun neptunium, Np (*chem.*)
nerczak nephroma
   n. zarodkowy nephroblastoma, Wilms' tumo(u)r
nerczyca nephrosis
   n. amyloidowa amyloid nephrosis
   n. dolnego nefronu lower nephron syndrome, lower nephron nephrosis

n. lipidowa lipoid nephrosis, liponephrosis
n. skrobiawicza amyloid nephrosis
n. toksyczna toxic nephrosis
nerczycowy nephrotic
nerka 1) kidney (*anat.*); 2) kidney-shaped basin
   n. dnawa gouty kidney
   n. dodatkowa accessory kidney, supernumerary kidney
   n. duża biała large white kidney
   n. duża czerwona large red kidney
   n. esowata sigmoid kidney
   n. gąbczasta spongy kidney
   n. i moczowód, wycięcie nephroureterectomy
   n., kamica nephrolithiasis
   n., kamień nephrolith, renal calculus
   n., kora renal cortex
   n., krwotok nephrorhagia, renal h(a)emorrhage
   n. mała czerwona small red kidney
   n., marska granular kidney
   n., nacięcie nephrotomy
   n., nacięcie w celu obłuszczenia nephrocapsectomy
   n., nacięcie w celu usunięcia kamienia nephrolithotomy
   n., nakłucie renal puncture, renipuncture
   n., niedorozwój renal hypoplasia
   n., obłuszczenie renal decapsulation
   n., opadnięcie nephroptosis, nephroptosia
   n. pobrana ze zwłok cadaveric kidney
   n. podkowiasta horseshoe kidney, fused kidneys
   n. podwójna double kidney
   n., poszerzenie miedniczki nephrectasis, nephrectasy
   n., przemieszczenie nephrectopia, displacement of the kidney
   n., przemieszczenie do miednicy pelvic kidney, pelvic displacement of the kidney
   n., przeszczep renal graft
   n., przeszczepienie renal grafting, renal transplantation
   n., rak renal carcinoma, nephroma, clear-cell carcinoma
   n., rdzeń renal medulla
   n., ropień renal abscess, nephrapostasis, nephropyosis
   n., rozmięknienie nephromalacia
   n. ruchoma movable kidney, floating kidney, wandering kidney
   n. skrobiowata amyloid kidney, waxy kidney, lardaceous kidney
   n., stłuszczenie fatty kidney
   n. sztuczna artificial kidney, h(a)emodialyzer
   n., torbiel renal cyst
   n. torbielowata cystic kidney

n., **umocowanie** nephropexy
n. **we wstrząsie** shock kidney
n. **wędrująca** = n. **ruchoma**
n., **wyciąć** nephrectomize, perform nephrectomy
n., **wycięcie** nephrectomy
n., **wytworzenie przetoki** nephrostomy
n. **w zespole zmiażdżenia** crush kidney
n., **zbliznowacenie** cicatricial kidney
n. **z licznymi drobnymi wynaczynieniami podtorebkowymi** flea-bitten kidney
nerki kidneys
n., **amyloidoza** = **skrobiawica**
n., **badanie czynności rozdzielcze** split function study of the kidneys
n., **badanie czynnościowe** renal function tests
n., **badanie naczyniowe** renoarteriography, renovasography
n., **badanie radioizotopowe** renography, renoradiography, renoscintigraphy
n., **badanie radiologiczne** nephrography, radiography of the kidneys
n., **badanie ultradźwiękowe** nephroultrasonography
n., **choroba** nephropathy, renopathy
n. **i pęcherze, zapalenie** nephrocystitis
n., **martwica brodawek** papillary necrosis
n., **martwica kanalików** tubular necrosis
n., **martwica kłębuszków** glomerular necrosis
n., **martwica kory** cortical necrosis
n., **niewydolność** renal failure, renal insufficiency
n., **próba rozdzielnego oznaczania klirensu nerkowego** split renal clearance test
n., **próby czynnościowe** renal function tests
n., **przesączanie kłębkowe** glomerular filtration
n., **przesączanie kłębkowe, szybkość** glomerular filtration rate
n., **radiogram izotopowy** renogram, renal scan, renal scintigram
n., **skrobiawica** renal amyloidosis
n., **stwardnienie** nephrosclerosis
n., **stwardnienie kłębuszków** glomerulosclerosis
n., **zapalenie** nephritis
n., **zapalenie brodawek** nephropapillitis
n., **zapalenie dnawe** gouty nephritis
n., **zapalenie kłębuszkowe** glomerulonephritis
n., **zapalenie kłębuszkowe błoniaste** membranous glomerulonephritis
n., **zapalenie kłębuszkowe ogniskowe** focal glomerulonephritis
n., **zapalenie kłębuszkowe samoistne zmartwiające** idiopathic necrotizing glomerulonephritis

n., **zapalenie kłębuszkowe z tworzeniem półksiężyców** crescentic glomerulonephritis
n., **zapalenie kłębuszkowe z utratą potasu** potassium-losing nephritis
n., **zapalenie kłębuszkowe z nerczycą** nephrosonephritis
n., **zapalenie krwotoczne** h(a)emorrhagic nephritis
n., **zapalenie miąższowe** parenchymatous nephritis
n., **zapalenie odmiedniczkowe** pyelonephritis
n., **zapalenie ogniskowe** focal nephritis
n., **zapalenie okołonerkowe** perinephritis
n., **zapalenie płonicze** scarlatinal nephritis
n., **zapalenie przerzutowe** metastatic nephritis
n., **zapalenie przynerkowe** paranephritis
n., **zapalenie ropne** purulent nephritis, pyonephritis
n., **zapalenie śródmiąższowe** interstitial nephritis
n., **zapalenie zatorowe** embolic nephritis
n., **zapalenie z utratą soli** salt-losing nephritis, Thorn's syndrome
n. **zrośnięte** fused kidneys, horseshoe kidney
nerkopochodny nephrogenic
nerkowy renal, nephric
n., **kolka** renal colic
n. **próg** renal threshold
nerw nerve
n. **adrenergiczny** adrenergic nerve
n. **autonomiczny** autonomic nerve
n. **bębenkowy** tympanic nerve, nerve of Jacobson
n. **bloczkowy** trochlear nerve, pathetic nerve
n., **blokada** nerve block, nerve blockade
n. **błędny** vagus nerve, pneumogastric nerve
n., **ból** neuralgia, neurodynia
n. **cholinergiczny** cholinergic nerve
n., **ciągłość** nerve continuity
n. **czaszkowy** cranial nerve, cerebral nerve
n. **czuciowo-ruchowy** sensorimotor nerve, mixed nerve
n. **czuciowy** sensory nerve
n. **dopaminergiczny** dopaminergic nerve
n. **doprowadzający** afferent nerve, centripetal nerve, esodic nerve
n., **fenolizacja** phenolization of a nerve, phenol neurolysis
n. **hamujący** inhibitory nerve, depressor nerve
n. **językowo-gardłowy** glossopharyngeal nerve
n. **krańcowy** terminal nerve
n. **kręgowy** vertebral nerve
n. **kulszowy** ischiadic nerve, sciatic nerve

n. łydkowy sural nerve, short (external) saphenous nerve

n. mieszany mixed nerve, sensorimotor nerve

n. naczynioruchowy vasomotor nerve

n. obwodowy peripheral nerve

n. odprowadzający efferent nerve, centrifugal nerve, exodic nerve

n. odwodzący abducent (abducens) nerve

n. odżywczy trophic nerve

n. okołoruchowy oculomotor nerve

n., otoczka nerve sheath

n., plastyka neuroplasty

n. podjęzykowy hypoglossal nerve

n. promieniowy radial nerve, musculospiral nerve

n., przecięcie neurotomy, division of a nerve

n., przemieszczenie neurectopia

n. przeponowy, wycięcie phrenectomy, phrenicectomy

n. przeponowy, wyrwanie phrenicoexeresis

n., przerwanie ciągłości neurotmesis, complete division of a nerve

n., przerwanie ciągłości czynnościowej (bez przerwania anatomicznego) axonotmesis

n., przerwanie częściowe ciągłości partial interruption of nerve continuity

n. rdzeniowy spinal nerve

n., regeneracja nerve regeneration, neuroanagenesis

n., rozciąganie operacyjne neurectasia, neurotension

n., rozerwanie rupture of nerve, tearing asunder of nerve

n., rozmięknienie neuromalacia, softening of a nerve

n. rozszerzający naczynia vasodilator nerve

n. ruchowy motor nerve

n. słuchowy acoustic nerve, auditory nerve, vestibulocochlear nerve

n., stłuczenie contusion of a nerve

n. strzałkowy głęboki deep peroneal nerve, deep fibular nerve, musculocutaneous nerve of the leg, anterior tibial nerve

n. strzałkowy powierzchowny superficial peroneal nerve, musculocutaneous nerve of the foot, superficial fibular nerve

n. strzałkowy wspólny common peroneal nerve, common fibular nerve, lateral popliteal nerve

n. trójdzielny trigeminal nerve

n. twarzowy facial nerve

n. twarzowy, porażenie facial palsy, facial nerve palsy, facial nerve paralysis

n. twarzowy, porażenie obustronne facial diplegia, bilateral facial nerve palsy

n., ucisk compression of a nerve

n. udowo-goleniowy saphenous nerve

n. udowy femoral nerve, crural nerve

n. węchowy olfactory nerve

n., włókno osiowe axon, neurite, neuraxon

n. współczulny sympathetic nerve

n., wstrząśnienie concussion of a nerve

n., wycięcie neurectomy, excision of a nerve

n., wyrwanie neuroexeresis, neurexeresis, evulsion of a nerve

n. wzrokowy optic nerve

n. wzrokowy i rdzeń, zapalenie neuromyelitis optica, Devic's disease

n. wzrokowy, obrzęk tarczy papill(o)edema, choked disc

n. wzrokowy, tarcza optic disc, optic papilla, optic nerve head

n. wzrokowy, zagłębienie fizjologiczne tarczy physiologic cup

n. wzrokowy, zanik tarczy optic nerve atrophy

n. wzrokowy, zanik pierwotny tarczy primary optic nerve atrophy

n. wzrokowy, zanik wtórny tarczy secondary optic atrophy

n. wzrokowy, zapalenie optic neuritis

n. wzrokowy, zapalenie pozagałkowe retrobulbar neuritis

n. zwężający naczynia vasoconstrictor nerve

n., zakończenie nerve ending

n., zakończenie wolne free nerve ending

n., zakończenie w postaci struktury histologicznej nerve ending, specialized termination of a nerve

n., zapalenie neuritis, mononeuritis

n., zapalenie kilku pojedynczych mononeuritis multiplex

n., zapalenie okołonerwowe perineuritis, adventitial neuritis

n., zapalenie śródmiąższowe interstitial neuritis, Déjèrine-Sottas neuropathy

n., zapalenie wędrujące neuritis migrans

n., zapalenie wielonerwowe polyneuritis, polyneuropathy

n., zapalenie wielonerwowe alkoholowe alcoholic polyneuritis, alcoholic polyneuropathy

n., zapalenie wielonerwowe amyloidowe amyloid neuropathy, chronic familial polyneuropathy

n., zapalenie wielonerwowe toksyczne toxic polyneuritis, toxic polyneuropathy

n., zapalenie wielonerwowe zakaźne infectious polyneuritis, infectious polyradiculoneuritis, Guillain-Barré syndrome

n., zapalenie wstępujące ascending neuritis

n., zapalenie zstępujące descending neuritis

n., zespolenie neuroanastomosis

n., zeszycie neurorrhaphy, suture of a nerve

n., zmiażdżenie operacyjne neurotripsy, crushing of a nerve
n., zwyrodnienie degeneration of nerve
nerwiak neuroma, neurinoma, neurilemmoma
n. nerwu słuchowego acoustic neurinoma
n. niedojrzały neuroblastoma
n. osłonkowy neurilemmoma, schwannoma, neurinoma, perineural fibroblastoma, neuroschwannoma
n. poamputacyjny amputation neurinoma, traumatic neuroma
n. pourazowy traumatic neurinoma
n. przyzwojowy paraganglioma
n. przyzwojowy chromochłonny ph(a)eochromocytoma, chromaffinoma, chromaffin tumo(u)r
n. splotowaty plexiform neuroma, fibrillary neuroma, plexiform neurofibroma
n. złośliwy malignant neuroma, neuroma, neurosarcoma
n. z włókien bezrdzennych amyelinic neurinoma
n. z włókien rdzennych myelinic neurinoma, myelinated neuroma
n. zwojowy ganglioneuroma, ganglioma
n. zwojowy klepsydrowaty dumbbell ganglioneuroma
nerwiakowłókniak neurofibroma, Schwann's tumo(u)r
nerwiakowłókniakowatość neurofibromatosis, von Recklinghausen's disease, neuromatosis
nerwica neurosis
n. anankastyczna obsessive-compulsive neurosis
n. depresyjna depressive neurosis, neurotic depression
n. fobii phobism, phobic neurosis
n. histeryczna conversion neurosis, conversion hysteria neurosis, pithiatism
n. krążeniowa neurocirculatory asthenia, effort syndrome, soldier's heart, irritable heart
n. lękowa anxiety neurosis
n. lotników aeroneurosis
n. naczyniowa angioneurosis, vasoneurosis
n. natręctw obsessive-compulsive neurosis
n. obsesyjno-kompulsyjna obsessive-compulsive neurosis
n. płciowa sexual neurosis
n. pourazowa posttraumatic neurosis, traumatic neurosis, accident neurosis
n. powstrząsowa postconcussion neurosis
n. rentowa pension neurosis, compensation neurosis
n. roszczeniowa compensation neurosis, revindication neurosis

n. serca cardioneurosis, cardiac neurosis, neurocirculatory asthenia, cardiophrenia, phrenocardia
n. wątpienia aporioneurosis, folie de doute
n. wegetatywna vegetative neurosis
n. wibracyjna vibration angioneurosis
n. zawodowa occupation neurosis, professional neurosis, copodyskinesia
nerwicowiec neurotic
nerwicowy neurotic
nerwoból neuralgia, neurodynia, neuralgic pain
n. międzyżebrowy intercostal neuralgia
n. nadoczodołowy supraorbital neuralgia
n. nerwu językowo-gardłowego glossopharyngeal neuralgia
n. nerwu skórnego bocznego uda meralgia par(a)esthetica
n. nerwu trójdzielnego trigeminal neuralgia, facial neuralgia, trifacial neuralgia, tic douloureaux, prosoplagia
n. twarzowy atypical facial neuralgia, facial sympathalgia, prosoponeuralgia
n. zwoju klinowo-podniebiennego sphenopalatine neuralgia, Sluder's syndrome
nerwowo-naczyniowy neurovascular
nerwowo-ruchowy neuromotor
nerwowo-trzewny neurovisceral, neurosplanchnic
nerwowość nervosity, nervousness
nerwowy 1) neural, nervous, pertaining to a nerve or nervous system; 2) neuropathic, nervous, pertaining to increased emotional excitability
n., pobudliwość nervous excitability
n., włókno nerve fibre
n., załamanie nervous breakdown
neuralgia = **nerwoból**
neurapraksja neurapraxia, injury to nerve with short-lasting paralysis without nerve degeneration
neurastenia neurasthenia, fatigue neurosis
n. seksualna sexual neurasthenia
neurasteniczny neurasthenic
neurektomia neurectomy, neuroectomy, excision of a nerve
neuroartropatia neuroarthropathy, articular trophoneurosis
neuroblast neuroblast
neuroblastoma neuroblastoma, sympathoblastoma
neurobruceloza neurobrucellosis
neurochirurgia neurosurgery
neurodermatoza neurodermatosis
neurodermit neurodermatitis, neurodermatosis
neurodystonia neurodystonia
neurofarmakologia neuropharmacology

neurofibromatoza neurofibromatosis, neuromatosis
neurofibryla neurofibril
neurofilament neurofilament
neurofizjologia neurophysiology
neurogenny neurogenic, neurogenous, neurogenetic
neuroglej neuroglia
neurokeratyna neurokeratin, neurochitin
neuroleptanalgezja neuroleptanalgesia
neuroleptyczny neuroleptic
neuroleptyk neuroleptic (agent, drug)
neuroliza neurolysis, 1) destruction of nerve tissue; 2) freeing of a nerve from adhesions
neurolog neurologist
neurologia neurology
neuromimetyczny neuromimetic
neuron neuron, neurone, nerve cell, ganglion cell
  n. dwubiegunowy bipolar neuron
  n. gwiaździsty multipolar neuron, stellate neuron
  n. hamujący inhibitory neuron
  n. jednobiegunowy unipolar neuron
  n. ośrodkowy central neuron
  n. piramidowy pyramidal neuron
  n. pośredniczący internuncial neuron, intercalary neuron
  n. ruchowy motor neuron, motoneuron, motor nerve cell
  n. ruchowy obwodowy peripheral motor neuron, lower motor neuron
  n. ruchowy ośrodkowy central motor neuron, upper motor neuron
  n. śródścienny intramural neuron (in peripheral organs)
  n. wielobiegunowy multipolar neuron
  n., wypustka osiowa axon
  n., wypustka plazmatyczna dendrite
  n., zapalenie neuronitis
  n. ziarnisty granular neuron
neuronofagia neuronophagy, neuronophagia
neuropatia neuropathy
  n. cukrzycowa diabetic neuropathy
  n. czuciowa korzeniowa hereditary sensory radicular neuropathy, Hicks, Denny Brown, Thevenard syndrome
  n. przerostowa rodzinna interstitial neuritis, Déjèrine-Sottas disease
  n. popromienna radioneuritis, actinoneuritis
  n. rdzeniowo-oczna podostra subacute myelo-optic neuropathy
  n. uciskowa entrapment neuropathy
  n. układu autonomicznego autonomic neuropathy
neuropatologia neuropathology
neuropsychiatria neuropsychiatry
neuroradiologia neuroradiology

neurosekrecja neurosecretion
neurotoksyczność neurotoxicity
neurotropizm neurotropism, affinity for the nervous system
neurotyczność neuroticism
neuryt axon
neutralizacja neutralization
neutrofil neutrophil, neutrophile, neutrocyte, neutrophilic granulocyte, neutrophilic leucocyte
neutrofilia neutrophilia, neutrocytosis, neutrophilic leucocytosis, neutrophilic granulocytosis
neutron neutron
neutropenia neutropenia, neutrocytopenia, neutrophilopenia
newton newton, a unit of force giving a mass of 1 kg an acceleration of 1 m/sec.
niacyna niacin, nicotinic acid
niacynamid niacinamide, nicotinamide
nić filum (anat.), thread
  n. końcowa filum terminale, terminal filum
  n. korzeniowa filum radiculare, root bundle
  n. opony twardej filum of the spinal dura mater
nieaktywność inactivity
nieantagonistyczny non-antagonistic, unantagonistic
nieartykułowany inarticulate
niebezpieczeństwo danger, peril, threat, menace
niebolesność painlessness
nieboszczyk deceased
niecałkowity incomplete, non-complete, defective, deficient in
niecharakterystyczny non-characteristic, atypical, non-typical, non-representative
niechęć aversion, reluctance, disinclination
niechorobotwórczy non-pathogenic
nieciągły non-continuous, discontinuous
nieczułość insensitivity, insensibility
nieczynność inactivity
niedbalstwo negligence, carelessness
niedobarwliwość hypochromia, hypochromatism
niedobiałczenie hypoproteinia
niedobór deficiency, deficit, depletion, defect
  n. albumin we krwi hypoalbumin(a)emia
  n. białka we krwi hypoprotein(a)emia
  n. chlorków we krwi hypochlor(a)emia
  n. chlorków w soku żołądkowym hypochlorhydria, hypohydrochloria
  n. cholesterolu we krwi hypocholesterol(a)emia
  n. cukru we krwi hypoglyc(a)emia
  n. cukru w płynie mózgowo-rdzeniowym hypoglycorrhachia
  n. dwutlenku węgla we krwi hypocapnia

n. fibrynogenu we krwi hypofibrinogen-(a)emia

n. fosfatazy we krwi hypophosphatasia

n. fosforanów we krwi hypophosphat(a)emia

n. gamma-globulin we krwi hypogammaglobulin(a)emia

n. globuliny we krwi hypoglobulin(a)emia

n. hemoglobiny we krwi hypochrom(a)emia, oligochrom(a)emia

n. insuliny we krwi hypoinsulin(a)emia

n. krwinek białych leucopenia, leucocytopenia

n. krwinek białych obojętnochłonnych neutropenia, granulocytopenia, neutrocytopenia, neutrophilic leucopenia

n. krwinek czerwonych hypoglobulia, an-(a)emia

n. lipidów we krwi hypolipid(a)emia, hypolip(a)emia

n. magnezu we krwi hypomagnes(a)emia

n. napięcia mięśniowego hypomyotonia, hypotonia

n. objętości krwi krążącej oligovol(a)emia, hypovol(a)emia

n. odpornościowy immune deficit, immunological deficiency

n. odpornościowy nabyty acquired immune deficit

n. odpornościowy wrodzony congenital immune deficit

n. plemników w nasieniu oligozoospermia, cryptozoospermia

n. płytek we krwi thrombocytopenia

n. potasu we krwi hypokal(a)emia, hypokali(a)emia, hypopotass(a)emia

n. protrombiny we krwi hypoprothrombin(a)emia

n. sodu we krwi hyponatr(a)emia

n. soku żołądkowego hypochylia, oligochylia

n. tlenu w ustroju hypoxia

n. tlenu we krwi hypox(a)emia

n. trombiny we krwi hypothrombin(a)emia

n. wapnia hypocalcia

n. wapnia we krwi hypocalc(a)emia

n. witamin hypovitaminosis

n. wody w ustroju hypohydration

n. wody we krwi hypohydr(a)emia

n. wód płodowych oligohydramnios, oligoamnios

n. żółci hypocholia, oligocholia

niedobrany mismatched, misfit, incompatible

niedociśnienie hypotension

n. ortostatyczne orthostatic hypotension, postural hypotension

n. śródczaszkowe intracranial hypotension

n. śródgałkowe intraocular hypotension

n. tętnicze arterial hypotension

niedocukrzenie krwi hypoglyc(a)emia

niedoczulica hyp(a)esthesia, hypo(a)esthesia

n. połowicza hemihyp(a)esthesia, hemihypo(a)esthesia

niedoczynność hypofunction, deficient function, hypoactivity

n. gruczołów wewnątrzwydzielniczych endocrine hypofunction

n. jajników hypo-ovarism, hypo-ovarianism, ovarian hypofunction

n. komórek Leydiga hypoleydigism

n. kory nadnerczy adrenocortical hypofunction, hypocorticism, adrenocortical insufficiency

n. przysadki hypopituitarism

n. przytarczyc hypoparathyroidism

n. przytarczyc rzekoma pseudohypoparathyroidism

n. tarczycy hypothyroidism, hypothyreosis

n. wydzielania hyposecretion, diminished secretion

niedodma atelectasis, airlessness of the lungs

n. z ucisku płuca compression atelectasis

n. z zatkania oskrzela obturative atelectasis

niedodmowy atelectatic

niedojrzałość immaturity, unripeness

niedokrwienie isch(a)emia

n. mięśnia sercowego myocardial isch(a)emia

n. mózgu cerebral isch(a)emia

n. mózgu przejściowe transient brain isch(a)emia

niedokrwiony isch(a)emic

niedokrwistość an(a)emia, oligocyt(a)emia, oligocytosis

n. achrestyczna achrestic an(a)emia, megaloblastic an(a)emia refractory to vitamin B_{12} therapy

n. agastryczna agastric an(a)emia, an(a)emia following gastrectomy

n. aplastyczna aplastic an(a)emia, hypoplastic an(a)emia, aregenerative an(a)emia

n. aplastyczna wrodzona congenital aplastic an(a)emia, congenital hypoplastic an(a)emia, familial hypoplastic an(a)emia, congenital pancytopenia, Fanconi's pancytopenia

n. autoimmunizacyjna autoimmune an(a)emia, autoimmune h(a)emolytic an(a)emia

n. drepanocytowa drepanocytic an(a)emia, meniscocytosis, crescent cell an(a)emia, sickle cell an(a)emia, drepanocytosis, sickl(a)emia

n. hemolityczna nabyta acquired h(a)emolytic an(a)emia

n. hemolityczna wrodzona congenital h(a)emolytic an(a)emia, familial acholuric jaundice, h(a)emolytic jaundice, congenital familial icterus

n. hemolityczna wrodzona niesferocytowa non-spherocytic congenital h(a)emolytic an(a)emia

n. hemolityczna wrodzona sferocytowa spherocytic congenital h(a)emolytic an(a)emia, congenital spherocytosis, hereditary spherocytosis, congenital h(a)emolytic jaundice, icteroh(a)emolytic an(a)emia, globe cell an(a)emia, acholuric jaundice

n. makrocytowa macrocytic an(a)emia, megalocytic an(a)emia

n. megaloblastyczna megaloblastic an(a)emia, macrocytic an(a)emia

n. mikrocytowa microcytic an(a)emia

n. nadbarwliwa hyperchromic an(a)emia, hyperchromatic an(a)emia

n. niedobarwliwa hypochromic an(a)emia, erythronormoblastic an(a)emia

n. niedoborowa deficiency an(a)emia, alimentary an(a)emia, nutritional an(a)emia

n. normobarwliwa normochromic an(a)emia, isochromic an(a)emia

n. normocytowa normocytic an(a)emia

n. owalnokrwinkowa ovalocytic an(a)emia, elliptocytic an(a)emia, cameloid an(a)emia

n. popromienna radiation an(a)emia, radiation exposure an(a)emia

n. sferocytowa spherocytic an(a)emia, spherocytic, globe cell an(a)emia, icteroh(a)emolytic an(a)emia

n. sierpowatokomórkowa sickle cell an(a)emia, sickl(a)emia, drepanocytic an(a)emia, meniscocytosis, crescent cell an(a)emia

n. śródziemnomorska Mediterranean an(a)emia, thalass(a)emia, erythroblastic an(a)emia, familial erythroblastic an(a)emia, Cooley's an(a)emia

n. tarczowatokrwinkowa target cell an(a)emia, familial microcytic an(a)emia, thalass(a)emia minor

n. w bezsoczności żołądkowej achylic an(a)emia, achlorhydric an(a)emia

n. w ankilostomatozie ancylostoma an(a)emia, brickmakers' an(a)emia, hookworm an(a)emia, tunnel an(a)emia, ground itch an(a)emia

n. w osteosklerozie osteosclerotic an(a)emia

n. w zakażeniu infectious an(a)emia

n. złośliwa pernicious an(a)emia, Addisonian an(a)emia, Addison's an(a)emia, Biermer's an(a)emia, macrocytic achylic an(a)emia, cytogenic an(a)emia, malignant an(a)emia

n. z niedoboru żelaza iron deficiency an(a)emia, asiderotic an(a)emia, sideropenic an(a)emia, hypoferric an(a)emia

niedokrwisty an(a)emic

niedokwaśność soku żołądkowego achlorhydria, hypochlorhydria

niedołęstwo physical unfitness, disability, infirmity, indolence

niedołężny indolent, disabled, decrepit, infirm, impotent

niedomagać be ailing, be infirm, be unwell, feel unwell

niedomoga insufficient function, weakness

n. jajników hypo-ovarism, hypo-ovarianism, inadequate ovarian function

n. kory nadnerczy adrenocortical insufficiency, adrenocortical failure

n. oczna asthenopia

n. przysadkowa hypopituitarism, hypophyseal insufficiency

n. przytarczyc hypoparathyroidism

n. tarczycy hypothyroidism, hypothyreosis

n. wpustu incompetence of the cardia

niedomykalność incompetence, insufficiency, defective closure

n. odźwiernika pyloric incompetence, pyloric insufficiency

n. zastawek serca valvular incompetence, valvular insufficiency

n. zastawki aortalnej aortic incompetence, aortic insufficiency

n. zastawki przedsionkowo-komorowej lewej mitral incompetence, mitral insufficiency

n. zastawki przedsionkowo-komorowej prawej tricuspid incompetence, tricuspid insufficiency

n. zastawki tętnicy płucnej pulmonary incompetence, pulmonic incompetence, pulmonary insufficiency

niedonoszony preterm, premature, born before term

niedorozwinięty underdeveloped, hypoplastic, aplastic

n. umysłowo mentally retarded, oligophrenic, mentally backward

niedorozwój hypoplasia, aplasia, underdevelopment, hypogenesis, defective development, agenesia

n. amaurotyczny amaurotic idiocy, cerebral sphingolipidosis

n. częściowy hypoplasia, underdevelopment, hypogenesis, incomplete development, imperfect development

n. jajników ovarian hypoplasia, female hypogonadism

n. jąder male hypogonadism, testicular hypoplasia

n. łuku aorty aortic arch hypoplasia

n. macicy uterine hypoplasia

n. narządów płciowych hypogenitalism
n. narządu organ hypoplasia, organ aplasia
n. tkanek zęba wrodzony odontogenesis imperfecta
n. umysłowy mental retardation, oligophrenia, feeblemindedness, hypophrenia, mental deficiency, moronity
n. umysłowy głęboki idiocy, severe mental retardation, amentia
n. umysłowy lekki feeblemindedness, moronity, morosity, moderate mental retardation
n. umysłowy średni imbecility, weakmindedness
niedosłuch hypoacusia, hypoacusis, hearing loss, bradyacusia, amblyacousia, hypacusia, hypacusis
n. zawodowy occupational hypoacusia
niedosłyszący hard of hearing, poorly hearing
niedosłyszeć be hard of hearing
niedosłyszenie hypacusia, hypacusis, hypoacusia, hearing impairment, bradyacusia
niedostateczność insufficiency
niedostępność inaccessibility, inapproachability
niedostrzegalność imperceptibility
niedotlenienie hypoxia, anoxia, oxygen deficiency in tissues
n. płodu intrauterine fetal anoxia
n. wskutek niedokrwistości an(a)emic anoxia
niedotlenowanie insufficient oxygen supply to tissues
n. krwi hypox(a)emia, anox(a)emia
niedotlenowany hypox(a)emic
niedowaga underweight
niedowidzenie amblyopia, dimness of vision, poor vision, partial loss of sight
n. barw colo(u)r amblyopia
n. kwadrantowe quadrantanopsia, quadrantic hemianopsia
n. nikotynowe tobacco amblyopia
n. nocne nocturnal amblyopia, nyctalopia, night blindness
n. połowicze hemianopsia, hemianopia
n. połowicze bezwzględne absolute hemianopsia (with total blindness of the affected fields)
n. połowicze całkowite complete hemianopsia (involving full half of the visual field)
n. połowicze dwunosowe binasal hemianopsia
n. połowicze dwuskroniowe bitemporal hemianopsia
n. połowicze jednoimienne homonymous hemianopsia, lateral hemianopsia
n. połowicze niecałkowite incomplete hemianopsia (involving less than one half of the visual field)

n. połowicze obustronne bilateral hemianopsia, binocular hemianopsia
n. połowicze różnoimienne heteronymous hemianopsia, crossed hemianopsia
n. w zezie strabismic amblyopia
n. z nieużywania amblyopia ex anopsia, anopsic amblyopia
niedowład paresis
n. czwórkończynowy quadriparesis, tetraparesis
n. czynnościowy functional paresis
n. histeryczny hysterical paresis, functional paresis
n. jednokończynowy monoparesis
n. konwersyjny hysterical paresis
n. kończyn dolnych paraparesis
n. kurczowy spastic paresis
n. macicy uterine atonia
n. połowiczy hemiparesis
n. poprzeczny paraparesis
n. spastyczny spastic paresis
n. wiotki flaccid paresis
niedowładny paretic
niedożywienie malnutrition, undernutrition, hypoalimentation, undernourishment, subalimentation, malnourishment
n. białkowo-kaloryczne protein-calorie malnutrition, kwashiorkor
niedrożność obstruction, occlusion, obliteration, loss of patency, impatency, atresia
n. cewki moczowej urethral atresia, atreturethria
n. dwunastnicy duodenal obstruction
n. dwunastnicy wrodzona duodenal atresia
n. jajowodu tubal obliteration, tubal atresia (congenital)
n. jelit intestinal obstruction, intestinal occlusion ileus, bowel obstruction
n. jelit mechaniczna mechanical ileus, obturation ileus, occlusive ileus, bowel obstruction
n. jelit porażenna paralytic ileus, adynamic ileus
n. jelit spastyczna spastic ileus, dynamic ileus
n. jelit strangulacyjna strangulation ileus
n. łuku aorty wrodzona aortic arch obliteration, aortic arch atresia
n. nozdrzy tylnych choanal atresia
n. odźwiernika pyloric atresia, pyloric occlusion
n. tętnicy arterial obliteration, arterial occlusion
n. wrodzona atresia
n. żyły głównej caval occlusion
nieefektywność ineffectiveness, inefficacy
nie gorączkujący non-febrile, without fever
niehigieniczny unhygienic, unsanitary

niehigroskopijny non-hygroscopic
niehumanitarny non-humanitarian, inhumane
nieinwazyjny non-invasive
   n., technika non-invasive technique
niejajeczkujący anovulatory, anovular
niejawny non-manifest, occult, latent
niejednorodność non-homogeneity, heterogeneity
niejednorodny non-homogenous, heterogenous, heterogenic
niejonowy non-ionic
nieklarowny unclear, not clear, turbid
niekompetentność tkanki tissue incompatibility
niekompetytywność non-competitiveness
niekompetytywny non-competitive
niekontrastowy non-contrasting
niekrwawy non-sanguineous, bloodless
niekrystaliczny non-crystalline
niekrzepliwość non-coagulability
niekształtność shapelessness, deformity
nie leczony untreated
nieletni minor, under age
nieład disarray, disarrangement
niemacalny impalpable, non-palpable
niemiarowość 1) arrhythmia (cardiac); 2) ametropia (ocular)
   n. ekstrasystoliczna extrasystolic arrhythmia
   n. oddechowa respiratory arrhythmia, phasic sinus arrhythmia
   n. oczna ametropia
   n. osiowa axial ametropia
   n. z częstoskurczem tachyarrhythmia
   n. z rzadkoskurczem bradyarrhythmia
   n. zatokowa sinus arrhythmia, juvenile arrhythmia
   n. zatokowa bezładna irregular sinus arrhythmia
   n. zupełna perpetual arrhythmia, continuous arrhythmia, atrial fibrillation
niemiarowy 1) arrhythmic, irregular; 2) ametropic
niemieszalność unmixibility, non-mixibility
niemoc weakness, adynamia, asthenia, impotence
   n. płciowa sexual impotence
   n. płciowa atoniczna atonic impotence (due to nerve paralysis)
   n. płciowa psychogenna psychic impotence
   n. płciowa z niemożnością osiągnięcia orgazmu orgastic impotence
   n., tknięty impotent
niemota dumbness, muteness, mutism, speechlessness, alalia
niemowa dumb, mute (individual)
niemowlę infant, baby

niemowlęctwo infancy, babyhood, infantile age
niemowlęcy infantile
niemożność inability
   n. chodzenia abasia, walking inability
   n. stania astasia, inability to stand
   n. stania i chodzenia astasia-abasia
   n. utrzymania wydalin incontinence
niemy mute, dumb
nienaruszony intact, untouched
nienasycenie non-saturation (*chem.*), unsaturation, insatiety, insatiation
nienasycony unsaturated, non-saturated (*chem.*), insatiated
nienormalność abnormality, abnormity
nienormalny anormal, abnormal, anomalous
nie obciążony unburdened, not exposed to a load
   n. dziedzicznie without any history of inheritable diseases
nieobecny absent
nieodczuwalny imperceptible, insensible, not perceptible
nieodporność lack of resistance, non-immunity
nieodpowiedni unsuitable, inappropriate
nieodprowadzalność irreducibility (of hernia)
nieodwracalność irreversibility
nieokreślony undetermined, undefined, undesignated
nieopanowanie lack of restraint, lack of control
nieoperacyjny inoperable, non-operable, not suitable for operation
nieoporny not resistant, non-immune
nieoporność lack of resistance, non-immunity
nieorganiczny inorganic
nieostrość blurring
nieostry blurred (image)
nie oznaczony indeterminate, undetermined, not determined
nie oznakowany unlabelled, not tagged
niepalący non-smoker, not smoking
niepamięć amnesia
   n. częściowa partial amnesia
   n. następowa anterograde amnesia
   n. słowna verbal amnesia
   n. słuchowa auditory amnesia, word deafness
   n. wsteczna retrograde amnesia
   n. wzrokowa visual amnesia
nieparzysty azygous, azygos
niepełnoletni minor, under age
niepłodność infertility, sterility, infecundity
   n. okresu menarche adolescent sterility
   n. przy braku plemników w nasieniu aspermatogenic sterility
   n. przy nieprawidłowych plemnikach dysspermatogenic sterility
   n. przy krzyżowaniu cross-sterility

n. przy prawidłowych plemnikach normo-spermatogenic sterility
n. segregacyjna segregational sterility
niepłodny infertile, sterile, infecund
niepobudliwość unexcitability, non-excitability
niepobudliwy unexcitable, non-excitable
niepoczytalność irresponsibleness, insanity
niepodatność 1) non-susceptibility, insusceptibility (to disease); 2) non-compliance (of tissue); 3) rigidity
n. krocza perineal rigidity
n. płuc non-compliance of the lungs
n. szyjki cervical rigidity, anatomic rigidity of the cervix
n. ujścia macicy rigidity of the uterine os
niepodatny insusceptible, non-susceptible, non-compliant
nie poddający się leczeniu intractable, refractory
niepokój anxiety, restlessness, uneasiness, unrest, agitation
n. ruchowy restlessness, agitation
n. ruchowy z niemożnością siedzenia akathisia, acathisia
niepomyślny unfavo(u)rable, unsuccessful
nieporażenny non-paralytic, aparalytic
nieporowaty non-porous, aporous
niepostrzegalny imperceptible
niepotliwość adiaphoresis, absence of sweating
niepowikłany uncomplicated, non-complicated
niepowstrzymany irresistible, uncontrollable
niepowściągliwość intemperance, irresistibility, uncontrollability, acrasia, acolasia, acratia
nieprawidłowość abnormality, anomaly, irregularity
n. morfologiczna morphological anomaly, malformation
n. rozwojowa developmental anomaly
n. zgryzu malocclusion, bite anomaly
nieprawidłowy abnormal, irregular, incorrect
nieproporcjonalny non-proportional, disproportionate, out of proportion
nieprzenikalność imperviousness, impermeability
nie przepuszczający impermeable, impervious, -proof
n. ciepła heat-proof
n. dźwięku sound-proof
n. powietrza hermetic, air-proof
n. wody water-proof
nieprzepuszczalność impermeability, impenetrability, imperviousness
nie przewodzący non-conducting, non-conductive
nieprzezroczystość opacity, nontransparency

nieprzezroczysty non-transparent, non-translucent, opaque
nie przylegający non-adherent
nieprzystosowanie misadaptation, non-adaptation
nieprzyswajalność non-assimilability
nieprzytomność unconsciousness, senselessness
nieracjonalny irrational, unreasonable
nierakowy non-cancerous
nierealność unreality
nieregularność irregularity
nie ropiejący not suppurating, non-suppurative
nieropny non-purulent, non-suppurative
nie rozcieńczony undiluted
nierozdzielność inseparability
nie rozgałęziony non-branched, unbranched, non-arborized
nierozpoznawalny undiscernible, undistinguishable, unrecognizable
nierozpuszczalność insolubility
nierozszczepialny non-splittable, non-fissile, non-fissionable
nierozszczepialność non-fissibility
nie rozwinięty undeveloped, non-developed, backward (mentally)
nieródka nullipara
nierównomierny irregular, lacking regularity
nierówność inequality, unevenness (of surface)
n. ciśnienia w symetrycznych kończynach anisopiesis
n. obrazów siatkówkowych aniseikonia, anisoconia
n. odruchów anisoreflexia
n. źrenic anisocoria
nierównoważny non-equivalent
nierówny inequal, unequal, uneven (surface)
nieruchliwość hypokinesia, hypokinesis, sluggishness
nieruchomość immobility
n. stawu ankylosis
n. źrenic rigidity of pupils, stiffness of pupils, iridoplegia
nierytmiczność rhythm irregularity, arrhythmia
nierytmiczny irregular, arrhythmic
niesamodzielny not self-reliant, dependent on external aid
nie sfałszowany (o żywności) non-adulterated
nie skażony not contaminated, not polluted, not denatured
nieskoordynowanie incoordination
nie skrzyżowany not crossed, not intersecting, not crossbred (animal), not cross-matched (blood sample)
nieskuteczność ineffectiveness, inefficaciousness, inefficacy

niesłyszalność inaudibility
niesmak unpleasant taste
niespokojny anxious, restless, uneasy
niesprawny unfit, of low fitness
nie sprzężony non-conjugated
niestabilność instability, inconstancy, unsteadiness
niestałość instability, inconstancy, lability
  n. emocjonalna emotional instability, mood changes
niestosunek disproportion
  n. porodowy cephalopelvic disproportion
nie strawiony undigested
niestrawność dyspepsia, indigestion
  n. atoniczna atonic dyspepsia
  n. fermentacyjna fermentative dyspepsia
  n. jelitowa intestinal dyspepsia, intestinal indigestion
  n. nadkwaśna acid dyspepsia
  n. ze wzdęciem flatulent dyspepsia
  n. żołądkowa gastric dyspepsia, gastric indigestion
niestrawny indigestible
niestrącalny non-precipitable
nieswoisty unspecific, non-specific
niesymetryczność asymmetry
nie szczepiony not vaccinated, unvaccinated
nieszkodliwość harmlessness, innocuousness, innoxiousness, inoffensiveness
niesztowica ecthyma
  n. zgorzelinowa gangrenous ecthyma, gangrenous dermatitis of infants
nie ścinający się non-coagulable, not clottable
nieświadomość unawareness, unconsciousness
nietoksyczność non-toxicity
nietolerancja intolerance
  n. białka protein intolerance
  n. fruktozy hereditary fructose intolerance
  n. laktozy lactose intolerance
nie tolerujący intolerant
nie trujący atoxic, non-poisonous, non-toxic
nietrwały unstable, instable, not durable
nietrzymanie incontinence
  n. afektu affect instability
  n. kału incontinence of f(a)eces, f(a)ecal incontinence
  n. moczu incontinence of urine, urinary incontinence
  n. moczu nocne nocturnal enuresis
  n. moczu paradoksalne (przy przepełnionym pęcherzu) paradoxical incontinence, passive incontinence, incontinence with overflow
  n. moczu wysiłkowe urinary stress incontinence, urinary exertional incontinence
nietypowość non-typicalness, atypy
nietypowy atypical, non-typical
nie uczulający non-allergenic

nieuleczalność incurability, intractability
nieustępliwość szyjki macicy cervical dystocia
nie uszkodzony undamaged, not damaged, uninjured
nieuwidocznienie non-visualization (*rtg.*)
nieuwodniony unhydrated
nieważkość weightlessness, loss of weight in spaceflights
niewchłanialny non-absorbable
nie wiążący non-binding, non-bonding, not forming bonds
niewidomy blind
niewidzenie blindness, amaurosis, lack of vision
niewrażliwość 1) insensibility, insensitivity (absence of awareness of sensory stimuli); 2) insusceptibility (resistance to infection)
  n. wrodzona na ból congenital pain insensitivity
niewspółmierny disproportionate, disparate
niewyczuwalność impalpability
niewydolność failure, failure of function, insufficiency
  n. ciałka żółtego deficient activity of the corpus luteum
  n. cieśni macicy i szyjki isthmocervical insufficiency
  n. jajników ovarian failure
  n. jedności płodowo-łożyskowej fetoplacental insufficiency
  n. kory nadnerczy adrenocortical failure, adrenocortical insufficiency
  n. krążenia circulatory insufficiency, circulatory failure
  n. krążenia obwodowa peripheral circulatory failure, collapse
  n. krążenia zastoinowa congestive heart failure
  n. lewokomorowa left ventricular failure
  n. łożyska placental insufficiency
  n. mięśnia sercowego myocardial failure, myocardial insufficiency
  n. nadnerczy adrenal failure
  n. nerek renal failure, renal insufficiency
  n. oddechowa respiratory failure, respiratory insufficiency
  n. podniebienno-gardłowa palatopharyngeal insufficiency
  n. prawokomorowa right ventricular failure
  n. przysadki pituitary insufficiency, hypophyseal cachexia
  n. przytarczyc hypoparathyroidism
  n. serca heart failure, cardiac insufficiency
  n. serca z obniżonym rzutem low output heart failure
  n. serca z wysokim rzutem high output heart failure
  n. szyjkowa cervical insufficiency

n. **wątroby** hepatic failure, liver failure
n. **wieńcowa** coronary failure, coronary insufficiency
n. **zastawek żylnych** venous insufficiency
niewydolny failing, inefficient
niewyszkolony unskilled, untrained, unqualified
niewyrównanie decompensation, failure of compensation
niewystarczający insufficient, unsatisfactory
nie zagojony unhealed
niezakaźny non-infectious, non-contagious
niezakrzepły non-clotted, non-coagulated
niezależność independence, self-reliance
niezamarzający non-freezing
niezamężna unmarried (woman)
niezapalny non-inflammatory
niezaraźliwy non-contagious, not catching, non-infectious
niezawodność reliability
niezawodny reliable, not failing, unfailing
niezborność 1) astigmatism (*ophth.*); 2) ataxia
= **bezład**
n. **krótkowzroczna** myopic astigmatism
n. **krótkowzroczna prosta** simple myopic astigmatism
n. **nadwzroczna** hyperopic astigmatism
n. **nastawna** accomodative astigmatism
n. **odwrotna** reversed astigmatism, astigmatism against the rule
n., **oś** axis of astigmatism
n. **rogówkowa** corneal astigmatism
niezborny astigmatic
niezdolność inability, disability, incompetence
n. **do pracy** disability to work
n. **do pracy przejściowa** temporary disability to work
n. **do pracy trwała** permanent disability to work
n. **do życia** non-viability
n. **nazywania przedmiotów dotykanych** tactile aphasia
n. **nazywania przedmiotów widzianych** visual aphasia
n. **oceny różnej wagi, gęstości, przedmiotów** ahylognosia
n. **odbierania bodźców zmysłowych** agnosia
n. **płciowa** sexual impotence
n. **połykania** inability to swallow, acatapo-sis, aphagia
n. **rozpoznawania części własnego ciała** autotopagnosia
n. **rozpoznawania kształtu i wielkości przedmiotów** amorphagnosia
n. **rozumienia pisma** optical alexia
niezdolny incapable, unable
n. **do życia** non-viable, unable to survive

niezdrowy unhealthy, unwholesome (food), insanitary
niezdrów ill, sick, unwell
niezdyscyplinowanie chorych non-compliance of patients
niezdyscyplinowany chory non-compliant patient
nie zdysocjowany not dissociated, undissociated
niezgodność 1) disagreement; 2) incompatibility
n. **chemiczna** chemical incompatibility of drugs
n. **farmakologiczna** pharmacological incompatibility, physiologic incompatibility, therapeutic incompatibility
n. **grup krwi** blood group incompatibility, serological incompatibility
n. **immunologiczna** immunologic incompatibility
n. **leków** drug incompatibility
n. **lecznicza** therapeutic incompatibility
n. **matczyno-płodowa** feto-maternal incompatibility, Rh incompatibility
n. **płciowa** sexual dysharmony
n. **serologiczna** serological incompatibility
niezgodny incompatible, disagreeing
niezjadliwość avirulence, non-virulence
niezłośliwość non-malignancy, innocence
niezłośliwy benign, mild, non-malignant
niezmienność invariability, non-variability
nieznamienny non-significant (*stat.*), insignificant
niezrozumiałość unintelligibility, non-intelligibility, incomprehensibility
niezrównoważenie lack of equilibrium, lack of balance, disequilibrium
niezrównoważony unbalanced
n. **psychicznie** mentally unbalanced
niezupełność incompleteness
nie związany not bound, non-bound, unbound
nieżonaty unmarried, single
nieżyt chronic inflammation of mucous membrane, catarrh
n. **górnych dróg oddechowych** upper airways infection, upper respiratory tract infection
n. **jelita cienkiego** enteritis
n. **jelita cienkiego i okrężnicy** enterocolitis
n. **nosa** rhinitis
n. **nosa błoniasty** membranous rhinitis, pseudomembranous rhinitis, fibrinous rhinitis, croupous rhinitis
n. **nosa cuchnący** ozaena, f(o)etid rhinitis
n. **nosa naczynioruchowy** vasomotor rhinitis
n. **nosa przerostowy** hypertrophic rhinitis
n. **nosa ropny** purulent rhinitis

n. nosa śluzowo-ropny mucopurulent rhinitis
n. nosa zanikowy atrophic rhinitis
n. oskrzeli bronchitis
n. sienny hay fever
n. spojówek conjunctivitis
n. spojówek wiosenny vernal conjunctivitis
n. tchawicy tracheitis
n. trąbki słuchowej chronic otitis media
n. ucha środkowego chronic otitis media
n. żołądka gastritis
n. żołądka części przedodźwiernikowej antral gastritis
n. żołądka gazowy emphysematous gastritis
n. żołądka limfatyczny lymphatic gastritis
n. żołądka powierzchowny superficial gastritis
n. żołądka zanikowy atrophic gastritis
n. żołądka i jelit gastroenteritis
nieżytowy catarrhal, chronic inflammatory
nieżywy lifeless, inanimate, dead
nihilizm terapeutyczny therapeutic nihilism
nikiel nickel, Ni (*chem.*)
niklawy nicklous
niklowy nickelic
niknięcie vanishing, waning, dwindling, disappearance
nikotyna nicotine
nikotynian nicotinate
nikotynizm nicotinism
nikotynowy nicotinic
nimfomania nymphomania
nimfomanka nymphomaniac
niob niobium, Nb (*chem.*)
niskociśnieniowy low-pressure
niskokaloryczny low-calorie
niskonapięciowy low-voltage
niskosodowy low-sodium
nisza niche, crater
n. łagodna benign niche, benign crater
n. nowotworowa malignant niche, malignant crater
n. wrzodowa ulcer niche
n. żołądkowa gastric niche
niszczący destructive, destroying
niszczeć waste away, deteriorate
niszczenie 1) the process of destruction; 2) deterioration, wasting away, decay
nitka 1) thread; 2) hypha (*bot.*)
n. chirurgiczna suture, thread
n. grzyba hypha
n. jedwabna silk thread
n. lniana linen thread
nitkowaty filiform, threadlike
nitracja nitration
nitrofurantoina nitrofurantoin, furadantin
nitrogliceryna nitroglycerin, glyceryl trinitrate, glonoin

nitrogranulogen chlormethin hydrochloride
nitroprusydek nitroprusside
n. sodu sodium nitroprusside
nitrować nitrify
nitrozwiązek nitro compound
nitryfikacja nitrification
nitryfikować nitrify
niuton newton, a unit of force giving a mass of 1 kg an acceleration of 1 m per second
nobel nobelium, No (*chem.*)
noga leg
n. fantomowa phantom leg, a sensation of presence of amputated leg
n. ptasia bird-leg, atrophy of leg muscles
nogi legs
n. krzywe w szpotawości kolan bandy-legs, bow-legs
n. niespokojne restless legs, restless legs syndrome, jitter legs, jimmy legs
n. nożycowate scissor legs, cross legs
n., porażenie paraplegia, paraparesis
n., porażenie kurczowe spastic paraplegia (or paraparesis)
n., porażenie wiotkie flaccid paraplegia (or paraparesis)
nocny nocturnal, nycto-, night's
noma noma, gangrenous stomatitis
nomenklatura nomenclature
nominacja appointment
nomogram nomogram, nomograph
noradrenalina noradrenaline, norepinephrine
norepinefryna norepinehrine, noradrenaline
norleucyna norleucine
norma standard, norm
n., dolna granica low normal range
n., górna granica upper normal range
n., poniżej below normal
n., wrócić do be back to normal
normalizacja normalization
normalizować normalize, bring back to normal
normalny normal, standard, usual
normoblast normoblast, a nucleated erythrocyte
normochromia normochromia, normal amount of h(a)emoglobin in erythrocytes
normocyt normocyte, normoerythrocyte
normocytoza normocytosis
normoglikemiczny normoglyc(a)emic
normoproteinemia normoprotein(a)emia
normować standardize, normalize
normowanie standardization
normowolemia normovol(a)emia
norwalina norvaline, alpha aminovaleric acid
nos nose
n., ból rhinalgia, rhinodynia
n., choroba rhinopathy

n. garbaty, operacja plastyczna rhinoky-phectomy
n., grzbiet bridge of the nose, dorsum nasi
n., grzybica rhinomycosis
n., guzowatość rhinophyma, brandy nose, copper nose, hammer nose, rum nose, toper's nose
n. i gardło, zapalenie rhinopharyngitis
n. i krtań, zapalenie rhinolaryngitis
n. i trąbki słuchowe, zapalenie rhinosalpingitis, rhinoeustachitis
n. i warga górna, plastyka rhinochiloplasty, rhinocheiloplasty
n. i zatoki, zapalenie rhinosinusitis, rhinoantritis
n., koniec tip of the nose, apex of the nose
n., krwawienie z epistaxis, rhinorrhagia, bleeding from the nose
n., mówienie przez rhinolalia, rhinophonia, nasalized speech
n., nacięcie rhinotomy
n., niedrożność nasal obstruction, rhinostenosis, rhinocleisis
n., niedrożność wrodzona nasal atresia, atretorhinia
n., nieżyt p. nieżyt
n., plastyka rhinoplasty
n., płukanie nasal irrigation, rhineclysis
n., polip rhinopolypus, nasal polypus
n., przegroda nasal septum
n. siodełkowaty saddle nose, saddleback nose
n., tamponada przednia anterior nasal packing, anterior tamponade
n., tamponada tylna posterior packing, choanal tamponade
n., twardziel rhinoscleroma
n., włosy w vibrissae, rhinothrix
n., wyciek surowiczy rhinorrh(o)ea
n., wyciek płynu mózgowo-rdzeniowego z cerebrospinal fluid rhinorh(o)ea
n., wziernikowanie od przodu anterior rhinoscopy
n., wziernikowanie od tyłu posterior rhinoscopy
n., zapalenie rhinitis
n., zatkanie nasal stuffing
nosiciel carrier
n. aktywny active carrier
n. bierny passive carrier
n. genetyczny genetic carrier
n. ozdrowieniec convalescent carrier
nosicielstwo carrier state
nosowy nasal, rhinal
n. tampon nasal plug, nasal tampon
n. wziernik rhinoscope
nostryfikacja nostrification
nosze (*pl*) stretcher

noszowy stretcher bearer
nośnik carrier
n. białkowy protein carrier
noworodek newborn, neonate, neonatus
n. donoszony newborn born at term, full--term newborn
n. dystroficzny low brith weight newborn
n. martwo urodzony stillborn fetus
n. niedonoszony premature newborn
n. przenoszony postmature newborn
n. urodzony niewcześnie immature newborn
n. urodzony przedwcześnie premature newborn
n. żywo urodzony live born newborn
noworodkowy neonatal
nowotworowy neoplastic
nowotworzenie neoplasia
nowotwór neoplasm, new growth, newgrowth tumo(u)r
n. łagodny benign neoplasm
n. mieszany mixed neoplasm, mixed tumo(u)r
n. naciekający invasive neoplasm, infiltrating neoplasm
n. nie naciekający non-invasive neoplasm, not infiltrating neoplasm
n. złośliwy malignant neoplasm
n. z zajęciem węzłów node-positive neoplasm
n. bez zajęcia węzłów node-negative neoplasm
nozdrza nostrils, nares
n. przednie anterior nares, nostrils
n. tylne choanae, posterior nares
n. tylne, niedrożność wrodzona choanal atresia
n. tylne, odnoszący się do choanal
nożyce scissors, shears, forceps
n. kostne bone-cutting forceps
n. kostne krzywe curved bone-cutting forceps
nożyk do szczepienia ospy vaccinostyle, scarifier, vaccinator
nóż knife
n. amputacyjny amputation knife
n. amputacyjny z obustronnym ostrzem catlin, catling, double blade amputation knife
n. chirurgiczny scalpel, bistoury
n. chirurgiczny wąski bistoury
n. do cyklotomii cyclotome
n. do nacinania błony bębenkowej myringotome
n. do nacinania krtani laryngotome
n. do nacinania pęcherza cystotome
n. do nacinania rogówki keratotome
n. do nacinania torbieli cystitome

n. do nacinania torebki soczewki capsulotome
n. do przegrody nosa septotome
n. elektryczny electric knife, electrocautery
n. laserowy laser knife
nudności (*pl*) nausea
n., powodujący nauseating
nukleaza nuclease, nucleinase
nukleina nuclein
nukleokapsyd nucleocapsid
nukleoplazma nucleoplasma
nukleoproteid nucleoprotein

nukleotyd nucleotide
nukleotydaza nucleotidase
nukleozyd nucleoside
nukleozydaza nucleosidase
nukleozydaza AMP nucleosidase AMP
nuklid nuclide
n. promieniotwórczy radionuclide
nużący tiresome, tiring, fatiguing
nystagmograf nystagmograph
nystagmografia nystagmography
nystatyna nystatin, mycostatin

O

obawa 1) fear, anxiety, apprehension; 2) phobia (morbid fear)
obawiać się fear, be afraid, dread
obchód (lekarski) round, doctor's round
obciążać load, burden
obciążalność load capacity
obciążenie load, loading, burden
  o. dziedziczne positive family history of hereditary disease, inherited susceptibility to a disease
  o. genetyczne genetic load
  o. następcze afterload
  o. pracą workload
  o. wsobne inbreeding load (*gen.*)
  o. wstępne preload
  o. wysiłkiem workload
  o. wysiłkiem maksymalnym maximal workload
obcogatunkowy xenogenic, belonging to a different species
obezpłodnienie sterilization, castration
obezpłodniony sterilized, castrated
obieg circulation, circuit
  o. gazów (w aparacie do znieczulania ogólnego) breathing circuit, gas circuit
  o. gazów okrężny feedback circuit
  o. gazów otwarty open breathing circuit, open gas circuit
  o. gazów półotwarty semiopen breathing circuit
  o. gazów półzamknięty semiclosed breathing circuit
  o. gazów zamknięty closed breathing circuit
  o. krwi blood circulation; *p.* **krążenie**
obiektyw objective, objective lens
obiektywizacja objectivization
obiektywny objective
objaw symptom, sign, manifestation
  o. abstynencji withdrawal symptom, abstinence symptom
  o. Babińskiego extensor plantar response, extensor plantar sign

o. bańki powietrza z poziomem płynu (w żołądku) trapped air sign
o. chorobowy disease symptom, pathological sign
o. chwytania grip sign, grasp sign
o. fizykalny physical sign
o. karkowy neck sign
o. koła zębatego cogwheel sign
o. lokalizujący localizing symptom
o. łez krokodylich crocodile tears sign
o. obiektywny sign, objective sign
o. ogólnoustrojowy general symptom, constitutional symptom
o. opaskowy tourniquet sign, bandage sign
o. patognomoniczny pathognomonic sign
o. pierwotny primary lesion, chancre, hard sore, syphilitic ulcer
o. początkowy presenting symptom
o. przebarwienia guzowego capillary blush sign, tumo(u)r cloud sign, tumo(u)r stain sign (*rtg*)
o. rozciągania (fałdów okrężnicy) stretch sign (*rtg*)
o. rozkojarzenia dissociation symptom
o. rury ołowianej lead pipe sign
o. scyzorykowy jack-knife sign (*neur.*)
o. skrócenia kończyny triple flexion sign (*neur.*)
o. strunowy string sign (*rtg*)
o. subiektywny symptom, subjective symptom
o. szufladowy drawer sign (*surg.*)
o. tęczy rainbow symptom (in glaucoma)
o. towarzyszący concomitant symptom (sign)
o. typowy typical sign, characteristic sign
o. ubytkowy deficiency sign
o. uciskowy compression sign
o. współistniejący concomitant sign, associated sign
o. wygasania extinction sign
o. wygasania w płonicy blanching sign
o. wywołany induced sign

o. **zapowiadający** prodromal symptom, prodrome
o. **zwiastunowy** prodromal symptom
objawowy symptomatic
objawy (*pl*) symptoms, signs
  o. **oponowe** meningeal signs
  o. **opuszkowe** bulbar signs (symptoms)
  o. **piramidowe** pyramidal signs (symptoms)
  o. **podrażnieniowe** irritation symptoms (signs)
  o. **pozapiramidowe** extrapyramidal signs
objętościowy volumetric
objętość volume, capacity, size, bulk
  o. **cząsteczkowa** molecular volume
  o. **cząstkowa** partial volume
  o. **gramocząsteczkowa** gram-molecular volume
  o. **krwi krążącej** circulating blood volume, vol(a)emia
  o. **krwi krążącej prawidłowa** normovol(a)emia
  o. **krwi krążącej, zmniejszenie** hypovol(a)emia
  o. **krwi krążącej, zwiększenie** hypervol(a)emia
  o. **masy krwinkowej** packed cell volume
  o. **minutowa serca** cardiac output, minute heart volume
  o. **molowa** gram-molecular volume
  o. **oddechowa** tidal volume - TV, tidal air; *p. też* **spirometryczne wskaźniki**
  o. **osocza** plasma volume
  o., **pomiar** volumetry
  o. **przedziału tkankowego** tissue compartment volume, extravascular volume
  o. **wyrzutowa serca** stroke volume
  o. **zalegająca** residual capacity, residual volume - RV
  o. **zapasowa wdechowa** inspiratory reserve volume - IRV
  o. **zapasowa wydechowa** expiratory reserve volume - ERV
obkurczanie się (śluzówki) shrinkage, mucosal decongestion
obkurczać się shrink, contract (uterus)
oblak cylindroma, cylindroadenoma, adenoid cystic carcinoma
obleniec nematode, roundworm
obliteracja obliteration
obłąkanie insanity, lunacy, madness
obłąkany insane, mad
  o., **szpital dla** asylum, mental hospital
obłęd psychosis, mental illness, insanity, madness, paranoia
  o. **alkoholowy** alcoholic psychosis
  o. **inwolucyjny** involutional psychosis
  o. **pieniaczy** litigious paranoia, paranoia querulans

o. **prześladowczy** delirium of persecution, persecution mania
o. **starczy** senile psychosis, senile insanity, senile delirium, senile dementia
o. **udzielony** induced psychosis
o. **urojeniowy** hallucinatory psychosis
obłoniak perithelioma, h(a)emangiopericytoma
obłożnie chory bed-ridden, confined to bed
obłożony (język) coated (tongue), furred (tongue), fur on the tongue
obłuszczenie decapsulation, decortication
obły cylindric, cylindrical, tubular
obmacywać palpate, feel with a hand
obmacywanie palpation
  o. **oburęczne** bimanual palpation
obmywać wash, give a wash, sponge
obnażenie denudation, stripping, baring
  o. **korzenia** root denudation (*stom.*)
  o. **miazgi** pulp denudation (*stom.*)
  o. **szyjki** tooth neck denudation (*stom.*)
obnażony denuded, bare, nude, stripped, naked
obniżać lower, decrease, reduce
obniżający ciśnienie tętnicze hypotensive
obniżenie decrease, lowering, fall, drop, reduction
  o. **ciepłoty ciała** hypothermia, body cooling
  o. **ciepłoty ciała głębokie** profound hypothermia
  o. **ciepłoty metodą krążenia pozaustrojowego** hypothermia by extracorporeal methods
  o. **ciepłoty ciała przez ochłodzenie jam ciała** hypothermia by body cavity cooling
  o. **ciepłoty ciała przez ochłodzenie powierzchni** hypothermia by surface cooling
  o. **ciśnienia tętniczego** 1) hypotension; 2) lowering of arterial blood pressure, reduction of pressure
  o. **czucia** hyp(a)esthesia, hypo(a)esthesia, hyposensitiveness
  o. **czynności** hypofunction
  o. **czynności gonad** hypogonadism
  o. **czynności wydzielniczej** hyposecretion
  o. **kwaśności** hypoacidity
  o. **napięcia mięśniowego** hypotonia, hypotonus, amyotonia
  o. **odruchów** hyporeflexia
  o. **poziomu dopełniacza** hypocomplement(a)emia
  o. **ruchliwości** hypomotility, hypokinesia, hypokinesis
  o. **stężenia chlorków we krwi** hypochlor(a)emia
  o. **stężenia chlorków w moczu** hypochloruria

o. **stężenia cholesterolu we krwi** hypocholesterol(a)emia

o. **stężenia gamma-globulin we krwi** hypogammaglobulin(a)emia

o. **stężenia globulin we krwi** hypoglobulin(a)emia

o. **stężenia hemoglobiny we krwi** hypochromia, hypochromasia, hypochromatism

o. **stężenia kwasu w soku żołądkowym** hypochlorhydria

o. **wydzielania** hyposecretion

o. **wydzielania mleka** hypogalactia, reduced milk secretion

o. **wydzielania moczu** oliguria

oboczny collateral

o., **krążenie** collateral circulation

o., **naczynie** collateral vessel

o., **unerwienie** collateral innervation

obojczyk clavicle, collar bone

o., **przecięcie** cleidotomy, clidotomy, clavicotomy

o., **złamanie chirurgiczne** clidorrhexis

o., **zmiażdżenie u płodu** cleidotripsy, clidotripsy

obojczykowy clavicular

obojętnochłonny neutrophil

obojętność indifference, neutrality (*chem.*)

obojętny 1) indifferent; 2) neutral (*chem.*)

obojnactwo hermaphroditism, hermaphrodism

o. **nadnerczowe** adrenal hermaphroditism, virilization of female, a type of pseudohermaphroditism

obojnaczy ambisexual, ambosexual, bisexual

obojnak hermaphrodite

obolały aching, sore

obostrzenie exacerbation, aggravation

obraz picture, image

o. **chorobowy** clinical picture, nosological picture

o. **kliniczny** clinical picture

o. **naddźwiękowy** ultrasonographic picture

o. **odwrócony** inverted image, real image

o. **pozorny** virtual image

o. **prosty** direct image, erect image

o. **rentgenowski** roentgen image, x-ray image

o. **rentgenowski sumacyjny** summation picture

o. **rzeczywisty** real image, inverted image

o. **zwierciadlany** mirror image

obrazowanie imaging, depicting

o. **ultrasonograficzne** ultrasonographic imaging

obrażenie injury, trauma, damage

o. **cielesne** bodily injury

o., **odnieść** sustain an injury

o. **przyżyciowe** intravital injury

o. **schyłkowe** agonal lesion

o., **zadać** inflict injury, injure

obrąbek edge, brim, rim, labrum (*anat.*)

o. **naskórkowy okołopaznokciowy** perionychium

o. **naskórkowy paznokcia** eponychium, nail fold, nail mantle

o. **panewkowy** acetabular lip, glenoid lip of the hip joint, circumferential cartilage, cotyloid ligament

o. **stawowy** glenoid lip, glenoid lip of the scapulohumeral joint

obrączka ring, annulus

obrączkowaty circinate, ring-like, ring-shaped, circular

obrączkowy annular

obręcz 1) girdle (*anat.*); 2) cingulum (*anat.*)

o. **barkowa** shoulder girdle

o. **biodrowa** pelvic girdle

o. **kończyny dolnej** inferior extremity girdle, pelvic girdle

o. **kończyny górnej** superior extremity girdle, shoulder girdle

obrona defense

o. **mięśniowa** muscular guarding, muscular defense

obronny defensive

obrotowy rotatory, rotational, rotating

obróbka processing (*hist.*)

obrót 1) revolution, turn, rotation, gyration; 2) version (*obst.*); 3) turnover

o. **dwuręczny** bimanual version, combined version, bipolar version

o. **metaboliczny** metabolic turnover

o. **na główkę** cephalic version

o. **na nóżkę** podalic version

o. **płodu** version

o. **pośladkowy** pelvic version

o. **samoistny** spontaneous version

o. **wewnętrzny** internal version

o. **w lewo** levorotation, levogyration, levoversion

o. **w prawo** dextrorotation, dextrogyration, dextroversion

o. **zewnętrzny** external version

obrzezać circumcise

obrzezanie circumcision

obrzęk (o)edema, dropsy, swelling, tumefaction, intumescence, turgescence

o. **angioneurotyczny** angioneurotic (o)edema, Quincke's (o)edema; *p.* o. **naczyniowo-nerwowy**

o. **ciążowy** gestational (o)edema

o. **gazowy** gaseous (o)edema, malignant (o)edema

o. **głodowy** hunger (o)edema, famine

(o)edema, nutritional (o)edema, war (o)edema
o. **krtani** laryngeal (o)edema, glottideal (o)edema, glottic (o)edema
o. **limfatyczny** lymphoedema, lymphatic (o)edema
o. **limfatyczny popromienny** postradiation lymphoedema
o. **miesiączkowy** menstrual (o)edema
o. **międzykomórkowy** intercellular (o)edema
o. **mózgu** cerebral (o)edema, brain (o)edema
o. **naczyniowo-nerwowy** angioneurotic (o)edema, Quincke's (o)edema, wandering (o)edema, migratory (o)edema, periodic (o)edema, giant (o)edema, fugitive (o)edema, essential (o)edema, acute circumscribed (o)edema
o. **naczyniowo-nerwowy okrężnicy** colonic angioneurotic (o)edema
o. **nerczycowy** nephrotic (o)edema
o. **nerkopochodny** renal (o)edema
o. **oboczny** collateral (o)edema
o. **ortostatyczny** orthostatic (o)edema, dependent (o)edema
o. **płodu uogólniony** fetal hydrops
o. **płucny** pulmonary (o)edema
o. **pochodzenia sercowego** cardiac (o)edema
o. **przedgoleniowy** pretibial (o)edema
o. **rodzinny dziedziczny** hereditary (o)edema, Milroy-Nonne-Meige syndrome
o. **przedmiesiączkowy** premenstrual (o)edema
o. **stwardniały** indurated (o)edema
o. **śluzakowy** myxoedema, solid (o)edema, mucous (o)edema
o. **śluzakowy twardzinowy** scleromyxoedema
o. **tarczy nerwu wzrokowego** (o)edema of the optic disc, papilloedema, choked disc
o. **tkanki podskórnej płodu i łożyska** fetoplacental anasarca
o. **twardzinowy** scleroedema
o., **ustępowanie** regression of (o)edema
o., **utrzymanie się** persistence of (o)edema
o. **wątrobowopochodny** hepatic (o)edema
o. **wyniszczeniowy** cachectic (o)edema, marantic (o)edema, hydr(a)emic (o)edema; p. o. głodowy
o. **zapalny** inflammatory (o)edema
o. **z niedoboru białka osocza** hypoalbumin(a)emic (o)edema, hydr(a)emic (o)edema
o. **z niedoborów pokarmowych** alimentary (o)edema; p. o. głodowy

o. **z tworzeniem się dołka przy ucisku** pitting (o)edema
o. **z zasinieniem** blue (o)edema (in cases of hysterical paralysis)
o. **z zatrzymaniem soli** salt (o)edema
obrzękły oedematous, tumid, swollen
obrzmiały swollen, (o)edematous, intumescent, tumefied, turgid
obrzmienie swelling, tumescence, tumefaction, turgescence
o. **mózgu** brain swelling
o., **ustąpienie** detumescence
obrzmiewać swell, tumefy, intumesce
obrzmiewanie swelling, tumefaction, the process of swelling
obserwacja observation
o. **ambulatoryjna** observation on an outpatient basis, outpatient observation
o. **ambulatoryjna poszpitalna** outpatient follow-up
o., **być** be under observation
o. **kliniczna** clinical observation
o. **poszpitalna** follow-up
o. **szpitalna** hospital observation, clinical observation, observation on an inpatient basis
obserwacyjny observational, observation
o. **oddział** observation ward
obserwator observer
obserwować observe, watch, follow
obsesja obsession
obstrukcja constipation, obstipation, obstruction, costiveness
obszar region, area, zone
o. **rażenia atomowego** atomic explosion area
obszywać lay a suture around something
obudowa (aparatu) housing (of an apparatus etc.)
obudzić wake, awaken, arouse
obumarcie necrobiosis, bionecrosis, mortification, wasting, decay
obumierać atrophy, waste away, decay, wither
oburęczność ambidexterity, ambidextrity, ambidextrism, the ability to use both hands with equal ease
oburęczny bimanual, two-handed, ambidexter
o. **osobnik** ambidexter
o., **osobnik oburęcznie niezdarny** ambilevous, ambisinister, ambisinistrous
obustronny bilateral, ambilateral
obuwie (pl) footwear
o. **ortopedyczne** orthop(a)edic footwear
obwiązać bandage, bind up
obwisłość sagging, flabbiness, pendulousness

obwisły pendulous, sagging, flabby, flaccid, hanging loose
  o. brzuch pendulous abdomen, sagging abdomen
  o. piersi pendulous breasts, flabby breasts, sagging breasts
obwód 1) circumference; 2) periphery; 3) circuit (*el.*)
  o. brzucha circumference of the abdomen
  o. czaszki cranial circumference
  o. elektryczny electric circuit
  o. głowy head circumference
  o. klatki piersiowej chest circumference, thoracic circumference
obwódka areola, halo, rim, edge
  o. jaskrowa glaucomatous halo, glaucomatous ring, rainbow symptom, a ring around the optic disc in glaucoma
  o. młodzieńcza arcus juvenilis (of the cornea)
  o. odbytnicza h(a)emorrhoideal zone
  o. ołowicza lead line (on the gums)
  o. rzęskowa ciliary zonule, suspensory ligament of the crystalline lens, zonule of Zinn
  o. rzęskowa, zapalenie zonulitis
  o. rzęskowa, zwolnienie zonulolysis
  o. starcza gerontoxon, arcus senilis, arcus lipoides, arcus adiposus (of the cornea)
obżarstwo polyphagia, gluttony, voracious appetite
ocena evaluation, assessment, estimation, appreciation
ocet vinegar, acetum
ochładzanie cooling, refrigeration
  o. przez parowanie evaporative cooling
ochładzany cooled
ochotnik volunteer
ochraniacz protecting (shield etc.)
  o. brodawki sutkowej nipple shield
  o. gumowy na palec finger cot
ochraniać protect, shield, shelter, preserve
ochrona protection, preservation, shielding
ochronoza ochronosis
ochrypły hoarse, husky voice
ochrypnięcie hoarseness, huskiness of voice
ochrzęstna perichondrium
  o., zapalenie perichondritis
  o., zapalenie nawracające recurrent perichondritis, Meyenburg's disease
ociemniali (*pl*) the blind
ociemniały blind
ociemnieć go blind, lose eyesight
ociemnienie blindness, amaurosis
ocknąć się awaken, wake up, rouse oneself
octan acetate
  o. aktywny active acetate, acetyl-CoA
  o. celulozy cellulose acetate

  o. glinowy aluminum acetate
  o. potasowy potassium acetate
  o. uranylu uranyl acetate
octanowy acetate
octowy acetic
ocucać bring back to consciousness
oczko eye, mesh
  o. igły eye of a needle
  o. siatki mesh
oczny ocular, ophthalmic
oczodołowy orbital
oczodół orbit, orbital cavity, eye socket
  o., nacięcie orbitotomy
  o., wypatroszenie eventration of the orbit
  o. zapalenie tkanki łącznej orbital cellulitis
oczopląs nystagmus
  o. błędnikowy labyrinthine nystagmus, aural nystagmus
  o. cieplny caloric nystagmus
  o. kołowy rotatory nystagmus
  o. optokinetyczny optokinetic nystagmus, railroad nystagmus
  o. pionowy vertical nystagmus
  o. pochodzenia ośrodkowego central nystagmus
  o. poziomy horizontal nystagmus, end-position nystagmus
  o., pomiar nystagmography, electronystagmography
  o., podobny do nystagmoid
  o. przedsionkowy vestibular nystagmus
  o. rotacyjny = **o. kołowy**
  o. rozkojarzony dissociated nystagmus, ataxic nystagmus, incongruent nystagmus
  o. retrakcyjny nystagmus retractorius
  o. wahadłowy pendular nystagmus, vibrating nystagmus, undulatory nystagmus, oscillating nystagmus
  o. wywoływany dowolnie voluntary nystagmus
oczy (*pl*) eyes
  o., krople do eyedrops
  o., osadzenie szerokie hypertelorism
  o., osadzenie wąskie hypotelorism
  o., ruch skojarzony conjugated eye movement
  o., ruch zbieżny convergence, convergent eye movement
  o., ruch skrętny intorsion of both eyes
oczyszczać clean, cleanse, purify (*chem.*), deterge (*chem.*)
oczyszczanie cleaning, cleansing, purification, depuration, purgation
  o. dołu pachowego axillary cleaning (*surg.*), axillary clearance
  o. ścieków sewage purification, sewage treatment

o. **nerkowe** renal clearance
odaminowanie deamination
odbarczenie decompression, easing of tension, reduction of tension, relieving of pressure or tension
odbarczyć decompress, ease tension, reduce tension or pressure, relieve tension or pressure
odbarwiać decolo(u)rize, discolo(u)r
odbarwienie decolo(u)ration, discolo(u)ration, depigmentation
o. **skóry** leucoderma
o. **skóry nabyte** vitiligo
o. **skóry wrodzone** albinism
odbiałczenie deproteinization
odbicie 1) reflection (of light); 2) counterblow, contre-coup; 3) repercussion
o. **dźwięku** reverberation, repercussion of sound
o. **światła** reflection of light
odbieralnik receptacle
odbijać się 1) rebound (from a wall etc.); 2) eructate, belch
odbijanie rebounding
odbijanie się eructation, belching
o. **kwaśne** oxyrygmia, acid eructation
odbiorca recipient, receiver
odblokować unblock, remove blockade
odbyt anus, anal orifice
o., **ból** proctalgia, proctodynia, proctagra
o., **brak wrodzony** aproctia
o. **kroczowy** perineal anus
o., **krwawienie z** proctorrhagia, bleeding from the anus
o., **niedrożność** anal atresia, proctatresia, anal imperforation
o. **niedrożny** imperforate anus
o., **plastyka** proctoplasty
o. **przedsionkowy** vestibular anus, vulvovaginal anus
o., **rozpadlina** anal fissure
o., **rozszerzacz** dilator of anus
o., **rozszerzenie** proctectasia, dilation of the anus
o. **sztuczny** artificial anus, preternatural anus
o., **wyciek śluzu z** proctorrh(o)ea, discharge of mucus from the anus
o., **wycięcie** proctectomy
o., **wypadanie** proctoptosis, proctoptosia, proctocele, prolapse of the anus
o., **wziernikowanie** anoscopy
o., **zapalenie** proctitis
o., **zarośnięcie** closure of the anus, anal atresia
o., **zeszycie** proctorrhaphy
o., **zwężenie** proctostenosis, anal stricture, anal stenosis

odbytnica rectum
o., **bańka** ampulla of the rectum
o., **ból** proctalgia, rectalgia, proctodynia
o., **ból nagły i krótki** proctalgia fugax
o. **i krocze, plastyka** proctoperineoplasty, rectoperineorrhaphy
o. **i pęcherz, nacięcie** proctocystotomy, rectocystotomy
o., **krwawienie z** proctorrhagia, archorrhagia
o., **nacięcie** proctotomy, rectotomy
o., **niedrożność** proctatresia
o., **plastyka** proctoplasty, rectoplasty
o., **polip** proctopolypus
o., **porażenie** proctoparalysis, proctoplegia
o., **przepuklina** proctocele, rectocele, rectal hernia
o., **przetoka** proctostomy, rectostomy
o., **rozszerzacz** procturynter
o., **rozszerzanie** proctectasia
o., **skurcz** proctospasm
o., **umocowanie** proctopexy, rectopexy, fixation of the rectum
o., **umocowanie do kości guzicznej** proctococcypexy, rectococcypexy
o., **wlew** proctoclysis, rectoclysis
o., **wyciek z** proctorrh(o)ea, discharge from the rectum
o., **wycięcie** proctectomy, rectectomy, excision of the rectum
o., **wypadnięcie** proctoprosia, prolapse of the rectum, proctocele, rectocele
o., **wypełnienie kałem** proctostasis
o., **wziernik** proctoscope, rectoscope, rectoromanoscope
o., **wziernikowanie** proctoscopy, rectoscopy, rectoromanoscopy
o., **zapalenie** proctitis, rectitis
o., **zapalenie okołoodbytnicze** periproctitis
o., **zapalenie rzeżączkowe** gonorrh(o)eal proctitis
o., **zapalenie zwężające** stenosing proctitis
o., **zaszycie przetoki odbytniczo-pęcherzowej** proctocystoplasty
o., **zaszycie przetoki odbytniczo-pochwowej** proctovaginoplasty
o., **zeszycie** proctorrhaphy, rectorrhaphy
o., **zwężenie** proctostenosis, rectostenosis, stricture of the rectum, stenosis of the rectum
odbytniczy rectal
odbytowy anal
odcedzać filter, strain, percolate
odchlorowanie dechlorination, dechloridation
odchodowy f(a)ecal, excremental
odchody (*pl*) excreta, excrements
o. **połogowe** lochia

o. **położowe białe** lochia alba, purulent lochia

o. **położowe cuchnące** lochia f(o)etida

o. **położowe krwawe** lochia sanguinolenta

o. **położowe nadmierne** lochiorrhagia, lochiorrh(o)ea

o. **położowe surowicze** lochia serosa

o. **położowe, zaburzenia wydalania** dyslochia

o. **położowe, zatrzymanie** lochiostasis, lochioschesis

o. **położowe, zatrzymanie z wypełnieniem macicy** lochiometria

odchrząknąć hawk, hem, clear one's throat

odchudzać slim, make lean, slenderize

odchudzający slimming

o., **dieta** slimming diet

odchylenie deviation, declination, aberration, deflection

o. **dopełniacza** deflection of the complement, deviation of the complement, diversion of the complement

o. **łokciowe** ulnar deviation (of the forearm)

o. **osi (serca)** axis deviation

o. **promieniowe** radial deviation of the forearm

o. **standardowe** standard deviation (*stat.*)

odciąć cut off, severe, detach

odciągacz pokarmowy breast pump

odciążyć relieve (pressure, tension), decompress

odcięcie cutting off, amputation

odcięta abscissa (*math.*)

odcinek segment, section, division

o. **końcowy (gruczołu)** end part, end portion

o. **międzywęzłowy (nerwu)** internodal segment, interanular segment, Ranvier's segment, internode

odcisk 1) corn, clavus (on a foot); 2) imprint (of a finger etc.)

o. **palca** imprint of a finger

o., **plaster na** corn plaster

odczucie sense, feeling, sensation, perception

o., **przedłużenie** after-sensation

odczulać desensitize

odczulanie desensitization

o. **nieswoiste** non-specific desensitization

o. **swoiste** specific desensitization

odczuwalny perceptible, sensible

odczuwanie sensation, awareness of a stimulus

o. **drętwienia** formication, crawling sensation, pins and needles

o. **odruchowe** reflex sensation, referred sensation, transferred sensation

o. **opóźnione** delayed sensation

o. **promieniujące** referred sensation, transferred sensation, reflex sensation

o. **przeniesione** = o. promieniujące

o. **ruchu** kin(a)esthesia

o. **towarzyszące** syn(a)esthesia, associated sensation, concomitant sensation

o. **umiejscowienia bodźca** top(a)esthesia, topognosis

o. **zdrętwienia** numbness

odczyn reaction

o. **alkaliczny** alkaline reaction

o. **anafilaktyczny** anaphylactic reaction

o. **antygen-przeciwciało** antigen-antibody reaction

o. **antyglobulinowy** antiglobulin reaction

o. **bakteriolityczny** bacteriolytic reaction

o. **białaczkowy** leuk(a)emic reaction

o. **cytotoksyczny** cytotoxic reaction

o. **degranulacji bazofilów** basophil degranulation reaction

o. **dwuazowy** diazo reaction

o. **elektryczny miasteniczny** myasthenic reaction, myasthenic electric reaction

o. **elektryczny zwyrodnienia** reaction of degeneration

o. **fagocytarny** phagocytic reaction

o. **flokulacyjny** flocculation reaction

o. **fotochemiczny** photochemical reaction

o. **hemadsorpcyjny** h(a)emadsorption reaction

o. **hemaglutynacyjny** h(a)emagglutination reaction

o. **hemolityczny** h(a)emolytic reaction

o. **immobilizacji krętków** treponema immobilization reaction

o. **immunologiczny** immune reaction, immunological reaction

o. **kłaczkowania** flocculation reaction

o. **komórkowy** cell-mediated reaction

o. **komórkowy opóźniony** delayed cell-mediated reaction

o. **kostnotwórczy** osteogenic reaction

o. **krzyżowy** cross reaction

o. **kwaśny** acid reaction

o. **lateksowy** latex reaction

o. **lateksowy szkiełkowy** latex fixation reaction

o. **nadwrażliwości** hypersensitivity reaction

o. **nadwrażliwości opóźnionej** delayed hypersensitivity reaction

o. **nieodwracalny** irreversible reaction

o. **obojętny** neutral reaction

o. **obronny** defensive reaction

o. **odpornościowy** immune reaction

o. **odruchowy** reflex reaction

o. **okostnowy** periosteal reaction

o. **ogniskowy** focal reaction

o. **opadania krwinek czerwonych** erythrocyte sedimentation reaction
o. **oponowy** meningismus, meningeal reaction
o. **opsonino-fagocytowy** opsonin-phagocytic reaction
o. **paradoksalny** paradoxical reaction
o. **pokrzywkowy** urticarial reaction
o. **popromienny** postradiation reaction, radiation-induced reaction
o. **posurowiczy** seroreaction, serum sickness
o. **precypitacyjny** precipitation reaction
o. **progowy** threshold reaction
o. **przemiany blastycznej limfocytów** blastic reaction, lymphoblastic reaction
o. **redukcji błękitu metylenowego** methylene blue reduction reaction
o. **redukcji błękitu tetrazolowego** nitroblue tetrazolium dye reduction reaction
o. **rumieniowy** erythema reaction
o. **serologiczny** serological reaction
o. **skórny** cutaneous reaction, skin reaction, cutireaction
o. **strącania białka** protein precipitation reaction
o. **surowiczy** serum reaction, seroreaction
o. **śródskórny** intradermal reaction
o. **termoprecypitacji** thermoprecipitation reaction
o. **transformacji blastycznej limfocytów** blastic reaction, lymphoblastic transformation reaction
o. **tuberkulinowy** tuberculin reaction
o. **typu kompleksów immunologicznych** immune complex reaction
o. **uczuleniowy** hypersensitivity reaction, allergic reaction
o. **unieruchomienia krętków** = o. **immobilizacji krętków**
o. **wiązania dopełniacza** complement fixation reaction
o. **zapalny** inflammatory reaction
o. **zobojętnienia** neutralization reaction, reaction test
odczynnik reagent
o. **diazowy** diazo reagent
o. **strącający** precipitating reagent, precipitant
odczynowość reactivity
odczyt reading
oddech breath, respiration
o. **astmatyczny** asthmatic respiration
o. **Biota** Biot's breathing, completely irregular breathing
o. **Cheyne'a-Stokesa** Cheyne-Stokes respiration, tidal respiration

o. **chrapliwy** stridor, stertorous respiration, stertor
o. **głęboki** deep respiration, deep breath, bathyp(o)ea
o. **oskrzelowo-pęcherzykowy** bronchovesicular respiration
o. **oskrzelowy** bronchial respiration, tubular respiration
o. **pęcherzykowy** vesicular respiration
o. **płytki** shallow respiration, shallow breath
o. **szorstki** harsh respiration, stridor, stertorous breathing
o. **utrudniony** labo(u)red respiration
oddechowy respiratory, breathing
o., **wskaźniki** p. spirometryczne wskaźniki
o. **współczynnik** respiratory index
oddychać breathe, respire
oddychanie breathing, respiration
o. **beztlenowe** anaerobic respiration
o. **brzuszne** abdominal respiration, diaphragmatic respiration
o. **częste** polypn(o)ea
o., **częstość** respiratory rate
o. **kontrolowane** controlled respiration
o. **pęcherzykowe** vesicular respiration
o. **pod zwiększonym ciśnieniem dodatnim** positive pressure respiration
o. **pod ciśnieniem dodatnim przerywanym** intermittent positive pressure respiration
o. **prawidłowe** eupn(o)ea
o. **przeponowe** diaphragmatic respiration, abdominal respiration
o. **przerywane** cogwheel respiration, interrupted respiration, jerky respiration
o. **przyspieszone** accelerated respiration, tachypn(o)ea
o. **sztuczne** artificial respiration
o. **tkankowe** tissue respiration
o. **usta-nos** mouth-to-nose respiration
o. **usta-usta** mouth-to-mouth respiration, assisted breathing
o. **wysilone** forced respiration
o., **zatrzymanie** respiratory standstill
o. **żebrowe** costal respiration, thoracic respiration
oddział szpitalny hospital department
o. **chirurgiczny** department of surgery, surgical department
o. **chorób wenerycznych** venereology department
o. **chorób wewnętrznych** internal diseases department
o. **chorób zakaźnych** infectious diseases department
o. **fizjoterapii** physiotherapy department

o. **ginekologiczny** gyn(a)ecology department

o. **intensywnej opieki** intensive care unit

o. **intensywnej opieki kardiologicznej** intensive cardiologic care unit

o. **izolacyjny** isolation department

o. **nagłych przypadków** emergency unit, emergency ward

o. **noworodków** neonatal department

o. **obserwacyjny** probationary department

o. **okulistyczny** ophthalmic department

o. **pediatryczny** p(a)ediatric department

o. **położniczy** maternity department, obstetric department

o. **urazowy** accident department, casualty department

oddziaływanie reaction, response to, effect on

oddzielacz separator

o. **komórek** cell separator

oddzielający separating

oddzielanie separation, isolation, detachment, demarcation, sequestration

o. **się łożyska** detachment of placenta

o. **się łożyska przedwczesne** premature detachment of the placenta, ablation of the placenta, abruption of the placenta

o. **się martwaka** sequestration

o. **się nasady kości długiej** epiphysiolysis

o. **się naskórka** epidermolysis

o. **się naskórka pęcherzowe** bullous epidermolysis

o. **się płytki paznokcia** onycholysis

o. **się siatkówki** retinal detachment

oderwać tear off, pull off, detach, break off

oderwanie tearing off, avulsion, breaking off, abruption

odessać aspirate, remove by sucking

odessanie aspiration, removal by sucking

odgałęziać branch off, ramify

odgałęzienie branching off, ramification

odgazować degas, remove gas

odgiąć reflect, bend away

odgięcie reflection, deflexion, bending off

odgłobienie disinvagination

odgłos resonance

o. **opukowy** percussion resonance

o. **opukowy bębenkowy** tympanic resonance, tympanitic resonance

o. **opukowy czerepowy** cracked-pot resonance

o. **opukowy dzbanowy** amphoric resonance, cavernous resonance

o. **opukowy jawny** vesicular resonance

o. **opukowy pękniętego dzbanka** cracked-pot resonance

o. **opukowy przytłumiony** dull percussion sound, dullness on percussion

o. **opukowy pudełkowy** bandbox resonance, vesiculotympanic resonance, wooden resonance

odgnieżdżenie denidation

odgraniczenie separation, delimitation

odgryzacz kostny bone forceps, rongeur

odgrzebanie exhumation, disinterment

odhamować disinhibit, release inhibition

odhamowanie disinhibition

odizolować isolate, insulate (*el.*)

odizolowanie isolation, insulation (*el.*)

odjęcie *p.* **amputacja**

odkaszliwać cough up, expectorate, hawk

odkażać disinfect, decontaminate

odkażający disinfecting

o. **środek** disinfectant

odkażalnik disinfectant

odkażanie disinfection, decontamination

odklejenie się detachment, ablation

o. **się łożyska** placental detachment, placental ablation

odklinowanie disimpaction (of fractured bone fragments)

odkładać się be deposited

odkładanie się deposition

odkorować decorticate

odkorowanie decortication, decortization, cerebral decortication

o. **odwracalne** reversible decortication

odkorowy corticifugal, corticofugal

odkrycie discovery, disclosure

odkrywca discoverer

odkrztuszać expectorate, cough up

odkrztuszanie expectoration, coughing up

odkształcać deform

odkształcenie deformity, deformation

odkwaszanie deacidification, disacidification

odlać 1) pour off (a fluid); 2) cast (a mould)

odlanie casting

odległość distance

o. **między środkowymi punktami źrenic** pupillary distance

o. **ogniskowa** focal distance

odległy distant, remote

odlew cast, mo(u)ld (*stom.*)

o. **zębowy** dental cast

odlewać cast

odlewanie casting, mo(u)lding

odleżyna decubitus ulcer, bedsore

odleżynowy decubital

odłam fragment, fragment of fractured bone, chip (of bone)

odłamać break off

odłamek splinter, fragment (of bone etc.), bone chip

odłączać disconnect, separate, detach

odłuszczenie decapsulation, decortication

o. **nerki** decapsulation of the kidney, renal decapsulation

o. **płuca** decortication of the lung

odma the presence of air or gas in a cavity of the body or in tissues, emphysema

o. **brzuszna** aeroperitoneum, aeroperitonia, pneumoperitoneum

o. **chirurgiczna** surgical emphysema

o. **czaszkowa** pneumatocele, pneumocephalus, pneumocephaly

o. **czaszkowa diagnostyczna** pneumoencephalography

o. **czaszkowa pourazowa** pneumocele, intracranial pneumocele, intracranial pneumatocele

o. **jajowodu** physosalpinx, tubal emphysema

o. **macicy** physometra, uterine emphysema

o. **macicy z krwiakiem** physoh(a)ematometra

o. **macicy z płynem surowiczym** pneumohydrometra, physohydrometra

o. **oczodołu, diagnostyczna** pneumo-orbitography

o. **okrężnicy śródścienna** pneumocolon

o. **olejowa** oleothorax

o. **opłucnowa** pneumothorax, aerothorax

o. **opłucnowa diagnostyczna** diagnostic pneumothorax

o. **opłucnowa lecznicza** therapeutic pneumothorax

o. **opłucnowa otwarta** open pneumothorax

o. **opłucnowa pourazowa** traumatic pneumothorax

o. **opłucnowa rozpierająca** tension cavity

o. **opłucnowa samoistna** spontaneous pneumothorax, idiopathic pneumothorax

o. **opłucnowa sztuczna** artificial pneumothorax, therapeutic pneumothorax

o. **opłucnowa wentylowa** valvular pneumothorax, tension pneumothorax

o. **opłucnowa zamknięta** pneumothorax simplex

o. **opłucnowa z krwiakiem** pneumoh(a)emothorax

o. **opłucnowa z ropniakiem** pyopneumothorax, pneumoempyema

o. **opłucnowa z wysiękiem surowiczym** pneumoserothorax, pneumohydrothorax, hydropneumothorax

o. **osierdzia** pneumopericardium

o. **osierdzia diagnostyczna** diagnostic pneumopericardium

o. **osiedzia z krwiakiem** h(a)emopneumopericardium, pneumoh(a)emopericardium

o. **osierdzia z wysiękiem surowiczym** pneumohydropericardium

o. **otrzewnowa** pneumoperitoneum, aeroperitoneum

o. **otrzewnowa diagnostyczna** diagnostic pneumoperitoneum

o. **pęcherzykowa jelit** pneumatosis intestinalis, intestinal emphysema

o. **pochwy** aerocolpos, vaginal emphysema

o. **podskórna** subcutaneous emphysema, cutaneous emphysema, pneumoderma, aerodermectasia, pneumohypoderma

o. **pooperacyjna** surgical emphysema

o. **samoistna** spontaneous pneumothorax, idiopathic pneumothorax

o. **samorodna** = o. **samoistna**

o. **stawu** pneumarthrosis

o. **sztuczna** artifical pneumothorax

o. **śródmiąższowa** interstitial emphysema

o. **śródpiersiowa** mediastinal emphysema

o. **śródścienna jelit** intestinal emphysema

o. **urazowa** traumatic pneumothorax, traumatic emphysema

o. **zaotrzewnowa** retropneumoperitoneum

o. **zatokowa rozprężająca** dilating pneumosinus

o. **zewnątrzczaszkowa** extracranial pneumatocele, extracranial pneumocele, subgaleal emphysema, physocephaly

o. **zewnątrzopłucnowa** extrapleural pneumothorax

odmiana variety, variation, modification

odmiareczkować titrate

odmiareczkowanie titration

odmienność difference, dissimilarity

odmienny different, heterogenous, heterologous

odmierzać measure, measure off, measure out

odmineralizować demineralize

odmineralizowanie demineralization

odmładzanie rejuvenation, rejuvenescence

odmoczyć soak off (bandages etc.), soak out

odmózgowy cerebrofugal, cerebrifugal

odmóżdżać decerebrate

odmóżdżenie decerebration, brain removal

odmóżdżony decerebrate, decerebrized

odmrażacz defroster

odmrozić (doznać odmrożenia) freeze, get frozen, suffer frost-caused injuries

odmrozić (spowodować odtajanie) defreeze, defrost, thaw

odmrozina chillblain, pernio, kibe (ulcerated chillblain), perniosis

odmrożenie (części ciała) frostbite, congelation

odmrożenie (zamrożonej substancji) defrosting, defreezing, thawing

odmrożony 1) frostbitten, frozen; 2) defrozen

odmycie washing off, washing away; washing out, elutriation

odmyć wash off, wash out, wash away, elutriate (*chem.*)
odnerwiać denervate, deprive of innervation
odnerwienie denervation
odniesienie reference
  o., **punkt** reference standard, reference point
odnieść rany suffer wounds, be wounded
odnoga crus (*anat.*), limb
  o. **pęczka przedsionkowo-komorowego (Hisa) lewa, prawa** bundle branch left, right
  o. **torebki wewnętrznej przednia** anterior limb of the internal capsule
  o. **torebki wewnętrznej tylna** posterior limb of the internal capsule
odnogi (*pl*) crura, limbs
odnowa renewal, renovation, restoration, regeneration, restitution
odontoblast odontoblast
odontocyt odontocyte
odontogeneza odontogenesis
odontologia odontology
odosabniać isolate, separate, seclude, detach, sequester
odoskrzelowy bronchogenous, bronchogenic, bronchiogenic
odosobnienie isolation, separation, seclusion
odór fetor, stench, offensive odo(u)r
odpadki (*pl*) waste, refuse
odpady (*pl*) waste, refuse, offals, garbage
  o. **komunalne** community waste
  o. **radioaktywne** radioactive waste
  o., **usuwanie** waste disposal
odparowywać evaporate, vaporize
odparowywanie evaporation, vaporization
odparzać chafe, scorch
odparzenie intertrigo, chafe, chafed area
odparzeniowy intertriginous
odpępnienie omphalotomy, cutting of the umbilical cord
  o. **przez zmiażdżenie pępowiny** omphalotripsy, crushing of the umbilical cord
odpluwać expectorate
odpluwanie expectoration
odpływ 1) outflow, effluvium; 2) reflux, backflow, regurgitation
  o. **dwunastniczo-żółciowy** duodeno-common bile duct backflow
  o. **moczowodowo-nerkowy** ureterorenal reflux
  o. **moczu** urinary reflux
  o. **pęcherzowo-moczowodowy** vesicoureteral reflux
  o. **płynu mózgowo-rdzeniowego przez nos** liquorrh(o)ea
  o. **żołądkowo-przełykowy** gastroesophageal reflux
odpoczynek rest, repose

odporność 1) immunity (to infection); 2) resistance (to force); 3) refractoriness (to treatment)
  o. **antytoksyczna** antitoxic immunity
  o. **bierna** passive immunity
  o. **czynna** active immunity
  o. **dziedziczna** inherited immunity, hereditary immunity, innate immunity
  o. **fagocytarna** phagocytic immunity
  o. **gatunkowa** innate immunity, species-specific immunity
  o. **gromadna** group immunity, herd immunity
  o. **humoralna** humoral immunity (due to antibodies)
  o. **interferencyjna** interference immunity
  o. **komórkowa** cellular immunity, cell-mediated immunity
  o. **krzyżowa** cross immunity
  o. **łożyskowa** placental immunity
  o. **miejscowa** local immunity
  o. **mieszana** mixed immunity
  o. **na barwienie** stain fastness, achromatophilia
  o. **nabyta** acquired immunity
  o. **naturalna** natural immunity, innate immunity, inherited immunity
  o. **na ciepło** thermostability
  o. **na zakażenie** resistance to infection, phylaxis
  o. **na zimno** cryostability
  o. **nieswoista** non-specific immunity
  o. **nieswoista humoralna** non-specific humoral immunity
  o. **nieswoista komórkowa** non-specific cellular immunity
  o. **nieswoista nabyta** acquired non-specific immunity
  o. **nieswoista wrodzona** innate non-specific immunity
  o. **przeciwbakteryjna** antibacterial immunity
  o. **przeciwwirusowa** antiviral immunity
  o. **swoista** specific immunity
  o. **swoista bierna** passive specific immunity
  o. **swoista czynna** active specific immunity
  o. **swoista wrodzona** innate specific immunity
  o. **sztuczna** artificial immunity
  o. **sztuczna bierna** artificial passive immunity, specific passive immunity
  o. **sztuczna czynna** artificial active immunity, immunity after immunization
  o. **wrodzona** innate immunity, inherent immunity, natural immunity, genetic immunity
  o. **względna** relative immunity
  o., **zwiększenie** immunoenhancement

odporny immune, resistant, retractory, proof
  o. na barwienie stain-fast
  o. na kwas acid-fast
odpowiednik analogue, counterpart
odpowiedź response
  o. alarmowa alarm response, alerting response
  o. immunologiczna immune response
  o. wywołana evoked response
  o. wzbudzeniowa arousal response
odpowietrzanie deareation
odprątkować achieve sputum negativity, detuberculize
odprątkowanie achievement of sputum negativity, detuberculization
odprężać relax (muscles, mind), slacken (a taut rope etc.)
odprowadzać reduce (a dislocation, hernia), set (a fracture), divert (urine)
odprowadzający efferent (nerve), reducing, diverting
odprowadzalny reducible (hernia), diaplastic
odprowadzenie 1) reduction (of a fracture, dislocation), reposition, setting (of a fracture); 2) lead (ECG, EEG)
  o. bezpośrednie (z serca) direct lead
  o. dwubiegunowe bipolar lead
  o. elektroencefalograficzne electroencephalographic lead
  o. elektrokardiograficzne electrocardiographic lead
  o. jednobiegunowe monopolar lead, unipolar lead
  o. kończynowe limb lead
  o. moczu urinary diversion
  o. moczu, likwidacja urinary undiversion
  o. prostokątne orthogonal lead
  o. przedsercowe precordial lead
  o. przepukliny reduction of hernia
  o. standardowe standard lead
  o. śródprzełykowe intra(o)esophageal lead, (o)esophageal lead
  o. wewnątrzsercowe intracardiac lead, intracavitary lead
  o. wgłobienia jelit reduction of intussusception
  o. z klatki piersiowej chest lead
  o. zwichnięcia reduction of a dislocation
odprysk chorista, tissue displaced during development
  o. kości bone chip separated from a bone
odpryskowiec choristoma
  o. niedojrzały choristoblastoma
odprysnąć split off, chip off
odpychający repulsive
odpylacz dust collector
odra measles, morbilli
odradzanie się regeneration

odrdzenić pith, pierce the medulla
odrdzeniony pithed
odreagowanie abreaction
odrębny peculiar, different, separate, distinct
odrętwiały numb, benumbed, torpid
odrętwieć get numb
odrętwienie numbness, a sensation of combined an(a)esthesia and par(a)esthesia
odroczenie delay
  o. operacji delay of operation
odrost regrowth, restoration of tissue, tissue regeneration
odrostek 1) apophysis (*anat.*); 2) shoot (*bot.*)
odróżnialny discernible, distinguishable
odróżnicowanie dedifferentiation, reverse differentiation, cataplasia, retrograde metamorphosis
odróżnienie differentiation, distinction, distinguishing
odruch reflex, reaction, response
  o. aksonowy axon reflex
  o. automatyzmu rdzeniowego triple flexion reflex
  o. antagonistyczny antagonistic reflex
  o. Babińskiego extensor plantar response, Babinski's sign
  o. bezwarunkowy unconditioned reflex, inborn reflex
  o. brzuszny abdominal reflex
  o., brak areflexia
  o. chwytny grasp reflex, grasping reflex, forced grasping reflex
  o. czołowy front-tap reflex
  o. dłoniowo-bródkowy palmomental reflex (of Marinesco-Radovici)
  o. dłoniowy palmar reflex
  o. dźwigacza jądra cremasteric reflex
  o. gardłowy pharyngeal reflex, gag reflex, faucial reflex
  o. głęboki deep reflex, tendon reflex, periosteal reflex
  o. kolanowy knee reflex, knee jerk, patellar reflex
  o. kroczenia stepping reflex
  o. łokciowy elbow reflex, triceps reflex
  o. masowy mass reflex
  o. mięśnia dwugłowego biceps reflex, biceps jerk
  o. mięśnia okrężnego oka orbicularis oculi reflex, Wartenberg's reflex
  o. mięśnia trójgłowego triceps reflex, triceps jerk
  o. miotatyczny myotatic reflex
  o. monosynaptyczny monosynaptic reflex
  o. mostkowy sternal reflex, sternobrachial reflex
  o. mrugania winking reflex, blinking reflex
  o. na bodziec chemiczny chemoreflex

o. na rozciąganie stretch reflex
o. nosidłowy cremasteric reflex
o. obronny defense reflex
o. oczno-sercowy oculocardiac reflex, Ascher's reflex
o. odbytniczy anal reflex
o. okostnowy periosteal reflex
o. osiowy axon reflex
o., osłabienie hyporeflexia
o. patologiczny pathologic reflex
o. podeszwowy plantar reflex
o. podniebienny palatine reflex, palatal reflex
o. podparcia supporting reflex, supporting reaction
o. polisynaptyczny polysynaptic reflex
o. powiekowy palpebral reflex
o. powierzchowny superficial reflex
o. promieniowy radial reflex
o. pronacyjny pronation reflex
o. prztykania snapping reflex, Hoffmann's reflex
o. rogówkowy corneal reflex
o. rozciągania stretch reflex, myotatic reflex
o. ryjkowy orbicularic oris reflex
o. rzepkowy patellar reflex, knee jerk, knee reflex
o. sięgania groping reflex
o. skokowy Achilles tendon reflex, ankle jerk
o. skórny skin reflex
o. spojówkowy conjunctival reflex
o. ssania sucking reflex
o. stąpania stepping reflex
o. sztywności odmóżdżeniowej asymmetric tonic neck reflex
o. ścięgnisty tendon reflex, tendon jerk
o. toniczny szyjny neck reflex, tonic neck reflex
o. ucieczki triple flexion reflex, leg-shortening reflex
o. warunkowy conditioned reflex, trained reflex, behavio(u)r reflex
o. warunkowy, hamowanie inhibition of conditioned reflex
o. warunkowy, wygasanie extinction of conditioned reflex
o. warunkowy, wytworzenie development of conditioned reflex
o. wyprostny extension reflex
o., wzmożenie hyperreflexia
o. ze ścięgna Achillesa ankle jerk, Achilles tendon reflex
o. źreniczny pupillary reflex, light reflex
o. źreniczny współtowarzyszący consensual light reflex

o. żuchwowy mandibular reflex, jaw reflex, jaw jerk, masseter reflex
odruchowy reflex
o., ruch reflex movement
odruchy reflexes
o. deliberacyjne reflexes appearing after release from the control of higher centres
o. eksteroceptywne exteroceptive reflexes
o. osiowe axial reflexes
o. przeciwstawne antagonistic reflexes
o. polikinetyczne clonic reflexes
o. polikloniczne clonic reflexes
o. pozapiramidowe extrapyramidal reflexes
o. proprioceptywne proprioceptive reflexes
o. rdzeniowe spinal reflexes
o. ruchowe motor reflexes
o. ścięgnowe tendon reflexes, tendon jerks
o. trzewioworuchowe visceromotor reflexes
o. ułożenia i postawy static reflexes, postural reflexes
o. wegetatywne autonomic reflexes, vegetative reflexes
o. włosoworuchowe pilomotor reflexes
o. źreniczne pupillary reflexes
odrywanie tearing off, tearing away, avulsion
odrzucenie rejection, discarding, casting off
o. przeszczepu graft rejection, transplant rejection
odsalać desalt
odsalanie desalting, desalination
odsączać filter, strain, percolate, remove by filtration
odsączanie filtration, percolation, straining
odseparowanie separation, seclusion
odsiebny distal
odsiew selection, exclusion, screening
odskórzyć skin
odskrobać scrape off
odsłaniać expose, denude, uncover
odsłonięcie exposing, exposure, uncovering, denudation
odstawić (od piersi) wean, take from the breast
odstawienie od piersi weaning, taking from the breast, delactation, ablactation
odstęp interval, space
o. w ekg interval
odstraszający repellent, repelling
odsysacz aspirator, pump
o. śliny saliva pump, dental pump
o. treści żołądkowej gastric pump
odsysać aspirate, suck, remove by suction
odszczepienie splitting off
odszczurzanie deratization, extermination of rats
odszkodowanie recompensation, financial recompensation, indemnity compensation

odśrodkowy centrifugal
odświeżać refresh
odświeżenie refreshing, refreshment
   o. brzegów rany avivement
odtajać thaw, defreeze
odtleniacz deoxidant, desoxidant, deoxidizer
odtleniać deoxidize
odtlenowanie deoxygenation
odtłuszczać defat, degrease
odtłuszczalnik defatter
odtrucie detoxification, detoxication
odtrutka antidote, counterpoison
odtruwać detoxify, detoxicate
odtruwanie detoxication, detoxification, disintoxication
odtwarzać reconstruct, reproduce
odtworzenie reconstruction, plastic operation, reproduction
odtwórczy reconstructive, restorative, reproductive
odurzający intoxicating, stupefying, narcotic
odurzenie intoxication, narcosis, stuperfaction
odwadniać dehydrate
odwadniający dehydrating, dehydrant
odwadnianie dehydration, the process of water removal
odwaniać deodorize
odwapniać decalcify
odwapnienie decalcification
odwar decoction, apozem
   o., przygotować decoct
odwarstwienie detachment, splitting of layers, ablation, separation of layers
   o. ciała rzęskowego i naczyniówki ciliochoroid detachment
   o. siatkówki retinal detachment; *p.* **siatkówka**
odważanie weighing out
odważka weighed amount
odwęglanie decarbonization
odwijać unmuffle, unswathe (bandages)
odwilżanie dehumidification
odwinąć (powiekę) evert (an eyelid)
odwinięcie eversion
odwirować remove by centrifugation
odwirowanie centrifugation, centrifugalization
odwlekanie delay, procrastination
odwłóknikowanie defibrination
odwodnić dehydrate, remove water
   o. w stopniowo zwiększających się stężeniach alkoholu dehydrate through a series of graded ethanols
   o. się lose water
odwodnienie dehydration, reduction of water content
odwodorowanie dehydrogenation

odwodzenie abduction
odwodziciel abductor, abducens
odwodzić abduce, abduct
odwracacz (mięsień) supinator (muscle)
odwracać 1) supinate (a hand); 2) reverse; 3) turn
odwracalność reversibility
odwracalny reversible
odwracanie supination (of a hand)
odwrócenie inversion
   o. listków zarodkowych entypy
   o. trzewi visceral inversion, situs inversus
   o. żołądka gastric inversion
odwszawianie delousing, disinfestation
odwyknięcie losing of a habit
odwykowy disaccustoming (relating to treatment by withdrawal of habit-forming drugs)
odziedziczenie inherting, inheritance
odziębina pernio, frostbite
odzjadliwienie attenuation (of a pathogen)
odzwierciedlać reflect, mirror
odzwyczaić disaccustom, dishabituate
odzyskanie recovery
odzyskiwalny recoverable
odźwiernik pylorus
   o. i dwunastnica, zapalenie pyloroduodenitis
   o., kurcz pylorospasm
   o., nacięcie pylorotomy
   o., nacięcie mięśniówki pyloromyotomy
   o., plastyka pyloroplasty
   o., przerost pyloric hypertrophy
   o., rozszerzenie operacyjne pylorodiosis
   o., wycięcie pylorectomy
   o., zapalenie pyloritis
   o., zwężenie pylorostenosis
   o., zwężenie przerostowe hypertrophic pylorostenosis
odźwiernikowy pyloric
odżywczy nutritive, nutritious, nourishing, trophic
odżywiać nourish, feed
odżywianie nourishment, nutrition, alimentation, feeding
   o. doustne oral nutrition, oral alimentation, oral feeding
   o. forsowne hyperalimentation
   o. forsowne dożylne intravenous hyperalimentation
   o. intensywne hyperalimentation
   o. nadmierne excessive alimentation
   o. niewystarczające malnutrition
   o. odpowiednie adequate nutrition, adequate alimentation
   o. piersią breast feeding
   o. pozajelitowe parenteral nutrition, parenteral alimentation

o. **przez zgłębnik** gavage, alimentation through a gastric tube
o. **przez zgłębnik żołądkowy** gastrogavage
o. **przymusowe** forced alimentation
o. **sztuczne** artificial alimentation
o., **stan** nutritional status
odżywiany fed
o. **piersią** breast-fed
o. **sztucznie z butelki** bottle-fed
odżywka nutrient, nutritive substance
ofiara victim (of a disease, accident), casualty (of an accident)
oftalmia ophthalmia
o. **porażenna** neuroparalytic ophthalmia
o. **przerzutowa** metastatic ophthalmia, sympathetic ophthalmia
o. **śniegowa** snow blindness
o. **współczulna** sympathetic ophthalmia, migratory ophthalmia, metastatic ophthalmia, transferred ophthalmia
oftalmocenteza ophthalmocentesis, surgical puncture of the eye
oftalmodynamometria ophthalmodynamometry
oftalmofakometr ophthalmophacometer
oftalmolog ophthalmologist
oftalmologia ophthalmology
oftalmomalacja ophthalmomalacia
oftalmometria ophthalmometry
oftalmoplegia ophthalmoplegia
o. **jądrowa** nuclear ophthalmoplegia
o. **międzyjądrowa** internuclear ophthalmoplegia
o. **wewnętrzna** internal ophthalmoplegia
oftalmoskopia ophthalmoscopy
o. **bezpośrednia** direct ophthalmoscopy (with erect image)
o. **pośrednia** indirect ophthalmoscopy (with inverted image)
oftalmotonometria ophthalmotonometry
oglądanie inspection, viewing
oględziny inspection, examination
o. **lekarskie** medical inspection
o. **pośmiertne** postmortem examination, autopsy, necropsy
o. **sądowo-lekarskie** medicolegal examination
ogłuchnąć grow deaf, become deaf, lose hearing ability
ogłuchnięcie hearing loss
ogłuszenie deafening, stunning (partial loss of consciousness)
ogłuszony deafened, stunned
ognisko focus
o. **optyczne** optical focus
o. **osteolityczne** osteolytic lesion
o. **osteosklerotyczne** osteosclerotic lesion
o. **padaczkorodne** epileptogenic focus

o. **zapalne** focus of inflammation, inflammatory focus
ogniskowa focal distance, focal length
ogniskowanie focusing
o. **izoelektryczne** isoelectric focusing
ogniskowy focal
o., **odległość** focal length
o. **punkt** focal spot
ogniwo 1) link; 2) cell (*el.*)
ogon tail, cauda
o. **koński** cauda equina
o. **najądrza** tail of the epididymis
o. **trzustki** tail of the pancreas, cauda of the pancreas
ogonowy caudal
ogólnoustrojowy systemic
ograniczać limit, restrict, confine
ograniczenie limitation, restriction, delimitation
o. **umysłowe** mental deficiency, mental retardation
ogrzanie heating, warming up
ojcobójstwo parricide
ojcostwo fatherhood, parenthood
o., **ustalanie** affiliation of a child to a putative father, determination of fatherhood
okadzanie fumigation
okalać enclose, surround
okaleczenie mutilation, maiming
okaz specimen
okienko window, fenestra
o. **owalne** oval window, window of vestibule, vestibular window
o. **skórne** skin window, Roebuck's test
o. **ślimaka** round window, rotund window
o., **wytworzenie** fenestration
okluzja occlusion; *p. też* **zwarcie, zgryz**
okład compress, poultice, fomentation, cataplasm
o. **borowinowy** peat poultice
o. **wilgotny** moist compress, wet compress
oko eye, eyeball
o., **ból** ophthalmodynia, ophthalmalgia, pain in the eyeball
o., **brak wrodzony** anophthalmia, ophthalmosteresis
o., **choroba** ophthalmopathy, oculopathy
o., **choroba pochodzenia hormonalnego** endocrine ophthalmopathy
o., **dno** fundus, ocular fundus, eyegrounds, background of the eye
o., **drżenie** oscillopsia, ophthalmodonesis
o. **gołe** naked eye
o., **kąt** canthus
o., **kąpiel** eye-bath, eye-wash
o., **kieliszek do kąpieli** eye-cup
o., **kierujące** master eye, fixing eye
o., **krwotok do** h(a)emophthalmia

o., **krwotok wypierający** expulsive h(a)e-morrhage
o. **krwotok z** ophthalmorrhagia
o. **małe** microphthalmia
o., **nakłucie** ophthalmocentesis
o., **odcinek przedni** anterior segment of the eye
o., **odcinek tylny** posterior segment of the eye
o. **olbrzymie** megalophthalmia, macro-phthalmia, buphophthalmia
o., **oglądanie gołym** naked eye inspection (examination)
o., **pęknięcie** ophthalmorrhexis
o., **porażenie** ophthalmoplegia, ophthal-moparalysis; *p.* **oftalmoplegia**
o. **porażenie mięśni postępujące** progressive ophthalmoplegia, Graef's disease
o., **przydatki** ocular adnexa
o., **rozmiękanie** ophthalmomalacia
o. **sztuczne** artificial eye
o. **ślepe** amaurotic eye, blind eye
o. **towarzyszące** fellow eye
o., **wyłuszczenie** enucleation of the eye, ophthalmectomy
o., **wysychanie tkanek** xerophthalmia, oph-thalmosclerosis
o., **wziernik do** ophthalmoscope, ophthal-mofundoscope
o., **wziernikowanie** ophthalmoscopy, oph-thalmofundoscopy
o., **zanik** atrophy of the eye, ophthalmatro-phy, ophthalmophthisis
o., **zapalenie** ophthalmia, panophthalmia, ophthalmitis, panophthalmitis, enoph-thalmia
o., **zapalenie porażenne** neuroparalytic oph-thalmia
o., **zapalenie współczulne** sympathetic oph-thalmia, metastatic ophthalmia, migra-tory ophthalmia, sympathetic iridocyc-litis, plastic uveitis, sympathetic uveitis
o. **zezujące** squinting eye
okolica region, area, zone
o. **nadbrzuszna** epigastric region
okołocewkowy periurethral
okołochrząstkowy pericartilagineous, peri-chondral
okołodobowy circadian
okołokątniczy peric(a)ecal, perityphlic
okołomieszkowy perifollicular
okołooperacyjny perioperative
okołopęcherzowy perivesical, pericystic
okołoporodowy perinatal
okołostawowy periarticular, periarthritic, cir-cumarticular
okołoszczytowy periapical

okołożylny perivenous, perivenular, periphle-bic
okostna periosteum, periost
o. **czaszki** pericranium
o., **nacięcie** periosteotomy, periostotomy
o. **oczodołu** periorbita, periorbit, orbital fascia
o., **przerost** periostosis
o., **zapalenie** periostitis, periosteitis
okostnowy periosteal
okrakiem astride, astraddle on
okrążać encircle, surround
okres period, cycle, stage, time, phase
o. **bezgorączkowy** afebrile period
o. **dojrzewania** puberty period, maturation period
o. **inkubacji** incubation period, latent pe-riod, invasion stage
o. **inwazyjny** invasion phase, incubation phase
o. **izoelektryczny (w ekg)** isoelectric period, isoelectric interval
o. **jasny** lucid interval
o. **łożyskowy** placental period, third stage of labo(u)r
o. **miesiączkowy** menstruation cycle, mens-trual cycle
o. **międzymiesiączkowy** intermenstrual pe-riod
o. **niepłodności (w cyklu miesiączkowym)** safe period
o. **okołoporodowy** perinatal period
o. **okołourodzeniowy** = o. **okołoporodowy**
o. **okołooperacyjny** perioperative period
o. **pokwitania** puberty
o. **połowicznego rozpadu** physical half-life, physical half-time
o. **pooperacyjny** postoperative period, post-surgery period
o. **poporodowy** postnatal period
o. **pourodzeniowy** postnatal period
o. **przedporodowy** prenatal period
o. **rozrodczy** child-bearing period, repro-ductive period
o. **rozwoju** developmental period, period of development
o. **utajony** latent period
o. **wylęgania** incubation period, invasion period, latent period
okresowość periodicity
okresowy periodic, cyclic, periodically recur-rent
określenie determination, definition
okrężnica colon
o., **choroba** colopathy, colonopathy
o. **esowata** sigmoid colon
o. **i jelito cienkie, zapalenie** enterocolitis, coloenteritis

o. i jelito kręte, zapalenie ileocolitis
o. i odbytnica, zapalenie coloproctitis, colorectitis, proctocolitis
o., nacięcie colotomy
o., nacięcie w pachwinie iliocolotomy
o., nacięcie z dostępu lędźwiowego lumbar colotomy
o., nadmierna ruchomość hypermobility of the colon
o. nadmiernie długa dolichocolon
o., nakłucie colocentesis, colopuncture, colipuncture
o. olbrzymia megacolon, giant colon, colauxe
o., opuszczenie coloptosis, coloptosia
o., płukanie coloclysis
o. pobudliwa irritable colon
o. poprzeczna transverse colon
o., rozszerzenie colectasia, distension of the colon
o., sfałdowanie operacyjne coloplication, colonoplication, coliplication
o., śluzoropotok colonorrh(o)ea, colorrh(o)ea, colorrhagia, colonorrhagia
o., uchyłkowatość colonic diverticulosis, diverticulosis of the colon
o., umocowanie colopexy, colopexia, colofixation
o., umocowanie do przepony phrenocolopexy
o., umocowanie do wątroby colohepatopexy
o., uwolnienie ze zrostów cololysis
o., wlew do coloclyster
o. wstępująca ascending colon
o., wycięcie colectomy, excision of the colon
o., wycięcie całkowite total colectomy
o., wycięcie częściowe partial colectomy
o., wycięcie połowicze hemicolectomy
o., wypuklenie haustration
o. wytworzenie sztucznego odbytu colostomy, ectocolostomy, coloproctia
o., wytworzenie sztucznego odbytu w umocowanej colopexostomy
o., wziernikowanie colonoscopy
o., zapalenie colitis
o., zapalenie pełzakowe am(o)ebic colitis
o., zapalenie podśluzówkowe submucous colitis
o., zapalenie przyokrężnicze pericolitis, paracolitis
o., zapalenie rzekomobłoniaste pseudomembranous colitis
o., zapalenie śluzowe mucous colitis, myxomembranous colitis, colitis mucosa, spastic colopathy
o., zapalenie wrzodziejące ulcerative colitis

o., zapalenie ziarniniakowe granulomatous colitis
o., zeszycie colorrhaphy
o., zgięcie lewe splenic flexure of the colon, left flexure of colon
o., zgięcie prawe hepatic flexure of the colon, right flexure of colon
o. zstępująca descending colon
okrężniczy colonic, colic
okrężny circular
okrzemkowy diatomaceous
o., ziemia diatomaceous earth
oksacylina oxacillin
oksycefalia oxycephaly, acrocephaly, hypsicephaly, turricephaly, tower head
oksydacja oxidation; *p. też* utlenienie
β-o. beta-oxidation
ω-o. omega-oxidation
oksydaza oxidase
oksydoredukcja oxidation-reduction
oksydoredukcyjny oxidation-reduction (reaction)
oksydoreduktaza oxidoreductase
oksydymetria oximetry
oksygenacja oxygenation
oksygenaza oxygenase, direct oxidase
oksyhemoglobina oxyh(a)emoglobin
oksym oxime
oksymetria oxymetry
oksytetracyklina oxytetracycline, terramycin
oksytocyna oxytocin, pitocin
oksytocynaza oxytocinase
okular ocular, eyepiece of the microscope
okulary (*pl*) spectacles, glasses
o. adaptacyjne goggles (*rtg*)
o. dwuogniskowe bifocal glasses
o. kontaktowe contact lenses
o. przeciwsłoneczne sun-glasses
o. przydymione tinted spectacles
okuleć get lame, go lame
okulista ophthalmologist, oculist, eye specialist
okulistyczny ophthalmological
okulistyka ophthalmology
olbrzymi giant, mega-, megalo-, macro-
olbrzymiokomórkowy giant cell, gigantocellular
olefina olefin(e)
oleina olein, triolein, a glyceryl ester of oleic acid
oleinian oleate
olej oil
o. arachidowy arachis oil, peanut oil
o. jadalny edible oil
o. jodowany iodized oil
o. kakaowy (masło kakaowe) butter of cocoa, oil of cacao, theobroma oil
o. kokosowy coconut oil

o. **kukurydziany** corn oil
o. **lniany** linseed oil, flaxseed oil
o. **makowy** poppy oil
o. **mineralny** mineral oil, coal oil, rock oil, petroleum
o. **palmowy** palm oil
o. **parafinowy** liquid petrolate, liquid paraffin
o. **roślinny** vegetable oil
o. **rycynowy** castor oil
o. **rzepakowy** rapeseed oil
o. **sezamowy** sesame oil, benne oil, teel oil
o. **silikonowy** silicone oil
o. **słonecznikowy** sunflower oil
o. **sojowy** soybean oil
o. **wątłuszowy (tran)** cod liver oil
o. **zestalony** fixed oil, fatty oil
o. **zwierzęcy** animal oil
o. **z kiełków pszenicy** wheat germ oil
olejek oil
o. **anyżkowy** oil of anise
o. **eteryczny** ethereal oil, volatile oil, essential oil
o. **eukaliptusowy** eucalyptus oil
oleoma oleoma, paraffinoma, lipogranuloma
olfaktometria olfactometry
oligo- w połączeniach oznacza: mało..., skąpo...
oligobiopsja oligobiopsy, needle biopsy
oligocytemia oligocyth(a)emia, globular an(a)emia
oligodendrocyt oligodendrocyte
oligodendroglej oligodendroglia, oligodendria
oligofrenia oligophrenia, feeblemindedness
o. **fenylopirogronowa** phenylpyruvic oligophrenia, phenylketonuria
oligofreniczny oligophrenic
oligopeptyd oligopeptide
oligosacharyd oligosaccharide
oligosymptomatyczny oligosymptomatic
oliguria oliguria, oliguresia, oliguresis
oliwa olive oil, sweet oil
oliwka 1) olive (*bot.*); 2) oliva, olivary nucleus, olivary body (*anat.*)
olśnienie dazzle
ołowian plumbate
ołowiawy plumbous
ołowica lead-poisoning, saturnism, plumbism
ołów lead, plumbum, Pb (*chem.*)
o., **czteroetylek** tetraethyl lead
om ohm, a unit of electric resistance
omacywać palpate, feel
omam hallucination
o. **hipnagogiczny** hypnagogic hallucination
o. **padaczkowy** epileptic hallucination
o. **pedunkularny** peduncle hallucination,

Lhermitte's hallucination (in lesions of the cerebral peduncle)
o. **przedsenny** hypnagogic hallucination
o. **słuchowy** auditory hallucination
o. **węchowy** olfactory hallucination
o., **wywołujący** hallucinogenic
o. **wzrokowy** visual hallucination
omamica hallucinosis
o. **alkoholowa** alcoholic hallucinosis
omamowy hallucinatory, hallucinative
omdleć faint, swoon
omdlenie fainting, syncope, swooning
o. **kaszlowe** cough syncope
o. **mikcyjne** micturition syncope, miction syncope
o. **ortostatyczne** postural syncope
omięsna perimysium
o. **zewnętrzna** epimysium
omijający shunting
o., **połączenie** shunt
omocznia allantois
omoczniokosmówka chorioallantois
omoczniowy allantoic
o. **przewód** urachus
omyłka error, mistake, fault, blunder
omyłkowy erroneous, mistaken, faulty
oneiroidalny oneiric
onerwie perineurium
onkogeneza oncogenesis
onkolog oncologist
onkologia oncology, cancerology, cancrology
onkoterapia oncotherapy, treatment of tumo(u)rs
onkotyczny oncotic
ontogenetyczny ontogenetic
ontogeneza ontogenesis
onychodystrofia onychodystrophy
ooblast ooblast
oocysta oocyst
oocyt oocyte
opad drop, fall, fallout
opadać fall, drop, decrease
opadanie falling, dropping, decreasing, sedimentation
opadnięcie fall, drop, ptosis, downward shift of displacement
o. **jąder** orchidoptosis
o. **macicy** metroptosis, metroptosia, prolapse of the uterus, hysteroptosia, hysteroptosis
o. **nerki** nephroptosis
o. **pochwy** colpoptosis, elytroptosis, coleoptosia, vaginal prolapse
o. **podniebienia** falling palate, cionoptosia, staphyloptosia
o. **powłok brzusznych** sagging abdomen, pendulous abdomen

o. **ręki** wrist drop, hand drop
o. **serca** cardioptosia, drop heart
o. **stopy** foot drop, dropping foot
o. **sutków** sagging breasts, pendulous breasts
o. **trzewi** visceroptosis, splanchnoptosis, Glenard's disease, splanchnoptosia, visceroptosia
o. **żołądka** gastroptosis, gastroptosia
o. **żołądka i jelit** gastroenteroptosia, gastroenteroptosis, splanchnoptosis
opadowy hypostatic, resulting from dependent position
opady (*pl*) **radioaktywne** radioactive fallout
opakować pack, package, wrap
opakowanie packing, wrapping, container, pack
o. **dziesięciotabletkowe** pack of 10 tablets
o. **listkowe (blisterowe)** blister pack
opalanie się tanning, bronzing
o., **olejek do** sun-tan oil
opalenizna tan, sunburn
opalescencja opalescence
opalizowanie opalescence, iridescence
opalony sunburnt, tanned, bronzed
opanować control, master, check
o. **atak choroby** control attack
o. **epidemię** control epidemic
o. **wstrząs** control shock
opanowany 1) controlled, checked, brought in check, mastered; 2) self-possessed, composed
oparcie support, rest
o. **na głowę** head-rest
o. **na ramię** arm-rest
oparzelina scalding
oparzenie burn, scald, scalding
o. **błyskowe (w wybuchu atomowym)** flash burn
o. **chemiczne** chemical burn
o. **cieplne** thermal burn
o. **kwasem** acid burn, corrosive burn
o., **leczenie zamknięte** closed treatment of burns
o. **parą lub wodą** scalding
o. **płomieniem** burn, flame burn
o. **prądem elektrycznym** electric burn
o. **promieniami rtg** radiation burn, x-ray burn
o. **promieniami słonecznymi** sun burn
o. **przełyku chemiczne** corrosive (o)esophagitis, corrosive (o)esophageal burn
o. **I, II, III stopnia** grade I, II, III burn
o. **termiczne** thermal burn
o. **żołądka chemiczne** corrosive gastritis, chemical burn of the stomach
oparzony burned, scalded (patient)

oparzyć burn (with fire), scald (with steam or water)
opasać wrap, girdle, gird, bind, encircle, surround
opasanie wrapping, girdling, binding, bandage application
opaska bandage, band, binder
o. **czworogłowa** four-tailed bandage
o. **elastyczna** elastic bandage
o. **Esmarcha** Esmarch's bandage, rubber bandage
o. **gazowa** gauze bandage
o. **gipsowa** plaster bandage
o. **hemostatyczna** tourniquet
o. **higieniczna** diaper, sanitary towel
o. **kłosowa** spica bandage
o. **krzyżowa** crucial bandage, T-bandage
o. **podtrzymująca** suspensory bandage
o. **procowata** four-tailed bandage, many-tailed bandage
o. **przylepcowa** adhesive bandage, adhesive tape
o. **zwijana do bandażowania** roller bandage
opatrunek dressing
o. **absorpcyjny** absorbing dressing
o. **antyseptyczny** antiseptic dressing
o. **chustkowy** triangular bandage dressing
o. **czepcowy** capeline dressing, hammock dressing, Hippocrates' cap
o. **gipsowy** plaster of Paris dressing, cast, plaster dressing
o. **higroskopijny** absorbent dressing
o. **kłosowy** spica, spica dressing
o. **kłosowy wstępujący** ascending spica
o. **kłosowy zstępujący** descending spica
o. **kolisty** circular dressing
o. **ochronny** protective dressing
o. **okluzyjny** occlusive dressing
o. **osobisty** individual dressing
o. **ósemkowy** figure-of-eight dressing
o. **półrękawiczkowy** demigauntlet bandage
o., **puszka z** dressing box
o. **rękawiczkowy** gauntlet bandage
o. **spiralny** spiral bandage
o. **suchy** dry bandage
o. **szczelny** occlusive dressing
o. **uciskowy** pressure dressing
o. **unieruchamiający** immobilizing dressing, immovable bandage, fixed dressing
o. **usztywniony** fixed dressing
o. **wielokońcowy** many-tailed bandage
o. **wilgotny** moist bandage
o. **w kształcie T** T-bandage, crucial bandage
o. **wyjałowiony** sterile dressing
o. **wysychający** evaporation dressing
o. **zagięty** reverse bandage
o. **z gazy** gauze dressing

o. z kolodium collodion dressing
o. z maścią ointment bandage
o. z parafiną petrolatum gauze, ointment dressing
o. żółwiowy oblique bandage
opatrunki (*pl*) dressings
o., nauka o desmurgia
opatrunkowy dressing
o. materiał dressings
o. punkt dressing station
opatrywać dress, apply dressing material onto wounds
opatrywanie rany dressing of wound
opatrzony dressed
opatrzyć dress
operacja operation, surgical procedure
o. bezkrwawa bloodless operation
o. częściowa partial operation, subtotal operation
o. doszczętna radical operation
o. duża major operation
o. dwuczasowa two-step operation, two--stage operation
o. dwuetapowa = o. dwuczasowa
o. eksploracyjna exploratory operation
o. jednoczasowa one-stage operation, one--step operation, one-time operation
o. jednoetapowa = o. jednoczasowa
o. kosmetyczna cosmetic operation
o. kostnoplastyczna osteoplastic operation
o. mała minor operation
o. nagła emergency operation
o. „na zimno" elective operation
o., nie nadający się do inoperable, unsuitable for operation, unfit for operation
o. odbarczająca decompression operation
o. odłożona delayed operation
o. odtwórcza reconstructive operation, repair operation, reparative operation
o. odtwórcza stawu shelf operation, reconstructive arthroplasty
o. oszczędzająca sparing operation, conservative operation
o. otwarta open operation
o. paliatywna palliative operation
o. plastyczna plastic operation, reconstructive operation, plastic surgery
o. plastyczna dziąsła gingivoplasty
o. plastyczna języka glossoplasty
o. plastyczna krocza perineoplasty
o. plastyczna krtani laryngoplasty
o. plastyczna miednicy pelvioplasty
o. plastyczna nosa rhinoplasty
o. plastyczna odźwiernika pyloroplasty
o. plastyczna oskrzeli bronchoplasty
o. plastyczna powieki blepharoplasty
o. plastyczna stawu arthroplasty
o. plastyczna żołądka gastroplasty

o. płatowa flap operation
o., przypadek nie nadający się do inoperable case, case unfit for operation, case unsuitable for operation
o. rozległa extensive operation, major operation, capital operation
o. Rydygiera Billroth I operation
o., ułożyć chorego do position a patient
o. w okresie zmniejszenia objawów elective operation, interval operation
operacyjny operative
o., pole operative field, operative area, operative site
operator operating surgeon, operator
operować operate
o. chorego operate on a patient
operowanie operating, operation
operowany operated (on)
o. chory patient operated on (upon)
o. staw operated joint
opiat opiate
opieka care, protection
o. intensywna intensive care, intensive medical care
o. intensywna kardiologiczna intensive cardiological care
o., ośrodek intensywnej intensive care unit
o. lekarska medical care
o. lekarska podstawowa primary medical care
o. lekarska specjalistyczna secondary medical care
o. nad ciężarnymi prenatal care
o. nad matką i dzieckiem mother and child care
o. nad umierającymi terminal care
o. pielęgniarska nursing care
o. przedporodowa prenatal care
o. społeczna welfare care, social welfare
o. zdrowotna health care
opiekować się take care of
opierścienienie cerclage
o. gałki ocznej cerclage of the eyeball
o. szyjki macicy cervical cerclage
opium opium
opłatek wafer
opłucna pleura
o., ból pleurodynia, pleuralgia
o. i osierdzie, zapalenie pleuropericarditis
o. i płuca, zapalenie pleuropneumonia
o., kamień w pleurolith
o., krwiak h(a)emothorax, h(a)ematothorax, h(a)emopleura
o. międzypłatowa, zapalenie interlobular pleuritis
o., nacięcie pleurotomy
o., nakłucie pleurocentesis, thoracocentesis, puncture of the pleura

o., **obliteracja** pleurodesis
o., **odma** pneumothorax; *p.* **odma**
o., **osklepek** cupula of the pleura, cervical pleura
o. **płucna** pulmonary pleura, visceral pleura
o. **płucna, odnoszący się do** visceropleural, pleurovisceral
o. **płucna, zapalenie** pulmonary pleuritis, visceral pleuritis
o., **pochodzący z** pleurogenic, pleurogenous
o., **przepłukanie** pleuroclysis, washing out of the pleura
o. **przeponowa** diaphragmatic pleura, phrenic pleura
o. **przeponowa, zapalenie** diaphragmatic pleuritis
o., **przepuklina** pleurocele
o., **przyszycie trzewnej do ściany klatki piersiowej** pleuroparietopexy
o., **puchlina** hydrothorax, pleurorrh(o)ea
o., **radiografia** pleurography
o., **ropniak** pleural empyema, pyothorax
o., **sączkowanie** pleuracotomy, drainage of the pleural cavity
o. **szczytowa** apical pleura, cervical pleura, cupula of the pleura
o. **szczytowa, zapalenie** apical pleuritis
o., **szmer tarcia** pleural friction
o. **ścienna** parietal pleura
o. **śródpiersiowa** mediastinal pleura
o. **śródpiersiowa, zapalenie** mediastinal pleuritis
o., **uwolnienie ze zrostów** pleurolysis
o., **wycięcie** pleurectomy
o., **wysięk** pleural exudate, pleural effusion
o., **wysięk cholesterolowy** cholesterohydrothorax
o., **wysięk mleczowy** chylothorax
o., **zapalenie** pleurisy, pleuritis
o., **zapalenie epidemiczne** Bornholm disease, epidemic pleurodynia, benign dry pleuritis, epidemic benign dry pleuritis, epidemic diaphragmatic pleuritis
o., **zapalenie gruźlicze** tuberculous pleuritis
o., **zapalenie krwotoczne** h(a)emorrhagic pleuritis
o., **zapalenie, odnoszący się do** pleuritic
o., **zapalenie ograniczone** circumscribed pleuritis
o., **zapalenie otorbione** encysted pleuritis, sacculated pleuritis, blocked pleuritis
o., **zapalenie ropne** purulent pleuritis, pleural empyema, pyothorax
o., **zapalenie suche** dry pleuritis, fibrinous pleuritis, plastic pleuritis, adhesive pleuritis

o., **zapalenie surowicze** serous pleuritis, pleuritis with effusion
o., **zapalenie surowiczo-włóknikowe** serofibrinous pleuritis
o., **zapalenie włóknikowe** fibrinous pleuritis, dry pleuritis
o., **zapalenie wysiękowe** exudative pleuritis, wet pleuritis, pleuritis with effusion
o., **zapalenie wytwórcze** proliferating pleuritis, adhesive pleuritis
o., **zapalenie zrostowe** adhesive pleuritis, dry pleuritis
o., **zapalenie zwapniające** calcifying pleuritis
o., **zarośnięcie jamy** fibrothorax
o., **zgrubienie pozapalne** pachypleura
o., **zrosty** pleural adhesions
o. **żebrowa** costal pleura
opłucnowy pleural
opona meninx, *pl.* meninges
o., **choroba** meningopathy
o. **miękka** leptomeninx, piarachnoid, arachnopia
o. **miękka, odnoszący się do** leptomeningeal
o. **pajęcza** arachnoid, arachnoidea, arachnoides
o. **pajęcza, odnoszący się do** arachnoidal
o., **przepuklina oponowa** meningocele
o., **przepuklina oponowo-mózgowa** meningoencephalocele
o., **przepuklina oponowa pourazowa** traumatic meningocele, spurious meningocele
o., **przepuklina oponowo-rdzeniowa** spina bifida, meningomyelocele
o., **przepuklina oponowo-rdzeniowa z torbielą kanału** meningomyelocystocele
o. **twarda** pachymeninx, dura mater
o. **twarda, odnoszący się do** dural, duramatral
o. **twarda, plastyka** duraplasty
o., **zeszycie** meningorrhaphy
oponiak meningioma
o. **angioblastyczny** angioblastic meningioma, angiomatous meningioma
o. **chrzęstniakowy** chondromatous meningioma
o. **kostniakowy** osteomatous meningioma
o. **nabłonkowaty** epithelioid meningioma, meningothelial meningioma
o. **piaszczakowaty** psammomatous meningioma
o. **przystrzałkowy** parasagittal meningioma
o. **rowka węchowego** meningioma of the olfactory groove
o. **włóknisty** fibromatous meningioma

oponowy meningeal
- **o. krwotok** meningeal h(a)emorrhage, meningorrhagia, meningorrh(o)ea
- **o. odczyn** meningism, pseudomeningitis
- **o. worek** dural sac

opony meninges
- **o. i korzenie nerwowe, zapalenie** meningoradiculitis
- **o. i mózg, zapalenie** meningoencephalitis
- **o. i mózg, zapalenie gruźlicze** tuberculous meningencephalitis
- **o. i mózg, zapalenie kleszczowe** tick-borne meningoencephalitis
- **o. i rdzeń, zapalenie** meningomyelitis
- **o. i sploty naczyniowe, zapalenie** choriomeningitis
- **o. i sploty naczyniowe, zapalenie limfocytowe** lymphocytic choriomeningitis
- **o. i sploty naczyniowe, zapalenie rzekomolimfocytowe** pseudolymphocytic choriomeningitis
- **o. miękkie, zapalenie** leptomeningitis, pia--arachnitis
- **o. mózgowe, zapalenie** cerebral meningitis
- **o. mózgowo-rdzeniowe, zapalenie** cerebrospinal meningitis
- **o. mózgowo-rdzeniowe, zapalenie nagminne** epidemic cerebrospinal meningitis
- **o. pajęcze, zapalenie** arachnitis, arachnoiditis
- **o. pajęcze, zapalenie zarostowe** adhesive arachnitis, obliterative arachnitis
- **o. podstawy mózgu, zapalenie** basilar meningitis
- **o. rdzeniowe, zapalenie** spinal meningitis
- **o. twarde, zapalenie** pachymeningitis
- **o. twarde, zapalenie blaszki wewnętrznej** internal pachymeningitis
- **o. twarde, zapalenie blaszki zewnętrznej** external pachymeningitis
- **o. twarde rdzenia, zapalenie przerostowe** hypertrophic spinal pachymeningitis
- **o., zapalenie** meningitis
- **o., zapalenie bakteryjne** bacterial meningitis
- **o., zapalenie drożdżakowe** blastomycotic meningitis, meningeal torulosis
- **o., zapalenie durowe** meningotyphus
- **o., zapalenie gruźlicze** tuberculous meningitis
- **o., zapalenie grypowe** influenzal meningitis
- **o., zapalenie kiłowe** luetic meningitis, syphilitic meningitis
- **o., zapalenie limfocytowe** lymphocytic meningitis, aseptic (sterile) meningitis
- **o., zapalenie meningokokowe** meningococcic meningitis
- **o., zapalenie nowotworowe** neoplasmatic

meningitis, carcinomatous meningopathy, meningeal carcinomatosis
- **o., zapalenie odczynowe** reactive meningitis
- **o., zapalenie, odnoszący się do** meningitic
- **o., zapalenie otogenne** otogenic meningitis
- **o., zapalenie ropne** purulent meningitis
- **o. zapalenie surowicze** serous meningitis, lymphocytic meningitis
- **o., zapalenie usznopochodne** otogenic meningitis
- **o., zapalenie wirusowe** viral meningitis
- **o., zapalenie zarostowe** occlusive meningitis

oporność 1) resistance, resistibility; 2) insusceptibility, refractoriness
- **o. bierna** passive resistance
- **o. czynna** active resistance
- **o. elektryczna** electric resistance
- **o. na leczenie** refractoriness
- **o. na steroidy** steroid resistance
- **o. osmotyczna krwinek czerwonych** osmotic resistance
- **o. osobnicza** individual resistance

oporny resistant, refractory, insusceptible
- **o. na antybiotyki** antibiotic-resistant
- **o. na barwienie** resistant to staining, stain--fast
- **o. na kwas** acid-fast, resistant to acid

oportunistyczny oportunistic
- **o., zakażenie** oportunistic infection
- **o. zarazek** oportunistic pathogen

opór resistance
- **o. naczyń obwodowych** peripheral vascular resistance
- **o. obwodowy** peripheral resistance

opóźniać delay, retard

opóźnienie delay, retardation, lag
- **o. synaptyczne** synaptic delay, synaptic lag
- **o. wzrostu** growth retardation

opóźniony delayed, retarded
- **o., działanie** delayed action, retarded action
- **o. rozwój** delayed development, developmental retardation
- **o. rozwój umysłowy** mental retardation
- **o., uwalnianie się (leku)** slow release, retarded release

opracować process, evolve (method), elaborate, work out
- **o. ranę** debride wound

opracowanie processing, elaboration, working out
- **o. rany** debridement of wound

opróżniać empty, void, evacuate

opróżnienie emptying, evacuation
- **o. żołądka** stomach emptying

opryszczka herpes, dartre
- **o. ciężarnych** herpes of pregnancy, gestation herpes

o. letnia hydroa, spring hydroa
o. narządów płciowych genital herpes, progenital herpes
o. rogówki corneal herpes
o. wargowa labial herpes, oral herpes, cold sores
o. w gorączce febrile herpes, fever blisters
o. zwykła simplex herpes
opryszczkowaty herpetiform
opryszczkowy herpetic, dartrous
opsoklonia opsoclonus, irregular, pendular movements of the eyes
opsonifikacja opsonification
opsonina opsonin
opsonizacja opsonization
optimum optimum
optyczny optic, optical
optyk optician
optyka optics
optymalny optimal
opuchły swollen, (o)edematous
opuchnięcie swelling, (o)edema
opuchnięty swollen
opukiwać percuss, tap with a finger or hammer
opukiwanie percussion, tapping
o. bezpośrednie direct percussion, immediate percussion
o. głębokie deep percussion, heavy percussion
o. oburęczne bimanual percussion, finger percussion
o. palcami finger percussion (with one finger tapping the other)
opukowy percussion
o. odgłos percussion sound
opuszczenie ptosis, drop, dropping, descent; *p.* **opadnięcie**
opuszczony displaced downward, shifted downward, ptotic
opuszka 1) bulb (*anat.*); 2) medulla
o. aorty aortic bulb, arterial bulb, bulbus cordis
o. dwunastnicy duodenal bulb, duodenal cap (*rtg*), pyloric cap
o. palca digital pulp, pulp of the finger
o. prącia bulb of penis, bulb of urethra, bulb of corpus spongiosum
o. przedsionka pochwy bulb of vestibule
o. węchowa olfactory bulb
o. włosa hair bulb
o. żyły szyjnej dolna, górna bulb of jugular vein, inferior, superior
opuszkowy bulbar
orbitografia orbitography (*rtg*)
orbitotomia orbitotomy
orcyprenalina orciprenalin
ordynator head of hospital department

organ organ
organella organelle, organoid, cell organelle
organiczny organic
organizacja organization
o. skrzepliny thrombus organization
organizator organizer
organizm organism
organofosfaty (*pl*) organophosphate compounds, organophosphorus compounds
organogeneza organogenesis
organoleptyczny organoleptic
organometaliczny organometallic
organoterapia organotherapy
orgazm orgasm, the acme of the sexual act
o., brak anorgasmy
o., brak równoczesności u pary spółkującej apareunia, asynodia
orgazmolepsja orgasmolepsia, cataplexy during orgasm
orgazmowy orgasmic
orientacja orientation
o. w czasie orientation in time
o. w miejscu orientation in space
orientacyjny orientative
ornitoza ornithosis
ornityna ornithine
orosomukoid orosomucoid
ortochromofilny orthochromophilic
ortodoncja orthodontics, orthodontia
o. chirurgiczna surgical orthodontics
o. interoceptywna interceptive orthodontics
o. korekcyjna corrective orthodontics
o. zapobiegawcza preventive orthodontics
ortodonta orthodontist
ortofosforan orthophosphate
ortofosforyn orthophosphite
ortognatyczny orthognathic, orthognathous
ortopeda 1) orthop(a)edic surgeon, orthop(a)edist; 2) orthop(a)edic technician
ortopedia orthop(a)edics, orthop(a)edic surgery
o. szczękowa maxillofacial orthop(a)edics
ortopedyczny orthop(a)edic
ortostatyczny orthostatic
orzeczenie expertise, expert opinion, expert evidence
o. lekarskie expert medical opinion, medical certificate
o. sądowo-lekarskie forensic medical certificate, medicolegal certificate
orzecznictwo certification
osad sediment, deposit
o. bezpostaciowy amorphous sediment
o. moczanowy brick dust deposit in urine
o. moczowy urinary sediment
o. rogówkowy corneal precipitate, keratic precipitate

o. zębowy dental deposit, tartar
osadnik sedimentation tank, settling tank
osadzać sediment, settle, mount (a histological specimen on a slide), seat (a prosthesis)
osadzać się sediment, deposit
osadzanie się sedimentation, sediment formation, deposition
osadowy sedimentary
oscylacja oscillation
o. sinusoidalna sinusoidal oscillation
o. wahadłowa pendular oscillation
oscylacyjny oscillatory
oscylator oscillator
oscylografia oscillography
oscylometria oscillometry
oscylopsja oscillopsia, a subjective sensation of oscillating visual image
oscyloskopia oscilloscopy
oscylować oscillate
osesek sucking, sucker
osiadanie setting, settling
o. protezy settling of prosthesis
osierdzie pericardium
o. i opłucna, zapalenie pleuropericarditis
o., krwiak h(a)emopericardium
o., nacięcie pericardiotomy, pericardotomy, coleotomy
o., nakłucie pericardiocentesis, pericardial puncture, paracentesis of the pericardium
o., odma pneumopericardium
o., puchlina hydropericardium
o., puchlina z odmą hydropneumopericardium
o., ropniak pyopericardium
o. surowicze serous pericardium
o., szmer pericardial murmur
o., tarcie pericardial friction, pericardial rub, pericardial fremitus
o. włókniste fibrous pericardium
o., wycięcie pericardiectomy
o., wytworzenie przetoki pericardiostomy
o., zapalenie pericarditis
o., zapalenie gośćcowe rheumatic pericarditis
o., zapalenie krwotoczne h(a)emorrhagic pericarditis
o., zapalenie mocznicowe ur(a)emic pericarditis
o., zapalenie modzelowate pericarditis callosa
o., zapalenie pozawałowe postinfarction pericarditis
o., zapalenie ropne purulent pericarditis, suppurative pericarditis
o., zapalenie suche dry pericarditis, pericarditis sicca
o., zapalenie surowicze serous pericarditis

o., zapalenie wapniejące calculous pericarditis, pericarditis calculosa
o., zapalenie włóknikowe fibrinous pericarditis, dry pericarditis, hairy heart, pericarditis villosa, shaggy heart, bread and butter pericarditis
o., zapalenie wysiękowe exudative pericarditis
o., zapalenie zaciskające chronic constrictive pericarditis
o., zapalenie zarostowe internal adhesive pericarditis, encased heart, armo(u)red heart
o., zapalenie zewnętrzne external pericarditis
o., zapalenie zlepne adhesive pericarditis, adherent pericardium
o., zarośnięcie internal adhesive pericarditis
o., zeszycie pericardiorrhaphy
o., zgrubienie pozapalne pachypericardium
o., zwapnienie calcified pericardium, armo(u)red heart
o., zwłóknienie pericardial fibrosis
osierdziowy pericardial, pericardiac
osiowy axial
osiwiały grey-haired, grey-headed
osiwieć turn grey, become grey-haired
oskalpować scalp
oskalpowanie scalp avulsion
osklepek cupula
o. opłucnej pleural cupula, cupula of the pleura
oskorupienie encrustation, crust formation
oskórek cuticle, cuticula
oskrobiny scrapings, shavings
oskrzela bronchi, bronchia, bronchial tubes
o., bielnica broncho-oidiosis, bronchomoniliasis
o., choroba bronchopathy
o., drożdżyca bronchomoniliasis
o., grzybica bronchomycosis
o. i przełyk, wziernikowanie bronchoesophagoscopy
o., lek rozszerzający bronchodilator, broncholytic agent
o., nacięcie bronchotomy
o., nauka o bronchology
o., nieżyt catarrhal bronchitis
o., nieżyt przewlekły spastyczny chronic asthmatic bronchitis, chronic bronchospastic bronchitis
o., nieżyt przewlekły zanikowy chronic atrophic catarrhal bronchitis
o., nieżyt suchy dry bronchitis
o., obrzęk bronchoedema
o., plastyka bronchoplasty

o., **radiografia kontrastowa** bronchography

o., **rozmięknienie** bronchomalacia

o., **rozstrzenie** bronchiectasia, bronchiectasis

o., **rozstrzenie walcowate** cylindrical bronchiectasis

o., **rozstrzenie wrzecionowate** fusiform bronchiectasis

o., **rozstrzenie workowate** sacculated bronchiectasis, sacciform bronchiectasia

o., **rozstrzenie, odnoszący się do** bronchiectatic, bronchiectasic

o., **rozstrzeń** bronchocele

o., **rozszerzenie** bronchodilation, bronchodilatation

o., **skurcz** bronchospasm, spasmodic narrowing of bronchi

o., **stwardnienie** bronchosclerosis

o., **tomografia** bronchotomography

o., **wziernikowanie** bronchoscopy

o., **zapalenie** bronchitis

o., **zapalenie astmatyczne** asthmatic bronchitis

o., **zapalenie gnilne** putrid bronchitis

o., **zapalenie grypowe** epidemic bronchitis

o., **zapalenie krwotoczne** h(a)emorrhagic bronchitis

o., **zapalenie kurczowe** bronchitis with bronchospasm

o., **zapalenie, odnoszący się do** bronchitic

o., **zapalenie okołoskrzelowe** peribronchitis

o., **zapalenie okołoskrzelowe włókniste** fibrous peribronchitis

o., **zapalenie przerostowe** hypertrophic bronchitis

o., **zapalenie włóknikowe** fibrinous bronchitis, plastic bronchitis, croupous bronchitis, pseudomembranous bronchitis

o., **zapalenie zarostowe** obliterative bronchitis

o., **zeszycie** bronchorrhaphy

o., **zwężający** bronchoconstrictor

o., **zwężenie** bronchiostenosis, bronchostenosis, bronchoconstriction, bronchiarctia

oskrzele bronchus, bronchial tube

o. **dodatkowe** accessory bronchus

o. **drenujące** drainage bronchus, draining bronchus (connected to a pathological cavity in the lung tissue)

o. **główne** main bronchus, primary bronchus, stem bronchus (left or right)

o. **języczkowe** lingula bronchus

o. **nadtętnicze** eparterial bronchus (above the pulmonary artery)

o., **oderwanie** avulsion of a bronchus, tearing off of a bronchus

o., **pęknięcie** rupture of a bronchus

o. **płatowe** lobar bronchus

o. **podtętnicze** hyparterial bronchus

o. **pośrednie** intermediate bronchus

o. **segmentowe** segmental bronchus

oskrzelik bronchiolus, bronchiole

o. **końcowy** terminal bronchiolus

o. **oddechowy** respiratory bronchiolus

oskrzeliki bronchioli, bronchioles

o., **rozstrzenie** bronchiolectasia, bronchiolectasis

o., **zapalenie** bronchiolitis

o., **zapalenie okołooskrzelikowe** peribronchiolitis

o., **zapalenie wysiękowe** exudative bronchiolitis

o., **zapalenie zarostowe** obliterative bronchiolitis

o., **zapalenie zarostowe włókniste** fibrous obliterative bronchiolitis

oskrzelikowy bronchiolar

oskrzelopochodny bronchiogenic, bronchogenic

oskrzelowy bronchial

o., **drzewo** bronchial tree

o., **drżenie** bronchial fremitus

o., **kamica** broncholithiasis

o. **kamień** broncholith

o. **krwotok** bronchorrhagia, bronchostaxis, bronchial h(a)emorrhage

o., **odessanie treści** bronchoaspiration

o. **odgłos mowy** bronchophony, bronchiloquy

o. **odgłos szeptu** whispered bronchophony

o., **płukanie** bronchial lavage, bronchial washing

o., **popłuczyny** bronchial washings

o., **przetoka** bronchial fistula

o. **ropośluzotok** bronchoblennorh(o)ea

o. **śluzotok** bronchorrh(o)ea

o., **wlewka** bronchoclysis

o., **wytworzenie przetoki** bronchostomy

osłabianie strength reduction, power diminution, attenuation

o. **zarazków** attenuation

osłabiać weaken, lessen, reduce, debilitate, attenuate

osłabienie weakness, reduction of strength, asthenia, debilitation, feebleness, attenuation

o. **mięśni** muscular weakness, adynamia, decreased muscle power

o. **odruchów** hyporeflexia

o. **ogólne** general weakness, asthenia

o. **psychiczne** psychasthenia

osłaniać protect, shield, shelter, screen, cover

osłanianie protection, shielding

osłona 1) protection, shield, cover; 2) (*anat.*) tunica, theca, covering, cover, coat
  o. antybiotyków antibiotic cover
  o. ochronna przed promieniowaniem protective barrier, protective shield, radiation shield
  o. sutka (brodawki) nipple shield
  o. zabezpieczająca protective shield, protective cover
osłoniak neurinoma, neurilemmoma, schwannoma
osłonka tunica, theca, sheath, coat, integument
  o. jajowa theca
  o. mielinowa myelin sheath
  o. nerwowa nurolemma, neurilemma, sheath of Schwann
  o. pęcherzyka (Graafa) theca of the follicle
  o. pęcherzyka wewnętrzna internal theca, tunica interna
  o. pęcherzyka zewnętrzna external theca, tunica externa
  o. pochewki ścięgna vaginal tunica of synovial sheath
  o. pochwowa tunica vaginalis, vaginal coat
  o. pochwowa jądra vaginal coat of testis, tunica vaginalis testis
  o. pochwowa jądra, wycięcie vaginalectomy
  o. pochwowa jądra, zapalenie vaginalitis, periorchitis
osłuchiwać auscultate, auscult
osłuchiwanie auscultation
  o. bezpośrednie direct auscultation, immediate auscultation
  o. pośrednie indirect auscultation, mediate auscultation
osłuchowy auscultatory
osłupienie stupor, stupefaction
  o. depresyjne depressive stupor, benign stupor
  o. katatoniczne catatonic stupor, malignant stupor
osm osmium, Os (*chem.*)
osmofilny osmophilic, osmophil
osmolalność osmolality; *p.* **molalność**
osmolarność osmolarity; *p.* **molarność**
osmolowość osmolality
osmometr osmometer
osmoregulacja osmoregulation
osmoterapia osmotherapy, dehydration by injections of hypertonic solutions
osmotyczność osmosity
osmotyczny osmotic
osmoza osmosis
osoba person, individual
osobisty personal
osobniczy individual
osobnik individual

osobowość personality
  o. agresywna aggressive personality
  o. anankastyczna compulsive personality
  o. antysocjalna psychopathic personality
  o. cykloidalna cyclothymic personality
  o. histeryczna hysterical personality
  o. kompulsywna compulsive personality, rigid personality
  o. obsesyjna obsessive personality
  o. paranoidalna paranoid personality
  o. psychopatyczna psychopathic personality
  o. schizoidalna schizoid personality
  o. socjopatyczna psychopathic personality
  o. sztywna rigid personality, obsessive-compulsive personality
osobowy personal
osocze plasma
  o. chłonki lymph plasma
  o. krwi blood plasma
  o. krwi, zmniejszenie objętości oligoplasmia
  o., koncentrat plasma concentrate
  o. przeciwkrwawiączkowe antih(a)emophilic plasma
  o. suche dried plasma
  o., środek zastępujący plasma substitute
  o., środek zwiększający objętość plasma expander
  o., usuwanie plasmapheresis
osoczowy plasmatic, plasmic
ospa smallpox, variola
  o. krowia cowpox, vaccinia, vaccina
  o. wietrzna varicella
  o. wietrzna martwicza gangrenous varicella
ospianka varioloid
osteoalbumoid osteoalbumoid, osteoalbuminoid
osteoartropatia osteoarthropathy
  o. płucna przerostowa hypertrophic pulmonary osteoarthropathy, pneumogenic osteoarthropathy, pulmonary osteoarthropathy
  o. samoistna idiopathic hypertrophic osteoarthropathy
osteoartrotomia osteoarthrotomy
osteoartroza osteoarthrosis
osteoblast osteoblast
osteoblastoma osteoblastoma
osteochondrodystrofia osteochondrodystrophy
osteochondroliza osteochondrolysis
osteochondromatoza osteochondromatosis
osteochondropatia osteochondropathy
osteochondroza osteochondrosis
osteocyt osteocyte

osteodystrofia osteodystrophy, osteodystrophia
  o. **nerkowa** renal osteodystrophy
osteofibroza osteofibrosis
osteofit osteophyte, osteophyma
osteofitoza osteophytosis
osteogeneza osteogenesis
osteoid osteoid
osteoklast osteoclast
osteoliza osteolysis
osteologia osteology
osteomalacja osteomalacia
osteomielodysplazja osteomyelodysplasia
osteomieloskleroza myelosclerosis, myelofibrosis
osteon osteon, osteone, Haversian system
osteopatia osteopathy
  o. **cukrzycowa** diabetic osteopathy
  o. **dializacyjna** dialysis osteopathy
  o. **neurogenna** neurogenic osteopathy
  o. **pokarmowa** alimentary osteopathy
osteoplastyczny osteoplastic
osteopoikilia osteopoikilosis, osteopetrosis
osteoporoza osteoporosis
  o. **menopauzalna** menopausal osteoporosis
  o. **popromienna** postradiation osteoporosis
  o. **starcza** senile osteoporosis
  o. **steroidowa** steroid osteoporosis
osteoskleroza osteosclerosis
  o. **podchrząstkowa** subchondral osteosclerosis
  o. **wrodzona** congenital osteosclerosis, achondroplasia
osteosynteza osteosynthesis, bringing of bone fragments into close apposition
osteotomia osteotomy
  o. **klinowa** cuneiform osteotomy
  o. **liniowa** linear osteotomy
  o. **łukowa** hinge osteotomy
  o. **nadkłykciowa** supracondylar osteotomy
ostroga spur, calcar (*anat.*)
  o. **kości piętowej** calcanean spur
  o. **tchawicy** carina
  o. **twardówki** scleral spur
ostrość 1) acuteness, acuity; 2) sharpness
  o., **nastawiać na** bring into focus
  o. **powonienia zwiększona** hyperosmia, hyperosphresia, oxyosphresia, olfactory hyper(a)esthesia
  o. **słuchu** hearing acuity, hearing acuteness
  o. **słuchu zwiększona** hyperacusis, hyperacusia
  o. **smaku wzmożona** hypergeusia
  o. **wzroku** visual acuity
ostrożność cautiousness, caution, precaution
  o., **środki** precautions
ostuda chloasma
  o. **ciężarnych** chloasma of pregnancy

ostudzić cool, chill
osuszać dry, exsiccate
osuszanie desiccation, exsiccation, drying up
osutka exenthema, eruption, rash, exanthem;
  p. też **wysypka**
  o. **durowa** typhoid exanthema
  o. **grudkowa** papular rash, papular eruption
  o. **krostkowa** pustular rash
  o. **łuszcząca się** desquamating rash, scaly rash
  o. **pęcherzykowa** vesicular eruption
  o. **plamista** macular rash, macular eruption
  o. **plamista kiłowa** syphilitic roseola, macular syphilitic rash
  o. **płonicza** scarlatinous rash
  o. **polekowa** drug rash, medicinal eruption
  o. **posurowicza** serum rash, serum exanthema
  o. **wybroczynowa** petechial rash
oswobodzenie liberation, freeing, releasing
oszaleć go mad
oszałamiać stun, shock, stupefy
oszczędzający sparing
  o., **operacja** sparing operation, conservative operation
oszkliwie dental cuticle
oszlifowanie filing, grinding, abrasion
oszlifowany filed to shape, ground to shape
oszołomienie stunning, stupefaction, stupor, light general an(a)esthesia
  o. **eterowe** light ether an(a)esthesia
oszpecenie disfigurement, deformity
oszpecić disfigure, cause deformity
oś axis
  o. **biegunowa** polar axis
  o. **długa** longitudinal axis
  o. **elektryczna serca** electrical axis of the heart
  o. **fiksacji** fixation axis
  o. **miednicy** pelvic axis
  o. **obrotu** rotation axis
  o. **odciętych** axis of abscissa
  o. **pionowa** vertical axis
  o. **poprzeczna** transverse axis
  o. **pozioma** horizontal axis
  o. **soczewki** axis of the lens
  o. **rzędnych** axis of ordinates
  o. **widzenia** visual axis
  o. **wzrokowa** visual axis, optic axis, optical axis
  o. **zewnętrzna gałki ocznej** external axis of the eye
ościęgna peritendineum, epitendineum, tendon sheath
oślepiać 1) blind; 2) dazzle
oślepienie dazzle
oślepnąć go blind, become blind

ośrodek 1) centre, center; 2) medium
  o. badawczy research centre, scientific research centre
  o. hamujący inhibitory centre
  o. intensywnej pomocy intensive care centre
  o. kliniczny clinical centre
  o. korowy cortical centre
  o. kostnienia ossification centre
  o. kostnienia nasady epiphyseal centre
  o. kostnienia wyrostka sutkowego epiotic centre
  o. mowy speech centre
  o. naczynioruchowy vasomotor centre
  o. neurosekrecyjny neurosecretory centre
  o. odczynowy reaction centre (in lymph nodes)
  o. oddechowy respiratory centre
  o. odruchowy reflex centre
  o. pęcherzowo-rdzeniowy vesicospinal centre
  o. pneumotaktyczny pneumotactic centre
  o. pokarmowy feeding centre
  o. rdzeniowo-źreniczny ciliospinal centre
  o. snu sleep centre
  o. termoregulacji thermoregulatory centre
  o. wymiotny vomiting centre
  o. wytwarzania ciepła heat production centre
  o. wzwodu erection centre
  o. zdrowia health service centre
  o. zdrowia wiejski rural health service centre
  o. zwężający naczynia vasoconstrictor centre
ośrodki (*pl*) 1) centres; 2) media (*phys.*)
  o. łamiące refracting media (*opt.*)
  o. rozpraszające dispersion media, external media, external phase
oświata zdrowotna health education
oświetlenie illumination, lighting, light
  o. bezpośrednie direct illumination
  o. ciemniowe dark-room illumination
  o., cykl light-darkness cycle (in experiments on animals)
  o. do pola ciemnego mikroskopu dark-field illumination, dark-ground illumination
  o. dzienne daylight
  o. przyłóżkowe bed-light
  o. rozproszone dispersed light
  o. sztuczne artificial light
otaczający 1) surrounding, encircling, enclosing; 2) ambient (temperature, humidity, gas etc), circumfluent (fluid)
otarcie abrasion, excoriation (skin etc.)
otępiałość stupefaction, dullness of senses
otępiały demented, dull, stupefied
otępienie dementia, stupefaction, dullness
  o. alkoholowe alcoholic dementia

  o. katatoniczne catatonic dementia
  o. miażdżycowe atherosclerotic dementia
  o. padaczkowe epileptic dementia
-   **o. pourazowe** posttraumatic dementia
  o. po zawałach mózgu multi-infarct dementia
  o. przedstarcze presenile dementia, Alzheimer's disease
  o. rzekome pseudodementia
  o. starcze senile dementia, dotage dementia
  o. toksyczne toxic dementia
  o. wczesne dementia pr(a)ecox, schizophrenia of adolescents
  o. wczesnodziecięce infantile dementia, Heller's disease
otiatria otiatrics, otiatry, otology
otiatryczny otiatric
otłuszczenie lipomatosis, adiposis, fat deposition
otoczenie environment, surroundings
otoczka areola, capsule
  o. bakteryjna capsule, bacterial capsule
  o. brodawki sutkowej areola of the mamma
  o. wirusa viral envelope
otoczkowiak theca cell tumo(u)r, thecoma
otoczony surrounded, encircled
otokonium otoconium, otolith, statoconium, ear dust
otolaryngologia otolaryngology
otolit otolith, statoconium, otoconium
otologia otology
otorbić się encyst, encapsulate
otorbienie encystment, encapsulation, capsulation
otorynolaryngologia otorhinolaryngology
otoskleroza otosclerosis
otoskopia otoscopy
ototoksyczność ototoxicity
otręby (*pl*) bran
otrucie poisoning, intoxication
otruć poison, intoxicate
otrzewna peritoneum
  o., krwiak h(a)emoperitoneum, h(a)ematoperitoneum
  o. miedniczna, zapalenie pelveoperitonitis, pelviperitonitis, pelvic peritonitis
  o., nacięcie peritoneotomy
  o., nakłucie peritoneocentesis, peritoneal tap, abdominocentesis
  o., obecność żółci w choleperitoneum, cholascos
  o., odma pneumoperitoneum
  o. okrężnicy, zapalenie pericolitis
  o., plastyka peritoneoplasty
  o., płukanie peritoneal lavage, peritoneoclysis, irrigation of the abdominal cavity
  o., podrażnienie peritonism
  o., pokrycie peritonization

o., **pokrywać** peritonize
o. **przeponowa, zapalenie** diaphragmatic peritonitis
o., **ropniak** pyoperitoneum, pyocele, c(o)eliopyosis
o., **ropniak z odmą** pyopneumoperitoneum
o. **ścienna** parietal peritoneum
o. **trzewna** visceral peritoneum
o., **umocowanie** peritoneopexy, fixation of the peritoneum
o., **wziernikowanie** peritoneoscopy, abdominoscopy, laparoscopy
o., **zapalenie** peritonitis
o., **zapalenie wokół esicy** perisigmoiditis
o., **zapalenie kałowe** stercoral peritonitis, f(a)ecal peritonitis
o., **zapalenie mleczowe** chyle peritonitis
o., **zapalenie ograniczone** localized peritonitis, circumscribed peritonitis
o., **zapalenie okresowe** benign paroxysmal peritonitis, periodic abdominalgia, familial Mediterranean fever
o., **zapalenie otorbiające** encapsulated peritonitis, encysted peritonitis
o., **zapalenie połogowe** lochioperitonitis, puerperal peritonitis
o., **zapalenie pozaotrzewnowe** retroperitonitis
o., **zapalenie ropne** purulent peritonitis, pyoperitonitis, c(o)eliopyosis
o., **zapalenie ropne z odmą** pyopneumoperitonitis
o., **zapalenie rozlane** diffuse peritonitis, general peritonitis
o., **zapalenie rzekome** peritonism
o., **zapalenie rzeżączkowe** gonorrh(o)eic peritonitis
o., **zapalenie smółkowe** meconium peritonitis
o., **zapalenie torbielowate** cystic peritonitis, encapsulated peritonitis
o., **zapalenie włókniste serowaciejące** fibrocaseous peritonitis
o., **zapalenie wytwórcze** productive peritonitis
o., **zapalenie zarostowe** obliterative peritonitis
o., **zapalenie zrostowe** adhesive peritonitis
o., **zapalenie z przebicia** perforative peritonitis
o., **zapalenie z wytworzeniem gazu** gas peritonitis
o., **zapalenie żółciowe** bile peritonitis, biliary peritonitis, choleperitonitis
o., **zgrubienie pozapalne** pachyperitoneum
o. **żołądka, zapalenie** perigastritis, exogastritis
otrzewnowy peritoneal

otrzeźwieć sober down
otulać ensheath, wrap up
otwarcie opening, cutting open, -tomy
o. **aorty** aortotomy
o. **czaszki** craniotomy
o. **dwunastnicy** duodenotomy
o. **jamy** anthrotomy
o. **jamy brzusznej** laparotomy, abdominal section, c(o)eliotomy
o. **jamy brzusznej powtórne** relaparotomy
o. **jamy gruźliczej** cavernotomy
o. **kanału kręgowego** laminectomy
o. **klatki piersiowej** thoracotomy
o. **klatki piersiowej i jamy brzusznej** thoracolaparotomy
o. **komory zęba** opening of pulp chamber
o. **przewodu wątrobowego** hepaticotomy
o. **serca** cardiotomy
o. **stawu** arthrotomy
o. **śródpiersia** mediastinotomy
o. **torbieli** cystotomy
o. **zatoki** sinusotomy, sinuotomy
o. **żyły** phlebotomy
otwarty open (fracture etc.), gaping (wound etc.)
otwór opening, foramen, hole, aperture, porus, inlet, orifice, mouth
o. **brodawkowe (nerek)** papillary foramina (of the kidney)
o. **bródkowy** mental foramen
o. **gruszkowaty** piriform aperture (opening)
o. **jarzmowo-oczodołowy** zygomaticoorbital foramen
o. **jarzmowo-skroniowy** zygomaticotemporal foramen
o. **jarzmowo-twarzowy** zygomaticofacial foramen, malar foramen
o. **kanału nerwu wzrokowego** optic foramen
o. **klatki piersiowej dolny** inferior aperture of the thorax
o. **klatki piersiowej górny** superior aperture of the thorax
o. **klinowo-podniebienny** sphenopalatine foramen
o. **kłykciowy** condyloid foramen
o. **kolcowy** foramen spinosum, spinous foramen
o. **komory czwartej boczny** lateral aperture of the fourth ventricle, Luschka's foramen, lateral opening of the fourth ventricle
o. **komory czwartej pośrodkowy** median aperture of the fourth ventricle, Magendie's foramen, median opening of the fourth ventricle, arachnoid foramen
o. **kręgowy** vertebral foramen
o. **miednicy dolny** inferior aperture of the pelvis, pelvic outlet, inferior strait

o. **miednicy górny** superior aperture of the pelvis, pelvic inlet, superior strait, pelvic brim, upper pelvic opening

o. **międzykomorowy** interventricular foramen (of the brain), interventricular foramen (of the heart), ventricular septal defect

o. **międzykręgowy** intervertebral foramen

o. **międzypęcherzykowy** interalveolar porus, alveolar porus

o. **międzyprzedsionkowy pierwotny, wtórny** interatrial foramen primary, secondary, foramen ovale

o. **międzyprzedsionkowy przetrwały** persistent foramen ovale, atrial septal defect, acleistocardia

o. **nadoczodołowy** supraorbital foramen

o. **nosowy naczyniowy** nasal foramen

o. **odżywczy** nutrient foramen

o. **okrągły** foramen rotundum

o. **owalny** foramen ovale (of the fetal heart or sphenoid bone)

o. **owalny przetrwały serca** persistent foramen ovale, atrial septal defect

o. **podniebienny większy, mniejszy** palatine foramen, greater, lesser

o. **podoczodołowy** infraorbital foramen

o. **poszarpany** foramen lacerum, sphenotic foramen

o. **rylcowo-sutkowy** stylomastoid foramen

o. **sieciowy** epiploic foramen

o. **słuchowy wewnętrzny** internal acoustic foramen (porus), internal auditory foramen

o. **słuchowy zewnętrzny** external acoustic foramen (porus), external auditory foramen

o. **szczytowy zęba** root foramen, apical foramen

o. **szyjny** jugular foramen

o. **tętnicy szyjnej** carotid foramen

o. **trepanacyjny** trephine opening

o. **wielki kości potylicznej** great foramen of the occipital bone

o. **wyrostka poprzecznego** transverse foramen, vertebroarterial foramen

o. **zasłoniony** obturator foramen

o. **zatoki czołowej** opening of the frontal sinus, aperture of the frontal sinus

o. **zatoki klinowej** opening of the sphenoid sinus, aperture of the sphenoid sinus

o. **zatoki szczękowej** aperture of the maxillary sinus

o. **żuchwy** mandibular foramen, inferior dental foramen

o. **żyły głównej w przeponie** foramen quadratum, foramen of the caval vein

otyłość obesity, adiposity, adiposis, fatness, corpulence, stoutness, embonpoint

o. **bolesna** adiposis dolorosa, Dercum's disease, neurotic lipomatosis

o. **endogenna** endogenous obesity

o. **metaboliczna** metabolic obesity

o. **pochodzenia pokarmowego** alimentary obesity

o. **podwzgórzowa** hypothalamic obesity, cerebral adiposis

o. **pokwitaniowa** pubertal obesity, juvenile obesity

o., **powodujący** adipogenic, adipogenous

o. **prosta** simple obesity, ordinary obesity

o. **przekwitaniowa** menopausal obesity

o. **przysadkowa** pituitary obesity, pituitary adiposity

o. **szyjna niebolesna rozległa** Madelung's disease, diffuse symmetrical lipomatosis

o., **zmniejszający** obesity-reducing

otyły obese, fat, stout, corpulent, bulky

owad insect

owadobójczy insecticide

owal oval

owalbumina ovalbumin

owalny oval

owalocyt ovalocyte, elliptocyte, cameloid cell

owalocytoza ovalocytosis, elliptocytosis, elliptocytic an(a)emia

owłosienie hair, pilosity

o., **brak** acomia, atrichia

o. **nadmierne** hirsutism, excessive hair growth, hirsuties

o. **pierwotne** lanugo

o., **utrata** alopecia, hair loss

o. **zmniejszone** hypotrichia

owłosiony hirsute, hairy, shaggy

owodnia amnion, amniotic sac

o. **i kosmówka, dotyczący** amniochorial, amniochorionic

o., **nacięcie** amniotomy

o., **nakłucie** amniocentesis, amniotomy

o., **nakłucie przez powłoki brzuszne** transabdominal amniocentesis

o., **pęknięcie** amniorrhexis

o., **rozwój** amniogenesis

o., **wyciekanie płynu owodniowego** amniorrh(o)ea

o., **wziernikowanie** amnioscopy

o., **zapalenie** amnionitis

o., **zrosty** amniotic bands

owogeneza ovogenesis, oogenesis

owogonium ovogonium, oogonium

owrzodzenie ulceration, ulcer, ulcer formation

o. **drążące** perforating ulcer

o. **kiłowe** chancre, hard ulcer, syphilitic ulcer

o. **odleżynowe** decubitus ulcer, pressure sore, bedsore
o. **podudzia** crural ulceration
o. **powierzchowne** superficial ulceration, erosion
o. **trawienne** peptic ulcer
o. **troficzne** trophic ulceration
o. **żylakowate** varicose ulcer
owrzodziały ulcerating, ulcerated
owrzodzieć ulcerate, get ulcerated, become ulcerated
owsica oxyuriasis, enterobiosis
owsik pinworm, *Enterobius vermicularis*
owsikobójczy oxyuricide
owulacja ovulation
o. **bezmiesiączkowa** amenstrual ovulation
owulacyjny ovulatory
ozdrowienie convalescence, recovery, health restoration
ozdrowieniec convalescent
ozena ozaena
ozębna periodontium, periodontal membrane, odontoperiosteum, pericementum, dental periosteum
o., **zapalenie** periodontitis
o., **zapalenie brzeżne** marginal periodontitis
oziębianie cooling, refrigeration
o., **ból wywołany** cryalgesia
o., **leczenie** cryotherapy
o., **nadwrażliwość na** hypercry(a)esthesia
o., **uczulenie na** cold hypersensitivity
o., **znieczulenie wywołane** cryoan(a)esthesia, cryoanalgesia
oziębłość płciowa frigidity, sexual frigidity, anaphrodisia
oziębły frigid
oznaczać 1) determine; 2) denote, designate
oznaczenie determination, assay

o. **chemiczne** chemical determination
o. **fagotypu** phagotyping
o. **fenotypu** phenotyping
o. **gazometryczne** gasometric determination, determination assay
o. **gęstości** densitometry
o. **grup krwi** blood grouping, determination of blood group
o. **ilościowe** quantitative determination
o. **jakościowe** qualitative determination
o. **kolorymetryczne** colorimetric determination
o. **kwasowości** acidimetry
o. **miareczkowaniem** titration, titrimetry
o. **objętości** volumetry
o. **radioimmunologiczne** radioimmunoassay
o. **radiokompetytywne** radiocompetitive determination
o. **wagowe** determination by weight
oznaczony determined
oznaka symptom, sign
oznakować label, tag
oznakowanie labelling, labeling (*am.*), tagging
oznakowany labelled, labeled (*am.*), tagged
ozon ozone
o., **usuwać z powietrza** deozonize
ozonator ozonizer
ozonek ozonide
ozonoskopia ozonoscopy
ozonować ozonize
ożyć return to live, be resuscitated
ożywiać animate, vivify, enliven, reanimate
ożywianie resuscitation, restoration to life after apparent death
ożywić resuscitate
ożywiony 1) resuscitated, restored to life; 2) lively, animated

P

pacha axilla, armpit, axil
pachwina groin, inguen
pachwinowy inguinal
pachydermia pachydermia, pachyderma
  p. krtani laryngeal pachydermia
  p. śluzówek mucosal pachydermia
paciorek bead
paciorkowaty moniliform (*bact.*)
paciorkowcowy streptococcal
paciorkowiec streptococcus (*pl.* streptococci)
  p. alfa-hemolityczny alpha-h(a)emolytic streptococcus, *Streptococcus viridans*
  p. beta-hemolityczny beta-h(a)emolytic streptococcus, *Streptococcus pyogenes*
  p. beztlenowy anaerobic streptococcus
  p. gamma-hemolityczny gamma-h(a)emolytic streptococcus
  p. kałowy *Streptococcus f(a)ecalis*, enterococcus
  p. mleczny *Streptococcus lactis*
  p. ropny *Streptococcus pyogenes*
  p. zapalenia płuc *Streptococcus pneumoniae, Diplococcus pneumoniae*, pneumococcus
  p. zieleniący *Streptococcus viridans*
pacjent p. chory
padaczka epilepsy, falling sickness
  p. akinetyczna akinetic epilepsy
  p. atoniczna atonic epilepsy, drop attacks
  p. audiogenna audiogenic epilepsy
  p. autonomiczna autonomic epilepsy, autonomic diencephalic epilepsy, vasomotor epilepsy, vasovagal epilepsy
  p. budzenia się matutinal epilepsy, epilepsy on awakening
  p. częściowa partial epilepsy, focal epilepsy
  p. częściowa ciągła epilepsia partialis continua, Kojewnikoff's epilepsy
  p. czołowa z pola zwrotnego adversive epilepsy
  p. fotogenna photogenic epilepsy
  p. gorączkowa febrile convulsions
  p. hakowa uncinate fits, uncinate epilepsy

  p. Jacksona Jacksonian epilepsy
  p. jednostronna unilateral epilepsy, hemiepilepsy, one-sided epilepsy, asymmetric epilepsy
  p. Kożewnikowa = p. częściowa ciągła
  p. metaboliczna metabolic epilepsy
  p. miokloniczna myoclonus epilepsy, Unverricht's disease, Lafora's disease
  p. muzykogenna musicogenic epilepsy
  p. napadów dużych grand mal epilepsy
  p. napadów małych petit mal epilepsy
  p. napadów skłonów nodding spasm, salaam convulsions, salaam spasms, salaam seizures
  p. napadów zgięciowych = p. napadów skłonów
  p. nocna nocturnal epilepsy
  p. objawowa symptomatic epilepsy, secondary epilepsy
  p. odruchowa reflex epilepsy
  p. odruchowa krtaniowa laryngeal epilepsy, cough epilepsy
  p. odruchowa wzrokowa photogenic epilepsy
  p. odruchowo-warunkowa conditioned-reflex epilepsy
  p. ogniskowa focal epilepsy, partial epilepsy, cortical epilepsy
  p. połowicza hemiepilepsy, unilateral epilepsy
  p. pourazowa post-traumatic epilepsy
  p. pozaśrodkowa postcentral gyrus epilepsy
  p. przedśrodkowa precentral gyrus epilepsy
  p. przymiesiączkowa catamenial epilepsy
  p. przysenna parahypnotic epilepsy
  p. psychomotoryczna psychomotor epilepsy, automatic epilepsy, temporal lobe epilepsy
  p. psychoruchowa = p. psychomotoryczna
  p. skroniowa temporal lobe epilepsy, psychomotor epilepsy

p. skrytopochodna idiopathic epilepsy, cryptogenic epilepsy, generalized epilepsy
p. środkowomózgowa centrencephalic epilepsy
p. światłoczuła photogenic epilepsy
p. uogólniona generalized epilepsy, grand mal epilepsy, major epilepsy
p. uogólniona pierwotna primary generalized epilepsy
p. uogólniona wtórna secondary generalized epilepsy
p. wegetatywna autonomic epilepsy, vasomotor epilepsy
p. wzgórzowa thalamic epilepsy
p. wskutek dotknięcia tap epilepsy
p. zamaskowana masked epilepsy, larval epilepsy
p. z aurą biegową procursive epilepsy
p. z napadami czuciowymi sensory epilepsy
p. z napadami poronnymi abortive epilepsy
p. z napadami skłonów infantile spasms, salaam spasms
p. z płata skroniowego temporal lobe epilepsy
padaczkopodobny epileptiform, epileptoid
padaczkowy epileptic
p. ekwiwalent epileptic equivalent, seizure equivalent
p. napad epileptic attack, epileptic fit, epileptic seizure
p. stan status epilepticus
p., ucieczka epileptic fugue
pajęczynówka arachnoidea, arachnoides
p., zapalenie arachnoiditis, arachnitis, leptomeningitis
p., zapalenie wokół skrzyżowania nerwów wzrokowych perichiasmatic arachnoiditis
p., zapalenie zarostowe adhesive arachnoiditis, leptomeningeal fibrosis
p., zapalenie zarostowe torbielowate cystic adhesive arachnoiditis
pajęczynówkowy arachnoidal, arachnoid
pakietowce (*pl*) *Sarcina* (*bact.*)
palacz smoker, tobacco smoker
p. palący intensywnie heavy smoker
palący (ból) burning (pain)
palce fingers, toes, digits
p. cienkie leptodactylism, abnormally slender fingers
p. maczugowate clubbed fingers (toes)
p. opadające stopy toe drop
p. pałeczkowate clubbed fingers, Hippocratic fingers, drum-stick fingers
p., przykurcz contracture of fingers, dactylospasm, dactylogryposis, dactylocampsis
p., przykurcz bolesny dactylocampsodynia

p., zrost syndactyly, webbed fingers (toes)
palcowy digital
palec finger, toe, digit
p., amputacja phalangectomy, finger (toe) amputation
p. biały white finger, dead finger, waxy finger
p., brak wrodzony adactylia, adactylism, ectrodactyly
p., czubek finger-tip
p. duży thumb
p. duży, zapalenie dnawe stawu cheiragra
p. gumowy finger-cot
p. mały little finger, fifth finger
p. młotkowaty hammer finger (toe), mallet finger (toe)
p., ochraniacz skórzany na finger-stall
p., odcisk finger-print, dactylogram
p. pierwszy thumb
p. przeskakujący trigger finger, jerk finger, snap finger, spring finger, lock finger, stuck finger
p. stopy toe
p. szpotawy digitus varus
p. wskazujący index finger, forefinger
palenie burning
p. tytoniu smoking
p. w żołądku heartburn, burning sensation in the stomach, pyrosis
p. zwłok cremation
paliatyw palliative procedure, palliative operation
paliatywny palliative
palić 1) burn; 2) smoke (tobacco)
palisada palisade, a row of elongated nuclei or cells
palisadowy palisade
p. układ palisade arrangement, palisade pattern
pallad palladium, Pd (*chem.*)
palmitooleinian palmitoleate
palmitynian palmitate, a salt of palmitic acid
palmitynowy palmitic
palnik burner
p. gazowy gas burner
palpacja palpation, touching, feeling
palpacyjny palpable
palpitacja palpitation, throbbing of the heart
paluch hallux, great toe
p. koślawy hallux valgus, intoe
p. młotowaty hammer toe, hallux malleus, hallux flexus
p. podwójny double hallux
p. szpotawy hallux varus
p. sztywny stiff toe, hallux rigidus, rigid hallux
p. zgięty hallux flexus, hammer toe
pałeczka 1) rod; 2) bacterium, rod (*bact.*)

p. czerwonki *Shigella*
p. duru, zakażenie salmonellosis
p. duru brzusznego *Salmonella typhi*
p. duru mysiego *Salmonella typhimurium*
p. duru rzekomego A *Salmonella paratyphi A*
p. duru rzekomego B *Salmonella paratyphi B, Salmonella schottmülleri*
p. duru rzekomego C *Salmonella paratyphi C, Salmonella hirszfeldi*
p. dżumy *Pasteurella pestis*
p. grypowa *Haemophilus influenzae*
p. hemolityczna *Haemophilus haemolyticus*
p. hemolizująca *Pasteurella haemolytica*
p. krwawa *Serratia marcescens*
p. krztuśca *Bordetella pertussis*
p. listeriozy *Listeria monocytogenes*
p. odmieńca pospolitego *Proteus vulgaris*
p. okrężnicy *Escherichia coli, bacterium coli,* colibacillus, colon bacillus
p. okrężnicy, obecność we krwi colibacill(a)emia
p. okrężnicy, obecność w moczu colibacilluria
p. okrężnicy, posocznica wywołana przez colisepsis
p. okrężnicy, toksemia wywołana przez colitox(a)emia
p. okrężnicy, zakażenie colibacillosis
p. oskrzelowa *Bordetella bronchiseptica*
p. otoczkowa *Klebsiella*
p. ozeny *Klebsiella ozaenae*
p. pochwowa *Haemophilus vaginalis*
p. ropy błękitnej *Pseudomonas aeruginosa,* blue pus bacterium, *Pseudomonas pyocyanea*
p. rzekomogrypowa *Haemophilus parainfluenzae*
p. rzekomokrztuścowa *Bordetella parapertussis*
p. szklana glass rod
p. twardzieli *Klebsiella rhinoscleromatis*
p. wrzodu miękkiego *Haemophilus ducreyi*
p. zapalenia płuc *Klebsiella pneumoniae*
pałeczkowatość palców clubbing of fingers (toes), hypertrophic pulmonary osteoarthropathy, acropachy
pałeczkowaty rod-shaped, bacilliform (*bact.*), baculiform, clubbed
pamięć memory
p. czuciowo-ruchowa kin(a)esthetic memory
p. dawnych wydarzeń remote memory
p. immunologiczna immunologic memory
p. świeża recent memory
p., trudność zapamiętywania retention defect
p., utrata amnesia

p. wsteczna retrograde memory
p. wzrokowa visual memory, eye memory
p., zaburzenia dysmnesia
p. zwiększona hypermnesia
pancytopenia pancytopenia
panewka acetabulum, cotylid cavity, cotyle
p., plastyka acetabuloplasty
p. stawowa łopatki glenoidal cavity
p., wycięcie acetabulectomy
panewkowy acetabular, cotyloid
panika panic
pankreatektomia pancreatectomy
pankreatocholangiografia pancreatocholangiography
p. wsteczna retrograde pancreatocholangiography
pankreatoduodenektomia pancreatoduodenectomy
pankreatoduodenostomia pancreatoduodenostomy
pankreatyna pancreatin
pankreozymina pancreozymin
pantotenian pantothenate
papaweryna papaverine
papier paper
p. do sączenia filter paper
p. higroskopijny absorption paper, bibulous paper
papierek paper, strip of paper
p. lakmusowy litmus paper
p. wskaźnikowy test paper
papierowy paper
papowawirus papovavirus
paproć fern
p. samcza *Aspidium filix mas,* male fern
paprotnik samczy *Dryopteria filix mas*
papuzica psittacosis, parrot fever, parrot disease
para 1) steam (*phys.*); 2) pair, couple
p. nasycona saturated steam
p. wodna water vapo(u)r, steam
p. zasad base pair
paraamyloidoza para-amyloidosis
parabioza parabiosis
paracenteza paracentesis, tapping
paracentralny paracentral
paradentoza parodontosis, periodontosis
paradontopatia parodontopathy, parodontosis, periodontosis
paradontoza = paradontopatia
parafazja paraphasia, paraphrasia, paragrammatism, pseudagrammatism, jargonaphasia
parafina paraffin
p. płynna liquid paraffin
paraformaldehyd paraformaldehyde
parainfluenza parainfluenza
parakeratoza parakeratosis

parakrynowy paracrine, paracrinic
paraliż = porażenie
paramedyczny paramedical
parametr parameter
paranoidalny paranoid, paranoiac
paranoik paranoiac
paranoja paranoia
p. alkoholowa alcoholic paranoia
p. pieniacza litigious paranoia, querulous paranoia
p. z urojeniami odniesienia self-referential paranoia
p. z urojeniami prześladowczymi persecutory paranoia
p. z urojeniami seksualnymi paranoia erotica
p. z urojeniami wynalazków paranoia inventoria
parapareza paraparesis; p. niedowład
paraplegia paraplegia; p. porażenie
paraproteina paraprotein
paraproteinemia paraprotein(a)emia
parasympatyczny = przywspółczulny
parasympatolityczny parasympatholytic
parasympatomimetyczny parasympathomimetic
parasympatotonia parasympathotonia, vagotonia
parathormon parathormone, parathyroid hormone
paratyreoidyna parathormone
parazytologia parasitology
parazytologiczny parasitologic
parazytoza parasitosis, infestation with parasites
parazytyzm parasitism, parasitosis
parcie tenesmus, ineffectual straining, ineffectual effort to def(a)ecate
p. bolesne painful tenesmus, painful straining
p. bolesne na mocz vesical tenesmus
p. bolesne na stolec rectal tenesmus
p. na mocz urgency
parenteralny parenteral
parestezja par(a)esthesia
p. kończyn acropar(a)esthesia
p. o charakterze kłucia pins-and-needles, acanth(a)esthesia
p. o charakterze mrowienia formication
p. o charakterze zdrętwienia numbness
p. połowicza hemipar(a)esthesia
pareza paresis
parkinsonizm parkinsonism
parkinsonowski parkinsonian
parność sultriness, stickiness of air, high vapour concentration in air
parny sultry, sticky
parodontologia parodontology

parodontometr parodontometer
parodontometria parodontometry
parodontopatia parodontopathy, chronic periodontitis, periodontal disease
p. dystroficzna dystrophic parodontopathy
p. głęboka deep parodontopathy, profound parodontopathy
p. powierzchowna superficial parodontopathy
p. zanikowa atrophic parodontopathy
p. zapalna inflammatory parodontopathy, periodontitis
parodontoza parodontosis, periodontosis
paroksyzm paroxysm, fit, seizure, attack
parować vaporize, evaporate
parowanie vaporization, evaporation
p. niewyczuwalne insensible water loss
parownica evaporating dish, vaporizer
parujący steaming, vaporous, fuming (acid)
pary (pl) vapo(u)rs, fumes (of metals or acid)
parzyć 1) pair, couple, mate (sex.); 2) burn (with flame), scald (with hot water or steam)
pas 1) belt, girdle; 2) zone, band
p. przepuklinowy truss
pasaż passage
p. bakterii passage of bacteria
p. komórek passage of cells
p. przewodu pokarmowego gastrointestinal passage (rtg)
p. seryjny serial passage
p. ślepy blind passage
pasażować pass
pasażowanie passage, passing
pasmo band, fascicle, cord, stria, chord, streak, tract, trabecula
p. naczyniaste angioid streak (of retina)
p. śledziony splenic trabecula
p. wzrokowe optic tract
pasożyt parasite
p. bezwarunkowy = p. bezwzględny obligatory parasite
p. chorobotwórczy pathogenic parasite
p. fakultatywny facultative parasite
p., gospodarz host, parasitifer
p. względny facultative parasite
pasożytnictwo parasitism
pasożytniczy parasitic
pasożytowanie parasitism, parasitosis
pasta paste
p. arsenowa arsenical paste (stom.)
p. borowinowa peat paste
p. do zębów toothpaste
p. epilacyjna depilatory paste
patobiologia pathobiology, pathophysiology
patofizjologia pathophysiology, physiopathology, functional pathology

patogen pathogen, a pathogenic factor
patogenetyczny pathogenic, pathogenetic, morbigenous, nosopoietic
patogeneza pathogenesis, pathogeny, pathogenesy
patogenność pathogenicity
patogenny pathogenic, pathogenetic
patognomoniczny pathognomonic, pathognostic, characteristic of a disease
patognostyczny pathognostic, pathognomonic
patolog pathologist
patologia pathology
  p. komórkowa cytopathology, cellular pathology
  p. molekularna molecular pathology
  p. narządowa organ pathology, special pathology
  p. porównawcza comparative pathology
patologiczny pathologic, pathological
patomorfologia pathomorphology
paznokcie (*pl*) nails
  p., bielactwo leuconychia, leukonychia
  p., grzybica onychomycosis, parasitic onychia, ringworm of the nails
  p., łamliwość brittleness of the nails, onychorrhexis
  p. łyżeczkowate koilonychia, spoon nails
  p., rozwarstwianie się splitting of nails, onycholysis
  p. wklęsłe koilonychia, spoon nails, celonychia
paznokieć nail
  p., korzeń root of the nail, radix of the nail
  p., łożysko nail bed, matrix of the nail, onychostroma
  p., macierz matrix of the nail, nail bed
  p., obłączek moon of a nail, lunula
  p., obrąbek naskórkowy nail fold, nail wall, eponychium
  p. palca nogi toenail
  p. palca ręki fingernail
  p., płytka nail plate
  p. rozwarstwiony schizonychia, onychoschisis, split nail
  p., wał nail wall, nail fold, eponychium
  p. wklęsły spoon nail
  p. wrośnięty ingrown nail, ingrowing nail, onyxis
  p., wycięcie onychectomy, ablation of nail
  p., zapalenie okołopaznokciowe paronychia, panaritium, felon, whitlow; *p. za-strzał*
pączek bud (*bot.*, *embr.*), gemma (*bot.*, *embr.*)
pączkować gemmate, bud
pączkowanie gemmation, budding, blastogenesis
pchła flea, *Siphonaptera*, *Pulex*

pean Pean's forceps
pederastia p(a)ederasty
pediatra p(a)ediatrician, p(a)ediatrist
pediatria p(a)ediatrics, p(a)ediatry
pedofilia p(a)edophilia
pelagra pellagra, endemic erythema, Lombardy leprosy, maidism
peletka pellet
pelikula pellicula, pellicle
pelota pad of a truss
pełnokrwistość plethora
pełnoletni major, mature, of age
pełnosprawny able-bodied, fit
pełzak am(o)eba
  p. czerwonki *Entamoeba histolytica*, *Amoeba dysenteriae*
  p. okrężnicy *Entamoeba coli*, *Amoeba coli*
pełzakobójczy am(o)ebacide, am(o)ebicidal, am(o)ebicide
pełzakowica am(o)ebiasis
pełzakowy am(o)ebic
pemfigoid pemphigoid
  p. bliznowaciejący mucosal pemphigoid
penalizacja penalization (*ophth.*)
penetracja penetration
penicylamina penicillamine
penicylina penicillin
  p. benzatynowa benzathine penicillin C
  p. benzylowa benzylpenicillin, penicillin G
  p. chloroprokainowa chloroprocaine penicillin
  dwuhydropenicylina dihydropenicillin F
  p. krystaliczna crystalline penicillin
  p. krystaliczna buforowana buffered crystalline penicillin G
  p. prokainowa procaine penicillin G
penicylinaza penicillinase
penicylinooporny penicillin-resistant, penicillin-fast
penicylinowrażliwy penicillin sensitive
pentalogia Fallota Fallot's pentalogy
pentaploidia pentaploidy
pentoza pentose
pentozuria pentosuria
  p. pokarmowa alimentary pentosuria
  p. samoistna essential pentosuria, primary pentosuria
pepsyna pepsin
  p., niedobór hypopepsia
pepsynogen pepsinogen
pepton peptone
peptonizacja peptonization
peptonowy peptonic
peptyd peptide
  p. przedsionkowy sodopędny atrial natriuretic peptide, atriopeptide
peptydaza peptidase
peptyzacja peptization

percepcja perception
percepować perceive
perforacja perforation
perforacyjny perforative
perforować perforate
perfuzja perfusion
p. miejscowa regional perfusion
perhydrol hydrogen peroxide, perhydride
perilimfa perilymph
perinatologia perinatology
periodyczny periodic
periodyka periodicity
p. Wenckebacha Wenckebach's period
periostoza periostosis
perkolator percolator
perlak cholesteatoma
p. rzekomy pseudocholesteatoma
perła pearl
peroksydaza peroxidase
perseweracja perseveration
p. ruchowa palikinesia
p. słowna palilalia, palinphrasia, paliphrasia
per vias naturales through the natural passages, by natural ways
perykarion perikaryon
perymetr perimeter
p. łukowy arc perimeter
perymetria perimetry
perystaltyka peristalsis, peristaltic movement, vermiform movement
p. wsteczna reversed peristalsis
perytonizować peritonize, to cover with peritoneum
pestycyd pesticide
pesymizm pessimism
petocja petechia
petocjowy petechial
pęcherz bladder, urinary bladder, vesica (a-
nat.); bulla, blister (derm.)
p. atoniczny atonic bladder, with loss of
muscle tonus
p. autonomiczny autonomic bladder,
a bladder with periodic involuntary,
voiding
p., badanie radiologiczne p. cystografia,
cystoradiografia
p. beleczkowaty trabecular bladder, fasciculate bladder
p., brodawczak papilloma of the bladder
p., czynnościowe zaburzenia nervous bladder, nervous bladder dysfunction
p., dno base of the bladder, fundus of the
bladder
p. i cewka, zapalenie cysto-urethritis
p. i medniczki, zapalenie cystopyelitis
p. i moczowody, zapalenie cystoureteritis
p., kamica cystolithiasis

p., kamień cystolith, vesical calculus
p., kamień, usunięcie chirurgiczne cystolithectomy, cystolithotomy
p., krwotok z cystorrhagia
p., krwotok powolny z cystostaxis, oozing
of blood into the bladder
p., kurcz cystospasm
p. marski contracted bladder
p., medniczki i nerki, zapalenie cystopyelonephritis
p., nacięcie cystotomy, vesicotomy
p., nacięcie drogą brzuszną cystidolaparo-
tomy
p., nacięcie nadłonowe suprapubic cystotomy, epicystotomy
p., nacięcie przez krocze hypocystotomy,
perineal cystotomy
p., nacięcie przez odbytnicę proctocystotomy
p., nacięcie przez pochwę colpocystotomy
p., nacięcie szyi (pęcherza) cystidotrachelotomy, cystotrachelotomy, cystoauche-
notomy
p. neurogenny neurogenic bladder, defective functioning of the bladder due to
impaired innervation
p. odhamowany uninhibited bladder
p. odnerwiony czuciowo sensory paralytic
bladder
p. odruchowy reflex bladder, autonomic
bladder
p. olbrzymi megabladder, megalocystis,
overdistended bladder
p., opróżnianie bladder voiding
p., plastyka cystoplasty
p. płodowy bag of waters, amniotic sac
p., płukanie flushing of bladder, cystoclysis,
vesicoclysis, bladder lavage
p., podrażnienie irritable bladder, cysterethism, nervous bladder
p., podstawa base of bladder
p., pomiar ciśnienia w p. cystometria
p., porażenie cystoplegia, cystoparalysis
p., powodowanie występowania na skórze
(pryszczenie) blistering
p., pokryty blistered, bullate
p., przepuklina cystocele, vesicocele, vesical
hernia
p., przepuklina pęcherzowo-cewkowa cys-
to-urethrocele
p., przepuklina pęcherzowo-jelitowa cysto-
-enterocele
p., przepuklina pęcherzowo-odbytnicza
proctocystocele
p., przepuklina pęcherzowo-pochwowa colpocystocele, vaginal cystocele
p., przepuklina pęcherzowa przez pierścień
udowy cystomerocele

p., **przepuklina pęcherzowo-sieciowa** cysto-epiplocele

p., **przeszkoda w odpływie** bladder outflow obstruction

p., **przyszycie do ściany brzucha** cystopexy, cystoventropexy

p., **rak twardy** cystoscirrhus

p. **rdzeniowy (kontrolowany przez rdzeń)** cord bladder

p. **rozedmowy (płuc)** emphysematous bleb, emphysematous bulla

p., **rozszerzenie** dilation of the bladder, distension of the bladder, cystectasia, cystauxe

p., **stwardnienie** cystosclerosis

p., **stwardnienie szyi** sclerosis of the bladder neck

p., **szczelina** cystoschisis, schistocystis

p. **sztuczny** artificial bladder

p., **szyja** bladder neck, collum of the bladder

p., **szyja, zapalenie** cystitis colli, cystauchenitis

p., **transiluminacja** cystodiaphanoscopy

p., **trójkąt** vesical trigone, trigonum of the bladder

p., **umocowanie** fixation of the bladder, cystopexy, vesicofixation

p., **wycięcie** cystectomy

p., **wydzielanie śluzu z (śluzotok)** cystorrh(o)ea

p., **wynicowanie wrodzone** bladder ectopia, extrophy of the bladder

p., **wytworzenie przetoki** cystostomy, urine diversion

p., **wytworzenie przetoki nadłonowej** suprapubic cystostomy, suprapubic urinary diversion

p., **zamknięcie przetoki pęcherzowo-pochwowej operacyjne** cystelytroplasty

p., **wziernik** p. cystoskop

p., **wziernikowanie** p. cystoskopia

p., **zanik** cystatrophy

p., **zapalenie** cystitis

p., **zapalenie błoniaste** pseudomembranaceous cystitis

p., **zapalenie gruczołowe** glandular cystitis

p., **zapalenie grudkowe** follicular cystitis

p., **zapalenie gruźlicze** tuberculous cystitis

p., **zapalenie krwotoczne** h(a)emorrhagic cystitis

p., **zapalenie nadpęcherzowe** epicystitis

p., **zapalenie nieżytowe** catarrhal cystitis

p., **zapalenie odmowe** emphysematous cystitis

p., **zapalenie okołopęcherzowe** pericystitis, paracystitis

p., **zapalenie oskorupiające** encrusted cystitis

p., **zapalenie polekowe** drug-induced cystitis, chemical cystitis

p., **zapalenie popromienne** radiation-induced cystitis

p., **zapalenie śródmiąższowe** interstitial cystitis, Hunner's ulcer

p., **zapalenie torbielkowate** cystic cystitis

p., **zapalenie wrzodziejące** ulcerative cystitis

p., **zapalenie zgorzelinowe** gangrenous cystitis

p., **zapalenie ziarniste** granular cystitis

p., **zapalenie złuszczające** exfoliative cystitis

p., **zespolenie pęcherzowo-esicze** vesicosigmoidostomy, cystosigmoidostomy

p., **zespolenie pęcherzowo-odbytnicze** cystoproctostomy, cystorectostomy, vesicorectostomy

p., **zespolenie pęcherzowo-okrężnicze** cystocolostomy

p., **zeszycie** cystorrhaphy

pęcherzowy vesical, cysto-, bladder

p. **zgłębnik** bladder sound, bladder probe

pęcherzyca pemphigus

p. **bujająca** pemphigus vegetans, Neumann's disease

p. **gazowa jelit** pneumatosis cystoides intestinalis

p. **gazowa pochwy** emphysematous colpitis

p. **liściasta** pemphigus foliaceus

p. **łagodna rodzinna przewlekła** benign familial chronic pemphigus, Hailey and Hailey disease

p. **rumieniowata** pemphigus erythematosus, Senear-Usher disease

p. **rzekoma** pemphigoid

p. **rzekomobłoniasta** diphtheritic pemphigus, croupous pemphigus

p. **zakaźna** contagious pemphigus, Manson's pyosis

p. **zgorzelinowa** pemphigus gangrenosus

p. **zwykła** pemphigus vulgaris

pęcherzyk 1) vesicle, follicle, alveolus; 2) bladder, cyst; 3) blister, bleb (*derm.*); 4) bubble (of gas)

p. **cytoplazmatyczny** cytoplasmic vesicle

p. **gazu w płynie** bubble

p. **Graafa** Graafian follicle, vesicular ovarian follicle

p. **gruczołowy** glandular follicle

p. **jajnikowy** ovarian follicle

p. **jajnikowy atretyczny** atretic ovarian follicle

p. **jajnikowy bez jajeczka** anovular ovarian follicle

p. jajnikowy dojrzały mature (secondary) ovarian follicle

p. jajnikowy dojrzewający primary ovarian follicle

p. jajnikowy wielojajeczkowy polyovular ovarian follicle

p. lizosomalny lysosomal vesicle

p. płucny alveolus (*pl.* alveoli), air vesicle, air sac, pulmonary alveolus

p. płucny, zapalenie ostre acute pulmonary alveolitis

p., powstawanie vesiculation

p. presynaptyczny presynaptic vesicle

p. skórny ropiejący vesicopustule

p. synaptyczny synaptic vesicle

p. szyjkowy cervical follicle

p. tarczycy thyroid follicle

p. żółciowy gallbladder, cholecyst, cholecystis

p. żółciowy, badanie radiologiczne (*p.* **cholecystografia**) x-ray examination of the gallbladder

p. żółciowy, ból cholecystalgia

p. żółciowy, choroba cholecystopathy

p. żółciowy, dyskineza dyskinetic cholecystopathy, spastic cholecystopathy, dyskinesis of the gallbladder

p. żółciowy, kamica cholecystolithiasis

p., żółciowy, kamień gallbladder calculus, cholecystolith

p. żółciowy, kruszenie kamieni w cholecystolithotripsy, crushing of gallstones in unopened gallbladder

p. żółciowy, nacięcie cholecystotomy

p. żółciowy nadmiernie ruchomy excessively mobile gallbladder, wandering gallbladder

p. żółciowy, odnoszący się do cholecystic

p. żółciowy, pobudzający skurcz cholecystokinetic, cholecystagogic

p. żółciowy, (środek) pobudzający skurcz cholecystagogue

p. żółciowy, przyszycie do jelita cholecystenterorrhaphy

p. żółciowy, przyszycie do ściany brzucha cholecystopexy

p. żółciowy, rozszerzenie cholecystectasia

p. żółciowy włóknisto-zanikowy fibrous atrophic gallbladder

p. żółciowy, wodniak hydrocholecystis, dropsy of the gallbladder, cholicele

p. żółciowy, wycięcie cholecystectomy

p. żółciowy wyłączony non-functioning gallbladder (*rad.*)

p. żółciowy, wytworzenie przetoki cholecystostomy

p. żółciowy, zapalenie cholecystitis

p. żółciowy, zapalenie okołopęcherzykowe pericholecystitis

p. żółciowy, zapalenie ostre acute cholecystitis

p. żółciowy, zapalenie przewlekłe chronic cholecystitis

p. żółciowy, zapalenie rozedmowe emphysematous cholecystitis

p. żółciowy, zeszycie cholecystorrhaphy

p. żółciowy, złogi w concretions in the gallbladder

p. żółciowy, zwiotczenie cholecystatony, atonic gallbladder

p. Nabotha Nabothian cysts, Nabothian follicles, Nabothian glands

p. nasienne seminal vesicles, seminal capsules, spermatocysts

p. nasienne, badanie radiologiczne vesiculography

p. nasienne i gruczoł krokowy, zapalenie vesiculoprostatitis

p. nasienne, nacięcie spermatocystotomy, vesiculotomy, incision into the seminal vesicles

p. nasienne, wycięcie spermatocystectomy, vesiculectomy

p. nasienne, zapalenie spermatocystitis, vesiculitis

pęcherzykowy vesicular, follicular, alveolar

pęczek bundle, fascicle, fasciculus; *p. też* **droga**

p. mięśniowy muscle bundle

p. przedsionkowo-komorowy atrioventricular bundle, His bundle, atrioventricular fascicle

p. przedsionkowo-komorowy, odnoga prawa, lewa right, left bundle branch

p. przedsionkowo-komorowy, wiązka odnogi division of bundle branch

p. ścięgna tendon bundle

pęczki fasciculi

pęczkowy fascicular, pertaining to a bundle

pęcznieć swell, intumesce, become turgid

pęcznienie swelling, turgescence, intumescence

pęd 1) momentum (*phys.*); 2) sprout, shoot (*bot.*)

pędzlak Penicillium (*bot.*)

pędzlować swab

pędzlowanie swabbing

pękać burst, crack, split, rupture

pęknięcie rupture, break, breakage, crack, split, burst, rhagade, disruption

p. aorty rupture of the aorta, aortoclasia

p. błon płodowych rupture of the membranes, amniorrhexis

p. błony bębenkowej rupture of drum membrane

p. błony dziewiczej hymen rupture

p. brodawek sutkowych nipple rupture
p. chromatydy chromatid break
p. chromosomu chromosome break
p. dwunastnicy zaotrzewnowe retroperitoneal duodenal rupture
p. jajowodu tubal rupture
p. jelita enterorrhexis
p. kości fracture without dislocation
p. krocza perineal rupture
p. macicy metrorrhexis
p. mięśnia myorrhexis
p. naczynia angiorrhexis
p. namiotu móżdżku rupture of the tentorium
p. nerki kidney rupture
p. pęcherza moczowego rupture of the bladder
p. pępowiny omphalorrhexis
p. pochwy vaginal rupture
p. serca cardiorrhexis, cardiac rupture
p. skóry dermatorrhexis
p. sromu vulvar rupture
p. szyjki cervical rupture
p. ścięgna tendon rupture
p. śledziony rupture of the spleen
p. tętnicy arteriorrhexis, rupture of an artery
p. urazowe traumatic rupture, posttraumatic rupture
p. wątroby hepatorrhexis, rupture of the liver
p. wyrostka robaczkowego rupture of the appendix
p. żołądka rupture of the stomach, gastrorrhexis
p. żyły rupture of vein, phleborrhexis
pępek navel, umbilicus, omphalos
p., krwawienie z omphalorrhagia
p., pęknięcie omphalorrhexis
p., przepuklina umbilical hernia, omphalocele
p., wycięcie omphalectomy
p., wynicowanie wrodzone omphalocele
p., zapalenie omphalitis
p., zapalenie żył omphalophlebitis
p, żylakowatość varicomphalus
pępkowaty umbiliform, navel-shaped
p., wytworzenie się wgłębienia umbilication
pępkowy umbilical, omphalic
pępowina umbilical cord, navel-string, funiculus umbilicalis
p. nadmiernie długa redundant umbilical cord
p., odcięcie omphalotomy
p. skręcona twisted umbilical cord
p. zapętlona looped umbilical cord
p., zmiażdżenie omphalotripsy

pępowinowy umbilical, related to umbilical cord
pęseta pincet, pincette, pincers, tweezers; **p. pinceta**
pęta (pl) **ścięgien** vincula of the tendons
pętla loop, noose, ansa (anat.)
p. do polipów cold snare for polypectomy
p. do wyciągów traction loop
p. druciana wire loop, oese
p. galwanokaustyczna hot snare, galvanocaustic snare
p. gamma gamma loop, Granit's loop
p. jelitowa bowel loop, intestinal loop
p. nefronu nephronic loop, nephronic ansa, Henle's loop
p. odprowadzająca efferent loop
p. platynowa platinum loop, oese
p. włośniczkowa capillary loop
p. włośniczkowa śródbrodawkowa intrapapillary capillary loop
p. wydłużona (jelitowa) redundant loop
pętlowy loop, ansiform
pęto ścięgna vincum of a tendon
piana foam, froth
p., usuwanie despumation
piasek sand, sand bodies, psammoma bodies
p. moczowy urinary sand
p. nerkowy urinary sand, urinary precipitate
piaskownica sand-blasting machine (stom.)
p., używać sand-blast
piastunka dry nurse
piaszczak psammoma, acervuloma, sand tumo(u)r, angiolithic sarcoma
piaszczakorak psammocarcinoma
picie drinking
p. nadmierne polypsia, polydipsia
p. niewystarczające oligoposia, oligodipsia
p. problemowe problem drinking
piec 1) oven, stove; 2) bake
p. dentystyczny dental furnace (for firing porcelain)
piecza care, caretaking
pieczenie burning sensation
p. w żołądku heartburn, pyrosis
pieg freckle, lentigo
piegowaty freckled
piekący burning
pielęgnacja nursing care, nursing
pielęgniarka nurse
p. bez dyplomu practical nurse
p. dyplomowana graduate nurse
p. dyżurna nurse on duty
p. dziecięca child's nurse
p. odcinkowa ward nurse, charge nurse
p. oddziałowa departmental nurse
p. odwiedzająca chorych w domu visiting nurse, commuting nurse

p. ogólna general duty nurse
p. operacyjna operating room nurse, theatre nurse (in Great Britain)
p. pomocnicza auxiliary nurse
p. przełożona head nurse, matron
p. rejonowa district nurse
p. społeczna community nurse
p. szkoląca się student nurse
p. środowiskowa community nurse, health nurse, public health nurse
p. w okresie próbnym przed szkołą probationer nurse
p. zajmująca się chorymi sick nurse
pielęgniarski nursing
p. odcinek nursing unit
p. personel nursing staff
p., stanowisko nurse's station
pielęgniarstwo nursing profession
pielęgniarz male nurse
pielęgnować nurse, care, tend, attend
pielęgnowanie nursing care
p. chorych care of the sick, care of patients
p. noworodków care of newborns
p. pooperacyjne postoperative care
p. przedoperacyjne preoperative care
pielografia pyelography
p. przezskórna percutaneous pyelography
p. wstępująca retrograde pyelography, ascending pyelography, pelviureterography
p. zstępująca descending pyelography
pielogram pyelogram
pielolitotomia pyelolithotomy
pieloplastyka pyeloplasty
pielostomia pyelostomy
pielotomia pyelotomy
pieluszka napkin, diaper
pieniactwo litigation mania
pienić się foam, froth, effervesce
pieniek zęba tooth stump
pień trunk, stem, stalk
p. błędny vagal trunk
p. lędźwiowo-krzyżowy lumbosacral trunk (nervous)
p. płucny pulmonary trunk (of pulmonary artery)
p. ramienno-głowowy brachiocephalic trunk, innominate artery
p. trzewny c(o)eliac trunk, c(o)eliac artery, c(o)eliac axis
p. współczulny sympathetic trunk
pieprzyk mole, beauty spot
piersiowy thoracic, thoracal, pectoral, chest
pierś breast
p., karmienie breast feeding
p., karmiony breast-fed
p., nadwrażliwość dotykowa irritable breast
p., odstawianie od weaning

pierścieniowy annular, ring-shaped, cyclic
pierścień ring, annulus, anulus, cycle (*chem.*)
p. chłonny gardła lymphoid ring, tonsillar ring, Waldeyer's ring
p. heterocykliczny heterocyclic ring
p. homocykliczny homocyclic ring
p. izocykliczny isocyclic ring
p., plastyka annuloplasty
p. tchawicy tracheal ring
p. włóknisty anulus fibrosus (of the heart or intervertebral disc)
p., zeszycie annulorrhaphy
pierwiastek 1) element (*chem.*); 2) root (*math.*)
p. kwadratowy square root
p. promieniotwórczy radioactive element, radioelement
p. sześcienny cube root
p. śladowy trace element
p., wyciągać extract the root
pierwiastka primigravida, unigravida
pierworodny first-born
pierwopodówka primipara
pierwotniak protozoon
pierwotny primary, primitive, primordial (*embr.*), essential
piezoelektryczność piezoelectricity
pięciosiarczek pentasulphide
pięciotlenek pentoxide
pięciowartościowy pentavalent
pięciozasadowy pentabasic
pięta heel, calcaneum
piętowy calcaneal, calcanean, heel
pigmentacja pigmentation, colo(u)ration
p. nadmierna hyperpigmentation, chromatism
pigmentowany pigmented
pigułka pill
p. duża bolus
p. mała pellet, pillet, pilule, parvule, granule
p., ruch kręcenia pill-rolling (in parkinsonism)
pijany drunk, drunken, intoxicated, tipsy
pijaństwo alcoholism, habitual drinking
p. nałogowe alcohol addition, habitual drinking
p. okresowe periodic drinking, dipsomania
piknolepsja pyknolepsy
piknometr pyknometer, density bottle
piknoza pyknosis
pikrynowy picric
pilokarpina pilocarpine
pilotowy pilot
p., badanie pilot investigation, pilot trial
piła saw
p. do amputacji amputating saw
p. druciana wire saw
p. łańcuszkowa chain saw

p. podskórna subcutaneous saw
p. stomatologiczna separating saw
pinceta pincet, pincette, forceps, tweezer
p. do opatrunków dressing forceps
p. epilacyjna epilating forceps
p. torebkowa capsule forceps
p. uszna ear forceps
piodermia pyoderma
p. przewlekła brodawkowata wrzodziejąca chronic papillary ulcerative pyoderma
p. przewlekła wrzodziejąca chronic ulcerative pyoderma
p. zgorzelinowa pyoderma gangrenosum
pionizacja 1) tilting a patient on a tilting table to erect position; 2) assuming of erect position by man
piorunujący fulminant, fulminating
piperazyna piperazine
piperydyna piperidine, hexahydropyridine
pipeta pipette, pipet
p. automatyczna automatic measuring pipette
p. do pobierania próbek sampling pipette
p. z podziałką graduated pipette, measuring pipette
piramida pyramid
p. kości skroniowej petrous pyramid
p. nerkowa renal pyramid
pirofosfataza pyrophosphatase
pirofosforan pyrophosphate
pirogen pyrogen
p. bakteryjny bacterial pyrogen
p. tkankowy tissue pyrogen
p. wirusowy viral pyrogen
pirogronowy pyruvic
pirokatechina pyrocatechin, catechol, pyrocatechol
pirol pyrrole
pirolaza pyrrolase
pirolidyna pyrrolidine
piromania pyromania, a morbid impulse to set fire
pirydoksal pyridoxal
pirydoksyna pyridoxine
pirydyna pyridine
pirymidyna pyrimidine
pisanie writing
p., utrata zdolności agraphia
pistel pestle; *p. tłuczek (pharm.)*
piszczel tibia, shin bone, tibial bone
p. szablasta sabre tibia
piszczelowy tibial
piśmiennictwo literature, references
p., przegląd literature survey, literature review
placebo placebo
plama spot, macula, stain, path, blot, bloth

p. barwnikowa na twarzy chloasma, melasma, melanoderma, moth path
p. barwy kawy z mlekiem café au lait spot
p. opadowa livor, hypostatic blotch, livid postmortem blotch
p. pośmiertna postmortem suggilation
p. próchnicza carietic spot
p. skórna w ciąży cyasma, chloasma uterina
p. soczewicowata lentigo
p. soczewicowata złośliwa lentigo maligna
plamica purpura, peliosis
p. alergiczna allergic purpura, anaphylactoid purpura
p. brzuszna abdominal purpura (of Henoch)
p. gośćcowa purpura rheumatica, purpura of Henoch-Schönlein, purpura nervosa
p. krwotoczna h(a)emorrhagic purpura, land scurvy
p. małopłytkowa thrombocytopenic purpura, thrombopenic purpura, Werlhof's disease, land scurvy
p. polekowa drug-induced purpura
p. postępująca barwnikowa progressive pigmentary dermatosis, Schamberg's disease
p. trombocytolityczna thrombocytolytic purpura
p. wątroby peliosis of the liver, hepatic peliosis
p. zakrzepowa małopłytkowa thrombotic thrombocytopenic purpura, Moschkowitz' disease
plamienie (międzymiesiączkowe) spotting
plamisto-grudkowy maculopapular
plamisto-rumieniowy maculoerythematous
plamistość maculation, mottling
p. błony śluzowej pęcherza i moczowodów malakoplakia
p. kości osteopoikilia, osteopetrosis
plamisty maculate, macular, spotted, mottled, speckled, blotched
plamka macula, speckle, spot
p. gęsta macula densa (of the convoluted renal tubule)
p. Kiesselbacha Kiesselbach's area
p. przylegania macula adherens, desmosome
p. ślepa blind spot
p. zwierająca macula adherens, desmosome
p. żółta macula lutea, retinal macula, yellow spot
p. żółta, zwyrodnienie macular degeneration, maculopathy
p. żółta, zwyrodnienie dziedziczne heredomacular degeneration, hereditary macu-

lar degeneration, tapetoretinal degeneration
p. żółta, zwyrodnienie dziedziczne u dorosłych adult heredomacular degeneration, Behr's disease
p. żółta, zwyrodnienie dziedziczne u dzieci cystic heredomacular degeneration, vitelliform degeneration, Best's disease
p. żółta, zwyrodnienie tapetosiatkówkowe tapetoretinal degeneration
p. żółta, zwyrodnienie torbielowate dziedziczne cystic heredomacular degeneration
plamkowy macular
plaster plaster, emplastrum
p. gorczyczny mustard plaster, sinapism
p. na odciski corn plaster
p. ołowiowy lead plaster, litharge
p. pryszczący blistering plaster, vesicatory, vesicant plaster
p. przylepny sticking plaster
plastyczność plasticity
plastyka plasty, reconstructive operation, plastic operation
p. cewki moczowej urethroplasty
p. chrząstki chondroplasty
p. czaszki cranioplasty
p. dziąseł gingivoplasty
p. jajowodu salpingoplasty
p. jamy ustnej stomatoplasty
p. kąta szpary powiekowej canthoplasty
p. klatki piersiowej thoracoplasty
p. kości osteoplasty
p. krocza perineoplasty
p. narządu organoplasty
p. nerwu neuroplasty
p. nosa rhinoplasty
p. nosa i wargi rhinochiloplasty, rhinocheiloplasty
p. odbytnicy i pochwy proctocolpoplasty
p. odźwiernika pyloroplasty
p. oskrzela bronchoplasty
p. pochwy i krocza colpoperineoplasty
p. podniebienia uranoplasty, palatoplasty
p. powieki blepharoplasty, tarsoplasty
p. skóry dermatoplasty
p. spojówki plastic operation of the conjunctiva
p. stawu arthroplasty
p. szyjki macicy cervicoplasty, tracheloplasty
p. ścięgna tenoplasty, tenontoplasty
p. tchawicy tracheoplasty
p. wargi chiloplasty, cheiloplasty
p. wyrostka zębodołowego alveoloplasty
platybazja platybasia
platyna platinum
platynawy platinous
platynowy platinic

plazma plasma, plasm
p. jądrowa karyoplasm
p. krwi blood plasma, plasma
plazmatyczny plasmatic, plasmic
plazmid plasmid, paragene
plazmina plasmin
plazminogen plasminogen
plazmocyt plasmacyte, plasma cell, plasmocyte
plazmocytemia plasmacyt(a)emia, plasmacytosis, plasmocytosis
plazmocytoma multiple myeloma, plasmacytoma, plasmocytoma, plasmoma
plazmocytoza plasmacytosis, plasmocytosis
plazmodium (zarodziec) plasmodium
plazmogen plasmagen
plazmoliza plasmolysis
plazmowy plasmic, plasmatic
pląsawica chorea
p. ciężarnych chorea gravidarum, chorea in pregnancy
p. dziedziczna hereditary chorea, Huntington's chorea
p. gośćcowa rheumatic chorea, Sydenham's chorea
p. histeryczna chorea major, epidemic chorea, hysterical chorea
p. Huntingtona Huntington's chorea, chronic chorea, chronic progressive chorea, degenerative chorea, hereditary chorea
p. miażdżycowa arteriosclerotic chorea, senile chorea
p. mniejsza chorea minor, Sydenham's chorea
p. połowicza hemichorea, hemilateral chorea
p. włókienkowa fibrillary chorea, Morvan's chorea
p. zwykła chorea minor, Sydenham's chorea
pląsawiczy choreic, choreatic, choreal
plecy (*pl*) back, dorsum
p., ból backache
p. okrągłe rounded back, hyperkyphosis
pleksalgia plexalgia, plexus neuralgia
plemnik spermatozoon, sperm, sperm cell
p., aglutynacja spermagglutination
p., martwe w nasieniu necrozoospermia, necrospermia
p., prawidłowe w nasieniu normozoospermia
p., środek plemnikobójczy spermicide, spermatocide, spermicidal agent
p., rozpad spermatolysis
p., wytwarzający spermiogenic, spermiogenous, spermatogenic
p., wytwarzanie spermiogenesis, spermatogenesis

p., zaburzenia budowy dyszoospermia
p., zmniejszenie liczby w nasieniu oligospermia, oligospermatism
plemnikobójczy spermicidal, spermatocidal
plemnikowy spermatozoal, spermatozoan
pleocytoza pleocytosis, cytosis
pleomorfizm pleomorphism
pleśniaki *(pl)* Zygomycetes, Phycomycetes
p., zakażenie phycomycosis
pleśniawki *(pl)* aphthae, thrush, soor
pleśniawkowy aphthous
pleśnieć mo(u)ld, get mo(u)ldy
pleśń mo(u)ld, mildew
pletyzmografia plethysmography
p. całego ciała whole body plethysmography, aeroplethysmography
pletyzmogram plethysmogram
pleurocenteza pleurocentesis
pleuroparietopeksja pleuroparietopexy
pleuroskopia pleuroscopy
plomba filling
p. dentystyczna filling, dental filling
plombować fill, insert a filling
pluć spit
pluton plutonium, Pu *(chem.)*
plwocina sputum, expectorated matter, spittle
p. krwawa bloody expectoration, bloody sputum
p. odkrztuszana expectoration
p. pienista foamy sputum, frothy sputum, albuminoid sputum
p. prątkododatnia Koch-positive sputum
p. prątkoujemna Koch-negative sputum
p. rdzawa rusty sputum
p. ropna purulent sputum
p. śluzowo-ropna mucopurulent sputum
płacik lobule, lobulus
p. korowy renal cortical lobule
p. wątroby hepatic lobule
płacikowy lobular, lobulate, lobulated
płacz weeping
p. przymusowy forced weeping, involuntary weeping
płaski flat
płaskogłowie platycephaly, platycrania
płaskogłowy platycephalus
płaskokomórkowy squamous cell, planocellular
płaskopodstawie platybasia
płaskostopie platypodia, flat feet
płaskość flatness
p. trzonów kręgów platyspondylia, platyspondyllis
płasko-wklęsły planoconcave
płasko-wypukły planoconvex
płaszcz pallium, brain mantle, cerebral cortex
p. nowy neopallium, neocortex

p. stary archipallium, archicortex
płaszczyzna plane, a flat surface
p. cieśni miednicy pelvic plane of least dimensions, plane of midpelvis
p. czołowa frontal plane, coronal plane
p. czołowo-potyliczna fronto-occipital plane *(obstetr.)*
p. jarzmowo-ciemieniowa zygomatico-parietal plane *(obstetr.)*
p. padania plane of incidence (of light)
p. pionowa vertical plane
p. pozioma horizontal plane, transverse plane
p. podpotyliczno-czołowa suboccipitofrontal plane *(obstetr.)*
p. próżni miednicy plevic plane of greatest dimensions, wide plane
p. strzałkowa sagittal plane, midline plane, median plane
p. środkowa ciała sagittal plane, median plane, midline plane
p. wchodu miednicy pelvic plane of inlet, superior strait, apertura pelvis superior
p. wieńcowa coronal plane, frontal plane
p. wychodu miednicy pelvic plane of outlet, inferior strait, apertura pelvis inferior
p. zgryzowa bite plane, occlusal plane
płat 1) lobe, lobus *(anat.)*; 2) flap *(chir.)*
p. arterializowany artery flap
p. ciemieniowy parietal lobe
p. czołowy frontal lobe
p. dwuszypułowy bipedicled flap, bridge flap
p. kostny bone flap, attached craniotomy *(neurosurg.)*
p. kostny wolny free bone flap, detached craniotomy *(neurosurg.)*
p. mięśniowo-skórny musculo-cutaneous flap
p. mięśniowy muscle flap
p., nacięcie lobotomy
p. osteoplastyczny osteoplastic flap *(neurosurg.)*
p. płuca dolny, górny, środkowy lobe of the lung, inferior, superior, middle, pulmonary lobe
p. płuca, nacięcie i drenaż lobostomy
p. płuca nieparzysty azygos lobe
p. pokrywający kikut amputation flap
p. pokrywający spojówki conjunctival hood flap
p. potyliczny occipital lobe
p. przechodzący z nogi na nogę cross-leg flap
p. przechodzący z palca na palec cross-finger flap
p. przechodzący z ramienia na ramię cross-arm flap

p., **przesuwanie** flap advancement
p. **przysadki przedni** anterior lobe of the hypophysis, anterior lobe of the pituitary gland
p. **przysadki tylny** posterior lobe of the hypophysis, posterior lobe of the pituitary gland
p. **skórny** skin flap
p. **skóry i tkanki podskórnej** cellulocutaneous flap
p. **skroniowy** temporal lobe
p. **ślizgający się** sliding flap
p. **śluzówkowo-okostnowy** mucoperiosteal flap
p. **tarczycy** thyroid lobe
p. **uszypułowany** pedicle flap, island flap
p. **uszypułowany w kształcie rury** tubed flap, tunnel flap, circular flap
p. **wątroby** lobe of the liver
p. **wędrujący** jump flap, a flap transferred to a desired location by stages
p. **w kształcie litery ,,Z"** Z-flap
p., **zapalenie** lobitis
p. **zawierający ścięgno** cineplastic flap
p. **złożony** compound flap, flap composed of different tissues
płatek 1) lobule (*anat.*); 2) cusp (**zastawki serca**); 3) leaflet (**zastawki serca**); 4) petal (*bot.*)
p. **małżowiny usznej** ear lobe, ear-lap
płatkowaty lobulate, lobulated, divided into lobules
płatowy lobar
płaziniec platyhelminth, flatworm
płciowy 1) sexual; 2) genital
p. **narządy** sexual organs
p. **popęd** sexual urge, sexual drive, sexual instinct
p. **stosunek** sexual intercourse
płeć sex
p. **chromosomalna** chromosomal sex
p. **gonadowa** gonadal sex
p. **męska** male sex
p. **żeńska** female sex
płodność fertility, fecundity
płodny fertile, fecund
płodowy fetal
płodzenie procreation, production, generation, breeding
płodziak embryoma, embryonal tumo(u)r
płodzić breed, beget, procreate, generate
płonica scarlet fever, scarlatina
płoniczy scarlatinous, scarlatinal
płód fetus
p. **balotowanie** fetal ballottement
p. **dojrzały** mature fetus, at term fetus
p., **kształtowanie główki** fetal head molding (adaptation)

p., **nacięcie głowy** cephalotomy, craniotomy
p., **narzędzie do nacięcia głowy** cephalotome, craniotome
p. **niedonoszony** premature fetus
p., **odcięcie tułowia** detruncation
p., **położenie** lie (of the fetus)
p., **położenie nieprawidłowe** abnormal lie
p. **poroniony** abortus
p. **przenoszony** postmature fetus
p., **rozkawalenie** embryotomy
p., **ruchy** fetal movements
p., **skrwawienie się do krążenia matki** feto-maternal h(a)emorrhage
p., **ułożenie** presentation
p. **urodzony martwo** stillborn fetus, stillbirth
p., **ustawienie** position
p., **wymiary główki** diameters of fetal skull; *p.* **wymiar**
p., **zagrożenie** fetal risk, fetal distress
p., **zaklinowanie główki** paragomphosis
p., **zmiażdżenie główki** cephalotripsy, cranioclasia, cranioclasis
płuca lungs
p., **gruźlica** pulmonary tuberculosis, phthisis, pneumonophthisis
p. **i opłucna, zapalenie** pleuropneumonia
p., **krwotok** pneumorrhagia, pulmonary h(a)emorrhage
p., **krzemico-gruźlica** silicotuberculosis
p., **marskość** pulmonary fibrosis
p., **nacięcie** pneumotomy, pneumonotomy, incision into the lung
p., **nadciśnienie płucne** pulmonary hypertension
p., **nakłucie** pneumocentesis, pneumonocentesis, puncture of lung
p., **niedodma** atelectasis
p., **obrzęk** pulmonary (o)edema, lung (o)edema, wet lung, fluid lung, pneumochysis, pneumonoedema, pneumoedema
p., **próby czynnościowe** pulmonary function tests; *p.* **spirometria**
p., **przekrwienie** lung congestion, pulmonary hyper(a)emia, pneumon(a)emia
p., **przekrwienie opadowe** hypostatic pulmonary hyper(a)emia
p., **pylica** pneumoconiosis
p., **pylica aluminiowa** aluminosis, aluminum lung
p., **pylica azbestowa** asbestosis
p., **pylica krzemowa** silicosis, mason's lung
p., **pylica węglowa** anthracosis, black lung, collier's lung, miner's lung
p., **rozedma** pulmonary emphysema
p., **zapalenie** pneumonia, pneumonitis
p., **zapalenie alergiczne** allergic pneumonia

p., zapalenie aspiracyjne aspiration pneumonia

p., zapalenie atypowe atypical pneumonia, virus pneumonia

p., zapalenie centralne core pneumonia, central pneumonia

p., zapalenie chemiczne chemical pneumonia, oil pneumonia, lipid pneumonia, inhalation pneumonia

p., zapalenie gośćcowe rheumatic pneumonia

p., zapalenie gronkowcowe staphylococcal pneumonia

p., zapalenie grypowe influenzal pneumonia

p., zapalenie grzybicze mycotic pneumonia, pulmonary mycosis

p., zapalenie inhalacyjne inhalation pneumonia

p., zapalenie krupowe croupous pneumonia, lobar pneumonia

p., zapalenie lipidowe lipid pneumonia

p., zapalenie lipiodolowe lipiodol pneumonia

p., zapalenie miąższowe parenchymatous pneumonia

p., zapalenie u noworodka pneumonitis of newborn

p., zapalenie odoskrzelowe bronchopneumonia, lobular pneumonia, catarrhal pneumonia, bronchial pneumonia, bronchoalveolitis, bronchopulmonitis

p., zapalenie olbrzymiokomórkowe giant cell pneumonia, Hecht's pneumonia

p., zapalenie opadowe hypostatic pneumonia

p., zapalenie paciorkowcowe streptococcal pneumonia

p., zapalenie plazmatycznokomórkowe plasma cell pneumonia, *Pneumocystis carinii* pneumonia

p., zapalenie płatowe lobar pneumonia, croupous pneumonia, pneumococcal pneumonia, fibrinous pneumonia, acute pneumonia

p., zapalenie pneumokokowe pneumococcal pneumonia, lobar pneumonia

p., zapalenie pooperacyjne postoperative pneumonia

p., zapalenie poronne abortive pneumonia, larval pneumonia

p., zapalenie pourazowe post-traumatic pneumonia, contusion pneumonia, traumatic pneumonia

p., zapalenie ropne międzyzrazikowe dissecting pneumonia, interlobular purulent pneumonia

p., zapalenie serowate caseous pneumonia, cheesy pneumonia

p., zapalenie śródmiąższowe interstitial pneumonia, indurative pneumonia

p., zapalenie śródmiąższowe ostre acute interstitial pneumonia

p., zapalenie śródmiąższowe plazmocytowe *Pneumocystis carinii* pneumonia, plasma cell pneumonia, pneumocystic pneumonia

p., zapalenie wirusowe virus pneumonia, viral pneumonia, atypical pneumonia

p., zapalenie włóknikowe fibrinous pneumonia, lobar pneumonia

p., zapalenie zachłystowe aspiration pneumonia, inhalation pneumonia

p., zapalenie zatorowe embolic pneumonia

p., zapalenie zrazikowe bronchopneumonia, lobular pneumonia

p., zator pulmonary embolism

p., zgorzel lung gangrene

p., zwłóknienie pulmonary fibrosis

p., zwłóknienie samoistne śródmiąższowe idiopathic interstitial pulmonary fibrosis, Hamman-Rich syndrome

p. żelazne iron lung, whole-body respirator, Drinker's respirator

płucny pulmonary, pulmonic, lung

płuco lung

p., dekortykacja lung decortication

p. farmera farmer's lung, thresher's lung

p. hodowcy gołębi pigeon fancier's lung, bird breeder's lung

p. hodowcy pieczarek mushroom worker's lung

p. i klatka piersiowa, operacja plastyczna thoracopneumoplasty

p. jednostronnie jasne unilateral pulmonary translucence

p., leczenie zapadowe collapsotherapy

p. mokre wet lung, fluid lung, pulmonary (o)edema

p., nacięcie pneumotomy, pneumonotomy

p., rozprężenie expansion of the lung after pneumothorax resorption

p., szczyt apex of the lung

p., szczyt, uwolnienie ze zrostów apicolysis

p. sztuczne artificial lung, pulmotor

p., umocowanie chirurgiczne pneumonopexy

p. wstrząsowe shock lung

p., wycięcie pneumectomy, pneumonectomy, pulmonectomy

p., wycięcie płata lobectomy

p., wycięcie segmentu segmentectomy

p., zapadnięcie się collapse of the lung

p., zawał pulmonary infarction

p., zeszycie rany pneumonorrhaphy

płucoserce sztuczne heart-lung machine (apparatus)
płukać wash, rinse (a vessel), irrigate (an organ), lavage
p. gardło gargle
płyn fluid, liquid
p. buforowany buffered solution
p. Burowa Burow's solution, aluminum acetate solution
p. do przemywania oczu eye-wash
p. fizjologiczny physiologic saline
p. izotoniczny isotonic solution, isotonic saline
p. mózgowo-rdzeniowy cerebrospinal fluid, liquor cerebrospinalis
p. mózgowo-rdzeniowy, ciśnienie cerebrospinal fluid pressure
p. mózgowo-rdzeniowy, duże stężenie cukru w hyperglycorrhachia
p. mózgowo-rdzeniowy krwawy bloody cerebrospinal fluid, blood-stained cerebrospinal fluid
p. mózgowo-rdzeniowy, niski poziom cukru w hypoglycorrhachia
p. mózgowo-rdzeniowy, odprowadzenie do otrzewnej ventriculoperitoneal shunt
p. mózgowo-rdzeniowy, odprowadzenie do przedsionka serca ventriculoatrial shunt (drainage)
p. mózgowo-rdzeniowy, pomiar białka w rachialbuminometry
p. mózgowo-rdzeniowy, wyciek liquorrh(o)ea
p. mózgowo-rdzeniowy, wyciek z nosa rhinorrh(o)ea
p. mózgowo-rdzeniowy, wyciek z ucha otorrh(o)ea
p. nad osadem supernatant
p. odżywczy nutritive fluid, nutrient fluid
p. otrzewnowy peritoneal effusion, peritoneal fluid, ascites
p. owodniowy amniotic fluid
p. pozakomórkowy extracellular fluid, tissue fluid
p. pozanaczyniowy extravascular fluid
p. przesiękowy transudate, effusion fluid
p. puchlinowy ascitic fluid
p. tkankowy tissue fluid, extracellular fluid
p. utrwalający fixative, fixating fluid
p. wewnątrzkomórkowy intracellular fluid
p. wieloelektrolitowy compound electrolyte solution
p. wysiękowy exudate
p. zewnątrzkomórkowy extracellular fluid, tissue fluid
płynność fluidity, liquidity, flow
płynotok liquorrh(o)ea
p. nosowy rhinorrh(o)ea

p. uszny otorrh(o)ea
płyny (pl) fluids, liquids
p., spożycie fluid intake
p. ustrojowe systemic fluids, body fluids
płyta plate, lamina, slab; p. też plakoda
p. protezy denture base
p. protezy sprężynująca spring plate
p. protezy z przyssawką suction plate
płytka plate, lamina, lamella, plaque, platelet (thrombocyte)
p. agarowa agar plate
p. końcowa nerwu ruchowego end-plate, motor end-plate, motor plate
p. krwi platelet, thrombocyte, blood disc
p. krwi olbrzymia megalothrombocyte
p. metalowa do łączenia kości metal plate
p. miażdżycowa atheromatous plaque, atheroma
p. nazębna dental plaque
p. nerwowo-mięśniowa myoneural junction
p. paznokcia nail plate
p. Petriego Petri dish
p. Petriego, posiać na plate
p. podniebienna palatal plate (stom.)
p. ruchowa motor plate, motor end-plate
płytki (pl) platelets, thrombocytes
p., choroba thrombocytopathy
p., nadmiar thrombocytosis
p., niedobór thrombocytopenia, thrombocyth(a)emia
p., przeciwpłytkowy antiplatelet
p. wytwarzanie thrombocytopoiesis
pneumatologia pneumatology
pneumatyczny pneumatic
pneumoartrografia pneumoarthrography
pneumocenteza pneumocentesis, lung puncture
pneumocysternografia pneumocisternography
pneumocystografia pneumocystography
pneumocystorektografia pneumocystorectography
pneumoencefalografia pneumoencephalography
pneumoencefalogram pneumoencephalogram
pneumokok pneumococcus, Diplococcus pneumoniae
pneumokokowy pneumococcal
pneumologia pneumology
pneumomastografia pneumomastography, pneumomammography
pneumomediastinografia pneumomediastinography
pneumomielografia pneumomyelography
pneumonektomia pneumonectomy
pneumopelwigrafia pneumopelvigraphy
pneumopielografia pneumopyelography

pneumoradiografia pneumoradiography, pneumoroentgenography
pneumotomia pneumotomy
pobierać take, take up, collect
 p. próbki sample
pobieranie uptake, intake, collection
 p. jodu iodine uptake
 p. próbki sampling
poboczny collateral, accessory, additional, supplementary
pobolewać ache, ache intermittently
pobolewanie aching, aching pain
pobudliwość excitability, irritability, erethism
 p. elektryczna electric excitability, electric irritability
 p. emocjonalna irritability, emotional irritability
 p. mięśniowa muscular excitability, myotatic irritability
 p. nerwowa nervous excitability
 p. okrężnicy colonic irritability, irritable colon
 p. pęcherza bladder irritability, irritable bladder, cysterethism
 p. wzmożona hyperexcitability, excessive excitability, irritability
 p. zmniejszona decreased excitability, sluggish responsiveness
pobudzać stimulate, activate
pobudzanie stimulation, excitation
pobudzenie excitation, excitement, agitation, stimulation
 p. maniakalne maniac excitement
 p. psychoruchowe psychomotor agitation
 p. ruchowe motor agitation, hyperkinesia
 p. serca nadkomorowe supraventricular beat
 p. serca nawrotne reciprocal beat
 p. serca pozazatokowe ectopic beat, extrasystole
 p. serca przechwycone capture beat
 p. serca, przechwycenie komorowe ventricular capture
 p. serca, przechwycenie przedsionkowe atrial capture
 p. serca przedsionkowe atrial beat
 p. serca przedwczesne premature beat, extrasystole
 p. serca utajone concealed beat
 p. serca wtrącone interpolated beat
 p. serca wypadające dropped beat
 p. serca zsumowane summation beat, fusion beat, combination beat, mixed beat
 p., stan state of excitation
 p., szerzenie się spread of excitation
pobudzić stimulate, activate, excite
pocenie (się) sweating, perspiration, diaphoresis

p. nadmierne hidrosis, idrosis, hyperhidrosis, hyperidrosis, polyhydrosis, ephidrosis, sudoresis
p. połowicze hemihidrosis, hemidiaphoresis
pochewka sheath, vagina
 p. gałki ocznej sheath of the eyeball, eye capsule, Tenon's capsule, fascia of the eyeball
 p. gałki ocznej, zapalenie tenonitis
 p. maziowa synovial sheath, synovial vagina
 p. maziowa ścięgna synovial sheath of a tendon
 p. maziowa wspólna mięśni zginaczy common synovial flexor sheath, ulnar bursa
 p. ścięgna sheath (synovial) of a tendon, tendon sheath
 p. ścięgna, torbiel galaretowata ganglion
 p. ścięgna, wycięcie tenosynovectomy
 p. ścięgna, zapalenie tendovaginitis, tenosynovitis
 p. ścięgna, zapalenie zwężające stenosing tendovaginitis
 p. włóknista fibrous sheath
pochłaniać absorb, engulf, assimilate
pochłanianie absorption
 p. gazu przez ciało stałe persorption
 p. światła absorption of light
 p. widm absorption spectrum
 p., zdolność absorbing capacity, absorbing power, absorption power
pochodna derivative
pochodny derivative, derivant, derived, derivate
pochodzenie derivation, origin, descent, extraction
 p. gatunków origin of species
pochodzić derive from, be derived from, descend
pochwa vagina
 p., atrezja colpatresia, gynatresia, ankylocolpos
 p., cytogram colpocytogram
 p., grzybica colpomycosis, vaginomycosis, mycotic vaginitis
 p. i krocze, plastyka colpoperineoplasty, elytroplasty
 p. i krocze, zeszycie colpoperineorrhaphy, vaginoperineorrhaphy
 p. i macica, nacięcie colpohysterotomy
 p. i moczowód, nacięcie colpoureterotomy
 p. i pęcherz, plastyka colpocystoplasty
 p. i pęcherz, zapalenie colpocystitis, coleocystitis
 p., krwiak h(a)ematocolpos
 p., krwotok z colporrhagia, vaginal h(a)emorrhage

p., **kurcz** colpospasm
p., **marskość** colpoxerosis
p., **mikroskopia** colpomicroscopy
p., **moczowód i pęcherz, nacięcie** colpocystoureterotomy, colpoureterocystotomy
p., **nacięcie** colpotomy, vaginotomy, elytrotomy, coleotomy
p., **nacięcie zwężonej** colpostenotomy
p., **oderwanie macicy** colpoaporrhexis
p., **opuszczenie** colpocele, vaginocele, colpoptosis, coleoptosis
p., **pęcherzyca gazowa** pneumocystic vaginitis, emphysematous colpitis
p., **pęknięcie** colporrhexis, vaginal rupture
p., **plastyka** colpoplasty, vaginoplasty
p., **podwieszenie** colposuspension
p. **podwójna** bipartite vagina, vagina septa
p. **przegrodzona** bipartite vagina, vagina septa
p., **przepuklina** colpocele, vaginal hernia, elytrocele, coleocele, vaginocele
p., **przepuklina do odbytnicy** colpoproctocele
p., **przepuklina do pęcherza** colpocystocele
p., **przerost śluzówki** colpohyperplasia
p., **przetoka pochwowo-pęcherzowa** vesicovaginal fistula, colpocystosyrinx
p., **radiogram** colpogram, vaginogram
p., **rozdarcie** colporrhexis, vaginal laceration, elytroclasia
p., **rozszerzacz** colpeurynter
p., **rozszerzenie** colpectasia, colpectasis
p., **sklepienie** vaginal fornix
p., **śluz w** mucocolpos
p., **tamponowanie** vaginal packing
p., **tamponowanie w celu podtrzymania macicy** columnization
p., **umocowanie** colpopexy, colpopexia, colpofixation, vaginopexy, vaginofixation, elytropexy
p., **umocowanie odbytnicy do** colporectopexy
p., **umocowanie z macicą** colpohysteropexy, colphysterorrhaphy
p., **upławy z** colporrh(o)ea, leucorrh(o)ea, discharge from vagina, elytrorrh(o)ea
p., **wycięcie** colpectomy, vaginectomy
p., **wycięcie z macicą** colpohysterectomy
p., **wypadanie** colpoptosis, vaginal prolapse, elytroptosis
p., **wziernikowanie** colposcopy, vaginoscopy
p., **zapalenie** colpitis, vaginitis, elytritis, coleitis, kysthitis
p., **zapalenie brodawczakowate** papillomatous colpitis, papillomatous vaginitis
p., **zapalenie grzybicze** vaginomycosis, colpomycosis, mycotic vaginitis

p., **zapalenie okołopochwowe** pericolpitis
p., **zapalenie przypochwowe** paracolpitis
p., **zapalenie torbielkowate** cystic vaginitis, cystic pachyvaginitis
p., **zapalenie wrzodziejące** ulcerative vaginitis, ulcerative colpitis
p., **zapalenie zanikowe** atrophic vaginitis, atrophic colpitis
p., **zapalenie złuszczające** desquamative inflammatory vaginitis
p., **zapalenie zrostowe** adhesive vaginitis
p., **zarośnięcie** colpatresia, vaginal atresia, vaginal occlusion, vaginal obliteration, ankylocolpos, gynatresia
p., **zeszycie** colporrhaphy, elytrorrhaphy
p., **zrogowacenie** colpokeratosis
p., **zwężenie** colpostenosis, vaginal narrowing, elytrostenosis
p., **zwieracz, plastyka pękniętego** colpodesmorrhaphy
pochwica vaginismus, vaginism, vaginal spasm, colpospasm, vulvismus, coleospasm, coleospastia
pochwowy vaginal
pochylenie inclination, sloping (of a plane), bending
  p. **miednicy** pelvic inclination
pochyłość slope, inclination, declivity
pociąg attraction
  p. **chorobliwy** morbid attraction, ...mania
  p. **chorobliwy do kradzieży** kleptomania, cleptomania
  p. **chorobliwy do włóczęgostwa** dromomania, drapetomania
pociąganie traction, pulling, drawing
pocić się sweat, perspire
począć conceive
poczęcie conception
poczucie feeling, sensation, perception, sense
  p. **kształtu przedmiotów** stereognosis
  p. **winy** guilt feeling, feeling of guilt
poczytalność sanity, accountableness, responsibility
poćwiartowanie płodu embryotomy
podagra podagra, gouty arthritis of hallux joint
podać (lek) administer (a drug), give
podanie (leku) administration (of a drug)
  p. **dokomorowe** intraventricular administration (into the cerebral ventricles)
  p. **domięśniowe** intramuscular administration
  p. **domózgowe** intracerebral administration
  p. **donosowe** intranasal administration
  p. **doodbytnicze** rectal administration
  p. **dootrzewnowe** intraperitoneal administration

p. dosercowe intracardiac administration
p. doustne oral administration
p. dożołądkowe intragastric administration (through a tube)
p. dożylne intravenous administration
p. podskórne subcutaneous administration, hypodermic administration
p. pozajelitowe parenteral administration
podatność 1) susceptibility; 2) compliance
p. na zakażenie susceptibility to infection
p. płuc lung compliance
p. tkanek na ucisk resilience
podatny susceptible (to infection)
podazotawy hyponitrous
podazotyn hyponitrite
podbarwianie kontrastowe counterstaining
podbicie stopy instep, arch of foot
podbiegnięcie krwawe ecchymosis, suggilation, bruise
podbromawy hypobromous
podbromin hypobromite
podbródek chin
podbródkowy submental
podbrzusze hypogastrium, underbelly
podbrzuszny hypogastric
podchlorawy hypochlorous
podchloryn hypochlorite
podcienie undercut (*stom.*)
podcięcie undercutting
podciśnienie hypotension, hypotonia, hypotony
p. naczyniowe vascular hypotension
p. ortostatyczne orthostatic hypotension
p. samoistne idiopathic hypotension
p. śródczaszkowe intracranial hypotension
p. śródoczne intraocular hypotension
p. tętnicze arterial hypotension
podczerwony infrared
poddać (operacji) subject (to operation)
poddać się (operacji) be subjected (to operation), undergo
poddziąsłowy subgingival
poddźwiękowy subsonic, infrasonic
podejrzenie suspicion
podejrzliwość suspiciousness
podeszwa sole, planta
podeszwowy plantar
podfosforan hypophosphate
podfosforawy hypophosphorous
podfosforowy hypophosphoric
podfosforyn hypophosphite
podgorączkowy subfebrile
podgrupa subgroup
podgrzewanie heating up, warming up
podjęzykowy sublingual (gland), hypoglossal (nerve), subglossal
podjodawy hypoiodous
podjodek hypoiodide

podkliniczny subclinical
podkład substrate, base
p. gumowy do łóżka rubber sheet
podkładka pad, rest, prop
podkłuć underpin
podkolanowy popliteal
podkolcowy infraspinous, subspinous
podkorowy subcortical
podkwaszanie acidulation
podkwaśność subacidity, hypoacidity
podkwaśny subacid
podlegać be subject to, be liable to, be subordinated to
podlegający zgłoszeniu notifiable
p. zmianom subject to changes
podłoże vehicle (of a drug), excipient (of a drug), medium (*bact.*), base, substrate, basis
p. absorpcyjne absorptive base (of an ointment)
p. bakteryjne = **pożywka**
p. maści vehicle, excipient, ointment base
p. protezy denture bearing area, denture supporting area, stress bearing area, denture base foundation, denture foundation
p. rozpuszczalne w wodzie water-soluble base
p. węglowodorowe hydrocarbon base
p. zmywalne water-removable base
podłużny longitudinal
podmiotowy subjective
podmuch soft murmur (on auscultation)
podnabłonkowy subepithelial
podnaskórkowy subepidermal, subcuticular
podniebienie palate
p., łuk palatine arch
p. miękkie soft palate
p. miękkie, opadnięcie palatoptosis, falling palate, pendulous palate, uvuloptosis, staphyloptosis
p. miękkie, wycięcie staphylectomy
p., porażenie palatoplegia
p., rozszczep palatoschisis, cleft palate
p., rozszczep, plastyka palatoplasty
p., rozszczep, zeszycie palatorrhaphy
p. twarde hard palate
podniebienny palatal, palatine
podniecający exciting, stimulating
podniecenie excitement, excitation, agitation
p. emocjonalne emotional agitation, excitement
p. katatoniczne catatonic excitement
p. maniakalne manic excitement
p. padaczkowe epileptic excitement
p. psychoruchowe psychomotor agitation
p. ruchowe motor agitation
p. seksualne sexual excitation

podnieta stimulus, impulse, incentive
podobieństwo similarity, resemblance
podobojczykowy subclavicular, subclavian, infraclavicular
podoctan subacetate
podoczodołowy suborbital, infraorbital
podokostnowy subperiosteal
podopłucnowy subpleural
podostry subacute
podotrzewnowy subperitoneal
podpachwinowy subinguinal
podpajęczynówkowy subarachnoid, subarachnoideal
podpaska suspensory, suspensorium
podpaznokciowy subungual
podpochwowy subvaginal
podpora support, prop, sustenaculum
podpotyliczny suboccipital
podpowiekowy subpalpebral, infrapalpebral
podpowięziowy subfascial
podprogowy subliminal, subthreshold
podprzeponowy subphrenic, infradiaphragmatic, subdiaphragmatic
podpuchnięty slightly swollen
podpuszczka rennet, rennin, chymosin, pexin
podrażniać irritate
podrażnienie irritation
  p. opon meningism, pseudomeningitis
  p. otrzewnej peritonism
podręcznik textbook, handbook
podrobienie adulteration, falsification
  p. żywności food adulteration
podrobiony adulterated, falsified
  p. lek falsified drug
podsegment subsegment
podsiarczek subsulphide
podsiarczyn hyposulphite, subsulphite
podsiatkówkowy subretinal
podskórny subcutaneous, hypodermic, subdermic, subintegumental
podspojówkowy subconjunctival
podstawa base, basis, foundation
  p. czaszki base of the skull, cranial basis
  p. pęcherza base of the bladder
  p. płuca base of the lung
podstawiać substitute (*chem.*)
podstawienie substitution (*chem.*) replacement of a chemical group
podstawnik substituent, substitute (*chem.*)
podstawny 1) basilar, basal, basement; 2) substitutive
podsurowiczy subserous
podścielać (protezę) reline, rebase
podścielanie relining, rebasing
podścielisko stroma, interstitium
podściółka 1) panniculus, layer of tissue; 2) pad

  p. tłuszczowa panniculus adiposus, adiposus layer
  p. tłuszczowa, zapalenie panniculitis
podśluzówka submucosa
podśluzówkowy submucous, submucosal
podświadomość subconsciousness
podtlenek suboxide
  p. azotu nitrous oxide
podtorebkowy subcapsular
podtrzymanie 1) maintenance; 2) support
podtrzymujący 1) maintaining, maintenance; 2) supporting
  p. leczenie maintenance treatment
podtwardówkowy 1) subdural (below the dura); 2) subscleral (ophthal)
podudzie shank, lower leg, crus
  p. bagnetowate bayonet shank
  p. szablaste sabre shank
poududziowy crural
poduszeczka pad, cushion
  p. wielkiego palca ball of the great toe
poduszka cushion, pulvinar
  p. filtracyjna spojówki filtering bleb
  p. wzgórza pulvinar
podważka elevator
  p. okostnowa periosteal elevator
podwątrobowy subhepatic, infrahepatic
podwiązać ligate, bind up, tie, put a tie, put a ligature
podwiązanie ligation, deligation, application of ligature
  p. tętnicy poza tętniakiem distal ligation
  p. tętnicy przed tętniakiem proximal ligation
podwiązka ligature (*surg.*)
  p. elastyczna elastic ligature
  p. rozpuszczalna soluble ligature
  p., nałożenie application of ligature, ligation
  p. zamykająca całkowicie occluding ligature
  p. zamykająca niecałkowicie suboccluding ligature
podwichnięcie subluxation, incomplete dislocation
podwieszać suspend, support with a sling
podwieszanie suspension (with a sling), fixation (of an organ)
  p. moszny scrotal suspension
podwinięcie entropion, entropium, turning inward, inversion
  p. brzegu powieki entropion (of the eyelid), enstrophe, blepharelosis
  p. bliznowate powieki cicatricial entropion
  p. kurczowe powieki spastic entropion
  p. rzęs trichiasis
  p. tęczówki iridentropion
podwojenie duplication, doubling

p. narządu duplication of an organ
p. rdzenia diplomyelia, diastematomyelia
p. serca diplocardia
podwójny double
  p., wiązanie double bond
podwsierdziowy subendocardial
podwyściółkowy subependymal
podwzgórze hypothalamus
podwzgórzowy hypothalamic
podwzgórzyca hypothalamic syndrome, diencephalic syndrome
podział division, classification
  p. chorób classification of diseases, nosonomy
  p. komórki cell division
  p. na grupy grouping
  p. na odcinki segmentation
podziałka scale, graduation
  p. Celsjusza centigrade scale
  p. Fahrenheita Fahrenheit scale
  p. Kelvina Kelvin scale
  p. skali graduated scale
podziemny subterranean, underground
podzwrotnikowy tropical
podżółtaczkowy subicteric
podżuchwowy submandibular
poekstrakcyjny postextraction
pofałdowanie plication, rugosity
pofałdowany plicate, plicated, rugose, rugous, wrinkled, having folds
pogłos aftersound
pogorszenie deterioration, worsening
  p. choroby exacerbation
  p. stanu chorego deterioration
pogotowie ratunkowe ambulance service
  p., stacja ambulance station
pogrubienie thickening
pogrypowy postinfluenzal
poikilocyt poikilocyte
poikilocytemia poikilocyth(a)emia
poikilocytoza poikilocytosis
poikilodermia poikiloderma
pojadać eat intermittently
pojadanie intermittent eating
pojawienie się appearance, manifestation
pojemność capacity, cubic content
  p. buforowa krwi buffer capacity of blood
  p. cieplna heat capacity, thermal capacity
  p. dyfuzyjna diffusion capacity
  p. gazowa krwi gas capacity of blood
  p. płuc lung capacity
  p. serca minutowa cardiac output, minute heart volume
  p. serca wyrzutowa ejection volume
pojmowanie cognition, comprehension
  p., zaburzenie cognition impairment
pojniczek water dish, poculum

pokaleczony bruised, wounded, having multiple small wounds
pokarm food, nourishment, aliment
  p. matki mother's milk, human milk
  p., zwracanie regurgitation
pokarmowy alimentary, relating to nutrition or alimentation
  p., treść chyme
  p., zatrucie food poisoning
pokład layer, stratum
pokolenie generation
pokój room
pokrewieństwo consanguinity, relation, relationship
pokrewny related, consanguineous
pokrywa covering, integument, tectum
  p. ciała common integument, covering, skin
pokrywać cover, cap
  p. miazgę zęba cap the pulp
  p. się nabłonkiem be epithelialized, epithelialize
pokrywka tegmen
  p. jamy bębenkowej tegmen tympani
  p. komory czwartej tegmen of the fourth ventricle
pokrzywka urticaria, hives, nettle rash
  p. barwnikowa urticaria pigmentosa, cutaneous mastocytosis, Nettleship's disease
  p. biała porcelain urticaria, white urticaria
  p. grudkowa papular urticaria, urticaria papulosa, lichen urticatus
  p. krwotoczna h(a)emorrhagic urticaria
  p. olbrzymia giant urticaria, urticaria gigantea
  p. ostra acute urticaria, febrile urticaria (with fever and other systemic symptoms and signs)
  p. pęcherzykowa urticaria bullosa, urticaria vesiculosa
  p. polekowa drug-induced urticaria, urticaria medicamentosa
  p. plamista urticaria maculosa
  p. wywołana provoked urticaria, induced urticaria, factitious urticaria
  p. wywołana przez zimno cold urticaria, congelation urticaria
  p. ze świądem bez bąbli subcutaneous urticaria
  p. z bąblami zgrupowanymi urticaria conferta
pokrzywkowy urticarial, urticarious
  p. bąbel wheal
pokwitanie puberty, pubescence
  p., okres przed prepuberty, prepubescence, preadolescence
pokwitaniowy pubescent, puberal, adolescent
  p. skok wzrostu pubertal growth spurt

polarymetria polarimetry
polaryzacja polarization
pole field, area
  p. ciemne dark field
  p. czuciowo-ruchowe sensorimotor area
  p. elektryczne electric field
  p. magnetyczne magnetic field
  p. napromieniania irradiation field
  p. operacyjne operative field, surgical field, operative area
  p. płucne lung field (*rtg*)
  p. pod krzywą area under the curve (*stat.*)
  p. pozaśrodkowe postcentral area (of the cerebral cortex)
  p. protetyczne denture bearing area, basal seat area, denture foundation area, denture supporting area, tissue bearing area, supporting area
  p. przedczołowe prefrontal area
  p. przedruchowe premotor area
  p. przedśrodkowe precentral area
  p. przedwzrokowe preoptic area
  p. ruchowe motor area
  p. stłumienia sercowego area of cardiac dullness
  p. widzenia field of vision, visual area
  p. widzenia mikroskopu (przy dużym powiększeniu) high-power microscopic field
  p. widzenia mikroskopu (przy małym powiększeniu) low-power microscopic field
  p. widzenia, zwężenie narrowing of visual field
  p. wycisku impression area (*stom.*)
  p. wyzwalające (odruch itp.) trigger zone, trigger area
polegać depend (on), rely (on)
polekowy drug-induced
polewanie pouring (water over s-dy)
poliadenopatia polyadenopathy, polyadenosis
poliaglutynacja polyagglutination
polialkohol polyalcohol
poliamid polyamide
poliamina polyamine
policytemia polycyth(a)emia, erythr(a)emia, erythrocytosis, polyglobulia, polyglobulism
  p. prawdziwa polycyth(a)emia vera
  p. wyrównawcza compensatory polycyth(a)emia, secondary polycyth(a)emia
policzek cheek, bucca
poliendokrynopatia autoimmunizacyjna autoimmune polyendocrinopathy
poliester polyester
polietylen polyethylene
poliglobulia polyglobulia, polycyth(a)emia
poliglukan polyglucan, dextran
polikardiografia polycardiography

poliklinika polyclinic, outpatient clinic, clinic
polikloniczny polyclonal
polimer polymer
polimeraza polymerase
polimerowy polymeric
polimeryzacja polymerization
polimeryzować polymerize
polimialgia polymyalgia
  p. reumatyczna polymyalgia rheumatica, polymyalgia arthretica
polimiksyna polymyxin
polimorfizm polymorphism, pleomorphism
polineuropatia polyneuropathy
  p. czaszkowa cranial polyneuropathy, Frankl-Hochwart syndrome
  p. przerostowa hypertrophic polyneuropathy, Dejerine-Sottas syndrome
  p. rakowa carcinomatous polyneuropathy
  p. skrobiawicza amyloid polyneuropathy
polinukleotyd polynucleotide
polinukleotydaza polynucleotidase
polioencefalopatia polioencephalopathy
polioma polyoma
poliowirus poliovirus
polip polyp, polypus
  p. gruczolakowaty adenomatous polyp, polypoid adenoma
  p. krtaniowy laryngeal polyp
  p. macicy uterine polyp, endometrial polyp
  p. mięśniakowy myomatous polyp, fleshy polyp
  p. młodzieńczy juvenile polyp, retention polyp (of the colon)
  p. na szerokiej podstawie sessile polyp
  p. nosa nasal polyp
  p. nozdrzy tylnych choanal polyp
  p. retencyjny retention polyp, juvenile polyp
  p. szyjki cervical polyp
  p. śluzowaty mucous polyp, spongy polyp
  p. uszypułowany pedunculated polyp
  p. włóknikowy fibrinous polyp (a mass of fibrin in the uterus)
  p. włóknisty fibrous polyp
polipektomia polypectomy
polipeptyd polypeptide
  p. jelitowy wazoaktywny vasoactive intestinal polypeptide, VIP
  p. żołądkowy hamujący inhibitory gastric polypeptide
polipeptydaza polypeptidase
poliploidia polyploidy, presence of several sets of chromosomes in a cell
polipowatość polyposis
  p. okrężnicy colonic polyposis
  p. rodzinna jelit familial intestinal polyposis, multiple intestinal polyposis
polipragmazja polypragmasy

polisacharyd polysaccharide
polistyren polystyrene
poliwalentny polyvalent
poliwinyl polyvinyl
poliwinylopirolidon polyvinylpyrrolidine, povidone
polon polonium, Po
polucja pollution, non-coital discharge of semen
  p. dzienna spermatorrh(o)ea, diurnal pollution
  p. nocna nocturnal emission, nocturnal pollution
połączenie junction, junctura, union, joint (*anat.*, *hist.*)
  p. chrząstkowe cartilaginous joint, amphiarthrosis
  p. kostno-chrzęstne osteochondral junction
  p. kości joint, articulation, union of bones
  p. krzyżowo-guziczne sacrococcygeal junction
  p. lędźwiowo-krzyżowe lumbosacral junction
  p. limfatyczno-żylne lymphovenous junction
  p. skórno-naskórkowe dermoepidermal junction (*hist.*)
  p. skórno-śluzówkowe mucocutaneous junction
  p. synaptyczne synaptic junction (*hist.*)
  p. przełykowo-żołądkowe (o)esophagogastric junction
  p. twardówkowo-rogówkowe sclerocorneal junction
  p. włókniste synarthrosis, syndesmosis, junctura fibrosa
  p. zębinowo-szkliwne dentino-enamel junction, amelodentinal junction, amelodental junction
połączeniowy junctional
połogowy puerperal, post-partum
  p., gorączka puerperal fever, childbed fever
  p., odchody lochia
  p., odchody obfite lochiorrhagia, lochiorrh(o)ea
położenie position, situs, placement, situation
  p. nieprawidłowe malposition, malplacement, dystopia, dystopy, ectopy, ectopia
  p. nieprawidłowe narządu ectopy, ectopia, congenital displacement of an organ, dystopia, dystopy
  p. odwrotne serca inverted position of the heart, situs inversus of the heart
  p. odwrotne trzewi visceral inversion, situs transversus, situs inversus of the viscera, visceral situs inversus

p. płodu lie, relation of the long axis of the fetus to the long axis of the uterus
  p. płodu podłużne longitudinal lie
  p. płodu podłużne główkowe cephalic longitudinal lie
  p. płodu podłużne miedniczne pelvic longitudinal lie
  p. płodu poprzeczne transverse lie
  p. płodu skośne oblique lie
położna midwife, accoucheuse, obstetrix
położnica woman in childbirth, lying-in woman, woman in puerperium
położnictwo obstetrics, midwifery, tocology
położniczo-ginekologiczny obstetric-gyn(a)ecological
położniczy obstetric, obstetrical
  p. oddział maternity ward
  p. szpital maternity hospital
położnik obstetrician, accoucheur
połóg puerperium
połykanie deglutition, swallowing, gulping
  p., niemożność aglutition, inability to swallow, aphagia
  p. powietrza aerophagia, aerophagy
  p. śliny i powietrza sialoaerophagy
  p., zaburzenie dysphagia, aglutition
  p., zaburzenie nerwowe nervous dysphagia
  p., zaburzenie wywołane niedoborem żelaza sideropenic dysphagia, Plummer-Vinson syndrome
pomarszczyć wrinkle, form creases, form rugae, shrivel
pomiar measurement
  p., błąd error of measurement
  p. ciśnienia tętniczego blood pressure measurement, blood pressure taking
  p. dawki dosimetry
  p. gęstości densitometry
  p. główki płodu cephalometry, cephalometrics
  p. główki płodu i miednicy cephalopelvimetry
  p. miednicy pelvimetry
  p. pH pH-metry
  p. płodu fetometry
  p. potencjometryczny potentiometry
  p. radioaktywności radioactivity measurement
  p. tętna sphygmometry
  p. zmętnienia turbidimetry
  p. źrenicy pupillometry
pomieszanie 1) confusion (mental); 2) mixing
  p. zmysłów mental aberration, insanity, alienation, any type of psychosis
  p., odnoszący się do confusional
pominięcie omission, disregard
pomiot = miot

pomniejszenie diminution, reduction in size, decrease

pomnożenie multiplication, augmentation, increase

pomoc aid, assistance, help
  p. lekarska medical aid, medical assistance
  p. pierwsza first aid
  p. ręczna w porodzie manual assistance
  p. w nagłych przypadkach emergency medical aid

pomocnik helper, assistant

pompa pump
  p. infuzyjna infusion pump
  p. jonowa ionic pump
  p. oddechowa dodatnio-ujemna positive-negative respirator
  p. perystaltyczna peristaltic pump
  p. powietrza air pump
  p. sodowa sodium pump, intracellular mechanism removing sodium
  p. ssąco-tłocząca suction and forcing pump, draw-lift pump
  p. tłocząca forcing pump

pomruk thrill, fremitus

ponadprogowy suprathreshold, supraliminal

ponadtlenek superoxide

ponapadowy postictal

ponawianie się relapse, recurrence, recrudescence

pończocha stocking
  p. elastyczna elastic stocking, varicose stocking
  p. elastyczna bez stopy legging
  p. nakolannikowa kneecap stocking
  p. podkolanowa below-knee stocking

pooperacyjny postoperative

popęd drive, urge, impulse, impulsive tendency for
  p. do podpalania pyromania
  p. płciowy sexual drive
  p. płciowy do dzieci p(a)edophilia
  p. płciowy do starców gerontophilia, gerontomania
  p. płciowy do zwierząt zoophilia, bestiality
  p. płciowy do zwłok necrophilia
  p. płciowy nadmierny excessive sexual drive, hyperaphrodisia
  p. płciowy nadmierny u kobiet nymphomania, andromania, (o)estromania
  p. płciowy nadmierny u mężczyzn satyriasis, satyrism, satyromania
  p. płciowy opaczny paraphilia
  p. płciowy zmniejszony diminished sexual drive, hypoaphrodisia
  p. wędrowny poriomania

popłód afterbirth, secundines

popłuczyny (*pl*) washings

poporażeniowy postparalytic, postictal

poporodowy postpartum, postnatal, after childbirth

poposiłkowy postprandial, after meal

poprawa improvement, amelioration, betterment, change for the better, getting better

poprawić correct, improve, ameliorate

popromienny postradiation, radiation-induced

poprzecznica transverse colon

poprzeczny transverse, transversal

poprzedzający preceding, antecedent

por 1) pore (*anat.*); 2) leek (*bot.*)

porada advice, counsel
  p. lekarska medical advice, consultation

poradnia clinic, outpatient clinic
  p. przeciwgruźlicza tuberculosis outpatient clinic
  p. rejonowa regional outpatient clinic

poradnictwo counselling, guidance service
  p. genetyczne genetic counselling
  p. przedmałżeńskie premarital counselling
  p. psychologiczne psychological counselling
  p. świadomego macierzyństwa birth control counselling
  p. zawodowe vocational counselling

porażenie paralysis, palsy, -plegia
  p. akomodacji accommodation paralysis, cycloplegia
  p. cieplne heat stroke, thermoplegia, heat apoplexy
  p. czterokończynowe tetraplegia, quadriplegia
  p. czuciowe sensory paralysis, loss of sensation, an(a)esthesia
  p. czuciowo-ruchowe sensorimotor paralysis, mixed paralysis
  p. czynnościowe functional paralysis, hysterical paralysis
  p. dziecięce nagminne anterior poliomyelitis, polio, Heine-Medin disease, acute atrophic paralysis, acute infectious paralysis, anterior spinal paralysis, atrophic spinal paralysis, epidemic paralysis, essential paralysis of children, infantile paralysis, infantile spinal paralysis, morning paralysis
  p. histeryczne hysterical paralysis, functional paralysis
  p. kesonowe diver's paralysis
  p. korowe cortical paralysis
  p. kurczowe spastic paralysis
  p. kurczowe rodzinne familial spastic paralysis
  p. międzyjądrowe internuclear paralysis
  p. mięśni ocznych ophthalmoplegia
  p. mięśni ocznych wewnętrznych internal ophthalmoplegia

p. mięśni ocznych zewnętrznych external ophthalmoplegia

p. mózgowe dziecięce infantile cerebral palsy, infantile diplegia, Little's disease

p. nadjądrowe supranuclear paralysis

p. nadjądrowe postępujące progressive supranuclear paralysis

p. napadowe periodic paralysis, paroxysmal paralysis

p. napadowe hiperkalemiczne hyperkal(a)emic periodic paralysis, adynamia episodica hereditaria

p. napadowe hipokalemiczne hypokal(a)emic periodic paralysis

p. napadowe normokalemiczne normokal(a)emic periodic paralysis, sodium--responsive periodic paralysis

p. naprzemienne alternate paralysis, alternating paralysis, crossed paralysis

p. nawracające periodic paralysis

p. nerwu promieniowego radial nerve paralysis, musculospinal paralysis

p. nerwu przeponowego phrenoplegia

p. nerwu twarzowego facial nerve paralysis, prosopoplegia

p. nerwu twarzowego obustronne facial diplegia

p. nerwu twarzowego obwodowe peripheral facial nerve paralysis

p. nerwu twarzowego ośrodkowe central facial nerve paralysis

p. nerwu twarzowego samoistne Bell's palsy

p. obustronne diplegia, bilateral paralysis

p. obwodowe peripheral paralysis

p. oczne zewnętrzne external ocular paralysis

p. okoruchowe ophthalmoplegia, oculomotor paralysis

p. okresowe periodic paralysis, paroxysmal paralysis

p. okresowe rodzinne familial periodic paralysis

p. opuszkowe bulbar paralysis, bulbar palsy, bulbar apoplexy, glossolabial paralysis, pharyngolabial paralysis

p. opuszkowe postępujące progressive bulbar paralysis

p. ośrodkowe central paralysis

p. padaczkowe ponapadowe postepileptic paralysis, Todd's paralysis

p. pęcherza moczowego cystoplegia

p. pobłonicze postdiphtheritic paralysis

p. podniebienia miękkiego faucial paralysis, palatal paralysis

p. połowicze hemiplegia

p. połowicze masywne dense hemiplegia, massive hemiplegia

p. połowicze naprzemienne alternate hemiplegia, alternating hemiplegia

p. połowicze obustronne bilateral hemiplegia, diplegia

p. połowicze, odnoszący się do hemiplegic

p. połowicze obustronne, odnoszący się do diplegic

p. połowicze przeciwstronne contralateral hemiplegia

p. połowicze skrzyżowane crossed hemiplegia, alternate hemiplegia

p. połowicze spastyczne spastic hemiplegia

p. połowicze wstępujące ascending hemiplegia, Mill's disease

p. poprzeczne paraplegia, transverse paraplegia

p. poprzeczne bolesne paraplegia dolorosa

p. poprzeczne kurczowe spastic paraplegia

p. poprzeczne wyprostne paraplegia in extension

p. poprzeczne zgięciowe paraplegia in flexion

p. porodowe birth palsy, obstetrical paraplegia

p. porodowe splotu ramiennego obstetrical paraplegia of the brachial plexus, Klumpke-Déjerine syndrome

p. postępujące general paraplegia of the insane, general paresis of the insane, general paresis, paralytic dementia

p. postępujące ogniskowe Lissauer's paresis

p. po uderzeniu pioruna keraunoparalysis

p. po ukąszeniu kleszcza tick paralysis

p. pourazowe posttraumatic paralysis

p. prądem elektrycznym electrocution

p. ramienno-łopatkowe Parsonage-Turner syndrome

p. rdzeniowe spinal paralysis, myeloparalysis, myeloplegia, rachioplegia

p. rdzeniowe kurczowe spastic spinal paralysis, spastic diplegia

p. ruchowe motor paralysis

p. rzekome pseudoparalysis

p. rzekome niemowląt pseudoparalysis in infants, Parrot's disease

p. rzekomoopuszkowe pseudobulbar paralysis

p. słoneczne sunstroke

p. spastyczne spastic paralysis

p. splotu ramiennego wywołane uciskiem kuli crutch paralysis

p. uciskowe nerwu pressure paralysis, compression paralysis, decubitus paralysis

p. wiotkie flaccid paralysis

p. wskutek zimna cold paralysis

p. wstępujące ascending paralysis

p. zanikowe amyotrophic paralysis

p. zatorowe embolic paralysis

p. zwojów ganglioplegia
p. zwojów, odnoszący się do ganglioplegic
p. żołądka gastroplegia
porażenny paralytic, relating to paralysis
porażony 1) paralysed, paralyzed: 2) struck, affected
porcelana porcelain
porcelanowy porcelain
p., licówka porcelain veneer
p. wkład porcelain inlay
porcja portion, ration, aliquot
p. dzienna daily portion
porencefalia porencephaly, porencephalia
p. prawdziwa true porencephaly
p. rzekoma spurious porencephaly
porfiria porphyria
p. erytropoetyczna erythropoietic porphyria
p. mieszana variegate porphyria, hereditary protocoproporphyria, South African genetic porphyria
p. ostra przerywana acute intermittent porphyria, intermittent porphyria, hepatic porphyria
p. skórna późna porphyria cutanea tarda. variegate porphyria
p. wątrobowa hepatic porphyria, intermittent porphyria
p. wrodzona congenital erythropoietic porphyria
porfirynogen porphyrinogen
porodowy labo(u)r, related to labo(u)r
porodówka dellvery ward, delivery room
porokeratoza porokeratosis, Mibelli's disease, hyperkeratosis excentrica
poronić abort, miscarry
poronienie abortion, miscarriage
p. chybione missed abortion, retention of dead fetus in the uterus
p. gorączkowe febrile abortion
p. jaja płodowego ovular abortion, expulsion of the ovum in the first two weeks of pregnancy
p. jajowodowe tubal abortion
p. kryminalne criminal abortion, unlawful abortion, unjustified abortion
p. niezupełne incomplete abortion, partial abortion
p. rozpoczęte incipient abortion
p. samoistne spontaneous abortion, natural abortion
p. septyczne septic abortion
p. sztuczne artificial abortion, artificial termination of pregnancy
p. szyjkowe cervical abortion
p. terapeutyczne therapeutic abortion for medical or legal indications

p. usprawiedliwione justifiable abortion, lawful abortion
p. w bańce trąbki ampullar abortion
p. w toku inevitable abortion
p., wykonać perform abortion, effect abortion
p., wywołać induce abortion, effect abortion
p. zagrażające imminent abortion, threatening abortion, threatened abortion
p. zakażone septic abortion, infected abortion
p. zupełne complete abortion
poroniony aborted, miscarried
poronny abortive
porost lichen
porowaty porous
porozkurczowy postdiastolic
poród labo(u)r, delivery, parturition, childbirth, partus, confinement, accouchement, giving birth to a child; *p. też* **łożysko, szyjka, płód, kleszcze, przodowanie, błony płodowe, pępowina, bóle porodowe**
p. chybiony missed labo(u)r
p. czaszkowy cranial delivery, head birth
p., czynność porodowa uterine activity, tocus
p., czynność porodowa, pobudzenie stimulation of uterine activity
p., dostosowanie się części przodującej obstetric accommodation
p., kierowanie active management of labo(u)r
p. kleszczowy forceps delivery, instrumental delivery
p. martwy stillbirth, dead birth
p. miednicowy breech delivery, pelvic delivery
p. mnogi multiple labo(u)r, multiple birth
p. nagły precipitate labo(u)r, precipitated labo(u)r, oxytocia, rapid parturition
p. narzędziowy instrumental delivery
p. nawykowy przedwczesny habitual premature labour
p. nieprawidłowy dystocia
p. niewczesny immature labo(u)r
p. o czasie labo(u)r at term, birth at full term, birth in time
p., okres I first stage of labo(u)r, period of dilation of the os uteri
p., okres II second stage of labo(u)r, expulsive stage of labo(u)r
p., okres III third stage of labo(u)r, placental stage of labo(u)r
p., okres IV fourth stage of labo(u)r, stage of afterbirth extrusion
p. opóźniony delayed labo(u)r, postmature labo(u)r
p. po czasie post-term labo(u)r

p., postęp progress of labo(u)r
p. pośladkowy breech delivery, buttock delivery
p. pośmiertny postmortem delivery
p. powikłany complicated labo(u)r
p. pozorny false labo(u)r, mimetic labo(u)r
p. prawidłowy normal labo(u)r, eutocia
p. przed czasem preterm birth, preterm delivery
p. przedłużający się protracted labo(u)r, prolonged labo(u)r
p. przedwczesny premature birth, premature labo(u)r
p. przez cięcie cesarskie delivery by Caesarean section, abdominal delivery
p. przez drogi naturalne delivery through natural passages
p. przez pochwę vaginal delivery
p., przyspieszyć accelerate labo(u)r
p., przyspieszający oxytocic, parturifacient
p. siłami natury spontaneous labo(u)r
p., spowolnienie akcji bradytocia
p. suchy dry labo(u)r, xerotocia
p., środek przyspieszający oxytocic agent, parturifacient agent
p. uliczny precipitate labo(u)r, oxytocia
p. w domu domiciliary labo(u)r, domiciliary confinement
p. wspomagany assisted delivery, instrumental delivery
p., wstawianie się główki head engagement
p., wstrzymanie tocolysis
p. wywołany induced delivery, induced labo(u)r
p., zakończenie completion of labo(u)r
portografia portography
p. przezpępkowa transumbilical portography
posiew inoculation, culture
p. bakteriologiczny bacteriological culture, inoculation of bacteria into a medium
p. krwi blood culture
p. na bulion bouillon culture, broth culture
p. na podłoże stałe culture on solid medium
p. odciskowy print culture, culture inoculation
p. przez wkłucie stab culture, stab inoculation
posiewać inoculate, culture, seed
posiłek meal
p., czas mealtime
p. testowy test meal
p. tłuszczowy fat meal
poposiłkowy postprandial
posiłkowy prandial
posiniaczyć bruise, contuse
poskurczowy postsystolic
posocznica septic(a)emia

p. gronkowcowa staphylococc(a)emia
p. jamy ustnej oral sepsis
p. jelitopochodna intestinal sepsis, enterosepsis
p. krwotoczna h(a)emorrhagic septic(a)emia
p. meningokokowa krwotoczna Waterhouse-Friderichsen syndrome
p. paciorkowcowa streptococcal septic(a)emia, streptococc(a)emia
p. pneumokokowa pneumococcal septic(a)emia, pneumococc(a)emia
p. połogowa puerperal septic(a)emia, puerperal sepsis
p. powolna sepsis lenta
p. wywołana pałeczkami okrężnicy colisepsis
posocznico-ropnica septicopy(a)emia
posocznicowy septic
posoka ichor, sanies
pospolity common, ordinary, general
post fast, starvation
postać form, shape, type
p. dojrzała mature form (*parasit.*)
p. inwolucyjna involutive form (*parasit.*)
p. inwazyjna invasive form (*parasit.*)
postawa 1) posture, position (of body); 2) attitude (of mind)
p. ciała posture, position of body
p. leżąca recumbent position
p. stojąca erect position; *p.* **położenie**
postępowanie 1) procedure, proceeding, progress, progression; management; 2) behavio(u)r
p. diagnostyczne diagnostic procedure
p. lecznicze therapeutic management
p. pooperacyjne postoperative management
p. wyczekujące procrastination
postępujący progressing, progressive
postrzał lumbago (of sudden onset), low back pain, lumbalgia
postrzałowy gunshot
postrzegać perceive (*psychol.*)
postrzeganie perception (*psychol.*)
postrzeżenie perception, aperception, observation
posypywać sprinkle (with powder)
poszczenie fasting
poszczepienny postvaccinal
poszerzacz dilator, dilatator
p. kanałowy reamer (*stom.*)
pościć fast, starve, abstain from food or meat
pościel bedding, bed-clothes, bed-linen
pościelić make a bed
pościelowy bedding, pertaining to bed-clothes
pośladek buttock, natis, breech

pośladkowy gluteal, breech, cluneal
pośmiertny postmortem, posthumous
pośredni intermediary, intermediate, indirect
pośrodkowy medial, median
pot sweat, perspiration, sudor, diaphoresis
  p., brak wydzielania anhidrosis, anidrosis, anaphoresis
  p., hamujący wydzielanie antihidrotic, antiperspirant, antisudorant
  p. nocny nocturnal sweat, night sweat
  p. obfity profuse perspiration
  p. poranny morning sweat, matutinal perspiration
  p. zlewny drenching sweat, colliquative sweat
potas potassium, kalium, K (*chem.*)
  p., azotan potassium nitrate, niter, saltpeter
  p., bromek potassium bromide
  p., bursztynian potassium succinate
  p., chlorek potassium chloride
  p., duże stężenie we krwi hyperkal(a)emia, hyperkali(a)emia, hyperpotass(a)emia
  p., jodek potassium iodide
  p. kaustyczny caustic potassium, potassium hydroxide
  p., małe stężenie we krwi hypokal(a)emia, hypokali(a)emia, hypopotass(a)emia
  p., nadchloran potassium perchlorate, peroidin
  p., nadmanganian potassium permanganate
  p., wodorotlenek potassium hydroxide
potencjalizacja potentation, potentialization
potencjał potential
  p. bioelektryczny bioelectric potential
  p. błonowy membrane potential, transmembrane potential
  p., czas trwania potential duration, potential time
  p. czynnościowy action potential
  p. demarkacyjny demarcation potential, injury potential
  p. iglicowy spike potential
  p. komórki błonowy cell membrane potential
  p. krytyczny threshold potential, critical potential
  p. następczy after-potential
  p. oksydoredukcyjny oxidation-reduction potential, redox potential
  p. płytki ruchowej end-plate potential
  p. postsynaptyczny postsynaptic potential
  p. postsynaptyczny hamujący inhibitory postsynaptic potential
  p. postsynaptyczny pobudzający excitatory postsynaptic potential

p. progowy threshold potential, critical potential
p. spoczynkowy rest potential
p. uszkodzenia injury potential, demarcation potential
p. wewnątrzkomórkowy intracellular potential, rest potential
p. wywołany evoked potential
p. wywołany słuchowy auditory evoked potential
p. wywołany wzrokowy visual evoked potential
p. zewnątrzkomórkowy transmembrane potential
potencjometr potentiometer
potencjometria potentiometry
potęgować 1) potentiate (action), intensify; 2) raise to a power (*math.*)
potliwość idrosis. perspiration, sweating, diaphoresis
  p. nadmierna hyperhidrosis, hyperidrosis, ephidrosis, diaphoresis, hidrorrh(o)ea, sudoresis
  p. nadmierna rąk i stóp acrohyperhidrosis
  p., wzmagający diaphoretic (agent), hidropoietic, hidrotic
potłuczenie bruising, contusion
potnica dyshidrosis, Hallopeau's disease, Hallopeau's acrodermatitis
potomek offspring, descendant
potomstwo progeny, descendants, offspring, breed (animals)
potowy sweat, sudoral, sweaty
potówka miliaria, sudamina
potrójny triple, triplex, threefold
potrząsać shake
potworniak teratoma
  p. dojrzały mature teratoma, adult teratoma
potylica occiput
pourazowy traumatic, post-traumatic
pourodzeniowy postnatal
powidok afterimage
powieka eyelid, palpebra, blepharon
  p., brak wrodzony ablepharia, ablepharon, ablephary, congenital absence of the eyelids
  p. dolna lower eyelid
  p. górna upper eyelid
  p., gruczolak blepharoadenoma
  p. i skóra łuku brwiowego, plastyka blepharophryplasty
  p. i spojówka, zapalenie blepharoconjunctivitis
  p., kurcz blepharospasm, spasmodic winking or contraction of the eyelids
  p., napięcie blepharotomy

p., niedomykalność lagophthalmus, blepharodiastasis, hare's eye
p., obrzęk blepharo-(o)edema
p., odwrócenie eversion of the eyelid, turning out of the eyelid
p., opadnięcie blepharoptosis, ptosis of upper eyelids, drooping of upper eyelids
p., plastyka blepharoplasty, tarsoplasty
p., podciągnięcie lid retraction
p., podwinięcie entropion, inversion of the eyelid, blepharelosis, entrophe
p., spojówka i rogówka, zapalenie blepharokeratoconjunctivitis
p., szpara palpebral fissure
p., szpara, poszerzenie blepharodiastasis
p., szpara, zwężenie blepharostenosis, blepharophimosis
p., wyciek śluzowo-ropny spod blepharoblennorrh(o)ea
p., wycięcie blepharectomy
p., wywinięcie ectropion, eversion of the eyelid, ectrophe
p., wywinięcie bliznowate cicatricial ectropion
p., wywinięcie starcze senile ectropion
p., zapalenie blepharitis
p., zapalenie brzegów marginal blepharitis, ciliary blepharitis
p., zapalenie wrzodziejące brzegów ulcerative blepharitis
p., zapalenie złuszczające brzegów squamous blepharitis
p., zapalenie gruczołów blepharoadenitis
p., zapalenie kątów angular blepharitis
p., zapalenie ropne blepharopyorrh(o)ea
p., zeszycie tarsorrhaphy, blepharorrhaphy
p., zeszycie kąta canthorrhaphy
p., zgrubienie blepharopachynsis, pachyblepharon, thickening of the eyelids
p., zrost synblepharon, blepharosynechia, ankyloblepharon, blepharocleisis, blepharosymphysis
p., zrośnięcie wrodzone cryptophthalmus
p., zwiotczenie blepharochalasis
powiekotrzymacz blepharostat
powiekowy palpebral, blepharal
powierzchnia surface, facies, face
powierzchniowo aktywny surface active
p. aktywny czynnik surface-active agent, tenside
powierzchniowy superficial, surface
p., substancja surfactant
p., zjawiska surface effect
powierzchowny superficial
powieszenie hanging, suspension
powietrze air
p. atmosferyczne atmospheric air

p. oddechowe breathing air, tidal air
p. pęcherzykowe alveolar air
p., połykanie aerophagia, aerophagy
p., przenoszony przez airborne
p., przepływ air-flow
p. resztkowe residual air
p. rozrzedzone rarefied air
p. sprężone compressed air
p. uzupełniające complemental air
p. wdechowe inspired air, inhaled air
p. wydechowe expired air, exhaled air
p. zaotrzewnowe (po pęknięciu dwunastnicy) retroperitoneal air (after duodenal rupture)
p., zanieczyszczenie air pollution, atmospheric air pollution
p., zawieszony w airborne, suspended in air
powietrznia air chamber
powiększenie enlargement, increase, augmentation, blow up (*phot.*), magnification (*opt.*)
powięź fascia
p. głęboka deep fascia
p. goleni crural fascia
p. karkowa nuchal fascia, deep cervical fascia
p. nerkowa renal fascia, perirenal fascia
p., plastyka fascioplasty
p., przyszycie fasciodesis
p. przyusznicza parotid fascia
p. skroniowa temporal fascia
p. stercza prostatic fascia, basal pelviprostatic ligament
p. szeroka broad fascia, fascia lata
p., szew fasciorrhaphy
p. wewnątrzpiersiowa endothoracic fascia
p., wycięcie fasciectomy
p. zanerkowa retrorenal fascia
p., zapalenie fascitis, fasciitis
p., zapalenie guzkowe nodular (pseudosarcomatous, proliferative) fascitis
p. zasłonowa obturator fascia
p. żwaczowa masseteric fascia
powięziowy fascial
powijak swathing-band
powinowactwo 1) affinity; 2) relationship, kinship
p. chemiczne chemical affinity
powlekanie coating, covering
powłoczka cuticle, cuticula
powłoka integument, coat, cover, covering
p. brzuszna abdominal integument
p. brzuszna, nacięcie malacotomy, incision of abdominal wall
p. czaszki epicranium
p. wspólna integumentum commune, common integument
powodować cause, produce, induce
p. ból cause pain

p. chorobę induce disease
p. efekt produce effect
p. kalectwo mutilate, cripple
powolność slowness, sluggishness, langour
powonienie smell, olfaction
p., mierzenie olfactometry
p., zaburzenie dysosmia
powracać return, come back
p. do zdrowia recover
powrotny recurrent, relapsing, returning
powrót return
p. do przytomności return to consciousness
p. do stanu prawidłowego restitution, normalization, restoration of normal state
p. do zdrowia return to health, recovery
p. żylny venous return (to the heart)
powrózek cord, funiculus, corda, chord
p. nasienny spermatic cord, testicular cord, chorda spermatica
p. nasienny, nerwoból spermatic neuralgia
p. nasienny, wodniak funicular hydrocele
p. nasienny, wycięcie spermectomy
p. nasienny, wycięcie żylaków varicocelectomy
p. nasienny, zapalenie funiculitis, corditis
p. nasienny, żylaki varicocele, pampinocele
powrózkowaty restiform
powrózkowy funicular
powstrzymanie arrest, stopping, checking (of)
powtarzalność repeatability, reproducibility
pozagałkowy retrobulbar, behind the eyeball, extrabulbar
pozagardłowy retropharyngeal
pozajelitowy parenteral
pozakątniczy retroc(a)ecal
pozakomorowy extraventricular
pozakomórkowy extracellular
pozamaciczny extrauterine, retrouterine
pozamostkowy retrosternal
pozanaczyniowy extravascular
pozaoczny extraocular, retrobulbar
pozaopłucnowy extrapleural, retropleural
pozaotrzewnowy extraperitoneal, retroperitoneal
pozapiramidowy extrapyramidal
pozaszpitalny posthospital, taking place outside the hospital
pozaścienny extramural
pozatorebkowy extracapsular
pozaustrojowy extracorporeal, extrasomatic
pozawątrobowy extrahepatic, retrohepatic
pozazmysłowy extrasensory
pozazwojowy postganglionic
pozbawienie deprivation, loss
p. dopływu bodźców zmysłowych sensory deprivation
poziom level
p. progowy threshold level

p. ufności confidence level
poziomy horizontal
poznanie 1) recognition; 2) cognizance, knowledge, gnosia
poznawalny cognizable, recognizable
poznawczy cognitive
pozorny apparent, seeming, sham
p., operacja sham operation
pozorować simulate, sham, pretend, feign
pozostałość 1) residue, remainder, remnant; 2) after-affect, sequela (of a disease etc.)
pozostały remaining, residual
pozycja position
p. ciała body position, anatomical position
p. leżąca recumbent position, decubitus, lying position
p. leżąca na boku lateral recumbent position, lateral decubitus
p. leżąca na brzuchu prone position, ventral decubitus
p. leżąca na wznak supine position, dorsal position, dorsal decubitus
p. niskiego skłonu low inclination position
p. pionowa erect position, vertical position
p. położnicza obstetrical position
p. pozioma horizontal position
p. półleżąca semirecumbent position
p. półsiedząca semireclining position
p. spoczynkowa rest position
p. stojąca erect position, standing position
pozytyw positive
pożycie małżeńskie conjugal life
p. płciowe sex life, intercourse
pożyłkowany veined
pożywienie food, nutrition, nourishment
p. dla zwierząt food for laboratory animals, chow
p. dla zwierząt granulowane granulated food
p., niedobór białka w hypoproteinosis
p., spożywanie ingestion of food, food intake
pożywka medium (for bacteria)
p. agarowa agar medium, nutrient agar
p. agarowa z fenolftaleiną phenolphthalein agar
p. agarowa z krwią blood agar
p. agarowa z płynem puchlinowym ascites agar
p. agarowa z surowicą serum agar
p. bulionowa broth medium, bile salt agar, bouillon medium
p. Endo Endo agar
p. hodowlana culture medium
p. płynna fluid medium, liquid medium
p. posiewowa inoculation medium
p. półpłynna semifluid medium, semiliquid medium

p. **stała** solid medium
p. **transportowa** transport medium
p. **wzbogacona** enriched medium
p. **wzrostowa** growth medium
p. **żółciowa** bile medium
pożywkarnia culture medium centre
pożywny nutritious, nutritive, nourishing
p., **substancja** nutrient
półbłoniasty semimembranous
półcień penumbra, semidarkness, twilight, half-light
półkanał semicanal
półkole semicircle, hemicircle, half-circle
półkolisty semicircular, hemicircular
półksiężyc crescent, half-moon, demilune
półksiężycowaty semilunar, demilunar, crescent-shaped, lunate
półkula hemisphere
p. **mózgu** cerebral hemisphere
p. **mózgu dominująca** dominant hemisphere
p. **mózgu, wycięcie** hemispherectomy
p. **móżdżku** cerebellar hemisphere
półkolisty hemispheric
półleżący semisupine, half-lying, reclining
półleżeć recline
półnormalny seminormal
półokrągły semicircular
półokres half-life, half-time; *p.* **okres połowiczny**
p. **biologiczny** biological half-life
p. **efektywny** effective half-life
półpasiec zoster
p. **oczny** ophthalmic zoster
p. **trzewny** abdominal zoster
p. **uszny** otic zoster
p. **zgorzelinowy** gangrenous zoster
półpłynny semiliquid, semifluid
półprodukt semiproduct, half-product
półprzepuszczalność semipermeability
półprzepuszczalny semipermeable
półprzewodnik semiconductor
półprzezroczysty semitransparent, semitranslucent
półprzytomny semiconscious, semicomatose
półsyntetyczny semisynthetic
półstały semisolid
półwodzian semihydrate
praca work, labo(u)r
p., **bezpieczeństwo** work safety
p. **chroniona** sheltered work
p. **fizyczna** physical work, manual work, exercise
p., **higiena** work hygiene
p. **mięśniowa beztlenowa** anaerobic work
p. **mięśniowa tlenowa** aerobic work
p. **naukowa** research work, scientific work, scientific paper

p., **obciążenie** workload
p. **siedząca** sedentary work
p. **umysłowa** mental work
p. **zbiorowa** collective work
pracochłonność work consumption
pracochłonny work consuming
pracownia laboratory
p. **rtg** x-ray laboratory
pracownik worker
p. **naukowy** scientific worker, research worker
pragnienie thirst
p., **brak** adipsia, adipsy, aposia
p. **chorobliwe** morbid thirst, dipsosis
p. **nadmierne** polydipsia, excessive thirst
p. **obniżone** hypodipsia, twilight thirst
p. **wzmożone** polydipsia
praktyka practice
p. **lekarska** practice of medicine, medical practice
p. **lekarska prywatna** private medical practice
p. **lekarska w społecznej służbie zdrowia** panel practice
praktykujący lekarz practitioner
prawdopodobieństwo probability (*stat.*), likelihood
p., **rachunek** calculus of probability
prawidło rule
prawidłowość regularity
prawo law
p. **działania mas** law of mass action
p. **grawitacji** law of gravitation
p. **okresowości** periodic law, law of periodicity, law of Mendeleev
p. **prawdopodobieństwa** probability law
p. **rozpadu radioaktywnego** law of radioactive disintegration
p. **stosunków stałych** law of definite proportions (*chem.*)
p. **stosunków wielokrotnych** law of multiple proportions (*chem.*)
p. **stosunków wzajemnych** law of reciprocal proportions
p. **wszystko albo nic** all-or-none law
p. **zachowania energii** law of conservation of energy
p. **zachowania masy** law of conservation of mass
prawogram dextrogram, dextrocardiogram
prawokardiogram dextrocardiogram
prawopochylenie macicy dextroversion of the uterus
praworęczność right-handedness, dextrality, dextrism, dextromanuality
praworęczny right-handed, dextromanual, dextral

prawoskrętność dextrorotation, dextrotorsion, dextrogyration
prawoskrętny dextrorotatory, dextrogyral, dextrogyrous, turning the polarization plane to the right
prawostronny right-sided, dexter, right
p., położenie serca dextrocardia
p., położenie żołądka dextrogastria
prawozgięcie macicy dextroflexion of the uterus
prawy right, dexter
prazeodym praseodymium, Pr (*chem.*)
prażenie calcination, roasting, calcining, torrefaction
prażyć calcinate, roast, calcine
prącie penis, phallus, rod, priapus, coles
p., amputacja phallectomy, peotomy, penectomy
p., korpus shaft of the penis, scapus penis
p., nacięcie phallotomy
p., obrzęk swelling of the penis
p., plastyka phalloplasty
p. połączone fałdem skóry z moszną webbed penis
p., przymus pociągania za petillomania, false masturbation
p., przyrośnięcie do moszny synoscheos, adhesion of the penis to the scrotum
p., skrzywienie w czasie wzwodu penis lunatus, clubbed penis, chordee, phallocampsis
p., stwardnienie plastyczne fibrous cavernitis, Peyronie's disease
p., stwardnienie włókniste = p., stwardnienie plastyczne
p. sztuczne dildo, artificial penis
p. uwięzione captive penis (in the vagina)
p., wyciek z phallorrh(o)ea, gleet
p., wzwód penile erection
p., wzwód bolesny ze skrzywieniem chordee, painful erection
p., wzwód przedłużony priapism
p., zapalenie ciał jamistych cavernitis, cavernositis
p., zapalenie penitis, phallitis, priapitis
p., żołądź glans penis
prąciowy penile, penial, phallic
prąd current
p. centralny w tętnicy axial current
p. czynnościowy action current
p. faradyczny faradic current, induced current
p. galwaniczny galvanic current, direct current produced by chemical reaction
p. indukowany induced current, secondary current
p. indukujący inducing current, primary current

p. jonizacyjny ionization current
p. krótkiego spięcia short-circuit current
p., napięcie voltage
p., natężenie intensity of current
p. niskiej częstotliwości low frequency current
p. niskiego natężenia low intensity current
p., obwód current circuit
p. sinusoidalny sine wave current, sinusoidal current
p. stały direct current, constant current, continuous current
p. szybkozmienny oscillating current
p. tętniący pulsating current
p. wsteczny reverse current
p. wstępujący ascending current, centripetal current (in a nerve)
p. wyładowania discharge current
p. wysokiego napięcia high voltage current
p. wysokiej częstotliwości high frequency current
p. zmienny alternating current, faradic current
prątek *Mycobacterium*
p. BCG *Mycobacterium BCG*, attenuated *Mycobacterium bovis*
p. bydlęcy *Mycobacterium bovis*, bovine tubercle bacillus
p. gruźliczy *Mycobacterium tuberculosis*, Koch's bacillus, tubercle bacillus
p. trądu *Mycobacterium leprae*, Hansen's bacillus, leprosy bacillus
prątki mycobacteria
p. atypowe atypical mycobacteria, chromogenic mycobacteria
p. chromogenne chromogenic mycobacteria
p. kwasooporne acid-fast mycobacteria, acid-fast bacilli
prątkobójczy tuberculocidal, tuberculolytic
prątkowanie sputum-positivity
prątkowy mycobacterial
prątkujący sputum-positive patient
prążek stria, streak, stripe, band, line
prążkowanie striation
prążkowany striate, striated, striped, lined
prążkowie striatum, corpus striatum
prążkowiowy striatal
preagonalny preagonal, preagonic; *p. też* **przedagonalny**
precypitacja precipitation
p. pierścieniowa ring precipitation
p. probówkowa tube precipitation
precypitacyjny precipitative
precypitat precipitate
precypityna precipitin
predentyna predentin, dentinoid
prednisolon prednisolone

prednison prednisone
predysponować predispose
predyspozycja predisposition
pregnandiol pregnandiol
prekursor precursor
premedykacja premedication
preparacja preparation, preparatory procedures
preparat preparation, specimen
  p. anatomiczny anatomical preparation, anatomical specimen
  p. chemiczny chemical preparation
  p. farmaceutyczny pharmaceutical preparation
  p. galenowy galenic preparation
  p. histologiczny slide, histological specimen
  p. hormonalny hormonal preparation
  p. leczniczy therapeutic preparation
  p. mikroskopowy slide, microscopic preparation, microscopic specimen
  p. sercowo-płucny heart-lung preparation (*physiol.*)
  p. utrwalony fixed preparation
  p. zabarwiony stained preparation
preparator preparator, laboratory assistant
preparowanie preparation
  p. ubytku zęba cavity preparation
preselekcja preselection
presor pressor
presoreceptor pressoreceptor
prezerwatywa condom
pręcik 1) rod, rod cell (of retina); 2) bacillus (*pharm.*); 3) stamen (*bot.*)
prędkość velocity, speed, rapidity
pręga streak, stripe, stria
  p. krwawa vibex, a linear subcutaneous blood effusion
prężenie odmóżdżeniowe decerebrate spasm
prężność turgor (of tissue), resilience, elasticity; pressure (of gas)
prężny turgid
proakceleryna proaccelerin, factor V
probant proband
probówka test-tube, tube
  p. do wirowania tube for centrifugation
  p. kalibrowana calibrated tube
  p. z podziałką measuring tube
proca (opatrunek) sling
proces process
  p. chemiczny chemical process, chemical reaction
  p. chorobotwórczy disease process, pathogenic process
  p. chorobowy disease process
  p. ekspansyjny wewnątrzczaszkowy intracranial expanding lesion, intracranial space-occupying lesion
  p. fermentacji fermentation process

p. przemiany materii metabolic process
p. wytwórczy productive process, proliferative process
produkt product, produce
  p. uboczny by-product
produkty (*pl*) **zbożowe** cereals
proenzym proenzyme
profaza prophase (of mitosis)
proferment proenzyme
profesor professor
  p. nadzwyczajny associate professor
  p. zwyczajny full professor
profil profile
profilaktyczny prophylactic, preventive
profilaktyka prophylaxis, preventive measures, prevention
  p. chemiczna chemoprophylaxis, chemical prophylaxis
  p. fluorowa fluoride prophylaxis, fluoroprophylaxis
  p. masowa mass prophylaxis, collective prophylaxis, community prophylaxis
  p. osobista individual prophylaxis
  p. przedporodowa antenatal prophylaxis
  p. stomatologiczna dental prophylaxis, caries prophylaxis
progestagen progestogen
progesteron progesterone
prognatyzm prognathism
prognatyczny prognathic
prognostyczny prognostic
prognostyk 1) prognostic sign or symptom; 2) prognostician (one skilled in prognosis)
prognoza prognosis
prognozować prognosticate, prognose
prognozowanie prognostication
progowy threshold, liminal
program programme, program
  p. studiów curriculum
proinsulina proinsulin
projekcja projection
  p. boczna lateral projection (*rtg*)
  p. przednio-tylna anteroposterior projection (*rtg*)
  p. skośna oblique projection (left of right) (*rtg*)
  p. tylno-przednia posteroanterior projection (*rtg*)
prokaina procaine
prokonwertyna proconvertin, factor VII, serum accelerator, serum prothrombin conversion factor
proksymalny proximal
proktoskop proctoscope, rectoscope, rectal speculum, anoscope
proktoskopia proctoscopy, rectoscopy, anoscopy
prolaktyna prolactin

p., hormon hamujący wydzielanie prolactin release inhibiting hormone
p., gruczolak wydzielający prolactinoma
prolaktynoma prolactinoma, prolactin-secreting adenoma
prolan prolan, urinary gonadotrophin
proleukocyt leucoblast
proliferacja proliferation
proliferacyjny proliferating, proliferative, proliferous
prolina proline
promazyna promazine, sparine
promet promethium, Pn (*chem.*)
promielocyt promyelocyte
promienica actinomycosis
  p. guzowata actinomycoma
promieniczy actinomycotic
promienie (*pl*) rays
  p. alfa alpha rays (helium nuclei)
  p. beta beta rays (electrons)
  p. gamma gamma rays (electromagnetic radiation emitted from radioactive substances)
  p. graniczne borderline rays, grenz rays, Bucky's rays
  p. kosmiczne cosmic rays
  p. miękkie soft rays (*rtg*)
  p. nadfioletowe ultraviolet rays
  p. podczerwone infrared rays
  p. Roentgena roentgen rays, Roentgen rays, x-rays
  p. świetlne light rays
  p. twarde hard rays (*rtg*)
promienioczułość radiosensitivity, radiosensitiveness
promienioczuły radiosensitive
promieniolecznictwo radiotherapeutics, radiotherapy, actinotherapeutics, roentgenotherapy
promieniooodporność radioresistance
promieniooodporny radioresistant
promieniotwórczość radioactivity, actinogenesis
promieniotwórczy radioactive, actinogenic
  p. fosfor radiophosphorus
  p. gal radiogallium
  p. izotop radioisotope
  p. jod radioiodine
  p. kobalt radiocobalt
  p. opad radioactive fallout
  p. pierwiastek radioactive element, radioelement
  p. skażenie radioactive contamination
  p. stront radiostrontium
  p. tor radiothorium
  p. tyroksyna radiothyroxine
  p. węgiel radiocarbon
  p. złoto radiogold

p. żelazo radioiron
promieniowanie 1) radiation (of rays); 2) irradiation (of pain)
  p. bólu irradiation of pain, radiation of pain
  p. cieplne heat radiation, caloradiance, thermal radiation
  p. długofalowe long-wave radiation
  p. elektromagnetyczne electromagnetic radiation
  p. jonizujące ionizing radiation
  p. krótkofalowe short-wave radiation
  p. mikrofalowe microwave radiation
  p. nadfioletowe ultraviolet radiation
  p., naśladujący działanie radiomimetic
  p., nieprzenikliwość dla radioopacity, radiopacity
  p., nieprzenikliwy dla radiopaque (*rtg*)
  p., przepuszczalność dla radioparency, radiolucency, radiotransparency
  p., przepuszczalny dla radiolucent, radioparent, radiotransparent
  p. rentgenowskie roentgen radiation, x-radiation
  p. rozproszone scattered radiation
  p. słoneczne solar radiation
  p. tła background radiation
  p. ziemi soil radioactivity
promieniowce (*pl*) *Actinomycetes*
promienistość radiation (*anat.*)
promieniujący radiating
promiennik radiator
promień 1) ray, beam (of light); 2) radius (of a circle)
  p. odbity reflected ray
  p. środkowy central ray, central beam (*rtg*)
pronacja pronation
pronator pronator (muscle)
properdyna properdin
proporcjonalność proportionality
proprioceptor proprioceptor
proprioceptywny proprioceptive
propulsja propulsion
propylen propylene
prosak milium, acne albidum
  p. koloidowy colloid milium, hyaloma
prosektor prosector, dissector
  p. demonstrator dissector
prosektorium prosectorium, dissecting room, dissection theatre
prosówka miliary tuberculosis
prosówkowy miliary
prostacyklina prostacycline
prostaglandyna prostaglandin
prostatektomia prostatectomy
  p. kroczowa perineal prostatectomy
  p. przezpęcherzowa transvesical prostatectomy

p. załonowa retropubic prostatectomy
prostnica 1) rectum; 2) handpiece (*stom.*)
p., ból proctalgia, proctodynia, proctagra, rectalgia
p., ból napadowy proctalgia fugax
p. i esica, wycięcie proctosigmoidectomy
p. i esica, wziernikowanie proctosigmoidoscopy
p. i esica, zapalenie proctosigmoiditis
p. i krocze, plastyka proctoperineoplasty
p. i okrężnica, zapalenie proctocolitis, rectocolitis
p. i pęcherz, plastyka proctocystoplasty
p. i pochwa, plastyka proctocolpoplasty, proctoelytroplasty
p., krwawienie z h(a)emoschesis, proctorrhagia
p., nacięcie proctotomy, rectotomy, incision into the rectum
p., niedrożność proctatresia, imperforate anus
p., plastyka proctoplasty, rectoplasty
p., polip proctopolypus, polypus of the rectum
p., przepłukiwanie proctoclysis, proctoclysia, rectoclysis, irrigation of the rectum
p., przepuklina proctocele, rectocele
p., przetoka proctostomy, rectostomy, rectal fistula
p., rozszerzacz procteurynter
p., rozszerzenie proctectasia, dilation of the rectum
p., umocowanie proctopexy
p., umocowanie do kości guzicznej proctococcypexy
p., wyciek śluzu z proctorrh(o)ea
p., wycięcie proctectomy, rectectomy
p., wziernik do proctoscope, rectoscope
p., wziernikowanie proctoscopy, rectoscopy, anoscopy
p., zapalenie proctitis
p., zeszycie proctorrhaphy, rectorrhaphy
p., zwężenie proctostenosis, rectostenosis, stricture of the rectum, stenosis of the rectum
prostokąt rectangle
prostokątny rectangular
prostolinijny rectilinear
prostopadły perpendicular
prostowanie 1) rectification; 2) extension (of a limb)
prostownik 1) rectifier (*el.*); 2) extensor (*anat.*)
prosty 1) straight, rectilinear; 2) simple
prostygmina prostigmin
proszek powder, pulvis
p. musujący effervescent powder
p. nasenny sleeping tablet, sleeping pill

p. owadobójczy insecticide, insect powder, Persian powder
p. ścierny abrasive powder
p. troisty compound rhubarb powder
proszkować pulverize, grind to powder, rub to powder
proszkowanie pulverization, grinding to powder
proszkowy powdery, pulverulent
protamina protamine
protanopia protanopia, red blindness
proteaza protease
proteid protein, proteid
proteina protein
proteinaza proteinase
proteinemia protein(a)emia
proteinogram proteinogram, protein fraction pattern
proteinowy protein, proteinic
proteinoza proteinosis
p. lipidowa lipid proteinosis, Urbach-Wiethe disease
p. pęcherzykowa płuc pulmonary alveolar proteinosis
proteinuria proteinuria
proteolityczny proteolytic
proteoliza proteolysis
protetyczny prosthetic
protetyk prosthetician, prosthetist, prosthodontist (*stom.*)
protetyka prosthetics
p. dentystyczna dental prosthetics, prosthodontics, prosthodontia, prosthetic dentistry
proteza prosthesis, prosthetic appliance, prosthetic restoration
p. kończyny artificial limb
p. lecznicza ortodontyczna treatment dental prosthesis
p., nosić wear a denture
p. oczna ocular prosthesis
p. podniebienna cleft palate prosthesis
p. pooperacyjna postsurgical prosthesis
p. słuchowa hearing aid, audiophone
p. soczewki lenticulus, prosthetophakia
p. zastawkowa valvular prosthesis, valve prosthesis
p. zastawkowa dyskowa disc valve prosthesis
p. zastawkowa kulkowa ball valve prosthesis
p. zębowa denture, artificial denture, dental prosthesis, dental restoration, artificial dentition, dental prosthetic restoration
p. zębowa bezpośrednia immediate denture, immediate insertion denture
p. zębowa całkowita complete denture, full denture

p. zębowa częściowa partial denture, bridgework, bridge

p. zębowa długoczasowa fixed denture, fixed partial denture

p. zębowa natychmiastowa immediate denture, immediate insertion denture

p. zębowa ortodontyczna orthodontic prosthesis

p. zębowa osiadająca functionally unstable denture

p. zębowa, płyta denture base, base-plate, denture plate

p. zębowa, pobrzeże denture border, denture edge

p. zębowa, podłoże denture foundation, denture foundation surface, tissue-bearing area, denture supporting area, basal seat, stress-bearing area, supporting area

p. zębowa podparta supported denture

p. zębowa ruchoma removable denture

p. zębowa ruchoma częściowa removable partial denture, removable bridge

p. zębowa skrzydłowa alar prosthesis, wing prosthesis

p. zębowa stała fixed denture

p. zębowa szkieletowa frame denture, frame prosthesis

p. zębowa tymczasowa temporary denture, interim denture, provisional denture

protoaktyn protoactinium, protactinium, Pa (*chem.*)

protodiastoliczny protodiastolic, early diastolic

protokół protocol

p. sekcji necropsy protocol

proton proton

p., przyłączenie protonation

protopatyczny protopathic

protoplazma protoplasm, cytoplasm, bioplasm

protoplazmatyczny protoplasmic, protoplasmatic

protoplazmoliza protoplasmolysis

protoporfiryna protoporphyrin

prototyp prototype

prototypowy prototypical

protrombina prothrombin, factor II, thrombinogen, thrombogen

p., akcelerator prothrombin accelerator, factor V

p., niedobór hypoprothrombin(a)emia, prothrombinopenia

p., test zużycia prothrombin consumption time

p., wskaźnik prothrombin index

protrombinaza prothrombinase, factor V

protrombinogen prothrombinogen, factor VII

protrombinowy prothrombin

p. czas prothrombin time

protrombokinaza prothrombokinase, factors V and VIII

protromboplastyna prothromboplastin

prowadnik guide, leader, director, grooved director (a grooved probe), grooved sound, guide wire (*rtg*)

prowadzenie chorego management of a patient (or case)

prowitamina provitamin

prowokowanie provocation, challenge

próba 1) trial, attempt; 2) test, assay; 3) sample, specimen

p. adrenalinowa adrenaline test

p. aglutynacyjna agglutination test

p. angiotensynowa angiotensin test

p. antydiuretynowa antidiuretin test

p. antyglobulinowa antiglobulin test, Coombs' test

p. bakteriolityczna bacteriolysis test

p. bentonitowa bentonite test

p. benzydynowa benzidine test

p. benzydynowo-peroksydazowa benzidine-peroxidase test

p. biologiczna biological test, biological assay, bioassay

p. bromosulfoftaleinowa bromsulphophthalein test, bromsulphtalein test

p. chelatonowa chelation test, chelaton test

p. ciążowa pregnancy assay

p. ciążowa na żabie male frog test

p. cytotoksyczności cytotoxicity test

p. degranulacji bazofilów basophil degranulation test

p. deksametazonowa dexamethasone test

p. diastazowa diastase test

p. diazowa diazo test

p. dwóch szklanek two-glass trial

p. dwóch stopni two-step test, Master's test

p. dyskryminacji dwu punktów two-point discrimination test

p. enzymatyczna immunoadsorpcji enzyme-linked immunosorbent assay, ELISA

p. fenolosulfoftaleinowa phenolsulphonphthalein test

p. flokulacyjna (kłaczkowania) flocculation test

p. fluoresceinowa fluorescein test

p. generacji tromboplastyny thromboplastin generation test

p. hemadsorpcji h(a)emadsorption test, h(a)emadsorption virus test

p. hemaglutynacji h(a)emagglutination test

p. hemaglutynacji biernej passive h(a)emagglutination test

p. hemolizy biernej passive h(a)emolysis test

p. hiperwentylacji hyperventilation test

p. histaminowa histamine test, histamine-provocation test

p. hodowli krwinek białych mieszanej mixed lymphocyte culture test

p. hodowli krzyżowej cross-culture test

p. immobilizacji krętków treponema immobilization test

p. insulinowa insulin test

p. inulinowa inulin test

p. jodowa na jod ekstrahowany butanolem butanol-extractable iodine test

p. kaloryczna caloric test (of Baranyi)

p. kliniczna clinical test

p. klirensu kreatyniny creatinine clearance test

p. kłaczkowania flocculation test

p. kłaczkowania kefalinowo-cholesterolowa cephalin-cholesterol flocculation test

p. koagulacyjna coagulation test

p. kontaktowa contact test, skin test

p. kortyzonowa cortisone test

p. kreatyninowa creatinine test

p. kropli wiszącej hanging drop test

p. krystalizacji śluzu szyjki macicy fern test

p. krzyżowa cross test, cross-matching test

p. lateksowa latex test

p. losowa random trial, random sample

p. metopironowa metopyrone test

p. mijania past pointing test

p. na krew utajoną occult blood test

p. obciążenia wysiłkiem submaksymalnym submaximal excercise test

p. obciążeniowa loading test

p. obrotowa rotation test

p. opaskowa tourniquet test, capillary resistance test

p. oporności krwinek czerwonych erythrocyte fragility test

p. palec-nos finger-to-nose test

p. palec-ucho finger-to-ear test

p. palec-palec finger-to-finger test

p. pankreozyminowo-sekretynowa pancreozymin-secretin test

p. pęcherzowa blister test

p. pięta-kolano heel-to-knee test

p. pilotowa pilot test

p. pionizacyjna tilt trial, tilt-table test

p. plasterkowa patch test

p. podwójnie ślepa double blind trial

p. precypitacyjna precipitation test

p. protrombinowa prothrombin test

p. prowokacji provocation test, challenge test

p. przylegania krwinek czerwonych erythrocyte adherence test, adhesion test

p. przylepcowa patch test

p. psychogalwaniczna psychogalvanic test, electrical skin resistance test

p. reninowa renin test

p. rogowacenia nabłonka pochwy vaginal cornification test

p. rozciągania nerwu nerve stretching test, straight leg raising test

p. rozcieńczania barwników dye dilution test

p. rumieniowa erythema test

p. serologiczna serologic test

p. schodkowa two-step test, Master's test

p. sedymentacji sedimentation test

p. skaryfikacyjna scarification test, scratch test

p. skórna skin test, cutaneous test, dermal test, prick test

p. spojówkowa conjunctival test

p. ślepa blind test

p. śródskórna intradermal test, intracutaneous test

p. tolerancji glukozy (doustna) oral glucose loading test, oral glucose tolerance test

p. tolerancji węglowodanów carbohydrate tolerance test

p. transformacji blastycznej blastic transformation test, lymphoblastic transformation test

p. trzech szklanek three-glass test

p. tuberkulinowa tuberculin test

p. tuberkulinowa naskórna Moro's test

p. tuberkulinowa śródskórna Mantoux test

p. tymolowa thymol turbidity test

p. wolnego pola open field test

p. wolnych skojarzeń free association test

p. wiązania dopełniacza complement fixation test, complement binding test

p. wodna water-drinking test, waterloading test

p. wstrzymania oddechu breath-holding test

p. wychwytu uptake test

p. wychwytu erytrocytarnego labelled triiodotyronine erythrocyte uptake test (of Hamolski)

p. wychwytu jodu iodine uptake test

p. wychwytu żywicowego resin uptake test

p. wysiłkowa exercise test

p. wysiłkowa na ergometrze rowerowym cycloergometer test

p. wzrostu ciśnienia pod wpływem zimna cold pressor test

p. zagęszczania concentration test

p. zahamowania migracji makrofagów macrophage migration inhibition test

p. zdolności wiązania binding ability test
p. złota koloidalnego gold sol test, colloidal gold test (of Lange)
p. zmętnienia turbidity test
p. żywotności miazgi, chemiczna chemical vitality test
p. żywotności miazgi, elektryczna electrical vitality test
próbka sample, specimen
p. kontrolna control sample
p. losowa random sample, randomly chosen sample, sample chosen at random
p., pobierać sample
p., pobieranie sampling
p. reprezentatywna representative sample
próbnik sampler, tester
próbny probationary, trial, test, tentative
próby (*pl*) tests, trials, assays
p., bateria battery of tests
p. ciążowe pregnancy tests
p. czynnościowe function tests
p. czynnościowe nerek renal function tests
p. czynnościowe płuc pulmonary function tests (see: spirometry)
p. czynnościowe trzustki pancreatic function tests
p. czynnościowe wątroby liver function tests
p. fluorescencyjne fluorescent assays
p. immunofluorescencyjne immunofluorescent assays
p. immunologiczne immunological assays, immunoassays
p. inwazyjne invasive tests
p. na inteligencję intelligence tests; *p.* **skala Wechslera**
p. nieinwazyjne non-invasive tests
p. osobowości personality tests, personality inventory
p. prowokacji provocation tests, challenge tests
p. przesiewowe screening tests
p. psychometryczne psychometric tests
p. rozcieńczania barwników dye dilusion tests
p. skórne skin prick tests, prick tests
p. śródskórne intradermal tests, intracutaneous tests
p. uczuleniowe allergic tests, tests for allergy
próchnica 1) humus (soil); 2) decay (*biol.*); 3) caries (*stom.*)
p., powodujący cariogenic
p. szkliwa enamel caries
p. zębiny dentin caries
p. zębów dental caries, dental decay
p. zębów brzeżna marginal dental caries

p. zębów powierzchowna superficial dental caries
próchniczy carietic, carious
próchnieć decay, rot
próg threshold (*physiol.*); limen (*anat.*)
p. drgawkowy convulsant threshold
p. ketozy ketosis threshold
p. nerkowy renal threshold
p. odczuwania bodźca stimulus threshold, absolute threshold
p. pobudliwości sensitivity threshold, stimulus threshold, absolute threshold
p. rumieniowy erythema threshold
p. słyszalności auditory threshold
p. świadomości threshold of consciousness
p. względny relative threshold
próżnia vacuum
p., suszyć w vacuum-dry
próżniociąg położniczy vacuum extractor
próżniowy vacuum
p., parownica vacuum evaporator
p., suszarka vacuum drier
p., suszenie vacuum drying
p. wyciągacz vacuum extractor (*obstetr.*)
prusydek prusside
pryskać sprinkle, spray, squirt
pryszcz pimple, pustule, vesicle
pryszczyk phlyctena, vesicle
pryszczykowaty phlyctenular, phlyctenoid
prysznic shower bath
pryzmat prism
pryzmatyczny prismatic
przaśny unleavened
przebadać examine, study, investigate, subject to an extensive investigation
przebadanie examination (extensive), check-up examination, investigation
przebarwić discolo(u)r, produce excessive pigmentation. stain excessively
przebarwienie hyperpigmentation, overcolo(u)ring, discolo(u)ration, melanosis, hyperchromatism
p. skóry melanoderma, melanosis, melasma
p. skóry ciężarnych chloasma of pregnancy
p. skóry starcze senile melanoderma
p. skóry zawodowe occupational melanoderma
przebicie perforation, piercing, paracentesis, puncture
p. czaszki (płodu) craniotomy
p. główki płodu cephalotomy
p. macicy perforation of the uterus
p. pochwy perforation of the vagina
przebieg course
p. choroby course of a disease
p. pooperacyjny postoperative course
p. reakcji course of reaction

przebijać perforate, pierce
przebłysk flash
  p. świadomości lucid interval
przebudzenie awakening, return of consciousness
przebyta choroba past disease
przecedzenie filtration, filtering, percolation, straining
przechodzenie przez przewód pokarmowy transit along the digestive tract
przechowywać store, keep, retain
przechowywanie storage
  p. krwi storage of blood
przechwycenie capture (ECG)
przeciąć cut, section, sever, cut in two
przeciąganie się i ziewanie pandiculation, stretching (oneself) and yawning
przeciążenie overload, overloading, overburdening, strain
  p. komorowe ventricular overload, ventricular strain
  p. przedsionkowe atrial overload, atrial strain
  p. serca cardiac overload, cardiac strain
  p. serca rozkurczowe diastolic overload
  p. serca skurczowe systolic overload
przeciek shunt, leak, leakage
  p. dializacyjny dialysis shunt
  p. komorowo-przedsionkowy (płynu mózgowo-rdzeniowego) ventriculo-atrial shunt, Torkildsen shunt
  p. sercowy cardiac shunt
  p. tętniczo-żylny arteriovenous shunt
  p. wrotno-czczy portocaval shunt, portosystemic shunt
  p. z „lewa na prawo” left-to-right shunt
  p. „z prawa na lewo” right-to-left shunt, reversed shunt
  p. żylny venous shunt
  p. żylny nerkowo-śledzionowy nephrosplenic venous shunt
  p. żylny pęcherzykowy alveolar venous shunt
przeciekanie leakage
przecięcie cutting (in two), severing, division, section
  p. korzeni nerwowych przednich pozazwojowe anterior rhizotomy
  p. korzeni nerwowych tylnych pozazwojowe posterior rhizotomy
  p. kości osteotomy
przeciętny average, mean
przecinać cut, divide, sever, section
przecinkowiec vibrio
  p. cholery *Vibrio cholerae, Vibrio comma*
  p. ślinowy *Vibrio sputigenes*
przeciw- anti-, counter-
przeciwalergiczny antiallergic

przeciwandrogenowy antiandrogen
przeciwarytmiczny antiarrhythmic
przeciwastmatyczny antiasthmatic, antasthmatic
przeciwbakteryjny antibacterial, antimicrobial, antimicrobic
przeciwbiegunkowy antidiarrh(o)eal, antidiarrh(o)eic
przeciw bólowi zęba antiodontalgic, relieving toothache
przeciwbólowy analgesic, analgetic, antalgic
przeciwcholinergiczny anticholinergic
przeciwciało antibody
  p. aglutynujące agglutinating antibody, agglutinin
  p. anafilaktyczne anaphylactic antibody
  p. blokujące inhibiting antibody, blocking antibody, univalent antibody, incomplete antibody
  p. immobilizujące immobilizing antibody, treponema-immobilizing antibody
  p. kompletne complete antibody, bivalent antibody
  p. neutralizujące neutralizing antibody
  p. niekompletne incomplete antibody, univalent antibody
  p. odpornościowe immune antibody
  p. przeciw grupom krwi antibody to blood groups
  p. przeciwjądrowe antinuclear factor, antinuclear antibody
  p. reaginowe reaginic antibody
  p. wiążące dopełniacz complement-fixing antibody
  p. zimne cold antibody
przeciwcukrzycowy antidiabetic
przeciwdepresyjny antidepressive, antidepressant
przeciwdiuretyczny antidiuretic
przeciwdrgawkowy anticonvulsant, anticonvulsive
przeciwdurowy antityphoid
przeciwdusznicowy antianginal
przeciwdychawiczy antiasthmatic
przeciwdziałać counteract, oppose, neutralize
przeciwdziałający counteracting, opposing, neutralizing
  p. zatruciu antidote
przeciwdziałanie counteraction, opposition
przeciwestrogenowy anti(o)estrogen
przeciwferment antiferment, antienzyme
przeciwgnilcowy antiscorbutic
przeciwgorączkowy antipyretic, antifebrile, antithermic
przeciwgośćcowy antirheumatic
przeciwgronkowcowy antistaphylococcal
przeciwgruźliczy antituberculous, antituberculotic, antiphthisical

przeciwgrzybiczy antimycotic, antifungal, antifungoid
przeciwhemolityczny antih(a)emolytic
przeciwhistaminowy antihistaminic
przeciwjadowy antivenin, antivenomous, against snake venom
przeciwjądrowy antinuclear
przeciwkaszlowy antitussive, antibechic, relieving cough
przeciwkrętkowy antitreponemal, antispiroch(a)etal
przeciwkrwotoczny antih(a)emorrhagic
przeciwkrzepliwy anticoagulant, anticoagulative
przeciwkrzywiczy antirachitic
przeciwkurczowy antispasmodic
przeciwkwasowy antacid, antiacid
przeciwległy opposite
przeciwlękowy anxiety-relieving
przeciwlimfocytowy antilymphocytic
przeciwlipotropowy antilipotropic
przeciwłojotokowy antiseborrh(o)eic
przeciwmiażdżycowy antiatherogenic, antiarteriosclerotic
przeciwmitotyczny antimitotic
przeciwmoczanowy antiuratic
przeciwmoczopędny antidiuretic
przeciwnacięcie counterincision
przeciwnadciśnieniowy antihypertensive
przeciwnakłucie counterpuncture, counteropening
przeciwneuralgiczny antineuralgic
przeciwnowotworowy antineoplastic, antitumour
przeciwny opposite, opposed, reverse
przeciwobrzękowy anti(o)edematous, antihydropic, (o)edema-reducing
przeciwomamowy antihallucinatory
przeciwopryszczkowy antiherpetic
przeciwotwór counteropening, contra-aperture, counterpuncture
przeciwpaciorkowcowy antistreptococcal
przeciwpadaczkowy antiepileptic, anticonvulsive
przeciwpasożytniczy antiparasitic
przeciwperystaltyczny antiperistaltic
przeciwpłytkowy antiplatelet
przeciwpneumokokowy antipneumococcic
przeciwpotny antihidrotic, antisudoral, antisudorific
przeciwprątkowy antituberculotic
przeciwpromienny antiradiation
przeciwpróchnicowy anticarietic, anticariogenic, anticarious
przeciwprzeciążeniowy antigravity, antigravitational
p., ubranie antigravity suit
przeciwpulsacja counterpulsation

przeciwrakowy anticarcinogenic
przeciwrobaczy antihelminthic, antihelmintic, anthelminthic
przeciwrzeżączkowy antigonorrh(o)eic, antiblennorrh(o)eic
przeciwskrawek antitragus
przeciwskurczowy spasmolytic, antispastic
przeciwstawiać oppose, place in opposition
przeciwstawienie contrast, antagonism, opposition
przeciwstawny opposed, opposing, antagonistic
przeciwsurowica antiserum
przeciwświądowy antipruritic, antipsoric, itch-relieving
przeciwświerzbowy antiscabious
przeciwtarczycowy antithyroid
przeciwtężcowy antitetanic, antitetanous
przeciwtoksyczny antitoxic
przeciwuczuleniowy antiallergic, antisensitizing
przeciwuderzenie contrecoup, countercoup, counterblow
przeciwumocowanie counterfixation
przeciwutleniacz antioxidant
przeciwutleniający antioxidative, antioxidant
przeciwweneryczny antivenereal
przeciwwirusowy antiviral
przeciwwitamina antivitamin
przeciwwskazanie contraindication
przeciwwskazany contraindicated
przeciwwstrząsowy shock-controlling
przeciwwyciąg countertraction, counterextension
przeciwwymiotny antiemetic, antemetic, controlling vomiting
przeciwwypryskowy antieczematous
przeciwwysiękowy antiexudative
przeciwzakaźny anti-infectious
przeciwzakrzepowy antithrombotic
przeciwzapalny anti-inflammatory, antiphlogistic, reducing inflammation
przeciwzgorzelinowy antigangrenous
przeciwzimniczy antimalarial, antipaludian
przeciwżółciopędny anticholagogue
przeciwżylakowy antivaricose
przeczos excoriation
przeczulenie hypersensitivity, oversensitivity
przeczulica hyper(a)esthesia
 p. bólowa hyperalgesia
 p. dotykowa tactile hyper(a)esthesia, hyperaphia, hyperpselaphesia
 p. na zimno hypercry(a)esthesia, hypercryalgesia
 p. słuchowa acoustic hyper(a)esthesia, auditory hyper(a)esthesia, hyperacusis
 p. słuchowa bolesna auditory hyperalgesia

przeczulony hypersensitive, oversensitive, touchy
przeczyszczać purge
przeczyszczający purgative, purging, cathartic, laxative, aperient
p. lek purgative, laxative, cathartic
przeczyszczenie purgation, purging, laxation, evacuation of bowels by cathartics
przeć (w czasie porodu itp.) bear down
przedarcie tearing, rupture, tear
przedawkować overdose
przedawkowanie overdosage
przedchorobowy premorbid
przedciążowy pregestational
przedcukrzycowy prediabetic
przedczołowy prefrontal
przedestylować distill
przedestylowany distilled
przedgłowie caput succedaneum
przedinwazyjny preinvasive
przedkliniczny preclinical
przedłużenie prolongation, extension, protraction
przedmałżeński premarital
przedmiesiączkowy premenstrual
przedmiot object
p. normy subject of specification
przedmuchiwać persufflate
przedmuchiwanie persufflation, insufflation
przedni anterior
przedoperacyjny preoperative
przedporodowy prenatal, antepartum, antepartal
przedposiłkowy preprandial, before meal
przedpsychotyczny prepsychotic
przedrakowy precancerous, premalignant
przedramienny antebrachial
przedramię forearm, antebrachium
przedrozkurczowy prediastolic
przedrujowy preoestral
przedrzucawkowy pre-eclamptic
przedsercowy precordial, precardiac
przedsionek vestibule, atrium
p. błędnika vestibule, labyrinthine vestibule
p. jamy ustnej buccal vestibule, labial vestibule, oral vestibule
p. krtani vestibule of the larynx, laryngeal vestibule
p., nacięcie atriotomy
p. nosa vestibule of the nose
p. pochwy vestibule of the vagina
p. serca atrium, auricle
p. serca lewy left atrium, left auricle
p. serca prawy right atrium, right auricle
p. serca wspólny common atrium, atrium commune
p., stymulacja atrial pacing

p., stymulacja przezprzełykowa trans(o)esophageal atrial pacing
p., stymulacja szybka overdrive atrial pacing
przedsionki serca atria
p., migotanie atrial fibrillation, auricular fibrillation
p., trzepotanie atrial flutter, auricular flutter
przedsionkowo-komorowy atrioventricular
p.-k., rozkojarzenie atrioventricular dissociation, atrioventricular block
przedskurcz presystole
przedskurczowy presystolic
przedsmak foretaste
przedstarczy presenile
przedstawiać present, demonstrate
przedstawienie presentation, demonstration
przedstępowy pretarsal
przedszkolny pre-school
przedśmiertny preagonal, premortal
przedśrodkowy precentral
przedterminowy preterm, ahead of time
przedtrzonowiec premolar (tooth)
przedurodzeniowy prenatal, antenatal
przedwczesny premature, preterm, precocious
przedział interval, interstice, compartment
p. ufności confidence interval (*stat.*)
p. wewnątrzkomórkowy intracellular compartment
p. wewnątrznaczyniowy intravascular compartment
p. zewnątrzkomórkowy extracellular compartment
p. zewnątrznaczyniowy extravascular compartment
przedzielony separated, septate, partitioned
przedziurawienie perforation, puncturing
przedziurawiony perforated, punctured
przedzwojowy preganglionic
przefiltrować filter, percolate, strain
przegięcie bend, flexion, bending
przegląd survey, review, overview, inspection
przegłodzić starve, fast
przegroda septum, partition, dividing wall
p. błoniasta przełyku (o)esophageal web
p. błoniasta żołądka gastric web
p. międzykomorowa interventricular septum, ventricular septum
p. międzykomorowa, ubytek ventricular septal defect
p. międzyprzedsionkowa interatrial septum, atrial septum
p. międzyprzedsionkowa, ubytek atrial septal defect
p. międzyzębodołowa interalveolar septum
p. nosa nasal septum

p. nosa chrząstkowa cartilagineous septum
p. nosa kostna osseous septum
p. odbytniczo-pochwowa rectovaginal septum
p. przedodźwiernikowa prepyloric web
p. przedsionkowo-komorowa atrioventricular septum
p. przezroczysta septum pellucidum, transparent septum, lucid septum
p. przezroczysta, jama cavum of the septum pellucidum
przegrzanie overheating, overwarming
przegub wrist
przeistoczenie transformation, metamorphosis
przejaśniać się clear up, become transparent or translucent
przejaśnienie płuc area of increased lung translucence
przejaw manifestation, expression
przejawiać (się) manifest (oneself)
przejedzenie overeating
przejrzystość transparence, translucency
p. pól płucnych radiolucency of lung fields
przejrzysty transparent, translucent, clear, lucid
przejście passage, transit, transition
p. w postać lotną volatilization
p. w postać płynną liquefaction
p. w postać stałą solidification
przejściowy transient, transitory, temporary, interim, provisional
przekarmiać overfeed
przekarmianie overfeeding, hyperalimentation, superalimentation
przekaźnictwo nerwowe neurotransmission
przekaźnik nerwowy neurotransmitter
przekłucie centesis, paracentesis, puncture, piercing, perforation
przekłuwacz perforator
przekraplanie distillation
przekrój cross-section
p. podłużny longitudinal cross-section
p. poprzeczny transverse cross-section
przekrojowy cross-sectional
p., badanie cross-sectional study
przekrwienie hyper(a)emia, congestion
p. bierne passive hyper(a)emia, passive congestion, venous congestion
p. czynne active hyper(a)emia, arterial hyper(a)emia, active congestion
p. czynnościowe functional hyper(a)emia, physiologic congestion
p. oboczne collateral hyper(a)emia
p., obniżający decongestive
p., obniżający (środek) decongestant
p., obniżenie decongestion

p. opadowe hypostatic congestion, hypostasis
p. opadowe płuc pulmonary hypostasis
p. porażenne neuroparalytic congestion
p., powodować congest
p. tętnicze arterial hyper(a)emia
p. żylne venous congestion
przekształcać transform, modulate, modify, convert
przekształcenie transformation, conversion, transmutation
przekwitanie climacterium, climax, climacter, menopause
przelewanie 1) overflowing; 2) pouring of a liquid from one vessel into another
p. jelitowe borborygmus, intestinal rumbling
przełącznik commutator, switch, circuit changer
przełom crisis, breakthrough, turning point
p. blastyczny blastic crisis
p. cholinergiczny cholinergic crisis (in treatment of myasthenia)
p. erytroblastyczny erythroblastic crisis, blood crisis
p. gorączkowy febrile crisis
p. hemoklastyczny h(a)emoclastic crisis, leucopenic crisis
p. hemolityczny h(a)emolytic crisis
p. limfoblastyczny lymphoblastic crisis
p. miasteniczny myasthenic crisis
p. mielocytowy myelocytic crisis
p. naczyniowy vascular crisis
p. nadnerczowy Addisonian crisis, adrenal crisis
p. normoblastyczny normoblastic crisis
p. retykulocytowy reticulocytic crisis
p. sercowy cardiac crisis
p. tarczycowy thyroid crisis
p. tyreotoksyczny thyrotoxic crisis, thyroid crisis
p. w niedokrwistości sierpowatej sickl-(a)emic crisis
p. wiądowy tabetic crisis
przełomowy critical
przełożenie transposition
przełyk (o)esophagus, gullet, swallow
p., ból (o)esophagalgia, (o)esophagodynia
p., czynność ruchowa (o)esophageal motility
p. i żołądek, operacja plastyczna (o)esophagogastroplasty, cardioplasty, (o)esophagocardioplasty
p., kurcz (o)esophagospasm, (o)esophagism
p., nacięcie (o)esophagotomy
p. olbrzymi mega(o)esophagus, megalo(o)esophagus

p., operacja plastyczna (o)esophagoplasty
p., przecięcie mięśniówki (o)esophagomyotomy
p., rozszerzenie (o)esophagectasia
p., skrócenie wrodzone brachy(o)esophagus
p., sfałdowanie (o)esophagoplication
p., uchyłek (o)esophageal diverticulum
p. wielki mega(o)esophagus
p., wycięcie (o)esophagectomy
p., wycięcie z żołądkiem (o)esophagogastrectomy
p., wytworzenie przetoki (o)esophagostomy
p., wziernikowanie (o)esophagoscopy
p., zapalenie (o)esophagitis
p., zapalenie nieżytowe catarrhal (o)esophagitis
p., zapalenie okołoprzełykowe peri(o)esophagitis
p., zapalenie po oparzeniu chemicznym corrosive (o)esophagitis
p., zapalenie ropowicze phlegmonous (o)esophagitis
p., zapalenie trawienne peptic (o)esophagitis
p., zapalenie wrzodziejące ulcerative (o)esophagitis
p., zapalenie zgorzelinowe gangrenous (o)esophagitis
p., zapalenie z nadżerkami erosive (o)esophagitis
p., zapalenie z zarzucania treści żołądkowej reflux (o)esophagitis
p., zwężenie (o)esophagostenosis
przełykać swallow, gulp
przełykanie swallowing, gulping
przełykowy (o)esophageal
przemęczenie fatigue, tiredness, overwork, overstrain
przemiana 1) change, alteration, transformation; 2) metabolism
p. białka protein metabolism
p. elektrolitowa elecrolyte metabolism
p. energetyczna energy metabolism
p. materii metabolism
p. materii podstawowa basal metabolism, basal metabolic rate
przemieniać convert, transform, change, transmute, alter
przemieszczenie displacement, dislocation, translocation
p. serca w lewo sinistrocardia
p. serca w prawo dextrocardia
p., skrzyżowanie nerek crossed renal ectopy
przemijający transient, temporary, transitory
przemycie washing, washing out, lavage, irrigation, rinsing

przemywać bathe (wound, eye), wash out, irrigate, rinse
przemywanie washing out, lavage, bathing, rinsing, irrigation
przeniesienie transmission, transfer
p. zakażenia transmission of infection
przenieść (chorego) transfer
przenikać penetrate, permeate, pass through
przenikalność permeability
p. naczyń vascular permeability
p. włośniczek capillary permeability
przenikliwość penetrability, penetrating power
p. promieniowania penetrating power of radiation
p. promieniowania nadmierna overpenetration
przenosiciel vector, carrier, transmitter
p. bierny passive vector
p. biologiczny biological vector, biological carrier
p. czynny active vector
p. endemiczny endemic vector, enzootic vector
p. epidemiczny epidemic vector, epizootic vector
p. genetyczny genetic cerrier
p. mechaniczny mechanical vector
przenosić transmit (a disease)
przenoszenie transportation, transmission
przenoszony transmitted, -borne
p. przez kleszcze tick-borne (infection)
p. przez powietrze air-borne (infection)
p. przez stawonogi arthropod-borne
przenośnik carrier, transporter
p. tlenu oxygen carrier
przenośny movable, mobile, transportable, portable
przepajanie imbibition, impregnation
przepaska band
przepełnienie overfilling, overcrowding (of flats or cages)
przepis prescription, recipe, formula
przepisać prescribe
przepisanie prescribing, writing a recipe for a drug
przepłukać rinse, wash out, irrigate
przepłukanie rinsing, washing out, irrigation, lavage
przepływ flow, passage (of fluid or gas), flux
p. burzliwy turbulent flow
p. jonów ionic flux
p. krwi blood flow
p. laminarny laminar flow
p. mózgowy cerebral blood flow
p. nerkowy renal blood flow
p. omijający bypass
p. powietrza air flow, *p.* spirometria

p. **wieńcowy** coronary blood flow
przepływomierz flowmeter
przepływowy flow
przepojenie imbibition, impregnation, saturation
przepołowienie bisection, cutting into two halves
przepona diaphragm, diaphragma, phren, midriff
  p., **ból** diaphragmalgia, phrenalgia, diaphragmodynia
  p. **jamy ustnej** oral diaphragm
  p. **miednicy** pelvic diaphragm
  p., **moczowo-płciowa** urogenital diaphragm, triangular ligament, urogenital trigone
  p., **opuszczenie** phrenoptosia
  p., **porażenie** phrenoplegia, paralysis of the diaphragm
  p., **przepuklina** diaphragmatic hernia, diaphragmatocele
  p., **ruch paradoksalny** paradoxical diaphragmatic movement
  p. **oczodołu** diaphragm of the orbit
  p. **siodła tureckiego** diaphragm of the sella, tentorium of the hypophysis
  p., **skurcz** phrenospasm
  p., **zapalenie** phrenitis, diaphragmatitis, diaphragmitis
  p., **zwiotczenie** relaxation of the diaphragm
przeponowy diaphragmatic, phrenic
przeprost hyperextension
przeprowadzić carry out (experiment), perform, conduct
przepuklina hernia
  p. **blaszki granicznej tylnej rogówki** descemetocele
  p. **brzuszna** abdominal hernia, ventral hernia, laparocele
  p. **brzuszna linii półksiężycowatej** Spigelian hernia, lateral ventral hernia
  p. **jajnikowa** ovariocele, hernia of an ovary
  p. **jądra galaretowatego** discal hernia, hernia of the nucleus pulposus, intervertebral disc hernia
  p. **jelitowa** enterocele, intestinal hernia
  p. **kątnicy** c(a)ecal hernia
  p. **kroczowa** perineal hernia, perineocele
  p. **krezki okrężnicy** mesocolic hernia
  p. **kulszowa** ischiadic hernia, sciatic hernia, gluteal hernia, ischiocele, enteroischiocele
  p. **lędźwiowa** lumbar hernia
  p. **macicy** uterine hernia, hysterocele
  p. **miedniczna** pelvic hernia, intrapelvic hernia
  p. **mosznowa** scrotal hernia, oscheocele

p. **mózgowa** cerebral hernia, brain hernia, encephalocele, craniocele
p. **mózgowa zewnętrzna** exencephaly, exencephalia, exencephalocele, herniation of the brain
p. **mózgowo-komorowo-oponowa** encephalocystomeningocele
p. **mózgowo-oponowa** encephalomeningocele
p. **nadbrzuszna** epigastric hernia, hernia of the linea alba
p., **nakłucie** herniopuncture
p., **nieodprowadzalna** irreducible hernia
p. **niezupełna** incomplete hernia
p. **odprowadzalna** reducible hernia
p., **odprowadzenie** reduction of hernia
p., **odprowadzić** reduce hernia
p. **okołoprzełykowa** para(o)esophageal hernia
p., **operacja** herniotomy, celotomy
p., **operacja plastyczna** hernioplasty
p. **oponowa** meningocele
p. **oponowa czaszki** craniomeningocele
p. **oponowo-rdzeniowa** myelomeningocele, spina bifida with myelocele, myelocystocele, myelocystomeningocele
p. **pachwinowa** inguinal hernia
p. **pachwinowa podskórna** inguinosuperficial hernia
p. **pachwinowa pomiędzy otrzewną a powięzią poprzeczną** inguinoproperitoneal hernia
p. **pachwinowa powrózka nasiennego** funicular hernia
p. **pachwinowa wewnętrzna** direct inguinal hernia
p. **pachwinowa zewnętrzna** indirect inguinal hernia
p. **pachwinowo-mosznowa** inguinoscrotal hernia
p. **pachwinowo-udowa** inguinofemoral hernia, inguinoscrotal hernia
p. **pęcherza moczowego** vesical hernia, vesicocele, cystocele
p. **pępkowa** umbilical hernia
p. **pępowinowa** hernia of the umbilical cord
p. **pierścienia pępkowego** umbilical hernia
p. **pochwowa tylna** posterior vaginal hernia, posterior colpocele
p. **podbrzuszna** hypogastric hernia, hypogastrocele
p. **powięziowa** fascial hernia
p. **przeponowa** diaphragmatic hernia, diaphragmatocele, phrenic hernia
p. **przeponowa otworu Bochdalka** diaphragmatic hernia of Bochdalek's foramen

p. przeponowa prawdziwa true diaphragmatic hernia

p. przeponowa rzekoma false diaphragmatic hernia

p. przeponowa urazowa traumatic diaphragmatic hernia

p. przeponowa zamostkowa retrosternal diaphragmatic hernia, hernia of Morgagni

p. przyrośnięta hernia accreta, dry hernia

p. rdzeniowa myelocele

p. rdzeniowo-przeponowa myelomeningocele

p. rozworu przełykowego przepony hiatus hernia, hiatal hernia

p. rzekoma false hernia, pseudohernia

p. sieciowa epiploic hernia, intraepiploic hernia, omental hernia

p. skośna oblique hernia, oblique inguinal hernia

p. śródmiedniczna intrapelvic hernia

p. śródścienna parietal hernia, intraparietal hernia

p. śródpiersiowa mediastinal hernia, lung hernia

p. torby sieciowej hernia of the omental bursa

p. trzewna visceral hernia

p. uchyłku jelitowego diverticular hernia

p. uchyłku pęcherzowego cystic hernia

p. udowa femoral hernia, crural hernia, femorocele, enteromerocele

p. urazowa traumatic hernia

p. uwięźnięta incarcerated hernia, obstructed hernia

p. uwięźnięta z zatrzymaniem krążenia i zagrażającą zgorzelą strangulated hernia

p. wargowa labial hernia, cremnocele

p. wewnętrzna internal hernia

p., worek hernial sac, hernial pouch

p., wrota hernial ring

p. zamostkowa retrosternal hernia

p. zaotrzewnowa retroperitoneal hernia, duodenojejunal hernia

p. zasłonowa obturator hernia, subpubic hernia

p., zaszycie wrót herniorrhaphy

p. ześlizgowa sliding hernia, slip hernia, slipping hernia, parasaccular hernia

p. ześlizgowa rozworu przełykowego sliding hiatus hernia

przepuklinowy hernial

przepuszczalny permeable, patent

p. dla promieni rentgenowskich penetrable by x-rays, radiopatent

przerost hypertrophy, overgrowth, general increase of an organ

p. cementu korzenia zęba hypercementosis, cementum hyperplasia

p. czynnościowy functional hypertrophy, physiologic hypertrophy

p. dziąseł gingival hypertrophy

p. fizjologiczny physiologic hypertrophy, functional hypertrophy

p. odśrodkowy eccentric hypertrophy

p. połowiczy hemihypertrophy

p. rzekomy pseudohypertrophy

p. wyrównawczy compensatory hypertrophy

p. zastępczy vicarious hypertrophy

przerosły hypertrophied

przerwa interval, gap, break, pause, interruption

p. jasna lucid interval

p. kompensacyjna compensatory pause (ECG)

p. poekstrasystoliczna postextrasystolic pause

p. wyrównawcza compensatory pause (ECG)

p. zatokowa sinus pause (ECG)

przerwać break, interrupt, discontinue

p. leczenie discontinue treatment, withdraw treatment, interrupt treatment

przerwanie interruption, discontinuation, break, breaking, disruption

p. ciąży termination of pregnancy, artificial abortion

p. leczenia discontinuation of treatment, cessation of treatment, withdrawal of treatment

przerywany intermittent, periodic, periodically interrupted

przerzedzenie włosów thinning of hair

przerzut metastasis

p. bliski near metastasis, regional metastasis

p. odległy remote metastasis

p. osteolityczny osteolytic metastasis

p. osteosklerotyczny osteosclerotic metastasis

p. płucny pulmonary metastasis

p. późny late metastasis

p. skrzyżowany crossed metastasis

p. wapniowy calcareous metastasis, metastatic calcification

p. wczesny early metastasis

p. wsteczny retrograde metastasis

przerzutowy metastatic

przerzuty metastases

p., dawać metastasize

p. mnogie multiple metastases

p., tworzenie się formation of metastases, development of metastases

przerzynanie się zębów eruption of teeth, breaking out
przesącz filtrate
przesączać filter, filtrate, strain, percolate
przesączalność filtrability, filterability
przesączalny filtrable, filterable
przesączanie filtration
  p. kłębkowe glomerular filtration
  p. kłębkowego, szybkość glomerular filtration rate
przesiąkać soak through, transude, pass through a membrane
przesiąkanie transudation
przesiew culture (*bact.*), passage (*bact.*)
przesiewać 1) culture, pass (*bact.*); 2) screen (in mass examinations)
przesiewanie 1) culturing, passing (*bact.*); 2) screening; 3) sifting, sieving
przesięk transudate
przesilenie crisis, turning point (of a disease)
przesłona diaphragm (*phot.*), grid (*rtg*), screen
przestawienie transposition (*anat.*)
  p. tętnicy płucnej transposition of pulmonary artery
  p. wielkich pni tętniczych transposition of great vessels
przestępczość delinquency, criminality
  p. nieletnich juvenile delinquency
przestrzał perforating bullet wound
przestrzegać 1) warn, caution (against); 2) observe (rules etc.)
przestrzeń space
  p. bezużyteczna dead space
  p. kąta tęczówkowo-rogówkowego iridocorneal angle space
  p. martwa dead space
  p. międzykomórkowa intercellular space, intercellular compartment
  p. międzykosmkowa intervillous space
  p. międzyżebrowa intercostal space
  p. nadtwardówkowa epidural space
  p. obwódkowa zonular space
  p. okołojądrowa perinuclear space
  p. okołonaczyniowa perivascular space
  p. okołowłośniczkowa pericapillary space
  p. okołozatokowa perisinusoidal space
  p. podpajęczynówkowa subarachnoid space
  p. podprzeponowa subdiaphragmatic space, subphrenic space
  p. podtwardówkowa subdural space
  p. pozagardłowa retropharyngeal space
  p. pozakomórkowa extracellular space, extracellular compartment
  p. pozaotrzewnowa retroperitoneal space
  p. pozasercowa retrocardiac space
  p. wewnątrzkomórkowa intracellular space, intracellular compartment

p. wymienna exchangeable pool, exchangeable space
p. zatokowa perisinusoidal space, Disse's space
przesunięcie shift, displacement
  p. boczne lateral shift
  p. do przodu forward shift
  p. do tyłu backward shift
  p. w prawo shift to the right
  p. wzoru Schillinga w lewo left shift, shift to the left of the differential white blood cell count
przesycać supersaturate (*chem.*)
przesycanie supersaturation (*chem.*)
przeszczep graft, transplant
  p. allogeniczny allogenic graft, allograft, homologous graft, homograft
  p. autogeniczny autogenic graft, autologous graft, autogenous graft, autoplastic graft, autograft
  p. heterogeniczny heterograft, heteroplastic graft, heterologous graft, heterospecific graft, xenogenous graft, xenoplastic graft
  p. heterotopowy heterotopic graft
  p. homologiczny homologous graft, allogenic graft
  p. izogeniczny isologous graft, isogenic graft, syngeneic graft, isograft
  p. kablowy nerwu cable graft (serving as a bridge for regenerating nerve fibres)
  p. kostny bone graft
  p., miejsce pobrania graft donor site
  p., miejsce wszczepienia graft recipient site
  p. mostowy bridging graft, double end graft
  p. mostowy zwinięty tube graft, tubed pedicle graft, tunnel graft, bucket handle graft
  p. naczyniowy vessel graft, vascular graft
  p. naczyniowy omijający zwężenie bypass graft
  p. naskórka epidermic graft
  p. naskórka małych kawałków wszczepionych w ziarninę implantation graft, seed graft
  p. naskórka zdjęty brzytwą razor graft
  p. nerwu nerve graft
  p., nieprzyjęcie się graft failure
  p. obcego materiału alloplast
  p. obcogatunkowy = p. heterogenny
  p. odroczony delayed graft
  p., odrzucenie graft rejection
  p. odzwierzęcy animal graft, zooplastic graft
  p. okostnowy periosteal graft
  p. ortotopowy orthotopic graft
  p. płatowy flap graft
  p. płuc lung graft

p. pochewkowy nerwu sleeve graft
p. powięzi fascia graft
p., przyjęcie się graft taking, engraftment
p., reakcja gospodarza przeciw host versus graft reaction
p., reakcja przeciw gospodarzowi graft versus host reaction
p. rogówki corneal graft
p. skórno-naskórkowy dermoepidermal graft
p. skóry skin graft, dermal graft
p. skóry małymi kawałkami pinch graft
p. skóry nacinany accordion graft
p. skóry niepełnej grubości split thickness skin graft
p. skóry obcej heterodermic graft
p. skóry pełnej grubości full thickness skin graft
p. skóry siatkowy mesh graft
p. skóry sitowy (dziurkowany przeszczep pełnej grubości) sieve graft
p. skóry szachownicowy chessboard graft, postage stamp graft
p. skóry własnej autodermic graft
p. syngeniczny syngeneic graft, isogenic graft
p. sztuczny (niebiologiczny) synthetic material graft, plastic implant
p. ścięgna tendon graft
p. śluzówkowy mucosal graft
p. tętniczy arterial graft
p. tkanki tłuszczowej fat graft
p. uszypułowany pedicle graft, rope graft, island graft, gauntlet graft
p. wędrujący wandering flap graft, jump graft
p. własnopochodny = p. autogeniczny
p. w okresie odnowy activated graft, hyperplastic graft
p. wolny free graft
p. wszczepiony implanted graft, inserted graft
p. wypełniający filler graft
p. ze zwłok cadaveric graft
p. żylny venous graft
przeszczepić graft, transplant
przeszczepienie transplantation, grafting
p. heterotopowe heterotopic transplantation
p. naczyń vascular transplantation, vascular grafting
p. narządu organ transplantation
p., nauka o transplantology
p. ortotopowe orthotopic transplantation
p. nerki renal transplantation
p., perfuzja transplant perfusion
p. powtórne reimplantation
p. serca heart transplantation

p. trzustki i dwunastnicy pancreaticoduodenal transplantation
p. wątroby liver transplantation
p. zastawki serca homogeniczne homogenous valve transplantation, homograft valve replacement
p. zęba tooth transplantation
przeszczepiony transplanted, grafted
przeszkoda obstacle, obstruction, hindrance
p. porodowa obstactle to labo(u)r
p. w odpływie moczu urinary outlet obstruction
przeszkolenie training
przeszkolić train
przeszywający lancinating, shooting, fulgurating, piercing
prześladowczy persecutory, persecutive
p., mania persecution mania, ideas of persecution
przeświecający translucent
prześwietlać examine by fluoroscopy, x-ray
prześwietlenie 1) fluoroscopy, fluoroscopic examination, x-raying, roentgenoscopy; 2) transillumination
przetaczać transfuse
przetaczanie transfusion
p. bezpośrednie direct transfusion, immediate transfusion
p. dotętnicze arterial transfusion, intra-arterial transfusion
p. dożylne intravenous transfusion, venous transfusion
p. krwi łożyskowej placental transfusion
p. krwi niezgodnej grupowo mismatched blood transfusion, incompatible blood transfusion
p. krwi własnej reinfusion of patient's blood, autotransfusion, autoh(a)emotransfusion
p. osocza wielu dawców pooled plasma transfusion
p. pośrednie indirect transfusion, mediate transfusion
p. wewnątrzmaciczne intrauterine transfusion
p. wymienne exchange transfusion, substitution transfusion, replacement transfusion, exsanguination transfusion
przeterminowany expired, outdated
przetoka fistula, a pathologic sinus or channel leading to a hollow viscus or abscess
p. brzuszna abdominal fistula
p. całkowita complete fistula, amphibolic fistula
p. całkowita z obu ujściami na powierzchni śluzówki fistula bimucosa
p. cewki moczowej urethral fistula

p. czczo-dwunastnicza jejunoduodenal fistula
p. czczo-okrężnicza jejunocolic fistula
p. dializacyjna arteriovenous dialysis shunt, artificial arteriovenous communication
p. dwunastnicza duodenal fistula
p. dziąsłowa dental fistula, gingival fistula
p. Ecka Eck fistula
p. esiczo-pęcherzowa sigmoidovesical fistula
p. gruczołu sutkowego lacteal fistula
p. guziczna coccygeal fistula
p. jelitowo-pęcherzowa enterovesical fistula
p. jelitowo-pochwowa enterovaginal fistula
p. jelitowo-skórna enterocutaneous fistula
p. kałowa f(a)ecal fistula, stercoral fistula
p. kątnicza c(a)ecal fistula
p. krętniczo-okrężnicza ileocolic fistula
p. kroczowa perineal fistula
p. kroczowo-pochwowa perineovaginal fistula
p. krtaniowa laryngeal fistula
p. łzowa lacrimal fistula
p. macicy sklepieniowo-szyjkowa fistula cervicovaginalis laqueata
p. maciczno-otrzewnowa metroperitoneal fistula
p. maciczno-pochwowa uterovaginal fistula
p. moczowa urinary fistula
p. moczowodowo-odbytnicza ureterorectal fistula
p. moczowodowo-pochwowa ureterovaginal fistula
p. moczowo-płciowa genito-urinary fistula, urogenital fistula
p. nasienna spermatic fistula, a communication with the testis or any seminal passage
p. niecałkowita incomplete fistula, blind fistula
p., nóż do nacinania fistulatome
p. odbytnicza anal fistula
p. odbytniczo-cewkowa recto-urethral fistula
p. odbytniczo-pochwowa rectovaginal fistula
p. odbytniczo-przedsionkowa rectovestibular fistula
p. odbytniczo-wargowa rectolabial fistula, rectovulvar fistula
p. odbytu podkowiasta horseshoe fistula
p. okrężnicza wewnętrzna, zewnętrzna colonic fistula internal, external
p. okrężniczo-pęcherzowa colovesical fistula
p. okrężniczo-pochwowa colovaginal fistula

p. okrężniczo-skórna colocutaneous fistula
p. oskrzelowo-brzuszna broncho-abdominal fistula
p. oskrzelowo-opłucnowa bronchopleural fistula
p. oskrzelowo-opłucnowa skórna bronchopleurocutaneous fistula
p. oskrzelowo-przełykowa broncho(o)esophageal fistula
p. pęcherzowa vesical fistula
p. pęcherzowo-jelitowa vesico-intestinal fistula
p. pęcherzowo-maciczna uterovesical fistula
p. pęcherzowo-okrężnicza vesicocolonic fistula
p. pęcherzowo-pępkowa vesico-umbilical fistula
p. pęcherzowo-pochwowa vesicovaginal fistula
p. pęcherzowo-szyjkowa vesicocervical fistula
p. pęcherzykowo-dwunastnicza cholecystoduodenal fistula
p. pępkowa umbilical fistula
p. piersiowa thoracic fistula
p. płucna pulmonary fistula
p. płynowa czaszkowo-zatokowa craniosinus fistula
p. policzkowa buccal fistula
p., powstanie fistulation, fistulization
p. przyuszna auricular congenital fistula
p., radiografia fistulography
p. rogówkowa corneal fistula
p., rozcięcie fistulotomy
p. skrzelopochodna branchial fistula, branchiogenic fistula
p. szyjna cervical fistula
p. szyjno-jamista carotid-cavernous fistula
p. ślepa blind fistula
p. ślinowa salivary fistula
p. tchawicza tracheal fistula
p. tchawiczo-przełykowa tracheo(o)esophageal fistula
p. tętniczo-żylna arteriovenous fistula
p. ustno-nosowa oronasal fistula
p. ustno-zatokowa oro-antral fistula
p. wargowa labial fistula
p. wątrobowa hepatic fistula
p. wątrobowo-opłucnowa hepatopleural fistula
p. wątrobowo-płucna hepatopulmonary fistula
p. wewnętrzna internal fistula
p., wycięcie fistulectomy
p., zawierający fistulous
p. zewnętrzna external fistula
p. zębodołowa alveolar fistula

p. żołądkowa gastric fistula

p. żołądkowo-dwunastnicza gastroduodenal fistula

p. żołądkowo-jelitowa gastrointestinal fistula

p. żołądkowo-okrężnicza gastrocolic fistula

p. żołądkowo-skórna gastrocutaneous fistula

p. żółciowa wewnętrzna, zewnętrzna biliary fistula internal, external

przetokowy fistular

przetrawić digest (*physiol.*), corrode, subject to corrosion, etch (*chem.*)

przetrawienie digestion (*physiol.*), corrosion (*chem.*)

przetrwalnik endospore, spore

p. bakteryjny bacterial spore, endospore

przetrwały persistent, persisting

przetwarzanie transformation, conversion, processing

przetwór product, preparation

przetyczka (cewnika, trokaru, igły itp.) stylet, stylette, stilet, mandrin, mandrel, mandril

przewaga superiority, prevalence, predominance, preponderance

p. lewej komory left-ventricular preponderance

przewężenie narrowing, stenosis, stricture, strangulation

p. chromosomu constriction (of a segment of a chromosome during metaphase which fails to assume a spiral shape)

przewidywanie expectation, prediction

p., możliwy do predictable, foreseeable

przewiercić drill through, bore a hole, pierce

przewietrzać air, aerate

przewietrzanie airing

przewijać (niemowlę) change the napkin (diaper *am.*) of a baby, diaper a baby (*am.*), change a baby

przewlekać się protract, get protracted, be protracted

przewlekły chronic (illness), long-standing, long-term (treatment), long-lasting (symptoms), prolonged, protracted

przewodnictwo conduction, conductivity, conducting power

p. cieplne heat conduction

p. elektryczne electric conduction

p. kostne bone conduction, osteophony, osteotympanic conduction

p. powietrzne air conduction

przewodnienie overhydration

przewodnik 1) guide, director; 2) conductor (*el.*)

p. zgłębnika probe director

p. zgłębnika rowkowany grooved probe director

przewodowy ductal

przewodzący conducting, conductive, conduction

p. układ conduction system

przewodzenie conduction, conductivity, transmission

p. antydromowe antidromic conduction

p. elektroniczne electronic conduction

p. jonowe ionic conduction

p. komorowe ventricular conduction, intraventricular conduction

p. komorowe błądzące aberrant ventricular conduction

p. komorowo-przedsionkowe ventriculo-atrial conduction

p. lawinowe avalanche conduction (in the nervous system)

p. nerwowe nerve conduction

p. opóźnione delayed conduction (in incomplete block)

p. ortodromowe orthodromic conduction

p. przedsionkowe atrial conduction, intra-atrial conduction

p. przedsionkowo-komorowe atrioventricular conduction, forward conduction

p. synaptyczne synaptic conduction

p. wewnątrzkomorowe intraventricular conduction, ventricular conduction

p. wewnątrzprzedsionkowe intra-atrial conduction, atrial conduction

p. wsteczne retrograde conduction, atrial conduction

p., wyłączenie block, blockade

przewodziak czaszkowo-gardłowy craniopharyngioma, craniopharyngeal adamantinoma, Rathke's pouch tumo(u)r, suprasellar cyst, Erdheim's tumo(u)r, pituitary adamantinoma

przewodzik ductule

przewodziki ductules

p. odprowadzające jądra efferent ductules of the testis

p. żółciowe biliary ductules, biliferous ductules, canalicular ducts

przewodzikowy ductular

przewód duct, canal, tract, channel

p. łzowy lacrimal duct

p. łzowy, atrezja dacryagogatresia

p. łzowy, zapalenie dacryosolenitis

p., łzowy, zwężenie dacryostenosis

p. mleczny milk duct, lobar duct of the mamma, lactiferous duct, galactophore, mammary duct, mammillary duct

p. mleczne, zapalenie galactophoritis

p. nosowo-gardłowy nasopharyngeal passage

p. nosowo-łzowy nasolacrimal duct, nasal ductule

p. nosowo-łzowy, zwężenie dacryocysto-rhinostenosis

p. nosowy, dolny, górny, środkowy nasal meatus, nasal passage, inferior, superior, middle

p. pęcherzykowy cystic duct, cystic gall duct

p. pęcherzykowy, kruszenie kamienia w cysticolithotripsy

p. pęcherzykowy, nacięcie cysticotomy

p. pęcherzykowy, usunięcie kamienia z cysticolithectomy

p. pęcherzykowy, zeszycie cysticorrhaphy

p. piersiowy thoracic duct, lymphatic ductule

p. pokarmowy alimentary tract, alimentary canal, digestive tract, gastrointestinal tract

p. pokarmowy, niedrożność ileus; *p.* **niedrożność jelit**

p. słuchowy auditory meatus, auditory canal, acoustic meatus

p. słuchowy wewnętrzny internal auditory meatus, internal acoustic duct

p. słuchowy zewnętrzny external auditory meatus, external acoustic duct

p. ślinianki podżuchwowej submandibular duct

p. ślinianki przyusznej parotid duct

p. ślinowy, plastyka sialodochoplasty

p. ślinowy, rozszerzenie sialoangiectasis, sialectasis

p. ślinowy, zapalenie sialodochitis, sialo--angiitis, sialitis, sialoductitis

p. ślinowy, zwężenie sialostenosis

p. tarczowo-językowy thyroglossal duct, thyrolingual duct

p. tętniczy ductus arteriosus, arterial canal, Botall's duct, arterial duct

p. tętniczy przetrwały persisting arterial duct

p. trawienny digestive tract

p. trzustkowy pancreatic duct

p. trzustkowy dodatkowy accessory pancreatic duct

p. trzustkowy, badanie rentgenowskie *p.* **pankreatografia**

p. trzustkowy brzuszny ventral pancreatic duct

p. trzustkowy grzbietowy dorsal pancreatic duct

p. wątrobowo-trzustkowy hepatopancreatic duct

p. wątrobowy i przewód żółciowy wspólny, nacięcie hepaticodochotomy

p. wątrobowy lewy, prawy hepatic duct, left, right

p. wątrobowy wspólny common hepatic duct

p. wątrobowy, kamica hepaticolithiasis

p. wątrobowy, kruszenie kamienia w hepaticolithotripsy

p. wątrobowy, nacięcie hepaticotomy

p. wątrobowy, usunięcie kamienia z hepaticolithotomy

p. wątrobowy, wytworzenie przetoki hepaticostomy

p. wątrobowy, zespolenie z dwunastnicą hepaticoduodenostomy

p. wątrobowy, zespolenie z jelitem hepaticoenterostomy

p. wątrobowy, zespolenie z żołądkiem hepaticogastrostomy

p. wydalniczy pęcherzyka nasiennego duct of the seminal vesicle

p. wydzielniczy gruczołu excretory duct

p. wytryskowy ejaculatory duct, spermiduct

p. żołądkowo-jelitowy gastrointestinal tract

p. żółciowe, badanie radiologiczne cholangiography

p. żółciowe, gruczolak cholangioma

p. żółciowe, pomiar ciśnienia w cholangiomanometry

p. żółciowe wewnątrzwątrobowe intrahepatic bile ducts

p. żółciowe, wytworzenie przetoki cholangiostomy

p. żółciowe, zapalenie cholangiitis, cholangiolitis

p. żółciowe zewnątrzwątrobowe extrahepatic bile ducts, biliary ducts, gall ducts

p. żółciowy bile tract, bile duct

p. żółciowy, nacięcie cholangiotomy

p. żółciowy wspólny common bile duct, choledochus, choledoch duct, common gall duct

p. żółciowy wspólny, badanie radiologiczne choledochography; *p. też* **choledochografia**

p. żółciowy wspólny, kamica choledocholithiasis

p. żółciowy wspólny, kamień w choledocholith, stone in the common bile duct

p. żółciowy wspólny, kruszenie kamieni choledocholithotripsy, choledocholithotrity

p. żółciowy wspólny, nacięcie choledochotomy

p. żółciowy wspólny, nacięcie w celu usunięcia kamienia choledocholithotomy, choledochendysis

p. żółciowy wspólny, odnoszący się do choledochal

p. żółciowy wspólny, plastyka choledochoplasty
p. żółciowy wspólny, wycięcie choledochectomy
p. żółciowy wspólny, wytworzenie przetoki
choledochostomy
p. żółciowy wspólny, zapalenie choledochitis
p. żółciowy wspólny, zespolenie przeciętego
choledochocholedochostomy
**p. żółciowy wspólny, zespolenie z dwunast-
nicą** choledochoduodenostomy
p. żółciowy wspólny, zespolenie z jelitem
choledocho-enterostomy
**p. żółciowy wspólny, zespolenie z jelitem
czczym** choledochojejunostomy
p. żółciowy wspólny, zeszycie choledochorrhaphy
p. żółciowy wspólny, zwężenie stenosis of
the common bile duct, stricture of the
common bile duct, choledochiarctia
p. żylny venous duct, canal of Arantius
przeziew niewyraźny insensible perspiration
przeziew wyraźny sensible perspiration
przeziębić się catch a cold, get a cold
przeziębienie cold, common cold
przeziębiony having a cold, suffering from
a cold
przezodbytniczy per rectum, through the rectum
przezprzegrodowy transseptal, transsegmen-
tal
przezprzeponowy transdiaphragmatic
przezrocze slide, diapositive, transparency
przezroczystość transparency, transparence,
translucency, clearness (of liquid)
przezroczysty transparent, translucent, clear
(fluid)
przezskórny percutaneous, transcutaneous,
transdermal
przezścienny transmural
przeztwardówkowy transscleral
przeżeranie corrosion, arrosion, arroding
przeżreć corrode, arrode
przeżuwać 1) chew, masticate; 2) ruminate
(*vet.*)
przeżuwanie 1) mastication, chewing; 2) rumination (*vet.*)
przeżycie 1) survival; 2) experience (emotional etc.)
p., czas survival time
p. najlepiej przystosowanych survival of the
fittest
przeżyć survive, outlive
przeżywalność survival rate
przodek ancestor, forefather, progenitor
(*biol.*)
przodogłowie sinciput, bregma

przodomózgowie forebrain, prosencephalon
przodopochylenie anteversion, inclination forward
p. macicy anteversion of the uterus
przodoskręcenie antetorsion
przodoustawienie anteposition
p. macicy anteposition of the uterus
przodowanie presentation (*obstetr.*)
p. barkowe shoulder presentation
p. ciemiączka sinciput presentation, parietal presentation
p. czołowe brow presentation
p. główki cephalic presentation, head presentation
p. kolankowe knee presentation
p. łożyskowe placental presentation, placenta previa
p. miednicowe breech presentation, pelvic
presentation
p. nóżkowe footling presentation
p. pośladkowe breech presentation
p. pępowiny prolapse of the umbilical cord
p. potyliczne occipital presentation
p. stópkowe footling presentation
p. tułowia transverse presentation, transverse lie
p. twarzowe face presentation
p. wierzchołkowe vertex presentation
przodozgięcie anteflexion
p. macicy anteflexion of the uterus
przodozgięty anteflexed
przodozgryz mesiclusion, mesio-occlusion
przodozgryzowy mesio-occlusal
przodożuchwie inferior prognathism
p., mający prognathic
przodujący presenting (*obstetr.*)
p., część presenting part (of the fetus)
p., łożysko placenta previa, placental presentation
przybrzeżny marginal
przychodnia outpatient clinic, outpatient department, polyclinic, dispensary
p. przyszpitalna hospital outpatient clinic
p. wielospecjalistyczna polyclinic
p. wojewódzka province outpatient clinic
przyczep insertion, attachment
p. mięśniowo-ścięgnisty muscle-tendon attachment
przyczepek appendix, appendage
przyczepki (*pl*) appendices, appendixes, appendages
p. sieciowe epiploic appendices, epiploic
appendages
przyczepność adhesiveness, cohesion
przyczepny adhesive, cohesive
przyczyna cause
p. i skutek cause and effect
p. śmierci death cause

p. usposabiająca predisposing cause
p. wywołująca exciting cause
przyczynek contribution
przyczynić się contribute
przyczynowy causal
p. związek cause and effect relationship, causality
przyćmienie dimness, darkening
p. miąższowe cloudy swelling, parenchymatous degeneration, albuminous degeneration, granular dimness, floccular dimness
p. świadomości dimness of consciousness
p. wzroku dimness of vision
przydanka adventitia, tunica adventitia
p., zapalenie periangiitis
przydatek appendage, appendix
przydatki (*pl*) appendages, adnexa
p. macicy uterine adnexa, uterine appendages
p. macicy, umocowanie adnexopexy
p. macicy, wycięcie adnexectomy
p. macicy, zapalenie adnexitis
p. oka ocular appendages
p. płodowe fetal appendages
p. skóry skin appendages
przydatkowy adnexal
przydatność usefulness, fitness
przydatny useful, fit
przygarbienie stoop, rounded back
przygarbiony stooping
przygłuszać muffle, deaden, stifle
przygnębiać depress, dispirit
przygnębienie depression, dejection, low spirit, gloom
przygnębiony depressed, dejected, gloomy, dispirited
przygodny incidental
p., ciśnienie krwi incidental blood pressure
przygotować prepare, get ready, get operational
przygotowanie preparation, getting ready
p. do operacji preparation for operation, preoperative preparation
p. pola operacyjnego preparation of operating field
przyjąć (do szpitala) admit (to hospital)
przyjęcie do szpitala admission to hospital
przykładać apply
przykładanie application
przykręgowy paravertebral
przykurcz contracture
p. bliznowaty cicatricial contracture
p. czynnościowy functional contracture
p. ischemiczny isch(a)emic contracture
p. mięśniowy muscular contracture
p. odwiedzeniowy abduction contracture
p. przywiedzeniowy adduction contracture

p. rozcięgna dłoniowego palmar contracture. Dupuytren's contracture
p. wrodzony wielostawowy arthrogryposis multiplex
p. zgięciowy contracture in flexion, flexion contracture
przylegać adhere, be adjacent
przyleganie adherence
przyległy adjacent, contiguous, adjoining
przylepiec adhesive tape, sticking plaster
przylepność adhesiveness, stickiness, adherence
przylepny sticky, adhesive
przyłuszczyca parapsoriasis, parakeratosis variegata
p. grudkowa papular parapsoriasis
p. liszajowata lichenoid parapsoriasis
p. ostra ospowata acute lichenoid varioliform parapsoriasis, Mucha-Habermann disease
p. plackowata discoid parapsoriasis
p. siatkowata = **p. liszajowata**
przymacicze parametrium
p., zapalenie parametritis
p., zapalenie guzowate nodular parametritis
p., zapalenie połogowe puerperal parametritis
p., zapalenie przewlekłe zanikowe chronic atrophic parametritis
p., zbliznowacenie parametrial fibrosis
przymaciczny parametrial, parametric
przymocowanie fixation, fastening, -pexy
p. macicy uteropexy, fixation of the uterus
przymus compulsion
przymusowy compulsory
p., czynność compulsory activity
p., myślenie compulsory thinking
przynasada metaphysis
przynasadowy metaphysial, metaphyseal
przynerkowy paranephric
przynerwie paraneurium
przynosowy paranasal
przypadek case
p. instruktywny instructive case, illustrative case
p. nagły emergency case
p. niebezpieczny dla otoczenia custodial case
p. z pogranicza borderline case
przypadkowy accidental, incidental, chance, causal
przypadłość illness, ailment, indisposition
przypalać cauterize
przypalanie cauterization
p. elektryczne electrocauterization
p. igłami ignipuncture
p. niszczące narząd igniextirpation

przypływ influx, inflow
przypochwie paracolpium
przypominanie recalling
przyranny wound, around the wound, at the wound
przyrastać accrete, adhere, grow into
przyrastanie accretion
przyrodni step (brother etc.)
przyrost growth, increase, increment, rise, accretion
  p. naturalny birth rate, natality
przyrząd apparatus, device, instrument, appliance
przyrządzanie preparation
przysadka hypophysis, pituitary, pituitary gland
  p., charłactwo hypophyseal cachexia, pituitary cachexia, Simmonds' disease
  p., gruczolak hypophyseal adenoma, pituitary hypophysis
  p., niewydolność hypopituitarism, panhypopituitarism, hypophyseal insufficiency, hypophysis failure
  p., nadczynność hyperpituitarism, hypophyseal hyperactivity
  p., płat przedni anterior pituitary, anterior lobe of the hypophysis
  p., płat tylny posterior pituitary, posterior hypophyseal lobe
  p., wycięcie hypophysectomy
  p., wyciąć hypophysectomize, perform hypophysectomy
  p., z wyciętą hypophysectomized, hypophysioprivic
przysadkowy hypophyseal, hypophysial, pituitary
przysieczny incisive
przyspieszacz accelerator, accelerant
przyspieszenie acceleration
  p. oddechu tachypn(o)ea
  p. porodu labo(u)r acceleration
  p. rytmu serca tachycardia
  p. ujemne negative acceleration, slowing down
przyssawka sucker
przystępność accessibility
przystosowalność adaptability, adjustability
przystosowanie adaptation, adjustment, accommodation
  p. do ciemności dark adaptation
  p. złe maladjustment
przystosowany adapted, adjusted
przystosowywać adapt, adjust, accommodate, fit
przyswajać assimilate
przyswajanie assimilation
  p. złe malassimilation
przysypka dusting powder

przyszycie sewing on, stitching on, suturing to
  p. jelita cienkiego do innego narządu enteropexy
  p. macicy hysteropexy, ventrofixation of the uterus
  p. nerki nephropexy
  p. okrężnicy colopexy
  p. płuca pneumonopexy
  p. wątroby hepatopexy
  p. żołądka gastropexy
przyszyć suture to, sew on, stitch on
przyśrodkowy medial
przytarczyce (pl) parathyroid glands
  p., gruczolak parathyroid adenoma
  p., nadczynność hyperparathyroidism
  p., niedoczynność hypoparathyroidism
  p., niedoczynność rzekoma pseudohypoparathyroidism
  p., niedoczynność rzekomo-rzekoma pseudopseudohypoparathyroidism
  p., wycięcie parathyroidectomy
  p., mający wycięte parathyroidectomized
przytarczycowy parathyroid
przytępienie bluntness, dullness (of senses etc.)
przytępiony blunt, dull
przytłumić suppress, depress, damp, obtund (mind)
przytłumienie suppression, damping, obtundation
przytomność consciousness
  p., utrata loss of consciousness
  p., wrócić do come round, regain consciousness
przytomny conscious
przytwierdzenie fixation, fastening
przytwierdzony fixed, fastened
przyusznica parotid gland
  p., stwardnienie parotidosclerosis, parotid fibrosis
  p., wycięcie parotidectomy
  p., zapalenie parotitis
  p., zapalenie nagminne parotitis epidemica, mumps
przyusznicowy parotid
przywidzenie hallucination
przywierzchołkowy periapical
przywodzenie adduction
przywodziciel adductor
przywodzić adduct
przywra fluke, trematode, trematoid
przywracać restore
przywrócenie restoration, restitution, reparation
  p. zdrowia health restoration
przywrócony restored, restituted
przywspółczulny parasympathetic

przyzębica paradontosis, periodontosis, parodontopathy
  p. zanikowa atrophic paradontosis
  p. zapalna inflammatory paradontosis
przyzębie parodontium
  p., zapalenie parodontitis
przyzębowy parodontal
przyzwojak paraganglioma
  p. chromochłonny phaeochromocytoma, pheochromocytoma
  p. niechromochłonny nonchromaffin paraganglioma
przyzwyczajenie habit, habituation
przyżegać cauterize
przyżegadło cautery
przyżeganie cauterization, cautery
  p. chemiczne chemocautery
  p. elektryczne electrocautery, galvanocautery
  p. zimnem cryocautery, cold cauterization
przyżyciowy intravital, intra vitam
pseudoangina pseudoangina, pseudangina
pseudocholinesteraza pseudocholinesterase
pseudohemofilia pseudoh(a)emophilia
pseudologia fantastyczna pseudologia phantastica, pathologic lying
pseudometaplazja pseudometaplasia
pstry piebald, versicolo(u)r, motley, speckled
psucie się putrefaction, decay
psychastenia psychasthenia, phrenasthenia
psyche psyche
psychiatra psychiatrist
psychiatria psychiatry, psychiatrics
  p. dziecięca p(a)ediatric psychiatry
  p. egzystencjalna existential psychiatry
  p. geriatryczna geriatric psychiatry
  p. psychoanalityczna psychoanalytic psychiatry, analytic psychiatry, dynamic psychiatry
  p. sądowa forensic psychiatry, legal psychiatry
psychiatryczny psychiatric
psychiczny psychic, psychical
  p., higiena mental hygiene
psychika psyche, mind
psychoanalityk psychoanalyst
psychoanaliza psychoanalysis
psychodeliczny psychodelic
psychodegradacja moral and mental degradation
psychofarmakologia psychopharmacology
psychofarmakoterapia psychopharmacotherapy
psychofizyczny psychophysical
psychogalwaniczny psychogalvanic
psychogenny psychogenic, psychogenetic, psychogenous
psychohigiena mental hygiene

psycholeptyczny psycholeptic
psycholog psychologist
psychologia psychology
  p. doświadczalna experimental psychology
  p. dynamiczna dynamic psychology, behavio(u)ral psychology
  p. dziecka p(a)ediatric psychology
  p. funkcjonalna functional psychology
  p. indywidualna individual psychology
  p. kryminalna criminal psychology
  p. porównawcza comparative psychology
  p. społeczna social psychology
  p. stosowana applied psychology
psychologiczny psychological, psychologic
psychonerwica psychoneurosis
psychonerwicowy psychoneurotic
psychoneurologia psychoneurology
psychopata psychopath
psychopatia psychopathy
psychopatologia psychopathology
  p. sądowa forensic psychopathology
psychopatyczny psychopathic
psychoruchowy psychomotor
psychosensoryczny psychosensory
psychosomatyczny psychosomatic
psychosomatyka psychosomatics
psychoterapeuta psychotherapeutist
psychoterapeutyczny psychotherapeutic
psychoterapia psychotherapy
  p. grupowa group psychotherapy
  p. grupowa transakcjonalna transactional group psychotherapy
  p. hipnotyczna hypnotic psychotherapy
  p. psychoanalityczna analytic psychotherapy, psychoanalytic psychotherapy
  p. psychodeliczna psychodelic psychotherapy
  p. rodzinna family psychotherapy
psychotropowy psychotropic
psychotyczny psychotic
psychoza psychosis
  p. afektywna affective psychosis, manic-depressive psychosis
  p. alkoholowa alcohol psychosis
  p. ciążowa gestational psychosis
  p. czynnościowa functional psychosis
  p. depresyjna depressive psychosis
  p. głodowa famine psychosis, hunger psychosis
  p. gorączkowa febrile psychosis
  p. histeryczna hysterical psychosis, hysteropsychosis
  p. indukowana induced psychosis
  p. infekcyjna infection psychosis
  p. inwolucyjna involutional psychosis
  p. klimakteryczna climacteric psychosis, involutional psychosis
  p. lekowa drug-induced psychosis

p. maniakalna manic psychosis
p. maniakalno-depresyjna manic-depressive psychosis
p. miażdżycowa arteriosclerotic psychosis
p. okresowa periodic psychosis
p. organiczna organic psychosis
p. padaczkowa epileptic psychosis
p. polekowa drug-induced psychosis, toxic psychosis
p. połogowa puerperal psychosis
p. pourazowa posttraumatic psychosis
p. starcza senile psychosis
p. sytuacyjna situational psychosis, reactive psychosis
p. toksyczna toxic psychosis
p. z wyczerpania exhaustion psychosis
p. zbiorowa group psychosis
psychozogenny psychotogenic, psychotogenous
psychozomimetyczny psychotomimetic
psychroalgia psychroalgia, a painful sensation of cold
psychrometr psychrometer, hygrometer, wet-bulb thermometer, catathermometer
psylocybina psilocybin
pszenica wheat
ptialina ptyalin
puchlina dropsy, hydropsy
p. brzuszna ascites, hydroperitoneum, abdominal dropsy
p. brzuszna mleczna chylous ascites, fatty ascites, chyliform ascites, milky ascites, chyloperitoneum
p. brzuszna tłuszczowa adipose ascites
p. kaletki maziowej hygroma of synovial bursa
p. kaletki przedrzepkowej hygroma of the prepatellar bursa
p. opłucnej hydrothorax, pleurorrh(o)ea
p. osierdzia hydropericardium, cardiac dropsy
p. osierdzia z odmą hydropneumopericardium
p. płodu neonatal (o)edema, fetal hydrops
p. pochewki ścięgna tendovaginal hydrops
p. pochwy hydrocolpos, hydrocolpocele
p. podskórna anasarca, subcutaneous (o)edema
p. stawu articular hydrops, hydrarthrosis
p. stawu okresowa periodic hydrarthrosis
p. wodna hydrops
p. z porażenia paralytic hydrops
puchlinowy ascitic, dropsical, hydropic
pula pool
p. genowa gene pool
p. metaboliczna metabolic pool
pulmoangiografia pulmoangiography

pulmoangiotomografia pulmoangiotomography
pulpektomia pulpectomy (*stom.*)
puls pulse
pulsacja pulsation, throbbing
pulsować throb, pulsate
pulsowanie throbbing (of pain), pulsation
pulweryzator pulverizer, atomizer
pulweryzować pulverize, convert to powder
punkcja puncture, tap, tapping; *p.* **nakłucie**
p. eksploracyjna exploratory puncture
p. jajnika ovariocentesis
p. komorowa ventricular puncture, ventricular tap
p. lędźwiowa lumbar tap, lumbar puncture, spinal puncture
p. podpotyliczna suboccipital puncture, cisternal puncture
p. podtwardówkowa subdural puncture
p. zatok sinus puncture
punkcyjny puncture
punkt point, punctum
p. bliży wzrokowej near point
p. dali wzrokowej far point
p. fiksacji fixation point
p. kostnienia ossification centre, ossification point
p. krytyczny critical point
p. krzepnięcia solidification point
p. łzowy lacrimal point
p. obojętny neutral point, pH 7,0
p. pierwszej pomocy first-aid post
p. rozproszenia dispersion point
p. topnienia melting point
p. wrzenia boiling point
p. zamarzania freezing point
p. zbieżności point of convergence
punktat punctate
pupilometria pupillometry
pupilotonia pupillotonia
purpura purple
p. wzrokowa visual purple, rhodopsin
puryna purine
purynowy purine
p., zasada purine base, purine body
pusty empty, hollow
puszczanie krwi bloodletting, bleeding
puszek lanugo, down, fluff
puszka box, bulla (*anat.*)
p. do opatrunków box for dressing material
puszkować box (*stom.*)
puszkowanie boxing
pyknik pyknic
pylica pneumoconiosis, dust disease
p. azbestowa asbestosis
p. bawełniana byssinosis
p. krzemowa silicosis
p. płuc pneumoconiosis

p. talkowa talc pneumoconiosis
p. węglowa anthracosis, coal miners' pneumoconiosis
p. żelazna siderosis
pyliczy pneumoconiotic
pyloroplastyka pyloroplasty

pylorotomia pylorotomy
pył dust
pyłek pollen (*bot.*)
pyłki (*pl*) **krwi** h(a)emoconia, blood dust
pyłoszczelny dust-proof

R

rabdowirus rhabdovirus
racemat racemate
racemaza racemase
racemiczny racemic
rachityczny rachitic
racja (pożywienia) ration
racjonalność rationale
raczkować crawl on all fours
rad 1) radium, Ra (*chem.*); 2) rad (radiation absorbed dose)
   r., emanacja radon, radium emanation, niton, Rn (*chem.*)
radiacja radiation
radioaktywność radioactivity
   r. naturalna natural radioactivity
   r. sztuczna artificial radioactivity
   r. właściwa specific radioactivity
   r. wywołana induced radioactivity
radioaktywny radioactive
   r. związek radioactive compound
radioautografia radioautography
radiochemia radiochemistry
radiochemiczny radiochemical
radioczułość radiosensitivity
radioczuły radiosensitive
radiodiagnostyka radiodiagnostics, radiodiagnosis
radiodoncja radiodontia, radiodontics, stomatological radiology
radiografia radiography, roentgenography
   r. izotopowa isotope radiography
   r. kontaktowa contact radiography
   r. małoobrazkowa microradiography
   r. masowa mass radiography
   r. przeglądowa plain radiography
   r. warstwowa tomography, sectional roentgenography, laminagraphy, planigraphy, stratigraphy
radiogram radiogram, roentgenogram
radioimmunologiczny radioimmunological
   r., badanie radioimmunoassay
radioizotop radioisotope, radioactive isotope
radiojod radioiodine

radiolecznictwo radiotherapy, radiotherapeutics
radioleczniczy radiotherapeutic
radiolog radiologist
radiologia radiology, actinology
   r. stomatologiczna radiodontics, dental radiology
radiomimetyczny radiomimetic
radionekroza radionecrosis
radionuklid radionuclide
radioprzepuszczalność radiotransparency
   r. całkowita radiotransparence, radiotransparency, radioparency
   r. częściowa radiolucency
radioterapia radiotherapy
   r. neutronowa neutronotherapy
   r. paliatywna palliative radiotherapy
   r. wysokowoltażowa high-voltage radiotherapy, megavoltage radiotherapy
radiotoksykologia radiotoxicology
radon radon, niton, radium emanation, Rn
radoterapia radium therapy
   r. zdalna radium teletherapy
     Niektóre terminy odnoszące się do radoterapii:
      aplikator pochwowy radu vaginal radium applicator, vaginal probe
      igła radowa radium needle
      centrator beam director
      umieszczenie igieł implantation of radium needles
radykulografia radiculography
ragada rhagade, fissures at mucocutaneous junctions
rak carcinoma, cancer
   r. anaplastyczny anaplastic carcinoma
   r. antracenowy anthracene carcinoma
   r. brodawczakowaty papillomatous carcinoma
   r. brodawkowaty papillary carcinoma, villous carcinoma
   r. drobnokomórkowy microcellular carcinoma, small-celled carcinoma

r. **dróg żółciowych** cholangiocarcinoma

r. **endometrialny** endometrial carcinoma, carcinoma of the uterine body

r. **galaretowaty** gelatinous carcinoma, carcinoma gelatinosum

r. **grasicy** thymic carcinoma

r. **gruczolakowatotorbielowaty** adenoid cystic carcinoma, cylindromatous carcinoma, cylindroma

r. **gruczołowy** adenocarcinoma, adenoid carcinoma

r. **gruczołów łojowych** sebaceous carcinoma, carcinoma of the sebaceous glands

r. **gruczołów potowych** carcinoma of the sweat glands

r. **gruczołu krokowego** prostatic carcinoma

r. **hialinowy** hyaline carcinoma

r. **inwazyjny** invasive carcinoma

r. **jajnika** ovarian carcinoma, carcinoma of the ovary

r. **jelita grubego** colorectal carcinoma, colonic carcinoma

r. **kolczystokomórkowy** spinocellular carcinoma, prickle cell carcinoma

r. **koloidowy** colloid carcinoma, mucinous carcinoma

r. **kory nadnerczy** adrenal carcinoma, adrenocortical carcinoma, adrenal cortical carcinoma

r. **kosmówki** choriocarcinoma, chorioepithelioma, malignant syncythioma, trophoblastoma

ı. **lity** solid carcinoma

r. **lity gruczołopochodny** solid adenocarcinoma

r. **macicy** carcinoma of the uterus, uterine carcinoma

r. **mieszany** mixed cell carcinoma, basosquamous carcinoma

r. **miękki** medullary carcinoma, soft carcinoma, encephaloid cancer

r. **naciekający** invasive carcinoma

r. **nerki jasnokomórkowy** clear cell carcinoma of the kidney

r. **nienaciekający** non-invasive carcinoma, carcinoma in situ

r. **niezróżnicowany** undifferentiated cell carcinoma, anaplastic carcinoma

r. **nabłonkowy** epithelial carcinoma, epithelioma

r. **naskórkowy** epidermoid carcinoma

r. **o budowie gronkowej** acinic cell adenocarcinoma, acinar carcinoma, acinose carcinoma, acinous carcinoma

r. **odbytnicy** rectal carcinoma

r. **odbytu** anal carcinoma

r. **okrągłokomórkowy** globocellular carcinoma

r. **olbrzymiokomórkowy** giant cell carcinoma, gigantocellular carcinoma

r. **onkocytarny** Hürthle cell carcinoma

r. **oskrzelikowy** bronchiolar carcinoma, alveolar cell carcinoma

r. **oskrzelopochodny** bronchiogenic carcinoma, bronchial carcinoma

r. **owsianokomórkowy** oat cell carcinoma

r. **pęcherzykowaty** follicular carcinoma (of the thyroid)

r. **pęcherzykowy** alveolar cell carcinoma (of the bronchioli)

r. **piaszczakowy** psammomatous carcinoma

r. **płaskokomórkowy** squamous cell carcinoma, squamous carcinoma

r. **płuc** carcinoma of the lungs, pulmonary carcinoma

r. **podstawnokomórkowy** basal cell carcinoma, basal cell epithelioma

r. **podstawnopłaskokomórkowy** basisquamous carcinoma, basosquamous carcinoma, basal squamous cell carcinoma (a transitional form between basal and squamous cell carcinoma)

r. **popromienny** postradiation carcinoma

r. **przedinwazyjny** preinvasive carcinoma

r. **przedinwazyjny z początkową inwazją** microinvasive carcinoma

r. **przerzutowy** metastatic carcinoma, secondary carcinoma

r. **przewodowy** duct carcinoma, ductal carcinoma

r. **przydatków skóry** adnexal carcinoma

r. **rdzeniasty** medullary carcinoma

r. **rzekomomięsakowy** sarcomatoid carcinoma, spindle cell carcinoma

r., **rozwój** carcinogenesis

r. **skóry** cutaneous carcinoma, carcinoma of the skin

r. **smołowcowy** tar carcinoma, pitch-worker's carcinoma

r. **stercza** prostatic carcinoma

r. **sutka** breast carcinoma, mammary cancer

r. **sutka czopiasty** comedocarcinoma of the breast

r. **sutka zrazikowy** lobular carcinoma

r. **sygnetowatokomórkowy** signet ring cell carcinoma

r. **szklisty** hyaline carcinoma

r. **szyjki macicy** cervical carcinoma, carcinoma of the cervix

r. **śluzakowaty** carcinoma myxomatodes

r. **śluzowaty** mucinous carcinoma, muciniparous carcinoma, colloid carcinoma, gelatinous carcinoma

r. śluzowonaskórkowy mucoepidermoid carcinoma

r. śródnabłonkowy intraepithelial carcinoma, carcinoma in situ

r. śródnaskórkowy intraepidermal carcinoma, Bowen's disease

r. tarczycy thyroid carcinoma, carcinoma of the thyroid

r. torbielowaty cystic carcinoma, cystic cancer

r. trzonu macicy carcinoma of the uterine body, endometrial carcinoma

r. twardy scirrhus, scirrhous carcinoma (cancer), fibrocarcinoma, hard carcinoma

r. wątrobowokomórkowy hepatocellular carcinoma, malignant hepatoma, primary hepatic carcinoma

r. wewnątrzprzewodowy intraductal carcinoma

r. wielkokomórkowy giant cell carcinoma, macrocelllular carcinoma

r. wielopostaciowy pleomorphic carcinoma

r. włóknisty fibrocarcinoma, scirrhus, scirrhous carcinoma

r. wodny noma, gangrenous stomatitis, stomatonecrosis, stomatonoma, water cancer, corrosive ulcer

r. wrzecionowatokomórkowy spindle cell carcinoma, sarcomatoid carcinoma

r. wtórny secondary carcinoma, metastatic carcinoma

r. wychodzący z mieszka włosa hair-matrix carcinoma

r. wyspiakowatokomórkowy malignant insuloma, insular carcinoma

r. zarodkowy embryonal carcinoma

r. ziarnistokomórkowy granular cell carcinoma

r. znamieniowy naevocarcinoma

r. z komórek osłonki thecocellular carcinoma, theca cell tumo(u)r

r. z metaplazją chrzęstną chondromatous carcinoma

r. z nabłonka przejściowego transitional carcinoma

r. z dużą ilością tłuszczu lipomatous carcinoma

r. żołądka carcinoma of the stomach, gastric carcinoma

rakomięsak carcinosarcoma, collision tumo(u)r

rakotwórczość carcinogenesis

rakotwórczy carcinogenic, cancerigenic

rakowacenie canceration, malignant transformation

r., skłonność do proneness to cancer development, cancerous diathesis

rakowacieć cancerate, undergo malignant transformation

rakowatość carcinomatosis, carcinosis, dissemination of carcinoma

rakowaty carcinomatous, carcinous, cancerous, cancriform

rakowiak carcinoid, argentaffinoma, carcinoid tumo(u)r

rakowiec cancroid

ramienny humeral, brachial

ramię arm, brachium

r., ból brachialgia

rana wound

r. chirurgiczna surgical wound

r. cięta incised wound

r. darta lacerated wound, torn wound

r. drążąca penetrating wound

r. drążąca głowy penetrating wound of the skull (with injury to the dura)

r. kąsana bite wound

r. kłuta stab wound, puncture wound

r. miażdżona crush wound

r. nie przenikająca non-penetrating wound

r. oparzeniowa burn wound

r., opracować chirurgicznie debride a wound, remove devitalized tissues from a wound

r., opracowanie debridement

r., odnieść get wounded, sustain a wound

r., opatrzenie wound dressing

r., opatrzyć dress a wound

r. otwarta open wound

r. płatowa slicing wound

r. postrzałowa gunshot wound, shot wound, bullet wound

r. przebijająca na wylot perforating wound

r. przenikająca penetrating wound

r., rozejście się brzegów wound dehiscence

r. styczna tangential wound, gutter wound

r. styczna głowy crease wound of the head, tangential wound

r. szarpana lacerated wound

r., tamponada tamponade of the wound, occlusive dressing put on the wound

r. tkanek miękkich flesh wound, soft tissue wound

r. tłuczona contused wound

r. urazowa traumatic wound

r. wlotowa entrance of wound

r., wycięcie excision of wound, debridement

r. wylotowa exit of wound

r. zakażona infected wound

r., zakażenie wound infection, wound sepsis

r. zatruta poisoned wound

r., zbliżać brzegi do zeszycia approximate edges of the wound for suture

r., zeszycie wound suture
r. z obnażeniem kości bone exposure wound
raniący wounding
ranić wound
ranny wounded
randomizacja randomization
rasa race, breed, variety
r., czystej pure-breed
raspator raspatory, rasp, abrasor, scraper
ratownictwo first-aid service, life-saving procedures
ratunek rescue, help, assistance
razowiec wholemeal bread
rażenie stroke, striking
r. piorunem thunderstroke, lightning stroke
r. prądem electrocution
rażony struck
r. piorunem thunderstruck
r. prądem electrocuted
rąbek limbus (*anat.*), rim, border, margin, edge, line
r. dziąsłowy free gingiva, gingival margin
r. rogówki corneal limbus
r. szczoteczkowy brush border
r. zębaty ora serrata (of the retina)
r. zębodołowy alveolar limbus, alveolar arch
rączka (narzędzia) handle, hold, grip
rdza rust
rdzeniak medulloblastoma, neurospongioma, medulloepithelioma
rdzeniomózgowie myelencephalon
rdzeniowy medullary, spinal, myeloid
rdzeń medulla, core, pith
r. grasicy thymic medulla
r. kręgowy spinal cord, spinal medulla, pith, myelon
r. kręgowy, badanie radiologiczne myelography
r. kręgowy, brak amyelia
r. kręgowy, choroba myelopathy
r. kręgowy, dysplazja myelodysplasia, myelatelia
r. kręgowy i korzenie, zapalenie myeloradiculitis, myeloradiculopathy
r. kręgowy i mózg, zapalenie myeloencephalitis
r. kręgowy i nerwy, zapalenie myeloneuritis
r. kręgowy, jamistość syringomyelia
r. kręgowy, kiła myelosyphilis
r. kręgowy, krwawienie miesiączkowe zastępcze do myelomenia
r. kręgowy, krwotok do h(a)ematomyelia, myelorrhagia, myeloapoplexy
r. kręgowy, mały micromyelia
r. kręgowy, nacięcie myelotomy

r. kręgowy, odbarczenie decompression of the spinal cord
r. kręgowy, porażenie myeloplegia, myeloparalysis
r. kręgowy, puchlina kanału hydromyelia
r. kręgowy, rozdwojenie diastematomyelia, myeloschisis
r. kręgowy, rozmięknienie myelomalacia
r. kręgowy, rozpad myelodiastasis
r. kręgowy, rozszczep = r. kręgowy, rozdwojenie
r. kręgowy, stwardnienie myelosclerosis, sclerosing myelitis, gliosis of the spinal cord
r. kręgowy, torbiel myelocyst
r. kręgowy, wiąd tabes dorsalis, myelatrophy
r. kręgowy, wstrząśnienie spinal cord concussion
r. kręgowy, wycięcie medullectomy
r. kręgowy, zaburzenie rozwoju myelodysplasia, myeloatelia, myelatelia
r. kręgowy, zanik myelatrophy
r. kręgowy, zapalenie myelitis
r. kręgowy, zapalenie istoty białej leucomyelitis
r. kręgowy, zapalenie istoty szarej poliomyelitis
r. kręgowy, zapalenie jamiste cavitary myelitis
r. kręgowy, zapalenie krwotoczne h(a)emorrhagic myelitis
r. kręgowy, zapalenie martwicze necrotic myelitis, necrotizing myelitis
r. kręgowy, zapalenie ogniskowe focal myelitis
r. kręgowy, zapalenie okołowyściółkowe periependymal myelitis
r. kręgowy, zapalenie piorunujące apoplectiform myelitis
r. kręgowy, zapalenie poprzeczne transverse myelitis
r. kręgowy, zapalenie pourazowe traumatic myelitis
r. kręgowy, zapalenie rogów przednich anterior poliomyelitis
r. kręgowy, zapalenie rogów przednich ostre acute anterior poliomyelitis
r. kręgowy, zapalenie rogów przednich przewlekłe chronic anterior poliomyelitis
r. kręgowy, zapalenie rozlane diffuse myelitis
r. kręgowy, zapalenie rozsiane disseminated myelitis
r. kręgowy, zapalenie stwardniające sclerosing myelitis
r. kręgowy, zapalenie uciskowe compression myelitis

r. kręgowy, zapalenie wstępujące ascending myelitis

r. kręgowy, zapalenie zstępujące descending myelitis

r. kręgowy, zeszycie myelorrhaphy

r. kręgowy, zwyrodnienie myelosis

r. kręgowy, zwyrodnienie powrózkowe subacute combined degeneration of the spinal cord, funicular myelosis, combined system disease, funicular myelitis

r. kręgowy, zwyrodnienie sznurowe = **r. kręgowy, zwyrodnienie powrózkowe**

r. nadnerczy adrenal medulla

r. nadnerczy, wycięcie medulloadrenalectomy

r. nerki renal medulla

r. przedłużony medulla, bulb, bulbus, medulla oblongata

r. przedłużony, zapalenie bulbar myelitis

r. wewnętrzny wirusa core, central core

r. węzła chłonnego medulla of the lymph node

r. włosa medulla of the hair shaft

rdzeniowo-nadnerczowy adrenomedullary

readaptacja readaptation

reagina reagin

r. atopowa atopic reagin

reaginowy reaginic

reagować react, respond

reakcja reaction; *p. też* **odczyn**

r. adaptacji ustroju general adaptation reaction

r. alarmowa alarm reaction

r. alergiczna allergic reaction

r. anafilaktyczna anaphylactic reaction

r. antygenu z przeciwciałem antigen-antibody reaction

r. atopowa atopic reaction, reagin reaction

r. blastyczna blastic reaction, lymphoblastic reaction

r. blastyczna limfocytów pobudzanych mitogenem mitogen-stimulated blastic reaction

r. chemiczna chemical reaction

r., czas reaction time, reaction period

r. dwuazowa diazo reaction

r. dwufazowa biphasic reaction, two-step reaction, two-stage reaction

r. degranulacji bazofilów basophil degranulation reaction

r. emocjonalna emotional reaction, affective reaction

r. fałszywie dodatnia false-positive reaction

r. fałszywie ujemna false-negative reaction

r. histeryczna hysterical reaction, conversion reaction

r. indukowana induced reaction

r. kłaczkowania flocculation reaction

r. kompleksów immunologicznych immune complex reaction

r. konsensualna consensual reaction

r. konwersyjna conversion reaction, hysterical reaction

r. krzyżowa cross reaction, crossed reaction

r. lateksowa latex reaction, latex fixation reaction

r. lękowa anxiety reaction, fright reaction

r. limfoblastyczna lymphoblastic reaction, blastic reaction

r. limfocytarna lymphocytic reaction

r. łańcuchowa chain reaction

r. miasteniczna myasthenic reaction, fatigue reaction, Jolly's reaction

r. miotoniczna myotonic reaction

r. na ból pain reaction

r. nadwrażliwości hypersensitivity reaction

r. nadwrażliwości typu późnego delayed hypersensitivity reaction

r. nadwrażliwości typu wczesnego early hypersensitivity reaction

r. nieodwracalna irreversible reaction

r. obronna defense reaction

r. odporności komórkowej cell-mediated immune reaction

r. odpornościowa immune reaction

r. odrzucania przeszczepu graft rejection reaction

r. odwracalna reversible reaction

r. ogniskowa focal reaction

r. odwrócona reversed reaction

r. opaczna paradoxical reaction

r. opadania sedimentation reaction

r. opóźniona delayed reaction

r. paradoksalna paradoxical reaction

r. po przetoczeniu niezgodnej krwi incompatible blood transfusion reaction

r. podstawienia substitution reaction

r. precypitacyjna precipitation reaction

r. presyjna pressor reaction

r. przeszczepu przeciw komórkom gospodarza graft versus host reaction

r. przypominająca anamnestic reaction

r. psychogenna psychogenic reaction, psychogenous reaction

r. reaginowa reaginic reaction, atopic reaction

r. redukcji błękitu tetrazolowego nitroblue tetrazolium reaction

r. rozbudzenia arousal reaction (EEG)

r. serologiczna serum reaction

r. skrócenia antagonistycznych mięśni shortening reaction

r. skrzyżowana cross reaction

r. sprzężona coupled reaction

r. stresowa stress reaction

r. ucieczki flight reaction
r. uczuleniowa allergic reaction, sensitization reaction
r. unieruchomienia krętków treponema immobilization reaction
r. wiązania dopełniacza complement fixation reaction
r. wydłużenia antagonistycznego mięśnia lengthening reaction
reaktor reactor, pile
r. atomowy atomic reactor, atomic pile
reaktywacja reactivation
reaktywność reactivity, reactiveness
reaktywny reactive
reaktywować reactivate
reamputacja reamputation, repeated amputation
reanimacja resuscitation, transanimation (of stillborn fetus)
reanimować resuscitate, revive, restore to life
rebazować rebase, replace denture base material (*stom.*)
recepta prescription, recipe
receptor receptor
r. adrenergiczny adrenergic receptor
r. bodźców mechanicznych mechanoreceptor
r. bólowy nociceptor, pain receptor
r. cholinergiczny cholinergic receptor
r. cieplny thermoreceptor
r. ciśnienia mechanicznego pressoreceptor, baroreceptor
r. ciśnienia osmotycznego osmoreceptor
r. czuciowy sensory receptor
r. dopaminergiczny dopaminergic receptor
r. dotykowy tactile receptor, touch receptor, contact receptor
r. histaminowy histaminergic receptor, histaminic receptor
r. hormonalny hormonal receptor
r. komórkowy cell receptor
r. mięśniowy myoreceptor
r. miotyczny stretch receptor
r. ruchowy motoceptor
r. serotoninergiczny serotoninergic receptor
r. skórny exteroceptor
r. słuchowy phonoreceptor
r. wewnętrzny interoceptor, proprioceptor
r. wzrokowy visual receptor, photoceptor
r. węchowy olfactory receptor
r. zewnętrzny exteroreceptor
r. zimna cold receptor
receptura formulary
recepturowy prescription
recesywny recessive
redresja redressment, redressement, 1) correction of a deformity; 2) renewed dressing of a wound
redukcja reduction
r. chromosomów reduction of chromosomes, reduction division
redukcyjny reductive, reducing
redukować reduce, diminish, decrease
reduktaza reductase
redukujący reducing
r. czynnik reductant
reduplikacja reduplication, redoubling, doubling
refluks reflux; *p.* **odpływ**
r. moczowodowo-nerkowy ureterorenal reflux
r. pęcherzowo-moczowodowy vesicoureteral reflux
r. żołądkowo-przełykowy gastroesophageal reflux
refrakcja 1) refraction, deflection of rays; 2) state of refractoriness to stimuli
r., błąd error of refraction, refraction error, refractive error
r., wada error of refraction
r., wyrównanie wady correction of refraction error
r., wyrównanie wady nadmierne overcorrection of refraction error
refraktometria refractometry
regeneracja regeneration
regeneracyjny regenerative
regenerować regenerate
region region, area, space, zone
regionalny regional
regresja regression, 1) subsidence of symptoms; 2) relapse, return of symptoms; 3) retrograde action
r. cech regression to a more primitive feature level
regresywny regressive, subsiding (symptoms)
regulacja regulation
r. cieplna thermoregulation
r. humoralna humoral regulation
r. jonowo-humoralna ionohumoral regulation
r. urodzeń birth control
regularność regularity
regulować regulate
reguła rule, law
regurgitacja regurgitation, 1) backward flow; 2) return of gas or food from the stomach
rehabilitacja rehabilitation
r. fizyczna physical rehabilitation
r. społeczna social rehabilitation
rehabilitować rehabilitate
rehabilitowana (osoba) rehabilitee
reimplantacja reimplantation
reinfekcja reinfection

reinerwacja reinnervation
  r. oboczna collateral reinnervation
reinokulacja reinoculation, reinfection by means of inoculation
rejestr register
rejestracja 1) registration; 2) recording (of data)
rejestrator recorder, record-keeper
rejestrowanie registering, registration
rejon area, zone, region
  r. szpitala catchment area of a hospital
rejonizacja zoning
rekanalizacja recanalization
rekombinacja recombination
  r. genetyczna genetic recombination
  r. mitotyczna mitotic recombination (with exchange of sister chromatids)
  r. molekularna molecular recombination
  r. międzychromosomalna interchromosomal recombination
  r. wewnątrzchromosomalna intrachromosomal (intracodon) recombination
rekombinant recombinant
rekonwalescencja convalescence
rekonwalescent convalescent
rekonwalescencyjny convalescent
rektoromanoskopia rectoromanoscopy
rektoskop rectoscope, proctoscope, rectal speculum
rektoskopia rectoscopy, proctoscopy
rektyfikować rectify, purify by distillation
relaks relax, relaxation
relaksacja relaxation, loosening
relaksant relaxant, an agent causing relaxation
  r. mięśniowy muscle relaxant
rem rem, roentgen-equivalent-man
remineralizacja remineralization
remisja remission
  r. niezupełna incomplete remission, partial remission
  r., osiągnąć achieve remission, enter remission
  r. zupełna complete remission, full remission
remitujący remitting
ren rhenium, Re (chem.)
rencista pensioner
renina renin
rennina rennin, rennet, chymosin, pexin
renninogen renninogen, rennogen, prorennin, prochymosin
renocystografia renocystography
renografia renography, radiography of the kidney
  r. izotopowa isotope renography
renogram renogram
renta inwalidzka disability pension

rentgen roentgen, the international unit of x-radiation or gamma radiation
rentgenodiagnostyka roentgenodiagnostics
rentgenografia roentgenography
  r. celowana spot-film roentgenography
  r. małoobrazkowa microradiography, miniature roentgenography
  r. masowa mass roentgenography
  r. wybiórcza selective roentgenography
  r. zdalna teleradiography, teleroentgenography
rentgenograficzny roentgenographic
rentgenolog roentgenologist
rentgenologia roentgenology
rentgenoskopia fluoroscopy, roentgenoscopy
rentgenotechnik x-ray technician
rentgenoterapia roentgenotherapy, radiotherapy
  r. kilowoltowa kilovoltage roentgenotherapy, conventional roentgenotherapy
  r. konwencjonalna conventional roentgenotherapy, kilovoltage roentgenotherapy
  r. megawoltowa megavoltage roentgenotherapy, high-voltage roentgenotherapy
  r. niskowoltażowa low-voltage roentgenotherapy, kilovoltage roentgenotherapy
  r. wysokowoltażowa high-voltage roentgenotherapy, supervoltage roentgenotherapy, megavoltage roentgenotherapy
rentgenowski roentgenological
reoencefalografia rheoencephalography
  r. impedancyjna impedance rheography
reokardiografia rheocardiography
reologia rheology
reologiczny rheological
reotaksja rheotaxis
reotropizm rheotropism
reowirusy (pl) reoviruses, respiratory enteric orphan viruses
reperfuzja reperfusion
replantacja replantation, replacement of an organ with another organ
replikacja replication, autoreproduction of a virus
  r. dyspersyjna dispersion replication
repolaryzacja repolarization
repozycja repositioning, redressement
  r. zwichniętej żuchwy jaw repositioning
  r. siłą redressement by force
reprezentacyjny representative
  r., próbka representative sample
reprodukcja reproduction, procreation
  r., wiek reproductive age
resekcja resection, removal of a section of an organ
  r. klinowa wedge resection
  r., nadający się do resectable

r., nie nadający się do non-resectable
r. okienkowa window resection, submucous resection (of nasal septum)
r. prądem elektrycznym electroresection
r. przezcewkowa transurethral resection
r. wierzchołka korzenia zęba apicectomy, root resection
resekować resect, perform resection
resorpcja resorption (of h(a)ematoma etc.), a loss of substance by lysis
r. dziąsła gingival recession
r. kości bone resorption
r. wyrostka zębodołowego ridge resorption
respirator respirator
restytucja restitution, return of normal conditions
restytuować restitute
resuscytacja resuscitation, restoration to life after apparent death
resuscytator resuscitator
resuscytować resuscitate
resynteza resynthesis
reszta residue, remainder, remnant, radical (chem.)
r. kwasowa acid residue
r. wolna free radical
resztki (pl) tkankowe tissue debris, detritus
resztkowy residual, remaining
retencja retention
r. protezy denture retention (stom.)
retrofleksja retroflexion
retropulsja retropulsion
retrospektywny retrospective
retrospondylolisteza retrospondylolisthesis
retrowersja retroversion
retykulocyt reticulocyte, skein cell, reticulated corpuscle
retykulocytopenia reticulocytopenia, reticulopenia
retykulocytoza reticulocytosis
retykuloendotelioza reticuloendotheliosis, reticulohistiocytosis
r. białaczkowa leuk(a)emic reticuloendotheliosis
retykulopenia reticulopenia, reticulocytopenia
retykuloza reticulosis
r. toksyczna toxic reticulosis
r. wszczepienna łagodna benign inoculation reticulosis, cat-scratch disease
reumatoidalny rheumatoid
reumatolog rheumatologist
reumatologia rheumatology
reumatologiczny rheumatologic, rheumatological
reumatyczny rheumatic
reumatyzm rheumatism

r. steroidowy rzekomy steroid pseudorheumatism
rewers trijodotyronina reverse triiodothyronine
rewersja reversion, reversal
r. antygenowa antigenic reversion
rewertant revertant, a mutant reverting to the wild type (bact.)
rewertaza reverse transcriptase
rezerwa reserve
r. alkaliczna alkali reserve
r. nadnerczowa adrenal reserve
r. przysadkowa pituitary reserve
r. zasadowa osocza alkali reserve
rezerwowy reserve
rezonans resonance
ręcznik towel
ręczny manual
ręka hand
r., ból chiralgia
r., dna chiragra, chirarthritis
r. kaznodziei preacher's hand
r. koślawa manus valga, clubhand with ulnar deviation
r. krzywa clubhand, talipomanus
r., kurcz chirospasm, chirism, writer's cramp, telegrapher's cramp etc.
r. małpia ape hand, flat hand
r. obrzękła succulent hand (in syringomyelia)
r. opadająca drop hand, wrist-drop, carpoptosis
r., operacja plastyczna chiroplasty
r. położnika accoucheur's hand, obstetrical hand (in tetany)
r. szkieletowata skeleton hand (with atrophy of muscles)
r. szponiasta claw hand, griffin-claw hand
r. szpotawa manus vara, clubhand with radial deviation
r. zniekształcona clubhand
rękawiczka glove
r. gumowa rubber glove
r. ochronna protective glove
rękoczyn man(o)euvre, maneuver, manual procedure, manual assistance, manipulation
r. oburęczny conjoined manipulation
rękojeść handle, manubrium (anat.)
riketsja rickettsia
r. australijska Rickettsia australis (causing tick-borne Queensland fever)
r. akari rickettsia akari (causing human rickettsial pox)
r. duru endemicznego Rickettsia mooserii, Rickettsia typhi
r. duru wysypkowego Rickettsia prowazekii

r. gorączki Gór Skalistych *Rickettsia rickettsii*

r. gorączki japońskiej rzecznej *Rickettsia tsutsugamushi*

r. gorączki pięciodniowej *Rickettsia quintana*, *Rickettsia wolhynica* = **r. gorączki wołyńskiej**

r. ospowa *Rickettsia akari*

riketsjostatyczny rickettsiostatic

riketsjowy rickettsial

riketsjoza rickettsiosis

RNA ribonucleic acid

RNA adaptorowy informational RNA, messenger RNA, soluble RNA, transfer RNA, template RNA

RNA akceptorowy informational RNA, transfer RNA, messenger RNA

RNA informacyjny informational RNA, transfer RNA, messenger RNA, template RNA

RNA jądrowy nuclear RNA

RNA matrycowy template RNA, informational RNA, messenger RNA

RNA przenoszący transfer RNA, informational RNA

RNA rozpuszczalny soluble RNA, informational RNA

RNA rybosomalny ribosomal RNA

RNA transferowy transfer RNA, informational RNA

robactwo vermin, bugs, worms

r., tępienie eradication of vermin, disinsectization, disinfestation, deinsectization

robaczkowy 1) vermiform, vermicular, worm-like; 2) peristaltic

r. ruch peristalsis, peristaltic movements

robaczyca helminthiasis, invasion by intestinal parasites

robak worm

r. jelitowy helminth, intestinal worm

r. móżdżku vermis of the cerebellum, vermiform lobe

r. obły roundworm, nematode

r. płaski flatworm, platyhelminth

robakobójczy vermicidal

r. środek vermicide

robakopędny helminthagogue, vermifugal

rod rhodium, Rh (*chem.*)

rodanek rhodanate, thiocyanate, sulphocyanate, sulfocyanate

rodnik radical (*chem.*)

r. acetylowy acetyl radical

r. kwasowy acid radical, acyl radical

r. wolny free radical

rodność parity

rodny genital

r., narządy genitals, genitalia, reproductive organs, private parts

rodopsyna rhodopsin, visual purple, erythropsin

rodowód genealogy, pedigree

rodowy generic

rodzaj genus (*biol.*), type, sort

rodząca a woman in labour, parturient, a woman giving birth to a child

r., dotąd nie rodząca nullipara

r. bliźnięta gemellipara

r. wielokrotnie multipara

r. po raz czwarty quadripara, quartipara, para 4

r. po raz drugi secundipara, para 2

r. po raz ósmy octavipara, para 8

r. po raz piąty quintipara, para 5

r. po raz pierwszy primipara

r. po raz siódmy septimipara, para 7

r. po raz szósty sextipara, para 6

r. po raz trzeci tertiipara, para 3

rodzenie procreation, generation, parturition

rodzeństwo siblings, sibship, sibs

rodzice (*pl*) parents

rodzicielski parental

rodzić bear, bring forth, produce

rodzimy native

rodzina family

rodzinnodziedziczny heredofamilial

rodzinny familial, running in a family

rogowacenie keratosis, cornification, hornification

r. białe leucoplakia, leukoplakia, leucokeratosis

r. białe pochwy vaginal leucoplakia

r. białe sromu leucoplakia of the vulva, leucoplakic vulvitis

r. ciemne łagodne juvenile acanthosis nigricans

r. ciemne błon śluzowych melanoplakia

r. ciemne złośliwe malignant acanthosis nigricans

r. dłoni i stóp dziedziczne palmar and plantar keratosis, ichthyosis palmaris et plantaris

r. kanalikowate Mibellego porokeratosis, Mibelli's disease, excentric hyperkeratosis

r. łojotokowe seborrh(o)eic keratosis, seborrh(o)eic verruca

r. mieszkowe keratosis pilaris, pityriasis pilaris, keratosis suprafollicularis

r. naskórka nadmierne hyperkeratosis

r. naskórka niepełne parakeratosis

r. przymieszkowe trądzikowate acneiform keratosis follicularis

r. punkcikowate keratosis punctata

r. wadliwe dyskeratosis

rogowaciejący cornifying

rogowaty corneous, horny, keratotic

rogowiak kolczystokomórkowy keratoacanthoma, molluscum sebaceum
rogowiec keratoma, keratoderma
r. dłoni i stóp dziedziczny hereditary palmar and plantar keratoma
r. krwawy angiokeratoma, telangiectatic wart, keratoangioma
r. krwawy moszny scrotal angiokeratoma
r. naczyniakowaty rozsiany tułowia angiokeratoma corporis diffusum, Fabry's disease
rogowy horny, corneous, horn-like
rogówka cornea
r., badanie keratoscopy
r., bielmo leucoma, leukoma
r., choroba keratopathy, keratonosus
r., dystrofia corneal dystrophy
r., dystrofia nabłonkowa epithelial dystrophy of the cornea
r., dystrofia obrączkowa annular corneal dystrophy
r., dystrofia pęcherzowa bullous keratopathy, bullous keratitis
r., dystrofia środkowa central corneal dystrophy
r., garbiak corneal staphyloma, conical staphyloma
r., grzybica keratomycosis
r. i spojówka, zapalenie keratoconjunctivitis
r. i spojówka, zapalenie nagminne epidemic keratoconjunctivitis
r. i spojówka, zapalenie wysychające (w zespole Sjögrena) keratoconjunctivitis sicca
r. i tęczówka, zapalenie keratoiritis
r. i tęczówka, zapalenie ropne hypopyon, keratoiritis
r. i twardówka, zapalenie keratoscleritis
r., keratoskop (przyrząd do badania rogówki) keratoscope
r., krwiak keratoh(a)emia
r. kulista keratoglobus
r., łuszczka pannus, vasculonebulous keratitis
r. mała microcornea
r., nacięcie keratotomy
r., nakłucie keratocentesis, keratonyxis
r., obwódka starcza gerontoxon, corneal lipoidosis, senile arcus
r., obwódka zarodkowa embryotoxon
r., odruch corneal reflex
r. olbrzymia megalocornea, macrocornea
r., otarcie corneal abrasion
r., owrzodzenie corneal ulcer, corneal ulceration
r., pigmentacja keratochromatosis
r., plama corneal macula

r., plamka corneal nubecula
r., plastyka spojówką gałkową keratoleptynsis
r., proteza keratoprosthesis
r., przebarwienie keratochromatosis, corneal discoloration
r., przepuklina (przepuklina błony Descemeta) keratoc(o)ele, keratocele, descemetocele
r., przeszczep corneal graft, corneal transplant
r., przeszczepienie keratoplasty, corneal grafting, corneal transplantation
r., przeszczepienie warstwowe lamellar keratoplasty
r., przyrośnięcie brzegu powieki do corneoblepharon
r., rąbek corneal limbus
r., rozdęcie keratectasia, corneal protrusion
r., rozerwanie keratorrhexis
r., rozmięknienie keratomalacia
r., stożek keratoconus, conical cornea
r., wrzód corneal ulcer
r., wrzód pełzający serpiginous keratitis
r., wycięcie keratectomy, kerectomy
r., zapalenie keratitis
r., zapalenie brzeżne marginal keratitis
r., zapalenie drzewiaste dendritic keratitis, dendriform keratitis
r., zapalenie głębokie deep keratitis
r., zapalenie głębokie punkcikowate deep punctate keratitis
r., zapalenie grzybicze mycotic keratitis, keratomycosis
r., zapalenie jaglicze trachomatous keratitis, pannus trachomatosus
r., zapalenie literowe alphabetic keratitis, superficial striate keratitis
r., zapalenie miąższowe parenchymatous keratitis, interstitial keratitis
r., zapalenie miotełkowate fascicular keratitis
r., zapalenie nitkowate filamentous keratitis
r., zapalenie opryszczkowe corneal herpes, herpes keratitis, herpetic keratitis
r., zapalenie pasmowate band keratitis, keratitis petrificans
r., zapalenie pęcherzykowe vesicular keratitis
r., zapalenie pierścieniowate annular keratitis
r., zapalenie porażenne neuroparalytic keratitis
r., zapalenie pourazowe traumatic keratitis
r., zapalenie powierzchowne superficial keratitis

r., zapalenie pryszczykowe phlyctenular keratitis
r., zapalenie punkcikowate punctate keratitis
r., zapalenie różowate keratitis rosacea
r., zapalenie stwardniające sclerosing keratitis
r., zapalenie tarczowate disciform keratitis
r., zapalenie taśmowate band keratitis
r., zapalenie wapniejące calcifying keratitis, keratitis petrificans, band keratitis
r., zapalenie wysychające keratitis sicca, xerotic keratitis
r., zapalenie ziarniniakowe martwicze (w zespole Wegenera) necrogranulomatous keratitis
r., zapalenie z niedomykalności powiek lagophthalmic keratitis
r., zapalenie z wysiękiem ropnym w komorze przedniej hypopyon keratitis
r., zapalenie żniwiarzy reaper's keratitis
r., zwyrodnienie corneal dystrophy, keratopathy, corneal degeneration
r., zwyrodnienie nabłonkowe epithelial corneal dystrophy
r., zwyrodnienie pęcherzowe bullous keratopathy
r., zwyrodnienie plamkowe Groenouwa macular corneal dystrophy of Groenouw
rogówkowy corneal
rokować prognosticate, prognose
rokowanie prognosis, prognostication
  r. co do zdrowia prognosis as to health
  r. co do życia prognosis as to life
  r. niepomyślne unfavo(u)rable prognosis, poor prognosis, bad prognosis
  r. pomyślne favo(u)rable prognosis, good prognosis
  r. wątpliwe doubtful prognosis
rokowniczy prognostic
ronić = **poronić**
ronienie = **poronienie**
ropa pus
  r. bezwonna inodorous pus
  r. błękitna blue pus
  r. gęsta thick pus, cheesy pus, curdy pus
  r. krwista sanguineous pus, sanious pus, bloody pus, blood-stained pus
  r., wchłanianie się resorption of pus
ropieć suppurate, fester, form pus
ropienie suppuration, purulence, purulency
ropień abscess, apostem, apostema, gathering (*col.*)
  r. dojrzały mature abscess
  r. dwukomorowy two-chamber abscess, bicameral abscess
  r. dwukomorowy przeszywający (ręki lub

stopy) shirt-stud abscess, collar-button abscess
r. dziąsłowy gingival abscess, gumboil, parulis
r. gazowy gas abscess, emphysematous abscess, tympanic abscess
r. gorący hot abscess, acute abscess
r. gruczołu potowego sudoriparous abscess
r. gruźliczy tuberculous abscess, cold abscess
r. jajowodowo-jajnikowy tubo-ovarian abscess
r. jałowy sterile abscess
r., jama cavity of abscess, chamber of abscess
r. kości bone abscess
r. krwiopochodny h(a)ematogenous abscess, py(a)emic abscess
r. kulszowo-odbytniczy ischiorectal abscess
r. miazgi zęba pulp abscess
r. miedniczo-odbytniczy pelvirectal abscess
r. mieszkowy follicular abscess
r. międzyjelitowy interintestinal abscess
r. migdałkowy tonsillar abscess
r. mnogie multiple abscesses, multifocal abscesses
r. moczowy urinous abscess
r. mózgu brain abscess, cerebral abscess
r. nadtwardówkowy epidural abscess, extradural abscess, subcranial abscess
r., nacięcie incision of abscess
r. nerki renal abscess
r. niedojrzały immature abscess
r. oczodołu orbital abscess
r. odbytowo-odbytniczy anorectal abscess
r. ograniczony circumscribed abscess
r. okołocewkowy periurethral abscess
r. okołomigdałkowy peritonsillar abscess, quinsy (*col.*)
r. okołomoczowodowy periureteral abscess
r. okołonerkowy perinephric abscess, an abscess inside the renal fascia, paranephric abscess, an abscess outside the renal fascia
r. okołoodbytniczy perirectal abscess, anorectal abscess, marginal abscess
r. okołopochwowy perivaginal abscess
r. okołostawowy periarticular abscess
r. okołowierzchołkowy apical abscess, periapical abscess, root abscess
r. okołowyrostkowy appendiceal abscess, appendicular abscess, periappendicular abscess
r. okołozębowy dental abscess, periodontal abscess, pericemental abscess, lateral alveolar abscess, lateral abscess, parietal abscess
r. opadowy gravitation abscess, gravity

abscess, hypostatic abscess, wandering abscess
r. otorbiony encysted abscess, encapsulated abscess
r. pełzakowy am(o)ebic abscess, entam(o)ebic abscess, tropical abscess
r. pierwotny powodujący przerzuty mother abscess (*col.*)
r. płuca lung abscess
r. podczepcowy subgaleal abscess
r. podnaskórkowy subepidermal abscess
r. podniebienia palatal abscess
r. podokostnowy subperiosteal abscess
r. podpaznokciowy subungual abscess
r. podprzeponowy subphrenic abscess, subdiaphragmatic abscess
r. podśluzówkowy submucous abscess
r. podtwardówkowy subdural abscess, subdural empyema
r. podwątrobowy subhepatic abscess
r. podżuchwowy submandibular abscess
r. pourazowy traumatic abscess
r. pozagałkowy retrobulbar abscess, orbital abscess
r. pozagardłowy retropharyngeal abscess
r. pozakątniczy retroc(a)ecal abscess
r. pozamigdałkowy retrotonsillar abscess
r. prosówkowy miliary abscess
r. przerzutowy metastatic abscess
r. przerzutowy w posocznicy septic(a)emic abscess
r. przewlekły chronic abscess
r. przymacicza parametric abscess
r. przyusznicy parotid abscess
r. serowaty caseous abscess, cheesy abscess
r. sieci omental abscess, epiploic abscess
r. suchy dry abscess
r. sutka breast abscess, mammary abscess, milk abscess
r. sutka kanalikowy canalicular abscess, milk abscess
r. sutka podskórny premammary abscess
r. śródczaszkowy intracranial abscess
r. śródmózgowy intracerebral abscess
r. śródścienny mural abscess, intramural abscess
r. śródtwardówkowy intradural abscess
r. towarzyszący satellite abscess
r. tropikalny tropical abscess, am(o)ebic abscess
r. wędrujący migrating abscess
r. w miejscu szwu stitch abscess
r. wyrostka sutkowatego mastoid abscess
r. wyrostka zębodołowego alveolar abscess
r. wyrostkowy appendicular abscess, appendiceal abscess
r. wywołany przez robaki worm abscess, verminous abscess

r. zatoki cewki moczowej lacunar abscess
r. zatoki Douglasa Douglas' abscess, Douglas' pouch abscess
r. zaotrzewnowy retroperitoneal abscess
r. zatorowy embolic abscess
r., zbiera się abscess gathers, abscess gathers head, abscess develops, abscess forms
r. zębodołowy alveolar abscess, dentoalveolar abscess, dental abscess, tooth abscess
r. zębowy dental abscess, periodontal abscess
r. zgorzelinowy gangrenous abscess
r. zimny cold abscess, chronic abscess
ropniak empyema, pus in a body cavity
r. jajnika pyoovarium
r. jajowodu pyosalpinx
r. jamy otrzewnej pyocelia, pyoperitoneum
r. jamy stawu pyarthros, pyarthrosis
r. macicy pyometra
r. moczowodu pyoureter
r. moszny pyocele, empyocele
r. opłucnej pyothorax, thoracic empyema, empyema of the chest
r. osierdzia pyopericardium
r. pochwy pyocolpos, pyocolpocele
r. podtwardówkowy subdural empyema
r. tętniący pulsating empyema
r. wielokomorowy loculated empyema
r. zewnątrzoponowy extradural empyema
r. z samoistnym ujściem empyema perforans
ropnico-posocznica pyoseptic(a)emia
ropny purulent, suppurative, suppurating
ropomocz pyuria
roponercze pyonephrosis
ropostek hypopyon
ropotok pyorrh(o)ea
ropotwórczy pyogenic, pyogenous, pyogenetic, pus-forming
ropowica phlegmon, phlegmonous abscess, phlegmonous cellulitis, diffuse phlegmon
r. dna jamy ustnej Ludwig's angina
r. gazowa gas phlegmon, emphysematous phlegmon, gangrenous emphysema, gaseous phlegmon
r. gazowa przynerkowa bronze phlegmon, a form of phlegmon after renal operations with large brown spots near the incision
r. okostnej phlegmonous periostitis
r. podżuchwowa submandibular phlegmon
r. przymacicza phlegmonous parametritis
r. przynerkowa perirenal abscess, perinephrotic phlegmon
r. zaotrzewnowa retroperitoneal phlegmon
ropowiczy phlegmonous

roślina plant
roślinny vegetable (fibre, dye, diet), vegetal (remedy)
rotacja rotation, turning of a body round its axis
  r. w lewo levorotation, sinistrorotation, sinistrotorsion, levogyration
  r. w prawo dextrorotation, dextrotorsion, dextrogyration
rotacyjny rotational (motion), rotary (machine), rotatory (power, engine), rotating
  r., odnoszący się do rotacji w lewo levorotatory, sinistrorotatory
  r., odnoszący się do rotacji w prawo dextrorotatory
rowek groove, sulcus, furrow
rowkowany sulcate, sulcated, fluted, furrowed, grooved
rozbandażować unbandage
rozbierać 1) undress, take somebody's clothes off, strip; 2) analyse
rozbierać się undress, take off clothes, strip, divest oneself of
rozbudzić wake up, awake
rozchodzenie się propagation (of sound, waves etc.), spreading (of disease), irradiation (of pain)
rozchorować się fall ill, become ill, develop a disease, catch a disease
rozciąć cut, cut up, rip, dissect
rozciągać stretch, distend, dilate, spread, lengthen
rozciąganie stretching, extension, distension, dilation
  r. otworu dilation, dilatation
  r. mięśnia myorrhexis, rupture of muscle
  r. tęczówki iridorrhexis, avulsion of the iris, tearing away of the iris
  r. wątroby hepatorrhexis
rozdarty torn, lacerated, ruptured, rent
rozdąć expand with gas or fluid, inflate excessively, distend, puff out (cheeks), swell
rozdęcie ectasia, ectasis, ectasy, dilation, expansion, inflation, distension
  r. płuc ostre acute pulmonary distension
  r. płuc wentylowe check-valve-type emphysema
rozdrabniać mince (tissue), comminute, fragment, crumble
rozdrabnianie mincing (of tissue), comminution, fragmentation, crumbling
rozdrażnienie irritation, vexation
rozdwojenie bifurcation, division into two parts, dichotomization, dichotomy
  r. osobowości double personality, split personality
  r. tętnicy szyjnej wspólnej carotid bifurcation

  r. tchawicy tracheal bifurcation
rozdwojony bifurcated, dichotomous, divided into two parts, reduplicated
rozdymanie distension, inflation
  r. okrężnicy inflation of the colon, distension of the colon with air
  r. żołądka inflation of the stomach, distension of the stomach with air in gastroscopy
rozdział 1) separation, division, partition; 2) distribution
  r. elektroforetyczny electrophoretic separation
  r. leku w ustroju drug distribution in the organism
rozdzielacz separator
rozdzielać 1) separate, divide; 2) distribute
rozciągliwy tensible, dilatable, extensible, extendible, ductile, tractile, tensile
rozciągnięcie extension, stretch, expansion, distension
  r. dolnego odcinka macicy uterocervical distension
  r. nadmierne hyperdistension
rozcieńczać dilute, reduce concentration, thin down, rarefy
rozcieńczalnik diluent
rozcieńczenie dilution
  r., metoda seryjnych rozcieńczeń serial dilution method
  r. robocze working dilution
  r. wstępne predilution
rozcieracz triturator, grinder, masticator
rozcierać 1) rub; 2) triturate, rind, crush
  r. na proszek rub to dust, triturate, grind to powder
rozcieranie trituration, grinding, crushing
rozcięcie cutting, severing, division, sectioning
  r. na dwie części division into two parts
  r. płodu embryotomy
  r. zrostów division of adhesions, severing of adhesions, adhesiotomy, synechiotomy (around the iris)
rozcięgno aponeurosis
  r. dłoniowe palmar aponeurosis
  r. naczaszne epicranial aponeurosis, galea aponeurotica
  r. podeszwowe plantar aponeurosis
  r. podniebienne palatine aponeurosis
  r. prostowników palców extensor aponeurosis
  r., wycięcie aponeurectomy
  r., zapalenie aponeurositis
  r., zeszycie aponeurorrhaphy
rozczłonkować dismember
rozczłonkowanie dismemberment

rozdarcie tearing, tear, laceration, -rhexis, rent, rupture

rozdzielczość mikroskopu resolving power (of microscope)

rozdzielenie 1) division, separation, partition; 2) dissection

r. „na ostro" sharp dissection

r. „na tępo" blunt dissection

rozedma emphysema

r. **międzyzrazikowa** interlobular emphysema

r. **pęcherzowa** bullous emphysema

r. **pęcherzykowa** vesicular emphysema, alveolar emphysema, ectatic emphysema

r. **płuc** pulmonary emphysema

r. **płuc u dmuchaczy szkła** glass blower's emphysema

r. **podopłucnowa** subpleural emphysema

r. **samoistna** essential emphysema, idiopathic emphysema, obturatory emphysema

r. **śródmiąższowa** interstitial emphysema, interlobular emphysema

r. **urazowa** surgical emphysema

r. **zanikowa** atrophic emphysema

r. **zaporowa** obturatory emphysema

r. **zastępcza** vicarious emphysema, compensatory emphysema

rozedmowy emphysematous

rozejście się separation

r. **się rany** wound dehiscence

r. **się wysięku** resolution of exudate

r. **się nacieku** resolution of infiltration

rozerwanie tearing apart, disruption, disjunction, severance, laceration (of tissue), divulsion, rupture

r. **błon płodowych** amniorrhexis

r. **krocza** rupture of the perineum, perineal tear

rozetka rosette

r. **aktywna** active rosette, warm rosette

r. **antygenowo swoista** antigen-specific rosette

r. **erytrocytowa spontaniczna** spontaneous erythrocyte rosette

r. **zimna** cold rosette

rozetkujący rosette-forming

rozgałęziać się branch, ramify, arborize

rozgałęzienie ramification, arborization, branching, bifurcation (with two branches)

rozgryźć crush in teeth

rozgrzanie heating, warming up

rozgrzewać heat, warm up

rozjaśnienie clearing up, clarification, lucidification

r. **umysłu** lucidity of mind, mental clarity

rozjątrzenie festering, ulceration

rozkawalenie dismemberment

r. **płodu** embryotomy

rozkawałkowanie fragmentation, division into pieces

rozkład 1) decomposition, breakdown, degradation; 2) decay (of tissues), putrefaction lysis (of cells); 3) disintegration; 4) distribution

r. **białek** decomposition of protein, breakdown of protein, putrefaction

r. **chemiczny** chemical decomposition, chemolysis

r. **enzymatyczny** enzymatic breakdown, enzymatic decomposition

r. **fotochemiczny** photochemical decomposition, photolysis

r. **glikogenu** glycogenolysis, breakdown of glycogen

r. **gnilny** putrefaction

r. **skrobi** amylolysis

r. **termiczny** thermal decomposition, thermolysis

r. **tłuszczów** lipolysis, decomposition of fats

r. **węglowodanów** decomposition of carbohydrates, fermentation

rozkładać decompose, degrade, break up, disintegrate

rozkładać się decay, decompose, disintegrate

rozkojarzenie dissociation

r. **białkowo-komórkowe** albuminocytologic dissociation

r. **czucia w jamistości rdzenia** syringomyelic dissociation

r. **czucia w wiądzie rdzenia** tabetic dissociation

r. **elektromechaniczne** electromechanical dissociation (of the heart)

r. **przedsionkowo-komorowe** atrioventricular dissociation, atrioventricular block

r. **przedsionków** atrial dissociation

r. **podłużne (serca)** longitudinal dissociation

rozkojarzony dissociated

rozkurcz diastole (of the heart), decontraction, relaxation

r. **komór** ventricular diastole

r. **przedsionków** atrial diastole

rozkurczowy diastolic

rozkurczyć relax, decontract

rozległość extent, extensiveness

rozległy extensive

rozluźniać loosen, relax

rozluźnienie relaxation, loosening, lessening of tension

r. **mięśnia** muscle relaxation

r. **spojenia łonowego** relaxation of the symphysis pubis

rozłączenie disconnection, separation, uncoupling, disunion, disjunction

rozmaz smear

r. **cytologiczny** cytological smear, cytosmear
r. **krwi** blood smear
r. **plwociny** sputum smear
r. **szpiku** bone marrow smear
r., **wykonanie** smearing
rozmieszczenie distribution, location
rozmiękanie softening, malacia, emollition
r. **czaszki** craniomalacia, craniotabes
r. **gruczołu** adenomalacia
r. **kręgów** spondylomalacia
r. **mózgu** encephalomalacia
r. **płuca** pneumomalacia
r. **rdzenia** myelomalacia
r. **rogówki** keratomalacia
r. **śledziony** splenomalacia
r. **tchawicy** tracheomalacia
rozmiękczać soften, produce softening
rozmiękczający softening, emollient
rozmnażanie się reproduction, procreation, propagation
rozmnożyć multiply
rozmrażać defreeze, thaw
rozmyślać (chorobliwie) brood
rozpad breakdown, decomposition, disintegration, dissolution, decay, degradation
r. **fotochemiczny** photochemical decomposition
r. **gnilny** putrefaction, decay
r. **jądra** karyolysis
r. **krwinek białych** leucocytolysis
r. **krwinek czerwonych** h(a)emolysis
r. **kwasu moczowego** uricolysis
r. **osobowości** personality breakdown, personality degradation
r. **pod wpływem światła** photolysis
r. **połowiczy** half-life, half-time
r., **produkt** catabolite
r. **promieniotwórczy** radioactive disintegration, radioactive decay
r. **tkanki nerwowej** neurolysis
r. **wątroby** hepatocellular disintegration
rozpadać się break down, decompose, disintegrate, decay
rozpadlina rhagade
rozplem proliferation
rozpływanie się deliquescence, deliquium, diffluence
rozpowszechnienie prevalence
r. **choroby** disease prevalence
rozpoznanie 1) diagnosis, diacrisis; 2) recognition; *p. też* **diagnoza**
r. **anatomopatologiczne** autopsy diagnosis, pathologic diagnosis
r. **biochemiczne** biochemical diagnosis
r. **błędne** misdiagnosis, erroneous diagnosis, missed diagnosis

r. **mikrobiologiczne** microbiological diagnosis
r. **oparte na próbie biologicznej** biological diagnosis
r. **przez wyłączenie** diagnosis by exclusion
r. **przypuszczalne** tentative diagnosis
r. **sekcyjne** autopsy diagnosis, postmortem diagnosis
r., **ustalić** establish diagnosis, reach diagnosis, make diagnosis
r. **wspomagane przez komputer** computer-assisted diagnosis
r. **wypisowe** discharge diagnosis
rozpoznawać diagnose, establish diagnosis, recognize
r. **własnego ja** self-recognition
rozpoznawanie recognition, diagnostication, the process of reaching the diagnosis
rozpórka abduction splint (*orthop.*)
rozpraszać disperse, scatter, dispel, dissipate, diffuse
r. **światło** disperse light
r. **uwagę** distract attention
rozprawa thesis, dissertation, paper, treatise
r. **doktorska** doctoral thesis, thesis for the M. D. degree, thesis for the doctor's degree
rozprężać się expand
rozprężenie się expansion
r. **płuc** lung expansion
rozprężliwy expansible
rozproszenie dispersion, dissipation, dispersal, scatter, scattering
rozprowadzać 1) distribute; 2) dilute
rozprzestrzenianie się spread, extension, spreading, dissemination
r. **choroby** spread of disease
r. **plamy** spot extension
rozpulchniać soften, make soft, become pulpy
rozpulchnienie softening, pulpiness, malacia
rozpuszczać dissolve
rozpuszczający dissolving
rozpuszczalnik solvent
r. **niewodny** non-aqueous solvent
r. **organiczny** organic solvent, non-polar solvent
r. **tłuszczowy** fat solvent
r. **uniwersalny** universal solvent
r. **wodny** aqueous solvent
rozpuszczalność solubility
rozpuszczalny soluble, dissoluble, dissolvable
r. **słabo** poorly soluble
r. **w alkaliach** alkali-soluble
r. **w alkoholu** alcohol-soluble
r. **w wodzie** water-soluble
rozpuszczanie się dissolution, dissolving
rozpuścić dissolve
rozpylacz sprayer, spraying device, atomizer

rozpylanie spraying, atomization (of liquid), dusting (of powder)
rozpylony sprayed, atomized
rozrastać się proliferate, grow, expand
rozrastanie się proliferation, growth, expansion
rozrodczak dysgerminoma, gonocytoma
rozrodczość reproduction, procreation, reproductiveness, procreativeness, generation
rozrodczy reproductive, generative, procreative
rozrost proliferation (of cells), hyperplasia (of tissue)
  r. włóknisty fibroplasia
  r. włóknisty pozasoczewkowy retrolental fibroplasia
rozrostowy proliferative, proliferous
rozród reproduction, procreation, generation; *p.* **rozmnażanie**
rozróżniać discern, distinguish, discriminate, differentiate
rozróżnialny discernible, distinguishable
rozróżnianie discernment, discrimination; differentiation
  r. barw colo(u)r perception
  r. barw wadliwe faulty perception of colo(u)r, defective perception of colo(u)r
rozrusznik pacemaker
  r. cewnikowy catheter pacemaker
  r. ektopowy ectopic pacemaker
  r. elektryczny electrical pacemaker, artificial cardiac pacemaker
  r. serca heart pacemaker, cardiac pacemaker (natural or artificial)
  r. sztuczny artificial pacemaker
  r. sztuczny „na żądanie" on demand pacemaker, demand pacemaker
  r. sztuczny o stałym rytmie fixed-rate pacemaker
  r. sztuczny o zmiennym rytmie on demand pacemaker, demand pacemaker
  r. wewnątrzsercowy intracavitary pacemaker
  r. wędrujący wandering pacemaker
  r. wszczepiony implanted pacemaker
  r. zewnętrzny external pacemaker, shifting pacemaker
rozrzedzenie rarefaction, dilution, density reduction
rozrzedzony rarefied, diluted
rozrzut scatter, dispersion (*stat.*)
rozsianie dissemination
rozsiew dissemination, scatter
rozstąpienie się separation, diastasis
rozstęp cleft, diastasis, gap, lacuna, space
  r. między zębami diastema, gap between teeth

r. spojenia łonowego pyeloschisis, diastasis pubis
r. ściany brzusznej gastroschisis
rozstępowy diastatic, diastasic
rozstępy (*pl*) striae, streaks, stripes, lines, lacunae
  r. międzykosmkowe intervillous lacunae
  r. skóry striae of the skin, striae cutis, striae distensae
  r. skóry ciążowe striae of pregnancy
  r. skóry zanikowe atrophic striae
rozstrój disorder, dysfunction, upset
  r. jelitowy upset stomach
  r. nerwowy nervous breakdown
  r. psychiczny mental breakdown
  r. żołądka dyspepsia, upset stomach
rozstrzeniowy ectatic, related to dilation
rozstrzeń ectasia, ectasis, distension, dilation
  r. oskrzeli bronchiectasia, bronchiectasis
  r. oskrzeli, odnoszący się do bronchiectatic
  r. oskrzeli walcowata cylindrical bronchiectasis
  r. oskrzeli workowata saccular bronchiectasis
  r. oskrzelików bronchiolectasis, capillary bronchiectasis
  r. pęcherza bladder distension
  r. żołądka gastrectasia, gastrectasis, stomach dilation
rozsunięcie się diastasis, separation
rozszczep cleft, schisis, fissure, fission
  r. czaszki diastematocrania
  r. czaszki i kręgosłupa craniorachischisis
  r. języczka staphyloschisis, cleft uvula
  r. języka schistoglossia, glossoschisis, bifid tongue
  r. klatki piersiowej schistothorax
  r. kończyny schistomelia
  r. kręgosłupa rachischisis, schistorrhachis, spondyloschisis
  r. kręgosłupa całkowity holorachischisis
  r. kręgosłupa tylny spina bifida
  r. kręgosłupa utajony cryptomerorachischisis, occult spina bifida
  r. miednicy pyeloschisis, diastematopyelia
  r. mostka schistosternia, cleft sternum
  r. nosa rhinoschisis, diastematorrhinia
  r. pęcherza schistocystis, cleft bladder
  r. podniebienia cleft palate, palatoschisis, uranoschisis
  r. podniebienia pierwotnego cleft of the prepalate, chiloalveoloschisis
  r. podniebienia, plastyka staphylorrhaphy
  r. rdzenia kręgowego diastematomyelia
  r. ręki cleft hand
  r. stopy cleft foot
  r. szczęki gnathoschisis, cleft of the alveolar process

r. tchawicy tracheoschisis, cleft trachea
r. tułowia schistocormia, schistosomia
r. twarzy facial cleft, prosoposchisis, schistoprosopia
r. twarzy skośny chilognathoprosoposchisis, oblique facial cleft
r. wargi cleft lip, chiloschisis, cheiloschisis, harelip
r. wargi i dziąsła, odnoszący się do chilognathous
r. wargi i dziąsła, osobnik z chilognathus
r. wargi i podniebienia chilognathopalatoschisis, chilognathouranoschisis
r. wargi i szczęki chilognathoschisis, cleft lip and jaw
r. wyrostka zębodołowego gnathoschisis
rozszczepiać split, cleave
rozszczepialność fissibility
rozszczepialny fissionable, cleavable
rozszczepienie cleavage, cleaving, splitting, division in two
r. czucia sensory dissociation; *p.* **rozkojarzenie**
r. jądra atomowego nuclear fission
r. osobowości split personality
rozszczepiony split, cleaved, bifid
rozszerzacz dilator, dilatator, bougie, reamer
r. Hegara Hegar's dilator
r. kanałowy reamer (*stom.*)
rozszerzać dilate, distend
rozszerzadło tent, expandible plug
rozszerzający dilating, expanding
r. naczynia vasodilating
r. oskrzela bronchodilating
r. źrenicę mydriatic
rozszerzalność dilatability, distensibility
r. cieplna thermal expansion
rozszerzenie dilatation, dilation, ectasia, ectasis, distension, expansion
r. miedniczki nerkowej pyelectasia
r. miedniczki nerkowej i kielichów pyelocaliectasis
r. moczowodu hydroureter, dilation of the ureter
r. naczyń angiectasia, angiectasis
r. naczyń chłonnych lymphectasia, lymphangiectasia, lymphangiectasis
r. naczyń włosowatych telangiectasis, telangiectasia
r. okrężnicy dilation of the colon, megacolon
r. oskrzeli bronchiectasia, bronchiectasis, bronchodilation
r. pęcherza cystectasia, bladder dilation
r. pochwy colpectasia, colpectasis, distention of the vagina
r. serca cardiectasis, dilation of the heart
r. szyjki macicy dilation of the cervix

r. tętnicy arteriectasis, arterial dilation
r. torbielowate ujścia moczowodu ureterocele
r. źrenicy mydriasis, pupillary dilation
r. żołądka gastric dilation, distension of the stomach (with gas), gastrectasia
r. żył phlebectasia
rozszerzyć dilate, distend, widen, broaden
r. się expand
rozdarcie rubbing, trituration
roztargnienie distraction, absent-mindedness, absence of mind
roztargniony distracted, absent-minded, scatter-brained
roztocz mite, acarid, acaroid
roztocze (*pl*) *Acarina*
r., choroba wywołana przez acarinosis, acariasis, acaridiasis
roztoczobójczy acaricide
roztopić melt, thaw
roztwór solution
r. antyseptyczny antiseptic solution
r. buforowy buffer solution
r. cząsteczkowy molecular solution
r. dziesięcionormalny decanormal solution
r. fizjologiczny physiologic salt solution, isotonic salt solution, normal saline
r. gram równoważnikowy gram-equivalent solution
r. hipertoniczny hypertonic solution
r. hipotoniczny hypotonic solution
r. izoosmotyczny isotonic solution, isoosmotic solution
r. izotoniczny isotonic solution, isoosmotic solution
r. jednodziesięcionormalny decinormal solution, tenth-normal solution
r. jednonormalny normal solution
r. jednosetnonormalny centinormal solution, hundredth-normal solution
r. jednotysięcznonormalny millinormal solution, thousandth-normal solution
r. koloidalny colloidal solution, colloid solution
r. molalny molal solution
r. molarny molar solution
r. molekularno-dyspersyjny molecular dispersed solution
r. nasycony saturated solution
r. niewodny non-aqueous solution
r. normalny normal solution
r. obojętny neutral solution
r. octanu ołowiu lead acetate solution, Goulard's solution
r. przesycony supersaturated solution
r. rozcieńczony diluted solution
r. stężony concentrated solution
r. wodny aqueous solution

r. wzorcowy standard solution
r. zasadowego octanu glinu aluminum subacetate solution, Burow's solution
r. zasadowy alkaline solution
r. znieczulający an(a)esthetic solution
roztyć się grow fat, become obese, put on weight
rozum intellect, reason, mind
rozumować reason, argue
rozumowanie reasoning, argumentation
rozwalniać loosen bowels, open bowels
rozwalniający laxative, purgative, cathartic
rozwarcie opening, gape
  r. brzegów rany dehiscence of wound, opening of wound
  r. zwieracza gaping of a sphincter
rozwarstwiać separate layers, dissect along layers, delaminate, divide into layers
rozwarty gaping
rozwiązanie delivery (*obstetr.*)
rozwiązać (poród) deliver a woman of a child
rozwidlać bifurcate, fork
rozwidlenie bifurcation, forking, fork
  r. aorty aortic bifurcation
  r. tchawicy tracheal bifurcation
  r. tętnicy szyjnej carotid bifurcation
rozwidlony bifurcated, forked
rozwieracz retractor, dilator
  r. automatyczny self-retaining speculum
  r. szczęk gag
rozwijać unfold, develop
rozwijać się develop, thrive (infant)
rozwijanie się development
rozwodnić dilute
rozwodnienie dilution
rozwojowy developmental
rozwolnienie lax bowels, open bowels, diarrh(o)ea
rozwój development, evolution
  r. dziecka postnatal development, infantile development
  r. gamet gametogenesis
  r. gatunkowy phylogenesis, phylogeny
  r. kości osteogenesis
  r. nadmierny hypertrophy
  r. narządu organogenesis
  r. niepełny (ustroju lub narządu) atelia, ateliosis, hypogenesis
  r. nieprawidłowy malformation, abnormal development
  r., opóźniony w retarded, mentally retarded, backward
  r. osobniczy ontogenesis
  r. płciowy sexual development
  r. płciowy nadmierny hypergenitalism
  r. płciowy niedostateczny hypogenitalism
  r. psychiczny mental development, psychic development

r. psychoruchowy psychomotor development
r. umysłowy mental development
r. umysłowy, opóźnienie mental retardation, backwardness
r., wada malformation, developmental anomaly
r. wewnątrzmaciczny intrauterine development
r. zarodkowy embryogenesis
rozwór hiatus
  r. aortowy aortic hiatus, aortic opening
  r. krzyżowy sacral hiatus
  r. krzyżowy całkowity total sacral hiatus
  r. przełykowy (o)esophageal hiatus
  r. ścięgnisty hiatus tendineus, hiatus adductorius, femoral opening
rozwórka distractor (*orthop.*)
róg horn, cornu (*anat.*)
  r. Ammona hippocampus, Ammon's horn; *p.* hipokamp
  r. dolny inferior horn, 1) of the lateral cerebral ventricle; 2) of thyroid cartilage
  r. tylny posterior horn of the lateral cerebral ventricle
rówieśnik peer
równocześnie simultaneously, at the same time, concomitantly
równoczesny simultaneous, synchronous, concomitant
równokaloryczny isocaloric, equicaloric
równoległość parallelism
równoległy parallel
równomierność uniformity, regularity, evenness
równomierny uniform, even, regular
równomolowy equimolar
równoobjętościowy isovolumic
równoodległy equidistant
równopostaciowość isomorphism
równorzędny equivalent, equiponderant
równość equality, identity
  r. obrazów na siatkówkach iseiconia
  r. źrenic isocoria
równowaga equilibrium, balance, state of balance, equipoise
  r. azotowa nitrogen equilibrium
  r., brak imbalance
  r., brak równowagi genowej gene imbalance
  r. chemiczna chemical equilibrium
  r. chwiejna unstable equilibrium
  r. cieplna thermal equilibrium
  r. czynnościowa functional equilibrium
  r. Donnana membrane equilibrium, Donnan equilibrium
  r. energetyczna energy balance
  r. fizjologiczna physiologic equilibrium, nurtitional equilibrium

r. **kwasowo-zasadowa** acid-base equilibrium
r. **mineralna** mineral balance
r. **obojętna** indifferent equilibrium
r. **stała** stable equilibrium
r. **termodynamiczna** thermodynamic equilibrium
r. **wodna** water balance
r. **wodno-elektrolitowa** water and electrolyte balance (equilibrium)
r., **zaburzenie** dysequilibrium
r. **żywieniowa** nutritional balance (equilibrium), physiologic equilibrium
równowartościowość equivalance, equivalency
równowartościowy equivalent
równoważnik equivalent
r. **chemiczny** chemical equivalent
r. **dawki** dose equivalent (*rtg*)
r. **kaloryczny** caloric equivalent
r. **psychiczny ataku padaczkowego** epileptic equivalent, psychic equivalent
równoważny equivalent, equiponderant
równoważyć balance
równoznacznik equivalent
róża 1) rose (*bot.*); 2) erysipelas, rose
r. **bąblowa** urticarial erysipelas
r. **nawrotowa** recurrent erysipelas
r. **połogowa** puerperal erysipelas, erysipelas internum
r. **przyranna** surgical erysipelas, traumatic erysipelas
r. **rumieniowata** erythematous erysipelas
r. **wędrująca** erysipelas, erysipelas migrans, ambulant erysipelas
różaniec krzywiczy rachitic rosary
różnica difference
r. **dopuszczalna** permissible difference
r. **indywidualna** individual difference
r. **istotna** significant diffrence
r. **nieistotna** non-significant difference, insignificant difference
różnicować differentiate
r. **się** differentiate, undergo differentiation during development
różnicowanie differentiation
r. **się** differentiation (during development)
różnicowy differential
r., **rozpoznanie** differential diagnosis
różniczka differential
różnobarwliwość anisochromia
różnobarwność heterochromia
różnobarwny heterochromic, versicolo(u)red, multicolo(u)red
różnogatunkowy heterogenous, belonging to different species
różnokształtność pleomorphism, heteromorphism

r. **krwinek** poikilocytosis
różnokształtny pleomorphic, heteromorphous, heteromorphic
różnomierność refrakcji anisometropia, heterometropia (*ophth.*)
różnopostaciowość heteromorphism, allotropy, allotropism (*chem.*)
różnopostaciowy heteromorphic, allotropic (*chem.*)
różnorodność heterogenity
różnorodny heterogenous (having different origin), heterogeneous (composed of different parts)
różyczka 1) rubella, German measles, epidemic roseola, rubeola, bastard measles; 2) roseola, rose rash
r. **dziecięca** roseola infantum, pseudorubella
rtęciawy mercurous
r. **chlorek** mercurous chloride, calomel, mercury monochloride, mercury subchloride, mercury protochloride
rtęcica mercurialism
rtęciowy mercuric, mercurial
r. **chlorek** mercurous chloride, mercury bichloride, corrosive sublimate
rtęć mercury, quicksilver, Hg (*chem.*)
r., **zatrucie organicznymi związkami** Minamata disease
rubeoza rubeosis
r. **tęczówki** rubeosis of the iris
rubid rubidium Rb (*chem.*)
ruch movement, motion
r. **ameboidalny** am(o)eboid movement, streaming movement
r. **antyperystaltyczny** antiperistaltic movement
r., **aparat do zapisu** kymograph
r. **atetotyczno-pląsawiczy** athetochoreatic movement, choreoathetotic movement
r. **bierny** passive movement
r., **brak koordynacji** dyssynergia, motor incoordination
r. **cząsteczkowy** molecular movement, Brownian movement
r. **czynny** active movement
r. **do światła** phototaxis, phototropism
r. **dowolny** involuntary dyskinesia
r. **dowolny, zaburzenie** dyskinesia
r. **drgawkowy** convulsive movement
r. **dystoniczny** dystonic movement
r. **gałek ocznych rozkojarzony** disjugate movement of the eyes
r. **gałek ocznych skojarzony** conjugate movement of the eyes
r. **gałek ocznych szybki** rapid eye movement (in sleep)
r. **harmoniczny** harmonic movement

r. kloniczny clonic movement
r. kolisty w stawie circumduction, circumflexion
r. krążący (po obwodzie) circus movement (of impulse in the heart)
r. masowy mass movement, mass contraction of muscles
r. mimiczny movement of expression, mimic movement
r. mimowolny involuntary movement
r. nienaturalny parakinesia, abnormal movement
r. obrotowy rotatory movement, rotation
r. odcinkowy jelita segmental movement of the intestine
r. oddechowy respiratory movement
r. odruchowy reflex movement
r. pełzakowy am(o)eboid movement, streaming movement, protoplasmic movement
r. perystaltyczny peristaltic movement, vermicular movement
r. pląsawiczy choreatic movement
r. pląsawiczy w pozycji stojącej orthochorea
r. płodu fetal movement
r., powtarzanie patologiczne palikinesia, involuntary repetition of movement
r. prostowania extension movement
r. przeciwrobaczkowy antiperistaltic movement
r. przymusowy compulsory movement
r. robaczkowy peristaltic movement, vermicular movement, peristalsis
r. robaczkowy bolesny dysperistalsis
r. robaczkowy, brak aperistalsis
r. robaczkowy, spowolnienie bradystalsis
r. robaczkowy wsteczny retroperistaltic movement, retroperistalsis
r. rzęskowy ciliary movement
r. samoistny spontaneous movement, autonomic movement
r. skojarzony conjugate movement, associated movement
r. spontaniczny spontaneous movement
r. sprzężony conjugate movement (of the eyes)
r. synergiczny synergic movement, associated movement
r. towarzyszący associated movement
r. wahadłowy (jelit) pendular movement
r. wirowy spinning motion, spin, whirling motion
r. w kierunku ciepła thermotaxis, thermotropism
r. współdziałający synergic movement
r., zaburzenie dyskinesia, parakinesia
r., zaburzenie celowych dyspraxia, apraxia

r., zaburzenie połowicze hemidyskinesia
r., zapis kymogram
r. zastępczy substitutive movement
r. zawiasowy hinge movement
r. zgięciowy flexion movement
r. złożony complex movement
r., zwolnienie bradykinesia
r. zwrotny adversive movement
r. żuchwy boczny lateral mandibular movement
r. żucia masticatory movement
ruchliwość motility, agility
r. zmniejszona hypokinesis, hypokinesia, hypoactivity
r. zwiększona hyperkinesis, hyperkinesia, hyperactivity
ruchliwy mobile, motile
ruchomość mobility, motility
r. stawów, zakres range of joint mobility
ruchomy mobile, motile
ruchowy motor, locomotor, kinetic
r., aktywność motor activity, locomotor activity
r., jednostka motor unit
r., komórka motor cell
r. nerw motor nerve
r. neuron motor neuron, motoneuron
r. ośrodek motor centre
r., spowolnienie hypokinesia, hypomobility
r. układ motor system, locomotor system
rudy red-haired
rudymentarny rudimentary
ruja (o)estrus, heat
rujotwórczy (o)estrogenic
r. czynnik (o)estrogen
rujowy (o)estrous, (o)estrual
r. cykl (o)estrous cycle
r., okres bezrujowy an(o)estrous
rulon krwinek czerwonych rouleau of erythrocytes
r., tworzenie rouleau formation
rumienić się blush, redden
rumieniec blush, flush
r. nagły (uderzenie krwi do głowy) flush
rumieniowy erythematous
rumień erythema
r. bliznowaciejący ulerythema, scarring with erythema
r. cieplny heat erythema, caloric erythema
r. emocjonalny erythema fugax, emotional erythema
r. gośćcowy obrączkowaty rheumatic annular erythema
r. guzowaty erythema nodosum, nodal fever, dermatitis contusiformis
r. obrączkowaty annular erythema
r. obrączkowaty odśrodkowy erythema annulare centrifugum

r. odmrozinowy erythema pernio
r. pełzający erythema gyratum, erythema migrans
r. popromienny radiation-induced erythema, erythema solare
r. przewlekły pełzający odśrodkowy erythema centrifugum migrans
r. stwardniały erythema induratum, Bazin's disease, tuberculosis cutis indurativa
r. toksyczno-alergiczny noworodków toxicoallergic erythema of newborns
r. trwały erythema perstans (a chronic form of erythema exudativum multiforme)
r. wędrujący erythema migrans
r. wielopostaciowy, postać pęcherzowa bullous erythema multiforme
r. wysiękowy wielopostaciowy erythema exudativum multiforme, erythema multiforme bullosum, pluriorificial erosive ectodermosis
r. zakaźny infectious erythema, fifth disease
rurka tube, cannula, cannule
r. do odżywiania feeding tube
r. dotchawicza endotracheal tube, endotracheal cannula
r. dotchawicza uszczelniona cuffed endotracheal tube
r. dotchawicza usztywniona armo(u)red endotracheal tube
r. intubacyjna intubation tube
r. odprowadzająca drainage tube
r. tracheostomijna tracheostomy tube
r., usunięcie z tchawicy extubation, decannulation, detubation
r. wewnątrzoskrzelowa endobronchial tube
r. w kształcie T T-tube
r. włosowata capillary tube
r., założenie intubation, cannulation
rurkowaty tubular, cannular
ruten ruthenium, Ru (*chem.*)
rutozyd rutoside, rutin
rwa neuralgia, nerve pain
r. kulszowa sciatic neuralgia, ischialgia
r. trójdzielna trigeminal neuralgia, facial neuralgia, trifacial neuralgia
rwący (ból) shooting, lancinating (pain)
ryboflawina riboflavin, vitamin B_2
rybonukleaza ribonuclease
rybonukleoproteid ribonucleoprotein
rybonukleotyd ribonucleotide
rybonukleozyd ribonucleoside
rybonukleinowy ribonucleic
r. kwas ribonucleic acid, RNA; *p. też* RNA
rybosom ribosome
rybozylotransferaza ribosiltransferase

rychłozrost healing by first intention, primary adhesion
rycynowy castor
r. olej castor oil
rylcowaty styliform, styloid
rynienka groove, sulcus
r. dziąsłowa gingival sulcus
rynologia rhinology
rynoskopia rhinoscopy, inspection of the nasal cavities
r. przednia anterior rhinoscopy
r. tylna posterior rhinoscopy
rynowirus rhinovirus
rys feature, trait
rysunek płuc lung markings (*rtg*)
rysy (*pl*) **twarzy** facial features, features
rytm rhythm
r. bliźniaczy bigeminal rhythm, bigeminy, coupled beat, paired beat, coupling of rhythm
r. biologiczny biological rhythm, biorhythm
r. cwałowy gallop rhythm, cantering rhythm
r. dnia i nocy nycthemeral rhythm, day and night rhythm
r. dobowy circadian rhythm, diurnal rhythm
r. komorowy ventricular rhythm, idioventricular rhythm
r. nawrotny reciprocal rhythm, reciprocal beat, echo beat
r., niemiarowość arrhythmia, dysrhythmia, anisorhythmia
r. okołodobowy circadian rhythm
r. przedsionkowy atrial rhythm
r. przedsionkowo-komorowy atrioventricular rhythm, nodal rhythm, A-V nodal rhythm
r. płodowy embryocardia, pendulum rhythm, fetal rhythm, tic tac rhythm
r. potrójny trigeminal rhythm, trigeminy
r. sercowy cardiac rhythm, heart rhythm
r. sezonowy seasonal rhythm
r. światło-ciemność light-darkness rhythm
r. wahadłowy pendular rhythm, tic tac rhythm, fetal rhythm
r. węzłowy nodal rhythm, atrioventricular rhythm, A-V nodal rhythm
r., zaburzenie dysrhythmia
r. zatokowy sinus rhythm
rytmiczny rhythmical
rywalizacja competition
rywalizujący competitive
ryzyko risk, hazard
r., czynnik risk factor (for a disease)
rzadki loose (consistence), rarefied, rare (case)
rzadkoskurcz bradycardia

rz. komorowy ventricular bradycardia
rz. niemiarowy bradyarrhythmia
rz. ośrodkowego pochodzenia central bradycardia
rz. zatokowy sinus bradycardia
rzeczywistość reality
rzeczywisty real, actual, true
rzekomoopuszkowy pseudobulbar
rzekomoporażenny pseudoparalytic
rzekomy false, spurious, sham, pseudo-
rzepka patella, knee cap, knee pan
  rz. balotująca floating patella
  rz., umocowanie patellapexy
  rz., wycięcie patellectomy
  rz., ześlizgiwanie się slipping patella
rzepkotrząs patellar clonus
rzepkowy patellar
rzeźba błony śluzowej mucosal relief (*rtg*)
rzeźwić refresh, revive
rzeżączka gonorrh(o)ea, clap
rzeżączkowy gonorrh(o)eal
  rz. ropotok gonoblennorh(o)ea
rzędna ordinate
rzęsa eyelash, cilium
rzęsistek trichomonas, trichomonad
  rz. pochwowy *Trichomonas vaginalis*
rzęsistkobójczy trichomonadicidal
rzęsistkowica trichomoniasis, trichomonadosis
rzęsistkowy trichomonal
rzęska cilium, pilus
rzęski cilia
  rz., mający ciliated
  rz., toksyczny wpływ na ciliotoxicity
  rz., związek hamujący ruch ciliostatic agent
rzęskowy ciliary
rzęsy (*pl*) eyelashes
rzęzić rattle, emit rattling sounds
rzężenie rattling sound, râle, rhonchus

rz. drobnobańkowe fine rales
rz. dźwięczne consonating rales, resonant rattling
rz. grubobańkowe coarse rales
rz. suche dry rales
rz. świszczące sibilant rales, whistling rattling
rz. trzeszczące crepitant rales, crackling rattling
rz. wilgotne moist rales, bubbling rattling
rz. wilgotne drobnobańkowe subcrepitant rales, moist fine rattling, crackling rattling
rz. wilgotne grubobańkowe gurgling rales, mist coarse rattling
rzucawka eclampsia, puerperal convulsions
rz. ciążowa eclampsia of pregnancy
rz. mocznicowa ur(a)emic eclampsia
rz. połogowa puerperal eclampsia
rz., skłonność do eclampsism
rz., stan przedrzucawkowy preeclampsia
rzucawkowy eclamptic
rzut 1) projection; 2) throw; 3) new attack of a disease
rz. boczny lateral projection
rz. osiowy axial projection
rz. szczytowo-podbródkowy verticosubmental projection
rz. podbródkowo-szczytowy submentovertical axial projection
rz. przednio-tylny anteroposterior projection
rz. skurczowy serca stroke volume
rz. stwardnienia rozsianego bout of multiple sclerosis
rz. styczny tangential projection
rz. tylno-przedni posteroanterior projection
rz. wysypki crop of rash

S

sacharoza saccharose, sucrose, cane sugar
sacharyd saccharide
sacharyna saccharine, saccharin, benzosul-
phimide
sadysta sadist
sadyzm sadism, active algolagnia
sakralizacja sacralization
  s. połowicza hemisacralization, unilateral
sacralization
sala room, hall, ward
  s. chorych ward, hospital ward, sick room
  s. demonstracji display room
  s. gipsowa plaster room
  s. intensywnego leczenia intensive treatment room, intensive care room
  s. izolacyjna isolation room, isolation ward
  s. opatrunkowa room for wound dressing
  s. operacyjna operating room, operating
theatre
  s. pooperacyjna recovery room
  s. poporodowa postdelivery room
  s. porodowa delivery room
  s. przeciwwstrząsowa shock room, shock
treatment room
  s. przedporodowa predelivery room, la-
bo(u)r room
  s. reanimacji resuscitating room
  s. sekcyjna autopsy room, postmortem
room, dissection room
  s. szpitalna ward
  s. szpitalna dla chorych po wypadkach
casualty room
  s. zabiegowa treatment room
salaam salaam
  s., napad salaam seizure
salicylamid salicylamide
salicylan salicylate
  s. sodowy sodium salicylate
  s., zatrucie salicylism
salicyloterapia salicyl treatment, salicyliza-
tion
salicylowy salicylic
Salmonella *Salmonella*

salmonelloza salmonellosis
salowa ward maid, ward attendant
salowy orderly
salpingektomia salpingectomy
salpingografia salpingography
salpingopeksja salpingopexy
salpingoplastyka salpingoplasty
salpingoskopia salpingoscopy
salpingostomia salpingostomy
saluretyk saluretic, saluretic agent
salwarsan salvarsan, arsphenamine
samar samarium, Sm (*chem.*)
samica female
samiec male
samobójca suicide
samobójczy suicidal
samobójstwo suicide
samodzielnie independently, without aid,
self-dependently
samodzielność self-dependence, independence
samoistny idiopathic, spontaneous, essential,
autopathic
samokontrola self-control
samokrytycyzm self-criticism
samoobserwacja self-observation, introspection
samoocena self-rating, self-evaluation
samoograniczenie self-limitation
samookaleczenie self-mutilation, self-inflicted injury
samopoczucie general feeling
  s. dobre well-being
  s. wzmożone exaggerated feeling of well-
-being, hypercen(a)esthesia
  s. złe malaise, ill-being, cen(a)estopathy,
discomfort
samopolimeryzacja autopolymerization
samopostrzeganie self-perception
samopotępienie self-condemnation
samoregulacja autoregulation, self-regulation
samorzutny spontaneous

samoszczepienie autovaccination
samotność solitude, loneliness
samotrawienie autolysis, autodigestion, autopepsia, self-digestion
samouczulenie autosensitization, autoimmunization, autoallergy
samouszkodzenie self-mutilation, autoaggression
samoutlenienie auto-oxidation
samowyjałowienie autosterilization
samowyleczenie spontaneous recovery
samowystarczalność self-sufficiency
samowystarczalny self-sufficient, self-dependent, self-supporting
samozachowawczy self-preserving
 s. instynkt self-preservation instinct, biophilia
samozakażenie autoinfection, autoreinfection
samozapisujący self-registering, self-recording
samozatrucie autointoxication, self-poisoning, autotoxicosis, enterotoxicosis
 s. jelitowe intestinal autotoxicosis, enterotoxicosis
sanatorium sanatorium
sanitaria (pl) sanitary arrangements
sanitariusz hospital orderly, orderly
 s. noszowy stretcher bearer
sanitariuszka nurse
sanitarka ambulance (car)
sanitarny sanitary, hygienic
 s., ekipa sanitary squad
 s., inżynieria sanitary engineering
 s., przepisy sanitary regulations
 s. technik hygienist
sapanie wheezing, panting, breathing heavily
sapka coryza, rhinitis, suffles
saponifikacja saponification
saprofit saprophyte
saprofitujący saprophytous, saprophytic, saprophilous
sarcyna sarcina (bact.)
sarin sarin, isopropyl methylphosphonofluoridate
sarkoid sarcoid
 s. odmrozinowy sarcoid pernio
sarkoidoza sarcoidosis, sarcoid
sarkolema sarcolemma
sarkoplazma sarcoplasma
sarkoplazmatyczny sarcoplasmic, sarcoplasmatic
satelitoza satellitosis
saturacja saturation
satyriaza, satyromania satyriasis, satyrism, satyromania
sączący oozing, weeping (surface), dripping

sączek 1) filter; 2) drain, seton, a gauze strip inserted into a wound
 s. bakteryjny bacterial filter
sączenie 1) filtration, passing through a filter; 2) oozing, dripping (surface)
 s. kroplami dripping
 s. molekularne molecular filtration
sączkować drain
sączkowanie drainage
sączyć filter, pass through a filter, strain
 s. się ooze, drip
sądowo-lekarski medicolegal
sąsiedni neighbo(u)ring, adjacent, adjoining
sąsiedztwo neighbo(u)rhood, vicinity, contiguity
schemat schema, diagram, plan, outline
 s. ciała body schema, body image
schistosoma schistosome, bilharzia
schistosomatoza schistosomatosis, schistosomiasis, bilharziasis, snail fever
schizofrenia schizophrenia, dementia precox
 s. cykliczna cyclic schizophrenia, circular schizophrenia, periodic schizophrenia
 s. hebefreniczna hebephrenic schizophrenia, hebephrenia
 s. hipochondryczna schizophrenia with delusions of disease
 s. katatoniczna catatonic schizophrenia
schizofreniczny schizophrenic
schizofrenik schizophrene
schizoid a person with schizophrenic tendencies
schizoidalny schizoid, schizophrenia-like, schizoidal
schizotymiczny schizothymic, schizothymical
schnąć dry, desiccate, get dry
schody (pl) stairway, scala (anat.)
schorzenie chronic illness, chronic disease, affection, pathological state, morbid state
 s. wielogruczołowe polyglandulopathy, pluriglandulopathy
schudnąć lose weight, grow thin, slim
schudnięcie weight loss, slimming
scyntygraf scanner, scintigraph, scintiscanner, isotope scanner, radioisotope scanner
scyntygrafia scintiscanning, scanning, scintigraphy
 s. pozytronowo-emisyjna positron emission scintigraphy
 s., wykonywanie scintiscanning, scanning
scyntygram scan, scintiscan, radioisotope scan, scintigram
scyntykamera gamma camera
scyntylacja scintillation
 s., licznik scintillation counter, scintillometer
 s., głowica scintillation probe

scyntylator scintillator
seans session
  s. psychoterapeutyczny psychotherapeutic session
sedyment sediment, hypostasis; *p.* **osad**
segment segment
  s. oskrzelowo-płucny bronchopulmonary segment
  s., wycięcie segmentectomy
segmentektomia segmentectomy
segmentowy segmentary
sekcja 1) autopsy, postmortem examination; 2) section (a part of a whole)
  s. zwłok autopsy, postmortem examination, necropsy
sekcjonować perform autopsy
sekcyjny pertaining to autopsy
sekrecja secretion
sekrecyjny secretory
sekretyna secretin
seksualizm sexuality
seksualny sexual
seksuologia sexuology, sexology
sekwencja sequence
sekwencyjny sequential
sekwestracja sequestration, formation of a sequester or isolation from others, desequestration
  s. płuca bronchopulmonary sequestration
  s. wewnątrzpłatowa intralobar sequestration
  s. zewnątrzpłatowa extralobar sequestration
sekwestrektomia sequestrectomy, sequestrotomy, necrectomy
sekwestrotomia sequestrotomy, sequestrectomy, necrotomy
selekcja selection; *p.* **dobór, wybór**
  s. naturalna natural selection
  s. rannych (wg ciężkości zranienia) triage, sorting of casualties
selektywność selectivity
selektywny selective
selen selenium, Se (*chem.*)
selenawy selenous, selenious
selenek selenide
selenian selenate
selenocystyna selenocystine
selenometionina selenomethionine
selenowy selenic
semantyka semantics, semasiology
semazjologia semasiology, semantics
semialdehyd semialdehyde
semichinon semiquinone
seminarium seminar
semiologiczny semiologic, semeiologic, symptomatic

semiotyka semiography, semiotics, semeiotics
semiotyczny semiotic, semeiotic
sen 1) sleep; 2) dream
  s., faza szybkich ruchów oczu rapid eye movement sleep
  s. głęboki deep sleep
  s. hipnotyczny hypnotic sleep, hypnosis, hypnotic trance
  s. histeryczny hysteric lethargy
  s. napadowy narcolepsy, paroxysmal sleep
  s. nieprawidłowy paradoxical sleep
  s. płytki light sleep
  s., powodujący hypnotic, sleep-inducing, soporific
  s. przedłużony prolonged sleep
  s. przedłużony, leczenie sleep therapy, sleep treatment
  s., zaburzenie sleep disorder, dyssomnia
senność somnolence, hypersomnia, hypersomnolence, drowsiness, sleepiness
  s. chorobliwa hypersomnia
  s. nadmierna excessive sleepiness, hypnolepsy, hypersomnia
  s. napadowa narcolepsy, sleep epilepsy
sennowłóctwo somnambulism, somnambulation, sleep-walking, somnambulance
senny sleepy, somnolent, drowsy
sensomotoryczny sensorimotor, sensomotor
sensoryczny sensory, sensorial
sensybilizować sensibilize
separacja separation, isolation
separatka one-bed room, single-bed room
separować separate
seplenić lisp
seplenienie lisping, lisp, sigmatism, parasigmatism
septyczny septic
serce heart, cor
  s. aortalne heart silhouette in aortic valve disease (*rtg*)
  s., automatyzm cardiac automatism
  s., blok heart block; *p.* **blok**
  s., ból cardiodynia, cardialgia, anginal pain, precordial pain
  s., ból przedsercowy precordial pain
  s., ból zamostkowy retrosternal pain
  s., cewnikowanie cardiac catheterization
  s., chirurgia cardiosurgery, cardiac surgery
  s., chirurgia otwartego open-heart surgery
  s., choroba cardiopathy, cardiac disease, disease of the heart
  s., choroba niedokrwienna isch(a)emic heart disease
  s., choroba wieńcowa coronary arterial disease
  s., częstość skurczów heart rate

s., **częstość akcji docelowa (w próbie wysił-
kowej)** target heart rate
s., **częstość skurczów zwiększona** tachycardia; *p.* **częstoskurcz**
s., **częstość skurczów zmniejszona** bradycardia; *p.* **rzadkoskurcz**
s., **czynność** action of the heart, heart
action
s., **dekompresja** cardiolysis
s., **działający na** cardioactive
s., **elektrostymulacja** cardiac pacing
s., **elektrostymulacja kolejna (przedsionkowa i komorowa)** sequential cardiac pacing
s., **elektrostymulacja nasierdziowa** epicardial pacing
s., **elektrostymulacja wewnątrzjamowa** endocavitary pacing, endocardial pacing
s., **elektrostymulacja z nadmierną częstością** overdrive pacing
s. **hiperdynamiczne** hyperdynamic heart
s. **i osierdzie, zapalenie** cardiopericarditis
s., **jama** cardiac chamber
s., **kołatanie** palpitation of the heart, car-
diopalmus
s., **koniuszek** apex of the heart, cardiac
apex
s. **kosmate** hairy heart, villous heart, tri-
chocardia, shaggy pericardium, fibrinous pericarditis
s., **leczenie chorób** cardiotherapy
s. **leżące** horizontal heart
s. **lukrowane** frosted heart, icing heart,
hyaloserositis of the pericardium
s., **masaż** cardiac massage
s., **masaż bezpośredni** direct cardiac massage, open-chest cardiac massage
s., **masaż pośredni** indirect cardiac massage, closed-chest cardiac massage
s., **migotanie komór** ventricular fibrillation
s., **migotanie przedsionków** atrial fibrillation
s., **migototrzepotanie przedsionków** atrial
flutter-fibrillation
s. **mitralne** mitral heart, heart silhouette in
mitral stenosis
s. **nadpobudliwe** irritable heart, neurocirculatory asthenia
s., **nakłucie** heart puncture, cardiocentesis
s., **niewydolność** heart failure, cardiac failure, cardiac insufficiency
s. **opancerzone** armo(u)red heart, bony
heart
s., **otłuszczenie** fatty heart, cor adiposum
s., **otwarcie** cardiotomy
s., **pęknięcie** cardiac rupture, cardioclasis,
cardiorrhexis
s. **piwosza** beer heart

s. **płucne** cor pulmonale
s., **porażenie** cardioplegia
s., **porażenie farmakologiczne** pharmacological cardioplegia
s., **powiększenie** cardiomegaly, enlargement of the heart
s. **poziome** horizontal heart
s. **półpionowe** semivertical heart
s. **półpoziome** semihorizontal heart
s., **praca** heart work, cardiac performance
s., **przecięcie lewego ujścia żylnego** mitral
commissurotomy
s., **przemieszczenie** ectocardia
s., **przemieszczenie w lewo** sinistrocardia
s., **przemieszczenie w prawo** dextrocardia
s., **przepuklina** cardiocele
s., **przerost** cardiac hypertrophy, macrocardia, megalocardia
s., **przywrócenie rytmu zatokowego** cardioversion; *p.* **kardiowersja**
s., **rana** heart wound
s., **reografia** cardiac rheography
s., **rezerwa** cardiac reserve
s., **rozkurcz** diastole
s., **rozkurcz zwolniony** bradydiastole
s., **rozmiękanie** cardiomalacia
s., **rozrusznik** pacemaker, cardiac pacemaker; *p.* **rozrusznik**
s., **rozstrzeń** cardiectasia, dilation of the
heart
s., **rozszerzenie** = s., **rozstrzeń**
s., **rozwinięcie** cardiac cycle
s. **ruchome** movable heart
s., **rytm** heart rhythm; *p.* **rytm**
s., **siła elektromotoryczna** electromotile
force of the heart
s., **skrzeplina w** intracardiac clot, cardiothrombus
s., **skurcz** systole, cardiac contraction
s., **skurcz całkowity** total electromechanical systole
s., **skurcz całkowity, wskaźnik** total electromechanical systole index, EMI
s., **skurcz dodatkowy** extrasystole, ectopic
heart beat, premature beat
s., **skurcz mechaniczny** mechanical systole
s., **skurcz mechaniczny, wskaźnik** mechanical systole index
s., **skurcz przedwczesny** premature beat,
extrasystole
s. **sportowca** athletic heart
s., **stłuszczenie** fatty degeneration of the
heart
s., **stłumienie** cardiac dullness
s., **stymulacja** pacemaking, artificial pacemaking
s. **sztuczne** artificial heart

s. sztuczne pozaustrojowe paracorporeal heart, cabinet heart
s., szmer w heart murmur; *p.* szmer
s., średnia prędkość skracania włókien okrężnych mean velocity of circumferential fibre shortening, Vcf
s., tamponada cardiac tamponade, tamponade of the heart
s., tętniak cardiac aneurysm
s., toksyczny dla cardiotoxic
s., toksyczny wpływ na cardiotoxicity
s., ton heart sound
s. trójjamiste dwukomorowe cor triloculare biventriculare
s., trzepotanie przedsionków atrial flutter
s. tygrysowate tiger heart, fatty degeneration of the heart
s., udar heart stroke
s., uderzenie heart beat
s., układ przewodzący conduction system of the heart
s., upośledzający czynność cardioinhibitory, cardiodepressant
s., uwolnienie ze zrostów cardiolysis
s., wada nabyta acquired valvular disease
s., wada wrodzona congenital heart disease
s. wiszące pendulous heart, dropheart, hanging heart, suspended heart
s. wole cor bovinum
s., wpływający na czynność cardiokinetic
s., wskaźnik wewnątrzskurczowy intrasystolic index, ISI
s., wskaźniki czynności serca indices of heart function
ciśnienie późnorozkurczowe w lewej komorze left-ventricular end-diastolic pressure, LVEDP
ciśnienie wypełniania lewej komory left ventricular filling pressure
czas opóźnienia elektromechanicznego electromechanical interval
czas wypełnienia komory ventricular filling time
czas wyrzucania skurczowego systolic ejection time
faza szybkiego wypełniania komory rapid inflow phase
frakcja krwi wyrzucanej ejection fraction
gradient przezzastawkowy ciśnienia skurczowego systolic gradient across the valve
objętość rozkurczowa lewej komory left--ventricular end-diastolic volume, LVEDV
objętość skurczowa lewej komory left--ventricular end-systolic volume, LVESV
objętość wyrzutowa stroke volume, SV

podatność ścian komór ventricular compliance
podokres izowolumetrycznej relaksacji isovolumetric relaxation period
podokres napinania pre-ejection period, isovolumetric contraction period
podokres przedwyrzutowy pre-ejection period, PEP
podokres skurczu izotonicznego isotonic contraction time
podokres skurczu izowolumetrycznego isovolumetric (isovolumic) contraction time, ICT
podokres skurczu lewej komory left-ventricular contraction period
podokres wyrzutu lewej komory left-ventricular ejection time, LVET
podokresy i wskaźniki czynności lewej komory left ventricular contraction periods and function indices
pojemność minutowa serca cardiac output (formerly: minute heart volume)
stan niskiej pojemności minutowej serca low cardiac output state
wskaźnik objętości rozkurczowej lewej komory left-ventricular end-diastolic volume index, LVEDVI
wskaźnik objętości skurczowej lewej komory left-ventricular end-systolic volume index, LVESVI
wskaźnik objętości wyrzutowej stroke volume index, SVI
wskaźnik podokresu przedwyrzutowego pre-ejection period index, PEPI
wskaźnik podokresu wyrzutu lewej komory left-ventricular ejection time index, LVETI
s., wydajność cardiac performance
s., zapalenie carditis
s., zapalenie gośćcowe rheumatic carditis
s., zapalenie wszystkich warstw pancarditis
s., zastawka cardiac valve, heart valve
s., zastawka dwudzielna mitral valve
s., zastawka dwudzielna, narośla na vegetations
s., zastawka dwudzielna, niedomykalność mitral incompetence, mitral insufficiency
s., zastawka dwudzielna, wypadanie płatka mitral valve leaflet prolapse
s., zastawka dwudzielna, zwężenie mitral stenosis
s., zastawka tętnicy głównej aortic valve
s., zastawka tętnicy głównej, niedomykalność aortic valve incompetence, aortic valve insufficiency
s., zastawka tętnicy głównej, zwężenie aortic valve stenosis

s., zastawka tętnicy płucnej pulmonary artery valve

s., zastawka tętnicy płucnej, niedomykalność pulmonary valve incompetence

s., zastawka tętnicy płucnej, zwężenie pulmonary valve stenosis

s., zastawka trójdzielna tricuspid valve

s., zastawka trójdzielna, niedomykalność tricuspid incompetence

s., zastawka trójdzielna, zwężenie tricuspid stenosis

s., zatrzymanie cardiac arrest, cardiac standstill

s., zeszycie cardiorrhaphy

s., zwężenie ujścia żylnego; *p.* ujście

sercowy cardiac

s. mięsień myocardium, heart muscle

s. mięsień, choroba cardiomyopathy

s. mięsień, kurczliwość myocardial contractility

s. mięsień, odnoszący się do myocardial

s. mięsień, rewaskularyzacja myocardial revascularization

s. mięsień, uszkodzenie myocardial damage, myocardial injury

s. mięsień, wskaźniki kurczliwości contraction index, CI

s. mięsień, zapalenie myocarditis

s. mięsień, zapalenie gośćcowe rheumatic myocarditis

s. mięsień, zapalenie olbrzymiokomórkowe giant cell myocarditis

s. mięsień, zapalenie śródmiąższowe acute interstitial myocarditis

s. mięsień, zapalenie toksyczne toxic myocarditis

s. mięsień, zapalenie wirusowe virus myocarditis

s. mięsień, zapalenie włókniste fibrous myocarditis

s. mięsień, zeszycie myocardiorrhaphy

s. mięsień, zwłóknienie cardiosclerosis, ethmocarditis, cardiofibrosis

s. mięsień, zwyrodnienie myocardial degeneration

s., okolica precordial area

s. wskaźnik cardiac index, CI

seria series, set

s. leku batch

seriograf seriograph

serodiagnostyka serodiagnostics, serodiagnosis

serokonwersja seroconversion

serologia serology

serologicznie dodatni seropositive

serologicznie ujemny seronegative

serologiczny serologic

seromukoid seromucoid

seroprofilaktyka seroprophylaxis

seroterapia serotherapy

serotonina serotonin, 5-hydroxytryptamine

serotoninoergiczny serotoninergic, serotonergic

serotyp serotype

serowacenie caseation, caseous degeneration, caseous necrosis

serowacieć caseate

serowaty caseous, cheesy

serozym serozyme, factor VII of blood clotting

serwatka whey

serweta towel, napkin

s., okryć chorego do operacji drape a patient

seryna serine

serynofosfatydy (*pl*) serinophosphatides

sezon season

sezonowość choroby seasonal incidence (of a disease)

sfałdować plicate, fold, infold, pucker

sfałdowanie plication, folding, infolding, puckering, wrinkling

s. kątnicy c(a)ecoplication

s. okrężnicy coloplication

s. twardówki scleral infolding

s. żołądka gastroplication

s. żyły głównej dolnej venoplication, caval plication

sfałdowany plicate, plicated, folded, puckered, wrinkled

sfałszować adulterate, falsify

sfałszowanie adulteration (of food), falsification

sfera sphere, field, area

s. emocjonalna emotional sphere, affective sphere

s. ruchowa motor sphere, motor area

sferocyt spherocyte, microcyte, globular erythrocyte

sferocytoza spherocytosis

sferyczny spherical

sfigmografia sphygmography

sfigmokardiograf sphygmocardiograph

sfigmokardiografia sphygmocardiography

sfigmomanometr sphygmomanometer

sfigmomanometria sphygmomanometry

sfigmooscylometria sphygmo-oscillometry

sfigmopletyzmografia sphygmoplethysmography

sfigmotonometria sphygmotonometry

sfingolipidy (*pl*) sphingolipids

sfingomielinoza (choroba Niemanna-Picka) sphingomyelinosis

sfingozyna sphingosine

sflaczały flaccid, flabby

shigela shigella

shigeloza shigellosis
siara colostrum
siarczan sulphate, sulfate
  s. baru barium sulphate
  s. magnezu magnesium sulphate, Epsom salt
  s. żelazawy ferrous sulphate
  s. żelazowy ferric sulphate
siarczek sulphide, sulfide
siarczyn sulphite, sulfite
siarka sulphur, sulfur, S
  s. bezpostaciowa amorphous sulphur
  s., dwutlenek sulphur dioxide
  s. koloidalna colloidal sulphur
siarkawy sulphurous, sulfurous
siarkocyjanek sulphocyanate, thiocyanate, rhodanate
siarkotlenek sulphoxide
siarkowodór hydrogen sulphide, hydrosulphuric acid, sulphuretted hydrogen
siarkowy sulphuric, sulfuric
siateczka reticulum, fine network formed by fibres
  s. cytoplazmatyczna cytoplasmic reticulum, endoplasmic reticulum
  s. endoplazmatyczna endoplasmic reticulum
  s. endoplazmatyczna gładka smooth endoplasmic reticulum, agranular endoplasmic reticulum
  s. endoplazmatyczna szorstka rough endoplasmic reticulum, granular endoplasmic reticulum
  s. endoplazmatyczna, cewki tubules
  s. endoplazmatyczna, pęcherzyki vesicles
  s. endoplazmatyczna, zbiorniki cisterns
  s. sarkoplazmatyczna sarcoplasmic reticulum
  s., tworzenie się reticulation
  s. wewnątrzkomórkowa cytoreticulum
siateczkowy reticular, reticulated
siatka net, network, grid, lattice, grating
  s. jądrowa chromatyny chromatin network
siatkowaty reticular, reticulate
siatkowiak plazmocytowy = szpiczak
siatkowiakomięsak reticulosarcoma, reticulum cell sarcoma
siatkowiakomięsakowatość reticulosarcomatosis
siatkowica reticulosis, reticuloendotheliosis
  s. naczyniowa płuc angioreticulosis of the lungs
  s. złośliwa Abt-Letterer-Siwe disease
siatkówczak retinoblastoma
siatkówka retina, nervous tunic of the eyeball, optomeninx
  s., angiografia retinoangiography

  s., angiografia fluoresceinowa fluorescein retinoangiography
  s., cętkowatość retinal mottling
  s., część rzęskowa pars ciliaris of the retina
  s., fotografia barwna chromoretinography
  s. i naczyniówka, zapalenie retinochoroiditis, chorioretinitis
  s. i naczyniówka, zapalenie okołotarczowe juxtapapillary retinochoroiditis, Jensen's disease
  s. i nerw wzrokowy, zapalenie retinopapillitis
  s., korespondencja prawidłowa harmonious retinal correspondence
  s., kriopeksja retinal cryopexy, application of cryoprobe in the treatment of retinal detachment
  s., naczyniakowatość angiomatosis of the retina
  s., oderwanie (od rąbka zębatego) retinodialysis, retinal dialysis, disinsertion of the retina
  s., odwarstwienie retinal detachment, separation of the retina, detachment of the retina
  s., odwarstwienie regmatogenne rhegmatogenous retinal detachment
  s., otwór retinal hole
  s., przedarcie retinal tear, retinal break
  s., przyłożenie (odwarstwionej) apposition of the retina, reattachment of the retina
  s., rozmiękniecie retinomalacia
  s., rozwarstwienie retinoschisis
  s., szczelina retinal coloboma
  s., wywołanie zrostu z naczyniówką retinopexy
  s., zakrzep żyły środkowej thrombosis of the central retinal vein, apoplectic retinitis
  s., zanik otaczający areolar retinopathy
  s., zapalenie retinitis
  s., zapalenie barwnikowe pigmentary retinitis
  s., zapalenie białkomoczowe albuminuric retinitis, nephritis retinitis, renal retinitis
  s., zapalenie gwiaździste stellate retinitis
  s., zapalenie krwotoczne h(a)emorrhagic retinitis
  s., zapalenie naczynioskurczowe angiospastic retinitis, central angiospastic retinopathy, central serous retinopathy
  s., zapalenie nadciśnieniowe hypertensive retinitis
  s., zapalenie plamki żółtej macular retinitis, maculopathy
  s., zapalenie przerzutowe ropne metastatic retinitis

s., zapalenie rozrostowe proliferative retinitis, retinitis proliferans
s., zapalenie surowicze serous retinitis, simple retinitis
s., zapalenie wysiękowe exudative retinitis, Coats disease
s., zwyrodnienie retinopathy, retinal degeneration; *p. też* **retynopatia**
siatkówkowy retinal
sideropenia sideropenia, iron deficiency
sieciowy omental, epiploic, pertaining to the omentum or net
sieć omentum (*anat.*), epiploon (*anat.*), net, network, meshwork, rete (*anat.*)
　s. mniejsza lesser omentum, lesser epiploon, gastrohepatic ligament
　s. naczyń vascular rete, a network of vessels
　s., szew omentorrhaphy, epiplorrhaphy
　s., umocowanie omentopexy, epiplopexy, omentofixation
　s. większa greater omentum, epiploon, gastrocolic omentum
　s., wycięcie omentectomy, epiploectomy
　s., zapalenie omentitis, epiploitis
siekacz incisor
sierp falx (*anat.*), crescent (*anat.*), sickle
　s. krótkowzroczny myopic conus, distraction conus, posterior staphyloma
　s. mózgu cerebral falx
　s. móżdżku cerebellar falx
sierpowatokomórkowy sicke-celled
sierpowatość (erytrocytów) sickling
　s., cecha sickling trait
sierpowaty sickle-shaped, falciform, crescentic, drepanocytic (erythrocyte)
sierpowica sickl(a)emia, sickle cell an(a)emia, drepanocytosis, drepanocyt(a)emia
silikon silicone (*stom.*)
silikonowy silicone
siła force, strength, power
　s. ciężkości force of gravity
　s. jądrowe nuclear forces
　s. jonowa ionic strength
　s. międzycząsteczkowe intermolecular forces, molecular forces
　s. mięśniowa muscle power, muscular force, animal force
　s., obniżenie adynamia, hypodynamia
　s. odpychająca repulsion force
　s. odśrodkowa centrifugal force
　s. przylegania adhesive force
　s. reakcji reaction force
　s. rozdzielcza oka resolving power
　s. stała force constant
　s. tarcia force of friction
　s., wektor force vector
　s. zwarcia occlusal force, biting strength

　s. żucia force of mastication, masticatory force, chewing force
siłomierz dynamometer
siniak bruise, ecchymosis
sinica cyanosis
　s. centralna płucna pulmonary central cyanosis
　s. centralna sercowa cardiac central cyanosis
　s. kończyn trwała acrocyanosis
　s. marmurkowata livedo reticularis
　s. sercowa cardiogenic cyanosis
　s. toksyczna toxic cyanosis, meth(a)emoglobin(a)emic cyanosis
siniczy cyanotic
siniec bruise, body contusion with h(a)ematoma, ecchymosis, suggilation
sinieć grow blue, get blue, go blue, turn blue
sinistrokardia sinistrocardia
siność lividity, cyanosis, lividness
sinus sine
sinusoidalny sinusoidal
siny bluish, livid, cyanotic, cyanosed, blue
siodło tureckie sella, sella turcica
siostra sister, nurse
　s. miłosierdzia Sister of Charity
sito sieve, strainer
　s. molekularne molecular sieve
　s., przesiewać przez sieve, pass through a sieve
sitologia sitology, dietetics
sitowy ethmoid, ethmoidal, cribriform, sieve-like
siwieć turn grey, become grey, go grey
siwizna grey hair, canities, achromatrichia, poliosis
siwy grey, grizzly, grey-haired, white-haired
skafander ciśnieniowy pressure suit
skala 1) scale (of a thermometer etc.); 2) scale, range, scope
　s. Apgar Apgar scale
　s. Celsjusza Celsius scale, centigrade scale
　s. Fahrenheita Fahrenheit scale
　s. głosu voice range
　s. Kelwina Kelvin scale, absolute scale
　s., manualna (Wechslera) performance scale
　Niektóre terminy odnoszące się do skali manualnej:
　　składanie przedmiotów object assembly
　　symbole liczb digit symbols
　　układanie klocków block design
　　układanie obrazków picture arrangement
　　uzupełnianie obrazków picture completion
　s. Réaumura Réaumur scale
　s. stustopniowa centigrade scale

s. **temperatur** temperature scale, thermometer scale
s. **twardości** hardness scale
s. **Wechslera lub Wechslera i Bellevue** Wechsler scale, Wechsler-Bellevue scale
skala werbalna verbal scale
Niektóre terminy odnoszące się do skali werbalnej:
    działania arytmetyczne arithmetics
    podobieństwa similarities
    powtarzanie liczb digit span
    rozumienie comprehension
    słownictwo vocabulary
    zakres wiadomości information
skaleczenie cut, wound, hurt
skaleczyć się cut oneself, hurt oneself, injure oneself
skalowanie calibration, graduation
skalowany calibrated, graduated
skalp scalp
skalpel scalpel
s. **wąski** bistoury
skanalizowanie canalization, recanalization
skand scandium, Sc (*chem.*)
skandować scan
skandowana mowa scanned speech
skaner scanner, scintigraph
skaning scanning, scintigraphy, scintiscanning
skarga (chorego) complaint
skaryfikacja scarification
skaryfikator scarificator
skaryfikować scarify
skarżyć się complain (of, about)
skatol skatole, 3-methylindole
skaza diathesis, inborn predisposition to certain diseases
s. **dnawa** gouty diathesis, uric acid diathesis
s. **krwotoczna** h(a)emorrhagic diathesis, bleeding tendency
s. **krwotoczna naczyniowa** vascular h(a)emorrhagic diathesis
s. **krwotoczna niedokrzepliwa** h(a)emorrhagic diathesis due to hypocoagulability
s. **moczanowa** uric acid diathesis, gouty diathesis
s. **szczawianowa** oxalic acid diathesis, chronic oxal(a)emia
s. **tężyczkowa** spasmophilic diathesis
skazić 1) contaminate, pollute (air); 2) soil, denature (alcohol); 3) adulterate (food)
skazowy diathetic
skażenie contamination, pollution, denaturation
s., **czynnik** contaminant, pollutant
s. **promieniotwórcze** radioactive contamination
skażony contaminated, polluted, denatured

skąpo- oligo-
skąpodrzewiak oligodendroglioma
skąpomocz oliguria, hypouresis, hypuresis, oliguresia
skąpowodzie oligohydramnios, oligoamnios
skiaskopia sciascopy, retinoscopy
sklepienie fornix (*anat.*), vault
s. **czaszki** cranial vault, calvaria, skull cap
s. **pochwy** vaginal vault, fornix of the vagina
s. **spojówki** fornix of the conjunctiva
s. **stopy** arch of the foot
sklerodaktylia sclerodactyly, sclerodactylia
skleroderma = twardzina
skleroterapia sclerotherapy
sklerotomia sclerotomy
sklerotyczny sclerotic, sclerosing
sklerotyk a patient with arteriosclerosis
sklerotyzacja sclerosis, hardening
s. **kości** bone sclerosis, eburnation
skład composition, make-up
s. **chemiczny** chemical composition
składnik component, ingredient, constituent, element
skłonność predisposition (to), proneness for, disposition
s. **do choroby** susceptibility
s. **do zaparcia** predisposition to constipation
s. **dziedziczna** hereditary susceptibility
skłonny predisposed, prone, liable, apt, inclined
skojarzenie association, connection, connexion, combination
skok leap, jump, skip
s. **pokwitaniowy** pubertal spurt (of body growth)
s. **temperatury** temperature spike
skokowy 1) tarsal, astragalar (*anat.*); 2) saltatory, leap
skolioza scoliosis, lateral spinal curvature
s. **krzywicza** rachitic scoliosis
s. **miopatyczna** myopathic scoliosis
s. **porażenna** paralytic scoliosis
skompensować compensate (for), control
skompensowany controlled, compensated
skomplikować complicate
skonać die, expire, pass away
skonanie expiration, passing away, death
skoncentrować concentrate, condense
skondensowany condensed, concentrated
skopolamina scopolamine
skorupa 1) crust, shell; 2) putamen (*anat.*)
skos slant, bevel
skostnienie ossification
s. **mięśni postępujące** progressive muscular ossification

s. **tkanki płucnej** osteoplastic granular pneumopathy
skośność obliquity, skewness
skośny oblique, skew, slanting
skóra skin, cutis, derma
s., **abrazja** dermabrasion, planing
s., **abrazja chemiczna** chemical planing, chemical dermabrasion
s., **abrazja solą** salabrasion
s., **atrofia** dermatrophia, dermatrophy
s. **błyszcząca** glossy skin
s., **bolesność** dermalgia, dermatalgia, dermatodynia
s., **choroba** dermatopathy, dermatosis, disease of the skin
s., **choroba pochodzenia nerwowego** dermoneurosis, dermatoneurosis
s., **grzyb** dermatomyces, dermatophyte, dermophyte, cutaneous fungus
s., **grzybica** dermatomycosis, dermomycosis, dermatophytosis, epidermophytosis, epidermomycosis
s., **próba skórna** skin test
s., **kostnienie** dermostosis
s., **ksenoplastyka** dermatoxenoplasty
s., **leczenie chorób** dermatotherapy
s., **łuszczenie się** exfoliation of skin, desquamation
s., **łuszczenie się otrębiaste** defurfuration, branny desquamation
s., **mający powinowactwo do** dermatotropic, dermotropic
s **marmurkowata** marbled skin
s., **martwica** dermonecrosis, skin necrosis
s., **mięśniak** dermatomyoma, leiomyoma of the skin
s., **mucynoza** mucinosis of the skin, myxoderma
s., **muszyca** dermomyiasis, dermatomyiasis
s., **obrzęk** anasarca
s., **obumieranie tłuszczowate w cukrzycy** necrobiosis lipidica of diabetics
s., **obwisłość** sagging skin, dermatochalasis
s., **odczyn** cutireaction, dermal reaction, skin reaction
s. **owłosiona głowy** scalp
s. **pergaminowa** parchment skin, paper skin, dermatoxerasia, xeroderma, xerodermia
s. **pergaminowata i barwnikowa** xeroderma pigmentosum, Kaposi's disease, Kaposi's dermatosis, atrophoderma pigmentosa
s., **pisanie na** dermatography, dermography, dermographism
s., **plastyka** dermoplasty, dermatoplasty
s., **plastyka autogenna** dermatoautoplasty

s., **plastyka heterogenna** dermatoheteroplasty
s., **plastyka homogenna** dermatohomoplasty, dermatoalloplasty
s., **podbiegnięcie krwawe** ecchymosis
s., **przebarwienie** skin hyperpigmentation, skin melanosis
s., **przeszczep naskórkowy** epidermic skin graft
s., **przeszczep pełnej grubości** full-thickness skin graft
s., **przeszczep uszypułowany** pedicle skin graft
s., **przeszczep wolny** free skin graft
s., **przeszczepianie** skin grafting, skin transplantation
s., **przydatki** skin adnexa
s. **pstra** piebald skin, vitiligo
s. **rozciągliwa** cutis laxa, dermatochalasis, loose skin
s., **skrobiawica** cutaneous amyloidosis
s. **starcza** senile skin, gerodermia, geroderma
s., **suchość** xeroderma, xerodermia, dermatoxerasia, skin dryness
s. **szorstka** rough skin
s., **torbiel** dermatocyst
s., **twardzina** scleroderma, dermosclerosis, dermatosclerosis, hidebound disease
s., **twardzina uogólniona** progressive systemic sclerosis
s., **twardzina ograniczona** morphea, circumscribed scleroderma
s., **uczulenie na światło** photodermatosis
s., **wapnica** calcinosis cutis
s. **wiotka** loose skin, cutis laxa
s., **włókniak** dermatofibroma
s., **wybroczyny do** purpura, peliosis, pelidroma
s., **wykwit** cutaneous eruption
s., **wysypka na** rash
s., **zakażenie ropne** pyoderma, pyodermia, pyodermatosis
s., **zanik** dermatrophia, atrophodermia, atrophoderma, dermatrophy
s., **zanik starczy** senile dermatrophy
s., **zanik z rozstępami** striated dermatrophy
s., **zapalenie** dermatitis, dermitis
s., **zapalenie alergiczne** allergic dermatosis, allergic dermatitis
s., **zapalenie alergotoksyczne** allergotoxic dermatitis
s., **zapalenie atopowe** atopic dermatitis
s., **zapalenie bujające** dermatitis vegetans, pyoderma vegetans
s., **zapalenie chemiczne** chemical dermatitis
s., **zapalenie ciągłe krostkowe** dermatitis repens, dyshidrosis

s., **zapalenie ciągłe krostkowe kończyn** acrodermatitis continua Hallopeau

s., **zapalenie grzybicze** epidermomycosis

s., **zapalenie guzkowe martwicze** dermatitis nodularis necrotica

s., **zapalenie kontaktowe** contact dermatitis

s., **zapalenie łojotokowe** seborrh(o)eic dermatitis, seborrh(o)eic eczema, Unna's disease

s., **zapalenie nadmiernie rogowaciejącej** keratodermatitis

s., **zapalenie okołomieszkowe ropowicze owłosionej skóry głowy** perifolliculitis of the scalp

s., **zapalenie opryszczkowate** dermatitis herpetiformis, dermatitis multiformis, Duhring's disease

s., **zapalenie pieluszkowe** diaper dermatitis, diaper rash, ammonia rash, napkin rash

s., **zapalenie polekowe** drug-induced dermatitis, dermatitis medicamentosa, medicinal eruption, drug rash

s., **zapalenie po nasłonecznieniu** solar dermatitis, actinic dermatitis

s., **zapalenie popromienne** radiodermitis, radiodermatitis, x-ray dermatitis

s., **zapalenie postępujące barwnikowe** progressive pigmentary dermatitis

s., **zapalenie ropne** pyoderma, pyodermia, pyodermatitis, pyodermitis, pyodermatosis

s., **zapalenie ropne bujające** pyoderma vegetans

s., **zapalenie rumieniowe** erythematous dermatitis

s., **zapalenie samouszkodzeniowe** dermatitis artefacta, dermatitis autophytica, feigned eruptions, self-induced dermatitis, autogenic dermatitis

s., **zapalenie skórno-mięśniowe** dermatomyositis

s., **zapalenie świetlne** actinic dermatitis, photodermatitis

s., **zapalenie toksyczne** toxic dermatitis

s., **zapalenie uczuleniowe** allergic dermatitis

s., **zapalenie uogólnione złuszczające** generalized exfoliative dermatitis

s., **zapalenie zanikowe** atrophic dermatitis

s., **zapalenie zawodowe** occupational dermatitis, industrial dermatitis

s., **zapalenie zgorzelinowe** gangrenous dermatitis

s., **zapalenie ziarniniakowe** pyoderma vegetans, dermatitis vegetans

s., **zapalenie zlewne złuszczające** psoriatic erythroderma

s., **zapalenie złuszczające** exfoliative dermatitis, desquamative dermatitis

s., **zapalenie złuszczające i pęcherzowe noworodków** Ritter's disease, bullous and exfoliative dermatitis of infants, keratolysis of infants

s., **zażółcenie** xanthoderma, xanthochromia

s., **zgrubienie** pachyderma, pachydermia

s., **złogi wapienne w** calcinosis cutis

s., **zmiany neurogenne** neurodermatitis, neurodermitis

s., **zwiotczenie** dermatochalasis, cutis laxa, loose skin, sagging skin, dermalaxia

skórka cuticle

skórny cutaneous, dermal, dermatic

skrawek section (*hist.*), fragment, cut fragment

s. **mikroskopowy** microscopic section

s. **mikrotomowy** microtome section

s. **mrożony** frozen section, cryostat section

s., **osadzić na szkiełku** mount a section on a slide

s. **poprzeczny** transverse section

s. **półcienki** semithin section

s. **seryjny** serial section

s. **ucha** tragus

s. **ultracienki** ultrathin section

skręcać rotate, twist, turn around

skręcalność rotation

s. **optyczna** optical rotation

s. **swoista** specific rotation

skręcanie rotation, turning, torsion

s. **płaszczyzny polaryzacji** optical rotation

skręcenie 1) rotation, torsion, volvulus; 2) distorsion, sprain, contorsion

s. **macicy boczne** lateroversion of the uterus

s. **macicy w lewo** sinistrorotation of the uterus, sinistrotorsion of the uterus

s. **macicy w prawo** dextrotorsion of the uterus, dextrorotation of the uterus

s. **w lewo** sinistrotorsion, sinistrorotation, sinistrogyration, twisting to the left

s. **w prawo** dextrotorsion, dextrorotation, dextrogyration, twisting to the right

skręcony twisted, rotated, contorted, tortuous

skręt volvulus, rotation, torsion, twisting, turn

s. **jądra** torsion of the testis

s. **jelita** intestinal volvulus, intestinal torsion

s. **szypuły** pedicle torsion, torsion of a peduncle

s. **sieci** omentovolvulus, twisting of the omentum

s. **żołądka** volvulus of the stomach, gastric volvulus, twisting of the stomach

skrining screening

skriningowy screening

skrobaczka raspatory, rasp, scraper, scaler, abrasor
skrobać scrape
skrobanie curettage, curettement, scraping
skrobanka curettage (of the uterus)
skrobia starch, amylum
  s. kukurydziana corn starch
  s. pszeniczna wheat starch
  s., rozkład hydrolityczny amylohydrolysis
skrobiawica amyloidosis
  s. nerek renal amyloidosis
  s. nietypowa paramyloidosis
  s. ogólna systemic amyloidosis, generalized amyloidosis
  s. skóry cutaneous amyloidosis
skrobiowaty starch-like, amyloid
skrobiowy starchy, amylaceous
skroniowy temporal
skroń temple
skroplenie liquefaction, condensation
skropliny (*pl*) condensate
skroplony (gaz) condensed (gas), liquid (gas), fluid (gas)
skrócenie shortening
skrwawienie exsanguination, bleeding
skrwawiony exsanguinated, bled out
skrystalizowany crystallized
skrzelopochodny branchiogenic, branchiogenous
skrzelowy branchial
  s. łuk branchial arch
  s., przetoka branchial fistula
  s., szczelina branchial cleft
skrzelak branchioma
skrzep clot, coagulum
  s. krwi blood clot
  s. włóknika fibrin clot, fibrinous clot, white clot
skrzeplina thrombus, a clot formed during life in a vessel or cardiac chamber
  s. agonalna agony thrombus, antemortem thrombus
  s. kulista ball thrombus, globular thrombus (in heart chambers)
  s. narastająca propagated thrombus, creeping thrombus
  s., odkładanie się laying down of thrombus
  s. przyścienna mural thrombus, parietal thrombus
  s., rozpuszczanie thrombolysis, thromboclasis, fibrinolysis
  s. szklista hyaline thrombus, agglutinative thrombus
  s., usunięcie thrombectomy
  s. warstwowa laminated thrombus, stratified thrombus, mixed thrombus
  s. wentylowa ball-valve thrombus
  s. włóknikowa fibrinous thrombus

s., zamknięcie światła clottage
s. zastawkowa valvular thrombus
s. żółciowa bile thrombus, bile plug
skrzepły clotted, coagulated, curdled
skrzepnąć clot, coagulate, curdle
skrzydlik pterygium, web eye
  s. rzekomy scar pterygium, pseudopterygium, cicatricial pterygium
skrzydło wing, ala (*anat.*)
  s. kości klinowej większe great wing of the sphenoid bone
  s. nosa wing of the nostril, ala nasi
skrzywienie curvature, bending, flexure
  s. kręgosłupa spinal curvature
  s. kręgosłupa boczne scoliosis, lateral curvature of the spine
  s. kręgosłupa boczno-tylne kyphoscoliosis
  s. kręgosłupa do przodu lordosis
  s. kręgosłupa do tyłu kyphosis, cyphosis
  s. kręgosłupa młodzieńcze juvenile scoliosis
  s. kręgosłupa przedniotylne kypholordosis
  s. kręgosłupa przednioboczne lordoscoliosis
  s. przegrody nosowej deviation of the nasal septum
skrzywiony curved, bent, deviated, wry
skrzyżować cross, decussate
skrzyżowanie decussation, chiasm, chiasma, crossing, cross
  s. piramid pyramidal decussation, motor decussation
  s. wzrokowe optic chiasm
skupianie aggregation, accumulation, cumulation, agglomeration
skupianie się concentration, agglomeration, aggregation
skupienie agglomeration, aggregate, accumulation
skupiony concentrated, agglomerated, aggregated
skupisko cluster, aggregate
  s. bakterii cluster of bacteria
  s. komórek cluster of cells
skurcz contraction, spasm, cramp
  s. akomodacji accomodation spasm
  s. dodatkowy serca extrasystole, premature beat, ectopic beat
  s. dodatkowy serca komorowy ventricular ectopic beat, ventricular extrasystole, infranodal extrasystole
  s. dodatkowy serca nadkomorowy supraventricular ectopic beat
  s. dodatkowy serca przedsionkowo-komorowy atrioventricular ectopic beat, auriculoventricular extrasystole
  s. dodatkowy serca przedsionkowy atrial (auricular) ectopic beat (extrasystole)

s. **dodatkowy serca węzłowy** nodal ectopic beat (extrasystole)

s. **dodatkowy serca wsteczny** retrograde ectopic beat (extrasystole)

s. **dodatkowy serca wtrącony** interpolated ectopic beat (extrasystole)

s. **głośni** glottic spasm, laryngospasm, glottidospasm, phonatory spasm, crowing convulsions

s. **izometryczny** isometric contraction

s. **izotoniczny** isotonic contraction

s. **izowolumetryczny** isovolumetric contraction

s. **jelita** enterospasm

s. **klepsydrowaty żołądka** hourglass constriction of stomach

s. **kloniczny** clonic spasm, clonic contractions, clonism, clonospasm, clonus

s. **komór serca** systole, ventricular contraction

s. **krtani** laryngospasm

s. **macicy** uterine contraction, hysterospasm

s. **macicy porodowy** labo(u)r pains; *p.* **bóle**

s. **mięśnia** muscular contraction

s. **mięśnia tężcowy** tetanic spasm

s. **miokloniczny** myoclonic jerk

s. **naczyniowy** vasospasm, angiospasm

s. **odźwiernika** pylorospasm

s. **oskrzeli** bronchospasm

s. **pisarski** writer's cramp, graphospasm, mogigraphia

s. **powiek** blepharospasm

s. **przedwczesny serca** premature beat, ectopic beat, extrasystole

s. **przełyku** (o)esophagospasm

s. **serca** myocardial contraction, cardiac contraction

s. **serca, komór** ventricular contraction, systole

s. **serca, przedsionków** atrial contraction

s. **tętnicy** arteriospasm, arterial spasm

s. **tętnicy urazowy** traumatic arterial spasm

s. **tężcowy** tetanic contraction, tetanic spasm

s. **toniczny** tonic contraction, tonic spasm

s. **toniczno-kloniczny** tonic-clonic contraction, tonic spasm

s. **węzłowy serca** nodal beat

s. **wpustu** cardiospasm, achalasia

s. **wywołany bólem** algospasm

s., **zniesienie** spasmolysis

s. **żołądka** gastrospasm

skurcze (*pl*) spasms, contractions

s. **głodowe** hunger contractions

s. **odcinkowe przełyku** curling (o)esophagus, corkscrew (o)esophagus

skurczenie się shrinking, shrinkage, contraction, retraction

skurczony shrunken, contracted, retracted

skurczowy 1) systolic (*card.*); 2) contractile

skurczyć się shrink (cell), contract (muscle)

skuteczność effectiveness, efficacy

skutek effect, result, consequence

s. **uboczny** side effect

skutkować exert an effect, have an effect, be effective

słabnąć 1) feel weak, feel faint; 2) decline, decay, decrease

słabo weakly, slightly, faintly, poorly, feebly, under ...

s. **czuć się** feel unwell, be faint, be weak, feel sick

s. **rozwinięty** underdeveloped

s. **widoczny** poorly visible

słabość weakness, debility

słaby weak, feeble, faint

słać (łóżko) make bed

słoik jar

słoneczny solar

słoniowacizna elephantiasis, pachyderma, Barbados leg

s. **w nerwiakowatości** elephantiasis neuromatosa

s. **z rozszerzenia naczyń chłonnych** lymphangiectatic elephantiasis

słony salty, salt, saline

słowo word

s., **chorobliwe powtarzanie w mowie** palilalia, paliphrasia

s., **chorobliwe powtarzanie w piśmie** palingraphia

słowotok logorr(o)ea, logomania, lalorrh(o)ea, garrulity, garrulousness

słój 1) jar, pot; 2) vein, grain (in a tree)

słuch hearing, audition

s., **badanie** examination of hearing acuity

s., **nadwrażliwość** hyperacusis, hyperacusia, auditory hyper(a)esthesia

s., **omam** auditory hallucination

s., **ostrość nadmierna** hyperacusia

s. **prawidłowy** acusis, normal hearing

s., **przeczulica** auditory hyperalgesia

s., **przewodnictwo kostne** bone conduction, osteophony

s., **przewodnictwo powietrzne** air conduction

s., **przytępienie** hypoacusia, amblyacusia, bradyacusia, partial hearing loss, hearing impairment

s., **przytępienie starcze** presbyacusia

s., **przytępienie typu odbiorczego** sensorineural hearing loss

s., **przytępienie typu przewodzeniowego** conductive hearing impairment

s., **utrata** hearing loss, anacusis
słuchawka stethoscope
s. **lekarska** phonendoscope
słuchowy auditory, acoustic, related to hearing
słup column, pillar
s. **boczny rdzenia** lateral column
s. **przedni rdzenia** anterior column
s. **tylny rdzenia** posterior column
służba service
s. **farmaceutyczna** pharmaceutical service
s. **medyczna** medical service
s. **krwiodawstwa** blood donation service
s. **sanitarno-epidemiologiczna** sanitation and public health service
s. **weterynaryjna** veterinary service
s. **zdrowia** health service
s. **zdrowia matki i dziecka** mother and child health service
s. **zdrowia podstawowa** primary health service
s. **zdrowia przemysłowa** industrial health service
słyszalność audibility
s., **granica** audibility limit
s., **próg** audibility threshold, auditory threshold
słyszalny audible, perceptible by hearing
słyszeć hear, perceive by hearing
słyszenie hearing, acusis, audition
s. **bolesne** odynacusis, auditory hyperalgesia
s. **podwójne** diploacusis
s., **poziom** hearing level
smak taste
s., **brak** ageusia, ageustia, loss of taste
s., **omam** gustatory hallucination
s. **opaczny** parageusia
s., **przeczulica** hypergeusia, oxygeusia
s., **utrata w obu połowach języka** ambageusia
s., **zaburzenia** dysgeusia
s., **zmniejszenie wrażliwości** hypogeusia, amblygeusia, amblygeustia, hypogeusth(a)esia
s., **zwiększenie wrażliwości** hypergeusia, oxygeusia
smakowy gustatory
smalec lard, adeps
smarować smear, anoint, rub with ointment, lubricate
smarowanie lubrication, smearing, anointment, inunction
smarowidło embrocation, liniment
smoczek dummy, comforter, soother, nipple
smog smog
smolisty tarry, pitchy
smoła tar, pitch

smółka meconium
s., **czop** meconium plug
smród offensive smell, stench
smuga streak, stria (*anat.*), stripe
socjopatia sociopathy, psychopathy with poor adjustment to society
soczewicowata plama lentigo
s. **plama złośliwa** lentigo maligna
soczewka lens, crystalline lens
s., **aspiracja** phacoerysis
s., **aspirator** erysiphake
s., **brak** aphakia
s., **wziernikowanie** phacoscopy, phacoidoscopy
s., **zapalenie** lentitis, phacitis, phakitis
s., **zapalenie torebki** phacocystitis
s., **zmętnienie** opacification of the lens, opacity of the lens
s., **zmiękninie** phacomalacia
s., **zwichnięcie** luxation of the lens, phacometachoresis
s. **zwichnięta** luxated lens, lens natans, floating lens
soczewkowaty lentiform, lentoid, phacoid
soczewkowy lenticular
soczysty juicy, succulent, sappy
soda soda, sodium carbonate
s. **kaustyczna** caustic soda, sodium hydroxide
s. **żrąca** caustic soda, sodium hydroxide
sojowy soya-bean, soya
sok juice, succus, sap
s. **jądrowy** karyolymph, nuclear sap
s. **owocowy** fruit juice
s. **żołądkowy** gastric juice
s. **żołądkowy, nadmierna zawartość kwasu solnego w** hyperchlorhydria
s. **żołądkowy, niedobór kwasu solnego w** hypochlorhydria
s. **żołądkowy, zmniejszone wydzielanie** oligochylia, hypochylia, gastric hyposecretion
s. **żołądkowy, zwiększone wydzielanie** hyperchylia, gastric hypersecretion
sokotok succorh(o)ea
solanka brine, saline
soluks infrared/red lamp
solny saline, salt
somatognozja somatognosia, agnosia of own body
somatogenny somatogenic, somatogenous
somatomedyna somatomedin, sulphation factor
somatosensoryczny somatosensory
somatostatyna somatotropin release inhibiting hormone (factor)
somatotropina somatotropin, somatotrophin

somatyzacja somatization, the conversion of anxiety into somatic symptoms
somnambulik somnambulist, sleepwalker
somnambulizm somnambulism, sleepwalking, somnambulance
somnolencja somnolence, somnolency, drowsiness, sleepiness
sonda probe, tube, sound, searcher, explorer
s. genetyczna genetic probe
s. metalowa metal probe
s. przegubowa vertebrated probe
s. żołądkowa stomach tube
sondować probe, sound, explore with a probe
sondowanie probing, sounding, exploring
s. żołądka passing of a stomach tube
sonifikacja sonification
sopor sopor
sorbit sorbite, sorbitol
sorbitol = sorbit
sorboza sorbose, sorbitose, sorbinose, sorbin
sorpcja sorption (absorption, adsorption, persorption)
sód sodium, natrium, Na (chem.)
s., chlorek sodium chloride, common salt, table salt
s., cytrynian sodium citrate, disodium hydrogen citrate
s., dwuwęglan sodium bicarbonate, sodium acid carbonate, sodium hydrogen carbonate
s., fluorek sodium fluoride
s., fosforan sodium phosphate, sodium orthosphate, dibasic sodium phosphate, secondary sodium phosphate
s., glicerofosforan sodium glycerophosphate
s., laurylosiarczan sodium lauryl sulphate
s., mleczan sodium lactate
s., podsiarczyn sodium hyposulphite, sodium thiosulphate, sodium hyposulfite
s. radioaktywny radioactive sodium
s., rodanek sodium rhodanate, sodium thiocyanate, sodium sulphocyanate
s., salicylan sodium salicylate
s., stężenie we krwi natr(a)emia
s., stężenie we krwi małe hyponatr(a)emia
s., stężenie we krwi duże hypernatr(a)emia
s., wodorotlenek sodium hydroxide
s., wydalanie z moczem natriuresis, natruresis
sól salt
s. amfoteryczna amphoteric salt
s., bogaty w salt-rich
s. fizjologiczna normal saline, physiological saline, isotonic salt solution
s. glauberska Glauber's salt, sodium sulphate

s. gorzka bitter salt, Epsom salt, magnesium sulphate
s. jodowana iodized salt
s. kamienna rock-salt
s. kuchenna common salt, table salt, edible salt
s. kwaśna acid salt
s. mineralna mineral salt
s. nadtlenowe persalts (possessing the highest possible number of acid radicals)
s., niedobór w ustroju salt deficiency
s. obojętna neutral salt, normal salt
s. podwójna double salt
s., pozbawiony (bezsolny) salt-free
s., spadek w ustroju salt depletion
s. sztuczna artificial salt
s., tracący salt-losing
s. trzeźwiąca smelling salt, volatile salt
s., ubogi w salt-poor
s., utrata salt-loss
s., wrażliwy na salt-sensitive (bact.)
s. zasadowa basic salt, alkaline salt
spalać burn, combust, incinerate, deflagrate
s. środkiem żrącym burn, sear, calcine, corrode, cauterize
s. w ustroju break down in the organism
spalanie burning, combustion, deflagration, incineration, cauterization (with a cauter or caustic substance), oxidization, breakdown (in the organism)
s. zwłok cremation
sparaliżować paralyse, paralyze
sparaliżowany paralysed, paralyzed
sparteina sparteine
spastyczność spasticity
spazmatyczny spasmodic
spazmofilia = tężyczka utajona
specjalista specialist
s. laryngolog stopnia I specialist grade I in laryngology
s. stopnia I i II specialist grade I and II
specjalistyczny specialistic
specjalizacja specialization
specjalizacyjny specialization-, of specialization
s., stypendium scholarship for specialization
specjalizować się (w) specialize (in)
specjalność speciality, specialty
specyficzny specific, peculiar, particular
specyfik patent drug, patent medicine, patented drug
spektralny spectral
spektrofluorymetr spectrofluorimeter
spektrofotometr spectrophotometer
s. absorpcyjny absorption spectrophotometer

s. atomowo-absorpcyjny atomic absorption spectrophotometer

spektrograf spectrograph

s. masowy mass spectrograph

spektrokolorymetr spectrocolorimeter

spektrometria spectrometry

spektroskopia spectroscopy

s. w podczerwieni infrared spectroscopy

spektroskopowy spectroscopic

sperma sperm, sperma, semen

spermatoblast spermatoblast, spermatogonium

spermatocyt spermatocyte

s. pierwotny primary spermatocyte

s. wtórny secondary spermatocyte

spermatyda spermatid, the development stage of sperm between secondary spermatocyte and spermatozoon

spermogeneza spermogenesis, spermiogenesis

spędzić płód procure an abortion, produce an abortion

spękanie warg cracking of lips

spichlerzyca storage disease, thesaurosis

spichrzanie storage, storing; *p. też* **tezauryzacja**

spiczasty pointed, peaked, tapering

spieczone (wargi) parched (lips)

spierzchnąć chap

s., spierzchnięta skóra chapped skin

spilśnienie włosów plica, matting of hairs

spinak clip, clasp

s. do serwet operacyjnych towel clip

spionizować (chorego) tilt up a patient (on a tilt-table), make the patient assume erect position

s., pionizować się assume erect position

spirala spiral, helix, coil

spiralny spiral, helical, helicoid, coiled

spirochetoza = krętkowica spiroch(a)etosis

spirografia spirography

spirometria spirometry, pneumetry

spirometryczne wskaźniki:

pojemność czynnościowa zalegająca functional residual capacity, FRC

pojemność oddechowa maksymalna maximum breathing capacity, MBC

pojemność płuc całkowita total lung capacity, TLC

pojemność wdechowa inspiratory capacity, IC, complementary air

pojemność wdechowa maksymalna forced inspiratory volume, FIV

pojemność wydechowa maksymalna forced expiratory volume, FEV

pojemność wydechowa maksymalna jednosekundowa forced expiratory volume in one second, FEV

pojemność wydechowa maksymalna 0,75 sekundowa 0,75 second forced expiratory volume ($FEV_{0,75}$)

pojemność życiowa vital capacity, VC, breathing capacity, respiratory capacity

pojemność życiowa maksymalna forced vital capacity, FVC

przepływ na szczycie wdechu peak inspiratory flow rate, PIFR

przepływ na szczycie wydechu peak expiratory flow rate, PEFR

przepływ w środkowej części wydechu maksymalny maximal mid-expiratory flow rate, MMFR

przepływ w środku wydechu natężonego forced midexpiratory flow, FMF

przepływ wydechowy maksymalny maximal expiratory flow rate, MEFR

rezerwa oddechowa breathing reserve, BR

szybkość przepływu flow rate

szybkość przepływu średnia w środkowej części maksymalnego wydechu maximum midexpiratory flow, MMEF, 25–75% forced expiratory flow, $FEF_{25-75\%}$

wentylacja dowolna maksymalna maximum voluntary ventilation, MVV, maximum breathing capacity, MBC

wentylacja minutowa spoczynkowa minute ventilation, MV

wentylacja pęcherzykowa alveolar ventilation, V_A

wentylacja przestrzeni martwej anatomical deadspace ventilation, V_0.

wskaźnik szybkości powietrza air velocity index, AVI

wskaźnik wentylacji ventilation factor

spirometryczny spirometric

spironolakton spironolactone, aldactone A

spirytus spirit of wine, alcohol

s. denaturowany denaturated alcohol, methylated spirit

s. etylowy ethyl alcohol, ethanol

s. metylowy methyl alcohol, pyroligneous spirit, pyroxylic spirit, wood spirit

s. rektyfikowany rectified spirit, proof spirit

s. skażony denaturated spirit

splątanie umysłowe confusion, amentia

spleciony braided, plaited, intertwined

splenoportografia splenoportography

spleśnieć mould, go musty, go mouldy, mildew

splot plexus

s. autonomiczny autonomic plexus

s., ból plexalgia

s. lędźwiowy lumbar plexus

s. naczyniówkowy choroid plexus, chorioid plexus

s. **naczyniówkowy komory bocznej** choroid plexus of the lateral ventricle
s. **nerwów błony mięśniowej jelita** myenteric plexus
s. **podsurowiczy** subserous plexus
s. **podśluzowy jelita** submucous plexus
s. **ramienny** brachial plexus
s. **sercowy** cardiac plexus
s. **słoneczny** solar plexus, c(o)eliac plexus
s. **szyjno-tętniczy wspólny** common carotid plexus
s. **trzewny** c(o)eliac plexus, solar plexus
s. **wiciowaty** pampiniform plexus
s. **współczulny** sympathetic plexus
s., **wycięcie** plexectomy
s., **zapalenie** plexitis
s. **żylny** venous plexus
splotowaty plexiform
splotowy plexal
spłaszczenie flattening
s. **podstawy czaszki** platybasia
spłukać rinse, wash out, flush
spływ confluence, flowing together
s. **zatok** confluent of the sinuses
spoczynek rest, repose
spoczynkowy resting, at rest, rest
s. **okres** resting state
spodziectwo hypospadia, hypospadiasis
s. **kobiece** cervical hypospadia
s. **kroczowe** perineal hypospadia
s. **mosznowe** scrotal hypospadia
s. **prąciowe** penile hypospadia
s. **prąciowo-mosznowe** penoscrotal hypospadia
s. **szyjkowe** cervical hypospadia
s. **żołędziowe** balanic hypospadia
spoidło commissure, commissura
s. **białe rdzenia** anterior white commissure
s., **przecięcie** commissurotomy
s. **przednie mózgu** anterior commissure of the brain
s. **szare** gray commissure, interthalamic adhesion
s. **tylne mózgu** posterior commissure of the brain
s. **wielkie** commissura magna, corpus callosum
s., **zeszycie** commissurorrhaphy
spoidłowy commissural
spoistość compactness, cohesion, coherence
spojenie symphysis (*anat.*), junction, juncture, union, meeting point
s. **łonowe** pubic symphysis
s. **łonowe, przecięcie** symphysiotomy, symphyseotomy, division of the pubic joint
s. **łonowe, wycięcie** symphysiectomy
s. **łonowe, zeszycie** symphysiorrhaphy, symphyseorrhaphy

spojówka conjunctiva
s. **gałki ocznej** bulbar conjunctiva, ocular conjunctiva
s., **obrzęk** chemosis, ophthalm(o)edema
s., **plastyka** conjunctiviplasty, conjunctivoplasty
s. **powieki** palpebral conjunctiva
s., **ropotok** ophthalmopyorrh(o)ea, blennophthalmia
s., **sklepienie** conjunctival fornix, conjunctival cul de sac
s. **tarczkowa** tarsal conjunctiva
s., **wysychanie** xerophthalmia, conjunctival xerosis, sclerophthalmia, conjunctival sclerosis
s., **zanik** sclerosis of conjunctiva, xerophthalmia
s., **zapalenie** conjunctivitis, ophthalmia, ophthalmitis, pink-eye
s., **zapalenie alergiczne** allergic conjunctivitis
s., **zapalenie atopowe** atopic conjunctivitis
s., **zapalenie bliznowaciejące** cicatricial conjunctivitis
s., **zapalenie grudkowe** follicular conjunctivitis
s., **zapalenie jaglicze** trachomatous conjunctivitis
s., **zapalenie kąpielowe** swimming pool conjunctivitis
s., **zapalenie nagminne śluzowo-ropne** epidemic mucopurulent conjunctivitis
s., **zapalenie nieżytowe** catarrhal conjunctivitis
s., **zapalenie popromienne** actinic conjunctivitis, snow conjunctivitis, welders' conjunctivitis, arc-flash conjunctivitis
s., **zapalenie pryszczykowe** phlyctenular conjunctivitis, lymphatic conjunctivitis, eczematous conjunctivitis
s., **zapalenie ropne** purulent conjunctivitis, pyophthalmia, pyophthalmitis
s., **zapalenie rzekomobłoniaste** pseudomembranous conjunctivitis
s., **zapalenie rzeżączkowe** gonococcal conjunctivitis, blennorrh(o)eal conjunctivitis
s., **zapalenie śnieżne (ślepota śnieżna)** snow conjunctivitis
s., **zapalenie wiosenne** spring conjunctivitis, vernal conjunctivitis
s., **zapalenie wtrętowe** inclusion conjunctivitis, swimming pool conjunctivitis
s., **zapalenie wywołane przez larwy much** larval conjunctivitis
s., **zapalenie zwapniające** calcareous conjunctivitis, conjunctivitis petrificans, lithiasis conjunctivitis

s., zespolenie spojówkowo-nosowe conjunctivorhinostomy
s., zespolenie z workiem łzowym conjunctivodacryocystostomy
s., zrost symblepharon
s., zwyrodnienie skrobiowate amyloid conjunctival degeneration
s., zwyrodnienie szkliste hyaline conjunctival degeneration
spojówkowy conjunctival
s. worek conjunctival sac
spojrzenie gaze, conjugate gaze, conjugate movement of the eyeballs
spokój calm, tranquillity, sedateness, serenity, equanimity
spokrewniony related, kin
spondyloartroza spondylarthrosis
spondylodeza vertebral arthrodesis, spinal arthrodesis
spondylolisteza spondylolisthesis
spondyloliza spondylolysis
spondylomalacja spondylomalacia
spondylopatia spondylopathy
spondylosyndeza spondylosyndesis
spondylotomia spondylotomy
spondyloza spondylosis
spongioblast spongioblast
spongioblastoma spongioblastoma, glioblastoma, gliosarcoma
spongiocyt spongiocyte
spopielenie incineration
s. zwłok cremation
sporadyczny sporadic
sporysz ergot, rye smut, spurred rye, *Claviceps purpurea* (*bot.*)
s., zatrucie ergotism
spostrzegawczość the ability to observe, perceptiveness
spostrzegawczy observant, perceptive
spostrzeżenie observation, awareness
s. kliniczne clinical observation
s. psychologiczne perception, apperception
spowinowacenie affinity, relation
spowolnienie slowness, sluggishness
s. akcji serca bradycardia
s. czynności psychicznych bradypsychia
s. czytania bradylexia
s. jedzenia bradyphagia
s. mowy bradylalia, bradyglossia, bradylogia, bradyphasia, bradyphemia
s. myślowe bradyphrenia
s. odczuwania brady(a)esthesia
s. oddawania moczu bradyuria
s. oddychania bradypn(o)ea
s. ruchowe bradykinesia, bradycinesia, bradypragia, hypokinesia, hypokinesis, hypomotility, motor sluggishness, slowing of movements

s. trawienia bradypepsia
spowolniały slow, sluggish, torpid
spożycie consumption, intake
s. kalorii calorie intake
s. pokarmów food intake
spożywanie consumption
spółkować copulate, perform sexual intercourse
spółkowanie coitus, copulation, coition, sexual intercourse
s., odnoszący się do coital
s. przerywane coitus interruptus
sprawność efficiency, skill, aptitude
sprawować się behavio(u)r, conduct
sprężystość elasticity
sproszkować pulverize, reduce to powder, grind to powder
sproszkowanie pulverization, reduction to a powder
sproszkowany pulverized, reduced to powder
spróchniały decayed, decaying, carious, rotten
sprzedaż odręczna leków selling over the counter
sprzęt equipment, outfit
sprzężenie coupling, linking, linkage, conjugation
s. z płcią sex-linkage
s. zwrotne feedback
sprzężna conjugate, conjugata (*gyn.*)
s. anatomiczna conjugata, conjugate of the inlet, internal conjugate
s. prawdziwa true conjugate
s. przekątna diagonal conjugate
s. zewnętrzna external conjugate
sprzężony conjugate, linked, coupled
s. z chromosomem X X-linked
s. z płcią sex-linked
spuchnięcie swelling
spychoterapia overreferral
srebro silver, Ag (*chem.*)
s., azotan silver nitrate
srebrochłonny argentophilic, argentophil, argentophil, argyrophil, argyrophilic
srebrzenie impregnation with silver
srebrzyca argyria, argyrosis
srom vulva, pudendum muliebre, female external genitals
s. i pochwa, zapalenie vulvovaginitis
s., krwiak episioh(a)ematoma
s., krwotok z episiorrhagia
s., leukoplakia vulvar leucoplakia
s., marskość kraurosis vulvae, atrophy of the skin and mucosa
s., plastyka episioplasty
s., wycięcie vulvectomy
s., zapalenie vulvitis, edeitis
s., zapalenie przewlekłe zanikowe chronic atrophic vulvitis

sromowy vulvar, pudendal
ssak 1) mammal (*zool.*); 2) aspirator, aspirating nozzle
ssanie sucking, suction
ssawka air chamber (*stom.*)
ssący sucking, aspirating
stabilizacja stabilization
stabilizować stabilize
stabilność stability
stabilny stable, stabile
stacja krwiodawstwa blood-donation centre, blood-service centre
  s. sanitarno-epidemiologiczna regional administration unit for control of epidemics and hygiene promotion
stadium stage, phase
stała constant (*phys.*)
  s. dielektryczna dielectric constant
  s. dyfuzji diffusion constant
  s. dysocjacji dissociation constant
  s. grawitacji gravitation constant
  s. rozpadu promieniotwórczego decay constant, radioactive constant
stałe ciało solid body
stan state, status, condition
  s. afektywny affective state
  s. astmatyczny status asthmaticus
  s. beznadziejny hopeless state
  s. dnawy gouty state, status arthriticus
  s. durowy typhoid state, status typhosus
  s. dusznicowy status anginosus, prolonged refractory angina
  s. dychawiczy status asthmaticus
  s. dysraficzny status dysraphicus
  s. emocjonalny emotional state
  s. fizyczny physical condition, somatic condition
  s. gąbczasty status spongiosus
  s. hipoglikemiczny hypoglyc(a)emic state
  s. krytyczny critical state, critical condition
  s. lękowy anxiety state
  s. marmurkowaty status marmoratus
  s. marzeniowy dreamy state (epileptic fit)
  s. migrenowy migrainous state, status hemicranicus
  s. nieodwracalny irreversible condition
  s. obecny present state, present condition
  s. odrętwienia stupor
  s. odżywienia state of nutrition, nutriture
  s. ogólny general condition, general state
  s. ogólny zły poor general condition
  s. oneroidalny oneroid state, oneiric state, delirium
  s. padaczkowy status epilepticus
  s. pląsawiczy status choreicus
  s. podgorączkowy subfebrile body temperature
  s. podśpiączkowy subcoma

  s. podżółtaczkowy subicterus
  s. pomroczny twilight state
  s. przedagonalny preagonal state
  s. przedbiałaczkowy preleuk(a)emic state
  s. przedcukrzycowy prediabetic state, prediabetes
  s. przedrakowy precancerous condition
  s. przedrzucawkowy pre-eclamptic state, pre-eclampsia
  s. przedśpiączkowy precomatous state, precoma
  s. przedzawałowy imminent myocardial infarction
  s. przejściowy transitory state
  s. równowagi dynamicznej steady state
  s. rzucawkowy eclamptic state, eclampsia
  s. somatyczny somatic state
  s. spoczynku resting condition
  s. stacjonarny stationary condition
  s. śpiączkowy comatous state, state of coma
  s. umysłowy, mental state
  s. utajony latent state, state of latency
  s. zamroczeniowo-majaczeniowy delirium, oneiric state
  s. zatokowy status lacunaris
  s. zdrowia health state
standard standard
standaryzacja standardization
standaryzować standardize
starcie abrasion, rubbing away, rubbing off, wearing off
  s. skóry dermabrasion, abrasion of the skin
  s. zębów attrition of teeth
starcy (*pl*) old people, old individuals
  s., leczenie geriatrics
  s., opieka nad gerocomia, the care of old people
starczowzroczność presbyopia
starczy senile
  s., okres poprzedzający presenium
  s. przedwczesna premature senility
stary old, aged, senile
starzeć się grow old, age
starzenie (się) aging, senescence
  s., nauka o gerontology
  s. przedwczesne premature senescence
statokonia (*pl*) statoconia, statoliths
statolit statolith, statoconium
statystyka statistics
  s. demograficzna demographic statistics, vital statistics
  s. lekarska medical statistics
  s. opisowa descriptive statistics
  s. urodzeń vital statistics, natality statistics, biostatistics
  s. zachorowań morbidity statistics

s. zgonów mortality statistics
statyw stand
staw joint, articulation, synovial joint, synovial junction, diarthrodial joint, diarthrosis, arthrosis, abarthrosis, abarticulation, article
s., amputacja w amputation through a joint, disarticulation, exarticulation, aparthrosis
s., badanie radiologiczne = artrografia
s. barkowy, zapalenie omarthritis
s. biodrowy hip joint, coxa, coxofemoral joint, thigh joint, femoral joint
s. biodrowy, artrodeza pozastawowa iliofemoroplasty
s. biodrowy, ból coxalgia, coxagra, coxodynia, coxalgia fugax
s. biodrowy kośławy coxa valga
s. biodrowy, nacięcie coxotomy
s. biodrowy szpotawy coxa vara, coxa adducta, coxa flexa
s., biodrowy, wstawienie protezy total hip replacement
s. biodrowy, zapalenie coxitis
s. biodrowy, zapalenie przelotne coxitis fugax
s. biodrowy, zwyrodnienie coxarthrosis, osteoarthrosis of the hip
s., ból arthralgia, arthrodynia
s. cepowy flail joint
s., choroba arthropathy, osteoarthropathy; p. artropatia
s., choroba zwyrodnieniowa degenerative joint disease, hypertrophic arthritis, arthrosis
s., dysplazja arthrodysplasia
s. kłykciowy condylar joint, condyloid joint, ellipsoidal joint
s. kolanowy knee joint
s. kolanowy, ból gonalgia
s. kolanowy, dna gonagra, gonotagra
s. kolanowy, nacięcie gonotomy, gonarthrotomy
s. kolanowy, zapalenie gonitis, gonarthritis
s. kolanowy, zwyrodnienie gonarthrosis
s., krwiak h(a)emarthrosis, h(a)emarthros
s. krzyżowo-biodrowy sacroiliac joint (articulation)
s. krzyżowo-biodrowy, zapalenie sacroilitis, sacroiliitis
s. kulisty spheroid joint, ball-and-socket joint, socket joint, enarthrodial joint, cotylic joint, cotyloid joint, enarthrosis
s. Luschki uncovertebral joint, Luschka's joint
s. łokciowy elbow joint, cubital joint
s. łokciowy, zapalenie olenitis

s., łyżeczkowanie curettage of the joint, arthroxesis
s. maziówkowy synovial joint, synovial junction
s., mierzenie ruchomości arthrometry
s. międzychrząstkowe interchondral joints
s. międzypaliczkowe interphalangeal joints, phalangeal joints
s., nacięcie arthrotomy, cutting into a joint
s. nadgarstkowy wrist joint, carpal joint
s., nadwichnięcie p. nadwichnięcie
s., nadwichnięcie przewlekłe z zerwaniem torebki lax joint
s., nakłucie arthrocentesis, puncture of a joint
s. nieruchomy immovable joint
s. obrotowy trochoid joint, rotary joint, pivot joint, lateral ginglymus, cyclarthrosis
s., operacja plastyczna arthroplasty, reconstructive operation restoring the shape and function of a joint, making of an artificial joint in case of ankylosis
s. paliczkowe phalangeal joints, interphalangeal joints
s. paliczkowe, zesztywnienie symphalangism
s. panewkowy ball-and-socket joint, enarthrosis
s. płaski plane joint, gliding joint, arthrodial joint, arthrodia
s., płyn w hydrarthrosis, dropsy of a joint
s., powietrze w pneumarthrosis
s. prawdziwy synovial joint, synovial articulation, diarthrosis
s. prosty simple joint, simple articulation
s., przykurcz contracture of a joint, arthrogryposis
s., przykurcz wrodzony arthrogryposis multiplex congenita
s., punkcja arthrocentesis, puncture of a joint
s., resekcja arthrectomy, exsection of a joint
s., ropniak pyarthrosis, arthropyesis, arthrempyema, arthrempyesis
s., ruchomość joint mobility, range of joint movements, range of joint mobility
s. ruchomy movable joint
s. rzekomy pseudarthrosis, false joint
s. siodełkowy saddle joint, sellar articulation
s. skroniowo-żuchwowy temporomandibular joint (articulation), maxillary joint, mandibular joint, jaw joint
s. szczytowo-potyliczny atlanto-occipital joint
s. szczytowo-obrotowy atlanto-axial joint

s., sztywność wrodzona arthrogryposis multiplex congenita
s. torebkowy capsular joint
s. unkowertebralne *p.* **s. Luschki**
s., uruchomienie operacyjne stereoarthrolysis, arthrolysis, arthroclasia
s., usztywnienie ankylosis of a joint, stiffening of a joint
s., usztywnienie chirurgiczne arthrodesis
s., wolne ciała w = **myszki stawowe**
s., wycięcie arthrectomy, exsection of a joint, excision of a joint
s., wyłuszczenie ze disarticulation, exarticulation, dearticulation, amputation through a joint
s., wyrośl w arthrophyte, intra-articular osteophyte
s., wysięk surowiczy w hydrarthrosis, hydrops of a joint
s., wytworzenie przetoki w arthrostomy
s., wziernikowanie arthroscopy, arthroendoscopy
s., zanik gośćcowy chronic absorptive arthrosis
s., zapalenie arthritis, inflammation of one or more joints
s., zapalenie błony maziowej synovitis, arthrosynovitis; *p. też* **błona maziowa**
s., zapalenie chrząstki arthrochondritis
s., zapalenie części kostnych arthrosteitis, osteoarthritis
s., zapalenie dnawe gouty arthritis, uratic arthritis
s. zapalenie gruźlicze tuberculous arthritis
s., zapalenie jednostawowe monarthritis
s., zapalenie kilku oligoarthritis
s., zapalenie kosmkowo-guzkowe villous-nodular synovitis
s., zapalenie krwawiączkowe h(a)emophilic arthritis, bleeders' joints
s., zapalenie łuszczycowe psoriatic arthritis, psoriatic arthropathy
s., zapalenie okołostawowe periarthritis
s., zapalenie polekowe drug-induced arthritis
s., zapalenie poadiuwantowe stawów adjuvant-induced polyarthritis
s., zapalenie pourazowe traumatic arthritis
s., zapalenie reumatoidalne rheumatoid arthritis, proliferative arthritis, chronic rheumatic arthritis, arthritis deformans
s., zapalenie ropne purulent arthritis, suppurative arthritis, pyarthrosis, arthropyesis
s., zapalenie rzeżączkowe gonorrh(o)eal arthritis, gonococcal arthritis, blennorrhagic arthritis
s., zapalenie w brucelozie brucellar arthritis

s., zapalenie we wrzodziejącym zapaleniu okrężnicy colitic arthritis
s., zapalenie wysiękowe exudative arthritis
s., zapalenie zakaźne infectious arthritis
s., zapalenie zesztywniające ankylosing arthritis
s., zapalenie zesztywniające stawów kręgosłupa ankylosing spondylitis, rheumatoid spondylitis, rhizomelic spondylitis
s., zapalenie z nadżerkami erosive arthritis
s., zapalenie zwyrodniające degenerative joint disease, degenerative arthritis, hypertrophic arthritis
s., zaryglowanie operacyjne arthroerisis, arthrorisis
s. zawiasowy hinge joint, ginglymoid joint, ginglymus
s., zesztywnienie ankylosis of a joint, stiffness of a joint, arthrosclerosis
s., zesztywnienie kostne bony ankylosis, true ankylosis
s., zesztywnienie wewnątrztorebkowe intracapsular ankylosis
s., zesztywnienie zewnątrztorebkowe extracapsular ankylosis
s. złożony compound joint
s., zniekształcenie dysarthrosis
s., zniekształcenie wrodzone arthrodysplasia, malformation of a joint
s., zwichnięcie *p.* **zwichnięcie**
s., zwyrodnienie arthrosis, degenerative affection of a joint
s. z zanikiem błony maziowej dry joint
stawowy articular, arthral
staż szpitalny internship, hospital training
stażysta intern, student assistant
stearynian stearate
stearynowy stearic
stenokardia = **dusznica bolesna**
stenoza *p.* **zwężenie**
stents Stent's mass (*stom.*)
stercz prostate, prostata, prostatic gland; *p.* **gruczoł krokowy**
sterczący projecting, bulging, prominent
sterczowy prostatic
stereoagnozja astereognosia, stereoagnosia, stereoan(a)esthesia
stereognozja stereognosis, stereognosia
stereogram stereogram
stereoizomeria stereoisomerism
stereoskopia stereoscopy
stereotypowy stereotypic
steroid steroid
sterol sterol
sterowanie guiding, steering, controlling
sterylizacja sterilization
s. chemiczna chemical sterilization

s. frakcjonowana fractional sterilization, discontinuous sterilization, tyndallization
sterylizator sterilizer
sterylizować sterilize
sterylizowanie sterilization
sterylny sterile
stetoskop stethoscope
stękanie groaning, moaning
stęp tarsus, instep
s., ból tarsalgia, tarsodynia
stępienie dullness
stępowy tarsal
stężać concentrate, condense
stężenie 1) concentration; 2) rigidity, stiffness, rigor
  s. anestetyczne minimalne minimal alveolar concentration, MAC
  s. cząsteczkowe molecular concentration
  s. graniczne limiting concentration, saturation point
  s. hamujące minimalne minimal inhibitory concentration, MIC
  s. jonowe ionic concentration
  s. jonów wodorowych hydrogen ion concentration
  s. minimalne pęcherzykowe minimal alveolar concentration, MAC
  s. molarne molar concentration
  s. najwyższe dopuszczalne maximal allowable concentration, MAC
  s. normalne normal concentration
  s. osmolalne osmolality
  s. pośmiertne cadaveric rigidity, rigor mortis
  s. równoważnikowe equivalent concentration
stężony concentrated, condensed
stilbestrol stilb(o)estrol
stłoczenie zębów crowding of teeth
stłuczenie contusion, bruising
  s. mózgu brain contusion
  s. powłok czaszki scalp contusion
stłuczony contused, bruised
stłumić suppress, depress, damp, stifle
stłumienie suppression, depression, damping, stifling, dullness
  s. odgłosu opukowego dullness (of sound)
  s. sercowe cardiac dullness
stłumiony suppressed, depressed, dull, damped, stifled
stłuszczenie fatty degeneration, steatosis, lipid infiltration
stok clivus (*anat.*), slope
stokowy clival, sloping
stolec stool, f(a)eces, excrement; *p. też* **kał**
  s. acholiczny acholic stool
  s. czarny black stool, tarry stool, melaena

s. krwawy bloody stool
s., nietrzymanie f(a)ecal incontinence, encopresis
s., oddawanie bolesne dyschesia, painful def(a)ecation
s., parcie na tenesmus
s. płynny loose stool
s. ryżowy rice-water stool
s. smolisty tarry stool, melaena, black stool, tarry-black stool
s. tłuszczowy steatorrh(o)ea, butter stool, fatty stool
s. z nie strawionymi włóknami mięsnymi creatorrh(o)ea
s., zaparcie constipation
s., zatrzymanie coprostasis
stolcowy f(a)ecal
stolik do narzędzi instrument table
stolik mikroskopu stage (of a microscope)
stomatognatyczny stomatognathic
stomatolog stomatologist, dentist, dental surgeon
stomatologia stomatology, dentistry, oral medicine, odontology
  s. chirurgiczna oral surgery, dental surgery
  s. dziecięca p(a)ediatric dentistry, p(a)edodontics
  s. zachowawcza conservative dentistry, restorative dentistry
  s. zapobiegawcza preventive dentistry, prophylactic dentistry
stomatologiczny stomatological, dental, oral
stomatopatia stomatopathy
  s. protetyczna prosthetic stomatopathy
stop alloy
stopa 1) foot, pes; 2) foot, a unit of length 30,48 cm (*pl* feet)
  s., ból podalgia, pododynia, podagra (gout), metatarsalgia, pedialgia, pedioneuralgia, pedionalgia
  s. hakowata calcaneal foot
  s. końska equine foot, tip foot, talipes equinus
  s. końsko-koślawa talipes equinovalgus
  s. końsko-szpotawa talipes equinovarus
  s. koślawa talipes valgus, abducted foot
  s., kurcz podospasm, foot spasm
  s. marszowa march foot, forced foot, swell foot (with oedema)
  s., nauka o leczeniu chorób podiatry, chiropody
  s., odcisk footprint, foot imprint, podogram, ichnogram
  s., odnoszący się do pedal, podalic, related to feet
  s. odwiedziona abducted foot, talipes valgus

s., opadanie foot drop
s. piekące burning feet
s. piętowa talipes calcaneus
s. piętowo-koślawa talipes calcaneovalgus
s. piętowo-szpotawa talipes calcaneovarus
s. płaska flat foot, splay foot, tarsoptosis, tarsoptosia
s., płaskostopie platypodia, flat feet
s. przykurczona contracted foot, talipes cavus
s. przywiedziona adducted foot, talipes varus
s. rozszczepiona cleft foot, split foot
s., sklepienie foot arch
s. spastyczna spastic foot
s., specjalista leczący choroby chiropodist, podiatrist
s. szponiasta claw foot
s. szpotawa talipes varus, adducted foot
s. sztywna rigid foot, contracted foot
s., wrzód przebijający perforating ulcer of the foot, dermosynovitis
s. wydrążona hollow foot, cross foot, talipes cavus
s., zapalenie stawów podarthritis
s. zniekształcona club foot, talipes, stump foot, reel foot, cyllosis
stoper stop-watch
stopić melt (fats, sugar etc.), smelt, fuse (metals), thaw (snow)
stopień degree, grade, step
s. naukowy university degree
s. swobody freedom degree, degree of freedom (*stat.*)
s. temperatury degree of temperature
s. temperatury absolutny absolute degree, Kelvin degree
s. temperatury Celsjusza centigrade, Celsius degree
s. temperatury Fahrenheita Fahrenheit degree
stopka końcowa end-foot, terminal bouton, neuropodium, synaptic ending
stopniowanie gradation
stopniowo gradually, by degrees
stopotrząs ankle clonus, foot clonus
stosować use, apply, employ
s. lek wewnętrznie administer a drug
s. lek zewnętrznie apply a drug
stosowanie application, use, administration
s. leku wewnętrzne drug administration
s. leku zewnętrzne drug application
s. miejscowe local application, topical application
stosunek 1) ratio, proportion (*math.*); 2) relation, relationship (of two facts); 3) intercourse, coitus (*sex.*)
s. płci sex ratio, male : female ratio

s. płciowy sexual intercourse, coitus, coition, copulation
s. płciowy bolesny dyspareunia
stożek cone, conus
s. krótkowzroczny myopic conus, myopic crescent, supertraction conus
s. rdzeniowy medullary cone, terminal cone
s. sprężysty krtani conus elasticus, cricothyroarytenoid ligament
s. szyjki macicy cervical cone
s. tętniczy arterial cone, pulmonary cone
stożkogłowie oxycephaly, acrocephaly, hypsicephaly
stożkowaty conical, conoid, cone-like
stół table
s. do badań examining table
s. operacyjny operating table
s. pionizacyjny = s. przechyłowy
s. przechyłowy tilt-table, tilting-table, tipping-table
strach fear, pavor, terror
stratyfikacja stratification,, arrangement in layers
strawić digest
strącać precipitate
strącanie precipitation
s. na gorąco thermoprecipitation
s. na zimno cryoprecipitation
strąt precipitate; *p. też* **osad**
strefa zone
s. demarkacyjna demarcation zone
s. erogenna erogenous zone
s. histerogenna hysterogenic zone, hysterogenic area, hysterogenic spot
s. kłębkowata glomerular zone (of the adrenal cortex)
s. kostnienia ossification zone
s. okołojądrowa perinuclear zone
s. pasmowata fascicular zone (of the adrenal cortex)
s. przylegania zonula adherens
s. siatkowata reticular zone (of the adrenal cortex)
s. spustowa trigger zone (in which stimulation produces a reaction)
s. synaptyczna synaptic zone
s. zamykająca zonula occludens, desmosomal zone
strefowy zonal, zonular, zonary
streptodornaza streptodornase
streptokinaza streptokinase
streptokok streptococcus
streptolizyna streptolysin
streptomycyna streptomycin
stres stress
stresor stressor
stresować expose to stress
streszczać abstract, prepare an abstract

stroboskop stroboscope, flashlamp, flashlight

strofantyna strophanthin, Kombé strophanthin

  s. G ouabain

stromatoza endometrialna stromatosis, endometrial stromal sarcoma

stront strontium, Sr (*chem.*)

struktura structure

  s. bezpostaciowa amorphous structure

  s. jednorodna homogeneous structure

  s. komórkowa cell structure, cellular structure

  s., zniszczenie morpholysis

strumektomia strumectomy

strumień stream

  s. krwi blood stream

  s. powietrza air stream, jet of air

struna cord, chorda, chord, string

  s. bębenkowa chorda tympani

  s. głosowa (fałd głosowy) vocal fold, vocal cord, chorda vocalis

  s. głosowa, wycięcie chordectomy, cordectomy

  s. głosowa, umocowanie cordopexy

  s. głosowa, zapalenie chorditis

  s. głosowa, zapalenie guzkowe nodular chorditis, singer's nodules

  s. głosowa, zapalenie włóknikowe fibrinous chorditis

  s. grzbietowa notochord, chorda dorsalis

  s. rzekoma false vocal chord, vestibular fold, vestibular plica

  s. ścięgnista tendinous chord, chorda tendinea

struniak chordoma

strup crust, scab, eschar

  s., tworzenie się crust formation, escharotization

strupień woszczynowy favus, tinea favosa, crusted ringworm, honeycomb ringworm

  s. woszczynowy skóry owłosionej głowy ringworm of the scalp

strupieszenie zwłok mummification (of cadaver)

strzałka fibula

strzałkowy peroneal, fibular

strzaskać shatter, smash, break to pieces

strzaskanie kości comminuted fracture

strzemiączko stapes, stirrup

  s., wycięcie stapedectomy

strzemiączkowy stapedial

strzępek fimbria

  s. jajnikowy fimbria ovarica

  s., tworzenie się fimbriation

strzępiasty fimbriate, fimbriated, fringed

strzępki (*pl*) 1) fimbriae (*anat.*); 2) hyphae

  s. błony dziewiczej hymenal caruncles

s. jajowodu fimbriae of the oviduct, fimbriae of the uterine tube

s. jajowodu, plastyka fimbrioplasty

s. jajowodu, przepuklina fimbriocele

s. jajowodu, rozdzielenie fimbriolysis

strzykanie shooting pain

strzykawka syringe

  s. automatyczna wysokociśnieniowa high-pressure injector

  s. jednorazowego użytku disposable syringe

  s. perystaltyczna peristaltic pump

  s. uszna aural syringe

stulejka phimosis

  s., nacięcie phimosiotomy

  s., obcięcie (obrzezanie) phimosioectomy, circumcision

stuk click (cardiac auscultation sound)

stupor stupor

stwardnieć sclerose, harden

stwardnienie induration, sclerosis, hardening, callosity (of skin)

  s. boczne rdzenia lateral spinal sclerosis

  s. guzowate mózgu tuberous sclerosis, epiloia, Bourneville's disease

  s. kości osteosclerosis, bone sclerosis, eburnation

  s. kurczowe rodzinne familial spastic sclerosis, familial lateral spinal sclerosis

  s. mózgowo-rdzeniowe rzekome pseudosclerosis, Westphal's disease, Westphal-Strümpell disease

  s. nerek nephrosclerosis

  s. pierwotne primary syphilitic lesion, hard ulcer, hard chancre, syphilitic chancre, hard sore

  s. rozlane dziecięce rodzinne diffuse infantile familial sclerosis, Krabbe's disease, globoid leucodystrophy

  s. rozsiane multiple sclerosis, disseminated sclerosis, focal sclerosis, insular sclerosis

  s. szpiku myelosclerosis

  s. tętnic arteriosclerosis, atherosclerosis

  s. tętnic miażdżycowe atherosclerosis

  s. tętniczek arteriolosclerosis

  s. zanikowe boczne amyotrophic lateral sclerosis, Charcot's disease

  s. żył phlebosclerosis, venosclerosis

stworzenie creation, formation

stworzyć create, form, generate, produce

styczność contact, contiguity, adjacency, tangence

styk point of contact, site of contact, line of contact, region of contact, contact, junction

  s. neuronów synapse, synaptic junction

stykać bring together, bring into contact

stymulacja stimulation

s. elektryczna electrostimulation, electrical stimulation
s. elektryczna serca artifical pacemaking, pacemaking
stymulator stimulator, artificial pacemaker; *p. też* **rozrusznik**
s. tarczycy o przedłużonym działaniu long--acting thyroid stimulator
stymulować stimulate
stypendium naukowe scholarship
stypendium przeznaczone na badania grant
stypendysta scholarship fellow, scholarship holder
styren styrene
subiektywny subjective
subkliniczny subclinical
subkultura subculture (*bact.*)
sublimacja sublimation
sublimat sublimate, mercuric chloride
sublimowanie sublimation
submikroskopowy submicroscopic, ultrastructural
substancja substance
s. chromochłonna chromophil substance, tigroid, Nissl bodies
s. międzykomórkowa intercellular substance
s. odżywcza nutrient
s. podstawowa ground substance, intercellular substance
s. promieniotwórcza radioactive substance
s. sypka loose substance
s. właściwa proper substance
s. zbita (kości) compact substance
substrat substrate
substytucja substitution, replacement
substytuować substitute, replace
subtrakcja subtraction (*rtg*)
s. elektroniczna electronic subtraction (*rtg*)
suchość dryness
s. jamy ustnej xerostomia
s. skóry xerodermia
s. spojówek xerophthalmia
s. śluzówki nosa xeromycteria
s. warg xerochilia
s. włosów xerasia
s., zapobiegający antixerotic
suchoty (*pl*) consumption, phthisis, tuberculosis of lungs
sugestia suggestion
sugestywność 1) suggestiveness; 2) suggestibility (proneness to suggestion)
sukcesywny successive, consecutive
sukcynylcholina succinylcholine
sulfamid sulphamide, sulphonamide
sulfataza sulphatase
sulfatyd sulphatide
sulfon sulphone

sulfonamid sulphonamide
sulfonian sulphonate
sulfoniowy jon sulphonium ion
sulfonować sulphonate
sulfonowy sulphonic
sulfonowanie sulphonation
sulfonyl sulphonyl
sulfotlenek sulphoxide
s. dwumetylu dimethylsulphoxide, DMSO
sumowanie summation
s. bodźców summation of stimuli
s. czasowe temporal summation
s. podprogowe subliminal summation
s. przestrzenne (bodźców) spatial summation
superinfekcja superinfection
superinwazja superinvasion
supernatant supernatant
superowulacja superovulation
supinacja supination
supinator supinator (muscle)
supremacja supremacy, domination, dominance
supresja suppression
supresor suppressor
surowica serum
s. antylimfocytowa antilymphocyte serum, antilymphocyte globulin
s. antytymocytowa antithymocyte serum
s. cytotoksyczna cytotoxic serum
s. jednoważna monovalent serum
s. krwi blood serum
s. krwi ludzkiej suszona dried human serum
s., leczenie serotherapy
s. mieszana (od wielu dawców) pooled serum
s. obca foreign serum, heterologous serum (from another animal species)
s. odpornościowa immune serum, specific serum
s. odpornościowa o wysokim mianie przeciwciał hyperimmune serum
s. ozdrowieńca convalescent serum
s. ostrej fazy acute phase serum
s. podwójna double serum (from two animal species)
s. przeciwdopełniaczowa anticomplement serum
s. przeciw durowi brzusznemu antityphoid serum
s. przeciwdżumowa antiplague serum
s. przeciwglobulinowa antiglobulin serum, antiglobulin
s. przeciw komórkom układu siateczkowo--śródbłonkowego antireticular cytotoxic serum
s. przeciwmeningokokowa antimeningococcic serum

s. przeciwpaciorkowcowa antistreptococcal serum
s. przeciwpneumokokowa antipneumococcal serum
s. przeciwtężcowa antitetanus serum
s. przeciwtoksynowa antitoxin serum
s. przeciw wściekliźnie antirabies serum
s., skłaczkowanie flocculation of serum
s., stosowanie zapobiegawcze seroprophylaxis
s. swoista specific serum
s. uczulająca allergenic serum, sensitizing serum
s. wieloważna polyvalent serum, multivalent serum
s. zebrana od wielu dawców pooled serum
s. z przeciwciałami reaginowymi reaginic serum
surowicówka serosa, serous membrane; *p.* błona surowicza
surowiczo-dodatni seropositive
surowiczo-krwisty serosanguineous
surowiczo-ropny seropurulent
surowiczo-włóknikowy serofibrinous
surowiczy serous
surowiec raw material
suspensorium suspensory, jock, jock strap
suszarka desiccator, dryer, drying oven
suszenie drying, desiccation
suszyć dry, desiccate
sutek breast, mamma; mammary gland
  s., amputacja mastectomy, mammectomy, amputation of the mamma
  s., bolesność irritable breast
  s., ból mastalgia, mastodynia, mammalgia, mazodynia
  s., choroba mastopathy, mazopathy
  s., chrzęstniakowatość mastochondromatosis
  s., krwotok z mastorrhagia, h(a)emorrhage from a breast
  s. męskie, rozrost gyn(a)ecomastia, gyn(a)ecomastism
  s., nacięcie mastotomy, mammotomy, incision of the breast
  s., odjęcie mastectomy, mammectomy, amputation of the breast
  s., odjęcie doszczętne radical mastectomy
  s., rak carcinoma of the breast, cancer of the breast, mastocarcinoma
  s., rak gruczołowaty adenocarcinoma of the breast
  s., rak galaretowaty gelatinous carcinoma of the breast
  s., rak hormonozależny hormone-dependent carcinoma of the breast
  s., rak rdzeniasty medullary carcinoma of the breast

s., rak wewnątrzprzewodowy intraductal carcinoma of the breast
s., rak wewnątrzrazikowy intralobular carcinoma of the breast
s., rak włóknisty mastoscirrhus, scirrhous carcinoma of the breast
s., radiografia mammography
s., ropień breast abscess, mammary abscess
s., torbiel mleczna galactocele, mammary retention cyst
s., umocowanie mastopexy, mammopexy, mazopexy
s., zapalenie mastitis, mastadenitis, mammitis
s., zapalenie gruczołowe glandular mastitis, mastadenitis, parenchymatous mastitis
s., zapalenie miąższowe parenchymatous mastitis, glandular mastitis
s., zapalenie okołosutkowe perimastitis
s., zapalenie plazmatycznokomórkowe plasma cell mastitis
s., zapalenie połogowe puerperal mastitis
s., zapalenie pozasutkowe retromammary mastitis, submammary mastitis
s., zapalenie przerostowe hypertrophic mastitis, gargantuan mastitis
s., zapalenie przewlekłe torbielowate chronic cystic mastopathy
s., zapalenie ropne suppurative mastitis, purulent mastitis
s., zapalenie ropowicze phlegmonous mastitis
s., zapalenie srodmiąższowe interstitial mastitis
s., zapalenie zastoinowe stagnation mastitis, caked breast
sutki (*pl*) breasts, mammae
  s., asymetria wielkości anisomastia
  s., brak wrodzony amastia, amazia
  s. małe micromastia, micromazia
  s. mnogie polymastia, polymazia, pleomastia, pleomazia, supernumerary mammae
  s., niedorozwój hypomastia, hypomazia
  s. obwisłe mastoptosis, sagging breasts
  s., plastyka mastoplasty, mammoplasty
  s., podniesienie obwisłych mastopexy, mazopexy
  s., przerost hypermastia, macromastia, macromazia, mastauxe, barymazia, mastoplasia, mazoplasia
sutkowaty mastoid, mammiform, mastoidal, mammillary
sutkowy mammary, mastoid
  s., brodawka nipple, mammilla
  s., brodawka, plastyka mammilloplasty
  s., brodawka, zapalenie mammillitis
swędzenie itching, pruritus, itch
swoboda freedom, liberty

s., stopień degree of freedom (*stat.*)
swobodny free, unrestrained, unhampered
swoistość specificity, peculiarity
  s. antygenowa antigenic specificity
  s. gatunkowa species-specificity
swoisty specific
  s. gatunkowo species-specific
sycenie 1) satiation; 2) saturation (*chem.*)
syczący sibilating (sound)
syderoblast sideroblast, erythroblast with ferritin granules
syderocyt siderocyte
syderofilina transferrin, siderophilin
syderopenia sideropenia, hyposiderosis, iron deficiency
syderoza siderosis, grinder's asthma, arc-welder's disease, steel-grinder's disease, scissor-grinder's disease
syfilidologia syphilidology, syphilology
syfilis syphilis, lues
syfilityczny syphilitic, luetic
syfon siphon, syphon
sylwetka silhouette
symetria symmetry
symetryczny symmetric, symmetrical
sympatalgia sympathalgia
sympatektomia sympathectomy, sympathicectomy
  s. chemiczna chemical sympathectomy
  s. okołotętnicza periarterial sympathectomy
sympatolityczny = sympatykolityczny
sympatykolityczny sympatholytic, sympathicolytic
sympatomimetyczny = sympatykomimetyczny
sympatykomimetyczny sympathicomimetic, sympathomimetic
sympatykotoniczny sympathicotonic
symptomatologia symptomatology
symptomatyczny symptomatic
symulacja malingering, simulation
symulant malingerer
symulujący malingering, feigning an illness
synapsa synapse
synaptosom synaptosome
synaptyczny synaptic
synchroniczny synchronous
synchronizm synchrony, synchronism
syncytiotrofoblast syncytiotrophoblast, syntrophoblast
syncytium syncytium
synergiczny synergic, synergistic
synergizm synergism
synkineza synkinesis, syncinesis
synostoza synostosis, synosteosis
synowektomia synovectomy
syntetaza synthetase, ligase

syntetyczny synthetic
syntetyzować synthesize, synthetize
synteza synthesis
  s. biologiczna biosynthesis
  s. chemiczna chemical synthesis
syrop syrup
system system; *p. też* **układ, metoda**
  s. błonowy membrane system
systematyczny systematic
systemowy systemic
szaleństwo madness
szał fury, rage, frenzy
szankier chancre; *p też* **wrzód**
  s. miękki soft chancre, chancroid
  s. twardy hard chancre, syphilitic chancre, hard sore
szankrowy chancrous
szarlatan quack, charlatan
szczawian oxalate
  sz., nadmiar we krwi hyperoxal(a)emia, oxal(a)emia
  sz., nadmiar w moczu hyperoxaluria, oxaluria
szczawiowy oxalic
szczątki (*pl*) debris
szczelina fissure, cleft, diastema, coloboma (*ophth.*), crevice, crack, slit, split; *p. też* **rozszczep**
  sz. ciała szklistego coloboma of the vitreous
  sz. czaszki wrodzona diastematocrania
  sz. między zębami diastema
  sz. mózgu podłużna longitudinal fissure of the brain
  sz. mózgu poprzeczna transverse fissure of the brain
  sz. naczyniówki mózgu choroid fissure
  sz. naczyniówki oka choroid coloboma
  sz. nerwu wzrokowego coloboma of optic nerve
  sz. oczodołowa dolna inferior orbital fissure, sphenomaxillary fissure
  sz. oczodołowa górna superior orbital fissure, sphenoid fissure
  sz. odbytu anal fissure
  sz. siatkówki retinal coloboma
  sz. skrzelowa branchial cleft, gill cleft
  sz. soczewki coloboma of the lens
  sz. synaptyczna synaptic cleft
  sz. tęczówki coloboma of the iris
  sz. twarzy facial cleft, prosopoanoschisis
  sz. twarzy skośna oblique facial cleft, prosoposchisis
szczelinowaty slit-like
szczelność tightness, imperviousness
szczelny tight, hermetic
szczep strain (*bact., virol.*)
  sz. bakteryjny bacterial strain

sz. **muzealny** stock strain
sz. **referencyjny** reference strain, standard strain
sz. **terenowy** wild-type strain
sz. **typowy** type strain
sz. **uliczny** wild-type strain
szczepić inoculate, vaccinate
szczepienie inoculation, vaccination
sz. **donosowe** intranasal vaccination
sz. **doustne** oral vaccination
sz. **masowe** mass vaccination
sz. **obowiązkowe** compulsory vaccination
sz. **ochronne** vaccination, prophylactic vaccination, preventive vaccination
sz. **powtórne** revaccination
sz. **przeciw wściekliźnie** rabies vaccination
sz. **przypominające** booster vaccination
szczepionka vaccine
sz. **bakteryjna** bacterial vaccine
sz. **durowa** typohid vaccine
sz. **gronkowcowa** staphylococcal vaccine
sz. **jednowartościowa** univalent vaccine, monovalent vaccine
sz. **jednoważna** monovalent vaccine
sz., **leczenie** vaccinotherapy
sz. **paciorkowcowa** streptococcal vaccine
sz. **przeciw chorobie Heinego i Medina** poliovaccine, poliomyelitis vaccine
sz. **przeciw durowi plamistemu** typhus vaccine
sz. **przeciw wściekliźnie** rabies vaccine
sz. **wieloważna** polyvalent vaccine, multivalent vaccine
sz. **własna** autogenous vaccine
sz. **z zarazków osłabionych** attenuated vaccine
szczepiony vaccinated, inoculated
szczęka maxilla, upper jaw
sz., **operacja plastyczna** gnathoplasty
sz., **rozszczep** gnathoschisis, cleft maxilla
szczękościsk lockjaw, trismus, ankylostoma
szczękowy maxillary, gnathic
szczotka brush
szczudło crutch
szczupleć grow thin, grow slim, lose weight, grow lean
szczupły lean, slim, thin
szczur rat, *Rattus*
sz. **Wistar** Wistar rat
szczypać pinch, squeeze
szczypce (*pl*) forceps
sz. **dentystyczne** dental forceps
sz. **do materiału opatrunkowego** dressing forceps
sz. **epilacyjne** epilating forceps
sz. **kostne** bone forceps
sz. **rolkowe** roller forceps (for removing trachoma granulations)

sz. **tętnicze** arterial forceps
szczypczyki (*pl*) small forceps, pincette, pincet
szczyt apex (*anat.*), peak
sz. **czaszki** vertex
sz. **oczodołu** orbital apex
sz. **pęcherza** apex of the bladder
sz. **płuca** apex of the lung
szczytowanie orgasm
szczytowy apical, peak
szelestnica gas gangrene, emphysematous gangrene
szept whisper
szeptać whisper, murmur
szereg row, series
sz. **czerwonokrwinkowy** erythrocytic series
sz. **granulocytowy** granulocytic series
sz. **limfocytowy** lymphocytic series, lymphoid series
szerokogłowy brachycephalic
szerzenie się spreading, extension
szerzyć się spread, extend
sześcian cube (*geom.*), cube power (*math.*)
sześcianki (*pl*) *Sarcina* (*bact.*)
sześcienny cuboid, cubic
sześciowartościowy hexavalent
szew suture, raphe, seam
sz. **adaptacyjny** coaptation suture, adaptation suture, apposition suture
sz. **adaptacyjny głęboki** approximation suture
sz. **ciągły** running suture, continuous suture
sz. **cuglowy** bridle suture
sz. **głęboki** buried suture
sz. **kapciuchowy** purse-string suture, tobacco-bag suture
sz. **kości** bone suture, osteorrhaphy, osteosuture
sz. **krocza** perineal raphe
sz. **łuskowy** squamous suture
sz. **materacowy** mattress suture, quilted suture, blanket suture
sz. **na guziku** button suture
sz. **na wałeczku** quilled suture, bolster suture
sz. **niewchłanialny** non-absorbable suture
sz. **obwódkowy** circular suture, baseball suture
sz. **okrętkowy** tension suture, spiral suture, glover's suture
sz. **okrężny** circular suture
sz. **ósemkowy** figure-of-8, twisted suture, harelip suture, pin suture
sz. **pierwotny odroczony** primary delayed suture
sz. **płaski** plane suture
sz. **podniebienia** palatine raphe, raphe of the palate

sz. pojedynczy interrupted suture, knot suture, noose suture
sz. pokrywający covering suture
sz. powięzi fasciorrhaphy
sz. przerywany interrupted suture, knot suture, loop suture
sz. rękawiczkowy glover's suture
sz. sieci omentorrhaphy, epiplorrhaphy
sz. spiralny spiral suture
sz. strzałkowy sagittal suture, interparietal suture
sz. ściany brzusznej laparorrhaphy
sz. ścięgna tenorrhaphy, tendon suture
sz. śródskórny subcuticular suture, intradermal suture
sz. tętnicy arteriorrhaphy
sz. wałeczkowy bolster suture
sz. wchłanialny absorbable surgical suture
sz. wieńcowy coronal suture, frontoparietal suture
sz. wtórny secondary suture, delayed suture
sz. zagłębiony buried suture
szigeloza shigellosis
szkarlatyna scarlet fever, scarlatina
szkarlatynowy scarlatinal
szkielet skeleton
sz. chrzęstny chondroskeleton
sz. osiowy axial skeleton
szkieletowy skeletal
szkiełko glass, small piece of glass
sz. do hodowli culture dish
sz. nakrywkowe cover glass
sz. przedmiotowe slide
szklistka vitreous, vitreous body; *p.* **ciało szkliste**
szklisty glassy, hyaline
szkliwiak adamantinoma, adamantoblastoma, ameloblastoma, ameloblastic odontoma, adamantoma
sz. lity solid adamantinoma
sz. torbielowaty cystic adamantinoma
szkliwienie hyalinization
szkliwo enamel
sz., niedorozwój enamel hypoplasia
sz., tworzenie amelogenesis
szkliwowy adamantine, enamel
szkło glass
sz. jenajskie Jena glass
sz. nierozpryskowe safety glass
sz. wodne water glass, soluble glass, sodium or potassium silicate
szkoda harm, damage, detriment, injury
szkodliwość harmfulness, noxiousness
szkodnik pest
szkodzić harm, damage, injure
szkolenie training
sz. podyplomowe postgraduate training

szkorbut scurvy
szkorbutowy scorbutic
szlak tract, pathway, path
sz. nerwowy = droga nerwowa
szmer murmur, bruit
sz. aortalny aortic murmur
sz. buczenia żylnego venous murmur, nun's murmur
sz. chuchający souffle, blowing murmur, bellows murmur
sz. ciągły continuous murmur
sz. dmuchający blowing murmur, souffle
sz. dzbanowy amphoric sound
sz. koniuszkowy apex murmur
sz. naczyniowy vascular murmur
sz. oddechowy respiratory murmur
sz. oddechowy pęcherzykowy vesicular murmur, vesicular respiration
sz. płucny pulmonary murmur, pulmonic murmur (over the pulmonary artery)
sz. sercowy cardiac murmur, heart murmur
sz. sercowy czynnościowy functional cardiac murmur, inorganic murmur, dynamic murmur, accidental murmur, innocent murmur
sz. sercowy dodatkowy accidental murmur, functional murmur
sz. sercowy dudniący rumbling cardiac murmur
sz. sercowy holosystoliczny holosystolic murmur, transsystolic murmur, pansystolic murmur
sz. sercowy miękki soft murmur
sz. sercowy mitralny mitral murmur
sz. sercowy nad zastawką trójdzielną tricuspid murmur
sz. sercowy narastający crescendo murmur
sz. sercowy niedomykalności regurgitation murmur
sz. sercowy pansystoliczny pansystolic murmur, holosystolic murmur
sz. sercowy późnorozkurczowy end-diastolic murmur, late diastolic murmur, telediastolic murmur
sz. sercowy przedskurczowy presystolic murmur, atriosystolic murmur, late diastolic murmur
sz. sercowy przygodny accidental murmur, functional murmur
sz. sercowy rozdwojony split murmur
sz. sercowy rozkurczowy diastolic murmur
sz. sercowy skurczowy systolic murmur
sz. sercowy szorstki harsh murmur
sz. sercowy śródrozkurczowy mid-diastolic murmur, mesodiastolic murmur
sz. sercowy śródskurczowy mid-systolic murmur, mesosystolic murmur

sz. sercowy wczesnorozkurczowy early diastolic murmur, protodiastolic murmur
sz. sercowy wczesnoskurczowy early systolic murmur, protosystolic murmur
sz. sercowy wyrzutowy ejection murmur
sz. skurczowy zwężenia stenotic murmur
sz. tarcia friction, friction murmur, friction rub
sz. tarczycowy naczyniowy thyroid bruit
sz. tętniakowy aneurysmal bruit
sz. tętnicy szyjnej carotid bruit
sz. tętniczy arterial bruit, arterial murmur
sz. wewnątrzczaszkowy brain murmur, intracranial bruit
sz. zwrotny regurgitation murmur
sznur funiculus, cord, column
sz. boczny rdzenia lateral column (of the spinal cord)
sz. pępowiny umbilical cord, navel string
sz. pępowiny zapętlony arcuate umbilical cord
sz. przedni rdzenia anterior column (of the spinal cord)
sz. tylny posterior column (of the spinal cord)
szok shock; *p.* **wstrząs**
szorstki rough (surface), harsh (sound, voice), coarse (surface)
szorstkość roughness, harshness, coarseness
szpara fissure, rima, crevice, crack, slit
sz. głośni true glottis, glottis vera, rima glottidis
sz. powiek palpebral fissure, lid slit
sz. powiek, zeszycie canthorrhaphy
sz. powiek, zwężenie blepharophimosis
sz. stawowa articular space
sz. ust mouth slit, aperture of the mouth, oral fissure
szpatułka spatula
sz. językowa tongue depressor
sz., obrabianie spatulation (*stom.*)
szpecić disfigure, deform
szpiczak myeloma, plasmocytoma
sz. erytroblastyczny erythromyeloblastoma
sz. mięsakowy myelosarcoma, sarcomatous myeloma
sz. mnogi multiple myeloma
sz. nie wydzielający non-secretory myeloma
sz. plazmocytowy myeloma
szpiczakowatość myelomatosis, myeloblastomatosis
szpik bone marrow, medulla
sz., aplazja panmyelophthisis, myelophthisis
sz., pochodzący ze myelogenic, myelogenous

sz., rozrost bone marrow proliferation, myeloidosis, myelosis
sz., stwardnienie myelosclerosis, myelofibrosis, centrosclerosis, osteomyelofibrotic syndrome, marrow fibrosis
sz., tworzenie się myelopoiesis, myelogenesis
sz., zahamowanie czynności bone marrow depression (suppression)
sz., zanik marrow aplasia, marrow hypoplasia, myelophthisis
sz., zapalenie osteomyelitis, myelitis
sz., zniszczenie myeloablation
sz., zwłóknienie myelofibrosis, myelosclerosis, centrosclerosis
szpikowica myeloid leuk(a)emia, granulocytic leuk(a)emia, myelogenic leuk(a)emia, myelocytic leuk(a)emia; *p. też* **białaczka**
szpital hospital
sz. baza base hospital (military)
sz. dla przypadków nagłych emergency hospital
sz. dzielnicowy district hospital
sz. dzienny day hospital
sz. ewakuacyjny evacuation hospital (military)
sz. izolacyjny isolation hospital
sz. miejski municipal hospital
sz. nocny night hospital
sz. ogólny general hospital
sz. otwarty open hospital
sz. państwowy state hospital, government hospital
sz., pobyt w hospital stay
sz. pogotowia ratunkowego ambulance service hospital
sz. polowy field hospital, camp hospital, station hospital
sz. położniczy maternity hospital
sz. prywatny private hospital, proprietary hospital
sz., przyjęcie do admission to hospital
sz. psychiatryczny mental hospital, asylum
sz. rejonowy regional hospital
sz. specjalistyczny specialistic hospital, special hospital, specialized hospital
sz. społecznej służby zdrowia public hospital, state hospital
sz. zakaźny hospital for infectious diseases, lazaret, pest house
szpitalny hospital, nosocomial
sz. oddział hospital department
sz. staż hospital internship
sz., zakażenie hospital infection, nosocomial infection
szpotawość varus deformity
szpotawy varus, bent inwards
sz., stopa talipes varus

szrama linear scar
sztuczny artificial
sz., oddychanie artificial respiration, artificial ventilation
sz., odżywianie artificial feeding, artificial nutrition
sz., tworzywo plastic material
sz., zapłodnienie insemination
sztywnienie stiffening, progressing rigidity
sztywność stiffness, rigidity, rigor
sz. emocjonalna emotional rigidity
sz. karku nuchal rigidity
sz. mięśni muscular rigidity, rigor
sz. odmóżdżeniowa decerebrate rigidity
sz. poranna morning stiffness
sz. pośmiertna cadaveric rigidity
sz. spastyczna spastic rigidity
sztywny stiff, rigid
szum buzzing sound, noise, hum, humming, purring
sz. w uszach ear buzzing, bourdonnement, tinnitus
szumiący buzzing, humming
szycie sewing, suturing, laying sutures
szyja neck, cervix, collum
sz., ból neck pain, cervicodynia, trachelodynia
sz., kręcz torticollis, wry neck, stiff neck
sz. pęcherza bladder neck, vesical cervix
sz. pęcherza, stwardnienie sclerosis of bladder neck
sz., torbiel limfatyczna cervical hygroma
sz. z licznymi tłuszczakami Madelung's neck
szyjka cervix, collum, neck
sz. anatomiczna kości ramiennej anatomical neck of the humerus
sz. macicy uterine cervix, neck of the uterus
sz. macicy, czop śluzu w cervical plug
sz. macicy, dojrzewanie cervix ripening
sz. macicy, krwiak trachelh(a)ematoma
sz. macicy, nacięcie trachelotomy, cervicotomy, incision into the uterine neck
sz. macicy, pęknięcie rupture of the cervix
sz. macicy, plastyka cervicoplasty, tracheloplasty
sz. macicy spastyczna rigid cervix
sz. macicy szczątkowa rudimentary cervix

sz. macicy, umocowanie trachelopexy, collopexis, collifixation
sz. macicy, wycięcie cervicetomy, trachelectomy
sz. macicy, wygładzenie (przy porodzie) effacement of the cervix
sz. macicy, zapalenie cervicitis, trachelitis
sz. macicy, zeszycie trachelorrhaphy
sz., plastyka cervicoplasty
sz. przepukliny neck of hernial sac
szyjkowy cervical
szyjny cervical, neck
szyna splint
sz. czynnościowa functional splint, dynamic splint, live splint
sz. druciana wire splint, Cramer's splint
sz. gipsowa plaster splint
sz. koaptacyjna coaptation splint
sz. międzyszczękowa intermaxillary splint
sz. międzyzębowa interdental splint
sz. nazębna językowa lingual splint
sz. nazębna wargowa labial splint
sz. odwiedzeniowa (ramienia) abduction splint, airplane splint
sz. plastyczna flexible splint, wire splint, Cramer's splint
sz. plastykowa poroplastic splint
sz. unieruchamiająca immobilizing splint
sz. wewnątrzustna intraoral splint
sz. wyciągowa skeletal traction splint
sz. żłobowa guttered splint
szynować splint, apply splint, use splint
szynowanie splinting
szypuła pedicle, peduncle, pedicel, stalk, stem
szypułka stalk, stem, pedicle, peduncle, petiole (bot.), footstalk
szypułowy peduncular
szyszkowina condyloma; p. też kłykcina
szyszyniak pinealoma
sz. pozaszyszynkowy extrapineal pinealoma, ectopic pinealoma
sz. zarodkowy pinealoblastoma
szyszynka pineal body, pineal gland, corpus pineale, epiphysis cerebri, conarium
sz., wycięcie pinealectomy
szyszynkowiak pinealoma; p. szyszyniak
szyszynkowy pineal

Ś

ściana wall
 ś. brzuszna abdominal wall
 ś. brzuszna, przepuklina laparocele
 ś. brzuszna, rozszczepienie gastroschisis, congenital defect of the abdominal wall
 ś. komórki cell wall
 ś. naczyniowa vascular wall
ścianka division
 ś. działowa partition wall
 ś. ochronna protective screen (*rtg*)
ściągać astringe
ściągający astringent, styptic (agent)
ściek (kanał) sewer, sewer system
ścieki sewage, sewerage
 ś. miejskie municipal sewage, community sewage
 ś. radioaktywne radioactive waste
 ś. przemysłowe industrial waste
 ś., usuwanie sewage disposal
 ś., oczyszczanie sewage purification, sewage treatment
 ś., oczyszczalnia sewage treatment plant
ściekowy sewer
ścienny mural, parietal
ścieńczeć thin
ścieńczenie thinning
ścieranie abrasion, attrition, wearing away
 ś. naskórka mechanical abrasion of the epidermis
 ś. się zębów attrition of teeth
ścierny abrasive
ścierpnąć get numb
ścierpnięcie numbness
ścierpnięty numb
ścieśnienie narrowing, stenosis, contraction
 ś. czaszki craniostenosis, contraction of the skull
ścięgno tendon, sinew
 ś. Achillesa *p.* **ś. piętowe**
 ś., ból tenalgia, tenodynia, tenontodynia, desmodynia
 ś. i mięsień, przecięcie tenomyotomy, tenontomyotomy

 ś., piętowe calcaneal tendon, Achilles tendon
 ś., piętowe, ból achillodynia
 ś., piętowe, przecięcie achillotomy, achillotenotomy
 ś. piętowe, zapalenie kaletki achillobursitis
 ś. piętowe, zeszycie achillorrhaphy
 ś., plastyka tendoplasty, tenoplasty, tendinoplasty, tenontoplasty
 ś., pochewka tendon sheath
 ś., pochewka, guz olbrzymiokomórkowy localized nodular tendovaginitis
 ś., pochewka, odnoszący się do tendovaginal
 ś., pochewka, wycięcie tenosynovectomy
 ś., pochewka, zapalenie tendovaginitis, tenovaginitis, tendosynovitis, tenosynovitis, tenontothecitis
 ś., pochewka, zapalenie kosmkowe villous tendovaginitis
 ś., pochewka, zapalenie przerostowe hypertrophic tendovaginitis
 ś., pochewka, zapalenie ropne purulent tendovaginitis
 ś., pochewka, zapalenie surowicze serous tendovaginitis
 ś., pochewka, zapalenie trzeszczące tendovaginitis crepitans, tenalgia crepitans
 ś., pochewka, zapalenie ziarninujące granulomatous tendovaginitis
 ś., pochewka, zapalenie zrostowe adhesive tendovaginitis
 ś., pochewka, zapalenie zwężające stenosing tendovaginitis
 ś. podkolanowe hamstring tendon
 ś., przecięcie tenotomy, tendotomy, division of a tendon
 ś., przecinać tenotomize
 ś., przesunięcie tendon transfer
 ś., resekcja części tenectomy, tenonectomy
 ś., skostnienie ossification of a tendon, osteodesmosis
 ś., umocowanie tendon fixation, tenodesis

ś., umocowanie dla poprawy pozycji stawu tenodesis

ś., uwolnienie ze zrostów tenolysis, tendolysis

ś., użycie do podwieszenia w operacji nawykowego zwichnięcia stawu barkowego tenosuspension

ś., zapalenie tendinitis, tendonitis, tenositis, tenontitis

ś., zapalenie dnawe tenontagra

ś., zapalenie urazowe kostniejące ossifying traumatic tendinitis

ś., zerwanie tendon rupture

ś., zeszycie tenorrhaphy, tenosuture, tendinosuture

ś., zwapnienie calcification of a tendon

ścięgnisty tendinous

ścinać się p. krzepnąć

ściskać compress, squeeze

ściśliwość compressibility

ś., współczynnik compressibility factor

ślad trace

śladowy trace

ś., ilości trace amounts

ś., pierwiastki trace elements

śledzić trace, follow, observe

śledziona spleen, lien

ś., badanie rentgenowskie splenography, lienography

ś., brak asplenia

ś. i układ wrotny, badanie rentgenowskie splenoportography

ś. i wątroba, zapalenie splenohepatitis

ś., nacięcie splenotomy

ś., nadczynność hypersplenism, hyperfunction of the spleen

ś., opuszczenie splenoptosis, splenoptosia

ś., pęknięcie rupture of the spleen

ś., powiększenie splenomegaly, splenauxe, splenectasia, splenoma, enlargement of the spleen

ś., powiększenie w niedokrwistości hemolitycznej h(a)emolytic splenomegaly

ś., przekrwienie congestion of the spleen, splenemphraxis, splen(a)emia, hyper(a)emia of the spleen

ś., przemieszczenie splenectopia, splenectopy

ś., ropień abscess of the spleen, splenelcosis

ś., rozmiękanie splenomalacia, lienomalacia, softening of the spleen

ś., rozpad struktury splenolysis

ś., umocowanie ruchomej splenopexia, splenopexy, fixation of the spleen

ś., wyciąć splenectomize, perform splenectomy

ś., wycięcie splenectomy, lienectomy

ś., zapalenie splenitis, lienitis

ś., zapalenie okołośledzionowe perisplenitis

ś., zapalenie żyły śledzionowej splenophlebitis, splenophlebothrombosis

ś., zeszycie splenorrhaphy

ślepiec blind man, blind individual

ślepnąć get blind, become blind, lose the sight

ślepota blindness, amaurosis

ś. czynnościowa functional blindness, hysterical blindness, psychogenic blindness

ś. dzienna day blindness

ś. korowa cortical blindness, psychic blindness, soul blindness, cortical psychic blindness, visual agnosia

ś. laktacyjna lactation blindness

ś. liter letter blindness (a form of alexia)

ś. mocznicowa ur(a)emic blindness

ś. na barwę czerwoną protanopia, protanopsia, anerythropsia, anerythroblepsia, red blindness

ś. na barwę fioletową anianthinopsy

ś. na barwę niebieską tritanopia, acyanopia, acyanoblepsia, blue blindness

ś. na barwę niebieską i żółtą tetartanopsia, tritanopia, blue-yellow blindness

ś. na barwę zieloną achlorblepsia, achloropsia, aglaucopsia, green blindness, deuteranopia

ś., na barwę żółtą oxanthopsia, yellow blindness

ś. na barwy colo(u)r blindness, daltonism

ś. na barwy całkowita complete colo(u)r blindness, achromatopsia, monochromasia

ś. nocna nyctalopia, hesperanopia, night blindness

ś. olśnieniowa flash blindness, dazzle blindness

ś. pochodzenia zawodowego occupational blindness, vocational blindness

ś. powstrząsowa concussion blindness

ś. przeciążeniowa flight blindness, amaurosis fugax, visual blackout in aviators caused by centrifugal force

ś. przemijająca amaurosis fugax (in aviators or in patients with carotid atherosclerosis)

ś. rzucawkowa eclamptic amaurosis

ś. słowna word blindness, alexia

ś. zmierzchowa twilight blindness, aknephascopia

ślepy blind, amaurotic, amblyopic

ś. na jedno oko blind of one eye

ślimak 1) cochlea, helix; 2) snail (*zool.*)

ślina saliva

ś., brak asialism, aptyalism, aptyalia, arrested secretion of saliva

ś. spoczynkowa resting saliva

ś. uzyskana drażnieniem ślinianki podżuchwowej ganglionic saliva
ś. współczulna sympathetic saliva
ś., wydzielanie nadmierne hypersalivation, sialorrh(o)ea, hyperptyalism; *p.* **ślinotok**
ś. wydzielanie zmniejszone sialoporia, sialoschesis, hypoptyalism, hyposalivation, oligosialia
śliniak bib
ślinianka salivary gland, sialaden
ś., nacięcie sialadenotomy
ś., nowotwór sialoma
ś., plastyka przewodu sialodochoplasty
ś. podjęzykowa sublingual gland
ś. podjęzykowa, torbiel ranula, sublingual sialoc(o)ele
ś. podżuchwowa submandibular gland, submaxillary gland
ś. przyuszna parotid gland
ś. przyuszna, rak włóknisty parotidoscirrhus
ś. przyuszna, wycięcie parotidectomy
ś. przyuszna, zapalenie nagminne epidemic parotitis, mumps
ś. przyuszna, zapalenie pooperacyjne postoperative parotitis
ś. przyuszna, zwłóknienie parotidosclerosis, parotidoscirrhus
ś., rozszerzenie przewodu sialectasis, sialoangiectasis
ś., torbiel salivary gland cyst, sialoc(o)ele, ptyaloc(o)ele
ś., wycięcie sialadenectomy
ś., zapalenie sialadenitis, sialoadenitis, sialitis
ś., zapalenie przewodu sialoangiitis, sialodochitis, sialoductitis
ś., zwężenie przewodu sialostenosis
ślinotok sialorrh(o)ea, sialosis, ptyalism, ptyalorrh(o)ea, sialism, hypersalivation, salivation
ślinowy salivary, sialic, sialotic, sialine
ś., kamica salivary calculosis, salivolithiasis, sialolithiasis, ptyalolithiasis
ś. kamień, usunięcie chirurgiczne sialolithotomy, ptyalolithotomy
ś., przetoka salivary fistula, sialosyrinx
ś. przewód salivary duct
ś. przewód, plastyka sialodochoplasty
ś. przewód, rozszerzenie sialoangiectasia, ptyalectasia, sialectasis
ś. przewód, zapalenie sialoductitis, sialangiitis, sialodochitis
ś. przewód, zwężenie sialostenosis
śluz mucus
ś., pobudzający wydzielanie blennogenic, blennogenous
ś., upośledzone wydzielanie hypomyxia

ś., wydzielanie myxiosis, secretion of mucus
s., wydzielanie obfite blennorrhagia
ś., zahamowanie wydzielania mucostasis, blennostasis
śluzak myxoma
ś. mięsakowy myxosarcoma, sarcomatous myxoma
ś. rzekomy otrzewnej peritoneal pseudomyxoma, gelatinous ascites
ś. złośliwy myxoblastoma
śluzakochrzęstniak myxochondroma
śluzakogruczolak myxadenoma
śluzakonerwiak myxoneuroma
śluzakotłuszczak myxolipoma, lipomyxoma, lipomatous myxoma
śluzakowatość myxomatosis
śluzakowłókniak myxofibroma
śluzakowy myxomatous
śluzorodny mucigenous
śluzotok mucorrh(o)ea, blennorrh(o)ea
ś. odbytniczy proctorrh(o)ea
śluzotokowy mucorrh(o)eal, blennorrh(o)eal, blennorrh(o)eic
śluzotwórczy mucogenic, mucogenous, mucigenous, myxopoietic
śluzowaty mucoid
śluzowielocukier mucopolysaccharide
śluzowo-krwisty mucosanguineous, mucosanguinolent
śluzowo-ropny mucopurulent
śluzowo-surowiczy mucoserous
śluzowy mucous, muciform, mucilaginous
ś., błona mucous membrane, mucosa
ś., torbiel mucocele
śluzówka mucosa, mucous membrane, tunica mucosa
ś., zapalenie mucositis, catarrh
śmiech laugh, laughter, risus
ś. przymusowy forced laughter, compulsive laughter
śmierć death, decease, passing away
ś. biologiczna biological death
ś. gwałtowna violent death
ś. kliniczna clinical death
ś. mózgu brain death, decerebration
ś. nagła sudden death
ś. nagła i nieoczekiwana niemowlęcia crib death, cot death, sudden and inexplicable death of an infant apparently healthy
ś. płodu fetal death
śmiertelność mortality, lethality, fatality, death rate, per cent of deaths in a given disease
ś. noworodków neonatal mortality
ś. okołoporodowa perinatal mortality
ś. operacyjna surgical mortality

ś. pooperacyjna postoperative mortality
ś. poporodowa postnatal mortality
ś. przedporodowa prenatal mortality
ś. szpitalna hospital mortality
śmiertelny fatal, lethal, mortal, deadly
śniadanie próbne test breakfast, test meal
śpiączka coma
  ś. cukrzycowa diabetic coma
  ś. hiperglikemiczna hyperglyc(a)emic coma, diabetic coma
  ś. hiperglikemiczna bez kwasicy ketonowej hyperglyc(a)emic non-ketotic coma
  ś. hiperglikemiczna z kwasicą ketonową hyperglyc(a)emic ketotic coma
  ś. hipoglikemiczna hypoglyc(a)emic coma
  ś. insulinowa insulin coma
  ś. kwasicza ketotic coma
  ś. metaboliczna metabolic coma, coma caused by metabolic disorders
  ś. mleczanowa lactate coma
  ś. mocznicowa ur(a)emic coma
  ś. poudarowa apoplectic coma
  ś. w obrzęku śluzakowatym myx(o)edema coma
  ś. wątrobowa hepatic coma
śpiączkowy comatose
średni mean, average, medium
średnia mean, mean value
  ś. arytmetyczna arithmetical mean, arithmetical average
  ś. ważona weighted mean (*stat.*)
średnica diameter
średniogłowie mesocephaly
środek 1) agent, drug; 2) means, measure; 3) centre, center, middle
  ś. absorbujący absorbent
  ś. adrenergiczny adrenergic agent (drug etc.)
  ś. adrenolityczny adrenolytic agent (drug etc.)
  ś. antykoncepcyjny contraceptive (agent), contraceptive device
  ś. antykoncepcyjny hormonalny hormonal contraceptive
  ś. antykoncepcyjny mechaniczny mechanical contraceptive device
  ś. antykoncepcyjny wewnątrzmaciczny intrauterine contraceptive device, intrauterine loop
  ś. antykoncepcyjny złożony combined oral contraceptive
  ś. antyseptyczny antiseptic (agent)
  ś. antytoksyczny antitoxic agent (drug)
  ś. bakteriobójczy bactericide, bactericidal agent
  ś. bakteriostatyczny bacteriostatic agent
  ś. chemioterapeutyczny chemotherapeutic (agent)

ś. chłonący absorbent, absorbefacient (agent)
ś. cholinergiczny cholinergic agent
ś. chroniący przed skutkami promieniowania radioprotective agent
ś. chwastobójczy herbicide, weed killer
ś. cieniujący contrast medium
ś. ciężkości centre of gravity
ś. cucący analeptic (agent), restorative agent
ś. cytostatyczny cytostatic agent (drug)
ś. cytotoksyczny cytotoxic agent (drug)
ś. czyszczący laxative, cathartic (agent)
ś. dezynfekujący disinfectant, disinfecting agent
ś. do płukania rinsing solution, washing solution
ś. do płukania gardła gargle
ś. do znieczulania miejscowego topical an(a)esthetic
ś. drażniący irritant, irritating agent
ś. gorączkotwórczy pyrogen, pyretogen, pyrogenic agent
ś. grzybobójczy fungicide, fungicidal agent
ś. grzybostatyczny fungistatic agent, mycostatic agent
ś. hamujący czynność depressing agent, depressant
ś. hamujący czynność układu nerwowego central depressant
ś. hamujący krzepnięcie krwi anticoagulant
ś. hamujący procesy immunologiczne immunosuppressant
ś. hamujący produkcję hormonu tarczycy thyrostatic agent
ś. hamujący rozmnażanie wirusów virostatic agent, antiviral agent
ś. hamujący układ współczulny sympatholytic agent
ś. hipertensyjny hypertensive agent
ś. hipotensyjny hypotensive agent, hypotensive drug
ś. immunoregulujący immunoregulator, immunoregulatory agent
ś. kleszczobójczy acaricide, tick-destroying agent
ś. koagulujący coagulant
ś. kojący tranquillizer, tranquillizing agent, ataractic, psycho-sedative agent
ś. konserwujący conservant
ś. konstrastowy contrast medium
ś. krwiozastępczy blood substitute, blood-replacing agent
ś. leczniczy therapeutic agent, medicine, drug
ś. łagodzący alleviating agent, palliative agent
ś. makowcowy opiate

ś. mlekopędny galactagogue, lactagogue
ś. moczopędny diuretic (agent)
ś. moczopędny pętlowy loop diuretic
ś. moczopędny solny saluretic
ś. mukolityczny mucolytic (agent)
ś. napotny diaphoretic (agent), sudorific
ś. narkotyczny narcotic
ś. nasenny hypnotic (drug), sleep-inducing drug, somniferous drug, somnifacient
ś. nasercowy cardiac drug, cardiotonic drug
ś. neuroleptanalgetyczny neuroleptanalgesic drug
ś. neuroleptyczny neuroleptic (drug)
ś. neutralizujący neutralizing agent, antacid
ś. obniżający ciśnienie hypotensive agent
ś. odchudzający weight-reducing agent, slimming agent
ś. odczulający desensitizing agent
ś. odkażający disinfectant
ś. odpęczniający decongestant
ś. odstraszający (owady) repellent
ś. odtleniający antioxidant
ś. odurzający narcotic
ś. odwadniający dehydrating agent, dehydrant
ś. odwaniający deodorizant, deodorizer, antibromic agent
ś. odżywczy nutrient, nutritive agent
ś. opatrunkowy dressing material
ś. osłaniający coating agent
ś. osłabiający popęd płciowy anaphrodisiac
ś. owadobójczy insecticide, pesticide
ś. pasożytobójczy parasiticide, antiparasitic agent
ś. pobudzający stimulant, stimulating agent
ś. pobudzający apetyt orexigenic agent, appetite-stimulating agent
ś. pobudzający układ przywspółczulny parasympathicomimetic agent
ś. pobudzający układ współczulny sympathicomimetic agent, sympathomimetic agent
ś. pochłaniający wodę hygroscopic agent, hydroscopic agent
ś. podnoszący ciśnienie tętnicze pressor agent, hypertensive agent
ś. pomocniczy adjuvant, adjunct
ś. porażający akomodację oka cycloplegic agent
ś. porażający mięśnie muscle relaxant, myoplegic agent
ś. porażający mięśnie gładkie spasmolytic agent
ś. porażający układ adrenergiczny adrenolytic agent

ś. porażający układ przywspółczulny parasympathicolytic agent
ś. porażający układ współczulny sympathicolytic agent
ś. porażający zwoje ganglioplegic agent
ś. powierzchniowo czynny surface-active agent
ś. prątkobójczy antituberculous agent
ś. przeciwastmatyczny antiasthmatic (agent), antasthmatic
ś. przeciwbiegunkowy antidiarrh(o)eal agent
ś. przeciwbólowy analgesic, analgetic agent, pain-relieving agent
ś. przeciwcukrzycowy antidiabetic (agent)
ś. przeciwczerwiowy anthelminthic (agent), helminthagogue
ś. przeciwdepresyjny antidepressant
ś. przeciwdiuretyczny antidiuretic
ś. przeciwdrgawkowy anticonvulsant
ś. przeciwgnilcowy antiscorbutic agent
ś. przeciwgorączkowy antipyretic
ś. przeciwgruźliczy tuberculostatic
ś. przeciwgrzybiczy fungicide, fungicidal agent, antimycotic agent
ś. przeciwhistaminowy antihistaminic (agent)
ś. przeciw jadowi żmij antivenom, antivenin
ś. przeciwkaszlowy antitussive (agent), antitussic agent, antibechic agent
ś. przeciwkrwotoczny styptic (agent), h(a)emostatic agent
ś. przeciwkrzywiczy antirachitic agent
ś. przeciwkurczowy antispasmodic agent, spasmolytic agent
ś. przeciw niemiarowości serca antiarrhythmic agent
ś. przeciwpadaczkowy antiepileptic agent
ś. przeciwparkinsonowski antiparkinsonian drug
ś. przeciwpasożytniczy antiparasitic agent
ś. przeciwpotny antisudorific agent, antihidrotic agent
ś. przeciw robakom anthelminthic agent
ś. przeciwskurczowy spasmolytic (agent)
ś. przeciwświądowy antipruritic agent
ś. przeciwświerzbowy scabicide, scabieticide, scabicidal agent
ś. przeciw tasiemcom taenifuge
ś. przeciwwirusowy antiviral agent, viricide, virucide
ś. przeciwwymiotny antiemetic
ś. przeciwzapalny anti-inflammatory agent, antiphlogistic agent
ś. przeciwzakaźny antiseptic
ś. przeciwzakrzepowy anticoagulant

ś. przeczyszczający laxative, purgative, cathartic
ś. psychotropowy psychotropic agent
ś. redukujący reducing agent, reductor
ś. rozcieńczający diluent
ś. rozpraszający dispersing medium
ś. rozpuszczający solvent, dissolving agent, liquefacient
ś. rozpuszczający kamienie w ustroju litholytic agent
ś. rozpuszczający skrzep fibrinolytic agent, coagulolytic agent, clot-lysing agent
ś. rozpuszczający śluz mucolytic (agent)
ś. rozszerzający naczynia vasodilator, vasodilating agent, vasolytic
ś. rozszerzający oskrzela broncholytic (agent), bronchodilator
ś. rozszerzający źrenicę mydriatic
ś. rozwalniający = ś. przeczyszczający
ś. słodzący sweetener
ś. sympatykolityczny sympathicolytic (agent)
ś. sympatykomimetyczny sympathicomimetic (agent)
ś. ściągający astringent
ś. ścięgnisty krocza centrum tendineum of the perineum
ś. ślinopędny sialogogue, ptyalogogue
ś. tamujący krwawienie styptic, h(a)emostatic agent
ś. tonizujący tonic
ś. uspokajający sedative, calming agent
ś. uśmierzający alleviating agent
ś. utleniający oxidant
ś. utrwalający fixative
ś. wiatropędny carminative
ś. wirusobójczy virucide, virucidal agent
ś. wprowadzający do narkozy premedicating agent
ś. wykrztuśny expectorant
ś. wymiotny emetic
ś. wywołujący kichanie sternutatory
ś. wywołujący łzawienie lacrimator
ś. wywołujący miesiączkę emmenagogue
ś. wywołujący nudności nauseant
ś. wywołujący poronienie abortient, abortigenic, abortifacient
ś. wywołujący poród labo(u)r-inducing agent, oxytocic agent
ś. wzmagający popęd płciowy aphrodisiac
ś. wzmagający skurcze macicy uterotonic agent
ś. zabijający krętki spirochetocide
ś. zabijający plemniki spermicide
ś. zabijający robaki vermicide
ś. zabijający robaki obłe nematocide
ś. zabijający zarodniki sporicide
ś. zagęszczający inspissating agent

ś. zapierający obstruent
ś. zapobiegawczy ciąży contraceptive
ś. zapobiegawczy prophylactic agent, preventive agent
ś. zawieszający suspending medium
ś. zmiękczający emollient
ś. znieczulający an(a)esthetic (agent)
ś. znieczulający miejscowo topical an(a)esthetic
ś. znieczulający ogólnie general an(a)esthetic
ś. zobojętniający neutralizing agent
ś. zwężający naczynia vasoconstrictive agent, vasoconstrictor
ś. zwężający oskrzela bronchospastic agent
ś. zwężający źrenicę miotic (agent)
ś. zwiększający wydalanie kwasu moczowego uricosuric agent
ś. zwiększający wydalanie soli saluretic (agent)
ś. zwiększający wydzielanie secretagogue
ś. zwilżający humefactient
ś. zwiotczający relaxant
ś. żółciopędny cholagogue, cholagogic agent
ś. żółciotwórczy choleretic agent, cholopoietic agent
ś. żrący corrosive, caustic, diabrotic agent
środkowy middle, central
środowisko environment
ś. człowieka human environment
ś., zanieczyszczenie environmental pollution
środowiskowy environmental
śródbłonek endothelium
śródbłoniak endothelioma
śródbłonkowy endothelial
śródbrzuszny intra-abdominal
śródchłonka endolymph
śródczaszkowy intracranial
śródgałkowy intraocular
śródkanalikowy intracanalicular, intratubular
śródkomórkowy intracellular
śródkostna endosteum
śródkostny 1) endosteal; 2) intraosseous
śródkoście diploë
śródmaciczny intrauterine
śródmiąższowy interstitial, stromal
śródmięśniowy intramuscular
śródmózgowie mesencephalon
śródmózgowy intracerebral
śródnaczyniowy intravascular
śródoczny intraocular
śródopłucnowy intrapleural
śródoponowy intrathecal, intrameningeal
śródoskrzelowy intrabronchial
śródotrzewnowy intraperitoneal

śródpęcherzykowy intravesicular, intra-alveolar, intrafollicular
śródpiersie mediastinum
ś., torbiel mediastinal cyst
ś., zapalenie mediastinitis
śródpłucny intrapulmonary
śródpochwowy intravaginal
śródrdzeniowy intramedullary
śródręcze metacarpus
śródręczny metacarpal
śródsercowy intracardiac, intracardial
śródskórny intradermal, intracutaneous
śródstawowy intra-articular
śródstopie metatarsus, instep
śródstopny metatarsal
śródścienny intramural, intraparietal
śródtchawiczy intratracheal, endotracheal
śródtętniczy intra-arterial
śródustny intraoral
śródzrazikowy intralobular
świadectwo certificate
ś. lekarskie medical certificate
ś. urodzenia birth certificate
ś., wystawiać certify
ś. zgonu death certificate
świadomość consciousness, awareness
świadomy conscious, aware
światło 1) light; 2) lumen (of a hollow organ)
ś. jelita intestinal lumen
ś. monochromatyczne monochromatic light

ś. naczynia lumen of a vessel, vascular lumen
ś. odbite reflected light
ś. podczerwone infrared light
ś., przystosowanie do adaptation to light
ś., widmo spectrum light
ś. załamane refracted light
światłoczułość photosensitivity, light sensitivity, photo(a)esthesia
światłoodporność light resistance
światłoszczelny light-proof, light-tight
światłowstręt photophobia, light intolerance
świąd itch, pruritus
ś. sromu pruritus of the vulva
świeca candle, a unit of luminous intensity
świerzb scabies, itch, psora
ś., środek przeciw scabicide, scabieticide
świerzbiączka prurigo, atopic dermatitis
ś. guzkowa nodular prurigo, Hyde's disease
ś. letnia summer prurigo, prurigo aestivalis
ś. ogniskowa neurodermatitis
świerzbiączkowy pruriginous
świerzbowiec itch mite, Sarcoptes scabiei
świnka mumps, epidemic parotitis
ś. morska guinea pig, Cavia porcella (zool.)
świst wheeze, whistling sound, sibilant sound
ś. krtaniowy stridor
świsty (pl) whistling rales, sibilant rales
świszczący sibilant, wheezing

T

tabaczka snuff, a drug applied by insufflation into the nose

tabela table, chart

tabetyczny tabetic, tabic

tabetyk tabetic

tabletka tablet

  t. podjęzykowa sublingual tablet, linguette, buccal tablet

  t. podskórna hypodermic tablet

  t. pochwowa insert tablet, vaginal tablet

  t. powlekana coated tablet, enteric tablet

tabletkowy in tablet form

tablica table, chart

  t. do badania ostrości wzroku test chart, reading chart, vision test chart, test types

  t. pseudochromatyczna pseudoisochromatic chart, colo(u)r chart

taca tray

  t. z narzędziami instrument tray

tachyarytmia tachyarrhythmia

tachyfilaksja 1) rapid production of immunity, tachyphylaxis; 2) development of tolerance to drug

tachykardia tachycardia

tachypnea tachypn(o)ea

tajać thaw, melt

tajanie thawing, melting

tajemnica lekarska professional secrecy

taksonomia taxonomy, taxology

tal thallium, Tl (*chem.*)

talasemia thalass(a)emia, thalassan(a)emia, a group of inherited disorders of h(a)emoglobin metabolism

talawy thallous

talerz plate

  t. kości biodrowej iliac ala

talk talcum, talc, soapstone, steatite

talowy thallic

tamować control, restrain, arrest

  t. krwawienie control bleeding, arrest h(a)emorrhage

tampon tampon, pack, plug, gauze pad used for plugging a lumen, packing

t. donosowy nose tampon, nasal plug

t. doodbytniczy rectal pack

t. pochwowy vaginal pack

t. z waty cotton plug

tamponada tamponade, tamponing, tamponage, packing

  t. balonikowa balloon tamponade

  t. nosa przednia anterior nasal packing

  t. nosa tylna posterior nasal packing, choanal tamponade

  t. pochwy vaginal packing, vaginal tamponade

  t. serca cardiac tamponade, heart tamponage

tamponowanie tamponing, tamponage, packing, plugging

tanina tannin, tannic acid

taninian tannate

tantal tantalum, Ta (*chem.*)

tantalowy tantalic

tarcie friction, rub, friction rub, friction sound

  t. odłamów kości friction of bone fragments

  t. opłucnej pleural rub, pleural friction, pleural crackling

  t. osierdzia pericardial rub, pericardial friction

tarcza disc, disk, shield

  t. nerwu wzrokowego optic disc, optic papilla, optic nerve head

  t. nerwu wzrokowego, obrzęk choked disc, papill(o)edema

  t. nerwu wzrokowego, zagłębienie fizjologiczne physiologic cup

  t. nerwu wzrokowego, zagłębienie jaskrowe glaucomatous cup

  t. nerwu wzrokowego, zapalenie papillitis, optic papillitis

  t., zapalenie discitis, diskitis

  t. zastoinowa nerwu wzrokowego choked disc, papill(o)edema

tarczka 1) tarsus (of the eyelid); 2) scutum (of favus)

t. powiekowa tarsus, tarsal cartilage, ciliary cartilage
t. powiekowa, nacięcie tarsotomy
t. powiekowa, plastyka tarsoplasty
t. powiekowa, wycięcie tarsectomy
t. powiekowa, zapalenie tarsitis
t. woszczynowa scutum of favus, scute, scutulum of favus, scutulum
tarczkowaty scutiform
tarczkowy tarsal
tarczowaty discoid, disciform
tarczowy discoid, diskoid
tarczyca thyroid, thyroid gland
t., brak athyreosis, thyroprivia
t., choroba serca pochodzenia tarczycowego thyrocardiac disease
t., czynność prawidłowa euthyroidism, euthyreosis
t., guzek thyroid nodule
t., guzek gorący autonomic hyperactive thyroid nodule, hot nodule
t., guzek zimny neutral nodule, cold nodule
t. językowa lingual thyroid, lingual struma
t., leczenie wyciągiem z thyrotherapy, thyroidotherapy
t., nacięcie thyroidotomy, thyrotomy
t., nadczynność hyperthyroidism, hyperthyreosis, thyrotoxicosis, thyreotoxicosis
t., niedoczynność hypothyroidism, hypothyreosis
t., niedorozwój thyreoaplasia
t., niszczący thyrolytic
t., opuszczenie thyroptosis
t., pobudzający czynność thyrotrophic, thyrotropic
t., powiększenie = wole
t., stymulator długo działający long-acting thyroid stimulator
t., wyciąć thyroidectomize
t., wycięcie thyroidectomy
t., zapalenie thyroiditis
t., zapalenie limfocytowe subacute lymphocytic thyroiditis, Hashimoto's disease
t., zapalenie olbrzymiokomórkowe subacute granulomatous thyroiditis, de Quervain's disease
t., zapalenie przewlekłe zanikowe chronic atrophic thyroiditis
t., zapalenie przewlekłe włókniste chronic fibrous thyroiditis, ligneous thyroiditis, Riedel's struma
tarczycowy thyroid, thyreoid
tarń spinous process, acantha
t. dwudzielna bifid spinous process
tasiemcobójczy t(a)enicidal, t(a)enicide
tasiemcopędny t(a)enifugal

tasiemczyca t(a)eniasis, infestation by tapeworms
tasiemiec tapeworm, t(a)enia
t. bąblowcowy hydatid tapeworm, *Echinococcus, Taenia echinococcus*
t. bruzdogłowy fish tapeworm, broad fish tapeworm, *Diphyllobothrium*
t., człon proglottid, proglottis, strobilum, strobile
t., dojrzały człon strobile, strobilum
t. karłowaty dwarf mouse tapeworm, *Hymenolepis nana,* dwarf tapeworm
t. koci *Hydatigera taeniaeformis*
t. nieuzbrojony unarmed tapeworm, beef tapeworm, hookless tapeworm, *Taenia saginata*
t. samotny armed tapeworm, solitary tapeworm, pork tapeworm, *Taenia solium*
t. uzbrojony = t. samotny
taśma band, tape, t(a)enia (*anat.*)
t. naczyniówkowa t(a)enia choroidea
tatuaż tattoo
tchawica trachea, windipipe
t. i krtań, zapalenie laryngotracheitis
t. i oskrzela, wziernikowanie tracheobronchoscopy
t. i oskrzela, zapalenie tracheobronchitis
t., naciąć tracheotomize
t., nacięcie tracheotomy
t., plastyka tracheoplasty
t., rozmiękanie tracheomalacia
t., szczelina tracheoschisis, fissure of the trachea
t., wytworzenie otworu w tracheostomy
t., wziernikowanie tracheoscopy
t., zapalenie tracheitis, trachitis
t., zeszycie tracheorrhaphy
t., zwężenie tracheostenosis
tchawiczy tracheal
technecjan technetate
technet technetium, Tc (*chem.*)
technik technician
t. dentystyczny dental technician
t. laboratoryjny laboratory technician
t. rentgenowski x-ray technician
technika technique, technic
technologia technology
telangiektazja telangiectasia, telangiectasis
telerentgenoterapia teleroentgenotherapy
tellur tellurium, Te (*chem.*)
telluran tellurate
tellurawy tellurous
tellurek telluride
tellurowy telluric
temblak sling
temperament temperament, psychic constitution
temperatura temperature

t. **absolutna** absolute temperature, Kelvin's scale
t. **bezwzględna** absolute temperature
t. **ciała** body temperature
t. **ciała głęboka** core temperature
t. **ciała, powierzchni** surface temperature
t. **otoczenia** ambient temperature, environmental temperature
t. **pokojowa** room temperature
t. **poniżej normalnej** subnormal temperature
t., **regulacja** thermoregulation
t. **skóry** skin temperature
t. **w odbycie** rectal temperature
t. **zewnętrzna (poza budynkiem)** outdoor temperature
t. **zamarzania** freezing point
tempo rate
t. **wzrostu** growth rate
tendencja tendency, trend
tenoplastyka tenoplasty, tenotoplasty
tenotomia tenotomy
teobromina theobromine
teobrominian sodowy z salicylanem sodu theobromine sodium salicylate
teofilina theophylline
t., **etylenodwuamina** aminophylline, theophylline ethylenediamine
terapeuta therapeutist, therapist
terapeutyczny therapeutic, therapeutical
terapeutyka therapeutics
terapia therapy, treatment
t. **bodźcowa** stimulation therapy
t. **dietetyczna** dietotherapy, diet therapy, alimentary therapy
t. **fizykalna** physical therapy, physiotherapy
t. **głęboka** deep x-ray therapy
t. **głodowa** hunger therapy, limotherapy
t. **gorączkowa** fever therapy
t. **grupowa** group therapy
t. **inhalacyjna** inhalation therapy
t. **korekcyjna** corrective therapy
t. **megawoltażowa** megavoltage therapy, high-voltage therapy
t. **mikrofalowa** microwave therapy
t. **łagodząca** palliative therapy
t. **nieswoista** non-specific therapy
t. **objawowa** symptomatic therapy, palliative therapy
t. **podtrzymująca** supportive therapy
t. **przeciwzakrzepowa** anticoagulant therapy
t. **radem śródmiąższowa** interstitial radium application
t. **radioizotopowa** radionuclide therapy
t. **swoista** specific therapy
t. **tlenem pod zwiększonym ciśnieniem** hyperbaric oxygen therapy

t. **wstrząsami insulinowymi** insulin shock therapy
t. **zachowawcza** conservative therapy
t. **zajęciowa** occupational therapy
t. **zastępcza** substitutive therapy
teratoblastoma teratoblastoma, teratoma
teratogeneza teratogenesis, teratogeny
teratogenny teratogenic
teratoma teratoma
terb terbium, Tb (*chem.*)
termiczny thermal
termin 1) term, date; 2) term (terminological)
t. **ważności leku** expiration date
terminologia terminology, nomenclature
t. **chemiczna** chemical terminology
t. **chorób** nosologic terminology
termofor hot-water bottle, hot-water bag, thermophore
termogeneza thermogenesis
t. **dreszczowa** shivering thermogenesis
t. **niedreszczowa** non-shivering thermogenesis
termokauteryzacja thermocautery, thermoelectric cautery
termokoagulacja thermocoagulation
termolabilny thermolabile
termometr thermometer
t. **lekarski** clinical thermometer, fever thermometer, self-registering thermometer
t. **rtęciowy** mercurial thermometer
termometria thermometry
termoogniwo thermocouple
termopara thermocouple
termoreceptor thermoreceptor
termoregulacja thermoregulation
termostabilny thermostable, thermostabile
termostat thermostat, thermoregulator
terpentyna turpentine
test test, assay; *p. też* **próba**
t. **analityczna** assay
t. **asocjacji słownych** association test
t. **bakteriobójczości** bactericidal action test
t. **biologiczny** biological test, bioassay
t. **chi-kwadrat** chi-square test (*stat.*)
t. **ciążowy** pregnancy test, gravidity test
t. **cytotoksyczności** cytotoxicity test
t. **czynnościowy** function test
t. **czynnościowy nerek** renal function test
t. **czynnościowy wątroby** liver function test
t. **degranulacji bazofilów** basophil degranulation test
t. **ELISA** enzyme-linked immunosorbent assay
t. **fluorescencyjny enzymoimmunologiczny** fluoroenzymoimmunoassay, FIST
t. **hiperwentylacyjny** hyperventilation test
t. **histaminowy** histamine test
t. **immunologiczny** immunoassay

t. inteligencji intelligence test
t. immobilizacji krętków treponema immobilization test
t. krystalizacji śluzu szyjki macicy fern test
t. krzyżowy cross test
t. labiryntu maze test
t. łamliwości krwinek czerwonych erythrocyte fragility test
t. łamliwości włośniczek capillary fragility test, capillary resistance test
t. łysinkowy plaque-forming cell test
t. Mastera Master's two-step test, two-step exercise test
t. mieszanej hemadsorpcji mixed h(a)emadsorption test
t. mieszanej hodowli limfocytów mixed lymphocyte culture test
r. neutralizacji neutralization test
t. obciążenia glukozą glucose load test, glucose tolerance test
t. obciążeniowy loading test, load test
t. okienka skórnego skin window test (of Rebuck)
t. płatkowy patch test, epidermal patch test
t. prowokacji provocation test, challenge test
t. psychogalwaniczny psychogalvanic test, skin resistance test
t. psychologiczny psychological test, psychometric test
t. punktowy prick test
t. radioalergosorpcyjny radioallergosorption test, RAST
t. radioimmunosorpcyjny radioimmunosorption test, RIST
t. rogowacenia nabłonka pochwy vaginal cornification test
t. schodkowy two-step exercise test (of Master)
t. skórny skin test, patch test
t. skriningowy screening test
t. słowny verbal test
t. spojówkowy ophthalmic test, conjunctival hypersensitivity test
t. tolerancji glukozy glucose tolerance test, glucose load test
t. transformacji blastycznej limfocytów blastic transformation test, lymphoblastic transformation test
t. trzech szklanek three-glass test
t. tuberkulinowy tuberculin test
t. tymolowy thymol turbidity test
t. wchłaniania ksylozy xylose absorption test
t. wiązania dopełniacza complement fixation test
t. wysiłkowy exercise test

t. zahamowania biernej hemoaglutynacji passive h(a)emagglutination inhibition test
t. zahamowania biernej hemolizy passive h(a)emolysis inhibition test
t. zahamowania migracji makrofagów macrophage migration inhibition test
t. żywotności miazgi pulp vitality test, pulp test
t. żywotności miazgi elektryczny faradic pulp test
t. żywotności miazgi termiczny thermal pulp test
testosteron testosterone
tetracyklina tetracycline
tetralogia tetralogy
tetraplegia quadriplegia, tetraplegia
tęczówka iris
t. bombiasta iris bombé, bulging iris
t., ból iridalgia, iralgia
t., brak aniridia, irideremia, iridesteresis
t. diagnostyka z iridodiagnosis, iridology
t., drżenie iridodonesis, iridotromos, agitated motion of iris
t. i ciało rzęskowe, wycięcie iridocyclectomy
t. i ciało rzęskowe, zapalenie iridocyclitis, cycloiritis
t. i ciało rzęskowe i naczyniówka, zapalenie iridocyclochoroiditis
t. i naczyniówka, zapalenie iridochoroiditis
t. i torebka soczewki, zapalenie iridocapsulitis, iridoperiphakitis
t. i twardówka, nacięcie iridosclerotomy
t., nacięcie iridotomy, iritomy, irotomy, incision into the iris
t., nowotworzenie naczyń w rubeosis of the iris
t., obrzmienie iridoncosis, iridoncus, thickening of the iris
t., oderwanie iridoavulsion, iridodialysis, iridodiastasis
t., podwiązanie wydobytej przez nacięcie iridodesis, iridesis
t., podwinięcie iridentropium, inversion of the iris
t., porażenie iridoplegia, iridoparalysis, iridoparesis
t., porażenie odruchowe reflex iridoplegia, absence of pupillary light reflex
t., rozerwanie iridorrhexis
t., rozwarstwienie iridoschisis
t., szczelina iridocoloboma
t., uwięźnięcie iridencleisis
t., uwolnienie ze zrostów iridomesodialysis, separation of adhesions around the pupil, corediolysis
t., wkleszczenie iridencleisis

t., wycięcie iridectomy, corectomy
t., wycięcie obwodowe peripheral iridectomy, buttonhole iridectomy, stenopeic iridectomy
t., wypadnięcie (na zewnątrz) iridocele, iridoptosis, myiocephalon
t., wywinięcie iridectropium, eversion of part of the iris
t., zapalenie iritis
t., zapalenie grudkowe follicular iritis
t., zapalenie różnobarwne heterochromic iritis
t., zapalenie surowicze serous iritis
t., zapalenie współczulne sympathetic iritis
t., zapalenie wysiękowo-włóknikowe plastic iritis, spongy iritis
t., zwiotczenie iridomalacia, degenerative softening of the iris
tęczówkowy iridal, iridial, iridian, iridic
tęgoryjec ancylostoma, hookworm
  t. amerykański *Necator americanus*, New World hookworm
  t. dwunastnicy *Ancylostoma duodenale*, Old World hookworm
  t., zakażenie invasion by hookworms, hookworm disease
tępak dullard
tępić exterminate, eradicate, destroy
tępienie extermination, eradication
  t. gryzoni eradication of rodents, deratization
  t. owadów extermination of insects
  t. pasożytów eradication of parasites
  t. robactwa disinfestation, eradication of vermin
  t. szczurów deratization, extermination of rats
  t. wszy delousing
tępota dullness
  t. umysłowa mental dullness
tępy 1) blunt, obtuse; 2) dull (mentally)
tętniak aneurysm
  t. aorty aortic aneurysm
  t. aorty brzusznej abdominal aortic aneurysm
  t. bakteryjny bacterial aneurysm, mycotic aneurysm, embolomycotic aneurysm
  t. groniasty racemose aneurysm
  t. kędzierzasty cirsoid aneurysm
  t. miażdżycowy atherosclerotic aneurysm, arteriosclerotic aneurysm
  t. mózgowy cerebral aneurysm
  t. mózgowy wrodzony berry aneurysm, congenital cerebral aneurysm
  t., nacięcie aneurysmotomy
  t., obliteracja wprowadzeniem drutu do worka filipuncture of the aneurysm
  t., operacja plastyczna aneurysmoplasty

t., owinięcie wrapping of aneurysm
t., pęknięcie rupture of aneurysm
t., podwiązanie ligation of aneurysm
t. prosowaty miliary aneurysm
t. rozwarstwiający dissecting aneurysm
t. rzekomy false aneurysm, diffuse aneurysm, consecutive aneurysm, pulsating encapsulated h(a)ematoma in communication with an artery
t. rzekomy pourazowy traumatic false aneurysm, pulsating h(a)ematoma
t. serca cardiac aneurysm, mural aneurysm, ventricular aneurysm
t. siatkówki retinal microaneurysm
t., szmer aneurysmal bruit
t. tętnicy nerkowej renal aneurysm
t. tętniczo-żylny arteriovenous aneurysm, varicose aneurysm, aneurysmal varix
t. urazowy traumatic aneurysm
t. wewnątrzczaszkowy intracranial aneurysm
t., worek sac of the aneurysm, pouch of the aneurysm, aneurysmal sac
t. workowaty saccular aneurysm, sacculated aneurysm, ampullary aneurysm
t. wrzecionowaty fusiform aneurysm
t., wycięcie aneurysmectomy
t. zatorowy embolic aneurysm
t., zamknięcie klamerką (zaklipsowanie) aneurysm clipping
t., zamknięcie tętnicy doprowadzającej aneurysm trapping
t. z pociągania traction aneurysm
t., zszycie aneurysmorrhaphy
t. żylakowy varicose aneurysm
tętniakowy aneurysmal, aneurysmatic
tętniący pulsating, pulsatile, throbbing (pain)
tętnica artery
  t. bezimienna anonymous artery, innominate artery, brachiocephalic trunk
  t. beleczkowe (mięśni) trabecular arteries
  t. biodrowa wewnętrzna, zewnętrzna internal, external iliac artery
  t. biodrowa wspólna common iliac artery
  t. drożna patent artery
  t., drożność patency of an artery
  t., gałąź branch of an artery, ramus of an artery
  t. główna aorta; *p.* **aorta**
  t. końcowe end arteries, terminal arteries
  t. kręgowa vertebral artery
  t. łącząca (mózgowa) przednia, tylna communicating artery, anterior, posterior
  t., martwica arterionecrosis
  t., miażdżyca atheromatosis of the artery, atherosclerosis
  t. mózgowa przednia anterior cerebral artery

t. mózgowa środkowa middle cerebral artery
t. mózgowa tylna posterior cerebral artery
t. móżdżku dolna przednia anterior inferior cerebellar artery
t. móżdżku dolna tylna posterior inferior cerebellar artery
t. móżdżku górna superior cerebellar artery
t., nacięcie arteriotomy, incision of artery
t. nerkowa renal artery
t. nietętniąca pulseless artery
t., obłuszczenie periarterial sympathectomy
t., obszar unaczynienia distribution area of an artery, territory supplied by an artery, region served by an artery
t., odejście origin of an artery, branching-off of an artery
t. odżywcze nutrient arteries
t., ognisko kaszowate w atheroma
t. oponowa meningeal artery
t., pęknięcie rupture of artery, arteriorrhexis
t., pętla arterial coil, coiled artery
t. plastyka arterioplasty, arterial reconstruction, arterial repair
t. płucna lewa, prawa left, right pulmonary artery
t. płucna, nieprawidłowe odejście transposition of the pulmonary artery
t. podkolanowa popliteal artery
t. podobojczykowa subclavian artery
t. podstawna basilar artery
t. przeszywające perforating arteries
t. ramienna brachial artery, humeral artery
t. rdzeniowa przednia, tylna spinal artery anterior, posterior
t., rozdwojenie arterial bifurcation
t., rozerwanie rupture of an artery
t., rozgałęzienie ramification of an artery, branching
t., rozszerzenie arterial dilatation, dilation
t., rozszerzenie patologiczne arteriectasis
t. skroniowa, zapalenie temporal arteritis, giant cell arteritis, cranial arteritis
t., skurcz arteriospasm, arterial constriction
t., stwardnienie arteriosclerosis
t., szew arteriorrhaphy, suture of artery
t. szyjna wewnętrzna internal carotid artery
t. szyjna wspólna common carotid artery
t. szyjna zewnętrzna external carotid artery
t. typu mieszanego mixed type artery
t. typu mięśniowego muscular artery, medium artery, distributing artery
t. typu sprężystego elastic artery
t. udowa femoral artery
t. udowa głęboka deep femoral artery

t. wątrobowa hepatic artery
t. wieńcowa, lewa, prawa coronary artery, left, right
t., wycięcie arteriectomy, arterectomy, excision of artery
t., wycięcie błony wewnętrznej endarterectomy
t., zagięcie kinking of artery
t., zamknięcie closure of artery, occlusion of artery, obstruction of artery, obliteration of artery
t. zaopatrujące supplying arteries
t., zapalenie arteritis
t., zapalenie bakteryjne błony wewnętrznej bacterial endarteritis
t., zapalenie błony wewnętrznej endarteritis
t., zapalenie gośćcowe rheumatic arteritis
t., zapalenie guzkowe periarteritis nodosa, polyarteritis nodosa, arteritis nodosa, necrotizing arteritis
t., zapalenie okołotętnicze periarteritis
t., zapalenie reumatoidalne rheumatoid arteritis
t., zapalenie rozrostowe błony wewnętrznej proliferative endarteritis
t., zapalenie zakrzepowe thromboarteritis
t., zapalenie zarostowe obliterative endarteritis
t., zespolenie arterial anastomosis
t., zwężenie arteriostenosis, narrowing of artery
tętniczka arteriole, arteriola
t. doprowadzająca kłębka nerkowego afferent glomerular arteriole
t. odprowadzająca kłębka nerkowego efferent glomerular arteriole
t. przedwłosowata precapillary arteriole
t. włosowata capillary arteriole
t., zapalenie arteriolitis
t., zapalenie martwicze necrotizing arteriolitis
tętniczkowy arteriolar
tętniczo-żylny arteriovenous
tętniczy arterial
tętnić pulsate, throb, beat
tętnienie pulsation, throbbing, beating
t. koniuszka serca apex beat, apex thrust
t. nadbrzusza epigastric pulsation
tętno pulse, throb, beat; *p. też* **sfigmo-**
t., amplituda pulse amplitude
t. anakrotyczne = t. wstępujące
t., aparat do zapisu sphygmograph
t. bliźniacze bigeminal pulse, bigeminy, coupled pulse, coupled beats
t., brak acrotism, pulselessness
t. chybkie abrupt pulse, quick pulse, short pulse
t. chybkie i wysokie water-hammer pulse,

piston pulse, cannon-ball pulse, collapsing pulse, Corrigan's pulse, trip-hammer pulse, a pulse with forcible impulse but immediate collapse (in aortic incompetence)

t., ciśnienie pulse pressure
t., częstość pulse rate
t. czworacze quadrigeminal pulse, with beats grouped in fours
t. drutowate wiry pulse
t. duże large pulse, full pulse, high pulse
t. dwubitne dicrotic pulse, a pulse with a palpable dicrotic wave
t. dziwaczne paradoxical pulse, Kussmaul's pulse
t., fala pulse wave
t. faliste undulating pulse
t. i akcja serca, zapis fali sphygmocardiography, sphygmocardioscopy
t. innomiarowe allorhythmic pulse, a pulse with regularly recurring irregularity
t. jednobitne monocrotic pulse
t. katakrotyczne = **t. zstępujące**
t. ledwo wyczuwalne trembling pulse, tremulous pulse
t. leniwe sluggish pulse
t. miękkie soft pulse
t. naddykrotyczne jerky pulse, vibrating pulse, leaping pulse, sharp pulse
t. napięte tense pulse, cordy pulse, hard full pulse
t. naprzemienne alternating pulse
t. niemiarowe irregular pulse, arrhythmic pulse
t., niemiarowość zupełna permanently irregular pulse
t. nitkowate filiform pulse, thready pulse
t. poddwubitne hypodicrotic pulse
t. przedsionkowe atrial venous pulsation, atriovenous pulsation, jugular pulse, bulbar pulse
t. przepuszczające intermittent pulse, dropped-beat pulse
t. przerywane intermittent pulse
t., przyspieszenie increased pulse rate, tachysphygmia
t., spowolnienie bradysphygmia
t. trojacze trigeminal pulse, a pulse with beats occurring in trios
t. twarde hard pulse
t. wielobitne polycrotic pulse
t. włośniczkowe capillary pulse, nail pulse
t. wstępujące anacrotic pulse
t., wykres sphygmogram
t., wymacywanie pulse palpation, feeling of pulse, sphygmopalpation
t. wypadające deficient pulse, dropped pulse

t. z niemiarowością oddechową respiratory pulse
t. zstępujące catacrotic pulse
t. żylne venous pulse
t. żylne wątrobowe hepatic pulsation, hepatic venous pulse

tężcowy tetanic
tężec tetanus, lockjaw
tężenie solidification, setting, coagulation, hardening
tężyczka tetany
t. ciężarnych tetany of gravidity
t. dziecięca infantile tetany
t. hiperwentylacyjna hyperventilation tetany
t. hipokalcemiczna hypocalc(a)emic tetany
t. pooperacyjna postoperative tetany, parathyroprival tetany, parathyroid tetany
t. utajona latent tetany, spasmophilia
t. w niedoborze magnezu tetany of magnesium deficiency
t. w niedoczynności przytarczyc parathyroid tetany, hyperparathyroid tetany, parathyroprival tetany
t. w zasadowicy tetany of alkalosis
t. żołądkowa gastric tetany (after prolonged vomiting)

tiamina thiamin, thiamine, vitamin B_1
tik tic, convulsive spasm
t. drgawkowy convulsive tic, facial tic, mimic tic, facial spasm, palmus, prosopospasm
t. drgawkowy w nerwobólu nerwu trójdzielnego tic douloureux
t. potakiwania salaam tic, salaam cramp, bowing tic

tioaldehyd thioaldehyde
tioalkohol mercaptan, thioalcohol
tiocyjanian thiocyanate, rhodanate
tiosiarczan thiosulphate
tiotlenek thioxide, sulphoxide
t. dwumetylowy dimethyl sulphoxide, DMSO

tkanka tissue, tela
t. bliznowata scar tissue
t. chondroidalna chondroid tissue, fibrohyaline tissue
t. chromafinowa chromaffin tissue
t. chrzęstna cartilaginous tissue, cartilage
t. chrzęstna sprężysta elastic cartilage, yellow cartilage
t. chrzęstna szklista hyaline cartilage
t. chrzęstna włóknista fibrocartilage
t. galaretowata gelatinous tissue, mucoid tissue
t. glejowa glia, neuroglia
t. gruczołowa glandular tissue
t. jamista cavernous tissue, erectile tissue

t. kostna bone tissue, osseous tissue
t. krwiotwórcza h(a)emopoietic tissue
t. limfatyczna lymphatic tissue, adenoid tissue, lymphoid tissue
t. łączna connective tissue
t. łączna, choroba connective tissue disease, collagen disease
t. łączna okołomięśniowa perimysium
t. łączna okołomięśniowa, zapalenie perimyositis
t. łączna okołostawowa periarticular connective tissue
t. łączna okołostawowa, zapalenie perisynovitis
t. łączna oporowa supporting connective tissue
t. łączna siateczkowa reticular tissue, retiform tissue
t. łączna sprężysta elastic tissue
t. łączna włóknista fibrous tissue
t. łączna wiotka areolar tissue, flabby tissue
t. łączna, zapalenie cellulitis
t. mezenchymatyczna mesenchymal tissue
t. miękka soft tissue
t. mięśniowa gładka smooth muscular tissue
t. mięśniowa poprzecznie prążkowana striated muscular tissue
t. mięśniowa sercowa cardiac muscular tissue
t. nabłonkowa epithelial tissue, epithelium
t. naczyniówkowa tela choroidea, choroid tela
t. nerwowa nervous tissue, nerve tissue
t. podskórna subcutaneous tissue, panniculus, hypodermis
t. podskórna, zapalenie panniculitis
t. siateczkowa reticular tissue
t. sprężysta elastic tissue
t. śluzowa mucous connective tissue, Wharton's jelly
t. śródbłonkowa endothelial tissue, endothelium
t. śródmiąższowa interstitial tissue, stroma
t. tłuszczowa fatty tissue, adipose tissue
t. tłuszczowa, martwica steatonecrosis
t. tłuszczowa, zanik lipoatrophy
t. tłuszczowa, zapalenie adipositis
t. twarda hard tissue
t. włóknista fibrous tissue
tkankowy tissue, tissular
tkliwość tenderness
t. miejscowa local tenderness, tender spot
tkliwy tender
tlen oxygen, O (*chem.*)
t. atmosferyczny atmospheric oxygen
t., leczenie oxygen therapy

t., leczenie pod zwiększonym ciśnieniem hyperbaric oxygen therapy
t., małe stężenie we krwi anox(a)emia, hypox(a)emia, hypoxic anoxia, anoxic an(a)emia
t., małe stężenie w tkankach hypoxia, anoxia
t., niedobór oxygen deficiency, oxygen want
t., nośnik oxygen carrier
t., usuwanie ze związków deoxidation
t., zapotrzebowanie na requirement for oxygen, demand for oxygen
tlenek oxide
t. etylenu ethylene oxide
t. propylenu propylene oxide
t. węgla carbon monoxide
t. żelazawy ferrous oxide
t. żelazowy ferric oxide
tlenokwas oxyacid
tlenoterapia oxygen therapy
t. pod wysokim ciśnieniem hyperbaric oxygen therapy
tlenowiec aerobe, aerobic bacterium
tłoczek strzykawki piston
tłuczek pestle, pounder (*pharm.*)
tłumić suppress, inhibit, depress, extinguish, stifle, muffle, damp, dampen
tłumienie suppression, inhibiting, depression, damping (*elec.*)
t. hałasu sound damping
tłuszcz fat
t., gromadzenie w ustroju lipopexia, adipopexia
t., mobilizujący rezerwy w ustroju adipokinetic, lipokinetic, fat-mobilizing
t. obojętny neutral fat, triglyceride
t., powstawanie lipogenesis
t. roślinny vegetable fat
t., rozpad lipolysis
t., rozpad powodujący lipolytic
t., tworzenie się lipogenesis, adipogenesis
t. we krwi lip(a)emia
t. w moczu lipuria
t. zwierzęcy animal fat
tłuszczak lipoma, adipose tumo(u)r
t. mięsakowy liposarcoma, sarcomatous lipoma, infiltrating lipoma, lipoblastic lipoma
t. śluzowaciejący myxomatous lipoma, myxolipoma
t. uszypułowany pedunculated lipoma
t. włóknisty fibrolipoma, fibrous lipoma
tłuszczakomięsak liposarcoma, infiltrating lipoma
tłuszczakomięśniak lipomyoma
tłuszczakośluzak lipomyxoma

tłuszczakowatość lipomatosis, liposis, adiposis

  t. bolesna adiposis dolorosa, lipomatosis neurotica, Dercum's disease

tłuszczakowłókniak lipofibroma, fibrolipoma, adipofibroma

tłuszczomocz liposuria, adiposuria

tłuszczowce (*pl*) lipids

tłuszczowy fatty, adipose, adipic

  t., przepuklina lipocele, fat hernia

tłuszczyk spojówki pinguecula, pinguicula

toczeń lupus (this term covers several quite different diseases)

  t. brodawkujący verrucous lupus, papillomatous lupus

  t. gruźliczy tuberculous lupus, cutaneous tuberculosis, true lupus

  t. gruźliczy przerostowy hypertrophic lupus, lupus vegetans

  t. gruźliczy łuszczycowy lupus psoriasis

  t. gruźliczy szpecący lupus mutilans

  t. odmrozinowy lupus pernio, chilblain lupus

  t. rumieniowaty lupus erythematosus, lupus erythematodes

  t. rumieniowaty głęboki subcutaneous lupus erythematosus

  t. rumieniowaty narządowy visceral lupus erythematosus, systemic lupus erythematosus

  t. rumieniowaty ogniskowy discoid lupus erythematosus, chronic discoid lupus erythematosus

  t. rumieniowaty podskórny subcutaneous lupus erythematosus

  t. rumieniowaty powierzchowny superficial lupus erythematosus

  t. rumieniowaty przewlekły discoid lupus erythematosus, chronic discoid lupus erythematosus

  t. rumieniowaty trzewny visceral lupus erythematosus, systemic lupus erythematosus

  t. rumieniowaty układowy systemic lupus erythematosus, visceral lupus erythematosus

  t. rumieniowaty uogólniony systemic lupus erythematosus, visceral lupus erythematosus

  t. stwardniający lupus sclerosus

toczniowy lupous, lupoid, lupiform

togawirusy (*pl*) togaviruses

tok course

  t. myśli current of thoughts

tokoferol tocopherol

tokografia tocography

tokologia tocology, obstetrics

toksemia tox(a)emia, toxic(a)emia

  t. ciążowa tox(a)emia of pregnancy

  t. jelitowego pochodzenia enterotox(a)emia

toksemiczny tox(a)emic

toksoplazma toxoplasma, *Toxoplasma gondii*

toksoplazmoza toxoplasmosis

toksyczność toxicity

toksyczny toxic

toksykogenność toxigenicity

toksykogenny toxigenic, toxicogenic

toksykologia toxicology

  t. przemysłowa industrial toxicology

  t. sądowo-lekarska forensic toxicology, medico-legal toxicology

toksykoza toxicosis, toxicopathy

toksyna toxin

  t. bakteryjna bacterial toxin, bacteriotoxin

  t. hemolityczna h(a)emotoxin, h(a)emolytic toxin

  t. komórkowa cytotoxin

  t. nerkowa nephrotoxin

  t. neurotropowa neurotoxin

  t. sercowa cardiotoxin, a toxin damaging the heart

tolbutamid tolbutamide, tolbutylurea

tolerancja tolerance

  t. gatunkowa species tolerance

  t. grawitacji gravitation tolerance

  t. krzyżowa cross tolerance

  t. leku drug tolerance

  t. osobnicza individual tolerance

tolerowanie tolerance, toleration

tomografia tomography

  t. komputerowa computer tomography, computerized tomography, computed tomography

  t. pozytronowa emisyjna positron emission tomography

tomogram tomogram

ton sound

  t. kłapiący snapping sound, snap

  r. rozdwojony split sound

  t. serca heart sound, cardiac sound

  t. serca rozkurczowy diastolic heart sound

  t. serca skurczowy systolic heart sound

  t. wzmożony accentuated heart sound

tonąć sink

toniczno-kloniczny tonicoclonic, tonoclonic

toniczny tonic

tonizować tone up

tonometria tonometry

tonus tonus, tone, muscle tone

  t. obniżony hypotonia, hypotonicity

  t. wzmożony hypertonia, increased muscle tonus

topić drown

topielec drowned person (man, woman)

topnieć thaw, melt, fuse

tor thorium, Th (*chem.*)

tor path, route
torakoplastyka thoracoplasty
  t. zewnątrzopłucnowa extrapleural thoracoplasty
torakopneumoplastyka thoracopneumoplasty
torakotomia thoracotomy
torba bursa (*anat.*), bag
  t. sieciowa omental bursa, omental sac
torbiel cyst
  t. bąblowca echinococcus cyst, hydatid cyst
  t. ciała obcego foreign body cyst, adventitious cyst
  t. czekoladowa chocolate cyst (of the ovary)
  t. drobnokomorowa parvilocular cyst
  t. dziąsła gingival cyst
  t. endometroidalna endometrial cyst, a cyst resulting from endometrial implantation outside the uterus
  t. galaretowata okołostawowa ganglion, thecal cyst, synovial cyst
  t. gazowa gas cyst
  t. gruczołu łzowego mucocele, dacryomucocele
  t. implantacyjna implantation cyst, inclusion cyst, epidermal cyst, sequestration cyst
  t. inwolucyjna sutka involution cyst of the breast
  t. jajnika ovarian cyst, oophoritic cyst
  t. jajnika nabłonka powierzchniowego surface epithelial inclusion cyst, germinal inclusion cyst
  t. jajnikowo-jajowodowa tubo-ovarian cyst
  t. jądra seminal cyst
  t. jednokomorowa unilocular cyst, unicameral cyst
  t. kaletki maziowej bursal cyst
  t. kieszonki krtaniowej laryngocele
  t. kieszonki Rathkego hypophyseal cyst, craniobuccal cyst
  t. koloidalna colloidal cyst
  t. kostna bone cyst, osseous cyst
  t. kostna odosobniona solitary bone cyst, osteocystoma
  t. krezki mesenteric cyst
  t. krwawa blood cyst, h(a)emorrhagic cyst, sanguineous cyst, extravasation cyst, h(a)ematocele
  t. limfatyczna lymphocyst, lymphocele
  t. łojowa (kaszak) atheromatous cyst, trichilemmal cyst, steatoid cyst, steatocystoma, sebaceous cyst, sebaceous tumo(u)r, sebocystoma, atheroma
  t. martwicza (w nowotworach) necrotic cyst
  t. maziowa synovial cyst, subsynovial cyst
  t. międzywięzadłowa intraligamentous

cyst, a cyst in the broad ligament of the uterus
  t. mleczna lacteal cyst, galactocele, lactocele, galactoma, milk cyst
  t. mleczowa chyle cyst
  t. moczowa urinary cyst, urinoma, a cyst due to urine extravasation
  t. nabłonkowa epithelial cyst
  t. Nabotha cervical cyst, Nabothian cyst, Nabothian follicle
  t., nacięcie cystotomy
  t. nasieniowa seminal cyst, spermatocele
  t. naskórkowa epidermal cyst, implantation cyst, inclusion cyst
  t. nerkowa renal cyst
  t. nerkowa pochodzenia miedniczkowego pyelogenic renal cyst
  t. okołocewkowa paraurethral cyst
  t. okołokorzeniowa root cyst, radicular cyst, dental cyst
  t. oponowa pourazowa leptomeningeal post-traumatic cyst
  t. oskrzelowa bronchogenous cyst
  t. oskrzelowa z nabłonkiem rzęskowym ciliated epithelial cyst
  t. pasożytnicza parasitic cyst
  t. pęcherzyka follicular cyst, tubolocyst, tubular cyst
  t. podjęzykowa sublingual cyst, ranula
  t. podpajęczynówkowa arachnoid cyst, subarachnoid cyst
  t. podsiodłowa subsellar cyst (of Rathke's pouch)
  t. pourazowa kości traumatic bone cyst
  t. powietrzna air cyst, aerocele
  t. powietrzna mózgu intracerebral aerocele
  t. powietrzna wewnątrzczaszkowa intracranial aerocele
  t. podkolanowa popliteal cyst
  t. prawdziwa true cyst
  t. przegrody przezroczystej septum pellucidum cyst
  t. przewodowa tubular cyst, tubulocyst, follicular cyst
  t. przewodu łzowego dacryops, dacryoma
  t. przewodu tarczowo-językowego 1) thyroglossal cyst (in the neck); 2) thyrolingual cyst (at the base of the tongue)
  t. przewodu żółciowego bile cyst
  t. przewodu żółciowego wspólnego choledochal cyst
  t. przyjajnikowa parovarian cyst
  t. przynerkowa paranephric cyst
  t. przyzębowa paradental cyst
  t. (jama) rozmięknieniowa (mózgu) softening cyst, apoplectic cyst
  t. rzekoma false cyst, pseudocyst
  t. rzekomośluzowa pseudomucinous cyst

t. siatkówki (rozwarstwienie) retinal cyst (retinoschisis)
t. skórzasta dermoid cyst
t. skórzasta jajnika dermoid cyst of the ovary
t. skórzasta, wycięcie dermoidectomy
t. skrzelopochodna branchial cyst, branchiogenic cyst, branchial-cleft cyst
t. smolista tarry cyst (of the ovary)
t. spojówki conjunctival cyst, chalazion, Meibomian cyst
t. szczątkowa residual cyst
t. ślinowa ptyalocele, sialocele, salivary duct cyst
t. śluzowa mucous cyst, mucocele, mucoid cyst
t. Tarlowa Tarlov's cyst (of the nerve roots)
t. tekaluteinowa theco-lutein cyst
t. tętniakowa kości aneurysmal bone cyst, benign bone aneurysm, osteoid aneurysm
t. trzustkowa pancreatic cyst; *p. też:* **trzustka**
t. wątrobowa hepatic cyst
t. wielojamowa multilocular cyst, multicameral cyst, compound cyst
t., wycięcie cystectomy
t. wyściółkowa ependymal cyst, neural cyst
t. zastoinowa retention cyst, dilation cyst, secretory cyst, distension cyst
t. zatoki śluzowa mucocele of the sinus
t. zawierająca włosy pilous cyst, pilonidal cyst, pilocystic cyst, piliferous cyst
t. ze zdwojenia duplication cyst (of the ureter etc.)
t. zębodołowa alveolar cyst, alveolodental cyst
t. zluteinizowana pęcherzyka luteinized follicular cyst
t. żuchwowa mandibular cyst, bone cyst of the mandible
torbielak cystoma, a cystic tumo(u)r
t. jajowodowo-jajnikowy tubo-ovarian cystoma
t. potowy hidrocystoma, cystic hidradenoma
t. śluzakowy cystomyxoma
t., zapalenie cystomatitis
torbielakobrodawczak cystopapilloma
torbielakogruczolak cystadenoma, cystoadenoma
t. brodawkowaty z podścieliskiem limfoidalnym adenolymphoma, Warthin's tumo(u)r, papillary lymphomatous cystadenoma
t. endometrioidalny endometrioid cystadenoma of the ovary

t. surowiczy serous cystadenoma of the ovary
t. śluzakowaty wielokomorowy jajnika ovarian pseudomucinous multilocular cystadenoma
torbielakorak cystocarcinoma
torbielakośluzak cystomyxoma, myxoid cystoma
torbielakowaty cystomatous
torbielakowatość okrężnicy cystic colitis, superficial cystic colitis
torbielakowatość pęcherza cystic cystitis
torbielowatość formation of cysts or cystomas
t. nerek polycystic disease of the kidneys, polycystic kidney, polycystic renal degeneration
t. płuc cystic disease of the lungs
t. piramid nerkowych medullary sponge kidney
torbielowaty cystoid, cyst-like, cystic, cystiform, cystous
torebka capsule, sheath, pouch, sac
t. chrząstkowa (otaczająca chondrocyty) cartilage capsule
t., nacięcie capsulotomy
t. nerkowa renal capsule
t. nerkowa, zapalenie perinephritis
t., plastyka capsuloplasty
t. soczewki capsule of the lens, lenticular capsule
t. soczewki, nacięcie capsulotomy, cystitomy
t. stawowa articular capsule, joint capsule
t. śledziony, zapalenie perisplenitis, episplenitis
t. Tenona Tenon's capsule, eye capsule
t. tłuszczowa nerki adipose capsule of the kidney
t. wątroby capsule of the liver, Glisson's capsule
t. wątroby, zapalenie perihepatitis, glissonitis
t. wątroby włóknista okołonaczyniowa perivascular fibrous capsule of the liver
t. wewnętrzna internal capsule
t. włóknista fibrous capsule
t., wycięcie capsulectomy
t., zapalenie capsulitis
t., zeszycie capsulorrhaphy
t. zewnętrzna external capsule
torebkowy capsular
torf peat
torować facilitate transmission of impulses along nerve fibres and pathways
torowanie facilitation of impulse transmission along nervous pathways, Bahnung
torsje vomiting

towarzyszyć accompany, be associated
tracheobronchoskopia tracheobronchoscopy
tracheomalacja tracheomalacia
tracheostomia tracheostomy
tracheotomia tracheotomy
traktotomia tractotomy, cordotomy
tran codliver oil
trankwilizator tranquillizer
trans trance
  t. hipnotyczny hypnotic trance, somnambulistic trance
  t., wywoływanie induction of trance
transacetylacja transacetylation
transaldolaza transaldolase
transaminacja transamination
transaminaza transaminase, aminotransferase
  t. glutaminowo-alaninowa glutamic pyruvic transaminase, alanine aminotransferase
  t. glutaminowo-asparaginianowa glutamic oxaloacetic transaminase, aspartate aminotransferase
  t. glutamino-pirogronowa = **t. glutaminowo-alaninowa**
  t. glutamino-szczawiooctowa = **t. glutaminowo-asparaginianowa**
transdukcja transduction (*bact.*)
transfekcja transfection (*bact.*)
transferaza transferase
transferryna transferrin, siderophilin, transferritin
transformacja transformation
  t. blastyczna limfocytów blastic transformation of lymphocytes
transfuzja transfusion; *p.* **przetoczenie**
  t. natychmiastowa direct transfusion, immediate transfusion
  t. płodowo-matczyna fetomaternal transfusion
  t. wymienna exchange transfusion
transfuzjologia transfusiology
transiluminacja transillumination
  t. czaszki cranial transillumination
transkarboksylaza transcarboxylase
transkrypcja transcription
transkryptaza transcriptase, RNA nucleotide transferase
  t. odwrotna reverse transcriptase, revertase
translacja translation
translokacja translocation
transluminacja transillumination, translumination
transplantacja transplantation, grafting
  t. narządów organ transplantation
  t. tkanek tissue transplantation
transplantologia transplantology
transplantować transplant, graft

transpozycja transposition
  t. wielkich pni tętniczych transposition of great arterial trunks
transseksualizm transsexualism
transwestytyzm transvestitism
  t. męski male transvestitism, eonism
traumatologia traumatology
traumatyczny traumatic
traumatyzować traumatize
trawiący digestive, digesting, peptic
trawić digest
trawienie digestion
  t. jelitowe intestinal digestion
  t. nieprawidłowe maldigestion
  t. pozaustrojowe artificial digestion
  t. pozajelitowe parenteral digestion
  t. sztuczne przed spożyciem predigestion
  t., zaburzenie dyspepsia
  t. żołądkowe gastric digestion, peptic digestion
trąbka tube, salpinx
  t. słuchowa auditive tube, Eustachian tube, otosalpinx
  t. słuchowa, cewnikowanie eustachian catheterization, eustachian catheterism
  t. słuchowa, przedmuchiwanie tubal insufflation, tubal inflation, politzerization, eustachian inflation
  t. słuchowa, wziernikowanie salpingoscopy
  t. słuchowa, zapalenie salpingitis, syringitis, eustachitis
  t. uszna ear cornet, ear trumpet
trąd leprosy, lepra
trądzik acne
  t. bliznowcowy keloid acne
  t. bromowy bromine acne, bromide acne
  t. grudkowy papulous acne
  t. jodowy iodine acne
  t. krostkowy pustular acne, acne pustulosa
  t. lekowy medicamentous acne
  t. łojotokowy sebaceous acne
  t. martwiczy necrotic acne, lupoid acne, varioliform acne, acne rodens
  t. młodzieńczy juvenile acne
  t. pospolity simple acne, common acne
  t. ropowiczy phlegmonous acne
  t. różowaty acne rosacea, acne erythematosa
  t. różowaty gruźlicopodobny lupoid rosacea
  t. różowaty przerosły rhinophyma
  t. steroidowy steroid acne
  t. zaskórnikowy acne punctata
trematodoza trematodiasis, invasion by trematoda (flatworms)
tremor = **drżenie**
trend trend, tendency, inclination

treonina threonine, 2-amino-3-hydroxybutyric acid
trepan trephine, trepan
trepanacja trephination, trepanation, terebration
trepanować trephine, trepan, terebrate
treponema treponema
treponematoza treponematosis, leptospirosis
treść contents
  t. pokarmowa chyme
  t. żołądkowa gastric contents
trigliceryd triglyceride
trijodometan triiodomethane, iodoform
trijodotyronina triiodothyronine
triploidia triploidy
troczek retinaculum
troficzny trophic
trofoblast trophoblast
  t. gąbczasty spongiotrophoblast
  t. syncycjalny syntrophoblast
trojaczki triplets
trokar trocar
trombektomia thrombectomy
trombina thrombin, thrombosin
trombinogen thrombinogen, prothrombin
trombocyt thrombocyte, platelet, blood platelet
trombocytemia thrombocyth(a)emia
trombocytofereza plateletpheresis, thrombocytopheresis
trombocytopenia thrombocytopenia
trombocytoza thrombocytosis
tromboelastografia thrombelastography
tromboembolektomia thromboembolectomy
tromboendarterektomia thromboendarterectomy
trombokinaza thrombokinase, thromboplastin
tromboksan thromboxane
tromboliza thrombolysis
trombopenia thrombocytopenia, thrombopenia
tromboplastyna thromboplastin, thrombokinase
tropizm tropism
  t. dodatni positive tropism, a movement towards the stimulus
  t. ujemny negative tropism, a movement away from the stimulus
trójbitny tricrotic, trigeminal
trójbitność tricrotism, trigeminy
trójbromofenylan bizmutowy bismuth tribromophenate, bismuth tribrophenol, xeroform
trójchloroetylen trichloroethylene, trilene
trójdzielny tricuspid (valve), trigeminal (nerve), triple, treble
trójgraniec trocar

trójkąt triangle, trigone, trigonum
  t. pęcherza trigone of the bladder
  t. pęcherza, zapalenie trigonitis
trójkątny triangular
trójkrezol tricresol
trójmetylooctan pivalate, trimethylacetate
trójnitrogliceryna trinitroglycerin, nitroglycerin
trójnóg tripod
trójortokrezylofosforan triorthocresylphosphate
trójpłatowy trilobate, trilobic, trilobed
trójwartościowość trivalence, trivalency
trójwartościowy trivalent
trójzasadowy tribasic
truchtanie jogging
trucizna poison, toxin, venom (of insects and reptiles)
truć poison, intoxicate, envenom
trujący poisonous, toxic, venomous
trup corpse, cadaver, dead body
trupi cadaveric, cadaverous, corpse-like
trupiarnia mortuary, morgue
trychina trichina, *Trichinella spiralis*
trychinoza trichinosis, trichinelliasis, trichiniasis, trichinellosis
trychobezoar trichobezoar, hairball
trychocefaloza trichuriasis, trichocephalosis
trychomonadoza trichomoniasis
trychostrongiloza trichostrongylosis, *Trichostrongylus infestation*
trypanosoma trypanosome
trypanosomatoza trypanosomatosis, trypanosomiasis
trypsyna trypsin
trypsynizacja trypsinization
trypsynogen trypsinogen, trypsogen
tryptamina tryptamine
tryptofan tryptophan
tryt tritium, hydrogen-3
  t., znakować trytem tritiate
trzask click (a sound heard on heart auscultation)
trząs clonus
  t. rzepki patellar clonus
  t. stopy ankle clonus, foot clonus
trzepotanie flutter
  t. miarowe pure flutter
  t. niemiarowe impure flutter, flutter-fibrillation
  t. komór ventricular flutter
  t. przedsionków atrial flutter, auricular flutter
  t. przepony diaphragmatic flutter
trzepoto-migotanie flutter-fibrillation, impure flutter
trzeszczenie crepitation, crackling, cracking, rattle

t. w czasie auskultacji płuc crepitation, crepitant rale, vesicular rale
t. niedodmowe atelectatic rale, marginal rale, border rale
trzeszczka sesamoid bone
trzewia (*pl*) viscera
t., opadnięcie splanchnoptosis, visceroptosis, visceroptosia
t., położenie odwrotne situs inversus, situs transversus
t., wypadnięcie eventration
trzewioczaszka splanchnocranium, viscerocranium
trzeźwić bring back to consciousness, sober
trzeźwość sobriety
trzeźwy sober
trzon body, corpus, shaft (of bone), diaphysis
t. kości długiej diaphysis, shaft
t. kości długiej, zapalenie diaphysitis
t. kręgu vertebral body
t. macicy body of the uterus
t. trzustki body of the pancreas
trzonowiec molar, molar tooth, grinder
trzonowy molar
trzustka pancreas, abdominal salivary gland
t., badanie rentgenowskie pancreatography
t., bezsoczność pancreatic achylia
t., ból pancreatalgia, pancrealgia
t., choroba pancreatopathy, pancreopathy
t. i drogi żółciowe, badanie rentgenowskie pancreatocholangiography
t. i drogi żółciowe, badanie rentgenowskie wsteczne retrograde pancreatocholangiography
t. i dwunastnica, wycięcie pancreatoduodenectomy
t., kamica pancreatolithiasis
t., marskość torbielowata cystic fibrosis of the pancreas, mucoviscidosis
t., martwica acute pancreatic necrosis
t., martwica tłuszczowa pancreatic steatonecrosis
t., nacięcie pancreatotomy
t., rozpad pancreatolysis
t. torbielowata polycystic pancreas
t., wycięcie pancreatectomy, pancreectomy
t., wycięcie kamieni z pancreatolithotomy, pancreatolithectomy
t., zapalenie pancreatitis
t., zapalenie krwotoczne h(a)emorrhagic pancreatitis
t., zapalenie okołotrzustkowe peripancreatitis
t., zapalenie przewlekłe kamicze chronic calculous pancreatitis
t., zapalenie ropne purulent pancreatitis, pancreathelcosis

t., zapalenie śródmiąższowe interstitial pancreatitis
t., zespolenie *p.* zespolenie
t., zespolenie torbieli rzekomej z jelitem cystoenterostomy
t., zwłóknienie pancreatic fibrosis
t., zwłóknienie torbielowate polycystic pancreatic fibrosis, fibrocystic disease of the pancreas, mucoviscidosis
trzustkopochodny pancreatogenic, pancreatogenous
trzustkowo-dwunastniczy pancreatoduodenal
trzustkowy pancreatic
trzymacz holder
tuberkulid tuberculid
t. guzkowo-zgorzelinowy papular necrotic tuberculid
t. liszajowaty lichenoid tuberculid
tuberkulina tuberculin
t. Calmette'a precipitated tuberculin, Calmette's tuberculin
t. Kocha old tuberculin, Koch's tuberculin, O.T.
t. Moro diagnostic tuberculin, Moro's tuberculin
t. oczyszczona purified protein derivative, PPD
t. stara old tuberculin, Koch's tuberculin
tuberkulinowy tuberculinic
tuberkulostatyczny tuberculostatic
tubokuraryna tubocurarine
tubus tubus, tube
tunel tunnel
tunelizacja tunnelization
t. cewki urethral tunnelization
tul thullium, Tm (*chem.*)
tularemia tularemia, rabbit fever, deer-fly fever
tułów trunk
turbidymetria turbidimetry
turbulencja turbulence
turbulentny turbulent
turgor turgor, fullness
turnikiet tourniquet
tusz 1) shower bath, douche; 2) Indian ink
tutor plaster cast immobilizing one joint only
tusza 1) corpulence, stoutness, obesity; 2) carcass
twardnieć harden, indurate, sclerose
twardnienie hardening, induration, sclerosing
twardość hardness
t. naturalna natural hardness (of water)
t. promieniowania hardness of radiation, hardness of rays
twardówka sclera, sclerotic coat
t., garbiak staphyloma, scleral staphyloma
t., garbiak tylny posterior staphyloma

t. i naczyniówka, zapalenie sclerochoroiditis

t. i rogówka, zapalenie sclerokeratitis

t. i tęczówka, wycięcie scleroiridectomy

t., kanał venous sinus of the sclera, Schlemm's canal

t., nacięcie sclerotomy

t. rogówki i tęczówki, zapalenie sclerocorneoiritis

t., rozdęcie sclerectasia, bulging of the sclera

t., wfałdowanie scleral infolding

t., wycięcie sclerectomy

t., zapalenie scleritis

t., zapalenie okołorogówkowe annular scleritis

t., zmięknienie przebijające penetrating scleromalacia

twardówkowy scleral

twardziel scleroma

t. dróg oddechowych respiratory scleroma

t. nosa rhinoscleroma

twardzina scleroderma, hidebound disease

t. linijna linear morphea, scleroma en coup de sabre

t. obrzękowa scler(o)edema, sclerema

t. obrzękowa noworodków scleroma of newborn, sleroma adiposum, neonatal adiponecrosis, subcutaneous fat necrosis of the newborn, Underwood's disease

t. ograniczona circumscribed scleroma, morphea

t. palców sclerodactyly, sclerodactylia

t. uogólniona systemic sclerosis, progressive systemic sclerosis

t. zanikowa atrophic morphea, morphea with local atrophy

twarz face

t., ból prosopalgia, faciocephalagia, prosoponeuralgia, trigeminal neuralgia

t. księżycowata moon face, moon-like face

t. lwia leonine face, leontiasis

t. maskowata mask-like face

t. miasteniczna myasthenic face

t. miopatyczna myopathic face

t., operacja wygładzenia zmarszczek face-lifting

t., plastyka facioplasty

t., rysy features

t., skurcz prosopospasm, facial spasm

t., skurcz połowiczy facial hemispasm

t., szczelina skośna prosoposchisis, oblique facial cleft

t., szczelina wrodzona prosopoanoschisis, prosoposchisis, facial cleft

t., tik facial spasm, facial tic

t., tik bolesny tic douloureux

t., wyraz facial expression

t., zaczerwienienie napadowe flush, flushing, facial flush

t., zanik połowiczy facial hemiatrophy

twarzoczaszka bony face, facial skeleton

twarzowy facial

tworzenie creation, formation, production, generation

tworzyć create, form, generate, produce

tycie putting on weight, getting fat, getting obese

tyć put on weight, get fat, get obese, put on flesh, gain weight

tyfusowy typhoid, typhous

tygiel crucible, melting pot

tylny posterior, back

tyłomózgowie rhombencephalon, hindbrain, afterbrain

tyłopochylenie retroversion (of the uterus)

tyłopołożenie retroposition (of the uterus)

tyłoustawienie retroposition

tyłozgięcie retroflexion

tyłozgięty retroflexed

tyłozgryz distoclusion, distocclusion. posterocclusion, posterior occlusion

tyłożuchwie mandibular retroposition, posterior occlusion

tymidyna thymidine

tymidynodwufosforan thymidine diphosphate

tymidynomonofosforan thymidine monophosphate

tymidynotrójfosforan thymidine triphosphate

tymocyt thymocyte

tymol thymol, thymic acid

tympanoplastyka tympanoplasty

tympanostomia tympanostomy

typ type

t. asteniczny asthenic type, leptosomic type

t. atletyczny athletic type

t. dziedziczny genotype

t. dziki wild type (*bact.*)

t. fagowy phagotype

t. opisowy descriptive type

t. osobowości basic personality type

t. pykniczny pyknic type

t. standardowy standard type

typować type

typowanie typing

t. fagowe phagotyping, phage typing (*bact.*)

t. tkankowe tissue typing

typowy typical

tyramina tyramine

tyreoglobulina thyreoglobulin

tyreoidyna thyroidine

tyreostatyki (*pl*) thyreostatics, thyrostatics

tyreotoksykoza thyrotoxicosis, thyreotoxicosis

tyreotropina thyrotropin, thyreotropin, thyrotrophin, thyrotropic hormone
tyrozyna tyrosine
tyrozynoza tyrosinosis
tyrozynuria tyrosinuria
tytan titanium, Ti (*chem.*)

tytanawy titanous
tytanian titanate
tytanowy titanic
tytoniowy tobacco
tytoń tobacco, *Nicotiana tabacum (bot.)*
   t., przewlekłe zatrucie nicotinism, tabagism

U

uaktywnienie activation
ubarwienie pigmentation, colo(u)ration
ubezpieczenie insurance
 u. na życie life insurance
 u. społeczne social insurance
 u. na wypadek choroby sickness insurance
 u. od wypadków accident insurance
ubezpieczony insured
ubezpieczyć insure
ubezpłodnienie sterilization, asexualization, castration
ubezwłasnowolnienie incapacitation
ubiór clothes, garment, outer garment, attire, suit
 u. antygrawitacyjny antigravity suit, anti--G suit
 u. ochronny protective clothes, protective suit
 u. operacyjny gown
 u. operacyjny, włożyć gown, don the gown
uboczny skutek side effect
ubogobiałkowy low protein
ubogotłuszczowy low fat
ubytek defect, loss, depletion, wastage, wasting
 u. cieniowy filling defect (*rad.*); *p.* **u. wypełnienia**
 u. ciężaru (masy) weight loss
 u. kostny bone defect
 u. osteolityczny osteolytic defect
 u. pola widzenia = mroczek
 u. próchnicowy carietic defect, carious defect
 u. przegrody międzykomorowej ventricular septal defect
 u. przegrody międzykomorowej i międzyprzedsionkowej endocardial cushion defect, persistent atrioventricular canal
 u. przegrody międzyprzedsionkowej atrial septal defect
 u. przegrody międzyprzedsionkowej typu ostium primum ostium primum-type atrial septal defect
 u. przegrody międzyprzedsionkowej typu

 ostium secundum ostium secundum-type atrial septal defect
 u. tkanki tissue defect
 u. tkanki, wypełniać fill a tissue defect
 u. włóknisty warstwy korowej kości fibrous cortical defect
 u. wypełnienia filling defect
ucho ear
 u., ból ear-ache, earache, otalgia, otodynia
 u., grzybica otomycosis, mycomyringitis, myringomycosis
 u., krwawienie z otorrhagia, otoh(a)emorrhagia
 u., krwiak oth(a)ematoma
 u., leczenie chorób otiatrics, otiatry
 u., obrzęk ucha wewnętrznego endolymphatic hydrops
 u. odstające lop ear, bat ear
 u., plastyka otoplasty
 u., płatek earlobe
 u., szum w ear buzzing, tinnitus
 u. środkowe middle ear
 u. środkowe, operacja doszczętna radical tympanoatriomastoidectomy
 u. środkowe, zapalenie otitis media
 u. środkowe, zapalenie dysbaryczne barotitis media, aerotitis media, air-otitis media, aviator's ear, aviation otitis
 u. środkowe, zapalenie surowicze serous otitis media
 u. środkowe, zapalenie włóknikowe fibrinous otitis media
 u. środkowe, zapalenie zrostowe adhesive otitis media
 u. wewnętrzne internal ear, inner ear
 u. wewnętrzne, zapalenie otitis interna, labyrinthitis
 u., wyciek ropny z otorrhoea
 u., wyciek śluzowy z otoblennorrhoea
 u., wycięcie tkanek otectomy
 u., wziernikowanie otoscopy, auriscopy
 u., zapalenie otitis
 u. zewnętrzne external ear
 u. zewnętrzne, zapalenie otitis externa

u. zewnętrzne, zapalenie złuszczające desquamative otitis externa
uchronić (od) protect (from, against)
uchwyt handle, handgrip, holder
uchyłek diverticulum
  u. cewki moczowej urethral diverticulum
  u. cewki moczowej żeńskiej urethrocele
  u. gardła pharyngeal diverticulum, pharyngocele
  u. gardłowy przełyku hypopharyngeal diverticulum, Zenker's diverticulum
  u. jajowodu tubal diverticulum, Fallopian diverticulum
  u. jelitowy intestinal diverticulum
  u. kanału szyjki macicy diverticulum of the cervical canal
  u. krętniczy (Meckela) ileal diverticulum, Meckel's diverticulum
  u. Meckela, wycięcie meckelectomy
  u. Meckela, zapalenie Meckel's diverticulitis
  u. nadprzeponowy przełyku epiphrenic diverticulum
  u. pęcherza vesical diverticulum
  u. pochwowy pęcherza vaginal cystocele, colpocystocele
  u. podgardłowy przełyku hypopharyngeal diverticulum, Zenker's diverticulum
  u. przysadkowy pituitary diverticulum, Rathke's pouch, cranio pharyngeal canal
  u., radiografia diverticulography
  u. szyjny cervical diverticulum
  u. śródścienny przełyku intramural (o)esophageal diverticulum
  u. trzustki pancreatic diverticulum
  u., wycięcie diverticulectomy
  u., zapalenie diverticulitis
  u., zapalenie okołouchyłkowe peridiverticulitis
  u., ziarnina w diverticuloma
  u. z pociągania traction diverticulum
  u. z wypuklenia pulsion diverticulum
uchyłki (*pl*) diverticula
uchyłkowatość diverticulosis, diverticular disease
  u. jelita cienkiego diverticulosis of the small intestine
  u. okrężnicy colonic diverticulosis
  u. pęcherza vesical diverticulosis
  u. przewodu pokarmowego digestive tract diverticulosis
uchyłkowy diverticular
ucierać rub, triturate, grind
  u. na proszek rub to powder
ucieranie trituration, tripsis, rubbing to powder, mixing of amalgam (*stom.*)
ucinać cut off, amputate
ucisk compression, pressure, pression

u. krwawiącego naczynia przez podkłucie underpinning of a bleeding vessel
u. mózgu brain compression
u. szkiełkiem vitropression
u. w głowie heaviness in the head
u., wywierać exert pressure (on)
uciskać press, compress
uczucie emotion, feeling, affection
uczucie (odczucie) sensation
  u. opasywania girdle sensation, zon(a)esthesia
uczuciowość emotionality, affectivity, emotivity
  u. nadmierna excessive emotionality, excessive emotivity
uczuciowy emotional, effective
  u. nadmiernie hyperaffective, excessively emotional
uczulać sensitize, sensibilize
uczulający sensitizing, sensibilizing, hypersensitivity producing, allergenic
uczulanie sensitization, sensibilization, induction of hypersensitivity, allergization
  u. kontaktowe contact sensitization
  u. skóry skin sensitization
uczulenie sensitization, hypersensitization, supersensitization, sensibilization, allergy
  u. drobnoustrojów na fagocyty opsonization, opsonification
  u. krzyżowe cross-sensitization
  u. lekowe drug allergy
  u. na bakterie bacterial allergy
  u. na światło photosensitization
uczuleniowy allergic
uczulony sensitized, sensibilized
uczynnienie activation
udar stroke, apoplexy, ictus
  u. cieplny heat stroke, heat apoplexy, siriasis
  u. mózgowy apoplexy, stroke, cerebral stroke, ictus
  u. opuszkowy bulbar stroke, bulbar apoplexy, pontine apoplexy
  u. przysadkowy pituitary apoplexy
  u. sercowy heart stroke
  u. słoneczny sunstroke
  u. zakrzepowy thrombotic apoplexy
  u. zatokowaty lacunar stroke
  u. zatorowy embolic apoplexy
udarowy apoplectic
udawanie simulation, malingering, imitation, feigning
  u. choroby malingering, feigning of a disease, simulation
uderzenie blow, beat, stroke
  u. koniuszkowe serca apex beat
  u. krwi do głowy hot flush
  u. serca heart beat

u. tętna pulse beat
udławić się choke
udo thigh, upper leg
udostępnić 1) provide access to, render accessible to; 2) make available
udowodnić demonstrate, prove
udowy femoral, thigh
udrożnić restore patency
udrożnienie restoration of patency, removal of obliteration
  u. tętnicy thrombendarterectomy, restoring of arterial patency
  u. zakrzepu recanalization of a thrombus
udrożniony patent
udusić strangulate, choke, suffocate
udusić się be asphyxiated, be suffocated
uduszenie strangulation, choking
uduszenie się suffocation, asphyxiation
udzielający się communicable, contagious, transmissible
udzielanie się transmission, contagiousness
uformować shape, form, mo(u)ld
uginać bend, deflect, inflect
uginanie się promieni diffraction
ugryzienie bite, sting (of an insect)
  u. psa dog bite
  u. szczura rat bite
  u. węża snake bite
ugryźć bite
ujawnić reveal, disclose, make manifest
ujawnić się manifest itself, reveal itself
ujednolicenie standardization, uniformity
ujście orifice, ostium, opening
  u. aorty aortic ostium
  u. brzuszne jajowodu abdominal opening of the oviduct
  u. cewki moczowej nieprawidłowe penischisis
  u. cewki moczowej wewnętrzne internal orifice of the urethra
  u. cewki moczowej zewnętrzne external opening of the urethra
  u. macicy ostium of the uterus, external orifice of the uterus
  u. moczowodu ostium of the ureter (in the bladder)
  u. pnia płucnego opening of the pulmonary trunk
  u. pochwy vaginal opening
  u. przedsionkowo-komorowe lewe left atrioventricular ostium (opening)
  u. przedsionkowo-komorowe prawe right atrioventricular ostium (opening)
  u. wpustowe cardiac opening, cardia, (o)esophagogastric orifice
  u. żylne lewe left atrioventricular ostium (opening)
  u. żylne lewe, zwężenie mitral stenosis

  u. żylne prawe right atrioventricular ostium (opening)
  u. żylne prawe, zwężenie tricuspid stenosis
układ system
  u. antygenów zgodności tkankowej histocompatibility system
  u. błonowy membrane system
  u. chłonny lymphatic system, absorption system
  u. centrencefaliczny centrencephalic system
  u. dyspersyjny colloid system, dispersion system
  u. endokrynologiczny endocrine system, hormonal system
  u. gamma gamma motor system
  u. gruczołów wydzielania wewnętrznego endocrine system
  u. grup krwi blood group system
  u. hormonalny endocrine system
  u. koloidalny colloid system, dispersion system
  u. komórek chromafinowych chromaffin system
  u. komórek wychwytujących i dekarboksylujących prekursory amin amine precursor uptake and decarboxylation system, APUD
  u. kostno-stawowy osteoarticular system
  u. kostny osseous system, skeletal system
  u. krążenia circulatory system, cardiovascular system
  u. krwionośny circulatory system, cardiovascular system
  u. krwiotwórczy h(a)ematopoietic system, h(a)emopoietic system
  u. mięśniowy muscular system
  u. moczowy urinary system, uropoietic system
  u. naczynioruchowy vasomotor system, vasomotorium
  u. naczyniowy vascular system, blood vascular system
  u. nerwowo-mięśniowy neuromuscular system
  u. nerwowy nervous system
  u. nerwowy autonomiczny autonomic nervous system
  u. nerwowy obwodowy peripheral nervous system
  u. nerwowy ośrodkowy central nervous system
  u. nerwowy przywspółczulny parasympathetic nervous system
  u. nerwowy wegetatywny autonomic nervous system, vegetative nervous system, involuntary nervous system

u. nerwowy współczulny sympathetic nervous system
u. oddechowy respiratory system
u. odniesienia reference standard
u. odpornościowy immune system
u. odpornościowy humoralny humoral immune system
u. odpornościowy komórkowy cell-mediated immune system, cellular immune system
u. okresowy pierwiastków periodic system
u. oksydoredukcyjny oxidation-reduction system, redox system
u. pokarmowy alimentary system, digestive system
u. pozapiramidowy extrapyramidal system
u. przywspółczulny parasympathetic system
u. rąbkowy limbic system
u. rozmnażania reproductive system, breeding system
u. rozrodczy reproductive system
u. ruchowy motor system, locomotor system, kinetic system
u. ruchowy utrzymujący postawę static system
u. sercowo-naczyniowy cardiovascular system, circulatory system
u. siateczkowo-śródbłonkowy reticuloendothelial system
u. siatkowaty aktywujący activating reticular system
u. siatkowaty wstępujący ascending reticular system
u. siatkowaty zstępujący descending reticular system
u. stomatognatyczny stomatognathic system
u. trawienny digestive system, alimentary system, gatrointestinal system
u. trzewny visceral system
u. wegetatywny vegetative system, autonomic nervous system
u. włókien kojarzeniowych association system
u. wrotny portal system
u. współczulny sympathetic system
u. wydalniczy excretory system
u. wydzielania secretory system
u. wydzielania wewnętrznego endocrine system, hormonal system
u. żołądkowo-jelitowy gastrointestinal system
u. żucia stomatognathic system, masticatory system
układowy systemic
ukłucie prick, sting (of an insect), puncture
ukojenie soothing, alleviation, relief, sedation

ukończenie completion, termination
u. studiów completion of studies
u. szkoły completion of school education
u. wydziału lekarskiego graduation from a medical school
ukośny oblique, slanting, sloping, skew
ukrop boiling-hot water
ukrwienie blood supply, blood flow, perfusion
ukrwiony supplied with blood
ukształtowanie configuration, shape, form
ulatnianie się evaporation, volatilization
uleczalność curability
uleczalny curable, treatable
uleczenie cure, healing
uleczyć cure, heal, restore to health
ulegać be subject to, succumb, undergo
u. obumarciu undergo necrosis
u. zwyrodnieniu undergo degeneration
ultracienki ultrathin
ultradźwięk ultrasound
ultradźwiękowy ultrasonic, ultrasound
ultrafiltr ultrafilter
ultrafiltracja ultrafiltration
ultrafiltrat ultrafiltrate
ultrafioletowy ultraviolet; *p.* **nadfioletowy**
ultramikroskop ultramicroscope
ultramikroskopowy ultramicroscopic
ultraprzesącz ultrafiltrate
ultrasączenie ultrafiltration
ultrasonografia ultrasonography, echography
u., prezentacja A, technika jednowymiarowa ultrasonography presentation A, one-dimensional
u., prezentacja B, technika dwuwymiarowa ultrasonography presentation B, two-dimensional
ultrasonokardiografia ultrasonocardiography, echocardiography
ultrastruktura ultrastructure
ultrastrukturalny ultrastructural
ultrawirowanie ultracentrifugation
u. analityczne moving boundary analytical ultracentrifugation
u. strefowe moving zone ultracentrifugation
ultrawirówka ultracentrifuge
ułamek fraction (*math.*)
ułatwiać facilitate
ułatwienie facilitation
ułomny defective, lame, crippled
ułożenie position, site, situs, plecement, arrangement
u. chorego placement of a patient
u. ciemieniowe (płodu) parietal position
u. czołowe frontal position
u. do bronchoskopii position for bronchoscopy

u. do litotomii lithotomy position, dorsosacral position
u. kolankowe knee presentation
u. komórek arrangement of cells
u. pośladkowe gluteal position
u. pośladkowo-stópkowe gluteopedal position
u. potylicowe occipital position
u. stópkowe footling presentation
u. trzewi odwrotne situs inversus of the viscera
u. twarzyczkowe facial presentation
u. wierzchołkowe vertex presentation
ułożyć arrange, place, position
umarły deceased, dead
umiarkowany moderate, temperate
umiejscawiać localize, locate
umiejscawianie localization
umiejscowienie location
umiejscowiony localized
umierać die, decease, expire, pass away
u. na chorobę die from (of) an illness
u. od rany die from a wound
u. z głodu die of hunger
umieralność mortality, death rate, fatality rate, lethality
u. niemowląt infantile mortality
u. ogólna total mortality, total death rate
u. okołoporodowa perinatal mortality
u. specyficzna specific mortality
umocowanie fixation, pexis, -pexy
u. cewki moczowej załonowe retropubic urethropexy
u. jajnika ovariopexy
u. jajnika do jajowodu salpingoophoropexy, salpingoovariopexy
u. jajnika do miednicy oophoropelvipexy, ovariopelvipexy
u. jajowodu salpingopexy
u. jelita enteropexy
u. macicy uteropexy, hysteropexy
u. macicy do pochwy vaginal hysteropexy
u. macicy na więzadłach ligamentopexy of the uterus
u. protezy prosthesis fixation (*stom.*)
u. przydatków adnexopexy
u. szyjki macicy trachelopexy, hysterotrachelopexy
u. śledziony splenopexy
u. wątroby hepatopexy
umocowany fixed
umowny arbitrary
umysł mind, intellect
u., zaburzenie mental aberration
umysłowo mentally, intellectually
u. chory mentally deranged, mentally ill, insane
u. ograniczony mentally retarded

u. upośledzony mentally impaired
umywalka washstand, wash-hand-basin
umywalnia lavatory, washroom
unaczynienie vascularization, vascular supply
u. patologiczne pathological vascularization
u. tętnicze arterial vascularization
unaczyniony vascularized
unasienienie insemination
u. homologiczne homologous insemination
u. heterologiczne heterologous insemination, donor insemination
u. sztuczne aritificial insemination
uncja ounce, 31, 10 g
undynka undine (a flask for irrigation of the eyes)
unerwiać innervate
unerwienie innervation, nerve supply
u. oboczne collateral innervation
unieczynniać inactivate
unieczynnienie inactivation
uniedrożnić block, occlude, obliterate, obturate
uniedrożnienie blocking, blockade, occlusion, obliteration, obturation
unieruchomić immobilize, fix
u. w opatrunku gipsowym immobilize in plaster cast
unieruchomienie immobilization, fixation
uniesienie 1) elevation, raising up; 2) exaltation, extasy
unieszkodliwianie neutralization
unieszkodliwiać make harmless, neutralize
unikalny unique
unikanie avoidance
uniwersalny universal
u. biorca universal recipient
u. dawca universal donor
unormować normalize, restore normal conditions, regulate
unormowanie normalization, regulation
unoszenie elevation, raising, lifting
uodporniać immunize, render immune
uodpornianie immunization, rendering immune
uodpornienie immunity
u. bierne passive immunity
u. bierne sztuczne artificial passive immunity
u. czynne active immunity
u. czynne sztuczne artificial active immunity
u. grupowe group immunity
u. mieszane mixed immunity
u. nabyte acquired immunity
u. naturalne natural immunity, innate immunity

u. **naturalne bierne** passive natural immunity
u. **naturalne czynne** active natural immunity
u. **rodzinne** familial immunity
u. **swoiste** specific immunity
u. **swoiste bierne** specific passive immunity
u. **swoiste czynne** specific active immunity
u. **sztuczne** artificial immunity
u. **wrodzone** congenital immunity, innate immunity, inborn immunity, inherent immunity
u. **zapobiegawcze** prophylactic immunity
uogólnienie się (choroby) generalization
upławy (*pl*) fluor, vaginal discharge, colporrh(o)ea, elytrorrh(o)ea
u. **białe** leucorrh(o)ea
u. **maciczne** metrorrh(o)ea
u. **obfite** leucorrhagia
u. **pochwowe** vaginal discharge, colporrh(o)ea, elytrorrh(o)ea, whites
u. **ropiaste** vaginal pyorrh(o)ea
u. **wodniste** vaginal hydrorrh(o)ea
upłynnianie liquefaction
upływ flow, outflow, discharge
u. **krwi** blood loss
upodobnienie się imitation
upojenie intoxication
u. **alkoholem** intoxication, alcoholic intoxication, acute alcoholism
uporczywość persistence
upośledzenie impairment, handicap
u. **umysłowe** mental impairment
upust loss, escape
u. **krwi** bloodletting, phlebotomy
u. **krwi, wykonać** bleed, phlebotomize
upychać pack, plug
upychadło plugger, packer, condenser
u. **automatyczne** automatic plugger, amalgam carrier
u. **korzeniowe** root canal plugger
uracyl uracil
uran uranium, U
uranowy uranic
uranyl uranyl
uratować save, salvage
uraz injury, trauma
u. **akustyczny** acoustic trauma
u., **choroba po** traumatopathy
u. **czaszki** skull trauma, cranial traumatopathy, cranial injury
u. **czaszki otwarty** open head injury
u. **czaszki zamknięty** closed head injury
u. **czaszkowo-mózgowy** craniocerebral trauma, craniocerebral injury
u. **drążący** penetrating injury
u. **emocjonalny** emotional trauma
u., **fobia** traumatophobia

u. **mały** microtrauma
u. **miejscowy** local trauma, local injury
u. **mózgu** brain injury, brain trauma
u. **mózgu bezpośredni** direct brain injury, coup injury of brain
u. **mózgu pośredni** indirect brain injury
u. **mózgu z odbicia** contrecoup injury of brain
u., **nauka o** traumatology
u. **odgięciowo-zgięciowy kręgosłupa szyjnego** whiplash injury, hyperextension--hyperflexion injury
u. **ogólny** systemic trauma, trauma to the whole body
u. **okołoporodowy** perinatal injury
u. **porodowy** birth injury, birth trauma
u. **po wybuchu** blast injury, barotrauma
u. **przenikający** penetrating injury
u. **psychiczny** psychic trauma
u., **reakcja histeryczna na** hysterotraumatism
u. **sportowy** sports trauma, sports injury
u. **świetlny** phototrauma
u. **termiczny** thermal trauma, thermal injury
u. **tępy** blunt trauma, blunt injury
urazowość incidence of traumas
urazowy traumatic
urazówka casualty ward
urażać hurt
ureaza urease, urea amidohydrolase
uremia ur(a)emia; *p.* **mocznica**
ureometria ureometry
uretan urethan, urethane, ethyl carbamate
ureterocystoneostomia ureterocystoneostomy
ureterocystoskopia ureterocystoscopy
ureteroenterostomia ureteroenterostomy
ureterografia ureterography
ureteroileostomia ureteroileostomy
ureterokolostomia ureterocolostomy
ureteronefrektomia ureteronephrectomy
ureteropielografia ureteropyeolography
ureteropieloneostomia ureteropyeloneostomy
ureteroproktostomia ureteroproctostomy
ureterorektostomia ureterorectostomy
ureterosigmoidostomia ureterosigmoidostomy
ureterostomia ureterostomy
ureterotomia ureterotomy
ureteroureterostomia ureteroureterostomy
uretrocystografia urethrocystography
uretrografia urethrography
uretrogram urethrogram
uretrostomia urethrostomy
uretrotomia urethrotomy
urobilina urobilin

urobilinemia urobilin(a)emia
urobilinogen urobilinogen
urobilinogenemia urobilinogen(a)emia
urobilinogenuria urobilinogenuria
urobilinuria urobilinuria
urochrom urochrome
urochromogen urochromogen
urodzenie birth
u., ograniczenie birth control
urodzić deliver a fetus, give birth to a baby
urodzić się be born
urodzony born
u. martwo stillborn
u. przed czasem born before term
u. przedwcześnie prematurely born
urogastron urogastrone, anthelone, uroanthelone, uroenterone
urografia urography
u. doustna excretory urography
u. dożylna intravenous urography, infusion urography
u. infuzyjna drip infusion urography, infusion urography
u. kroplowa drip infusion urography
u. mikcyjna micturition urography
u. wstępująca ascending urography, retrograde urography, cystoscopic urography
u. wydzielnicza excretory urography, descending urography
u. zstępująca descending urography
urogram urogram
uroić sobie imagine, delude oneself, fall into delusions
urojenie delusion
u. depresyjne depressive delusion
u. grzeszności i winy guilt delusion, sin delusion
u. hipochondryczne hypochondriacal delusion, hypochondriasis
u. ksobne delusion of reference, ideas of reference
u. nieusystematyzowane unsystematized delusions
u. niewierności małżeńskiej delusion of marital unfaithfulness
u. nihilistyczne nihilistic delusion, delusion of negation
u. oddziaływania i owładnięcia delusion of remote control
u. odnoszące delusion of reference
u. pierwotne primary delusion
u. prześladowcze delusion of persecution, persecutory delusion
u. somatyczne somatic delusion
u. ustosunkowania delusion of reference
u. usystematyzowane systematized delusion

u. wielkościowe delusion of grandeur, expansive delusion, megalomania
u. zaprzeczenia delusion of negation, nihilistic delusion
urojeniowy delusional
urojony illusory, delusory, delusive
urokinaza urokinase
urolog urologist
urologia urology
urologiczny urologic
urometria urometry
uropatia uropathy
uroporfiryna uroporphyrin
uroskopia uroscopy
urotomografia urotomography
uruchamiać mobilize, set in motion, start
uruchomienie mobilization
u. stawu arthrolysis
urydyna uridin
urydynotrójfosforan uridine triphosphate
uryna urine
urynał urinal, chamber-pot
urządzenie device, appliance, apparatus, instrument, mechanism, installation
uskarżać się (na) complain of, complain about
usnąć fall asleep, go to sleep
uspokajać calm, sedate, tranquilize, soothe, appease
uspokajający calming, soothing, tranquilizing, sedating, ataractic, ataraxic, calmative
u. środek tranquilizer, sedative, calmant, ataractic
uspokoić calm, soothe, tranquilize, sedate
uspokojenie sedation, tranquility, calming
usposobienie disposition, temperament
usprawniany (chory) rehabilitee
usprawnienie increasing of efficiency
u. lecznicze therapeutic rehabilitation
u. techniczne technical improvement
usta (pl) mouth, os, stoma
u., niesmak w bad taste in mouth
u., przykry zapach z halitosis, bad breath, offensive breath, ozostomia, stomatodysodia
u., suchość xerostomia, xerostomy
u., zapalenie stomatitis
u., zapalenie kątów angular stomatitis
ustabilizowanie stabilization
ustalenie fixation, stabilization, immobilization
u. rozpoznania making of diagnosis, establishing of diagnosis
u. się główki head engagement
ustalony fixed, stabilized, immobilized
u. główka engaged head
ustanie stopping, arrest, cessation, pause

u. czynności oddechowej respiratory arrest
u. czynności serca cardiac arrest
u. krążenia circulatory arrest
ustawianie positioning
ustawienie position (of the fetus etc.)
  u. bródkowe przednie mentoanterior position (left, right)
  u. bródkowe tylne mentoposterior position (left, right)
  u. bródkowo-biodrowe mentoiliac position (left, right)
  u. główkowe cephalic position
  u. krzyżowe przednie sacroanterior position, sacropubic position (left, right)
  u. krzyżowe tylne sacroposterior position, sacrosacral position (left, right)
  u. krzyżowo-biodrowe sacroiliac position (left, right)
  u. macicy lewostronne sinistroposition of the uterus
  u. macicy prawostronne dextroposition of the uterus
  u. nosowe przednie nasoanterior position, nasopubic position
  u. nosowe tylne nasoposterior position, nasosacral position
  u. potylicowe przednie occipitoanterior position, occipitopubic position
  u. potylicowe tylne occipitoposterior position, occipitosacral position
  u. potylicowo-biodrowe occipitoiliac position (left, right)
ustąpienie regression, disappearance, retreat
  u. objawów regression of symptoms, subsidence of symptoms
ustęp lavatory, toilet
ustnik mouthpiece
ustny oral, buccal, mouth
ustrojowy systemic, relating to an organism
ustrój organism
  u. ludzki human organism
usunięcie removal, ablation, extirpation, withdrawal
  u. ciała obcego removal of a foreign body
  u. kamienia lithotomy
  u. rurki intubacyjnej extubation
  u. torebki decapsulation
  u. włosów epilation, depilation
  u. zęba tooth extraction
usypiać 1) put to sleep; 2) narcotize, an(a)esthetize; 3) hypnotize
usypiający sleep-inducing, hypnotic, soporific
usypianie narcosis, sleep induction
usystematyzowanie systematization
uszczelniać make tight, seal, plug
uszczelnienie sealing up, plugging, making tight

uszko 1) little ear; 2) auricle
  u. platynowe platinum loop
  u. przedsionka auricle of the heart, cardiac auricle
  u. przedsionka lewego left cardiac auricle
  u. przedsionka prawego right cardiac auricle
uszkodzenie damage, injury, lesion
  u. ciała injury to the body, body injury
  u. histologiczne histologic lesion, microscopic lesion
  u. makroskopowe gross lesion, macroscopic lesion
  u. miejscowe local lesion, local injury, local damage
  u. mikroskopowe microscopic lesion, histological lesion
  u. mózgu bezpośrednie direct brain injury
  u. mózgu pośrednie indirect brain injury
  u. mózgu z odbicia contrecoup injury of brain
  u. na poziomie cząsteczkowym molecular damage, molecular lesion
  u. na poziomie komórkowym cellular damage, cellular lesion, microscopic lesion
  u. nieodwracalne irreversible damage, irreversible lesion, irreversible injury
  u. odwracalne reversible damage, reversible injury, reparable injury
  u. ogniskowe focal lesion, focal damage
  u. ogólnoustrojowe systemic damage, systemic lesion
  u. okołoporodowe perinatal injury
  u. organiczne organic injury, organic lesion
  u. polekowe drug-induced damage
  u. popromienne radiation-induced injury, postirradiation damage
  u. popromienne późne delayed radiation effect
  u. porodowe birth injury
  u. po wybuchu blast injury
  u. rozległe extensive lesion, extensive damage
  u. rozsiane disseminated lesion, disseminated damage
  u. submikroskopowe submicroscopic lesion, ultrastructural lesion
  u. strukturalne structural lesion, structural damage
  u. toksyczne toxic injury, toxic damage
  u. troficzne trophic lesion, trophic damage
  u. układowe systemic damage, systemic lesion
  u. wątroby hepatocellular damage
uszkodzić damage, injury, cause injury, harm
usznopochodny otogenic, otogenous, of otic origin
uszny auricular, aural, otic, ear

u., odnoszący się do małżowin usznych aural, auricular
usztywnienie artificial ankylosis
  u. chirurgiczne surgically produced ankylosis
  u. kręgów spondylodesis, spondylosyndesis, spinal fusion, spine fusion
  u. stawu arthrodesis, stiffening of a joint by operation
uszy (*pl*) ears, auricles, pinnae (*zool.*)
  u., dzwonienie w ear buzzing, tinnitus, ringing noise in the ears
  u., krwiak oth(a)ematoma
  u., plastyka otoplasty
  u., szum w whistling sound in the ears, tinnitus, ear buzzing
  u., trzeszczenie w clicking tinnitus
uszypułowany pedunculated, peduncled, petiolated (*bot.*)
uśmiercić kill, sacrifice (a laboratory animal)
uśmierzać relieve, soothe, alleviate, mitigate, appease, assuage
uśmierzający soothing, relieving, alleviating, mitigating, appeasing
uśmierzanie soothing, alleviation, mitigation, relieving
uśnięcie falling asleep
uśpić put to sleep, an(a)esthetize, narcotize, hypnotize
uśpienie narcosis, general an(a)esthesia
  u. dożylne intravenous an(a)esthesia, phlebonarcosis
  u. elektryczne electronarcosis
  u. oszałamiające rausch narcosis
  u. podstawowe basal narcosis, premedication
utajenie latency, concealment
utajony latent, occult, cryptic, hidden
utleniacz oxidant, oxidizer
utleniać oxidize
utleniający oxidizing, oxidative
utlenianie oxidation
  u. ponowne reoxidation
utlenienie-redukcja oxidation-reduction, oxido-reduction
utleniony oxidized
utlenowanie oxygenation
  u. krwi małe hypox(a)emia, anox(a)emia
utonąć be drowned, sink
utonięcie drowning, sinking
utopić drown
utopiony drowned
utożsamienie identification
utrata loss, depletion
  u. artykułowanej mowy anarthria
  u. krwi blood loss
  u. łaknienia loss of appetite
  u. pamięci amnesia

u. przytomności loss of consciousness
u. sił loss of strength
u. słuchu hearing loss
u. wzroku loss of vision
u. zębów loss of teeth
u. z ustroju chlorków chloride depletion
u. z ustroju składników depletion
u. z ustroju soli salt depletion
u. z ustroju wody water depletion, dehydration
utrudnienie difficulty
  u. czynności dysfunction
  u. wymowy dysarthria
utrwalacz fixing agent, fixative, fixing solution, fixer
utrwalać fix
utrwalanie fixation, fixing
utrzymanie 1) maintenance, supporting, keeping; 2) living, livelihood, subsistence
utrzymywacz przestrzeni space maintainer (*stom.*)
utrzymywanie maintenance
utwardzanie hardening
utworzenie formation, creation
utyć grow fat, grow stout, gain weight, put on weight
utykać limp
utykanie limping
uwaga attention
  u., brak inattention
uwalniać release, free, liberate
uwalnianie release, liberation, freeing
uwapniać calcify, impregnate with calcium salts
uwapnianie calcification, accumulation of calcium salts
uwarstwienie stratification, arrangement in layers
uwarunkowanie conditioning
uwarunkowany conditioned
  u. genetycznie genetically determined
uwidocznić visualize, manifest, reveal, disclose, expose
  u. się manifest itself, become visible, become apparent, become manifest
uwidocznienie visualization, manifestation
uwięznąć become incarcerated, get stuck, get wedged, get impacted
uwięźnięcie incarceration, impaction
  u. łożyska placental incarceration
uwięźnięty incarcerated, impacted
  u., przepuklina incarcerated hernia
uwłosienie hair, pelage
  u. nadmierne hypertrichosis, hirsutism
uwodnienie hydration
uwodniony hydrated
uwodornienie hydrogenation, hydrogenization

uwolnienie liberation, release, freeing
   u. jajowodu i jajnika ze zrostów salpingo-
   -oophorolysis
   u. macicy ze zrostów hysterolysis
   u. moczowodów ze zrostów ureterolysis
   u. opłucnej ze zrostów pleurolysis, pneumolysis
   u. osierdzia ze zrostów pericardiolysis
   u. tłuszczów (od krwi) release of fat (into
   blood)
uwstecznienie involution, retromorphosis, retroplasia, catagenesis, degeneration during
   development
uwypuklać się bulge, be prominent, project
uwypuklenie bulge, prominence, projection
uzależnienie dependence
   u. od leków drug dependence
uzdrawiać cure, restore to health, heal
uzdrawiający curing, healing, restoring to
   health
uzdrowienie cure, health restoration, sana-
   tion
uzdrowiony cured, healed
uzdrowisko health resort, spa
uzębienie dentition

   u. mleczne deciduous dentition, milk dentition, primary dentition
   u. stałe permanent dentition, succedaneous
   dentition, secondary dentition
   u. sztuczne denture, artificial dentition
uzupełniać complete, supplement, make up
uzupełniający complementary, complementing, supplementary
uzupełnienie complement, supplement
   u. protetyczne prosthetic restoration, prosthetic appliance, dental prosthetic device
użycie use, utilization
użyć use, utilize, employ
użyteczność usefulness, utility
   u. lecznicza therapeutic usefulness
użyteczny useful
użytek use
   u., narzędzie jednorazowego disposable instrument
   u., narzędzie wielokrotnego reusable instrument
użytkowy serving for use, usable
używać use, utilize
używka stimulant

W

wacik swab, cotton swab, pledget, tampon
wada anomaly, abnormality, defect, malformation, imperfection
  w. aortalna aortic valve disease
  w. genetyczna genetic defect
  w. implantacji implantation defect
  w. kosmówki chorionic defect
  w. łożyska placental defect
  w. metaboliczna metabolic block, metabolic defect
  w. mitralna mitral valve disease
  w. mitro-aortalna mitroaortic valvular disease
  w. owodniowa amnion defect
  w. postawy faulty posture
  w. rozwojowa developmental anomaly, malformation
  w. serca organic heart disease
  w. serca niesinicza non-cyanotic congenital heart disease
  w. serca sinicza cyanotic congenital heart disease
  w. wrodzona serca congenital heart disease
  w. zastawkowa serca valvular heart disease
  w. zastawkowa złożona combined valvular heart disease
wadliwy defective, faulty, abnormal, anomalous, imperfect
waga 1) balance, scales; 2) weight
  w. analityczna analytical balance, chemical balance
  w. aptekarska dispensing balance, apothecary balance
  w. ciała body weight; *p.* **masa ciała**
  w. dziesiętna decimal balance
wagolityczny vagolytic, parasympatholytic
wagomimetyczny vagomimetic, parasympathicomimetic
wagotomia vagotomy
  w. wybiórcza selective vagotomy
  w. wysoce wybiórcza highly selective vagotomy
wagotonia vagotonia

wagotoniczny vagotonic
wagowagalny vagovagal (denoting a reflex with afferent and efferent impulses travelling within the vagus nerve)
wahać się 1) hesitate (*psych.*); 2) oscillate, fluctuate
wahadłowy oscillating
wahania (*pl*) oscillation, fluctuation, variation
  w. ciepłoty temperature fluctuations (variations)
wakcynoterapia vaccinotherapy
wakuola vacuole
  w. kurczliwa contractile vacuole
wakuolarny vacuolar, vacuolal, vacuolate, vacuolated
wakuolacja vacuolation, vacuolization
walcowaty cylindrical
walec cylinder
waleriana valerian, vandal root, rhizome and roots of *Valeriana officinalis* (*bot.*)
walerianian valerate, valerianate
walerianowy valeric
walgizacja valgization
walina valine
walwulotomia valvotomy, valvulotomy
wał torus (*anat.*), vallum, wall
  w. paznokciowy wall of the nail, nailfold
wałeczek 1) cast (in urine); 2) small cylinder
  w. bakteryjny bacterial cast
  w. krwinkowy blood cast
  w. moczowy urinary cast
  w. nabłonkowy epithelial cast
  w. nerkowy renal cast, renal cylinder, tube cast
  w. rzekomy false cast, pseudocast, spurious cast
  w. szklisty hyaline cast
  w. śluzowy mucous cast, false cast
  w. tłuszczowy fatty cast
  w. woskowy waxy cast
  w. ziarnisty granular cast
wałeczkomocz cylindruria
wałeczkowaty cylindroid

wałowaty brzeg (wrzodu itp.) heaped-up edge
wanad vanadium, V (*chem.*)
wanadan vanadate
wanadawy vanadous
wanadowy vanadic
wandalizm vandalism
wanna bath, bath-tub, tub
wapienny calcareous, calcium
  w., mleko milk of lime
  w., woda lime-water
wapnica calcinosis
  w. międzykręgowa intervertebral calcinosis
  w. nerek nephrocalcinosis
  w. skóry cutaneous calcinosis
  w. śródmiąższowa interstitial calcinosis
  w. uogólniona generalized calcinosis
wapnieć calcify
wapnienie calcification
  w. przerzutowe metastatic calcification
wapniomocz calciuria
wapniowy calcic, calcareous
wapno lime
  w. gaszone calcium hydroxide, slack lime, slaked lime
  w. niegaszone calcium oxide, quick lime, quicklime
wapń calcium
  w., chlorek calcium chloride
  w., glicerofosforan calcium glycerophosphate
  w., glikonian calcium gluconate
  w., mleczan calcium lactate
  w., nadmiar we krwi hypercalc(a)emia
  w., nadmiar w moczu hypercalciuria
  w., niedobór w ustroju calcium deficiency, calcipenia
  w., odkładanie się w tkankach calcipexis, calcipexy
  w., szczawian calcium oxalate
  w. we krwi calc(a)emia
  w. w moczu calciuria
  w., wersenian calcium disodium edetate, calcium disodium ethylenediamine tetra-acetate
  w., węglan calcium carbonate
  w., wodorotlenek calcium hydroxide
warga lip, labium
  w., ból cheilalgia, chilalgia
  w. dolna lower lip
  w. górna upper lip
  w. i podniebienie, rozszczep cheilognathopalatoschisis
  w. i wyrostek zębodołowy, rozszczep cheiloalveoloschisis
  w., nacięcie cheilotomy, chilotomy
  w., plastyka cheiloplasty, chalinoplasty
  w. przednia ujścia macicy anterior lip of the uterus

w., rozszczep cleft lip, cheiloschisis, chiloschisis
w. sromowa mniejsza small pudendal lip, lesser lip of the pudendum, nympha
w. sromowa mniejsza, nacięcie nymphotomy
w. sromowa mniejsza, wycięcie nymphectomy
w. sromowa mniejsza, zapalenie nymphitis
w. sromowa większa large pudendal lip, greater pudendal lip
w. sromowa większa, krwiak pudendal h(a)ematocele
w. tylna ujścia macicy posterior lip of the uterus
w., wywinięcie cheilectropion, chilectropion
w. zajęcza harelip, cleft lip, cheiloschisis
w. zajęcza, plastyka cheilostomatoplasty
w., zeszycie cheilorrhaphy, labiorrhaphy
wargi (*pl*) lips, labia
  w., suchość xerocheilia, xerochilia
  w., zapalenie cheilitis, chilitis
  w., zapalenie drożdżakowe czerwieni yeast cheilitis, candidiasis of lips
  w., zapalenie gruczołowe glandular cheilitis
  w., zapalenie gruczołowe ropne suppurative glandular cheilitis
  w., zapalenie kątów angular cheilitis, angular stomatitis, commissural cheilitis
  w., zapalenie liszajcowe impetiginous cheilitis
  w., zapalenie po napromienieniu actinic cheilitis
  w., zapalenie rogowaciejące hyperkeratotic cheilitis
  w., zapalenie słoneczne solar cheilitis, actinic cheilitis
  w., zapalenie ziarniniakowe miąższowe granulomatous cheilitis
  w., zapalenie złuszczające exfoliative cheilitis
  w., zgrubienie pachycheilia, pachychilia
  w., zrośnięcie ankylocheilia, ankylochilia
wargowy labial
wargotrzymacz labiotenaculum
wariant variant
warstwa layer, stratum, lamina
  w. barwnikowa siatkówki pigmented layer of the eyeball, tapetum
  w. drobinowa molecular layer (of cerebral or cerebellar cortex)
  w. gąbczasta błony śluzowej macicy stratum spongiosum, spongy layer
  w. graniczna wewnętrzna internal limiting membrane
  w. graniczna zewnętrzna external limiting membrane (in retina)

w. **jądrowa wewnętrzna** inner nuclear layer, inner granular layer (in retina)

w. **jądrowa zewnętrzna** outer nuclear layer, outer granular layer

w. **kolczysta** prickle layer, prickle-cell layer, spinous layer

w. **komórek wielokształtnych** multiform layer, fusiform layer, polymorphous layer, ambiguous layer, spindle-celled layer (of the cerebral cortex)

w. **maziowa** synovial membrane, stratum synoviale

w. **nadnercza kłębuszkowata** glomerular zone (of the adrenal cortex)

w. **nadnercza pasmowata** fascicular zone

w. **nadnercza siateczkowata** reticular zone

w. **nerwowo-nabłonkowa siatkówki** neuroepithelial layer of the retina, the layer of rods and cones, bacillary layer, columnar layer

w. **okrężna mięśniówki** circular layer of the muscular coat

w. **podstawna** basal layer, basal cell layer, palisade layer, columnar layer of the epidermis

w. **podstawna błony śluzowej macicy** stratum basale of the endometrium

w. **podsurowicza** subserous lamina

w. **podwsierdziowa** subendocardial layer

w. **pośrednia** intermediate zone

w. **powierzchniowa** superficial layer

w. **półchłonąca** half-value layer (*rtg*)

w. **rogowa** horny layer, corneal layer, cornified layer

w. **sprężysta** elastic layer, elastic lamina (of arteries)

w. **sprężysto-mięśniowa** myoelastic layer (in the heart)

w. **światłoczuła** layer of rods and cones, photosensitive layer of the retina, bacillary layer, columnar layer

w. **włóknista** fibrous layer (of the periosteum)

w. **ziarnista** granular layer (of the cerebral or cerebellar cortex)

w. **ziarnista naskórka** granular layer of the epidermis

w. **ziarnista pęcherzyka jajnikowego** membrana granulosa of the ovary

w. **ziarnista siatkówki** granular layer of the retina

w. **zrogowaciała** corneal layer, horny layer, cornified layer

w. **zwojowa** ganglionic layer (of the cerebral or cerebellar cortex and of the retina)

warstwowy lamellar, laminar, stratified, stratiform

wartościowość valence, valency, combining power (*chem.*)

w. **przeciwciała** antibody valency

wartość value

w. **energetyczna (pokarmu)** energy value, fuel value

w. **kaloryczna** calorie value, caloric value, calorific value

w. **krytyczna** critical value

w. **kumulacyjna** summation value

w. **odżywcza** nutritional value

w. **progowa** threshold value

warunek condition, circumstance

warunki (*pl*) conditions, circumstances

w. **atmosferyczne** atmospheric conditions, meteorological conditions

w. **otoczenia** environmental conditions

w. **sanitarne** hygienic conditions, sanitary conditions

w. **życia** life conditions

warunkowanie conditioning

w. **instrumentalne** instrumental conditioning

w. **sprawcze** operant conditioning

warunkowy conditioned, conditional

w. **odruch** conditioned reflex

wary (*pl*) hot flushes

wata cotton, cotton-wool

w. **drzewna** wood-wool

w. **hemostatyczna** styptic cotton

w. **higroskopijna** absorbent cotton, purified cotton

w., **tampon z** tampon, cotton pack, cotton plug

watotrzymacz forceps for holding cotton swabs

wazektomia vasectomy, gonangiectomy, excision of vas deferens

wazelina petrolatum, soft yellow paraffin, petroleum jelly, vaseline

w. **biała** white soft paraffin, white petrolate

wazelinować apply vaseline, smear with vaseline

wazopresyna vasopressin, pitressin

ważenie weighing

ważność 1) validity; 2) importance

w., **data** expiration date

ważny 1) valid; 2) important

ważony weighted (*stat.*)

w., **funkcja** weighted function (*stat.*)

wąchać smell, sniff

wąchanie sniffing, smelling

wągier 1) cysticercus, larval form of certain taenioid tapeworms; 2) comedo, blackhead

w. **bąblowca groniasty** cysticercus racemosus

w. **bąblowca wielokomorowy** multilocular cysticercus

w. **tasiemca nieuzbrojonego** cysticercus bovis

w. **tasiemca uzbrojonego** cysticercus cellulosae

wągrzyca cysticercosis

w. **mózgu** cerebral cysticercosis

wąs moustache

wątłość feebleness, weakness, frailty, debility

wątły feeble, weak, faint, infirm

wątroba liver

w., **biopsja** liver biopsy

w., **ból** hepatalgia, hapatodynia

w., **choroba** hepatopathy, liver disease

w., **czynność** liver function

w., **hiperpigmentacja** hepatomelanosis

w. **i opłucna, zapalenie** pleurohepatitis

w. **i śledziona, angiografia** splenohepatography

w. **i śledziona, powiększenie** hepatosplenomegaly

w. **i śledziona, zapalenie** hepatosplenitis

w., **kamień** hepatolith, hepatic calculus, biliary calculus situated in the liver

w., **komórka** hepatocyte

w., **krwotok** hepatorrhagia

w., **leczenie przetworami** hepatotherapy

w. **marska** cirrhotic liver

w., **marskość** cirrhosis, patocirrhosis; *p.* **marskość**

w., **marskość pokarmowa** nutritional cirrhosis

w., **martwica** necrosis of the liver, hepatonecrosis

w., **martwica rozsiana** piecemeal necrosis of the liver

w., **nacięcie** hepatotomy

w., **pęknięcie** rupture of the liver, hepatorrhexis

w., **plamica** peliosis of the liver

w., **powiększenie** hepatomegaly, hepatomegalia

w., **próby czynnościowe** liver function tests

w., **przekrwienie zastoinowe** congestion of the liver, hepatic hyper(a)emia, hepatoh(a)emia

w., **przemieszczenie** hepatoptosis

w., **przeszczepienie** liver transplantation

w., **przyszycie do ściany brzucha** hepatopexy

w., **regeneracja** regeneration of the liver

w., **ropień** abscess of the liver, suppurative hepatitis

w., **rozmiękanie** hepatomalacia

w. **ruchoma** floating liver, wandering liver, mobile liver, movable liver

w. **skrobiowata** amyloid liver, waxy liver, lardaceous liver

w., **stłuszczenie** fatty degeneration of the liver, fatty infiltration of the liver, fatty liver

w., **umocowanie** hepatopexy

w., **uszkodzenie komórek** hepatocellular damage

w., **uszkodzenie komórek w centralnej części zrazików** centrizonal hepatocellular damage

w., **wycięcie** hepatectomy, excision of the liver

w. **wyczuwalna na 2 cm pod łukiem żebrowym** liver palpable 2 cm below the costal margin

w. **wystaje na 3 palce spod łuku żebrowego** the liver is 3 fingerbreadths below the right costal margin; the liver extends 3 fingerbreadths below the costal margin

w., **zanik** atrophy of the liver, hepatatrophy, hepatatrophia

w., **zanik czerwony** red atrophy of the liver

w., **zanik ostry żółty** acute yellow atrophy of the liver

w., **zanik pozapalny** postinflammatory atrophy of the liver

w., **zapalenie** hepatitis

w., **zapalenie bezżółtaczkowe** anicteric hepatitis

w., **zapalenie cytomegaliczne** cytomegalic hepatitis

w., **zapalenie halotanowe** halothane hapatitis

w., **zapalenie kiłowe** syphilitic hepatitis, luetic hepatitis

w., **zapalenie nagminne** epidemic hapatitis, virus hepatitis, infectious hepatitis

w., **zapalenie noworodków** neonatal hepatitis, giant cell hepatitis

w., **zapalenie okołowątrobowe** perihepatitis, hepatoperitonitis, glissonitis, hepatic capsulitis

w., **zapalenie olbrzymiokomórkowe** giant cell hepatitis, neonatal hepatitis

w., **zapalenie ostre miąższowe** acute parenchymatous hepatitis

w., **zapalenie plazmatycznokomórkowe** plasma cell hepatitis

w., **zapalenie podostre** subacute hepatitis, chronic active hepatitis

w., **zapalenie polekowe** drug-induced hepatitis

w., **zapalenie poprzetoczeniowe** transfusion hepatitis

w., **zapalenie przeciągające się** protracted hepatitis

w., **zapalenie przewlekłe agresywne** chronic aggressive hepatitis

w., zapalenie przewlekłe aktywne chronic active hepatitis, subacute hepatitis
w., zapalenie przewlekłe utrzymujące się chronic persistent hepatitis
w., zapalenie ropne suppurative hepatitis
w., zapalenie toczniowe lupoid hepatitis
w., zapalenie torebki przerostowe hyaloserositis of the liver, frosted liver, sugar--icing liver
w., zapalenie wirusowe virus hepatitis, viral hepatitis
w., zapalenie wirusowe A virus hepatitis A, epidemic hepatitis, infectious jaundice, catarrhal jaundice
w., zapalenie wirusowe B virus hepatitis B, serum hepatitis, homologous serum hepatitis, human serum hepatitis
w., zapalenie wirusowe nie-A nie-B non-A non-B virus hepatitis
w., zapalenie wirusowe z antygenem australijskim Au-positive hepatitis
w., zapalenie wszczepienne inoculated hepatitis, virus hepatitis B
w., zapalenie zarostowe żył veno-occlusive disease of the liver, hepatic obliterating endophlebitis
w., zapalenie żółtaczkowe icterohepatitis
w., zwłóknienie fibrosis of the liver
w., zwłóknienie okołowrotne periportal hepatic fibrosis
wątrobiak hepatoma, hepatocellular carcinoma
w. zarodkowy hepatoblastoma
wątrobopochodny hepatogenic, hepatogenous
wątrobowy hepatic
wąż snake
wbudować build in, incorporate
wchłaniający absorptive, absorbing
w., substancja absorbent
wchłanianie absorption
w. jelitowe intestinal absorption
w. kanalikowe tubular reabsorption
w. pozajelitowe parenteral absorption
w. skórne cutaneous absorption, percutaneous absorption
w. złe malabsorption
w. zwrotne reabsorption
wchód entrance, entry, inlet
w. miednicy pelvic inlet, apertura superior pelvis
wciągnięcie retraction
wcieranie rubbing-in, friction, application of friction
w. maści inunction, anointing, rubbing-in of an ointment
wcięcie incisure, notch
w. czołowe frontal incisure, frontal notch

w. łopatki scapular incisure, scapular notch, suprascapular notch
w. nadoczodołowe supraorbital notch, supraorbital incisure
w. panewki acetabular incisure, acetabular notch
w. strzałkowe fibular incisure, fibular notch
w. sutkowe mastoid incisure, mastoid notch
w. szyjne jugular incisure, jugular notch
wcześniactwo prematurity
wcześniak premature baby, premature infant
wdech inspiration, inhalation
wdechowy inspiratory
wdmuchiwać insufflate
wdmuchiwanie insufflation
wdychanie inspiration, inhalation, aspiration
wegetacja vegetation
wegetarianin vegetarian, vegan
wegetarianizm vegetarianism
wegetariański vegetarian
wegetatywny vegetative
wejście 1) entrance, aditus (*anat.*); 2) input (*el.*)
w. do krtani superior aperture of the larynx
w. do miednicy pelvic inlet
wektor vector
wektorkardiografia vectorcardiography, vector cardiography
w. przestrzenna spatial vectorcardiography
wektorowy vectorial
wenektomia venectomy, phlebectomy
wenerolog venereologist
wenerologia venereology, cypridology
weneryczny venereal
wenesekcja venesection, phlebotomy, venotomy
wenografia venography, phlebography
w. wrotna portal venography
wenostomia venostomy, phlebostomy, cutdown
wentrykulografia ventriculography, contrast medium examination of cerebral or cardiac ventricles
w. powietrzna air ventriculography, pneumoventriculography
w. pozytywna positive contrast ventriculography
wentrykulostomia ventriculostomy
wentyl valve
w. jednokierunkowy one-way valve
wentylacja ventilation
w. kontrolowana controlled ventilation, artificial ventilation
w. maksymalna maximal breathing capacity, MBC
w. maksymalna dowolna maximal voluntary ventilation, MVV

w. mechaniczna mechanical ventilation
w. minutowa, równoważnik elektrofizjologiczny minute ventilation equivalent
w. naturalna natural ventilation
w., obniżenie hypoventilation
w. płuc pulmonary ventilation, ventilation of lungs
w. przerywana intermittent ventilation
w. przedłużona protracted ventilation
w. przerywana pod dodatnim ciśnieniem intermittent positive pressure ventilation
w. sztuczna artificial ventilation, controlled ventilation
w. wyciągowa exhausting ventilation
wentylator ventilator
w. ssący exhauster, suction fan
w. wyciągowy exhauster, exhausting fan
wentylować ventilate
werbalny verbal
werbigeracja verbigeration, catalogia, oral stereotypy
weratryna veratrine
wersen = wersenian
wersenian dwusodowo-wapniowy calcium disodium versenate, ethylenediaminetetraacetic acid; *p.* **chelaton**
weryfikacja verification
weryfikować verify
wesołkowatość moria, witzelsucht
w. z urojeniami phantasmoria
wessać aspirate
wessać się resorb
wessanie aspiration, sucking
wessanie się resorption
wesz louse
w. głowowa head louse, *Pediculus hominis var. capitis*
w. odzieżowa body louse, clothes louse, *Pediculus hominis var. corporis*
w. łonowa pubic louse, crab louse, *Phthirus pubis*
wewnątrzczaszkowy intracranial, endocranial
wewnątrzgałkowy intraocular
wewnątrzjamowy intracavitary, intraceliac, endocavitary
wewnątrzkanałowy (w kanale kręgowym) intrathecal, intrarachidian, intraspinal
wewnątrzkomorowy intraventricular
wewnątrzkomórkowy intracellular
wewnątrzmaciczny intrauterine
w., wkładka intrauterine device, intrauterine loop
wewnątrzmiedniczny intrapelvic
wewnątrzmózgowy intracerebral
wewnątrznaczyniowy intravascular
wewnątrznerkowy intrarenal

wewnątrznosowy intranasal, endonasal
wewnątrzoczny intraocular
wewnątrzoczodołowy intraorbital
wewnątrzoponowy intrameningeal
w. (wewnątrz opony miękkiej) intrapial
w. (wewnątrz opony twardej) intradural
wewnątrzosierdziowy intrapericardiac, intrapericardial
wewnątrzoskrzelowy endobronchial, intrabronchial
wewnątrzotrzewnowy intraperitoneal
wewnątrzpęcherzowy intracystic, endovesical
wewnątrzpiersiowy intrathoracic, endothoracic
wewnątrzpłucny intrapulmonary
wewnątrzpochodny endogenous, endogenic, endogenetic
wewnątrzprzedsionkowy intra-atrial, intra-auricular
wewnątrzprzewodowy intraductal, intratubular
wewnątrzrdzeniowy intramedullary, intraspinal
wewnątrzsercowy endocardiac, intracardiac, intracardial
wewnątrzstawowy intra-articular
wewnątrzsterczowy intraprostatic
wewnątrzszyjkowy endocervical, intracervical
wewnątrztchawiczy endotracheal, intratracheal
wewnątrztętniczy intra-arterial
wewnątrztorebkowy intracapsular
wewnątrzustny intraoral
wewnątrzuszny intraotic, intra-aural
wewnątrzwydzielniczy endocrine, endocrinic, endocrinological
wewnątrzzrazikowy intralobular
wewnątrzżołądkowy intragastric
wewnętrzny internal, intrinsic
węch olfaction, sense of smell, smell, osmesis
w., halucynacja olfactory hallucination
w., utrata anosmia
węchomózgowie rhinencephalon, smell brain
wędlina processed pork
wędrówka migration, wandering
wędzidełko frenulum, frenum
w. języka frenulum of the tongue
w. napletka frenulum of the prepuce
w., plastyka frenoplasty
w., przecięcie frenotomy
w. wargi dolnej frenulum of the lower lip
w., wycięcie frenectomy
węgiel carbon (*chem.*), coal, charcoal
w. adsorbujący medicinal charcoal
w. aktywny activated charcoal, medicinal charcoal

w., **czterochlorek** carbon tetrachloride, tetrachloromethane

w. **drzewny** wood charcoal, vegetable charcoal

w., **dwusiarczek** carbon disulphide, carbon bisulphide

w., **dwutlenek** carbon dioxide, carbonic acid gas

w., **dwutlenek zestalony** solidified carbon dioxide, carbon dioxide snow, dry ice

w. **leczniczy** medicinal charcoal, activated charcoal

w. **promieniotwórczy** radioactive carbon

w., **tlenek** carbon monoxide

w. **zwierzęcy** animal charcoal, bone black, ivory black, bone charcoal

węglan carbonate

w. **kwaśny** bicarbonate

w. **kwaśny sodowy** sodium bicarbonate

w. **wapniowy** calcium carbonate, chalk

węglowodan carbohydrate

węglowodanowy carbohydrate

węglowodory (*pl*) hydrocarbons

w. **acykliczne** aliphatic hydrocarbons, acyclic hydrocarbons

w. **alifatyczne** aliphatic hydrocarbons

w. **aromatyczne** aromatic hydrocarbons

w. **cykliczne** cyclic hydrocarbons

w. **łańcuchowe** aliphatic hydrocarbons

w. **nasycone** saturated hydrocarbons

w. **nienasycone** non-saturated hydrocarbons, unsaturated hydrocarbons

w. **rakotwórcze** carcinogenic hydrocarbons

węglowy carbonic (*chem.*), coal

węgorek jelitowy *Strongyloides stercoralis*

węgorzyca strongyloidiasis, strongyloidosis, strongylosis

węzeł 1) node, nodus (*anat.*); 2) knot (*surg.*)

w. **chirurgiczny** surgical knot, surgeon's knot

w. **chłonny** lymph node, lymphonodus, nodus lymphaticus

w. **przedsionkowo-komorowy** atrioventricular node

w. **podwójny** double knot

w. **włókna nerwowego** Ranvier's node

w. **zatokowo-przedsionkowy** sinoatrial node, Keith-Flack node

w. **zatokowy** sinus node, sinoatrial node

w. **zatokowy, choroba** sick sinus syndrome

w. **żeglarski** sailor's knot, reef knot (*surg.*)

węzina isthmus (*anat.*); *p. też* **cieśń**

w. **gruczołu krokowego** isthmus of the prostate

w. **łuku kręgu** vertebral arch pedicle

w. **tarczycy** isthmus of the thyroid gland

węzłowica lymphatic leuk(a)emia, lymphadenosis

węzłowy nodular, lymphonodular, nodal

węzły (*pl*) nodes

w. **chłonne** lymph nodes, lymphatic nodes

w. **chłonne biodrowe** iliac lymph nodes

w. **chłonne krezkowe** mesenteric lymph nodes

w. **chłonne krezkowe, zapalenie** mesenteric lymphadenitis

w. **chłonne oskrzelowo-płucne** bronchopulmonary lymph nodes

w. **chłonne pachowe** axillary lymph nodes

w. **chłonne pachwinowe** inguinal lymph nodes

w. **chłonne, powiększenie** lymphadenopathy

w. **chłonne, stwardnienie** lymphadenosclerosis

w. **chłonne szyjne głębokie i powierzchowne** deep and superficial cervical lymph nodes

w. **chłonne śródpiersiowe** mediastinal lymph nodes

w. **chłonne, usunięcie przy operacji raka** node clearance

w. **chłonne, wycięcie** lymphadenectomy

w. **chłonne, zapalenie** lymphadenitis

w. **chłonne, zapalenie gruźlicze** tuberculous lymphadenitis

w. **chłonne, zwłóknienie** lymphadenofibrosis

wężykowaty tortuous, serpentiform

wgłębienie indentation, indent, depression, hollow

wgłobienie intussusception, invagination, herniation

w. **jelita** intussusception

w. **jelita do żołądka** jejunogastric intussusception

w. **jelita grubego** colic intussusception, intussusception of the large bowel

w. **jelita podwójne** double-barrelled intussusception

w. **jelita wsteczne** retrograde intussusception

w. **krętniczo-kątnicze** ileoc(a)ecal intussusception

w. **krętniczo-okrężnicze** ileocolic intussusception

w. **mózgu** cerebral herniation

w. **mózgu boczne (pod sierp)** cingulate herniation, lateral herniation under the falx

w. **mózgu do otworu potylicznego** tonsillar herniation, foraminal herniation

w. **mózgu do wcięcia namiotu móżdżku w dół** caudal transtentorial herniation, uncal herniation

w. **mózgu do wcięcia namiotu móżdżku w górę** rostral transtentorial herniation

wgłobiony intussuscepted, invaginated

wgniecenie indentation, depression, dish (in a surface)

w. **podstawy czaszki** basilar impression

wiatropędny carminative

wiatry (*pl*) flatulence, flatus, winds

wiąd atrophy, wasting, tabescence

w. **rdzenia** tabes dorsalis; posterior spinal sclerosis, tabes spinalis, spinal atrophy

w. **rdzenia z porażeniem postępującym** taboparalysis

w. **rdzenia, zmiany stawowe** tabetic arthropathy, Charcot's disease

wiądowy tabetic, tabic, tabid, tabescent

wiązać bind, tie, bond, link, combine

wiązanie binding, bond (*chem.*), link, linkage, combination, fixation, bonding

w. **atomowe** covalent bond

w. **bogate w energię** high-energy bond, high-energy phosphate bond

w. **chemiczne** bond, bonding, chemical bond

w. **dopełniacza** complement fixation

w. **dwusiarczkowe** disulphide bond, disulfide bond

w. **jonowe** ionic bond, ionic linkage

w. **koordynacyjne** co-ordinate bond, co-ordinate linkage

w. **kowalencyjne** covalent bond, covalent linkage

w. **międzycząsteczkowe** intermolecular linkage

w. **peptydowe** peptide bond, peptide linkage

w. **podwójne** double bond

w. **wodorowe** hydrogen bond

w. **wysycone** saturated bond

w. **zębów** ligation of teeth

wiązka 1) bundle, fascicle, fasciculus (*anat.*); 2) beam (*phys.*)

w. **jonowa** ionic beam

w. **promieniowania** radiation beam

w. **promieniowania laserowego** laser beam

wiążący binding, combining, fixing, bonding

wibracja vibration

wibracyjny vibratory

wibrować vibrate, oscillate

wić 1) flagellum, a whiplike locomotor organelle in protozoans; 2) tendril (in plants)

widełki (*pl*) fork, furcula

w. **stroikowe** tuning fork

widliszek Anopheles (*zool.*)

widmo spectrum

w. **absorpcyjne** absorption spectrum

w. **atomowe** atomic spectrum

w. **chromatyczne** chromatic spectrum, colo(u)r spectrum, visible spectrum

w. **fluorescencyjne** fluorescence spectrum

w. **pochłaniania** absorption spectrum

w. **rentgenowskie** x-ray spectrum

w. **słoneczne** solar spectrum

w. **światła widzialnego** visible spectrum

w. **w nadfiolecie** ultraviolet spectrum, chemical spectrum

w. **w podczerwieni** infrared spectrum, thermal spectrum

widoczność visibility

widoczny visible, evident, ostensible

widzenie vision, sight

w. **barw** colo(u)r vision, chromatic vision

w. **dwu barw** dichromatopsia, dichromatism, dichromasia

w. **jednej barwy** monochromatism, monochromasia, achromatopsia

w. **trzech barw** trichromatism, trichromasia

w. **barw, zaburzenie** colo(u)r blindness, chromatodysopia, chromatalopsia, chromatopsia

w. **bezpośrednie** direct vision, central vision

w. **bliskie** near vision

w. **dalekie** far vision, distant vision

w. **dwuoczne** binocular vision

w. **jednooczne** monocular vision

w. **lunetowe** tunnel vision, shaft vision, tubular vision

w. **niewyraźne** blurred vision

w. **nocne** night vision, scotoscopic vision, hemeralopia

w. **obuoczne** binocular vision

w. **obwodowe** peripheral vision, indirect vision, eccentric vision

w., **oś** visual axis, line of vision

w. **podwójne** diplopia, double vision

w. **podwójne jednoimienne** homonymous diplopia, direct diplopia

w. **podwójne różnoimienne** heteronymous diplopia, crossed diplopia

w., **pole** field of vision, visual field

w. **pośrednie** indirect vision

w. **proste** direct vision

w. **resztkowe** marginal vision, perception of hand movements

w. **środkowe** central vision, direct vision

w. **zatarte** blurred vision

w. **zmierzchowe** night vision, twilight vision, scotopic vision

widzialność visibility

widzialny visible

wieczko operculum

wiedza knowledge

wiek age

w. **anatomiczny** anatomical age

w. biologiczny biological age
w. chronologiczny chronological age, calendar age
w. ciążowy gestational age
w. dojrzewania adolescence, age of adolescence
w. dziecięcy childhood, age of childhood
w. kalendarzowy calendar age, chronological age
w. kostny bone age, skeletal age
w. niemowlęcy infancy
w. płodowy fetal age
w. przedstarczy presenile age, presenility
w. rozrodczy childbearing age, reproductive age
w. rozwojowy developmental age
w. starczy senile age, senility, senium
w. starczy, leczenie chorób gerontotherapy, geriatrics
w. starczy, nauka o gerontology, geriatric medicine
w. starczy przedwczesny premature senility, senilism
w. szkieletowy skeletal age, bone age
w. umysłowy mental age
wielkocząsteczkowy macromolecular
wielkooocze macrophthalmia
wielkość 1) size, magnitude; 2) value (*math.*)
w. ciała i genitaliów nadmierna macrogenitosomia
w. języka nadmierna macroglossia, megaloglossia
w. losowa random value
w. serca nadmierna cardiomegaly, megalocardia
w. średnia average value, mean value
w. wyjściowa initial value
w. zmienna variable, variable value
wielkouściec jelitowy *Giardia intestinalis, Lamblia intestinalis, Giardia lamblia*
wielobarwliwość polychromatophilia, polychromasia, polychromatia, polychromatosis, polychromophilia
wielobiegunowy multipolar, polypolar
wielobitność polycrotism
wielocelowy multipurpose
wielocukier polysaccharide
wielocząsteczkowy multimolecular
wieloczynnikowy multifactorial
wielodzietność a great number of children of a woman (or family)
wielofazowy polyphasic, multiphasic, multiphase
wielogruczołowy multiglandular, polyglandular, polyadenous, pluriglandular
wieloguzkowy 1) multinodular; 2) multicuspid, multicuspidate (tooth)
wielojamowy multilocular, multi-chambered

wielojądrowy multinuclear, polynuclear, multinucleate, polynucleated
wielokanałowy multichannel
wielokierunkowy multidirectional
wielokomórkowy multicellular
wielokrotność multiplicity
w. płodu polysomia
wielokrotny multiple, manifold
wielokształtność polymorphism, pleomorphism
wielomocz polyuria, hiperuresia
wielomówność loquacity, polyphrasia, polylogia, logorrh(o)ea, verbigeration, catalogia
wielonarządowy multiorgan
wielonerwowy polyneural, polyneuric
wieloogniskowy multifocal
wieloośrodkowy multicentre, multicentric, polycentric
wielopierścieniowy polycyclic
wielopłatowy multilobar
wielopostaciowość polymorphism, pleomorphism
wielopostaciowy polymorphous, polymorphic
wieloprzyczynowy pluricausal
wieloraki multiple, manifold
wieloródka multipara, pluripara
wielorództwo multiparity, pluriparity
wieloskładnikowy multicomponent
wielostawowy polyarticular
wielotorbielowy polycystic
wielowarstwowy multistratified, stratified (epithelium)
wielowartościowość polyvalency, multivalency
wielowartościowy polyvalent, multivalent
wieloważność polyvalence (of sera)
wieloważny polyvalent (serum)
wielowodzie hydramnion, hydramnios
wielozadaniowy multipurpose
wielozasadowy polybasic
wielozrazikowy multilobular
wieniec corona (*anat.*)
w. rzęskowy corona ciliaris
w. rzęskowy, przecięcie ciliarotomy
wieńcowy coronary, coronal
w., krążenie coronary circulation
w., naczynie coronary vessel
w. zator coronary embolism
wiercenie kości trephination, trepanation, drilling, boring
wiercić drill, bore
wiertarka drill, drilling machine
w. chirurgiczna surgical drill
w. dentystyczna dental drill
w. turbinowa high speed dental drill
wiertło bur, burr, reamer, auger

w. do poszerzania kanału broad reamer (*stom.*)
w. zębowe dental bur, tooth bur
wierzchniactwo epispadias, epispadia
  w. całkowite total epispadias
  w. łechtaczkowe clitorial epispadias
  w. prąciowe penile epispadias
  w. żołędziowe epispadias of the glans
wierzchołek apex, tip, peak
  w. czaszki vertex
  w. głowy strzałki apex of the fibular head
  w. gruczołu krokowego apex of the prostate
  w. korzenia zęba root apex
  w. korzenia zęba, amputacja apectomy, apicectomy, amputation of root apex
  w. korzenia zęba, resorpcja apical resorption
wierzchołkowy apical, top
wieszadło support, suspensorium
wietrzenie airing, ventilation
wietrzyć air, ventilate
wieżogłowie oxycephaly, oxycephalia, acrocephaly, turricephaly, hypsicephaly, tower head, steeple head
więzadło ligament
  w., ból desmalgia, desmodynia
  w., choroba desmopathy
  w. głosowe vocal ligament
  w. głowy kości udowej round ligament of the femur, ligament of the head of the femur
  w. karkowe nuchal ligament
  w. krzyżowo-biodrowe sacroiliac ligament
  w. macicy szerokie broad ligament of the uterus
  w. maciczno-krzyżowe uterosacral ligament
  w. międzykolcowe interspinous ligament
  w. nadgarstka poprzeczne retinaculum of flexors of the wrist, transverse carpal ligament
  w. nadkolcowe supraspinous ligament, supraspinal ligament
  w., nauka o desmology, syndesmology
  w. obłe kości udowej round ligament of the femur, ligament of the femoral head
  w. obłe macicy round ligament of the uterus
  w. obłe wątroby round ligament of the liver
  w. pachwinowe inguinal ligament
  w., plastyka syndesmoplasty
  w. podeszwowe długie long plantar ligament
  w. podłużne przednie, tylne longitudinal ligament, anterior, posterior
  w. poprzeczne kręgu szczytowego transverse ligament of the atlas
  w. poprzeczne krocza transverse ligament

of the perineum, transverse ligament of the pelvis, puboprostatic ligament
  w. powiekowe palpebral ligament, tarsal ligament
  w., przecięcie desmotomy
  w., przemieszczenie syndesmectopia
  w., przyszycie lub zeszycie (umocowanie w. obłych macicy) desmopexy, desmopexia, ligamentopexy
  w., rozciągnięcie desmectasis, desmectasia
  w. rozdwojone bifurcated ligament
  w., rozerwanie desmorrhexis
  w. rozstępowe lacunar ligament
  w. wieszadłowe pachy suspensory ligament of the axilla
  w. wierzchołka zęba kręgu obrotowego apical odontoid ligament
  w., wycięcie syndesmectomy
  w., zapalenie desmitis, syndesmitis
  w., zeszycie syndesmorrhaphy
  w. żółte yellow ligament, flaval ligament, arcuate ligament
więzadłowy ligamentous
więzozrost syndesmosis
  w. piszczelowo-strzałkowy tibiofibular syndesmosis
wilcza paszcza = rozszczep podniebienia
wilgoć moisture, dampness, humidity
wilgotność humidity, moisture, dampness
  w. bezwzględna absolute humidity
  w. swoista specific humidity
  w. względna relative humidity
wilgotny moist, humid, damp, wet
wiłość *p.* **moria**
wina guilt
  w., kompleks guilt complex
  w., poczucie guilt feeling
winian tartrate
  w. potasowy kwaśny potassium bitartrate, cream of tartrate, soluble tartrate
winblastyna vinblastine, vincaleucoblastine
winkrystyna vincristine
wino wine
winyl vinyl, ethenyl
wiomycyna viomycin
wiosterol viosterol, ergocalciferol
wiotki flaccid, flabby, relaxed, without tone
wiotkość flaccidity, flabbiness, relaxation
  w. mięśni wrodzona amyotonia congenita, Oppenheim's disease
  w. przepony relaxation of the diaphragm
wióry (*pl*) **kostne** bone slivers, bone chips
wir vortex (*anat.*), whorl (*anat.*), whirl, whirlpool
  w. serca vortex cordis, the whorl of muscle fibres at the apex of the heart
  w. włosów okolicy guzicznej coccygeal whorl

wiremia vir(a)emia
wirion virion
wirolog virologist
wirologia virology
wirologiczny virological
wirować centrifuge, centrifugalize, spin, gyrate, rotate
wirowanie centrifugation, centrifugalization, spinning, gyration, rotation
  w. frakcjonujące differential centrifugation, density gradient centrifugation
wirówka centrifuge
  w. szybka ultracentrifuge, high-speed centrifuge
  w. z probówkami cup-type centrifuge
wirujący rotating, spinning
wirulencja virulence
wirulentny virulent
wirus virus, *pl* viruses
  w. atenuowany attenuated virus
  w. blokujący interfering virus
  w. brodawek ludzkich human papilloma virus, infectious warts virus, verruca vulgaris virus, *Papillomavirus hominis*
  w. choroby bornholmskiej Bornholm disease virus, epidemic pleurodynia virus, epidemic myalgia virus
  w. choroby Heinego-Medina poliomyelitis virus, poliovirus
  w. cytomegalii human cytomegalovirus, cytomegalic inclusion disease virus
  w. defektywny defective virus
  w. dengi dengue virus
  w. Epsteina-Barr Epstein-Barr virus
  w. gorączki kleszczowej Kolorado Colorado tick fever virus
  w. grypy influenza virus
  w. grypy rzekomej parainfluenza virus
  w. Kemerovo Kemerovo virus
  w. kleszczowego rosyjskiego zapalenia mózgu Russian spring-summer encephalitis virus
  w. krowianki vaccinia virus
  w. krymskiej gorączki krwotocznej Crimean h(a)emorrhagic fever virus
  w. Lassa Lassa virus
  w. latentny latent virus
  w. limfocytowego zapalenia opon mózgowych lymphocytic choriomeningitis virus
  w. ludzkiego nabytego niedoboru odporności human acquired immunodeficiency virus, AIDS virus
  w. mięczaka zakaźnego molluscum contagiosum virus
  w. nagminnego zapalenia rogówki i spojówek epidemic keratoconjunctivitis virus
  w. nieżytu nosa rhinovirus, coryzavirus

  w. oddechowy respiratory syncytial virus, *Pneumovirus syncytialis*
  w. odry measles virus
  w. omskiej gorączki krwotocznej Omsk h(a)emorrhagic fever virus
  w. opryszczki pospolitej herpes simplex virus
  w. opryszczki jamy ustnej człowieka herpesvirus hominis I
  w. opryszczki narządów płciowych człowieka herpesvirus hominis II
  w. ospy prawdziwej variola virus, smallpox virus
  w. ospy wietrznej varicella virus, varicella-zoster virus
  w. ostrego nieżytu nosa coryzavirus, rhinovirus
  w. parainfluenzy parainfluenza virus, *Paramyxovirus parainfluenzae*
  w. parapoliomielitis encephalomyocarditis virus
  w. pasażowany passaged virus
  w. poliomielitis = **w. choroby Heinego-Medina**
  w. pomocnik helper virus
  w. półpaśca zoster virus, varicella-zoster virus
  w. przesączalny filtrable virus, filterable virus
  w. różyczki rubella virus, German measles virus
  w. satelita satellite virus
  w. świnki mumps virus, epidemic parotitis virus
  w. uliczny street virus
  w. ustalony fixed virus
  w. wspomagający helper virus
  w. wścieklizny rabies virus
  w. zamaskowany masked virus
  w. zapalenia gardła i spojówek pharyngoconjunctivitis virus
  w. zapalenia mózgu i mięśnia sercowego encephalomyocarditis virus
  w. zapalenia mózgu kleszczowego środkowo-europejskiego Central European tick-borne encephalitis virus
  w. zapalenia przyusznic epidemic parotitis virus, mumps virus
  w. zapalenia wątroby nie-A nie-B non-A non-B hepatitis virus
  w. zapalenia wątroby typu A hepatitis virus A
  w. zapalenia wątroby typu B hepatitis virus B
  w. żółtej gorączki yellow fever virus
wirusemia vir(a)emia
wirusobójczy virucidal, viricidal
wirusolityczny virolytic

wirusolog virologist
wirusologia virology
wirusowy viral
wirusy (*pl*) viruses
  w. **bakteryjne** bacterial viruses
  w. **corona, coronawirusy** coronaviruses
  w. **Coxsackie** Coxsackie viruses
  w. **cytomegaliczne** cytomegalic inclusion viruses, cytomegaloviruses
  w. **diplorna** diplornaviruses
  w. **ECBO** enteric cytopathogenic bovine viruses, ECBO viruses
  w. **ECHO** enteric cytopathogenic human orphan viruses, ECHO viruses
  w. **enterotropowe** enteroviruses
  w. **jelitowe** enteroviruses, intestinal viruses
  w. **miniaturowe** parvoviruses
  w. **neurotropowe** neurotropic viruses
  w. **niepełne** incomplete viruses, defective viruses
  w. **nowotworowe** oncogenic viruses
  w. **oddechowo-jelitowe** reoviruses (respiratory-enteric orphan viruses)
  w. **onkolityczne** oncolytic viruses
  w. **onkotropowe** oncotropic viruses
  w. **opryszczkowe** herpesviruses
  w. **ospy i ospopodobne** poxviruses
  w. **papowa** papovaviruses
  w. **pikorna** picornaviruses
  w. **pneumotropowe** pneumotropic viruses
  w. **powolne** slow viruses
  w. **przenoszone przez kleszcze** tick-borne viruses, arbovlruses
  w. **rota** rotaviruses
  w. **rzekomogrypowe** paramyxoviruses
  w. **synergistyczne** synergistic viruses
  w. **ułomne** defective viruses
  w. **wtrętowe** inclusion viruses
wirylizacja virilization
wirylizm virilism
witalność vitality
witalny vital
witamina vitamin
  w. **A** vitamin A, retinol
  w. **A₁** retinol
  w. **A₁, aldehyd** retinal, retinaldehyde, vitamin A_1 aldehyde
  w. **A₂** vitamin A_2, dehydroretinol
  w. **A₂, aldehyd** dehydroretinal, dehydroretinaldehyde
  w. **B₁** vitamin B_1, thiamin
  w. **B₂** vitamin B_2, riboflavin
  w. **B₆** vitamin B_6, pyridoxine
  w. **B₁₂** vitamin B_{12}, cyanocobalamin, cobamin
  w. **B₁₅** vitamin B_{15}, pangamic acid
  w. **Bₑ** vitamin B_c, folic acid
  w. **B kompleks** vitamin B complex

  w. **Bₜ** vitamin B_t, carnitine
  w. **Bₓ** vitamin B_x, p-aminobenzoic acid
  w. **C** vitamin C, ascorbic acid
  w. **D** vitamin D, antirachitic vitamin
  w. **D₁** vitamin D_1, a lumisterol-ergocalciferol mixture
  w. **D₂** vitamin D_2, ergocalciferol
  w. **D₃** vitamin D_3, cholecalciferol
  w. **D₄** vitamin D_4, activated 22, 23-dihydroergosterol
  w. **D₅** vitamin D_5, irradiated 7-dehydrositosterol
  w. **E** vitamin E, tocopherol
  w. **E₂(50)** vitamin $E_2(50)$, tocoquinone-10
  w. **F** vitamin F, essential unsaturated fatty acids (linoleic, linolenic, arachidonic)
  w. **H** vitamin H, biotin
  w. **K** vitamin K, antih(a)emorrhagic vitamin
  w. **K₁** vitamin K_1, phylloquinone
  w. **K₂** vitamin K_2, menaquinone-6
  w. **K₃,** vitamin K_3, menaquinone, menadione
  w. **K₄** vitamin K_4, menadiol, reduced menadione
  w. **K₅** vitamin K_5, synkamin
  w. **M** vitamin M, folic acid
  w., **niedobór** vitamin deficiency, avitaminosis, hypovitaminosis
  w. **P** vitamin P, citrin, capillary permeability factor
  w. **PP** vitamin PP, pellagra-preventing factor, antipellagra vitamin, nicotinamide, nicotinic acid
  w. **rozpuszczalna w tłuszczu** fat-soluble vitamin
  w. **rozpuszczalna w wodzie** water-soluble vitamin
witaminowy vitamin
witka flagellum (of protozoa), tail (of spermatozoon)
wizyta visit
  w. **w ambulatorium** clinic visit
  w. **domowe, odbywać** make rounds
wklęsłość concavity, caving-in, depression, hollow
wklęsło-wklęsły biconcave, concavo-concave
wklęsło-wypukły concavo-convex
wklęsły concave
wklinować (się) get impacted, get herniated, become wedged in
wklinowanie 1) impaction, wedging; 2) gomphosis
  w. **migdałków móżdżku** herniation of cerebellar tonsils
wklinowany impacted, wedged-in
wkład inlay (*stom.*)
  w. **dozębodołowy** intra-alveolar inlay

w. koronowy crown inlay
w. korzeniowy root inlay, root peg
w. licowany veneer inlay
wkładka insert
wkłucie insertion of a needle etc.
wkłuć insert a needle
wkraplacz dropper
wkraplać instil (drops etc.)
wkraplanie instillation
wkroczenie chirurgiczne surgical intervention
wkroplony instilled
wlew infusion, introduction of fluid into a vein or a hollow organ, enema
  w. cieniujący contrast enema, barium enema
  w. cieniujący metodą podwójnego kontrastu double contrast enema
  w. dojelitowy bowel clysma, clyster, enema
  w. doodbytniczy enema, clysma, clyster, rectal injection, lavement
  w. doodbytniczy z mydlin soapsud enema
  w. dożylny intravenous infusion
  w. dożylny kroplowy intravenous drip infusion
  w. podskórny hypodermoclysis, subcutaneous infusion
  w., szybkość rate of infusion
  w. wody water enema
wlewać infuse, pour in
wlewka enema, clyster, clysma, lavement
wlewnik irrigator
właściwości (pl) properties, features
  w. bakteriobójcze bactericidal properties
  w. buforowe buffering properties
  w. fizykochemiczne physicochemical properties
właściwość feature, property, characteristic, peculiarity, specificity, nature
włączyć (prąd, aparat itp.) switch on, put in, turn on, start
włochaty hirsute, hairy, shaggy
włos hair, pilus
  w., brodawka hair papilla
  w., korzeń hair root
  w., mieszek hair follicle
  w., mieszki, rogowacenie follicular xeroderma, lichen pilaris, pityriasis pilaris, follicular ichthyosis
  w. na głowie hair of the scalp, capillus
  w., opuszka hair bulb
  w. wrastający ingrowing hair, burrowing hair, ingrown hair
włosek hair, small hair
  w., meszek z lanugo, downy hairs
włosień kręty trichina, *Trichinella spiralis* (*parasit.*)
  w., zakażenie trichinosis, trichinelliasis
  w., zakazić trichinize

w., zakażony trichinized
w., zawierający trichinous
włoskowatość = włosowatość
włosogłówka whipworm, *Trichuris* (*parasit.*)
  w. ludzka *Trichuris trichiura*
włosowatość capillarity (fluid rise in capillary tube), capillary ascent, capillary attraction
włosowaty capillary
włosy (pl) hair (as a collective word), hairs
  w., grzybica trichomycosis
  w., grzybica powierzchowna trichophytosis
  w. nozdrzy vibrissae
  w., przerzedzenie thinning of hair
  w., usuwający (środek) depilatory agent, decalvant
  w., usuwanie depilation, epilation
  w., utrata hair loss, alopecia
  w., wypadanie hair loss, defluvium of hair, defluxion, lipsotrichia
włośnica trichinosis, trichinellosis, trichinelliasis, trichiniasis, invasion by trichinae
włośniczka capillary, capillary vessel
  w. zatokowa sinusoid capillary
włośniczki (pl) capillaries, capillary vessels
  w., badanie capillaroscopy, capillarioscopy
  w., choroba capillaropathy, microangiopathy
  w., rozszerzenie capillarectasia
włókienko fibril, filament
  w. mięśniowe myofibril
  w. nerwowe neurofibril
  w. oporowe tonofibril
włókienkowy fibrillary, fibrillar
  w., drżenie fibrillation
włókniak fibroma, desmoma
  w. chrzęstno-śluzowaty chondromyxoma
  w. komórkowy histiocytoma
  w. kostniejący osteogenic fibroma, ossifying fibroma
  w. miękki soft fibroma
  w. młodzieńczy juvenile angiofibroma
  w. powięziowy desmofibroma
  w. skóry fibroma molluscum, skin tag
  w. szkliwiakowy ameloblastic fibroma, ameloblastofibroma
  w. telangiektatyczny telangiectatic fibroma, angiofibroma
  w. uszypułowany pendulous fibroma
  w., wycięcie fibromectomy, fibroidectomy
włókniakochrzęstniak fibrochondroma
włókniakogruczolak fibroadenoma, fibroid adenoma
  w. okołokanalikowy pericanalicular fibroadenoma
  w. wewnątrzkanalikowy intracanalicular fibroadenoma
  w. wewnątrzprzewodowy obfitokomórkowy intracanalicular cellular fibroadenoma,

tumor phyllodes, cystosarcoma phyllodes
włókniakogruczolakowatość fibroadenomatosis
włókniakogruczolistość fibroadenosis
włókniakokostniak fibro-osteoma
włókniakokostniwiak fibrocementoma
włókniakomięsak fibrosarcoma
włókniakomięsak szkliwiakowy ameloblastofibrosarcoma
włókniakomięśniak fibromyoma
włókniakomięśniak gładkokomórkowy fibroleiomyoma
włókniakonabłoniak fibroepithelioma
włókniakonaczyniak fibroangioma
włókniakonerwiak fibroneuroma
włókniakopiaszczak fibropsammoma
włókniakopolip fibropolypus
włókniakośluzak fibromyxoma
włókniakośluzak mięsakowy fibromyxosarcoma
włókniakotłuszczak fibrolipoma
włókniakotłuszczakowaty fibrolipomatous
włókniakotorbielak fibrocystoma
włókniakowatość fibromatosis, multiple fibromas
w. dłoni palmar fibromatosis
w. dziąseł fibrous hyperplasia of the gums, gingival elephantiasis
w. podeszew plantar fibromatosis
w. podnaskórkowa guzkowata subepidermoid nodular fibromatosis
włókniakowaty fibromatous, fibromatoid
włóknik fibrin
w., obecność we krwi fibrin(a)emia
w., produkty rozpadu fibrin degradation products
w., rozpad fibrinolysis
w., powodujący rozpad fibrinolytic
w., tworzenie w nadmiernej ilości fibrinosis, fibrination
włóknikowato-ropny fibrinopurulent
włóknikowaty fibrinoid
w., martwica fibrinoid necrosis
w., zwyrodnienie fibrinoid degeneration
włóknikowy fibrinous
włóknisto-błoniasty fibromembranous
włóknisto-komórkowy fibrocellular
włóknisto-naczyniowy fibrovascular
włóknisto-tłuszczowy fibroadipose
włóknistość fibrosity, fibrousness
włóknisty fibrous
włókno fibre, fiber (am.)
w. azbestowe asbestos fibre
w. elastyczne elastic fibre, yellow fibre
w. klejorodne = **w. kolagenowe**
w. kolagenowe collagen fibre, collagenous fibre, white fibre

w. kostno-kolagenowe osteocollagenous fibre in the osseous matrix
w. mięśniowe muscle fibre
w. mięśniowe gładkie smooth muscle fibre, non-striated muscle fibre
w. mięśniowe prążkowane striated muscle fibre, cross-striated muscle fibre
w. nerwowe nerve fibre
w. nerwowe bezmielinowe = **w. bezrdzenne**
w. nerwowe bezrdzenne nonmyelinated fibre, unmyelinated fibre, non-medullated fibre, gray fibre
w. nerwowe dośrodkowe afferent fibre
w. nerwowe hamujące inhibitory fibre
w. nerwowe kojarzeniowe association fibre
w. nerwowe łączące anastomotic fibre
w. nerwowe mielinowe myelinated fibre, medullated fibre, medullary fibre, myelin fibre
w. nerwowe odśrodkowe efferent fibre
w. nerwowe osiowe axon, axial fibre
w. nerwowe przedzwojowe preganglionic fibre
w. nerwowe przywspółczulne parasympathetic fibre
w. nerwowe rdzenne = **w. mielinowe**
w. nerwowe współczulne sympathetic fibre
w. nerwowe zazwojowe postganglionic fibre
w. roślinne vegetable fibre
w. sprężyste elastic fibre, yellow fibre
w. srebrochłonne argentaffin fibre, argyrophylic fibre
wnęka hilus
w. jajnika ovarian hilus
w. nerkowa renal hilus
w. płuca hilus of the lung, pulmonary hilus
w. węzła chłonnego hilus of the lymph node
wnękowy hilar
wnętrostwo cryptorchism, cryptorchidism
w., osobnik z cryptorchid, cryptorchis
wnikanie penetration
woda water
w. amoniakalna ammonia water
w. bieżąca current water, running water
w. chemicznie czysta chemically pure water
w. chlorowana chlorinated water
w. ciężka heavy water, deuterium oxide
w. destylowana distilled water
w. do wstrzyknięć water for injection
w. gazowana aerated water, gassed water
w. gruntowa ground water
w. kondensacyjna condensation water
w. konstytucyjna crystallization water
w. królewska nitrohydrochloric acid, nitrimuriatic acid, aqua regia
w. krystalizacyjna water of crystallization, water of constitution
w. miękka soft water

w. **mineralna** mineral water
w., **oczyszczalnia** water-purification plant
w., **oczyszczanie** purification of water
w. **oczyszczona** purified water
w. **odjonizowana** deionized water
w. **pitna** drinking water, potable water
w. **podwójnie destylowana** bidistilled water
w. **słodka** fresh water
w. **słona** salty water, saline water, saline
w. **sodowa** soda water
w. **studzienna** well water
w. **ściekowa** waste water
w. **twarda** hard water
w., **twardość** hardness of water
w. **utleniona** hydrogen peroxide solution
w. **wapienna** lime water
w. **wodociągowa** tap water
w. **wrząca** boiling water
w. **wyjałowiona** sterilized water
w., **zanieczyszczenie** pollution of water
w. **zanieczyszczona** polluted water, contaminated water
w. **związana** bound water (*chem.*), combined water
wodniak hygroma, hydroma, hydrops, hydrocele
w. **i obrzęk jądra** hydrosarcocele
w. **jajowodu** hydrosalpinx, tubal hydrops
w. **jądra** hydrocele, scrotal hydrocele, hydrorchis
w. **jądra połączony z jamą brzuszną** communicating hydrocele
w. **jądra powikłany przepukliną** complicated hydrocele
w. **jądra z żyłakami splotu wiciowatego** hydrocirsocele
w. **kaletki maziowej** synovial hygroma, chronic bursitis
w. **macicy** hydrometra, uterine hydrops
w. **macicy i pochwy** hydrometrocolpos
w. **moczowodu** hydroureter
w. **osłonki pochwowej powrózka nasiennego** funicular hydrocele
w. **pęcherzyka żółciowego** gallbladder hydrops, cholecystocele
w. **podtwardówkowy** subdural hygroma
w. **stawu** hydrarthrosis, hydrarthros, hydrarthron, hydrops articularis
w. **torbielowaty** cystic hygroma
w. **wielokomorowy** multilocular hydrocele
w. **w przepuklinie** enterohydrocele
w., **wycięcie** hydrocelectomy
w. **wyrostka robaczkowego** hydroappendix
wodniczka vacuole
w. **fagocytarna** phagosome
w. **jodofilna** iodophilic vacuole, glycogen vacuole
w. **kurczliwa** contractile vacuole

w. **magazynująca** storage vacuole
w. **tętniąca** pulsating vacuole
wodniczkowy vacuolar
wodny aqueous (solution), water, hydrous, aquatic (animal)
wodobrzusze *p.* **puchlina brzuszna**
wodochłonność hydrophilia, hydrophilism
wodociąg 1) aqueduct (*anat.*); 2) waterworks, water-supply
w. **mózgu** cerebral aqueduct, Sylvian aqueduct
wodogłowie hydrocephalus
w. **komunikacyjne** communicating hydrocephalus
w. **normotensyjne** normotensive hydrocephalus
w. **okluzyjne** non-communicating hydrocephalus, obstructive hydrocephalus
w. **usznopochodne** otitic hydrocephalus
w. **wewnętrzne** internal hydrocephalus, hydrencephalus, hydranencephaly
w. **zewnętrzne** external hydrocephalus
w. **z zaniku** hydrocephalus ex vacuo
wodogłowiowy hydrocephalic
wodolecznictwo hydrotherapy, hydropathy
wodonercze hydronephrosis
w. **przepuszczające** intermittent hydronephrosis
wodoocze hydrophthalmia, hydrophthalmus, buphophthalmia, buphophthalmus, congenital glaucoma
wodorek hydride
w. **sodowy** sodium hydride
w. **wapniowy** calcium hydride
wodoroponercze pyohydronephrosis
wodorotlenek hydroxide
w. **amonowy** ammonium hydroxide, ammonia
w. **glinowy** aluminum hydroxide
w. **magnezowy** magnesium hydroxide
w. **potasowy** potassium hydroxide, lye, caustic potash
w. **sodowy** sodium hydroxide, caustic soda
w. **żelazawy** ferrous hydroxide
w. **żelazowy** ferric hydroxide
wodorowęglan bicarbonate
w. **sodowy** sodium bicarbonate
wodorowinian potasowy potassium bitartrate
wodorowy hydrogen
w. **jon** hydrogen ion
w., **wiązanie** hydrogen bond
wodoszczelny waterproof, watertight, leatight, impervious to water
wodór hydrogen
w. **aktywny** activated hydrogen
w. **ciężki** deuterium
w. **lekki (prot)** protium

w., nadtlenek hydrogen peroxide, hydrogen dioxide, hydroperoxide

w., przenoszenie hydrogen transport

wody płodowe amniotic fluid, waters

w. płodowe, stopniowy niezauważalny wyciek amnioclepsis

w. płodowe, wyciek amniorrh(o)ea

wodzenie oczami optically induced eye movements, following movements of the eyes

wodzenie rytmu eeg photic driving, photic following

wodzian hydrate

w. chloralu chloral hydrate

wodzić oczami follow with eyes

wojna war

w. bakteriologiczna bacteriological warfare, germ warfare

w. chemiczna chemical warfare

wola will, will power

w., brak abulia, aboulia, loss of will ower

wole goitre, goiter, struma, thyroc(o)ele

w. Basedowa exophthalmic goitre

w. drewnowate ligneous goitre, cast iron struma, Riedel's goitre

w. drobnopęcherzykowe microfollicular goitre

w. endemiczne endemic goitre

w. gruczolakowe adenomatous goitre, papillomatous goitre

w. guzkowe nodular goitre

w. guzkowe toksyczne toxic nodular goitre

w. Hashimoto Hashimoto's goitre, lymphoadenoid goitre, struma lymphomatosa

w. jajnikowe ovarian struma

w. językowe lingual goitre

w. koloidowe colloid goitre, gelatinous struma

w. miąższowe parenchymatous goitre, follicular goitre

w. obojętne non-toxic goitre, simple goitre

w. pęcherzykowe follicular goitre, parenchymatous goitre

w. rozlane diffuse goitre

w. śródpiersiowe mediastinal goitre

w. toksyczne toxic goitre

w. torbielowate cystic goitre

w. wędrujące wandering goitre, diving goitre, plunging goitre

w. wieloguzkowe multinodular goitre

w. włókniste fibrous goitre, hyperplastic struma

w., wycięcie strumectomy

w. zamostkowe retrosternal goitre, substernal goitre, endothoracic goitre, thoracic goitre

w. zbłąkane aberrant goitre

wolfram tungsten

wolotwórczy goitrogenic, goitrogenous

w. czynnik goitrogen

wolowaty goitrous

wolt volt

woltaż voltage

wolumetryczny volumetric

woluntariat voluntary work, voluntary service

woń smell, odour, fragrance, aroma, scent

w. przykra stench, offensive smell, reek

woreczek sacculus, pouch

w. (błędnika) sacculus (of labyrinth)

w. jądrowy (skupienie jąder we włóknie mięśniowym gładkim) nuclear bag (an aggregation of nuclei in a smooth muscle fibre)

w. krtaniowy laryngeal saccule, sacculus laryngis

w. zębowy dental sac, tooth sac

worek bag, sac, pouch

w. Ambu Ambu bag

w. łzowy lacrimal sac, tear sac, dacryocyst; *p. też* **łzowy worek**

w. omoczniowy allantoic sac

w. oponowy dural sac

w. osierdziowy heart sac, pericardial sac

w. owodniowo-kosmówkowy amniochorial sac

w. owodniowy amniotic sac

w. przepukliny hernial sac

w. samorozprężalny self-reinflating bag

w. spojówkowy conjunctival sac

w. tętniakowy aneurysmal sac

w. z gorącą wodą hot-water bag

w. z lodem ice bag, ice cap

workowaty sacciform, saccular, bag-like

wosk wax, cera

w. dentystyczny dental wax, casting wax, impression wax

w. depilacyjny depilatory wax

w. miękki soft wax

w. odlewowy casting wax

w. pszczeli beeswax, animal wax

w. trupi grave wax, adipocere

woskowiak ceruminoma, tumo(u)r of ceruminous glands

woskowina cerumen, ear wax

woskowinowy ceruminous, ceruminal

wózek do przewożenia chorych gurney

w. z zestawem wypadkowym crash cart

wpływ influence, effect

w. dobroczynny beneficial effect

w. szkodliwy harmful effect, deleterious effect, noxious effect

wpochwienie = **wgłobienie**

wprowadzenie introduction, insertion

w. do znieczulenia ogólnego induction of general an(a)esthesia

wpuklenie indent, indentation
wpust cardia
  w., kurcz achalasia of the cardia, cardiochalasia, spasm of the cardia, cardiospasm
  w., nacięcie cardiotomy
  w., plastyka cardioplasty
  w., rozszerzanie cardiodilation, cardiodiosis
  w., wycięcie cardiectomy
wpustowy cardial, cardiac
wpuszczać (krople) instil (drops)
wrastać grow into, grow in
wrastający ingrowing (nail etc.)
wrażenie 1) sensation, feeling, perception, (a)esthesia; 2) impression
  w. bólowe painful sensation, algesia
  w. ciepła sensation of warmth
  w. dotykowe tactile sensation
  w. dotykowe, niezdolność lokalizacji topoan(a)esthesia
  w. dotykowe, zdolność lokalizacji top-(a)esthesia, topo(a)esthesia
  w. drgania przedmiotów oscillopsia
  w. mrowienia formication, crawling sensation
  w. opasywania girdle sensation, cincture sensation, beltlike sensation, zon(a)esthesia
  w. opóźnione delayed sensation, after-sensation
  w. smakowe taste sensation, gustatory sensation
  w. węchowe olfactory sensation
  w. wzrokowe visual sensation
wrażliwość sensitivity, susceptibility, sensitiveness
  w. na antybiotyki antibiotic sensitivity
  w. na ból pain sensitivity
  w. na ból, brak wrodzony congenital pain insensitivity, absence of pain perception
  w. nadmierna hypersensitivity, hypersensitiveness
  w. na leki drug sensitivity
  w. na promieniowanie rentgenowskie radiosensitivity, radiosensitiveness
  w. na zakażenie susceptibility to infection
  w. obniżona hyposensitivity, hyposensitiveness
  w. okrężnicy colonic irritability
  w. pęcherza bladder irritability
wrażliwy sensitive (to stimuli etc.), susceptible (to infection etc.)
wrodzony congenital, inborn, innate, inbred
wrota (*pl*) porta, portal of entry
  w. przepukliny ring of hernia
  w. wątroby porta hepatis, portal tissue
  w. zakażenia entry of infection

wrotny portal
wrzący boiling, ebullient
wrzeć boil
wrzecionko 1) modiolus, columella cochleae; 2) spindle
wrzeciono spindle
  w. mitotyczne mitotic spindle, central spindle
  w. wielobiegunowe multipolar spindle
  w. w zapisie elektroencefalograficznym spindle, sleep spindle
wrzecionowaty fusiform, spindle-shaped
wrzecionowiec *Fusobacterium*
wrzenie boiling, ebullition
  w., punkt boiling point
wrzodowy ulcerous
wrzodziejąco-błoniasty ulceromembranous
wrzodziejąco-zgorzelinowy ulcerogangrenous
wrzodziejący ulcerating, ulcerative
wrzód ulcer
  w. drążący stopy perforating ulcer of the foot, malum perforans
  w. dwunastnicy duodenal ulcer, ulceration of the duodenum
  w. dziurawiący perforating ulcer
  w. kiłowy syphilitic ulcer, hard ulcer, hard sore, chancre
  w. kraterowaty crateriform ulcer, ulcer with heaped-up margins
  w. miękki soft ulcer, chancroid, soft chancre
  w. modzelowaty callous ulcer, indolent ulcer
  w. nie gojący się indolent ulcer, atonic ulcer, ulcer without a tendency to heal
  w. okrągły round ulcer, peptic ulcer
  w. stresowy stress ulcer, Curling's ulcerating
  w. trawienny peptic ulcer
  w. trawienny przełyku (o)esophageal peptic ulcer
  w. trawienny zespolenia stomal ulcer, anastomotic ulcer
  w. troficzny trophic ulcer, trophic ulceration
  w. twardy hard ulcer, hard chancre, chancre, syphilitic chancre, true chancre, indurated chancre
  w. weneryczny venereal ulcer, chancroid, soft ulcer
  w. zastoinowy stasis ulcer, varicose ulcer
  w. zgorzelinowy gangrenous ulcer, necrotic ulcer
  w. żołądka gastric ulcer
  w. żylakowy varicose ulcer, stasis ulcer
wsad charge (*pharm.*)

wsiąkanie soaking, imbibition, fluid penetration into solid matter
wsierdzie endocardium
  w. i mięsień sercowy, zapalenie endomyocarditis
  w. ścienne parietal endocardium
  w. ścienne, zapalenie parietal endocarditis, mural endocarditis
  w., zapalenie endocarditis
  w., zapalenie bakteryjne bacterial endocarditis
  w., zapalenie brodawkowate verrucous endocarditis, vegetative endocarditis
  w., zapalenie gośćcowe rheumatic endocarditis
  w., zapalenie polipowate polypous endocarditis
  w., zapalenie posocznicze septic endocarditis, malignant endocarditis, acute bacterial endocarditis
  w., zapalenie posocznicze przewlekłe = w., zapalenie powolne
  w., zapalenie powolne subacute endocarditis, septic chronic endocarditis, endocarditis lenta
  w., zapalenie reumatyczne rheumatic endocarditis
  w., zapalenie schyłkowe non-bacterial thrombotic endocarditis, terminal endocarditis, marantic endocarditis, cachectic endocarditis, abacterial thrombotic endocarditis
  w., zapalenie włókniste endocardial fibroelastosis, fibrous endocarditis
  w., zapalenie wrzodziejące ulcerous endocarditis
  w., zapalenie wywołane przez czynniki zakaźne infectious endocarditis, infective endocarditis
  w., zapalenie zastawek sercowych valvular endocarditis
  w., zwłóknienie sprężyste endocardial fibroelastosis
wsierdziowy endocardial, endocardiac
wskazanie indication
  w. lecznicze therapeutic indication
wskaziciel index finger, forefinger
wskaźnik 1) index, coefficient, rate; 2) indicator (*chem.*)
  w. albuminowo-globulinowy albumin-globulin ratio
  w. barwny colo(u)r index
  w. blastyczny blastic index
  w. chorobowości morbidity rate
  w. endemiczny endemic index (*epid.*)
  w. fagocytowy phagocytic index
  w. hemoglobinowy colo(u)r index
  w. hemolizy h(a)emolytic index

w. kariokinetyczny karyokinetic index
w. kwasicy acidosis index
w. liczby urodzeń w populacji birth rate
w. martwo urodzonych stillbirth rate
w. masy ciała = w. wagowo-wzrostowy body mass index
w. migracji leukocytów leucocyte migration index
w. mitotyczny mitotic index
w. nasycenia saturation index
w. objętościowy volume index (h(a)ematocrit + red blood cell count)
w. opsoninowy opsonic index
w. płytki nazębnej plaque index
w. promieniowania radiation tracer
w. protrombinowy prothrombin index
w. próchnicy decay-missing-filling index, DMF
w. przeżycia survival rate
w. przeżycia pięcioletniego five-year survival rate
w. sercowy cardiac index
w. tuberkulinowy tuberculin index
w. wagowo-wzrostowy (stosunek masy ciała do jego wysokości) weight-height ratio, body-weight ratio
w. wagowy ponderal index (cube root of body weight × 100 divided by body height)
w. wykorzystania łóżka szpitalnego bed-use time index
wskaźnikowy indicatory, indicative
  w. papierek test-paper
wsobny inbred
  w. chów inbreeding
wspomagający adjunct, adjunctive
wspólny common, joint, collective
współczulny sympathetic
  w. pień sympathetic trunk, gangliated cord
współczynnik coefficient, ratio, index, rate
  w. biologiczny biological coefficient (energy expenditure at rest)
  w. chorobowości morbidity rate
  w. demineralizacji coefficient of demineralization
  w. dyfuzji coefficient of diffusion, diffusion constant
  w. dyspersji coefficient of dispersion
  w. ekstynkcji coefficient of extinction
  w. fagocytarny phagocytosis coefficient
  w. korelacji correlation coefficient (*stat.*)
  w. korelacji cząstkowy partial correlation coefficient (*stat.*)
  w. korelacji rangowy rank correlation coefficient (*stat.*)
  w. korelacji ważony weighted correlation coefficient (*stat.*)
  w. kreatyninowy creatinine coefficient

w. **kwasowości** acidity coefficient
w. **lepkości** viscosity coefficient
w. **oczyszczania** clearance
w. **oczyszczania osocza** renal clearance
w. **oddechowy** respiratory coefficient, respiratory quotient
w. **pochłaniania** coefficient of absorption
w. **podziału** partition coefficient (chromatography)
w. **pracy serca** heart work index
w. **rozmieszczenia** distribution coefficient, partition coefficient
w. **rozpuszczalności** solubility coefficient
w. **sedymentacji** sedimentation coefficient
w. **sercowo-płucny** heart-lung index
w. **sprawności** efficiency index, fitness index
w. **ufności** confidence level
w. **umieralności** death rate, mortality
w. **urodzeń** birth rate
w. **zgonów** death rate
w. **zużycia tlenu** oxygen utilization coefficient
współdziałać cooperate, synergize, concur
współdziałanie cooperation, synergy, synergism
w. **, brak** uncooperation, asynergy, asynergism, asynergia
współistnieć coexist
współistnienie coexistence
współmierny commensurable, proportional
współosiowy coaxial
współpraca cooperation
współpracować cooperate
współruch synkinesis
współrzędna ordinate, coordinate
współstrącanie coprecipitation, co-precipitation
współśrodkowy concentric
współwartościowość covalence, covalency
współwartościowy covalent
współzależność interdependence, interrelationship, mutual relationship, mutual correlation
współzależny interdependent
współzawodnictwo competitiveness
w. **antygenowe** antigenic competitiveness
współzawodniczący competitive
współzlepność coagglutination
współżycie symbiosis
współżyjący symbiotic
w. **, osobnik** symbiont
wstawiać 1) introduce, insert; 2) engage (*obstetr.*)
wstawianie się engagement
w. **części przodującej płodu** engagement of the presenting part
w. **główki** engagement of the head

wstawka intermediate lamella, interstitial lamella
w. **w mięśniu sercowym** intercalated disc
wsteczny retrograde, retrogressive, regressive
wstęga lemniscus, band
wstępnica ascending colon
wstręt aversion, abomination, phobia; *p. też* **fobia**
w. **do kobiet** gynephobia
w. **do mężczyzn** androphobia
wstrząs shock, crisis
w. **alergiczny** allergic shock
w. **anafilaktyczny** anaphylactic shock
w. **elektryczny** electric shock, electroshock
w. **endotoksyczny** endotoxic shock
w. **hemolityczny** h(a)emolytic crisis
w. **hipoglikemiczny** hypoglyc(a)emic shock, insulin shock
w. **histaminowy** histamine shock
w. **insulinowy** insulin shock
w. **kardiazolowy** metrazol shock
w. **koloidoklastyczny** colloidoclastic shock, colloid shock, anaphylactoid crisis
w. **krwotoczny** h(a)emorrhagic shock
w. **narkozowy** an(a)esthetic shock
w. **nieodwracalny** irreversible shock
w. **odwracalny** reversible shock
w. **oligowolemiczny** oligovol(a)emic shock, hypovol(a)emic shock, olig(a)emic shock
w. **oparzeniowy** burn shock
w. **opłucnowy** pleural shock
w. **opóźniony** delayed shock, deferred shock
w. **peptonowy** protein shock, peptone shock
w. **pooperacyjny** postoperative shock, surgical shock, secondary shock
w. **popromienny** postradiation shock
w. **posurowiczy** serum shock
w. **pourazowy** traumatic shock, post-traumatic shock
w. **po zdjęciu zacisku z tętnicy** declamping shock
w. **psychiczny** psychic shock, nervous breakdown
w. **rdzeniowy** spinal shock
w. **septyczny** septic shock
w. **sercowy** cardiogenic shock
w. **toksyczny** toxic shock
w. **uczuleniowy** allergic shock
w. **urazowy** traumatic shock, primary shock
wstrząsać shake, agitate
wstrząsanie shaking, agitation, succussion
w. **żołądka** gastric succussion
wstrząsarka shaker, vibrator
wstrząśnienie concussion, commotio

w. **mózgu** brain concussion, cerebral concussion
w. **rdzenia** spinal concussion
w. **siatkówki** concussion of the retina
wstrzemięźliwy abstinent
w. **w piciu alkoholu** teetotaller
wstrzykiwać inject, give an injection, give a shot
wstrzyknięcie injection, shot
w. **dokomorowe** intraventricular injection
w. **domięśniowe** intramuscular injection
w. **donaczyniowe** intravascular injection
w. **dooplucnowe** intrapleural injection
w. **dooponowe** intrathecal injection
w. **dootrzewnowe** intraperitoneal injection
w. **dosercowe** intracardiac injection
w. **dostawowe** intra-articular injection
w. **dożylne** intravenous injection
w. **leku depôt** depot injection (of a slowly released drug)
w. **podskórne** subcutaneous injection, hypodermic injection
w. **powietrza** air injection
w. **przezskórne** percutaneous injection
w. **przezskórne wtryskiwaczem** jet injection
w. **śródskórne** intradermal injection, intracutaneous injection, endermic injection
w. **uczulające** sensitizing injection
w. **wzmacniające odpowiedź immunologiczną** booster injection
wstrzymać arrest, control, check, stop, block
w. **krwotok** control a h(a)emorrhage, stop bleeding
w. **oddech** hold breath
wstrzymać się abstain (from), refrain (from)
wstrzymanie arrest, stopping, blocking, inhibition
w. **oddechu** breath holding
w. **oddechu, napady** breath-holding spells
w. **wzrostu** growth stunting
w. **wzrostu nasad kości długich** epiphysial arrest
wsysanie aspiration, sucking-in
wszawica pediculosis, phthiriasis, lousiness, infestation with lice
wszczep implant, graft
w. **kostny** osseous implant
w. **oczodołowy** orbital implant
w. **podokostnowy** subperiosteal implant
w. **podśluzówkowy** submucosal implant (stom.)
wszczepienie implantation, grafting, insertion of graft
w. **miąższowe** insertion of a drug into tumo(u)r parenchyma, implantation of a radium insertor
w. **nerwu** nerve implantation

w. **podskórne leku długo działającego** pellet implant, subcutaneous implant
wszczepiony implanted, grafted
w. **ponownie** reimplanted
wszycie sewing in, suturing
wścieklizna rabies, lyssa, hydrophobia
w., **chory na** rabid (patient, man)
w., **dostać** go rabid
wściekłość rage, fury
wtarcie rubbing into, inunction, infriction
wtargnąć invade
wtargnięcie invasion
w. **zarazka** germ invasion
wtłaczać impact, squeeze into, force into, cram
wtłoczenie impaction, squeezing into, cramming
wtórny secondary
wtręt inclusion body
w. **mitochondrialny** mitochondrial inclusion body
wtręty (pl) inclusion bodies
w. **cytoplazmatyczne** cytoplasmic inclusion bodies
w. **wewnątrzjądrowe** intranuclear inclusion bodies
wtryskiwacz injector
wybielanie bleaching, blanching
wybiórczość selectivity
wybiórczy selective
wybór choice, selection
w., **lek pierwszego** drug of first choice
wybroczyna extravasation, petechia (small), ecchymosis (large)
w. **krwawa** blood extravasation, petechia, ecchymosis
w. **punkcikowata** petechia, minute h(a)emorrhagic spot
wybrzuszenie bulge, boss, swelling
wybuch 1) outbreak; 2) explosion, detonation
w. **choroby** disease outbreak
wybujałość exuberance, hypertrophy, excessive proliferation, hyperplasia
wychowanie upbringing, education
w. **fizyczne** physical education
w. **zdrowotne** health education
wychudzenie emaciation, wasting
wychwyt uptake, capture
w. **elektronu** electron capture
w. **jodu przez tarczycę** thyroid iodine uptake
w. **zwrotny** reuptake
wychwytywanie antygenu antigen trapping
w. **komórek** trapping of cells
wychylenie deflection, deflexion
wyciąć excise, cut out, cut off, exsect
wyciąg 1) extract (pharm.); 2) traction (surg.), traction appliance, tractor (instrument)

w. **alergenu** allergenic extract, allergic extract
w. **alkoholowy** alcoholic extract
w. **korzenia ipekakuany** ipecac extract, ipecacuanha liquid extract
w. **międzyszczękowy** intermaxillary traction, maxillomandibular traction
w. **mięsny** meat extract, beef extract, beef--broth extract
w. **osiowy** axial traction
w. **płynny** liquid extract, fluid extract
w. **pozaustny** external traction, extraoral traction
w. **pyłków** pollen extract
w. **sproszkowany** powdered extract, dried extract
w. **stały** solid extract
w. **suchy** dry extract
w. **szkieletowy** skeletal traction
w. **śródustny** intraoral traction
w. **wątrobowy** liver extract, hepatic extract
w. **wewnętrzny** internal traction
w. **wodny** aqueous extract
w. **zewnętrzny** external traction
w. **złożony** compound extract
wyciąganie 1) extraction (*pharm.*); 2) extension, elongation
w. **w złamaniach kości** traction
wyciągowy 1) traction (*surg.*); 2) extraction
w. **płyn** extractant
w., **rama** traction frame, traction device
wyciek discharge, efflux
w. **mleka poza laktacją** galactorrh(o)ea
w. **mleka w czasie laktacji** lactorrh(o)ea
w. **nasienia** spermatorrh(o)ea
w. **śluzu** mucorrh(o)ea
w. **z cewki moczowej** urethrorrh(o)ea
w. **z nosa** rhinorrh(o)ea
w. **z nosa (płynu mózgowo-rdzeniowego)** liquorrh(o)ea
w. **z ucha** otorrh(o)ea
w. **z ucha ropny** otopyorrh(o)ea
wyciekać leak, ooze, flow out
wyciekanie escape of fluid, leaking, leakage, oozing, draining, discharge
wycieńczać emaciate, waste
wycieńczenie emaciation, wasting, cachexia, debility
wycierać (gazikiem itp.) wipe, dab, mop up, swab
wycięcie excision, cutting out, resection
w. **adenoidów** adenoidectomy
w. **blizny** cicatricectomy, cicatricotomy, uletomy
w. **błędnika** labyrinthectomy
w. **błony bębenkowej** tympanectomy, myringectomy
w. **błony dziewiczej** hymenectomy

w. **błony maziowej** synovectomy
w. **chrząstki** chondrectomy
w. **częściowe** partial excision, incomplete excision
w. **dna (macicy itp.)** fundectomy
w. **doszczętne** radical excision
w. **dwunastnicy i jamy odźwiernika** antroduodenectomy
w. **dziąsła** gingivectomy
w. **gonady** gonadectomy
w. **grasicy** thymectomy
w. **gruczolaka** adenomectomy
w. **gruczolaka sutka** adenomammectomy
w. **gruczołu** adenectomy
w. **gruczołu krokowego i pęcherzyków nasiennych** prostatovesiculectomy
w. **guzów krwawniczych** h(a)emorrhoidectomy
w. **jelita** enterectomy
w. **kaletki** bursectomy
w. **kielicha** calycectomy, calicectomy
w. **klinowe** wedge resection
w. **kłębka** glomectomy
w. **kłykcia** condylectomy
w. **kości guzicznej** coccygectomy
w. **krtani połowicze** hemilaryngectomy
w. **łąkotki** meniscectomy
w. **łuku kręgowego** laminectomy
w. **łuku kręgowego połowicze** hemilaminectomy
w. **macicy** hysterectomy, uterectomy
w. **macicy, jajnika i jajowodów** hysterosalpingo-oophorectomy
w. **macicy nadpochwowe** supravaginal hysterectomy, supracervical hysterectomy, subtotal hysterectomy
w. **macicy przezotrzewnowe** abdominal hysterectomy
w. **mięśniaka** myomectomy, myomatectomy
w. **migdałka gardłowego** adenotomy
w. **migdałków** tonsillectomy
w. **migdałków i wyrośli adenoidalnych** adenotonsillectomy
w. **nasieniowodu** vasectomy
w. **nerki** nephrectomy
w. **nerki i moczowodu** nephroureterectomy
w. **nerki podtorebkowe** subcapsular nephrectomy
w. **nożem elektrycznym** electroresection
w. **panewki** acetabulectomy
w. **pęcherza** cystectomy, bladder excision
w. **pęcherzyków nasiennych** vesiculectomy, spermatocystectomy
w. **płata (płuca, wątroby, mózgu itp.)** lobectomy
w. **płuca** pneumonectomy
w. **podokostnowe** subperiosteal resection

w. **polipa** polypectomy
w. **powrózka nasiennego** spermectomy
w. **przegrody (nosowej i in.)** septectomy
w. **przetoki** fistulectomy
w. **przydatków** adnexectomy
w. **przysadki** hypophysectomy
w. **przytarczyc** parathyroidectomy
w. **rozcięgna** aponeurectomy
w. **rzepki** patellectomy
w. **segmentu płuca** segmentectomy
w. **sieci** omentectomy
w. **stępu** tarsectomy
w. **struny głosowej** chordectomy
w. **sutka** mastectomy
w. **szczytu korzenia zęba** apicotomy, apectomy, apicoectomy
w. **szyjki macicy** cervicectomy, trachelectomy
w. **szyjki macicy stożkowate** conization, wedge resection of the cervix
w. **ślinianki przyusznej** parotidectomy
w. **tętnicy** arterectomy, arteriectomy
w. **tkanki tłuszczowej** adipectomy, lipectomy
w. **torbieli** cystectomy
w. **torebki (nerki, soczewki itp.)** capsulectomy
w. **uchyłka** diverticulectomy
w. **wątroby** hepatectomy
w. **węzłów chłonnych** lymphadenectomy
w. **węzłów chłonnych podżuchwowych** submandibular lymphadenectomy
w. **węzłów chłonnych szyjnych** cervical lymphadenectomy
w. **wierzchołka korzenia zęba** apicoectomy, apicotomy, apectomy
w. **więzadła** syndesmectomy
w. **wyrostka sutkowatego** mastoidectomy
w. **wyrostka zębodołowego** alveolectomy
w. **zatoru** embolectomy
w. **zwoju nerwowego** gangliectomy
w. **zwoju współczulnego** sympathectomy, sympathicectomy
w. **żyły** phlebectomy, venectomy
wycinać excise, cut out, resect
wycinanie excision, resection, cutting out
wycinek segment
w. **bioptyczny** biopsy specimen
wycisk impression (*anat., stom.*)
w. **alginatowy** alginate impression
w. **anatomiczny** anatomical impression
w. **czynnościowy** functional impression
w. **dentystyczny** impression
w. **gipsowy** plaster impression
w.**, osadzić** seat an impression
w. **ostateczny** final impression
w. **palczasty** digitate impression

w. **wstępny** preliminary impression, primary impression
wyciskać squeeze out, press out
wyciśnięcie expression, squeezing out, pressing out, extrusion
w. **łożyska** expression of placenta
wyczerpanie exhaustion (of strength), depletion (of stores)
w. **cieplne** heat exhaustion, heat prostration
w. **fizyczne** exhaustion of strength, physical exhaustion
w. **nerwowe** nervous exhaustion, nervous prostration
wyczerpujący exhaustive (explanation), exhausting (exercise)
wyczucie feeling, intuition
wyczuwalność 1) perceptibility; 2) palpability
wyczuwalny 1) perceptible, noticeable; 2) palpable
w. **dotykiem** palpable
wydajność 1) output, yield; 2) efficiency (of work), performance
wydalać excrete, eliminate, expel, void
wydalanie excretion, elimination, voiding, voidance, discharge, egestion, diacrisis, discharge of excrements
w. **aminokwasów w moczu** aminoaciduria
w. **azotu w moczu** azoturia
w. **bakterii w moczu** bacteriuria
w. **chlorków w moczu** chloruria
w. **chlorków w moczu wzmożone** hyperchloruria
w. **moczu** urination, passage of urine, miction, micturition
w. **moczu bolesne** dysuria, urodynia
w. **moczu nocne** nycturia
w. **potasu w moczu** kaluresis, kaliuresis
w. **sodu w moczu** natruresis, saluresis
w. **stolca** passage of stools, def(a)ecation
wydalić excrete, eliminate, expel, void
wydalina excrement, waste
wydaliny (*pl*) excreta, excrements, egesta
wydalniczy excretory
wydatek energetyczny energy expenditure
wydech expiration, exhalation, breathing out
wydechowy expiratory
wydłutować chisel out, gouge out
wydłużenie elongation, lengthening
w. **esicy** dolichosigmoid
w. **okrężnicy** dolichocolon
w. **operacyjne narządu** allongement
w. **tętnicy szyjnej** dolichocarotid
wydłużyć elongate, lengthen, prolong
wydobycie extraction, pulling out, surgical removal by pulling out
w. **łożyska** manual removal of placenta
w. **płodu** extraction of fetus

w. **zaćmy** cataract extraction
w. **zaćmy płatowe** flap extraction of cataract
wydolność efficiency, competence
w. **fizyczna** physical efficiency, physical fitness
w. **psychiczna** mental efficiency
w. **zastawki** competence of a valve
wydrążacz excavator (*stom.*)
w. **motyczkowy** hoe excavator
w. **siekierkowy** hatchet excavator
wydrążenie excavation, hollow, scooped out cavity
wydychać expire, exhale, breathe out
wydychanie expiration, exhalation, breathing out
wydział szkoły wyższej faculty
w. **farmacji** faculty of pharmacy, pharmaceutical faculty
w. **medycyny** faculty of medicine, medical faculty
w. **weterynarii** faculty of veterinary medicine, faculty of veterinary surgery
wydzielacz secretor (of a given substance, e.g. ABH blood groups)
wydzielać secrete
wydzielanie secretion, output
w. **dokrewne** endocrine secretion, internal secretion, incretion
w. **hormonów** hormonal secretion
w. **insuliny nadmierne** hyperinsulinism
w. **insuliny niedostateczne** hypoinsulinism
w. **mleka** lactation
w. **mleka, brak** agalactia
w. **mleka nadmierne** hypergalactia
w. **nadmierne** hypersecretion
w. **obniżone** hyposecretion
w., **pobudzający** secretogogue, secretagogue, stimulating secretion
w. **potu** sweat secretion
w. **soku żołądkowego** gastric juice secretion, gastric juice output
w. **śliny** salivation
w. **wewnętrzne** endocrine secretion, internal secretion, incretion
w. **wewnętrzne, nauka o** endocrinology
w. **zewnętrzne** exocrine secretion, eccrine secretion
w. **żołądkowe** gastric secretion, gastric output
w. **żołądkowe po histaminie** histamine-stimulated gastric output
w. **żołądkowe po pentagastrynie** pentagastrin-stimulated gastric output
w. **żółci** biliary secretion
w. **żółci nadmierne** hypercholia
w. **żółci obniżone** hypocholia
wydzielina secretion, secrete

w. **gruczołu hormonalnego** hormone or chalone, incretion
w. **pobudzająca działanie narządu** hormone
w. **rany** wound secretion
w. **ropna** pus, purulent secretion
w. **surowicza** serous secretion
wydzielniczy secretory
w. **układ odpornościowy** secretory immune system
wyekstrahować extract
wyeliminować eliminate, exclude, rule out
wygasać become extinct, become extinguished, expire
wygasający expiring
wygasanie extinction, expiration
w. **odruchu warunkowego** extinction of conditioned reflex
wygasić extinguish, put out, eradicate (an epidemic)
wygaśnięcie terminu ważności leku expiration
wygięcie bending, bend, curve, curvature
w. **kleszczy porodowych** curvature of obstetric forceps
wygięty bent, curved
w. **bocznie** lateroflexed
w. **do przodu** flexed, anteflexed
w. **do tyłu** retroflexed
w. **w łuk** arched
wygląd appearance, look, aspect
w. **chorobliwy** sickly appearance
w. **ogólny** general appearance
w. **zdrowy** sound appearance
wygładzenie 1) smoothing; 2) smoothness (of a surface)
wygłodzenie starvation
wygłodzić starve, famish
wygłosić (referat) deliver (a paper)
wygniatać squeeze out, express, expel by pressure
wygniatanie expression (of placenta etc.), squeezing out
wygoić heal, heal up
wygojenie healing (of a wound)
wygotować boil
w. **strzykawkę** boil a syringe
wygubić (robactwo itp.) eradicate (vermin etc.)
wygubienie eradication
wyhodować culture (bacteria), raise (animals), breed (animals)
wyhodowany cultured (bacteria), raised, bred (animals)
wyizolować isolate, separate
wyizolowanie isolation, separation
wyjaławiacz sterilizer, autoclave
wyjaławiać sterilize, render sterile
wyjaławianie sterilization
w. **chemiczne** chemical sterilization

w. frakcjonowane fractional sterilization, discontinuous sterilization, tyndallization

w. parą steam sterilization

w. parą pod ciśnieniem sterilization by steam under pressure, autoclaving

w. parą przepływającą sterilization by flowing steam

w. suchym powietrzem dry heat sterilization

w. wygotowaniem sterilization by boiling

wyjałowić sterilize, render sterile

wyjałowienie sterilization

wyjaśnianie clarification, clearing of a turbid liquid

wyjaśnienie explanation, elucidation (of a problem)

wyjęcie extraction, removal, taking out

wyjście outlet, orifice, opening

w. miednicy pelvic outlet

wyjściowy (początkowy) initial

wykastrować castrate

wykastrowanie castration

wykaszlać cough up, expectorate

wykazać demonstrate, show, prove, reveal, disclose

wyklarować clarify (a turbid fluid)

wykluczenie exclusion, ruling out, elimination

wykład lecture

w. kliniczny clinic

wykładnik exponent (*math.*)

w. wodorowy pH scale

wykonywać carry out, perform, execute

w. operację operate

wykonywanie performance, performing, carrying out, execution

wykorzenienie eradication, rooting out

wykres graph, diagram, plot, curve

w. krzywej, sporządzać plot a curve

w. stężenia w funkcji czasu concentration--time curve

wykreślać plot, draw, delineate

wykręcić (staw) sprain (a joint), distort

wykręcenie distorsion, distortion

wykrwawić się exsanguinate, lose blood

wykrwawienie exsanguination

wykrycie detection, discovery, disclosure

wykryć detect, discover, disclose

wykrywacz detector

wykrywalność detectability

wykrywalny detectable

wykrywanie detection

wykrzepianie coagulation, clotting

w. rozsiane wewnątrznaczyniowe disseminated intravascular clotting

wykrztusić expectorate, cough out

wykrztuszanie expectoration, expelling of sputum by cough

wykrztuśny expectorant, apophlegmatic

wykwit eruption, exanthem, rash, efflorescence

w. kiłowy syphilid

w. skórny cutaneous eruption

wyleczalny curable, treatable, remediable, medicable

wyleczenie cure, recovery

w. całkowite complete cure, complete recovery

wyleczyć cure, heal

w. się recover

wylew extravasation, effusion, fluid escape into a cavity or tissue

w. chłonki lymphorrhagia

w. krwi h(a)emorrhage, extravasation of blood

w. krwi do dróg żółciowych h(a)emobilia

w. krwi do jamy opłucnej h(a)emothorax, h(a)ematothorax

w. krwi do jamy opłucnej z odmą h(a)emopneumothorax

w. krwi dokanałowy (do kanału kręgowego) h(a)emorrhachis, h(a)ematorrhachis externa

w. krwi dokanałowy (do kanału rdzeniowego) h(a)ematomyelia

w. krwi dokomorowy intraventricular h(a)emorrhage

w. krwi do mózgu stroke, apoplexy, cerebral h(a)emorrhage

w. krwi do nadnerczy adrenal apoplexy, adrenal h(a)emorrhage

w. krwi do osierdzia h(a)emopericardium, h(a)ematopericardium

w. krwi do osierdzia z odmą h(a)emopneumopericardium

w. krwi do otrzewnej h(a)emoperitoneum, h(a)ematoperitoneum

w. krwi do rdzenia h(a)ematomyelia

w. krwi do stawu h(a)emarthrosis, h(a)emarthros

w. krwi nadtwardówkowy epidural h(a)emorrhage

w. krwi podpajęczynówkowy subarachnoid h(a)emorrhage

w. krwi podspojówkowy subconjunctival h(a)emorrhage

w. krwi podtwardówkowy subdural h(a)emorrhage

w. krwi śródczaszkowy intracranial h(a)emorrhage

w. krwi śródmózgowy intracerebral h(a)emorrhage

w. mleczu chylorrh(o)ea

w. mleczu do jamy opłucnej chylothorax

w. mleczu do jamy opłucnej z odmą chylopneumothorax
w. mleczu do osierdzia chylopericardium
w. mleczu do otrzewnej chyloperitoneum, chylous ascites
w. mleczu do śródpiersia chylomediastinum
wylęg incubate (incubated material)
wylęgać 1) incubate (bacteria etc.); 2) hatch (birds)
wylęganie 1) incubation; 2) hatching
w., okres incubation period (*bact.*)
wylęgarka incubator
wylot outlet, orifice, exit, escape
wylotowy orificial, outlet
wyładowanie discharge
w. elektryczne electric discharge
w. korowe cerebral cortical discharge
w. następcze after-discharge
w. neuronalne neuronal discharge, neuronal firing
w. padaczkowe epileptic discharge
w. padaczkowe międzynapadowe (czynność napadowa w eeg) seizure activity in EEG, burst activity
w. padaczkowe uogólnione generalized seizure activity
w. w elektromiografii (potencjał czynnościowy) action potential
w. w emg podwójne double discharge, paired discharge, doublet
w. w emg potrójne triple discharge, triple action potential, triplet
w. w emg wielokrotne multiple discharge, multiplet
wyłączenie 1) exclusion, ruling out, elimination; 2) disconnection, switching-off (electricity current)
wyłączyć 1) exclude, rule out, eliminate; 2) switch off (current), turn off, put off
wyłonić exteriorize, expose an organ
wyłonienie exteriorization, exposure of an organ
wyługować lixiviate, leach
wyługowanie lixiviation, leaching
wyługowany lixiviated, leached
wyłupiaste oczy goggle eyes, goggling eyes
wyłuszczać extirpate, enucleate
wyłuszczenie extirpation, enucleation
w. gałki ocznej enucleation of an eyeball
w. miazgi zęba extirpation of pulp
w. mięśniaka macicy enucleation of uterine myoma
w. torbieli enucleation of a cyst
w. ze stawu disarticulation, exarticulation, dearticulation, amputation through a joint
wyłysieć lose hair, grow bald, become bald

wyłysienie baldness, alopecia, calvities
w. bliznowate cicatricial alopecia
w. całkowite alopecia totalis, alopecia universalis
w. łojotokowe seborrh(o)eic alopecia
w. plackowate alopecia areata, alopecia circumscripta
w., środek powodujący decalvant
wyłyżeczkować curette, curet, scrap the interior wall of a cavity
wyłyżeczkowanie curettage, curettement, excochleation
w. okołowierzchołkowe periapical curettage
w. poddziąsłowe subgingival curettage
w. jamy macicy excochleation of the uterus
wymacać palpate, feel
wymacalny palpable
wymacanie finding by palpation
wymacerować macerate
wymacerowanie macerated
wymaganie requirement, need
w., spełniać meet the requirement, comply with the requirement
wymawianie pronunciation, utterance
w. błędne mispronunciation
wymaz swab
w., brać swab
w., branie swabbing
w. z gardła pharyngeal swab
w. z oskrzeli bronchial swab
w. z pochwy vaginal swab
wymiana exchange, replacement
w. ciepła heat exchange, thermal exchange
w. energii energy exchange
w. gazów gas exchange (in lungs)
wymiar dimension, size, diameter
w. miednicy pelvic diameter
w. podłużny longitudinal dimension
w. poprzeczny transverse diameter (dimension)
w. przednio-tylny anteroposterior diameter
w. skośny oblique diameter
w. skroniowy bitemporal diameter
w. strzałkowy sagittal diameter
wymieniacz, wymiennik exchanger
w. anionów anion exchanger
w. ciepła heat exchanger
w. jonów ion exchanger, ionite
w. kationów cation exchanger
wymieralność death rate
wymieranie dying out, mortality rate
wymierzanie measurement, measuring
wymieszać 1) mix, mix thoroughly, blend; 2) stir (a suspension)
wymiociny (*pl*) vomit, vomited matter
wymiotny vomitory, anacathartic

wymiotować vomit, eject matter from stomach
wymioty (*pl*) vomiting
w. **chlustające** projectile vomiting
w. **ciężarnych** vomiting of pregnancy
w. **epidemiczne** epidemic vomiting
w. **fusowate** coffee-grounds vomiting
w. **histeryczne** hysterical vomiting
w. **kałowe** f(a)ecal vomiting, stercoraceous vomiting, copremesis
w. **krwawe** h(a)ematemesis, bloody vomiting
w. **na czczo** matutinal vomiting, morning vomiting
w. **nawykowe** habitual vomiting
w. **niepowściągliwe** uncontrollable vomiting, hyperemesis, incoercible vomiting
w. **okresowe** cyclic vomiting, periodic vomiting
w. **ośrodkowego pochodzenia** central vomiting, cerebral vomiting
w. **poranne** matutinal vomiting, morning vomiting
w. **ropne** pyemesis
w., **środek na** emetic, vomitive
w., **środek przeciwwymiotny** antiemetic
w. **wodniste** hydremesis
w. **żółciowe** cholemesis, bilious vomiting
wymowa articulation, pronunciation, enunciation
w. **nieprawidłowa** dysarthria, anarthria, faulty articulation
w. **kurczowa** logospasm, spastic dysphonia
w., **poprawianie wady** speech correction
wymóżdżacz cranioclast, perforator
wymóżdżenie cranioclasis, cranioclasty, excerebration, cranioclasia, basilysis, basiotripsy, cephalotomy
wymuszony forced, enforced
w., **diureza** forced diuresis
wymyć wash out, elute
wymywanie elution, eluation, washing out, lavage
wynaczynienie extravasation
wynicować evert, turn out, turn inside out
wynicowanie eversion, exstrophy (congenital), turning inside out
w. **macicy** eversion of the uterus
w. **pęcherza wrodzone** bladder exstrophy, bladder eversion
w. **pochwy** eversion of the vagina
wynicowany everted, turned out, turned inside out, exstrophic
wynik result
wyniosłość eminence, prominence (*anat.*)
wyniszczający devastating, wasting, emaciating, cachexy-producing

wyniszczenie cachexy, cachexia, emaciation, marasmus (in young children), wasting, athrepsy, athrepsia (in infants)
w. **krańcowe** skeletization
w. **nowotworowe** cancerous cachexia
w. **przysadkowe** pituitary cachexia, hypophyseal cachexia, Simmonds' disease
wyniszczony cachetic, emaciated, decrepit, debilitated, wasted
wyobrażenie idea, notion
wyobrażeniowy notional, ideatory
wyodrębnić isolate, separate
wyodrębnienie isolation, separation
wyosobnić isolate, separate
wyosobnienie isolation, separation
wypadać fall out, drop out, come out
wypadanie falling out, dropping out, coming out, prolapse
w. **włosów** hair loss, coming out of hair, falling out of hair, shedding of hair
w. **śluzówki żołądka wsteczne (do przełyku)** retrograde prolapse of gastric mucosa (into the (o)esophagus)
w. **zębów mlecznych** shedding of teeth
w. **zębów stałych** loss of permanent teeth
wypadek accident
w. **nagły** emergency
w. **nieszczęśliwy** disaster
w., **miejsce nieszczęśliwego** scene of disaster
w. **masowy** mass disaster
w., **ofiara** casualty
w. **przy pracy** accident at work, accident related to work
w., **skłonny do** accident-prone
w., **ulec** have an accident, meet with an accident
wypadkowa resultant
wypadkowość accident rate
wypadnięcie prolapse, falling out, falling down, procidentia, ptosis
w. **macicy** prolapse of the uterus, metroptosis, hysteroptosis, hysteroptosia
w. **odbytu** proctoptosia, proctoptosis, prolapse of the anus, proctocele, archocele, archoptosia
w. **pępowiny** prolapse of the umbilical cord
w. **prostnicy** prolapse of the rectum, proctoptosia
w. **pochwy** prolapse of the vaginal walls, colpoptosia
w. **śluzówki cewki moczowej** urethrocele
w. **śluzówki odbytu** prolapse of rectal mucosa
w. **śluzówki pęcherza do cewki** cystoptosia
w. **śluzówki żołądka do dwunastnicy** prolapse of gastric mucosa into the duodenum
w. **tęczówki** prolapse of the iris, iridoptosis

w. trzewi eventration, protrusion of viscera through an opening in the abdominal wall
wypalanie 1) cauterization, burning out; 2) baking
w., środek do chemicznego cauterizant
wyparcie detrusion, expulsion (of fetus etc.), dislodgement
wyparka evaporator (*chem.*)
w. próżniowa vacuum evaporator
wyparować evaporate, vaporize
wyparowanie evaporation, vaporization
wypatroszenie eventration, exenteration, evisceration, disembowelment, disembowelling
w. miednicy pelvic exenteration
w. oczodołu orbital exenteration
w. płodu eventration of a fetus
wypatroszyć eviscerate, disembowel
wypchnięcie expulsion, pushing out
wypchnięty expelled, pushed out, forced out
wypełnienie filling (of a tooth etc.)
w. kanału korzenia filling of root canal
w. lane cast filling
w. nawisające overhanging filling
w. porcelanowe porcelain filling
w. przejściowe zęba provisional filling, temporary filling
w. stałe zęba permanent filling
w. z żywic syntetycznych resin filling
wypędzlować paint (with iodine etc.)
wypieki (*pl*) flush, facial flushing
w. hektyczne hectic flush
wypieracz detrusor (muscle)
wypierać force out, push out, expel
wypieranie expulsion, displacement, dislodgement, dislodging
wypisać (ze szpitala) discharge (from hospital)
wypluwać spit out
wypłuczyny (*pl*) washings, rinsings
wypłukać wash out, rinse
w. gardło gargle one's throat
w. żołądek lavage the stomach, wash out the stomach
wypłukanie washing out, rinsing, lavage
w. żołądka gastric lavage
wypływ efflux, outflow
w. nasienia z moczem semenuria
wypoczynek rest
wypoczywać rest
wypompować pump out
wyposażenie equipment
wyposażyć equip, provide (with)
wypreparować dissect free
wypreparowanie dissection
wyprost extension
w. nadmierny hyperextension

wyprostny extensory
wyprostować straighten, extend
wyprostowanie 1) extension; 2) straightening
wyprowadzający leading out, providing outlet
wypróżniać empty, void
wypróżniający (środek) laxative, purgative
wypróżnienie passage of stools, bowel emptying, bowel movement, def(a)ecation, cation, f(a)ecal discharge
wyprysk eczema
w. alergiczny allergic eczema
w. atopowy atopic eczema
w. bakteryjny bacterial eczema, microbial eczema
w. dziecięcy infantile eczema
w. grudkowaty papular eczema
w. kontaktowy contact eczema
w. krostkowaty pustular eczema
w. łojotokowy seborrh(o)eic eczema
w. modzelowaty eczema tyloticum
w. opryszczkowy herpetic eczema
w. pasożytniczy parasitic eczema
w. pęcherzykowy vesicular eczema
w. pieniążkowaty nummular eczema
w. podudzi crural eczema
w. portęciowy mercurial eczema
w. poszczepienny eczema vaccinatum
w. potnicowy dyshidrotic eczema
w. przerostowy hypertrophic eczema
w. rozsiany disseminated eczema
w. rumieniowy erythematous eczema
w. sączący moist eczema, weeping eczema, eczema madidans, exudative eczema
w. słoneczny solar eczema
w. suchy dry eczema
w. twarzy facial eczema
w. uczuleniowy allergic eczema, atopic eczema
w. wyłysiający epilating eczema
w. wyprzeniowy eczema intertrigo
w. w zgięciach kończyn flexural eczema
w. zawodowy occupational eczema
w. z hiperkeratozą eczema verrucosum
w. ze strupami crustous eczema, eczema crustosum
w. zliszajowaciały lichenoid eczema
w. złuszczający się squamous eczema
w. z pęknięciami skóry crackled eczema
w. żylakowy stasis eczema
wypryskowy eczematous
wyprzenie intertrigo
w. bakteryjne bacterial intertrigo
w. drożdżakowe intertrigo caused by *Candida albicans*
w. międzypalcowe interdigital intertrigo
wyprzeniowy intertriginous
wypuk percussion, percussion sound

wypukiwać percuss, demonstrate changes by percussion
wypuklać się protrude, bulge, form a bulge, belly out, project
wypuklający się bulging, protruding, projecting
wypuklenie bulge, protrusion, eminence, swelling
  w. okrężnicy haustrum of the colon
wypukłość convexity
wypukło-wklęsły convexoconcave
wypukło-wypukły convexoconvex
wypukły convex
wypust żylny emissary
  w. ciemieniowy parietal emissary
  w. kłykciowy condyloid emissary
  w. potyliczny occipital emissary
  w. sutkowy mastoid emissary
wypustka process, outgrowth, pseudopodium, protoplasmic process
  w. barwnikowa pigmentary process (of retinal cell)
  w. dendrytowa dendritic process, dendrite
  w. komórki glejowej protoplasmic process of glial cell
  w. komórkowa cellular process
  w. osiowa axon, axis cylinder process
  w. stopkowa komórki glejowej foot process of the glial cell
wyradzanie się process of degeneration, degeneration
wyrastać (kiełkować) sprout
wyrastać z (włókno itp.) grow out from
wyraz expression, term
  w. twarzy facial expression
wyrazić express, formulate
wyraźny distinct, evident, clear, clear-cut, conspicuous, sharply outlined
wyrażenie expression, term
wyrostek process, outgrowth
  w. barkowy, wycięcie acromioectomy
  w. kłykciowy condyloid process, condylar process
  w. kolczysty kręgu spinous process
  w. kruczy caracoid process (of the scapula)
  w. kruczy, zapalenie coracoiditis
  w. łokciowy olecranon
  w. mieczykowaty xiphoid process, ensiform process
  w. mieczykowaty, zapalenie xiphoiditis
  w. nadkłykciowy supracondylar process (of the humerus)
  w. poprzeczny transverse process (of the vertebra)
  w. robaczkowy appendix, vermiform process, appendix vermiformis
  w. robaczkowy, ból appendalgia

w. robaczkowy leżący poza kątnicą, zapalenie lumbar appendicitis
w. robaczkowy, odnoszący się do appendical, appendiceal
w. robaczkowy, przepuklina zawierająca appendicocele
w. robaczkowy, przetoka wytworzona chirurgicznie appendicostomy
w. robaczkowy, rozszerzenie appendicectasia
w. robaczkowy, uwolnienie operacyjne ze zrostów appendicolysis
w. robaczkowy, wodniak hydroappendix, hygroma of the appendix
w. robaczkowy, wycięcie appendectomy, appendicectomy
w. robaczkowy, zapalenie appendicitis
w. robaczkowy, zapalenie kałowe stercoral appendicitis
w. robaczkowy, zapalenie nieżytowe catarrhal appendicitis
w. robaczkowy, zapalenie ropne suppurative appendicitis, purulent appendicitis
w. robaczkowy, zapalenie ropowicze phlegmonous appendicitis
w. robaczkowy, zapalenie zgorzelinowe gangrenous appendicitis
w. rylcowaty styloid process
w. rylcowaty, zapalenie styloiditis
w. skrzydłowaty pterygoid process
w. stawowy (kręgu dolny, górny) inferior, superior articular process
w. sutkowaty mastoid process, mastoid bone
w. sutkowaty, nacięcie mastoidotomy
w. sutkowaty, nakłucie mastoideocentesis
w. sutkowaty, wycięcie mastoidectomy
w. sutkowaty, zapalenie mastoiditis
w. zębodołowy alveolar process, dental process
w. zębodołowy, plastyka alveoloplasty
w. zębodołowy, resorpcja alveolar resorption
w. zębodołowy, rozszczep alveoloschisis
wyrośl outgrowth, excrescence, vegetation
  w. chrzęstna wewnętrzna endochondroma
  w. chrzęstna zewnętrzna ecchondroma, ecchondrosis
  w. kostna exostosis
  w. kostno-chrzęstna cartilagineous exostosis
  w. śródkostna enostosis, entostosis, endostoma, endosteoma
  w. wewnątrzstawowa arthrophyte
wyrośla (pl) vegetations, outgrowths, protuberances
  w. adenoidalne adenoids, adenoidal vegetations

w. adenoidalne, wycięcie adenoidectomy
w. adenoidalne, zapalenie adenoiditis
w. brodawkowate (na zastawkach serca) verrucous vegetations
w. chrzęstne mnogie multiple cartilaginous exostoses
w. kostne osteophytes, exostoses
wyrównanie 1) compensation; 2) equalization
w. cukrzycy diabetes control
w. nadmierne overcompensation
wyrównawczy compensatory, compensating
w. mechanizm compensatory mechanism
wyróżnicowanie differentiation (of cells etc.)
wyrwanie pulling out, tearing out, avulsion, extirpation, extraction, exeresis
w. nerwu neuroexeresis
w. nerwu przeponowego phrenicoexeresis
w. splotu barkowego brachial plexus avulsion
w. zęba tooth extraction
wyrzucać 1) eject (blood from ventricle etc.); 2) release (into blood stream)
wyrzucanie 1) ejection; 2) release
wyrzut 1) ejection; 2) excrescence, eruption (on the skin)
wyrzynanie się (zębów) eruption (of teeth), teething, dentition
w. opóźnione delayed eruption
w. przedwczesne premature eruption
w. zębów mlecznych primary dentition
w. zębów stałych secondary dentition
wysalać salt out, precipitate with salt (*chem.*)
wysączkować drain
wysepka islet, island
w. trzustkowa pancreatic islet
wysiać 1) plant, inoculate (bacteria); 2) disseminate
wysiew dissemination
wysięk exudate, inflammatory exudate
w. krwisty h(a)emorrhagic exudate
w. opłucnowy pleural exudate
w. osierdziowy pericardial exudate
w. otrzewnowy peritoneal exudate
w. stawowy okresowy intermittent articular hydrops
w. surowiczo-włóknikowy serofibrinous exudate
w. surowiczy serous exudate
w. ucha środkowego middle ear effusion
w. włóknikowy fibrinous exudate
w. z kieszonki dziąsłowej gingival pouch exudate
wysiękowy exudative
wysilenie się exertion, exhaustion
wysiłek effort, exercise, strain
w. fizyczny exercise
w. przerywany intermittent exercise
w. stopniowany graded exercise

w. submaksymalny submaximal exercise
w. umysłowy mental effort
w., tolerancja exercise tolerance, effort tolerance
w., zdolność do wynosząca 85% maksymalnej wydolności physical working capacity 85% (PWC 85%)
wysiłkowy effort, exercise, relating to effort
w., adaptacja exercise adaptation
w., próba exercise test
w., zdolność effort tolerance
wyskalowanie calibration, graduation
wyskrobać remove with a curette, scrape out
wyskrobanie curettage, curettement, abrasion
wyskrobiny (*pl*) scrapings
wysokobiałkowy high-protein
wysokokaloryczny high calorie, highly caloric
wysokonapięciowy high-voltage
wysokość 1) height (of body); 2) altitude (above sea level)
w. ciała body height
w. zgryzu height of occlusion
wyspa insula, islet
wyspiak insuloma, insulinoma, islet cell adenoma
wyssanie sucking out, aspiration
wystający protruding, projecting
wystawiony (na działanie) exposed (to)
wysterylizowany sterilized
występować occur
występowanie choroby occurrence (of a disease), prevalence
wysunięty do przodu protruding, prominent
wysuszać dry, exsiccate, desiccate
wysuszanie exsiccation, desiccation, drying, drying up
w. na powietrzu air drying
w. w eksykatorze evaporate
wysycać saturate
wysycenie saturation
wysychanie xerosis, excessive dryness, xeronosis
w. jamy ustnej xerostomia
w. nosa xeromycteria
w. skóry xeroderma
w. spojówek xerophthalmia, xerophthalmus, xeroma, ophthalmoxerosis
w. warg xerochilia
wysycony saturated
wysypka rash, eruption, exanthema
w. grudkowa papular eruption, papular rash
w. guzkowa nodular eruption, tubercular eruption
w. krostkowa pustular eruption

w. pełzająca creeping eruption, larva migrans in the skin
w. pęcherzowa bullous eruption
w. pęcherzykowa vesicular eruption
w. pieluszkowa diaper rash, napkin rash, diaper dermatitis, ammonia rash
w. plamkowa macular rash
w. polekowa drug eruption, drug-induced eruption, medicinal eruption, medicinal rash, drug rash
w. posurowicza serum eruption, serum rash
w. poszczepienna vaccinia rash
w. skórna cutaneous rash, cutaneous eruption
w. złuszczająca się desquamative rash, squamous eruption, scaly eruption
wysysanie suction, aspiration
wyszczupleć become slim, thin
wyścielać line
wyściółczak ependymoma
w. zarodkowy ependymoblastoma
wyściółka ependyma
w. protezy dentystycznej reliner
w., zapalenie ependymitis
wyściółkowy ependymal
wytamponować pack (with gauze etc.)
wytamponowanie packing
wytępić eradicate (vermin, rats etc.), exterminate, destroy
wytępienie eradication, extermination, destroying
wytężony forced, strained
wytrącać precipitate (*chem.*)
wytrącanie precipitation (*chem.*)
wytrysk ejaculation (of semen), ejection, jet, squirt
w. opóźniony retarded ejaculation, delayed ejaculation
w. przedwczesny premature ejaculation, prospermia
w., zaburzenie malemission
wytryskowy ejaculatory
wytrząsać shake
wytrząsarka shaker
wytrzeszcz exophthalmos, exophthalmus, protrusion of the eyeballs
w. gałkoporaźny exophthalmic ophthalmoplegia
w. naciekowy infiltrative exophthalmos, malignant exophthalmos
w. tętniący pulsating exophthalmos
w. złośliwy malignant exophthalmos
wytrzewienie exenteration, eventration, evisceration
w. miednicy pelvic exenteration
w. płodu fetal exenteration
w. trzewi wrodzone congenital evisceration
wytrzeźwieć sober down

wytrzeźwienie sobering
wytrzymałość endurance, resistance
w. na rozciąganie tensile strength
wytrzymały enduring, resistant, withstanding
wytwarzanie production, formation, creation, ...poiesis
w. soku żołądkowego production of gastric juice
wytwór product
wytwórczy productive, creative, forming
wywiad history, medical history of a patient, anamnesis
w., dane z history data
w. rodzinny family history
w., zbierać take history data, take the history of a patient
w., zbieranie history taking
w. żywieniowy dietary history
w. żywieniowy dobowy 24-hour dietary history
wywichnąć sprain, dislocate (a joint)
wywichnięcie dislocation (of a joint), spraining, luxation
wywiercać bore, drill (a hole)
wywinięcie 1) turning out; 2) eversion, extrophy
w. powieki eversion of the eyelid
w. wargi eversion of a lip, eclabium
wywoływacz developer
wywołujący developing (*phot.*), producing, causing, evoking
wywoływać develop (*phot.*), produce (an effect), cause, evoke
wywoływanie developing (*phot.*), causing, producing
wywrócenie eversion, turning out
wyzdrowieć recover, regain health
wyzdrowienie recovery
wyznaczyć determine (a value)
wyznacznik marker (*gen.*)
wyzwolić liberate, release, free
wyzwolenie liberation, release
wyż demograficzny demographic explosion, baby boom
wyżerać corrode, arrode
wyżywienie nutrition, nourishment, alimentation
wzajemny reciprocal, mutual
w., oddziaływanie interaction
wzbogacanie enrichment (*bact.*)
wzbogacić enrich
wzbudzać excite, arouse
wzbudzenie excitation, arousal
wzdęcie meteorism, flatulence, distension with gas
wzdęty flatulent, distended, having meteorism

wzdymać inflate, distend with gas
wzgórek colliculus, hill, cumulus, hillock, elevation, prominence
  w. górny superior colliculus, cranial colliculus (of lamina quadrigemina)
  w. dolny inferior colliculus, caudal colliculus (of lamina quadrigemina)
  w. łonowy mons pubis, mons veneris, pubic mound
wzgórze thalamus
  w., zniszczenie częściowe thalamotomy, chemothalamotomy, thalamectomy
wziernik speculum, endoscope
  w. brzuszny laparoscope
  w. do badania jam ciała cavernoscope, celoscope
  w. do cewki moczowej urethroscope
  w. do gardła pharyngoscope
  w. esiczy sigmoidoscope
  w. fiberoskopowy fibroscope, fiberoscope, fibreoptic endoscope
  w. jelitowy enteroscope
  w. krtaniowy laryngoscope
  w. maciczny metroscope, hysteroscope
  w. nosowy rhinoscope, nasal speculum
  w. oczny ophthalmoscope, eye speculum
  w. odbytniczy rectoscope, proctoscope, rectal speculum
  w. oskrzelowy bronchoscope
  w. otrzewnowy laparoscope, peritoneoscope
  w. pęcherzowy cystoscope
  w. pochwowy colposcope, vaginal speculum
  w. pochwowy dwułyżkowy bivalve speculum, duckbill speculum
  w. pochwowy jednołyżkowy univalve speculum
  w. przełykowy (o)esophagoscope
  w. uszny ear speculum, otoscope, auriscope
  w. żołądkowy gastroscope
wziernikowanie endoscopy
  w. cewki moczowej urethroscopy
  w. czaszki cranioscopy
  w. dna oka funduscopy, ophthalmoscopy
  w. dwunastnicy duodenoscopy
  w. esicy sigmoidoscopy
  w. fiberoskopowe fibreoptic endoscopy, fibroscopy, fiberoscopy
  w. gardła pharyngoscopy
  w. jajowodu salpingoscopy
  w. jam ciała celoscopy
  w. jamy brzusznej laparoscopy, peritoneoscopy, abdominoscopy
  w. krtani laryngoscopy
  w. macicy hysteroscopy, metroscopy
  w. nosa rhinoscopy
  w. odbytnicy rectoscopy, proctoscopy

  w. odbytu, odbytnicy i esicy anosigmoidoscopy
  w. okrężnicy coloscopy
  w. opłucnej pleuroscopy
  w. oskrzeli bronchoscopy
  w. otrzewnej peritoneoscopy, laparoscopy
  w. otrzewnej celowane guided laparoscopy
  w. pęcherza cystoscopy
  w. pęcherza i moczowodów cystoureteroscopy
  w. pochwy colposcopy
  w. przełyku (o)esophagoscopy
  w. stawu arthroscopy
  w. tchawicy tracheoscopy
  w. tchawicy i oskrzeli tracheobronchoscopy
  w. żołądka gastroscopy
wziewanie inhalation
  w. aerosolu aerosol inhalation
  w., leczenie inhalation therapy
  w. pary vapo(u)r inhalation
wziewny inhalatory
  w. lek inhalant
wzmacniacz amplifier, intensifier
  w. obrazu rtg image intensifier
wzmacniać intensify, amplify (*el.*), strengthen
wzmaganie intensification, augmentation
wzmocnienie intensification, strengthening, augmentation
wznawiający się recrudescent, relapsing, recurrent, returning
wznowa recurrence, relapse, recrudescence
wznowienie restoration
wzorcowy standard, standardized
wzorzec pattern, standard
  w. odniesienia reference pattern, reference standard
wzór formula, model
  w. chemiczny chemical formula
  w. cząstkowy molecular formula
  w. empiryczny empirical formula
  w. jądrowy (leukocytów) leucocytic formula
  w. przestrzenny stereochemical formula, spatial formula, configurational formula
  w. strukturalny structural formula, graphic formula
  w. sumaryczny empirical formula
wzrastać grow, increase, rise, augment
wzrastanie growing, increase, rise, augmentation
wzrok sight, vision, eyesight
  w., badanie sight-testing, examination of visual acuity
  w. krótki short sight, myopia
  w., mieć dobry have good eyesight
  w., nieużywanie w wyniku zeza, zaćmy

wrodzonej lub innej wady anopia, anopsia

w., obniżenie ostrości decreased visual acuity, dimness of vision, caligation

w., ostrość visual acuity

w., równość obrazów iseiconia, isoiconia

w., różnica obrazów anisopia

w., utrata loss of vision

w., wada refraction error, vision defect

w., zmęczenie asthenopia

wzrokowy visual, optic, optical

wzrost 1) growth, increase; 2) height, stature, size

w. człowieka body height, stature

w. karli nanism, dwarfism

w. mały short stature

w. olbrzymi gigantism, macrosomia, megasomia, giantism

w. średni medium height, medium size

w. wysoki tall stature

wzruszenie emotion

wzwód erection

w. brodawki sutkowej thelerethism, thelotism

w. prącia penile erection

w. prącia chorobliwy priapism

w. prącia przetrwały priapism, persistent penile erection

Z

zaadaptować adjust, adapt
zaaklimatyzować się become acclimatized
zaawansowanie (choroby) progresion (of disease)
zaawansowany advanced (stage, phase, disease)
zabandażować bandage, wrap
zabarwić stain, colo(u)r, tinge, dye
zabarwienie 1) colo(u)r, tinge, hue; 2) staining, dyeing (of a histological preparation)
z. skóry pigmentation
z. skóry nadmierne hyperpigmentation
z. skóry żółte xanthodermia, xanthochromia, ochrodermia
z. tkanek ciemne melanosis
zabezpieczenie protection, safeguard, safeguarding
z. medyczne medical cover, medical coverage
zabezpieczyć protect (from, against)
zabić kill, sacrifice (experimental animals)
zabieg procedure, operation, manipulation
z. chirurgiczny surgical procedure, surgical intervention, operation
z. chirurgiczny mniejszy minor operation
z. chirurgiczny większy major operation
z. doszczętny radical operation
z. drenażowy drainage procedure (gastroenterostomy)
z. dwuetapowy two-stage procedure (operation), two-step procedure
z. jednoetapowy one-stage procedure (operation), one-step procedure
z. kosmetyczny cosmetic procedure
z. łagodzący paliative procedure (operation)
z. na otwartym sercu open heart operation
z. odtwórczy reconstructive operation
z. operacyjny operative procedure, operation
z. plastyczny plastic procedure (operation)
z. rekonstrukcyjny reconstructive operation

zabiegowy operative, relating to a procedure
zabliźniać się cicatrize, scar
zabliźnienie cicatrization, scarring, scar formation
zablokować block, obstruct, plug
zablokowanie blocking, blockage, blockade, block, obstruction, plugging
zaboleć hurt, ache, become painful
zaburzenia (pl) disturbances, disorders
z. czucia dys(a)esthesia
z. czynności dysfunction
z. czynności kory nadnerczy dysadrenocorticism
z. czynności przysadki dyspituitarism
z. czynności żołądka pooperacyjne postgastrectomy disturbances
z. czynnościowe functional disturbances (disorders)
z. czytania dyslexia, alexia
z. głosu dysphonia, dysarthria, dyslalia
z. koordynacji ruchów incoordination, dyssynergia
z. koordynacji ruchów naprzemiennych dyschiadochokinesia
z. krążenia circulatory disturbances
z. krzepliwości clotting disturbances
z. miesiączkowania dysmenorrh(o)ea
z. nastroju dysphoria, mood changes
z. oddawania moczu dysuria
z. oddawania stolca dyschezia
z. oddechu dyspn(o)ea
z. odżywcze trophic disturbances
z. osobowości personality disorders
z. pisania dysgraphia
z. połykania dysphagia
z. psychiczne psychic disturbances
z. rogowacenia dyskeratosis
z. rozwoju dysplasia, developmental disturbances (disorders), malformations
z. rozwoju chrząstek dyschondrogenesis
z. rozwoju kości dysosteogenesis
z. rozwoju osobniczego dysontogenesis
z. ruchów dyskinesis, dyskinesia

z. rytmu dysrrhythmia, arrhythmia
z. trawienia dyspepsia
z. trofiki trophic disturbances
z. umysłowe mental disorders, mental derangement, mental aberration
z. wymowy dysarthria
zaburzenie disorder, disturbance, derangement, aberration
   z. odżywiania malnutrition, faulty nutrition
   z. samopoczucia disturbances of wellbeing, malaise
   z. smaku dysgeusia
   z. sprawności ruchów dyspraxia
   z. wchłaniania malabsorption, inadequate absorption
   z. zdrowia health disorder, malady, illness
zachcianki (*pl*) **ciężarnych** pica, craving for abnormal food in pregnancy
zachłanność avidity (*immun.*), greed, greediness
zachłysnąć się choke, swallow the wrong way
zachłyśnięcie się aspiration (of fluid or solid matter into the airways)
zachodzić w ciążę conceive, become pregnant
zachodzenie na siebie overlap, overlapping
zachodzenie na siebie kości superposition of bones
zachorować fall ill, become ill, fall sick
zachorowalność incidence (of disease)
zachowanie się behavio(u)r
   z., odnoszący się do behavio(u)ral
   z., zaburzenia behavio(u)r disturbances (disorders), misbehavio(u)r
   z. zdrowotne health behavio(u)r
zachowanie maintenance, conservation
   z. energii energy conservation
zachowywać perserve, maintain
zachowywać się behave
zachrypnąć get hoarse, become hoarse
zachrypnięcie hoarseness, dysphonia
zachyłek recess, recessus
   z. gruszkowaty piriform recess, piriform fossa
zaciemnienie darkening
zacieśnienie constriction, contraction, tightening
zacieranie blurring, obliteration of outlines, effacement
zacinać się (w mowie) stammer, stutter
zacisk clamp, clasp, clip
   z. naczyniowy arterial clamp, artery forceps
   z., zamknąć tętnicę clamp an artery
   z., zwolnić release clamp
zaciskacz clamp
zaciskający constrictive, constricting
zaczadzenie carbon monoxide poisoning

zaczadzieć be poisoned with carbon monoxide
zaczerwienienie reddening, rubefaction
   z. ogniskowe skóry flare
   z. rozlane twarzy flush
zaczopować plug, clog, block, stopper, obstruct
zaczopowanie plugging, stoppering, clogging (with a clot), blocking, block
   z., środek usuwający deobstruent
zaczyn ferment, enzyme
zaćma cataract
   z., aspirowanie aspiration of cataract
   z. biegunowa polar cataract
   z. błoniasta membranous cataract, secondary cataract, composed of remains the capsule and degenerated lens substance
   z. całkowita total cataract, complete cataract
   z. cieplna heat cataract, thermal cataract
   z. dojrzała mature cataract, ripe catarct
   z. drzewiasta arborescent cataract
   z., emulsyfikacja phacoemulsification
   z., gwiaździsta (z. centralna w kształcie gwiazdy) stellate cataract
   z. jądrowa nuclear cataract, central cataract
   z. korowa cortical cataract
   z. młodzieńcza juvenile cataract, infantile cataract
   z. niedojrzała immature cataract, unripe cataract
   z. pęczniejąca intumescent cataract
   z. początkowa incipient cataract, immature cataract
   z. podtorebkowa subcapsular cataract
   z. popromienna postradiation cataract
   z. pourazowa traumatic cataract
   z. powikłana complicated cataract
   z. przejrzała hypermature cataract, overripe cataract
   z. punktowa punctate cataract
   z. resztkowa after-cataract, membranous cataract
   z. stacjonarna stationary cataract
   z. tężyczkowa tetany cataract
   z. torebkowa capsular cataract
   z. twarda hard cataract, phacosclerosis, sclerocataract
   z. warstwowa lamellar cataract, zonular cataract
   z. włóknista fibrous cataract, fibrinous cataract
   z. w wyprysku atopowym neurodermitic cataract, coralliform cataract
   z., wydobycie extraction of cataract
   z., wyparcie explusion of cataract
   z., wypchnięcie expression of cataract

z. **zawodowa** occupational cataract
zaćmienie opacity, clouding, obfuscation, dimness
zadawniony inveterate
zademonstrować demonstrate, show, manifest
zadławić strangle, choke, suffocate
zadławić się choke
zadławienie strangulation, choking
zadowalający satisfactory, sufficient, adequate
zadrapanie scratch, scratching, scarification, abrasion
zadraśnięcie scratch, scratching, abrasion
zaduch stuffiness, stuffy air, foul air
zadusić się be asphyxiated, suffocate
zaduszenie strangling, strangulation
zaduszenie się asphyxiation, suffocation
zadziałanie action
zadzierzgnięcie strangulation
z. **jajowodu** tubal strangulation
z. **napletka** paraphimosis, capistration, strangulation of glens penis
z. **pępowiny** strangulation of the umbilical cord
zafałszować adulterate (food), falsify (results)
zafałszowanie adulteration, falsification
z. **żywności, środek użyty do** adulterant
zagałkowy retrobulbar
zagardłowy retropharyngeal
zagęszczenie condensation, concentration, inspissation, densification, thickening
z. **jądra komórkowego** pyknosis
z. **krwi** blood concentration, anhydr(a)emia
z. **miąższowe w płucu** parenchymal density
z. **moczu** urine concentration, oligohydruria
z. **środka cieniującego w moczu** concentration of contrast medium in urine
z. **śródmiąższowe w płucu** interstitial density
z. **utkania kostnego** osteosclerosis
zagięcie curvature, crook, bend, bending, turn
z. **do przodu** anteroflexion
z. **do tyłu** retroflexion
zagipsowanie putting into a plaster dressing
zagłębienie depression, hollow, excavation, crypt
z. **odbytniczo-maciczne** rectouterine pouch, rectovaginouterine pouch, Douglas' pouch, Douglas' cul de sac
z. **odbytniczo-pęcherzowe** rectovesical pouch, rectovesical excavation
z. **pęcherzowo-maciczne** uterovesical pouch, vesicouterine pouch, vesicouterine excavation

zagłodzenie starvation, inanition, famishing
zagłodzić starve, famish
zagłuszać damp (a sound)
zagnieżdżenie innidation, indonization, implantation of egg
zagoić się heal up, heal (wound)
zagojenie się healing (of a wound)
zagotować boil
zagrażać endanger, threaten, be imminent
zagrażający threatening (life), endangering, imminent (abortion)
z. **życiu** life-threatening
zahamować inhibit, suppress, depress, restrain, stop, check
zahamowanie inhibition, suppression, arrest, stopping, checking
z. **kontaktowe** contact inhibition (*bact.*)
z. **odruchowe** reflex inhibition
z. **wzrostu** growth ihibition, stunting, growth arrest
zajady (*pl*) lip sores, stomatitis angular, perlèche
zajodynować paint with iodine
zajście w ciążę conception, implantation of ovum
zajść (w ciążę) conceive, become pregnant
zakatarzony having cold in the head
zakatarzyć catch a cold in the head, get a cold, have a running nose
zakazić infect, contaminate, pollute, communicate a contagious disease
zakaźność infectiousness, infectivity, contagiosity
zakaźny infectious, communicable (disease), contagious
zakażalność infectivity, infectiousness
zakażenie infecting, communicating of infection
zakażenie infection
z. **bakteryjne** bacterial infection, microbial infection
z. **bezobjawowe** asymptomatic infection, silent infection, inapparent infection
z. **bezpośrednie** direct infection, contact infection
z. **beztlenowcowe** anaerobic infection
z. **cewkopochodne** urethrogenic infection
z. **dodatkowe** superinfection
z. **drobnoustrojami oportunistycznymi** opportunistic infection
z. **drożdżakowe** yeast infection, candidiasis
z. **dróg moczowych** urinary tract infection
z. **endogenne** endogenous infection, autoinfection
z. **glistą ludzką** ascariasis, ascariosis, ascaridosis
z. **gruźlicze** tuberculous infection

z. **kontaktowe** contact infection, direct infection

z. **kropelkowe** droplet infection

z. **krzyżowe** cross infection

z. **łożyskowe** transplacental infection

z. **mieszane** mixed infection

z. **miejscowe** local infection

z. **nieswoiste** non-specific infection

z. **oddechowe** respiratory infection, airborne infection

z. **pałeczką okrężnicy** coli infection

z. **pełzakami** am(o)ebiasis

z. **podkliniczne** subclinical infection

z. **podostre** subacute infection

z. **pokarmowe** alimentary infection

z. **połogowe** puerperal infection, puerperal fever, childbed fever

z. **ponowne** reinfection

z. **poronne** abortive infection

z. **powierzchowne** superficial infection

z. **pośrednie** indirect infection

z. **powietrzne** airborne infection

z. **pozajelitowe** parenteral infection

z. **przenoszone przez kleszcze** tick-borne infection

z. **przenoszone przez krew** h(a)ematogenous infection

z. **przenoszone przez owady** arthropod--borne infection

z. **przenoszone przez powietrze** airborne infection

z. **przenoszone przez stawonogi** arthropod--borne infection

z. **przenoszone przez wodę** waterborne infection

z. **przerzutowe** metastatic infection

z. **przez brudne ręce** hand-borne infection

z. **przezskórne** percutaneous infection

z. **przez styczność** contact infection, direct infection

z. **przez wdychanie** inhalation infection

z. **pyłowe** dust-borne infection

z. **rzęsistkiem** trichomoniasis, trichomonadosis

z. **skrytopochodne** cryptogenic infection

z. **uogólnione** general infection, generalized infection, septic(a)emia

z. **utajone** latent infection

z. **wewnątrzszpitalne** hospital infection, nosocomial infection, ward infection

z. **węgorkiem jelitowym** strongyloidosis

z. **wirusowe** virus infection, viral infection

z. **włośniami** trichinosis

z. **wziewne** inhalation infection

z. **zewnątrzpochodne** exogenous infection

z. **zębopochodne** odontogenic infection

zaklęśnięcie caving-in, depression, concavity

zaklinować wedge

zaklinowanie wedging, herniation (of brain parts), impaction

z. **migdałków móżdżku** tonsillar herniation, foraminal herniation

z. **móżdżku w wycięciu namiotu** rostral transtentorial herniation

z. **odłamów kości** wedging together of bone fragments, impaction of bone fragments

z. **płata skroniowego w wycięciu namiotu** caudal transtentorial herniation, uncal herniation

zaklinowany wedged, impacted

zakład institution, establishment, department

z. **fizjoterapii** physiotherapy department

z. **kąpielowy** balneary, balneotherapy institution

z. **leczenia umysłowo chorych** mental hospital, asylum

z. **radiologii** radiology department

z. **służby zdrowia** health service institution

z. **wodolecznictwa** hydrotherapy department

zakładać 1) establish, found; 2) assume (an assumption)

zakłócenie disturbance, unsettling

z. **czynności** function disturbance, dysfunction

z. **równowagi** equilibrium disturbance, disequilibrium

zakłuć się prick (one's finger etc.)

zakodować code, encode

zakodowanie coding, encoding

zakonserwowanie preservation

zakończenie end, ending, termination, tip, tailpiece

z. **nerwowe** nerve ending, end-foot, terminal bouton

z. **nerwowe wolne** free nerve ending

zakorkować stopper, plug

zakopcony blackened, covered with soot

zakorzeniać się take root, implant

zakorzeniony rooted, inveterate (habit), habitual

zakraplacz dropper, medicine dropper, instillator

z. **do oczu** eye-dropper

zakraplać instil (drops)

zakraplanie instillation, dropping of a liquid into a cavity

zakres range, amplitude, spectrum

z. **rozbieżności** amplitude of divergence, range of divergence

z. **skuteczności leku** spectrum of drug activity

zakreskować hatch

zakręt kory mózgowej convolution, gyrus (*pl.* **gyri**)

z. **czołowy** frontal gyrus
z. **hakowy** uncinate gyrus
z. **hipokampa** hippocampal gyrus, parahippocampal gyrus
z. **nadbrzeżny** supramarginal gyrus
z. **obręczy** callosal gyrus, cingulate gyrus
z. **podspoidłowy** subcallosal gyrus, paraterminal gyrus
z. **potyliczno-skroniowy** occipitotemporal gyrus
z. **przedśrodkowy** precentral gyrus
z. **skroniowy** temporal gyrus
z. **zaśrodkowy** postcentral gyrus
zakrwawiony blood-stained
zakrzep thrombus, intravascular clot; *p. też* **skrzeplina**
z. **i błona wewnętrzna tętnicy, wycięcie** thrombarterectomy
z. **pourazowy** traumatic thrombus
z., **rozpuszczanie się** thrombolysis
z., **rozpuszczający** thrombolytic
z. **warstwowy** laminated thrombus
z., **wycięcie** thrombectomy
z. **żylny** phlebothrombosis, venous thrombus
zakrzepica thrombosis
z. **biodrowo-udowa biała** phlegmasia alba dolens, milk leg puerperal phlebitis, thrombotic phlegmasis
z. **biodrowo-udowa niebieska** phlegmasia cerulea dolens
z. **naczyń wieńcowych** coronary thrombosis
z. **narastająca** creeping thrombosis
z. **uciskowa** compression thrombosis
z. **zatok żylnych** thrombosinusitis
z. **z rozszerzenia żył** dilation thrombosis
z. **żylna** phlebothrombosis, venous thrombosis
z. **żyły wrotnej** pylethrombosis, portal vein thrombosis
zakrzepnąć clot, coagulate
zakrzepowy thrombotic, thrombosed
zakrzywienie curvature, bending
zakwaszać acidify, acidize, acidulate
zakwaszanie acidification
zalążek embryo, germ
zalecenie recommendation, suggestion, advice
zalecony recommended, suggested, prescribed
zaleczenie incomplete cure, partial cure
zaleczony incompletely cured, partially cured
zaleczyć cure incompletely, cure partly
zalegać remain, be retained
zalegający residual, retained, remaining
zaleganie retention, stasis
z. **moczu** urine retention, urostasis

z. **żółci** cholestasis
zależność dependence
z. **emocjonalna** emotional dependence
z. **fizyczna** physical dependence
z. **psychiczna** psychic dependence
z. **wzajemna** interdependence, mutual dependence
zalkalizowanie alkalinization, alkalization
załamać się break down
załamanie 1) breakdown; 2) refraction (*phys.*)
z., **kąt** angle of refraction
z. **nerwowe** nervous breakdown
z. **promieni** ray refraction
z. **światła** light refraction
z., **współczynnik** index of refraction
załamek 1) deflection (of a line); 2) wave (in ECG; *p.* **elektrokardiogram**); 3) crease
z. **komorowy** ventricular complex (ECG)
z. **P** P waye
z. **Q** Q wave
z. **Q wysoki** tall Q wave
z. **R** R wave
z. **S** S wave
z. **T** T wave
z. **T, odwrócenie** inversion of T wave
z. **T odwrócony** inverted T wave
z. **T zaostrzony** peaked T wave
założyć apply, place, put (on)
z. **kleszcze położnicze** apply forceps
z. **opatrunek** put on a dressing, dress (a wound)
z. **opatrunek gipsowy** apply a plaster dressing
z. **podwiązkę naczyniową** put on a ligature, ligate
z. **przetokę nadłonową** perform suprapubic cystotomy
z. **wkładkę wewnątrzmaciczną** insert intrauterine contraceptive device
zalupek paraphimosis, capistration
zamach samobójczy suicidal attempt, attempted suicide
z. **samobójczy, dokonać** commit suicide
zamartwica asphyxia, asphyxiation, asphyxy
z. **płodu** fetal asphyxia
z. **pourazowa** traumatic asphyxia, cyanotic asphyxia, ecchymotic mask (due to crush injuries to the thorax)
z. **symetryczna** symmetric asphyxia, Raynaud's disease
z. **zagrażająca** fetal distress (syndrome)
zamartwiczy asphyxial, asphyctic
zamarzać freeze, congeal
z. **na śmierć** freeze to death
zamarzanie freezing, the process of freezing, congelation
zamarznięcie freezing, congelation
zamaskować mask, disguise

z. chorobę mask a disease
zamaskanie blurring (of image, outlines etc.)
zamazany blurred (structure, image etc.), indistinct
zamglony blurred, dim, indistinct, cloudy, hazy
zamienność interchangeability, exchangeability
zamienny interchangeable, exchangeable
zamieranie wasting away, waning, decay, necrobiosis
zamknąć close (a wound), shut, occlude, obstruct, obturate, obliterate (a vessel), block
zamknięcie closure, closing, occlusion, obliteration, obstruction, obturation, blocking, block, blockade
z. cieśni jajowodu isthmorrhaphy
z. przedwczesne szwów czaszki premature closure of cranial sutures
z. światła jelita occlusion of intestine
z. światła naczynia obliteration of a vessel, occlusion of a vessel
zamostkowy retrosternal
zamrażanie freezing, refrigeration
zamrażarka refrigerator
zamroczenie obnubilation, beclouded mental state, confusion
z. padaczkowe epileptic obnubilation, absence
z. padaczkowe ponapadowe postictal epileptic obnubilation
z. świadomości blurring of consciousness, clouding of consciousness
zamrożenie freezing
z., środek mrożący cryogen, coolant, refrigerant
zaniechanie discontinuation, cessation
z. leczenia discontinuation of treatment, withdrawal of treatment, cessation of treatment
zanieczyszczający contaminant, polluting
z. czynnik contaminator, impurity
zanieczyszczenie contamination, pollution, impurity (*chem.*)
z. atmosfery atmospheric pollution, air pollution
z. powietrza air pollution, atmospheric pollution
z. promieniotwórcze radioactive contamination, radiocontamination
z. środowiska environmental contamination, environmental pollution, defilement
z. wody water pollution
zanieczyścić contaminate, pollute
z. glebę contaminate soil
zaniedbanie neglect, omission

zaniemóc fall ill, become ill
zaniemówienie loss of the ability of speech, speechlessness
zaniewidzenie blindness (acquired), amaurosis, loss of vision
z. dziecięce Lebera congenital heredoretinopathy of Leber, congenital amaurosis of Leber, hereditary optic atrophy
z. przejściowe amaurosis fugax
z. przejściowe u lotników blackout
z. słoneczne eclipse blindness
zaniewidzieć go blind, lose one's eyesight, be struck blind
zanik atrophy, wasting
z. barwnikowy pigmentary atrophy
z. czynnościowy functional atrophy (due to inactivity or hyperactivity)
z. gałki ocznej ophthalmophthisis
z. kolisty siatkówki i naczyniówki gyrate retinochoroid atrophy
z. kostny osteoporosis
z. kostny ostry acute osteoporosis of Sudeck
z. mięśni muscular atrophy; *p. też* **dystrofia i miopatia**
z. mięśniowo-skórny ograniczony panatrophy of Gowers
z. mózgu połowiczy cerebral hemiatrophy
z. nerwu wzrokowego optic atrophy
z. neurogenny neuritic atrophy, neurotrophic atrophy, trophoneurotic atrophy
z. odśrodkowy eccentric atrophy, excentric atrophy
z. plamki żółtej macular atrophy
z. pochwy vaginal atrophy
z. połowiczy hemiatrophy
z. połowiczy twarzy facial hemiatrophy
z. pomenopauzalny postmenopausal atrophy
z. pozapalny postinflammatory atrophy
z. prosty simple atrophy
z. przedwczesny ustroju progeria, premature senility
z. przymacicza parametrial atrophy
z. przyzębia paradontal atrophy
z. skóry linijny linear atrophy, striate atrophy, traction atrophy of the skin, striated atrophodermatosis
z. szpiku panmyelophthisis, myeloid aplasia, bone marrow hypoplasia
z. tłuszczakowaty lipomatous atrophy
z. wątroby ostry żółty acute yellow atrophy of the liver
z. włóknisty fibrous atrophy
z. wyrostka zębodołowego alveolar atrophy
z. wyrostka zębodołowego poziomy horizontal atrophy, horizontal resorption

z. **z bezczynności** disuse atrophy, atrophy of inactivity

z. **z ucisku** compression atrophy

z. **z wyczerpania** exhaustion atrophy

zanikać atrophy, waste away, shrink, shrivel, wane

zanikający undergoing atrophy, regressive, wasting away, waning

zanikanie progression of atrophy, slow disappearance, decay, waning, decline, evanescence

zanikły atrophied, wasted, shrunken, shrivelled

zanokcica whitlow, felon, paronychia

z. **czerniakowa** melanotic whitlow

z. **niebolesna** painless whitlow (in syringomyelia)

z. **podpaznokciowa** subungual whitlow

z. **z przejściem zapalenia na ścięgno lub kość** thecal whitlow

zanurzać immerse, plunge, dip, submerge

zaoczny extramural (study, student, course etc.)

zaopatrzenie equipment (of a hospital etc.), supply, provision

zaopiekować się take care (of), look after, tend, nurse

zaordynować prescribe

zaostrzać się exacerbate, become aggravated

zaostrzenie exacerbation, aggravation (of a disease)

zaotrzewnowy retroperitoneal

zapach smell, odo(u)r

z. **gryzący** acrid odo(u)r, acrid smell

z. **nieprzyjemny** unpleasant smell, bad odo(u)r

z., **niewłaściwe odczuwanie** allotriosmia

z. **ostry** pungent smell

z. **przykry** foul smell, stench, cacosmia

z. **stęchły** musty smell

z. **z ust nieprzyjemny** bad breath, halitosis

zapad = **zapaść**

zapadać się fall in, sink

zapadać na chorobę fall ill (with a disease), fall sick, get a disease

zapadalność incidence (of a disease)

zapadanie falling in, retraction, falling back

z. **się języka** falling back of the tongue

zapadnięcie się falling in, falling back, sinking-in, collapse, hollow

z. **gałki ocznej** retraction of eyeball, sinking-in of eyeball

z. **płuca** pulmonary collapse, collapse of the lung

z. **policzków** hollow cheeks, sunken cheeks

z. **żył** venous collapse

zapalenie inflammation, inflammatory process

z. **alergiczne** allergic inflammation, immune inflammation

z. **bakteryjne** bacterial inflammation, microbial inflammation

z. **bezbakteryjne** aseptic inflammation, abacterial inflammation

z. **doświadczalne** experimental inflammation

z. **jałowe** aseptic inflammation

z. **krwotoczne** h(a)emorrhagic inflammation

z. **miąższowe** parenchymatous inflammation, alterative inflammation

z. **niebakteryjne** abacterial inflammation, aseptic inflammation

z. **nieswoiste** non-specific inflammation

z. **nieżytowe** catarrhal inflammation

z. **odczynowe** reactive inflammation

z. **odczynowe wokół ciała obcego** foreign body inflammation

z. **ogniskowe** focal inflammation

z. **okołoogniskowe** perifocal inflammation

z. **pełzakowe** am(o)eboid inflammation

z. **pneumokokowe** pneumococcal inflammation

z. **podostre** subacute inflammation

z. **pourazowe** traumatic inflammation, post-traumatic inflammation

z. **powierzchowne** superficial inflammation

z. **przerostowe** hypertrophic inflammation, hyperplastic inflammation

z. **przerzutowe** metastatic inflammation

z. **przewlekłe** chronic inflammation

z. **ropne** suppurative inflammation, purulent inflammation, pyogenic inflammation

z. **ropowicze** phlegmonous inflammation

z. **rozlane** diffuse inflammation

z. **rozsiane** disseminated inflammation

z. **rzekomobłoniaste** pseudomembranous inflammation

z. **stwardniające** sclerosing inflammation

z. **surowicze** serous inflammation

z. **surowiczowłókniste** serofibrinous inflammation

z. **swoiste** specific inflammation

z. **śródmiąższowe** interstitial inflammation

z. **toksyczne** toxic inflammation

z. **wirusowe** viral inflammation, virus inflammation

z. **włóknikowe** fibrinous inflammation

z. **włóknikowo-ropne** fibrinopurulent inflammation

z. **wrzodziejące** ulcerative inflammation

z. **współczulne** sympathetic inflammation

z. **wysiękowe** exudative inflammation

z. **wytwórcze** plastic inflammation, productive inflammation, hyperplastic inflam-

mation, hypertrophic inflammation, proliferative inflammation
z. zanikowe atrophic inflammation
z. zarostowe obliterative inflammation, obliterating inflammation, obturatory inflammation
z. zgorzelinowe gangrenous inflammation
z. ziarniniakowe granulomatous inflammation
z. zlepne adhesive inflammation
z. złuszczające desquamative inflammation
z. zmartwiające necrotizing inflammation
z. zwłókniające fibroid inflammation, atrophic inflammation, sclerosing inflammation
z. zwyrodnieniowe degenerative inflammation
zapalny 1) inflammatory, inflamed, phlogistic; 2) inflammable, combustible (*phys.*)
z. odczyn inflammatory reaction, inflammatory response
z. proces inflammatory process
z. stan inflammatory state, inflammatory condition
zapamiętać remember, memorize, keep in mind, keep in memory
zapamiętywanie the process of memorizing, memorizing, remembering, keeping in mind
zaparcie constipation, obstipation
z. atoniczne atonic constipation
z., mający constipated
z. nawykowe habitual constipation
z., powodować constipate
z. skurczowe spastic constipation
z. wywołane zaleganiem kału proctogenous constipation
zaparzenie infusion, preparation of infusion
zapas reserve, store
zapasowy reserve, space (part)
zapaść collapse
z. krążeniowa circulatory collapse
zapis record
z. tętna tętniczego sphygmogram
z. tętna żylnego phlebogram, venogram
z. ultradźwiękowy ultrasonogram
zapisywanie recording, registration
zapleśniały mo(u)ldy, musty, overgrown with mo(u)ld
zaplombować fill (a tooth)
zaplombowany filled (tooth)
zapłodnienie fertilization, fecundation, impregnation
z. krzyżowe cross-fertilization, allogamy
z. dodatkowe superfetation
z. sztuczne artificial fertilization, artificial fecundation

z. sztuczne nasieniem męża homologous insemination
z. szcztuczne nasieniem obcym heterologous insemination
zapłodniony fertilized, fecundated
zapobiec prevent
zapobiegający preventive, prophylactic
z. ciąży contraceptive
zapobieganie prevention, prophylaxis
z. chorobie prevention of disease
z. ciąży contraception
zapobiegawczy prophylactic, preventive
z., środki preventive measures, prophylactic measures
zapominanie forgetfulness, lapses of memory, memory gaps
zapotrzebowanie requirement, demand
z. na białko protein requirement
z. na kalorie calorie requirement, energy requirement
z. tlenowe oxygen requirement
zapowiadający predicting, premonitory, prodromal, prodromic
z. objaw prodrome, prodromus, premonitory symptom
zaprzeczenie negation, contradiction, denial
zaprzestanie discontinuation, cessation, stopping
z. leczenia discontinuation of treatment
zapuchnąć swell, get swollen
zapuchnięcie swelling
zarastać become obliterated
zarastanie obliteration
zaraza pestilence, epidemic, epidemic disease
zarazek germ, microbe
z. oportunistyczny opportunistic microbe (germ, bacterium)
z. przesączalny filtrable virus
zarazić infect
zarazić się become infected, be infected, catch an infection, contract an infection, get infected
zaraźliwość infectiousness, contagiousness, infectivity
zaraźliwy infectious, contagious, communicable, transmissible, catching
zarażenie transmission of disease, contagion
zarejestrowanie recording, registration
zarobaczenie helminthiasis, helminthism, invasion by intestinal parasites
z. obleńcami nematodiasis
z. płazińcami platyhelminthiasis
zarodczak embryoma, embryomal tumo(u)r
zarodek embryo, conceptus
z., choroba embryopathy
z., odżywianie embryotrophy
z., rozwój embryogeny, embryogenesis

z., usunięcie (w ciąży pozamacicznej) embryectomy
z., zabicie embryoctony, feticide
zarodkowy embryonal, embryonic
zarodnik spore
z., wytwarzanie sporulation
zarodnikobójczy sporicidal
zarodnikowanie sporification
zarodziec plasmodium
   z. owalny *Plasmodium ovale, Plasmodium* of tertian malaria
   z. pasmowy *Plasmodium malariae, Plasmodium* of quartan malaria
   z. ruchliwy *Plasmodium vivax*
   z. sierpowy *Plasmodium falciparum, Plasmodium* of malignant malaria
zarost hair growing on man's face
zarostowy obliterative, obliterating
zarośnięcie obliteration, atresia
   z. jajowodu tubal atresia, tubal obliteration
   z. jelita intestinal atresia
   z. macicy uterine atresia, hysteratresia
   z. narządów rodnych kobiecych gynatresia
   z. nozdrzy tylnych choanal atresia
   z. odbytnicy proctatresia
   z. odbytu imperforate anus
   z. pochwy vaginal atresia, colpatresia
   z. przełyku (o)esophageal atresia
   z. szyjki macicy cervical atresia
   z. światła obliteration of a lumen
   z. tętnicy płucnej pulmonary atresia
   z. tęczówki atretopsia
   z. zastawki dwudzielnej mitral atresia
   z. zastawki trójdzielnej mitral atresia
   z. żyły obliteration of a vein
zarośnięty obliterated, atresic, imperforate
zaróbka excipient, vehicle, vehiculum
zaródź protoplasm, cytoplasm
zarumienić się blush
zaryglowanie stawu arthrorisis, arthroerisis
zarys outline, contour
   z. zatarty blurred outline (contour)
zarzucanie wsteczne reflux
zasada 1) base (*chem.*), alkali; 2) principle, rule
   z. amonowa czwartorzędowa quaternary ammonium base
   z. amonowa trzeciorzędowa tertiary ammonium base
   z. mocna strong base, alkali
   z., obniżenie poziomu zasad alkalipenia
   z., para zasad base pair
   z. pirymidynowa pyrimidine base
   z. purynowa purine base
   z. słaba weak base
   z., zasób zasad alkali reserve, alkaline reserve
zasadniczy basic, essential, fundamental

zasadochłonny basophil, basophilic, basophilous
zasadochłonność basophilia, basophilism
zasadowica alkalosis
   z. metaboliczna metabolic alkalosis
   z. oddechowa respiratory alkalosis, gaseous alkalosis
   z. wyrównana compensated alkalosis
zasadowość alkalinity, basicity
zasadowy basic, alkaline
   z., dwuzasadowy dibasic
   z., jednozasadowy monobasic
   z., wielozasadowy polybasic
zasady bases
   z., nadmiar base excess
   z., niedobór base deficit, negative base excess
zasiedlenie (przez limfocyty narządów chłonnych) homing
   z. czynnościowe functional homing
   z. końcowe final homing
   z. zarodkowe embryonal homing
zasięg range
   z. promieniowania radiation range
   z. widzenia range of vision
   z. wieku age range
zasinienie livedo, lividity
   z. marmurkowate livedo reticularis
zasklepić się crust over, encrust, skin over (a wound), scab
zaskórnik comedo, blackhead
zasłabnąć faint, swoon
zasłabnięcie fainting, faintness
zasłaniacz obturator
zasłaniać obturate
zasłanianie obturation
zasłona velum (*anat.*), veil, occluder
zastarzały inveterate
zastawka valve, valvula
   z. Ambu = z. bezzwrotna
   z. aorty aortic valve
   z. bezzwrotna non-rebreathing valve, Ambu valve (in respirators)
   z. dołu łódkowatego valve of the navicular fosa
   z., domykalność płatków coaptation of leaflets
   z. dwudzielna mitral valve, bicuspid valve, left atrioventricular valve
   z. dwudzielna, niedomykalność mitral incompetence
   z. dwudzielna, wypadanie płatka mitral valve leaflet prolapse
   z. dwudzielna, zwężenie mitral stenosis
   z. dyskowa tilting disc valve
   z. jednokierunkowa one-way valve
   z. koszyczkowa bell and cage valve

z. krętniczo-kątnicza ileoc(a)ecal valve, ileo-colic valve

z. krętniczo-kątnicza, niewydolność ileoc(a)ecal valve insufficiency

z. kulkowa ball valve

z., nacięcie valvotomy, valvulotomy, diclidotomy

z. naczynia chłonnego lymphatic valvule

z., niedomykalność valvular incompetence, valvular insufficiency

z. otworu owalnego valve of the foramen ovale

z., plastyka valvuloplasty

z., płatek leaflet (of mitral or tricuspid valve), cusp (of aortic and pulmonary valves)

z. pnia płucnego pulmonary valve, valve of the pulmonary trunk

z. półksiężycowata semilunar valve

z. przedsionkowo-komorowa lewa = **z. dwudzielna**

z. przedsionkowo-komorowa prawa = **z. trójdzielna**

z. sztuczna artificial valve

z., tętniak valvular aneurysm

z. tętnicy płucnej pulmonary valve

z. trójdzielna tricuspid valve, right atrio-ventricular valve

z. trójdzielna, niedomykalność tricuspid valve incompetence (insufficiency)

z. trójdzielna, niedrożność tricuspid atresia

z. trójdzielna, zwężenie tricuspid stenosis

z. tarczowa disc valve (artificial)

z., wada valvular heart disease

z., wycięcie valvulectomy

z., zapalenie valvulitis, valvular endocarditis, dicliditis

z. zastępcza artificial valve, valve prosthesis

z. zastępcza biologiczna artificial valve of biological material

z. zatokowo-przedsionkowa sinoatrial valve

z. zatoki wieńcowej coronary valve

z., zwapienie valvular calcification, diclidostosis

z., zwężenie valvular stenosis

z. żylna venous valve

z. żyły głównej dolnej valve of the inferior vena cava

zastawkowy valvular, valvar, valval, valviform

zastąpić replace, substitute for

zastoina stasis, stagnation

zastosować apply, use, utilize, employ, administer

zastosowanie application, use, utilization, administration

z. dokanałowe intrathecal administration (of drugs)

z. domięśniowe intramuscular administration

z. doodbytnicze rectal administration, intrarectal administration

z. dotętnicze intra-arterial administration

z. doustne oral administration

z. dożołądkowe intragastric administration

z. dożylne intravenous administration

z. dwunastnicze intraduodenal administration

z. miejscowe topical application, local application

z. ogólne systemic administration

z. podpotyliczne suboccipital administration

z. podskórne subcutaneous administration

z. pozajelitowe parenteral administration

z. śródskórne intradermal administration

z. we wlewie dożylnym administration in infusion

z. wewnętrzne administration

z. zapobiegawcze prophylactic administration

z. zewnętrzne application

zastój stasis, stagnation, retention

z. kątniczy (kału) c(a)ecostasis

z. krwi h(a)emostasis

z. moczu urinary retention

z. płucny pulmonary h(a)emostasis

z. pokarmu w sutku galactoschesis, galactoschesia, galactostasis, galactoischia

z. włośniczkowy capillary stasis

z. żółci cholestasis

z. żylny venostasis, venous stasis

zastrupieć scab

zastrzał whitlow, felon, paronychia, panaritium

z. głęboki deep whitlow

z. kostny bone whitlow

z. niebolesny painless whitlow

z. okołopaznokciowy paronychia, periungual felon

z. podskórny subcutaneous whitlow

z. powierzchowny superficial felon

z. ścięgnisty tendon whitlow, tendinous felon

z. zgorzelinowy gangrenous felon, necrotic whitlow

zastrzyk injection, shot

z. domięśniowy intramuscular injection

z. dożylny intravenous injection

z. podskórny subcutaneous injection

z., zrobić give an injection (shot), make an injection

zastrzyknąć give an injection

zasymilować assimilate

z., **dający się** assimilable
z., **słabo dający się** poorly assimilable
zasymilowanie assimilation
zasypiać fall asleep
zasypka dusting powder
z. **wysuszająca** xeraphium, xerium
zasypywać dust, powder
zasypywanie dusting, powdering
zaszczepić vaccinate, inoculate
zaszczepienie vaccination, inoculation
zaszycie suturing, sewing up
zaszyć suture, sew up, stitch
zaśniad mole
z. **groniasty** hydatid mole, hydatidiform mole, cystic mole, grape mole, vesicular mole
z. **inwazyjny** invasive mole, chorioadenoma destruens
z. **jajowodowy** tubal mole
z. **niszczący** = z. **inwazyjny**
z. **rzekomy** false mole, intrauterine polypus
z. **zwapniały** calcified mole
zaśnięcie falling asleep
zaświadczyć certify
zaświadczenie certificate, certification
z. **lekarskie** medical certificate
z. **o czasowej niezdolności do pracy** certificate of temporal working disability
zataić conceal, dissimulate (disease)
zatajenie concealment, dissimulation
zatamować control, arrest, obstruct
z. **krwotok** control a h(a)emorrhage, arrest bleeding, check bleeding
zatamowanie control, arrest, stoppage
z. **krwotoku** control of a h(a)emorrhage, arresting of bleeding, checking of bleeding, h(a)emostasis
zatapiać embed (*hist.*)
zatapianie embedding (*hist.*)
zatopiony embedded (*hist.*)
z. **w parafinie** paraffin embedded
zatkać obstruct, stopper, plug, block, clog
zatkanie obstruction, obstructing, plugging, blocking, clogging, occlusion
z. **jelita** obstruction of intestine, occlusion of intestine
z. **naczynia krwionośnego** occlusion of blood vessel, clogging of vessel
zatkany occluded, obstructed, plugged, blocked, clogged
zatoka sinus, lacuna
z. **czołowa** frontal sinus
z. **czołowa, zapalenie** frontal sinusitis
z. **jamista** cavernous sinus
z. **klinowa** sphenoid sinus
z. **klinowa, zapalenie** sphenoiditis
z. **klinowo-ciemieniowa** sphenoparietal sinus

z. **limfatyczna** lymphatic sinus, lymph sinus
z. **ogonowa** coccygeal sinus
z., **otwarcie** sinotomy, sinuotomy, sinusotomy
z. **poprzeczna (opony twardej)** transverse sinus
z. **potyliczna** occipital sinus
z. **prosta** straight sinus, sinus rectus
z. **skórna** pilonidal sinus
z. **skrzelopochodna** branchiogenic sinus
z. **strzałkowa dolna** inferior sagittal sinus, inferior longitudinal sinus
z. **strzałkowa górna** superior sagittal sinus, superior longitudinal sinus
z. **szczękowa** maxillary sinus, maxillary antrum, Highmore's antrum
z. **szczękowa, punkcja** puncture of the maxillary sinus
z. **szczękowa, zapalenie** highmoritis, maxillary sinusitis
z. **szczękowa, wysięk** antrocele, antracele
z. **tętnicy szyjnej** carotid sinus
z. **węzła chłonnego** lymphatic sinus, lymph sinus
z. **wieńcowa** coronary sinus
z. **włosowa** pilonidal sinus, pilonidal cyst
z. **wnęki** hilar sinus (of the lymph node)
z., **zapalenie** sinusitis, sinuitis
z., **zapalenie okołozatokowe** perisinusitis
z., **zapalenie wywołane zmianą ciśnienia** barosinusitis, aerosinusitis
zatoki (*pl*) sinuses, lacunae
z. **opony twardej** dural sinuses, cerebral sinuses, cranial sinuses
z. **przynosowe** nasal sinuses, paranasal sinuses
z. **żylne** venous sinuses, sinuses of the dura
zatokowaty lacunar, sinusoid, antral
zatokowo-przedsionkowy sinoatrial, sinuatrial, sinoauricular
zatokowy lacunar, sinusal, antral
zatopić embed
zatopienie imbedding (*hist.*)
z., **substancja do** embedding agent
zatopiony embedded
z. **w parafinie** paraffin embedded
zator embolism, embolia
z. **bakteryjny** bacterial embolism, py(a)emic embolism
z. **barwnikowy** pigmentary embolism
z. **dziwaczny** paradoxical embolism
z. **grzybiczy** mycotic embolism
z. **jeździec** riding embolus, saddle embolism, straddling embolism, pantaloon embolism
z. **komórkami nowotworowymi** cancer embolism

z. **komórkowy** cellular embolism
z. **krwiopochodny** h(a)ematogenous embolism
z. **materiałem ze zmian miażdżycowych** atheroembolism
z. **miąższem** parenchymatous embolism
z. **mnogi** multiple embolism
z. **mnogi włośniczkowy** miliary embolism, multiple embolism
z. **mózgowy** cerebral embolism
z. **naczynia limfatycznego** lymph embolism
z. **niebakteryjny** bland embolism
z. **opaczny** = z. **skrzyżowany**
z. **powietrzny** air embolism, gas embolism, aeroembolism, pneumath(a)emia
z. **powietrzny mózgu** cerebral aeroembolism, cerebral air embolism
z. **prosty** simple embolism, direct embolism
z. **siatkówki** retinal embolism
z. **skrzyżowany** crossed embolism, paradoxical embolism
z. **śródmózgowy** cerebral embolism
z. **tętnicy krezkowej** mesenteric embolism
z. **tętnicy płucnej** pulmonary embolism
z. **tętniczy** arterial embolism
z. **tłuszczowy** fat embolism, oil embolism
z. **tłuszczowy mózgu** cerebral fat embolism
z. **tłuszczowy płuc** pulmonary fat embolism
z. **wieńcowy** coronary embolism
z. **w kierunku krążenia krwi** direct embolism
z. **włośniczkowy** capillary embolism
z. **wsteczny** retrograde embolism, venous embolism
z. **zakaźny** septic embolism, infective embolism
z. **żylny** venous embolism, retrograde embolism
zatorowy embolic
z. **czop** embolus
z. **czop bakteryjny** bacterial embolus
z. **czop nie zakażony** bland embolus
z. **czop, podobny do** emboliform
z. **czop powietrzny** air embolus
z. **czop tłuszczowy** fat embolus, oil embolus
z. **czop włośniczkowy** capillary embolus
z. **czop, wycięcie** embolectomy
z. **czop zakażony** septic embolus
z. **czop zatykający** obturating embolus
z. **czop z komórek** cellular embolus
z. **czop z komórek nowotworowych** cancer embolus
zatrucie poisoning, intoxication
z. **alkoholem** alcohol intoxication, ethylism, ethanol intoxication
z. **alkaliami** alkaline intoxication, alkalosis
z. **bizmutem** bismuthism, bismuthosis

z. **bromem** bromism, brominism
z. **ciążowe** gestosis, tox(a)emia of pregnancy
z. **dwutlenkiem węgla** carbon dioxide intoxication
z. **fenolem przewlekłe** phenolism, carbolism
z. **fluorem** fluorosis
z. **gazem** gas poisoning
z. **grzybami** mushroom poisoning
z. **jadem kiełbasianym** botulism, allantiasis
z. **jadem żmii** snake venom poisoning, ophidiasis, ophidism, ophiotox(a)emia
z. **lekami** drug poisoning
z. **naparstnicą** digitalism
z. **nikotyną** nicotinism
z. **ołowiem** saturnism, plumbism, lead poisoning
z. **parami metali** metal fume fever
z. **podostre** subacute poisoning
z. **pokarmowe** food poisoning, alimentary intoxication, alimentary toxicosis
z. **rtęcią** mercurialism, hydrargyrosis, hydrargyrism, hydrargyria
z. **rybami makrelowatymi** scombroid poisoning
z. **salicylanami** salicylism
z. **sporyszem** ergotism
z. **tlenkiem węgla** carbon monoxide poisoning
z. **wewnątrzpochodne** endotox(a)emia
z. **wodne** overhydration
z. **zawodowe** occupational poisoning
zatruć poison, intoxicate
zatrzymać arrest, stop, suppress, check
zatrzymanie 1) arrest, standstill, stoppage, checking, check, pause; 2) retention, retaining
z. **akcji komór** ventricular standstill
z. **akcji serca** cardiac arrest, cardiac standstill
z. **błon płodowych** retention of secundines
z. **czynności** arrest of action
z. **dojrzewania** maturation arrest
z. **gazów** retention of gases
z. **kału** coprostasis, coprostasia, constipation, costiveness
z. **krążenia** circulatory arrest, cessation of circulation
z. **krwawienia** control of bleeding, arrest of bleeding, h(a)emostasis
z. **łożyska** retention of placenta
z. **miesiączki** menopause
z. **miesiączki przejściowe** menoschesis, suppression of menstruation
z. **moczu** retention of urine, uroschesis
z. **moczu paradoksalne** ischuria paradoxa
z. **odchodów połogowych** retention of lochia

z. oddechu respiratory arrest
z. rozwoju arrest of development
z. serca cardiac arrest
z. wydzielania suppression of secretion
z. wydzielania pokarmu suppression of lactation, galactoschesis
z. wzrostu growth arrest, stunting of growth
z. wzrostu kości długich epiphysial arrest
z. zęba retention of tooth
z. żółci suppression of bile secretion, cholestasis
zatwardzenie constipation
zatyczka mandrin, plug
zatykadło obturator (*stom.*)
zatykanie obturation, plugging, stoppering
zawał infarct, infarction, area of infarction, infarcted area
  z. bezkrwisty an(a)emic infarct, pale infarct, white infarct
  z. krwotoczny h(a)emorrhagic infarct, red infarct
  z. mięśnia sercowego myocardial infarction, cardiac infarct
  z. mięśnia sercowego bezobjawowy silent myocardial infarction, asymptomatic myocardial infarction
  z. mięśnia sercowego boczny lateral myocardial infarction
  z. mięśnia sercowego dolno-boczny inferolateral myocardial infarction
  z. mięśnia sercowego koniuszkowy apical myocardial infarction
  z. mięśnia sercowego lewej komory left--ventricular myocardial infarction
  z. mięśnia sercowego niepełnościenny subendocardial infarct
  z. mięśnia sercowego pełnościenny transmural myocardial infarction, through--and-through myocardial infarction, myocardial infarction involving the whole thickness of heart wall
  z. mięśnia sercowego podnasierdziowy subepicardial myocardial infarction
  z. mięśnia sercowego podwsierdziowy subendocardial myocardial infarction
  z. mięśnia sercowego przednio-boczny anterolateral myocardial infarction
  z. mięśnia sercowego przednio-dolny anteroinferior myocardial infarction
  z. mięśnia sercowego przednio-przegrodowy anteroseptal myocardial infarction
  z. mięśnia sercowego przedsionkowy atrial myocardial infarction
  z. mięśnia sercowego przegrodowy septal myocardial infarction
  z. mięśnia sercowego ściany dolnej inferior

myocardial infarction, diaphragmatic myocardial infarction
z. mięśnia sercowego ściany przedniej anterior myocardial infarction
z. mięśnia sercowego ściany tylnej posterior myocardial infarction
z. mięśnia sercowego tylno-boczny posterolateral myocardial infarction
z. mięśnia sercowego tylno-dolny posteroinferior myocardial infarction
z. mięśnia sercowego zagrażający threatening myocardial infarction, imminent myocardial infarction
z. nerki renal infarction
z. płuca pulmonary infarction
z. serca cardiac infarction, myocardial infarction
z. septyczny septic infarct
z. śródmózgowy cerebral infarction, cerebral infarct
z., wycięcie infarctectomy
z. śródmózgowy cerebral infarction, encephalomalacia
z. zakażony septic infarct
zawały (*pl*) **moczanowe u noworodków** uric acid infarcts
zawartość contents
  z. (składnik) content
  z. jelit intestinal contents
  z. wody water content
  z. żołądka gastric contents
zawęźlenie volvulus, twisting of the intestine (bowel)
  z. jelit intestinal volvulus, twisting of the intestine
  z. żołądka gastric volvulus, twisting of the stomach
zawiązek primordium, anlage, bud
  z. zęba tooth bud
zawiązkowy primordial
zawiesina suspension
  z. koloidalna colloid suspension, suspension colloid, suspensoid
zawieszenie suspension, ...pexy
zawijać wrap, pack, tuck in
zawijanie wrapping, packing, pack
zawikłać complicate, confuse
zawikłany complicated, complex
zawilgocenie humidity, dampness
zawirowanie turbulence
zawodowy occupational, professional
  z., choroba occupational disease
zawód occupation, profession
  z. lekarza medical profession
  z. wolny profession
zawór valve
  z. bezpieczeństwa safety valve
  z. kulkowy ball valve

zawrót głowy vertigo, dizziness, giddiness, light-headedness
z. **błędnikopochodny** labyrinthine vertigo, Ménière's disease, aural vertigo
z. **epidemiczny** epidemic vertigo, paralyzing vertigo, endemic paralytic vertigo, Gerlier's disease, kubisagari
z., **mający** dizzy, giddy
z. **napadowy** paroxysmal vertigo, vertiginous attack
z. **ocznopochodny** ocular vertigo
z. **przewlekły** chronic vertigo, status vertiginosus
z. **przy patrzeniu w górę** vertical vertigo
z. **przy zmianach położenia ciała** postural vertigo
z. **usznopochodny** aural vertigo
z. **w pozycji leżącej** horizontal vertigo
z. **wysokościowy** height vertigo
zaziębić się catch a cold, get a cold
zaziębienie cold, common cold, chill
zazwojowy postganglionic
zażółcenie yellowish discolo(u)ration, xanthochromia, xanthosis
zażuchwowy retromandibular
zażyciowy intravital
zażywać (lek) take a drug
ząb tooth
z. **bezguzkowy** cuspless tooth
z., **borowanie** boring into a tooth, odontotrypy
z., **ból** toothache, odontalgia, dentalgia, dentagra
z., **bruzda** tooth fissure, odontoschism
z. **ćwiekowy** pin tooth, dowel tooth
z. **dwuguzkowy** bicuspid tooth
z., **ekstrakcja** tooth extraction
z. **filarowy** abutement tooth, pillar tooth, supporting tooth
z., **korzeń** root of a tooth
z., **krwotok po ekstrakcji** odontorrhagia
z. **martwy** dead tooth, devitalized tooth, non-vital tooth
z. **mądrości** wisdom tooth
z. **mleczny** milk tooth, deciduous tooth
z. **nadliczbowy** supernumerary tooth
z. **niewyrżnięty** unerupted tooth
z. **kręgu obrotowego** dens of the epistropheus
z., **otwarcie jamy** odontotomy
z., **otwór szczytowy** apical foramen
z., **plombowanie** filling of tooth
z. **porcelanowy** porcelain tooth
z. **próchnicowy** carietic tooth, decayed tooth
z. **przedtrzonowy** premolar, bicuspid tooth
z. **przetrwały** persistent milk tooth
z. **rozchwiany** mobile tooth

z. **sieczny** incisor, incisive tooth
z. **stały** permanent tooth
z. **sztuczny** artificial tooth
z., **szyjka** neck of a tooth
z., **torbiel zawiązkowa** follicular odontoma, dentigerous cyst
z. **trójguzkowy** tricuspid tooth
z. **trzonowy** molar tooth, cheek tooth, wall tooth, wang tooth, azzle tooth
z., **usuwanie** extraction of a tooth, odontectomy
z. **wieloguzkowy** multicuspid tooth
z. **wielokorzeniowy** multiradicular tooth
z., **wklinowanie** impaction of a tooth
z., **wszczepienie** implantation of a tooth
z., **wyrzynanie się** eruption of tooth, cutting of a tooth
z., **wyrzynanie się nieprawidłowe** maleruption
z. **zaklinowany** impacted tooth
z. **zatrzymany** unerupted tooth
z., **zawiązek** tooth-bud
z. **zdewitalizowany** devitalized tooth, non--vital tooth, dead tooth
z., **zmiana miejsca** migration of tooth
z. **żywy** vital tooth
ząbkowanie dentition, teething, eruption of teeth, odontiasis, odontosis
z. **drugie** secondary dentition, permanent dentition
z. **opóźnione** delayed dentition
z. **pierwsze** primary dentition, deciduous dentition
zbaczanie deviation, deflection, turning aside, shifting
z. **oczu** conjugate deviation of eyes
z. **w lewo** deviation to the left, left shift, left deviation
z. **w prawo** deviation to the right, right shift, right deviation
zbadać examine (a patient), investigate
zbadanie examination (of patient), investigation
zbieżność convergence (of eyes)
zbieżny convergent
zbiornik cistern (*anat.*), tank, receptacle, vessel
z. **dołu bocznego mózgu** cistern of the lateral cerebral fossa, cistern of the Sylvian fossa
z. **międzykonarowy** interpeduncular cistern, basal cistern, crural cistern
z. **mostu** cistern of the pons
z. **móżdżkowo-rdzeniowy** cerebellomedullary cistern, postcisterna, cisterna magna
z., **odnoszący się do** cisternal

z. okalający ambient cistern, cistern of the great vein of the cerebrum
z., radiografia kontrastowa cisternography
z. siateczki endoplazmatycznej endoplasmic reticulum cistern, endoplasmatic cistern
z. skrzyżowania cistern of the chiasm
z. wielki cisterna magna, cerebellomedullary cistern
z. żyły wielkiej mózgu cistern of the great vein of the cerebrum, ambient cistern
zbiorniki (*pl*) cisterns (*anat.*), tanks, vessels, reservoirs
z. podpajęczynówkowe subarachnoid cisterns
zbiorowy collective (study), collaborative (study), cumulative (effect, dose)
zbity compact, dense
zblednięcie pallor
zbliznowacenie cicatrization, scarring, scar formation
zbliznowacieć cicatrize, scar
zboczenie aberration, deviation, deviance
z. płciowe sexual deviance, sexual perversion
zboczyć deviate, shift
zbuforowa buffer
zbutwieć rot, mo(u)lder
zdalny remote, situated at a distance
z., kierowanie remote control
z., leczenie teletherapy, teleradiotherapy
zdatny fit, suitable, apt
z. do jedzenia fit to eat
zdefiniowanie definition, formulation of a definition
zdeformować deform, disfigure
zdeformowany deformed, disfigured, misshape
zdegenerowanie degeneration
zdenerwować się get nervous, get irritated
zdenerwowanie nervousness, irritability, irritation
zdezorientowanie disorientation, confusion
z. w czasie i przestrzeni disorientation for time and space
zdezynfekować disinfect, sterilize
zdezynsekować eradicate vermin
zdjęcie 1) film, photograph; 2) removal, taking off
z. celowane spot film (*rtg*)
z. fotofluorograficzne photofluorogram
z. kamienia nazębnego removal of tartar from the teeth
z. kontaktowe contact radiogram
z. kontrastowe contrast film, contrast radiogram
z. lokalizacyjne localization film

z. małoobrazkowe photofluorogram, fluororoentgenogram, fluororadiogram
z. mikroskopowe microphotogram
z. odległościowe teleradiogram, teleroentgenogram
z. próbne test film
z. przeglądowe plain film, scout film
z. rentgenologiczne radiogram, x-ray film, roentgenogram
z. seryjne serial radiogram
z. szwu removal of suture
z. warstwowe tomogram
z. wewnątrzustne intraoral radiogram
z. w mikroskopie elektronowym electronogram
z. z podwójnym kontrastem double contrast film (radiogram)
zdolność ability (to), capacity (for), capability
z. do życia viability, survival capacity
z. pochłaniania absorptivity
z. przenikania penetrability, permeability
z. przystosowania się adaptability, fitness
z. rozpuszczania się solubility
z. wydzielnicza secretory capacity
z. zapłodnienia fertilization ability
zdolny able, capable
z. do służby wojskowej able-bodied
z. do życia viable
zdrenować drain, insert a drain
zdrenowanie drainage
zdrętwiały numb, benumbed
zdrętwieć get numb, grow numb, have a tingling sensation associated with hyp(a)esthesia
zdrętwienie numbness
zdrojowy spa, related to health resort
zdrowie health
z., poprawa improvement of health, amelioration of health
z., powrót do recovery, convalescence
z. psychiczne mental health
z. publiczne public health
z., służba health service
z., stan health state, condition of health
z., utrata loss of health
z., wracać do recover, convalesce
zdrowieć convalesce, recover, be recovering
zdrowienie convalescence, restoration to health
zdrowy healthy, sound
zdrój 1) spa, health resort, baths; 2) spring
zdruzgotać crush, shatter, break to pieces
zdruzgotanie kości fragmentation of bone, crushing of bone
zdwojenie duplication, reduplication, doubling
z. jelit intestinal duplication
z. moczowodu ureteral duplication

z. rdzenia kręgowego diastematomyelia, diplomyelia
zdwojony duplicate, duplicated, reduplicate, double, duplex
zdyscyplinowanie chorego patient's compliance
zdysocjować dissociate (*chem.*)
zdysocjowanie dissociation
zdziecinniały doting, dotty, senile
zdziecinnieć dote
zdziecinnienie dotardness, dotage, senility, mental feebleness of old age
zejście outcome (of a disease)
  z. śmiertelne lethal outcome, exitus
zemdleć faint, swoon, drop unconscious, lose consciousness
zemdlenie fainting, swoon
zemdlić make sick, sicken
zemleć grind, grind to powder, rub to powder
zepsucie się decay, putrefaction
zepsuć spoil
zepsuty spoiled, decaying (meat)
zero zero
  z. bezwzględne absolute zero
zeschnięcie xerosis, dryness
  z. zwłok mummification
zeskrobać scrape away, scrape off
zeskrobiny (*pl*) scrapings, slivers (of bone)
zespalać 1) anastomose, create an anastomosis; 2) fuse, unite, connect
zespalający 1) anastomosing, anastomotic; 2) uniting, connecting
zespolenie 1) anastomosis; 2) fusion, union, connection
  z. antyperystaltyczne antiperistaltic anastomosis
  z. aortalno-płucne wewnątrzosierdziowe aortopulmonary intrapericardiac anastomosis
  z. bok do boku side-to-side anastomosis
  z. dwunastnicy z przewodem żółciowym wspólnym choledochoduodenostomy
  z. dwunastniczo-czcze duodenojejunostomy
  z. dwunastniczo-dwunastnicze duodenoduodenostomy
  z. dwunastniczo-jelitowe duodenoenterostomy
  z. dwunastniczo-krętnicze duodenoileostomy
  z. dwunastniczo-pęcherzykowe duodenocholecystostomy
  z. esiczo-esicze sigmoidosigmoidostomy
  z. esiczo-odbytnicze sigmoidorectostomy, sigmoidoproctostomy
  z. izoperystaltyczne isoperistaltic anastomosis

z. jajowodowo-maciczne hysterosalpingostomy
z. jelitowe intestinal anastomosis
z. jelitowo-jelitowe entero-enterostomy
z. jelitowo-okrężnicze enterocolostomy
z. kanalikowo-nosowe canaliculorhinostomy
z. koniec do boku end-to-side anastomosis
z. koniec do końca end-to-end anastomosis
z. kości osteosynthesis
z. krętniczo-esicze ileosigmoidostomy
z. krętniczo-krętnicze ileoileostomy
z. krętniczo-odbytnicze ileoproctostomy, ileorectostomy
z. krętniczo-okrężnicze ileocolostomy
z. krętniczo-poprzecznicze ileotransversostomy
z. moczowodowo-esicze ureterosigmoidostomy
z. moczowodowo-jelitowe ureteroenterostomy
z. moczowodowo-krętnicze ureteroileostomy
z. moczowodowo-miedniczkowe ureteropyelostomy, ureteroneopyelostomy
z. moczowodowo-moczowodowe ureteroureterostomy, ureteroureteral anastomosis
z. moczowodowo-moczowodowe skrzyżowane transureteral anastomosis
z. moczowodowo-odbytnicze ureteroproctostomy, ureterorectostomy
z. moczowodowo-okrężnicze ureterocolostomy
z. moczowodowo-pęcherzowe ureterovesicostomy, ureterocystotomy, ureteroneocystostomy
z. nasieniowodu z najądrzem vasoepididymostomy
z. nerwu nerve suture, neuroanastomosis
z. omijające bypass, shunt
z. okrężniczo-esicze colosigmoidostomy
z. okrężniczo-odbytnicze colorectostomy, coloproctostomy
z. okrężniczo-okrężnicze colocolostomy
z. operacyjne kości osteosynthesis
z. pęcherzykowo-czcze cholecystojejunostomy
z. pęcherzykowo-dwunastnicze cholecystoduodenostomy
z. pęcherzykowo-jelitowe cholecystoenterostomy
z. pęcherzykowo-krętnicze cholecystoileostomy
z. pęcherzykowo-żołądkowe cholecystogastrostomy
z. przełykowo-dwunastnicze (o)esophagoduodenostomy

z. tętniczo-żylne arteriovenous anastomosis, arteriovenous shunt (artificial)

z. tętnicy głównej z żyłą płucną aortopulmonary anastomosis

z. trzustkowo-dwunastnicze pancreatoduodenostomy

z. trzustkowo-jelitowe pancreatoenterostomy

z. wątrobowo-dwunastnicze hepatoduodenostomy, hepaticoduodenostomy

z. workowo-nosowe dacryocystorhinostomy

z. wrotno-czcze portacaval anastomosis

z. żołądkowo-dwunastnicze gastroduodenostomy

z. żołądkowo-jelitowe gastroenterostomy

z. żołądkowo-krętnicze gastroileostomy

z. żołądkowo-przełykowe gastroesophagostomy

z. żołądkowo-żołądkowe gastrogastrostomy

z. żylno-żylne phlebophlebostomy, venovenostomy

z. żyły śledzionowej z żyłą nerkową splenorenal anastomosis

zespolony 1) anastomosed; 2) fused, connected, united

zespół 1) syndrome (clinical); 2) complex (of signs etc.); 3) team, group

z. abstynencji withdrawal syndrome, abstinence syndrome

z. abstynencji alkoholowej alcohol withdrawal syndrome

z. adaptacyjny general adaptation syndrome (of Selye)

z. akroparestezji acropar(a)esthesia syndrome

z. anankastyczny compulsive-obsessive syndrome

z. atoniczno-astatyczny atonic-astatic syndrome

z. bark-ręka shoulder-hand syndrome

z. błon szklistych hyaline membrane syndrome

z. bólowy lędźwiowo-krzyżowy low back pain, lumbalgia

z. chorego węzła zatokowego sick-sinus syndrome, tachycardia-bradycardia syndrome

z. cieśni nadgarstka carpal tunnel syndrome

z. cieśni stępu tarsal tunnel syndrome

z. czaszkowo-twarzowy craniofacial dysostosis, Crouzon's dysostosis

z. czołowy frontal lobe syndrome

z. defibrynacji defibrination syndrome

z. depresyjny depression syndrome, depressive syndrome

z. dietylostilbestrolu diethylstilbestrol syndrome, DES syndrome (fetal abnormalities after DES)

z. dwufazowy diphasic complex

z. dyskopatii disc syndrome

z. dystoniczno-hiperkinetyczny dystonic-hyperkinetic syndrome

z. ektopowego wydzielania ACTH ectopic ACTH syndrome

z. fantomowy phantom syndrome

z. feminizujących jąder testicular feminization syndrome, Goldberg-Maxwell syndrome, Morris syndrome

z. hemolityczno-mocznicowy h(a)emolytic-ur(a)emic syndrome

z. hiperaktywności hyperkinetic behaviour syndrome, hyperactivity syndrome

z. hipertoniczno-hipokinetyczny hyperkinetic-hypokinetic syndrome

z. hiperkinetyczny serca hyperkinetic heart syndrome

z. hiperwentylacyjny hyperventilation syndrome

z. hipokinetyczny hypokinetic syndrome

z. hipotoniczno-hiperkinetyczny hypotonic-hyperkinetic syndrome

z. hipowentylacji pęcherzykowej alveolar hypoventilation syndrome, Pickwickian syndrome

z. hipotoniczno-hiperkinetyczny hypotonic-hyperkinetic syndrome

z. iglica-fala spike and wave complex (in EEG)

z. jednofazowy monophasic complex

z. kąta mostowo-móżdżkowego cerebellopontine angle syndrome

z. komorowy ventricular complex, QRS complex (in ECG)

z. kończynowo-twarzowy acrofacial syndrome, acrofacial dysostosis

z. kończynowo-zębowy acrodental dysostosis

z. korzeniowy radicular syndrome

z. krzyku kota cat-cry syndrome, cri-du-chat syndrome

z. łuku aorty aortic arch syndrome, Martorell's syndrome, pulseless disease, reversed coarctation, Takayasu disease

z. małego rzutu minutowego low output syndrome

z. maniakalny maniac syndrome

z. męczliwości powirusowej postviral fatigue syndrome

z. mieloproliferacyjny myeloproliferative syndrome

z. mięśnia pochyłego przedniego anterior scalenus muscle syndrome

z. mleczno-alkaliczny milk-alkali syndrome

z. mocznicowo-hemolityczny = **z. hemolityczno-mocznicowy**

z. mostowy centralny central pontine syndrome, locked-in syndrome

z. mózgowo-trójdzielny encephalotrigeminal (Sturge-Weber) syndrome, encephalofacial angiomatosis

z. móżdżkowy cerebellar syndrome

z. Münchhausena Münchhausen syndrome, polysurgical addiction

z. nabytego niedoboru odporności acquired immunodeficiency syndrome, AIDS

z. nadciśnienia płucnego pierwotnego primary pulmonary hypertension syndrome

z. nadnerczowo-płciowy adrenogenital syndrome

z. nadwrażliwego jelita irritable bowel syndrome, irritable colon syndrome

z. nadwrażliwego wyrostka mieczykowatego hypersensitive xiphoid process syndrome

z. nagłej śmierci niemowląt sudden infantile death syndrome, crib death syndrome

z. napięcia przedmiesiączkowego premenstrual tension syndrome

z. nefronu dolnego lower nephron syndrome, crush syndrome

z. nerczycowy nephrotic syndrome

z. nerwu uszno-skroniowego auriculotemporal nerve syndrome, gustatory sweating syndrome, Frey's syndrome

z. niebieskich twardówek blue sclera syndrome

z. niedoboru przeciwciał antibody deficiency syndrome

z. niedoboru sodu low sodium syndrome, low salt syndrome

z. niedrożności smółkowej jelita meconium blockage syndrome, meconium ileus syndrome

z. niespokojnych nóg restless legs syndrome, jimmy legs, jitter legs, Ekbom syndrome

z. niewirylizujących jąder testicular feminization syndrome

z. niewłaściwego wydzielania hormonu antydiuretycznego syndrome of inappropriate secretion of antidiuretic hormone, Schwartz-Bartter syndrome

z. niewydolności łożyska placental insufficiency syndrome

z. niewydolności oddechowej dorosłych adult respiratory distress syndrome, ARD syndrome

z. objawów symptom complex

z. obojczykowo-czaszkowy cleidocranial dysostosis

z. oczno-gardłowy oculopharyngeal syndrome (progressive myopathy with ocular and pharyngeal involvement)

z. oczno-kręgowy oculovertebral dysplasia. Weyer's syndrome

z. oczno-mózgowo-nerkowy oculocerebrorenal syndrome, Lowe's syndrome

z. oczno-płciowy oculobulbogenital syndrome, Behçet's syndrome

z. oczno-przedsionkowo-słuchowy oculovestibulo-auditory syndrome, Cogan's syndrome

z. oczno-skórny oculocutaneous syndrome, Vogt-Koyanagi syndrome

z. oczno-śluzówkowo-płciowy oculobuccogenital syndrome, Behçet's syndrome, cutaneomucouveal syndrome

z. odmóżdżeniowy decerebrate rigidity syndrome

z. odstawienia leku drug-withdrawal syndrome

z. odstawienia steroidów steroid-withdrawal syndrome

z. ogona końskiego cauda equina syndrome

z. oka towarzyszącego fellow eye syndrome

z. okołotrójdzielny paratrigeminal syndrome, Raeder's syndrome

z. olbrzymiego moczowodu i pęcherza megaureter and megacystis syndrome

z. opuszkowy bulbar syndrome

z. ostrego brzucha acute abdomen syndrome

z. otworu wielkiego foramen magnum syndrome

z. otworu żyły szyjnej jugular foramen syndrome, Avellis's syndrome

z. parkinsonowski parkinsonian syndrome, Parkinson's syndrome, hypertonic--hypokinetic extrapyramidal syndrome

z. kikuta przewodu pęcherzykowego cystic duct stump syndrome

z. pętli doprowadzającej afferent loop syndrome, gastrojejunal loop obstruction syndrome

z. pętli odprowadzającej efferent loop syndrome

z. Pickwicka Pickwickian syndrome

z. piekących stóp burning feet syndrome

z. pierwotny primary complex, primary lesion

z. płata środkowego middle lobe syndrome

z. płodowy alkoholowy fetal alcoholic syndrome

z. **płucno-sercowy** chronic cor pulmonale syndrome

z. **po cholecystektomii** postcholecystectomy syndrome

z. **pociągania** vitreoretinal traction syndrome

z. **podkradania tętnicy podobojczykowej** subclavian steal syndrome

z. **podkradania tętnicy szyjnej zewnętrznej** external carotid steal syndrome

z. **pokomisurotomijny** postcommissurotomy syndrome

z. **polekowego tocznia rumieniowego** drug-induced lupus erythematosus syndrome

z. **południkowy** meridional complex (*ophth.*)

z. **poperfuzyjny** postperfusion syndrome, post-pump syndrome

z. **poperykardiotomijny** postpericardiotomy syndrome

z. **poposiłkowy** dumping syndrome

z. **popromienny** postirradiation syndrome

z. **poresekcyjny** postgastrectomy syndrome, dumping syndrome

z. **pourazowy** posttraumatic syndrome

z. **pourazowy szyjny** posttraumatic neck syndrome, neck extension-flexion syndrome, cervical tension syndrome, whiplash injury syndrome

z. **podwzgórzowy** hypothalamic syndrome

z. **pozakrzepowy** postphlebitis syndrome

z. **pozapiramidowy** extrapyramidal syndrome

z. **preekscytacji komór** pre-excitation syndrome, Wolf-Parkinson-White syndrome

z. **przedłużonego wyrostka rylcowatego** long-styloid-process syndrome

z. **przedsionkowy** 1) atrial complex, auricular complex (in ECG); 2) vestibular syndrome (*otol.*)

z. **przedwczesnego pobudzenia komór** pre-excitation syndrome

z. **przedwczesnego wygasania czynności jajników** premature ovarian failure syndrome

z. **przejściowego niedokrwienia mózgu** transient brain isch(a)emia syndrome

z. **przewlekłej hiperwentylacji** chronic hyperventilation syndrome

z. **psychoorganiczny** organic brain disease, organic brain damage syndrome

z. **rakowiaka** carcinoid syndrome, argentaffin syndrome

z. **restauracji chińskiej** Chinese restaurant syndrome (hypersensitivity to monosodium L-glutamate)

z. **retrakcyjny gałki ocznej** retraction syndrome, Clark-Stilling-Duane syndrome

z. **rozsianej zakrzepicy wewnątrznaczyniowej** disseminated intravascular clotting syndrome

z. **równofazowy** equiphasic complex, isodiphasic complex (ECG)

z. **rzekomootępienny Gansera** pseudodementia syndrome, Ganser's syndrome, syndrome of approximate answers, syndrome of deviously relevant answers, nonsense syndrome

z. **serca płucnego** chronic cor pulmonale syndrome

z. **skalisto-klinowy** retrosphenoidal space syndrome, Jacod's syndrome

z. **skroniowo-żuchwowy** temporomandibular syndrome, Costen's syndrome

z. **skurczów zgięciowych** salaam seizure syndrome, West's syndrome

z. **spoidłowy** commissural syndrome (*neur.*)

z. **spojówkowo-gruczołowy** conjunctivoglandular syndrome

z. **stężałego człowieka** stiff-man syndrome, Moersch-Woltmann syndrome

z. **stożka rdzeniowego** conus medullaris syndrome

z. **szczątkowych gonad** gonadal dysgenesis syndrome, Turner's syndrome, gonadal aplasia syndrome

z. **szczeliny oczołodołowej górnej** superior orbital fissure syndrome

z. **sztywności ogólnej** stiff-man syndrome

z. **ślepej pętli jelit** blind loop syndrome

z. **tachybradykardii** tachycardia-bradycardia syndrome

z. **tarczycowo-przysadkowy** thyrohypophysial syndrome, Sheehan's syndrome

z. **tarczycowo-sercowy** thyreocardiac syndrome

z. **tętnicy krezkowej górnej** superior mesenteric artery syndrome

z. **tętnicy móżdżkowej górnej** superior cerebellar artery syndrome

z. **tętnicy móżdżkowej tylnej dolnej** inferior posterior cerebellar artery syndrome, Wallenberg's syndrome

z. **tętnicy piszczelowej przedniej** anterior tibial artery syndrome, anterior tibial compartment syndrome

z. **tłuszczowo-płciowy** adiposogenital syndrome, Fröhlich-Babiński syndrome, adiposogenital dystrophy

z. **trzewny** c(o)eliac disease

z. **ucieczki białka** exudative gastroenteropathy syndrome

z. **upośledzenia wchłaniania jelitowego** malabsorption syndrome

z. **wazowagalny** vasovagal syndrome

z. **wątrobowo-nerkowy** hepatorenal syndrome, hepatonephric syndrome

z. **wątrobowo-skórny** hepatocutaneous syndrome

z. **wielogruczolakowatości wewnątrzwydzielniczej** endocrine polyglandular syndrome, multiple endocrinopathy syndrome

z. **wypadania zastawki dwudzielnej** mitral valve prolapse syndrome, mitral valve leaflet prolapse syndrome, floppy valve syndrome

z. **wysiłkowy** neurocirculatory syndrome, effort syndrome, neurocirculatory asthenia, soldier's heart syndrome, irritable heart syndrome

z. **zaburzeń oddechowych dorosłych, noworodków** respiratory distress syndrome of adults, newborns

z. **zamknięcia** locked-in syndrome

z. **zapętlenia** string syndrome (*ophth.*)

z. **zatoki jamistej** cavernous sinus syndrome

z. **zatoki tętnicy szyjnej** carotid sinus syndrome

z. **zatokowo-oskrzelowy** sinobronchial syndrome

z. **złośliwy poneuroleptyczny** malignant neuroleptic syndrome

z. **zmiażdżenia** crush syndrome, compression syndrome, lower nephron syndrome

z. **zmniejszonej pojemności minutowej** low output syndrome

z. **znikających przewodów żółciowych** vanishing bile duct syndrome

z. **zrostów owodniowych** amniotic band syndrome

z. **zwoju kolanka** geniculate syndrome

z. **żarłoczności z sennością** morbid hunger syndrome, Kleine-Levin syndrome

z. **żebra szyjnego** cervical rib syndrome

z. **żebrowo-obojczykowy** costoclavicular syndrome

z. **żyły głównej górnej** superior caval vein syndrome

zestaw set, kit, outfit

z. **krwinek wzorcowych** panel of standard erythrocytes

zestawić 1) set, reduce (fractured bones); 2) compare, confront

z. **odłamy kostne** set fragments of fractured bone, reduce fracture

zestawienie 1) setting, reduction; 2) comparison, confrontation; 3) junction (*anat.*)

z. **złamanej kości** fracture reduction

zeszkliwienie hyalinization, hyaline degeneration

zeszpecenie disfigurement, deformity

zeszpecić disfigure

zesztywniający ankylosing

z., **zapalenie stawów kręgosłupa** ankylosing spondylitis

zesztywniały stiff, ankylosed, rigid

zesztywnieć stiffen, become stiff, become ankylosed

zesztywnienie ankylosis, stiffness, rigidity

z., **odnoszący się do** ankylotic

z. **poranne** morning stiffness

z. **pośmiertne** rigor mortis

z. **stawu** ankylosis, acampsia, arthrogryposis

z. **stawu odtorebkowe** capsular ankylosis, fibrous ankylosis

z. **stawu pozatorebkowe** extracapsular ankylosis

z. **stawu, powodujący** ankylopoietic

z. **stawu rzekome** pseudoankylosis, false ankylosis, spurious ankylosis

z. **stawu sztuczne** arthrodesis, artificial ankylosis

z. **stawu włókniste** fibrous ankylosis, ligamentous ankylosis, capsular ankylosis

z. **stawu wewnątrztorebkowe** intracapsular ankylosis

z. **stawu wrodzone** congenital arthrogryposis

z. **stawu w odwiedzeniu** ankylosis in abduction

z. **stawu w przywiedzeniu** ankylosis in adduction

z. **stawu w wyproście** ankylosis in extension

z. **stawu w zgięciu** ankylosis in flexion

z. **stawu zewnątrztorebkowe** extracapsular ankylosis

zeszycie suture, suturing, stitching, closure with sutures

z. **jajowodu** salpingorrhaphy

z. **jelita** enterorrhaphy

z. **krocza** perineorrhaphy, episiorrhaphy

z. **naczynia** angiorrhaphy

z. **nerwu** neurorrhaphy

z. **rozcięgna** aponeurorrhaphy

z. **serca** cardiorrhaphy

z. **spojenia łonowego** symphysiorrhaphy

z. **ścięgna** tenorrhaphy, tenosuture, tendinosuture

z. **tętnicy** arteriorrhaphy

z. **tętnicy głównej** aortorrhaphy

z. **torebki** capsulorrhaphy

z. **więzadła** syndesmorrhaphy

zeszyć suture, stitch, close with sutures

ześlizgiwanie się slipping

ześluzowacenie mucinosis, mucous transformation

zetknąć się get in touch, have contact, establish contact

zetknięcie contact
zewnątrz outside, externally
zewnątrzczaszkowy extracranial
zewnątrzjajowodowy extratubal
zewnątrzjądrowy extranuclear
zewnątrzkomorowy extraventricular
zewnątrzkomórkowy extracellular
zewnątrzkrwinkowy extracorpuscular
zewnątrzłożyskowy extraplacental
zewnątrzmaciczny extrauterine
zewnątrznaczyniowy extravascular
zewnątrzoczny extraocular
zewnątrzoponowy extrameningeal, extradural
zewnątrzotrzewnowy extraperitoneal
zewnątrzpochodny exogenous
zewnątrzrdzeniowy extramedullary
zewnątrzstawowy extra-articular
zewnątrzścienny extramural
zewnątrztorebkowy extracapsular
zewnątrztwardówkowy extradural
zewnątrzustny extraoral, extrabuccal
zewnątrzustrojowy extracorporeal, extrasomatic
zewnątrzzarodkowy extraembryonic
zewnętrzny external
  z. lek externally applied drug, external drug
zez squint, strabismus, heterotropia
  z. akomodacyjny accommodation squint, accommodative squint
  z. jawny manifest squint
  z. jednooczny monocular squint, uniocular squint
  z. ku dołowi hypophoria
  z. ku górze hyperphoria
  z., leczenie chirurgiczne strabotomy
  z. mechaniczny mechanical squint (caused by pressure in the orbit)
  z. naprzemienny alternating squint, binocular squint, bilateral squint
  z. pionowy vertical squint, upward-and-downward squint
  z. porażenny paralytic squint, paretic squint
  z. rozbieżny divergent squint, external squint
  z. towarzyszący concomitant squint, comitant squint
  z. utajony latent squint, heterophoria
  z. utajony rozbieżny exophoria
  z. utajony zbieżny esophoria
  z. zbieżny convergent squint, internal squint
zezłośliwieć undergo malignant transformation, turn malignant
zezłośliwienie malignant transformation, malignant degeneration

zezować squint
zezowaty squinting, squint-eyed, having strabismus (squint)
zębaty dentate, toothed, cogged, serrate
zębiak odontoma
  z. dojrzały mature odontoma
  z. korzeniowy root odontoma, radicular odontoma
  z. niedojrzały miękki soft immature odontoma, odontoblastoma
  z. szkliwiakowaty ameloblastic odontoma, ameloblastodontoma
  z. wapniejący calcifying odontoma, odontoblastoma
zębina dentin, dentine, substantia eburnea
  z. kulista globular dentin
  z. niedojrzała predentin
  z., niedorozwój wrodzony hereditary opalescent dentin, imperfect dentinogenesis
  z. niedostatecznie uwapniona interglobular dentin
  z. okołokanalikowa peritubular dentin
  z. opalizująca hereditary opalescent dentin, Capdepont disease
  z. reparacyjna reparative dentin
  z. wrażliwa nadmiernie hypersensitive dentin, sensitive dentin
zębiniak pulp stone, denticle
zębinotwórczy dentinogenic
  z., komórka dentinoblast
zębinowy dentinal
zębodołowy alveolar
  z. krwotok alveolar h(a)emorrhage, phatnorrhagia
  z. ropotok alveolar pyorrh(o)ea, phatnorrh(o)ea
zębodół dental alveolus, tooth-socket
  z., nacięcie alveolotomy
  z., przetoka alveolar fistula
  z. suchy dry socket, alveoalgia, alveolalgia, alveolar osteitis
  z., zapalenie alveolitis
zębowy dental, tooth
zęby (pl) teeth
  z., bezzębny edentulous, edentate, toothless
  z. fluorowe fluoridated teeth
  z. guzkowe cuspid teeth
  z. malakotyczne malacotic teeth
  z. małe microdontia
  z. mleczne deciduous teeth, milk teeth, baby teeth, primary teeth
  z. muszelkowe malacotic teeth
  z. nakrapiane mottled teeth
  z. przedtrzonowe premolar teeth
  z., rozdzielenie separation of teeth
  z., rozwój odontogeny
  z. sieczne incisive teeth, incisors

z. stłoczone crowded teeth
z. stałe permanent teeth
z., szczelina między diastema
z., szczękanie chattering of teeth, odonterism
z., ścieranie się attrition of teeth
z. trzonowe molar teeth, wang teeth, wall teeth
z., wszczepianie implantation of teeth
z., wypadanie falling out of teeth, odontoptosis, odontosterosis
z., wyrzynanie się eruption of teeth, cutting of teeth
z. wystające protruding teeth, projecting teeth
z., zgrzytanie gnashing of teeth, grinding of teeth
zgaga heartburn, pyrosis, brash, water brash, water pang, eructation of acid gastric content
zgarbienie się hunching, stooping
zgąbczenie spongiosity, porosity
z. kości osteoporosis
zgęstnienie densification, condensation, inspissation
zgęszczenie condensation, inspissation, thickening
zgięcie 1) flexure (*anat.*); 2) flexion (an action); 3) bending
z. kończyny flexion of extremity
z. macicy flexure of the uterus
z. okrężnicy lewe left flexure of the colon, splenic flexure
z. okrężnicy prawe right flexure of the colon, hepatic flexure
z. palców 1) finger flexion; 2) dactylocampsis, dactylogryposis
zginacz flexor (muscle)
zginanie flexion, bending
z. grzbietowe dorsiflexion
z. podeszwowe plantar flexion
zgładzenie szyjki macicy (przy porodzie) effacement of the cervix
zgłaszać (chorobę) notify
zgłaszalność 1) notifiability (of infectious diseases); 2) attendance rate (to an outpatient clinic etc.)
zgłaszalny notifiable
zgłaszanie (chorób) notification
z. się do szpitala coming to hospital
zgłębnik tube, catheter, probe, bougie, sound
z. brzuścowaty bellied bougie
z. cienki whip bougie, specillum, small sound
z. dwunastniczy duodenal tube
z. eksploracyjny exploring bougie
z. elastyczny elastic bougie
z. główkowy bulbous bougie

z. metalowy exploring bougie
z. nitkowaty filiform bougie, whip bougie
z. nosowy nasal bougie
z. nosowo-żołądkowy nasogastric tube
z. oliwkowy olive, tipped bougie
z. prowadzący guide, director, staff
z. przełykowy (o)esophageal bougie, probang
z. przyżegający caustic bougie, armed bougie
z. rowkowy grooved guide
z. rozpuszczalny soluble bougie
z. rozszerzający dilating bougie
z. różańcowy rosary bougie
z. stożkowaty conic bougie
z. wrzecionowaty fusiform bougie
z. żołądkowy gastric tube, stomach tube
zgłębnikować probe, sound, insert a bougie
zgłębnikowanie probing, sounding, bouging, exploration with a probe or sound, passage of a tube into
zgłoszenie choroby notification of a disease
z., podlegający notafiable
zgłoszony notified
zgnicie putrefaction, decay
zgniły putrid, decayed, rotten
zgoda (przyzwolenie) consent
z. na piśmie po poinformowaniu informed written consent
zgodność compatibility, conformability, accord, accordance, compliance, agreement
z. farmaceutyczna pharmaceutical compatibility
z. grup krwi blood compatibility
z. psychologiczna psychological harmony
z. serologiczna serological compatibility
z. serologiczna matczyno-płodowa feto-maternal serological compatibility
z. tkankowa histocompatibility
z. z wymogami compatibility with the requirements
zgodny compatible (with), conforming (to), consistent (with), agreeing (with)
zgoić się heal (a wound), heal up
zgojenie się healing, healing up
zgolić shave off
zgon death, exitus, decease, passing away
z. nagły sudden death
z. noworodka neonatal death
z. płodu okołourodzeniowy perinatal fetal death
z. płodu pourodzeniowy postnatal fetal death
z. płodu przedurodzeniowy prenatal fetal death
z. płodu wewnątrzmaciczny intrauterine death
z., świadectwo death certificate

zgorzel gangrene
z. **gazowa** gas gangrene, gaseous gangrene, emphysematous gangrene, emphysematous phlegmon
z. **miazgi zęba** pulp gangrene
z. **moszny piorunująca** fulminating scrotal gangrene
z. **niedokrwienna** an(a)emic gangrene, isch(a)emic gangrene
z. **odleżynowa** decubital gangrene, pressure gangrene, hospital gangrene
z. **samoistna** spontaneous gangrene, idiopathic gangrene, angioneurotic gangrene
z. **septyczna** septic gangrene
z. **sucha** dry gangrene, cold gangrene, dry necrosis, mummification
z. **szpitalna** hospital gangrene, nosocomial gangrene, pulpy gangrene
z. **wilgotna** moist gangrene, humid gangrene
z. **wywołana zarostowym zapaleniem tętnic** presenile spontaneous gangrene
z. **zakaźna** infectious gangrene, septic gangrene
z. **zakrzepowa** thrombotic gangrene
z. **zatorowa** embolic gangrene
z. **ze stwardnienia tętnic** angiosclerotic gangrene
zgorzelinowy gangrenous
zgrubienie thickening, pachynsis
z. **brzegu powiek** pachyblepharon
z. **okostnowe** periosteal hypertrophy
z. **skóry** pachyderma, pachydermia, pachydermatosis
z. **warg** pachychilia, pachycheilia
zgruchotanie kości comminuted fracture, multiple fracture
zgryz occlusion, bite, intercuspation, intercusping, contact of teeth
z. **boczny** lateral occlusion
z. **czynnościowy** functional occlusion, functional bite
z. **fizjologiczny** physiologic occlusion, physiologically balanced occlusion
z. **głęboki** supraclusion, supraocclusion
z. **krzyżowy** buccal occlusion, cross bite
z. **mechanicznie wyrównany** mechanically balanced occlusion
z. **nieprawidłowy** malocclusion, abnormal bite
z. **ortognatyczny** orthognathic occlusion
z. **otwarty** open bite, apertognathia, non--occlusion
z., **płaszczyzna** plane of occlusion, occlusal plane, bite plane
z. **prawidłowy** normal occlusion, orthognathic occlusion, neutral occlusion

z. **prosty** centric occlusion, edge-to-edge occlusion, end-to-end occlusion, edge-to--edge bite
z. **przewieszony** lingual occlusion, linguocclusion
z., **równowaga** occlusal balance
z. **saneczkowy** = z. **ślizgowy**
z. **spoczynkowy** rest bite
z. **ślizgowy** gliding occlusion, dental articulation
z. **urazowy** traumatic occlusion, traumatogenic occlusion
z. **wadliwy** malocclusion, aclusion
z. **wyrównany** balanced occlusion, balanced bite, balanced articulation
z. **zamknięty** closed bite, close bite
z. **zrównoważony** = z. **wyrównany**
zgryzacz rongeur, bone forceps
zgrzytanie zębami gnashing of teeth, brigmus
ziarenko grain, granule
ziarniak coccus, micrococcus
z. **ropny** pyococcus
ziarnica granulomatosis
z. **weneryczna pachwin** inguinal venereal lymphogranuloma, venereal lymphogranuloma, inguinal lymphogranuloma, inguinal poradenitis, climatic bubo, tropical bubo
z. **złośliwa** Hodgkin's disease
ziarnina granulation tissue, granulation
z. **wybujała** exuberant granulation, proud flesh, hypertrophic granulation
ziarniniak granuloma
z. **ciała obcego** foreign body granuloma
z. **drożdżakowy** candida granuloma
z. **gruźliczy** tuberculoma
z. **grzybiasty** granuloma sarcomatodes, mycosis fungoides
z. **kiłowy** gumma, gummatous syphilid, syphiloma
z. **krzemowy** silicon granuloma
z. **kwasochłonny** eosinophilic granuloma
z. **naprawczy** reparative granuloma
z. **okołowierzchołkowy** apical granuloma
z. **olbrzymiokomórkowy** giant cell granuloma
z. **olejowy** lipogranuloma, oleogranuloma
z. **pachwinowy** inguinal granuloma
z. **pachwinowy weneryczny** inguinal venereal lymphogranuloma
z. **przywierzchołkowy** dental granuloma
z. **torbielowaty** cystic granuloma
z. **Wegenera** Wegener's granuloma, Wegener's granulomatosis, necrotizing respiratory granulomatosis, necrotizing medline granuloma, midline granuloma
z. **zakaźny** infectious granuloma, septic granuloma

z. zmartwiający linii środkowej twarzy malignant midline granuloma, lethal midline granuloma
ziarninować develop granulation tissue
ziarninowanie growth of granulation tissue, development of granulation tissue, process of granulation tissue growth
ziarnistości (*pl*) granules, grain-like structures
  z. barwnikochłonne chromophil granules
  z. barwnikowe pigment granules
  z. chromatynowe chromatin granules
  z. cytoplazmatyczne cytoplasmic granules
  z. eozynochłonne eosinophilic granules
  z. ferrytynowe ferritin granules
  z. fuksynochłonne fuchsinophil granules
  z. glikogenu glycogen granules
  z. keratohialinowe keratohyaline granules
  z. kwasochłonne acidophil granules, oxyphil granules, eosinophil granules
  z. lipofuscyny lipofuscin granules
  z. metachromatyczne metachromatic granules
  z. mucynogenu mucinogen granules
  z. neurosekretu neurosecretory granules
  z. niebarwliwe chromophobe granules
  z. obojętnochłonne neutrophil granules (staining with neutral dyes)
  z. pajęczynówki arachnoidal granulations, Pacchionian bodies
  z. srebrochłonne argentaffin granules, argyrophilic granules
  z. śródpęcherzykowe intravesicular granules (lu endoplasmic reticulum)
  z. wydzielnicze secretory granules
  z. zasadochłonne basophil granules
ziarnisty granular
ziarniszczak granuloma cell tumo(u)r, folliculoma
zidentyfikować identify
zidiocenie idiocy
zielarstwo herb-cultivation, herborization
zielarz herbalist, herborizer, herborist
ziele herb
zieleniak chloroma, chloroleuk(a)emia, green cancer
  z. szpikowy chloromyeloma, chloroleuk-(a)emia
ziemia earth, soil
  z. okrzemkowa diatomic earth
ziemie (*pl*) earths
  z. alkaliczne alkaline earths
  z. rzadkie rare earths
ziemniak potato, *Solanum tuberosum* (*bot.*)
ziewać yawn
ziębnąć feel chilly, feel cold
ziębnięcie getting chilly, getting cold
zimnica *p.* malaria
zimno cold

z., ból wywoływany przez cryalgesia, crymodynia
z., odczuwanie cry(a)esthesia
z., znieczulenie wywołane przez cryan-(a)esthesia, crymoan(a)esthesia, cryoan-(a)esthesia
zioła (*pl*) herbs
  z. lecznicze medicinal herbs
ziołolecznictwo phytotherapy
ziołowy herbaceous
ziółka (*pl*) species, herbs
  z. aromatyczne aromatic species
  z. moczopędne diuretic species
  z. napotne diaphoretic species
  z. od kaszlu pectoral species
  z. przeczyszczające laxative species, laxative tea
  z. wiatropędne carminative species
  z. wykrztuśne expectorant tea, pectoral species
  z. żółciopędne cholagogue species
zjadliwość virulence (*bact.*)
zjawisko phenomenon
  z. LE lupus erythematosus phenomenon
  z. wzmacniania immunological enhancement phenomenon
zjełczały rancid
zlanie się fusion, merging, uniting, blending
zlepiać się clump, conglutinate, agglutinate, coalesce
zlepianie się agglutination, conglutination, coalescence, clumping
  z. krzyżowe cross agglutination
  z. pod wpływem kwasu acid agglutination
  z. pod wpływem zimna cold agglutination
zlew sink
zlewać (płyn z wierzchu) decant, pour off the upper portion of a fluid
zlewać się fuse, merge, blend
zlewanie decanting (of fluid)
zlewka beaker
zliszajcowacenie impetiginization
zlokalizować localize
zlokalizowanie localization
złagodzenie alleviation, soothing, mitigation, moderation
  z. zjadliwości attenuation (*bact.*)
złamać fracture, break
złamanie fracture, break, breakage
  z. bez przemieszczenia undisplaced fracture, non-displaced fracture
  z. czaszki skull fracture, cranial fracture, fracture of the calvary
  z. czaszki, podstawy basal skull fracture
  z. czaszki z odbicia fracture by contre-coup, indirect skull fracture
  z. czaszki z okrągłym wgnieceniem ping-pong fracture, pond fracture

z. **czaszki z rozejściem się szwów** diastatic skull fracture

z. **czaszki z wgnieceniem** depressed fracture, rosette fracture, dish-pan fracture

z. **kaszlowe żebra** cough fracture

z. **kłykciowe z oddzieleniem kłykcia** condylar fracture

z. **kompresyjne** compression fracture, crush fracture

z. **kości promieniowej typowe** Colles' fracture, silver-fork fracture

z. **marszowe** march fracture, fatigue fracture, march foot

z. **mnogie** multiple fracture, composite fracture

z. **nadkłykciowe** supracondylar fracture

z. **nasadowe** epiphyseal fracture, epiphysial fracture

z., **nastawić** reduce a fracture, realign a fracture, reposition a fracture

z., **nastawienie** reduction of a fracture, reposition of a fracture, realignment of a fracture, alignment of a fracture

z., **nastawienie otwarte (krwawe)** open reduction

z., **nastawienie zamknięte (bezkrwawe)** closed reduction

z. **neurogenne** neurogenic fracture, trophic fracture

z. **niepowikłane** uncomplicated fracture, simple fracture

z. **niezupełne** incomplete fracture

z. **oczodołu rozprężające** blow-out fracture

z., **odłamy** fragments

z. **odpryskowe** chip fracture

z. **odrostka kości** apophyseal fracture, apophysial fracture

z. **odwiedzeniowe** abduction fracture

z. **okołoporodowe** birth fracture

z. **operacyjne (w celu poprawienia niewłaściwego zrostu)** surgical realignment, refracture, diaclasia, diaclasis, anarrhexis

z. **otwarte** open fracture, compound fracture, penetrating fracture

z. **patologiczne** pathologic fracture, pathological fracture

z. **podgłowowe kości ramiennej** subcapitular fracture

z. **podłużne** longitudinal fracture

z. **podokostnowe** subperiosteal fracture, intraperiosteal fracture, bone infraction, bent fracture, green-stick fracture, hickory-stick fracture, willow fracture

z. **poprzeczne** transverse fracture

z. **porodowe** birth fracture

z. **postrzałowe** gunshot fracture

z. **powikłane** complicated fracture

z. **powolne** fatigue fracture

z. **proste** simple fracture, uncomplicated fracture

z. **przezkłykciowe** transcondylar fracture

z. **przezkrętarzowe** pertrochanteric fracture

z. **przystawowe pozatorebkowe** extracapsular fracture

z. **przywiedzeniowe** adduction fracture

z. **rzekome** pseudofracture

z. **samoistne** spontaneous fracture

z. **skrętowe** spiral fracture, torsion fracture

z. **spiralne** spiral fracture

z. **szczelinowate** fissured fracture, fissure fracture, capillary fracture, pilation

z. **szczęki typu Le Fort II** pyramidal fracture

z. **szczęki typu Le Fort III** craniofacial dysjunction fracture

z. **szyjki kości udowej** femoral neck fracture, transcervical fracture

z. **śródstawowe** intra-articular fracture, articular fracture

z. **śrubowe** spiral fracture, torsion fracture

z. **uciskowe** pressure fracture

z. **utajone** occult fracture (with clinical but without x-ray evidence of fracture and with new bone formation in radiogram after some time)

z. **wewnątrzmaciczne** intrauterine fracture

z. **wewnątrzstawowe** intra-articular fracture, articular fracture

z. **wewnątrztorebkowe** intracapsular fracture

z. **wielokrotne** multiple fracture, composite fracture

z. **wieloodłamkowe** comminuted fracture, thrypsis

z. **wklinowane** impacted fracture

z. **wklinowane, odklinować** disimpact impacted fracture

z. **wrodzone** congenital fracture

z. **zamknięte** closed fracture, non-penetrating fracture

z. **zamknięte z uszkodzeniem narządów wewnętrznych** complex simple fracture

z. **zastarzałe** inveterate fracture, ununited fracture

z., **zespolenie** osteosynthesis, fixation of fracture

z., **zespolenie wewnętrzne** internal fixation of fracture, intramedullary fixation of fracture, nailing of fracture, pinning of fracture

z., **zespolenie zewnętrzne** external fixation

z., **zespolić** unite a fracture

z., **zespolić gwoździem** pin a fracture, nail a fracture

z., **zespolić płytkami** plate a fracture

z. **ze zgnieceniem** compression fracture, crush fracture

z. ze zwichnięciem dislocation fracture
z. zgięciowe flexion fracture
z. z niewłaściwym zrostem malunited fracture
z. z oderwania avulsion fracture, sprain fracture, strain fracture
z. z opóźnionym zrostem delayed-union fracture
z. z przeciążenia stress fracture
z. z przemieszczeniem displaced fracture, unaligned fracture
z. z przemieszczeniem odłamków displacement of fracture fragments
z. z przeprostu extension fracture
z., zrost, brak non-union of fracture
z., zrost odłamków bone union, union of fracture
z. zupełne complete fracture
złamany fractured, broken
złącze junction, connection, union, connector
   z. nerwowe p. synapsa
   z. skórno-naskórkowe dermoepidermal junction
złączenie juncture, junction, coaptation (of wound margins etc.)
złączyć unite, fuse, merge, coapt, connect, link, join
   z. w pary couple, combine
złogi (pl) concrements, deposits, concretions
   z. nazębne tartar, dental deposits
   z. wapniowe calcium deposits, calcifications
złośliwość malignancy (of a lesion, neoplasm)
złośliwy malignant (lesion, neoplasm), pernicious (an(a)emia)
złoto gold, aurum, Au
   z. koloidowe colloid gold
   z., leczenie chrysotherapy, aurotherapy
   z., odkładanie się chrysiasis, auriasis
   z., przebarwienie skóry po leczeniu aurochromoderma, chrysoderma, chrysocyanosis
   z., tiojabłczan gold sodium thiomalate, sodium aurothiomalate
   z., tiosiarczan gold sodium thiosulphate, sodium aurothiosulphate
złożenie kości setting of bone, setting of a fracture, reduction of a fracture, coaptation
złożoność complexity
złożony complex, complicated
złóg concrement, deposit, concretion
złudzenie illusion
   z. wzrokowe visual illusion
złuszczać się desquamate, exfoliate, scale off, peel off, shred
złuszczający exfoliative, desquamative, scaling
złuszczenie desquamation, exfoliation, scaling, peeling off, shredding

z., dotyczący desquamative, exfoliative
z. nasady kości długiej epiphysiolysis
z. naskórka shedding of epidermis, exfoliation, desquamation
z. otrębiaste defurfuration, brawny desquamation
z. płatowe desquamation, scaling off
z. płytki paznokciowej onychomadesis
złuszczenie się antygenów desquamation of antigens
złuszczony desquamated, exfoliated
zmacerowanie maceration, steeping
zmagazynować store, store up
zmagazynowanie storage
zmarły dead, deceased, defunct
zmarszczenie wrinkling, plication
zmarszczka wrinkle, ruga (anat.), crease, fold, plica
   z. nakątna epicanthus, epicanthal fold
   z. na twarzy wrinkle
   z., usuwanie rhytidoplasty, face lifting
zmarszczki (pl) wrinkles, rugae
zmarszczyć wrinkle
   z. czoło frown
zmarznąć freeze
   z. na śmierć freeze to death
zmarznięcie freezing
zmaza pollution, impurity
   z. nocna nocturnal pollution, nocturnal emission
zmącony stirred, troubled
zmęczenie fatigue, tiredness, weariness
   z. fizyczne physical fatigue
   z. wzroku eye strain
zmętnieć become (get) turbid, become cloudy, get dim, get blurred (image)
zmętnienie turbidity, clouding, cloudiness, opacification
zmiana change, lesion (pathological change), alteration, transformation
   z. adaptacyjna adaptation change
   z. czynnościowa functional change
   z. makroskopowa gross change, macroscopic change or lesion
   z. miejscowa local change
   z. mikroskopowa microscopic change or lesion
   z. morfologiczna patologiczna lesion
   z. nieodwracalna irreversible lesion
   z. odżywcza trophic lesion or change
   z. ogniskowa focal lesion or change
   z. okrągła w płucu round pulmonary lesion, coin lesion
   z. organiczna organic lesion or change
   z. pierwotna primary lesion, chancre (syphilis)
   z. pourazowa traumatic lesion, posttraumatic change

z. **przedrakowa** precancerous lesion
z. **troficzna** trophic lesion (or change)
z. **usposobienia** mood change
z. **wsteczna** retrogressive change
z. **zanikowa** atrophic change
z. **złośliwa** malignant lesion
zmiany (*pl*) changes, lesions, alterations
z. **cytopatyczne** cytopathic changes
z. **miąższowe płuc** pulmonary parenchymal changes
z. **śródmiąższowe płuc** pulmonary interstitial changes
z. **zwyrodnieniowe** degenerative changes
zmiażdżenie crush
zmieniać change, alter
zmieniać naprzemiennie alternate
zmienna variable
zmienność variability, variation, instability, inconstancy
z. **antygenowa** antigenic variability
z. **fenotypowa** phenotypic variability
z. **gatunkowa** species variation
z. **genetyczna** genetic variability
z. **indywidualna** individual variation
z. **mutacyjna** mutability
zmienny variable, varying, labile, instable, inconstant
zmieszać mix, blend
zmiękczacz wody water softener
zmiękczać soften
zmiękczający softening, emollient
zmiękczenie softening, mollification
zmięknienie softening, malacia
zmięsowacenie carnification
zmodyfikować modify
zmumifikowanie mummification
zmyć wash off, wash away
zmydlanie saponification
zmysł sense
z. **ciepła** heat sensibility
z. **dotyku** sense of touch
z. **równowagi** sense of equilibrium
z. **słuchu** sense of hearing
z. **węchu** sense of smell
z. **wzroku** sense of vision
zmyślanie confabulation, fabrication, invention
znachor quack, medicine man
znaczący significant, meaningful
znaczenie 1) meaning, sense; 2) significance, importance
z. **diagnostyczne** diagnostic significance (or importance)
z. **statystyczne** statistical significance
z. **terapeutyczne** therapeutic significance (or importance)
znacznik marker, tracer
z. **genetyczny** genetic marker

z. **promieniotwórczy** radiotracer, radioactive marker, isotopic marker
z. **radioaktywny** = z. **promieniotwórczy**
znakować label, mark, tag
znakowanie labelling, marking, tagging
z. **radioaktywne** radioisotope label(l)ing, radiolabel(l)ing
znamienność significance
z. **statystyczna** statistical significance
znamię n(a)evus, birthmark, mole
z. **barwnikowe** pigmented n(a)evus, pigmented mole, melanocytic n(a)evus
z. **barwnikowe brodawkowate** verrucous pigmented n(a)evus
z. **bezbarwne** depigmented n(a)evus, amelanotic n(a)evus, white n(a)evus, achromic n(a)evus
z. **błękitne** blue n(a)evus, n(a)evus coeruleus
z. **brodawkowate** verrucous n(a)evus, verrucoid n(a)evus, n(a)evus verrucosus
z. **brzeżne** junctional n(a)evus, epidermic--dermic n(a)evus
z. **gruczołowe** glandular n(a)evus
z. **komórkowe** cell n(a)evus
z. **komórkowe wyniosłe** fleshy n(a)evus
z. **łojowe** sebaceous n(a)evus
z. **łojowe starcze** senile sebaceous n(a)evus
z. **macierzyste** birthmark, congenital n(a)evus, maternal n(a)evus
z. **mieszkowe** follicular n(a)evus, trichofolliculoma
z. **naczyniowe** vascular n(a)evus, strawberry mark, n(a)veus angiectodes, n(a)evus sanguineus
z. **naczyniowe włośniczkowe** capillary n(a)evus
z. **naczyniowe żylne** venous n(a)evus, n(a)evus venosus
z. **naskórkowe** epidermal n(a)evus
z. **śródskórne** intradermal n(a)evus, neuron(a)evus
z. **zaskórnikowe** comedo n(a)evus, follicular n(a)evus
znęcanie się maltreatment, ill-treatment
znieczulać an(a)esthetize, insensibilize
znieczulanie an(a)esthetization, administration of an(a)esthesia, production of analgesia
znieczulenie an(a)esthesia, analgesia; 1) loss of sensation; 2) pharmacologically induced loss of sensitivity
z. **chirurgiczne (do operacji)** surgical an(a)esthesia
z. **chłodem** refrigeration an(a)esthesia, cryoan(a)esthesia
z. **ciągłe ogona końskiego** continuous caudal an(a)esthesia, fractional caudal an(a)esthesia

z. **ciągłe rdzeniowe** continuous spinal an-(a)esthesia, fractional spinal an(a)esthesia

z. **częściowe** partial an(a)esthesia

z. **dokanałowe** intrathecal an(a)esthesia, intraspinal an(a)esthesia, spinal an(a)esthesia, subarachnoid an(a)esthesia

z. **dolędźwiowe** lumbar an(a)esthesia

z. **donerwowe** intraneural an(a)esthesia

z. **donosowe** intranasal an(a)esthesia

z. **doodbytnicze** rectal an(a)esthesia

z. **doszpikowe** intraosseous an(a)esthesia

z. **dotchawicze** endotracheal an(a)esthesia, intratracheal an(a)esthesia

z. **dożylne** intravenous general an(a)esthesia, venous an(a)esthesia, phleban-(a)esthesia, infusion an(a)esthesia

z. **dożylne miejscowe** intravenous local an(a)esthesia

z. **elektryczne** electric general an(a)esthesia

z. **eterowe** ether an(a)esthesia

z. **głębokie** deep general an(a)esthesia

z. **krzyżowe** sacral an(a)esthesia, transsacral an(a)esthesia

z. **miazgi uciskowe** pressure an(a)esthesia of the pulp

z. **miazgi zęba** pulp an(a)esthesia

z. **miejscowe** local an(a)esthesia, regional an(a)esthesia, topical an(a)esthesia

z. **miejscowe dotętnicze** intra-arterial regional an(a)esthesia

z. **mieszane** mixed an(a)esthesia, combined an(a)esthesia, balanced an(a)esthesia

z. **nasiękowe** infiltration an(a)esthesia

z. **nasiękowe wokół pola operacyjnego** field block an(a)esthesia

z., **nauka o** an(a)esthesiology

z. **nerwu** nerve block an(a)esthesia, nerve blocking, conduction an(a)esthesia

z. **nerwu międzyżebrowego** intercostal an(a)esthesia

z. **nerwu sromowego** pudendal an(a)esthesia

z. **nerwu w obwodowej części** terminal an(a)esthesia

z. **odcinkowe** segmental an(a)esthesia

z. **ogona końskiego** caudal an(a)esthesia

z. **ogólne** general an(a)esthesia

z. **okołoszyjkowe** pericervical an(a)esthesia, paracervical an(a)esthesia

z. **okrężne** girdle an(a)esthesia

z. **płytkie** light general an(a)esthesia

z. **podokostnowe** subperiosteal an(a)esthesia

z. **podpajęczynówkowe** subarachnoid an(a)esthesia, spinal an(a)esthesia, intraspinal an(a)esthesia

z. **podstawowe** basal an(a)esthesia

z. **powierzchniowe** permeation an(a)esthesia, surface an(a)esthesia

z., **poziom** level of an(a)esthesia

z. **przedkrzyżowe** presacral block an(a)esthesia

z. **przewodowe** conduction an(a)esthesia, nerve block, block an(a)esthesia, perineural an(a)esthesia

z. **przykręgowe** paravertebral an(a)esthesia

z. **przykrzyżowe** parasacral an(a)esthesia

z. **przyzębia** periodontal an(a)esthesia

z. **rdzeniowe** spinal an(a)esthesia, intraspinal an(a)esthesia, subarachnoid an(a)esthesia

z. **rdzeniowe wysokie** high spinal an(a)esthesia

z. **siodłowe** saddle block an(a)esthesia

z. **stomatologiczne** dental an(a)esthesia, intraoral an(a)esthesia

z., **stosować** administer an(a)esthesia

z., **stosowanie** administration of an(a)esthesia

z. **uciskowe** pressure an(a)esthesia, compression an(a)esthesia

z., **wprowadzenie** induction of an(a)esthesia

z., **wprowadzić** induce an(a)esthesia

z. **wziewne** inhalation an(a)esthesia

z. **wziewne pod ciśnieniem** insufflation an(a)esthesia

z. **zdysocjowane** dissociative an(a)esthesia

z. **zewnątrzoponowe** epidural an(a)esthesia, extradural an(a)esthesia, peridural an(a)esthesia

z. **zewnątrzoponowe krzyżowe** sacral an(a)esthesia

znieczulica an(a)esthesia, analgesia, loss of sensitivity due to nervous system damage

z. **bolesna** analgesia dolorosa, an(a)esthesia dolorosa

z. **całkowita** total an(a)esthesia

z. **dotykowa** tactile an(a)esthesia

z. **jednostronna** unilateral an(a)esthesia, hemian(a)esthesia, hemianalgesia

z. **obwodowa** peripheral an(a)esthesia

z. **pończochowa** stocking an(a)esthesia

z. **powierzchniowa** superficial an(a)esthesia

z. **rękawiczkowa** glove an(a)esthesia, gauntlet an(a)esthesia

z. **skarpetkowa** sock an(a)esthesia

z. **skrzyżowana** crossed an(a)esthesia

zniedołężnienie decrepitude, infirmity, disability

zniekształcać deform, produce deformity, disfigure, distort

zniekształcenie deformity, disfigurement, distortion

z., **usunąć** correct deformity, remove deformation

zniekształcony deformed, disfigured, malformed, distorted

zniesienie abolition, cancellation, removal

znieść (tolerować) tolerate, bear, endure, withstand
zniewieścienie effemination
zniknięcie disappearance, vanishing
zniszczenie destruction
zniszczyć destroy
znormalizowanie 1) standardization; 2) normalization, return to normal state
znormalizować 1) standardize; 2) bring to normal
znosić tolerate
znoszenie tolerance
   z. leku drug tolerance
znużenie exhaustion, fatigue, weariness, lassitude
znużony weary, tired, fatigued
zobiektywizować objectify, make objective
zobojętniać neutralize (*chem.*)
zobojętniający neutralizing
zobojętniały apathetic, indifferent
zobojętnieć become indifferent, become apathetic
zobojętnienie 1) neutralization (*chem.*) 2) apathy, indifference
zobrazować image, depict
zobrazowanie imaging, depicting
zogniskować focus
zogniskowanie focusing, concentration (of rays etc.)
zol sol (*chem.*)
zonuloliza zonulolysis
zoologia zoology
zoonoza zoonosis, anthropozoonosis
zoperować operate upon (on)
zrakowacenie carcinomatosis, carcinosis
zrakowacieć undergo malignant transformation
zranić wound
zranienie wounding
zraniony wounded
zrastać się grow together, accrete, form union
   z. się (o kości) form bone union
   z. się w masę fuse, merge
zrastanie się growing together, accretion, coalescence, fusion, forming of union
zraz łożyska cotyledon
   z. żyły nieparzystej azygos lobe
zrazik lobule, lobulus (*anat.*); *p. też* **płacik**
   z. płuca pulmonary lobule
   z. wątroby hepatic lobule
zrazikowaty lobuliform
zrazikowy lobulated, lobulose, lobulous
zrąb stroma, the framework of an organ or tissue
   z., bez stroma-free
   z. tęczówki stroma of the iris
zredukowanie reduction (*chem.*), deoxidation (*chem.*)

zregenerowanie regeneration
zrejonizowanie regionalization
zrekonstruować reconstruct, restore (former shape etc.)
zrekonstruowanie reconstruction, restoration
zresorbować resorb, reabsorb
zresorbowanie resorption, reabsorption
zrębowy stromal
zręczność dexterity, skill
   z. manualna manual skill, dexterity
zręczny dexterous, skilful
zrogowacenie keratosis, cornification, hornification, keratinization, callosity
zrogowacieć get horny, become keratinized, keratinize
zropieć suppurate, become purulent
zropienie suppuration, purulency, pyosis, pyesis, pyogenesis
   z. rany wound suppuration
zrosły grown together, accreted
zrost adhesion, synechia, concrescence, coalescence, accretion
   z. kości 1) synostosis; 2) union of fractured bone
   z. kości, brak non-union of fragments
   z. kości opóźniony delayed union of fractured bone
   z. palców syndactyly, syndactylia, syndactylism, symphysodactylia
   z. pierwotny rany primary adhesion, healing by first intention
   z. powrózkowaty fibrous adhesion, band adhesion
   z. tęczówki synechia, synechia of the iris
zrosty (*pl*) adhesions, synechiae, accretions
   z. okołoprzydatkowe periadnexal adhesions
   z. okrężne ring synechiae
   z. opłucnowe pleural adhesions
   z. osierdziowe pericardial adhesions
   z. owodniowe amniotic adhesions, amniotic bands
   z. otrzewnowe peritoneal adhesions
   z., powstawanie desmoplasia, development of adhesions
   z., powodujący desmoplastic, causing adhesions
   z., przecięcie division of adhesions, adhesiotomy
   z., rozdzielenie zrośniętych narządów décollement
   z. wewnątrzmaciczne intrauterine adhesions
zroślak conjoined twins
zrośnięcie się growing together, fusion, accretion, concrescence, coalescence, concretion
   z. rany bezpośrednie healing of a wound by first intention
   z. rany pośrednie healing of a wound by

second intention, delayed wound healing, secondary adhesion
zrozumiały intelligible (speech), understandable (text etc.)
zrozumieć understand, comprehend
zrozumienie understanding, comprehension, apprehension
  z. mylne misunderstanding
zrównoważenie equilibration, balance
  z. genetyczne genetic balance
zrównoważony equilibrated, balanced
zróżnicować differentiate
  z. się become differentiated, be differentiated
zróżnicowanie differentiation
zrzeszotnienie porosity, porosis
  z. kości osteoporosis
  z. kości, dotyczący osteoporotic
zsiadły curdled, curdy
zstąpić descend
zstąpienie descent
zstępnica descending colon
zstępować descend
zstępowanie descent, descensus
  z. części przodującej płodu descent of the presenting part
  z. jąder descent of the testes, descensus of the testes
zużycie 1) consumption; 2) wear, wear and tear
zużyć use up, consume, wear out, utilize
zużywanie consumption, using up
  z. się wearing out
zwalczać control, check
  z. epidemię control an epidemic
  z. wstrząs control shock
zwalczanie action against, controlling
zwalniać 1) slow down, decelerate, retard; 2) relax, slacken
zwapniały calcified, calcareous, calcific, calcaroid
zwapnienie calcification
  z. dystroficzne dystrophic calcification
  z. miazgi zęba pulp calcification
  z. osierdzia pericardial calcification, armo(u)red heart, bony heart
  z. patologiczne wewnątrzczaszkowe abnormal intracranial calcification
  z. płytkowe na opłucnej pleural plaque
  z. przerzutowe metastatic calcification
  z. tkanek miękkich calcinosis
  z., zapobieganie calciphylaxis
  z. żylne phlebolith
zwarcie occlusion, bite, articulation, contact of teeth
  z. balansujące balancing occlusion
  z. boczne lateral occlusion
  z. centralne centric occlusion, centric contact

  z. czynnościowe functional occlusion
  z. pozacentralne eccentric occlusion
  z. urazowe traumatic occlusion, traumatogenic occlusion
  z. zrównoważone balanced occlusion (bite)
zwartość compactness
zwęglanie carbonization, charring
zwęglony carbonized, charred
zwęzić narrow, constrict
zwężenie stenosis, stricture, narrowing, constriction, constraction, coarctation
  z. aorty nadzastawkowe supravalvular aortic stenosis
  z. aorty podzastawkowe subvalvular aortic stenosis
  z. aorty zastawkowe valvular aortic stenosis
  z. aorty ze zwapnieniami guzkowymi calcific nodular aortic stenosis
  z. bliznowate cicatricial stricture
  z. cewki moczowej urethrostenosis
  z. cieśni aorty coarctation of the aorta
  z. czynnościowe functional stricture, false stricture, recurrent stricture, spasmodic stricture, spastic stricture, temporary stricture
  z. kanału kręgowego spinal stenosis
  z. kanału nosowo-łzowego dacryostenosis, nasolacrimal duct stenosis
  z., nacięcie stricturotomy, coarctotomy
  z. naczynia vascular stenosis, angiostenosis
  z. napletka phimosis
  z. obrączkowate annular stricture
  z. odbytnicy proctostenosis
  z. odcinkowe segmental stricture
  z. odźwiernika pylorostenosis, pyloric stenosis
  z. odźwiernika przerostowe hypertrophic pyloric stenosis
  z. organiczne organic stricture, permanent stricture
  z. oskrzela bronchostenosis, bronchial stricture
  z. otworu międzykręgowego intervertebral foramen encroachment
  z. pochwy colpostenosis, vaginal stenosis
  z. pola widzenia constriction of visual field
  z. pola widzenia koncentryczne concentric constriction of visual field
  z. pola widzenia lunetowate tubular constriction of visual field
  z. przełyku (o)esophagostenosis
  z. przestrzeni międzykręgowej narrowing of intervertebral space
  z. szyi pęcherza bladder neck stenosis
  z. szyjki macicy hysterotrachelostenosis, trachelostenosis
  z. światła naczynia narrowing of vascular lumen

z. tętnicy arteriostenosis
z. tętnicy płucnej pulmonary artery stenosis
z. tętnicy płucnej operacyjne banding of pulmonary artery
z. ujścia tętnic wieńcowych coronary ostial stenosis
z. wywołane przez pasmo łącznotkankowe bridle stricture
z. wywołane przez ziarninę granulation stenosis
zwężony stenosed, narrowed, contracted, constricted
zwiadowczy exploratory
zwiastun prodrome, prodromal symptom, prodrome sign
z., objaw prodromal symptom, prodrome sign
z. padaczkowego ataku aura
związanie binding
związany bound
z. chemicznie chemically bound
związek 1) compound; 2) connexion, connection, relationship
z. acykliczny acyclic compound
z. addycyjny addition compound
z. alicykliczny alicyclic compound, open chain compound
z. alifatyczny aliphatic compound, open chain compound
z. aromatyczny aromatic compound
z. chemiczny chemical compound
z. cykliczny cyclic compound, closed chain compound
z. czwartorzędowy quaternary compound
z. dwuazowy diazo compound
z. fosforoorganiczny organophosphate compound, organophosphorus compound
z. heterocykliczny heterocyclic compound
z. homocykliczny homocyclic compound, isocyclic compound
z. hydrofilny hydrophilic compound
z. hydrofobny hydrophobic compound
z. kompleksotwórczy complexing compound
z. kompleksowy complex compound
z. kondensacyjny condensation compound
z. łańcuchowy chain compound, open chain compound
z. nienasycony unsaturated compound
z. nieorganiczny inorganic compound
z. nietrwały unstable compound, labile compound
z. optycznie czynny optically active compound
z. optycznie nieczynny optically inactive compound
z. organiczny organic compound

z. organiczny chloru organochlorine compound
z. pierścieniowy cyclic compound, closed chain compound, ring compound
z. pochodny derivative compound
z. polimeryzujący polymerizing compound
z. pośredni intermediate compound
z. powierzchniowo czynny surface-active compound, surfactant
z. przejściowy intermediate compound
z. przyczynowy cause-and-effect relationship
z. radiomimetyczny radiomimetic compound
z. rakotwórczy carcinogenic compound, carcinogen
z. rozgałęziony branched-chain compound
z. sprzężony conjugated compound
z. światłoczuły photosensitive compound
z. trwały stable compound
z. trzeciorzędowy ternary compound, tertiary compound
z. wielkocząsteczkowy macromolecular compound
z. wielopierścieniowy polycyclic compound
z. wysokoenergetyczny high-energy compound
z. znakowany label(l)ed compound, tagged compound
zwichnąć luxate, dislocate, disjoint
zwichnięcie dislocation, luxation, displacement of an organ
z. całkowite complete dislocation
z. częściowe incomplete dislocation, subluxation, partial luxation
z. kości półksiężycowatej nadgarstka semilunar bone luxation, Kienböck's luxation
z. kręgów vertebral luxation, vertebral displacement
z. nawykowe habitual luxation
z. otwarte compound displacement, compound luxation
z. patologiczne pathologic displacement
z. powikłane complicated dislocation
z. stawu barkowo-obojczykowego acromioclavicular joint dislocation
z. ścięgna dislocation of tendon
z. urazowe traumatic dislocation
z. wrodzone stawu biodrowego congenital dislocation (luxation) of the hip joint, congenital luxation of the hip
z. wyrostków stawowych kręgów szyjnych dislocation of vertebral cervical articular processes, jumped process complex, locked facets, vertebral cervical dislocation
z. zamknięte closed dislocation, simple dislocation

z. **złożone** compound dislocation
z. **żuchwy do przodu** mandibular dislocation, forward
zwichnięty dislocated, luxated, displaced
zwieracz sphincter, sphincter muscle, constrictor muscle
z. **anatomiczny** anatomical sphincter
z. **bańki wątrobowo-trzustkowej** sphincter of
hepatopancreatic ampulla
z., **ból** sphincteralgia
z. **cewki moczowej** urethral sphincter
z. **esiczo-odbytniczy** sigmoidorectal sphincter, pelvirectal sphincter
z. **gardła** pharyngeal sphincter, pharyngeal
constrictor muscle
z. **gładkokomórkowy** smooth muscular
sphincter
z., **kurcz** sphincterospasm
z., **kurcz nawracający** sphincterismus
z., **nacięcie** sphincterotomy
z. **odbytu** anal sphincter, rectal sphincter
z. **odbytu, porażenie** proctoparalysis
z. **odbytu, skurcz** proctospasm
z. **Oddiego** Oddi's sphincter
z. **Oddiego, nacięcie przezdwunastnicze**
transduodenal sphincterotomy
z. **odźwiernika** pyloric sphincter
z., **plastyka** sphincteroplasty
z. **przedodźwiernikowy** prepyloric sphincter
z. **przełyku dolny (zewnętrzny)** inferior (extrinsic) sphincter of the (o)esophagus
z. **przełyku wewnętrzny** intrinsic sphincter of
the (o)esophagus
z. **przewodu żółciowego wspólnego** choledochal sphincter, common bile duct sphincter
z. **sztuczny** artificial sphincter
z., **wycięcie** sphincterectomy
z., **zapalenie** sphincteritis
z. **źrenicy** pupillary sphincter
zwieraczowy sphincteral, sphincteric, sphinc-
terial
zwierciadlany mirror
z., **odbicie** mirror image
zwierciadło mirror, looking-glass
z. **wklęsłe** concave mirror
z. **wypukłe** convex mirror
zwierzę animal, beast
z. **rdzeniowe** spinal animal (a physiological
preparation)
z. **wzgórzowe** thalamic animal (a physiological preparation)
zwierzęta (pl) animals, beasts
z. **doświadczalne** experimental animals
z. **laboratoryjne** laboratory animals
z. **utrzymywane w jałowych warunkach**
germ-free animals
zwierzęcy animal

zwierzętarnia animal quarters, animal farm
(for breeding animals)
zwiększenie enlargement, increase, rise (of a level etc.), augmentation
z. **barwliwości komórek** hypercytochromia
z. **czynności** hyperfunction
z. **ilości albumin w płynach ustrojowych**
hyperalbuminosis
z. **ilości komórek we krwi** hyperglobulia,
hypercytosis
z. **łaknienia** hyperorexia, polyphagia
z. **objętości krwi** hypervol(a)emia
z. **odczynowości alergicznej ustroju** hyperergia, hyperergasia, allergic hypersensitivity
z. **odruchów** hyperreflexia
z. **osmolalności** hyperosmolality
z. **pigmentacji** hyperpigmentation
z. **pragnienia** polydipsia, hyperdipsia
z. **ruchliwości** hyperkinesis, hyperkinesia
z. **stężenia beta-lipoproteidów we krwi** hy-
perbetalipoprotein(a)emia
z. **stężenia białka we krwi** hyperprote-
in(a)emia
z. **stężenia dwutlenku węgla we krwi** hypercapnia
z. **stężenia gamma-globuliny we krwi** hyper-
gammaglobulin(a)emia
z. **stężenia glicerydów we krwi** hypergly-
cerid(a)emia
z. **stężenia ketonów we krwi** hyperke-
ton(a)emia
z. **stężenia ketonów w moczu** hyperketonuria
z. **stężenia kwasu moczowego we krwi** hy-
peruric(a)emia
z. **stężenia kwasu moczowego w moczu** uricaciduria, hyperlithuria
z. **stężenia kwasu szczawiowego we krwi**
hyperoxal(a)emia
z. **stężenia kwasu szczawiowego w moczu**
hyperoxaluria
z. **stężenia kwasu w soku żołądkowym** hyperchlorhydria
z. **stężenia lipoproteidów we krwi** hyper-
lipoprotein(a)emia
z. **stężenia tłuszczów we krwi** hyper-
lip(a)emia, hyperlipid(a)emia
z. **stężenia triglicerydów we krwi** hypertri-
glycerid(a)emia
z. **stężenia wapnia we krwi** hypercalc(a)emia
z. **stężenia wapnia w moczu** hypercalciuria,
hypercalcuria, hypercalcinuria
z. **wentylacji** hyperventilation
z. **wrażliwości czuciowej** hyper(a)esthesia
z. **wrażliwości na ból** hyperalgesia, hyperpathia
z. **wrażliwości na światło** photophobia

z. **wrażliwości na zimno** hypercry(a)esthesia, hypercryalgesia
z. **wrażliwości słuchowej** hyperacusis, hyperacusia
z. **wrażliwości smakowej** hypergeusia
z. **wrażliwości węchowej** hyperosmia, hyperosphresia, oxyosphresia
z. **wydzielania** hypersecretion
z. **wydzielania hormonów płciowych** hypergonadism
zwiększony enlarged, increased, raised, augmented
zwilżacz humidifier
zwilżać humidify (air), moisten, wet, damp, make moist
zwilżanie humidification, humectation, moistening, wetting
zwinięcie 1) coiling up, turning up, curling up; 2) involution
zwiotczający relaxant, relaxing
z. **mięśnie (środek)** muscle relaxant
zwiotczenie flaccidity, atonia, relaxation, atony
z. **macicy** uterine atonia
z. **mięśni** muscle relaxation (drug-induced), myatonia, myatony, amyotonia
z. **przepony** relaxation of the diaphragm
zwiotczeć become (get) flaccid, flabby, limp, floppy
zwłoki (*pl*) dead body, cadaver, corpse
zwłóknienie fibrosis
z. **kości** osteofibrosis
z. **mięśnia sercowego** myocardiofibrosis
z. **mięśni** myofibrosis
z. **naczyń** angiofibrosis
z. **okołomoczowodowe** periureteral fibrosis, retroperitoneal fibrosis
z. **płuc** pulmonary fibrosis
z. **płuc samoistne** idiopathic pulmonary fibrosis, Hamman-Rich syndrome
z. **popromienne** postradiation fibrosis
z. **pozaotrzewnowe** idiopathic retroperitoneal fibrosis, retroperitoneal fibrosis, Ormond's disease, idiopathic fibrous retroperitonitis, plastic periureteritis
z. **pylicze** coniofibrosis, silicofibrosis
z. **sprężyste wsierdzia** endomyocardial fibrosis
z. **szpiku** myelofibrosis, osteomyelofibrosis, myelosclerosis
z. **szyjki macicy** cervical fibrosis
z. **torbielowate trzustki** cystic fibrosis of the pancreas
zwojak ganglioma
z. **nerwiakowy** ganglioneuroma
z. **zarodkowy** neuroblastoma
z. **zarodkowy współczulny** sympathoblastoma, sympathiocoblastoma

z. **złośliwy** ganglioneuroblastoma
zwojakoglejak neuroglioma gangliocellulare
zwoje (*pl*) ganglia
z. **pnia współczulnego** sympathetic ganglia
z., **porażenie** ganglioplegia
z. **sercowe** cardiac ganglia
z. **splotów układu autonomicznego** ganglia of the autonomic plexuses, prevertebral ganglia, collateral ganglia
z., **środek porażający** ganglioplegic agent, gangliolytic agent
z. **trzewne** celiac ganglia
zwojowy ganglionic
zwolnienie slowing down, delay, retardation
z. **lekarskie** medical certificate of temporary work disability
z. **procesów psychicznych** bradypsychia, slow cerebration
zwój nerwowy ganglion
z. **autonomiczny** autonomic ganglion
z. **Gassera** Gasserian gangion, trigeminal ganglion
z. **gwiaździsty** stellate ganglion
z. **gwiaździsty, blokada** stellate block, stellate blockade
z. **gwiaździsty, wycięcie** stellectomy
z. **kolanka** geniculate ganglion
z. **krezkowy dolny, górny** mesenteric ganglion inferior, superior
z. **kręgowy** vertebral ganglion
z. **nerkowy** renal ganglion
z. **nerwu błędnego dolny** inferior vagal ganglion, nodose ganglion
z. **nerwu błędnego górny** superior vagal ganglion, jugular ganglion
z. **nerwu językowo-gardłowego** extracranial ganglion of the glossopharyngeal nerve, inferior petrosal ganglion, petrosal ganglion, petrous ganglion, inferior ganglion of the glossopharyngeal nerve
z. **piersiowy** thoracic ganglion
z. **podżuchwowy** submandibular ganglion, submaxillary ganglion
z. **przedkręgowy** prevertebral ganglion, collateral ganglion
z. **przywspółczulny** parasympathetic ganglion
z. **rdzeniowy** spinal ganglion, intervertebral ganglion
z. **rzęskowy** ciliary ganglion, letnicular ganglion, orbital ganglion, ophthalmic ganglion
z. **sercowy** cardiac ganglion
z. **szyjno-piersiowy** cervicothoracic ganglion, stellate ganglion, inferior cervical ganglion
z. **szyjny dolny** inferior cervical ganglion,

stellate ganglion, cervicothoracic ganglion
z. **szyjny górny** superior cervical ganglion
z. **szyjny środkowy** middle cervical ganglion
z. **trójdzielny** trigeminal ganglion, semilunar ganglion, Gasserian ganglion
z. **trzewny** c(o)eliac ganglion, splanchnic ganglion, solar ganglion, abdominal ganglion
z. **współczulny** sympathetic ganglion
z. **współczulny, wycięcie** sympathectomy
z. **współczulny, zmiażdżenie** sympathicotripsy
z., **wycięcie** gangliectomy, ganglionectomy
zwracać return
z. **treść żołądkową (bez wymiotów)** regurgitate, belch
zwracanie treści żołądkowej eructation, regurgitation of food, belching
zwrot turn, turning, version
z. **oczu** conjugated eye movement
zwrotny reversible, turning, rebound
z. **odpływ** reflux
zwyczaj habit, custom, practice
zwyczajowy habitual, regular, normal
zwykły common, ordinary, usual
zwymiotować vomit
zwyrodniający degenerating, degenerative
zwyrodniały degenerate, degenerated
zwyrodnieć degenerate
zwyrodnienie degeneration, deterioration, retrogressive change
z. **balonowate** ballooning degeneration, ballooning colliquation
z. **ciała modzelowatego** Marchiafava-Bignami syndrome, callosal degeneration
z. **gąbczaste istoty białej** progressive subcortical degenerative encephalopathy, demyelinating encephalopathy
z. **glikogenowe** glycogen storage disease, glycogen thesaurosis
z. **hialinowe** hyaline degeneration *p.* z. **szkliste**
z. **jajnika drobnotorbielkowate** microcystic ovarian degeneration
z. **jajników włóknistotwardniejące** fibrosclerosing ovarian degeneration
z. **jamkowate** vascular degeneration
z. **kolagenowe** collagen degeneration
z. **miażdżycowe** atheromatous degeneration
z. **miąższowe** parenchymatous degeneration, cloudy swelling, floccular degeneration, albuminoid degeneration, albuminous degeneration
z. **mięśniakowate** myomatous degeneration
z. **mózgowo-siatkówkowe** cerebroretinal degeneration

z. **móżdżku pierwotne postępujące** primary progressive cerebellar degeneration
z. **nerwu** nerve degeneration
z. **neuronu** neuronal degeneration
z., **odczyn** reaction of degeneration
z. **pęczkowe mięśni** fascicular degeneration of muscles, neurogenic degeneration
z. **pierwotne** primary degeneration
z. **siatkowate** reticular degeneration (of epidermis)
z. **skrobiowate** amyloid degeneration, waxy degeneration, lardaceous degeneration
z. **stawu** arthrosis, osteoarthrosis
z. **stawu biodrowego** coxarthrosis
z. **stawu kolanowego** gonarthrosis
z. **stawu skroniowo-żuchwowego** temporomandibular joint degeneration
z. **szkliste** hyaline degeneration, glassy degeneration, vitreous degeneration
z. **śluzowate** mucoid degeneration, myxoid degeneration, myxomatous degeneration
z. **śluzowate błony mięśniowej aorty** pseudomucinous medionecrosis
z. **śluzowate mieszków włosowych** follicular mucinosis
z. **śluzowe** mucinous degeneration, mucinoid degeneration
z. **tłuszczowe** adipose degeneration, fatty degeneration
z. **tłuszczowo-płciowe** adiposogenital degeneration, adiposogenital dystrophy
z. **torbielowate** cystic degeneration
z. **transsynaptyczne** transsynaptic degeneration
z. **uogólnione torbielowato-włókniste kości** localized fibrous osteitis, polyostotic fibrous dysplasia. Albright disease
z. **wallerianowskie** Wallerian degeneration, descending degeneration of the nerve
z. **wątrobowo-soczewkowe** hepatolenticular degeneration, progressive lenticular degeneration, Wilson's disease
z. **węchowo-płciowe** olfactogenital degeneration
z. **węglowodanowe** glycogenosis, mucopolysaccharidosis and other carbohydrate thesauroses
z. **włóknikopodobne** fibrinous degeneration
z. **włóknikowate** fibrinoid degeneration
z. **włókniste** fibrous degeneration, fibrous dysplasia
z. **wodniczkowe** vacuolar degeneration, hydropic degeneration
z. **wodniczkowo-ziarniste** granulovacuolar degeneration
z. **wsteczne neuronu** retrograde degeneration, Nissl degeneration

z. wstępujące ascending degeneration of the nerve, centripetal degeneration

z. zasadochłonne basophilic degeneration

z. zstępujące nerwu descending degenera-tion, centrifugal degeneration, Wallerian degeneration

z. niedokrwienia isch(a)emic degeneration

zwyrodnieniowy degenerative

zygota zygote

Ź

źrenica pupil
ź., **brak** acorea, ateretopsia, congenital absence of the pupil
ź., **brak reakcji** pupilloplegia
ź., **mierzenie** pupillometry, coreometry
ź., **odgrodzenie (zrostami)** seclusion of the pupil
ź., **odruch** pupillary reaction, pupil reflex
ź., **odruch bezpośredni** direct pupillary reflex
ź., **odruch leniwy** sluggish pupillary reflex
ź., **odruch pośredni** indirect pupillary reflex, consensual light reflex
ź., **operacja wytworzenia sztucznej** coroplasty, coreoplasty, corectomedialysis
ź., **patologiczne rozszerzenie** corectasia, corectasis, pathologic dilation of the pupil
ź., **plastyka** coreoplasty, coroplasty
ź., **przemieszczenie** corectopia, pupillary malposition
ź., **rozszerzacz (mięsień)** iridodilator
ź., **rozszerzenie** mydriasis, pupillary dilation, corediastasis, corectasia
ź., **rozszerzenie kurczowe** spastic mydriasis
ź., **rozszerzenie porażenne** paralytic mydriasis
ź. **szczelinowata** slit-like pupil, slit-shaped pupil
ź. **szpileczkowata** pinpoint pupil, pinhole pupil
ź. **sztuczna** artificial pupil
ź. **sztywna** stiff pupil, fixed pupil, rigid pupil
ź. **toniczna** tonic pupil, catatonic rigidity of the pupil, mydriatic rigidity

ź., **wytworzenie sztucznej** coremorphosis, corectomedialysis
ź., **zarośnięcie** corecleisis, coreclisis, corencleisis, synizesis, obliteration of pupil
ź., **zwężenie** miosis, corestenoma, pupillary stenosis
ź., **środek zwężający** miotic
ź., **zniekształcenie** dyscoria
ź., **zwieracz** iridoconstrictor, pupillary constrictor
źrenice (*pl*) pupils
ź., **niepokój** hippus, iris tremor, tremulous iris
ź., **nierówność** anisocoria
ź., **rozstęp między** interpupillary distance
ź., **równość** isocoria
źrenicznoruchowy pupillomotor
źreniczny pupillary
źródło 1) spring (of water); 2) source, origin, beginning
ź. **błędu** source of error
ź. **emisji** source of emission (of electrons)
ź. **gorące** hot spring, therma, warm spring
ź. **lecznicze** medicinal spring
ź. **mineralne** mineral spring
ź. **neutronów** neutron source
ź. **promieniowania** radiation source
ź. **światła** light source
ź. **zakażenia** source of infection
ź. **zakażenia wewnątrzpochodnego** endogenous infection source
ź. **zakażenia zewnątrzpochodnego** exogenous infection source
ź. **zmienności (cechy)** source of variation

Ż

żabka (podjęzykowa torbiel) sublingual cyst, ranula, hypoglottis, sublingual ptyalocele or sialocele
ż., operacja batrachoplasty
żarłoczność voracity, gluttony
ż. patologiczna bulimia, hyperphagia, sitomania, phagomania, polyphagia
żarłoczny voracious, gluttonous, ravenous
żebro rib, costa
ż., ból costalgia
ż., chrząstka costal cartilage, costicartilage
ż. kostne bone rib
ż. lędźwiowe lumbar rib
ż. prawdziwe true rib
ż., przecięcie costotomy
ż. przeskakujące slipping rib, subluxation of costal cartilage
ż. rzekome false rib
ż. szyjne cervical rib
ż., ubytek brzeżny rib notch, marginal defect of the rib (rtg)
ż. wolne floating rib
ż., zapalenie chrząstki costal chondritis, Tietze's disease
żebrowy costal
żegadło cautery
ż. chemiczne chemical cautery
ż. elektryczne electric cautery, galvanocautery
ż. zamrażające cold cautery, cryocautery
żel gel, jelly, gelatum
ż. koloidowy colloidal gel
ż. krzemionkowy silica gel
ż. poliakrylamidowy polyacrylamide gel
ż., tworzenie się gelatinization
ż., tworzyć gelatinize
żelatyna gelatin
żelatynowy gelatinous, jelly-like
żelazawy ferrous
żelazian ferrate
żelazica siderosis
ż. płuc pulmonary siderosis, iron pneumoconiosis, stell grinder's disease, arc-wel-

der's disease, scissors grinder's disease, grinder's asthma
ż. spojówki conjunctival siderosis
ż. wątroby hepatic siderosis
żelazicyjanek ferricyanide
żelazny iron, sidero-, ferri-
żelazo iron
ż., makrofag zawierający siderophore
ż., niedobór w surowicy sideropenia
ż., niedobór w ustroju iron deficiency, hyposiderosis
ż., odnoszący się do niedoboru sideropenic
ż., zdolność wiązania przez surowicę serum iron-binding capacity
żelazochłonny siderophilic, siderophilous
żelazocyjanek ferrocyanide
żelazoproteidy (pl) ferroproteins
żelazowy ferric
żeński female
żerność komórkowa phagocytosis
żłobek creche, day nursery
żmija viper, Vipera berus (zool.)
żołądek stomach
ż., atonia gastroatonia
ż., bezsoczność gastric achylia, gastric anacidity
ż., bębnica aerogastria, pneumogastrectasia, gastrotympanites
ż., ból gastralgia, gastrodynia, stomachache, stomachalgia, stomachodynia
ż. i dwunastnica, wziernikowanie gastroduodenoscopy
ż. i dwunastnica, zapalenie gastroduodenitis
ż. i jelita, ból enterogastralgia, gastroenteralgia
ż. i jelita, plastyka gastroenteroplasty
ż. i jelita, zapalenie gastroenteritis, gastroenterocolitis
ż. i jelita, zapalenie kwasochłonne alergiczne eosinophilic allergic gastroenteritis
ż. i jelito grube, zapalenie gastrocolitis
ż. i przełyk, plastyka (o)esophagogastroplasty

ż. i przełyk, wziernikowanie gastroesopha-
goscopy
ż. i przełyk, wycięcie (o)esophagogastrec-
tomy
ż., kamień w gastrolith, bezoar
ż., kamień roślinnego pochodzenia phytobezoar
ż., kamień z włosów trichobezoar
ż. kaskadowy cascade stomach
ż. klepsydrowaty hourglass stomach, bilocular stomach
ż., krwotok z gastrorrhagia, gastric
h(a)emorrhage
ż., nacięcie gastrotomy, incision into the
stomach
ż., nauka o gastrology
ż., operacja plastyczna gastroplasty
ż., plastyka gastroplasty
ż., płukanie lavage of the stomach, gastrolavage
ż., płukanie przez przetokę gastrostolavage,
lavage through a fistula
ż., porażenie gastroplegia, gastroparalysis
ż., przetoka gastric fistula, gastrostomy
ż., przyszycie do ściany brzucha gastropexis,
gastropexy
ż., rak twardy naciekający ścianę linitis
plastica
ż., rozstrzeń gastrectasis, gastrectasia, dilation of the stomach
ż., sfałdowanie operacyjne gastroplication
ż., sokotok z gastrorrh(o)ea, gastrosuc-
corrh(o)ea, excessive secretion of gastric
juice
ż., trzon body of the stomach, corpus of the
stomach
ż., uwolnienie ze zrostów gastrolysis
ż., włókniakowatość fibromatosis of the
stomach
ż., wrzód gastric ulcer, peptic ulcer of the
stomach
ż., wycięcie gastrectomy
ż., wycięcie całkowite total gastrectomy
ż., wycięcie częściowe partial gastrectomy
ż., wycięcie prawie całkowite subtotal gastrectomy
ż. wydłużony dolichogastria, elongated stomach
ż., wzdęcie aerogastria
ż., wziernikowanie gastroscopy
ż., zapalenie gastritis
ż., zapalenie części odźwiernikowej pyloritis
ż., zapalenie fałdziste gastritis rugosa
ż., zapalenie grudkowe follicular gastritis
ż., zapalenie krwotoczne nadżerkowe h(a)e-
morrhagic erosive gastritis
ż., zapalenie nadkwaśne gastritis with hyperacidity

ż., zapalenie nieżytowe catarrhal gastritis
ż., zapalenie przerostowe hypertrophic gastritis
ż., zapalenie przerostowe łagodne giant hypertrophic gastritis, Menétrier's disease
ż., zapalenie ropowicze phlegmonous gastritis
ż., zapalenie rzekomobłoniaste pseudomembranous gastritis
ż., zapalenie stwardniające sclerotic gastritis
ż., zapalenie śródmiąższowe interstitial gastritis
ż., zapalenie toksyczne toxic gastritis
ż., zapalenie zanikowe atrophic gastritis
ż., zapalenie złuszczające exfoliative gastritis
ż., zapalenie z polipowatym przerostem śluzówki polypous gastritis
ż., zespolenie gastroanastomosis; p. zespolenie
ż., zeszycie gastrorrhaphy
ż., zwężenie gastrostenosis
ż., zwiotczenie gastroatonia
żołądkowy gastric
żołądź 1) glans (anat.); 2) acorn (bot.)
ż. łechtaczki glans of the clitoris
ż. łechtaczki, zapalenie balanochlamyditis
ż. prącia glans penis, balanus
ż. prącia i napletek, zapalenie balanoposthitis
ż. prącia, operacja plastyczna balanoplasty
ż. prącia, uwięźnięcie w zgorzelinowym na-
pletku balanocele
ż. prącia, wyciek z balanorrhagia, bala-
norrh(o)ea
ż. prącia, zapalenie balanitis
ż. prącia, zapalenie ropne purulent balanitis,
balanorrh(o)ea
ż. prącia, zapalenie rzeżączkowe balano-
blennorrhagia
ż. prącia, zadzierzgnięcie paraphimosis
żółcica chol(a)emia, choleh(a)emia
żółciomocz choluria, choleuria, biliuria
żółciopędny cholagogic
ż. środek cholagogue
żółciotok cholerrhagia, cholorrh(o)ea
ż., odnoszący się do cholerrhagic
żółciotwórczy cholepoietic, cholorgenic, bili-
genic, bile-producing
żółciowy biliary, bile, bilious, cholic, cholalic,
choleic, gall-
ż., drogi bile ducts, biliary tract
ż., drogi, badanie radiologiczne p. cholangiografia
ż., drogi wewnątrzwątrobowe intrahepatic
bile ducts
ż., drogi zewnątrzwątrobowe extrahepatic
bile ducts
ż., drogi, choroba cholepathia, cholepathy

ż., **drogi, dyskineza** spastic cholepathy
ż., **drogi, nacięcie** cholangiotomy
ż., **drogi, pomiar ciśnienia w** cholangioma-nometry
ż., **drogi, rak** cholangiocarcinoma, malignant cholangioma
ż., **drogi, rozszerzenie** cholangiectasis
ż., **drogi, wytworzenie przetoki** cholangiostomy, surgical formation of a fistula in bile duct
ż., **drogi, zapalenie** cholangitis, cholangeitis
ż., **drogi, zapalenie około** pericholangitis
ż., **drogi, zapalenie stwardniające** cholangitis sclerosans
ż., **drogi, zespolenie z jelitem** cholangioenterostomy
ż., **drogi, zespolenie z żołądkiem** cholangiogastrostomy
ż., **kamica** cholelithiasis, chololithiasis, presence of concretions in the bile ducts or gallbladder
ż., **kamica, odnoszący się do** cholelithic
ż., **kamienie, kruszenie** cholelithotripsy, cholelithotrity
ż. **kamień** bile calculus, chololith, cholelith, gallstone
ż. **kamień, wycięcie** cholelithotomy
ż. **kanalik** cholangiole
ż. **kanalik włosowaty** biliary canaliculus, bile capillary
ż., **kanaliki, zapalenie** cholangiolitis
ż., **kolka** biliary colic
ż., **kwasy** (*pl*) bile acids
ż. **pęcherzyk** *p.* **pęcherzyk**
ż. **przewód wspólny** *p.* **przewód**
żółć bile, gall, fel
ż. **A** bile A, from the common bile duct
ż. **B** bile B, from the gallbladder
ż. **C** bile C, from the hepatic duct
ż., **barwniki** bile pigments
ż., **brak** acholia, anacholia
ż., **leczenie (lub kwasami żółciowymi)** cholitherapy, choletherapy
ż., **obecność bakterii w** bactericholia
ż., **obecność kwasu moczowego w** uricocholia
ż., **obecność w tkankach i we krwi** choloplania
ż., **pozbawiony** acholic
ż., **sole** bile salts
ż., **wydalanie** bile flow, excretion of bile
ż., **wydalanie, środek zmniejszający** cholestatic agent
ż., **wydalanie, środek zwiększający** cholagogue, cholagogic agent
ż., **wydzielanie** bile secretion, choleresis
ż., **wydzielanie pobudzający** choleretic
ż., **wymioty** cholemesis, bilious vomiting

ż., **zastój** cholestasis, cholestasia
ż., **zastój, odnoszący się do** cholestatic
ż., **zastój pozawątrobowy** extrahepatic cholestasis
ż., **zastój wewnątrzwątrobowy** intrahepatic cholestasis
żółtaczka jaundice, icterus
ż. **bez barwników żółci w moczu** acholuric icterus
ż. **ciężarnych** icterus of pregnancy
ż. **Dubina i Johnsona** chronic idiopathic icterus, maverohepatic icterus, Dubin--Johnson syndrome
ż. **fizjologiczna (noworodków)** physiologic icterus (of newborns), physiologic jaundice
ż. **hemolityczna** h(a)emolytic jaundice
ż. **hemolityczna nabyta** acquired h(a)emolytic jaundice, icteroan(a)emia, h(a)emogenous jaundice, h(a)emohepatogenous jaundice, Hayem-Widal syndrome
ż. **hemolityczna wrodzona** congenital h(a)emolytic icterus, chronic acholuric jaundice, chronic familial jaundice, chronic familial icterus, hereditary spherocytosis, spherocytic jaundice
ż. **hemolityczna z obecnością urobiliny w moczu** urobilin jaundice
ż. **jąder podstawy mózgu** nuclear jaundice, kernicterus
ż. **kiłowa** syphilitic jaundice
ż. **leptospirozowa** Weil's disease, ictero-h(a)emorrhagic leptospirosis, infectious jaundice, febrile icterus, spiroch(a)etal icterus
ż., **mający** jaundiced
ż. **mechaniczna** mechanical jaundice, obstructive jaundice, bilirubin jaundice, regurgitation jaundice
ż. **miąższowa** hepatocellular jaundice, hepatogenous jaundice
ż. **noworodków** jaundice of the newborn, p(a)edicterus, inogenous jaundice
ż., **powodujący** icterogenic
ż. **rodzinna niehemolityczna** familial non--h(a)emolytic jaundice, familial hyperbilirubin(a)emia, Gilbert's disease, benign familiar icterus
ż. **rzekoma** pseudoicterus, pseudojaundice
ż. **toksyczna** toxic jaundice (may be due to toxic hepatocellular damage or toxic h(a)emolysis)
ż. **utajona (stan podżółtaczkowy)** occult jaundice, latent jaundice
ż. **wrodzona niehemolityczna** congenital non-h(a)emolytic icterus
ż., **wskaźnik** icterus index, icteric index

ż. wszczepiona serum hepatitis, serum jaundice, human serum jaundice, homologous serum jaundice, syringe-transmitted jaundice

ż. zastoinowa cholestatic jaundice (due to inspissated bile or bile plugs in small biliary passages)

żółtaczkowy icteric

żółtak xanthoma, xanthelasma

ż. płaski powiek palpebral xanthelasma

ż. rozsiany disseminated xanthoma, xanthomatosis, multiple xanthoma

ż. ścięgnisty tendinous xanthoma

żółtakowatość xanthomatosis, multiple xanthoma

żółtawy yellowish, xanthic, xanthous

żółtko yolk, vitellus

żrący corrosive, corroding, caustic, diabrotic

żuchwa mandible, lower jaw, mandibula, under jaw

ż., brak agnathia

ż. mała micrognathia, micrognathism

ż., nadwichnięcie mandibular subluxation

ż., nastawienie nadwichnięcia reposition of displaced jaw

ż., trzon body of the mandible

ż., wycięcie mandibulectomy

ż., wycięcie połowicze hemimandibulectomy

ż., wycięcie wyrostka dziobiastego coronoidectomy

ż., wyrostek dziobiasty coronoid process of the mandible

ż., wyrostek kłykciowy condylar process of the mandible

ż., wysunięcie do przodu prognathism

żuchwowy mandibular

żucie mastication, chewing (of food), manduction

żuć masticate, chew

żwacz masseter (muscle)

życie life

ż., długość life span, length of life

ż., długość oczekiwana life expectancy

ż. płodowe intrauterine life

ż. w warunkach beztlenowych anaerobiosis, anoxybiosis

ż. w warunkach tlenowych aerobiosis

ż., zdolność do viability

żylak varicose vein, varix, phlebeurysm

ż. kędzierzawy cirsoid varix

ż. powrózka nasiennego varicocele

ż. splotu wiciowatego macicy ovarian varicocele, tuboovarian varicocele, utero-ovarian varicocele

ż. tętniakowy aneurysmal varicose vein

ż. zespolony anastomotic varicose vein

ż., wycięcie varicectomy

żylaki varices

ż., badanie radiologiczne varicography

ż., leczenie obliteracją sclerotherapy, treatment with injection of a sclerosing drugs

ż., obliteracja obliteration of varices, variosclerotisation

ż. odbytu h(a)emorrhoids, h(a)emorrhoidal varices, piles

ż. podudzi crural varices

ż. przełyku oesophageal varices

żylakowatość varicosis, varicosity

żylakowaty varicose, varicoid, variciform

żylakowy varicose

żylny venous, venose

żyła vein

ż. bezimienna brachiocephalic vein, innominate vein, anonymous vein

ż. biodrowa wewnętrzna, wspólna, zewnętrzna iliac vein, internal, common, external

ż. główna dolna, górna caval vein, inferior, superior

ż. krezkowa dolna, górna mesenteric vein, inferior, superior

ż., krwawienie phleborrhagia, venorrhagia, venous bleeding, venous haemorrhage

ż. mózgu wielka great cerebral vein (of Galen)

ż., nacięcie w celu wprowadzenia cewnika cutdown, venostomy

ż., nakłucie venipuncture

ż. nieparzysta azygos vein

ż. odpiszczelowa saphenous vein

ż. odpromieniowa cephalic vein

ż., pęknięcie phleborrhexis, vein rupture

ż., plastyka phleboplasty, venoplasty

ż., podwiązanie vein ligation

ż., rozszerzenie venectasia, phlebectasia

ż., stwardnienie phlebosclerosis, venosclerosis

ż. udowa femoral vein

ż. udowa głęboka deep femoral vein

ż., uwidocznienie środkiem kontrastowym phlebography, venography

ż. wątrobowa hepatic vein

ż. wrotna portal vein

ż. wrotna, flebografia portography

ż. wrotna, zapalenie pylephlebitis

ż., wycięcie phlebectomy, venectomy, vein excision

ż., wykres tętna żylnego phlebogram, venogram

ż., wyrwanie podskórne vein stripping, subcutaneous extripation of a vein

ż., zakrzep żylny phlebothrombosis, venous thrombosis

ż., zapadanie się collapse of veins

ż., zapalenie phlebitis, endophlebitis

ż., zapalenie okołożylne periphlebitis

ż., zapalenie połogowe puerperal phlebitis

ż., zapalenie wędrujące migrating phlebitis
ż., zapalenie zakrzepowe thrombophlebitis
ż., zastój żylny venostasis, phlebostasis, venous congestion, passive congestion, passive hyper(a)emia
ż. zespalająca anastomotic vein
ż., zespolenie żylno-żylne phlebophlebostomy, venovenostomy
ż., zeszycie phleborrhaphy, venorrhaphy, venisuture
ż., zwężenie phlebostenosis
ż., zwłóknienie phlebofibrosis, venofibrosis
żyłka venule, veinlet
żywica resin
  ż. akrylowa acrylic resin
  ż. anionowymienna anion-exchange resin
  ż. epoksydowa epoxy resin
  ż. jonowymienna ion-exchange resin
  ż. kationowymienna cation-exchange resin

ż. metakrylowa methacrylate resin
ż. samoutwardzalna actived resin, cold-curing resin, self-curing resin, quick-cure resin, autopolymer resin, autopolymerizing resin
ż. syntetyczna synthetic resin
ż. syntetyczna do plombowania zębów direct filling resin
ż. winylowa vinyl resin
żywiciel host; *p.* **gospodarz**
żywiczny resinous
żywienie nutrition, feeding, diet
  ż. lecznicze sitotherapy
żywnościowy related to food
żywność food, provisions, eatables, viands
  ż. dla zwierząt fodder, food, chow
  ż. granulowana granulated food
żywotność vitality, viability
żywotny vital, viable, living

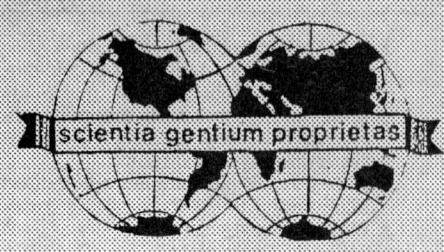

MOUNT

Międzynarodowa Organizacja
Unifikacji Neologizmów
Terminologicznych
02-678 Warszawa,
ul. Szturmowa 4
tel. (0-22) 43-55-73

Poleca następujące słowniki angielsko-polskie:

1. Informatyka
2. Sztuczna inteligencja
3. Bankowość
4. Finanse
5. Wolny handel
6. Giełda
7. Słownik medyczny
8. Inżynieria genetyczna
9. Ochrona środowiska — zanieczyszczenia
atmosferyczne
10. Ochrona środowiska w rolnictwie
11. Ochrona środowiska — odpady trwałe
12. Ochrona środowiska — ogólnie
(łącznie poz. 9, 10 i 11)
13. Energia nuklearna
14. Dodatki do żywności
15. Statystyka i badania ankietowe
16. Podręczny słownik biznesmena
17. Procedury parlamentarne
18. Ochrona warstwy ozonowej
19. Zatrudnienie
20. Renty i emerytury
21. Inżynieria komórkowa
22. Elektrotechnika

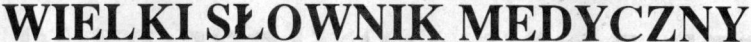
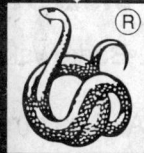

NAJPOPULARNIEJSZE SERIE WYDAWNICZE PZWL

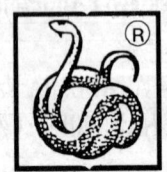

BIBLIOTEKA CHIRURGA I ANESTEZJOLOGA

A. Borkowski, A. Borówka – Nowe metody leczenia kamicy
górnych dróg moczowych
A. Dziak (red.) – Opatrunki unieruchamiające w ortopedii
i traumatologii
J. Polański (red.) – Chirurgia wątroby i dróg żółciowych
M. Sych – Resuscytacja – teoria i praktyka ożywiania
M. Ząbek – Urazy czaszkowo-mózgowe

BIBLIOTEKA LEKARZA RODZINNEGO

K. Bożkowa (red.) – Opieka zdrowotna nad rodziną
A. Karwowski, M. Sierpiński – Chirurgia w praktyce lekarza
rodzinnego
B. Luban-Plozza i wsp. – Zaburzenia psychosomatyczne
w praktyce lekarskiej
Z. Trzcińska-Dąbrowska – Okulistyka praktyczna
B. Żakowska-Wachelko, W. Pędich – Pacjenci w starszym wieku

KOMPENDIA WSPÓŁCZESNEJ MEDYCYNY

H.-W. Baenkler – Kompendium immunologii
U. Heim i wsp. – Kompendium traumatologii
A. Huber i wsp. – Kompendium pielęgniarstwa
H.-P. Schuster i wsp. – Kompendium intensywnej opieki
medycznej łącznie z zatruciami
H.-J. Senn i wsp. – Kompendium onkologii

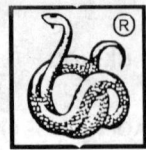 # Wydawnictwo Lekarskie PZWL

wkrótce:

PODRĘCZNY SŁOWNIK MEDYCZNY NIEMIECKO-POLSKI I POLSKO-NIEMIECKI

Małgorzata Tafil-Klawe, Jacek Klawe

Doc. dr hab. med. Małgorzata Tafil Klawe i dr n. med. Jacek Klawe są pracownikami naukowymi Zakładu Fizjologii Człowieka AM w Warszawie.

Będzie to podstawowy słownik medyczny dla lekarzy, studentów oraz pracowników naukowych i tłumaczy. Zawarto w nim aktualną terminologię ze wszystkich działów medycyny i nauk pokrewnych (około 70 000 haseł), zebraną z najnowszych publikacji fachowych, słowników i encyklopedii.

Wyd. I, 50 arkuszy wydawniczych, oprawa twarda

Wszystkie książki są do nabycia w Księgarni Firmowej w siedzibie Wydawnictwa, ul. Długa 38/40, w godzinach od 10.00 do 17.00 (poniedziałek – piątek) tel. 31-42-81 w. 305

Wydawnictwo prowadzi także sprzedaż za zaliczeniem pocztowym w Księgarni Wysyłkowej, tel. 31-21-81

Zamówienia należy nadsyłać pod adresem:
Wydawnictwo Lekarskie PZWL, Dział Handlowy,
00-950 Warszawa 1, skr. poczt. 379
lub **E-mail:pzwl1@ternet.pl**
lub fax 31-27-93

Pełna oferta wydawnicza znajduje się w sieci Internet –
http://www.ternet.pl./firmy/pzwl